Expertenwissen Handchirurgie

Christian K. Spies · Stefan Quadlbauer · Martin Leixnering
Frank Unglaub
Hrsg.

Expertenwissen Handchirurgie

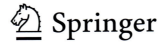

Hrsg.
Christian K. Spies
Spital Langenthal, Spital Region
Oberaargau SRO AG
Langenthal, Schweiz

Martin Leixnering
AUVA Unfallkrankenhaus Lorenz
Böhler - European Hand Trauma and
Replantation Center
Wien, Österreich

Stefan Quadlbauer
AUVA Unfallkrankenhaus Lorenz
Böhler - European Hand Trauma and
Replantation Center
Wien, Österreich

Frank Unglaub
Vulpius Klinik
Bad Rappenau, Deutschland

ISBN 978-3-662-68412-2   ISBN 978-3-662-68413-9 (eBook)
https://doi.org/10.1007/978-3-662-68413-9

Die Deutsche Nationalbibliothek verzeichnet diese Publikation in der Deutschen Nationalbibliografie; detaillierte bibliografische Daten sind im Internet über https://portal.dnb.de abrufbar.

© Der/die Herausgeber bzw. der/die Autor(en), exklusiv lizenziert an Springer-Verlag GmbH, DE, ein Teil von Springer Nature 2024
Das Werk einschließlich aller seiner Teile ist urheberrechtlich geschützt. Jede Verwertung, die nicht ausdrücklich vom Urheberrechtsgesetz zugelassen ist, bedarf der vorherigen Zustimmung des Verlags. Das gilt insbesondere für Vervielfältigungen, Bearbeitungen, Übersetzungen, Mikroverfilmungen und die Einspeicherung und Verarbeitung in elektronischen Systemen.
Die Wiedergabe von allgemein beschreibenden Bezeichnungen, Marken, Unternehmensnamen etc. in diesem Werk bedeutet nicht, dass diese frei durch jede Person benutzt werden dürfen. Die Berechtigung zur Benutzung unterliegt, auch ohne gesonderten Hinweis hierzu, den Regeln des Markenrechts. Die Rechte des/der jeweiligen Zeicheninhaber*in sind zu beachten.
Der Verlag, die Autor*innen und die Herausgeber*innen gehen davon aus, dass die Angaben und Informationen in diesem Werk zum Zeitpunkt der Veröffentlichung vollständig und korrekt sind. Weder der Verlag noch die Autor*innen oder die Herausgeber*innen übernehmen, ausdrücklich oder implizit, Gewähr für den Inhalt des Werkes, etwaige Fehler oder Äußerungen. Der Verlag bleibt im Hinblick auf geografische Zuordnungen und Gebietsbezeichnungen in veröffentlichten Karten und Institutionsadressen neutral.

Einbandabbildung: Prim. Dr. med. Wolfgang Hintringer, Wien
Illustrationen: Birgit und Dietmar Brühmüller

Planung/Lektorat: Antje Lenzen
Springer ist ein Imprint der eingetragenen Gesellschaft Springer-Verlag GmbH, DE und ist ein Teil von Springer Nature.
Die Anschrift der Gesellschaft ist: Heidelberger Platz 3, 14197 Berlin, Germany

Wenn Sie dieses Produkt entsorgen, geben Sie das Papier bitte zum Recycling.

Vorwort

Mit der Monografie „Expertenwissen Handchirurgie" des Springer Verlags haben wir eine ambitionierte Aufgabe übernommen. Es galt, der Zielgruppe von Fachärzten sowohl praktisches als auch prägnantes Wissen für die anspruchsvollen chirurgischen Tätigkeiten an der Hand zu vermitteln, aber auch moderne, chirurgische Techniken für häufige komplexe Pathologien praxisorientiert darzulegen, die oftmals große Herausforderungen an den behandelnden Chirurgen stellen.

Dieses Werk soll aus handchirurgischer Sicht dem Extremitätenchirurgen nicht nur als theoretische Grundlage, sondern auch als zuverlässiges Nachschlagewerk im Alltag dienen.

Die Handchirurgie als Spezialfach für die Versorgung unserer hoch komplexen und faszinierenden menschlichen Hand ist eine unverzichtbare chirurgische Disziplin. Unsere Hand verdient eine „State-of-the-Art"-Versorgung nicht nur in ausgewiesenen Zentren, sondern auch in der Grund- und Regelversorgung.

Wir konnten führende Spezialistinnen und Spezialisten aus der deutschsprachigen Handchirurgie gewinnen, die mit großem Engagement ihr Fachwissen in hervorragenden Beiträgen zur Verfügung gestellt haben.

Neben allgemeinen Aspekten haben wir darauf geachtet, die wichtigsten elektiven und traumatologischen Themenschwerpunkte einschließlich der physio- und ergotherapeutischen Nachsorge sowie zukunftsorientierte Trends in dieses Werk einzugliedern.

Aufgrund der herausfordernden Zielsetzung haben wir uns insbesondere für eine prägnante und fokussierte Kapitelgliederung entschieden, die vor allem auch die persönlichen Erfahrungen unserer Autorinnen und Autoren abbilden soll.

Wir möchten uns an dieser Stelle ganz besonders bei allen Autorinnen und Autoren für ihre Expertise und ihren großen Einsatz zur Fertigstellung dieses Buches bedanken, da dies neben der zeitaufwendigen klinischen Tätigkeit zu erbringen war.

Schlussendlich möchten wir uns bei Birgit und Dietmar Brühmüller für die didaktisch hochwertigen und ausgezeichneten Abbildungen und Zeichnungen sehr herzlich bedanken. Wir bedauern sehr, dass Frau Brühmüller die Finalisierung des Projektes aufgrund einer schweren Erkrankung nicht mehr selbst miterleben durfte.

Ferner gilt unser Dank Frau Antje Lenzen, Frau Barbara Knüchel, Frau Dr. Meike Barth und Herrn Christian Pement vom Springer-Verlag für die unermüdliche Unterstützung bei der Realisierung dieses Werks.

Wir hoffen, mit der Monografie „Expertenwissen Handchirurgie" ein tiefgreifendes Bewusstsein für die Wichtigkeit der Versorgung von Pathologien an der Hand geweckt zu haben.

Christian K. Spies
Langenthal

Stefan Quadlbauer
Wien

Martin Leixnering
Wien

Frank Unglaub
Bad Rappenau
Mai 2024

Inhaltsverzeichnis

I Elektive Handchirurgie

1 Geschichtliche Entwicklung der Unterarm- und Handchirurgie 3
Andreas Gohritz und Martin Langer

2 Dokumentation in der Handchirurgie 21
Martin Leixnering und Sebastian Leixnering

3 Instrumente, Lagerung und Zugangswege 45
Martin Leixnering und Sebastian Leixnering

4 Klinische Untersuchung von Handgelenk und Hand 71
Ulrich Frank

5 Radiologische Diagnostik der Hand und des Unterarms (ohne Sonografie) 87
Rainer Schmitt

6 Sonografische Untersuchung der Hand und des Unterarms 117
Stefan Meng

7 Die perioperative Handhabung von Antikoagulanzien in der elektiven Handchirurgie 137
Carsten Ahrens, Bernd Hohendorff und Carl-Erik Dempfle

8 Anästhesieverfahren/WALANT 155
Gernot Schmidle und Rohit Arora

9 Arthrose der kleinen Fingergelenke und des Daumens 173
Flurin W. Schindele und Stephan F. Schindele

10 Nervenkompressionssyndrome 203
Arne Hendrik Böcker, Jörg Bahm und Leila Harhaus-Wähner

11 Morbus Dupuytren 223
Ali Ayache, Frank Unglaub und Martin F. Langer

12 Tumoren an Hand und Unterarm 245
Thomas Pillukat und Jörg van Schoonhoven

13 Tenolysen und Arthrolysen an Hand und Unterarm 267
Steffen Löw, Johannes Oppermann und Christian K. Spies

14 Arthrodesen am Handgelenk 283
Hermann Krimmer, Christoph Pezzei und Michael Sauerbier

15 Motorische Ersatzoperationen an Unterarm und Hand 307
Andreas Gohritz und Leila Harhaus-Wähner

16	**Entzündlich-rheumatische Erkrankungen an Hand und Unterarm**	367
	Verena Töppner und Stefan Rehart	
17	**Das distale Radioulnargelenk**	385
	Christian Ries, Lars Peter Müller und Christian K. Spies	
18	**Arthroskopische Operationsverfahren an Hand und Handgelenk**	413
	Heinrich-Geert Tünnerhoff und Steffen Löw	
19	**Handfehlbildungen im Kindes- und Jugendalter**	447
	Wiebke Hülsemann	
20	**Patientenspezifische Rekonstruktion am Radius/Unterarm mit 3D-Modellplanung (Dreidimensional)**	471
	Hermann Krimmer	
21	**CRPS (Complex Regional Pain Syndrome – komplex-regionales Schmerzsyndrom)-Diagnostik und Therapie**	479
	Myriam Herrnberger und Frank Birklein	

II Traumatologische Handchirurgie

22	**Verletzungen der Haut und des Nagels**	495
	Sebastian P. Nischwitz, Hanna Luze und Lars-Peter Kamolz	
23	**Sehnenverletzungen**	513
	Martin Franz Langer	
24	**Nervenverletzungen und Rekonstruktionen**	533
	Thomas Hausner, Rudolf Rosenauer und Robert Schmidhammer	
25	**Frakturen der Speiche und des distalen Unterarms**	555
	Stefan Quadlbauer und Hermann Krimmer	
26	**Frakturen der Handwurzel**	583
	Josef Jurkowitsch und Sonja El-Schahawi	
27	**Frakturen der Mittelhandknochen**	605
	Stefan Quadlbauer und Tina Keuchel-Strobl	
28	**Frakturen der Finger**	639
	Tina Keuchel-Strobl und Stefan Quadlbauer	
29	**Karpale Instabilitäten**	665
	Rohit Arora	
30	**Ligamentäre Verletzungen der Fingergelenke und des Daumens**	687
	Sebastian Leixnering und Wolfgang Hintringer	

31	**Komplexe Hand- und Amputationsverletzungen**	701
	Nils Baas	
32	**Verletzungen an der Hand und am Unterarm im Wachstumsalter**	719
	Dorien Schneidmüller und Lutz von Laer	

III Rehabilitation

33	**Handtherapeutische Behandlung von Verletzungen und Erkrankungen der Hand**	739
	Kathrin Allgöwer, Anna-Lena Avenius, Anneke Wedel, Johanna Ismaier, Natascha Weihs, Beate Jung, Katja Karasev, Ingela Henningsen, Hanne Wendt, Ina Gundelwein, Katrijn Strigl, Ruth Koch, Christine Popp, Markus Mahl, Maren Schelly, Ansgar Sanning und Till Bastian Sprack	

Serviceteil

Stichwortverzeichnis 853

Herausgeber- und Autorenverzeichnis

Über die Autoren

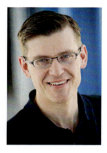

Priv.-Doz. Dr. med. Christian K. Spies

Facharzt für Orthopädie und Unfallchirurgie

Fellow of the European Board of Hand Surgery (FEBHS)

Zusatzbezeichnungen: Handchirurgie, Sportmedizin, Chirotherapie, physikalische Therapie, spezialisierte Traumatologie (CH)

Leiter Handchirurgie, Spital Langenthal, Spital Region Oberaargau SRO AG, Schweiz

Habilitation und Venia legendi für das Fach Orthopädie und Unfallchirurgie an der Medizinischen Fakultät zu Köln

Dissertation für das Fach Orthopädie und Traumatologie an der Medizinischen Fakultät der Ruprecht-Karls-Universität Heidelberg

Alumnus der Medizinischen Fakultät der Ruprecht-Karls-Universität Heidelberg

Rubrik Herausgeber für die Fachzeitschrift Die Orthopädie, Gutachter und Mitglied des Advisory Board für die Fachzeitschriften Archives of Orthopaedic and Trauma Surgery, Operative Orthopädie und Traumatologie und Handchirurgie Scan

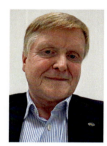

Prof. Dr. med. Martin Leixnering

Facharzt für Unfallchirurgie

Zusatzbezeichnungen: Handchirurgie, Sportmedizin

Leiter des Zentrums für Handchirurgie in der Privatklinik Rudolfinerhaus, Wien

Wissenschaftlicher Leiter und Vorstand der Deutschsprachigen Ausbildungsstätte für Handchirurgie in Wien: „Wiener Handkurse"

Generalsekretär der Deutschsprachigen Arbeitsgemeinschaft für Handchirurgie

Medizinischer Vorstand des Rudolfinerverein Rotes Kreuz in Wien

Ausbildung zum Facharzt für Unfallchirurgie und Leitender Oberarzt über 40 Jahre im Traumazentrum Lorenz Böhler in Wien

Autor und Vortragender von über 250 wissenschaftlichen Beiträgen bei nationalen und internationalen Kongressen

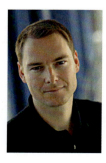

Prof. Dr. med. Frank Unglaub

Facharzt für Plastische Chirurgie

Zusatzbezeichnung: Handchirurgie

Chefarzt Handchirurgie Vulpiusklinik, Bad Rappenau

Apl. Professor an der Universität Heidelberg, Medizinische Fakultät Mannheim

Habilitation medizinische Fakultät der Universität Erlangen für das Fach Plastische Chirurgie

Dissertation für das Fach Orthopädie an der Medizinischen Fakultät der Ruprecht-Karls-Universität Heidelberg

Editor-in-Chief der Zeitschrift **Archives of Orthopaedic and Trauma Surgery**

Herausgeber der Zeitschrift **Operative Orthopädie und Traumatologie**

Wissenschaftlicher Beirat der Zeitschrift **Handchirurgie Scan**

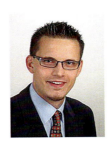

Dr. med. Stefan Quadlbauer
Facharzt für Unfallchirurgie
Fellow of the European Board of Hand Surgery (FEBHS)
Zusatzbezeichnung: Handchirurgie
Leiter des Handteams im Traumazentrum Wien – Standort Lorenz Böhler, 1200 Wien Österreich

Autorenverzeichnis

Prof. Dr. med. Carl-Erik Dempfle   IMD Gerinnungszentrum MVZ, Mannheim, Deutschland

Dr. med. Carsten Ahrens   Orthopädie, Celenus Sigmund Weil-Klinik, Bad Schönborn, Deutschland

Dr. Kathrin Allgöwer   Fokus Schreibmotorik, Praxis für Physiotherapie Kathrin Allgöwer, Lindau, Deutschland

Prof. Dr. med. Rohit Arora   Univ.-Klinik für Orthopädie und Traumatologie, Medizinische Universität Innsbruck, Innsbruck, Österreich

Anna-Lena Avenius   Hockenheim, Deutschland

Dr. med. Ali Ayache   Vulpius Klinik GmbH, Bad Rappenau, Deutschland

Dr. med. Nils Baas   Handchirurgie, BG-Unfallklinik Murnau, Murnau, Deutschland

Dr. med. Jörg Bahm   Univ.-Klinik für Plastische Chirurgie, Hand- und Verbrennungschirurgie, Uniklinik RWTH Aachen, Aachen, Deutschland

Prof. Dr. med. Frank Birklein   Klinik und Poliklinik für Neurologie, Universitätsmedizin Mainz, Mainz, Deutschland

PD Dr. med. Arne Hendrik Böcker   Abteilung für Hand-, Periphere Nervenchirurgie und Rehabilitation, BG Klinik Ludwigshafen, Ludwigshafen, Deutschland

Sonja El-Schahawi   Ordinationszentrum Döbling/Ebene 1, Wien, Österreich

Dr. med. Ulrich Frank   Handchirurgie Hessingparkklinik, Augsburg, Deutschland

Dr. med. Andreas Gohritz   Plastische, Rekonstruktive und Ästhetische Chirurgie, Handchirurgie, Universitätsspital Basel, Basel, Schweiz

Ina Gundelwein   Klinik für Handchirurgie, Rhön Klinikum Bad Neustadt a.d. Saale, Bad Neustadt a.d. Saale, Deutschland

Prof. Dr. med. Leila Harhaus-Wähner   Klinik für Hand-, Replantations- und Mikrochirurgie, BG Klinikum Unfallkrankenhaus Berlin mit Lehrstuhl für Hand-, Replantations- und Mikrochirurgie, Charité Universitätsmedizin, Berlin, Deutschland

Prim. PD Dr. med. Thomas Hausner AUVA Unfallkrankenhaus Lorenz Böhler - European Hand Trauma and Replantation Center, Wien, Österreich

Department of Orthopedics & Traumatology, Paracelsus Medical University, Salzburg, Austria

Ludwig Boltzmann Institut für Traumatologie, Wien, Österreich

Ingela Henningsen Praxis für Physiotherapie und Handrehabilitation, Heidelberg, Deutschland

Dr. med. Myriam Herrnberger Klinik und Poliklinik für Neurologie, Universitätsmedizin Mainz, Mainz, Deutschland

Prim. Dr. med. Wolfgang Hintringer Ordination Korneuburg, Korneuburg, Österreich

Prof. Dr. med. Bernd Hohendorff Handchirurgie, Elbe Kliniken Stadt Buxtehude, Stade, Deutschland

Dr. med. Wiebke Hülsemann Handchirurgie, Kinderkrankenhaus Wilhelmstift, Hamburg, Deutschland

Johanna Ismaier Hand in Hand – Praxis für Ergotherapie Johanna Ismaier, Hohenbrunn, Deutschland

Beate Jung ergojung -, Praxis für Ergotherapie und Handrehabilitation Beate Jung, München, Deutschland

Dr. med. Josef Jurkowitsch AUVA Unfallkrankenhaus Lorenz Böhler - European Hand Trauma and Replantation Center, Wien, Österreich

Prof. Dr. med. Lars-Peter Kamolz Univ.-Klinik für Chirurgie, Klinische Abteilung für Plastische, Ästhetische und Rekonstruktive Chirurgie, Medizinische Universität Graz, Graz, Österreich

Katja Karasev Praxis für Physiotherapie und Handrehabilitation Neye und Karasev, Berlin, Deutschland

Dr. med. Tina Keuchel-Strobl AUVA Unfallkrankenhaus Lorenz Böhler - European Hand Trauma and Replantation Center, Wien, Österreich

Ruth Koch Ergotherapieabteilung, St. Josef-Stift, Sendenhorst, Deutschland

Prof. Dr. med. Hermann Krimmer Zentrum für Handchirurgie Ravensburg, Ravensburg, Deutschland

Prof. Dr. med. Lutz von Laer Riehen, Schweiz

Prof. Dr. med. Martin Langer Klinik für Unfall-, Hand- und Wiederherstellungschirurgie, Universitätsklinikum Münster, Münster, Deutschland

Prof. Dr. med. Martin Leixnering AUVA Unfallkrankenhaus Lorenz Böhler - European Hand Trauma and Replantation Center, Wien, Österreich

Dr. med. Sebastian Leixnering AUVA Unfallkrankenhaus Lorenz Böhler - European Hand Trauma and Replantation Center, Wien, Österreich

Herausgeber- und Autorenverzeichnis

PD Dr. med. Steffen Löw   Praxis für Handchirurgie und Unfallchirurgie, Bad Mergentheim, Deutschland

PD Dr. med. Hanna Luze   Univ.-Klinik für Chirurgie, Klinische Abteilung für Plastische, Ästhetische und Rekonstruktive Chirurgie, Medizinische Universität Graz, Graz, Österreich

Markus Mahl   Abt. Ergotherapie//Hand-, Plastische und Mikrochirurgie, BG Klinikum Hamburg, Hamburg, Deutschland

PD Dr. med. Stefan Meng   Ordination PD Dr. Meng, Wien, Österreich

Prof. Dr. med. Lars Peter Müller   Klinik und Poliklinik für Orthopädie, Unfallchirurgie und Plastisch-Ästhetische Chirurgie, Uniklinik Köln, Köln, Deutschland

PD Dr. med. Sebastian Nischwitz   Universitätsklinik für Chirurgie, Klinische Abteilung für Plastische, Ästhetische und Rekonstruktive Chirurgie, Medizinische Universität Graz, Graz, Österreich

PD Dr. med. Johannes Oppermann   Klinik und Poliklinik für Orthopädie, Unfallchirurgie und Plastisch-Ästhetische Chirurgie, Uniklinik Köln, Köln, Deutschland

Orthopädisch-Traumatologische Praxis Mainz, Mainz, Deutschland

Dr. med. Christoph Pezzei   AUVA Unfallkrankenhaus Lorenz Böhler - European Hand Trauma and Replantation Center, Wien, Österreich

PD Dr. med. Thomas Pillukat   Klinik für Handchirurgie, Campus Bad Neustadt, Bad Neustadt a.d. Saale, Deutschland

Christine Popp   Praxis für Ergotherapie & Handrehabilitation Christine Popp, Karlsruhe, Deutschland

Dr. med. Stefan Quadlbauer   AUVA Unfallkrankenhaus Lorenz Böhler - European Hand Trauma and Replantation Center, Wien, Österreich

Ludwig Boltzmann Institut für Traumatologie, Wien, Österreich

Prof. Dr. med. Dr. med. habil. S. Rehart   Klinik für Orthopädie und Unfallchirurgie, Agaplesion Markus Krankenhaus, Frankfurt a. M., Deutschland

PD Dr. med. Christian Ries   Klinik für Unfallchirurgie und Orthopädie, Universitätsklinikum Hamburg-Eppendorf, Hamburg, Deutschland

Dr. med. Rudolf Rosenauer   AUVA Unfallkrankenhaus Lorenz Böhler - European Hand Trauma and Replantation Center, Wien, Österreich

Ludwig Boltzmann Institut für Traumatologie, Wien, Österreich

Ansgar Sanning   Praxis für Handtherapie, Blumenbrückstr. 2, Emden, Deutschland

Prof. Dr. Dr. med. Michael Sauerbier   PROFESSOR SAUERBIER, Privatärztliche Praxis für Hand- und Plastische Chirurgie, Bad Homburg v.d. Höhe, Deutschland

Maren Schelly   Handchirurgische Abteilung, Kinderkrankenhaus Wilhelmstift, Hamburg, Deutschland

Flurin W. Schindele Zollikerberg, Schweiz

Dr. med. Stephan Schindele Handchirurgie, Schulthess Klinik, Zürich, Schweiz

Prof. Dr. med. Robert Schmidhammer Millesi Center – Wiener Privatklinik, Wien, Österreich

PD Dr. med. Gernot Schmidle Handchirurgie, Schulthess Klinik, Zürch, Schweiz

Prof. Dr. med. Rainer Schmitt Klinik und Poliklinik für Radiologie, LMU Klinikum, München, Deutschland

Prof. Dr. med. Dorien Schneidmüller Allgemeine und Traumachirurgie, BG Unfallklinik Murnau, Deutschland

Prof. Dr. med. Jörg van Schoonhoven Klinik für Handchirurgie, Campus Bad Neustadt, Bad Neustadt a.d. Saale, Deutschland

PD Dr. med. Christian K. Spies Handchirurgie, Spital Langenthal, Spital Region Oberaargau SRO AG, Langenthal, Schweiz

Till Bastian Sprack Bochum, Deutschland

Katrijn Strigl Hand in Hand - Praxis für Ergotherapie, Johanna Ismaier, Hohenbrunn, Deutschland

Dr. med. Verena Töppner Klinik für Orthopädie und Unfallchirurgie, Agaplesion Markus Krankenhaus, Frankfurt a. M., Deutschland

Dr. med. Heinrich-Geert Tünnerhoff Osteopedia 24, Ludwigsburg, Deutschland

Prof. Dr. med. Frank Unglaub Handchirurgie, Vulpius Klinik GmbH, Bad Rappenau, Deutschland

Anneke Wedel Abt. für Handtherapie, Bereichsleitung Ergotherapie, Universitätsmedizin Mannheim, Mannheim, Deutschland

Natascha Weihs Handtherapie, Campus Bad Neustadt, Bad Neustadt a.d. Saale, Deutschland

Hanne Wendt Therapieabteilung, BG-Klinik Ludwigshafen, Ludwigshafen, Deutschland

Abkürzungsverzeichnis

AP	M. adductor pollicis	IASP	International Association for the Study of Pain
APB	M. abductor pollicis brevis		
APL	M. abductor pollicis longus	IP	Interphalangealgelenk
BR	M. brachioradialis	J	Joule
CGRP	Calcitonin gene related peptide	Lig.	Ligamentum
CRPS	Complex Regional Pain Syndrome	M.	Musculus
		MCP Gelenk	Metakarpophalangealgelenk
CT	Computertomografie	MHK	Mittelhandknochen
DD	Doppeldaumen	MI	Membrana interossea
DIP-Gelenk	Distales Interphalangealgelenk	MRT	Magnetresonanztomografie
DMSO	Dimethylsulfoxid	NRF	Neues Rezeptur Formularium
DRG	Dorsal Root Ganglion	NRS	Numerische Rating Skala
DRUG	Distales Radioulnargelenk	OMT-Klassifikation	Oberg-Manske-Tonkin-Klassifikation
ECRB	M. extensor carpi radialis brevis		
		ORIF	Open reduction and internal fixation
ECRL	M. extensor carpi radialis longus		
ECU	M. extensor carpi ulnaris	PIP Gelenk	Proximales Interphalangealgelenk
EDC	M. extensor digitorum communis		
		PL	M. palmaris longus
EDM	M. extensor digiti minimi	PQ	M. pronator quadratus
EI	M. extensor indicis	PRUG	Proximales Radioulnargelenk
EMG	Elektromyografie	PSU	Processus styloideus ulnae
EPB	M. extensor pollicis brevis		
EPL	M. extensor pollicis longus	RCT	Randomised controlled trial
FCR	M. flexor carpi radialis	RLD	Radialer longitudinaler Reduktionsdefekt
FCU	M. flexor carpi ulnaris		
FDP	M. flexor digitorum profundus	SCS	Spinal Cord Stimulator
FDS	M. flexor digitorum superficialis	TAR-Syndrom	Thrombocytopenia absent Radius Syndrome
FPB	M. flexor pollicis brevis		
FPL	M. flexor pollicis longus		

TB	M. triceps brachii	VATERL-Assoziation	Vertebral anomalies, anal atresia, tracheo-esophageal fistula, esophageal atresia, renal anomalies, limb anomalies
TFCC	Triangulärer fibrokartilaginärer Komplex		
TMA	M. teres major		
TNF	Tumornekrosefaktor		
V. a.	Verdacht auf	ZFF	Zwischenfingerfalte

Elektive Handchirurgie

Inhaltsverzeichnis

Kapitel 1 Geschichtliche Entwicklung der Unterarm- und Handchirurgie – 3
Andreas Gohritz und Martin Langer

Kapitel 2 Dokumentation in der Handchirurgie – 21
Martin Leixnering und Sebastian Leixnering

Kapitel 3 Instrumente, Lagerung und Zugangswege – 45
Martin Leixnering und Sebastian Leixnering

Kapitel 4 Klinische Untersuchung von Handgelenk und Hand – 71
Ulrich Frank

Kapitel 5 Radiologische Diagnostik der Hand und des Unterarms (ohne Sonografie) – 87
Rainer Schmitt

Kapitel 6 Sonografische Untersuchung der Hand und des Unterarms – 117
Stefan Meng

Kapitel 7 Die perioperative Handhabung von Antikoagulanzien in der elektiven Handchirurgie – 137
Carsten Ahrens, Bernd Hohendorff und Carl-Erik Dempfle

Kapitel 8 Anästhesieverfahren/WALANT – 155
Gernot Schmidle und Rohit Arora

Kapitel 9 Arthrose der kleinen Fingergelenke und des Daumens – 173
Flurin W. Schindele und Stephan F. Schindele

Kapitel 10 Nervenkompressionssyndrome – 203
Arne Hendrik Böcker, Jörg Bahm und Leila Harhaus-Wähner

Kapitel 11 Morbus Dupuytren – 223
Ali Ayache, Frank Unglaub und Martin F. Langer

Kapitel 12 Tumoren an Hand und Unterarm – 245
Thomas Pillukat und Jörg van Schoonhoven

Kapitel 13 Tenolysen und Arthrolysen an Hand und Unterarm – 267
Steffen Löw, Johannes Oppermann und Christian K. Spies

Kapitel 14 Arthrodesen am Handgelenk – 283
Hermann Krimmer, Christoph Pezzei und Michael Sauerbier

Kapitel 15 Motorische Ersatzoperationen an Unterarm und Hand – 307
Andreas Gohritz und Leila Harhaus-Wähner

Kapitel 16 Entzündlich-rheumatische Erkrankungen an Hand und Unterarm – 367
Verena Töppner und Stefan Rehart

Kapitel 17 Das distale Radioulnargelenk – 385
Christian Ries, Lars Peter Müller und Christian K. Spies

Kapitel 18 Arthroskopische Operationsverfahren an Hand und Handgelenk – 413
Heinrich-Geert Tünnerhoff und Steffen Löw

Kapitel 19 Handfehlbildungen im Kindes- und Jugendalter – 447
Wiebke Hülsemann

Kapitel 20 Patientenspezifische Rekonstruktion am Radius/Unterarm mit 3D-Modellplanung (Dreidimensional) – 471
Hermann Krimmer

Kapitel 21 CRPS (Complex Regional Pain Syndrome – Komplex-regionales Schmerzsyndrom)-Diagnostik und Therapie – 479
Myriam Herrnberger und Frank Birklein

Geschichtliche Entwicklung der Unterarm- und Handchirurgie

Andreas Gohritz und Martin Langer

Inhaltsverzeichnis

1.1 Einleitung – 4

1.2 Antike – 4

1.3 Mittelalter/Renaissance – 5

1.4 17. und 18. Jahrhundert – 6

1.5 Entwicklung der Extremitätenchirurgie ab Mitte des 19. Jahrhunderts – 10

1.6 Erster Weltkrieg – 10

1.7 Zwischenkriegszeit – 14

1.8 Zweiter Weltkrieg – 14

1.9 Nachkriegszeit – 14

1.10 Chirurgische Nervendekompressionen – 15

1.11 Handgelenkchirurgie – 16

1.12 Mikrochirurgie – 18

1.13 Handchirurgieausbildung in Deutschland – 19

1.14 Schlussfolgerungen – 19

Literatur – 19

© Der/die Herausgeber bzw. der/die Autor(en), exklusiv lizenziert an Springer-Verlag GmbH, DE, ein Teil von Springer Nature 2024
C. K. Spies et al. (Hrsg.), *Expertenwissen Handchirurgie*, https://doi.org/10.1007/978-3-662-68413-9_1

1.1 Einleitung

Die menschliche Hand ist ein hochkomplexes Organ, mit dem wir die Welt „begreifen" und das uns als Werkzeug und Kommunikationsmittel unentbehrlich ist. Die Handchirurgie ist der Inbegriff hoch spezialisierter Chirurgie. Sie basiert einerseits auf detailliertem, anatomischem Wissen und vereint so unterschiedlichste Techniken wie Knochenbruchbehandlung, plastische Weichteilchirurgie, Mikrochirurgie der Gefäße und Nerven, Arthroskopie und hochauflösenden Ultraschall.

Ziel dieses Beitrages ist es, die geschichtliche Entwicklung der Unterarm- und Handchirurgie kurz zu skizzieren; aufgrund der Fülle an Ereignissen, Protagonisten und Erfindungen kann dies nur stichwortartig erfolgen.

1.2 Antike

Die Handchirurgie ist so alt wie die Chirurgie selbst und geht bis in die ägyptische und griechische Antike zurück. Die ersten nützlichen handchirurgischen Ratschläge zur Reposition und Stabilisierung von Handgelenk-, Hand- und Fingerfrakturen und Luxationen stammen von Imotep (3000 v. Chr.) und Hippokrates (400 v. Chr.) (Tab. 1.1).

Galen (131–201 n. Chr.) beschrieb im 2. Jahrhundert Handinfektionen und empfahl eine Salbe aus Wachs und Öl, unterschied aber nicht zwischen Sehnen und Nerven und riet von einer Nahtversorgung ab, um „Konvulsionen" zu vermeiden. Aus der arabischen Zivilisation des 10. und 11. Jahrhunderts stammen Beiträge zur Schienenbehandlung von Rhazes (+ um 925) oder Avicenna (980–1036).

Tab. 1.1 Historische Beschreibung von Frakturen und Osteosynthesemethoden

Jahr	Beschreiber, Herkunft	Technik
3000 v. Chr.	Imotep, Ägypten	Frakturreposition und Immobilisation mit Schienen aus Holz, Stoff und Leim
400 v. Chr.	Hippokrates, Griechenland	Anweisungen zur Reposition von Luxationen und Frakturen
Um 1000	Razes und Avicenna, Arabien	Schienung von Frakturen, z. B. an der Mittelhand
1814	Colles, Irland Monteggia, Italien	Distale Radiusextensionsfraktur Fraktur der proximalen Ulna mit Radiuskopfluxation
1848	Smith, Irland	Distale Radiusflexionsfraktur
1851	Mathijsen, Niederlande Pirogoff, Russland	Gipsbehandlung von Frakturen
1882	Bennett, Irland	Basisfraktur des Metacarpale 1
1886	Hansmann, Deutschland	Frakturbehandlung mit winkelstabilen Platten
1904	Lambotte, Belgien	Fixateur externe
1909	Kirschner, Deutschland	Kirschner-Draht-Osteosynthese
1910	Rolando, Italien	Y-förmige Basisfraktur des Metacarpale 1
1913	Schöne, Deutschland	Geschlossene Nagelung der Ulna unter Fluoroskop
1929	Böhler, Österreich	„Die Technik der Knochenbruchbehandlung"
1934	Galeazzi, Italien	Distale Radiusschaftfraktur mit Ulnakopfluxation
1949	Danis, Belgien	Kompression zur Frakturheilung
1951	Essex-Lopresti, England	DRUG-Luxation mit Radiuskopffraktur
1958	Müller, Schweiz	Gründung der Arbeitsgemeinschaft für Osteosynthese (AO)
1976	Kapandji, Frankreich	Intrafokale K-Drahtspickung bei distaler Radiusfraktur

1.3 Mittelalter/Renaissance

Die großen Anatomen der Renaissance, Leonardo da Vinci (1452–1519) und Andreas Vesalius (1514–1564) (◘ Abb. 1.1), erstellten durch Sektion und Präparation zahlreicher menschlicher Leichen detaillierte anatomische, wissenschaftliche und künstlerische Arbeiten und Darstellungen einzelner Muskeln, Knochen, Blutgefäße und Sehnen der Hand. Vorher waren meist nur Studien an Tieren möglich gewesen. Seit dieser Zeit waren Anatomen oft auch Chirurgen. Beide Fachgebiete entwickelten sich parallel und ergänzen sich bis in die heutige Zeit (◘ Tab. 1.2). Paradebeispiel im 19. Jahrhundert ist hierzu Rüdinger (1832–1896), der vom Barbierlehrling zum Präparator, Kriegschirurg und schließlich Anatomieprofessor in München aufstieg und 1857 in seinem Werk „Die Gelenknerven des menschlichen Körpers" beschrieb (◘ Abb. 1.2a, b), das Wilhelm, etwa 100 Jahre später ebenso an der Münchner Anatomischen Anstalt tätig, zur Idee der chirurgischen Gelenkdenervation inspirierte.

Ambroise Paré (1509–1590), Vater der französischen Chirurgie, empfahl, Wunden mit reinem Wasser aus natürlichen Quellen, dann mit Wein und Essig zu reinigen, und beschrieb auch Handinfektionen. Er führte die Ligatur von Arterien ein – die vorher übliche Kauterisierung war nicht möglich, weil das verwendete siedende Öl ausgegangen war. Er war einer der ersten Extremitätenchirurgen und entwickelte auch schon komplizierte mechanische Handprothesen.

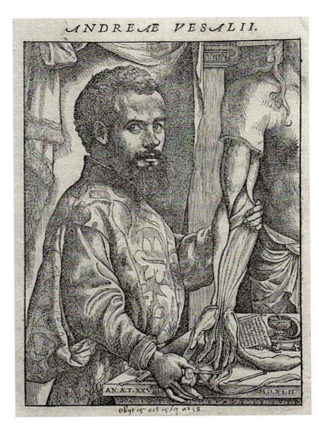

◘ **Abb. 1.1** Vesalius begann seine Leichendissektionen meist mit der Unterarm- und Handregion, die er als Beweis für Gott als Schöpfer der Natur ansah

◘ **Tab. 1.2** Historische Beiträge zur Anatomie von Unterarm und Hand

Datum	Anatom/Beschreiber, Herkunft	Anatomische Entdeckung
Ca. 1480	da Vinci, Italien	Frühe exakte Zeichnungen der Unterarm- und Handanatomie
1543	Vesalius, Flandern	Anatomieatlas, Beschreibung von Unterarm/Hand
1628	Harvey, England	Buch über Blutkreislauf (Unterarm-Untersuchungen)
1741	Berettini, Italien	Sensible Nervenverbindungen zwischen N. medianus und N. ulnaris an der Hand
1763 1870	Martin, Schweden Gruber, Deutschland	Martin-Gruber-Verbindung zwischen N. medianus und N. ulnaris am Unterarm (motorisch)
1854	Struthers, Schottland	Fibröse Verdickung der Oberarmfaszie ca. 8 cm kranial des Ellenbogens zwischen Septum intermusculare und medialem Trizepskopf
1857	Rüdinger, Deutschland	Die Gelenknerven des menschlichen Körpers
1857	Osborne, England	Osborne-Ligament (Faszienband über dem Kubitaltunnel)
1831	Bell, England	„The hand, its mechanism and vital endowments as evincing design" – Klassiker der funktionellen Handanatomie
1865	Lister, Schottland	Tuberculum Listeri (knöcherne Prominenz am distalen Radius)
1876	Parona, Italien	Parona-Raum (zwischen M. pronator quadratus und tiefen Unterarmbeugern)
1895	Röntgen, Deutschland	Veröffentlichung der später nach ihm benannten X-Strahlen
1908	Frohse, Deutschland	Frohse-Arkade – fibröses Band am Eingang in den Supinatorkanal

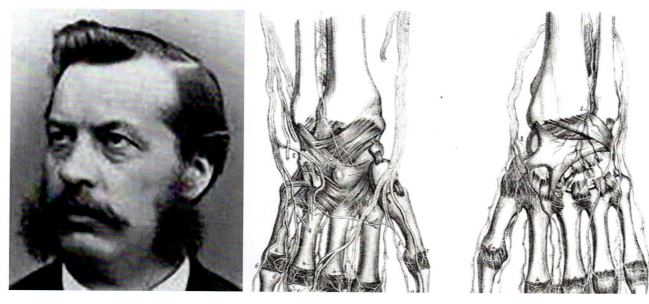

Abb. 1.2 Rüdinger (1832–1896) schuf 1857 mit seiner Dissertation „Die Gelenknerven des menschlichen Körpers" (hier die des Handgelenks) die Grundlage für die später unter anderem von Wilhelm entwickelte chirurgische Gelenkdenervation

Tab. 1.3 Entwicklung der Versorgung von Unterarm- und Handamputationen und Prothesenversorgung

Jahr	Historische Persönlichkeit/Entwickler, Herkunft	Entwicklung
210 v. Chr.	Marcus Sergius, Römisches Reich	Kampftaugliche Ersatzhand aus Eisen
1504	Götz von Berlichingen	Eiserne rechte Hand (feinmechanisches Kunstwerk mit 3 Gelenken für Finger und 2 für Daumen)
1810	von Graefe	Handprothese mit an Schnüren beweglichen Fingern
1835	Margarethe Eichler, Deutschland	Künstliche Hand mit aktiver Fingerbeugung und passiver -streckung
1916	Sauerbruch, Deutschland	„Die willkürlich bewegliche Hand", v. a. für Verletzte des Ersten Weltkrieges
1917	Krukenberg, Deutschland	Unterarmspaltung nach Handamputation zum Greifen
2004	Kuiken/Dumanian, USA	„Targeted Muscle Reinnervation" zur Steuerung bionischer Prothesen
2015	Aszmann, Österreich	Selektive Unterarmamputation (Plexusläsion) und bionische Rekonstruktion

Etwa um die gleiche Zeit schuf ein geschickter Waffenschmied die bekannte „Eiserne Hand" für Götz von Berlichingen (1480–1562). Sie steht beispielhaft für die Versorgung von Amputationsverletzten mit Prothesen, die bis zur heutigen Anpassung gedankengesteuerter bionischer Prothesen reicht (Tab. 1.3).

1.4 17. und 18. Jahrhundert

Die Kontraktur der Palmaraponeurose wurde bereits 1777 von Cline (1750–1826) und später von Sir Cooper (1768–1841) beschrieben, lange vor Dupuytren (1777–1835), nach dem sie heute benannt ist. Dieser beschrieb sie 1831 an einem Kutscher, dessen Fingerkontraktur er mittels perkutaner Strangdurchtrennung therapierte. Er gilt als Begründer der modernen Chirurgie in Frankreich, war als persönlicher Leibarzt von König Louis XVII und Charles V ein herausragender Chirurg und strenger Lehrer, der jährlich 10.000 Patienten behandelte und dessen Vorlesungen mehr als 500 Studenten besuchten.

Ohne Anästhesie und aufgrund des Infektionsrisikos waren zur damaligen Zeit im Handbereich jedoch nur einfache Operationen möglich, z. B. zur Abtragung überzähliger Finger mit einer Spezialzange durch Paré oder einfache Syndaktylietrennung durch Zeller in Wien 1810 (Tab. 1.4).

Poteau (1725–1777) 1778 in Frankreich und Colles (1773–1843) 1814 in Irland beschrieben die Fraktur des distalen Radius, Monteggia (1762–1815) im gleichen Jahr die proximale Ulnafraktur mit Radiuskopfluxation. Bedeutende Fortschritte in der Neurologie, die Hand betreffend, wurden durch Weber (1795–1878) in Deutschland mit Arbeiten zur Physiologie der Empfindung und seinem Zwei-Punkt-Diskriminierungstest für die Sensibilität 1834 erzielt. In England entdeckte Sir Bell (1774–1842) die Anatomie der Spinalnerven, deren ventrale Wurzeln eine motorische Funktion und deren dorsale Wurzeln sensorische Funktionen haben. Duchenne (1806–1875) untersuchte die elektrische Stimulation zur Diagnose und Behandlung und veröffentlichte 1867 seine berühmte Abhandlung „La physiologie des mouvements" (Die Physiologie der Bewegung). Histologische Arbeiten von Filippo Pacini (1812–1883) zu den Tastkörperchen und von Theodore Schwann (1810–1882) zum Aufbau des Neurons trugen zum Verständnis des peripheren Nervensystems bei. Waller (1816–1882) stellte 1850 seine Arbeit über die Degeneration des durchtrennten Axons und dessen zentrale Regeneration vor, die das Verständnis von Nervenverletzungen revolutionierte. Diese Erkenntnisse waren Voraussetzung für die Entwicklung der peripheren Nervenchirurgie (Tab. 1.5).

Ebenso 1850 beschrieb Notta die typische Verdickung der Beugesehne beim Schnappfinger, gefolgt von zahlreichen weiteren Handerkrankungen, chirurgischen Techniken und klinischen Tests, die nach ihren Beschreibern benannt wurden (Tab. 1.6)

Tab. 1.4 Historische Meilensteine der Behandlung angeborener Fehlbildungen

Jahr	Beschreiber, Herkunft	Werk, Technik
Vor 1850		Kaum Operationen bei Fehlbildungen, wegen Infektionsrisiko und Schmerz
1573	Paré, Frankreich	Abtragung bei Polydaktylie (mit Spezialzange)
1810	Zeller, Österreich	Dreieckiger dorsaler Lappen zur Kommissuroplastik bei Syndaktylietrennung
1841	Poland, England	Aplasie/Fehlbildung von Thorax (v. a. M. pectoralis) und Hand
1879	Madelung, Deutschland	Radiusfehlbildung mit Subluxation des Handgelenks
1889	Bilhaut, Frankreich	Keilresektion bei Doppeldaumen
1901	Friedrich, Deutschland	Klassifikation Doppeldaumen (identisch mit Wassel-Typ I–VI)
1906	Apert, Frankreich	Akrozephalosyndaktylie
1927	Kirner, Deutschland	Endglieddeformität des Kleinfingers
1959	Buck-Gramcko, Deutschland	Erste Pollizisation bei Daumenaplasie (später > 700)
1961	Lenz, Deutschland	Entdeckung der Thalidomidwirkung (Fehlbildungen)
1964	Wassel, USA	Klassifikation der Daumendoppelbildung
1967	Blauth, Deutschland	Klassifikation der Daumenhypoplasie
1968	Swanson, USA	Gruppeneinteilung der Handfehlbildungen
2010	Oberg, USA	Neuklassifikation angeborener Handfehlbildungen

Tab. 1.5 Historische Beiträge zu Anatomie und Physiologie der Nerven und Entwicklung der peripheren Nervenchirurgie

Jahr/Zeitraum	Protagonist, Herkunft	Ereignis/Beschreibung
Altes Testament, Bibel (ca. 1500 v. Chr.)	Jakob, Israel	Erstbeschreibung einer Nervenläsion – vermutlich N.-ischiadicus-Läsion beim Kampf mit abtrünnigem Engel (Genesis 32: 25–33): „… und er hinkte an seiner Hüfte"
Antike, ca. 400 v. Chr.	Hippokrates (460–377 v. Chr.), Griechenland	Keine Behandlung von Nervenverletzung, Furcht vor Komplikationen (Konvulsion und Tod)
Ca. 300 v. Chr.	Herophilus (325–255 v. Chr.), Griechenland	Größter Anatom der Antike, unterscheidet Sehnen und Nerven (sensible und motorische Anteile)
1608	Ferrara, Italien	Erste Naht nach Nervendurchtrennung
1828	Fluorens, Italien	Nerventransfer von Beuge- auf Streckseite (Hühnerflügel)
1851	Waller, England	Degeneration und Regeneration von Nerven nach Durchtrennung
1863/70	Phillipeaux/Vulpian, Frankreich	Nerveninterposition (N. hypoglossus/N. lingualis)
1864	Nélaton, Frankreich	Sekundäre Nervennaht
1871	Hueter, Deutschland	Primäre epineurale Nervennaht
1873	Létiévant, Frankreich	Nervenplastik, z. B. End-zu-Seit-Neuroraphie
1875	Albert, Österreich	Klinische Anwendung von (xenogenem) Nerveninterponat
1882	Vanlair, Frankreich	Erfolgreiche Nerventubulation (Knochen) für 3 cm, N. ischiadicus
Seit 1890	Ramon y Cajal, Spanien	Histologie peripherer Nerven, Nachweis axonaler Aussprossung nach Nervendurchtrennung
1910, 1912	Stoffel, Deutschland	Nervenquerschnittstudien, Topografie sensibler/motorischer Fasern, selektive Neurektomie bei Spastik
1915	Hofmann, Deutschland Tinel, Frankreich,	Klopf- und Kribbelzeichen bei Nervenschädigung/-regeneration
1914	Heineke, Erlacher, Deutschland	Direkte Muskelneurotisation (Implantation eines Nervenstumpfes)
1914–20	Foerster, Deutschland	Spezielle Symptomatologie und Therapie von 4787 Schussverletzungen peripherer Nerven (davon 745 eigenhändige Operationen) – Basis für moderne Techniken der Nervennaht, Rekonstruktion mit Interponaten und Nervenverlagerung (zusammengefasst 1929)
1939	Bunnell und Boyes, USA	„Cable grafting" (Nerveninterponate) zur Überbrückung
1940	Young und Medawar, England	Fibrinkleber zur Nervenkoaptation
1943	Seddon, England	Klassifikation der Nervenverletzung in 1. Neuropraxie, 2. Axonotmesis und 3. Neurotmesis
1951	Sunderland, Australien	5 Grade der Nervenläsionen (erweitert nach Seddon)
1960	Jacobsen, USA	Operation unter dem Mikroskop bei Extremitätenverletzungen
Ab 1964	Millesi, Österreich	Spannungsfreie interfaszikuläre Nervennaht und Nerveninterposition (Mikrochirurgie)
1968, 1978	Sunderland, Australien	„Nerves and Nerve Injuries", wichtige Studien zur Nerventopografie
1972	Seddon, England	„Disorders of the Peripheral Nerves", Pathologie der Nervenschädigung
1976	Taylor und Ham, Australien	Freie vaskularisierte Nerventransplantate

Geschichtliche Entwicklung der Unterarm- und Handchirurgie

Tab. 1.5 (Fortsetzung)

Jahr/Zeitraum	Protagonist, Herkunft	Ereignis/Beschreibung
1988	Mackinnon und Dellon, USA	„Surgery of the Peripheral Nerve", Mikrochirurgie, Nervendekompression, Schmerzbehandlung (Neurome) und Sensibilitätsmessung, Unterteilung der Nervenverletzungen in 6 Grade
1988	Lundborg, Schweden	„Nerve Injury and Repair" – Nervenrekonstruktion und -regeneration
1992	Millesi, Österreich	„Chirurgie der peripheren Nerven" – Anatomie und Operationstechniken
1994	Oberlin, Frankreich, Leechavengvongs, Thailand u. a.	Proximale Nervenfaszikeltranspositionen zur Rekonstruktion von Bizeps- und Schulterfunktion, v. a. bei oberer Plexusläsion
2010 bis heute	Bertelli, Brasilien, Mackinnon, USA u. a.	Proximale und distale Nerventranspositionen bei Verletzung des Plexus brachialis, distaler Stammnerven und Tetraplegie
2011	Xu, China	Kontralaterale C7-Reinnervation bei spastischer Hemiplegie

Tab. 1.6 Eponyme in der Handchirurgie

Jahr	Erstbeschreiber (Namensgeber), Herkunft	Erkrankung/Technik/klinischer Test an der Hand
1850	Notta, Frankreich	Beugesehnenknötchen bei Schnappfinger
1851	Bouvier, Frankreich	Kontrakturzeichen bei Ulnarislähmung
1862	Raynaud, Frankreich	Raynaud-Phänomen (Weißwerden der Finger
1869	Reverdin, Schweiz	Reverdin-Plastik (Hautinseltransplantation)
1881	Volkmann, Deutschland	Ischämische Muskelkontraktur (des Unterarms)
1882	Recklinghausen, Deutschland	Neurofibromatose Typ 1
1893	Garrod, England	Knöchelpolster über Mittelgelenken
1895	De Quervain, Schweiz	Tendovaginitis stenosans des 1. Strecksehnenfachs, später Luxationsfraktur des Handgelenks
1900	Ollier, Frankreich	Dyschondroplasie-Enchondromatose
1901	Sécretan, Frankreich	Chronisches, festes Handrückenödem
1902	Sudeck, Deutschland	„Über die akute (trophoneurotische) Knochenatrophie", heute CRPS
1920	Finochietto, Argentinien	Ischämische intrinsische Muskelkontraktur der Hand
1928	Eichhoff, Deutschland	Klassischer Test bei der TVS de Quervain mit Daumen
1930	Finkelstein, USA	Test bei Tendovaginitis des 1. Strecksehnenfachs
1962	Stener, Schweden	Dislokation des ulnaren Seitenbandes beim Skidaumen
1963	Bruner, USA	Zick-Zack-Schnittführung am Finger
1970	Stack, England	Stack-Endgelenkschiene

1.5 Entwicklung der Extremitätenchirurgie ab Mitte des 19. Jahrhunderts

Erst in der 2. Hälfte des 19. Jahrhunderts konnten komplexe Eingriffe an Unterarm und Hand mit vertretbarem Risiko durchgeführt, also Gelenke eröffnet, Knochen vereinigt, durchsägt und begradigt, Muskeln und Sehnen verlagert und Nerven genäht werden. Entscheidend war hierzu die Einführung einer sicheren Schmerzbehandlung und etwas später die wirksame Vermeidung von Wundinfektionen: „Antisepsis und Asepsis führten zu einer völligen Erneuerung der Chirurgie und verwandelten die chirurgischen Abteilungen nach Jahrhunderten des Hospitalbrands in Orte, die man in der Hoffnung, sie lebend wieder zu verlassen, betreten konnte." Damals entstanden völlig neue Möglichkeiten zur Diagnose und chirurgischen Therapie zahlreicher Erkrankungen durch wissenschaftliche Erkenntnisse in Physik, Bakteriologie, Physiologie, Pharmakologie (◘ Tab. 1.7). Erst jetzt gelangen Chirurgen und Orthopäden vorher für unmöglich gehaltene Eingriffe, die mit zunehmender Erfahrung und nach Analyse der klinischen Ergebnisse verfeinert werden. Ein wesentlicher Faktor war außerdem der stark zunehmende medizinische Informationsaustausch durch erleichtertes Reisen und die stark zunehmenden wissenschaftlichen Publikationen in Zeitschriften und auf Kongressen. Neue Ideen wurden rasch klinisch erprobt, die ärztliche Experimentierfreude war kaum eingeschränkt, die Idee der Arzthaftung existierte noch kaum.

Carl Nicoladoni (1847–1902) aus Innsbruck, der später in Wien arbeitete, führte gestielte Gewebetransfers durch, am bekanntesten ist seine Wiederherstellung des Daumens durch die gestielte Übertragung der Großzehe.

Sir Robert Jones (1857–1933) gelang die erste klinische Röntgendarstellung der Hand eines 12-jährigen Jungen zur Lokalisation einer Pistolenkugel mittels der im Jahr zuvor entdeckten X-Strahlen – die Exposition dauerte über 2 h und die Strahlenbelastung entsprach der 12.000–25.000-fachen heute üblichen Dosis.

1.6 Erster Weltkrieg

Seit Beginn des Ersten Weltkrieges und in seiner Folge mussten sich Chirurgen und Orthopäden mit der Behandlung der typischen Verletzungen des Stellungskrieges auseinandersetzen. Die vorher in der Behandlung von Poliopatienten entwickelten Konzepte wurden erfolgreich auf kriegsbedingte Nerven- und Muskelzerstörungen übertragen. Aus dieser Zeit stammen viele bewährte Prinzipien und Techniken der Muskelersatzoperationen (◘ Tab. 1.8), veröffentlicht exemplarisch in „Die Physiologische Sehnenverpflanzung" von Biesalski (1868–1930) und Mayer (1884–1972), die bis heute bei peripherer Nerven- und Plexusläsion, Zerebralparese und Tetraplegie und anderen neurologischen Erkrankungen eingesetzt werden.

In riesigen Speziallazaretten für Kriegsverletzte entstanden neue Methoden zur Behandlung bei Läsionen peripherer Nerven. Froment (1878–1946) dokumentierte 1915 detailliert die Symptome verschiedener Nervenläsionen, insbesondere sein „Daumenzeichen" (Aktivierung des N.-medianus-innervierten Flexor pollicis longus bei Adduktionsschwäche) bei Lähmungen des N. ulnaris. Hoffmann (1884–1962) und Tinel (1879–1952) veröffentlichten typische Klopf- und Kribbelzeichen (frz. „fourmillements", eigentlich „Ameisenlaufen") bei demyelinisierender Nervenschädigung und fortschreitender Regeneration.

Stoffel (1880–1937) (◘ Abb. 1.3) erkannte bereits 1909, dass Nerven nicht „seilartige Strukturen" wie Sehnen sind, sondern ihre „Topographie" aus funktionell unterschiedlichen motorischen und sensorischen Fasern besteht. Basierend auf Nervenquerschnittsstudien zur Topografie motorischer und sensibler Fasern entwickelt er Techniken zur Neurotomie (bei Spastik) und Nerven-

◘ **Tab. 1.7** Voraussetzungen für die Entwicklung komplexer Eingriffe an den Extremitäten

Technische Voraussetzung	Art des Verfahrens
Anästhesie	Gasnarkose: Lachgas 1844 (Wells), Äther 1846 (Morton und Warren), Chloroform 1847 (Simpson) Leitungsanästhesie: Kokaininfiltration 1892 (Schleich), Fingerblockade 1888 (Oberst) intravenöse Regionalanästhesie 1908 (Bier)
Asepsis (Keimfreiheit)	Händehygiene 1847 (Semmelweis) Gummihandschuhe 1894 (Halstead) Desinfektion des Operationsfelds mit Iodtinktur 1908 (Grossich)
Antisepsis (Keimreduktion)	Karbolspray 1867 (Lister) Dampfsterilisation 1892 (v. Bergmann und Schimmelbusch)
Blutleere	Gummibinde 1854 (Esmarch)
Medizinischer Informationsaustausch, v. a. zwischen USA und Europa	Erleichterte Reisemöglichkeiten Zunahme von medizinischen Zeitschriften/Berichten auf Kongressen Entstehung großer bekannter Zentren mit internationalen Besuchern

Tab. 1.8 Entwicklung der Muskelersatzoperationen

Jahr	Beschreiber, Herkunft	Werk, Technik
1869 1874	Tillaux, Frankreich Duplay, Frankreich	Sehnenverlagerung bei Strecksehnendefekten
1880	Nicoladoni, Österreich	1. Sehnentransposition bei poliobedingtem Hackenfuß (Peronealsehnen an Triceps surae)
1891	Hoffa, Deutschland	„Lehrbuch der orthopädischen Chirurgie" – 1. Standardwerk der operativen Orthopädie
1894	Drobnik, Polen	Streckerersatzoperation an der Hand bei partieller Radialisparese (Poliomyelitis)
1897	Franke, Deutschland	Streckerersatz bei kompletter Radialisparese
1897	Rochet, Frankreich	Sehnentransposition an Unterarm und Hand bei Hemiplegie
1899	Codivilla, Italien	Fundamentale Studien zur Sehnentransposition an unterer und oberer Extremität bei Poliomyelitis und Zerebralparese, z. B. Tibialis-posterior-Transposition, 1. Opponensplastik (FDS 5), empfiehlt Frühmobilisation
1902	Vulpius, Deutschland	„Die Sehnenverpflanzung und ihre Verwertung in der Behandlung der Lähmungen", Deltoideus-pro-Trizeps-Ersatz
1913, 1920/1924	Vulpius und Stoffel, Deutschland	„Orthopädische Operationslehre" (3 Auflagen) – Indikationen und Techniken der Muskeltransposition, z. B. BR-pro-ECRB
1914	Henze und Mayer, USA	Untersuchungen zu Sehnenadhäsionen, v. a. beim Gebrauch von alloplastischem Material (Seidenzöpfe)
1916	Biesalski, Deutschland	Trizeps-Bizeps-Transfer
1916	Mayer, USA	Bizeps-Trizeps-Transfer
1916 1919/1920	Schmidt, Deutschland Lexer, Deutschland	Latissimus-Transposition als Bizepsersatz
1916	Biesalski, Deutschland Mayer, USA	„Die Physiologische Sehnenverpflanzung" – Techniken der Sehnentransposition, tendinöse und perostale Fixation
1916/21	Jones, England	Neue Techniken zum Sehnenersatz, vor allem PT-ECRB (heutige Standardoperation zum Handgelenkstreckerersatz)
1918/1919	Steindler, USA	Bizepsersatz durch Proximalisierung der Unterarmmuskeln
1918	Perthes, Deutschland	„Viersehnenplastik" mit Extensortenodese am Handgelenk beim Radialisersatz
1921	Huber, Deutschland	Opponensplastik mit M. abductor digiti minimi
1922	Bunnell, USA	Atraumatische Technik, Blutleere mit Tourniquet, Sehnentransplantate (Palmaris longus, FDS, Zehenstrecker), Nervennaht/-rekonstruktion vor Muskelersatz, Fetttransplantate als Gleitlager, Sehnenumleitungen (Pulleys)
1922	Starr, USA	Grundregeln zur Sehnenverlagerung, Teilung von Spendermuskeln
1943	Sudeck, Deutschland	Simultane Nervenrekonstruktion und vereinfachter motorischer Ersatz („Einsehnenplastik") bei Radialislähmung („innere Schiene")
1944,	Bunnell, USA	„Surgery of the Hand" – Grundlagen der modernen Handchirurgie
1946	Merle d'Aubigné, Frankreich	Klassischer Radialisersatz (PT-ECRB, FCU-EDC, PL-EPL)
1949	Littler, USA	Funktionsrekonstruktion bei kombinierten Nervenläsionen an der Hand mit Sehnentransfer und Arthrodese
1952	Brand, USA	„Reconstruction of the Hand in Leprosy" – motorische (und sensible) Ersatzoperationen bei Lepra
1956	Pulvertaft, England	Durchflechtungstechnik zur Sehnennaht
1957	Zancolli, Argentinien	Zancolli-Lasso-Plastik bei intrinsischer Handmuskellähmung
1960, 1962	Boyes, USA	Auswahl des Spendermuskels, zählt 58 verschiedene Methoden der Radialis-Ersatzplastik, neue Idee: FDS-4-Verlagerung

(Fortsetzung)

○ Tab. 1.8 (Fortsetzung)

Jahr	Beschreiber, Herkunft	Werk, Technik
1967	Saha, Indien	„Surgery of the Paralyzed and Flail Shoulder" – Wiederherstellung der gelähmten Schulterfunktion
1967	Zancolli, Argentinien	Versetzung des Ansatzes (Re-routing) der Biceps-Sehne zur Korrektur einer Supinationskontraktur
1968/1979	Zancolli, Argentinien	„Structural and Dynamic Bases of Hand Surgery" – Funktionsrekonstruktion bei peripherer Nerven- und Plexusläsion, Zerebralparese und Tetraplegie, z. B. Lasso-Plastik
1970	Tamai, Japan	Mikrochirurgische Transplantation von funktionellen Muskel-Sehnen-Einheiten
1985	Brand, USA	„Clinical Mechanics of the Hand" – Biomechanik der Muskelfunktion und -transposition, Einfluss der Muskelarchitektur auf Muskelersatzoperationen
1979	Moberg, Schweden	„The Upper Limb in Tetraplegia" – Grundlagen der Rekonstruktion der Arm- und Handfunktion, Klassifikation, Internationales Treffen zur Tetraplegie-chirurgie
1985	Steinau und Biemer, Deutschland	Muskuläre Ersatzoperationen nach extremitätenerhaltender Resektion von malignen Weichteiltumoren
2002	Lieber, USA und Fridén, Schweden	Experimentelle Studien zur optimalen Muskelspannung (u. a. mit Laser-Disfraktion) und Einfluss der Muskelarchitektur
2010	Fridén, Schweden	Alphabetoperation zur einzeitigen Rekonstruktion von aktiver Flexion und passiver Extension von Daumen und Fingern und intrinsischer Handfunktion bei Tetraplegie

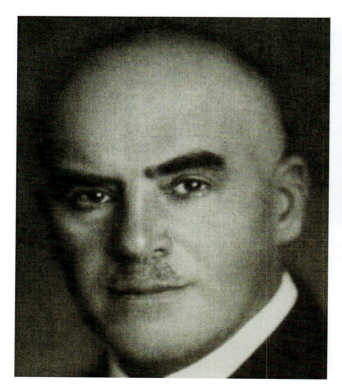

○ Abb. 1.3 Stoffel (1880–1937) nahm als Pionier der faszikulären Nervenanatomie, selektiven Neurektomie und Nerventransposition in seinen Arbeiten viele erst in den letzten Jahrzehnten wiederentdeckte Ideen proximaler und distaler Nervenverlagerungen vorweg

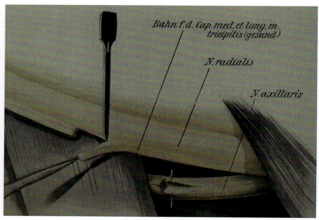

○ Abb. 1.4 Stoffel führte bereits 1910 eine selektive Nerventransposition von motorischen Axonen des N. radialis auf den N. axillaris zur Wiederherstellung der Schulterabduktion (M. deltoideus) durch, hier illustriert von seiner Frau Edda. (Aus: Vulpius und Stoffel 1920)

transposition an der oberen und unteren Extremität (○ Abb. 1.4). Die mit seinem Mentor Vulpius (1867–1936) (○ Abb. 1.5) verfasste „Orthopädische Operationslehre" erschien erstmals 1913, dann erweitert um die Kriegserfahrungen 1920 und 1924. Sie enthielt eine Fülle an motorischen Ersatzoperationen und selektiven Nerventranspositionen. Diese werden teilweise erst 80 Jahre später „neu entdeckt", z. B. die Re-

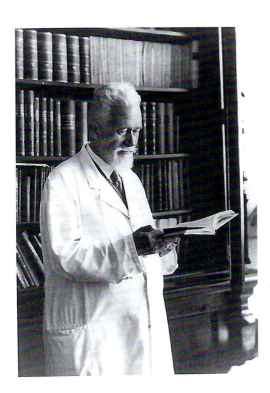

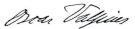

◘ **Abb. 1.5** Vulpius (1867–1936) setzt sich schon um 1900 intensiv mit der Idee der Sehnentransposition bei Lähmungen an den Extremitäten, Operationstechniken und der Nachbehandlung auseinander. Seine mahnenden Worte gelten bis heute: „Wer zum Messer greift, um eine orthopädische Operation auszuführen, der übernimmt damit die moralische Verpflichtung, die Nachbehandlung in exakter Weise durchzuführen. Wer dieser Forderung aus Mangel an spezieller Begabung, an Neigung, an Zeit nicht gerecht werden kann, wem die dazu nötigen Einrichtungen fehlen, der lasse korrekterweise die Hand vom Messer." (Archiv der Vulpius-Klinik)

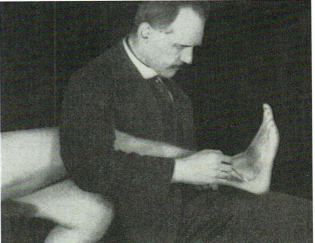

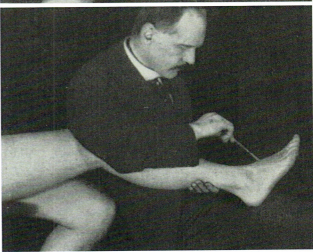

◘ **Abb. 1.6** Foerster (1867–1942) bei der Untersuchung des sensiblen Versorgungsgebietes des N. suralis, den er wahrscheinlich als Erster seit 1916 zur Überbrückung zahlreicher motorischer Nervendefekte nach Schussverletzungen des Ersten Weltkrieges einsetzte

animation des gelähmten N. axillaris durch Nervenfaszikel des N. radialis (zum Caput longum und mediale) oder die Transpositionen von Fasern des N. peroneus auf den N. tibialis. Stoffel verwendete intraoperativ die elektrische Nervenstimulation, um motorische Spenderfaszikel sicher identifizieren und verlagern zu können. Bereits 1910 prophezeite er: „Vergleichen wir heute prüfend Grad und Sicherheit der Erfolge mittels Sehnenüberpflanzung und Nervenplastik, so stellt sich freilich die erstere als Goliath dar. Aber es lässt sich ahnen, dass ihr in der Nervenpfropfung ein sieghafter David ersteht" (Vulpius und Stoffel 1910).

Der Neurologe Foerster (1867–1942) (◘ Abb. 1.6) behandelte von 1914–1920 insgesamt 4787 Schussverletzungen peripherer Nerven, von denen er selbst 745 selbst operierte. Er erfasste Symptomatologie, Therapie und Verlauf seiner Patienten minutiös und schuf so wichtige Grundlagen zur modernen Rekonstruktion, Transplantation und Transposition peripherer Nerven. Konfrontiert mit Tausenden von Schussverletzungen – sowie Desinteresse und miserablen Ergebnissen seiner chirurgischen Kollegen – entschied er 1914, selbst zu operieren, obwohl er nie eine chirurgische Ausbildung erhalten hatte: „Ich musste die Diagnose stellen, den Patienten in den Operationssaal bringen, dem Chirurgen sagen, wo er operieren soll, ihm sagen was er tun soll, wenn er drin ist. Und dann starben alle Patienten – ich entschied, dass ich es nicht schlechter machen könnte" (Gohritz et al. 2013). Foerster führte erfolgreich Neurolysen und Nervenrekonstruktionen mittels Interposition entbehrlicher sensibler Nerven (N. suralis ab 1916) durch, ebenso intraplexale Neurotisationen und zahlreiche Nervenverlagerungen an den oberen und unteren Gliedmaßen. Bei Nervennähten achtete er auf feinste Materialien (Seide, Frauenhaar) und spannungsfreie

Technik. Er legte größten Wert auf die postoperative Rehabilitation mithilfe von Elektrostimulation und Physiotherapie, um auch über die Plastizität des Gehirns die Ergebnisse nach nervaler Regeneration zu optimieren.

1.7 Zwischenkriegszeit

In Großbritannien etablierte sich nach dem Ersten Weltkrieg die orthopädische Chirurgie als eigenständiges Fachgebiet, vor allem durch die Bemühungen von Sir Jones (1858–1933). Aus dem Jahr 1916 stammte seine klassische Verlagerung des M. pronator teres auf die Handgelenkstrecker bei Fallhand. Iselin (1898–1987) betonte bereits 1928 in Europa die Bedeutung handchirurgischer Kenntnisse für den Allgemeinarzt und Chirurgen und wurde später durch seine Bücher und Gastfreundschaft zu einem der einflussreichsten handchirurgischen Lehrer in Europa.

1.8 Zweiter Weltkrieg

Die Anzahl schwerer Verletzungen der oberen Extremität mit hohem Rekonstruktions- und Reha-Bedarf führte in den USA während des Zweiten Weltkrieges zur Einrichtung spezieller Handzentren. Bunnell (1882–1957) gilt als Vater und Begründer der modernen Handchirurgie. Er veröffentlichte bereits 1918 über Sehnenchirurgie und entwickelte früh Prinzipien einer „atraumatischen Technik" zur Behandlung von Knochen, Sehnen, Nerven, Gefäßen und Muskeln der Hand (Tab. 1.9).

Sein Buch „Surgery of the Hand" war 1944 ein „Urknall" in der Entwicklung eines eigenständigen Fachgebietes. Er veranstaltete Fortbildungen und Kurse, besuchte regelmäßig die Handabteilungen in 9 Militärkrankenhäusern und unterstützte die Gründung der American Society for Surgery of the Hand (ASSH) 1946, deren erster Präsident er wurde.

Ein Pionier der deutschen Handchirurgie im Zweiten Weltkrieg war Hilgenfeldt (1900–1980). Er erkannte sehr früh die Wichtigkeit der Handsensibilität und führte Fingertranspositionen mit neurovaskularisiertem Stiel zum Daumenersatz durch.

Tab. 1.9 Handchirurgische Prinzipien nach Bunnell (veröffentlicht 1918–1922)

- Blutleere durch Tourniquet (sonst „wie ein Uhrmacher in einem Tintensee")
- Atraumatische Operationstechnik
- Fettgewebe als Gleithilfe für Sehnen
- Bewahrung/Schaffung von Sehnenumlenkungen (Pulleys)
- Vermeidung von mittigen palmaren Inzisionen, um Kontrakturen zu vermeiden
- Freie Sehnentransplantate (Palmaris longus, FDS oder Zehenstrecker)
- Vorsichtig progressive Schienung, um Kontrakturen zu verbessern
- Vorbereitung des Wundbettes bei Vernarbung durch gestielte Gewebelappen
- Frühzeitige, aber nicht übertriebene Bewegungsübungen
- Grundsatz „Eine Sehne – eine Funktion" bei Sehnentranspositionen
- Spezielle Prinzipien der primären Nervennaht und -rekonstruktion (epineurale Naht, feine Seidenfäden, deutlich bessere Ergebnisse bei distaler Nervennaht)
- Beachtung der Sensibilität und ihrer Bedeutung für die Handfunktion

1.9 Nachkriegszeit

Von Bunnell stammte auch die Regel des „Niemandslands" an der Hand, die besagte, dass innerhalb der Hand keine primäre Beugesehnennaht ausgeführt werden sollte. Diese Sichtweise wurde später durch Verdan (1909–2006) aus Lausanne relativiert, als dieser begann, Beugesehnen auch in diesem kritischen Bereich („Nicht-Jedermanns-Land") zu versorgen. Der Durchbruch in der Behandlung von Sehnenverletzungen der Hand gelang Kleinert (1921–2003) Mitte der 1960er-Jahre, der zeigen konnte, dass gute Ergebnisse möglich sind, wenn die genähte Beugesehne frühzeitig passiv mittels Gummizügel bewegt wird (Tab. 1.10). Kleinert gründete später in Louisville das Christine M. Kleinert Institute for Hand and Microsurgery und bildete mehr als 1400 Handchirurgen aus aller Welt aus.

Geschichtliche Entwicklung der Unterarm- und Handchirurgie

Tab. 1.10 Historische Beiträge zur Sehnenanatomie und -chirurgie

Jahr	Beschreiber, Herkunft	Anatomische Struktur, Technik, Werk
400 v. Chr.	Hippokrates	Sehnen nicht als eigene Struktur erkannt
200 v. Chr.	Galen, Römisches Reich	Unterscheidung zwischen Sehnen und Nerven, Sehnennähte z. B. bei Gladiatoren
Um 1000	Avicenna, Arabien	Konzepte zur Sehnennaht
1718	Heister, Deutschland	Nahttechnik für Sehnen
1760	Camper, Niederlande	Chiasma der Beugesehen
1767	Hunter, England	Studien zur Sehnenheilung
1833	Stromeyer, Deutschland	Beginn der Sehnenchirurgie, Tenotomie
1917	Kirchmayr, Österreich	Beugesehnennahttechnik
1923	Lange, Deutschland	Erste Stabilitätstests zur 2- und 4-Strang-Naht
1934/1948	Bunnell, USA	Keine Sehnennaht im „Niemandsland" der Hand
1940	Mason, USA	Versorgung akuter Sehnenverletzungen
1956	Pulvertaft, England	Durchflechtungsnaht bei Sehnen
1958	Verdan, Schweiz	Beugesehnennaht im „Nicht-Jedermanns-Land"
1967	Kleinert, USA	Dynamische Nachbehandlung von Beugesehnennähten (Gummizügel)
1969	Matev, Bulgarien	Sehnenplastik bei Mittelzügelinsuffizienz
1973	Kessler, Israel	Weiterentwicklung der Kirchmayr-Lange-Sehnennaht
1973	Snow, USA	Strecksehnenplastik
1977	Tsuge	Beugesehnennaht
1979	Limburg	Anomaler Sehnenzügel zwischen FDP2 und FPL

1.10 Chirurgische Nervendekompressionen

Obwohl schon Paget 1853 und Foix und Marie 1913 eine Kompression des N. medianus 1913 als Schmerzursache vermutet hatten, etablierte erst Learmonth (1895–1967) 1933 das Konzept zur chirurgischen Dekompression von peripheren Nerven (Tab. 1.11), das heute bis zu ultraminimalinvasiven Techniken (Zugang ca. 1 mm) reicht.

Tab. 1.11 Historische Beiträge zur Dekompression peripherer Nerven

Datum	Autor, Herkunft	Beitrag/Beschreibung
1853	Paget, England	N. medianus-Kompression bei traumatischer Handgelenkexostose
1861	Guyon, Frankreich	Loge-de-Guyon-Syndrom (N. ulnaris-Kompression am Handgelenk)
1878	Panas, Frankreich	Posttraumatische N. ulnaris-Einengung am Ellenbogen
1913	Foix und Marie, Frankreich	Autopsiebefund – Vorschlag, Lig. transversum zu durchtrennen, um Medianusschädigung zu vermeiden
1932	Wartenberg, Deutschland	Cheiralgia paraesthetica, angenommene „Inflammation" des oberflächlichen Radialisastes am Unterarm (Wartenberg-Syndrom)
1933, 1940	Learmonth, Schottland	Karpaltunneleröffnung, „Concept of peripheral nerve decompression for treatment of peripheral nerves"; z. B. Halsrippe, Meralgia paraesthetica, Karpal- und Kubitaltunnelsyndrom, N. interosseus posterior
1952	Kiloh und Nevin, England	N. anterior interosseus-„Neuritis"
1957	Osborne, USA	„Tardy ulnar neuritis", Osborne-Ligament
1958	Feindel und Stratford, England	„Cubital tunnel syndrome" (Sulcus nervi ulnaris-Syndrom)
1960	Phalen, USA	Karpaltunnelsyndrom, Handgelenkbeugetest
1987	Mackinnon und Dellon, USA	Homologie zwischen Engpasssyndromen der oberen und unteren Extremität (Karpal- und Tarsaltunnel)
Seit 1988	Dellon, USA	Dekompression an der oberen und unteren Extremität bei Neuropathie (v. a. Diabetes), um Schmerz, Ulzeration und Amputation zu verhindern
1997	Nakamichi, Japan	Ultraschallassistierte Karpaldachspaltung (Minimesser)
2015	Guo, China/USA	Fadenmethode zur ultraminimalinvasiven Nervendekompression

1.11 Handgelenkchirurgie

Seit den 1970er-Jahren trat die Karpuschirurgie in den Vordergrund, vor allem infolge einer Neubewertung anatomischer Strukturen, z. B. der karpalen Bänder. Die Diagnostik von Handwurzelpathologien war vor Erfindung der Röntgenstrahlung 1895 kaum möglich gewesen. Allerdings hatte Günther (1801–1866) schon 50 Jahre zuvor – ohne Bildgebung, aber auf Basis von Gefriersägeschnitten – äußerst genaue Präparationen vorgenommen und erhebliche Funktionsverluste und Schmerzen nach Handwurzelfrakturen vermutet (Abb. 1.7a, b). Sein innovatives, aber weitgehend unbekanntes Werk steht am Anfang der Handgelenkchirurgie, viele der von ihm beobachteten Mechanismen wurden erst viele Jahrzehnte später wiederentdeckt (Tab. 1.12).

Geschichtliche Entwicklung der Unterarm- und Handchirurgie

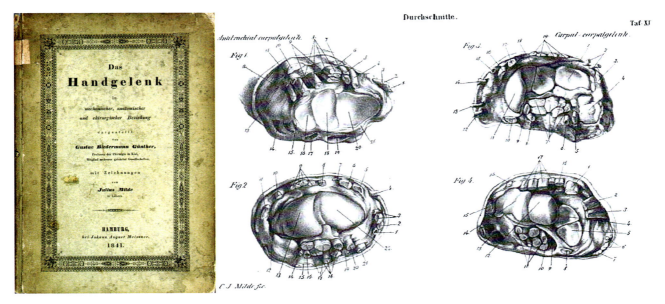

Abb. 1.7 In der 1841 von Günther veröffentlichten Monografie „Das Handgelenk in mechanischer, anatomischer und chirurgischer Beziehung" finden sich erstmals Aufbau und Funktion des Handgelenks und seiner Teilgelenke in ihrer ganzen Komplexität abgebildet

Tab. 1.12 Evolution der anatomischen Untersuchung und Chirurgie des Handgelenks

Jahr	Beschreiber, Herkunft	Anatomische Struktur, Technik, Werk
1543	Vesalius, Flandern	„Humani Corporis fabrica" zeigt detailliert Karpalknochen, vorher oft komplett unterschlagen (Metacarpalia direkt auf Unterarm), z. B. bei Galen
1850	Günther, Deutschland	„Das Handgelenk" (Monografie mit 141 Seiten)
1865	Lister, England	Tuberculum listeri
1887	v. Lesser, Deutschland	Ulnakopfresektion
1910	Kienböck, Österreich	Aseptische Lunatumnekrose
1910	Preiser, Deutschland	Aseptische Kahnbeinnekrose
1912	Darrach, USA	Ulnakopfresektion
1928	Hultén, Schweden	Minusvariante der Ulna bei M. Kienböck
1931	Testut, Frankreich	Testut-Ligament
1936	Sauvé, Kapandji, Frankreich	Arthrodese des distalen Radioulnargelenks
1941	Milch, USA	Ulnaverkürzungsosteotomie
1966	Wilhelm, Deutschland	Denervation des Handgelenks
1970	Fisk, England	Karpale Instabilität
1972	Linscheid	Skapholunäre Dissoziation
1979	Chen, USA	1. Handgelenksarthroskopie
1980 1984	Watson, USA	STT-Arthrodese SLAC wrist, Watson-Test
1984	Herbert, Australien	Kahnbeinverschraubung
1985	Bowers, USA	Hemiresektionsarthoplastik des DRUG
1987	Blatt, USA	Kapsulodese bei SL-Dissoziation
1991	Zaidenberg, Argentinien	Vaskularisierter Radiusspan zur Skaphoidrekonstruktion
2000	Doi, Japan	Vaskularisiertes Knochentransplantat vom medialen Femurkondylus zur Kahnbeinrekonstruktion

1.12 Mikrochirurgie

Die Perspektive ändert sich aber grundlegend zum Ende der 1960er- und Anfang der 1970er-Jahre infolge des Aufkommens mikrochirurgischer Techniken. Die medikamentöse Antikoagulation und das Operationsmikroskop sind die technologischen Voraussetzungen für den Durchbruch der Mikrochirurgie von Gefäßen und Nerven mit einem Durchmesser von < 1 mm. Zunächst etabliert sich die Mikrogefäßchirurgie zur Replantation abgetrennter Gliedmaßen – etwa eines komplett abgetrennten Fingers 1965 durch Freilinger in Wien und eines amputierten Daumens 1965 durch Komatsu und Tamai, Japan – an Spezialzentren mit 24-h-Bereitschaft, in Europa zuerst in Zürich (Meyer) 1974, Wien (Freilinger, Millesi) 1975, Hamburg (Buck-Gramcko) und München (Biemer) 1975 (Tab. 1.13).

In den 1970er- und 1980er-Jahren folgen die mikrochirurgischen Gewebetransplantationen bis hin zur Allotransplantation von Händen und Armen im 21. Jahrhundert (Tab. 1.14).

Parallel entwickelt sich die mikrochirurgische Nervenchirurgie, die „spannungsfreie" Überbrückung mit autologen Interponaten wird vor allem durch Millesi (1927–2017) (Abb. 1.8) in Wien zum anerkannten Goldstandard. Durch Präparation unter dem Mikroskop können externe und interfaszikuläre Neurolysen erfolgreich durchgeführt und die Nervenregeneration in Gang gesetzt oder beschleunigt werden.

Tab. 1.13 Historische Entwicklung mikrochirurgischer Technik und Replantation

Datum	Chirurg	Technik, Ereignis
Um 1880	Gluck, Deutschland	Experimentelle Gefäßnähte
1903	Höpfner, Deutschland	Experimentelle Replantation bei Hunden
1906	Carrel, Frankreich	Standardisierte Gefäßnaht (Nobelpreis 1912)
1962	Malt, USA	Komplette Oberarmreplantation
1964	Michon, Frankreich	Mikrochirurgische Nervennaht an Arm und Hand
1965	Freilinger, Österreich	Erste Fingerreplantation
1965	Komatsu und Tamai, Japan	Komplette Daumenreplantation
1967	Chen, China	Serie von Replantationen an der oberen Extremität
1976	Biemer, Deutschland	Veneninterponate
1986	Godina, Jugoslawien	Ektopische Handreplantation (in Axilla)

Tab. 1.14 Meilensteine der mikrochirurgischen Gewebetransplantation

Datum	Chirurg, Herkunft	Mikrochirurgische Gewebe-Transplantation
1955	Gibson, Schottland	Extrakorporale Gewebeperfusion mit Maschine (nur Idee)
1966	Buncke, USA	Experimentelle Zehentransplantation beim Rhesusaffen
1966	Yang, China	Zweitzehentransplantation
1969	Cobbett, Schottland	Großzehentransplantation
1973	Daniel, Taylor, O'Brien, Australien	Leistenlappen zum Fuß
1978	Godina, Jugoslawien	Latissimus-dorsi-Lappen
1982	Song, China	Radialislappen
1999	Dubernard, Frankreich	Allogene Handtransplantation – später reamputiert
2007	Biemer, Höhnke, Deutschland	Bilaterale Oberarmtransplantation

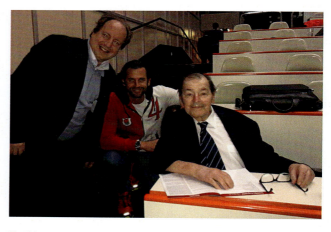

Abb. 1.8 Hanno Millesi (1927–2017), Begründer der modernen Mikrochirurgie der peripheren Nerven mit spannungsfreier Naht – hier mit jungen Kollegen auf seinem letzten Nervensymposium 2016 in Wien

1.13 Handchirurgieausbildung in Deutschland

Eine prägende Persönlichkeit der deutschen Handchirurgie war Buck-Gramcko (1927–2012), zu dessen Ehren seit 2012 die sogenannte „Buck-Gramcko-Vorlesung" beim Jahreskongress der Deutschen Gesellschaft für Handchirurgie (DGH) abgehalten wird. Angeregt durch eine Hospitation bei Moberg (1905–1993) in Göteborg, Schweden, in den 1950er-Jahren, gründete er 1959 einen handchirurgischen Literaturzirkel und richtete 1960 ein Handchirurgisches Symposium aus, ab 1963 leitete er die erste unabhängige deutsche handchirurgische Abteilung an der BG-Klinik in Hamburg. Im Rahmen des Contergan-Skandals in den 1960er-Jahren entwickelte er die Methode der Pollizisation zur Konstruktion eines Daumens, sein 1991 erschienenes Werk „Congenital Malformations of the Hand" wurde zum Standardwerk.

Die Deutschsprachige Arbeitsgemeinschaft für Handchirurgie (DAH) wurde 1965 gegründet, ab 1969 erschien als ihr Organ die Zeitschrift für „Handchirurgie", die 1983 zur Handchirurgie Mikrochirurgie Plastische Chirurgie erweitert wurde.

Die Deutsche Gesellschaft für Handchirurgie (DGH) wird 1990 ins Leben gerufen, weil die Einführung der Federation of European Societies for Surgery of the Hand (FESSH) (1990) die Gründung von nationalen Gesellschaften in Deutschland und Österreich erforderte.

Ulrich Lanz (*1940) (◘ Abb. 1.9), der seine handchirurgische Inspiration durch Wilhelm (1929–2017) in Würzburg und Carroll (1916–2009) in New York erhalten hatte, begründete 1992 in Bad Neustadt mit Landsleitner (1941–2002) die größte eigenständige Klinik für Handchirurgie in Deutschland. Er entwickelte neue Konzepte für die Chirurgie des Handgelenks, etwa der fehlverheilten Radiusfraktur und vielen anderen Aspekten und gab seine Standards an mehr als 100 Handchirurgen aus seiner Schule weiter.

1.14 Schlussfolgerungen

Die Rückschau auf die Entwicklung der Hand- und Unterarmchirurgie schenkt uns einen faszinierenden Einblick in die Pionierleistungen unserer Vorgänger. Anatomische Studien waren Voraussetzung für klinischen Wissensfortschritt und dadurch verbesserte chirurgische Behandlungsmethoden. Technische Weiterentwicklungen wurden durch technologische Neuerungen, gesellschaftlich-soziale Veränderungen und auch zeitgeschichtliche Ereignisse beeinflusst. Entscheidend war oft der vorbildliche Einsatz von Einzelpersonen, die ihrer Zeit weit voraus dachten, auch wenn ihnen ihre Zeitgenossen nicht selten mit Skepsis oder sogar Widerstand begegneten. Viele Innovationen wurden zum Zeitpunkt ihrer Erstbeschreibung in ihrer Bedeutung nicht adäquat erkannt, gerieten in Vergessenheit und wurden erst später wiederentdeckt. Eine sorgfältige Untersuchung der Gedanken unserer Vorgänger bestätigt nicht nur unser heutiges Handeln, sondern bietet auch die Chance, manche dieser Ideen in unserem zeitlichen und technologischen Zusammenhang „neu" zu überdenken und sie nutzbringend anzuwenden.

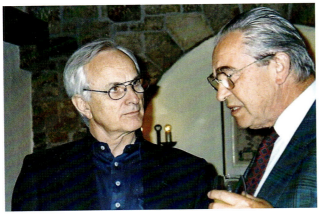

◘ Abb. 1.9 Ulrich Lanz (*1940), Lehrmeister der handchirurgischen Schule „Bad Neustadt", links im Gespräch mit Albrecht Wilhelm (1929–2017)

Literatur

Ackerknecht E (1967) Kurze Geschichte der Medizin. Thieme, Stuttgart.

Aszmann OC, Roche AD, Salminger S, Paternostro-Sluga T, Herceg M, Sturma A, Hofer C, Farina D (2015) Bionic reconstruction to restore hand function after brachial plexus injury: a case series of three patients. Lancet 385(9983):2183–2189.

Biesalski K, Mayer L (1916) Die physiologische Sehnenverpflanzung. Springer, Berlin/Heidelberg/New York.

Boyes JH (1976) On the shoulders of Giants. Notable Names in Hand Surgery. Lippincott, Philadelphia.

Braun A (1997) Oscar Vulpius – Leben und Werk. Verlag Brigitte Gunderjahn, Heidelberg.

Bunnell S (1944) Surgery of the Hand. Lippincott, Philadelphia.

Foerster O (1929) Die Therapie der Schussverletzungen der peripheren Nerven. Bumke Foersters Handb Neurol (Lewandowsky) 3:1509–1720.

Giunta RE, Möllhoff N, Gohritz A, Langer M, Lanz U (2021) Eine kurze Geschichte der Handchirurgie. Handchir Mikrochir Plast Chir 53:194–200.

Gohritz A, Langer M (2017) Die Geschichte der rekonstruktiven Eingriffe. In: Bahm J (Hrsg) Bewegungsstörungen der oberen Extremität bei Kindern. Springer, Berlin/Heidelberg, S 13–34.

Gohritz A, Dellon AL, Müller E, Vogt PM (2012) Otto Hilgenfeldt (1900–1983): tribute to an important pioneer of European hand surgery. J Hand Surg Eur Vol 37:205–210.

Gohritz A, Dellon AL, Guggenheim M, Spies M, Steiert A, Vogt PM (2013) Otfrid Foerster – self-taught neurosurgeon and innovator of peripheral nerve surgery. J Reconstr Microsurg 29:33–43.

Gohritz A, Kaiser E, Guggenheim M, Dellon AL (2018) Nikolaus Rüdinger (1832–1896), His description of joint innervation in 1857, and the history of surgical joint denervation. J Reconstr Microsurg 34:21–28.

Hahn P, Braun AC, Unglaub F (2012) Oscar Vulpius und die Sehnentranspositionen an der Hand. Handchir Mikrochir Plast Chir 44:187–188.

Millesi H (1962) Klinische und experimentelle Untersuchungen bei der Wiederherstellung peripherer Nervenläsionen. Langenbecks Arch Chir 301:893–897.

Seddon HJ (1954) Peripheral nerve injuries. Medical Research Council Special Report Series No. 282. Her Majesty's Stationary Office, London.

Stoffel A (1921) Muskel- und Sehnenoperationen nach Kriegsverletzungen. Enke, Stuttgart.

Sunderland S (1991) Nerve injuries and their repair. A critical Appraisal. Churchill Livingstone, Melbourne.

Tamai S, Komatsu S, Sakamoto H, Sano S, Sasauchi N (1970) Free muscle transplants in dogs with microsurgical neurovascular anastomoses. Plast Reconstr Surg 46:219–225.

Taylor IG, Ham FJ (1976) The free vascularized nerve graft. Plast Reconstr Surg 57:413–426.

Vulpius O, Stoffel A (1920) Orthopädische Operationslehre. Ferdinand Enke Verlag, Erlangen.

Vulpius O, Stoffel A (1924) Orthopädische Operationslehre, 3. Auflage. Verlag Ferdinand Enke, Stuttgart. Springer Verlag, Berlin Heidelberg.

Dokumentation in der Handchirurgie

Martin Leixnering und Sebastian Leixnering

Inhaltsverzeichnis

2.1 Einleitung – 22

2.2 Textdokumentation – 22
2.2.1 Anamnese – 23
2.2.2 Erstuntersuchung – 23

2.3 Bilddokumentation – 33
2.3.1 Fotodokumentation – 33
2.3.2 Videodynamische Dokumentation der Beweglichkeit – 35
2.3.3 Intraoperative Bilddokumentation – 35
2.3.4 Röntgendokumentation – 37
2.3.5 CT-Dokumentation – 38
2.3.6 MRT-Dokumentation – 40
2.3.7 Ultraschalldokumentation – 41

2.4 3D-OP-Planungsdokumentation – 41

2.5 Abschlussbefundung – 42

Literatur – 43

© Der/die Herausgeber bzw. der/die Autor(en), exklusiv lizenziert an Springer-Verlag GmbH, DE, ein Teil von Springer Nature 2024
C. K. Spies et al. (Hrsg.), *Expertenwissen Handchirurgie*, https://doi.org/10.1007/978-3-662-68413-9_2

2.1 Einleitung

In der Handchirurgie ist eine sorgfältige Dokumentation von großer Bedeutung, um eine erfolgreiche Behandlung und einen guten Verlauf zu gewährleisten. Hier sind einige wichtige Punkte, die in der Dokumentation berücksichtigt werden sollten:

Anamnese: Die Anamnese sollte alle relevanten Informationen zur Krankheitsgeschichte des Patienten enthalten, einschließlich der Symptome, der Dauer der Beschwerden, der Art der Verletzung oder Erkrankung sowie der Vorgeschichte von Operationen oder Verletzungen an der Hand.

Untersuchungsbefunde: Die Untersuchungsbefunde sollten detailliert aufgeführt werden, einschließlich des Bewegungsumfangs (ROM) der Gelenke, des Kraftgrades der Muskeln, des Sensibilitätsstatus und der Funktion der Nerven.

Diagnostische Tests: Jeder diagnostische Test, der durchgeführt wurde, wie Röntgenaufnahmen, Ultraschall, CT-Scans oder MRT-Scans, sollte dokumentiert werden, einschließlich der Ergebnisse und Interpretationen.

Behandlung: Die Behandlungsmethoden sollten ausführlich beschrieben werden, einschließlich der Art der durchgeführten Operation, der verwendeten Techniken, der eingesetzten Implantate oder anderer Materialien sowie der Medikamente und Dosierungen, die verabreicht wurden.

Postoperativer Verlauf: Der postoperative Verlauf sollte dokumentiert werden, einschließlich der Wundheilung, der ROM der Gelenke, des Kraftgrades der Muskeln und der Sensibilität.

Komplikationen: Jede Komplikation, die während der Behandlung oder im postoperativen Verlauf auftritt, sollte dokumentiert werden, einschließlich der Art und des Schweregrads der Komplikation sowie der durchgeführten Maßnahmen zur Behebung des Problems.

Follow-up: Die Dokumentation sollte den Follow-up-Verlauf des Patienten einschließlich der Ergebnisse der Nachuntersuchungen sowie der Empfehlungen für die weitere Behandlung enthalten.

Eine sorgfältige Dokumentation in der Handchirurgie hilft, eine qualitativ hochwertige Patientenversorgung zu gewährleisten, eine bessere Entscheidungsfindung zu ermöglichen und eine klare Kommunikation zwischen den beteiligten Fachleuten sicherzustellen.

2.2 Textdokumentation

Das Führen einer Krankengeschichte ist bei jeder medizinischen Behandlung fast in jedem Land gesetzlich verankert und somit für Ärzte und andere Leistungserbringer im Gesundheitswesen verpflichtend. Die Krankengeschichte dient der Dokumentation und Nachverfolgung von Diagnosen, Behandlungen, Medikationen und anderen medizinisch relevanten Informationen im Zusammenhang mit der Gesundheit eines Patienten. Diese Informationen sind wichtig für die kontinuierliche Versorgung und Behandlung des Patienten sowie für die Kommunikation zwischen verschiedenen Gesundheitsdienstleistern. Zusätzlich tragen diese Dokumentationen auch zur Qualitätssicherung in der medizinischen Versorgung und letztendlich auch der Prävention von Verletzungen bei.

Eine exakte schriftliche Dokumentation einer verletzten oder krankhaft veränderten Hand ist Grundvoraussetzung für eine erfolgreiche Behandlung. Eine schriftliche Krankengeschichte stellt nicht nur die Voraussetzung für den Beginn einer Behandlung an einem Patienten dar, sondern dient auch zur Dokumentation des Verlaufes und des Ergebnisses. Dies ist nicht nur während der Behandlung von großer Bedeutung, sondern auch vor allem in all den Situationen, wo infolge oder aufgrund einer etwaigen primären Verletzung oder Erkrankung auch eine Gutachtenerstellung nach Abschluss der Behandlung erfolgen muss. Der Großteil der wieder herzustellenden Handverletzungen steht unter der Kontrolle von Versicherungsgesellschaften, die nach Gesetzmäßigkeiten ihre Beurteilung eines etwaigen Dauerschadens durchführen.

Daher sollte jede Krankengeschichte systematisch aufgebaut sein:

Eine Krankengeschichte muss übersichtlich verfasst sein und jederzeit von dem nachbehandelnden oder weiterbehandelnden Arzt kurz und schnell gelesen werden können. Dazu gehört eine exakte Systematik, die sich seit Jahrzehnten in der Handchirurgie bewährt hat. Davon sollte in keinster Weise abgewichen werden, auch dann nicht, wenn uns die heutzutage in vielen Bereichen so hilfreichen digitalen Unterstützungsmöglichkeiten zur Verfügung stehen, die zu einer Überhäufung von Informationen, die nichts mit der medizinischen Krankengeschichte zu tun haben, führen würden. Daher muss immer darauf Wert gelegt werden, dass auch im Zeitalter der digitalen Krankengeschichte eine systematisch aufgebaute, chronologische medizinische Dokumentation sofort und rasch jederzeit zur Durchsicht zur Verfügung steht.

Alle für die Behandlung des Patienten nebensächlichen organisatorischen Details dienen überwiegend der Krankenhausverwaltung, der betriebswirtschaftlichen Führung und der im Hintergrund sehr wohl stets überwachenden Ökonomie über das Gesundheitssystem. Wir Mediziner, Handchirurgen und Therapeuten müssen streng darauf Wert legen, dass unsere Patienten mit all ihren Sorgen, Verletzungen und Leiden immer im

Mittelpunkt des Interesses der Behandlung und Rehabilitation stehen. Nur dies können und müssen wir ethisch vertreten.

2.2.1 Anamnese

Zuerst müssen wir schriftlich festhalten, wie die Verletzung oder die krankhafte Veränderung an der Hand entstanden ist. Hat es sich um einen Unfall gehandelt, so sind einige Details notwendig: Ereignete sich ein Unfall während der Arbeit in einem Beschäftigungsverhältnis oder handelt es sich um eine Freizeitverletzung? Zusätzlich zur Schilderung des Verletzungsmechanismus sollte genau dokumentiert werden, wie die Kraft, die zur Verletzung geführt hat, eingewirkt hat, um den entstandenen Schaden besser beurteilen zu können. Dies beinhaltet auch die Stellung des Handgelenks und Fingers, das angenommene Ausmaß und die Richtung der Kraft, das Ausmaß der Quetschung und - im Falle einer Hautverletzung - das Ausmaß und die Virulenz einer Verunreinigung.

Festgehalten werden sollten auch die Art der ersten Hilfe, die primär angelegte Verbandanordnung und Ruhigstellung und natürlich auch das Schmerzausmaß, das anhand der Visuellen Analogskala (VAS) objektiv beurteilt werden kann.

Wurde der Patient auswärts anbehandelt, muss festgehalten werden, von wem und wo diese Behandlung durchgeführt wurde. Etwaige externe Operationsbefunde und Dokumentationen der Nachbehandlung sind verpflichtend einzuholen, um die Behandlung des Patienten fortführen zu können. Dazu bedarf es heutzutage aber auch einer schriftlichen Einwilligungs- und Zustimmungserklärung des Patienten, damit der weiterbehandelnde Arzt all diese Unterlagen anfordern, einsehen kann und darf.

Liegt die Verletzung schon länger zurück oder ist der Patient in einem anderen Krankenhaus oder bei einem anderen Kollegen behandelt worden, gilt es, diese Umstände schriftlich festzuhalten, insbesondere sollte hier die Aussage des Patienten schriftlich interpretiert werden. Generell kann eine Weiterbehandlung eines Patienten nur dann erfolgreich durchgeführt werden, wenn alle früheren schriftlichen Befunde, insbesondere die vorhergehenden Operationsbefunde, dem weiter behandelnden Arzt vorliegen. Nur dann kann eine erfolgreiche und exakte neuerliche Diagnostik und Diagnosestellung erfolgen, und nur dadurch ist es möglich, die weiteren therapeutischen Maßnahmen einzuleiten. Je länger ein Patient in Behandlung ist, umso besser muss der letzte behandelnde Arzt dokumentieren, um hier auf all die zuvor schon bis dato entstandenen und durchgeführten Behandlungsmaßnahmen Rücksicht zu nehmen und alle weiteren Behandlungsschritte darauf aufzubauen.

Schon Bunnell hat in seinem Werk „Die Chirurgie der Hand" in seiner 1. Auflage 1944 festgehalten, dass jeder Handchirurg nach seinen schriftlichen Aufzeichnungen beurteilt wird – dies nicht nur zum Wohle des Patienten, sondern auch zum Beweis der eigenen Exaktheit der Untersuchungen, der Diagnosestellung und des Behandlungsverfahrens.

Ausgedehnte, wortreiche Befunde, vor allem mit negativen Details, sind für eine Krankengeschichte unverwertbar und bringen keinen klaren und raschen Überblick über die tatsächliche Verletzung oder krankhafte Veränderung.

Ein Bericht über etwaige frühere Erkrankungen an der verletzten Extremität und über den gegenwärtigen Allgemeinzustand des Patienten darf nicht fehlen. Jede angeborene Fehlbildung oder Krankheit, die einen Einfluss auf die Wiederherstellung haben könnte, muss festgehalten werden. Man soll auch festhalten, welchen Belastungen durch Krankheiten oder Operationen der Patient schon ausgesetzt war oder ob der Patient aufgrund früherer Operationen zu vermehrten Narbenbildungen oder zu Gelenkversteifungen neigt oder nicht.

> **Befunderhebung**
> Sorgfältige Befundung beinhaltet oft:
> – Textdokumentation,
> – Fotodokumentation,
> – Röntgendokumentation,
> – dynamische Dokumentation (Video).

> **Befunderhebung**
> Sorgfältige Befundung ermöglicht oft:
> – die richtige Diagnose,
> – entscheidende Schlüsse im Hinblick auf konservative/operative Therapie,
> – entscheidende Schlüsse im Hinblick auf Nachbehandlung.

2.2.2 Erstuntersuchung

Die Befunderhebung beginnt mit einer vorerst äußerlichen Befundung der Hand, die sowohl das Hautkolorit, die Durchblutung, Schwellungen und die etwaige Verletzung der Haut darstellt.

Neben der primären klinischen Befundung des Äußeren der Hand und der Finger sollte nachfolgend die exakte und überwiegend angegebene Schmerzlokalisation vom Patienten beschrieben werden. Auch die Schmerzart, insbesondere bei länger zurückliegenden Verletzungen oder Veränderungen an der Hand und den Fingern, sollte befundet werden. Ebenfalls müssen Gefühlsstörungen und deren Lokalisation genau beschrieben werden.

Ist diese Beschreibung abgeschlossen, folgt eine schriftliche Dokumentation der Funktion der Hand, der sogenannten funktionellen Untersuchung der Hand, bei der eine Vielzahl verschiedener klinischer Tests durchgeführt werden kann.

Unter dem Titel „Derzeitige Verletzung" sollte entsprechend der Intensität der Beschwerdesymptomatik angeführt werden, durch welche Veränderung der Verletzte am meisten eingeschränkt ist: Schmerzempfindlichkeit, Bewegungseinschränkung, Gefühlsstörungen, Kraftverlust oder andere Punkte. Natürlich sollte auch die Arbeitsfähigkeit oder die Ursache einer Arbeitsunfähigkeit bei der Erstbefundung angegeben werden. Der subjektive Wert der Hand für den Patienten muss bekanntgegeben werden. Während der Erstbefundung ist es auch von entscheidender Bedeutung, die Händigkeit des Patienten zu beurteilen, insbesondere, ob er sich an der dominanten Hand oder nicht-dominanten Hand verletzt hat.

Es ist zweckmäßig, bei der Untersuchung zunächst so viel wie möglich durch Beobachtung zu erfassen. Die Untersuchung der Hand beginnt selbstverständlich an der Region der derzeitig höchsten Schmerzhaftigkeit oder der am meisten störenden Veränderung.

Jede Untersuchung der Hand, der einzelnen Finger und des Handgelenks muss darüber hinaus eine Gesamtuntersuchung der betroffenen Extremität beinhalten. Einschränkungen des Armhebens oder der Außen- und Innenrotation des Oberarmes müssen festgehalten werden. Das Armheben soll in allen Bewegungsachsen geprüft werden.

Am Ellenbogen sollen die Streckung und Beugung und am Unterarm die Pro- und Supination festgehalten werden. Muskeln, Sehnen, Knochen, Gelenke, Haut und Nerven sollen im Bereich des ganzen Armes und besonders am Unterarm gezielt untersucht werden. Der Zustand der Muskelkraft lässt auch auf die Verwendung der Hand Rückschlüsse ziehen. Umschriebene oder allgemeine Atrophien oder Fibrosen zeigen besondere krankhafte Zustände an.

▪ Beweglichkeit

Bei der Beweglichkeitsprüfung kann man rasch einen Überblick gewinnen, wenn man den Patienten alle Bewegungen von der Schulter abwärts in vollem Umfang ausführen lässt. Dabei ist es zweckmäßig, den Patienten nicht zu berühren. Der Arzt kann mit seinen eigenen Armen die Bewegungen vorführen.

Der Patient wird aufgefordert, folgende Bewegungen auszuführen:

Die Arme zur Senkrechten zu heben, die Handflächen nach außen und nach innen zu bringen.

Arme nach vorwärts mit den Handflächen nach oben und dann so weit nach innen drehen, bis sie wieder nach unten zeigen.

Die Schulterbeweglichkeit kann auch sehr schnell durch das Ausführen des Kreuz-Nacken-Griffes geprüft werden. Beobachtete Einschränkungen können dann noch durch spezielle Schultertests ergänzt werden.

Bei an den Brustkorb angelegten Oberarmen wird dann die Beweglichkeit des Ellenbogens geprüft.

Bei gebeugtem Ellenbogengelenk kann gleich sehr rasch auch die Unterarmumwendbewegung bei der Betrachtung von vorn beurteilt werden.

Bei der Untersuchung der Hand muss das Handgelenk nach dorsal, palmar, radial und ulnar bewegt werden. Das Handgelenk und die Finger müssen gestreckt und das Handgelenk mit geschlossener Faust nach palmar gebeugt werden können. Die Finger sollten in der Folge voll gestreckt und voll gebeugt werden. Die einzelnen Fingergelenke müssen gezielt in ihrem aktiven und passiven Bewegungsausmaß geprüft werden. Fingerstreckung und Faustschluss, Fingerspreizen und -schließen müssen im ersten Befundungsgang geprüft werden.

Die Art der Ausführung der Bewegungen ist aufschlussreich. Versucht der Patient gar nicht, diese Bewegungen durchzuführen, die auszuführen ihm aufgetragen wurde, muss die Ursache weiter erforscht werden. Oft stehen Schmerzen im Vordergrund, deren Intensität objektiv beurteilt werden müssen. Kann er seine Hand nicht bewegen, so besteht die Möglichkeit einer Koordinationsstörung zwischen Hand und Gehirn. Solche Koordinationsstörungen können auch durch langen Nichtgebrauch bedingt sein. Bewegt der Patient die Hand unter starkem Zittern oder Schwitzen, so ist dies ein Hinweis auf eine etwaige Neurose oder auch eine vasomotorische Störung. Auch an eine Simulation eines Bewegungsdefizites muss – wenn auch selten – gedacht werden.

Bei der Beschreibung der Beweglichkeit sollte die Streckung und Beugung in Bewegungsgraden angegeben werden. Es soll aber jedes Mal unterschieden werden, ob es sich um aktive oder passive Bewegungsausschläge handelt. Ohne diese Feststellung sind die Zahlen zweideutig und daher wertlos. Wenn nötig müssen zum Vergleich auch die Werte der anderen Seite angeführt werden.

Die Dokumentation der Gelenkbeweglichkeiten erfolgt mit der Neutral-Null-Methode:

▪ Neutral-Null-Methode

Die standardmäßige Methode in der Handchirurgie beruht auf den Grundsätzen der Neutral-Null- Methode, die Cave und Roberts festgelegt haben. Alle Gelenkbewegungen werden von einer einheitlich festgelegten Null-Stellung ausgemessen, einer Stellung, die die Gelenke beim aufrechten Stehen einnehmen, wenn die Füße parallel positioniert sind, beide Arme gestreckt dem Körper angelegt sind und die Hohlhände nach vorn zeigen.

Schlaaf stellte den Messwerten der Gelenkbeweglichkeit die Buchstaben **S, F, T** voraus, um anzuzeigen, ob es sich um eine Bewegung in der **S**agittalebene, **F**rontalebene oder **T**ransversalebene handelt. J.J. Gerhardt vereinigte die Vorteile der Neutral-Null-Methode mit dem Vorteil der Angabe der Bewegungsebene und schuf die „**SFTR**-Methode". Für Drehbewegungen wurde noch der Begriff **R** hinzugefügt (**R**otation).

Die 1. Zahl zeigt das Ausmaß der Extension, Abduktion oder Außendrehung an (Bewegungen, die im Allgemeinen vom Körper wegführen). Die 2. Zahl ist 0, entsprechend der Neutral-Null-Ausgangsstellung. Die 3. Zahl gibt das Ausmaß der Flexion, Adduktion und Innendrehung an (Bewegungen, die im Allgemeinen zur Körpermitte hinführen). Kontrakturen können auch durch 3 Zahlen dokumentiert werden. Die Dokumentation eine Ankylose oder einer bestimmten Gelenkstellung erfolgt durch 2 Zahlen. Notiert wird die aktive Beweglichkeit, bei Notierung der passiven Beweglichkeit ist dies gesondert zu vermerken.

Für all diese schriftlichen Dokumentationen wird ein Hand- oder auch ein Fingergoniometer verwendet. Darauf sind die Winkelgrade von 0–180° sowie Längenmaßstäbe bis zu 30 cm angegeben. Damit können die Gelenkwinkel und die Abstände etwaiger Bewegungseinschränkungen bei Fingerkontrakturen in cm angegeben werden

■ Handgelenk

1. Extension und Flexion
   Wie immer wird die Extension vor der Null der Ausgangsstellung notiert und die Flexion nach der Null. Der normale Bewegungsbefund ist 70-0-60. Bei der Null-Ausgangsstellung befindet sich die Hand in einer Geraden mit dem Unterarm.
2. Radiale und ulnare Abduktion
   Bei Haltung der Hohlhand nach vorn ist die Radialabduktion eine Bewegung vom Körper weg, sie wird also als 1. Zahl notiert, die ulnare Abduktion wird als letzte Zahl notiert. Bei der Ausgangsstellung der Messung steht der Mittelfinger in gerader Fortsetzung der Unterarmachse. Der Mittelfinger dient als Zeiger der Messung. Normalbefund: F 20-0-30
3. Handgelenkversteifung
   Die in ◘ Abb. 2.1 dargestellte Ankylose bei 20° palmarer Beugestellung wird notiert: S 0-20. Eine Versteifung bei 15° Extension würde notiert werden: S 15-0.
4. Beugekontraktur des Handgelenks
   Bei der dargestellten Beugekontraktur besteht ein vollkommener Ausfall der Streckung über die Null-Stellung hinaus. Außerdem besteht eine Streckhemmung von 5° von der Beugeseite bis zur Null-Stellung hin. Die Beugung ist von 5° Beugung bis 25° Beugung möglich. Der reine Bewegungsumfang beträgt demnach nur 20° in dem geschilderten Bereich. Die klare Notierung nach der SFTR-Methode lautet für diesen Fall somit: S 0-5-25.

■ Dreigliedrige Finger

Die Null-Ausgangsstellung zur Messung der Fingerbeweglichkeit in Grad wird eingenommen, wenn der Mittelhandknochen und alle 3 Phalangen der dreigliedrigen Finger in einer Geraden stehen. Die Zahl vor der 0 gibt eine eventuell vorhandene Hyperextension an, die Zahl nach der 0 zeigt das Ausmaß der möglichen Beugung an, immer gemessen von der Null-Stellung aus (◘ Abb. 2.2).

1. Bei fehlender Hyperextension und einer Beugung im MP-Gelenk von 90° lautet die Notierung: MCP S 0-0-90.
2. Darstellung einer Hyperextension in den MCP-Gelenken von 30°. Bei außerdem vorhandener Beugung von 90° ist die Notierung: im MCP S 30-0-90.
3. Bewegungsumfang im proximalen Interphalangealgelenk: PIP S 0-0-100.
4. Extension – Flexion im distalen Interphalangealgelenk: DIP S 0-0-45.
5. Funktionelle Messung des Abstandes Spitze des Daumens bis zur Spitze des Kleinfingers (Handspanne).
6. Messung des Abstandes der Spitze des Zeigefingers von den Spitzen des 3.–5. Fingers.
7. Darstellung einer Hyperextension im Endgelenk von 15°. Bei gleichzeitig vorhandener Beugung von 45° lautet die Notierung: DIP S 15-0-45.
8. Bei eingeschränkter Fingerstreckung und -beugung wird jener Abstand in Zentimetern angegeben, bis zu welchem die Fingerspitzen der Handrückenebene bzw. distalen Hohlhandfurche genähert werden können.

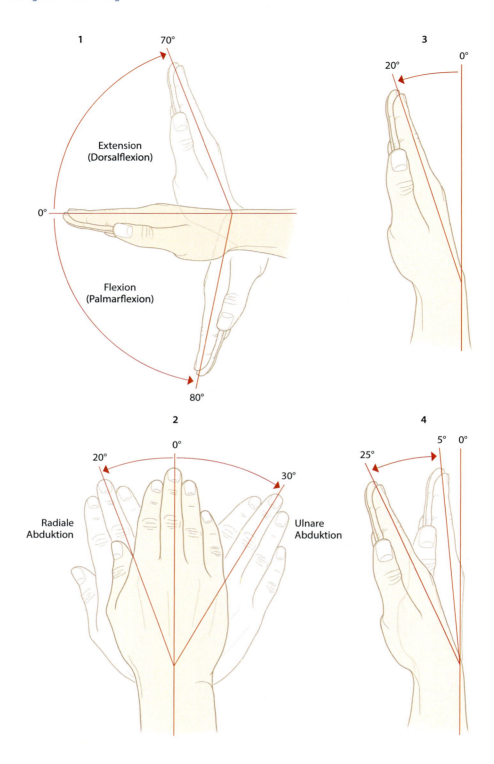

Abb. 2.1 Dokumentation der Handgelenkbeweglichkeit mit der Neutral-Null-Methode

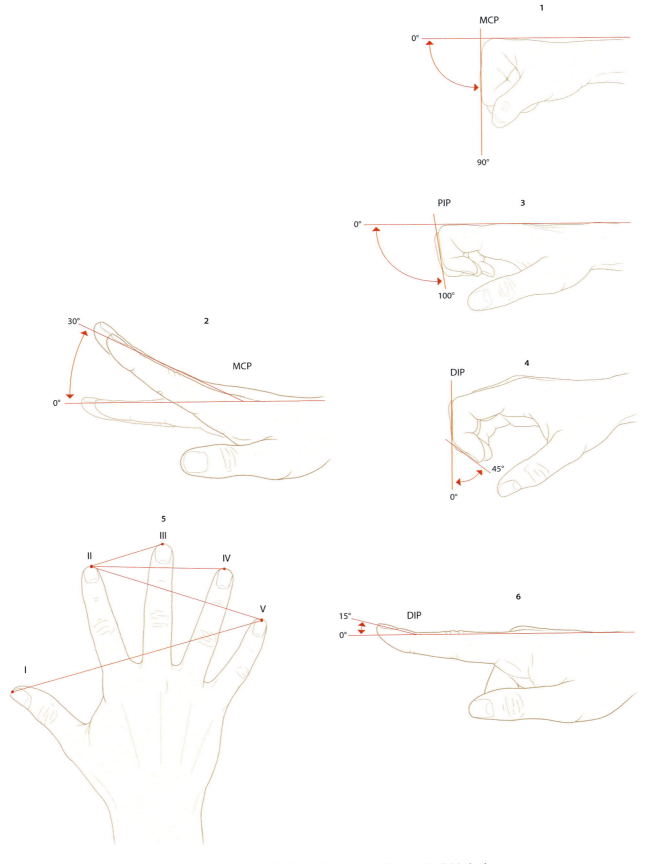

Abb. 2.2 Dokumentation der Beweglichkeit der dreigliedrigen Finger mit der Neutral-Null-Methode.

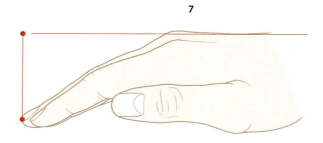 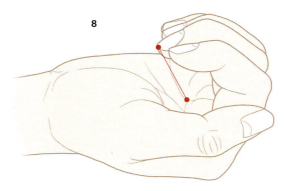

◻ **Abb. 2.2** (Fortsetzung)

- **Daumen**
1. Die Null-Ausgangsstellung zur Gelenkmessung des Daumengrund- und -endgelenks liegt vor, wenn erster Mittelhandknochen, Grundglied und Endglied des Daumens in einer geraden Linie stehen. Im dargestellten Fall beträgt die Beugung im Daumengrundgelenk 60°, im Daumenendgelenk (Interphalangealgelenk des Pollex, IP) 65°(◻ Abb. 2.3).
   Wenn keine aktive Extension über die Null-Stellung hinaus möglich ist, lautet die Notierung: MCP S 0-0-60, IPP S 0-0 65
2. Zweckmäßig sind bei den Bewegungsmessungen des Weiteren die funktionellen Messungen. Im dargestellten Fall ist die Daumenbeugung eingeschränkt. Notiert wird, wie weit die Daumenspitze dem Kleinfingeringergrundgelenk angenähert werden kann. Angabe des verbleibenden Abstandes in Zentimetern.
3. Bei starker Behinderung der Daumenbewegung, eventuell auch der übrigen Finger, wird angegeben, ob oder bis auf welchen Abstand in Zentimetern die Daumenspitze die Spitze/das Endgelenk/Mittelgelenk oder Grundgelenk des Kleinfingers erreicht.

- **Abduktion und Adduktion des 1. Mittelhandknochens**

Mit dem Angelpunkt im Sattelgelenk des Daumens kommt es durch Kontraktion des M. abductor pollicis longus zur Abduktion des 1. Mittelhandknochens bzw. des ganzen 1. Fingerstrahls, wenn Daumengrund- und -endgelenk in Streckstellung fixiert sind. Diese Bewegung erfolgt weder in der Hohlhandebene noch in einer dazu senkrecht liegenden S-Ebene, sondern in einer Ebene, die zwischen den beiden genannten Ebenen liegt und die zu den beiden Ebenen je 45° geneigt ist.

Die Abduktionsbewegung kann in zwei Komponenten zerlegt werden: In eine in S liegende, rein ventral gerichtete Abduktionskomponente und eine in F liegende, rein lateral gerichtete radiale Abduktionskomponente.

◻ Abb. 2.4a zeigt die rein palmare Abduktionskomponente. Die Notierung in Winkelgraden dieser palmaren Abduktion-Adduktion-Bewegung im Karpometakarpalgelenk 1 lautet: CMC 1 S 40-0-0.

◻ Abb. 2.4b zeigt das rein radial und ulnar gerichtete Ausmaß der im Karpometakarpalgelenk 1 erfolgenden Abduktion-Adduktion-Bewegung; Notierung: CMC 1 F 40-0-15.

- **Retropulsion und Opposition des Daumens**

Zur Erlangung der maximalen Retropulsion wird der abduzierte Daumen in möglichst weitem Bogen um den 2. Mittelhandknochen an die Radialseite des 2. Fingerstrahls gebracht. Er liegt dann ungefähr in der Hohlhandebene.

Zur Erlangung der maximalen Opposition wird der abduzierte Daumen in möglichst weitem Bogen um den 2. Mittelhandknochen nach ulnar geführt. Die Spitze des Daumens wird dann normalerweise das Grundglied des Kleinfingers berühren.

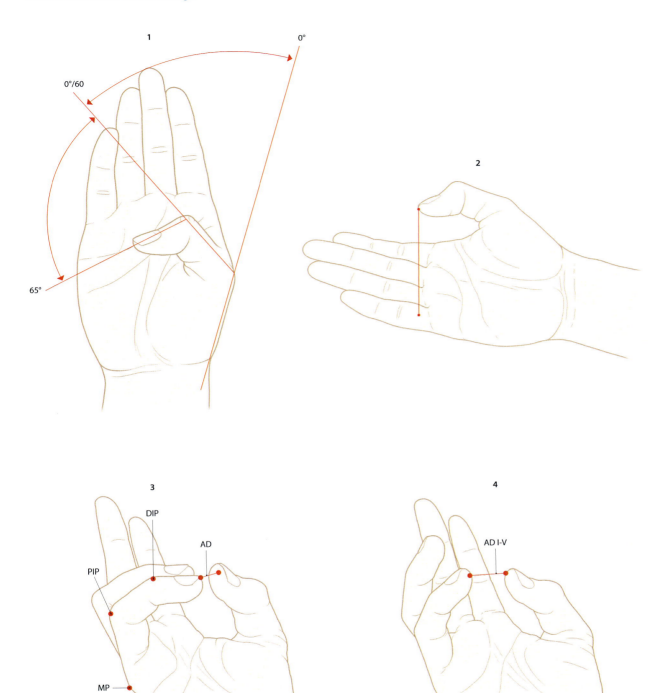

Abb. 2.3 Dokumentation der Beweglichkeit des Daumens mit der Neutral-Null-Methode

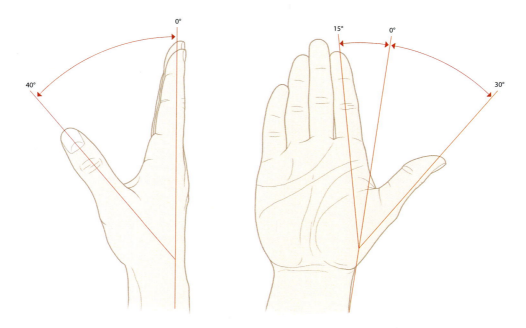

Abb. 2.4 Dokumentation der Abduktion und Adduktion des 1. Mittelhandknochens mit der Neutral-Null-Methode

Abb. 2.5a zeigt schematisch die Ebene der Abduktion-Adduktion-Bewegung und den Bogen, den der 1. Fingerstrahl bei Zirkumduktion um den 2. Mittelhandknochen beschreibt, wenn er aus der maximalen Retropulsion in die maximale Opposition gebracht wird.

Abb. 2.5b stellt den Verlauf der Retropulsion-Opposition-Bewegung von dorsoradial her betrachtet dar. Bei maximaler Opposition verschwindet der Daumen aus dem Gesichtsfeld.

Die Notierung einer normalen Retropulsion-Opposition-Bewegung würde lauten: R 20-0-60.

Einfacher ist es aber, das Ausmaß dieser Bewegungen zu schätzen und in Bruchteilen des Normalen zu beschreiben. Die praktisch am meisten genutzte die Beschreibung der Behinderung der Opposition erfolgt durch die Zentimeterangabe der Distanz, bis auf welche die Daumenspitze der Spitze oder dem Grundglied des kleinen Fingers genähert werden kann.

Kontrakturen

Kontrakturen müssen in ihrer Größe und Tiefe in dem richtigen Größenverhältnis zur Umgebung festgehalten werden. Zur Prüfung werden die Finger und das Handgelenk in die entgegengesetzte Richtung bewegt, um festzustellen, ob die Narbe unter Spannung weiß wird und wie die Spannungslinien verlaufen. Der Festigkeit der Narbe und das Ausmaß der Verwachsungen der Haut mit dem darunter liegenden Gewebe wird durch Verschiebung der Haut oder durch Bewegung verändert und beurteilt. Diese Untersuchungsergebnisse müssen schriftlich dokumentiert werden.

Schmerz und Empfindlichkeit

Beim Vorhandensein von Schmerzen müssen die Lokalisation und die Ursache durch Halten der Hand unter Spannung in verschiedenen Stellungen gesucht werden. Es muss festgestellt werden, welches spezielle Gewebe die Schmerzen verursacht. Es kann eine Sehne, ein Muskel, ein Gelenk, ein Band oder ein Knoten sein. Die Schmerzen können auch durch eine Narbe oder durch einen empfindlichen Nerv ausgelöst werden. Kann der Schmerz durch aktive Anspannung eines Muskels gegen Widerstand oder durch passive Dehnung ausgelöst werden, so zeigt dies an, dass die Ursache des Schmerzes am Ursprung oder Ansatz dieses Muskels liegt. Schmerzen können auch durch Frakturen, durch Bewegung der Knochen gegeneinander lokalisiert werden. Schmerzen werden gemäß den subjektiven Angaben des Patienten anhand der Visuellen Analogskala angegeben (Abb. 2.6).

Kraft

Bei der Prüfung der Kraft eines Griffes wird das Dynamometer verwendet. Durchschnittlich wird jede Hand 3-mal geprüft, ohne dass der Patient das Dynamometer sieht. Auch die Kraft des Zusammenpressens von Daumen und Zeigefinger kann gemessen werden. Es soll festgehalten werden, ob der Patient Rechts- oder Linkshänder ist. Weitere Untersuchungen zur Beurteilung der Geschicklichkeit und der Ausdauer können noch ergänzt werden (Abb. 2.6).

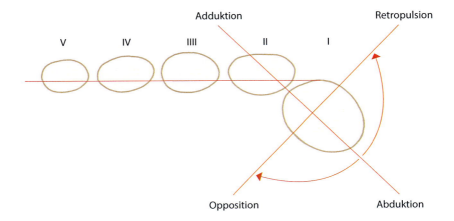

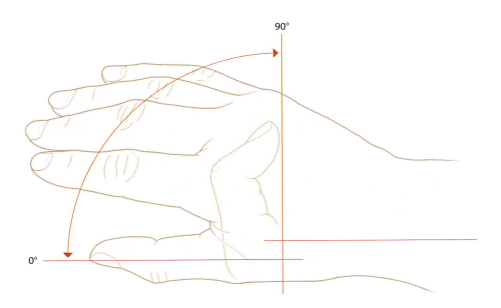

Abb. 2.5 Dokumentation der Retropulsion und Opposition mit der Neutral-Null-Methode

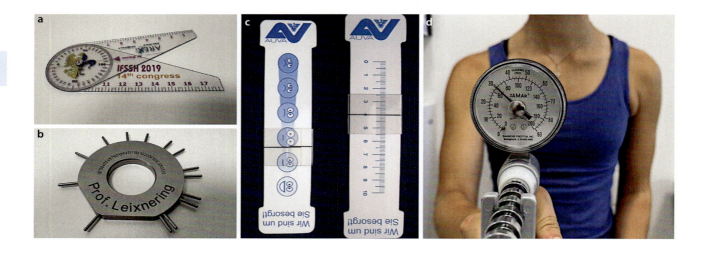

Abb. 2.6 Messinstrumente zur Dokumentation in der Handchirurgie: Goniometer, Visuelle Analogskala, Instrument zur Feststellung der 2-Punkt-Diskrimination, Dynamometer. **a**: Handgoniometer. **b**: Zweipunktdiskriminator. **c**: Visuelle Analogskala. **d**: Vigorimeter

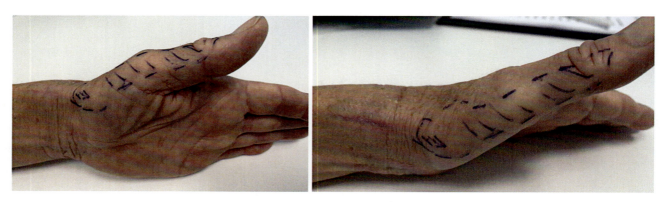

Abb. 2.7 Bilddokumentation hyposensibler Areale an der Hand

■ Gebrauchsfähigkeit

Nach der gezielten aktiven und passiven Untersuchung der Fingergelenke soll auch ein Blick auf die Gebrauchsfähigkeit und die Möglichkeit des funktionellen Einsatzes der Hand hingewiesen werden. Dies soll in kurzen Worten dokumentiert werden.

■ Nerven

Die Untersuchung der Nerven beinhaltet alle 3 relevanten Nerven Medianus, Ulnaris und Radialis. Die Prüfung erfolgt mit Wattestäbchen oder mit leicht abgerundeten Holzstäbchen. Die Textwiedergabe der unempfindlichen Zonen ist oft unzureichend, weshalb hier der Nachweis der veränderten Hautareale durch eine Fotodokumentation deutlich besser gelingt. Unempfindlichkeit gegen Nadelstiche muss dokumentiert werden (Abb. 2.7).

Die motorischen Ausfälle von den wichtigsten Nerven sind leicht und schnell zu erkennen und sollten schriftlich festgehalten werden.

Die Ulnarislähmung zeigt die typische Krallenstellung der beiden ulnaren Finger, die Atrophie der Binnenmuskulatur vor allem des 1. Interosseus und der Hypothenarmuskulatur.

Die Medianuslähmung wird durch den der Hand anliegenden Daumen, durch die Atrophie der Binnenmuskeln, durch die tastbare Hautatrophie und die anästhetischen Bezirke des Medianusgebietes angezeigt.

Die kombinierte Medianus- und Ulnarislähmung zeigt eine Atrophie aller Binnenmuskeln mit anliegendem Daumen und Verlust des Karpalgewölbes, eine Klauenstellung und Hautatrophie aller Finger sowie Anästhesie der gesamten palmaren Fläche der Hand.

Bei der Radialislähmung besteht ein Streckausfall des Handgelenks, der Finger und des Daumens. Durch unterschiedliche Positionsstellungen des Handgelenks kommt das Ausmaß des Funktionsausfalls klar zur Darstellung.

Diagnose

Die Untersuchung der Hand und die unter Zusammenführung vieler Faktoren zu erstellende Diagnose benötigt Zeit und Überlegung.

Die zuvor gut erfasste Anamnese, die klinische Befundung, die aktive und passive Bewegungsprüfung und die in der Folge noch angefertigten Röntgenbilder und etwaigen CT-, MR- und Ultraschalluntersuchungen ergeben die Möglichkeit der exakten Diagnosefindung.

Mangelnde klinische Untersuchung, fehlende gute Bewegungsbefunde, verabsäumte Sensibilitätsprüfungen, vor allem aber schlecht eingestellte Röntgenbilder und mangelhafte Schnittbildverfahren können zur Fehldeutung und zu Fehldiagnosen führen. Daher kann nur jeder einzeln korrekt durchgeführte Untersuchungsablauf und Untersuchungsschritt und eine gute bildgebende Diagnostik sehr rasch zur richtigen Diagnose führen.

Nur durch eine exakte und korrekte Diagnose kann die für den Patienten so wichtige korrekte konservative oder operative Therapie eingeleitet werden. Nur dann kann auch ein gutes oder sehr gutes Behandlungsergebnis erzielt werden.

Therapie

Alle therapeutischen Maßnahmen müssen schriftlich festgehalten werden. Dies beginnt mit der ersten Therapie nach der etwaigen Verletzung, die besonders auf die verordnete Verbandanordnung und die Dauer der Ruhigstellung hinweisen sollte. Medikamente, besonders Analgetika und Antibiotika, und Angaben über den Tetanusimpfstatus müssen schriftlich festgehalten werden.

Operationen werden mit Datum und Titel in chronologischer Reihenfolge dokumentiert.

Nachuntersuchung

Bei jeder Nachuntersuchung eines Patienten sollte die zuvor erhobene Erstuntersuchung, Diagnose und Dokumentation etwaiger Operationen immer vorliegen, damit sich der nachbehandelnde Arzt – im günstigsten Fall der Operateur – sich ein Bild über den Primärzustand und den Verlauf der Heilung und Rehabilitation machen kann.

2.3 Bilddokumentation

2.3.1 Fotodokumentation

Zu Beginn jeder Behandlung ist eine Einverständniserklärung für eine Fotodokumentation des Behandlungsverlaufs erforderlich. Diese Einverständniserklärung sollte üblicherweise gleichzeitig mit der allgemeinen Datenschutzerklärung unterzeichnet werden.

Jede medizinische Einrichtung ist verpflichtet, die Behandlung der Patienten sorgfältig zu dokumentieren. Im Bereich der Handchirurgie hat sich neben der schriftlichen Dokumentation die Foto- und Videodokumentation als besonders hilfreich erwiesen, da sie eine ausgesprochen realistische Befunddokumentation sowohl vor als auch nach einem handchirurgischen Eingriff erlaubt.

Darüber hinaus ermöglicht die Fotodokumentation eine effiziente Qualitätskontrolle der Behandlungsverläufe.

Neben der Dokumentationspflicht dient die Fotodokumentation auch dazu, sowohl die medizinische Fort- und Weiterbildung zu unterstützen wie auch andere Patienten über – vor allem seltene – Krankheitsbilder sowie über Operationsverfahren und Operationsergebnisse aufzuklären. Die Information anderer Patienten anhand der Fotodokumentation kann natürlich nur bei vorliegenden Einverständniserklärungen erfolgen.

Ganz ähnlich der Röntgendokumentation sollte die Fotodokumentation einer exakt definierten Reihenfolge folgen und unterschiedliche Ebenen darstellen:
- am Finger in 2 Ebenen
- an der Mittelhand in 3 Ebenen
- am Handgelenk in 2 Ebenen und zusätzlich in der Frontalebene in Radial- und Ulnarabduktion.

Liegen zusätzlich Funktionsdefizite vor, müssen diese durch Abbildungen in Streckung und Beugung nachgewiesen werden. Hier ist es daher vorteilhaft, wenn diese Einschränkungen im Vergleich zur Gegenseite abgebildet werden. Dabei muss aber darauf geachtet werden, dass die Aufnahmen nicht nur das passive Funktionsvermögen darstellen, sondern vor allem das aktive. Oft wird bei Nachkontrollen ein sehr gutes Behandlungsergebnis durch erzwungene passive Aufnahmen vorgetäuscht.

Liegen begleitende Bewegungseinschränkungen auch bei Pro-/Supination vor, muss das Ellenbogengelenk zusätzlich abgebildet werden. Manchmal ist es notwendig, die eventuell eingeschränkte Schulterbeweglichkeit abzubilden. Auch hier ist die Abbildung der Gegenseite von Vorteil (◯ Abb. 2.8).

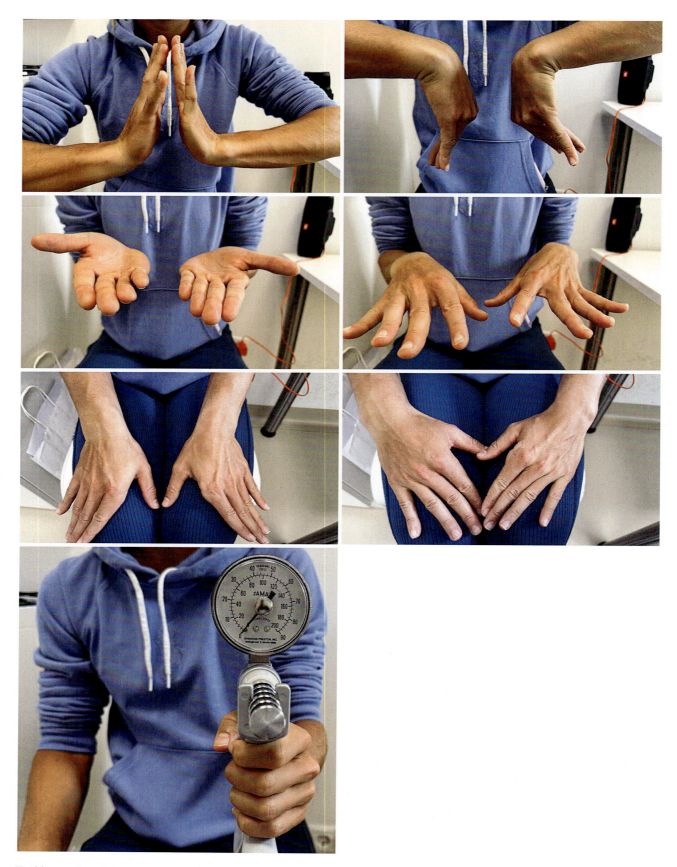

Abb. 2.8 Fotodokumentation des klinischen Befundes in den für die verletzte Region betreffenden Ebenen

2.3.2 Videodynamische Dokumentation der Beweglichkeit

Wie die Fotodokumentation ist auch eine dynamische Filmdokumentation bei besonders komplexen Handveränderungen von großer Hilfe. Müssen solche Fälle aufgrund ihrer Komplexität unter anderem mit anderen Fachdisziplinen diskutiert werden und ist der Patient nicht immer physisch anwesend, können dadurch deutliche Verbesserungen in der Geschwindigkeit der Diagnose und Therapiefindung beobachtet werden.

Natürlich gelten die gleichen Grundsätze der Videodarstellung in klar definierten Ebenen wie bei der Fotodokumentation: anterior–posterior, seitlich, posterior–anterior, frontal und axial.

Begleitend sind auch dynamische Darstellungen der benachbarten Gelenke von großer Bedeutung. Zum Beispiel zeigt eine dynamische Abbildung des Kreuz-Nacken-Griffes deutlich eine Folgeeinschränkung der gesamten betroffenen oberen Extremität.

Videodokumentationen sind aber auch für Fortbildungszwecke eine sehr eindrucksvolle Darstellungsmöglichkeit von Pathologien.

Nach erfolgter Therapie ist die dynamische Dokumentation eine sehr aussagekräftige und lehrreiche Ergebnisdarstellungsmöglichkeit.

Dynamische Aufnahmen geben oft und gezielt eingesetzt mehr Informationen als statische Fotografien.

2.3.3 Intraoperative Bilddokumentation

Zur Darstellung und Beweisdokumentation von besonders schwierigen oder seltenen anatomischen Varianten, aber auch Verletzungen, hat sich die intraoperative Foto- und Videodokumentation nicht nur bewährt, sondern auch international durchgesetzt. Diese Dokumentation dient nicht nur dem Operateur, der dadurch die von ihm gesetzten intraoperativen Schritte beweist und rechtfertigt, sie dient auch dem Gutachter, der das Ausmaß der Verletzung beurteilen muss (● Abb. 2.9).

Natürlich gelten die gleichen Grundsätze der Bilddokumentation.

Es muss immer ein Übersichtsbild aufgenommen werden. Dies dient vor allem der Möglichkeit der Orien-

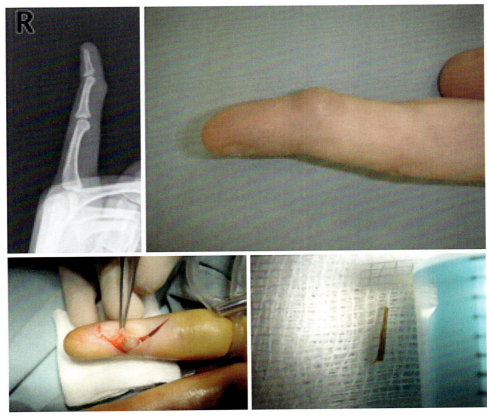

● **Abb. 2.9** Intraoperative Bilddokumentation. Übersichtliche Darstellung des entscheidenden Befundes. Beachtet werden sollte die klare Erkennbarkeit der Pathologie

tierung bei späterer Betrachtung. Erst nach einer Übersichtsaufnahme sollen dann gezielte Nahaufnahmen mit den abzubildenden Details durchgeführt werden.

Berücksichtigt werden muss ein exakter Weißabgleich, eine ausgezeichnete Kameraauflösung und eine scharf eingestelltes Bild.

Unscharfe Bilder, ein schlechter Abbildungswinkel und mangelnde Orientierung dienen in keinster Weise der medizinischen Dokumentation und sollten nicht archiviert werden.

Besonders beachtet müssen die notwendigen Hygienevorschriften – der medizinische Fotograf muss diese strengstens berücksichtigen. In manchen Situationen ist es notwendig, dass er mit steriler Kleidung und Handschuhen die Aufnahmen macht.

Bester und empfohlener Blickwinkel für eine ausgezeichnete intraoperative Dokumentation ist immer die Aufnahme aus der Sicht des Operateurs. Einen weiteren hohen Stellenwert hat die Fotografie auch bei der Wunddokumentation, die einen Behandlungsfortschritt oder -stillstand in schwierigen Situationen sehr gut dokumentiert.

All diese Befunde müssen in dazu eingerichteten Bilddokumentationsordner zusammen mit der elektronischen Krankengeschichte archiviert werden.

Ein ausgezeichnetes Bildarchivierungsprogramm beinhaltet die Darstellung von Röntgenbildern, Computertomografien, Magnetresonanztomografien und Ultraschallbildern und zusätzlich Fotografien und Videodokumentationen. Natürlich können hier aber auch alle anderen Bilddokumentationen eines Patienten wie der Semmes-Weinstein-Test oder die präoperativen 3D-Planungen archiviert werden (Abb. 2.10).

Innerhalb der unterschiedlichen Darstellungskategorien ist eine spezielle Sortierfolge notwendig. Röntgenbilder werden in Abhängigkeit der Regionen von kranial nach kaudal dargestellt. Innerhalb der speziellen Regionen wird chronologisch nach Datum sortiert. Aufgrund dieser logischen Sortierkriterien wird ein schnelles Auffinden der Bilder ermöglicht.

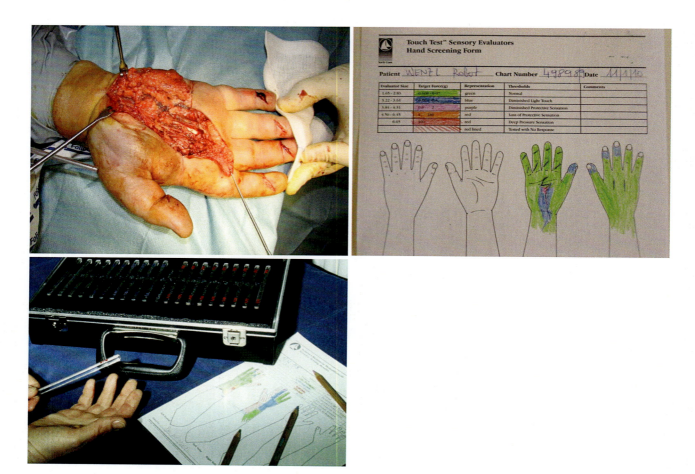

Abb. 2.10 Dokumentation der Folgen einer schweren Weichteilverletzung der Hand: intraoperativ und postoperativ. Der Sensibilitätsausfall wird mit dem Semmes-Weinstein-Test dokumentiert

2.3.4 Röntgendokumentation

Exaktes Röntgen – Voraussetzung für eine korrekte Therapieplanung

„Röntgenbilder sind nur dann von Wert, wenn sie technisch einwandfrei sind und wenn die Aufnahmen in den zwei zueinander senkrechten Hauptebenen von vorn und genau von der Seite gemacht werden. Der Zentralstrahl muss die Mitte der Bruchstelle und bei Gelenkfrakturen die Mitte des Gelenksspaltes treffen. Eines der Nachbargelenke soll noch zu sehen sein. Es soll darauf geachtet werden, dass die Aufnahmen einer Seite immer in der gleichen Reihenfolge gemacht werden. Die a.–p. Aufnahme soll immer auf die linke Seite gestellt werden und die seitliche Aufnahme auf die rechte Seite. Auf diese Weise ist der Vergleich mit späteren Aufnahmen leicht möglich."

Lorenz Böhler: „Die Technik der Knochenbruchbehandlung" (1929)

Daher ist für eine gute Röntgenaufnahme Folgendes notwendig (◘ Abb. 2.11 und 2.12):
— eine genaue klinische Untersuchung mit Hinweisen der zu erwartenden knöchernen Verletzung,

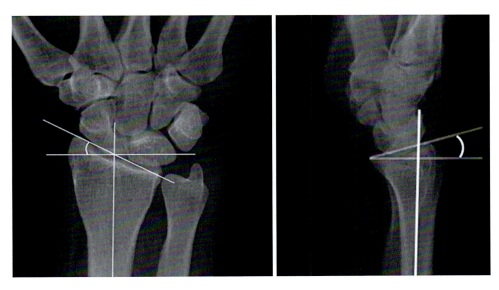

◘ Abb. 2.11 Exakt eingestelltes Röntgenbild des Handgelenkes a.–p. und seitlich

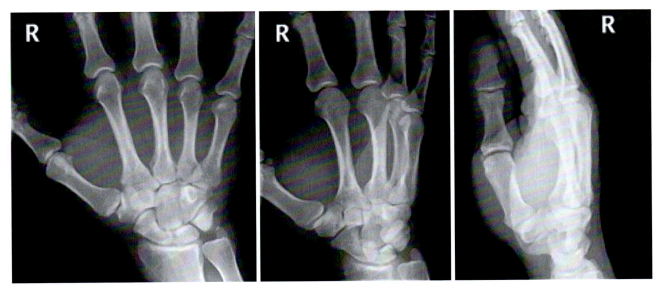

◘ Abb. 2.12 Mittelhandröntgen mit den erforderlichen Ebenen a.–p., schräg und seitlich

- bei schwierigen Fällen örtliche Betäubung,
- die genaue Einstellung der Bruchstelle in der Mitte des Films,
- genaues Einstellen des oberen oder des längeren Bruchstückes in der Achse des Films,
- je eine Aufnahme in beiden Hauptebenen, d. h. eine genau von vorn und eine genau von der Seite,
- Verwendung eines entsprechend großen Formats, um eines der Nachbargelenke sehen zu können,
- Einstellen der a.–p. Aufnahme auf die linke Seite des Films und der seitliches auf die rechte Seite,
- Auflegen eines Metallbuchstabens: R (rechte Seite) oder L (linke Seite).

2.3.5 CT-Dokumentation

Die Computertomografie (CT) wird in der Handchirurgie zur Diagnose und Beurteilung verschiedenster knöcherner Veränderungen und Verletzungen eingesetzt; hier einige Indikationen für die Computertomografie in der Handchirurgie:

1. Beurteilung von Knochenverletzungen: Die CT kann verwendet werden, um Knochenbrüche, Gelenkfrakturen oder andere Knochenverletzungen in der Hand detailliert zu beurteilen. Sie kann helfen, die genaue Lage, Ausdehnung und den Schweregrad der Verletzung zu bestimmen.
2. Planung von Operationen: Die CT kann bei der Planung von Handoperationen nützlich sein, indem sie detaillierte Informationen über die Anatomie und den Zustand der betroffenen Knochen und Gelenke liefert. Dies kann helfen, den Eingriff genauer zu planen und mögliche Komplikationen zu minimieren.
3. Beurteilung von Gelenkerkrankungen: Die CT kann helfen, Gelenkerkrankungen wie Arthritis oder Arthrose in der Hand zu beurteilen. Sie kann Informationen über den Zustand des Gelenkknorpels, der Gelenkkapsel und anderer Gelenkstrukturen liefern.
4. Identifizierung von Tumoren oder Infektionen: Die CT kann verwendet werden, um Tumoren oder Infektionen in der Hand zu identifizieren und ihre Größe, Lage und Ausdehnung zu bestimmen. Dies kann bei der Diagnose und Behandlung von Tumoren oder Infektionen in der Hand helfen.
5. Beurteilung von Gefäßverletzungen (CT-Angiografie): Die CT kann mit gleichzeitiger intravenöser Gabe von Kontrastmitteln verwendet werden, um Gefäßverletzungen in der Hand zu beurteilen, wie z. B. bei Verletzungen der Arterien oder Venen. Sie kann Informationen über den Zustand der Blutgefäße und die Durchblutung der Hand liefern.

Es ist wichtig zu beachten, dass die genaue Indikation zur CT in der Handchirurgie von Fall zu Fall unterschiedlich sein kann und von einem Facharzt für Handchirurgie individuell festgelegt werden sollte.

Die Computertomografie hat heutzutage in der Handchirurgie einen großen Stellenwert insbesondere zur Darstellung von intraartikulären Brüchen. Zur Beurteilung der Größe der Fragmente ist es notwendig, eine für das Verständnis notwendige dreidimensionale Darstellungsform zu finden (◘ Abb. 2.13).

Speziell sollte auch auf die durch das CT gewonnene Möglichkeit der Darstellung und Identifikation von Frakturfragmenten hingewiesen werden.

Eine systematische Darstellungsreihenfolge und die zusätzliche Möglichkeit der dreidimensionalen Abbildung ermöglichen ein rascheres Verständnis der Frakturform und der daraus abzuleitenden Operationstechnik (◘ Abb. 2.14).

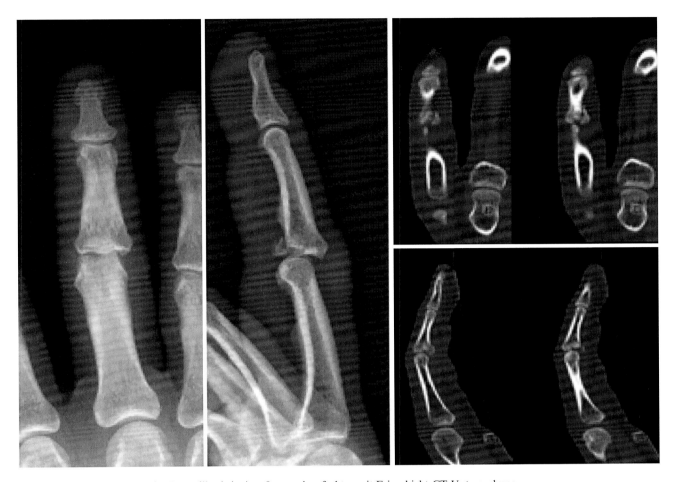

Abb. 2.13 Verbesserung der Beurteilbarkeit einer Impressionsfraktur mit Feinschicht-CT-Untersuchung

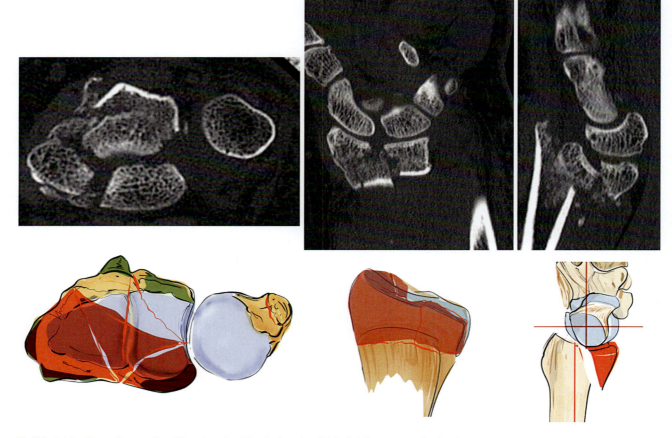

◘ Abb. 2.14 Darstellungsreihenfolge einer Speichenfraktur im CT (axial, koronar, sagittal) mit entsprechender Frakturklassifikation

2.3.6 MRT-Dokumentation

Die Magnetresonanztomografie (MRT) kann in der Handchirurgie zur Dokumentation und Beurteilung verschiedener Zustände und Verletzungen eingesetzt werden; hier seien einige Indikationen für die MRT in der Handchirurgie genannt:

1. Diagnose von Weichteilverletzungen: Die MRT kann helfen, Verletzungen der Sehnen, Bänder, Muskeln und anderer Weichteilstrukturen in der Hand zu diagnostizieren. Dies kann bei Verstauchungen, Sehnen- oder Bänderverletzungen oder anderen traumatischen Verletzungen nützlich sein.
2. Beurteilung von Knochenverletzungen: Die MRT kann verwendet werden, um Knochenbrüche, Frakturen oder andere Knochenverletzungen in der Hand zu beurteilen. Sie kann auch helfen, die Ausdehnung und den Schweregrad von Knocheninfektionen oder Tumoren zu bestimmen.
3. Identifizierung von Entzündungen: Die MRT kann helfen, Entzündungen in der Hand zu identifizieren, wie z. B. bei rheumatoider Arthritis oder anderen entzündlichen Erkrankungen. Sie kann auch bei der Diagnose von Infektionen oder Abszessen nützlich sein.
4. Beurteilung von Nervenverletzungen: Die MRT kann verwendet werden, um Nervenverletzungen in der Hand zu beurteilen, wie z. B. Nervenkompressionssyndrome oder Nervenverletzungen durch Trauma. Sie kann auch helfen, die Ursache von Taubheitsgefühlen oder Schmerzen in der Hand zu identifizieren.
5. Planung von Operationen: Die MRT kann bei der Planung von Handoperationen nützlich sein, indem sie detaillierte Informationen über die Anatomie und den Zustand der betroffenen Strukturen liefert. Dies kann helfen, den Eingriff genauer zu planen und mögliche Komplikationen zu minimieren.

Es ist wichtig zu beachten, dass die genaue Indikation zur MRT in der Handchirurgie von Fall zu Fall unterschiedlich sein kann und von einem Facharzt für Handchirurgie individuell festgelegt werden sollte (◘ Abb. 2.15).

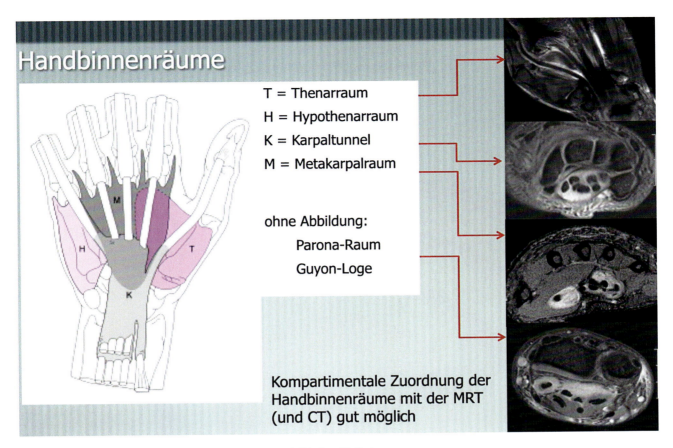

Abb. 2.15 MRT der Hohlhand mit ausgeprägten synovialitischen Veränderungen

2.3.7 Ultraschalldokumentation

Eine Ultraschalluntersuchung kann in der Handchirurgie in verschiedenen Situationen indiziert sein:
1. Diagnose von Verletzungen: Ultraschall kann verwendet werden, um Verletzungen wie Sehnenrisse, Knochenbrüche oder Bänderverletzungen in der Hand zu diagnostizieren.
2. Beurteilung von Schwellungen: Ultraschall kann helfen, die Ursache von Schwellungen in der Hand zu identifizieren, wie z. B. Entzündungen, Flüssigkeitsansammlungen oder Tumoren.
3. Untersuchung von Nervenverletzungen: Ultraschall kann verwendet werden, um Nervenverletzungen in der Hand zu beurteilen, wie z. B. Nervenkompressionssyndrome oder Nervenverletzungen durch Trauma.
4. Führung bei Injektionen: Ultraschall kann verwendet werden, um die genaue Position für Injektionen in die Hand zu bestimmen, wie z. B. bei der Behandlung von Sehnenscheidenentzündungen oder Gelenkentzündungen.
5. Beurteilung von Tumoren: Ultraschall kann helfen, Tumoren in der Hand zu identifizieren und ihre Größe, Lage und Art zu bestimmen.
6. Überwachung von Heilungsprozessen: Ultraschall kann verwendet werden, um den Heilungsprozess nach einer Handoperation zu überwachen und den Erfolg der Behandlung zu beurteilen.

Es ist wichtig zu beachten, dass die genaue Indikation zur Ultraschalluntersuchung in der Handchirurgie von Fall zu Fall unterschiedlich sein kann und von einem Facharzt für Handchirurgie individuell festgelegt werden sollte.

2.4 3D-OP-Planungsdokumentation

Komplexe Knochenwiederherstellungsverfahren mit Achskorrekturen und Knochenauffüllungen können neuerdings präoperativ sehr exakt am Computer geplant werden. Dazu werden spezielle Planungs-CT-Untersuchungen in definierter Schnitt- und Schicht-

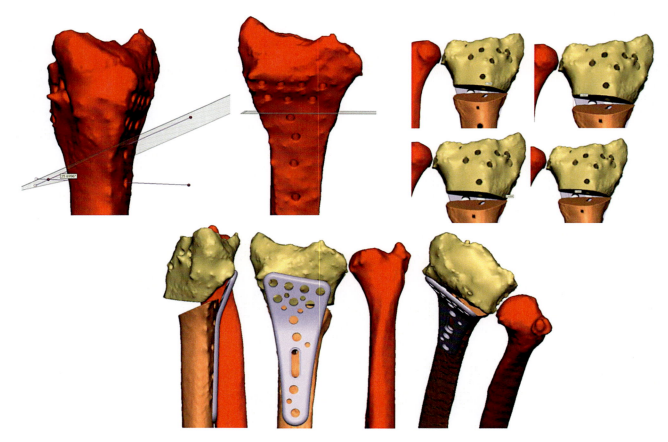

Abb. 2.16 3D-Planungsdokumentation

führung im Vergleich mit der unverletzten Extremität angefertigt.

Mit diesen erhobenen Daten der knöchernen Strukturen kann mit speziellen Computerprogrammen die vorgesehene Operation und Korrektur simuliert werden. Schnitthöhen und Schnittwinkel können vorberechnet werden und geben dem Operateur zusätzliche nützliche Informationen und Hilfsmittel für eine hochpräzise.

Aus diesen Berechnungen können Bohr- und Sägelehren mit einem 3D-Drucker in Originalgröße hergestellt werden und nach dem Sterilisieren dem Operateur für die Operation intraoperativ zur Verfügung gestellt werden. Diese exakte Planung ermöglicht eine anatomisch vordefinierte Rekonstruktion, eine deutliche Verkürzung der Operationsdauer und eine Verringerung der Röntgenstrahlenbelastung (Abb. 2.16).

Für all diese Verfahren ist natürlich eine schriftliche Zustimmung und Einverständniserklärung des Patienten erforderlich.

2.5 Abschlussbefundung

Bei jeder Abschlussbefundung sollte eingangs der subjektive Bericht des Patienten über das Behandlungsergebnis wiedergegeben werden. Hier sollten detaillierte Angaben über positive und negative Ergebnisbeurteilungen aus Sicht des Patienten ziemlich wortgetreu schriftlich festgehalten werden.

Im Anschluss muss dann eine exakte klinische Befundung mit genauer Gelenkmessung und Funktionsprüfung erfolgen und dokumentiert werden. Angaben

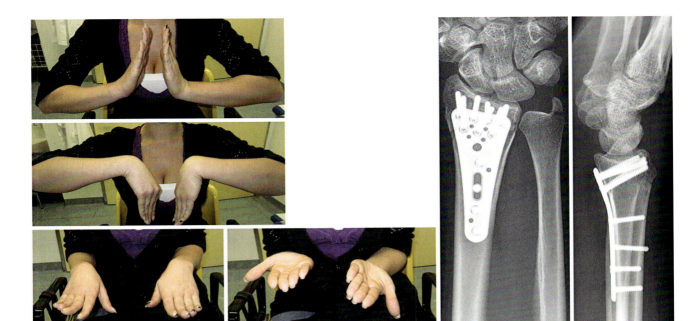

Abb. 2.17 Systematische Nachuntersuchungsdokumentation

über Durchblutung und Sensibilität dürfen nicht fehlen. Zuletzt können noch eine objektive Gesamtbeurteilung des Arztes und auch eine Zusammenfassung des Therapieerfolges erfolgen.

Eine Dokumentation all der erhobenen Befunde mittels Funktionsscores dient der objektiven Gesamtbeurteilung des Behandlungsergebnisses.

Ein sehr guter Abschlussbefund wird im heutigen Zeitalter besonders bei komplexeren Verletzungen und Behandlungen sowie sekundären Rekonstruktionsverfahren durch eine Bild- und/oder Videodokumentation ergänzt (Abb. 2.17).

Literatur

Bunnell – Böhler Die Chirurgie der Hand (1958) 1. Deutsche Aufl. Verlag Wilhelm Maudrich O. Russe Gelenkmessung Neutral-0-Methode (Allgemeine Unfallversicherungsanstalt, Wien)

Gelenkmessung Neutral-0-Methode O. Russe Allgemeine Unfallversicherungsanstalt

Gramcko B (1981) Handchirurgie in 2 Bänden Nigst. Millesi. Georg Thieme Verlag

Nigst H, Buck-Gramcko D, Millesi H, Handchirurgie in 2 Bänden (1981) Thieme Stuttgart; New York

Russe G (1964) Atlas orthopädischer Erkrankungen. Verlag Hans Huber, Bern/Stuttgart

Instrumente, Lagerung und Zugangswege

Martin Leixnering und Sebastian Leixnering

Inhaltsverzeichnis

3.1 Instrumente – 46
3.1.1 Grundlagen über das handchirurgische Instrumentarium – 46
3.1.2 Basisinstrumente – 46
3.1.3 Zusatzinstrumente Sehnen – 48
3.1.4 Zusatzinstrumente Nerven – 49
3.1.5 Zusatzinstrumente Knochen – 49
3.1.6 Nahtmaterial – 51
3.1.7 Postoperative Verbände – 51

3.2 Lagerung – 52
3.2.1 Horizontale Lagerung – 52
3.2.2 Vertikale Lagerung – 58

3.3 Zugangswege – 59
3.3.1 Handgelenk – 60
3.3.2 Mittelhand – 63
3.3.3 Palmarer Zugang zum Kahnbein – 63
3.3.4 Zugang zum Daumensattelgelenk – 65
3.3.5 Dorsoradialer Zugang zum 1. Strecksehnenfach – 65
3.3.6 Finger – 65
3.3.7 Arthroskopische Standardzugänge zum Handgelenk – 69

Literatur – 70

© Der/die Herausgeber bzw. der/die Autor(en), exklusiv lizenziert an Springer-Verlag GmbH, DE, ein Teil von Springer Nature 2024
C. K. Spies et al. (Hrsg.), *Expertenwissen Handchirurgie*, https://doi.org/10.1007/978-3-662-68413-9_3

3.1 Instrumente

3.1.1 Grundlagen über das handchirurgische Instrumentarium

Ein handchirurgisches Instrumentarium muss wie eine Verlängerung von Hand und Finger des Operateurs sein und ein absolut leichtes Operieren erlauben. Die Qualitätskriterien sind daher Form, Design, Material und Ergonomie. Ein Handchirurg kann nur dann gut und ermüdungsfrei arbeiten, wenn er ein Instrument mit Freude in die Hand nimmt. Die Größe der Hand und des OP-Instruments müssen hierbei korrelieren, um eine optimale Greifkraft unter minimaler Belastung erzielen zu können (Berguer und Hreljac 2004). Form und Oberfläche der Instrumentengriffe müssen so gestaltet sein, dass das sichere und zitterfreie Halten ermöglicht wird. Besonders kleine Bewegungen müssen ruhig und ruckfrei durchgeführt werden. Somit erlangen auch moderne Gestaltungsformen wie Rundgriffe und abgewinkelte Hakenformen, die in Zusammenarbeit mit Ergotherapeuten entwickelt werden, immer mehr an Bedeutung.

Die Qualität des Materials sollte hinsichtlich Leichtigkeit und Form über Jahrzehnte konstant bleiben. Es sollte so gut konzipiert sein, dass viele Operateure gut damit arbeiten können.

Die Oberflächen handchirurgischer Instrumente müssen sehr leicht zu reinigen und zu sterilisieren sein. Handchirurgische Instrumente werden in Containern transportiert und gewartet, daher muss das Material langlebig sein. Es darf zum Beispiel während eines Waschvorgangs und der Sterilisation nicht beschädigt werden. Dazu kommt die Leichtgängigkeit von Instrumenten. Bei Scheren und Nadelhaltern hängt diese stark vom Design, aber auch vom Material ab.

Gerade in der Handchirurgie hat sich ein Standardinstrumentarium bewährt. Buck Gramcko hat dieses Instrumentarium primär beschrieben und auch dessen Verwendung international verbreitet. Mittlerweile werden ausgezeichnete Instrumente von vielen Herstellern erzeugt und vermarktet. Grundsatz ist eine klare Standardisierung der Instrumente und eine Zusammenstellung für den notwendige operativen Eingriff.

Es ist nicht sinnvoll, wenn bei jeder handchirurgischen Operation immer alle Instrumente auf dem Instrumentariumtisch zur Verfügung gestellt werden. Dies behindert die Übersichtlichkeit für den operationstechnischen Assistenten (OTA) und ist auch für die bleibende Materialqualität des Instrumentariums ungünstig, wenn es nach jedem Eingriff wieder gewaschen, sortiert und sterilisiert werden muss, auch wenn es für den Eingriff gar nicht benötigt wurde.

Daher haben sich klare Zusammenstellungen der Instrumente bewährt und sollten auch diesbezüglich für die jeweiligen Operationen vorbereitet werden.
1. Hand-Grundinstrumentarium
2. Zusatzinstrumentarium Sehnenchirurgie
3. Zusatzinstrumentarium Knochenrekonstruktion
4. Mikroinstrumentarium

3.1.2 Basisinstrumente

Das Basisinstrumentarium beinhaltet einige immer zu verwendende Instrumente.

Grundvoraussetzung dabei ist, dass alle Instrumente die gleiche Länge aufweisen. Für den Operateur und die notwendige Exaktheit bei einer Operation ist es besonders wichtig, sich, auch aus ergonomischen Gründen, darauf verlassen zu können.

2 Größen – 145 und 120 mm – haben sich bewährt, die dementsprechend einheitlich als große und kleine Handinstrumente angeboten werden (◘ Abb. 3.1).

Die Operationstechnik wurde in den letzten Jahren insbesondere zur Verminderung des Gewebeschadens verfeinert. Die Präparation der Gewebestrukturen hat sich somit überwiegend unter Verwendung feiner Messerklingen weg von der historischen Präparationstechnik mit Scheren bewegt.

Beim Skalpell wird somit eine kleine, äußerst scharfe Klinge verwendet. Damit ist es möglich, feine Gewebestrukturen zu durchtrennen, ohne eine nennenswerte Schädigung der Umgebung zu verursachen. Rundgriffe sind sicher günstiger als Flachgriffe. Flachgriffe haben sich aber international verbreitet.

Feine Präparierscheren ermöglichen durch vorsichtiges Spreizen des Gewebes eine optische Differenzierung der feineren Gefäß- und Nervenstrukturen. Die Spitze der Schere muss dazu abgerundet und die Außenseiten der Branchen stumpf sein. Solche Scheren haben

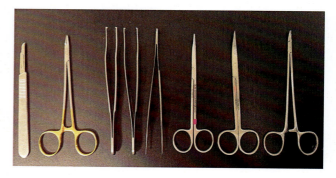

◘ Abb. 3.1 Handchirurgische Instrumente mit gleicher Größe von 145 mm

aber auch eine zweite Funktion, nämlich das Durchtrennen der identifizierten Strukturen. Die dabei auftretende Gewebequetschung ist um so geringer, je schärfer die Schneide ist. Durch einen langen Scherengriff werden die spreizenden und schneidenden Fingerbewegungen des Operateurs in kleinere Bewegungsausschläge der Scherenspitze umgewandelt. Dies ermöglicht eine feinere Dosierung bei der Präparation (Abb. 3.2, 3.3).

Bewährt haben sich auch bei speziellen etwas selteneren Präpariervorgängen Scheren mit scharfen Spitzen und scharfen Branchen.

Hervorzuheben sind hier Scherentypen nach Reynolds/Steven und Präparierscheren nach Schütz sowie die Metzenbaum-Schere, die mit verschiedenen angepassten Schneidebranchen und Hartmetallschliffen hergestellt sind.

Eine gezielte Präparation mit guter Übersicht im Operationsfeld ist nur bei gleichzeitiger Verwendung von Skalpell, feiner Schere und *Pinzette* möglich. Beim Gebrauch der Pinzette ist mit besonderer Umsicht vorzugehen, weil jedes Zufassen zwangsläufig mit einer gewissen Gewebequetschung verbunden ist. Deshalb sollte die Pinzette möglichst nur an ohnehin wegfallenden Gewebeanteilen angesetzt werden. Darüber hinaus kann mit der geschlossenen Pinzette Gewebe kurzfristig weggehalten oder sondiert werden. Pinzetten können sich bezüglich Greifqualität und mit der Anwendung verbundener mehr oder weniger starker Gewebeschädigung erheblich unterscheiden. Die sogenannte *chirurgische Pinzette* dringt beim Schließen punktuell in das gefasste Gewebe ein und findet dort guten Halt. Es gibt feine und gröbere Pinzettenspitzen, wobei beide Größen immer zur Verfügung stehen müssen. Bedeutung hat auch der Pinzettengreifbacken: Je feiner die Greifbacken strukturiert sind, desto geringer ist der notwendige Pinzettendruck, um das Gewebe sicher greifen zu können und um so geringer ist die damit verbundene Gewebequetschung. Anatomische Pinzetten haben keine Spitzen an den Branchen, sondern eine Querriffelung. Anatomische Pinzetten werden nur zum Fassen von Tupfern oder Kompressen verwendet, sind aber aufgrund ihrer Eigenschaft zum Fassen von durchblutetem Gewebe nicht geeignet.

Der Nadelhalter (Abb. 3.4), der zum Fassen der speziellen chirurgischen Nadeln mit dem armierten Nahtmaterial benötigt wird, muss ganz spezielle Kriterien erfüllen. Je nach Nadelgröße und Fadenstärke müssen hier unterschiedliche Branchen verwendet werden. Ein 6-0-Faden muss mit einem anderen Nadelhalter gefasst werden als ein 4-0-Faden. Oft ist es auch notwendig, Nadelhalter mit speziellen Beschichtungen an den Branchen zu verwenden, speziell um bei den so feinen Sehnennähten nicht den Faden an der Oberflächenstruktur zu verletzen und damit einen etwaigen Fadenbruch oder -riss auszulösen. Jahrzehntelang bewährt haben sich einige unterschiedliche Typen, die sich in der Form und der Ausführung unterscheiden und mit unterschiedlichen Strukturen und Hartmetalleinlagen angeboten werden (Crile-Wood, Halsey, Giebel).

Auf jedem Grundinstrumentarium muss natürlich auch eine Fadenschere (Materialschere) liegen. Diese sollte an der Spitze abgerundet sein und scharfe Scherenblätter aufweisen, um einen glatten Schnitt des Fadens zu ermöglichen. Zu erwähnen ist hier jedoch, dass mittlerweile Kunststofffäden verwendet werden, die in der Oberfläche so hart sind, dass sie besser mit dem Skalpell abgeschnitten werden.

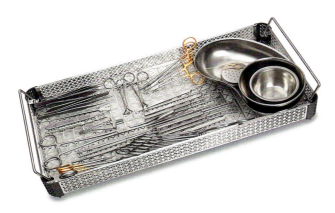

Abb. 3.2 Handchirurgisches Grundinstrumentarium „Basistasse" (KLS Martin)

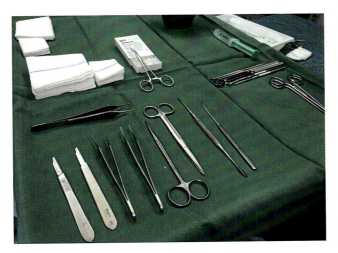

Abb. 3.3 Positionierungsanordnung des Handinstrumentariums am Instrumentiertisch

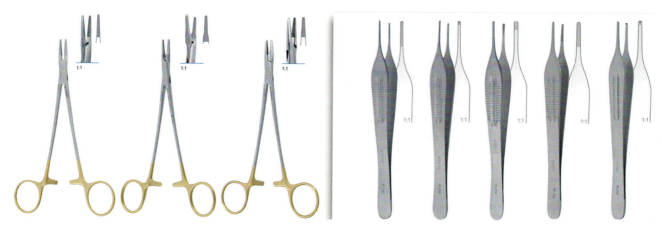

Abb. 3.4 Nadelhalter und Pinzetten müssen in unterschiedlichen Ausführungen zur Verfügung stehen (Firma Link)

Des Weiteren sollten 2 Gewebefassklemmen und 6 Fadenhalte- und Gefäßklemmen mit stumpfen Branchen aufgelegt sein.

Wenn nach der Inzision der Haut in die Tiefe präpariert wird, ist die Schonung der Wundränder von besonderer Bedeutung. Überwiegend werden dazu 4-0-monofile Haltefäden gesetzt, die ein permanentes Weghalten der Haut mit der Pinzette verhindern.

Dennoch müssen immer kleine Wundhaken zusätzlich verwendet werden:

Die Wundhaken sind in ihrem wundnahen Anteil schmal geformt, verdicken sich zum handlichen Griff hin konisch. Die Griffe der Wundhaken sollten so lang sein, dass die haltende Hand außerhalb des Operationsfeldes einen guten Halt findet. Rundgriffe mit 4 oder 6 Kanten sind zu bevorzugen. Mit feinen Ein- oder Zweizinkern können dünne Wundränder an den Fingern oder kleine Hautlappen angehoben werden. Tiefer liegende Operationsfelder wie in der Hohlhand oder am Unterarm lassen sich am besten mit *Wundhaken nach Langenbeck-Green* darstellen. Durch diese können die Wundränder zeltartig angehoben und gegebenenfalls gleichzeitig tiefer liegende Strukturen wie Sehnen und Nerven zur Seite gehalten werden.

Feine Einzinker mit kleinen scharfen Enden sind oft zum Weghalten zarter Strukturen hilfreich, mit stumpfen, etwas größeren Einzinkern können größere Strukturen wie Gefäße und Sehnen zur Seite gehalten werden.

Wundspreizer sind in der Handchirurgie nicht so beliebt. Ihre Berechtigung haben sie nur in der Situationen des Fehlens einer Assistenz bei der Operation, wenn der Operateur den Eingriff allein durchführt. Werden Spreizer verwendet, so müssen sie so platziert werden, dass Gefäße und Nerven geschont werden und der Gewebedruck so gering wie möglich gehalten wird, um Schädigungen durch das Aufspreizen zu verhindern. Daher sollten diese Instrumente nur solange im Wundareal angebracht werden, wie dies wirklich notwendig ist.

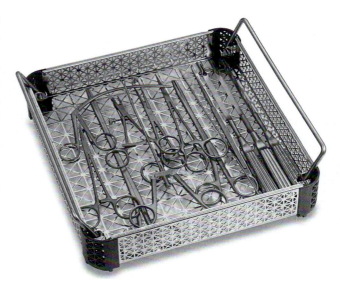

Abb. 3.5 Handchirurgisches Zusatzinstrumentarium „Sehnentasse" (KLS Martin)

3.1.3 Zusatzinstrumente Sehnen

Die Sehnenchirurgie erfordert einige Zusatzinstrumente, die speziell zum Hantieren mit dem subtilen und leicht verletzbaren Gewebe angepasst sind. Generell gilt, dass ein erfahrener Handchirurg die zu versorgende Sehne nahezu nicht anfasst und nur bei den nötigsten Schritten mit ganz zarten Instrumenten die Sehne berührt (Abb. 3.5).

Durch die speziell für diesen Zweck konstruierte *Sehnenfasspinzette*, deren Spitze mit feinen Zähnen armiert ist, wird ein fester Halt ausschließlich am äußersten Sehnenende, welches dann entfernt werden muss, gewährleistet.

Spezielle Pinzetten stehen dazu zur Verfügung: Die Braun-Pinzette mit vielen kleinen zarten Zacken an den Branchen, Sehnenfasszangen nach Kleinert oder nach

Steinmann. Sehnendurchflechtungsklemmen gebogen und gerade werden für die Nahttechniken nach Bunnell und Pulvertaft benötigt. Müssen Sehnentransplantate durch das Gewebe gezogen werden, hat sich die Sehnenfasszange nach Caroll in gebogener Form bewährt.

Bei Sehnenoperationen besteht meist das Problem, das Sehnenende zu fixieren, ohne die Sehne wesentlich zu schädigen. Durch eine speziell für diesen Zweck konstruierte *Sehnenfasszange,* deren Spitze mit feinen Zähnchen armiert ist, wird ein fester Halt ausschließlich am äußersten Sehnenende, welches dann entfernt werden muss, gewährleistet.

3.1.4 Zusatzinstrumente Nerven

In der Mikrohandchirurgie wird überwiegend das Operationsmikroskop mit 6- bis 25-facher Vergrößerung verwendet. Dies ergibt ein umfassendes Sichtspektrum zur exaktesten Koaptation von Nerven und für ultrafeine Nähte in der Arterien- und Venenrekonstruktion (Abb. 3.6).

Durch diese sehr rasche Weiterentwicklung der mikrochirurgischen Operationstechnik wurden spezielle Instrumente immer weiter verfeinert. Trotz der erforderlichen feinen Spitzen der Instrumente müssen diese zur besseren Handhabung ausreichend lang sein, sodass eine sichere Führung möglich ist.

Nadelhalter und *Schere* werden durch eine Stahlfeder geöffnet, die gleichzeitig eine feine Dosierung der Kraft beim Schließen der Instrumente ermöglicht. Zum Einspannen der Mikronadeln eignen sich an ihrer Spitze schlank zulaufende Backen. Zur Spitze des Instrumentes hin muss sich dieses kontinuierlich verjüngen und eine völlig glatte Oberfläche aufweisen, damit der feine Faden – insbesondere im Bereich des Schlosses – nicht hängenbleibt und reißt. In ihrer Spitze leicht gebogene *Nadelhalter* sind bei der mikrochirurgischen Naht einfacher zu handhaben. Oft werden die feinen Knoten mit dem 10-0- und 12-0-Nahtmaterial nur mit sogenannten Mikrofadenknüpfpinzetten gefasst und geknotet. Pinzetten, deren Spitzen gekrümmt oder abgewinkelt sind, ermöglichen ein besseres Hantieren.

3.1.5 Zusatzinstrumente Knochen

Spezielle Knocheninstrumente in der Handchirurgie dienen der Darstellung, der Fixierung und Bearbeitung des Knochens. Die Darstellung gelingt nach subtiler Präparation mit dem Skalpell und dem stumpfen oder scharfen Raspartorium. Mit diesen Instrumenten kann oft leicht das in die Fraktur eingeschlagene Periost herausgezogen und abgeschoben werden. Meist muss dann der zu versorgende Knochen mit stumpfen kleinen Hohmann-Haken unterfahren werden. Zusätzlich werden unterschiedliche Knochenhebel verwendet. Die Krümmung der Knochenhebel muss so stark sein, dass ein Mittelhandknochen ohne Gefährdung des Nachbargewebes umfahren werden kann. Zur Reposition werden dann kleine spezielle spitze Repositionsinstrumente verwendet. Für die dann unmittelbar anschließende Fixation mit Schrauben können spezielle Repositions-/Bohr- und Schraublehren verwendet werden, die den technischen Vorgang der Stabilisierung deutlich erleichtern (Abb. 3.7).

Zur Stabilisierung und Rekonstruktion der Knochen stehen mittlerweile ausgezeichnete unterschiedlich 3-dimensional geformte dünne Titanplatten zur Verfügung. Sie werden für die Region der Fingerglieder, der Mittelhand, der Handwurzel und der Speichen- und Ellenchirurgie in unterschiedlichen Formen und Stärken angeboten. In modernsten Containern werden die Plat-

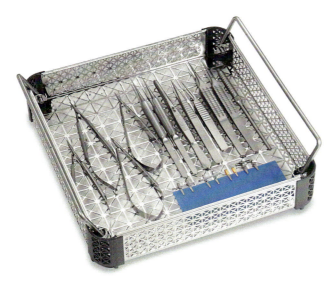

Abb. 3.6 Handchirurgisches Zusatzinstrumentarium „Gefäß-/Nerventasse" (KLS Martin)

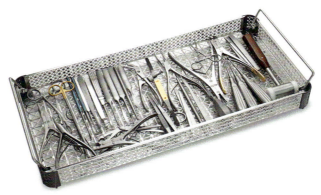

Abb. 3.7 Zusatzinstrumentarium „Knochentasse" (KLS Martin)

ten gelagert und können darin gewaschen und sterilisiert werden.

Speziell entwickelte Schrauben können mit der Platte winkelstabil verblockt werden, wodurch eine für die Heilung der Fraktur stabile Fragmentfixation gewährleistet ist (Abb. 3.8).

Für Korrektureingriffe am Knochen müssen noch weitere Instrumente zur Verfügung stehen: scharfe Osteotome und Klingenmeißel, Liston und Luer.

Akkubetriebene Bohr- und oszillierende Sägemaschinen müssen mit unterschiedlichen Funktionsansätzen ausgestattet sein, einerseits für spezielle Sägeblätter, andererseits für unterschiedliche Bohr- und Fräsansätze (Abb. 3.9).

Generell sind für diese notwendigen Bohr- und Sägevorgänge einige Grundsätze zu beachten: Das Bohren im Knochen darf nur in dauerhafter kalter Spülung erfolgen, um eine sonst eintretende Hitzenekrose zu vermeiden. Knochenbohrer werden rasch stumpf und sind daher regelmäßig zu tauschen. Eine Einmalverwendung pro operativem Eingriff ist sicher empfehlenswert. Dies gilt selbstverständlich auch für die notwendigen Sägeblätter beim oszillierenden Durchtrennen des Knochens. Der Bohr- und Sägevorgang darf keinen begleitenden Weichteilschaden verursachen. Daher sollte das umgebende Gewebe durch das Setzen von stumpfen Hohmann-Hebeln geschützt werden.

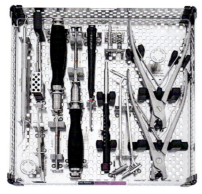 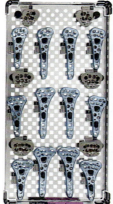 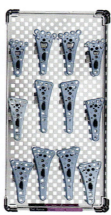 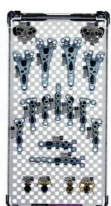 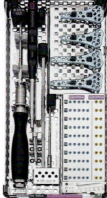

 Abb. 3.8 „Osteosynthesetasse" mit winkelstabiler Titanplatten- und Schraubenausstattung (Medartis)

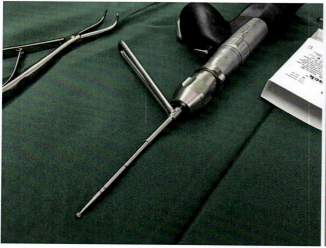 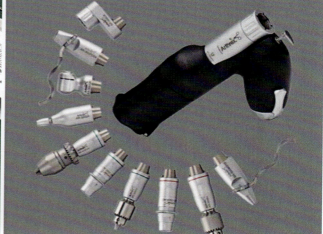

 Abb. 3.9 Akkubohrmaschine mit angepassten Bohr- und Sägeführungen (linkes Bild von Autor, rechts Arthrex)

3.1.6 Nahtmaterial

Der Weichteilmantel der Hand ist dünn, und alle Gewebestrukturen sind durch Druck und Bewegung einer hohen mechanischen Belastung ausgesetzt. So kann es hier leicht zu verstärkten Fremdkörperreaktionen kommen. Unter dem Gesichtspunkt der Gewebeverträglichkeit und der atraumatischen Operationstechnik empfiehlt es sich, in der Handchirurgie ausschließlich sogenanntes atraumatisches Nahtmaterial zu verwenden. Es handelt sich dabei um geflochtene oder nicht-geflochtene Kunststofffäden mit an den Fäden angeschweißten Nadeln. Die Haut wird immer mit monofilem Nahtmaterial verschlossen. Im Unterhautgewebe und zur Versorgung von unterschiedlichsten anatomischen Strukturen können geflochtene oder nicht-geflochtene resorbierbare Fäden verwendet werden. Spezielle Strukturen, die einen hohen Festigkeitsanspruch des Nahtmaterials bei der Rekonstruktion voraussetzen, können auch mit nicht-resorbierbaren polyfilen Fäden versorgt werden. Gute Reißfestigkeit muss mit kleinstmöglichem Fadendurchmesser kombiniert sein. Gleichzeitig bringt es Vorteile, wenn der polyfile Faden geschmeidig ist und somit das Setzen von Knoten erleichtert wird und auch ein wesentlich festerer Knoten platziert werden kann.

Unterschiedliche Nahtmaterialien werden verwendet: Sehnen werden in der Erfahrung der Wiener handchirurgischen Schule mit nicht-resorbierbarem polyfilem 3-0-, 4-0-Nahtmaterial versorgt. Die Feinadaptation erfolgt mit 6-0 nicht resorbierbarem Nahtmaterial. Bei kinderhandchirurgischen Eingriffen werden nur die Kernnähte mit nicht-resorbierbarem Nahtmaterial gesetzt. Darüber wird mit resorbierbarem Material genäht. Aponeurosen, Bänder und tiefer liegende zu adaptierende Strukturen sollten mit 5-0-Nahtmaterial genäht werden. Angestrebt wird lediglich eine die Wundheilung nicht beeinflussende Adaptation. Reißt der 5-0-Faden dabei, so ist nicht etwa der Faden zu schwach, sondern die Spannung zu groß. Subkutannähte sind in der Handchirurgie meistens nicht notwendig. Durch das Zusammenziehen des Fettgewebes kommt es zu Nekrosen, die zusammen mit der zusätzlichen Fremdkörperreaktion auf das Fadenmaterial hin zu Wundheilungsstörungen führen können. Dies kann zu Verwachsungen des Gleitgewebes, Nervenirritationen und vermehrter Narbenbildung führen. Um eine postoperative Hämatombildung zu vermeiden, können zarte Laschen oder dünne Saugdrainagen eingelegt werden.

Die Haut wird generell mit monofilem Nahtmaterial der Stärke 5-0 verschlossen. Selbstverständlich kann auch 6-0 bei besonders feinen Texturverhälnissen gewählt werden. Generell gilt auch hier der Grundsatz der Spannungsprüfung des Hautverschlusses durch das Nahtmaterial. Reißt ein 5-0-Faden am Finger und der Hand, ist die Gewebespannung zu groß und würde bei Verwendung eines 2-0 Fadens eine Hautnekrose hervorrufen. Somit sollte nur in Ausnahmefällen noch ein 4-0-Faden verwendet werden.

In der Handgelenkchirurgie hat sich besonders bei geraden Operationszugängen der Hautverschluss mit intrakutanen Nähten bewährt, wobei hier überwiegend ein 3-0 monofiler resorbierbarer oder nicht-resorbierbarer Faden verwendet wird. Die oberflächliche zusätzliche Adaptation erfolgt mit einem 12-mm-Steristrip.

3.1.7 Postoperative Verbände

Alle mit Nähten versorgten Wunden an der Hand werden vor Anlegen der sterilen kleinen Kompressen noch mit Silikon- oder Fettgazestreifen abgedeckt, damit der am nächsten Tag durchzuführende Verbandwechsel keine Schmerzen durch Verklebungen zwischen Haut und Tupfer verursacht. Diese Abdeckstreifen können bis zu 4 Wochen belassen werden. Eine neuerliche Desinfektion der Wundareale an den ersten postoperativen Tagen kann nur eine Keimübertragung auslösen. Dies muss daher vermieden werden. Die auch postoperativ vorliegenden sterilen Wundumgebungsbedingungen sollten nicht verändert und eventuell mit Fremdkeimen kontaminiert werden.

Postoperativ hat es sich bewährt, kleine, in sterile Kompressen eingewickelte Holzspatel zur Stabilisierung des Handgelenks und der versorgten Finger zu verwenden (◘ Abb. 3.10). Diese ergeben dann einen palmar- und/oder dorsalseitig angelegten sogenannten Watte/Spatelverband, der mit einer halbelastische Binde oder mit Pehahaft verschlossen wird. Diese Anwendung ist höchst effizient und hat das verschmutzende und oft feuchte Anlegen der oft nicht gut zu adaptierenden Gips- und Kunststoffverbänden im Operationssaal abgelöst.

In den nächsten Tagen können dann selbstverständlich speziell für die durchgeführte Operation passende thermoplastische Verbände angepasst werden.

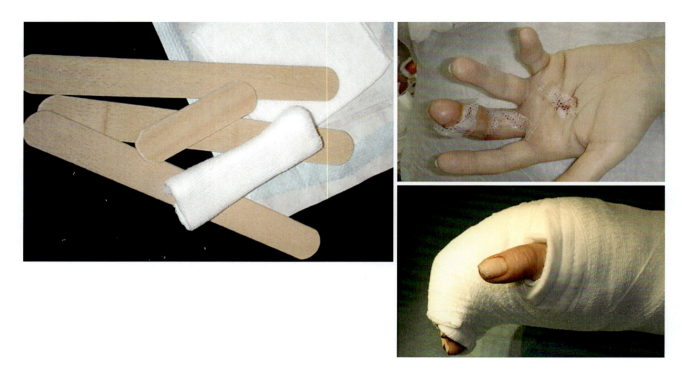

■ Abb. 3.10 Postoperative erste Verbandanordnung mit Silikonwundauflagen und in den sterilen Verband eingearbeiteten Holzspateln

3.2 Lagerung

3.2.1 Horizontale Lagerung

Für jeden handchirurgischen Eingriff sollte der Patient so bequem wie möglich und gut gelagert werden. Da handchirurgische Operationen öfters längere Zeit benötigen, muss dafür gesorgt werden, dass insbesondere an der Hals-, Brust- und Lendenwirbelsäule korrekte Polsterungen angebracht werden. Diese Voraussetzungen werden von den zurzeit verwendeten Operationstischen meistens vollständig erfüllt. Für die Lagerung des Unterarms und der Hand muss dafür Sorge getragen werden, dass ausreichende Beweglichkeit auch intraoperativ bis zum Ellenbogengelenk gewährleistet ist. Oft ist es auch notwendig, dass das Schultergelenk mitbewegt werden kann.

Dementsprechend muss schon präoperativ der Lagerungsvorgang für die notwendige Operation korrekt geplant und beachtet werden.

Der direkt an den Operationstisch montierte Handtisch muss in einer an den Unterarm des Patienten angepassten Länge gewählt werden. Dieser montierte Handtisch sollte röntgendurchlässig sein, damit während der Operation durchgeführte Röntgenaufnahmen ohne Qualitätseinschränkungen erfolgen können.

Eine korrekte Lagerung des Patienten ist Grundvoraussetzung für eine erfolgreiche Operation.

Die meisten handchirurgischen Operationen werden in Blutsperre/-leere durchgeführt. Somit muss auch für das Anbringen der Oberarmmanschette ausreichend Platz geschaffen werden. Die Abdeckung muss so erfolgen, dass Desinfektionsmittel nicht unter die Manschette läuft und dann intraoperativ Verbrennungen an der Haut auslöst.

Generell gilt, dass der Patient mit der Blutdruckmanschette so gelagert werden muss, dass auch nach der Operation keine Schmerzen und dadurch ausgelöste neurologische Defizite entstehen. Jede intraoperative Bewegung des Körpers, die Folge einer Schmerzauslösung ist, überträgt sich auf das Operationsgebiet und stört den Operationsablauf.

Der zu operierende Arm wird auf einen an den Operationstisch montierten speziellen Handlagerungstisch gelegt. Dieser Operationstisch Ausleger hat die gleiche Höhe wie der Operationstisch und hat den großen Vorteil, dass er eine sehr gute feste Montage erlaubt und durch fehlende Stützen einen ausreichenden Bewegungsfreiraum darunter ermöglicht. Der Handtisch muss lang und breit genug sein, dass die gesamte obere Extremität bequem Platz hat. Es muss eine ausreichend große Auflagefläche für Unterarm und Hand gewährleistet sein. Der Arm sollte im Schultergelenk nicht mehr als 70° abduziert gelagert werden, da sonst bei stärkerer Abduktion die Gefahr einer Dehnungsschädigung des Plexus brachialis bestehen würde. Durch entsprechende Lagerung mit Gelkissen am Rande des Operations-

Instrumente, Lagerung und Zugangswege

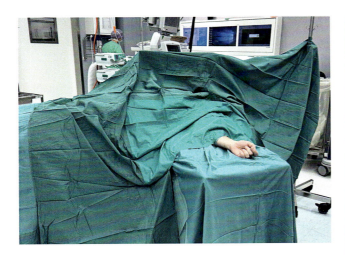

Abb. 3.11 Handchirurgische Lagerung mit montiertem Handtisch

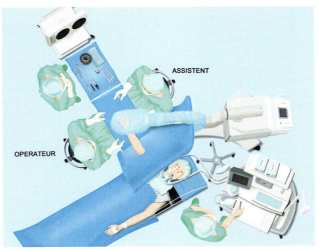

Abb. 3.12 Handchirurgische Lagerung mit steril abgedecktem Röntgenbildwandler (KLS Martin)

tisches und gegenüber der Blutdruckmanschette können intra- und postoperative Schädigungen vermieden werden (Abb. 3.11).

Viele hand- und handgelenkchirurgische Operationen benötigen eine intraoperative Röntgenkontrolle. Daher soll dies auch schon vor Operationsbeginn eingeplant werden. Die Verwendung von Röntgenbildwandlern, die in die Operationsregion steril positioniert werden können, haben sich sehr bewährt. Die Geräte werden steril abgedeckt und stehen an korrekter Position kopfseitig neben dem Anästhesisten. Während der Operation können somit rasche und exakte Röntgenaufnahmen in den vom Operateur leicht einzustellenden definierten Ebenen angefertigt werden. Dies ist zeit- und röntgenstrahlungseffizient. Das intraoperative Hin- und Herfahren von kleineren Röntgengeräten in und aus dem Operationsgebiet führt bei größeren Operationen zusätzlich zu erhöhter Gefährdung der geforderten hohen Sterilitätskriterien (Abb. 3.12).

Blutleere/Blutsperre

Alle handchirurgischen Operationen – ausgenommen bei – sollten aufgrund der Übersichtlichkeit und der notwendigen Darstellungen der vielen anatomischen Strukturen in Blutsperre/-leere durchgeführt werden. Nur dadurch ist es bei der Präparation möglich, Gefäße, Nerven und Sehnen so identifizieren zu können, dass insbesondere im Falle einer Verletzung das proximale und distale Ende der entsprechenden feinen Strukturen aufgefunden werden kann.

Das Verwenden einer Blutsperre bedarf aber einiger klar definierter Vorsichtsmaßnahmen: Bevor die Manschette angelegt wird, muss der Oberarm entsprechend mit Watte gepolstert werden. Dann muss die Manschette gut fixiert und gegen ein plötzliches Öffnen gesichert werden. Dies erfolgt mit einer selbsthaftenden Bandage.

Die zu- und abführenden Luftschläuche müssen so geführt werden, dass sie nicht die Haut oder das Schultergelenk komprimieren.

Über die Höhe des zu wählenden Druckes wurde in den letzten Jahrzehnten eine Vielzahl von Untersuchungen über etwaige schädigende Auswirkungen des Druckes auf die Nervenstrukturen geführt. Bereits in den 1970er-Jahren konnte von Lundborg nachgewiesen werden, dass sich die Mikrozirkulation des Nervs nach 6- bis 8-stündiger Unterbrechung wieder vollständig erholt. Bei gleichzeitigem Druck kommt es jedoch im Bereich des unter der Manschette befindlichen Nervenabschnittes zu einem intraneuralen Ödem, das nach 4 h einen Leitungsblock zur Folge hat.

Ochoa konnte 1972 als Ursache von Nervenschädigungen nach Oberarmblutleere den angewandten überhöhten Druck verantwortlich machen. Der Grad der Schädigung ist allerdings proportional zur Blutleeredauer.

Die gewählte Druckhöhe für eine Kompression mit der Oberarmmanschette wird aus jahrzehntelanger Erfahrung und aufgrund all der Angaben in der deutschsprachigen und englischsprachigen Literatur mit 250 mmHg gewählt – üblicherweise 100 mmHg über dem systolischen Druck. Mit dieser Druckhöhe hat es bisher keine intraoperativen Schädigungen gegeben.

Durch das Wissen ob der Höhe des anzuwendenden Blutsperredruckes ist es Grundvoraussetzung, dass die verwendeten Manometer geeicht sind und regelmäßig geprüft werden.

Um eine geeignete Blutleere erzielen zu können, wird das Blut mit einer Gummibinde aus dem Arm ausgewickelt. Dieses Auswickeln erfolgt von den Fingerkuppen über das Handgelenk und über den Unterarm bis etwa 10 cm vor die Manschette, um durch eine rest-

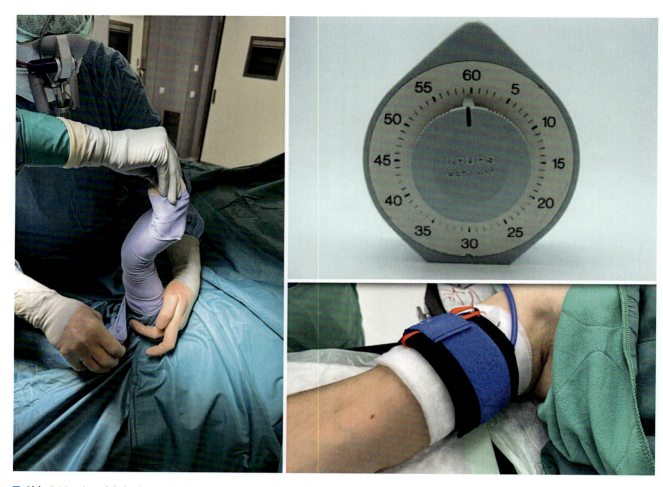

Abb. 3.13 Auswickeln des Unterarms bis 10 cm vor die Blutdruckmanschette für eine ausreichende intraoperative Blutleere

liche Blutfüllung das Identifizieren der Gefäße noch zu ermöglichen (Abb. 3.13).

■ Blutsperre

Bei Infektionen muss aber auf das Auswickeln aufgrund der Gefahr der Keimverschleppung unbedingt verzichtet werden. Um in diesen Situationen trotzdem eine ausreichende Sicht zu ermöglichen, wird nur in Blutsperre operiert. Dabei wird der Arm 2–3 min hochgehalten und die Manschette erst dann aufgeblasen. Dadurch bleibt eine gewisse Blutfülle im Arm, wodurch die Stoffwechselbedingungen anderes sind als bei einer Blutleere. Die Blutsperre soll daher nicht so lang wie eine Blutleere belassen werden.

Bezüglich der Gesamtdauer einer Operation mit einer Blutleere/-sperre hat man sich jetzt im gesamten deutschsprachigen Raum auf 2 h geeinigt. Innerhalb dieser Zeit ist es sicher ungefährlich, soweit keine zusätzlichen Faktoren wie Durchblutungsstörungen oder höheres Alter hinzukommen.

Auch in der Literatur konnten keine negativen Einflüsse innerhalb dieser Blutleere-/Blutsperredauer gefunden werden.

Wilgis fand 1971 nach einer Blutleerezeit von 2 h, Benfer und Mitarbeiter 1973 nach 2,5 h eine ausgeprägte Azidose mit entsprechenden biochemischen Veränderungen, die vollständig reversibel waren.

Von Stock und Mitarbeitern wurden 1973 enzymatische Untersuchungen durchgeführt, die gezeigt haben, dass nach einer 4-stündigen Blutleere eine vollständige Normalisierung des Metabolismus zu erwarten ist (Tab. 3.1).

Sollte eine längere Blutleere/-sperre notwendig werden, so ist nach 2 h die Blutsperre zunächst zu öffnen. Der Zeitpunkt des Öffnens der Blutsperre muss selbstverständlich gut geplant werden. Vorerst wird das Operationsgebiet dann intraoperativ mit feuchten Kompressen abgedeckt und mit sterilen trockenen Bandagen zugewickelt. Je nach notwendiger weiterer Operationsdauer ist die erforderliche Manschetten-Öffnungszeit klar definiert:

5 Minuten Öffnungszeit - 30 Minuten weitere Operation

10 Minuten Öffnungszeit - 60 Minuten weitere Operation

15 Minuten Öffnungszeit - 90 Minuten weitere Operation

Instrumente, Lagerung und Zugangswege

◘ **Tab. 3.1** Venöse pH-Reaktion auf blutsperreinduzierte Ischämie und Reperfusionsrate

Dauer (min)	Mittlerer pH-Wert	Anpassungsintervall (min)
Vor Aktivierung	7,40	-
30	7,34	3–5
60	7,19	5–10
90	7,04	10–15
120	6,90	15–20

Venöse pH-Werte unter 7 sind mit irreversiblen Zellschäden verbunden, die die Grundlage für die allgemein akzeptierte 2-h-Grenze für Blutsperren darstellt.

20 Minuten Öfnungszeit - 120 Minuten weitere Operation

Um einen exakten Hinweis über die Dauer der Blutsperre zu erhalten, hat sich eingebürgert, dass im Operationssaal eine Uhr gestellt wird. Der Anästhesist informiert den Operateur nach 60 Minuten Operationsdauer, nach 90 Minuten Operationsdauer und nach Erreichen 120 Minuten Grenze. Dadurch sind der Operateur und das Team bereits über die notwendige zwischenzeitliche Öffnung der Blutsperre vorinformiert. Wenn die Operation nun fortgesetzt werden muss, kann bei einer Öffnungszeit von 5 min und der dann wieder aktivierten Blutsperre eine halbe Stunde weiter operiert werden, bei 10 min 1 h, bei 15 min 1,5 h und bei 20 min Öffnung für 2 h.

Asepsis

Alle handchirurgischen Operationen müssen unter aseptischen Bedingungen durchgeführt werden. Da die meisten Operationen tagesklinisch, ambulant und zu in einem geringeren Prozentsatz vor allem bei den größeren Operationen stationär erfolgen, muss den strengen hygienischen Vorkehrungen besonderes Augenmerk gewidmet werden.

Am Vortag sollte der Patient sich ganz normal mit einer Flüssigseife duschen und waschen. Spezielle Maßnahmen zur Desinfektion an der zu operierenden Extremität haben sich nicht bewährt und werden von uns nicht gefordert. Bei stationären Patienten sollte der Patient jedoch nochmals knapp vor der Operation duschen. Alle weiteren Desinfektionsmaßnahmen erfolgen dann im Operationssaal.

Die Entfernung der Haare im unmittelbaren Operationsgebiet sollte zeitnah, am besten im Vorbereitungsraum des Operationssaales erfolgen. Bei der Größe des zu behandelnden Feldes ist die geplante Schnittführung als Anhalt zu nehmen. Diese Fläche plus 10–20 cm Umfeld sollte von Haaren befreit werden, um eventuelle Schnitterweiterungen und Drainageaustrittstellen zu ermöglichen.

Nach Lagerung des Patienten und Anlegen der Blutsperrenmanschette am Oberarm und Entfernung der Haare aus dem Operationsgebiet wird mit einem farblosen Desinfektionsmittel 4-mal die Haut desinfiziert.

Alle Kriterien der Desinfektion der Haut für eine Operation müssen beachtet werden: Zuerst wird das gesamte Operationsfeld und zusätzlich weit nach proximal gewaschen, sodass nach der Abdeckung noch ein ausreichend bewegliches Areal resultiert. Mit jedem weiteren Waschvorgang wird jeweils immer 5 cm proximal des letzten gewaschenen Areals fortgesetzt, damit mit dem Waschtupfer nicht aus dem nicht gereinigten Areal herausgefahren wird. Zuletzt wird nunmehr das unmittelbare Operationsfeld mit dem 4. Waschvorgang desinfiziert.

Nach dem 3. Waschvorgang – also vor dem letzten – werden die Zwischenfingerfalten und Hautfurchen speziell mit kleinen Wattestäbchen mit Desinfektionsmittel gereinigt.

Die Saalassistenz achtet darauf, dass die Patienten nach der Hautdesinfektion trocken liegen und kein Desinfektionsmittel an den aufsaugenden Tüchern vorbeigelaufen ist, bevor diese entfernt werden. Hat der Patient während des intraoperativen monopolaren Koagulierens Kontakt zu Metallteilen des Tisches, kann an diesen Stellen hochfrequenter Strom abfließen und Verbrennungen verursachen.

Es ist selbstverständlich, dass auch der Patient während einer handchirurgischen Operation Maske und Haube tragen muss.

Steriles Abdecken

Besonders exakt beachtet werden sollte der Vorgang der sterilen Abdeckung für handchirurgische Operationen. Auch bei Operationen an einem Finger muss immer die gesamte Hand bis über das Handgelenk sichtbar sein. Daher bevorzugen wir Abdeckungen, die sehr weit proximal angelegt werden – abhängig von der durchzuführenden Operationen. Durchwegs üblich ist es auch, dass der Ellenbogen für die Operation frei beweglich bleibt und die Abdeckung 5 cm distal der Oberarmblutdruckmanschette endet. Dadurch bleibt immer eine Übersicht der Lagebeziehungen von allen Fingern zueinander erhalten. Die Möglichkeit der intraoperativen Prüfung der Rotation und der aktiven und passiven Beweglichkeit der Finger und des Handgelenks bei Osteosynthesen ist unbedingt erforderlich. Auch muss die Einstellung der Spannung bei Sehnenrekonstruktionen möglich sein.

Zusätzlich zur direkten Abdeckung der Hand und des Operationsfeldes müssen selbstverständlich alle anderen Regionen mit sterilen Tüchern abgedeckt werden, um Vorkehrungen zu treffen, dass Operateur und Assistenz während der Operation nicht die Sterilität ihrer eigenen Kleidung gefährden. Dies gilt vor allem bei arthroskopischen Eingriffen am hängenden Unterarm mit einem Galgensystem, das steril überzogen werden muss. Auch der Bildwandler soll vom Kopf des Patienten eingefahren werden und steril in das Operationsgebiet integriert werden. Der Operateur kann bei der Durchleuchtung selbst immer die richtige Einstelltechnik wählen und das richtige Röntgenbild auf seinem Monitor zur Darstellung bringen. Günstig ist es, wenn auch die Assistenz über einen zusätzlichen Monitor vis à vis das gleiche Röntgenbild sehen kann.

Operation und Operationsteam

Da die Handchirurgie sicher die Königsdisziplin unter den chirurgischen Fächern darstellt, ist ein gut zusammengestelltes Operationsteam von entscheidender Bedeutung.

Voraussetzung für eine erfolgreiche Durchführung eines operativen Eingriffs an der Hand ist, dass sich Operateur und Assistenz im Vorfeld alle operativen Untersuchungsbefunde nochmals vergegenwärtigen. Dazu gehört auch, dass im Operationssaal an den dazu vorgesehenen Monitoren die relevanten Röntgenbilder in definierter Reihenfolge a.–p. vor seitlich beziehungsweise bei CT- und MRT-Bildern von links nach rechts axial, koronal und sagittal dargestellt werden.

Ein erfahrenes Operationsteam mit geschulten Operationstechnischen Assistenten/Instrumentarien und eine gute anästhesiologische Betreuung führen zu einem ausgezeichneten Gelingen einer handchirurgischen Operation.

Begonnen wird die Operation bei völliger Ruhe im Operationssaal nach dem Aussprechen des vorgeschriebenen Team Time-out: Name, Vorname, Alter und Seite der geplanten Operation. Das Operationsverfahren, die wichtigsten Operationsschritte und die wichtigsten Zusatzinstrumente werden nochmals abgefragt und vom Operationstechnischen Assistenten bestätigt. Eine etwaige perioperative Antibiotikagabe wird ausgesprochen. Auch werden alle gewünschten weiteren Medikamente dem Anästhesisten zur Verabreichung aufgetragen. Die zu erwartende Operationsdauer wird vom Operateur angegeben.

Jetzt erst wird das Aktivieren der Blutsperre beauftragt und diese Uhrzeit exakt dokumentiert.

Unnötige Diskussionen, die nicht mit dem Operationsablauf in Zusammenhang stehen, sollten während des operativen Verfahrens vermieden werden, stören vielmehr Situationen der höchsten Konzentration des Operationsteams.

Vom Team ausgewählte Musik im Hintergrund kann beruhigend und ausgleichend wirken und hat sich auch in meiner Erfahrung außerordentlich bewährt.

Der Operateur sollte ein klares Konzept für die geplante Operation vorbereitet haben und dieses auch vor der Operation aussprechen.

Die erste Assistenz muss das Augenmerk darauf richten, dass das Operieren an den an der Hand räumlich beengten Strukturen dem Operateur erleichtert wird. Gedankliches und manuelles konzentriertes Assistieren ist sicherlich erforderlich, um ein gut koordiniertes Operieren zu ermöglichen. Dies verkürzt wesentlich die Operationsdauer.

Atraumatische Operationstechnik

Um handchirurgische Operationen erfolgreich durchzuführen, bedarf es einer Vielzahl von kleinen technischen Details. Voraussetzung ist natürlich eine spezielle handchirurgische Aus- und regelmäßige Fortbildung, um den hohen operationstechnischen Anforderungen gerecht werden zu können.

Die Operation beginnt mit einer korrekt gewählten, exakten Schnittführung beim Zugang zum Operationsfeld, beinhaltet die gewebeschonende Präparation in der Tiefe, das Weghalten von Hautläppchen mit Haltefäden, das regelmäßige Spülen des Operationsfeldes, die subtile Blutstillung mit der bipolaren Diathermie, die subtile Rekonstruktion der pathologischen Strukturen und letztendlich die sorgfältige Drainage mit Laschen oder kleinen Saugdrain.

Das Operieren mit dem Skalpell hat sich dabei extrem bewährt. Dieser Technik wird mittlerweile seit Jahren gegenüber der gewebetraumatisierenden Schneidetechnik mit der Schere der Vorzug gegeben. Mit dem Skalpell und der Möglichkeit der immer wieder frisch aufzusetzenden scharfen Klinge können wesentlich feinere Schnitte und Präparationen im kleinen handchirurgischen Operationsfeld ausgeführt werden. Die ausgezeichnete Kenntnis der Anatomie ist natürlich Voraussetzung. Der unsichere Operateur greift im Falle seiner anatomischen Zweifel dann immer zur Schere und präpariert und sucht. Selbstverständlich kann aber die Präparationsschere insbesondere zur Darstellung und Präparation von feinen Strukturen auch verwendet werden und kann dann mitunter auch sehr hilfreich sein.

Bunnell hat schon vor vielen Jahren die Forderung nach einer „atraumatischen Operationstechnik" festgehalten. Durch die Prägung dieses Grundsatzes sollte zum Ausdruck gebracht werden, dass bei jedem engagierten Operateur nie der Impuls zu einer noch gewebeschonenderen Operationstechnik verloren gehen darf. Der atraumatische Hautverschluss beendet den Operationsvorgang Auch dabei sollen feine Nahtmaterialien beziehungsweise bei geraden Schnittführungen eine Intrakutannaht zum Einsatz kommen. Das äußere Erscheinungsbild nach einer Operation kann sehr gut beurteilt werden. Daraus werden auch oft Rückschlüsse auf die Technik unter der Haut gezogen.

Ein ausgezeichneter Handchirurg schließt eine Operation mit der von ihm selbst angelegten Verbandanordnung ab. Die Blutsperre wird aufgrund der subtilen und immer exakt blutstillenden Operationstechnik erst nach Anlegen des Verbandes geöffnet. Nur in seltenen Fällen, bei besonders ausgewählten und längerdauernden Operationsverfahren, wird die Blutsperre vor dem Anlegen der Verbandanordnung – zum Beispiel zur Kontrolle der mikrochirurgisch rekonstruierten Lappen – geöffnet.

Handchirurgie ist eine Kunst.

Handchirurgische Operationen werden im Sitzen durchgeführt. Üblicherweise sitzt der Operateur mit dem Gesicht zum Patienten, also fußwärts, die Assistenz sitzt ihm gegenüber. Dies ist aber abhängig vom erforderlichen operationstechnischen Verfahren und kann selbstverständlich verändert werden. Die Sitzposition und die Höhe des zu operierenden Arms sollen so eingestellt werden, dass der Operateur ermüdungsfrei und ohne zu erwartende Schmerzsymptomatik seinerseits operieren kann. Durchwegs ist es notwendig, das sich der Operateur mit seinem Unterarm und seinen Ellenbogengelenk beziehungsweise mit seiner ulnaren Handkante abstützt, um bei besonders feinen Operationsschritten eine ruhige Handführung zur möglichen.

Ausleuchtung des Operationsfeldes

Die Ausleuchtung des Operationsfeldes während handchirurgischer Operationen hat große Bedeutung. Besonders in kleinen, tiefen Arealen muss ausreichend Sicht gewährleistet sein. Dazu haben sich von der Operationssaaldecke abgehängte schwenkbare Operationsleuchten sehr bewährt. Die richtige Positionierung der Deckenlampen ist immer hinter dem Operateur von seiner rechten Schulter kommend und mit der zweiten Lampe direkt über dem Operationsfeld, um Schattenbildungen im Operationsfeld durch Kopf und Hände zu vermeiden. Ein besonderes Augenmerk sollte aber mittlerweile auf die der Lupenbrille aufgesetzte Lichtquellen gelten. Mit diesen Lichtquellen ist der Operateur unabhängig von der eingestellten und möglicherweise nicht nachjustierten Operationsleuchte. Er kann sein Licht selbst ein- und ausschalten und hat in seinem gesamten Gesichtsfeld eine ausreichende Ausleuchtung.

Lupenbrille

Aufgrund der feinen Strukturen an der Hand werden die Operationen mit Lupenbrillen durchgeführt. In großen Kliniken haben sich Kopf-Lupenbrillen mit aufgesetzter Lichtquelle besonders bewährt. Es wird eine 3,5- bis 4-fache Vergrößerung bei einem Arbeitsabstand von 35 cm empfohlen. Gute Lupenbrillen haben ein großes Gesichtsfeld und ermöglichen eine ausgezeichnete Tiefenschärfe. Je besser feine Strukturen durch den Operateur erkannt werden, umso besser kann er diese auch

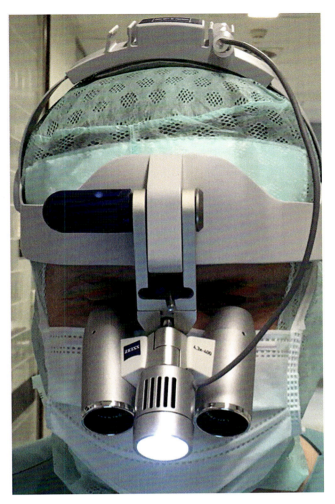

◘ Abb. 3.14 Kopflupenbrille mit Lichtaufsatz und 4-facher Vergrößerung bei einem Arbeitsabstand von 35 cm

wieder rekonstruieren. Sind mikroskopische Rekonstruktionen erforderlich, muss ein Operationsmikroskop verwendet werden (◘ Abb. 3.14).

Handfixation

Die subtile atraumatische Operationstechnik an den feinen Strukturen der Hand ist nur dann möglich, wenn das Operationsfeld dem Operateur gut zugänglich ist und ruhig und stabil gelagert ist. Bei Operationen an den Fingern, der Hohlhand und im Bereich der Beugesehnen wird die Lagerung auf Handlagerungsplatten erleichtert. Besonders günstig ist es, wenn diese strahlendurchlässig sind, um intraoperative Röntgendurchleuchtungen durchführen zu können. Wichtig ist bei der Lagerung, dass der Handrücken gegenüber der Lagerungsplatte durch ein Tuch beziehungsweise eine weiche Unterlage gegen Druckstellen geschützt ist (◘ Abb. 3.15).

Manchmal ist eine Fingerextension oder Handgelenkextension notwendig. Bei Operationen an den Fingern wird ein 3-0 monofiler Faden durch die Finger-

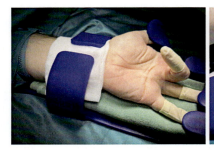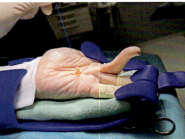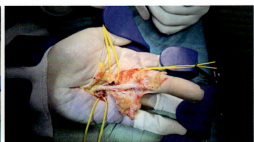

◘ **Abb. 3.15** Handfixation mit röntgenstrahlendurchlässiger Lagerungshilfe

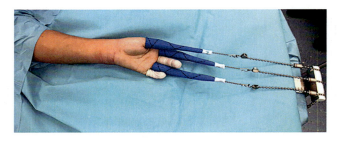

◘ **Abb. 3.16** Extension der Hand mit Fingerextensionshülsen und Zugfedern. (Aus Leixnering et al. 2020)

kuppe gestochen und ein sanfter Zug ausgeübt. Wird ein größerer Zug an der Hand und am Handgelenk benötigt, wie bei Handwurzel- oder Handgelenkoperationen, wird ein Zug von 3–4 kg über Fingerextensionshülsen ausgeübt. Dazu wird ein Extensionsbügel an den Operationstisch montiert. Der Thorax des Patienten wird gegen das Herausrutschen mit einem gepolsterten Operationstischbacken gegengehalten (◘ Abb. 3.16).

3.2.2 Vertikale Lagerung

Bei einigen handchirurgischen Operationen eignet sich die vertikale Lagerung besser. Der Patient liegt in Rückenlage auf dem Operationstisch, der zu operierende Arm wird über ein sogenanntes Galgensystem in eine vertikale Position gebracht. Dazu werden nach der Vierfachdesinfektion über Daumen, Zeige- und Mittelfinger sterile Fingerextensionshülsen aus Kunststoff oder Metall gesteckt. Unter Zug ziehen sich diese Hülsen zusammen und können nicht mehr herunterrutschen. Diese 3 Hülsen werden dann in den sterilen Ausleger des abgewinkelten Extensionsgalgens eingehängt. Mit einem dazwischen geschalteten, ebenfalls sterilen Kugelgelenk kann dann die Hand in verschiedene Positionen gedreht werden.

Eine alternative, etwas bessere Aufhängungsmöglichkeit ist eine steril zur Verfügung gestellte Fingerextensionsplatte, an der die 3-gliedrigen Finger mit kleinen Kunststoffbacken gegen ein Wegrutschen fixiert werden.

Um nun die zusätzlich gewünschte Extension zu erzielen, wird über die Oberarmblutsperre ein Gurt gelegt und daran ein Extensionsgewicht von 4 kg eingehängt. Der Handauslagerungstisch wird noch zusätzlich an den Operationstisch montiert, wodurch die Operationsposition von vertikal auf horizontal gewechselt werden kann, ohne neuerlich abdecken zu müssen.

Mit sterilen Tüchern wird das gesamte Operationsfeld inklusive des Handtisches abgedeckt.

Vor allem arthroskopische Operationen werden bevorzugt im Hängen durchgeführt. Die Extension ist dabei sehr hilfreich, und der Operateur steht kopfwärts vor dem hängenden Unterarm und kann ohne Einschränkungen die athroskopische Operation durchführen.

Diese Lagerung wird auch bei einigen anderen handchirurgischen Operation bevorzugt verwendet. So ist es wesentlich leichter, eine gedeckte Reposition und perkutane Bohrdrahtung am 1. Mittelhandknochen durchzuführen. Durch die angelegte Extension reponiert sich die Fraktur fast von selbst. Weitere Indikationen für diese Lagerung sind gedeckte Bohrdrahtungen der Mittelhandknochen, aber auch operativ mit Bohrdrähten zu versorgende Epiphysenlösungen. Der für diese Techniken benötigte Bildwandler wird am gesamten C-Arm steril abgedeckt und von fußwärts in sagitaler Ebene und leicht eingeneigt positioniert (◘ Abb. 3.17).

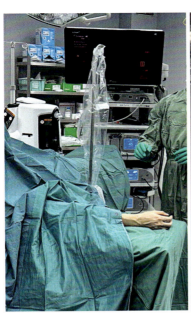
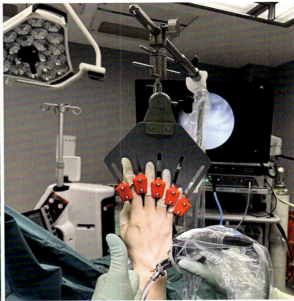

Abb. 3.17 Lagerung in vertikaler Extension

3.3 Zugangswege

Bei der Wahl der Schnittführungen zu den jeweilig darzustellenden Operationsarealen sind ganz allgemein 6 Gesichtspunkte zu berücksichtigen:
- die Blutversorgung der Haut
- die Richtung des Wundverlaufes im Hinblick auf die Vermeidung von Narbenkontrakturen, bei Kindern zusätzliche Berücksichtigung des weiteren Wachstums
- die Exploration der zu erwartenden Narben für spätere mechanische Belastungen
- die gestörte Sensibilität in der Umgebung der Wunde bei weiterer Unterminierung
- die Vermeidung des direkten Übereinanderliegens einer Sehnen-, Nerven- oder Gefäßnaht mit der Wunde beziehungsweise Narbe durch lappenbildende Schnitte
- die durch die Schnittführung zu erreichende Übersichtlichkeit des Operationsfeldes

Insgesamt müssen die Schnittführungen unter Berücksichtigung dieser Gesichtspunkte so gewählt werden, dass ohne Quetschung des Wundrandes eine gute Übersicht des Operationsfeldes möglich ist. Wegen der überwiegend von proximal nach distal und teilweise von der Tiefe zur Oberfläche hin verlaufenden Blutversorgung wird die Hauptrichtung der Schnittführung im Allgemeinen im Längsverlauf sein. Narben werden in die neue Schnittführung mit einbezogen, wodurch eine Beeinflussung der Blutversorgung der benachbarten Hautbezirke zu erwarten ist. Ist es nicht möglich, die bestehenden Narben in die Schnittführung einzubeziehen, so sollten sie unter dem Gesichtspunkt der möglichst geringen Störung der Durchblutung der Haut gesetzt werden.

Wegen der Gefahr der Narbenkontraktur dürfen Fingergelenkbeugefurchen, Hand- und Handgelenkbeugefurchen nicht senkrecht überkreuzt werden. Die korrekte Verlaufsrichtung der Hautschnitte bei beugeseitigen handchirurgischen Eingriffen sollte zickzackförmig sein (Schnittführung nach Bruner).

Operationen an der Streckseite sollten durch gerade Zugänge durchgeführt werden. An den MP- und PIP-Gelenken können in Ausnahmesituationen auch leicht bogenförmige Hautschnitte zur Anwendung kommen.

Liegen durch ein Trauma ungünstige Wundrichtungen vor, die zu einer Narbenkontraktur und Bewegungseinschränkung führen könnten, sollen bereits primäre Z-Plastiken angewandt zum Einsatz kommen, um die Haut entsprechend umzulagern.

Eine weitere Möglichkeit des Zugangs insbesondere zu den ulnaren und radialen Seiten vom Grund- und Mittelglied sind mittseitliche Schnitte. Dieser Bereich ist weder bei der Streckung noch bei der Beugung einer nennenswerten Spannung ausgesetzt, sodass sich diese Schnittführung bei mit frühzeitiger Mobilisierung verbundenen Operationen wie Teno- und Arthrolysen besonders bewährt hat.

Bei Kindern und Jugendlichen sollten überwiegend zickzackförmige Schnitte verwendet werden.

In den folgenden Abschnitten werden die wichtigsten von den Autoren bevorzugten Zugangswege beschrieben. Es gibt natürlich noch eine Vielzahl zusätzlicher Zugangswege, die in den folgenden Kapiteln noch exakt beschrieben werden.

3.3.1 Handgelenk

Dorsaler Zugang zur Speiche

Die Indikationen für die Anwendung eines dorsalen Zugangs am Handgelenk sind sowohl Weichteilveränderungen, wie Sehnenrekonstruktionen und Synovialektomien, als auch entzündliche Prozesse und rheumatische Veränderungen.

Bei Operationen an der Speiche sind die Indikationen für einen dorsalen Zugang vor allem die Rekonstruktion der dorsalen Frakturfragmente, der Speichenlippe und Revisionen am distalen Radioulnargelenk zu erwähnen (Abb. 3.18).

Es gibt gewisse Grundsätze, die zur Planung der Hautschnitte angewendet werden sollten. Insbesondere werden streckseitig vor allem gerade Zugänge verwendet, wodurch weitgehend die Venenabflüsse, der Lymphabfluss und die Nervenstrukturen geschont werden. Anatomische Leitstrukturen zur Schnittführung sind der Processus styloideus radii, das Tuberculum Listeri und das Caput ulnae.

Dorsaler Zugang zum Karpus

In Höhe der proximalen Handwurzelreihe hat sich eine von proximal nach distal radial leicht bogenförmig geschwungene Schnittführung bewährt. Diese findet vor allem bei der minimalinvasiven Proximal-Row-Karpektomie Anwendung.

Bei Handgelenkarthrodesen kann die rein gerade über das Handgelenk geführte Hautinzision gewählt werden.

Nervenäste des Ramus superficialis des N. radialis und N. ulnaris sollten immer subtil geschont werden (Abb. 3.19).

Palmarer Zugang zur Speiche

Die Indikationen für die Anwendung eines palmaren Zugangs am Handgelenk sind überwiegend notwendige rekonstruktive Verfahren an der Speiche, der Elle und am Karpus (Abb. 3.20).

Aber auch Weichteiloperationen an den Nerven in Höhe des Handgelenks wie beim Karpalanalsyndrom und dem Syndrom der Kompression des N. ulnaris in der Loge de Guyon bedürfen eines palmaren Operationszugangs.

Weiters müssen Sehnenrekonstruktionen, Synovialektomien und entzündliche Prozesse sowie rheumatische Veränderungen als Indikationen erwähnt werden.

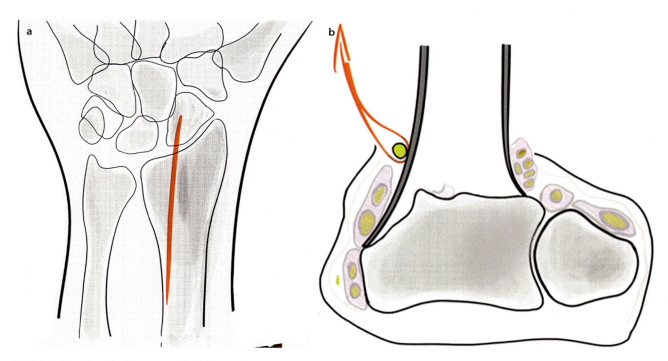

Abb. 3.18 Dorsaler Zugang zur Speiche zur Versorgung der dorsalen Kantenfragmente und zur Platzierung der dorsalen Platten. (Aus Leixnering et al. 2020)

Instrumente, Lagerung und Zugangswege

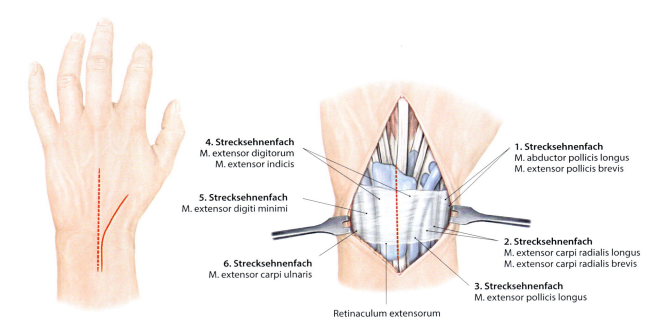

Abb. 3.19 Dorsaler Zugang zum Karpus zur Versorgung der SL-Bandverletzungen und der Proximal-Row-Karpektomie. Bei Verlängerung des Hautschnittes nach proximal kann auch eine Denervation des Ramus interosseus posterior ermöglicht werden. (Verändert nach Lüring und Tingart 2015)

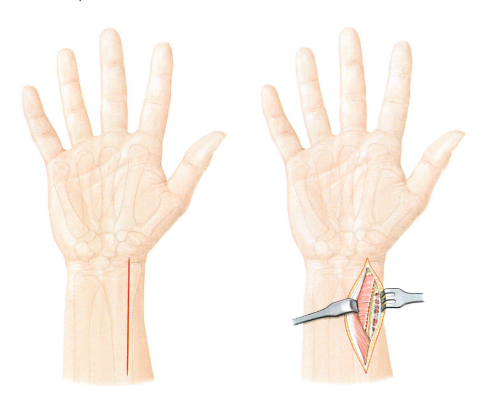

Abb. 3.20 Palmarer Zugang zur Speiche. (Verändert nach Leixnering et al. 2020)

- **Erweiterte palmare Schnittführung**

Siehe ◘ Abb. 3.21.

Palmarer Zugang zur Elle

Die Schnittführung erfolgt vorerst gerade proximal der Handgelenkbeugefurche und wird dann über der Gelenkfurche nach radial abgewinkelt und verläuft dann wieder gerade nach distal. Sehr gut können von diesem Zugang der N. ulnaris und die begleitenden Gefäße dargestellt werden

- **Schnittführung zur Loge de Guyon**

Siehe ◘ Abb. 3.22.

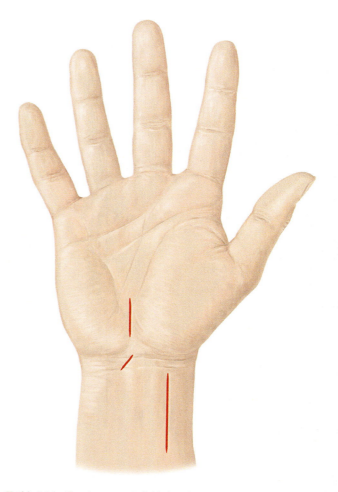

◘ **Abb. 3.21** Erweiterungsmöglichkeiten des palmaren Standardzugangs nach proximal und distal. (Verändert nach Lüring und Tingart 2015)

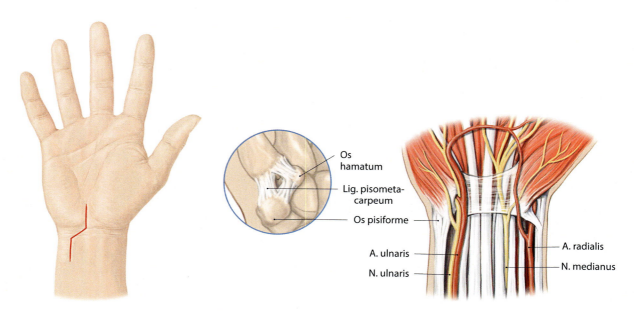

◘ **Abb. 3.22** Palmarer Zugang zur Elle, zur Loge de Guyon und zum Pisotriquetralgelenk. (Verändert nach Lüring und Tingart 2015)

3.3.2 Mittelhand

Dorsaler Zugang

Meist ergeben sich die Inzisionen aus den patientenspezifischen Situationen. Längsinzisionen haben sich sehr bewährt. Somit wählen wir nun auch den Zugang zu den Mittelhandknochen ganz gerade und verwenden über dem MP-Gelenk im Gegensatz zur Beugeseite einen geraden Zugang.

Ausnahmsweise kommt der quere Zugang über den Metakarpophalangealgelenken bei rheumatoiden Veränderungen und eventuell notwendigem Gelenkersatz zur Anwendung.

Nach der Inzision muss meist nur auf die subkutanen Venen geachtet werden, die in der Regel ligiert werden können. Unterhalb dieser Schicht finden sich dann die Strecksehnen und die Connexus intertendinei (◘ Abb. 3.23).

Palmarer Zugang zur Hohlhand

Die Indikationen zur Eröffnung der Hohlhand sind überwiegend Beugesehnensynovialektomien, offene Revisionen des N. medianus, Revisionen der Thenar- und Hypothenarmuskulatur. Auch beugeseitige Infektionen müssen über einen palmaren Zugang versorgt werden (◘ Abb. 3.24).

3.3.3 Palmarer Zugang zum Kahnbein

Der palmare Zugang zum Kahnbein erfolgt über eine 4 cm lange Inzision. Sie beginnt 2 cm proximal der Handgelenkbeugefurche und wird dann distal leicht nach radial abgewinkelt. Die Flexor-carpi-radialis-Sehne wird nach radial weggehalten. Darunter wird die Handgelenkkapsel längs gespalten. Das Radioskaphoidalgelenk wird eröffnet, und man kann einwandfreien Einblick auf das Kahnbein gewinnen (◘ Abb. 3.25).

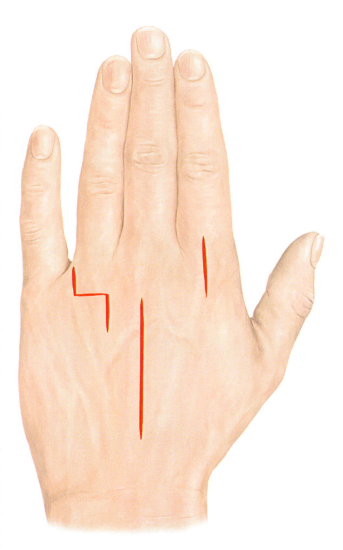

◘ **Abb. 3.23** Dorsale Zugangswege zur Mittelhand und zu den MP-Gelenken. (Verändert nach Lüring und Tingart 2015)

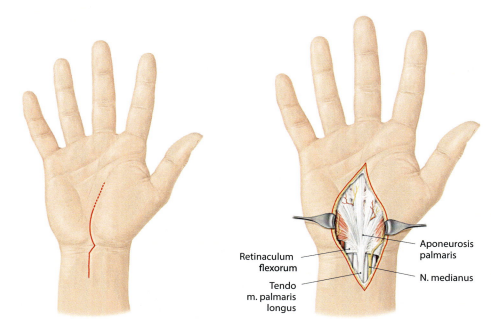

Abb. 3.24 Palmarer Zugang zur Hohlhand. (Verändert nach Lüring und Tingart 2015)

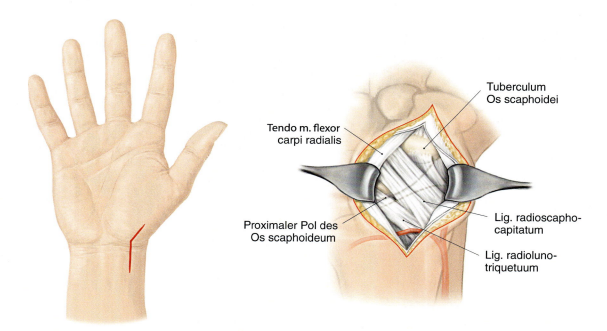

Abb. 3.25 Palmarer Zugang zum Kahnbein. (Verändert nach Lüring und Tingart 2015)

3.3.4 Zugang zum Daumensattelgelenk

Bevorzugt wird eine gerade 4 cm lange radialseitig liegende direkt über dem Sattelgelenk und der Extensor-pollicis-brevis- und Abductor-pollicis-longus-Sehne gesetzte Hautinzision. Die hier sehr nahe laufenden oberflächlichen Hautnerven müssen strikt geschont werden. Der Zugang zum Sattelgelenk erfolgt dann zwischen den beiden Sehnen und unter Eröffnung der Gelenkkapsel (◘ Abb. 3.26).

3.3.5 Dorsoradialer Zugang zum 1. Strecksehnenfach

Der Zugang zum 1. Strecksehnenfach erfolgt nach großer Operationserfahrung nun nur mehr mit einer geraden 3 cm langen Inzision. Nach vorsichtiger vollständiger Durchtrennung aller Hautschichten wird durch Verschieben der Haut der in unmittelbarer Nähe liegende Ramus superficialis N. radialis zur Darstellung gebracht. Er wird nicht präpariert, da nur oberflächliche Spannungen durch Weghalten desselben zu unangenehmen, manchmal auch irreversiblen Nervenschädigungen führen können. Unter Sicht des Nervs wird dann direkt auf das erste Sehnenscheidenfach präpariert und dieses mit einem geraden Hautschnitt vollständig eröffnet. Im Sehnenfach selbst wird dann noch nach einem etwaigen akzessorischen Sehnenfach mit einer Sehne gesucht und gegebenenfalls gespalten (◘ Abb. 3.27).

3.3.6 Finger

Dorsaler Zugang zu den Fingergrundgelenken

Nach querer Inzision über den MP-Gelenken (vorwiegend bei Rheumatikern) wird vorsichtig unter Schonung der oberflächlichen Hautäste zu den Strecksehnen präpariert. Der Streckapparat wird ulnarseitig gelöst, die Kapsel eröffnet, und man kann einen ausgezeichneten Einblick in das Gelenk gewinnen. Es kann eine subtile Synovialektomie durchgeführt werden. Alle rekonstruktiven Eingriffe am Gelenk können ebenfalls bei ausgezeichneter Sicht erfolgen (◘ Abb. 3.28).

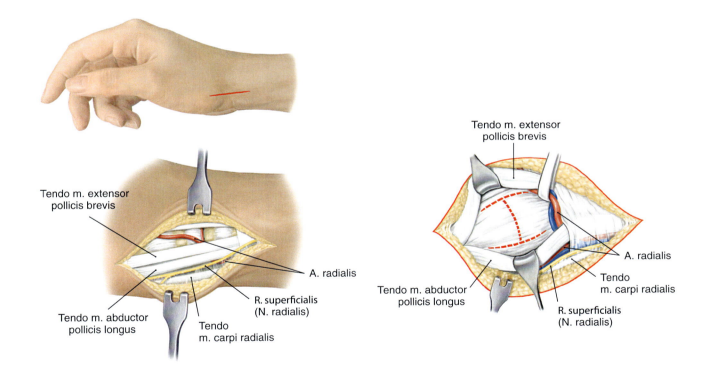

◘ Abb. 3.26 Zugang zum Daumensattelgelenk. (Verändert nach Lüring und Tingart 2015)

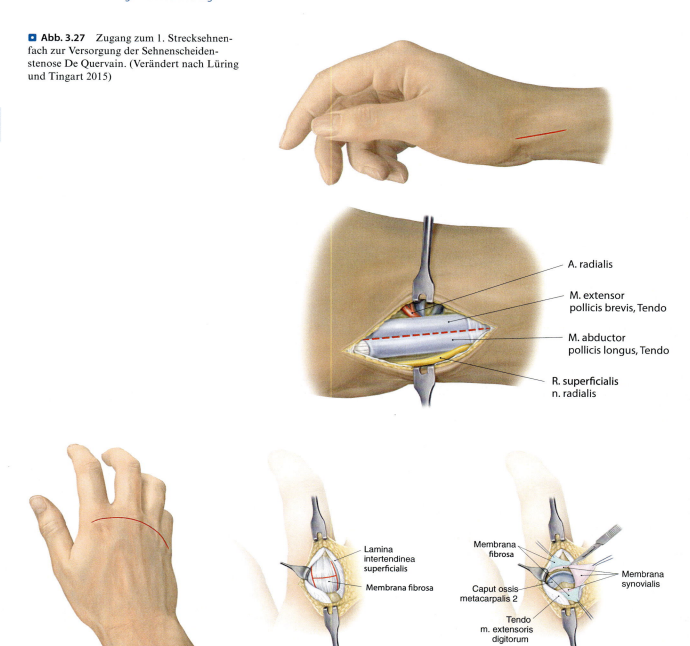

◘ **Abb. 3.27** Zugang zum 1. Strecksehnenfach zur Versorgung der Sehnenscheidenstenose De Quervain. (Verändert nach Lüring und Tingart 2015)

◘ **Abb. 3.28** Streckseitiger Zugang zu den MP-Gelenken und Erweiterungsmöglichkeit nach ulnar. (Verändert nach Lüring und Tingart 2015)

Dorsaler Zugang zu den Fingermittelgelenken

Der Zugang zu den PIP-Gelenken erfolgt über einen geraden streckseitigen Hautschnitt. Dadurch werden alle längsverlaufenden Venen und Hautnerven geschont und somit eine postoperative reaktive Schwellung verhindert. Der Tractus intermedius wird nun ebenfalls längs inzidiert, und somit kann unter Aufspreizen der beiden gebildeten Tractusstreifen Einblick auf das Gelenk gewonnen werden. Alternativ kann zwischen Tractus intermedius und laterales eingegangen und so das Gelenk eröffnet werden (◘ Abb. 3.29).

Dorsaler Zugang zum Fingerendgelenk

Über diesen Zugang wird überwiegend das DIP-Gelenk, besonders die Trochlea und die Basis des Endgliedes zur Darstellung gebracht. Die streckseitige H-Inzision wird gegenüber der bogenförmigen S-förmigen Inzision der Vorzug gegeben. Radial- und ulnarseitig sollen die oberflächlichen und dünnen Gefäße geschont werden. Unter Sicht, aber auch unter Verwendung eines Bildwandlers kann dann eine knöcherne Sehnenrefixation erfolgen. Dieser Zugang wird auch für eine Arthrodese des Endgelenks verwendet. Wird nur ein distaler Lappen gebildet, können auch dorsale Ganglien entfernt werden (◘ Abb. 3.30).

Palmarer Zugang zum dreigliedrigen Finger

Bei geplanten Eingriffen an der Beugeseite der dreigliedrigen Finger erfolgt eine Inzision nach Bruner, die jeweils weit radial und ulnarseitig in Höhe der PIP- und DIP-Gelenke abgewinkelt werden. Erfolgt die Schnittumlenkung nicht exakt in Höhe der aus seitlicher Ansicht zu erkennenden Verbindungslinie der PIP und DIP-Gelenkfurchen und wird zu weit palmar gesetzt, besteht die Gefahr der Ausbildung einer längsgestellten Narbe und der folglichen Kontraktur. Die perioperativ gebildeten Hautläppchen werden mit Haltefäden angeschlungen und weichteilschonend zur Seite gehalten. Die Präparation muss in den Lappenecken aufgrund der knapp verlaufenden Gefäß-Nerven-Bündel sehr vorsichtig durchgeführt werden. Sind alle Hautlappen zur Seite gehalten, kann ein ausgezeichneter Einblick auf die Beugesehnenscheide, die Ringbänder und dann weiter in der Tiefe auf die Beugesehnen gewonnen werden (◘ Abb. 3.31).

Liegt durch eine Verletzung eine längsgestellte Wunde vor, muss eine subtile, gut überlegte zusätzliche Schnittführung und Bildung von Hautläppchen so umgelenkt werden, dass keine längs gelenkübergreifende Narbe entstehen kann (◘ Abb. 3.32).

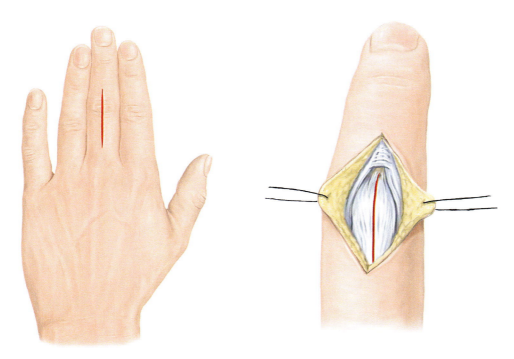

◘ **Abb. 3.29** Streckseitiger Zugang zum PIP-Gelenk. (Verändert nach Lüring und Tingart 2015)

Abb. 3.30 Streckseitiger Zugang zum DIP-Gelenk. (Verändert nach Lüring und Tingart 2015)

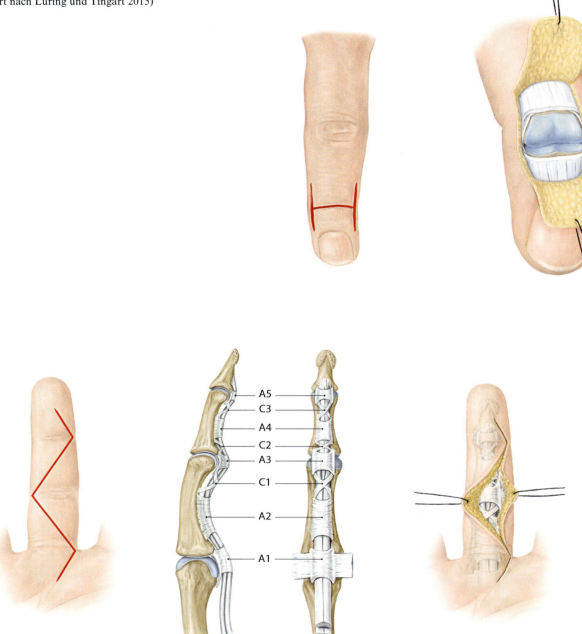

Abb. 3.31 Beugeseitiger Zugang zu den Grund-, Mittel- und Endgelenk nach Bruner. (Verändert nach Lüring und Tingart 2015)

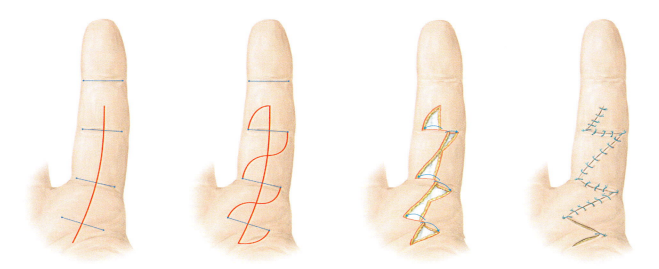

Abb. 3.32 Erweiterungsmöglichkeiten des geraden beugeseitigen Zugangs zu Grund-, Mittel- und Endglied. (Verändert nach Lüring und Tingart 2015)

Abb. 3.33 Zugangswege zur Arthroskopie. (Verändert nach Lüring und Tingart 2015)

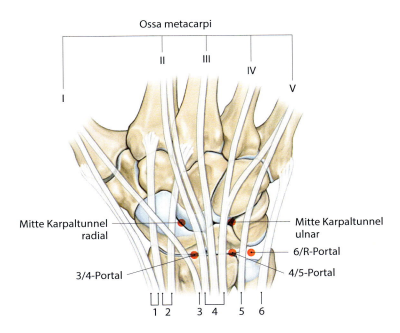

3.3.7 Arthroskopische Standardzugänge zum Handgelenk

Die Arthroskopie des Handgelenks erfolgt von dorsal im vertikalen Zug mit 4 kg. Die häufigste Indikation stellt die Discus-triangularis-Verletzung dar. Die arthroskopischen Techniken ermöglichen über die Standardzugänge nicht nur eine exakte Diagnosefindung, sondern auch eine adäquate arthroskopische Therapie. Die Einteilung der möglichen Zugänge erfolgt entsprechend den 6 Strecksehnenfächern. Als Standardzugänge haben sich der sogenannte 3-4-Zugang für den Kamerazugang und der 6R-Zugang als Arbeitskanal etabliert. Je nach Pathologie werden dann noch die radialen und ulnaren medikarpalen Zugänge gesetzt (◘ Abb. 3.33).

Literatur

Berguer R, Hreljac A (2004) The relationship between hand size and difficulty using surgical instruments: a survey of 726 laparoscopic surgeons. Surg Endosc 18(3):508–512. https://doi.org/10.1007/s00464-003-8824-3

Leixnering M, Rosenauer R, Pezzei C et al (2020) Indications, surgical approach, reduction, and stabilization techniques of distal radius fractures. Arch Orthop Trauma Surg 140:611–621. https://doi.org/10.1007/s00402-020-03365-y

Liehn M, Lengersdorf B, Steinmüller L, Döhler R (Hrsg) (2020) OP Handbuch, 7. Aufl. Springer, Berlin/Heidelberg. ISBN 978-3-662-61100-5

Lüring C, Tingart M (2015) Operative Zugangswege in Orthopädie und Unfallchirurgie. Springer, Berlin. SBN 978-3-642-38264-2 10.1007/978-3-642-38265-9, ISBN 978-3-642-38265-9 (eBook)

Klinische Untersuchung von Handgelenk und Hand

Ulrich Frank

Inhaltsverzeichnis

4.1	Einleitung – 72	
4.2	Anamnese und Inspektion – 72	
4.3	Prüfung der Hand- und Fingergelenkbeweglichkeit – 72	
4.4	Palpation des Handgelenks – 73	
4.5	Palpation der Fingergelenke – 73	
4.6	Radiokarpaler Handgelenkschmerz – 73	
4.6.1	Tabatière-Druckschmerz (Abb. 4.3) – 74	
4.6.2	ANA-Manöver – 74	
4.6.3	Scapho-Trapezio-Trapezoidal-Test (STT) (Abb. 4.4) – 74	
4.6.4	Skaphoid-Verschiebetest nach Watson (Abb. 4.5) – 75	
4.6.5	Finger Extension Test – 75	
4.7	Ulnarseitiger Handgelenkschmerz – 76	
4.7.1	TFCC – 76	
4.7.2	Distales Radioulnargelenk (DRUG) – 78	
4.7.3	Extensor-carpi-ulnaris-Sehne (ECU) – 79	
4.7.4	Lunotriquetrales Gelenk (LT-Gelenk) – 79	
4.8	Mediokarpaler Handgelenkschmerz – 82	
4.9	Extraartikuläre Ursache von Handgelenkschmerzen – 82	
4.10	Spezifische Handtests – 83	
4.10.1	Perfusionsstörungen der Hand – 83	
4.10.2	Läsion des N. medianus – 83	
4.10.3	Läsion des N. ulnaris – 83	
4.10.4	Läsion des N. radialis – 84	
4.10.5	Läsion des Sehnenapparats – 84	
4.11	Zusammenfassung – 85	
	Literatur – 85	

© Der/die Herausgeber bzw. der/die Autor(en), exklusiv lizenziert an Springer-Verlag GmbH, DE, ein Teil von Springer Nature 2024
C. K. Spies et al. (Hrsg.), *Expertenwissen Handchirurgie*, https://doi.org/10.1007/978-3-662-68413-9_4

4.1 Einleitung

Auch in der Handchirurgie nimmt die bildgebende Diagnostik einen immer größeren Stellenwert ein; die eminent wichtige klinische Untersuchung verliert mehr und mehr an Bedeutung. In diesem Kapitel sollen, mit Blick auf die Anatomie, Untersuchungstechniken und Provokationstests vorgestellt werden. Der Anspruch auf Vollständigkeit in Bezug auf die Vielzahl der in der Literatur aufgeführten Tests wird nicht gestellt. Sie können systematisch in die Sprechstunde eingebaut werden und sparen einerseits Zeit und machen andererseits kostenintensive Bildgebung teilweise überflüssig. Ein gutes Beispiel ist die Evaluation der Verletzung des ulnaren Seitenbands am Daumengrundgelenk („Skidaumen"). Der Nachweis einer pathologischen Aufklappbarkeit im Seitenvergleich ist als dynamische Untersuchung der statischen MR-Tomografie überlegen; letztere muss dann nur noch in Ausnahmefällen eingesetzt werden.

4.2 Anamnese und Inspektion

Schmerzen und Beschwerden des Handgelenks und der Hand können akut-traumatischer, chronisch-degenerativer oder autoimmun induzierter/entzündlicher Art sein. Im Rahmen eines Sturzes auf das Handgelenk müssen radialseitig primär eine Fraktur des Radius oder des Skaphoids und eine Verletzung des skapholunären (SL)-Bands ausgeschlossen werden. Ulnarseitig stehen im Vordergrund die Verletzungen des triangulären fibrokartilaginären Komplexes (TFCC), des lunotriquetralen (LT)-Bands oder des extrinsischen Bandapparats, seltener Frakturen des Triquetrums oder des Hamulus ossis hamati. An der Hand ist aufgrund der Trias Bewegungseinschränkung, Schmerz und Schwellung der Verdacht auf eine Fraktur schnell zu stellen und kann mit einer Röntgenaufnahme verifiziert werden. Eine Computertomografie ist teilweise zur weiterführenden Diagnostik sinnvoll. Schwieriger sind Bandverletzungen zu beurteilen, besonders dann, wenn die Patienten sich zeitverzögert vorstellen und eine Defektheilung bereits eingesetzt hat. Ein „Klassiker" der Handsprechstunde ist der radiodorsale Handgelenkschmerz ohne erinnerliche Verletzung. Besonders häufig sind junge Frauen mit Laxität des Bandapparates betroffen. Differenzialdiagnostisch müssen eine SL-Bandruptur und eine Lunatumnekrose ausgeschlossen werden. Hier ist die MRT-Untersuchung das Mittel der Wahl, um die Diagnose zu bestätigen. Tritt ein Handgelenkganglion beim älteren Patienten auf, ist der Nachweis zu erbringen, ob das Ganglion Symptom oder Ursache der Beschwerden ist.

Chronisch-degenerative Schädigungen im Bereich des Handgelenks und der Hand gehen häufig mit deutlich sichtbarer Schwellung und schmerzhafter Bewegungseinschränkung einher. Ursächlich ist meist die mehr oder weniger stark ausgeprägte Arthrose bei karpalem Kollaps („SLAC/SNAC wrist"). Im Bereich der Finger stellt die Untersuchung der chronisch verletzten Bandstrukturen an den Gelenken sowie am Sehnenapparat eine besondere Herausforderung dar. Erkrankungen aus dem rheumatischen Formenkreis betreffen Handgelenk und Fingergelenke sowie den Sehnenapparat häufig gleichzeitig. Gerade bei diesen Patienten ist die Zusammenarbeit zwischen Rheumatologie und Handchirurgie von besonderer Bedeutung.

4.3 Prüfung der Hand- und Fingergelenkbeweglichkeit

Die klinische Untersuchung sollte mit der Dokumentation des passiven und aktiven Bewegungsumfangs an beiden Handgelenken und den Fingergelenken beginnen. Die Beurteilung der Messungen erfolgt weniger am Absolutwert der Beweglichkeit, sondern vielmehr in Relation zum kontralateralen, nicht betroffenen Hand- und Fingergelenk.

▪ Handgelenk

Bei 90°-Beugung des Ellenbogens werden Flexion und Extension mit dem Goniometer ermittelt. Radial- und Ulnarduktion erfolgen in Pronationsstellung; es wird der Winkel zwischen Unterarmlängsachse und der Achse des 3. Mittelhandknochens gemessen. Zur Messung der Pronation und Supination legt der Patient bei 90° flektierten Ellenbogen beide Unterarme an den Brustkorb an.

Folgende Werte sind als physiologisch zu betrachten (◘ Tab. 4.1):

Zum Vergleich dienen die Messwerte des gesunden kontralateralen Handgelenks: ist der Bewegungsumfang auch dort eingeschränkt, ist die von den Normwerten abweichende Beweglichkeit nicht pathologisch. Grobkraft und Schlüsselgriffkraft werden mit dem Dynamometer in Neutralstellung des Handgelenks ermittelt.

◘ **Tab. 4.1** Physiologischer Bewegungsumfang am Handgelenk

Extension/Flexion	Ulnar-/Radialduktion	Pronation/Supination
60-0-50°	35-0-20°	80-0-80°

Fingergelenke

Der Bewegungsumfang lässt sich zeitsparend dadurch ermitteln, ob der volle Faustschluss und die komplette Fingerstreckung erreicht werden. Beugedefizite können durch die Messung des NRDH (Distanz Nagelrand – distale Hohlhandbeugefurche), Streckdefizite durch den NRVH (Nagelrand – verlängerte Handrückenebene) dokumentiert werden (Angabe in cm). Gesunde Fingergelenke erreichen im Grundgelenk E/F 0-0-80°, im Mittelgelenk 0-0-110°, im Endgelenk 0-0-60°. Defizite in einzelnen Gelenken können durch Hypermobilität in den angrenzenden Gelenken oft ausgeglichen werden.

4.4 Palpation des Handgelenks

Radialseitig ist am Übergang distaler Unterarm – Handgelenk der Processus styloideus radii zu ertasten. Unmittelbar distal davon liegt der radioskaphoidale Gelenkspalt. Bei Daumenabduktion wird die Tabatière sichtbar (Beschreibung der Tabatière siehe unten: „Tabatière-Druckschmerz"). Ulnarseitig liegt der Ellenkopf mit dem Proc. styloideus ulnae als Endausläufer. In Pronation des Handgelenks ist er weit palmar gelegen, mit zunehmender Supination nimmt er eine mehr dorsale Lage ein. Distal des Prozessus liegt der Discus triangularis (□ Abb. 4.1). Palmarseitig findet sich in Höhe der Raszetta unmittelbar radial der tastbaren Sehne des M. flexor carpi radialis (FCR) der proximale Skaphoidpol und die A. radialis. Ebenfalls in Höhe der Raszetta, jedoch ulnarseitig, liegt oberflächennah das gut tastbare Os pisiforme. Etwa 1 cm distal/1 cm radial ist in der Tiefe der Hamulus ossis hamati zu palpieren (□ Abb. 4.2).

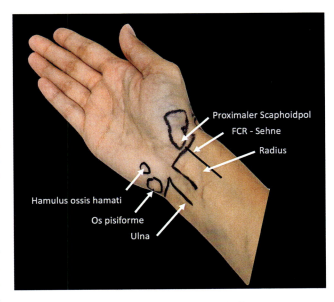

□ **Abb. 4.2** Landmarken Beugeseite Handgelenk

4.5 Palpation der Fingergelenke

Durch Abduktions- und Adduktionsstress können die Festigkeit und Integrität der radialen und ulnaren Kollateralbänder geprüft werden. Die Stabilität der dorsalen Kapsel und der palmaren Platte wird durch dorsopalmaren Translationsstress getestet. Besondere klinische Bedeutung haben das ulnare Kollateralband des Daumengrundgelenks und das radiale Kollateralband des Kleinfingergrundgelenks. Ersteres kann bei starkem Abduktionsstress gedehnt oder abgerissen werden; aufgrund des häufigen Verletzungsmechanismus spricht man vom „Skidaumen". Da die Voraussetzung für eine normale Schlüsselgriffkraft die Integrität dieses Bandes ist, sollte die Refixation angestrebt werden, wenn die Aufklappbarkeit mehr als 20° der gesunden Gegenseite beträgt. Gleiches gilt für das radiale Seitenband des Kleinfingergrundgelenks, da die Adduktion des Kleinfingers im Grundgelenk beeinträchtigt ist und beim kraftvollen Händedruck erhebliche Schmerzen ausgelöst werden.

4.6 Radiokarpaler Handgelenkschmerz

Ist ein akutes Unfallgeschehen dokumentiert, gilt es vorrangig, eine Radiusfraktur, eine Skaphoidfraktur und eine skapholunäre Dissoziation auszuschließen. Relativ leicht ist die Diagnosestellung einer Radiusfraktur durch das konventionelle Röntgen oder CT. Die Skaphoidfraktur ist radiologisch deutlich schwieriger erkennbar, hier schafft die CT-Untersuchung in Längsachse des Skaphoids Klarheit. Die Ruptur oder Teil-

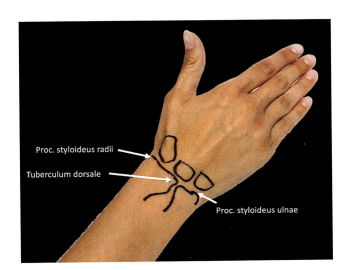

□ **Abb. 4.1** Landmarken Streckseite Handgelenk

ruptur des SL-Bands ist radiologisch und im CT nur bei statischer Instabilität mit Palmarflexion des Skaphoids und breiter SL-Lücke erkennbar. Mit Blick auf die Spätfolgen einer übersehenen Verletzung des Skaphoids oder SL-Bands verweisen Weinzweig und Watson darauf, dass etwa 95 % aller arthrotischen Veränderungen des Handgelenks mit skaphoidalen oder periskaphoidalen Schmerzen einhergehen (Watson und Weinzweig 1997). Folgende Tests, die grundsätzlich an beiden Handgelenken durchgeführt werden müssen, helfen dabei, eine skaphoidale oder periskaphoidale Verletzung oder ihre Spätfolgen aufzuspüren:

4.6.1 Tabatière-Druckschmerz (◘ Abb. 4.3)

Palpatorisch ist das Skaphoid am Boden der Tabatière zu ertasten. Diese Grube wird bei radialer Abduktion des Daumens gut sichtbar durch die Sehnen des I. Strecksehnenfachs radial (M. extensor pollicis brevis/M. abductor pollicis longus) und III. Strecksehnenfachs ulnar (M. extensor pollicis longus) begrenzt. Bei leichtem Druck in die Tabatière lässt sich die A. radialis gut ertasten. Wird durch etwas stärkeren Druck heftiger Schmerz ausgelöst, muss eine Skaphoidfraktur radiologisch ausgeschlossen werden.

4.6.2 ANA-Manöver

Der Patient stellt seine Hand auf die ulnare Kante und führt die Hand leicht nach radial. In dieser Stellung bedeckt der Proc. styloideus radii die Grenze zwischen artikulärer und nicht-artikulärer Fläche des Skaphoids. Der Untersucher drückt auf diese Stelle und führt das Handgelenk nach ulnar. Bei Schmerzauslösung muss differenzialdiagnostisch an eine Skaphoidfraktur oder -pseudarthrose, „SNAC wrist" oder „SLAC wrist" gedacht werden.

4.6.3 Scapho-Trapezio-Trapezoidal-Test (STT) (◘ Abb. 4.4)

Dieser Test sollte immer als Ergänzung zur Untersuchung des Sattelgelenks durchgeführt werden. Obgleich die Sattelgelenkarthrose ungleich häufiger in der Sprechstunde zu sehen ist, sollte eine Mitbeteiligung oder der isolierte Befall des STT-Gelenks ausgeschlossen werden. Das STT-Gelenk liegt ca. 1 cm proximal des Sattelgelenks. Letzteres ist relativ leicht am meist etwas prominenten Rand der Basis des Metakarpale I tastbar.

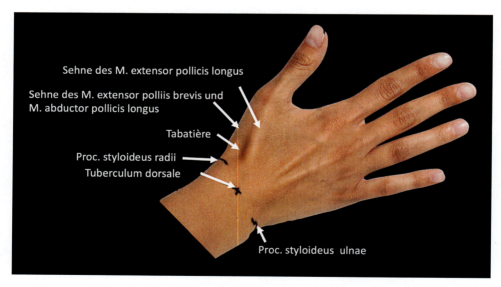

◘ **Abb. 4.3** Tabatière

Klinische Untersuchung von Handgelenk und Hand

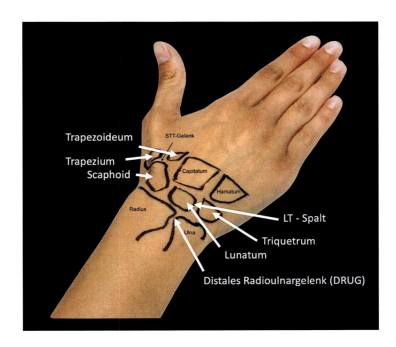

Abb. 4.4 Projektion der Handwurzelknochen auf die Haut

4.6.4 Skaphoid-Verschiebetest nach Watson (Abb. 4.5)

Der dynamische Test ist positiv bei einer gestörten Koppelung zwischen Skaphoid und Lunatum. Der Untersucher drückt mit dem Daumen palmar auf den distalen Skaphoidpol, der Mittelfinger dorsal auf das SL-Band. Die Untersuchung beginnt in Ulnarduktion des Handgelenks (Abb. 4.5a-c). Unter langsamer Radialduktion und kontinuierlichem Druck ist streckseitig Schmerz oder/und ein „Klicken" des Skaphoids auslösbar. Das „Klicken" wird verursacht durch die Subluxation des proximalen Skaphoidpols am dorsalen distalen Radius, ausgelöst durch den Daumendruck des Untersuchers palmar. Die Bedeutung dieses Tests darf nicht überbewertet werden. Wolfe et al. zeigten 1994 eine hohe Anzahl falsch positiver Ergebnisse bei gesunden Probanden und empfehlen deshalb eine dynamische Röntgenuntersuchung (Wolfe und Crisco 1994). Die finale Diagnose wird durch eine hochauflösende MRT (3 Tesla, Mikroskopiespule) oder Arthroskopie gestellt.

4.6.5 Finger Extension Test

In der Sprechstunde bereitet nicht die Diagnose des gut sichtbaren, extrakapsulären streckseitigen Handgelenkganglions Schwierigkeiten, sondern das Erkennen eines intrakapsulären Ganglions. Es entspringt häufig von der Pars dorsalis des SL-Bands und drückt bei entsprechender Größe, die variabel und belastungsabhängig ist, gegen den am Boden des 4. Strecksehnenfachs verlaufenden N. interosseus posterior. Der Test ist einfach: Das Handgelenk des Patienten ist flektiert, die aktive Streckung der Finger wird durch den Untersucher blockiert. Schmerz über dem SL-Spalt richtet den Verdacht auf ein intrakapsuläres Ganglion. Allerdings ist der Test nicht spezifisch, sondern auch positiv bei Verletzung des SL-Bands, bei „SLAC wrist" und Lunatumnekrose.

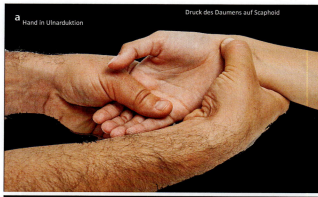
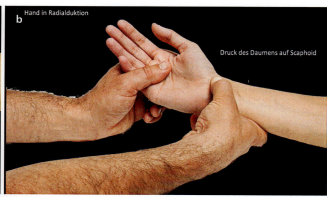
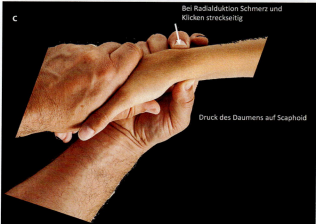

◻ Abb. 4.5 a–c Scaphoidverschiebetest nach Watson

4.7 Ulnarseitiger Handgelenkschmerz

4.7.1 TFCC

Die häufigste Ursache von ulnokarpalem Handgelenkschmerz ist eine Verletzung des TFCC.

Man differenziert folgende Einzelstrukturen: „triangular fibrocartilage" (entspricht dem Discus articularis), „meniscus homologue", dorsales und palmares radioulnares Band, Lig. ulnolunatum, Lig. ulnotriquetrum, Sehnenscheide des M. extensor carpi ulnaris und ulnare Gelenkkapsel. Funktionell bilden diese Strukturen eine Einheit; durch gezielte Tests lässt sich eine Läsion besser eingrenzen.

- **Ulnar Fovea Sign (◻ Abb. 4.6)**

Zunächst wird die Fovea ulnae aufgesucht. Der Patient stellt den Ellenbogen auf den Untersuchungstisch und supiniert das Handgelenk. Die Fovea wird begrenzt durch die FCU-Sehne, Ulna und das Triquetrum. Nach Tay et al. gibt Schmerz über der Fovea einen Hinweis auf eine mögliche Verletzung des Lig. ulnotriquetrum oder einen Abriss der fovealen (tiefen) Insertion des TFCC (Tay et al. 2007). Die Sensitivität wird mit 95 %, die Spezifität mit 86 % angegeben.

- **TFC Shear Test (◻ Abb. 4.7)**

Beschrieben von Berger und Dobyns, beruht dieser Test auf einer passiven Mobilisation des TFCC (Berger und Dobyns 1996). Das Handgelenk steht in Neutralstellung. Der Untersucher presst mit dem Zeigefinger das Os pisiforme nach dorsal, gleichzeitig mit dem Daumen den Ulnakopf nach palmar. Nach den Untersuchungen von LaStayo und Howell ist der Test bei 66 % aller TFCC-Verletzungen positiv (LaStayo und Howell 1995).

- **Ulnocarpal Stress Test nach Nakamura (Nakamura et al. 1997) (◻ Abb. 4.8)**

Das Handgelenk befindet sich in Pronation. Eine Hand des Untersuchers stabilisiert den Unterarm, die andere Hand umfasst die Metakarpalia. Der TFCC wird nun durch 3 Kraftvektoren unter Stress gesetzt: axiale Kraft, Ulnarduktion und Rotation von Pro- zur Supination. Bei einer Verletzung des TFCC wird heftiger Schmerz, manchmal begleitet von einem Schnappen, ausgelöst.

Klinische Untersuchung von Handgelenk und Hand

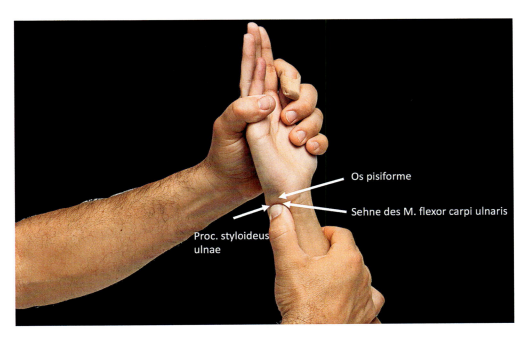

Abb. 4.6   Ulnar Fovea Sign

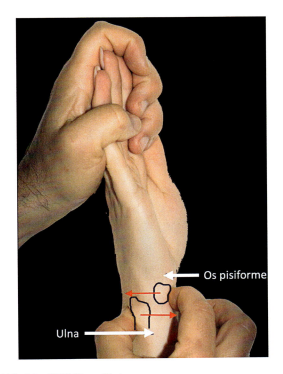

Abb. 4.7   TFC Shear Test

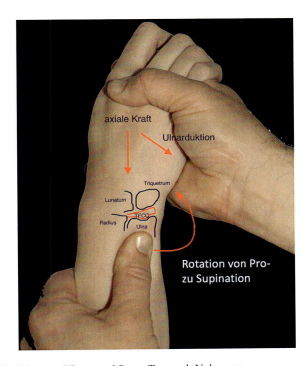

Abb. 4.8   Ulnocarpal Stress Test nach Nakamura

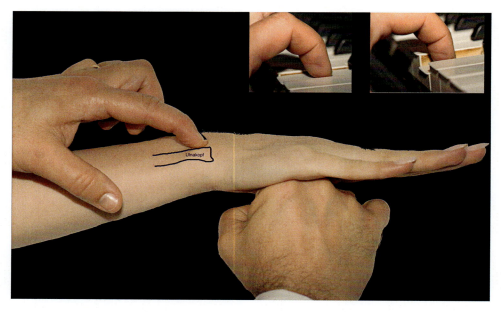

◘ Abb. 4.9 Piano Key-Test

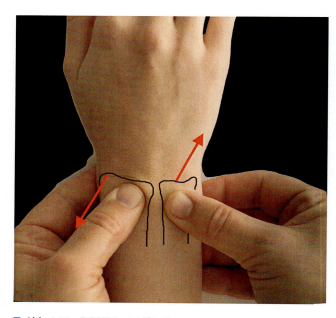

◘ Abb. 4.10 DRUJ Instability Test

4.7.2 Distales Radioulnargelenk (DRUG)

▪ Dimple Sign
Dieser Test deutet auf eine Instabilität hin. Der Patient drückt mit der flachen Hand auf die Tischplatte. Der Ellenkopf kann durch den Bandapparat nicht stabilisiert werden und subluxiert nach palmar; auf der Streckseite des Handgelenks wird ein Grübchen sichtbar.

▪ Piano Key Test (◘ Abb. 4.9)
Ein weiterer Test zum Nachweis einer Instabilität ist der Piano-Key Test. Der Zeigefinger des Untersuchers versucht, den pronierten Ellenkopf nach palmar zu schieben; lässt der Druck nach, springt der Ellenkopf wie eine Klaviertaste nach dorsal.

▪ DRUJ Instability Test (◘ Abb. 4.10)
Das DRUG wird in verschiedenen Positionen einem Stauchungsstress ausgesetzt. Der Ellenkopf wird bei fixiertem Radius nach palmar und dorsal bewegt. In Neutralstellung und Pronation ist eine geringe Beweglichkeit physiologisch, in Supination dagegen darf keine Translation des Ulnakopfes erfolgen. Bei diesem Test ist besonders wichtig, auch die gesunde Gegenseite zu prüfen, um Fehlbeurteilungen zu vermeiden.

▪ Radioulnar Compression Test (◘ Abb. 4.11)
Das Handgelenk steht in Pronation. Löst Druck des Ulnakopfes gegen den fixierten Radius bei gleichzeitiger Drehung in die Supination Schmerz im DRUG aus, liegt nach Cooney et al. im Gelenk ein Hinweis auf arthrotische Veränderungen vor (Cooney et al. 1997). Bei negativem Radioulnar Compression Test, aber positivem Ulnocarpal Stress Test muss differenzialdiagnostisch an ein Impaction-Syndrom gedacht werden: Ein defekter TFCC kann dem Druck des Ulnakopfes nicht widerstehen. In der Folge resultiert zunächst ein Ödem, im fortgeschrittenen Stadium auch ein Knorpelabrieb am Lunatum (◘ Abb. 4.12)

Klinische Untersuchung von Handgelenk und Hand

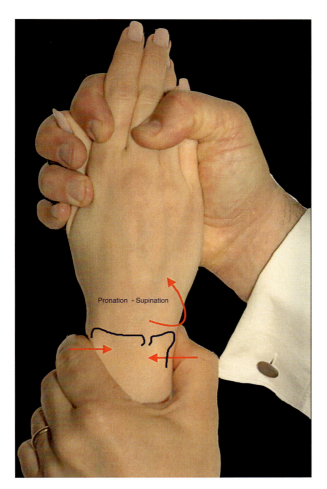

■ Abb. 4.11 Radioulnar Compression

■ Abb. 4.12 Knorpelabrieb am Lunatum

4.7.3 Extensor-carpi-ulnaris-Sehne (ECU)

■ **ECU-Synergy Test (■ Abb. 4.13)**

Das Handgelenk steht in Supination, Daumen und Zeigefinger des Patienten werden vom Untersucher adduziert gehalten. Der Patient muss dann den Daumen gegen Widerstand abduzieren. Liegt eine Synovitis der ECU-Sehne vor, verspürt der Patient deutlichen Schmerz. Die Ursache für den Schmerz liegt nach Ruland und Hogan darin, dass durch eine isometrische Kontraktion des M. abductor pollicis longus ulnarseitig eine reflektorische Anspannung der ECU-Sehne zu beobachten ist; diese löst den Schmerz im entzündeten Sehnenfach aus (Ruland und Hogan 2008).

■ **Heart-Like Test (■ Abb. 4.14)**

Durch diesen Test kann nach Garcia-Elias eine Dislokation der ECU-Sehne im 6. Strecksehnenfach provoziert werden (Garcia-Elias 2015). Die gegeneinander gepressten Hände imitieren die Gestalt eines Herzens und lösen dadurch gleichzeitig eine Flexion, Supination und Ulnarduktion gegen den Widerstand des Handgelenks aus.

4.7.4 Lunotriquetrales Gelenk (LT-Gelenk)

■ **LT-Shear Test (■ Abb. 4.15)**

Mit dem Daumen fixiert der Untersucher das Lunatum, mit dem Zeigefinger das Triquetrum. Wird durch eine dorsopalmare Translationsbewegung Schmerz aus-

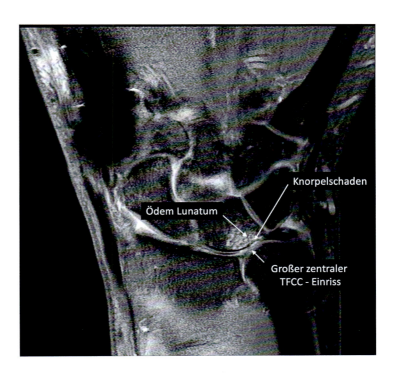

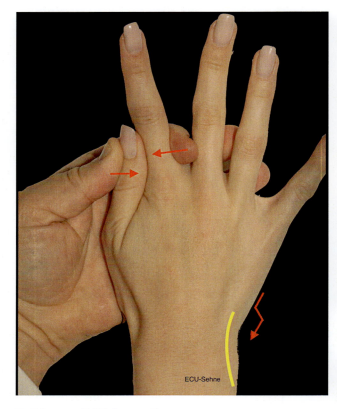

◘ **Abb. 4.13** ECU-Synergy Test

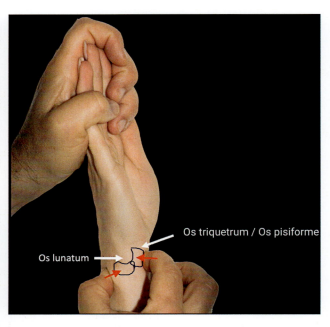

◘ **Abb. 4.15** Lunotriquetral Shear Test

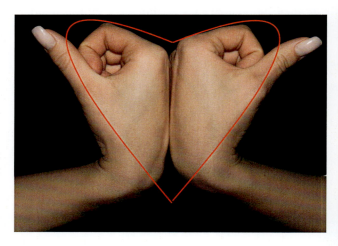

◘ **Abb. 4.14** Heart-Like Test

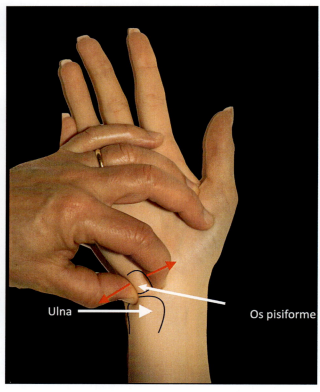

◘ **Abb. 4.16** Pisotriquetral Grind Test

gelöst, besteht der Verdacht auf eine Verletzung des LT-Bands.

- **Os pisiforme: Pisotriquetral Grind Test (◘ Abb. 4.16)**

Daumen und Zeigfinger umgreifen das Pisiforme und verschieben es nach ulnar und radial unter beständigem Druck auf das Triquetrum. Schmerz ist ein Hinweis auf eine Synovitis oder Arthrose im Pisotriquetralgelenk.

- **Hamulus ossis hamate: Hook of the Hamate Pull Test (◘ Abb. 4.17)**

Am Hamulus ossis hamati werden die beiden Beugesehnen des Kleinfingers umgeleitet, um ein besseres Kraftmoment ausüben zu können. Eine Kontraktion

Klinische Untersuchung von Handgelenk und Hand

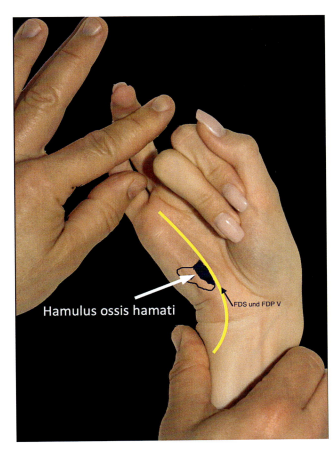

Abb. 4.17 Hook of the Hamate Pull Test

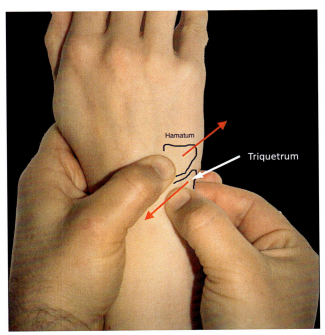

Abb. 4.18 Triquetrohamate Shear Test

der genannten Sehnen löst Druck auf den Hamulus aus. Bei der Untersuchung steht das Handgelenk in Supination und Ulnarduktion. Der Untersucher fixiert Ring- und Kleinfinger in Streckung, der Patient versucht, den Kleinfinger zu beugen. Die isometrische Kontraktion provoziert Schmerz bei Verletzungen des Hamulus (Fraktur, Pseudarthrose).

- **Triquetrum, Hamatum: Triquetrohamate Shear Test** (Abb. 4.18)

Das Handgelenk steht in Pronation und leichter Ulnarduktion. Der Untersucher umfasst mit einer Hand das Hamatum, mit der anderen Hand das Triquetrum und löst eine dorsopalmare Translationsbewegung aus. Der Test ist laut Berger hoch sensitiv und spezifisch bei Chondromalazie des proximalen Hamatumpols (Cooney et al. 1997). Er ist positiv bei der Formvariante eines Os lunatum Typ II (ca. 50 % der Menschen zeigen am Lunatum eine im Mittel 4 mm breite Gelenkfläche zum Hamatum).

In Tab. 4.2 sind alle beschriebenen Tests aufgelistet und – da durch einzelne Test mehrere Pathologien aufgedeckt werden können – die entsprechenden möglichen Diagnosen aufgeführt.

Tab. 4.2 Untersuchungstechnik und mögliche Pathologien ulnokarpal

Klinischer Test	Klinischer Test
Ulna Fovea Sign	TFCC Läsion ulnobasal, Verletzung Lig. ulnotriquetrum
TFC Shear Test	TFCC Läsion, Arthrose DRUG, Instabilität DRUG
Ulnocarpal Stress Test	TFCC Läsion, „ulna impaction syndrome"
Piano Key Test	Instabilität DRUG
DRUJ Instability Test	Instabilität DRUG
Radioulnar Compression Test	Arthrose DRUG
ECU Synergy Test	ECU-Tenosynovitis
Heart-Like Test	ECU-Instabilität (Subluxation, Luxation)
Lunotriquetral Shear Test	Verletzung oder Instabilität LT-Band
Pisotriquetral Grind Test	Arthrose pisotriquetral, mediale Subluxation (selten!)
Hook of the Hamate Pull Test	Fraktur oder Pseudarthrose Hamulus ossis hamati
Triquetro-Hamate Shear Test	Bone bruise Triquetrum oder Hamatum, Typ II Lunatum

4.8 Mediokarpaler Handgelenkschmerz

Ganglien, deren Stiel in das Mediokarpalgelenk reicht, Frakturen der distalen Handwurzelreihe und rheumabedingte Synovialitis verursachen Schmerz im Mediokarpalgelenk. Chronischer Schmerz wird ausgelöst durch eine aktivierte STT-Arthrose oder ein „SLAC/SNAC wrist" Stadium III.

▪ Mediokarpales Handgelenkganglion

Druckschmerz im Mediokarpalgelenk beim jüngeren Patienten, negative Traumaanamnese und fehlende mediokarpale Instabilität sind Zeichen eines Ganglions. Die Diagnose wird gesichert durch die hochauflösende MRT oder Arthroskopie.

Frakturen der distalen Handwurzelreihe sind selten und im Röntgenbild oft nicht erkennbar. Bei positiver Traumaanamnese sollte eine CT-Untersuchung veranlasst werden, um vor allem eine Fraktur des Hamulus ossis hamati auszuschließen. Der Verdacht wird zusätzlich erhärtet bei positivem Hook of the Hamate Pull Test (s.o.).

▪ Mediokarpale Instabilität

Typischerweise stellt sich der Patient in der Sprechstunde mit einem „Springen" des Handgelenks vor. Nicht immer wird Schmerz ausgelöst, und der Patient berichtet, „dass er schon immer das Handgelenk springen lassen" konnte.

▪ Midcarpal Shift Test (◘ Abb. 4.19)

Falls eine Dislokation nicht bewusst ausgelöst werden kann und der Schmerz im Vordergrund steht, sollte dieser Provokationstest eingesetzt werden. Der Untersucher hält das Handgelenk in Pronationsstellung und etwa 15° Ulnarduktion. Er erzeugt mit dem Daumen Druck von dorsal nach palmar auf den Kapitatumkopf. Anschließend wird unter axialem Stauchungsdruck mit der zweiten Hand das Handgelenk nach ulnar geführt.

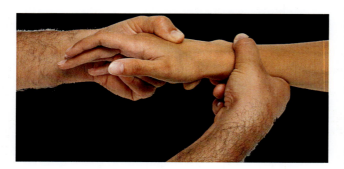

◘ Abb. 4.19 Midcarpal Shift Test

Ist der Test positiv, werden ein hörbares „Klacken" und Schmerz provoziert. Auch bei diesem Test ist es wichtig, die Gegenseite zu prüfen, da viele Patienten mit einer generalisierten Bandlaxität ein bilaterales schmerzlosen „Springen" zeigen.

4.9 Extraartikuläre Ursache von Handgelenkschmerzen

▪ Tendovaginosis stenosans de Quervain

Die häufigste Ursache für radialseitigen Handgelenkschmerz ist die Kompression der Sehnen im 1. Strecksehnenfach (M. abductor pollicis longus, M. extensor pollicis brevis), die durch die Begleitsynovitis zu erheblichen Schmerzen führt. Die Tendovaginosis stenosans De Quervain führt akut zu einer schmerzhaften Schwellung und Rötung über dem 1. Strecksehnenfach, die entzündungsbedingt gerötet sein kann. Meist ist eine kürzlich durchgeführte, starke Überbelastung ursächlich. Besteht die Kompression länger, sind eine Verdickung und eine Verhärtung tastbar. Bei der Untersuchung ist darauf zu achten, ob durch wiederholte Kortisoninjektion der empfindliche R. superficialis n. radialis geschädigt worden ist. Hinweise können neben einem positiven Hoffmann-Tinel-Zeichen Sensibilitätsausfälle im Autonomiegebiet des Nervs und eine auffällige Atrophie des Fettgewebes in Verbindung mit Hautveränderungen zu finden sein.

Der am häufigsten durchgeführte Test zur Diagnosesicherung ist der *Finkelstein Test*.

▪ Finkelstein Test

Finkelstein beschrieb den Test wie folgt: „Der Untersucher umfasst den Daumen des Patienten und führt ihn rasch nach ulnar. Über dem I. Strecksehnenfach wird ein unerträglicher Schmerz ausgelöst." Tatsächlich wird dieser Test bereits 1927 von Eichoff beschrieben und findet in Finkelsteins Arbeit von 1930 Eingang. Allerdings liegt ein kleiner Unterschied vor: Eichhoff empfiehlt, den Daumen zu adduzieren und eine Faust zu bilden. Erst dann soll eine Ulnarduktion des Handgelenks vom Patienten selbst durchgeführt werden. Dawson hat einen effektiven, aber weniger schmerzvollen Test publiziert: Die Hand des Patienten ruht in Neutralposition mit dem Ulnakopf auf der Kante des Untersuchungstisches. Anschließend führt der Patient das Handgelenk nach ulnar. Der Untersucher umfasst die Finger und führt die Ulnarduktion weiter fort. Zuletzt drückt der Untersucher mit seinem Daumen auf den Daumen des Patienten und adduziert in Richtung Kleinfinger (Dawson und Mudgal 2010).

4.10 Spezifische Handtests

Im Folgenden werden nützliche Tests zur Prüfung der Hand- und Fingerfunktion aufgeführt, die dabei helfen, Gefäßerkrankungen, Nerven- und Sehnenverletzungen sowie Dysbalancen zwischen intrinsischer und extrinsischer Muskulatur aufzuspüren.

4.10.1 Perfusionsstörungen der Hand

■ Allen-Test

Fragestellung: möglicher Verschluss von A. radialis und ulnaris auf Höhe des Handgelenks.

Der Patient flektiert und extendiert die Finger in rascher Reihenfolge, während gleichzeitig durch den Untersucher die beiden Unterarmarterien komprimiert werden. Der Patient wird nach etwa 10 Zyklen aufgefordert, die Finger gestreckt zu halten. Sie sollten dann deutlich abgeblasst sein, anderenfalls war die Kompression zu gering oder der Faustschluss/die Fingerstreckung ungenügend. Der Untersucher löst den Druck an der A. radialis und beobachtet das Rekapillarisierungsverhalten der Hand. Der Test wird wiederholt und dann die A. ulnaris freigegeben.

Bewertung: Der Allen-Test ist positiv bei einer fehlenden Rekapillarisierung nach mehr als 15 s; es muss von einem Verschluss der betroffenen Arterie oder Einschränkungen im Hohlhandbogen ausgegangen werden. Wir empfehlen in diesem Fall, eine hochauflösende MR-Angiografie zu veranlassen.

4.10.2 Läsion des N. medianus

■ Zeichen nach Mumenthaler

Beim Versuch, mit dem Daumen die Kleinfingerkuppe zu berühren, ist je nach Schweregrad eine Oppositionsschwäche erkennbar. Im fortgeschrittenen Stadium ist der Daumennagel nur im Profil zu sehen.

■ Hoffmann-Tinel-Zeichen (HT-Zeichen)

Ausgehend vom distalen Unterarm in Richtung Karpalkanal wird mit dem Reflexhammer oder Mittelfinger des Untersuchers der Verlauf des N. medianus beklopft; bei einer Nervenkompression wird dadurch Parästhesie im sensiblen Autonomiegebiet ausgelöst.

■ Phalen-Test

Durch maximale Handgelenkflexion steigt der Druck im Karpalkanal; der Test sollte 60 s lang durchgeführt werden und ist bei Auftreten von Parästhesien positiv.

■ Reverser Phalen-Test

Durch diesen Test steigt der intrakarpale Druck signifikant höher an als beim klassischen Phalen-Test. Zur Durchführung legt der sitzende Patient die Unterarme auf dem Untersuchungstisch ab und presst bei maximaler Extension der Handgelenke beide Handflächen gegeneinander. Auch dieser Test sollte 1 min durchgeführt werden und ist positiv bei Parästhesie im Autonomiegebiet des N. medianus.

■ Durkan's Carpal Compression Test

Durch den Daumen des Untersuchers wird für 30 s kräftiger Druck auf den N. medianus direkt über dem Karpalkanal ausgelöst. Der Test hat gegenüber dem Phalen-Test den Vorteil, dass er auch bei Patienten, deren Handgelenkflexion eingeschränkt ist, durchgeführt werden kann.

■ Abductor-pollicis-brevis-Test

Bei einer Kompression und Schädigung des R. thenaris n. mediani beobachtet man in 96 % der Fälle eine Atrophie und Schwäche des Muskels. Zur Untersuchung der Kraftentwicklung stellt der Patient die Handkante auf eine ebene Fläche und abduziert den Daumen radial, als ob er ein Glas umgreifen wolle. In dieser Position versucht der Untersucher, durch Druck auf das Endglied den Daumen Richtung Zeigefinger zu adduzieren; der Patient muss dagegen Widerstand aufbauen.

4.10.3 Läsion des N. ulnaris

■ Froment-Zeichen

Beim Pinchgrip (Fassen eines Papierblattes) zwischen Daumen und Zeigefinger wird das Daumenendgelenk hyperflektiert; die Kraft ist im Seitenvergleich deutlich reduziert. Eventuell kann das Blatt nicht gegen Widerstand gehalten werden. Der Ausfall des M. adductor pollicis wird durch verstärkte Aktivität des M. flexor pollicis longus im Endgelenk kompensiert.

■ Bunnells „O"-Test

Der Patient kann zwischen Daumen und Zeigefingerspitze kein „O" bilden. Durch die Lähmung des M. adductor pollicis und des tiefen Kopfs des M. flexor pollicis brevis entfällt bei Flexion die Stabilisierung des MP-Gelenks.

■ Gekreuzter-Finger-Test

Bei einer Lähmung des M. interosseus palmaris I und M. interosseus dorsalis II kann der Mittelfinger nicht über den Zeigefinger adduziert werden.

Duchenne-Zeichen

Verursacht durch die Lähmung der intrinsischen Muskulatur bei intakter Funktion der extrinsischen Flexoren und Extensoren zeigt sich das klassische Bild der „Klauenhand". Die ungebremste Wirkung der Extensoren führt zur Hyperextension im Grundgelenk, Mittel- und Endgelenk werden durch die Flexoren gebeugt. Durch die Lähmung des M. interosseus palmaris III kann der Kleinfinger nicht mehr adduziert werden.

Egawa-Zeichen

Der gebeugte Mittelfinger kann nicht mehr radial-ulnarduziert oder im Grundgelenk rotiert werden. Ursächlich ist hier der Ausfall der Mm. interossei.

Mumenthaler-Test

Die Abduktion des Kleinfingers gegen Widerstand verursacht durch Kontraktion des M. palmaris brevis eine Fältelung der Haut in der Hypothenarregion. Da der Muskel meist vom R. superficialis des N. ulnaris innerviert wird, ist das Fehlen der Hautreaktion ein Zeichen auf eine mögliche Schädigung dieses Nervenastes.

Pollock-Zeichen

Eine proximale Läsion des N. ulnaris führt zu einer Lähmung des M. flexor digitorum profundus 5. Einerseits kann dadurch der Patient das Endglied des Kleinfingers abgeschwächt oder gar nicht mehr beugen, andererseits besteht das typische Bild eines „Klauenfingers" paradoxerweise nicht mehr.

4.10.4 Läsion des N. radialis

Das typische Bild der Fallhand findet sich am häufigsten nach suprakondylären Humerusfrakturen und als postoperative Komplikation. Durch den Ausfall der Handgelenkstrecker fällt die Hand nach palmar. Die Daumenabduktion und -extension sind aufgehoben, ebenso die Streckung der Finger in den Grundgelenken. Dank der intakten ulnarisinnervierten kleinen Handmuskulatur ist die Streckung der Mittel- und Endgelenke nicht betroffen. Besonders gravierend ist durch die fehlende Handgelenkextension der Kraftverlust beim Faustschluss. Liegt eine Kompression des N. radialis im Supinatorkanal vor (Höhe proximaler Unterarm), bleibt die Handgelenkstreckung erhalten; auffällig ist dann die fehlende Extensionsfähigkeit in den Grundgelenken. Häufig findet sich bei der Palpation des Nervs über dem Supinatorkanal ein ausgeprägter Druckschmerz; ein Supinatorlogensyndrom muss nicht zwangsläufig mit einer motorischen Lähmung verbunden sein. Eine Kompression des R. supficialis n. radialis ca. 8 cm proximal des Handgelenks kann durch die Sehne des M. brachioradialis hervorgerufen werden (*Wartenberg-Syndrom*). Die harte Sehnenkante oder ein zusätzlicher Faszienstreifen irritieren den Nerv und lösen bei Beklopfen ein positives Hoffmann-Tinel-Zeichen aus. Die Sensibilitätsstörung im autonomen Gebiet des Nervs kann nach Langer durch maximale Pronation des gesamten Arms ausgelöst werden („so, als ob man hinter seinem Rücken eine Tür schließen möchte") (Langer 2003).

4.10.5 Läsion des Sehnenapparats

Elson-Test

Frühzeichen einer Knopflochdeformität. Die Hand des Patienten wird so über einer Tischkante platziert, dass die Mittelgelenke um 90° gebeugt sind. Aktive Streckung des Mittelgelenks gegen Widerstand kann nur bei intaktem Tractus intermedius erzielt werden. Im Frühstadium ist zwar die Streckung im PIP-Gelenk aktiv nicht mehr möglich, da aber die beiden Seitenzügel der Strecksehne noch nicht unter die Beugeachse des Mittelgelenks gerutscht sind (typisches Zeichen einer länger bestehenden Knopflochdeformität), kann das Endgelenk noch gestreckt werden.

Boyes-Test

Nachweis einer älteren Knopflochdeformität. Im Falle einer Ruptur des Tractus intermedius der Strecksehne kann bei passiver Extension des PIP-Gelenks das Endgelenk nicht mehr aktiv gebeugt werden. Der Test ist nur positiv, wenn der Tractus intermedius retrahiert und die beiden Tractus laterales unter die Beugeachse gewandert und kontrakt sind. Dadurch wird die Funktion der tiefen Beugesehne aufgehoben.

Extensor Plus Test

Vernarbungen des Strecksehnenapparats proximal des Grundgelenks führen dazu, dass Grund- und Mittelgelenke nicht gleichzeitig flektiert werden können, obwohl die isolierte Beugung der Gelenke möglich ist. Der Test ist negativ, wenn die passive Flexion der beiden Gelenke durchgeführt werden kann.

■ Extensor-indicis-proprius-Syndrom

Bei Flexion des Handgelenks berichtet der Patient über Schmerzen im Bereich des Handgelenks, wenn er gegen Widerstand den Zeigefinger strecken soll. Ursächlich ist eine Überanstrengung, die zu einer lokalen Synovitis im 4. Strecksehnenfach führt. Differenzialdiagnostisch muss ein intrakapsuläres SL-Bandganglion ausgeschlossen werden.

■ Haines-Zancolli-Test (Retinacular Plus Test)

Durch diesen Test wird die Palmarisierung der Strecksehnenseitenzügel und eine Kontraktur der Ligg. retinaculare obliquum (Landmeer-Bänder) nachgewiesen.

Zur Untersuchung hält der Patient die Fingergelenke gestreckt, der Untersucher versucht, die Endgelenke zu beugen. Ist die passive Flexion eingeschränkt oder aufgehoben, liegt eine Kontraktur der Landsmeer-Bänder vor.

■ Finochietto-Bunnell-Test

Durch diesen Test wird die Spannung und eventuelle Kontraktur der intrinsischen Muskulatur und ihrer Sehnen geprüft. Durch passive Extension im Grundgelenk wird der intrinsische Mechanismus unter maximale Spannung gesetzt. Besteht keine Kontraktur, lässt sich das angrenzende PIP-Gelenk passiv beugen. Liegt eine Vernarbung oder Kontraktur vor, ist die passive Beugung erschwert oder unmöglich.

■ Lumbricalis-Plus-Phänomem

Bei einer Verletzung der M. flexor profundus-Sehne distal des Ursprungs der Mm. lumbricales (in Projektion auf das Skelett entspricht der Lumbrikalisursprung etwa der Höhe Übergang Metakarpalekopf/-schaft) proximalisiert die durchtrennte Sehne und damit der Ursprung des M. lumbricalis aufgrund des Muskelzugs. Die dadurch entstandene Spannung führt zu einem vermehrten Zug an den Seitenzügeln Tractus laterales und verhindert eine Beugung im Mittelgelenk. Es entsteht die paradoxe Situation, dass der Patient beim Versuch der Beugung das Mittelgelenk streckt. Am häufigsten lässt sich das Phänomen beobachten nach Endgliedamputation oder Z. n. Rekonstruktion der Profundussehne mit zu langem Transplantat.

4.11 Zusammenfassung

Die Untersuchung des Handgelenks und der Hand ist ohne profunde Kenntnisse der Anatomie nicht möglich – zu komplex ist das Zusammenspiel von Sehnen, Muskeln, Bändern, Knochen, Nerven und Gefäßen. Wie in allen Spezialgebieten der Medizin ist in den letzten Jahren eine Fülle von neuen Erkenntnissen gewonnen worden. Unverändert ist dagegen die klassische Herangehensweise der Untersuchung, beginnend mit Anamnese, Inspektion, Palpation und den hier dargestellten Untersuchungstechniken. Ist eine weiterführende Diagnostik erforderlich, müssen gerade gegenüber den Radiologen und Neurologen deutliche Fragestellungen formuliert werden. Das Risiko, unzureichendes Bildmaterial zu erhalten, kann minimiert werden, wenn ein kollegialer Dialog zum Wohle des Patienten stattfindet.

Literatur

Berger RA, Dobyns JH (1996) Physical examination and provocative maneuvers of the wrist. In: Gilula, Yin (Hrsg) Imaging of the wrist and hand. WB Saunders, Philadelphia.

Cooney WP, Bishop AT, Linscheid RL (1997) Physical examination of the wrist. In: Cooney, Dobyns, Linscheid (Hrsg) The wrist: diagnosis and operative treatment. Mosby, St. Louis.

Dawson C, Mudgal CS (2010) Staged description of the Finkelstein Test. J Hand Surg 35A:1513–1515.

Garcia-Elias M (2015) Tendinopathies of the extensor carpi ulnaris. Handchir Mikrochir Plast Chir 47:281–289.

Langer M (2003) Klinische Diagnostik und Zeichen der Nervenschädigung der Hand. Z Handther 2/03, 12–20.

LaStayo P, Howell J (1995) Clinical provocative tests used in evaluating wrist pain: a descriptive study. J Hand Ther 8:10–14.

Nakamura R, Horii E, Imaeda T (1997) The ulnocarpal stress test in the diagnosis of ulnar-sided wrist pain. J Hand Surg 22B:719–723.

Ruland RT, Hogan CJ (2008) The ECU synergy test: an aid to diagnose ECU tendonitis. J Hand Surg 33A:1777–1782.

Tay SC, Tomita K, Berger RA (2007) The "ulnar fovea sign" for defining ulnar wrist pain: an analysis of sensitivity and specificity. J Hand Surg 32A:438–444.

Watson HK, Weinzweig J (1997) Physical examination of the wrist. Hand Clin 13:17–34.

Wolfe SW, Crisco JJ (1994) Mechanical evaluation of the Scaphoid shift test. J Hand Surg 19A:762–768.

Radiologische Diagnostik der Hand und des Unterarms (ohne Sonografie)

Rainer Schmitt

Inhaltsverzeichnis

5.1 Radiologische Diagnostik des Unterarms – 88
5.1.1 Untersuchungstechnik – 88
5.1.2 Indikationen und Wertung – 88

5.2 Radiologische Diagnostik des Handgelenks und der Handwurzel – 93
5.2.1 Untersuchungstechnik – 93
5.2.2 Indikationen und Wertung – 96

5.3 Radiologische Diagnostik der Mittelhand, des Daumens und der Finger – 105
5.3.1 Untersuchungstechnik – 105
5.3.2 Indikationen und Wertung – 106

Literatur – 114

© Der/die Herausgeber bzw. der/die Autor(en), exklusiv lizenziert an Springer-Verlag GmbH, DE, ein Teil von Springer Nature 2024
C. K. Spies et al. (Hrsg.), *Expertenwissen Handchirurgie*, https://doi.org/10.1007/978-3-662-68413-9_5

5.1 Radiologische Diagnostik des Unterarms

5.1.1 Untersuchungstechnik

Projektionsradiografie (CR = Conventional Radiology)

Röntgenaufnahmen in 2 Ebenen sind die Basis der bildgebenden Diagnostik, insbesondere in der traumatischen Abklärung. 2 Projektionstechniken müssen erläutert werden (Becht et al. 2008):

- Mit dem Ziel, den Radius und die Ulna in einem langstreckig parallelen Verlauf zu projizieren, werden antero–posteriore Aufnahmen des Unterarmes in Supinationsstellung angefertigt. Die Aufnahmen gestatten die Beurteilung von Fragmentfehlstellungen sowie von kongenitalen Fehlbildungen. Diese Projektion weist jedoch Limitationen auf:
  - Die relative Länge der Ulna (sog. Ulnavarianz) kann in Aufnahmen ohne Neutralstellung nicht exakt bestimmt werden, da die Ulnavarianz vom Grad der aktuellen Prosupination abhängt (siehe Abschn. „▶ Projektionsradiografie (CR)").
  - Durch die Zentrierung des Zentralstrahls auf die Unterarmmitte kommt es an den randständig gelegenen Ellenbogen- und Handgelenken zu perspektivischen und parallaktischen Verzerrungen, die nur eine orientierende Beurteilung der Gelenke zulassen.
- Röntgenaufnahmen des Handgelenks in 2 Ebenen werden prinzipiell in Neutralstellung angefertigt (Epner et al. 1982; Schernberg 1990a). Für die dorsopalmare Projektion muss der Patient den im Ellenbogen flektierten Unterarm auf Schulterhöhe bringen. Kennzeichen der Neutralstellungsaufnahme sind die exakt bestimmbare Ulnavarianz und die ulnare Projektion des Proc. styloideus ulnae im Profil.

Computertomografie (CT)

Die CT-Untersuchung wird in Bauch- oder Seitenlage des Patienten mit über den Kopf eleviertem Unterarm durchgeführt (Schmitt 2015). Richtet sich die klinische Frage auf den Unterarmschaftbereich, ist die Lagerung in Supination vorteilhaft, bei distalen Radiusfrakturen oder Pathologien am Handgelenk dagegen die Lagerung in Pronation. Primär werden axiale Schnittbilder akquiriert, die durch Sekundärrekonstruktionen mit koronalen und sagittalen Schichten ergänzt werden. Wenn nur eine Schräglagerung des Unterarms im Scanner möglich ist, müssen axiale Schichten in anatomischer Angulation berechnet werden.

Häufige Indikationen betreffen ossäre und/oder artikuläre Fragen, die in hochaufgelöster Rekonstruktion berechnet und im sog. „Knochenfenster" dargestellt werden. Bei einer Kontraindikation zur MRT-Untersuchung ist eine Abbildung der Weichteile notwendig, wobei vergleichsweise niedrige Kontraste resultieren. Technische Details werden im Abschn. „▶ Projektionsradiografie" erläutert.

Magnetresonanztomografie (CT)

Die MRT ist die Methode der Wahl, wenn die Weichteile des Unterarms dargestellt werden sollen (Amrani und Felmlee 2008). Aufgrund der Longitudinalausdehnung von ca. 30 cm kommen Mehrkanaloberflächenspulen zum Einsatz, die eine hohe Orts- und Signalauflösung bei tolerabler Messzeit ermöglichen. Bei schmaler Scanneröffnung wird der Patient in Bauchlage und Superman-Position untersucht, bei großer Scanneröffnung in Rückenlage mit seitlich adduziertem Arm.

Die diagnostisch wichtigste Schicht am Unterarm ist die axiale Ebene, die in T1- und T2-gewichteten Sequenzen und einer Schichtdicke von 3 mm einschließlich Schichtlücken akquiriert werden sollte. Die axiale Ebene gestattet eine Übersicht über die Unterarmmuskulatur mit kompartimentaler Zuordnung. Die koronalen und sagittalen Ebenen werden ergänzt, vorzugsweise hochaufgelöst mit einer Schichtdicke von 3 mm ohne Schichtlücke.

Die Indikation zur intravenösen Applikation eines gadoliniumhaltigen Kontrastmittels ist bei der Abklärung von entzündlichen oder tumorösen Erkrankungen gegeben. Sie stellt die hyperperfundierten Anteile der Tumor- oder Entzündungsperipherie besser abgrenzbar zur nicht betroffenen Umgebung dar.

5.1.2 Indikationen und Wertung

Häufige Fragestellungen betreffen die Schaftfrakturen des Unterarms und die Frakturen des distalen Radiusabschnitts mit zwei Altersgipfeln (Jugendliche und ältere Frauen mit Osteoporose). In der Regel wirken mehrdimensionale Kraftvektoren ein. Vergleichsweise selten sind am Unterarm Fragestellungen zu entzündlichen, neurogenen oder tumorösen Erkrankungen.

Schaftfraktur des Unterarms

Projektionsradiogramme mit großzügiger Erfassung des Untersuchungsvolumens sind in der traumatologischen Versorgung prä- und posttherapeutisch häufig ausreichend.

Radiusfraktur im Kindesalter

Bei Kindern und Jugendlichen finden sich gehäuft Grünholzfrakturen, Wulstfrakturen und Frakturen mit Verletzungen der Epiphysenfuge. Deren Einteilung er-

Tab. 5.1 Klassifikation der Epiphysen-/Metaphysenfrakturen der Radiusfrakturen. (Salter und Harris 1963)		
Verletzungsart	nach Aitken	nach Salter-Harris
Reine Epiphysenlösung		I
Epiphysenlösung und Metaphysenfraktur	I	II
Epiphysenfraktur	II	III
Kombinierte Epiphysen-/Metaphysenfraktur	III	IV
Epi-/metaphysäre Trümmerfraktur		V

folgt nach Aitken oder Salter-Harris (Salter und Harris 1963) (Tab. 5.1).

Galeazzi-Verletzung

Es liegt die Kombination aus einer Fraktur im distalen Radiusschaftdrittel (proximal des M. pronator quadratus) und einer Luxation im distalen Radioulnargelenk vor (Abb. 5.1). Zur Diagnosefindung dient die Projektionsradiografie in Neutralstellung mit Einschluss des Unterarms und Handgelenks, zur Beurteilung des distalen Radioulnargelenks und des TFCC sind die MRT oder CT-Arthrografie hilfreich.

Essex-Lopresti-Verletzung

Es handelt sich um ein kombiniertes Verletzungsmuster mit Fraktur des Radiuskopfes, Zerreißung der Membrana interossea und Luxation im distalen Radioulnargelenk. Projektionsradiogramme des gesamten Unterarmes mit dem Ellenbogen- und Handgelenk stellen die Essex-Lopresti-Verletzung dar, zur Diagnostik der beiden Radioulnargelenke und des TFCC wird die MRT-Diagnostik oder CT-Arthrografie empfohlen.

Distale Radiusfraktur

Sie repräsentiert in Deutschland mit ca. 200.000 Fällen pro Jahr die häufigste Fraktur. Führend ist das Sturzereignis auf die ausgestreckte Hand (FOOSH injury = „fall on outstretched hand") mit einer Fraktur vom Extensionstyp. Wichtige Voraussetzung für die Frakturanalyse sind Aufnahmen in Neutralstellung mit Zentrierung auf das Handgelenk (Yang et al. 1997). Morphometrisch wird das Frakturausmaß anhand der in Tab. 5.2 und der Abb. 5.2a, b dargestellten Parameter quantifiziert (Medoff 2005; Grunz et al. 2018; Prommersberger und Schmitt 2020).

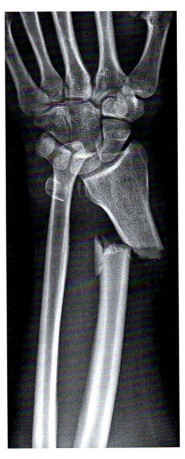

Abb. 5.1 Galeazzi-Verletzung. Ausschnitt eines dorsopalmaren Radiogramms des Unterarms. Dislozierte Querfraktur im distalen Radiusschaftabschnitt, komplette Luxation im distalen Radioulnargelenk sowie Mehrfragmentfraktur des Ulnakopfes

Gelenkflächenstufen (Impressionstiefen) können in den Röntgenprojektionen nur ungenau bestimmt werden, weshalb bei intraartikulären Radiusfrakturen eine CT-Diagnostik zur Festlegung des Frakturausmaßes erfolgen sollte.

Die *CT-Diagnostik* ist zur Frakturdetektion und Bestimmung der Fragmentdislokation der Projektionsradiografie überlegen (Cole et al. 1997; Rozental et al. 2001). Sie ist die Methode der Wahl zur Messung von Impressionstiefen bzw. Gelenkflächenstufen (Abb. 5.2c-e). Dazu werden Kreise an benachbarten Fragmente angelegt und die kürzeste Distanz zwischen den Kreislinien gemessen (Cole et al. 1997).

Verläuft eine Frakturlinie in Richtung des skapholunären Kompartiments mit potenzieller Bandverletzung oder soll der TFCC posttraumatisch evaluiert werden, ist die CT-Arthrografie in der Operationsplanung hilfreich (Klempka et al. 2016), insbesondere bei palmarem

■ **Tab. 5.2** Wichtige Messparameter bei distalen Radiusfrakturen. (Medoff 2005; Grunz et al. 2018; Prommersberger und Schmitt 2020)

Parameter	Definition	Normbereich
Radiuslänge (Ulnavarianz)	Distanz zwischen Ulnakopf und Mitte der Incisura ulnaris radii	± 2 mm
Frontaler Inklinationswinkel (Ulnarinklination)	Dorsopalmarer Winkel zwischen Radiusgelenkfläche und Senkrechter auf seiner Längsachse	15°–35°
Sagittaler Inklinationswinkel (Palmarinklination)	Lateraler Winkel zwischen Radiusgelenkfläche und Senkrechter auf seiner Längsachse	0°–20°
Dorsopalmare Projektion der Radiushinterkante	Distale Projektion der Radiushinterkante in Relation zur Radiusvorderkante	3–5 mm
Versatz der Radiuskonsole	Kürzeste Distanz zwischen Fragmentrand und Radiusschaft	frakturabhängig
Teardrop-Winkel	Relation von Radiusvorderkante an der Fossa lunata zum Radiusschaft	70°

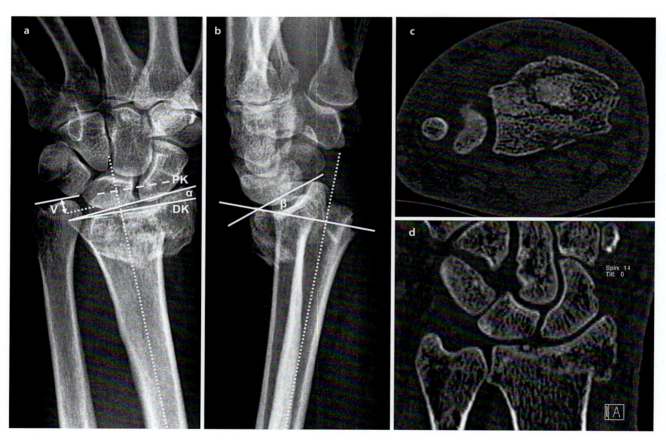

■ **Abb. 5.2** Zwei Patienten mit intraartikulären, distalen Radiusfrakturen. **a, b** Morphometrie bei intraartikulärer Extensionsfraktur des Radius (AO-Typ B2.3). Das frakturierte und impaktierte Konsolenfragment ist nach dorsal und radial disloziert. Durch dessen Fehlangulation nach dorsal kommt die palmare Radiuskante (PK) distal zu liegen, die dorsale Kante (DK) proximal. Eingezeichnet sind die ulnare Inklination α (auf 8° reduziert) und die sagittale Inklination β (− 47° nach dorsal fehlanguliert). Längsachse des Radius als gepunktete Linie. Es resultiert eine sekundäre Plusvarianz der Ulna von 4,5 mm, gemessen als Distanz V zwischen der halben DK-PK-Strecke und der Ulnakopfbegrenzung. **c–e** CT-Untersuchung einer intraartikulären Radiusfraktur vom AO-Typ C.1.3 mit axialen (**a**), koronalen (**b**) und sagittalen (**c**) Bildern. Hauptlokalisation in der Fossa scaphoidea radii mit dorsoradialer Fragmentdislokation und dorsaler Impaktation. Mitbetroffen ist auch die Incisura ulnaris radii ohne Dislokation

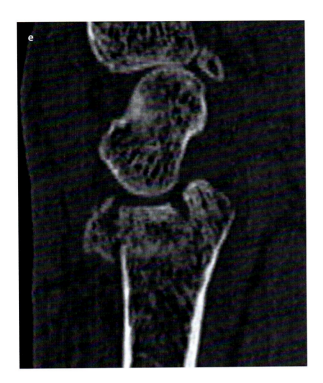

◘ Abb. 5.2 (Fortsetzung)

◘ Tab. 5.3 Klassifikation der distalen Radiusfrakturen nach AO-OTA. (Meinberg et al. 2018)	
Klassifikation	**Intensität/Lokalisation**
A = extraartikulär	1 = Avulsionsfraktur 1.1 = am Proc. styloideus ulnae 2 = Einfache Fraktur Fehlstellung: 2.1 = ohne, 2.2 = dorsal, 2.3 = palmar 3 = Fraktur mit Keil 3.1 = intakt, 3.2 = einfach fragmentiert, 3.3 = mehrfach fragmentiert
B = partiell-intraartikulär	1 = Sagittale Fraktur 1.1 = durch Fossa scaphoidea, 1.2 = durch Fossa lunata 2 = Dorsale Randkantenfraktur 2.1 = einfach, 2.2 = mehrfragmentär, 2.3 = disloziert 3 = Palmare Randkantenfraktur 3.1 = einfach, 3.2 = mehrfragmentär, 3.3 = disloziert
C = komplett-intraartikulär	1 = Einfache Gelenk-Metaphysen-Fraktur 1.1 = dorsoulnar, 1.2 = sagittal, 1.3 = koronal 2 = Mehrfragmentäre Metaphysen-Fraktur durch Gelenk 2.1 = einfach sagittal, 2.2 = einfach koronal, 2.3 = Gelenk und Diaphyse 3 = Mehrfragmentäre Gelenkfraktur durch Metaphyse 3.1 = einfach, 3.2 = mehrfragmentär, 3.3 = mehrfragmentär metadiaphysär

Zugang, während sich das SL-Band bei dorsalem Zugang intraoperativ überprüfen lässt.

Die CT-Diagnostik ist die Grundlage für die *AO-OTA-Klassifikation* (Meinberg et al. 2018). Diese unterscheidet die Gruppen A (extraartikulär = ohne Gelenkflächenbeteiligung), B (partiell intraartikulär = ein Teil der Gelenkfläche mit unversehrter Verbindung zur Meta-/Diaphyse) und C (komplett intraartikulär = Abtrennung der gesamten Gelenkfläche von der Meta-/Diaphyse). Im 2. Schritt werden die Untergruppen „einfache Fraktur", „mehrfragmentäre Fraktur" und „Dislokationsrichtung" gebildet, im 3. Schritt schließlich 3 Subgruppen anhand des Frakturverlaufs (◘ Tab. 5.3).

Ein Nachteil der AO-OTA-Klassifikation ist die fehlende Bewertung des Dislokationsgrades. Dagegen berücksichtigt die **Fernandez-Klassifikation** (Fernandez und Jupiter 2002) die Fragmentdislokation und die Beteiligung des distalen Radioulnargelenks und ist deshalb mehr therapeutisch orientiert.

Distale Radiusfrakturen können mit **Begleitverletzungen** am TFCC und an der Handwurzel einhergehen (Klempka et al. 2016):
- Rupturen des TFCC werden bei ca. 40 % der intraartikulären Frakturen angetroffen.
- Stabile Verletzungen des Lig. scapholunatum sind in 25 % der Fälle zu erwarten, instabile Verletzungen mit skapholunärer Dissoziation in 9 % aller intraartikulären Radiusfrakturen.
- Seltener sind begleitende Frakturen der Handwurzel. Skaphoidfrakturen finden sich bei 6 % aller Radiusfrakturen.
- Ein Karpaltunnelsyndrom kann durch verlagerte Fragmente oder ein Hämatom verursacht werden.
- Beim klinischen Verdacht auf eine Fraktur des Radiuskopfes muss der Ellenbogen radiologisch mituntersucht werden.
- Eine Zerreißung der Membrana interossea antebrachii findet sich im Rahmen einer Essex-Lopresti-Verletzung.

Beim Frakturverdacht an der Handwurzel wird eine ergänzende CT-Diagnostik empfohlen, beim Verdacht auf TFCC- oder Ligamentverletzungen eine MRT-Diagnostik oder CT-Arthrografie.

Postoperative Diagnostik: Postoperativ wird das Repositionsergebnis anhand einer dorsopalmaren Röntgenaufnahme auf einem 15°-Keil kontrolliert, mit der potenzielle Schraubenfehllagen im Gelenk durch die orthogonale Einsicht in den Gelenkspalt erkennbar sind (Lundy et al. 1999).

Nach aufwendiger Operation wird eine Kontroll-CT empfohlen, die mit speziellen CT-Rekonstruktionsalgorithmen ohne störende Metallartefakte durchgeführt werden kann.

Fehlverheilte Radiusfraktur: Die Projektionsradiografie ist zur Morphometrie des distalen Radiusendes meist ausreichend genau. Eine zusätzliche CT-Diagnostik kann in folgenden Situationen erforderlich werden (Prommersberger und Schmitt 2020):
- Beurteilung von zerstörten Gelenkflächen des Radiokarpal- und distalen Radioulnargelenks,
- Ausschluss bzw. Nachweis einer radiografisch okkulten Arthrose,
- Quantifizierung einer Rotationsfehlstellung. Hierzu werden axiale Einzelschichten proximal und distal der Radiusfraktur akquiriert. An die proximalen und distalen Radiussegmente werden Tangenten angelegt und die Winkeldifferenz bestimmt.

Distale Ulnafraktur

Frakturen des Ulnakopfes und/oder des Proc. styloideus ulnae (PSU) finden sich kombiniert mit distalen Radiusfrakturen (◘ Abb. 5.1) oder selten isoliert. Die Röntgendiagnostik entspricht der des distalen Radiusabschnitts. Sie muss 3 Fragen beantworten:
- Bestimmung der relativen Ulnalänge („Ulnavarianz"),
- Nachweis einer Instabilität im distalen Radioulnargelenk,
- traumatische Beteiligung der Fovea capitis ulnae, da Frakturen des Ulnakopfes und/oder des PSU zu Verletzungen des TFCC führen können.

In der AO-OTA-Klassifikation von 2018 (Meinberg et al. 2018) werden nur extraartikuläre Frakturen berücksichtigt, in der Fernandez-Einteilung (Fernandez und Jupiter 2002) auch intraartikuläre Frakturen des Ulnakopfes als Klasse IIIb und das DRUG als „fraglich stabil" bewertet.

Bei komplexen Frakturen des distalen Ulnaabschnitts besteht eine **CT-Indikation**. Beurteilungskriterien sind die Fragmentdislokation, die Beteiligung der Incisura ulnaris radii und die Subluxation im distalen Radioulnargelenk, die in axialen CT-Schichten quantifiziert wird.

Frakturen des Ulnakopfes und/oder des PSU sind häufig mit Verletzungen des TFCC vergesellschaftet. Zur kombinierten Abklärung einer Ulnafraktur und TFCC-Verletzung ist die CT-Arthrografie geeignet (Prommersberger und Schmitt 2020). Bezüglich der DRUG-Stabilität lassen sich folgende Situationen unterscheiden (Atzei und Luchetti 2011):
- Die **Fraktur der PSU-Spitze** lässt die apikale (distale) TFCC-Lamina meist intakt. Bei unversehrter fovealer (proximaler) Lamina ist das DRUG stabil (Typ Atzei 0).
- Bei einer **Fraktur an der PSU-Basis** kann es zum Abriss der fovealen (proximalen) TFCC-Lamina und damit zur DRUG-Instabilität kommen (Typ Atzei 3A).

Knochentumoren

Benigne und maligne Knochentumoren werden in der Regel in der Projektionsradiografie erkannt. Mit der hochauflösenden CT kann die Knochenstruktur detailliert beurteilt werden, in der MRT-Diagnostik das Knochenmark und die parossalen Weichteile. Häufige benigne Läsionen sind das Enostom, **Enchondrom** sowie die juvenilen und aneurysmatischen **Knochenzysten**, als semimaligne gilt der **Riesenzelltumor** aufgrund seiner Rezidivhäufigkeit, zu den malignen Tumoren zählen das **Osteosarkom**, das **Chondrosarkom**, das **Ewing-Sarkom**, weitere Sarkomformen und die Malignome aus dem lymphatischen Formenkreis.

Sonstige Entitäten

Sie betreffen die Abklärung von Symptomen unterschiedlicher Ätiologie in folgenden Situationen:
- Bei **Muskelverletzungen** und **tendinären Überlastungen** (z. B. beim proximalen Intersektionssyndrom) liefert die Sonografie zuverlässig morphologische und funktionelle Bildergebnisse.
- In der Abklärung von **proximalen Nervenkompressionssyndromen** (Sulcus ulnaris-Syndrom, Supinatorlogensyndrom, Pronatorteres-Syndrom, Interosseus anterior-Syndrom) kann die MRT (◘ Abb. 5.3) sowohl den ursächlichen Engpass als auch die muskulären Folgeerscheinungen darstellen (Miller und Reinus 2010). Hierzu zählen im akuten und subakuten Stadium das Denervationsödem sowie im chronischen Stadium die Muskelatrophie mit Fettgewebeersatz. Die betroffene Muskelgruppe lässt sich topografisch dem geschädigten Nerv zuordnen.
- Die kontrastverstärkte MRT ist die bildgebende Methode der Wahl zur Abklärung von benignen oder malignen Raumforderungen der Weichteile des Unterarms. Häufige benigne Vertreter sind **Ganglien** und **Nervenscheidentumoren** (Neurinom, Neurofibrom). Maligne Varianten sind vielfältig mit Dominanz der **Sarkomreihe**.

Radiologische Diagnostik der Hand und des Unterarms (ohne Sonografie)

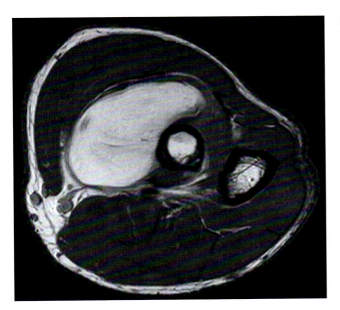

◘ **Abb. 5.3** Intramuskuläres Lipom im M. supinator bei klinischem Supinatorlogensyndrom. Axiales MRT-Bild einer nativen T1-TSE-Sequenz. Der R. profundus n. radialis ist zur Seite abgedrängt (operative Bestätigung)

5.2 Radiologische Diagnostik des Handgelenks und der Handwurzel

5.2.1 Untersuchungstechnik

Projektionsradiografie

Radiografie des Handgelenks Die Notwendigkeit von standardisierten Aufnahmen liegt in der anatomischen Tatsache begründet, dass es während der prosupinatorischen Umwendbewegung des Unterarms zu einer relativen Längenänderung von Radius und Ulna kommt (sog. Ulnavarianz): Die Ulna nimmt in Pronation eine distale und in Supination eine proximale Position in Relation zum Radius ein. Die Röntgenaufnahmen des Handgelenks werden standardisiert in **Neutralstellung** mit Zentrierung auf den radiokarpalen Gelenkspalt angefertigt (Epner et al. 1982; Schernberg 1990a):

- Für die dorsopalmare Aufnahme wird der Oberarm im Schultergelenk um 90° abduziert und im Ellenbogen gebeugt, sodass sich der Unterarm und die Hand im Höhenniveau der Schulter befinden. Dabei projiziert sich der Proc. styloideus ulnae auf die Außenseite des Ulnakopfes.
- Für die seitliche Aufnahme wird der Oberarm an den Oberkörper adduziert und im Ellenbogengelenk um 90° gebeugt, sodass der Unterarm und die Hand mit der ulnaren Seite auf dem Bucky-Tisch liegen. Die Seitaufnahme ist dann richtig eingestellt, wenn sich das Pisiforme auf die halbe Strecke zwischen den distalen Skaphoidpol und das Kapitatum projiziert.

Radiografie des Skaphoids Wenn eine CT- oder MRT-Diagnostik zur Verfügung steht, sollte zur Frakturdiagnostik die konventionelle Diagnostik in 2 Ebenen nur durch die Stecher-Projektion ergänzt werden (Stecher 1937). Dies ist eine dorsopalmare Projektion während Faustschluss und Ulnarduktion, wodurch das Skaphoid parallel zur Detektorebene ausgerichtet wird und in seiner Länge zur Abbildung kommt.

Radiografie in 45°-Schrägprojektion Mit der semipronierten Aufnahme in Schreibfederstellung werden an der traumatisierten Handwurzel häufig zusätzliche Frakturen und Subluxationen erkannt.

Radiografie des Pisotriquetralgelenks In der um 30° semisupinierten Schrägaufnahme lassen sich pisotriquetrale Arthrosen und Frakturen des Pisiforme nachweisen.

Radiografie des Trapeziums (Kapandji-Aufnahme) Am abduzierten Daumen wird eine seitliche Aufnahme des Trapeziums angefertigt. Qualitätskriterien sind die freie Einsicht in die STT- und Sattelgelenke und Superposition der beiden Sesambeine.

Radiografie des Karpaltunnels Die tangentiale Aufnahme wird mittels Zugschlinge in maximaler Extension zur Darstellung des Karpalkanals und des Hamulus ossis hamati durchgeführt.

Radiografie der Handwurzel unter Stress Mit ihr wird indirekt die Funktion der karpalen Ligamente überprüft, indem von einer vermehrten Mobilität der Gelenkpartner auf deren Dysfunktion geschlossen wird. Die karpale Stressbelastung erfolgt mit der dorsopalmaren Aufnahme im Ballgriff (Schernberg 1990b; Tomaino und Rubin 1999). Durch die Ballgriffaufnahme wird eine axiale Spannung an der Handwurzel erzeugt und im Falle einer Dissoziation das Ringgefüge aufgebrochen, meist am skapholunären Kompartiment. Der Vergleich mit der Gegenseite wird empfohlen.

Kinematografie

Mit ihr werden karpale Bewegungsstörungen bei dynamischen Instabilitätsformen nachgewiesen. Gerätetechnisch kommt entweder die **gepulste Durchleuchtung** oder das „**Digital Spot Imaging**" **(DSI)** mit 30 Bildern pro Sekunde zum Einsatz, Letzteres mit besserer Bildqualität, aber höherer Dosisexposition. Aufgezeichnet werden Bewegungsabläufe im dorsopalmaren und seitlichen Strahlengang jeweils während der Radialduktion-Ulnarduktion sowie der Flexion-Extension, ggf. während individueller Bewegung oder Stressexposition. Häufigste Indikation ist das Stadium II der skapholunären Dissoziation (SLD), bei der passager neben der

SL-Lücke die dorsale Rotationssubluxation des Skaphoids (RSS) im Seitenbild diagnostisch ist (Pliefke et al. 2008). Eine weitere Indikation ist beim ulnaren Schnappen die Differenzierung zwischen der lunotriquetralen Dissoziation (LTD) und der mediokarpalen Instabilität (MCI). Bei der LTD ist der sprunghafte Versatz zwischen dem Lunatum und Triquetrum lokalisiert, bei der MCI zwischen den beiden Handwurzelreihen.

Computertomografie

Grundlage der CT-Diagnostik sind in der axialen Ebene akquirierte Schichten im Submillimeter-Bereich. Es resultieren Volumenelemente (**Voxel**) von annähernd gleicher Kantenlänge (**Isotropie**). Werden diese überlappend rekonstruiert, können die originären Dünnschichten für Bildrekonstruktionen in koronalen, sagittalen und obliquen Ebenen verwendet werden (Schmitt 2015).

Akquisition Für die Untersuchung sind 2 Lagerungen möglich. 1) Einfach kann die axiale Ebene erstellt werden, wenn die Patientenhand in Pronation so auf dem CT-Tisch gelagert wird, dass die Unterarm-Mittelfinger-Achse kolinear verläuft. Hierzu steht der mit einer Bleischürze geschützte Patient neben der CT-Gantry. 2) Ist die Stehendposition dem Patienten nicht möglich, erfolgt die Untersuchung in Bauchlage mit über dem Kopf eleviertem Arm. Die akquirierten Bilder verlaufen dann in einer schräg-axialen Ebene, die sekundär zu Bildern in der echten Axialebene nachberechnet werden.

Akquisitionsparameter Mehrdetektor-CT-Scanner können 4–320 Detektorzeilen aufweisen. Die Anzahl der Bildpunkte pro Schicht (**Matrix**) beträgt in der CT meist 512 × 512. Für die CT der Handwurzel ist ein kleines Abtastfeld (Field of view, **FoV**) von 80 mm Kantenlänge sinnvoll. Aus den geometrischen Scanparametern errechnet sich eine „In-plane"-Auflösung von 0,16 mm × 0,16 mm (Kantenlänge eines **Voxels**). Die Schichtdicke repräsentiert die 3. Raumebene, wobei zwischen der kollimierten Schichtdicke und der errechneten Schichtdicke unterschieden werden muss. Werte für die kollimierte Schichtdicke sind 0,5 mm, 0,625 mm oder 0,75 mm. Als errechnete effektive Schichtdicke wird entweder die kollimierte Dünnschicht verwendet oder eine dickere Schicht mittels Clustertechnik errechnet. Das Verhältnis von Tischgeschwindigkeit zur Röhrenrotation (**Pitch-Faktor**) sollte 0,9 betragen.

Es werden Hochdosis- von Niedrigdosisprotokollen unterschieden: Die Hochdosis-CT liefert eine bessere Bildqualität für die Feinstrukturen des Handskeletts und ist deshalb für das Erkennen von Frakturen vorteilhaft. Typische Scanwerte sind eine Röhrenspannung von 120 kV und ein Strom-Zeit-Produkt von 150 mAs. Der Begriff „Hochdosis-CT" ist relativ, da nur kleine Volumina gescannt werden und niedrige Dosislängenprodukte (DLP) resultieren. Bei der Niedrigdosis-CT wird eine geringere Dosis (z. B. Röhrenspannung 80 kV, Strom-Zeit-Produkt von 70 mAs) auf Kosten einer reduzierten Bildqualität appliziert. Ein Niedrigdosisprotokoll kann bei stark dislozierten Radiusfrakturen, Fragen mit Schwerpunkt auf 3D-Oberflächendarstellung (z. B. vor Korrekturosteotomien), zur Beurteilung des postoperativen Status und zur Kontrolle der Frakturheilung eingesetzt werden.

Bildberechnung Für das knöcherne Handskelett kommt ein kantenanhebender Algorithmus („Kernel") zur Anwendung, für die Weichteile und bei 3D-Oberflächenrekonstruktionen ein Soft-tissue-Kernel. Mit dem rechenintensiven Verfahren der iterativen Rekonstruktion kann die Strahlendosis bei gleichbleibender Bildqualität um bis zu 60 % reduziert werden. Aus dem Volumendatensatz können axiale Bilder zu jedem Punkt in Z-Richtung berechnet werden. Das Inkrement gibt den Grad der Überlappung zwischen den axialen Schichten an.

CT-Arthrografie Im Anschluss an eine direkte Handgelenksarthrografie wird die CT-Arthrografie mit ähnlichen Indikationen und Ergebnissen wie die MR-Arthrografie durchgeführt (Schmid et al. 2005).

Multiplanare Rekonstruktion (MPR) Hierbei werden parallel ausgerichtete Schichtbilder in beliebiger Orientierung aus einem axialen Bildstapel berechnet. Zur Reproduzierbarkeit sollten die koronalen, sagittalen und obliquen Rekonstruktionsebenen an der Hand standardisiert werden.

Volume-rendering-Technik (VRT) Mit dem Verfahren werden 3D-Bilder anhand der Parameter „CT-Dichteintervall" und „Opazität" (Transparenz) erstellt. Häufigste Anwendung ist die Oberflächendarstellung von Knochen und Gelenken.

Bilddarstellung Auf der Hounsfield-Skala werden für das knöcherne Handskelett eine Fensterbreite von 4000 HU und eine Fensterlage von 1000 HU empfohlen, für die Handweichteile 400 HU bzw. 60 HU.

Magnetresonanztomografie

Die MRT-Bildgebung der Hand mit ihrer Vielzahl von kleinen Strukturen auf engem Raum erfordert eine hohe Orts- und Kontrastauflösung. Gerätetechnisch werden diese Anforderungen durch Hochfeld-MRT-Scanner von 1,5 oder 3 Tesla und die Verwendung von dezidierten Oberflächenspulen realisiert (Amrani und Felmlee 2008). Mit Niederfeldscannern von 0,2–1 Tesla wird die

Morphologie der Hand zwar orientiert erfasst, kleine Strukturen – wie z. B. die intrinsischen Ligamente und der TFCC – entziehen sich jedoch der genauen Darstellung.

Oberflächenspulen Zur Erzielung einer hohen Orts- und Kontrastauflösung in vertretbarer Messzeit werden dezidierte, an die Handgeometrie angepasste Empfangsspulen verwendet. Die besten Ergebnisse liefern **Mehrkanal-Phased-Array-Spulen**, die den gleichzeitigen Signalempfang über mehrere Spulenelemente ermöglichen und damit die Messzeit verkürzen (**parallele Bildgebung**). Aktuell kommen Spulen mit 8 oder 16 Empfangselementen zum Einsatz, neuere Spulen mit bis zu 36 Elementen sind in Erprobung.

Parallele Bildgebung Es werden nur Teile des K-Raums von Empfangskanälen aufgenommen und räumlich unterschiedliche Empfindlichkeitsprofile der Spulen genutzt. Fehlende K-Raum-Zeilen werden durch Interpolationsschritte ergänzt, entweder im K-Raum (SMASH- oder GRAPPA-Technik) oder im Ortsraum (SENSE-Technik).

Lagerung Die Hand kann in zwei Positionen gelagert werden: a) Bei der **In-center-Lagerung** nimmt der Patient in Bauchlage den Arm über den Kopf und legt die Hand bei ausgestreckten Fingern in die Spule („superman position"), die sich im Isozentrum des Magneten befindet. Vorteil dieser Lagerung ist die Nutzung der bestmöglichen Magnetfeldhomogenität, nachteilig ist die unbequeme Position für den Patienten. b) Bei der **Off-center-Lagerung** liegt der Patient auf dem Rücken und hält die untersuchte Hand mit dem Daumen nach oben neben die Hüfte. Vorteil dieser Technik ist der Lagerungskomfort, Nachteil die exzentrische Handposition, die bei Feldinhomogenitäten zur Bildbeeinträchtigung bei frequenzselektiver Saturation führen kann.

Schichtebenen Bei jeder Hand-MRT werden Sequenzen in den drei orthogonalen Standardebenen akquiriert. Die **Axialebene** ist gut zur Beurteilung des distalen Radioulnargelenks, des N. medianus und N. ulnaris, des Retinaculum flexorum sowie für die Flexoren- und Extensorensehnen geeignet. Die **Koronalebene** bietet eine Übersicht über die Handwurzel- bzw. Fingergelenke und stellt das karpale Gefüge und den TFCC gut dar. Die **Sagittalebene** dient zur Beurteilung der karpalen Gefügeanordnung (kolineare Ausrichtung der mittleren Karpalsäule) und der Flexoren- und Extensorensehnen. Wegen der doppel-obliquen Ausrichtung des Skaphoids ist bei Frakturen oder Pseudarthrosen die schräg-sagittale und die schräg-koronale Ebenen mit Darstellung der gesamten Knochenlänge von Vorteil.

Akquisitionsparameter An der Handwurzel ist ein Abtastfeld (FoV) von 80–120 mm vorteilhaft, um bei einer Bildmatrix von 320 × 320 oder 384 × 384 eine hohe Ortsauflösung zu erzielen. Die Schichtdicke sollte in der Koronalebene 2,0 oder 2,5 mm ohne Schichtlücke betragen. In der Sagittalebene sind 2,5 mm mit einer Schichtlücke von 10 % sinnvoll, während für die Axialebene meist Schichten von 3,0 mm Dicke akquiriert werden Bei fokussierter Fragestellung am TFCC, SL-Band, Skaphoid oder Lunatum sollten anatomisch angulierte Schichten von 2,0 mm oder 1,5 mm ohne Schichtlücke zur Anwendung kommen.

Untersuchungsablauf Die MRT-Untersuchung beginnt mit Planungsbildern („localizer", „scouts") in den 3 Raumebenen. Diese werden sukzessive akquiriert und exakt an der Anatomie der Hand orientiert. An der Handwurzel sind die Schichtebenen standardisiert. An den Fingern, die in gestreckter Position gelagert werden, richten sich die Scanebenen an deren Longitudinalausdehnung aus, ebenso am Daumen, hier anguliert entsprechend der Oppositionsstellung.

Sequenzen und Sequenzparameter Wichtigste Sequenz ist die fettsaturierte Protonendichte-FSE-Sequenz (PD-FSE fs), die in den 3 Raumebenen akquiriert werden sollte. Die Sequenz weist Pathologien am Knochen und an den Weichteilen sensitiv anhand von Signalstörungen nach, meist durch das Vorliegen von Gewebeödemen. Des Weiteren können mit der PD-FSE-fs-Sequenz Chondropathien erkannt werden. Für das Erkennen von Pathologien des Knochenmarks sollte mindestens eine native Sequenz in T1-Gewichtung akquiriert werden. T2*-gewichtete Gradientenechosequenzen (GRE) sind zum Nachweis von knöchernen Veränderungen gut geeignet. Sie gehören nicht zum Standardrepertoire und sollten gezielt eingesetzt werden. Ebenso können 3D-Sequenzen mit Partitionsdicken von 0,4 oder 0,5 mm additiv akquiriert werden. Sie haben den Vorteil, dass schräg angulierte, an die individuelle Anatomie angepasste Schichten im Rahmen einer Bildnachverarbeitung rekonstruiert werden können, was am Lig. scapholunatum und am TFCC von Vorteil ist (Grunz et al. 2020).

Intravenöse Kontrastmittelapplikation Gadoliniumhaltiges Kontrastmittel sollte in der MRT-Diagnostik der Hand großzügig eingesetzt werden. Hauptgrund ist das an der Hand reichlich vorhandene Synovialgewebe, an dem es im Falle einer Synovialose oder Synovialitis zu einem Enhancement mit verbessertem Kontrast kommt. Das betrifft nicht nur degenerative und entzündliche Erkrankungen, sondern auch traumatische Läsionen, die intraartikulär von Synovialis umgeben sind, z. B. die SL- und LT-Bänder sowie die Peripherie des

TFCC (Luetkens et al. 2021). Weitere Indikationen zur Kontrastmittelgabe sind die Osteonekrosen zur Differenzierung von avaskulären Nekrosezonen gegenüber hyperperfundierten Reparationszonen und die nichtganglionären Weichteiltumoren, deren Vaskularisation und Tumorgrenzen durch die Kontrastmittelgabe bestimmt werden können.

MR-Arthrografie Es wird vor der MRT-Untersuchung eine 3-Kompartiment-Arthrografie der distal-radioulnaren, radiokarpalen und mediokarpalen Gelenkräume mit einer 1:200 verdünnten Gadoliniumlösung durchgeführt (Cerezal et al. 2005). Durch das Kontrastmittel werden die intraartikulären Strukturen wie bei der Arthroskopie distendiert, gleichzeitig wird der Umgebungskontrast erhöht. Die direkte MR-Arthrografie ist der bildgebende Referenzstandard in der Diagnostik des Lig. scapholunatum, Lig. lunotriquetrum, des TFCC und des Gelenkknorpels. Zur Abklärung von Läsionen der genannten Regionen sollte das semiinvasive Verfahren vom Radiologen fokussiert indiziert werden. Sicherlich wird die MR-Arthrografie des Handgelenks in der ambulanten Radiologie zu selten eingesetzt.

5.2.2 Indikationen und Wertung

Indikationen zur Röntgendiagnostik des Handgelenks sind Pathologien des distalen Unterarmabschnitts, des Handgelenks und der Handwurzel im Rahmen von distalen Radiusfrakturen, Frakturen und Luxationen der Handwurzel, karpale Instabilitäten, Arthrosen, Arthritiden sowie bei unklaren Beschwerdebildern. Beim Frakturverdacht sollte auf weiterführende Spezialprojektionen verzichtet und frühzeitig eine hochaufgelöste CT-Diagnostik durchgeführt werden.

Radiokarpale Subluxation

2 Ursachen können einer Dezentrierung der proximalen Handwurzelreihe gegenüber der Gelenkfläche des Radius zugrunde liegen (Fernandez und Jupiter 2002):
- Dorsale und palmare Randkantenfrakturen des Radius heben die Führung der Gelenkpartner bei verkleinerter Artikulationsfläche auf, wodurch eine radiokarpale Instabilität resultiert. Hierzu zählen in der AO-OTA-Klassifikation die partiell-intraartikulären Frakturen (Barton-Fraktur und reverse-Barton-Fraktur) sowie die komplett-intraartikulären Frakturen (koronale Mehrfragmentverletzungen).
- Traumatische oder entzündliche Läsionen der extrinsischen V-Ligamente können zur radiokarpalen Instabilität führen (Viegas et al. 1995). Zu den sog. „Schleuderbändern" zählen das Lig. radiolunotriquetrum dorsale (dRLTL), das Lig. radiolunotriquetrum palmare (pRLTL) und das Lig. radioscaphocapitatum (RSCL). Wegen der Inklinationen der Radiusgelenkfläche resultieren palmare oder ulnare Instabilitäten.

Radiokarpale Subluxationen lassen sich konventionell-radiologisch diagnostizieren. Die ergänzende Indikation zur CT ist bei komplexen Mehrfragmentfrakturen gegeben. Rupturierte „Schleuderbänder" lassen sich in der MRT aufgrund ihres mehrdimensionalen Verlaufs häufig nur schwer nachweisen (Theumann et al. 2003).

TFCC-Verletzungen

Strukturelle Defekte am TFCC sind die Voraussetzung für deren Erkennbarkeit in der Bildgebung. Die Diagnostik kann mit unterschiedlicher Genauigkeit mit der nativen MRT, der kontrastverstärkten MRT sowie der MR- oder CT-Arthrografie erfolgen:
- In der nativen MRT kann eine TFCC-Läsion nur anhand eines Ergussverhaltens in der Risslücke in T2-gewichteten Sequenzen erkannt werden. Fehlt ein Gelenkerguss, ist die Aussage limitiert, weshalb nur Genauigkeiten zwischen 50 und 60 % im Vergleich zur Arthroskopie erzielt werden (Haims et al. 2003).
- Die kontrastverstärkte MRT verbessert die Detektion von peripheren TFCC-Läsionen an den radioulnaren und ulnokarpalen Ligamenten signifikant, insbesondere an den ulnaren Insertionen (Luetkens et al. 2021). Pathoanatomische Grundlage ist eine fokale Hyperämie am Schädigungsort, die zum Hyperenhancement mit verbessertem Kontrast um die dehiszenten Strukturen führt.
- Die besten Ergebnisse in der Erkennung von TFCC-Läsionen liefert die direkte MR-Arthrografie (Scheck et al. 1997). Das injizierte Kontrastmittel fließt in den Defekt des Diskus oder der Ligamente ein, führt zur Distension der Defekträder und erhöht den Umgebungskontrast (◘ Abb. 5.4). Ein Vorteil bietet die direkte MR-Arthrografie im Nachweis einer Ruptur der fovealen TFCC-Lamina (dl-TFCC), insbesondere wenn eine radiäre MPR an einem 3D-Datensatz durchgeführt wird (Grunz et al. 2020; Lee et al. 2017).
- Mit der direkten CT-Arthrografie lassen sich am TFCC gleich gute Ergebnisse wie mit der MR-Arthrografie erzielen (Lee et al. 2017; Schmid et al. 2005).

Zur Klassifikation von TFCC-Läsionen wird bei ulnaren Verletzungen die Einteilungen nach Atzei (Atzei und Luchetti 2011) und Schmitt (Schmitt et al., 2023) empfohlen, die jeweils die Unterscheidung von fovealen (dl-TFCC) und styloidalen (sl-TFCC) Läsionen vorhalten (◘ Tab. 5.4). Dagegen bietet die Palmer-Klassifikation (Palmer 1989) Vorteile bei Läsionen des Discus ulnocar-

Radiologische Diagnostik der Hand und des Unterarms (ohne Sonografie)

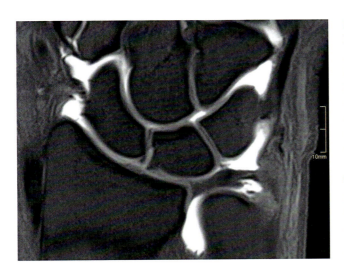

Abb. 5.4 Verletzung des ulnaren TFCC-Abschnitts mit Abriss der fovealen Lamina. Koronale MR-Arthrografie (fettsaturiert T1 TSE nach Arthrografie) mit Ruptur und Retraktion des tiefen (fovealen) Blattes der Ligg. radioulnaria

Tab. 5.4 Klassifikation der TFCC-Läsionen. (Atzei und Luchetti 2011)

Klasse	TFCC-Läsion	DRUG-Stabilität
0	Spitzenfraktur des Proc. styloideus ulnae, dl-TFCC intakt	Stabil
1	Isolierter Abriss des sl-TFCC	Stabil
2	Abrisse des sl-TFCC und dl-TFCC	Instabil
3	Isolierter Abriss des dl-TFCC	Instabil
3a	Basisfraktur des Proc. styloideus ulnae, dl-TFCC abgerissen	Instabil
4	Läsion des Diskuskörpers (degenerativ oder traumatisch)	Instabil
5	Arthrose im distalen Radioulnargelenk	Stabil oder instabil

palis mit Graduierungsfolge von einer initialen Diskusdegeneration (Stadium IIa) bis zur ulnokarpalen Impaktation (Stadium IIe).

Skaphoidfraktur

Kahnbeinfrakturen machen knapp 80 % aller Handwurzelfrakturen aus, mit Frakturen im mittleren Drittel als den häufigsten (Herbert 1990). Unfallereignis ist meist der Sturz auf die ausgestreckte Hand („FOOSH injury"). Die Frakturlokalisation hängt vom Abduktionsgrad der Handwurzel ab: Eine Extension-Radialduktion führt zur Fraktur im distalen Drittel, eine Flexion-Ulnarduktion zur proximalen Fraktur.

Projektionsradiografie Anatomische Basis für die radiologische Diagnostik ist die doppeloblique Ausrichtung des Skaphoids gegenüber den Standardraumebenen. Deshalb wird beim Verdacht auf eine Skaphoidfraktur zusätzlich zu den Standardprojektionen noch die Stecher-Projektion angefertigt, die das Skaphoid in seiner Longitudinalausdehnung darstellt. Auf das früher durchgeführte Skaphoidquartett kann verzichtet werden.

CT-Diagnostik Die Sensitivität der Projektionsradiografie in der Detektion von Skaphoidfrakturen beträgt in der Erstdiagnostik lediglich 70 % (Krimmer et al. 2000). Ursachen sind die Ausrichtung des Skaphoids und die häufig geringe oder fehlende Fragmentdislokation. In dieser Situation kommt sowohl der klinischen Symptomenüberprüfung als auch der Diagnostik mittels CT und MRT eine besondere Bedeutung zu. Aber auch nach Frakturdiagnose unterschätzt die Projektionsradiografie den Dislokationsgrad oft deutlich, insbesondere die Humpback-Deformität. Nach den aktuellen Leitlinien sollte deshalb bei jeder nachgewiesenen Skaphoidfraktur eine CT-Untersuchung ergänzend durchgeführt werden (AWMF-Leitlinie Skaphoidfraktur 2015).

Begleitverletzungen Eine Skaphoidfraktur kann mit einer Radiusfraktur und weiteren Frakturen an der Handwurzel entlang der Greater-arc-Linie vergesellschaftet sein. Deshalb sollte das diagnostische Bild auf die Nachbarschaft gerichtet und im Verdachtsfall eine Zusatzdiagnostik ergänzt werden. Auch eine Zerreißung des Lig. scapholunatum ist möglich. Deren Nachweis kann durch die MR- oder CT-Arthrografie erfolgen.

Stabilität Die Bildgebung muss nicht nur eine Skaphoidfraktur nachweisen, sondern auch die Frage der Fragmentstabilität beantworten. Die hierzu erforderliche Schnittbilddiagnostik kann in 2 Ansätzen erfolgen:

– Im deutschsprachigen Raum (AWMF-Leitlinie Skaphoidfraktur 2015) wird zunächst die hochaufgelöste CT mit Dünnschichten entlang der schräg-sagittalen und schräg-koronalen Längsachsen empfohlen (Abb. 5.5a, b). Vorteil der CT ist die detaillierte Darstellung der knöchernen Feinstrukturen einschließlich der Fragmentdislokation (Spezifität 100 %). Die Sensitivität der CT im Frakturnachweis beträgt nur ca. 95 %, d. h. eine primär nicht-dislozierte Fraktur kann dem Nachweis entgehen. Bei klinischem Frakturverdacht und negativem Röntgen- und CT-Ergebnis muss deshalb eine zusätzliche MRT-Diagnostik erfolgen.

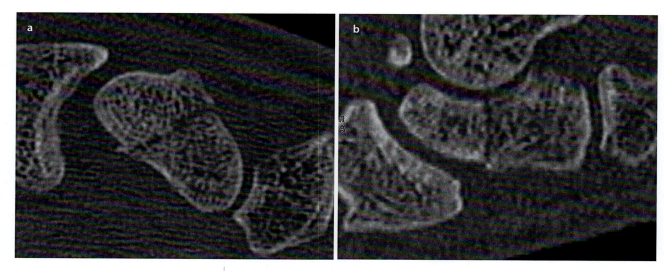

Abb. 5.5 Nicht-dislozierte Skaphoidfraktur im mittleren Drittel vom Typ Herbert A2. Hochaufgelöste CT in schräg-sagittalen (a) und schräg-koronalen (b) Schichten. Kleines kortikales Fragment am radiopalmaren Frakturrand

— Im angloamerikanischen Raum wird die hochaufgelöste MRT regelhaft gleich nach dem Röntgenverfahren eingesetzt (Mallee et al. 2011). Die MRT hat den Vorteil, dass sie alle Skaphoidfrakturen anhand eines traumainduzierten Knochenmarködems nachweist (Sensitivität 100 %). Nachteilig ist die oft schwierige Abgrenzung einer Knochenkontusion („bone bruise") gegenüber einer Fraktur (Spezifität um 85 %), weshalb dann die CT-Diagnostik ergänzt werden muss.

Durch den frühzeitigen Einsatz der CT und/oder MRT werden verzögerte Frakturdiagnosen vermieden und die Behandlungsergebnisse verbessert.

Klassifikation Die AO-OTA-Klassifikation unterscheidet Avulsionsverletzungen, einfache Frakturen und mehrfragmentäre Frakturen mit unscharfem Übergang von stabiler zu instabiler Fragmentstellung. Demgegenüber grenzt die **Klassifikation nach Herbert und Krimmer** (Krimmer et al. 2000) klar stabile Frakturen des Typs A von instabilen Frakturen des Typs B ab (Tab. 5.5). Zu berücksichtigen gilt, dass jede proximale Skaphoidfraktur (Typ B3) als instabil gewertet wird.

Bei der Skaphoidfraktur kann letztlich die exakte morphologische Bildanalyse nur anhand von hochaufgelösten CT-Bildern erfolgen. Die **Frakturstabilität** wird dabei nach den Kriterien der Tab. 5.6 beurteilt.

Nach Versorgung mittels Schraubenimplantat erfolgen die **Kontrollen postoperativ** und im weiteren Konsolidierungsverlauf mittels Projektionsradiogrammen in 3 Ebenen. Eine CT-Diagnostik wird zur abschließenden Dokumentation des Ausheilungsergebnisses empfohlen (AWMF-Leitlinie Skaphoidfraktur 2015).

Tab. 5.5 Klassifikation der Skaphoidfrakturen. (Krimmer et al. 2000)

Frakturtyp		Frakturlokalisation und -morphologie	Therapie
A = stabil	A1	Am Tuberculum ossis scaphoidei	Konservativ
	A2	Undisloziert im mittleren und distalen Drittel	Konservativ oder operativ
B = instabil	B1	Lange Schrägfraktur	Operativ
	B2	Dislozierte oder klaffende Querfraktur	
	B3	Im proximalen Drittel	
	B4	Transskaphoidale perilunäre Luxationsfraktur	

Skaphoidpseudarthrose

Bei der Pseudarthrose gelten ähnliche Aussagen wie bei der Fraktur:

Tab. 5.6 Beurteilungskriterien der instabilen Skaphoidfraktur. (Krimmer et al. 2000; AWMF-Leitlinie Skaphoidfraktur 2015; Nattrass et al. 1994)

Verletzungsart	Fragmentinstabilität liegt vor, wenn …
Frakturtyp	ein Frakturtyp B nach Herbert und Krimmer vorliegt.
Anzahl der Fragmente	mehr als zwei Fragmente existieren.
Weite des Frakturspalts	der Frakturspalt breiter als 1 mm ist.
Ad-latus-Dislokation	wenn das periphere Fragment mehr als 1 mm versetzt ist.
Achsenfehlstellung	wenn eine Humpback-Verformung von mehr als 35° vorliegt.
Karpale Höhe	wenn der Nattrass-Index kleiner als 1,54 ± 0,03 ist oder das Lunatum in Extension steht (RL-Winkel größer als 15°).

- Die Projektionsradiografie sollte auf 3 Ebenen beschränkt werden (Handgelenk in 2 Ebenen und Stecher-Aufnahme).
- Die CT im Submillimeterbereich gibt die knöcherne Morphologie am Pseudarthrosenspalt, in den Kahnbeinfragmenten und die periskaphoidalen Gelenkflächen nach Arthrosenmanifestation genau wieder (Abb. 5.6a). Mit der CT können Dislokationen exakt quantifiziert werden, wobei die Humpback-Deformität (proximales Fragment in Extension, distales Fragment in Flexion) und die Adlatus-Dislokationen die Grundformen sind. Die CT-Diagnostik dient zur morphologischen Graduierung (Trojan und Jahna 1955) (Tab. 5.7):
- Mit der kontrastverstärkten MRT lässt sich eine Aussage zur Perfusion und damit zur Vitalität des proximalen Skaphoidfragments treffen (Abb. 5.6b). Wenn bereits in der nativen MRT ein normales Fettmarksignal in beiden Fragmenten vorliegt, ist deren Vitalität bereits bewiesen. Häufig finden sich

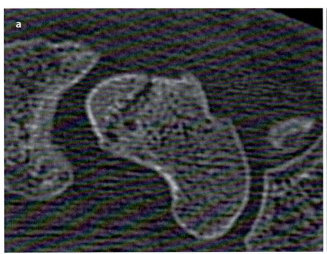
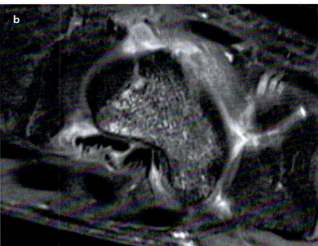

Abb. 5.6 Proximale Skaphoidpseudarthrose (11 Monate alt). Schräg-sagittale CT-Schicht (**a**) und korrespondierend kontrastverstärkte MRT-Schicht (**b**) (fettsaturiert T1 TSE nach Gadolinium i.v.). In der CT kleine Resorptionszysten um den schmalen Pseudarthrosenspalt und diskrete Sklerose des proximalen Fragments. In der MRT ist das proximale Fragment aufgrund fehlender Kontrastmittelanreicherung avital

Tab. 5.7 Stadieneinteilung der Skaphoidpseudarthrose. (Modifiziert nach Trojan und Jahna 1955)

Stadium	Kriterien der bildgebenden Diagnostik
I = Resorptionszone	Resorptionsband parallel zum Frakturspalt
II = Resorptionszysten	Zystoide Einschlüsse in beiden Fragmenten
III = Abdeckelung	Sklerosierter Pseudarthrosenspalt atroph = ohne Osteophyten hypertroph = mit Osteophyten
IV = Karpale Arthrose	Stadienhafter Verlauf A = zwischen Radius und distalem Fragment B = zwischen proximalem Fragment und Kapitatum C = zwischen Lunatum und Kapitatum

Tab. 5.8 MRT-Muster des proximalen Fragments einer Skaphoidpseudarthrose. (Schmitt et al. 2011)

Muster	MRT-Befunde	Pathologie
A	Territoriales Knochenmarködem und Hyperenhancement	Knochenmarködemsyndrom
B	Avaskuläre Zone proximal, Reparation in der Mitte, Vitalität distal	Partialnekrose
C	Avaskuläre Zone ohne Reparation	Komplettnekrose

jedoch Signalalterationen mit hypointensen Arealen in T1-Gewichtung und hyper- oder hypointensen Arealen in T2-Gewichtung. In dieser Situation zeigt ein Hyperenhancement nach Gadoliniumgabe den aktiven Umbauvorgang in der Reparationszone an (Schmitt et al. 2011), der entweder zur Restitutio ad integrum oder – wesentlich häufiger – zu einer Pseudarthrose führen kann (Tab. 5.8).

Zonale Topografie Wegen des rekurrenten Verlaufs der intraossären Gefäße ist bei der Skaphoidpseudarthrose das proximale Fragment nekrosengefährdet. In der MRT ist folgender Aufbau charakteristisch (Schmitt et al. 2011):
– Nekrosezone bzw. Vitalitätsstörung im proximalen Fragment,
– Reparationszone um den Pseudarthrosenspalt,
– Vitalitätszone im distalen Fragment.

Übrige Handwurzelfrakturen

Sie machen ca. 20 % aller karpalen Frakturen aus (Lee 2017; Ayache et al. 2021). Triquetrumfrakturen sind dabei mit 12 % und dorsalen Avulsionsverletzungen am häufigsten. Das Trapezoideum ist mit 0,2 % aufgrund seiner geschützten Lage sehr selten frakturiert. Kombinationsfrakturen jenseits der perilunären Luxationsverletzungen sind möglich.

Das Traumamuster hängt zum Unfallzeitpunkt von der Richtung und Intensität der einwirkenden Kraft sowie von der Handstellung ab. Am häufigsten ist der Sturz auf die extendierte Hand, gefolgt von direkten Anpralltraumen. Osteoligamentäre Avulsionsfrakturen finden bei Bandüberdehnungen häufig an der Dorsalseite des Triquetrums.

Bei jeder „Verstauchung" ist bis zum Beweis des Gegenteils von einer Fraktur oder Bandverletzung auszugehen. Beim frischen Trauma stellen die Projektionsradiogramme einschließlich der Ballgriffprojektion die diagnostische Basis dar. Frühzeitig sollte eine weiterführende CT-Diagnostik veranlasst werden, da auf diese Weise Frakturen an der Handwurzel überlegen zur Abbildung gebracht werden können. Bei posttraumatisch persistierendem Schmerz ist die MRT-Diagnostik dem Nachweis von Knochenkontusionen und Bandrupturen vorbehalten.

Zuverlässig und umfänglich können Handwurzelfrakturen mit der hochaufgelösten CT diagnostiziert werden (Welling et al. 2008). Die wichtigsten Befunde der Traumadiagnostik jenseits der Skaphoidfraktur sind in Tab. 5.9 zusammengefasst (Lee 2017; Ayache et al. 2021):

Karpale Instabilitäten und Luxationsverletzungen

Isolierte oder assoziierte Luxationen sind an der Handwurzel gegenüber den Frakturen selten. Mehrfachverletzungen werden durch Hochrasanztraumata hervorgerufen, z. B. bei Stürzen aus großer Höhe (Herzberg et al. 1993). Es resultieren kombinierte Frakturen mit Bandzerreißungen und karpalen Gefügestörungen bis hin zur Lunatumluxation. Dorsale Dislokationsformen überwiegen.

Die Diagnostik beginnt mit **Projektionsradiogrammen**, gefolgt von der **CT** beim Nachweis einer karpalen Luxationsverletzung oder beim Verdacht auf eine solche. Durch das CT wird das Traumaausmaß häufig erweitert (Ayache et al. 2021; Welling et al. 2008). Die **MRT** bleibt dem Nachweis von rupturierten Ligamenten und sekundären Osteonekrosen vorbehalten.

Neben dem Nachweis von Frakturen lassen sich statische Formen einer karpalen Instabilität anhand folgender Kriterien erkennen (Gilula 1979):

Tab. 5.9 Zusammenstellung der Handwurzelfrakturen jenseits des Skaphoids. (Lee 2017; Ayache et al. 2021)

Lokalisation und Klassifkation	Frakturtyp	Hinweise
Lunatumfraktur	• Vorderhornfraktur • proximale Fraktur • Hinterhornfraktur • Korpusfraktur sagittal • Korpusfraktur transversal • Trümmerfraktur	DD: pathologische Fraktur bei Lunatumnekrose Begleitfrakturen an Radius und Mittelhand häufig Karpale Höhe bestimmen (Nattrass- oder Youm-Index)
Triquetrumfraktur	• Kantenfraktur dorsal • Körperfraktur • Kantenfraktur palmar	Ligamentäre Avulsionen häufig dorsal Perilunäre Luxation und Radiusfraktur ausschließen
Pisiforme-Fraktur	• Querfraktur • parasagittale Fraktur • Trümmerfraktur • Impaktation	Neuropathie des N. ulnaris als klinische DD Artikulation axial und sagittal überprüfen
Trapeziumfraktur	• Vertikalfraktur • Horizontalfraktur • Kantenfraktur dorsoradial • Tuberkulumfraktur • Trümmerfraktur	Greater-arc-Verletzung möglich Bennett-Fraktur ausschließen
Trapezoideumfrakturen	• Kantenfraktur dorsal • Korpusfraktur	Luxationsfraktur zum Metakarpale 2 ausschließen
Kapitatumfraktur	• Korpusquerfraktur • Kaputquerfraktur • Korpusfraktur schräg-koronal • Korpusfraktur parasagittal	Greater-arc-Verletzung wahrscheinlich karpale Höhe bestimmen (Nattrass- oder Youm-Index)
Hamatumfraktur	• Hamulusfraktur (Spitze, Taille, Basis) • Korpusfraktur	Luxationsfraktur zu Metakarpale 4 und 5 ausschließen Neuropathie des N. ulnaris als klinische DD

— In der dorsopalmaren Projektion sind die **Karpalbögen 1–3** unterbrochen und verlaufen mit Konturstufen unharmonisch oder überlappen sich.

— Im dorsopalmaren Bild nimmt das Lunatum eine Dreieck- bzw. Halbmondform ein oder weist zum Radius eine Kontaktstrecke von weniger als 50 % auf.

— Im Seitenbild ist die **mittlere karpale Säule** (Radius-Lunatum-Kapitatum-Metakarpale III) zigzackförmig deformiert.

— Im Seitenbild beträgt der skapholunäre Winkel mehr als 60°. Der proximale Skaphoidpol ist gegenüber der Fossa scaphoidea radii nach dorsal dezentriert (**V-Zeichen**).

Skapholunäre Dissoziation (SLD) Der dynamischen Form der SLD liegt die Ruptur des Lig. scapholunatum zugrunde, der statischen Form zusätzlich eine Verletzung der sekundären Stabilisatoren, also von extrinsischen (kapsulären) Verstärkungsbändern. Bildgebend kann die direkte Visualisation des SL-Bandes mit der nativen oder kontrastverstärkten MRT und mittels direkter MR- oder CT-Arthrografie erfolgen. Die Sensitivität der **nativen MRT** ist deshalb limitiert, weil sie auf das Vorhandensein eines Ergusses an der Rupturstelle des Bandes angewiesen ist. Bessere Ergebnisse liefert die **MRT nach intravenöser Kontrastmittelgabe**, das sich selektiv am hyperämischen Rupturort anreichert (Luetkens et al. 2021). Bildgebender Referenzstandard ist die **MR- oder CT-Arthrografie** (Abb. 5.7a-c) aufgrund ihrer distendierenden und kontraststeigernden Eigenschaften mit annähernd gleicher Genauigkeit wie die Arthroskopie (Lee et al. 2017; Schmid et al. 2005).

Lunotriquetrale Dissoziation (LTD) Verletzt ist das Lig. lunotriquetrum und ggf. dessen sekundäre Stabilisatoren, wobei Assoziationen mit TFCC-Pathologien häufig sind. Aufgrund der vergleichsweise geringen Bandgröße ist die Anforderung an die Radiologie noch höher. Bildgebend lässt sich eine LT-Bandverletzung am besten mit der CT-Arthrografie nachweisen.

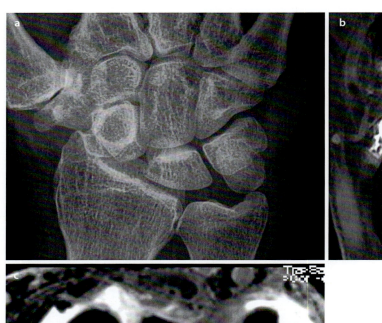
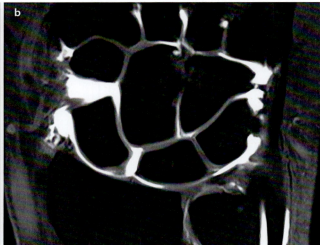
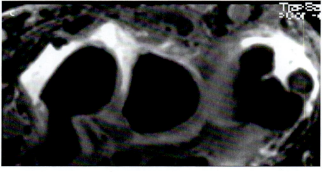

◘ **Abb. 5.7** Statisches Stadium III einer skapholunären Dissoziation. **a** Im dorsopalmaren Radiogramm Asymmetrie des SL-Spalts und Ringzeichen des Skaphoids. **b** Postarthrografische MRT (fettsaturiert T1 TSE) mit breiter, skapholunärer Lücke in Höhe des abgerissenen dorsalen SL-Bandsegments. **c** Im axialen MRT-Bild ist das dorsale Bandsegment rupturiert und retrahiert, während das palmare Bandsegment intakt ist

Mediokarpale Instabilität (MCI) Der Pathomechanismus an den mediokarpalen Ligamenten (Lig. arcuatum und Lig. intercarpale dorsale) ist nicht abschließend geklärt (Wolfe et al. 2012). In der MRT gibt es für die MCI keine sicheren Nachweiskriterien. Bildgebende Methode der Wahl ist die Kinematografie, in der abrupte, gegenläufig gerichtete Rotationsbewegungen der beiden Handwurzelreihen auffallen.

Ulnare Translokation Sie entsteht bei traumatischer oder entzündlicher Insuffizienz der extrinsischen Kapselbänder, der sog. „Schleuderbänder". Es kommt zum Abgleiten der Handwurzel nach ulnar mit Vergrößerung der radioskaphoidalen Distanz sowie vermindertem Kontakt von Radius und Lunatum (Viegas et al. 1995). Die Darstellung der verletzten Bänder kann mit der kontrastverstärkten MRT versucht werden.

Perilunäre Luxation Es liegen Bandrupturen vor, die überwiegend zum palmaren Versatz des Lunatums führen. Mit zunehmender Krafteinwirkung kommt es zur stadienhaften Schädigung der Ligamente entlang des sog. „lesser arc" – einem (perilunären) Bogen um das Lunatum (Mayfield et al. 1980). Progressiv finden sich eine dorsale Rotationssubluxation des Skaphoids (Stadium 1), eine lunokapitale Instabilität (Stadium 2), eine ulnare Instabilität (Stadium 3) und schließlich eine palmare Lunatumluxation (Stadium 4). Bei den Lesser-arc-Verletzungen können selten auch Frakturen involviert sein, meist randständig am Proc. styloideus radii oder Proc. styloideus ulnae.

Die mediokarpale Instabilität entspricht dem Mayfield-Übergangsstadium 3/4. Wie auf dem seitlichen Röntgenbild erkennbar ist, findet sich das Lunatum in einer palmaren Position, während der übrige Karpus gegenüber dem Unterarm nach dorsal versetzt ist (Mayfield et al. 1980).

Bei der Lunatumluxation (Stadium 4) ist das Lunatum komplett nach palmar aus der proximalen Handwurzelreihe herausgelöst und um mehr als 90° flektiert. Zusätzlich zu den SL- und LT-Bändern ist auch das Lig. radiolunotriquetrum dorsale abgelöst. Der übrige Karpus ist gegenüber dem Unterarm durch Rückstellkräfte wieder kolinear ausgerichtet.

Tab. 5.10 Gefügeanordnung bei Instabilitäten der Handwurzel. (Mayfield et al. 1980)

Gefügestatus	Lunatum-/Kapitatumstand in Relation zum Radius	
	Lunatum	Kapitatum
Normalbefund	Kolinear	Kolinear
Perilunäre Luxation	Kolinear	Dorsal
Mediokarpale Instabilität	Palmar	Dorsal
Lunatumluxation	Palmar	Kolinear

Tab. 5.11 Verrenkungslinien des „lesser arc" und „greater arc". (Mayfield et al. 1980)

Bogen	Verletzte Strukturen
Lesser arc	Proc. styloideus radii – Lig. scapholunatum – Poirier-Raum – Lig. lunotriquetrum (Triquetrum) – Proc. styloideus ulnae
Greater arc	Skaphoid – Kapitatum – Hamatum – Triquetrum

Durch dislozierte Fragmente oder ein luxiertes Lunatum kann der N. medianus geschädigt werden, seltener der N. ulnaris. In ▫ Tab. 5.10 sind die häufigen Formen der perilunären Instabilitäten gegenübergestellt.

Perilunäre Luxationsfraktur Wirken die Kraftvektoren weiter peripher auf die Handwurzel ein, kann eine Verletzungslinie entlang des sog. „greater arc" entstehen. Neben dem Skaphoid ist schwerpunktmäßig die distale Handwurzelreihe geschädigt. In der Nomenklatur sind die Greater-arc-Verletzungen am Präfix „trans" erkennbar. Die folgenden Varianten werden bei den Greater-arc-Verletzungen angetroffen (Herzberg et al. 1993), wobei die De-Quervain-Verletzung die häufigste Form ist:
— transradiale perilunäre Luxationsfraktur,
— transskaphoidale perilunäre Luxationsfraktur (de Quervain-Verletzung),
— transkapitale perilunäre Luxationsfraktur,
— transtriquetrale perilunäre Luxationsfraktur,
— transulnare perilunäre Luxationsfraktur.

In der ▫ Tab. 5.11 sind die Verrenkungslinien zusammengefasst.

Karpale Arthrose ("SLAC wrist" und "SLAC wrist")

Als Folge einer skapholunären Dissoziation oder einer Skaphoidfraktur können karpale Arthrosen im Rahmen eines „SLAC wrist" (ScaphoLunate Advanced Collapse) bzw. „SNAC wrist" (Scaphoid Nonunion Advanced Collapse) resultieren. Diese folgen regelhaft festen Stadienabläufen (Krimmer et al. 1997). Zuerst manifestiert sich eine lokale Arthrose am Skaphoid, später weitet sich der Gelenkschaden auf die benachbarte Handwurzel aus, wobei das radiolunäre Kompartiment sehr lange oder komplett vom Degenerationsprozess ausgespart bleibt. Die in ▫ Tab. 5.12 zusammengefassten Stadien lassen sich unterscheiden.

Tab. 5.12 Stadien der Arthrose bei der „SLAC wrist" und „SNAC wrist". (Krimmer et al. 1997)

Stadium	Arthrose bei der SLAC wrist	Arthrose bei der SNAC wrist
I	Radiokarpal fokal zwischen Proc. styloideus radii und proximalem Skaphoidpol	Radiokarpal zwischen Proc. styloideus radii und distalem Skaphoidfragment
II	+ radiokarpal langstreckig zwischen Fossa scaphoidea radii und Skaphoid	+ mediokarpal zwischen proximalem Skaphoidfragment und Kapitatumkopf
III	+ mediokarpal zwischen Skaphoid bzw. Lunatum und Kapitatumkopf	+ mediokarpal zwischen Lunatum und Kapitatumkopf
IV	+ radiokarpal zwischen Fossa lunata radii und Lunatum	+ radiokarpal zwischen Fossa lunata radii und Lunatum

Der Arthrosennachweis bei dem „SLAC wrist" oder „SLAC wrist" gelingt mit der CT-Diagnostik genau und früh, weshalb häufig nach Durchführung einer CT das Arthrosestadium korrigiert werden muss (Crema et al. 2012). In der MRT werden karpale Arthrosen anhand einer Chondropathie und subchondralen Veränderungen, insbesondere Knochenmarködemen, erkannt.

Karpale Osteonekrosen (Lunatumnekrose, Morbus Preiser)

Pathoanatomische Grundlage ist der **retrograde Verlauf** der intraossären Nutritialgefäße nach deren distalem Eintritt in die Handwurzelknochen. Durch den speziellen Gefäßverlauf werden die proximalen Knochenabschnitte zu vaskulären Terminalzonen mit der Gefahr, dass sich beim Gefäßverschluss hier eine proximale Osteonekrose manifestieren kann. Anhand radiografischer Merkmale lassen sich am Lunatum Nekrosestadien abgrenzen (Lichtman und Ross 1994) (◘ Tab. 5.13):

- Basisdiagnostikum ist die **Projektionsradiografie**.
- Mit der **CT** lässt sich die ossäre und artikuläre Situation der Osteonekrosen exakt abbilden. Insbesondere werden Skleroseareale (Stadium II), initiale Infraktionen an der proximalen Zirkumferenz (Stadium III) und eine beginnende Arthrose (Stadium IV) früher erkannt (◘ Abb. 5.8a).
- Die Vitalität des Knochenmarks und des Knochens kann mit der **kontrastverstärkten MRT** beurteilt werden (◘ Abb. 5.8b, c). Beurteilungskriterium ist der zonale Aufbau der karpalen Osteonekrosen (Schmitt et al. 2019): Aufgrund des retrograden Gefäßverlaufs ist die Nekrosezone proximal lokalisiert, daran grenzt sich mittig die Reparationszone an, während distal der normale Knochen am längs-

◘ **Tab. 5.13** Stadien der Lunatumnekrose. (Lichtman und Ross 1994)

Stadium	Arthrose bei der SLAC wrist
I	Röntgenbild normal, Knochenmarködem in der MRT
II	Osteosklerose im Lunatum, keine Formveränderung
III	Pathologische Fraktur im proximalen Lunatumabschnitt a = keine oder geringe Impaktation ohne Höhenminderung der Handwurzel b = deutliche Impaktation mit Höhenminderung der Handwurzel c = zusätzlich Manifestation einer Koronalfraktur des Lunatums
IV	Perilunäre Arthrosis deformans

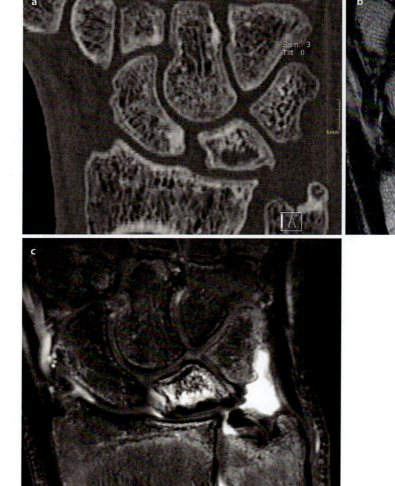

◘ **Abb. 5.8** Lunatumnekrose im Stadium IIIa. Dorsopalmares Radiogramm (**a**) mit proximal entrundetem Lunatum und angrenzend zystischem Defekt. Minusvarianz der Ulna. In der koronalen MRT in nativer (**b**) und kontrastverstärkter (**c**) T1-Gewichtung demarkieren sich eine proximale Nekrosezone, eine mittlere Reparationszone und eine gering veränderte distale Zone. Nebenbefundlich radialer TFCC-Defekt

ten vital bleibt. Die Abgrenzung der proximalen Nekrose gegenüber der angrenzenden Reparationszone gelingt mit dem Gadoliniumenhancement in einer fettsaturierten T1-gewichteten Sequenz genauer als anhand eines Knochenmarködems in einer fettsaturierten T2- oder PD-gewichteten Sequenz.

Knochen- und Weichteiltumoren an der Handwurzel

Der mit Abstand häufigste Weichteiltumor ist das **Weichteilganglion**. Pathoanatomisch entstehen Ganglien aus sezernierendem Synovialgewebe. Zwei Manifestationsorte sind charakteristisch: a) Das dorsale Ganglion entsteht aus dem dorsalen Bandsegment des Lig. scapholunatum und durchbricht die Gelenkkapsel, um unter den Extensorensehnen zu liegen zu kommen. b) Das palmare Ganglion liegt fast immer radialseitig mit Ausgang vom Radiokarpalgelenk und stielförmigem Durchtritt durch die palmaren Kapselbänder. Diagnostikum der 1. Wahl ist die Sonografie, insbesondere in der Abgrenzung gegenüber soliden Raumforderungen. Die Stärken der MRT sind der Nachweis von okkulten Ganglien (Goldsmith und Yang 2008) und die übersichtliche Darstellung des Ursprungsorts und Ganglionstiels (◘ Abb. 5.9), dessen Kenntnis für die vollständige, chirurgische Exstirpation entscheidend ist.

Intraossäre Ganglien haben ebenfalls einen synovialen Ausgang. Sie entstehen an Ligamenten mit synovialer Ummantelung, an denen sie entlang wachsen, um über Sharpey-Fasern in den Knochen einzutreten. Häufige Lokalisationen sind die Radial- oder Ulnarseiten des Lunatums nach Entstehung am Lig. scapholunatum bzw. Lig. lunotriquetrum oder die Palmarseite des Skaphoids nach Entstehung aus dem Lig. radioscaphocapitatum (Magee et al. 1995). Die exakten intraossäre Ganglienausdehnung mit Ganglionstiel kann mit der CT vorgenommen werden.

Weitere Tumorentitäten an den Knochen und Weichteilen werden im Abschn. „▶ Knochentumoren am Daumen und an den Fingern" skizziert.

5.3 Radiologische Diagnostik der Mittelhand, des Daumens und der Finger

5.3.1 Untersuchungstechnik

Projektionsradiografie

An der Mittelhand werden in der Projektionsradiografie Aufnahmen in 2 Ebenen durch eine potenziell 3. Aufnahme ergänzt (Kraemer und Gilula 1992b):

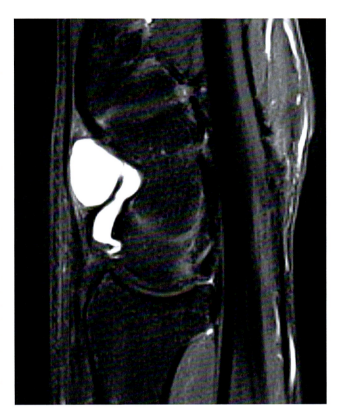

◘ **Abb. 5.9** Dorsales Weichteilganglion mit Ausgang vom Lig. scapholunatum. Im sagittalen MRT-Bild (fettsaturiert PD TSE) langer Ganglionstiel, der am dorsalen SL-Bandsegment beginnt und distal in einem 8 mm großen Ganglion unter den Extensorensehnen endet

— Bei Verletzungen mehrerer Mittelhandknochen werden dorsopalmare und oblique Übersichtsaufnahmen angefertigt. Beim Frakturnachweis werden diese durch eine streng laterale Aufnahme ergänzt, um das Ausmaß einer Achsenfehlstellung zu bestimmen.
— Stellungskontrollen von Mittelhandfrakturen II–V werden mit dorsopalmaren und lateralen Projektionen vorgenommen, optional ergänzt durch eine oblique Projektion (semiproniert an den Metakarpalia II und III, semisupiniert an den Metakarpalia IV und V).
— Wegen seiner anatomischen Sonderstellung wird das Metakarpale I gesondert in palmodorsalen und lateralen Projektionen untersucht.

An den Fingern und am Daumen ist die Projektionsradiografie in 2 Ebenen die diagnostische Grundlage (Kraemer und Gilula 1992a):

— Bei Verletzungen mehrerer Finger werden dorsopalmare und oblique Übersichtsaufnahmen angefertigt, beim Frakturnachweis ergänzt durch eine streng laterale Aufnahme des betroffenen Fingerstrahls.

- Bei isolierter Verletzung eines Fingers werden dorsopalmare und laterale Projektionen mit Zentrierung auf die Verletzungsstelle durchgeführt. Bei intraartikulären Frakturen kann in unübersichtlicher Situation eine oblique Projektion zur Fragmentzuordnung ergänzt werden.
- Die Aufnahme nach Brewerton stellt die Gelenkflächen der Fingergrundgelenke (MCP) im tangentialen Profil dar. Sie beschränkt sich auf die Frühstadien von Arthrosen und Arthritiden.

Computertomografie

Zur Detailanalyse von intraartikulären Fingerfrakturen ist die hochaufgelöste CT hilfreich. Wenn der Mittelhandbereich im Untersuchungsvolumen liegt, wird das Hochdosisprotokoll empfohlen, bei einer CT-Untersuchung am Daumen oder den Fingern sowie bei postoperativen Kontrollen kann ein Niedrigdosisprotokoll verwendet werden. Die Akquisition erfolgt in der axialen Ebene, die Bildrekonstruktion ergänzt die koronalen und sagittalen Ebenen, ggf. auch die oblique. 3D-Darstellungen in Volume-rendering-Technik (VRT) können dem Operateur bei mehrfragmentären Frakturen wertvolle Informationen zur Fragmentlage geben, nachdem der gegenüberliegende Artikulationspartner elektronisch extrahiert wurde.

Magnetresonanztomografie

Die MRT ist wegen der geringen Querausdehnung der Finger und des Daumens und deren unterschiedlicher Raumorientierung eine untersuchungstechnische Herausforderung. Wenn möglich, sollten dezidierte Oberflächenspulen und hochaufgelöste Sequenzprotokolle verwendet sowie Einzeluntersuchungen von Fingern durchgeführt werden.

Schichtebenen Prinzipiell müssen die Finger und der Daumen in 3 Ebenen untersucht werden. Die Koronalebene ist vorteilhaft für die MRT der Gelenke und der Kollateralbänder, die Sagittalebene dagegen für Fragestellungen zu den Flexoren- und Extensorensehnen sowie zur palmaren Platte.

Akquisitionsparameter Zur Untersuchung eines gesamten Fingerstrahls muss das longitudinale FoV 130 mm betragen, bei fokussierter Fragestellung (z. B. Abklärung eines Kollateralbands oder Glomustumors) kann es auf 80 mm reduziert werden. Bei 2D-Sequenzen ist in den Koronal- und Sagittalebenen eine Schichtdicke von 1,5 mm ohne Schichtlücke optimal, in der Axialebene dagegen 2,5 mm mit Schichtlücke. 3D-Sequenzen werden vorzugsweise in koronaler Ausrichtung mit Partitionsdicken von 0,4 oder 0,5 mm akquiriert.

Sequenzen und Sequenzparameter Für Weichteilläsionen an den Fingern sind konventionelle FSE-Sequenzen zu bevorzugen. Am wichtigsten für die Läsionsdetektion sind fettsaturierte PD-FSE-Sequenzen, die in 3 Ebenen akquiriert werden sollte. T1-FSE-Sequenzen vor und nach Gadoliniumgabe ergänzen das Protokoll. Bei ossären Pathologien und beim tenosynovialen Riesenzelltumor ist eine T2*-gewichtete GRE-Sequenz wichtig. Die 3D-Bildgebung umfasst FSE und gespoilte GRE-Sequenzen in T2-Gewichtung, seltener T1-gewichtet (z. B. die VIBE-Sequenz) oder als Hybridsequenz (z. B. die DESS-Sequenz).

Intravenöse Kontrastmittelapplikation Durch das Enhancement von hyperämischen Gewebearealen liefert die Gadoliniumgabe bei tumorösen und synovialen Erkrankungen Zusatzinformationen.

5.3.2 Indikationen und Wertung

Rhizarthrose und STT-Arthrose

Die Rhizarthrose tritt meist idiopathisch bei Frauen und beidseitig auf, seltener posttraumatisch oder im Spätstadium einer rheumatoiden Arthritis. Als ursächlich wird die Degeneration des Lig. obliquum palmare (palmares Schnabelligament) angesehen, wodurch vermehrte Translationsbewegungen resultieren. Begleitend findet sich häufig eine STT-Arthrose. Bei der blockierten STT-Arthrose kommt es zur Extensionsstellung der proximalen Handwurzelreihe, in deren Folge eine Tendovaginose der FCR-Sehne resultieren kann.

Die Rhizarthrose weist zusammen mit der STT-Arthrose einen stadienhaften Verlauf auf (Eaton und Littler 1973), der über radiografische Arthrosezeichen definiert wird (◘ Tab. 5.14). Im Spätstadium kommt es zur Schwanenhalsdeformität mit Überstreckung im Grundgelenk und zur Adduktionsstellung des Daumens.

Mit der hochaufgelösten MRT können die Ligamente des Sattelgelenks einschließlich des palmar verlaufenden Lig. obliquum palmare dargestellt werden; eine Indikation ist nur in ausgewählten Fällen gegeben.

Tab. 5.14 Stadien der Rhizarthrose. (Eaton und Littler 1973)

Stadium	Röntgenzeichen
I	• Gelenkspalterweiterung durch Erguss • subchondrale Grenzlamelle normal
II	• Initiale Gelenkspaltverschmälerung • Subluxation des Metakarpale 1 • Osteophyten kleiner als 2 mm
III	• Progrediente Gelenkspaltverschmälerung mit subchondralen Umbauten • Osteophyten größer als 2 mm • progrediente Subluxation des Metakarpale 1
IV	• Zusätzlich auch STT-Arthrose (Peritrapezialarthrose)

Tab. 5.15 Klassifikation der karpometakarpalen (CMC) Verletzungen. (modifiziert nach Fisher et al. 1984)

Verletzungsort	Verletzungstyp
Unilateral	• Fraktur an der distalen Handwurzelreihe (HWR) • CMC-Luxation • Fraktur an der Metakarpale (MC)-Basis
Bilateral	• Fraktur der distalen HWR + CMC-Luxation • CMC-Luxation + Fraktur der MC-Basis
Trilateral	• Fraktur der distalen HWR + CMC-Luxation + Fraktur der MC-Basis

Tab. 5.16 Klassifikation der Frakturen an der Metakarpale-1-Basis

Eponym	Frakturtyp	Dislokation des distalen Fragments
Bennett-Fraktur	Intraartikuläre 2-Fragment-Fraktur	• Proximal • dorsoradial
Rolando-Fraktur	Intraartikuläre Mehrfragmentfraktur	• Impaktiert • dorsoradial
Winterstein-Fraktur	Extraartikuläre, proximale Schaftfraktur	• Palmar

Karpometakarpale Luxationsfrakturen/Luxationen II bis V

Am Handwurzel-Mittelhand-Übergang überwiegen die dorsalen Verletzungsmuster nach großer Krafteinwirkung, entweder axial beim Sturz auf die gestreckte Hand oder sagittal, wenn sich die Handwurzel oder Mittelhand in fixierter Position befindet (Fisher et al. 1984). Betroffen sind vorwiegend die mobileren CMC-Gelenke IV und V.

In der dorsopalmaren **Röntgenaufnahme** verlaufen die CMC-Gelenke entlang einer M-Form. Projektionsradiografisch wird das wahre Ausmaß einer karpometakarpalen Verletzung meist unterschätzt, weshalb beim Verdacht oder bei nachgewiesener CMC-Verletzung eine **CT-Diagnostik** ergänzt werden muss. Das Fraktur- und Subluxationsausmaß wird am besten in sagittalen Rekonstruktionen sichtbar. Geprüft werden
- die Kolinearität der distalen Handwurzelreihe zu den Basen der Metakarpalia und
- die Kongruenz der karpometakarpalen Gelenkpartner zueinander. Eine diskrete Subluxation ist am exzentrisch erweiterten Gelenkraum erkennbar (sog. V-Zeichen).

Der **MRT** kommt an den CMC-Gelenken wegen der fehlenden Konsequenz einer chirurgischen Bandrekonstruktion keine Bedeutung zu.

Eine AO-OTA-Klassifikation der CMC-Verletzungen existiert nicht. In Tab. 5.15 findet sich ein Vorschlag zur Systematik.

Frakturen des Metakarpale I

Ursächlich überwiegt am Daumenstrahl die axiale Krafteinwirkung. Bei den proximalen Frakturen des Metakarpale 1 werden entsprechend der Gelenkbeteiligung 3 Grundformen unterschieden und mit Eponymen benannt (Tab. 5.16):

Durch den Sehnenzug des M. abductor pollicis longus (APL)
- kommt es bei der instabilen Bennett-Fraktur zur Proximalisierung und dorsoradialen Dislokation des Schaftfragments, während ein kleines, ulnopalmares Fragment fixiert vor Ort verbleibt;
- ist bei der Rolando-Fraktur das Schaftfragment in die Basisfragmente impaktiert;
- kippt bei der Winterstein-Fraktur das proximale Fragment nach dorsal, das distale Fragment durch die einwirkenden Thenarmuskeln nach palmar.

Bei intraartikulären Frakturen der Metakarpale-1-Basis (Typ Bennett und Rolando) wird eine Dünnschicht-CT (0,5–1,0 mm) zur Gelenkflächenbeurteilung empfohlen, während bei der extraartikulären Winterstein-Fraktur Projektionsradiogramme ausreichen. Eine Gelenkflächenstufe von mehr als 1,0 mm wird als Operationsindikation gewertet.

Neben den Basisfrakturen werden am Metakarpale 1 noch Schaftfrakturen, Halsfrakturen (subkapitale Frakturen) und Kopffrakturen unterschieden. Radiologisch wichtig ist die Bestimmung der Achsenknickung auf dem Seitenbild.

Frakturen der Metakarpalia II–V

Mittelhand- und Fingerfrakturen sind nach den Radiusfrakturen die zweithäufigste Verletzung an der oberen Extremität (Day 2017). Häufig sind Männer (ca. 75 %) und das mittlere Lebensalter (ca. 70 %) betroffen. Als Ursachen dominieren tätliche Auseinandersetzungen, gefolgt von Stürzen, Arbeits- und Sportunfällen.

In transversaler Richtung werden an der Mittelhand Einzel- von Serienfrakturen unterschieden, in longitudinaler Richtung Basisfrakturen, Schaftfrakturen, Halsfrakturen (subkapitale Frakturen) und Kopffrakturen. Folgende **Röntgenzeichen** werden überprüft (Kraemer und Gilula 1992b):

— Achsenfehlstellungen nach radial oder ulnar erfolgen im dorsopalmaren Radiogramm. Bei Mittelhandfrakturen überwiegen jedoch Fehlstellungen nach palmar, hier bevorzugt im subkapitalen Abschnitt. Deren Quantifizierung wird am streng seitlichen Röntgenbild oder mit sagittalen Schnittbildern vorgenommen.
— Mithilfe des sog. Metakarpalezeichens kann die Verkürzung einer impaktierten Fraktur an den Metakarpalia III–V bestimmt werden. Im Normalfall befinden sich die Metakarpaleköpfe III–V auf einer Verbindungslinie.
— Im Gegensatz zur klinischen Faustschlussprobe sind Rotationsfehler in den Röntgenprojektionen nur unzuverlässig erkennbar.

Bei Mittelhandfrakturen sollte die Indikation zur **CT-Diagnostik** (axiale Akquisition, koronale und sagittale MPR, ggf. 3D-VRT-Bilder) in 2 Situationen gestellt werden:

— zur Bestimmung des Dislokationsausmaßes bei Metakarpale-Basisfrakturen, die häufig in die karpometakarpalen Gelenke einstrahlen,
— zur Fragmentzuordnung bei intraartikulären Mehrfragmentfrakturen eines Metakarpale-Kopfes; eine Gelenkflächenstufe von mehr als 2 mm stellt eine Operationsindikation dar.

Tab. 5.17 AO-OTA-Klassifikation der Mittelhandfrakturen. (Meinberg et al. 2018)

Höhe	Frakturtyp
1 = Basis	A = extraartikulär B = partiell-intraartikulär C = komplett-intraartikulär
2 = Schaft	A = einfach B = mit Biegung/Kompression C = mehrfragmentär
3 = Kaput	A = extraartikulär B = partiell-intraartikulär C = komplett-intraartikulär

Die AO-OTA-Klassifikation für Mittelhandverletzungen (Meinberg et al. 2018) ist in der Tab. 5.17 zusammengefasst.

Luxationen der Daumen- und Fingergelenke

Luxationen betreffen am häufigsten die PIP-Gelenke, gefolgt von den MCP-Gelenken. Typischer Unfallhergang ist das Hyperextensionstrauma mit dorsaler Fingerluxation (Kraemer und Gilula 1992a). Auch axiale Krafteinwirkungen, z. B. beim Ballspielen, können zur Luxation führen. Unterschieden wird zwischen der Subluxation (residualer Gelenkflächenkontakt) und der Luxation (kein Gelenkflächenkontakt).

In der AO-OTA-Klassifikation werden Fingerluxationen nicht beschrieben.

— **Luxation im MCP-Gelenk:** Komplette Luxationen sind wegen der kräftigen Band- und Sehnenführung seltener, osteoligamentäre Avulsionen dagegen häufig.
— **Luxation im PIP-Gelenk:** Am häufigsten ist die dorsale Luxation in Kombination mit einer Rotation. Begleitrupturen der palmaren Platte, der Kollateralbänder und des Extensorenmittelzügels können vorkommen.
— **Luxation im DIP-Gelenk:** Die Luxation im Endgelenk ist selten, gelegentlich vergesellschaftet mit einer PIP-Luxation.

Nach Reposition eines luxierten Fingergelenks wird anhand der seitlichen Röntgenaufnahme die Rezentrierung der Gelenkpartner überprüft und die Phalanxbasis nach einer potenziellen Avulsionsfraktur abgesucht.

Fingerfrakturen

Die AO-OTA-Klassifikation für Finger- und Daumenfrakturen an den Grund-, Mittel- und Endphalangen ist in Tab. 5.18 zusammengefasst (Meinberg et al. 2018).

Tab. 5.18 AO-OTA-Klassifikation der Fingerfrakturen. (Meinberg et al. 2018)

Phalanx	Höhe	Frakturtyp
Grundphalanx Mittelphalanx Endphalanx	Basis	extraartikulär partiell-intraartikulär komplett-intraartikulär
	Schaft	einfach mit Achsenfehlstellung mehrfragmentär
	Kaput	extraartikulär partiell-intraartikulär komplett-intraartikulär

Tab. 5.19 Klassifikation der P1-Kondylenfrakturen. (Steele 1988)

Frakturtyp	Frakturierte Kondylen	Dislokation
1	unikondylär	undisloziert
2	unikondylär	disloziert/impaktiert
3	bikondylär	disloziert/impaktiert

In der Beurteilung der knöchernen Konsolidierung weist die Projektionsradiografie eine Verzögerung von mehreren Wochen gegenüber der klinischen Stabilitätsprüfung auf.

Weichteilschäden sind bei Fingerfrakturen häufig, zumal der phalangeale Weichteilmantel sehr dünn ist. Dessen Beurteilung ist Domäne der klinischen Untersuchung. Für spezielle Fragen kann die Indikation zur **Sonografie** oder **MRT** bestehen, z. B. bei Verletzungen der palmaren Platte oder der Kollateralbänder sowie zur Lokalisationsdiagnostik von Sehnenrupturen.

Frakturen der Grundphalanx (P1)

— **Basisfraktur:** 2 Direkte oder axiale Krafteinwirkungen sind ursächlich, z. B. beim Sturz oder Ballspiel. Eine impaktierte Basisfraktur kann zur Subluxation im Grundgelenk führen.
— **Schaft-/Halsfraktur:** Im Gegensatz zu den Metakarpalia überwiegt die dorsale Achsenfehlstellung, insbesondere bei Osteoporose. Kinder haben gehäuft subkapitale Frakturen.
— **Kopffraktur:** Sie ist gegenüber der P2-Basisfraktur seltener (Steele 1988). Die Klassifikation richtet sich nach der Zahl der beteiligten Kondylen und deren Dislokation (Tab. 5.19). Der bikondyläre Frakturverlauf ist T- oder Y-förmig, das exakte Frakturausmaß wird häufig erst in der CT erkannt (Abb. 5.10a, b).

Frakturen der Mittelphalanx (P2)

— **Basisfraktur:** Sie entsteht beim axialen Stauchungstrauma. Die Traumaschwere wird anhand der Fragmentgröße, der Impressionszone sowie der Gelenkfehlstellung bestimmt (Hintringer und Ender 1986) (Tab. 5.20).
— **Schaft-/Halsfraktur:** Sie sind häufig offen und Folge eines Direkttraumas. Es kann eine Rotationsfehlstellung resultieren. Querfrakturen sind meist distal der FDS-Sehneninsertion lokalisiert.
— **Kopffraktur:** Für die intraartikuläre Fraktur gelten die Kriterien wie an der Grundphalanx.

Frakturen der Endphalanx (P3)

Am exponierten Fingerende dominieren die Quetschung, die Avulsion mit Sehnenausriss sowie die Amputation.
— **Basisfraktur:** Bei der dorsalen Endgliedbasisfraktur („Mallet-Finger") geht die knöcherne Avulsion häufig mit einem Abriss der Strecksehne einher (Sauerbier et al. 1999). Neben der Flexionsstellung kann die Endphalanx nach palmar subluxieren (Tab. 5.21).
— **Schaftfraktur:** Eine Querfraktur kann zur Achsenknickung nach palmar oder dorsal führen, eine Längsfraktur in das DIP-Gelenk entstrahlen.
— **Nagelkranzfraktur:** Sie entsteht bei stumpfen und offenen Verletzungen mit meist moderater Dislokation.

Verletzung des ulnaren Kollateralbands am Daumengrundgelenk

Nach forcierter Radialduktion des Daumens müssen folgende Zustände am Lig. collaterale ulnare (UCL) unterschieden werden (Hergan et al. 1995):
— **UCL-Distension:** Das Band ist durch Ödem und Einblutung verdickt.
— **UCL-Partialruptur:** Ähnlicher Befund wie bei der Distension, der Teileinriss stellt sich nicht immer dar.
— **UCL-Komplettruptur:** Das Band ist komplett dehiszent. Der Rupturort ist meist distal, die Retraktion ist nach proximal gerichtet.
— **Stener-Verletzung des UCL:** Zwischen die dehiszenten UCL-Stümpfe ist die M. adductor pollicis-Aponeurose interponiert.

Röntgenologisch wird zuerst ein Avulsionsfragment an der Grundphalanxbasis ausgeschlossen bzw. nachgewiesen. Auf die früher übliche Stressaufnahme sollte verzichtet werden. Stattdessen kann primär mit der Sonografie, aber auch mit der MRT die UCL-Ruptur nachgewiesen werden. Kriterien sind die Bandlücke mit Hämatom, die Bandretraktion nach proximal als sog. Jojo-Zeichen und im Falle einer Stener-Läsion die Interposition der normalerweise oberflächlich verlaufenden Adduktoraponeurose.

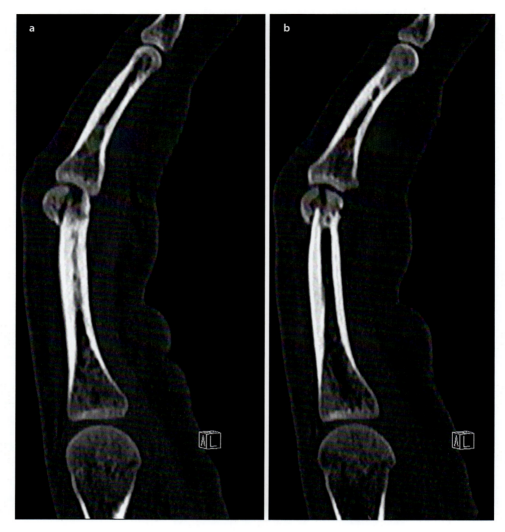

Abb. 5.10 Bikondyläre Fraktur des Grundphalanxkopfes 2. Sagittale CT-Rekonstruktionen durch der Zeigefinger in Höhe des radialen (a) und ulnaren (b) Kondylus. Schräg-koronal verlaufende Fraktur durch beide Kondylen mit dorsaler Dislokation und Impaktation der Fragmente

Tab 5.20 Klassifikation der Basisfrakturen an den Mittelphalangen. (Hintringer und Ender 1986)

Fraktur-typ	Fraktur-ort	Fragmentgröße	Luxations-tendenz	Basis-impression
1a	Palmar	< 30 %	Nein	Nein
1b		> 30 %	Nach dorsal	Ja
2a	Dorsal	< 30 %	Nein	Nein
2b		> 30 %	Nach palmar	Ja
3	Palmar + dorsal	Variabel	Variabel	Ja

Tab. 5.21 Klassifikation der dorsalen Basisfrakturen an der Endphalanx. (Sauerbier et al. 1999)

Fraktur-typ	Fragmentgröße (lateral)	Luxations-tendenz	Stadium nach Doyle
1	Sehr klein	Nein	1
2	unter 50 % der Gelenklinie	Gering	4b
3	über 50 % der Gelenklinie	Hoch	4c

Avulsionsverletzungen des Daumens und der Finger

Avulsionen manifestieren sich an den Insertionen der Streck- und Beugesehnen sowie der palmaren Platte (Weintraub et al. 2020).

- **Avulsion am MCP-Gelenk:** Eine Hyperextension kann eine knöcherne Avulsion der palmaren Platte verursachen. Osteoligamentäre Avulsionen der kräftigen Kollateralbänder finden sich an der Ulnarseite der Fingergrundgelenke 2 und 3 sowie an der Radialseite der Fingergrundgelenke 4 und 5. Beim Skidaumen („gamer's thumb") kann durch die forcierte Abduktion des Daumens ein ulnares Avulsionsfragment aus der Grundphalanxbasis ausgerissen werden.
- **Avulsion am PIP-Gelenk:** Die forcierte Überstreckung des Mittelglieds gegen einen Widerstand kann zum ligamentären oder osteoligamentären Abriss des Extensoren-Mittelzügels führen. Umgekehrt kann es bei der forcierten Beugung des Mittelglieds zum knöchernen Ausriss der FDS-Sehne kommen. Eine Hyperextension kann die Avulsion der palmaren Platte an der palmaren Mittelgliedbasis zur Folge haben. Kollateralbandrupturen an den PIP-Gelenken gehen meist ohne knöcherne Avulsionen einher.
- **Avulsion am DIP-Gelenk:** Ein häufiges Trauma ist der knöcherne Abriss der Extensorensehnen an der dorsalen Endphalanxbasis („Mallet-Finger"). Der Sehnenabriss kann auch rein ligamentär erfolgen. Bei abrupter Beugung kann aus dem Endglied ein palmares Fragment durch die FDP-Sehne ausgerissen und nach proximal gezogen werden („Rugby-jersey-Finger").

Sehnenverletzungen am Daumen und an den Fingern

Sehnenverletzungen führen zum Funktionsausfall der betroffenen Finger. Sie werden häufig schon durch die klinische Untersuchung ausreichend gut diagnostiziert. Regelhaft werden Röntgenaufnahmen zum Ausschluss einer knöchernen Avulsion angefertigt.

Neben der Diagnosenbestätigung ist die Hauptaufgabe der weiterführenden Diagnostik die Lokalisation der retrahierten Sehnenstümpfe. Die Sonografie ist hierfür die Untersuchungsmethode der Wahl (siehe ▶ Kap. 6). Alternativ kann die MRT zum Einsatz kommen (Clavero et al. 2002). Bei der Sehnenruptur muss mit sagittalen Dünnschichten (◘ Abb. 5.11) und dickeren Axialschichten untersucht werden (siehe ▶ Abschn. 5.3.1). Je nach Intensität der Sehnenretraktion muss das Untersuchungsvolumen ggf. nach proximal ausgedehnt werden. MRT-Kriterien der Sehnenruptur sind die abrupte Sehnenunterbrechung mit angrenzender Sehnenlücke,

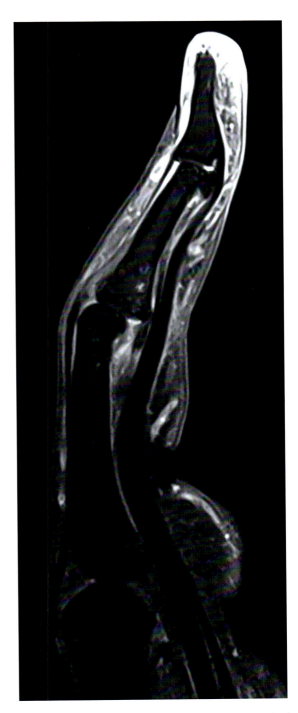

◘ **Abb. 5.11** Ruptur des Mittelzügels der Strecksehne 2. Sagittale MRT-Schicht (fettsaturiert T1 TSE nach Gadolinium i.v.). Dehiszenz des Mittelzügels von der dorsalen Mittelphalanxbasis

die meist mit einem signalreichen Erguss oder Hämatom gefüllt ist. Fehlt ein Erguss, muss an der signalalterierten Sehne ein Magic-angle-Effekt durch Änderung der TE-Zeit oder die Wahl einer anderen Sequenz ausgeschlossen werden.

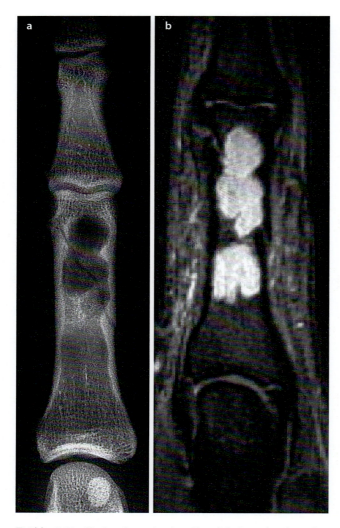

Abb. 5.12 Enchondrom in der Grundphalanx 2 mit pathologischer Fraktur. Im dorsopalmaren Radiogramm (**a**) doppelhantelförmige Lysezone in der distalen Hälfte der Grundphalanx und nicht-dislozierte Fraktur. In der koronalen MRT (**b**) in T2*-GRE-Gewichtung findet sich ein weiterer Enchondromanteil proximal angrenzend

Knochentumoren am Daumen und an den Fingern

Der mit Abstand am häufigste Knochentumor am Handskelett ist das **Enchondrom**, hier bevorzugt mit epiphysenfugennaher Lage an den Phalangen. Der gutartige Tumor wird meist als Zufallsbefund im Rahmen einer anderen Röntgenindikation entdeckt, oder er wird symptomatisch, wenn es zu einer pathologischen Fraktur gekommen ist (Abb. 5.12a, b).

Röntgenologisch findet sich eine expansive, glatt berandete Osteolyse mit zentralen, „getüpfelten" Matrixkalzifikationen. Große Enchondrome oder solche in exzentrischer Lage führen zur Kortikalisausdünnung infolge eines enostalen Scallopings. In der MRT ist das Enchondrom hyperintens in T2- und in T2*-gewichteten Sequenzen, nach Kontrastmittelgabe kommt es zu einem peripheren, girlandenartigen Enhancement. Die Ausdehnung eines Enchondroms im Markraum kann am sichersten mit der MRT bestimmt werden, weshalb diese zur Rezidivdiagnostik empfohlen wird.

Seltener finden sich **intraossäre Ganglien**. Häufigste Lokalisation ist der Metakarpalekopf, wo die Ganglien von den Enthesen der Kollateralbänder entstehen. Sie imponieren als zystoide Läsion mit transkortikalem Stiel zum extraossären Ganglienanteil.

Die Inzidenz der sog. **„Oberflächentumoren"** ist am Fingerskelett gegenüber den oben genannten Entitäten eher gering (James und Davis 2006). Eine Zusammenstellung einschließlich der malignen Varianten findet sich in Tab. 5.22.

Die Entitäten der Tab. 5.22 weisen häufig eine charakteristische Röntgenmorphologie auf. Falls bildgebend eine weitere diagnostische Eingrenzung vonnöten ist, hilft zur Beurteilung der Knochentextur die CT in hochauflösender Dünnschichttechnik weiter. Bei malignen Tumoren des Fingerskeletts mit Beteiligung der parossalen Weichteile wird zum weiteren Staging die kontrastverstärkte MRT empfohlen, mit der auch der günstigste Ort zur Biopsie festgelegt werden kann.

Tab. 5.22 Zusammenstellung von seltenen Knochentumoren am Fingerskelett. (James und Davis 2006)

Benigne Knochentumoren	Maligne Knochentumoren	Proliferative periostale Erkrankungen	Synoviale periostale Erkrankungen	Sonstige Oberflächenläsionen
- Periostales Chondrom - Osteochondrom - aneurysmatische Knochenzyste - Osteoidosteom	- Osteosarkom - Chondrosarkom	- Floride reaktive Periostitis - bizarre parossale osteochondromatöse Proliferation (Nora-Läsion) - Periostitis ossificans - Turret-Exostose - subunguale Exostose	- Tenosynovialer Riesenzelltumor - Synoviale Chondromatose - Gichtarthropathie	- Melorheostose - Macrodystrophia lipomatosa - parossales Lipom - Weichteilsarkome

Weitere **maligne Tumoren** am Fingerskelett sind osteolytische Knochenmetastasen, das multiple Myelom (Plasmozytom), maligne Lymphome und sonstige lymphatische Systemerkrankungen.

Weichteiltumoren am Daumen und an den Fingern

Vier charakteristische Vertreter der Weichteiltumoren an den Fingern werden kurz vorgestellt:
- Am häufigsten sind **synoviale Ganglionzysten**. Mit Ausgang von der Synovialis manifestieren sie sich entweder an einer Sehnenscheide oder als **Mukoidzysten** von arthrotisch veränderten DIP- oder PIP-Gelenken. Der Zysteninhalt imponiert in der Sonografie und MRT liquide oder semiliquide.
- **Epithelzysten** entstehen aus versprengter Epidermis im Gefolge einer Stichverletzung. Ihre Lokalisation ist häufig palmar an der Endphalanx, ihr Inhalt ist flüssig, ihre Begrenzung glatt.
- **Glomustumoren** als neurovaskuläre Proliferationsknoten werden in der Regel klinisch anhand ihrer subungualen Lokalisation und bläulichen Verfärbung erkannt. Die kontrastverstärkte MRT kann anhand des intensiven Enhancements die exakte Größenausdehnung und bei Rezidiven zur Abgrenzung gegenüber Narbengewebe beitragen.
- **Tenosynoviale Riesenzelltumoren** sind überwiegend palmar an den Fingern mit Ausgang von den Sehnenscheiden der Flexoren gelegen (Kitagawa et al. 2003). Im Gefolge von Mikroeinblutungen finden sich in der MRT, insbesondere in T2*-gewichteten GRE-Sequenzen, hypointense Einschlussformationen in überwiegend subkapsulärer Lage (◘ Abb. 5.13a, b).

Maligne Weichteiltumoren (meist Sarkome, Plattenepithelkarzinome etc.) sind an den Fingern sehr selten und unterscheiden sich in der MRT-Bildgebung nicht von denen an anderer Lokalisation.

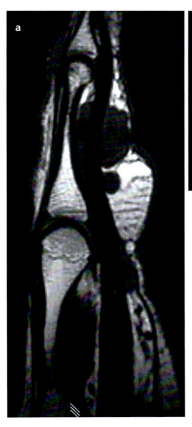
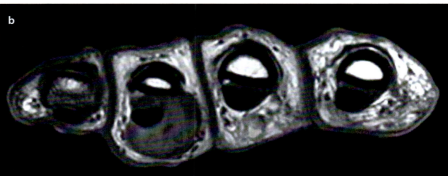

◘ **Abb. 5.13** Tenosynovialer Riesenzelltumor an der Flexorensehnenscheide 4. MRT-Bilder sagittal (**a**) als T1-TSE- und (**b**) axial als T2*-GRE-Sequenz. Multilokulär knotiges Tumorwachstum in Höhe des MCP-Gelenks und der Grundphalanx. Im axialen GRE-Bild typisch hypointense Spots infolge von Einblutungen mit Hämosiderinablagerungen

Literatur

Amrani KK, Felmlee JP (2008) 3-Tesla imaging of the wrist and hand: techniques and applications. Semin Musculoskelet Radiol 12:223–237.

Atzei A, Luchetti R (2011) Foveal TFCC tear classification and treatment. Hand Clin 27:263–272.

AWMF-Leitlinie Skaphoidfraktur (2015) https://www.awmf.org/uploads/tx_szleitlinien/012-016l_S3_Skaphoidfraktur_2015-10.pdf

Ayache A, Schmitt R, Unglaub F et al (2021) Handwurzelfrakturen ohne Skaphoidfraktur. Unfallchirurg 124:59–73.

Becht S, Bittner RC, Ohmstede A et al (2008) Lehrbuch der röntgendiagnostischen Einstelltechnik. Begründet von M. Zimmer-Brossy, 6. Aufl. Springer, Berlin/Heidelberg, S 59–108.

Cerezal L, Abascal F, García-Valtuille R et al (2005) Wrist MR arthrography: how, why, when. Radiol Clin North Am 43:709–731.

Clavero JA, Alomar X, Monill JM et al (2002) MR imaging of ligament and tendon injuries of the fingers. Radiographics 22:237–256.

Cole JR, Bindra RR, Evanoff BA et al (1997) Radiographic evaluation of osseous displacements following intraarticular fracture of the distal radius: reliability of plain radiographs versus computed tomography. J Hand Surg [Am] 22:792–800.

Crema MD, Zentner J, Guermazi A et al (2012) Scapholunate advanced collapse and scaphoid nonunion advanced collapse: MDCT arthrography features. Am J Roentgenol 199:202–207.

Day CS (2017) Fractures of the metacarpals and phalanges. In: Wolfe SW, Hotchkiss RN, Peterson WC et al (Hrsg) Green's operative hand surgery, 7. Aufl. Elsevier, Philadelphia, S 231–277.

Eaton RG, Littler JW (1973) Ligament reconstruction for the painful thumb carpometacarpal joint. J Bone Joint Surg 55A:1655–1666.

Epner RA, Bowers WH, Guilford WB (1982) Ulna variance: the effect of wrist positioning and roentgen filming technique. J Hand Surg 7:298–305.

Fernandez DL, Jupiter JB (2002) Fractures of the distal radius: a practical approach to management, 2. Aufl. Springer, New York.

Fisher MR, Rogers LF, Hendrix RW et al (1984) Carpometacarpal dislocations. Crit Rev Diagn Imaging 22:95–126.

Gilula LA (1979) Carpal injuries: analytic approach and case exercises. Am J Roentgenol 133:503–517.

Goldsmith S, Yang SS (2008) Magnetic resonance imaging in the diagnosis of occult dorsal wrist ganglions. J Hand Surg Eur 33:595–599.

Grunz JP, Gietzen CH, Schmitt R et al (2018) Distale Radiusfrakturen – Update zur Bildgebung. Radiologe 58:159–174.

Grunz JP, Gietzen CH, Luetkens K et al (2020) The importance of radial MPR for assessment of TFCC injury in CT arthrography. BMC Musculoskelet Disord 21:286–292.

Haims AH, Schweitzer ME, Morrison WB et al (2003) Internal derangement of the wrist: indirect MR arthrography versus unenhanced MR Imaging. Radiology 227:701–707.

Herbert TJ (1990) The fractured scaphoid. Quality Medical Publishing, St. Louis.

Hergan K, Mittler C, Oser W (1995) Ulnar collateral ligament: differentiation of displaced and nondisplaced tears with US and MR imaging. Radiology 194:65–71.

Herzberg G, Comtet JJ, Linscheid RL et al (1993) Perilunate dislocations and fracture-dislocations: a multcenter study. J Hand Surg [Am] 18:768–779.

Hintringer W, Ender HG (1986) Perkutane Versorgung von intraartikulären Frakturen der Fingermittelglieder. Handchir Mikrochir Plast Chir 18:356–362.

James SLJ, Davis AM (2006) Surface lesions of the bones of the hand. Eur Radiol 16:108–123.

Kitagawa Y, Ito H, Amano Y et al (2003) MR imaging for preoperative diagnosis and assessment of local tumor extent on localized giant cell tumor of tendon sheath. Skeletal Radiol 32:633–638.

Klempka A, Wagner M, Fodor S et al (2016) Injuries of the scapholunate and lunotriquetral ligaments as well as the TFCC in intraarticular distal radius fractures. Prevalence assessed with MDCT arthrography. Eur Radiol 26:722–732.

Kraemer BA, Gilula LA (1992a) Phalangeal fractures and dislocations. In: Gilula LA (Hrsg) The traumatized hand and wrist. Radiographic and anatomic correlation. W.B. Saunders, St. Louis, S 105–170.

Kraemer BA, Gilula LA (1992b) Metacarpal fractures and dislocations. In: Gilula LA (Hrsg) The traumatized hand and wrist. Radiographic and anatomic correlation. W.B. Saunders, St. Louis, S 171–219.

Krimmer H, Krapohl B, Sauerbier M et al (1997) Der posttraumatische karpale Kollaps (SLAC- und SNAC-Wrist) – Stadieneinteilung und therapeutische Möglichkeiten. Handchir Mikrochir Plast Chir 29:228–233.

Krimmer H, Schmitt R, Herbert TJ (2000) Kahnbeinfrakturen – Diagnostik, Klassifikation und Therapie. Unfallchir 102:812–819.

Lee RK, Griffith JF, Ng AW et al (2017) Intrinsic carpal ligaments on MR and multidetector CT arthrography: comparison of axial and axial oblique planes. Eur Radiol 27:1277–1285.

Lee SK (2017) Fractures of the carpal bones. In: Wolfe SW, Hotchkiss RN, Peterson WC et al (Hrsg) Green's operative hand surgery, 7. Aufl. Elsevier, Philadelphia, S 588–652.

Lichtman DM, Ross G (1994) Revascularization of the lunate in Kienböck's disease. In: Gelberman RH (Hrsg) The Wrist. Raven Press, New York, S 363–372.

Luetkens KS, Laas S, Hassler S, et al (2021) Contrast-enhanced MRI of the wrist: Intravenous application of gadolinium increases diagnostic accuracy for ulnar-sided injuries of the TFCC. Eur J Radiol. https://doi.org/10.1007/s00330-021-08024-3.

Lundy DW, Quisling SG, Lourie GM et al (1999) Tilted lateral radiographs in the evaluation of intra-articular distal radius fractures. J Hand Surg [Am] 24:249–256.

Magee T, Rowedder AM, Degnan GG (1995) Intraosseous ganglia of the wrist. Radiology 195:517–520

Mallee W, Doornberg JN, Ring D et al (2011) Comparison of CT and MRI for diagnosis of suspected scaphoid fractures. J Bone Joint Surg Am 93:20–28

Mayfield JK, Johnson RP, Kilcoyne RK (1980) Carpal dislocations: pathomechanics and progressive perilunar instability. J Hand Surg 5:226–241

Medoff RJ (2005) Essential radiographic evaluation for distal radius fractures. Hand Clin 21:279–288

Meinberg E, Agel J, Roberts C et al (2018) Fracture and dislocation classification compendium 2018. International comprehensive classification of fractures and dislocations committee. J Orthop Trauma 32(Suppl.1):S1–S170

Miller TT, Reinus WR (2010) Nerve entrapment syndromes of the elbow, forearm, and wrist. Am J Roentgenol 195:585–594

Nattrass GR, King GJ, McMurtry RY et al (1994) An alternative method for determination of the carpal height ratio. J Bone Joint Surg Am 76:88–94

Palmer AK (1989) Triangular fibrocartilage complex lesions: a classification. J Hand Surg [Am] 14:594–606

Pliefke J, Stengel D, Rademacher G et al (2008) Diagnostic accuracy of plain radiographs and cineradiography in diagnosing traumatic scapholunate dissociation. Skeletal Radiol 37:139–145

Prommersberger KJ, Schmitt R (2020) Spezielle Aspekte der Frakturen am distaler Unterarm. Radiologe 60:591–600

Rozental TD, Bozentka DJ, Katz MA et al (2001) Evaluation of the sigmoid notch with computed tomography following intra-articular distal radius fracture. J Hand Surg [Am] 26:244–251

Salter R, Harris W (1963) Injuries involving the epiphyseal plate. J Bone Joint Surg (Br) 83:587–622

Sauerbier M, Krimmer H, Hahn P et al (1999) Dorsale intraartikuläre Endphalanxfrakturen. Handchir Mikrochir Plast Chir 31:82–87

Scheck R, Kubitzek C, Hierner R et al (1997) The scapholunate interosseous ligament in MR arthrography of the wrist: correlation with non-enhanced MRI and wrist arthroscopy. Skeletal Radiol 26:263–271

Schernberg F (1990a) Roentgenographic examination of the wrist: A systematic study of the normal, lax and injured wrist. Part 1: The standard and positional views. J Hand Surg 15B:210–219

Schernberg F (1990b) Roentgenographic examination of the wrist: A systematic study of the normal, lax and injured wrist. Part 2: The stress views. J Hand Surg 15B:220–228

Schmid MR, Schertler T, Pfirrmann CW et al (2005) Interosseous ligament tears of the wrist: comparison of multi-detector row CT arthrography and MR imaging. Radiology 237:1008–1013.

Schmitt R (2015) Computertomographie. In: Schmitt R, Lanz U (Hrsg) Bildgebende Diagnostik der Hand, 3. Aufl. Thieme, Stuttgart, S 80–88.

Schmitt R, Christopoulos G, Wagner M et al (2011) Avascular necrosis (AVN) of the proximal fragment in scaphoid nonunion: is intravenous contrast agent necessary in MRI? Eur J Radiol 77:222–227.

Schmitt R, Grunz JP, Langer M (2023) Triangular fibrocartilage complex injuries – limitations of the current classification systems and the proposed new 'CUP' classification. J Hand Surg Eur 48:60–66.

Schmitt R, Kalb KH, Christopoulos G et al (2019) Osteonecrosis of the upper extremity: MRI-based zonal patterns and differential diagnosis. Semin Musculoskelet Radiol 23:523–533.

Stecher WR (1937) Roentgenography of the carpal navicular bone. Am J Roentgenol 37:704–705.

Steele WM (1988) Articular fractures. In: Barton NJ (Hrsg) Fractures of the hand and wrist. Churchill Livingstone, Edinburgh, S 55.

Theumann NH, Pfirrmann CW, Antonio GE et al (2003) Extrinsic carpal ligaments: normal MR arthrographic appearance in cadavers. Radiology 226:171–179.

Tomaino MM, Rubin DA (1999) The value of the pronated grip view radiograph in assessing dynamic ulnar positive variance. Am J Orthop 28:180–181.

Trojan E, Jahna H (1955) Die konservative Behandlung des veralteten Kahnbeinbruches der Hand. Arch Orthop Unfallchir 47:99–104.

Viegas SF, Patterson RM, Ward K (1995) Extrinsic wrist ligaments in the pathomechanics of ulnar translation instability. J Hand Surg [Am] 20:312–318.

Weintraub D, Hansford BG, Stilwil SE et al (2020) Avulsion injuries of the hand and wrist. RadioGraphics 40:163–180.

Welling RD, Jacobson JA, Jamadar DA et al (2008) MDCT and radiography of wrist fractures: radiographic sensitivity and fracture patterns. Am J Roentgenol 190:10–16.

Wolfe SW, Garcia-Elias M, Kitay A (2012) Carpal instability nondissociative. Am Acad Orthop Surg 20:575–585.

Yang Z, Mann FA, Gilula LA et al (1997) Scaphopisocapitate alignment: criterion to establish a neutral lateral view of the wrist. Radiology 205:865–869.

Sonografische Untersuchung der Hand und des Unterarms

Stefan Meng

Inhaltsverzeichnis

6.1 Einleitung – 119

6.2 Technik – 119

6.3 Knochen – 120

6.4 Gelenke – 121
6.4.1 Ergüsse – 121
6.4.2 Synovialitis – 121
6.4.3 Septische Arthritiden – 121
6.4.4 Bursitis – 122
6.4.5 Palmare Platte/Ligamentum palmare – 122
6.4.6 Skidaumen/Gamekeeper's Thumb/Stener's Lesion – 122
6.4.7 Kristallarthropathien – 122
6.4.8 Ganglion – 122

6.5 Sehnen – 122
6.5.1 Luxation – 122
6.5.2 Tendovaginitis – 122
6.5.3 Tendovaginitis stenosans – 123
6.5.4 Sehnenruptur, Sehnenpartialruptur und Tendinose – 123
6.5.5 Epicondylitis ulnaris/radialis – 124
6.5.6 Tenosynovialer Riesenzelltumor (PVNS) – 124

6.6 Muskel – 124
6.6.1 Atrophie – 124
6.6.2 Verletzungen – 124
6.6.3 Tumor – 125

6.7 Gefäße – 126
6.7.1 Vaskuläre Malformation und Hämangiome – 126
6.7.2 Glomustumor – 126
6.7.3 Gefäßverschluss – 126
6.7.4 Venenthrombose – 126

© Der/die Herausgeber bzw. der/die Autor(en), exklusiv lizenziert an Springer-Verlag GmbH, DE, ein Teil von Springer Nature 2024
C. K. Spies et al. (Hrsg.), *Expertenwissen Handchirurgie*, https://doi.org/10.1007/978-3-662-68413-9_6

6.8 Nerven – 127
6.8.1 Karpaltunnelsyndrom – 127
6.8.2 Pronator-teres-Syndrom – 128
6.8.3 Kubitaltunnelsyndrom – 128
6.8.4 Loge-de-Guyon-Syndrom – 128
6.8.5 Supinatortunnelsyndrom – 128
6.8.6 Wartenberg-Syndrom – 129
6.8.7 Digitalnerven – 129
6.8.8 Nerventrauma – 130
6.8.9 Nerventumor – 130
6.8.10 Generalisierte Neuropathien – 131

6.9 Entzündung – 132

6.10 Fremdkörper – 132

6.11 Tipps und Tricks – 133
6.11.1 Anisotropieartefakt – 133
6.11.2 Anatomische Varianten und interindividuelle Toleranzbreite – 133
6.11.3 Farbdopplereinstellungen – 134
6.11.4 Gel – 134

Literatur – 134

6.1 Einleitung

Ziel dieses Kapitels ist es, eine Übersicht über die Möglichkeiten der sonografischen Untersuchung zu geben. Die Grundlage einer guten Untersuchung ist eine Mischung aus theoretischem Wissen und praktischen Erfahrungen, wobei beim Ultraschall zu Letzterem ebenso ein paar handwerkliche Fähigkeiten zählen. Beim Ultraschall passt der Untersucher den Ablauf kontinuierlich den bisher in der Untersuchung gesehenen Befunden und Aussagen des Patienten, z. B. zu auslösbaren Schmerzen, an. Daher sind fixe Untersuchungsprotokolle oder das Delegieren der Untersuchung an eine Assistenz wenig zielführend; wichtiger ist das ärztliche Verständnis für die Fragestellung.

6.2 Technik

Der Ultraschall hat in der Untersuchung des Bewegungsapparates, insbesondere in der der oberen Extremität, viele Vorteile gegenüber anderen bildgebenden Methoden. Die Verfügbarkeit der Hardware ist bei niedrigeren Anschaffungs- und Unterhaltkosten besser. Die räumliche Auflösung ist in oberflächlichen Körperabschnitten der MRT auch mit 3 Tesla Feldstärke weit überlegen.

Die Sonografie erlaubt die dynamische Untersuchung, das heißt, man kann fragliche Strukturen in der Bewegung beobachten und so noch zu Beginn okkulte pathologische Zustände entdecken. Mit der kontinuierlichen Adaptierung kann das Untersuchungsgebiet gegebenenfalls erweitert werden. So kann zum Beispiel bei Sensibilitätsstörungen des vierten und fünften Fingers der initiale Untersuchungsbereich einfach von der Loge de Guyon über den Sulcus nervi ulnaris bis zum Spinalnerv C8 beim Processus transversus erweitert werden, was bei einer MRT-Untersuchung neben einigen Spulenwechseln (Handgelenkspule, Ellenbogenspule, Schulterspule/Oberflächenspule) mehr als einen Untersuchungstermin erfordern würde.

Obwohl die Hardware im Vergleich zu anderen bildgebenden Verfahren sehr viel günstiger und damit breit verfügbar ist, besteht als wichtigste Einschränkung des Ultraschalls die starke Untersucherabhängigkeit. Das heißt, der Ultraschall ist nur so gut wie der Untersucher. Die dokumentierten Bilder sind schlecht nachbefundbar, sodass gegebenenfalls erneut untersucht werden müsste.

Absolute Grenzen für den diagnostischen Ultraschall sind Knochen/Metall und Luft/Gase. So ist ein Prozess unter einer intakten Kortikalis nicht darstellbar. Luft/Gas als Hindernis für den Ultraschall spielt in der Untersuchung der oberen Extremität meist keine Rolle (z. B. Darm, Lunge). Ausnahmen sind ein Situs nach offenem Trauma, entzündliche Prozesse mit gasbildenden Keimen oder intraoperative Untersuchungen. In letzterem Fall kann meist mit reichlich Kochsalzlösung im Operationssitus das Hindernis überbrückt werden.

Die Sonografie am Arm erfordert in den meisten Fällen eine hohe räumliche Auflösung und weniger eine große Eindringtiefe wie beispielsweise beim Abdomen. Generell gilt die Regel: Je höher die Schallfrequenz, desto höher die räumliche Auflösung, aber desto geringer die Eindringtiefe. Daher haben Ultraschallköpfe, die am Arm eingesetzt werden, eine hohe Frequenz von 9–20 MHz. Frequenzen von 9–11 MHz werden meist bei Untersuchungen der Halsschlagadern verwendet und können bei tief gelegenen Strukturen wie beispielsweise voluminösen und geschwollenen Armen eingesetzt werden. Mit 12–18 MHz deckt man den größten Bereich der Fragestellungen am Arm ab. Zwanzig MHz oder knapp darüber werden für spezielle Fragestellungen verwendet wie z. B. bei kleinen Hautnerven oder Lymphgefäßen. Kommerziell erhältlich und für die Patientenanwendung zugelassen sind auch Schallköpfe mit 30–70 MHz. Hier beschränkt sich die Eindringtiefe auf die Oberfläche – direkt unter der Haut bzw. in der Haut selbst. Daher ist der Einsatz solcher Systeme in der klinischen Routine sehr begrenzt notwendig.

Relevanz hat ebenso die Bauform des Ultraschallkopfes. Während zum Beispiel bei Abdomenuntersuchungen die Kristalle in einem Bogen (Curved Array) angeordnet sind, ist bei muskuloskelettalen Anwendungen eine gerade, linienförmige Anordnung (Linear Array) üblich, da damit die seitliche Bildverzerrung geringer und die Detailtreue besser ist.

Aktuelle Ultraschallsysteme verarbeiten die erfassten Rohbilder weiter, d. h. das Bild wird im Nachhinein durch Bildverarbeitungsalgorithmen verändert (Postprocessing). Ziel ist dabei, für den Betrachter die Mustererkennung/die Perzeption einzelner Strukturen zu verbessern. Das kann besonders beim Bewegungsapparat hilfreich sein. Ein Prinzip dabei ist, bewusst auf einzelne sonografisch erfasste Strukturdetails zugunsten der besseren Erkennbarkeit der größeren Struktur zu verzichten. Werkseinstellungen stellen zwar eine gute Ausgangsbasis dar, entsprechen aber erfahrungsgemäß selten der eigenen Mustererkennung und sollten angepasst werden. Es liegt nun am Untersucher, die Einstellungen des Postprocessing an eigene Vorlieben und die Fragestellung anzupassen. Postprocessingalgorithmen sind komplex und unterscheiden sich in Arbeitsweise und Art von Hersteller zu Hersteller. Gute Geräte haben viele Einstellungsmöglichkeiten. Gute Firmen stellen einen Applikationsspezialisten für eine ausreichend lange Zeit zur Verfügung, um gemeinsam an Patienten bzw. Probanden die besten Einstellungen für die jeweilige Untersuchung zu finden und zu speichern.

Der Farbdoppler (inkl. Powerdoppler) ist bei muskuloskelettalen Fragestellungen eine wichtige Funktionalität, die jedes Ultraschallgerät haben sollte. Zwischen Fabrikaten kann die Sensitivität des Farbdopplers unterschiedlich sein. Mit einer Hypervaskularisation oder Neovaskularisation kann man auf einen etwaigen entzündlichen oder tumorösen Prozess schließen. Bei fraglich zystischen Raumforderungen kann ein vaskularisierter und damit solider Anteil detektiert werden. Ein vermeintlich kortikaler Defekt eines Knochens kann sicher von einem Foramen nutricium unterschieden werden.

Die Ankopplung der Schallkopfoberfläche mit der Hautoberfläche ist ein technisch zwingend notwendiges Übel. Meist reicht eine geringe Menge Gel. Bei unregelmäßigen Oberflächen wie den Finger- bzw. Daumengrundgelenken ist eine größere Menge zum Ausgleich der Unebenheit notwendig. Alternativ können zusätzlich wiederverwendbare Gelpolster eingesetzt werden.

Sterile Schallkopfhüllen und steriles Ultraschallgel ermöglichen Untersuchungen bei Hautdefekten, offenen Wunden, in einem intraoperativen Setting oder bei ultraschallgezielten Interventionen.

Die Wahl des Desinfektionsmittels richtet sich nach der Kompatibilität mit den Materialien des Schallkopfes und der Wirkdauer des Desinfektionsmittels für unterschiedliche Keime (z. B. Norovirus). In einem Setting mit hoher Patientenfrequenz spielt dies durchaus eine Rolle, da die angegebenen Einwirkzeiten von Präparat zu Präparat von wenigen Minuten bis zu 20–30 min reichen.

6.3 Knochen

Die Beurteilung von Knochen ist keine Domäne des Ultraschalls. Selbstverständlich sind bei Verdacht auf eine knöcherne Pathologie oder auf ein Knochentrauma die konventionelle Röntgenaufnahme, die CT und MRT geeignete Modalitäten.

Dennoch ist es mit Ultraschall möglich, kleine Defekte in der Kortikalis wie bei Frakturspalten oder Usuren mit hoher Sensitivität zu detektieren. Zum Beispiel ist bei Kindern ein Protokoll zur standardisierten Detektion distaler Unterarmfrakturen etabliert (Ackermann et al. 2019). Viele knöcherne Abschnitte an der oberen Extremität sind mit einem hochauflösenden Ultraschallkopf gut zu erreichen. Schwierigkeiten hat der Ultraschall leider zum Beispiel an den Karpalia, die grundsätzlich eine unregelmäßige Oberfläche aufweisen und nicht von allen Seiten erreichbar sind.

Sekundäre Frakturkomplikationen wie beispielsweise Frakturfragmente, die aufgrund ihrer Nähe zu Strukturen wie beispielsweise Nerven symptomatisch sind, sind mit der Sonografie gut und dynamisch beurteilbar.

Bei einer Osteitis kann als indirekter Hinweis darauf die Verdickung des Periosts gesehen werden. Subperiostale Eiteransammlungen können erkannt und gegebenenfalls ultraschallgezielt zur Keimbestimmung punktiert werden (Mah et al. 1994).

Usuren sind sonografisch sehr gut erkennbar. Dies trifft vor allem auf Usuren in schräger Lage zu, weil sich diese in einer strengen p.-a. und lateralen Projektion nicht ideal durch Röntgen darstellen würden (◘ Abb. 6.1) (Grassi et al. 2001).

Da die Knochenoberfläche mit dem diagnostischen Ultraschall nicht durchdrungen werden kann, sind Knochentumoren sonografisch nicht adäquat beurteilbar. Kommt es aber im Rahmen des Tumorwachstums zu einer Perforation bzw. Destruktion der Kortikalis, kann ein Knochentumor mit Ultraschall als Zufallsbefund detektiert werden. Dennoch sind zur Entitätseingrenzung bzw. Dignitätsbestimmung Röntgenaufnahmen, CT oder MRT indiziert. Der Stellenwert des Ultraschalls besteht in der zufälligen Entdeckung des Tumors im Rahmen einer Untersuchung mit einer ursprünglich anderen Fragestellung (Saifuddin et al. 1998). Erst später im Abklärungsalgorithmus kann der Ultraschall in der bildgeführten Biopsie des Tumors eingesetzt werden.

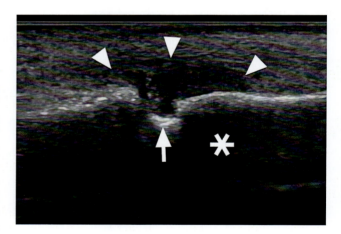

◘ Abb. 6.1 Usur: Junger männlicher Patient mit rezenten Schwellungen an den Händen. Longitudinaler, dorsaler Schnitt über dem Zeigefingergrundgelenk. Die geschwollene Gelenkkapsel (Pfeilspitzen) stellt sich bei Synovialitis voluminös echoarm dar. Das Caput des Os metacarpale 2 (Stern) weist gelenknah einen Defekt der Kortikalis als Usur (Pfeil) auf. Sonografisch besteht damit Verdacht auf eine rheumatische Erkrankung

6.4 Gelenke

6.4.1 Ergüsse

Mit hoher Sensitivität sind Gelenkergüsse jeglichen Ausmaßes visualisierbar und mit geringem Aufwand mehrmals im Intervall kontrollierbar.

Die sonografische Artbestimmung eines Gelenkergusses ist nicht zufriedenstellend. Zwar sind korpuskuläre Elemente innerhalb des Ergusses erkennbar – sie stellen sich echoarm bis echoreich dar –, aber auch das lässt meist keine Zuordnung zu (Wilson 2004). Selbst die Viskosität der Flüssigkeit ist vor einer Punktion bildlich nicht sicher einschätzbar.

6.4.2 Synovialitis

Mit hoher Sensitivität und geringem Aufwand können die Hypervaskularisation und die zugenommene Dicke der Gelenkkapsel sonografisch visualisiert und während der Therapie kontrolliert werden (Abb. 6.2) (Grassi et al. 1993). Dabei zeigt sich die Gelenkkapsel echoarm verdickt. Im Zentrum steht die im Farbdopplermodus detektierbare verstärkte Vaskularisation. Zu beachten sind adäquate Maschineneinstellungen, um einerseits bei zu sensitiven Einstellungen (Farbdopplerverstärkung, Geschwindigkeitsbereich, Farbdopplerfrequenz, Filter) keine Artefakte zu missinterpretieren bzw. bei zu wenig sensitiven Einstellungen das vorhandene verstärkte Signal nicht zu übersehen.

Entscheidend ist bei der Differenzialdiagnose rheumatischer Erkrankungen das Verteilungsmuster der Synovialitis. Durch das einfache Screening multipler Gelenke kann ein zum Beispiel symmetrischer Befall typischer Gelenke festgestellt werden. Im Follow-up kann man sich dann auf die bekannten Gelenke konzentrieren und so gezielt und zeitökonomisch mehrere Kontrollen durchführen. Logischerweise braucht es bei Verlaufskontrollen am Gerät konstante Einstellungen.

Insbesondere bei der rheumatoiden Arthritis hat sich der Ultraschall durchgesetzt, da früh und ohne großen Aufwand die rheumatischen Veränderungen an den Weichteilen der Gelenke vor Befall der knöchernen Anteile erkennbar sind. Verglichen mit der MRT ist mit der Sonografie eine höhere Sensitivität in der Detektion von Synovialitiden möglich. Nicht zu vergessen ist auch die Möglichkeit, ohne Spulenumbau oder neuen Termin andere Gelenke (z. B. Schulter oder Füße) zu untersuchen, um einen Verdacht an den Händen zu relativieren oder zu erhärten.

6.4.3 Septische Arthritiden

Bei Implantaten sind sowohl CT als auch MRT sehr eingeschränkt nützlich. Die Sonografie kann bereits früh einen infektbedingten Gelenkerguss gegebenenfalls mit der Begleitreaktion der umgebenden Weichteile feststellen (Bureau et al. 1999). Dabei kann sich der Gelenkerguss mit jeglicher Echogenität zeigen. Diagnostisch wegweisend ist die ödematöse Begleitreaktion der periartikulären Weichteile. Technisch kann die ödematöse Schwellung Probleme mit der Eindringtiefe bereiten. Meist reicht es, dazu nur die Untersuchungsfrequenz zu senken. Bei ausgedehnteren Fällen sind Abzessformationen auch in den Weichteilen mit Verbindung zum Gelenk erkennbar. Dabei gibt es echoarme bis echoleere, fuchsbauartige Flüssigkeitsstraßen in den Weichteilen. Die ultraschallgezielte Punktion mit Bestimmung des Keims ist technisch einfach (Widman et al. 2001).

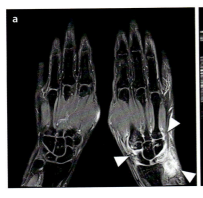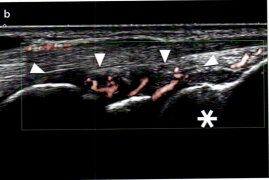

Abb. 6.2 Synovialitis: Junger Patient mit HLA-B27-positiver Anamnese. Rezent besteht ein klinischer Entzündungsfokus am rechten Handgelenk. **a** MRT nach Kontrastmittelgabe. Verstärktes Kontrastmittelenhancement als Zeichen einer ausgeprägten Synovialitis am rechten Handgelenk sowie an den Interkarpalgelenken (Pfeilspitzen). **b** Ultraschalllängsschnitt des Handrückens. Echoarm geschwollene Gelenkkapseln (Pfeilspitzen) mit Hypervaskularisation als Zeichen der floriden Synovialitis. Distales Ende der Ulna (Stern)

6.4.4 Bursitis

Bei der Bursitis ist die flüssigkeitsgefüllte Bursa als lokalisierte Flüssigkeitsansammlung mit verdickter Wand erkennbar. Je nach Inhalt kann die Flüssigkeit echoleer bis echoreich sein. Bei chronischer Bursitis sind im Zystenlumen synoviale Proliferationen vorhanden, womit sich die Zyste dann solide darstellen kann. Bei Verdacht auf eine septische Entwicklung ist die ultraschallgezielte Punktion zur Keimbestimmung hilfreich. Die um die Bursa liegende Subkutis ist meist stark ödematös und mit Flüssigkeitsspalten durchsetzt. In einer besonderen Form können in der Bursa auch Verkalkungen mit einem Schallschatten vorliegen.

6.4.5 Palmare Platte/Ligamentum palmare

Rupturen und Teilrupturen der palmaren Platte sind mit Ultraschall sehr gut detektierbar. Dabei ist die dynamische Untersuchung mit Bewegung des Gelenks hilfreich. Bei sagittaler Einstellung der Schallebene kann mit wechselnder Flexion/Extension die Dehiszenz der palmaren Platte als echoarme Zone erkannt werden.

6.4.6 Skidaumen/Gamekeeper's Thumb/Stener's Lesion

Die Ruptur des ulnaren Kollateralbandes am Daumengrundgelenk ist in der Regel mit Ultraschall gut darstellbar. Die Bildgebung ermöglicht die Unterscheidung einer ligamentären Ruptur von einer Ruptur mit einem knöchernen Abriss sowie auch das Erkennen der Dislokation des Kollateralbandstumpfes über der Aponeurose am Ansatz des M. adductor pollicis (Hergan et al. 1995).

6.4.7 Kristallarthropathien

Ab einer gewissen Größe der Kristallisationen sind diese durch den dann entstehenden echoreichen Reflex im Ultraschall gut sichtbar. Durch die dann unterschiedlichen Verteilungsmuster können die Veränderungen den einzelnen Krankheitsentitäten wie Gicht, Chondrokalzinose (CPDD, „calcium pyrophosphat crystal deposition disease") und kalzifizierende Tendinitiden zugeordnet werden.

Bei der Gicht liegen die Kristalle in der Nähe des symptomatischen Gelenks. Bei der Chondrokalzinose zeigen sich die echoreichen Ablagerung im normalerweise echofreien Gelenkknorpel und bei kalzifizierenden Tendinopathien liegen die Verkalkungen in den Sehnen (Frediani et al. 2005).

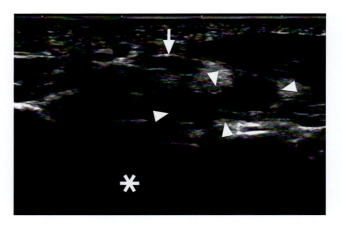

Abb. 6.3 **Ganglion**: Junge Patientin mit klinischem Verdacht auf ein Karpaltunnelsyndrom. Transversalschnitt palmar über dem Karpaltunnel. Im Karpaltunnel liegt neben dem N. medianus (Pfeil) ein Ganglion (Pfeilspitzen). (Stern = Karpalknochen)

6.4.8 Ganglion

Synoviale Zysten mit einem Zystenhals zum nahe gelegenen Gelenk bzw. Ganglien ohne Konnex zu einem Gelenk sind sonografisch gut auffindbar (Abb. 6.3). Zysten stellen sich als rundliche echoleere Strukturen dar. Bei komplexerem Aufbau können sich innerhalb der Zysten Septen zeigen. Hochauflösend kann mit Ultraschall ein etwaiger Zystenhals zu einem nahe gelegenen Gelenk lokalisiert werden. Präoperativ interessant ist natürlich das Verhältnis des Ganglions zu den umliegenden Strukturen wie Gefäßen und Nerven.

6.5 Sehnen

6.5.1 Luxation

Obwohl eine Sehnenluxation auch nur gelegentlich auftreten kann, sollte die Ultraschalluntersuchung hierzu dynamisch durchgeführt werden. Nebenbefunde wie ein peritendinöser Erguss oder Friktionsbelastungen der Sehne an knöchernen Vorsprüngen wie beispielsweise nach einer Fraktur können dynamisch festgestellt werden. Relevante Befunde an Sehnen zeigen als entzündliches Korrelat lokalisierte Hypervaskularisationen.

6.5.2 Tendovaginitis

Charakteristikum ist die Flüssigkeit innerhalb der Sehnenscheide um die Sehne. Die Entzündungsreaktion stellt sich als Hypervaskularisation mittels Farbdoppler in der Sehnenscheide und im Umfeld dar. In fortgeschrittenen Fällen zeigt sich die Hypervaskularisation in der Sehne selbst.

Da die Ultraschalluntersuchung eine Detektion sogar kleinster, subklinischer Mengen von Sehnenscheidenergüssen erlaubt, ist die Sonopalpation für die Korrelation mit der Symptomatik wichtig.

In einer dynamischen Untersuchung kann die longitudinale Mobilität der Sehnen beurteilt werden, um ein Gleithindernis festzustellen.

Ultraschallgezielt können Proben entnommen oder Medikamente in das Cavum der Sehnenscheide appliziert werden.

6.5.3 Tendovaginitis stenosans

Vor allem mit der hochauflösenden Sonografie zeigen sich verdickte Sehnen bzw. verdickte Ringbänder. Bei einer Stenose ist das Ringband echoarm verdickt, während die darunterliegenden Sehnen insgesamt verdickt sind. Günstig ist dabei der Vergleich mit asymptomatischen, benachbarten und kontralateralen Fingern (Serafini et al. 1996).

6.5.4 Sehnenruptur, Sehnenpartialruptur und Tendinose

Vollständige Sehnenrupturen sind sonografisch leicht zu diagnostizieren (◘ Abb. 6.4, ◘ Abb. 6.5). Die Dehiszenz des Sehnenverlaufs stellt sich bei erhaltener Kontinuität der Sehnenscheide als echoarme/echoleere Flüssigkeitsansammlung innerhalb der Sehnenscheide dar. Der retrahierte Sehnenstumpf kann präoperativ lokalisiert werden. Im Fall einer Ruptur auch der Sehnenscheide stellt sich meist ein größeres Hämatom dar, was die sonografischen Verhältnisse etwas unübersichtlicher machen kann. Bei Avulsionsfrakturen kann sonografisch die Lage des knöchernen Ausrisses detektiert werden.

Partialrupturen können sich auch nur als Inhomogenität in den Sehnenfasern zeigen und sind deshalb diagnostisch herausfordernder. Besonders sollte das Artefakt der Anisotropie beachtet werden. Hierbei stellen sich bei einer Richtungsänderung der Sehne in Relation zum Ultraschallstrahl einzelne Abschnitte der Sehne echoarm dar, dies aber nur aufgrund der Richtungsänderung und nicht aufgrund einer tatsäch-

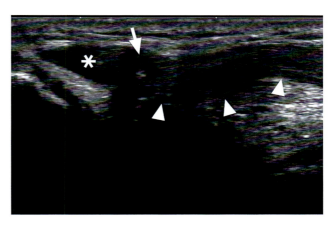

◘ **Abb. 6.4 Sehnenruptur**: 70-jährige Patientin mit Ruptur der Sehne des M. extensor pollicis longus. Längsschnitt über der Sehne (Pfeilspitzen). Sehnenstumpf (Pfeil), leere Sehnenscheide (Stern)

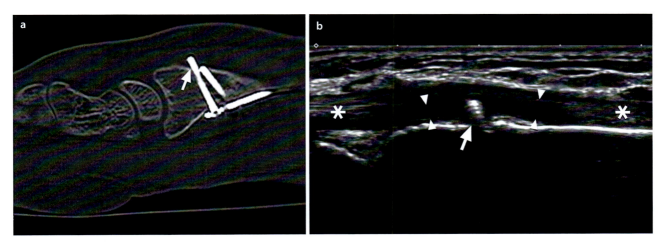

◘ **Abb. 6.5 Schraube**: Patientin mit Zustand nach distaler Radiusfraktur. Nach Versorgung mit einer Korrekturosteotomie und einer palmar eingebrachten Plattenosteosynthese am Radius bestehen starke Schmerzen bei Extension/Flexion über dem dorsalen Handgelenk. **a** Sagittale CT-Rekonstruktion mit dorsal überstehender Schraubenspitze (Pfeil). **b** Sonografie an der korrespondieren Stelle mit Darstellung der Schraubenspitze (Pfeil). Gut sichtbar sind ebenso das Gewinde der Schraube und die Strecksehnen (Sterne). Da der Sehnenabschnitt bei Bewegung an der Schraube reibt, stellen sich manche Sehnenabschnitte bereits echoarm dar (Pfeilspitzen)

lichen Alteration des Sehnengewebes. Eine fokale Tendinose würde sich hingegen gleich darstellen.

Hypervaskularisation ist ein Zeichen des akuten Stadiums. Fokale intratendinöse Verkalkungen sind bei der chronischen Tendinose zu finden.

6.5.5 Epicondylitis ulnaris/radialis

Typisch sind neben der echoarmen Darstellung der Ursprungsfasern der ulnaren bzw. radialen Unterarmmuskulatur am Epicondylus ulnaris bzw. radialis die lokale Hypervaskularisation, die punktgenau mit dem lokalen Druckschmerz übereinstimmt, sowie bei chronischen Verläufen linienförmige Verkalkungsstrukturen innerhalb der Ursprungsfasern (Connell et al. 2001).

Rupturen der Sehnen bzw. Muskelfasern sind selten, können aber sonografisch gut von ligamentären Läsionen des Ellenbogens unterschieden werden (◘ Abb. 6.6).

Differenzialdiagnostisch liefert die Sonografie relevante Befunde zu einem etwaigen Kubitaltunnel- bzw. zu einem Supinatortunnelsyndrom.

6.5.6 Tenosynovialer Riesenzelltumor (PVNS)

Diese Entität zeigt sich sonografisch als langsam wachsende, scharf begrenzte und homogen echoarme Läsion im Umfeld einer Sehne. Der PVNS kann auch die Sehne umscheiden. Druckbedingt können auf dem benachbarten Knochen Erosionen an der Oberfläche entstehen.

Die Morphologie im Ultraschall ist nicht pathognomonisch. Die Gesamtheit der Charakteristika kann aber stark auf diese Entität hinweisen (Lin et al. 1999).

6.6 Muskel

6.6.1 Atrophie

Die fettige Muskelatrophie ist als später Zustand einer Denervation mittels Ultraschall leicht identifizierbar. Das Atrophiemuster kann so einem Nerv zugeordnet werden.

Das Muskelödem als frühe Folge der Denervation oder im Besonderen bei Myopathien ist im Ultraschall schlechter als in der MRT erkennbar. Eine MRT ist also bei Verdacht auf eine Myopathie zur Festlegung der Muskelbiopsieentnahmestelle notwendig.

6.6.2 Verletzungen

Geringgradige Muskelrisse können vor allem bei noch nicht ausgebildetem Hämatom mit Ultraschall unentdeckt bleiben. Diesbezüglich ist die MRT dem Ultraschall überlegen. In der Sonografie zeigen sich vor allem mithilfe der Korrelation mit dem Druckschmerz Inhomogenitäten in der Muskelfiederung, in deutlicheren Fällen mit kleinsten, intramuskulären Flüssigkeitsansammlungen.

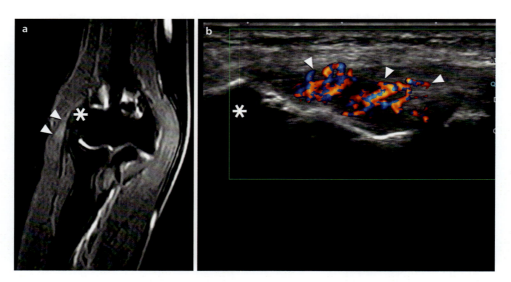

◘ **Abb. 6.6** **Epicondylitis radialis**: 53-jährige Patientin mit Schmerzen radial am Ellenbogen. **a** Koronaler T2-gewichteter MR-Scan. Am Ursprung der radialen Unterarmmuskelgruppe vom Epicondylus radialis (Stern) zeigt sich im Muskelursprung eine diskret erkennbare Hyperintensität als Zeichen des lokalen Ödems (Pfeilspitzen). **c** Längsschnitt über die gleiche Region. Im Muskelursprung vom Epicondylus radialis (Stern) stellen sich eine ausgeprägte Hypervaskularisation (Pfeilspitzen) als Zeichen einer deutlichen Epicondylitis radialis dar

Größere Einrisse sind dynamisch und statisch gut untersuchbar.

Quetschverletzungen und Schnittverletzungen sind sonografisch, insbesondere noch im Akutstadium ohne Probleme untersuchbar und präoperativ im Ausmaß beurteilbar.

6.6.3 Tumor

Muskeltumoren sind trotz ihrer Seltenheit mit Ultraschall leicht als solche identifizierbar und für weitere diagnostische oder therapeutische Schritte lokalisierbar (Fornage und Tassin 1991).

Intra- und intermuskuläre Lipome sind seltener als subkutane. Durch ihre Lage können sie zu einer Nervenkompression führen. Typischerweise sind die Lipome innerhalb des Muskels sonografisch eindeutig erkennbar und zeigen mit gängigen normal sensitiven Farbdopplersystemen keine Vaskularisation. Eine Dignitätszuordnung von lipomatösen Raumforderungen ist sonografisch wie auch sonst bildgebend morphologisch nicht möglich (Abb. 6.7).

Intramuskuläre Myxome stellen sich meist echoarm dar und weisen an den Polen eine echoreichere Zone auf (Abb. 6.8) (Murphey et al. 2002).

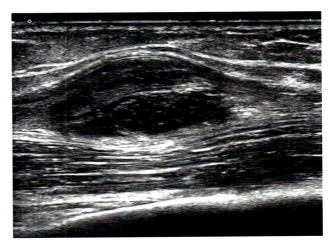

Abb. 6.8 **Myxom**: 59-jährige Patientin mit langsam wachsender, palpabler Raumforderung ulnar proximal am Unterarm. Der Längsschnitt der Raumforderung zeigt ein spindelförmiges, echoarmes Myxom innerhalb der Muskulatur

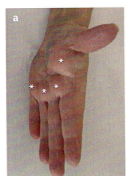 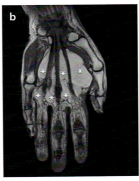 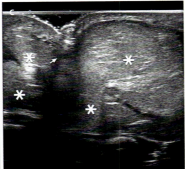 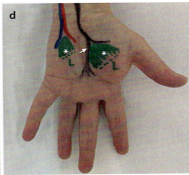

Abb. 6.7 **Lipome in der Palma manus**: a Bereits klinisch erkennbare Raumforderungen in der Palma manus (Sterne). b In der MRT zeigen sich an den Lipomen (Sterne) auch die distalen Ausläufer. c In der axialen Ultraschalldarstellung in Höhe des distalen Endes des Karpaltunnels ist das Naheverhältnis des Nervus medianus (Pfeil) zu den Lipomen (Sterne) erkennbar. d Basierend auf der Sonografie wurden die räumlichen Verhältnisse der Lipome (Sterne) zum Nervus medianus präoperativ mit Filzstift markiert

6.7 Gefäße

6.7.1 Vaskuläre Malformation und Hämangiome

Die Unterscheidung dieser Entitäten – dabei vor allem die Unterscheidung zwischen einem Hämangiom und einer vaskulären Low-Flow-Malformation – kann sehr schwierig sein. In manchen Fällen ist zwar klinisch die Veränderung erkennbar, lässt sich aber in der hochauflösenden Sonografie dennoch sehr schwer erkennen. Komprimierbarkeit und kleine Verkalkungen als Thrombusreste können hinweisend sein (◘ Abb. 6.9).

6.7.2 Glomustumor

Typischerweise lässt sich der Tumor trotz der subungualen Lage sehr gut mit Ultraschall darstellen. Aufgrund der Shuntgefäße im Inneren ist mit Farbdoppler eine starke Vaskularisation erkennbar. Die Schwierigkeit liegt in der Erwägung dieser Differenzialdiagnose (◘ Abb. 6.10) (Fornage 1988a).

6.7.3 Gefäßverschluss

Bei einem akuten arteriellen Gefäßverschluss sind die rasche Verfügbarkeit und Aussagekraft der Sonografie ein Vorteil. Dabei ist die Farbdopplertechnik notwendig. Für eine etwaige chirurgische oder interventionelle Therapieplanung sind in vielen klinischen Einrichtungen die CT- oder MR-Angiografie im Algorithmus etabliert (◘ Abb. 6.11).

Bei einem Polytrauma ist klarerweise von Anfang an die CT-Angiografie indiziert.

6.7.4 Venenthrombose

Die Sonografie ist die Methode der Wahl bei der Frage nach einer akuten oder chronischen tiefen Venenthrombose. Dabei wird mit der Kompressionssonografie im Gefäßquerschnitt der Verlauf der Vene seriell unter-

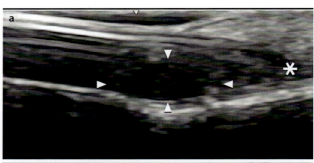

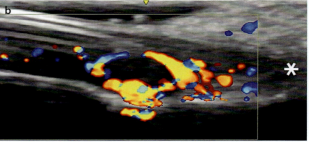

◘ **Abb. 6.10 Glomustumor**: Longitidunaler Scan über dem Nagel an der schmerzhaften Stelle. **a** Am proximalen Ende des Nagels mit der germinativen Matrix (Stern) zeigt sich der Glomustumor (Pfeilspitzen) echoarm. **b** Farbdopplersonografisch ist gut die typische, starke Vaskularisation des Tumors erkennbar

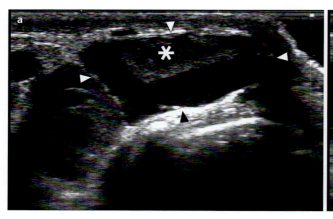

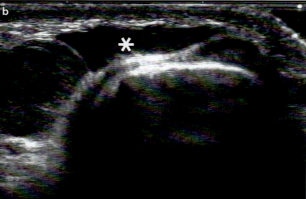

◘ **Abb. 6.9 Gefäßmalformation**: 40-jähriger Patient mit klinisch erkennbaren bläulich-lividen Schwellungen an der oberen Extremität. **a** Axialer Scan dorsal zwischen den Mittelfinger- und Ringfingergrundgelenken. Teilweise echoleer und teilweise echoreich gefüllte Malformation (Pfeilspitzen). Die echoreiche Struktur entspricht einem bei Malformationen nicht seltenen Thrombus (Stern). **b** In Kompression lässt sich der Thrombus (Stern) erwartungsgemäß nicht komprimieren

Sonografische Untersuchung der Hand und des Unterarms

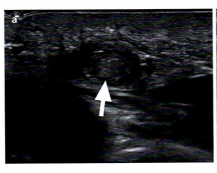
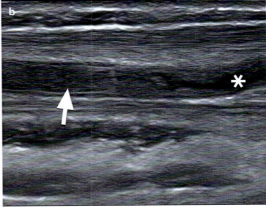

Abb. 6.11 Gefäßverschluss: 70-jähriger Patient mit plötzlich aufgetretener Schmerzsymptomatik im ulnaren Abschnitt der Hand bei klinischen Verdacht auf ein Loge-de-Guyon-Syndrom. **a** Axialer Schnitt über der Loge de Guyon mit Darstellung der A. ulnaris mit dem echoreichem Thrombus im Lumen (Pfeil). **b** Im Längsschnitt zeigt sich der Thrombus langstreckig. Nach dem Ende des Thrombus stellt sich das Lumen wieder echoleer und damit perfundiert dar (Stern)

sucht. Eine vollständig komprimierbare Vene schließt eine Thrombose an dieser Stelle mit Sicherheit aus. Die systematische Untersuchung der Venen mit der Farbdopplertechnik zur Detektion einer Venenthrombose ist aufgrund des größeren Zeitaufwands und der weit geringeren Sensitivität nicht zu empfehlen.

Thrombophlebitiden stellen sich mit verdickten Gefäßwänden und einem perivasalen Ödem dar. Begleitthromben müssen nicht nur in den oberflächlichen, sondern auch in den tiefen Venen gesucht werden.

6.8 Nerven

Die Nerven der oberen Extremität sind aufgrund der nahezu uneingeschränkten Erreichbarkeit für den Ultraschall ideal geeignet. Sie sind an keiner Stelle von Gas oder relevant von Knochen verdeckt und liegen sehr oberflächlich. Auch ist im Vergleich zu anderen Regionen am Arm der unter Umständen störende Weichteilmantel um die Nerven dünner.

Nervenschwellungen bei Mononeuropathien, Traumata, aber auch Polyneuropathien werden meist mit der Messung der Nervenquerschnittsfläche quantifiziert. Dabei wird am Ultraschallgerät die Außenkontur des Nervenquerschnitts festgelegt. Durchmesserangaben des Nervs sind wegen des oval/unförmigen Querschnitts nicht aussagekräftig.

6.8.1 Karpaltunnelsyndrom

Typischerweise besteht beim idiopathischen Karpaltunnelsyndrom (KTS) eine Verdickung des N. medianus proximal und fallweise auch distal des Karpaltunnels. Dadurch entsteht bei longitudinaler Betrachtung des Nervs eine sanduhrförmige Deformation mit der Taillierung im Karpaltunnel.

Diskutiert wird in der Literatur ein Cut-off-Wert für die Nervenquerschnittsfläche am Handgelenk, ab der ein KTS diagnostiziert werden kann. Es ist aber auch bekannt, dass die durchschnittliche Nervendicke mit Alter und Körpergröße zunimmt (Cartwright et al. 2013). Des Weiteren gibt es interindividuelle Unterschiede. Daher ist der Nutzen eines einzelnen Cut-off-Werts für die Beurteilung eines Patienten begrenzt. Dagegen hat sich für die Routine die „Wrist Forearm Ratio" als praktikabel erwiesen (Hobson-Webb et al. 2008). Hierbei wird die Nervenquerschnittsfläche des N. medianus in der Mitte des Unterarms mit der unmittelbar proximal des Handgelenks verglichen. Je nach Studie kann so bei einem Quotient von zum Beispiel 1,7 (das heißt der Nerv ist am Handgelenk zumindest 1,7-fach so dick wie am Unterarm) ein KTS angenommen werden.

Neben diesem wichtigen Kriterium für ein idiopathisches KTS sollen aber auch die perineuralen Verhältnisse beurteilt werden. So können ursächliche Raumforderungen wie beispielsweise Ganglien, Tendovaginitiden oder aberrant weit nach distal reichende Venenthrombosebäuche detektiert werden. Anatomische Varietäten wie eine A. mediana oder ein aberrant weit ulnar abgehender Ramus thenaris sind relevante Nebenbefunde.

Im Rahmen einer postoperativen Situation sind ein inkomplett gespaltenes Retinakulum, Neurome, Abszesse, raumfordernde Narbenformationen, Hämatome etc. mit Ultraschall detektierbare Befunde.

In differenzialdiagnostisch komplexen Fällen ermöglicht die Sonografie die Verfolgung des Ramus palmaris vom Abgang aus dem Stamm des N. medianus bis in die Subkutis des Thenars. Bei unklaren Befundverhält-

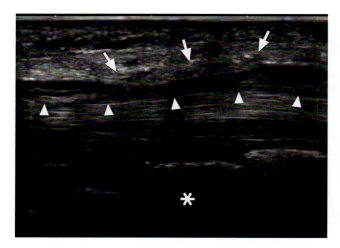

Abb. 6.12 Karpaltunnelsyndrom: 88-jährige Patientin mit Sensibilitätsstörung an Daumen, Zeige- und Mittelfinger. Längsschnitt über dem Karpaltunnel. Der N. medianus (Pfeilspitzen) ist beim Retinaculum flexorum (Pfeile) sanduhrförmig eingeengt (Stern = Karpalknochen)

nissen sei noch auf den untersuchbaren M. pronator quadratus hingewiesen. Dessen Atrophie schließt das alleinige Vorliegen eines KTS aus (Abb. 6.12).

Ein interessantes Kriterium in der Beurteilung des N. medianus betrifft dessen longitudinale und transversale Mobilität, die beim idiopathischen KTS eingeschränkt zu sein scheint. Derzeit fehlen jedoch noch zuverlässige Untersuchungsalgorithmen, die in der klinischen Routine anwendbar sind (Meng et al. 2015a).

6.8.2 Pronator-teres-Syndrom

Die Darstellung des N. medianus im Spalt zwischen den beiden Köpfen des M. pronator teres ist sonografisch gelegentlich schwierig, da der Nervenverlauf im Spalt durch Artefakte der daneben liegenden Faszien verdeckt sein kann. Das „Anschallen" aus einer anderen Richtung kann zu einer besseren Abbildungsqualität führen.

6.8.3 Kubitaltunnelsyndrom

Wie beim KTS werden am Sulcus nervi ulnaris serielle Messungen der Nervenquerschnittsflächen durchgeführt. Im Fall eines Kubitaltunnelsyndroms zeigt sich der N. ulnaris proximal und distal des Sulcus nervi ulnaris mit regulärem Kaliber, während der Nerv im Sulcus verdickt ist.

In manchen Fällen kann die einengende Wirkung des Osborne-Ligaments beobachtet werden. Dabei weist der Nerv in der longitudinalen Darstellung eine Taillierung direkt an der Kreuzung mit dem Band auf.

Neben einem akzessorischen M. epitrochleoanconeus sind auch ossäre Veränderungen im Sulcus mit Ultraschall detektierbar.

Eine weitere Stärke der Ultraschalluntersuchung liegt in der dynamischen Untersuchung des Nervs bei Flexion und Extension im Ellenbogengelenk. Dabei kann eine Luxation des Nervs aus dem Sulcus auf oder über den Epicondylus ulnaris detektiert werden. Schließlich gibt es noch die Variante der gemeinsamen Luxation des Caput mediale des M. triceps brachii mit dem Nerv als „snapping triceps syndrome".

VIDEO

Bei Persistenz der Symptome nach einer anterioren Transposition ist in der dynamischen Untersuchung der Nervenverlauf – dabei insbesondere die Rückkehr in das originäre Bett zwischen den zwei Köpfen des M. flexor carpi ulnaris – in unterschiedlichen Ellenbogenpositionen untersuchbar. Eine hakenförmige Verlaufsabweichung mit gegebenenfalls Verdickung des Nervs ist hinweisend für eine erneute Nervenkompression.

6.8.4 Loge-de-Guyon-Syndrom

In diesem Teil der Hand können der Stamm des N. ulnaris und seine beiden Äste sonografisch gut dargestellt werden. Lokale Befunde wie synoviale Zysten/Ganglien oder Hämatome sind gut erkennbar. Von klinischer Relevanz sind Nebenbefunde wie beispielsweise ein Verschluss der A. ulnaris, Aneurysmen der A. ulnaris oder des angrenzenden Anteils des Arcus palmaris superficialis bzw. profundus.

6.8.5 Supinatortunnelsyndrom

Der Verlauf des Ramus profundus nervi radialis kann ab dem Stamm des N. radialis auf Höhe des Ellenbogens durch den gesamten Supinatortunnel bis in seine Äste am Unterarm als N. interosseus posterior verfolgt werden. Kleine Venenthromboseäste im mittleren Drittel des Unterarms sind etwas schwerer zu verfolgen. Der N. interosseus posterior ist zuverlässig vor dem proximalen Handgelenk unter den Strecksehnen aufzufinden und von da nach proximal und distal verfolgbar.

Beim Supinatortunnelsyndrom liegt die Stelle der Einengung meist am bindegewebigen, proximalen Anfang des Tunnels, der Frohse-Arkade. Da sich der Nerv in diesem Bereich bereits in kleinere, parallel verlaufende Äste aufteilt, entsteht auch bei fehlender Neuropathie in longitudinaler Betrachtung der irreführende Bildeindruck einer fokalen Verdickung am Eingang des Tunnels. Bei einer echten Schwellung des Ramus profundus betrifft diese ebenso die kleinen Äste im Tunnel. Bei manchen Patienten zeigt sich die Einklemmung des Ramus profundus an der Frohse-Arkade nicht deutlich. Der Nerv scheint am Eingang locker zwischen den Strukturen hindurchzuziehen. In so einem Fall kann die Untersuchung bei Bewegung, in der man im Längsschnitt den Nervenverlauf bei Pro- und Supination beobachtet, helfen. Hinweisend auf eine Einengung ist eine hakenförmige Verlaufsabweichung des Nervs. Punktuell stimmt der Druckschmerz an dieser Stelle mit der initial vom Patienten geschilderten Symptomatik überein.

Differenzialdiagnostisch zur Einengung durch die Frohse-Arkade kann der Nerv proximal des Supinatortunneleingangs durch die A. recurrens radialis eingeengt werden. Diese Nähebeziehung der Arterie mit dem Verlauf des Ramus profundus nervi radialis wird „Leash of Henry" genannt. In so einem Fall erkennt man in Längsbetrachtung eine sanduhrförmige Taillierung des Nervs an der Kreuzungsstelle mit der pulsierenden Arterie.

Zur diagnostischen Eingrenzung kann eine lokale Blockade des Nervs helfen. In diesem Fall ist zu bedenken, dass die Injektionsflüssigkeit, sollte sie in den Supinatortunnel appliziert worden sein, nicht vorbei an der Frohse-Arkade bis proximal des Tunnels zur Kreuzung des Nervs mit der A. recurrens radialis gelangen kann. Ähnliches ist umgekehrt anzunehmen. Sollte also bildgebend beides (Einengung durch die Frohse-Arkade oder eine Einengung durch die Arterie) in Frage kommen, müsste zuerst der Tunnel und dann mit einer zweiten Injektion die Kreuzung mit der Arterie blockiert werden (◘ Abb. 6.13) (Meng et al. 2015b).

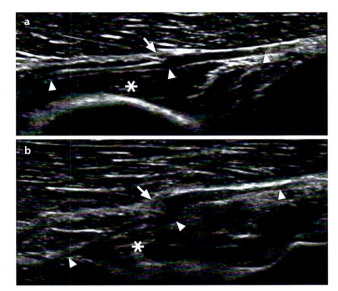

◘ **Abb. 6.13 Supinatortunnelsyndrom**: 80-jährige Patientin mit Schmerzen an der radialen Seite des Unterarms. Dynamische Längsdarstellung des Ramus profundus des N. radialis beim Supinatortunneleingang. **a** In Pronation zeigt sich der Ramus profundus nervi radialis (Pfeilspitzen) mit einem gestreckten Verlauf – auch bei der Frohse-Arkade (Pfeil). Tiefer Anteil des M. supinator (Stern). **b** In Supination zeigt der Nerv (Pfeilspitzen) eine hakenförmige Verlaufsabweichung an der Frohse-Arkade (Pfeil), die sich blendenförmig in den Nerv wölbt. Proximal der Frohse-Arkade ist der Nerv deutlich verdickt. Die Diagnose eines Supinatortunnelsyndroms ist naheliegend. Tiefer Anteil des M. supinator (Stern)

6.8.6 Wartenberg-Syndrom

Der Verlauf des Ramus superficialis ist ab Abgang aus dem Stamm des N. radialis bis in seine kleinen Äste am radialen Handrücken mit hoher Auflösung verfolgbar. Die Fasziendurchtrittsstelle an der oberflächlichen Unterarmfaszie stellt sich sonografisch als diskrete Abweichung des sonst konstanten Verlaufs am Unterarm dar. Eine Friktionsbelastung des Nervs zwischen den Sehnen des M. brachioradialis und M. extensor carpi radialis longus ist bei dynamischer Untersuchung erkennbar.

Traumatische Veränderungen wie durch ein zu enges Armband, durch Handschellen, nach einer Venenpunktion oder durch postoperative Narbenbildung nach Spaltung des ersten Strecksehnenfachs sind als fokal geschwollene Nervenabschnitte oder Neurome erkennbar.

In Einzelfällen wird beim Wartenberg-Syndrom eine lokale perineurale Infiltration als temporäre therapeutische Option angedacht. In dieser Region stellt die oberflächliche Unterarmfaszie für die Injektionsflüssigkeit ein Ausbreitungshindernis dar (Meng et al. 2014). Damit kann – je nach Ausmaß der Nervenschwellung – eine zusätzliche Injektion auf der anderen Seite der Durchtrittsstelle notwendig sein.

Als differenzialdiagnostisch relevanter Nerv mit ähnlichem Innervationsgebiet ist der N. cutaneus antebrachii lateralis im gesamten Verlauf vom Abgang aus dem N. musculocutaneus bis zum Handgelenk untersuchbar.

6.8.7 Digitalnerven

Die palmaren Digitalnerven sind mit entsprechender Hardware (ab ca. 18 MHz) bis nahezu in die Fingerspitze verfolgbar. Befunde wie Fremdkörper, Transsektionen oder Neurome sind punktgenau lokalisierbar und im Verhältnis zum Digitalnerv präoperativ markierbar.

Manchmal ist durch die hochauflösende Technik die Unterscheidung von Neuromen und dicht am Nervenstamm liegende Tastkörperchen sehr schwierig.

6.8.8 Nerventrauma

Nerventraumata sind grundsätzlich gut und verlässlich mit hochfrequentem Ultraschall untersuchbar (Hollister et al. 2012). Die Sonografie ermöglicht die Beurteilung von Nerven in der Nähe von Osteosynthesematerial, welches – wenngleich MR-tauglich – dennoch das Magnetfeld lokal verzerrt. Zwar können ein ausgedehntes lokales Ödem oder Gaseinschlüsse die Bildqualität einschränken, sodass sich die Detailauflösung verschlechtert. Damit sind Aussagen über die Faszikelintegrität erschwert. Meist ist aber die Beurteilung der Integrität des Gesamtnervs möglich. Mit Abnahme des lokalen Ödems und Resorption der Gaseinschlüsse verbessert sich wieder die Bildqualität (Abb. 6.14).

Wenn der Nervenverlauf durchgehend einsehbar ist, kann eine Kontinuitätsunterbrechung detektiert und präoperativ lokalisiert und vermessen werden. Davon sind Neuromata in continuitatem zuverlässig unterscheidbar. An dieser Stelle ist anzumerken, dass der N. suralis an der Rückseite des Unterschenkels sonografisch leicht auffindbar ist. Man erkennt die Bildung des Nervs aus den Ästen der N. tibialis et peroneus communis, sieht die Lage des Stamms des N. suralis und die dann folgenden Äste. Nach ultraschallgezielter Markierung des Nervenverlaufs kann der geeignete Abschnitt des Nervs für die Transplantation mit minimalem Risiko und minimal-invasiv entnommen werden.

Die Darstellung von Fremdkörpern oder metaplastischen Knochenbildungen mit störender Nähe zu Nerven oder anderen Strukturen kann statisch und dynamisch erfasst werden (Abb. 6.15).

6.8.9 Nerventumor

Immer wieder werden Nerventumoren als Zufallsbefund gefunden. Sie stellen sich als kugelige bis spindelförmige Raumforderungen entlang eines Nervs dar (Fornage 1988b). Sie sind eher hypoechogen. Mit hoher Auflösung kann die Lage des Tumors im Arm bzw. die Lage des Tumors innerhalb des Nervs für eine bessere präoperative Planung erfasst werden.

Die häufigsten neurogenen Tumoren sind das Schwannom/Neurinom und das Neurofibrom. Maligne Nervenscheidentumoren oder metastatische Absiedlungen in die Nerven sind selten. Letztlich kann die Sonografie die einzelnen Tumorentitäten nicht eindeutig voneinander unterscheiden, sodass vor einer etwaigen Operation nur eine Biopsie eine sichere Entitätszuordnung liefern kann (Abb. 6.16).

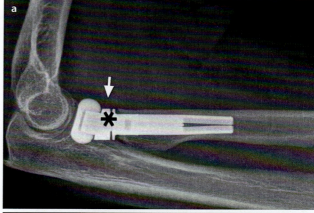
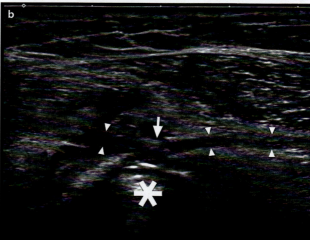

 Abb. 6.14 Iatrogene Nervenkompression: Bei der Patientin trat unmittelbar nach der Implantation einer Radiuskopfprothese eine Fallhand auf. **a** Postoperative Röntgenaufnahme, **b** korrespondierender Ultraschallscan der gleichen Region an der Prothese. Der Ramus profundus des N. radialis (Pfeilspitzen) läuft am Prothesenhals (Stern) vorbei. Verdächtig auf eine Einklemmung durch eine iatrogen eingebrachte Struktur ist der konkave Nervenverlauf (Pfeil). In der darauf folgenden Operation wurde intraoperativ eine Naht mit Fixierung des Ramus profundus gefunden und entfernt. In der Röntgenaufnahme (**a**) ist die korrespondierende Stelle mit einem Pfeil markiert

Sonografische Untersuchung der Hand und des Unterarms

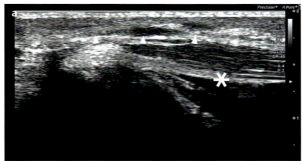

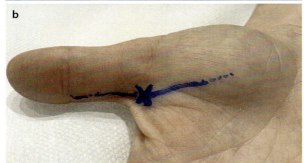

◘ **Abb. 6.15** Neurom: Patientin mit Dysästhesie an der ulnaren Seite des Daumens nach einem Trauma. **a** Längsschnitt des 2. Fingernervens (Pfeilspitzen) in Höhe des Grundgelenks. Das Neurom ist als echoarme spindelförmige Verdickung erkennbar. Thenarmuskulatur (Stern). **b** Präoperative Filzstiftmarkierung des Befundes

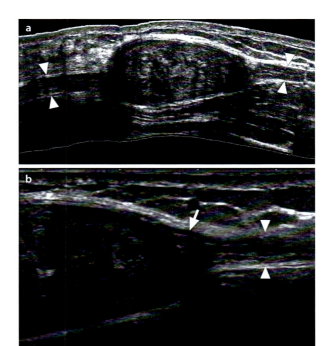

◘ **Abb. 6.16** Neurogener Tumor: **a** Panoramaaufnahme in der Längsachse des N. ulnaris (Pfeilspitzen) proximal des Sulcus nervi ulnaris. **b** Nahaufnahme des proximalen Endes. Auffallend ist die exzentrische Lage des Tumors innerhalb des Nervs (Pfeilspitzen), sodass einzelne Faszikel (Pfeil) seitlich am Tumor verlaufen

6.8.10 Generalisierte Neuropathien

Unklare Neuropathien mit nicht primär mechanischer Ursache sind in der klinischen Routine außerhalb spezialisierter Zentren eher selten. Manche generalisierte neuropathische Veränderungen können sich sonografisch typisch zeigen. Dennoch ist eine rein sonografische Zuordnung routinemäßig nicht möglich. Die Diagnosefindung verläuft optimal meist fachlich multidisziplinär und radiologisch multimodal.

Gelegentlich gibt es sonografische Zufallsbefunde, die sich für den initialen, klinischen Verdacht untypisch darstellen, sodass eine generalisierte Neuropathie als Differenzialdiagnose in Betracht gezogen werden kann. Sollten beispielsweise der N. medianus bei einem Verdacht auf KTS unerwartet langstreckig verdickt sein, das heißt nicht nur vor dem Karpaltunnel, sondern auch an mechanisch nicht exponierten Stellen wie beispielsweise im mittleren Abschnitt des Unter- oder Oberarms, muss eine Neuropathie ohne Einklemmung angenommen werden. In manchen, sehr speziellen Fällen können auch ein KTS und eine Polyneuropathie nebeneinander vorliegen.

Wie bereits am Beispiel des KTS erläutert, gibt es bei generalisierten Neuropathien immer wieder Versuche, Grenzwerte für Nervenquerschnitte zu definieren. Genauso wie beim KTS ist die interindividuelle Schwankungsbreite groß, sodass innerhalb einer gewissen Toleranzbreite Nerven dicker oder dünner sein können. Somit ist ein Grenzwert bei der Polyneuropathie im individuellen Fall mit Vorbehalt anwendbar.

Typische generalisierte Neuropathien, bei denen Nervenverdickungen auftreten können, sind beispielsweise CMT 1 (Charcot Marie Tooth), chronische inflammatorische demyelinisierende Polyneuropathie (CIDP), multifokale motorische Neuropathie (MMN), hereditäre Neuropathie mit Neigung zu Druckparesen (HNPP), Guillain-Barré-Syndrom (GBS) (◘ Abb. 6.17) (Walker et al. 2018).

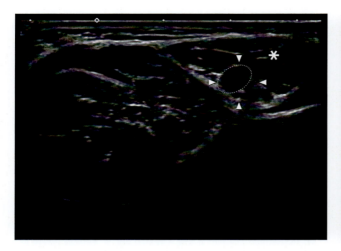
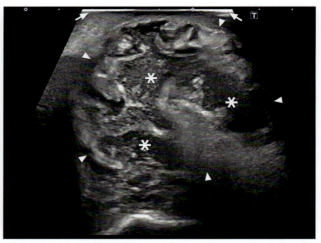

◘ **Abb. 6.17 Hereditäre Neuropathie**: Patient mit bekanntem M. Charcot Marie Tooth 1a (hereditäre motorisch sensible Neuropathie HSMN). Es finden sich verdickte Nerven in nahezu allen Körperabschnitten. Axialer Scan des N. ulnaris (Pfeilspitzen) unter dem M. flexor carpi ulnaris (Stern) im proximalen Unterarm. Auffallend sind stark verdickte Faszikel (gestrichelt umkreiste Fläche) innerhalb des ganzen Nervenquerschnitts (Pfeilspitzen). Für eine Einengung ist die Stelle distal des Sulkus untypisch

◘ **Abb. 6.18 Abszess**: Versuch einer intravenösen Eigeninjektion von einem unsterilen Suchtgift in der Ellenbogenregion vor 1–2 Tagen. Ausgeprägte Schwellung und Rötung der gesamten Ellenbogenregion. Ellenbogen axial: Die Abszessformation (Pfeilspitzen) stellt sich mit einer Kapsel am Rand und liquiden Anteilen (Sterne) in der Mitte dar. Aufgrund der starken Schwellung ist die Ankopplung der Schallkopfoberfläche über Gel an der Haut insuffizient (Pfeile), sodass Schallauslöschungen an beiden Rändern des Bildes (links mehr als rechts) zu sehen sind

6.9 Entzündung

Lokale Entzündungen sind zu Beginn als begrenztes Ödem mit schmalen Flüssigkeitsspalten in der Subcutis bzw. im perifokalen Bindegewebe und mit einer lokalisierten Hypervaskularisation erkennbar. Bei einer beginnenden Einschmelzung/Abszedierung zeigen sich größere, fokale Flüssigkeitsansammlungen mit Ausbildung einer Abszessmembran am Rand. Die Hypervaskularisation am Rand ist nun stärker.

Wie auch nach lokalen Traumen bzw. Operationen können sich bei Entzündungen in der Ellenbeuge Lymphknoten bzw. vergrößerte Lymphknoten darstellen lassen, in weiterer Folge auch axillär.

Reaktive Lymphknoten stellen sich als ovoide, echoarme Strukturen mit einem echoreichen Kern dar. Jegliche Änderung dieser Morphologie kann verdächtig für das Vorliegen einer anderen Erkrankung sein. Meist liegt aber bei systemischen Erkrankungen der Fokus der Lymphadenopathie nicht nur in der Ellenbeuge (◘ Abb. 6.18).

6.10 Fremdkörper

Fremdkörper können sonografisch einfach und genau lokalisiert werden. Materialbeschaffenheit, Röntgendichte, Größe spielen keine wesentliche Rolle, da auch winzige Holzspäne und Plastikteile präoperativ visualisiert werden.

Meist stellt sich der Fremdkörper als echoreiche Struktur dar. Selten – insbesondere kurz nach dem eigentlichen Trauma – können Gaseinschlüsse die Sicht versperren bzw. als Fremdkörper missinterpretiert werden.

Bei längerer Vorgeschichte ist eine gute Kenntnis des Operationssitus vorteilhaft, da operativ eingebrachte Materialien, wie beispielsweise nicht resorbierbare Nähte oder Gefäßclips, zu Fehlinterpretationen führen könnten.

Wie sonst auch ist die Auskunft des Patienten hilfreich, der einfachheitshalber auch selbst den Schallkopf an die richtige Stelle führen kann (◘ Abb. 6.19).

Sonografische Untersuchung der Hand und des Unterarms

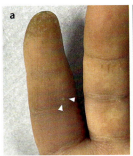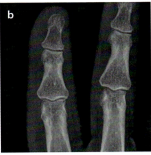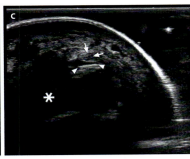

■ **Abb. 6.19 Fremdkörper**: Patientin mit einer Holzfremdkörperverletzung. 19 Tage nach Entfernung besteht klinisch weiterhin der Verdacht auf einen Fremdkörper. **a** Der Finger zeigt sich livide, geschwollen. An der Eintrittsstelle imponiert einer kleiner weißer Punkt. **b** In der korrespondierenden Röntgenaufnahme zeigt sich, wie aus der Anamnese zu erwarten, kein schattengebender Fremdkörper. **c** In der axialen Sonografie des Fingers an der Eintrittsstelle stellt sich der Fremdkörper (Pfeilspitzen) als echoreiche Linie dar. Direkt oberhalb liegt der Verlauf des palmaren Digitalnervs N4 (Pfeile). (Stern = Beugesehnen)

6.11 Tipps und Tricks

6.11.1 Anisotropieartefakt

Sehnen können sich in der Sonografie echoreich oder echoarm darstellen. Abhängig ist die Echogenität vom Winkel zwischen den Längsachsen der Sehnenfasern und der Ultraschallwellen. Ist es ein rechter Winkel, reflektieren die Sehnenfasern das Echo zum Schallkopf, und die Sehne stellt sich echoreich dar. Davon abweichende Schallwellen führen zur Abnahme der Echogenität. Dies ist insbesondere an den Ursprüngen/Ansätzen der Sehnen interessant, da es dort naturgemäß zu Richtungsänderungen der Sehnen kommen kann. Ödeme oder Tendinosen stellen sich ebenso echoarm dar. Damit besteht die Gefahr einer Fehlinterpretation. In solch einem Fall sollte – wenngleich mit mehr Aufwand – eine neue Schallkopfposition mit einer günstigeren Schallwellenprojektion zum fraglichen Sehnenabschnitt eingenommen werden (■ Abb. 6.20).

Bei Nerven tritt dieses Phänomen nahezu nicht erkennbar auf (■ Abb. 6.21).

6.11.2 Anatomische Varianten und interindividuelle Toleranzbreite

Neben typischen anatomischen Varianten mit z. B. aberrierendem Aufbau, Verlauf und atypischer Lage gibt es auch die interindividuell abweichende Darstellung normaler Strukturen, die aber bei intensiver Suche nach einer Pathologie zu einer Fehlinterpretation führen kann. In vielen Fällen hilft der einfache Vergleich mit der korrespondierenden Struktur auf der anderen Körperseite. In seltenen Fällen kann sogar analog ein Blick auf die entsprechende Stelle am eigenen Körper aufschlussreich sein.

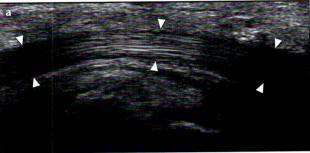
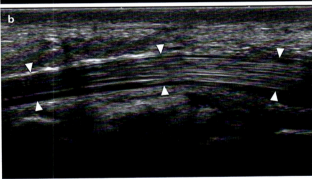

■ **Abb. 6.20 Anisotropieartefakt bei Sehnen**: **a** Beugesehne (Pfeilspitzen) am Handgelenk in Extension. Durch den nicht mehr rechtwinkeligen Einschallwinkel stellt sich die Sehne am linken und rechten Rand des Bildes echoarm dar. In der Mitte des Bildes trifft der Ultraschall die Sehnenfasern im rechten Winkel, weshalb das Echo stark ist. **b** Beugesehne (Pfeilspitzen) am Handgelenk in einer nahezu Neutralstellung. Der Einschallwinkel für den Sehnenabschnitt am rechten Bildrand ist nun dem rechten Winkel näher und stellt sich echoreicher dar. Am linken Bildrand besteht eine größere Abweichung von der Senkrechten, weshalb die Sehne in diesem Abschnitt weiterhin echoärmer imponiert

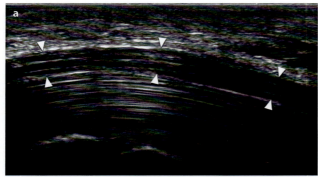
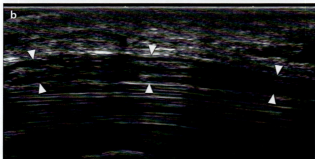

◘ Abb. 6.21 **Kein Anisotropieartefakt bei Nerven: a** N. medianus am Handgelenk in Extension. **b** N. medianus am Handgelenk in einer nahezu Neutralstellung. In beiden Aufnahmen ist keine wesentliche Änderung der Echogenität im Nerv am rechten Bildrand zu erkennen

6.11.3 Farbdopplereinstellungen

Eine adäquate Einstellung des Farbdopplers ist in der Untersuchung des Bewegungsapparates essenziell. Auf der Suche nach einer Pathologie kann die Detektion einer entzündeten Stelle mit dem Farbdoppler viel einfacher sein und in komplexen Fällen die Diagnosefindung in eine bessere Richtung lenken. Je nach Tiefe der fraglichen Struktur können unterschiedliche Einstellungen des Farbdopplers notwendig sein, die sich nicht nur auf „langsamen", „mittleren" und „schnellen" Blutfluss beschränken. Zumindest basale Kenntnisse zur Farbdopplertechnik sind bei der Untersuchung des Bewegungsapparates notwendig.

6.11.4 Gel

Wie schon im Abschntt 6.2 beschrieben, ist eine spaltfreie Ankopplung des Schallkopfs notwendig, damit der Ultraschall das Körperinnere erreichen kann. Als Besonderheit senden viele aktuelle Ultraschallsysteme zur Artefaktreduktion von einem Punkt/Kristall der Schallkopfoberfläche den Schall nicht nur gerade in den Körper hinein, sondern in viele Richtungen. Beim nächsten Punkt/Kristall der Schallkopfoberfläche wird das Gleiche wieder gemacht. Das bedeutet für eine Struktur im Körper, dass sie von mehreren Seiten mit Ultraschall angestrahlt wird. So können Schallschatten hinter schallundurchlässigen Strukturen verkleinert werden, da seitlich hinter die schallundurchlässige Wand geblickt werden kann. Wenn diese Zusatzfunktion zur Artefaktreduktion am Gerät abgedreht wird, wird das Bild bedeutend schlechter.

Wenn nun eine nur teilweise Ankopplung des Schallkopfes an der Hautoberfläche des Patienten vorliegt, können nur wenige Schallwellen eine Körperstruktur im Untersuchungsgebiet erreichen. Dadurch verschlechtert sich deutlich die Bildqualität. Das bedeutet, dass ein ständiger und vollständiger Kontakt der Schallkopfoberfläche mit dem Körper empfehlenswert ist. Das wiederum erfordert zu jeder Zeit eine ausreichende Applikation von Gel.

Literatur

Ackermann O, Wojciechowski P, Dzierzega M, Grosser K, Schmitz-Franken A, Rudolf H, Eckert K (2019) Sokrat II – An international, prospective, multicenter, phase IV diagnostic trial to evaluate the efficacy of the wrist SAFE algorithm in fracture sonography of distal forearm fractures in children. Ultraschall Med 40(3):349–358.

Bureau NJ, Chhem RK, Cardinal E (1999) Musculoskeletal infections: US manifestations. Radiographics 19(6):1585–1592.

Cartwright MS, Mayans DR, Gillson NA, Griffin LP, Walker FO (2013) Nerve cross-sectional area in extremes of age. Muscle Nerve 47(6):890–893.

Connell D, Burke F, Coombes P, McNealy S, Freeman D, Pryde D, Hoy G (2001) Sonographic examination of lateral epicondylitis. AJR Am J Roentgenol 176(3):777–782.

Fornage BD (1988a) Glomus tumors in the fingers: diagnosis with US. Radiology 167(1):183–185.

Fornage BD (1988b) Peripheral nerves of the extremities: imaging with US. Radiology 167(1):179–182.

Fornage BD, Tassin GB (1991) Sonographic appearances of superficial soft tissue lipomas. J Clin Ultrasound 19(4):215–220.

Frediani B, Filippou G, Falsetti P, Lorenzini S, Baldi F, Acciai C, Siagkri C, Marotto D, Galeazzi M, Marcolongo R (2005) Diagnosis of calcium pyrophosphate dihydrate crystal deposition disease: ultrasonographic criteria proposed. Ann Rheum Dis 64(4):638–640.

Grassi W, Tittarelli E, Pirani O, Avaltroni D, Cervini C (1993) Ultrasound examination of metacarpophalangeal joints in rheumatoid arthritis. Scand J Rheumatol 22(5):243–247.

Grassi W, Filippucci E, Farina A, Salaffi F, Cervini C (2001) Ultrasonography in the evaluation of bone erosions. Ann Rheum Dis 60(2):98–103.

Hergan K, Mittler C, Oser W (1995) Ulnar collateral ligament: differentiation of displaced and nondisplaced tears with US and MR imaging. Radiology 194(1):65–71.

Hobson-Webb LD, Massey JM, Juel VC, Sanders DB (2008) The ultrasonographic wrist-to-forearm median nerve area ratio in carpal tunnel syndrome. Clin Neurophysiol 119(6):1353–1357.

Hollister AM, Simoncini A, Sciuk A, Jordan J (2012) High frequency ultrasound evaluation of traumatic peripheral nerve injuries. Neurol Res 34(1):98–103.

Lin J, Jacobson JA, Jamadar DA, Ellis JH (1999) Pigmented villonodular synovitis and related lesions: the spectrum of imaging findings. AJR Am J Roentgenol 172(1):191–197.

Mah ET, LeQuesne GW, Gent RJ, Paterson DC (1994) Ultrasonic features of acute osteomyelitis in children. J Bone Joint Surg (Br) 76(6):969–974.

Meng S, Tinhofer I, Weninger WJ, Grisold W (2014) Anatomical and ultrasound correlation of the superficial branch of the radial nerve. Muscle Nerve 50(6):939–942.

Meng S, Reissig LF, Beikircher R, Tzou CH, Grisold W, Weninger WJ (2015a) Longitudinal gliding of the median nerve in the carpal tunnel: ultrasound cadaveric evaluation of conventional and novel concepts of nerve mobilization. Arch Phys Med Rehabil 96(12):2207–2213.

Meng S, Tinhofer I, Weninger WJ, Grisold W (2015b) Ultrasound and anatomical correlation of the radial nerve at the arcade of Frohse. Muscle Nerve 51(6):853–858.

Murphey MD, McRae GA, Fanburg-Smith JC, Temple HT, Levine AM, Aboulafia AJ (2002) Imaging of soft-tissue myxoma with emphasis on CT and MR and comparison of radiologic and pathologic findings. Radiology 225(1):215–224.

Saifuddin A, Burnett SJ, Mitchell R (1998) Pictorial review: ultrasonography of primary bone tumours. Clin Radiol 53(4):239–246.

Serafini G, Derchi LE, Quadri P, Martinoli C, Orio O, Cavallo A, Gandolfo N (1996) High resolution sonography of the flexor tendons in trigger fingers. J Ultrasound Med 15(3):213–219.

Walker FO, Cartwright MS, Alter KE, Visser LH, Hobson-Webb LD, Padua L, Strakowski JA, Preston DC, Boon AJ, Axer H, van Alfen N, Tawfik EA, Wilder-Smith E, Yoon JS, Kim B-J, Breiner A, Bland JDP, Grimm A, Zaidman CM (2018) Indications for neuromuscular ultrasound: expert opinion and review of the literature. Clin Neurophysiol 129(12):2658–2679.

Widman DS, Craig JG, van Holsbeeck MT (2001) Sonographic detection, evaluation and aspiration of infected acromioclavicular joints. Skeletal Radiol 30(7):388–392.

Wilson DJ (2004) Soft tissue and joint infection. Eur Radiol 14(Suppl 3):E64–E71.

Die perioperative Handhabung von Antikoagulanzien in der elektiven Handchirurgie

Carsten Ahrens, Bernd Hohendorff und Carl-Erik Dempfle

Inhaltsverzeichnis

7.1 Einleitung – 138

7.2 Kenntnisstand zur elektiven Handchirurgie unter Antikoagulation – 138
7.2.1 Thrombozytenaggregationshemmer (TAH) – 138
7.2.2 Vitamin-K-Antagonisten (VKA) – 139
7.2.3 Thrombozytenaggregationshemmer (TAH) und Vitamin-K-Antagonisten (VKA) – 140
7.2.4 Übersichtsarbeiten – 140
7.2.5 Risikoabschätzung: Thromboembolierisiko versus Blutungsrisiko perioperativ – 141
7.2.6 Perioperatives Vorgehen bei Langzeiteinnahme von Thrombozytenaggregationshemmern (TAH) – 147
7.2.7 Perioperatives Vorgehen bei Langzeiteinnahme oraler Antikoagulanzien – 148
7.2.8 Zusammenfassung – 152

Literatur – 152

7.1 Einleitung

Patienten mit Dauereinnahme von Antikoagulanzien stellen perioperativ eine besondere Herausforderung dar. Für den anstehenden elektiven chirurgischen Eingriff gilt es unter Berücksichtigung des Thromboembolierisikos einerseits und des Blutungsrisikos andererseits abzuwägen, ob die Antikoagulation einfach ausgesetzt werden kann, eine überbrückende Antikoagulation erforderlich ist, oder die Antikoagulation in therapeutisch wirksamer Dosierung eines gerinnungshemmenden Medikaments weitergeführt werden kann/muss. Zweifelsohne ist das Risiko sowohl einer Thromboembolie als auch für eine revisionsbedürftige Blutung bei einem elektiven handchirurgischen Eingriff ein geringeres als z. B. bei der Implantation einer Hüft- oder Kniegelenkendoprothese.

Es gibt nur wenige Veröffentlichungen und aktuell keine Leitlinie zum perioperativen Management von Patienten unter antikoagulatorischer Medikation in der elektiven Handchirurgie. Ahrens et al. präsentierten in einer deutschsprachigen Übersichtsarbeit zu diesem Thema entsprechende Handlungsempfehlungen auf der Grundlage einer Literaturrecherche (Ahrens et al. 2016).

Die Einnahme gerinnungshemmender Medikamente ist weit verbreitet, steigt mit zunehmendem Alter und wird im Zuge der demografischen Entwicklung auch für das perioperative Management elektiver handchirurgischer Operationen weiter an Bedeutung zunehmen. Das Wissen um den korrekten perioperativen Umgang mit Antikoagulanzien ist eine elementar wichtige Grundlage, um den handchirurgischen Patienten vor den Risiken einer Thromboembolie bzw. Blutungskomplikation zu bewahren.

In diesem Kapitel sollen eine aktuelle Literaturübersicht zum Thema präsentiert und gleichzeitig mögliche Handlungspfade für die perioperative Handhabung von Antikoagulanzien in der elektiven Handchirurgie aufgezeigt werden. Das skizzierte Vorgehen beruht einerseits auf theoretischen Überlegungen, basierend auf den pharmakokinetischen Eigenschaften der gebräuchlichen Antikoagulanzien, und andererseits auf Erfahrungen bezüglich des allgemeinen Blutungsrisikos diverser handchirurgischer Eingriffe. Entsprechend sind die vorgestellten Handlungspfade als Vorschläge zu verstehen. Die Etablierung entsprechender Algorithmen auf der Grundlage weiterer Studien wäre wünschenswert und steht weiterhin aus. Letztlich ist die Entscheidung bezüglich des Umgangs mit einer antikoagulatorischen Therapie im Rahmen eines elektiven Eingriffes stets individuell zu treffen.

7.2 Kenntnisstand zur elektiven Handchirurgie unter Antikoagulation

7.2.1 Thrombozytenaggregationshemmer (TAH)

Jivan et al. fanden in einer retrospektiven Untersuchung von 48 Patienten mit perioperativ fortgeführter niedrig dosierter Azetylsalizylsäure (ASS)-Dauermedikation (75–150 mg/d) bei offener Karpaltunnelspaltung in Lokalanästhesie und Blutsperre kein erhöhtes Risiko für Blutungen oder andere Komplikationen (Jivan et al. 2008).

Edmunds und Avakian beobachteten prospektiv bei 121 handchirurgischen Eingriffen unter Antikoagulation mit Phenprocoumon (Marcumar, 57 Eingriffe) oder thrombozytenhemmender Therapie mit Clopidogrel (CLO, 40 Eingriffe) und Azetylsalizylsäure (ASS) (24 Eingriffe mit CLO und ASS) lediglich eine schwere intraoperative Blutung. Bei Marcumareinnahme lag der INR-Wert (International Normalized Ratio) jeweils ≤ 3. Die Eingriffe umfassten u. a. offene Karpaldachspaltungen (59), Dupuytren-Operationen (12) mit und ohne Hauttransplantationen, Trapezektomien mit Ligamentrekonstruktion bzw. Sehneninterposition, offene Repositionen (5) und interne Fixationen von distalen Radiusfrakturen, Entfernung von Mukoidzysten, Ringbandspaltungen, Handgelenkarthroskopien, Transpositionen und Dekompressionen des N. ulnaris (Edmunds und Avakian 2010).

Boogaarts et al. untersuchten in einer retrospektiven Kohortenstudie 423 Karpaltunneloperationen an 362 Patienten, 61 davon mit beidseitigem Eingriff, aus dem Jahr 2006 in Lokalanästhesie mit Lidocain und Epinephrin ohne Blutsperre. 31 Patienten (8,6 %) nahmen perioperativ TAH ein, davon 30 Patienten Azetylsalizylsäure und ein Patient Clopidogrel. In sechs Fällen davon wurde die TAH-Einnahme perioperativ nicht pausiert. In den übrigen Fällen wurden die TAH mindestens 7 Tage präoperativ ausgesetzt. In keinem der Fälle kam es zu einer postoperativen Blutung (Boogaarts et al. 2010).

Bogunovic et al. untersuchten in einer prospektiven Kohortenstudie an jeweils 107 Patienten von 2009–2012 ohne und mit fortlaufender Thrombozytenaggregationshemmung klinische Ergebnisse und Komplikationen nach Hand- und Handgelenkeingriffen. Lediglich bei einem Patienten mit Thrombozytenaggregationshemmung kam es nach einer Handgelenkarthrodese zu einem revisionsbedürftigen Hämatom. Bezüglich der Anzahl postoperativer Ekchymosen und nicht-revisionsbedürftiger Hämatome als auch des klinischen Ergebnisses (DASH(Disabilities of Arm, Shoulder and Hand Questionnaire)-Score, 2-Punkte-Diskrimination) fanden sich keine statistisch signifikanten Unterschiede zwischen beiden Gruppen (Bogunovic et al. 2013).

Brunetti et al. beobachteten in den Jahren 2008–2010 in einer prospektiven Kohortenstudie 150 Patienten, die sich einer offenen Karpaltunnelspaltung in intravenöser Lokalanästhesie unterzogen. Drei Kohorten mit jeweils 50 Patienten wurden gebildet. In der ersten Kohorte mit mindestens einjähriger- Einnahme von Azetylsalizylsäure 100 mg/Tag wurde die Einnahme nicht unterbrochen (NONSTOP). In der zweiten Kohorte mit ebenfalls mindestens einjähriger Einnahme von Azetylsalizylsäure 100 mg/Tag wurde die Einnahme mindestens fünf Tage präoperativ abgesetzt (STOP). In der dritten Kontrollkohorte wurde keine Azetylsalizylsäure eingenommen (Kontrolle). Es resultierten keine signifikanten Unterschiede in den Komplikationsraten der drei Kohorten. Beobachtet wurden acht größere Hämatome (über 20 cm^2), drei in Kohorte NONSTOP, zwei in Kohorte STOP und drei in der Kontrollkohorte. Es traten 19 kleinere Hämatomen (unter 20 cm^2) mit folgender Verteilung auf: NONSTOP: sieben, STOP: sieben, Kontrolle: fünf. Alle Hämatome wurden innerhalb von 48 Stunden postoperativ registriert und waren allesamt nach zwei Wochen nicht mehr nachweisbar. Zwei relevante Komplikationen traten auf. In Kohorte NONSTOP kam es bei einer Patientin mit vorbekannter KHK zu unklaren Thoraxschmerzen ohne EKG- oder Enzymkorrelat. Sie wurde 24 Stunden intensivmedizinisch überwacht und konnte nach einer negativen Herzszintigrafie ohne Behandlungsbedarf entlassen werden. In der Kontrollkohorte kam es zwei Stunden postoperativ bei einem Patienten zu einem relevanten komprimierenden Hämatom, was eine Revision erforderlich machte (Brunetti et al. 2013).

Kaltenborn et al. analysierten in einer Multicenter-Propensitätsstudie dreier deutscher handchirurgischer Zentren in den Jahren 2008–2017 eine Anzahl von 635 isolierten Karpaltunnelhspaltungen an 497 Patienten. Die Operationen der 138 beidseitig versorgten Patienten erfolgte mit mindestens fünf Monaten Abstand zwischen beiden Seiten. Ausschlusskriterien waren zeitgleiche andere chirurgische Interventionen, andere Thrombozytenaggregationshemmer außer der Standard Aspirineinnahme von 100 mg pro Tag und andere antikoagulatorische Medikamente wie Vitamin-K-Antagonisten (VKA) oder Nicht-Vitamin-K-abhängige orale Antikoagulanzien (NOAK). Relevante Endparameter waren Blutungskomplikationen innerhalb von sieben Tagen in Form revisionsbedürftiger postoperativer Blutungen und Hämatome größer als 5 cm^2 im OP-Gebiet, die eine Arztkonsultation der ambulanten Patienten erforderlich machten. Außerdem wurden die Infektrate, das funktionelle Ergebnis nach Boston Carpal Tunnel Questionnaire und die Patientenzufriedenheit beurteilt. Statistisch wurden mögliche Einflussfaktoren auf das Operationsergebnis ermittelt. In 8,8 % kam es zu Blutungskomplikationen, in 0,8 % revisionswürdig bzw. in 8 % der Fälle mit Notwendigkeit einer Arztkonsultation. Dabei gab es keinen signifikanten Unterschied. In 4,9 % der Fälle kam es zu Infektionen unabhängig von der Aspirineinnahme. Blutungskomplikationen hatten keinen Einfluss auf die Infektrate. Das funktionelle Ergebnis zeigt sich ebenfalls unabhängig von einer möglichen Aspirineinnahme, jedoch signifikant schlechter bei gleichzeitig auftretenden Blutungskomplikationen. Rheumatoide Arthritis und Schilddrüsenerkrankungen zeigten sich als unabhängige Risikofaktoren für Blutungskomplikationen (Kaltenborn et al. 2020).

7.2.2 Vitamin-K-Antagonisten (VKA)

Naito et al. konnten in einer prospektiven Vergleichsstudie bei 24 offenen Karpaltunnelspaltungen an 21 Patienten unter Fortsetzung der Antikoagulation mit einem Vitamin-K-Antagonisten (VKA) (Fluidine, Préviscan®) zeigen, dass es zu keinem relevanten Anstieg der Komplikationsrate gekommen war. Lediglich ein subkutanes Hämatom, was keiner weiteren Therapie bedurfte, trat in der Gruppe der weitergeführten VKA-Einnahme auf. Keine Hämatome traten dagegen in der Gruppe mit unterbrochener VKA-Einnahme auf (Naito et al. 2012).

In einer retrospektiven Kohortenstudie beobachteten Smit und Hooper bei 22 Patienten unter Dauereinnahme von Warfarin bei einem INR-Wert ≤ 3 keine relevanten intra- oder postoperativen Blutungen. Die Operationen – 9 offene Karpaltunnelspaltungen in Lokalanästhesie und 13 Dupuytren-Operationen in Regionalanästhesie – erfolgten unter stationären Bedingungen (Smit und Hooper 2004).

Wallace et al. schlussfolgerten aus einer retrospektiven Studie mit 55 handchirurgischen Eingriffen an 39 Patienten unter Dauereinnahme von Warfarin, dass bei INR-Werten zwischen 1,3 und 2,9 kein Absetzen von Warfarin notwendig sei. Trotz Warfarineinnahme beobachteten sie lediglich 2 Hämatome postoperativ, die jedoch keiner Revision bedurften und keine Spätfolgen hinterließen. In 75 % der Fälle handelte es sich bei den Operationen um Weichteileingriffe (Operationen an Sehnen, Denervierungen, Fasziektomien, offene Karpaltunnelspaltungen, Neurolysen), in 16 % um Knocheneingriffe wie Amputationen, Trapezektomien und Frakturversorgungen sowie in 9 % um Eingriffe ausschließlich an der Haut (Hauttransplantationen, Z-Plastiken) (Wallace et al. 2004).

Lindsley berichtete in seinem Übersichtsartikel zum perioperativen Management systemischer oraler Antikoagulanzien bei handchirurgischen Patienten im Rahmen ambulanter Operationen, dass die Häufigkeit von Blutungskomplikationen in der elektiven Handchirurgie unter Antikoagulation mit Vitamin-K-Antagonisten (VKA) vergleichbar ist mit der von anderen kleineren chirurgischen Eingriffen, wie Gelenkpunktionen, diagnostischen gastrointestinalen Endoskopien, Routinezahneingriffen (Lindsley 2008).

Bogunovic et al. untersuchten in einer prospektiven Kohortenstudie 50 handchirurgische Eingriffe ohne und mit fortlaufender Einnahme von Warfarin. Die Verteilung von Knochen- gegenüber Weichteileingriffen betrug je ca. 1/4 zu 3/4. Lediglich bei einem Patienten in der Warfaringruppe kam es vier Tage nach Entfernung der körpernahen Handwurzelreihe („proximal row carpectomy", PRC) zu einem revisionsbedürftigen Hämatom und akutem Karpaltunnelsyndrom. Ekchymosen und nicht-revisionsbedürftige Hämatome waren zwei Wochen postoperativ häufiger in der Warfaringruppe. Nach vier Wochen zeigten sich diesbezüglich sowie in Bezug auf Schwellung und 2-Punkte-Diskrimination keine statistisch signifikanten Unterschiede zwischen beiden Gruppen (Bogunovic et al. 2015).

Gerenton et al. untersuchten in einer retrospektiven monozentrischen Studie zwischen 2013 und 2015 primär das Blutungsrisiko innerhalb der ersten sieben postoperativen Tage sowie andere chirurgische Komplikationen nach Operationen an Handgelenk und Hand unter Fortsetzung einer bestehenden Antikoagulation mit VKA. Analysiert wurden 104 Operationen an 93 Patienten. Die Operationen beinhalteten 25 Eingriffe an Knochen, darunter u. a. Frakturversorgungen und (Teil-)Prothesenversorgungen sowie 79 Eingriffe an Weichteilen wie Karpaltunnelspaltungen, Dupuytren-Operationen, Sehnenchirurgie und operative Infektbehandlungen. Ein INR-Wert ≤ 3 bei Bestimmung 24 Stunden präoperativ war Voraussetzung (Median 2,29; 1,07-3). Die Operationen waren in 61,5 % der Fälle planmäßig und in 36,5 % notfallmäßig erfolgt. Ein Patient präsentierte am vierten postoperativen Tag ein nicht revisionsbedürftiges Hämatom. Keine weiteren Komplikationen traten auf. Gerenton et al. schlussfolgerten ein geringes Blutungsrisiko handchirurgischer Operationen unter VKA bei einem INR-Wert ≤ 3 (Gerenton et al. 2019).

7.2.3 Thrombozytenaggregationshemmer (TAH) und Vitamin-K-Antagonisten (VKA)

In einer prospektiven Beobachtungsstudie von Nandoe und Bartels wurden 364 Patienten beobachtet, die einer offenen Karpaltunnelspaltung unterzogen wurden. Bei 45 Patienten wurde perioperativ die Medikation mit Azetylsalizylsäure (ASS) in einer nicht benannten Dosierung weitergeführt und bei sieben Patienten die Einnahme von Acenocoumarol, einem kurz wirksamen Vitamin-K-Antagonisten. Intraoperative Blutungen konnten ohne Schwierigkeiten kontrolliert werden. Ein Patient erlitt unter Fortsetzung der ASS-Einnahme postoperativ ein subkutanes Hämatom ohne weiteren Interventionsbedarf. In der Gruppe mit Beibehaltung der Acenocoumarolmedikation kam es zu keiner postoperativen Blutung (Nandoe und Bartels 2010).

7.2.4 Übersichtsarbeiten

Ahrens et al. verfassten auf der Grundlage einer Literaturübersicht, die Pharmakokinetik der verschiedenen Antikoagulanzien und Empfehlungen anderer chirurgischer Fächer erstmalig konkrete Handlungsempfehlungen für die perioperative Handhabung von Antikoagulanzien in der elektiven Handchirurgie. Demnach scheint eine Vielzahl elektiver handchirurgischer Eingriffe unter Beibehaltung der Antikoagulanzieneinnahme möglich zu sein, ohne vermehrte Blutungskomplikationen befürchten zu müssen. Azetylsalizylsäure (ASS) könne perioperativ weitergeführt, Clopidogrel (CLO) sollte rechtzeitig vor Operationen abgesetzt werden. Kardiovaskuläre Hochrisikosituationen erforderten eine antiaggregatorische Kombinationstherapie mit ASS und CLO und verböten einen elektiven Eingriff. Eingriffe unter Einnahme von Vitamin-K-Antagonisten (VKA) schienen bei einem INR-Wert zwischen 1,3 und 2,9 und einem niedrigen Blutungsrisiko möglich, ein hohes Blutungsrisiko erfordere ein rechtzeitiges Absetzen der VKA sowie ein Heparinbridging bei gleichzeitig hohem Thromboembolierisiko. Nicht-Vitamin-K-abhängige orale Antikoagulanzien (NOAK) sollten in Abhängigkeit vom Blutungsrisiko pausiert werden, ein Heparinbridging scheine nur in wenigen Ausnahmefällen notwendig (Ahrens et al. 2016).

Sardenberg et al. analysierten auf der Grundlage einer Literaturrecherche mit Einschluss von sieben Studien die Fragestellung, ob Antikoagulanzien wie Warfarin, Aspirin und Clopidogrel perioperativ vor elektiven Operationen an Hand und Handgelenk abgesetzt werden müssen oder nicht, und inwiefern schwere Blutungskomplikationen mit chirurgischem Handlungsbedarf und milde Blutungskomplikationen ohne Handlungsbedarf davon abhängen. Untersucht wurden 410 Operationen unter o. g. Antikoagulanzien. In 0,7 % traten schwere, in 9,2 % milde Blutungskomplikationen auf. Im Vergleich dazu wurden 2023 Operationen an Patienten ohne antikoagulatorische Medikation beobachtet, 0 % davon erlitten schwere und 0,8 % milde Blutungskomplikationen. Zusammenfassend wurde trotz perioperativer Einnahme von Antikoagulanzien eine nur sehr geringe Rate (0,7 %) schwerer Komplikationen nachgewiesen. In den drei Fällen schwerer Komplikationen – definiert als chirurgisch interventionsbedürftige Blutungskomplikationen – lagen handchirurgisch komplexe Handgelenkeingriffe zugrunde (Handgelenkarthrodese mit Tenosynovialektomien, distale Ulnaverkürzung mit Tenosynovialektomien und Sehnentransfers, Entfernung der proximalen Handwurzelreihe). In diesen Fällen wurde antikoagulatorisch hoch dosiert Aspirin, Clopidogrel bzw. Warfarin perioperativ eingenommen. Milde Blutungskomplikationen ohne Handlungsbedarf traten in 8,5 % auf. Die perioperative Unterbrechung einer bestehenden Antikoagulation mit Warfarin, Aspirin und Clopidogrel bei Operationen an Hand und Handgelenk sei nicht notwendig, so die Schlussfolgerung (Sardenberg et al. 2017).

In einer Übersichtsarbeit und Metaanalyse von Stone et al. wurde auf der Grundlage von neun Kohortenstudien (fünf prospektiv, vier retrospektiv) und entsprechend 3.863 Operationen an 3.628 erwachsenen Patienten das Risiko einer blutungsbedingten Revisionsoperation innerhalb von 30 Tagen nach elektiven Operationen an Hand und Handgelenk einschließlich Radiokarpalgelenk in Abhängigkeit einer perioperativen Antikoagulation beurteilt. Randomisierte und quasi-randomisierte Studien, genauso wie Beobachtungsstudien, die den Vergleich einer perioperativ fortgesetzten Antikoagulation gegenüber einer perioperativ unterbrochenen bzw. grundsätzlich fehlenden medikamentösen Antikoagulation untersuchten, wurden eingeschlossen. Hauptparameter der Analyse waren Blutungskomplikationen, die eine Revision innerhalb von 30 Tagen notwendig machten. Ebenfalls mitbestimmt wurden nicht-operationswürdige Blutungskomplikationen genauso wie thromboembolische Komplikationen. Es konnte gezeigt werden, dass Antikoagulanzien per se bzw. ihre Untergruppen (Thrombozytenaggregationshemmer und Vitamin-K-Antagonisten) weder das Risiko revisionsbedürftiger noch das Risiko nicht-revisionsbedürftiger Blutungskomplikationen beeinflusst (Stone et al. 2020).

7.2.5 Risikoabschätzung: Thromboembolierisiko versus Blutungsrisiko perioperativ

Das Risiko thromboembolischer Komplikationen ist abhängig von der Grunderkrankung mit entsprechender Indikation für die Langzeitantikoagulation sowie dem operativen Eingriff (Eisele et al. 2014; Schellong et al. 2010; Spyropoulos et al. 2012). Die häufigsten Gründe für eine langfristige Antikoagulation mit VKA oder NOAK sind das Vorhofflimmern, der mechanische Herzklappenersatz und die venöse Thromboembolie. Die überbrückende Antikoagulation (Bridging) bei größeren chirurgischen Eingriffen ist wegen des Thromboembolierisikos bei Aussetzen der Antikoagulation notwendig. Dieses Risiko ist nicht nur bei verschiedenen Krankheiten unterschiedlich hoch, sondern wird zusätzlich interindividuell geprägt (Bauersachs, et al. 2007). Krankheitsbilder, die eine orale Antikoagulation (OAK) erfordern, lassen sich anhand des zu erwartenden Thromboembolierisikos in solche mit hohem (über 10 % pro Jahr ohne OAK), mittlerem (4–10 % pro Jahr ohne OAK) und niedrigem Risiko (unter 4 % pro Jahr ohne OAK) unterteilen. Bei Patienten mit künstlichen Herzklappen ist das Risiko abhängig von der betroffenen Herzklappe, mit geringerem Risiko bei Aortenklappenersatz im Vergleich zum Mitralklappenersatz, sowie von der Art der verwendeten Herzklappe.

Weitere Faktoren können das Risiko beeinflussen. So erhöht beispielsweise beim Vorhofflimmern eine gleichzeitig bestehende Herzinsuffizienz das Thromboembolierisiko. Gleiches gilt für den mechanischen Klappenersatz mit zusätzlichem Vorhofflimmern (Bauersachs et al. 2007).

Zur Abschätzung des Embolierisikos bei Vorhofflimmern werden in den Leitlinien der CHADS$_2$-Score oder eine Weiterentwicklung, der CHA$_2$DS$_2$-VASc-Score, verwendet, die auf einem Punktesystem beruhen (Andrade et al. 2018; European Heart Rhythm Association 2010; Kirchhof et al. 2016) (◘ Tab. 7.1).

Das Risiko thromboembolischer Komplikationen nach venöser Thromboembolie (VTE) wird beurteilt anhand von Laborparametern zur Erkennung einer angeborenen oder erworbenen Thromboseneigung, individuellen Risikofaktoren wie Übergewicht, Rauchen und Einnahme von Hormonpräparaten, Vorhandensein einer aktiven Tumorerkrankung, Familienanamnese für VTE etc. und ist in den ersten Monaten nach dem thrombotischen Ereignis am höchsten. Elektive operative Eingriffe, die eine Unterbrechung der gerinnungshemmenden Therapie erfordern, sollten daher in den ersten drei bis vier Monaten nach einer VTE vermieden werden. Bei Patienten mit besonders hohem Risiko (beispielsweise Patienten mit Antiphospholipidsyndrom, Antithrombinmangel, Protein-C-Mangel, homozygoter Faktor-V-Leiden-Mutation oder kombinierten Thrombophilien) stellt jede Unterbrechung der gerinnungshemmenden Therapie ein möglichst zu vermeidendes Risiko dar.

Neben den Grunderkrankungen, die das thromboembolische Risiko erhöhen, muss das operative thromboembolische Risiko berücksichtigt werden. Abhängig vom Ausmaß der Operation kann durch Aktivierung der Gerinnungskaskade das Risiko für ein

Tab. 7.1 Gegenüberstellung von CHADS$_2$-, CHA$_2$DS$_2$-VASc- und HAS-BLED-Score

CHADS$_2$-Score				CHA$_2$DS$_2$-VASc-Score				HAS-BLED-Score			
Risikofaktor	Punkte	Score	Schlaganfallrisiko pro Jahr ohne Antikoagulation	Risikofaktor	Punkte	Score	Schlaganfallrisiko pro Jahr ohne Antikoagulation	Risikofaktor	Punkte	Score	Blutungsrate pro Jahr unter Antikoagulation
Congestive heart failure Zeichen/Symptome der Herzinsuffizienz oder objektiver Nachweis für verminderte linksventrikuläre Ejektionsfraktion	1	0	1,90 %	Congestive heart failure Herzinsuffizienz Zeichen/Symptome der Herzinsuffizienz oder objektiver Nachweis für verminderte linksventrikuläre Ejektionsfraktion	1	0	0 %			0	0,90 %
Hypertonie, arterieller Ruheblutdruck > 140/90 mmHg bei mindestens 2 Messungen oder aktuelle antihypertensive Therapie	1	1	2,80 %	Hypertonie, arterieller Ruheblutdruck > 140/90 mmHg bei mindestens 2 Messungen oder aktuelle antihypertensive Therapie	1	1	1,30 %	Hypertonie, arterieller Ruheblutdruck > 140/90 mmHg bei mindestens 2 Messungen oder aktuelle antihypertensive Therapie	1	1	3,40 %
								Abnorme Nierenfunktion	1	2	4,10 %
								Abnorme Leberfunktion	1	3	5,80 %
Alter > 75 Jahre	1	2	4,00 %	Alter > 75 Jahre	2	2	2,20 %				

Die perioperative Handhabung von Antikoagulanzien in der elektiven Handchirurgie

Diabetes mellitus Nüchternblutzucker > 125 mg/dl (7 mmol/l) oder Behandlung mit oralen Antidiabetika und/oder Insulin	1	3	5,90 %	Diabetes mellitus Nüchternblutzucker > 125 mg/dl (7 mmol/l) oder Behandlung mit oralen Antidiabetika und/oder Insulin	1	3	3,20 %
Schlaganfall/TIA/TE früherer Schlaganfall, transitorische ischämische Attacke oder Thromboembolie	2	4	8,50 %	Schlaganfall/TIA/TE früherer Schlaganfall, transitorische ischämische Attacke oder Thromboembolie	2	4	4,00 %	Schlaganfall/TIA/TE früherer Schlaganfall, transitorische ischämische Attacke oder Thromboembolie	1	4	8,90 %
Vaskuläre Erkrankung früherer Myokardinfarkt, pAVK oder aortale Plaque					1	5	6,70 %				
Alter 65–74 Jahre					1	6	9,80 %	Blutung	1	5	9,10 %
Sex category					1	7	9,60 %	Labile INR	1	6	ungenügende Daten
Weibliches Geschlecht					1	8	6,70 %	Elderly patients (> 65 Jahre)	1	7	ungenügende Daten
								Drugs Arzneimittel mit Thrombozytenaggregationshemmung und/oder Alkoholabusus (je 1 Punkt)	1 oder 2	8 oder 9	ungenügende Daten
	max. Punktzahl		18,20 %		max. Punktzahl		15,20 %		max. Punktzahl		

TIA: transitorische ischämische Attacke, TE: Thromboembolie, pAVK: peripher-arterielle Verschlusskrankheit, INR: International Normalized Ratio

thromboembolisches Ereignis vor allem bei großen Verletzungen auf das zehnfache steigen (Eisele et al. 2014; Schellong et al. 2010).

Während bei mechanischem Herzklappenersatz nach wie vor hauptsächlich Vitamin-K-Antagonisten zur Antikoagulation eingesetzt werden, erhalten Patienten mit Vorhofflimmern oder VTE inzwischen bevorzugt nicht-Vitamin-K-abhängige orale Antikoagulanzien (NOAK). Bei VKA ist zu berücksichtigen, dass sich das perioperative Management abhängig vom verwendeten Präparat stark unterscheidet. Warfarin wird vor operativen Eingriffen für fünf Tage pausiert und am Operationstag oder spätestens am Tag nach der Operation wieder mit Erhaltungsdosis gestartet. Eine Überbrückung mit einem niedermolekularen Heparin reduziert (zumindest bei Patienten mit Vorhofflimmern) nicht die Inzidenz thromboembolischer Ereignisse (Douketis et al. 2015).

Die Therapieleitlinien sehen daher ein perioperatives Bridging einer Warfarinpause nur in Ausnahmefällen, beispielsweise bei besonders hohem Thromboembolierisiko vor.

Bei Verwendung von Phenprocoumon ist die erheblich längere Wirkdauer im Vergleich zu Warfarin zu berücksichtigen, die nach Absetzen zu einer längeren (und nicht vorhersehbaren) Phase mit subtherapeutischer Antikoagulation führt, in der kein ausreichender Schutz vor thromboembolischen Ereignissen besteht. Patienten mit Phenprocoumon als gerinnungshemmendem Medikament sollten daher ab Unterschreiten einer INR von 2,0 eine Überbrückung mit einem geeigneten kurz wirksamen gerinnungshemmenden Medikament erhalten, das dann wiederum (nach vollständigem Abklingen des Phenprocoumoneffekts) präoperativ rechtzeitig pausiert wird. Bei der Verwendung von niedermolekularem Heparin zur Überbrückung ist zu berücksichtigen, dass die Anwendung bei Patienten mit künstlichen Herzklappen und bei Patienten mit Vorhofflimmern als Indikation außerhalb der Zulassung („off label") erfolgt, was eine gewissenhafte Aufklärung des Patienten über Nutzen und Risiko erfordert. Postoperativ ist es üblich, zunächst wieder mit einem kurz wirksamen gerinnungshemmenden Medikament zu starten und die Einnahme von Phenprocoumon erst nach Erreichen einer stabilen Blutstillung wieder zu beginnen. Die Überbrückung mit dem kurz wirksamen Antikoagulans wird so lange weitergeführt, bis die INR wieder sicher im therapeutischen Bereich liegt.

Nicht-Vitamin-K-abhängige orale Antikoagulanzien sind für eine therapeutische Antikoagulation im Rahmen der Schlaganfallprophylaxe bei Vorhofflimmern sowie für die Therapie und Sekundärprophylaxe tiefer Venenthrombosen und Embolien zugelassen. NOAK werden vor operativen Eingriffen mit niedrigem Blutungsrisiko für ein Tag, vor operativen Eingriffen mit hohem Blutungsrisiko für zwei Tage pausiert. Die Pause verlängert sich nur im Fall von Dabigatran bei Patienten mit eingeschränkter Nierenfunktion. Eine Überbrückung der Therapiepause ist nicht erforderlich.

Dem Risiko einer Unterbrechung der gerinnungs- und/oder thrombozytenhemmenden Therapie steht das Risiko einer operationsbedingten Blutung gegenüber. Da eine gerinnungs- oder thrombozytenhemmende Therapie nicht ohne Grund durchgeführt wird, ist immer von einer Gefährdung des Patienten durch die Unterbrechung der Therapie auszugehen. Optimal wäre es daher, wenn der operative Eingriff ohne eine Unterbrechung der gerinnungs- oder thrombozytenhemmenden Therapie durchgeführt werden könnte. Wenn dies nicht möglich ist, muss geklärt werden, ob eine vollständige Unterbrechung der gerinnungs- oder thrombozytenhemmenden Therapie für den Erfolg der Operation erforderlich ist, oder ob eine reduzierte Intensität der gerinnungs- oder thrombozytenhemmenden Therapie ausreicht.

Abhängig vom individuellen thromboembolischen Risiko ist außerdem zu klären, mit welcher Intensität im Fall einer Phenprocoumontherapie eine eventuelle Überbrückung einer Therapiepause erfolgen muss (therapeutische Dosierung, beispielsweise Enoxaparin 1 mg/kg Körpergewicht 2 × täglich, Prophylaxedosis, oder irgendetwas dazwischen). Bei konventionellen niedermolekularen Heparinen ist außerdem die kurze Wirkdauer zu berücksichtigen, sodass die Injektionen bei Patienten mit hohem Thromboembolierisiko zweimal täglich erfolgen sollten. Bei der Wiederaufnahme der gerinnungshemmenden Therapie mit Phenprocoumon ist zu beachten, dass die Verwendung einer erhöhten „Loading Dose" zu einem raschen Abfall von Protein C und damit zu einer hyperkoagulablen Situation mit vorübergehend erhöhtem Thromboembolierisiko führt. Nach einer Unterbrechung sollte daher maximal mit dem Doppelten der individuellen Erhaltungsdosis wieder gestartet werden.

Bei Warfarin sowie bei NOAK sollte grundsätzlich eine eventuelle Therapiepause so kurz wie möglich gehalten werden. Warfarin wird noch am OP-Tag oder am Tag nach OP wieder gestartet, mit der individuellen Erhaltungsdosis, der therapeutische INR-Bereich wird meist nach vier bis fünf Tagen wieder erreicht.

Für NOAK kann es erforderlich sein, postoperativ eine verminderte Dosierung zu verwenden, bis eine stabile Blutstillung erreicht ist, oder vorübergehend auf ein niedermolekulares Heparin in geeigneter Dosierung zu wechseln und nach Erreichen einer stabilen Blutstillung wieder direkt auf die vorher verwendete therapeutische Dosierung umzustellen. Wenn vor der OP ohnehin eine verminderte Dosierung verwendet wurde (Apixaban 2 × 2,5 mg, Rivaroxaban 1 × 10 mg, oder Dabigatran 2 × 110 mg), kann genau diese Dosierung postoperativ wieder verwendet werden. Die Einnahme sollte frühestens sechs Stunden nach OP, besser zwölf Stunden nach OP oder am Morgen des ersten postoperativen Tages wieder beginnen.

Folgende Aufstellung fasst die klinische Risikoeinschätzung für thromboembolische Ereignisse zusammen (Bauersachs et al. 2007).

- **Hohes Thromboembolierisiko (circa 10 %/Jahr und mehr ohne Antikoagulation)**

Tiefe Beinvenenthrombose oder Lungenembolie im zurückliegenden Monat
    Künstliche Herzklappen
    Arterielle Embolie im zurückliegenden Monat
    Vorhofflimmern mit Z. n. ischämischem Ereignis, schwerer Herzinsuffizienz mit eingeschränkter linksventrikulärer Ejektionsfraktion
    Vorhofflimmern mit Thrombus oder dichten Spontanechos im linken Vorhof oder Vorhofohr als Zeichen einer Flussverlangsamung mit Erhöhung von Koagulabilität und damit Echokontrast in der tranösophagealen oder transthorakalen Echokardiografie

- **Mittleres Thromboembolierisiko (circa 4–10 %/Jahr ohne Antikoagulation)**

Idiopathische tiefe Beinvenenthrombose oder Lungenembolie innerhalb des ersten Jahres
    Vorhofflimmern mit begleitendem Diabetes mellitus, arterieller Hypertonie oder höheres Lebensalter
    Bioprothesen (erste drei Monate)

- **Niedriges Thromboembolierisiko (unter 4 %/Jahr ohne Antikoagulation)**

Sekundäre tiefe Beinvenenthrombose oder Lungenembolie innerhalb des ersten Jahres
    idiopathisches Vorhofflimmern
    Bioprothesen (nach drei Monaten)

In der Handchirurgie gelten die allgemeinen Empfehlungen für chirurgische Eingriffe.

Der prothrombotische Effekt einer Operation mit der letalen Gefahr von Thrombosen und Embolien sollte beachtet werden. Hierbei ist sowohl der generelle Effekt des Operationstraumas und der nachfolgenden Akutphasenreaktion als auch der lokale Effekt des operativen Eingriffs auf die Gefäße zu berücksichtigen.

Etwa 3 % aller chirurgischen Eingriffe gehen mit intra- oder postoperativen Blutungen einher, etwa 0,1 % der Eingriffe mit tödlichen Blutungskomplikationen (Tiede 2007). Das für die Aufklärung und Operationsvorbereitung entscheidende individuelle Blutungsrisiko eines Patienten wird durch viele Faktoren modifiziert, darunter patientenspezifische Faktoren wie Alter und Begleiterkrankungen, angeborene oder erworbene Hämostasestörungen, frühere perioperative Blutungen, die perioperative Medikation (Thromboseprophylaxe, andere Antikoagulanzien, Thrombozytenaggregationshemmer, nicht-steroidale Antiphlogistika, NSAID), Art und Ausmaß des Eingriffs, Komplexität des Operationsgebietes, Möglichkeiten der Blutstillung, Dringlichkeit des Eingriffs und Erfahrung des Operateurs (Bauersachs et al. 2007; Tiede 2007). Diese Faktoren können größtenteils nicht quantifiziert werden, weshalb das individuelle Blutungsrisiko letztlich unklar bleibt.

Ziel einer präoperativen Risikoeinschätzung ist es, Patienten mit besonders deutlich erhöhtem Blutungsrisiko frühzeitig zu identifizieren (Tiede 2007). Eine geeignete Methode zur Identifizierung blutungsgefährdeter Patienten ist die Erhebung der Blutungsanamnese mittels standardisierter Fragebögen. In ◘ Tab. 7.2 ist ein Fragebogen wiedergegeben, der in der präoperativen Diagnostik validiert wurde (Koscielny et al. 2004; Tiede 2007). Bei Patienten mit positiver Anamnese sollte deshalb – insbesondere vor Elektiv- und Hochrisikoeingriffen – eine vollständige hämostaseologische Abklärung erfolgen, möglichst als Stufendiagnostik. Kann diese wegen eines dringenden Eingriffs nicht abgewartet werden, sollte sie nach Möglichkeit trotzdem veranlasst werden, damit die Ergebnisse im weiteren Verlauf in das

◘ **Tab. 7.2** Fragen zur präoperativen Identifizierung von Patienten mit erhöhtem Blutungsrisiko

1.	Haben Sie bei sich selbst vermehrt Nasenbluten ohne erkennbaren Grund festgestellt?
2.	Bekommen Sie leicht „blaue Flecken", ohne sich anzustoßen?
3.	Haben Sie bei sich selbst Zahnfleischbluten ohne erkennbaren Grund festgestellt?
4.	Treten Blutungen oder blaue Flecken mehr als 1- bis 2-mal pro Woche auf?
5.	Haben Sie den Eindruck, bei Schnitt- oder Schürfwunden (z. B. Rasieren) länger nachzubluten?
6.	Trat bei Ihnen bereits einmal eine verlängerte oder verstärkte Nachblutung nach oder während Operationen auf (z. B. Mandeloperation, Blinddarmoperation, Geburten)?
7.	Trat bei Ihnen eine längere und verstärkte Nachblutung nach dem Ziehen von Zähnen auf?
8.	Wurden Ihnen bei einer Operation bereits einmal Blutkonserven oder Blutprodukte gegeben?
9.	Gab oder gibt es in der Familie Fälle von vermehrter Blutungsneigung?
10.	Nehmen Sie Schmerz- oder Rheumamittel ein?
11.	Nehmen Sie weitere Medikamente ein?
12.	Für Frauen bzw. Mädchen: Haben Sie den Eindruck, dass Ihre Monatsblutung verlängert (> sieben Tage) oder verstärkt ist?

klinische Management einbezogen werden können (Tiede 2007). Unabhängige Vorhersageparameter einer periinterventionellen Blutung sind eine positive Blutungsanamnese, mechanische Mitralklappen, eine Heparinbehandlung in engem zeitlichem Zusammenhang mit der Operation sowie eine aktive Krebserkrankung (Tafur et al. 2012).

Ebenfalls geeignet zur Abschätzung des Blutungsrisikos ist der HAS-BLED-Score, der auf einem Punktesystem beruht. Ab einem Wert von ≥ drei Punkten besteht ein hohes Blutungsrisiko (◘ Tab. 7.1).

Interventionen lassen sich grob unterteilen in solche mit „hohem" und „nicht hohem" Blutungsrisiko. Im Allgemeinen ist das Blutungsrisiko bei kleineren Eingriffen gering und steigt bei großen Eingriffen (Douketis et al. 2004; Jafri 2004; Spandorfer 2001). Es gibt eine Reihe von Eingriffen, deren Blutungsrisiko so gering ist, dass sie auch unter laufender gerinnungshemmender Therapie durchgeführt werden können: sz. B. kleinere Eingriffe wie Punktionen von Pleuraerguss, Aszites und einfachem Gelenkerguss. Bei anderen Eingriffen ist es ausreichend, wenn die Intensität der Gerinnungshemmung verringert werden (Schellong et al. 2010). Komplikationen bei elektiven minimalinvasiven Operationen können unvorhergesehen einen offenen Eingriff erfordern und zu einem höheren Blutungsrisiko und zu Blutungen unabhängig von einem vorbestehenden Hämostasedefizit führen (Bauersachs et al. 2007).

Bezüglich Blutungsrisiko wird die Handchirurgie in verschiedenen Übersichtsartikeln zum Thema perioperatives Management von oralen Antikoagulanzien unterschiedlich eingestuft. Einerseits wird die Handchirurgie und diesbezüglichexemplarisch die Karpaltunnelspaltung als chirurgisches Teilgebiet mit nicht hohem Blutungsrisiko aufgeführt (Bauersachs et al. 2007; Spyropoulos und Douketis 2012). Andererseits wird die Handchirurgie als Disziplin mit hohem perioperativen Blutungsrisiko aufgeführt, während der handchirurgische Eingriff einer Karpaltunnelspaltung wiederum als solcher mit niedrigem perioperativen Blutungsrisiko eingeordnet wird (Liew und Douketis 2013).

Das Blutungsrisiko handchirurgischer Eingriffe ist variabel. Im umfangreichen operativen Repertoire der Handchirurgie gibt es gleichwohl Eingriffe mit niedrigem Blutungsrisiko als auch Eingriffe mit hohem Blutungsrisiko. „Die Handchirurgie" ist somit nicht pauschal einzuordnen, vielmehr bedarf es einer differenzierten Beurteilung des Blutungsrisikos handchirurgischer Eingriffe.

Einerseits sollten deshalb unnötige Unterbrechungen einer gerinnungshemmenden Therapie vermieden werden, andererseits periinterventionell alles dafür getan werden, damit keine Blutungskomplikationen auftreten.

Abschätzung des Blutungsrisikos handchirurgischer Eingriffe nach Ahrens und Mitarbeitern

- **Hohes Risiko**

Replantationen von Finger, Hand
  Gefäßrekonstuktionen
  Tumorresektionen an Unterarm oder Handgelenk (z. B. palmares Handgelenkganglion)
  großflächige Débridements – großflächige Weichteilrekonstruktionen
  Resektionen einer Kahnbeinpseudarthrose mit Interposition eines kortikospongiösen Beckenkammspans
  Korrekturosteotomien des Handgelenks
  Resektions-Interpositions-Arthroplastiken des Handgelenks (z. B. PRC)
  Implantationen von Endoprothesen des Handgelenks
  Eingriffe bei M. DupuytrenVKomplettversteifungen des Handgelenks
  mediokarpale Teilarthrodesen
  offene Repositionen und interne Fixationen (ORIF) des Handgelenks
  längerstreckige offene Nervendekompressionen
  längerstreckige Eingriffe an Sehnen

- **Niedriges Risiko**

Resektions-Interpositions-Arthroplastiken der Finger- und
  Daumengelenke (z. B. Rhizarthrose)
  kurzstreckige offene Nervendekompressionen (z. B. Karpaltunnelspaltung)
  kurzstreckige Eingriffe an Sehnen
  Arthroplastiken und Arthrodesen der Fingergelenke
  offene Repositionen und interne Fixationen (ORIF) der Fingergelenke
  kleine Weichteileingriffe (Mukoidzysten Resektionen u. a.)
  Ringbandspaltungen
  Arthroskopien
  geschlossene Repositionen und interne Fixationen von Frakturen an Mittelhand und Finger/Daumen (CRIF)

Bei unklarer Zuordnung in die Risikogruppe mit niedrigem oder hohem Blutungsrisiko empfiehlt sich die zusätzliche Evaluation von möglichen Faktoren, die das Blutungsrisiko erhöhen:
  Positive Blutungsanamnese (◘ Tab. 7.2)
  Medikamenteninteraktionen

Bei Eingriffen mit niedrigem Blutungsrisiko sollte eine therapeutische Antikaogulation entweder nicht unterbrochen oder nur in ihrer Intensität begrenzt werden (Vitamin-K-Antagonisten: OP bei INR-Werten um 2,0, NOAK: OP im „Talspiegel", oder nur ein Tag präoperative Pause).

7.2.6 Perioperatives Vorgehen bei Langzeiteinnahme von Thrombozytenaggregationshemmern (TAH)

Aspirin (ASS) hat eine kurze Plasmahalbwertszeit, hemmt die Zyklooxygenase aber irreversibel, sodass die tatsächliche Wirkdauer vor allem von der Neubildung der Thrombozyten abhängt. Bei normaler Knochenmarksfunktion werden etwa 10 % der Thrombozyten pro Tag ersetzt, sodass fünf bis sechs Tage nach Absetzen von ASS 50 % der Thrombozyten wieder eine normale Funktion aufweisen. Vorteil von ASS gegenüber anderen thrombozytenhemmenden Medikamenten ist, dass im Falle einer Blutung Thrombozytenkonzentrate zur „Antagonisierung" des Effekts eingesetzt werden können. Clopidogrel (CLO) als Thienopyridinderivat inhibiert die ADP-abhängige Thrombozytenaggregation. Es interagiert weit über die Dauer seiner Plasmahalbwertszeit hinaus mit dem ADP-Rezeptor, sodass eine Rekonstitution von 50 % der ADP-abhängigen Aggregation erst nach etwa sieben Tagen erreicht wird (Tiede 2007). Prasugrel ist wie Clopidogrel ein Thienopyridinderivat und hemmt die ADP-Bindung am P2Y12- Rezeptor der Thrombozyten, was zu einer Hemmung der Plättchenaggregation führt. Es handelt sich um eine irreversible Hemmung. Nach der Verabreichung dauert die Plättchenhemmung noch etwa eine Woche an, auch wenn kein Prasugrel mehr verabreicht wird (Jernberg et al. 2006). Eine Aufhebung des thrombozytenhemmenden Effekts durch Gabe von Thrombozytenkonzentraten ist bei den ADP-Rezeptor-Antagonisten aufgrund der langen Verweildauer von Substanz und wirksamen Metaboliten nicht möglich.

Anders als ASS hemmen die übrigen NSAID die Thrombozytenaggregation nur reversibel, diese normalisiert sich innerhalb von ein bis drei Tagen (Smith et al. 1996; Tiede 2007). Selektive Cyclooxygenase-2- (COX-2-)Inhibitoren haben keinen Effekt auf die Thrombozytenaggregation und müssen deshalb perioperativ nicht abgesetzt werden (Vogel Kahmann et al. 2011).

NSAID mit thrombozytenhemmender Wirkung sind eine häufige Ursache perioperativer Blutungen bei antikoagulierten Patienten. Insbesondere bei Patienten mit der Notwendigkeit einer effektiven gerinnungshemmenden Therapie sollten daher thrombozytenhemmende Schmerzmittel perioperativ nicht eingesetzt werden.

Ein vorzeitiges Absetzen einer antiaggregatorischen Kombinationstherapie ist bei Patienten nach koronarer Stentimplantation mit einem hohen Risiko kardiovaskulärer Komplikationen assoziiert. Eine perioperative Therapie mit Heparinen bietet keinen ausreichenden Schutz vor Stentthrombosen, eine Überbrückung der Therapiepause mit niedermolekularem Heparin ist daher nicht möglich. Operative Eingriffe sind deshalb, wann immer möglich, bis zur Beendigung der für die Endothelialisierung des Stents minimal notwendigen Behandlungsdauer zu verschieben (Biondi-Zoccai et al. 2006; Burger et al. 2005; Chassot et al. 2007; Mangano und Group 2002; Nuttall et al. 2008; Rabbitts et al. 2008; Tiede 2007). Nach der Initialphase mit dualer Thrombozytenhemmung (Kombination ASS und ADP-Rezeptor-Antagonist) erhalten Patienten mit koronarer Herzkrankheit meist eine dauerhafte Behandlung mit lediglich einem thrombozytenhemmenden Medikament. Diese Therapie sollte für operative Eingriffe nicht unterbrochen werden. Es ist lediglich zu diskutieren, Patienten mit ADP-Rezeptor-Antagonist als Dauertherapie perioperativ auf ASS umzustellen, wegen der Möglichkeit einer „Antagonisierung" mit Thrombozytenkonzentraten im Falle einer Blutungskomplikation.

Falls eine Pause der thrombozytenhemmenden Therapie unumgänglich ist, sollte diese so kurz wie möglich gehalten werden. Auch eine Pause von zwei bis drei Tagen führt im Falle von ASS bereits zu einer erheblichen Verbesserung der globalen Thrombozytenfunktion. Wurde die Thrombozytenaggregationshemmung präoperativ unterbrochen, muss diese postoperativ schnellstmöglich wieder aufgenommen werden (Vogel Kahmann et al. 2011).

Anders verhält es sich bei der perioperativen Anwendung thrombozytenhemmender Medikamente ohne vaskuläre Indikation. Laut einer Studie von Bogunovic et al. führte die übermäßige ASS-Einnahme einer Patientin von 325 mg bis zu 8-mal pro Tag aufgrund von Schmerzen bei rheumatoider Arthritis zu einer relevanten postoperativen Blutungskomplikation nach Handgelenkarthrodese und Ulnaverkürzung mit der Notwendigkeit einer Reoperation (Bogunovic et al. 2013).

Azetylsalizylsäure als Primärprävention – Ziel ist der Erhalt der Gesundheit bzw. die Vorbeugung von Krankheit – sollte sieben Tage vor jeglicher chirurgischer Intervention abgesetzt werden (Chassot et al. 2007).

Auch das Anästhesieverfahren hat Einfluss auf das Blutungsrisiko bei einer Operation (Kozek-Langenecker 2003). Bei Einnahme eines TAH in Kombination mit gerinnungshemmenden Medikamenten oder pathologischen Gerinnungsparametern sollte auf ein lokales Anästhesieverfahren verzichtet werden (Lepper und Kelm 2007). Bei peripheren regionalanästhesiologischen Verfahren sind nach Möglichkeit Blockaden zu bevorzugen, die kein erhöhtes Risiko für Gefäßpunktionen haben (Abrahams et al. 2009). Nach entsprechender Nutzen-Risiko-Abwägung können sie auch bei Patienten durchgeführt werden, die unter einer Thromboseprophylaxe bzw. einer antithrombotischen Medikation stehen (Neuburger und Buttner 2011).

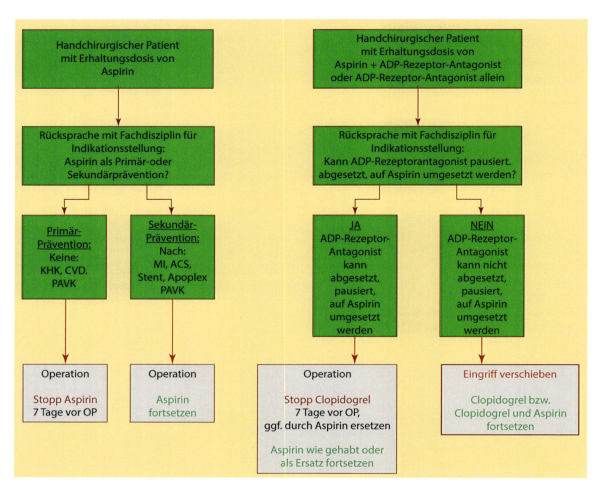

◘ **Abb. 7.1** Handlungspfad für das perioperative Vorgehen bei Langzeiteinnahme von Thrombozytenaggregationshemmern in der elektiven Handchirurgie. ACS: Akutes Koronarsyndrom; CVD: Herz-Kreislauf-Erkrankung; KHK: Koronare Herzkrankheit; MI: Myokardinfarkt; PAVK: Peripher-arterielle Verschlusskrankheit. Primärprävention: Ziel ist der Erhalt der Gesundheit bzw. die Vorbeugung von Krankheit. Sekundärprävention: Ziel ist die Verhinderung der Progredienz einer Erkrankung

◘ Abb. 7.1 zeigt einen von Ahrens et al. vorgeschlagenen Handlungspfad bei Langzeiteinnahme von Thrombozytenaggregationshemmern im Rahmen elektiver handchirurgischer Eingriffe.

7.2.7 Perioperatives Vorgehen bei Langzeiteinnahme oraler Antikoagulanzien

Phenprocoumon sollte sieben bis vierzehn Tage vor elektiven operativen Eingriffen unter engmaschiger INR-Kontrolle abgesetzt werden. Ab Unterschreiten einer INR von 2,0 ist eine Überbrückung mit einem geeigneten kurz wirksamen Antikoagulans zu starten. In der Regel wird hierfür niedermolekulares Heparin in therapeutischer Dosierung eingesetzt. Bei Patienten mit eingeschränkter Nierenfunktion kann bevorzugt Tinzaparin eingesetzt werden. Für andere niedermolekulare Heparine existieren Dosisempfehlungen für die Anwendung bei eingeschränkter Nierenfunktion. Eine Anwendung von unfraktioniertem Heparin sollte aufgrund des hohen Risikos einer heparininduzierten Thrombozytopenie (HIT), der unzuverlässigen gerinnungshemmenden Wirkung und der Notwendigkeit zur Therapiesteuerung mittels aPTT vermieden werden. Angesichts der nicht vorhersehbaren Wirkdauer von Phenprocoumon sollte am Tag vor der OP eine INR-Kontrolle erfolgen und bei INR über dem für die OP notwendigen Wert entweder die OP verschoben oder Vitamin K verabreicht werden (unter Fortführung der Überbrückung). Nach OP wird die Einnahme von Phenprocoumon wieder gestartet, entweder mit der individuellen Erhaltungsdosis oder maximal mit dem Doppelten der Erhaltungsdosis (die bekannt sein sollte und aus dem Therapieausweis des Patienten hervorgeht). Eine zu hohe Anfangsdosierung ist eine häufige Ursache schwerwiegender postoperativer Blutungskomplikationen. Die Überbrückung mit niedermolekularem Heparin wird sechs bis zwölf Stunden nach OP wieder gestartet, allerdings mit einer reduzierten Dosierung (in der Regel 30–50 % der vorher verwendeten Dosierung, je nach Blutungsrisiko), wobei eine zweimal tägliche Injektion bei Patienten mit hohem thromboembolischem Risiko günstiger ist als eine einmalige tägliche Gabe. Die Überbrückung wird nach Erreichen des INR-Zielbereichs beendet. Wichtig sind zur Vermeidung von Komplikationen engmaschige INR-Kontrollen in der postoperativen Phase.

Warfarin wird in der Regel fünf Tage vor OP pausiert und am Abend des OP-Tages (oder spätestens am ersten postoperativen Tag) mit Erhaltungsdosis wieder gestartet, Eine Überbrückung ist in der Regel nicht erforderlich. Bei Eingriffen mit niedrigem Blutungsrisiko kann auch eine präoperative Therapiepause von drei oder vier Tagen ausreichend sein. Ist die Ausgangs-INR über 3,0, ist zum Erreichen einer normalwertigen INR eventuell auch eine Therapiepause von sechs Tagen erforderlich. Eine INR-Kontrolle erfolgt am Tag vor OP.

Nicht-Vitamin-K-abhängige orale Antikoagulanzien (NOAK) werden vor OP abhängig vom OP-bedingten Blutungsrisiko (niedriges Blutungsrisiko ein Tag, höheres Blutungsrisiko zwei Tage) pausiert. Bei Dabigatran verlängert sich die Therapiepause bei Patienten mit eingeschränkter Nierenfunktion auf bis zu vier Tage.

Die Therapie wird frühestens sechs Stunen, meist zwölf Stunden nach dem Eingriff bzw. am Morgen des ersten postoperativen Tages wieder gestartet. Bei therapeutischer Dosis wird empfohlen, postoperativ zunächst auf eine niedrigere Dosis zu wechseln bzw. kurzzeitig auf ein niedermolekulares Heparin in geeigneter Dosierung umzustellen, bis eine stabile Blutstillung erreicht und eine therapeutische Antikoagulation wieder möglich ist.

Bei niedrigem Blutungsrisiko sind laut Literatur viele handchirurgische Eingriffe unter Fortsetzung der VKA-Einnahme bei INR-Werten zwischen 1,3 und 2,9 möglich (Edmunds und Avakian 2010; Naito et al. 2012; Smit und Hooper 2004; Wallace et al. 2004). Hierunter fallen offene Karpaltunnelspaltungen (Edmunds und Avakian 2010; Naito et al. 2012; Smit und Hooper 2004), Dupuytren-Operationen (Edmunds und Avakian 2010; Smit und Hooper 2004; Wallace et al. 2004), Trapezektomien, offene Repositionen und interne Fixationen von distalen Radiusfrakturen, Entfernungen von Mukoidzysten, Ringbandspaltungen, Handgelenkarthroskopien, Transpositionen und Dekompressionen des N. ulnaris (Edmunds und Avakian 2010) ebenso wie Weichteileingriffe (Operationen an Sehnen, Denervierungen, Neurolysen), Knocheneingriffe (Amputationen, Frakturversorgungen) und Eingriffe ausschließlich an der Haut (Hauttransplantationen, Z-Plastiken) (Wallace et al. 2004). Allerdings kann es beim Verlassen der engen therapeutischen Breite von VKA zu relevanten Blutungskomplikationen kommen. So kam es in der Studie von Bogunovic et al. in der Warfaringruppe vier Tage nach PRC zu einem revisionsbedürftigen Hämatom und akutem Karpaltunnelsyndrom bei einem erhöhten INR-Wert von 5,4 (Bogunovic et al. 2015).

Zur Abschätzung des Blutungsrisikos handchirurgischer Eingriffe wird auf die Einteilung in Eingriffe mit niedrigem und solche mit hohem Risiko (s. o.) hingewiesen. Diese gilt es im klinischen Alltag zu überprüfen und ggf. im Rahmen von Studien aufzugreifen. Bei niedrigem Blutungsrisiko sind nach vorhandener Studienlage unter VKA-Einnahme keine relevanten Komplikationen zu befürchten, ein INR-Wert außerhalb des angestrebten Zielbereiches muss präoperativ ausgeschlossen und auch während der Wundheilung postoperativ kontrolliert werden.

Für nicht-Vitamin-K-abhängige orale Antikoagulanzien (NOAK) wird bei niedrigem operationsbedingtem Blutungsrisiko die Operation im Talspiegel (bei einmal täglicher Einnahme: 24 Stunden nach letzter Einnahme, bei zweimal täglicher Einnahme: 12 Stunden nach letzter Einnahme) bzw. eine Einnahmepause am Tag vor OP und am OP-Tag empfohlen. Besondere Laborkontrollen über die „normale" präoperative Diagnostik hinaus sind nicht nötig.

Bei größeren Eingriffen mit erhöhtem Blutungsrisiko ist eine Pause der gerinnungshemmenden Therapie erforderlich, mit Wiederherstellung einer weitgehend normalen plasmatischen Gerinnung. Das konkrete Vorgehen ist abhängig vom verwendeten gerinnungshemmenden Medikament:

Phenprocoumon: „lange" Therapiepause (sieben bis vierzehn Tage), Überbrückung mit niedermolekularem Heparin, das wiederum rechtzeitig vor OP pausiert werden muss.

Warfarin: fünf Tage Therapiepause vor OP.

NOAK: zwei Tage Therapiepause vor OP (bzw. bis zu vier Tage bei Dabigatran bei niereninsuffizienten Patienten).

◘ Abb. 7.2 zeigt einen von Ahrens et al. vorgeschlagenen Handlungspfad bei Langzeiteinnahme von Vitamin-K-Antagonisten, ◘ Abb. 7.3 den vorgeschlagenen Handlungspfad bei Lanzeiteinnahme von nicht-Vitamin-K-abhängiger oralen Antikoagulanzien im Rahmen elektiver handchirurgischer Eingriffe.

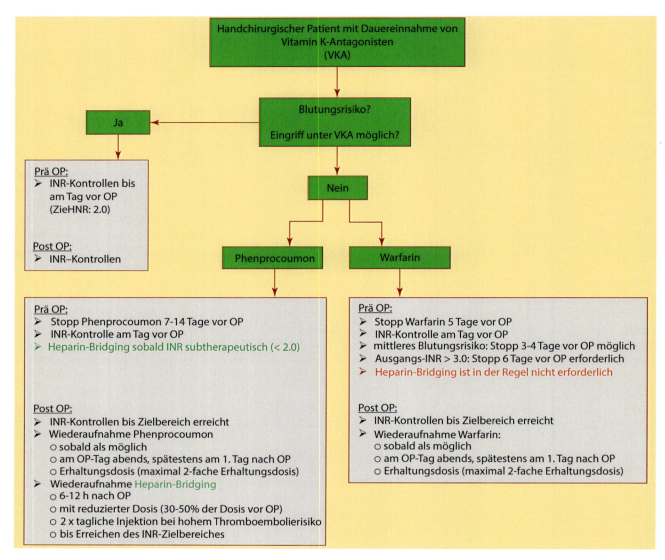

◻ **Abb. 7.2** Möglicher Handlungspfad für das perioperative Vorgehen bei Langzeiteinnahme von Vitamin-K-Antagonisten in der elektiven Handchirurgie (h = Stunde[n]; INR = International Normalized Ratio; OP = Operation). Perioperatives Heparinbridging einer Warfarin-Pause nur in Ausnahmefällen, beispielsweise bei besonders hohem Thromboembolierisiko

Die perioperative Handhabung von Antikoagulanzien in der elektiven Handchirurgie

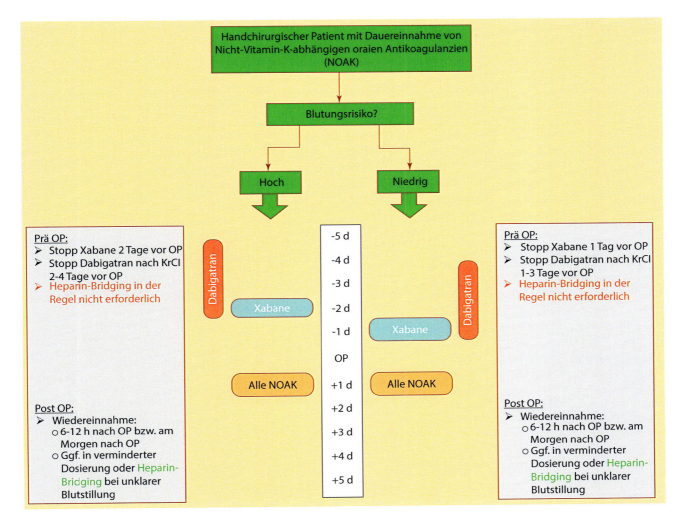

Abb. 7.3 Möglicher Handlungspfad für das perioperative Vorgehen bei Langzeiteinnahme von Nicht-Vitamin-K-abhängigen oralen Antikoagulanzien (NOAK) in der elektiven Handchirurgie (h = Stunde[n]; d = Tag[e]); Xabane: Edoxaban, Rivaroxaban, Apixaban. Prä OP: kein Heparinbridging, Post OP: Wiedereinnahme NOAK ab sechs Stunden post OP, Heparinbridging oder reduzierte NOAK-Tagesdosis bei unklarer Blutstillung, Heparinbridging, falls orale NOAK-Einnahme unmöglich oder gastrointestinale Absorption gestört. Absetzintervall von Dabigatran vor OP nach Kreatininclearance (KrCl): ≥ 80 ml/min: hohes Blutungsrisiko: zwei Tage, niedriges Blutungsrisiko: ein Tag, ≥ 50–80 ml/min: hohes Blutungsrisiko: zwei bis drei Tage, niedriges Blutungsrisiko: ein bis zwei Tage, ≥ 30–50 ml/min: hohes Blutungsrisiko: vier Tage, niedriges Blutungsrisiko: zwei bis drei Tage

7.2.8 Zusammenfassung

Nach aktueller Datenlage sind einige elektive handchirurgische Eingriffe unter Beibehaltung der Therapie mit Antikoagulanzien ohne erhöhtes Blutungsrisiko möglich. Bei Verwendung von Vitamin-K-Antagonisten bedeutet dies eine OP bei INR um 2,0, bei nicht-Vitamin-K-abhängigen oralen Antikoagulanzien (NOAK) eine OP im „Talspiegel" des Medikaments oder mit Einnahmepause am Tag vor OP und am OP-Tag. Für Eingriffe mit höherem Blutungsrisiko gelten die Empfehlungen der jeweiligen Medikamente für das perioperative Management, wobei eine eventuelle Therapiepause aufgrund der Indikation für die gerinnungshemmende Therapie möglichst kurz gehalten werden sollte. Ein perioperatives Bridging ist hauptsächlich bei Antikoagulation mit Phenprocoumon erforderlich, während bei Behandlung mit Warfarin und mit NOAK meist keine Überbrückung des gerinnungshemmenden Medikaments erforderlich ist.

Eine Behandlung mit thrombozytenhemmenden Medikamenten aus gefäßmedizinischer Indikation (koronare Herzkrankheit, arterielle Verschlusskrankheit, Schlaganfall) sollte auch für operative Eingriffe nicht unterbrochen werden. Bei Patienten mit dualer Thrombozytenhemmung nach Gefäßinterventionen sollte der operative Eingriff möglichst verschoben werden, bis eine Umstellung auf eine thrombozytenhemmende Monotherapie möglich ist. Wenn möglich, sollte perioperativ nach Rücksprache mit der für die Indikationsstellung verantwortlichen Fachdisziplin von ADP-Rezeptor-Antagonisten auf ASS umgestellt werden, damit für den Fall von Blutungskomplikationen eine Antagonisierung mit Thrombozytenkonzentraten möglich ist.

Thrombozytenhemmende Medikamente ohne vaskuläre Indikation wie ASS als allgemeine vaskuläre Primärprophylaxe, aber auch NSAID mit thrombozytenhemmender Wirkung wie Ibuprofen, Naproxen, Diclofenac etc. sollten vor OP pausiert werden, und zwar ASS sieben Tage vor OP und NSAID mindestens drei Tage vor OP.

Studien zum Blutungsrisiko elektiver handchirurgischer Eingriffe unter NOAK fehlen bislang.

Die aufgeführten Handlungsempfehlungen sollen als Anregung im klinischen Alltag als auch als Basis für weitere Studien dienen. Nach der aktuellen Literaturmetaanalyse von Stone et al. lassen sich keine endgültigen Schlussfolgerungen ziehen, was den Umgang mit Antikoagulanzien in der elektiven Handchirurgie betrifft. Bis qualitativ hochwertige Studien dazu vorliegen, raten sie zu individuellen Entscheidungen unter Berücksichtigung und Abwägen von Blutungs- und Thromboembolierisiko. Optimalerweise sollte dies gemeinsam mit Spezialisten aus der Disziplin, die die Antikoagulanzien verordnet haben, geschehen (Stone et al. 2020). So plädieren wir ebenfalls für eine enge interdisziplinäre Zusammenarbeit beim Thema perioperative Handhabung von Antikoagulanzien.

Literatur

Abrahams MS, Aziz MF, Fu RF, Horn JL (2009) Ultrasound guidance compared with electrical neurostimulation for peripheral nerve block: a systematic review and meta-analysis of randomized controlled trials. Br J Anaesth 102(3):408–417.

Ahrens C, Unglaub F, Hohendorff B, Müller LP, Spies CK (2016) Die perioperative Handhabung von Antikoagulantien in der elektiven Handchirurgie – eine Literaturübersicht. Handchir Mikrochir Plast Chir 48(3):127–135.

Andrade JG, Verma A, Mitchell LB, Parkash R, Leblanc K, Atzema C, Healey JS, Bell A, Cairns J, Connolly S, Cox J, Dorian P, Gladstone D, McMurtry MS, Nair GM, Pilote L, Sarrazin JF, Sharma M, Skanes A, Talajic M, Tsang T, Verma S, Wyse DG, Nattel S, Macle L; CCS Atrial Fibrillation Guidelines Committee.et al (2018) Focused update of the Canadian Cardiovascular Society guidelines for the management of atrial fibrillation. Can J Cardiol 34(11):1371–1392.

AWMF (2009) Arbeitsgemeinschaft der Wissenschaftlichen Medizinischen Arbeitsgemeinschaften. S3-Leitlinie zur Prophylaxe venöser Thromboembolien. Version 2009.

Bauersachs R, Schellong S, Haas S, Gogarten W, Riess H, Omran, H (2007) Überbrückung der oralen Antikoagulation bei interventionellen Eingriffen. Dtsch Ärztebl 104(18):A1237–A1244.

Biondi-Zoccai GG, Lotrionte M, Agostoni P, Abbate A, Fusaro M, Burzotta F, Testa L, Sheiban I, Sangiorgi G (2006) A systematic review and meta-analysis on the hazards of discontinuing or not adhering to aspirin among 50,279 patients at risk for coronary artery disease. Eur Heart J 27(22):2667–2674.

Bogunovic L, Gelberman RH, Goldfarb CA, Boyer MI, Calfee RP (2013) The impact of antiplatelet medication on hand and wrist surgery. J Hand Surg [Am] 38(6):1063–1070.

Bogunovic L, Gelberman RH, Goldfarb CA, Boyer MI, Calfee RP (2015) The impact of uninterrupted warfarin on hand and wrist surgery. J Hand Surg [Am] 40(11):2133–2140.

Boogaarts HD, Verbeek ALM, Bartels RHMA (2010) Surgery for carpal tunnel syndrome under antiplatelet therapy. Clin Neurol Neurosurg 112(9):791–793.

Brunetti S, Petri GJ, Lucchina S, Garavaglia G, Fusetti C (2013) Should aspirin be stopped before carpal tunnel surgery? A prospective study. World J Orthop 4(4):299–302.

Burger W, Chemnitius J-M, Kneissl GD, Rücker G (2005) Low-dose aspirin for secondary cardiovascular prevention – cardiovascular risks after its perioperative withdrawal versus bleeding risks with its continuation – review and meta-analysis. J Intern Med 257(5):399–414.

Chassot PG, Delabays A, Spahn DR (2007) Perioperative antiplatelet therapy: the case for continuing therapy in patients at risk of myocardial infarction. Br J Anaesth 99(3):316–328.

Douketis JD, Johnson JA, Turpie AG (2004) Low-molecular-weight heparin as bridging anticoagulation during interruption of warfarin: assessment of a standardized periprocedural anticoagulation regimen. Arch Intern Med 164(12):1319–1326.

Douketis JD, Spyropoulos AC, Kaatz S, Becker RC, Caprini JA, Dunn AS, Garcia DA, Jacobson A, Jaffer AK, Kong DF, Schulman S, Turpie AG, Hasselblad V, Ortel TL; BRIDGE Investigators (2015)

Perioperative bridging anticoagulation in patients with atrial fibrillation. N Engl J Med 373(9):823–833.

Edmunds I, Avakian Z (2010) Hand surgery on anticoagulated patients: a prospective study of 121 operations. Hand Surg 15(2):109–113.

Eisele R, Melzer N, Bramlage P (2014) Perioperatives Gerinnungsmanagement bei oraler Antikoagulation. Chirurg 85(6):513–519.

European Heart Rhythm Association (2010) Guidelines for the management of atrial fibrillation: the Task Force for the Management of Atrial Fibrillation of the European Society of Cardiology (ESC). Eur Heart J 31(19):2369–2429.

Gerenton B, Moris V, Shipkov H, Regnard PJ, Guillier D (2019) Evaluation of the risk of postoperative bleeding complications in hand surgery without interruption of anticoagulant Vitamin K Antagonist (VKA), a retrospective study. Ann Chir Plast Esthet 64(2):189–194.

Jafri SM (2004) Periprocedural thromboprophylaxis in patients receiving chronic anticoagulation therapy. Am Heart J 147(1):3–15.

Jernberg T, Payne CD, Winters KJ, Darstein C, Brandt JT, Jakubowski JA, Naganuma H, Siegbahn A, Wallentin L (2006) Prasugrel achieves greater inhibition of platelet aggregation and a lower rate of non-responders compared with clopidogrel in aspirin-treated patients with stable coronary artery disease. Eur Heart J 27(10):1166–1173.

Jivan S, Southern S, Majumder S (2008) Re: the effects of aspirin in patients undergoing carpal tunnel decompression. J Hand Surg Eur 33(6):813–814.

Kaltenborn A, Frey-Wille S, Hoffmann S, Wille J, Schulze C, Settje A, Vogt PM, Gutcke A, Ruettermann M (2020) The risk of complications after carpal tunnel release in patients taking acetylsalicylic acid as platelet inhibition: a multicenter propensity score-matched study. Plast Reconstr Surg 145(2):360e–367e.

Kirchhof P, Benussi S, Kotecha D, Ahlsson A, Atar D, Casadei B, Castella M, Diener HC, Heidbuchel H, Hendriks J, Hindricks G, Manolis AS, Oldgren J, Popescu BA, Schotten U, Van Putte B, Vardas P; ESC Scientific Document Group (2016) 2016 ESC Guidelines for the management of atrial fibrillation developed in collaboration with EACTS. Eur Heart J 37(38):2893–2962.

Koscielny J, von Tempelhoff GF, Ziemer S, Radtke H, Schmutzler M, Sinha P, Salama A, Kiesewetter H, Latza R (2004) A practical concept for preoperative management of patients with impaired primary hemostasis. Clin Appl Thromb Hemost 10(2):155–166.

Kozek-Langenecker SA (2003) Lokoregionalanästhesie und Blutgerinnung. Behandlung mit Thrombozytenfunktionshemmern. Anaesthesist 52(6):549–63; quiz 564-565.

Lepper W, Kelm M (2007) Perioperative Therapie mit Thrombozytenaggregationshemmern. Anaesthesist 56(6):592–598.

Liew A, Douketis J (2013) Perioperative management of patients who are receiving a novel oral anticoagulant. Intern Emerg Med 8(6):477–484.

Lindsley RC (2008) Perioperative management of systemic oral anticoagulants in patients having outpatient hand surgery. J Hand Surg [Am] 33(7):1205–1207.

Mangano DT, Multicenter Study of Perioperative Ischemia Research Group (2002) Aspirin and mortality from coronary bypass surgery. N Engl J Med 347(17):1309–1317.

Naito K, Lequint T, Zemirline A, Gouzou S, Facca S, Liverneaux P (2012) Should we stop oral anticoagulants in the surgical treatment of carpal tunnel syndrome? Hand (N Y) 7(3):267–270.

Nandoe TR, Bartels RH (2010) The perioperative use of oral anticoagulants during surgical procedures for carpal tunnel syndrome. A preliminary study. Acta Neurochir (Wien) 152(7):1211–1213.

Neuburger M, Büttner J (2011) Komplikationen bei peripherer Regionalanästhesie. Anaesthesist 60(11):1014–1026.

Nuttall GA, Brown MJ, Stombaugh JW, Michon PB, Hathaway MF, Lindeen KC, Hanson AC, Schroeder DR, Oliver WC, Holmes DR, Rihal CS (2008) Time and cardiac risk of surgery after bare-metal stent percutaneous coronary intervention. Anesthesiology 109(4):588–595.

Rabbitts JA, Nuttall GA, Brown MJ, Hanson AC, Oliver WC, Holmes DR, Rihal CS (2008) Cardiac risk of noncardiac surgery after percutaneous coronary intervention with drug-eluting stents. Anesthesiology 109(4):596–604.

Sardenberg T, Deienno FS, Miranda RF, Varanda D, Cortopassi AC, Silvares PRA (2017) Hand and wrist surgery without suspending warfarin or oral antiplatelet – systematic review. Rev Bras Ortop 52(4):390–395.

Schellong SM, Haas S, Siebenlist S (2010) Überbrückung, Pausieren und Wechsel von Antikoagulantien in der Unfallchirurgie. Unfallchirurg 113(11):901–907.

Smit A, Hooper G (2004) Elective hand surgery in patients taking warfarin. J Hand Surg (Br) 29B(3):204–205.

Smith MS, Muir H, Hall R (1996) Perioperative management of drug therapy, clinical considerations. Drugs 51(2):238–259.

Spandorfer J. (2001) The management of anticoagulation before and after procedures. Med Clin North Am 85(5):1109–1116.

Spyropoulos AC, Douketis JD (2012) How I treat anticoagulated patients undergoing an elective procedure or surgery. Blood 120(15):2954–2962.

Spyropoulos AC, Douketis JD, Gerotziafas G, Kaatz S, Ortel TL, Schulman S; Subcommittee on Control of Anticoagulation of the SSC of the ISTH (2012) Periprocedural antithrombotic and bridging therapy: recommendations for standardized reporting in patients with arterial indications for chronic oral anticoagulant therapy. J Thromb Haemost 10(4):692–694.

Stone MJ, Wilks DJ, Wade RG (2020) Hand and wrist surgery on anticoagulants and antiplatelets: a systematic review and meta-analysis. J Plast Reconstr Aesthet Surg 73(8):1413–1423.

Tafur AJ, McBane R 2nd, Wysokinski WE, Litin S, Daniels P, Slusser J, Hodge D, Beckman MG, Heit JA (2012) Predictors of major bleeding in peri-procedural anticoagulation management. J Thromb Haemost 10(2):261–267.

Tiede A (2007) Perioperatives hämostaseologisches Management. Chirurg 78(1):69–79. quiz 80–81.

Vogel Kahmann I, Ruppen W, Lurati Buse G, Tsakiris DA, Bruggisser M (2011) Langzeitmedikation und perioperatives Management. Internist 52(1):89–98.

Wallace DL, Latimer MD, Belcher HJ (2004) Stopping warfarin therapy is unnecessary for hand surgery. J Hand Surg (Br) 29(3):203–205.

Anästhesieverfahren/WALANT

Gernot Schmidle und Rohit Arora

Inhaltsverzeichnis

8.1 Anästhesieverfahren – 156
8.1.1 Regionalanästhesie – 156
8.1.2 Lokalanästhesie – 157

8.2 Wide-Awake-Lokalanästhesie/WALANT – 157
8.2.1 Grundlagen – 157
8.2.2 Vorteile/Nachteile – 158
8.2.3 Indikationen, Kontraindikationen – 158
8.2.4 Risikoevaluierung, Monitoring – 160
8.2.5 Operationsvorbereitungen, Instrumentarium – 160
8.2.6 Medikamente – 160
8.2.7 Injektionstechnik – 163
8.2.8 Komplikationen – 164
8.2.9 Postoperative Behandlung – 166

8.3 Empfohlene Techniken – 166
8.3.1 Fallbeispiel Beugesehnenverletzung – 167

8.4 Tipps und Tricks – 169

8.5 Zusammenfassung – 169

Literatur – 170

© Der/die Herausgeber bzw. der/die Autor(en), exklusiv lizenziert an Springer-Verlag GmbH, DE, ein Teil von Springer Nature 2024
C. K. Spies et al. (Hrsg.), *Expertenwissen Handchirurgie*, https://doi.org/10.1007/978-3-662-68413-9_8

8.1 Anästhesieverfahren

Chirurgische Eingriffe an der Hand und am Unterarm erfolgen je nach Dauer und Komplexität unter einer Vollnarkose (Allgemeinanästhesie), einer Betäubung einer Körperregion (Leitungsbetäubung, Regionalanästhesie) oder einer Betäubung des unmittelbaren Operationsgebietes (örtliche Betäubung, Lokalanästhesie).

Bei der Lokal- und Regionalanästhesie wird das Schmerzempfinden durch Injektion eines Lokalanästhetikums blockiert. Dabei werden vorwiegend Lokalanästhetika vom Amidtyp verwendet. Wichtige Vertreter dieser Gruppe sind Lidocain, Prilocain, Articain, Ropivacain und Bupivacain.

Die Dauer der Anästhesie hängt von der Auswahl der Lokalanästhetika ab und richtet sich nach dem Wirkeintritt, der Wirkdauer, der Dosis und der Konzentration des Medikaments. Bei Lidocain, einem sehr gebräuchlichen Lokalanästhetikum, kommt es innerhalb weniger Minuten zur Schmerzfreiheit im Anwendungsgebiet. Bupivacain hat einen späteren Wirkeintritt, jedoch eine längere Wirkdauer (Larsen 2016). Bei korrekter Anwendung hat die Lokal- und Regionalanästhesie Vorteile gegenüber der Vollnarkose, beispielsweise in Bezug auf die postoperative Analgesie, Übelkeit und Erbrechen, kardiopulmonale Stabilität und frühere Entlassung. Trotzdem wird nur ein geringer Prozentsatz aller dafür geeigneten Operationen in Regionalanästhesie durchgeführt.

Bei falscher Injektion und Dosierung oder wenn das Lokalanästhetikum in den Blutkreislauf gelangt, kann es jedoch zu starken und lebensbedrohlichen Nebenwirkungen wie allergischen Reaktionen, Störungen des zentralen Nervensystems und des Herz-Kreislauf-Systems kommen.

Operationen an der Hand werden in der Regel mit Blutsperre oder sogar unter Blutleere durchgeführt, um die feinen Strukturen im Operationsgebiet gut zu sehen und iatrogene Verletzungen bei der Operation zu verhindern. Dazu wird eine Oberarmsperre (Tourniquet) angelegt. Da die Blutsperre schon nach kurzer Zeit für die Patienten sehr unangenehm und schmerzhaft ist, erfolgen längere Eingriffe in Vollnarkose oder Regionalanästhesie.

8.1.1 Regionalanästhesie

Bei der Regionalanästhesie bzw. Leitungsblockade wird gezielt Lokalanästhetikum im Bereich eines Nervenverlaufs injiziert.

Plexusanästhesie

Ein häufig angewandtes Verfahren der Regionalanästhesie bei Verletzungen der oberen Extremität ist die Plexusblockade. Der Plexus brachialis ist ein komplexes Nervengeflecht, welches sich aus den Spiralnerven C5 bis Th 1 zusammensetzt und Arme und Hände versorgt. Durch die Anwendung der ultraschallgesteuerten Blockadetechniken ist die Plexusblockade sicherer und erfolgreicher geworden.

Je nach Region, die betäubt werden soll, erfolgt die Anästhesie durch verschiedene Zugänge in der Achselhöhle (axillär), im Bereich des Schlüsselbeins (supra- und infraklavikulär) oder zwischen den Skalenusmuskeln am Hals (interskalenär). Bei Verletzungen des Unterarms und der Hand ist die axilläre Blockade die einfachste und sicherste Anästhesiemethode (Doffert und Steinfeldt 2015).

Handblock

Der Handblock ist ein regionalanästhetisches Verfahren, bei dem die peripheren Nerven des Plexus brachialis (N. medianus, N. ulnaris, N. radialis) betäubt werden. Im Gegensatz zur Plexusblockade ist die Betäubung auf die Hand beschränkt. Der „Handblock" wird daher nur bei Operationen ohne oder mit kurzer Blutsperre (20–25 min) oder als „Rescue-Block" bei unzureichender Blockade des Plexus brachialis angewendet.

Distale Leitungsblockade

Typischer Vertreter einer distalen Leitungsblockade ist die Oberst-Leitungsanästhesie zur Betäubung eines Fingers mit doppelter Injektion von dorsal. Wenn auf eine Betäubung dorsalseitig des Grundglieds verzichtet werden kann, ist die Anästhesie des Fingers mit einer einzigen Injektion beugeseitig auf Höhe der Grundgelenkbeugefurche möglich. Vom Schmerzempfinden unterscheiden sich beuge- wie streckseitige Injektionen nicht.

Intravenöse Regionalanästhesie

Bei der intravenösen Regionalanästhesie (Bierblock) wird nach Erzeugen einer Blutleere (Auswickeln des Blutes) und Anlegen einer Blutsperre über eine zuvor gelegte Venenkanüle ein lokales Betäubungsmittel verabreicht. Dieses verteilt sich in den Armvenen und diffundiert ins Gewebe. Der Bierblock ermöglicht OP Zeiten bis zu 60 min und darf nicht vor Ablauf von 20 min und nicht deutlich vor dem OP-Ende geöffnet werden, da die Anästhesie nach wenigen Minuten abklingt.

8.1.2 Lokalanästhesie

Lokale Infiltrationsanästhesie

Bei der Infiltrationsanästhesie wird zur Betäubung des lokalen Operationsgebietes ein Betäubungsmittel direkt ins Gewebe injiziert, welches sich verteilt und an die Äste der afferenten Nerven gelangt. Dadurch können kleinere Eingriffe, wie z. B. zur Wundversorgung, Entfernung von Fremdkörpern und kleinen Tumoren oder nicht tief reichende Schnittverletzungen, ohne Blutsperre versorgt werden.

Tumeszenz-Lokalanästhesie

Die Tumeszenz-Lokalanästhesie ist eine Form der Regionalanästhesie, bei der zur Betäubung großflächiger Körperreale ein verdünntes Lokalanästhetikum in das subkutane Fettgewebe infiltriert wird. Dabei kommt es zu einem Anschwellen des betäubten Bereichs.

Eine besondere Technik der Tumeszenzanästhesie in der Handchirurgie ist die Wide-Awake-Lokalanästhesie.

8.2 Wide-Awake-Lokalanästhesie/WALANT

Die Wide-Awake-Lokalanästhesie ist unter dem Akronym WALANT (Wide Awake Local Anesthesia no Tourniquet) bekannt. Bei dieser Technik wird ein Lokalanästhetikum mit Zusatz von Adrenalin injiziert. Die durch das Adrenalin verursachte Vasokonstriktion führt zu einer verlängerten Wirkdauer und einer Blutarmut im Operationsgebiet, sodass die Anlage einer Blutsperre nicht notwendig ist.

Die WALANT-Technik gewinnt zunehmend an Popularität. Vor allem der kanadische Handchirurg Donald Lalonde hat mit seiner Forschung zur Verbreitung und Akzeptanz der WALANT-Technik beigetragen (Lalonde und Martin 2014).

8.2.1 Grundlagen

Die Anwendung von Lokalanästhetika kombiniert mit Adrenalin an den Akren galt lange Zeit als kontraindiziert; dies wurde mit dem Risiko von Fingernekrosen begründet und stützt sich auf Fallberichte in der Literatur mit 48 Fingernekrosen aus der Zeit vor 1950, in der noch Procain anstelle des heute verwendeten Lidocains verwendet wurde. Nur 21 dieser Fälle wurden mit Adrenalinzusatz durchgeführt, 17 davon in einer unbekannten Dosierung. Aufgrund der vielfältigen Begleitumstände, wie Fehldosierungen, zu hohe Volumina, fehlerhafte Tourniquetanwendungen, fehlerhafte Injektionstechnik oder eines zu niedrigen pH-Werts des Lokalanästhetikums Procain konnte die Ursache der Fingernekrosen nicht eindeutig zugeordnet werden. Seit der Anwendung von Lidocain mit Adrenalinzusatz konnte keine Evidenz dafür gefunden werden, dass dieses Vorgehen zu Fingernekrosen führt (Denkler 2001; Krunic et al. 2004).

Die komplikationslose klinische Anwendung von Lidocain mit Epinephrin ist inzwischen in Studien bestens belegt (Thomson et al. 2007; Koegst et al. 2011; Low et al. 2013). Lalonde konnte 2005 in einer prospektiven Multicenterstudie bei 3110 Fällen keinen Fall von Nekrosen oder die Notwendigkeit des Einsatzes von Phentolamin als Antidot nach Anwendung der WALANT-Technik feststellen (Lalonde et al. 2005). Auch in einer Untersuchung von Chowdry et al. zeigte keiner der Patienten bei Anwendung von Epinephrin eine Fingernekrose (Chowdhry et al. 2010).

Auch bei akzidentieller Fingerinjektion von hoch dosiertem Epinephrin (1:1000) wurde trotz zahlreich beschriebener Fälle kein Fingerverlust berichtet (Fitzcharles-Bowe et al. 2007; Muck et al. 2010). Es ist daher sehr unwahrscheinlich, dass die Verwendung von wesentlich geringer dosiertem Epinephrin bei der WALANT-Technik Fingernekrosen verursacht. Als Antidot zur Aufhebung der Vasokonstriktion hat sich dabei Phentolamin als wirksam erwiesen (Nodwell und Lalonde 2003).

Zwischen 2014 und 2017 wurden 3 Fallberichte mit Finger- bzw. Fingerteilnekrosen nach Injektion von Lidocain und Epinephrin (1:100 000) veröffentlicht (Ruiter et al. 2014; Zhang et al. 2017; Zhu et al. 2017). In 2 Fällen kam es zur Amputation, es wurde allerdings nicht versucht, die Vasokonstriktion mit Phentolamin aufzuheben. In einem 3. Fall konnte die Fingerischämie mit Phentolamin aufgehoben und der Finger erhalten werden. Vor dem Hintergrund der großen Zahl an Operationen in WALANT-Technik ist die Komplikationsrate sehr gering. Dennoch ist dringend anzuraten, Phenolamin als Antidot bereitzuhalten, wenn in WALANT-Technik operiert wird.

Perfusionsänderungen an den Fingern nach der Anwendung adrenalinhaltiger Lokalanästhetika wurden in mehreren Studien anhand der Laserdoppler-Fluxometrie untersucht. Dabei zeigte sich eine Reduktion der Perfusion um 50 % für ca. 5 min. Die Ausgangsdurchblutung wurde innerhalb 1 h erreicht. Komplikationen traten nicht auf (Fitzcharles-Bowe et al. 2007). In weiteren Studien wurde eine initial signifikante Verminderung der Perfusion um 60 % gemessen. Dieser Effekt hielt 24 min an, nach 48 min war der Ausgangswert wieder erreicht (Sylaidis und Logan 1998; Hafner et al. 2008).

Obwohl die Unbedenklichkeit der Anwendung der WALANT-Technik vielfach belegt ist, warnen Lehrbücher vor Lokalanästhetika mit Adrenalinzusatz in Akren, und das Verbot wurde in Arzneimittelinformationen übernommen. Die Anwendung von WALANT erfolgt daher außerhalb des arzneimittelrechtlich zugelassenen Indikationsbereiches (Off-Label Use) und erfordert daher besondere Sorgfalts- und Aufklärungspflichten.

8.2.2 Vorteile/Nachteile

Die WALANT-Anästhesie und die Verwendung eines Vasokonstriktors verlängern die Wirkdauer des Lokalanästhetikums und ermöglichen ein blutarmes, übersichtliches Operationsgebiet auch ohne Blutsperre (Schnabl et al. 2013; Lalonde und Martin 2014). Dies hat Vorteile für Patienten und Chirurgen (Tab. 8.1).

Für Patienten ist es von großem Vorteil, dass die unangenehme Blutsperre und die Risiken einer Vollnarkose wegfallen. Die Möglichkeit der intraoperativen Kommunikation kann zu einem besseren Verständnis und auch zu besseren Ergebnissen der Operation beitragen.

Chirurgen macht die WALANT-Technik zeitlich unabhängig von Narkoseärzten und damit flexibler in der Planung. Das Verfahren ist leicht zu erlernen, es senkt die Kosten für Verbrauchsmaterial und Personal und steigert die Effizienz durch schnellere Umlagerungszeiten zwischen den Operationen. Die Mitwirkung der Patienten ermöglicht eine intraoperative Erfolgskontrolle des Operationsergebnisses. Außerdem können die Details der Nachbehandlung noch während des Eingriffs besprochen werden, da der Patient keine sedierenden Medikamente erhält. Die unmittelbare intraoperative Demonstration des Ergebnisses der Operation fördert Motivation und Mitarbeit der Patienten, und es können bei Bedarf Handtherapeuten intraoperativ in Details der Nachbehandlung eingewiesen werden. Insgesamt kann somit die Patientenzufriedenheit gesteigert werden.

Als Nachteile sind insbesondere der erhöhte Arbeitsaufwand für den Chirurgen sowie die größere Verantwortung für auftretende Risiken sowie die Non-Compliance von nicht-kooperativen Patienten zu erwähnen. Für einen weniger erfahrenen Chirurgen kann sich das Verfahren aufgrund der schlechteren anatomischen Übersicht im Vergleich zur Blutleere schwieriger gestalten. Bei komplexen Operationen empfiehlt es sich, ein Anästhesieteam zur Sedierung und für einen eventuellen Wechsel in eine Vollnarkose in die Behandlung zu involvieren.

Die verlängerte Wirkdauer des Lokalanästhetikums ist ein Vorteil in der Operationsplanung, allerdings verlangt die notwendige Einwirkzeit von zumindest 30 min eine organisatorische Anpassung gewohnter Abläufe.

Der Auswahl geeigneter Patienten sowie dem Aufbau von Vertrauen zum Arzt kommt bei einem Verfahren wie der WALANT-Technik besondere Bedeutung zu. Ein kompetentes Auftreten, das Schaffen einer entspannten Atmosphäre und die empathische Zuwendung zum Patienten bilden daher das Fundament für Behandlungserfolg und Patientenzufriedenheit.

8.2.3 Indikationen, Kontraindikationen

Zur Frage, bei welchen Eingriffen die WALANT-Technik angewendet werden kann, ist im Rahmen der Patientenaufklärung zu prüfen, ob der Patient für diese Narkoseart geeignet ist. Die generelle Compliance, aber auch sprachliche Barrieren müssen in der Patientenauswahl berücksichtigt werden. Patienten, die einer Operation in Lokalanästhesie ablehnend oder zurückhaltend gegenüberstehen, sollten nicht zu einer WALANT-Anwendung überredet werden (Abb. 8.1).

Tab. 8.1 Vorteile WALANT

Vorteile für Patienten	Vorteile für Chirurgen
Keine unangenehme Blutsperre keine Nebenwirkungen einer Narkose Mitwirkung des Patienten, der Patientin erhöht Verständnis für die Behandlung erhöhte Patientenzufriedenheit und Compliance	Leicht erlernbar verlängerte Wirkdauer des Lokalanästhetikums gute Blutungskontrolle im OP-Gebiet zeitliche Unabhängigkeit von Narkoseärzten Kostenreduktion und Effizienzsteigerung intraoperative Prüfung von Stabilität und Funktion intraoperative Patientenschulung zur Nachbehandlung

Anästhesieverfahren/WALANT

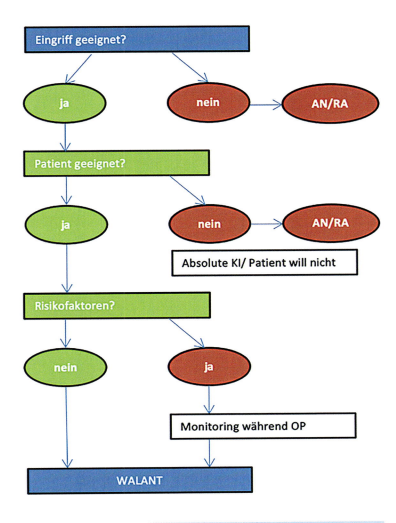

Abb. 8.1 Entscheidungsbaum WALANT. Im Rahmen der Abklärung ist zu prüfen, ob der geplante Eingriff, der Patient selbst oder beim Patienten bestehende Risikofaktoren eine Operation in der WALANT-Anästhesietechnik erlauben. Sollte dies nicht der Fall sein, sind alternative Narkoseformen zu wählen (AN = Allgemeinnarkose, RA = Regionalanästhesie. KI = Kontraindikation)

■ Indikationen

Grundsätzlich können fast alle handchirurgischen Eingriffe in WALANT-Technik durchgeführt werden. Es empfiehlt sich ein gestaffelter Übergang von einfachen zu komplexeren Eingriffen, abhängig von der chirurgischen Qualifikation und Erfahrung mit der Wide-Awake-Anästhesie (Kaiser et al. 2018) (Tab. 8.2).

■ Kontraindikationen

Kontraindikationen zur WALANT-Technik bestehen bei Patienten, die einer Operation in Lokalanästhesie grundsätzlich ablehnend oder zurückhaltend gegenüberstehen, sowie aus medizinischen Gründen.

Absolute und relative Kontraindikationen sind in Tab. 8.3 zusammengefasst. Bei absoluten Kontraindikationen verbietet sich der Einsatz der WALANT-Technik. Bei relativen Kontraindikationen ist die Anwendung grundsätzlich möglich, jedoch muss hier das Risiko-Nutzen-Verhältnis individuell abgewogen werden. In diesen Fällen empfiehlt sich jedenfalls ein Monitoring der Vitalfunktionen des Patienten mit oder ohne Anästhesie-Standby.

Tab. 8.2 Eingriffskategorien WALANT

Einfach	Standard	Komplex	Nicht geeignet
M. Dupuytren (Tubiana 1)	M. Dupuytren (Tubiana 2/MCP)	M. Dupuytren (Tubiana 3+4/PIP)	Komplexe Weichteilrekonstruktionen
Schnappfinger	Ganglien (abhängig vom Typ)	Sulcus N. ulnaris Dekompression (SNU)	Komplexe Gelenkplastik
Karpaltunnel	Primäre Beugesehnennaht	Sehnentransfer	Komplexe Fusionen
Frakturen Finger	Bandplastiken		
Bandverletzung Finger	Tenolysen		

◘ Tab. 8.3 Kontraindikationen WALANT	
Absolute KI:	**Relative KI:**
Infektionen im Injektionsbereich Allergie gegen Lidocain oder Lokalanästhetika vom Amid-Typ Allergie gegen Adrenalin/Epinephrin Sulfitüberempfindlichkeit (Cave Asthmatiker) Engwinkelglaukom Myasthenia gravis Phäochromozytom laufende Chemo- oder Strahlentherapie	Präoperativ durchblutungsgestörte Finger schwere Leber- oder Niereninsuffizienz (Dosisreduktion der Lokalanästhesie) manifeste Hyperthyreose akute Porphyrie Schwangerschaft (unbekanntes Risiko für das Kind und juristische Konsequenzen) Beschwerden im Rahmen einer Herzerkrankung

In Fällen, bei denen man mit der WALANT-Technik keine ausreichende Schmerzausschaltung oder Blutstillung erreichen kann, wie beispielsweise bei flächigen Vernarbungen der Hohlhand, ist von dieser Technik ebenfalls Abstand zu nehmen.

8.2.4 Risikoevaluierung, Monitoring

Die Wide-Awake-Anästhesie ist bei fachgerechter Anwendung ein risikoarmes Verfahren. Abgesehen von injektionsbedingten Risiken wie Infektionen und Verletzungen von neurovaskulären Strukturen sind die Kontraindikationen für die Injektion von Epinephrin sowie des Lokalanästhetikums zu beachten.

Für die Eingriffe mit einer Lokalanästhesiedosis (LA-Dosis) von maximal 20 ml besteht nur bei besonderen individuellen Risiken eine Kontraindikation. Eingriffe mit einer LA Dosis über 20 ml erfordern bei auffälliger oder nicht möglicher Anamnese und/oder schlechter Belastbarkeit („metabolic equivalent threshold", MET unter 4, Gehen mit normaler Geschwindigkeit unter 150 m, 2 Stockwerke nur mit Pause) weitere Diagnostik und ein perioperatives Monitoring (◘ Abb. 8.2).

Das Monitoring umfasst die Kontrolle der Vitalparameter mittels 3-Kanal-EKG, Blutdruckmessung und Pulsoxymetrie. Es empfiehlt sich, den Ablauf des Monitorings mit den Beteiligten abzusprechen und an die lokalen Gegebenheiten anzupassen. Ein Vorschlag, der sich in der Praxis bewährt hat, kann der ◘ Tab. 8.4 entnommen werden.

Ambulantes Operieren ist auch bei Risikopatienten möglich. Voraussetzung ist eine postoperative Observation (mindestens 1 h).

8.2.5 Operationsvorbereitungen, Instrumentarium

Aus organisatorischer Sicht empfiehlt es sich, einen Platz für die Infiltration festzulegen und die Möglichkeit einer liegenden Infiltration, die räumliche Nähe zum Operationssaal und zu den notwendigen Utensilien zu schaffen (◘ Tab. 8.5, ◘ Abb. 8.3). Sollte kein eigener Raum zur Verfügung stehen, ist ein mobiler Lokalanästhesiewagen kombiniert mit einem Sitz-Liege-Wagen eine Alternative.

Neben der allgemeinen präoperativen Vorbereitung ist abhängig von der Operation und den Risikofaktoren gegebenenfalls ein intravenöser Zugang notwendig. Bei Risikopatienten ist ein präoperatives Monitoring (Elektrokardiografie, Blutdruckmessung, Pulsoxymetrie) durchzuführen.

8.2.6 Medikamente

Vor der Infiltration muss sich der Behandler mit den verwendeten Medikamenten vertraut machen. Dazu gehört auch die Kenntnis der Dosierungsgrenze. Die Höchstdosis wird dabei in Milligramm pro Kilogramm Körpergewicht (mg/kg KG) angegeben, wobei die zugelassene Maximaldosis nicht überschritten werden darf. Diese entspricht zumeist der körpergewichtsabhängigen Dosis eines ca. 70 kg schweren Patienten.

Die Lokalanästhesie erfolgt üblicherweise mit Lidocain 1 % mit Epinephrin 1:200.000. Dies entspricht einer Dosierung von 10 mg/ml Lidocain und 0,005 mg/ml Epinephrin. Falls eine Operationszeit von mehr als 2,5 h oder starke postoperative Schmerzen erwartet werden, können länger wirksame Lokalanästhetika hinzugefügt werden (Bupivacain, Ropivacain). Diese sollten möglichst niedrig dosiert werden, da sie mit einer hohen Toxizität einhergehen und sich mit der Toxizität von Lidocain addieren (◘ Tab. 8.6).

Anästhesieverfahren/WALANT

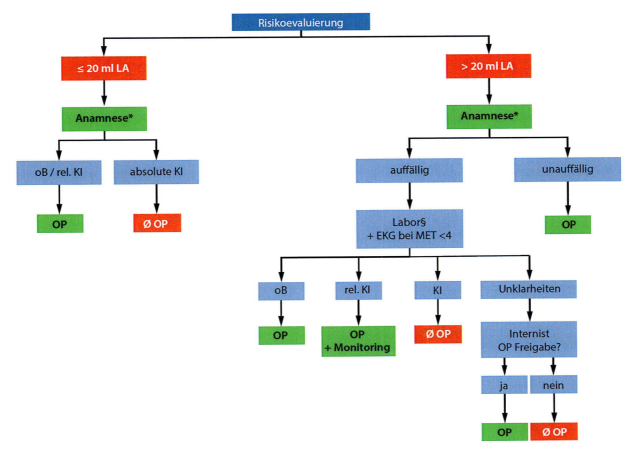

◘ **Abb. 8.2 Risikoevaluierung.** Flussdiagramm zur Risikoevaluierung eines operativen Eingriffes in der Wide-Awake-Methode. LA = Lokalanästhetikum, rel. KI = relative Kontraindikation, KI = Kontraindikation, MET = „metabolic equivalent threshold", oB = ohne Befund, * = auffällige Blutungsanamnese ergänzend berücksichtigen, § = Labor laut Vorgabe des behandelnden Arztes bzw. Standardlabor – Blutbild, Elektrolyte, Nierenfunktionsparameter, Leberfunktionsparameter, Gerinnung, Blutzucker). (Aus: Kaiser et al. 2018. ▶ https://doi.org/10.1007/s00064-018-0544-x. Lizenz CC-BY 4.0 (▶ https://creativecommons.org/licenses/by/4.0/deed.de))

◘ **Tab. 8.4** Monitoring bei WALANT

Ablauf Monitoring

- Erheben und Dokumentation der Basiswerte vor Infiltration
- RR-Messung beginnend mit der Infiltration alle 5 min
- falls nach 15 min RR und EKG stabil und ohne relevante Dynamik: Messintervall verlängern auf 15 min
- letzte Messung vor Transport auf (tagesklinische) Station
- 2-malige Kontrolle RR im 15-min-Intervall
- falls weiter stabil: kein weiteres Monitoring vorgesehen
- bei Auffälligkeiten „seek expert help"/interdisziplinäre Abklärung und Gegenmaßnahmen
  - RR unter 100_{syst} bzw. Änderung Basiswert ± 30
  - Puls jenseits von 50–100 bzw. Änderung Basiswert ± 20
  - Auftreten von nicht vorbestehenden Arrhythmien
  - S_pO_2 unter 90 % bzw. Abfall Basiswert unter 5 %

Vorsorgemaßnahmen

- intravenöser Zugang mit Infusionslösung
- spezifische Notfallmedikamente:
  - Sauerstoff
  - bei Krämpfen: Diazepam oder Midazolam i. v.
  - bei Bradykardie und AV-Block: Atropin bzw. Sympathomimetika i. v.
  - bei anaphylaktischem Schock: H_1-+H_2-Blocker, Adrenalin, Glukokortikoid
  - bei systemischer Lokalanästhetika Intoxikation: 20 %ige Lipidlösung
- Ausrüstung zur kardiopulmonalen Reanimation

Tab. 8.5 Instrumentarium WALANT

Utensilien zur Infiltration

- Hautdesinfektionsmittel
- sterile Tupfer
- Spritzen (10 ml)
- möglichst dünne Injektionsnadeln (27 G bzw. 30 G)
- Injektionsnadeln mit abgerundeten Spitzen bei Infiltration großer Flächen

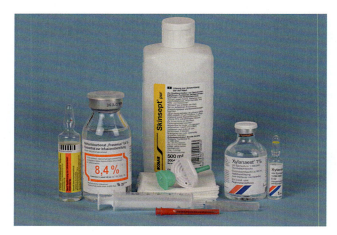

Abb. 8.3 Utensilien zur Infiltration. Alle benötigten Utensilien für eine Wide-Awake-Infiltration. (Aus: Kaiser et al. 2018. ► https://doi.org/10.1007/s00064-018-0544-x. Lizenz CC-BY 4.0 (► https://creativecommons.org/licenses/by/4.0/deed.de))

Tab. 8.6 Medikamente bei WALANT

Medikamente

- **Lidocain** 1 % mit Epinephrin 1:200.000 (Standard)
- langwirksame Lokalanästhetika bei Bedarf
- **Bupivacain** 0,25 %/0,5 %
- **Ropivacain** 0,2 %/0,5 %
- **Natriumbikarbonat** 8,4 % (pH Neutralisierung)
- **Phentolamin** (Epinephrin Antidot)

Die Berechnung der Dosis erfolgt anhand des Volumens und der Prozentangabe des Wirkstoffes unter Berücksichtigung der Dosierungsgrenzen (Tab. 8.7). Die Grenzwerte sind für subkutane Verabreichung angegeben. Die Grenzdosis im Schleimhautbereich entspricht der Hälfte, diejenige für intravenöse Verabreichung einem Viertel der zugelassenen Höchstdosis.

Als Grundsatz soll stets die niedrigste Dosis verwendet werden, die zu einer wirksamen Anästhesie führt, um zu hohe Plasmaspiegel und damit ernste

Tab. 8.7 Dosierung bei WALANT

Berechnung Dosis

- Lidocain 1 % = 1g/100 ml = 1000 mg/100 ml = **10 mg/ml**
- Epinephrin 1:200.000 = 0,000005 g/ml = **0,005 mg/ml**

Dosierung

Lidocain	3 mg/kgKG **ohne** Epinephrin
	7 mg/kgKG **mit** Epinephrin (ca. 50 ml 1 %ige Lösung bei 70 kg)
	Maximaldosis **500 mg**
Bupivacain	2 mg/kgKG
	Maximaldosis **150 mg**
Ropivacain	3 mg/kgKG
	Maximaldosis **225 mg**
Epinephrin	0,25 mg/70 kg Körpergewicht (=50 ml 1:200.000)

Mischverhältnis pH-Neutralisierung

10 ml Lidocain 1 % mit Epinephrin 1:200.000 + **1,5 ml** Natriumbicarbonat 8,4 %

Tab. 8.8 Dosierung abhängig vom gewünschten Volumen bei WALANT

Volumen im OP-Gebiet	Konzentration
unter 50 ml	1 % Lidocain mit Epinephrin 1:200.000
50–100 ml	0,5 % Lidocain mit Epinephrin 1:400.000
100–200 ml	0,25 % Lidocain mit Epinephrin 1:800.000

Nebenwirkungen zu vermeiden. Neben der Dosis ist auch die Konzentration der verabreichten Lösung relevant, da die Toxizität des Wirkstoffs mit zunehmender Konzentration steigt. Die Injektion von viel Volumen und wenig Dosis, wie bei der WALANT-Technik üblich, erhöht somit die Medikamentensicherheit.

Aufgrund des beigefügten Konservierungsmittels dürfen aus 50 ml-Lidocain-Durchstichflaschen nicht mehr als 15 ml pro Patienten entnommen werden. Die übrige Dosis kann aus 5-ml-Ampullen ergänzt werden.

In Abhängigkeit vom benötigten Volumen kann jede Mischung mit 0,9 %igem NaCl verdünnt werden. Bei einem Volumen bis 50 ml ist bei erwachsenen Personen bis ca. 70 kg keine Verdünnung notwendig. Dies entspricht Lidocain 1 % mit Epinephrin 1:200.000 (Tab. 8.8).

Anästhesieverfahren/WALANT

8.2.7 Injektionstechnik

Die Infiltration leitet die chirurgische Behandlung ein. Dieser Phase kommt zum Aufbau eines positiven Arzt-Patienten-Verhältnisses besondere Bedeutung zu. Eine nahezu schmerzfreie Infiltrationstechnik hilft, das notwendige Vertrauen aufzubauen. Die Injektion braucht ausreichend Zeit und folgt einfachen Prinzipien. Im optimalen Fall bleibt der Infiltrationsschmerz auf den ersten Einstich beschränkt, die sogenannte Hole-in-One-Anästhesie (◘ Tab. 8.9, ◘ Abb. 8.4).

Die hier investierte Zeit ist gut nutzbar für die Patientenschulung. Informationen über Verletzung, Behandlung und Nachbehandlung sowie die Klärung noch offener Fragen des Patienten können Komplikationen reduzieren und die Compliance verbessern.

Vor Infiltration empfiehlt sich nochmals die Frage nach Allergien und ob Infiltrationen in der Vergangenheit (meist beim Zahnarzt) gut vertragen wurden. Falls Allergien angegeben werden, muss die Infiltration abgebrochen oder ein anderes Medikament verwendet werden. Bei Angabe von Synkopen ist eine Infiltration im Liegen obligat. In diesem Fall empfiehlt sich ein Venenzugang mit Kochsalzlösung und Monitoring. Ein Anästhesieteam ist nach eigener Einschätzung beizuziehen.

Bei geplanten Operationen mit negativer Risikoanamnese ist ein Venenzugang nicht unbedingt erforderlich. Bei positiver Risikoanamnese bzw. bei Akutversorgungen wird die Anlage eines Venenzugangs empfohlen.

Feste Gewebe wie Faszien, Narben, aber auch Hautlinien (Hautligamente, Septen) stellen ein Diffusionshindernis dar. Für eine optimale Verteilung des Lokalanästhetikums muss die Infiltration auf beiden Seiten von diesen Strukturen erfolgen. Sowohl das Infiltrationsvolumen als auch die Infiltrationsorte müssen an die geplante Operation angepasst werden. Empfohlene Infiltrationsvolumina als auch Infiltrationsorte sowie die Details der Injektion wurden an anderer Stelle ausführlich beschrieben (Lalonde und Wong 2013; Lalonde et al. 2015).

Um eine ausreichende vasokonstriktive Wirkung zu erzielen, ist eine Einwirkzeit von mindestens 30 min einzuhalten (Bashir et al. 2015; McKee und Lalonde 2017). Die Vasokonstriktion führt zu einem Abblassen des infiltrierten Areals und normalisiert sich in der Regel wieder innerhalb von 6 h. In den meisten Fällen ist am Ende der Operation eine gewisse Durchblutung vorhanden. Ein Monitoring bis zum kompletten Abklingen der Epinephrinwirkung ist in diesen Fällen nicht erforderlich. Die Patienten werden bei der Entlassung instruiert, in die Klinik zu kommen, wenn ein Finger nach 6 h nicht wieder eine normale rosige Farbe hat.

Komplett weiße Finger ohne Rekapillarisierung am Ende der Operation sind eine Seltenheit und bleiben in Observation. Um einer kritischen Ischämie im Finger vorzubeugen, sollte bei Anwendung der WALANT-Technik das Antidot Phentolamin auf jeden Fall vorrätig sein. Bei Verdacht auf eine Minderperfusion kann Phentolamin direkt vor Ort subkutan infiltriert werden. Dies führt zu einer zuverlässigen Aufhebung der adrenalininduzierten Vasokonstriktion (Nodwell und Lalonde 2003) (◘ Tab. 8.10).

Im klinischen Alltag wird Natriumbikarbonat (NaBic) 8,4 % der Infiltrationslösung zur pH-Neutralisierung beigefügt. Dies führt zu einem schnelleren Wirkungseintritt und vermeidet brennende Schmerzen bei Infiltration. In der Literatur wird für Lidocain 1 % mit Epinephrin 1:100.000 ein Mischverhältnis mit NaBic von 10:1 beschrieben (Frank und Lalonde 2012). In der Praxis hat sich bei dem in Europa erhältlichen Li-

---

◘ **Tab. 8.9** Infiltration bei WALANT

Ablauf der Infiltration

- Der Patient soll bei der Infiltration liegen (vasovagale Reaktion = häufigste Nebenwirkung).
- pH Neutralisierung des LA mit NaBic 8,4 % (kein Brennen).
- Infiltrationsmischung soll Raumtemperatur haben (nicht direkt aus dem Kühlschrank).
- Haut desinfizieren.
- Möglichst dünne Nadel verwenden (27 G bzw. 30 G).
- Start der Infiltration proximal des OP-Gebiets (von proximal nach distal).
- Konkurrierenden Reiz proximal des Infiltrationsbereichs setzen (Druck, Vibration, Kälte).
- Bei Kindern evtl. Oberflächenanästhesie im Infiltrationsgebiet (z. B. EMLA-Creme, Applikation 1–1,5 h vorher).
- Senkrecht zur Haut einstechen (weniger Schmerzfasern aktiviert).
- Arme abstützen und mit beiden Händen die Spritze stabilisieren (Vermeiden von Wackelbewegungen).
- Initial 0,5 ml infiltrieren und warten, bis die Nadelspitze nicht mehr gespürt wird (10–20 s).
- Aspiration (eine intravasale Applikation ist unbedingt zu vermeiden).
- Den Rest des LA langsam und ohne Druck instillieren („blow slow before you go").
- Polster mit LA immer vor der Nadel.
- Neuerliche Einstiche nur 1–2 cm innerhalb bereits abgeblasster Haut (kein Schmerz).
- 1–2 cm abgeblasstes Hautareal rund um den Operationsbereich.

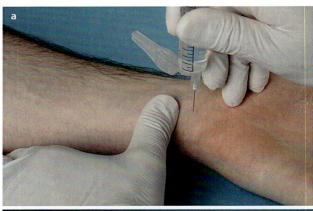
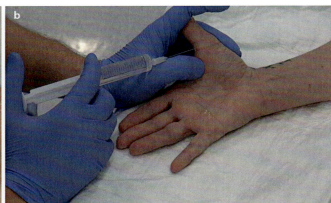
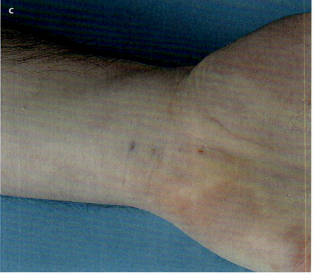

◘ **Abb. 8.4 Infiltrationstechnik.** Technik für eine schmerzarme Infiltration **a** am Handgelenk und **b** am Daumen. Verwenden einer dünnen Nadel (27 G oder 30 G). Stabilisieren der zu infiltrierenden Hand. Abstützen der eigenen Hände zur Reduktion unerwünschter Wackelbewegungen. Mechanischer Reiz proximal der Infiltrationsstelle und Injektion senkrecht zur Haut. **c** Abgeblasstes Hautareal infolge der Vasokonstriktion nach 45 min. (**a** und **c** modifiziert übernommen aus: Kaiser et al. 2018. https://doi.org/10.1007/s00064-018-0544-x. Lizenz CC-BY 4.0, ▶ https://creativecommons.org/licenses/by/4.0/deed.de)

◘ **Tab. 8.10** Antagonisierung der Epinephrinwirkung

Wirkstoff	Phentolamin
Präparat	Regitin® 10 mg/ml
Mischverhältnis	Regitin 1 ml + NaCl 9 ml = 10 ml Phentolamin 1 mg/ml
Dosierung	1–3 mg (=1–3 ml) lokal s.c.

docain 1 % mit Epinephrin 1:200.000 ein Mischverhältnis von 10:1,5 bewährt (Cave: zulassungsüberschreitende Anwendung).

8.2.8 Komplikationen

Sorgfalt bei der Patientenauswahl und eine richtige Injektionstechnik sind Voraussetzung, um Komplikationen möglichst zu vermeiden.

Eine durch die Infiltration initial vermehrte Schwellung im Operationsgebiet ist nach örtlicher Betäubung üblich und bildet sich rasch zurück. Bei entsprechend antiseptischer Technik sind Infektionen im Bereich der Einstichstelle sehr selten. Vereinzelt zeigen sich Patienten wegen „weißer Striche" proximal der Infiltration besorgt. Diese entsprechen dem Abtransport von Epinephrin über das Lymphsystem und sind harmlos.

> **Tab. 8.11** Einfache Komplikationen bei WALANT
>
> Verletzung nervaler Strukturen:
>
> - bei rein s.c. Infiltration nicht zu erwarten
> - elektrisierend, einschießender Schmerz
>   - Zurückziehen der Nadel und Fortführen der Infiltration
>
> Adrenalin-Rush:
>
> - etwa ein Drittel aller Patienten/innen
> - Zittern, Nervosität oder ein Gefühl der Unruhe
> - Dauer ca. 20–30 min nach der Injektion
>   - Beruhigung und Patientenaufklärung
>
> Ohnmacht:
>
> - vasovagale Reaktion durch die Nadelinjektion
> - zerebrale Minderperfusion mit Verlust des Bewusstseins
> - Beachten von Synkopenprodromi (Patient wird bleich oder gibt an, „ihm wird schlecht")
>   - Hochlagerung der Beine und ggf. Absenken einer Kopfstütze
>   - Infiltration möglichst nur im Liegen
>
> Intraoperative Schmerzen:
>
> - meist zu kurze Einwirkzeit (mindestens 30 min)
> - zu geringes Infiltrationsvolumen
> - zu wenig ausreichend infiltrierter Bereich (seltener mit zunehmender Erfahrung)
>   - vollen Wirkungseintritt abwarten
>   - Nachspritzen von Lokalanästhetika (seltener mit zunehmender Erfahrung)
>   - evtl. Kombination mit peripheren Nervenblockaden

Die im Rahmen handchirurgischer Eingriffe notwendige Dosis örtlicher Betäubungsmittel ist meist gering und damit ebenso die Gefahr von Nebenwirkungen. Die Aufnahme des mit Adrenalinzusatz versehenen Betäubungsmittels über das Unterhautfettgewebe erfolgt langsam und somit für den Körper schonend. Die sichere Dosisobergrenze wird anhand des Körpergewichts bestimmt (siehe ▶ Abschn. 8.2.6).

Bei den auftretenden Nebenwirkungen handelt es sich zumeist um einfache Komplikationen (◘ Tab. 8.11). Allergische Reaktionen und Überempfindlichkeiten gegen das verwendete Betäubungsmittel oder andere Inhaltsstoffe sind extrem selten. Sie reichen von vorübergehenden leichten Unverträglichkeitsreaktionen (z. B. Übelkeit, Juckreiz, Hautausschlag) über Atem- und Kreislaufbeschwerden bis hin zum lebensbedrohlichen allergischen Schock. Die meisten klinisch relevanten Nebenwirkungen treten in höherer Dosierung jenseits der üblicherweise verwendeten Konzentrationen auf.

▪ Überdosierung, Lokalanästhetikaintoxikation (LAST)

Die versehentliche intravasale Injektion bzw. inadäquat hohe Dosen sind die Hauptursachen für schwerwiegende Komplikationen. Deshalb sollen Lokalanästhetika langsam und fraktioniert unter wiederholtem Aspirieren injiziert werden.

Die systemische Lokalanästhetikaintoxikation (LAST) ist eine äußerst seltene, aber klinisch relevante Komplikation. Die Inzidenz von LAST wird für periphere Regionalanästhesien bei 0,8–0,9/100.000 angegeben. Für die Infiltrationsanästhesie liegen keine spezifischen Daten vor.

Ausmaß und Kinetik der systemischen Aufnahme hängen von der Durchblutung und Kapillardichte am Injektionsort und den physikochemischen Eigenschaften des Lokalanästhetikums ab. Stärker lipophile Lokalanästhetika (z. B. Bupivacain) wirken länger und sind potenter, weisen jedoch auch eine höhere Toxizität auf. Nach intrapleuraler, interkostaler und peritonsillärer Applikation treten die höchsten, nach subkutaner und intraartikulärer Injektion die niedrigsten Plasmakonzentrationen auf (Zink und Ulrich 2018).

Bei versehentlicher intravasaler Gabe treten Symptome sehr rasch (1–3 min), bei subkutaner Gabe mit einer Verzögerung von ca. 20–30 min auf. Die systemischen Nebenwirkungen beruhen auf der Blockade spannungsabhängiger Natriumkanäle im Zentralnervensystem (ZNS) und im Herzen. Dabei lassen sich grundsätzlich 2 Phasen unterscheiden: eine Phase der Stimulation und eine Phase der Depression.

▪ ZNS-Symptome

Typische frühe ZNS-Symptome sind: Konzentrationsstörungen, Schwindel, Ohrgeräusche („Klingeln in den Ohren"), Tinnitus, Doppelbilder, verwaschene Sprache und Verwirrung. Zudem kann es auch zu perioraler Taubheit und metallischen Geschmacksempfindungen kommen.

Tremor sowie das Auftreten von Myoklonien sind die Vorstufe zum generalisiert tonisch-klonischen Krampfanfall. Darauf folgt eine ausgeprägte ZNS-Depression. Hier treten gehäuft Atemdepression und Atemstillstand sowie Kreislaufdysregulationen auf.

▪ Kardiovaskulär

Beim LAST zeigen sich am Herzen bei niedrigen systemischen LA-Spiegeln zunächst meist Blutdruckanstieg und Tachykardie (über ZNS Erhöhung des Sympathikotonus). Höhere LA-Blutspiegel führen hingegen zu typischen kardiodepressiven Nebenwirkungen mit einem im Verlauf sinkenden arteriellen Blutdruck. Die durch Lokalanästhetika verursachten Arrhythmien äußern sich in einem breiten Spektrum bis hin zu Kammerflimmern und Asystolie.

Die beim LAST bestehende systemische Vasodilatation erhöht die kardiale Toxizität zusätzlich.

Hypoxie, Azidose sowie Elektrolytentgleisungen sollten vermieden bzw. unverzüglich therapiert werden, da auch sie die Symptomatik verstärken.

Tab. 8.12 Therapie der Lokalanästhetikaintoxikation (LAST)

Therapie bei LAST

- Stopp LA-Zufuhr
- O$_2$-Gabe, ggf. Atemwegssicherung
- Gabe 20 %iger Lipidlösung („lipid rescue")
- antikonvulsive Therapie bei Krampfanfall
- CPR (kardiopulmonale Wiederbelebung) bei Kreislaufstillstand
- Ultima Ratio: extrakorporale Kreislauftherapie, falls CPR allein nicht rasch erfolgreich

Tab. 8.13 Medikamenteninteraktionen mit Lidocain

Interaktionen mit anderen Arzneimitteln:

Antiarrhythmika, Betablocker und Kalziumantagonisten:
- additive hemmende Wirkung auf AV-Überleitung, Reizausbreitung und Kontraktionskraft des Herzens

Cimetidin:
- Lidocainabbau wird verzögert

Trizyklische Antidepressiva und Monoaminooxidase (MAO)-Hemmer:
- Epinephrinwirkung wird verstärkt

Tab. 8.14 Antikoagulation bei WALANT-Technik

Besonderheiten bei antikoagulierten Patienten

Sehr hohes Blutungsrisiko:
- jegliche Antikoagulation in Kombination mit P2Y12-Inhibitoren (z. b. Clopidogrel, Prasugrel, Ticagrelor)
- Kombination von neuen oralen Antikoagulanzien (NOAK) mit Azetylsalizylsäure (ASS) und Ticagrelor (Brilique®)
    - Kontraindikation (KI) für einen operativen Eingriff in Wide-Awake-Technik

Hohes Blutungsrisiko:
- Marcumar oder Sintrom mit/ohne ASS abhängig vom Wert der International Normalized Ratio (INR)
    - Kontraindikation (KI) bei INR >3
    - elektive Eingriffe nur bei INR < 2,5
- NOAK: kurzzeitige Umstellung oder Pausierung, wenn möglich

Mäßiges Blutungsrisiko:
- ASS/Clopidogrel Monotherapie oder in Kombination (duale Plättchenhemmung)
    - keine Kontraindikation (KI)

Der einfachste und wichtigste Faktor zur Erhöhung der Patientensicherheit ist die Sensibilisierung der Anwender für die potenzielle Toxizität von Lokalanästhetika. Die Behandlung eines manifesten LAST kann der ◘ Tab. 8.12 entnommen werden.

■ **Interaktionen**

Interaktionen anderer Medikamente mit Lidocain können bei Vorerkrankungen, höheren Dosierungen oder kontinuierlicher Gabe relevant werden (◘ Tab. 8.13).

■ **Antikoagulation**

Bei antikoagulierten Patienten ist für jede Operation die Einschätzung des Blutungsrisikos wichtig (Ahrens et al. 2016). Dieses ist primär abhängig von der Art und dem Ausmaß des Eingriffs und weniger vom Anästhesieverfahren. Während bei einer Vollnarkose die intraoperative Blutungskontrolle mit einer Blutsperre durchgeführt werden kann, erfolgt diese bei der WALANT-Technik ausschließlich durch das Adrenalin (◘ Tab. 8.14).

8.2.9 Postoperative Behandlung

Für die postoperative Phase ist es wichtig, die noch betäubten Körperbereiche vor äußeren Einwirkungen, z. B. Hitze, Kälte, Druck, zu schützen. Die Patienten sollen sich in der schmerzfreien Zeit schonen, den Arm entsprechend den Vorgaben des behandelnden Arztes lagern (meist Hochlagerung) und kühlen. Zu enge Verbände sollen geöffnet und Schmerzmittel rechtzeitig und ausreichend eingenommen werden. Dies soll spätestens bei ersten Zeichen des Abklingens der Wirkung des örtlichen Betäubungsmittels erfolgen (Kribbeln in den Fingern).

8.3 Empfohlene Techniken

Eingriffe, die einer feinen Abstimmung der Spannungsverhältnisse der Weichteile bedürfen, profitieren besonders von der WALANT-Technik. Die Wiederherstellung einer korrekten Sehnenführung oder der Vorspannung bei Sehnentransfers ist bei relaxierten Patienten intraoperativ schwer oder nicht darstellbar. Die Überprüfung der Qualität der Behandlung basiert dabei auf indirekten Testmöglichkeiten und ist vor allem von der Erfahrung des behandelnden Chirurgen abhängig. Die mit der WALANT-Technik mögliche aktive Testung bei guter intraoperativer Sicht kann den Erfolg der chirurgischen Maßnahmen objektivieren und die Behandlungsqualität damit verbessern.

Vorteile der WALANT-Technik gegenüber der herkömmlichen Anästhesietechnik ergeben sich vor allem bei Eingriffen an Sehnen, die der Patient während der Operation ansteuern kann. Stabilität und Gleitfähigkeit der Sehnennähte können überprüft, und mögliche Probleme wie Engstellen im Ringbandsystem oder Dehiszenzen der Sehnenenden können erkannt und korrigiert werden. Unwillkürliche Anspannung oder ein Gegenspannen können die Behandlung jedoch auch

Anästhesieverfahren/WALANT

deutlich erschweren. Dieser Schwierigkeit kann man durch gezielte Patientenanleitung begegnen.

8.3.1 Fallbeispiel Beugesehnenverletzung

■ Infiltration

Die allgemeine Injektionstechnik entspricht den Ausführungen in ▶ Abschn. 8.2.7. Die Infiltration muss alle Teile der Hand umfassen, an denen während der Operation ein Schmerzreiz erzeugt werden kann. Dies kann Areale weit entfernt von der primären Verletzungsstelle umfassen. Bei einer Sehnendurchtrennung in Zone 1 oder 2 kommt es abhängig von der Vorspannung der Sehne zu einem mehr oder weniger ausgeprägten Zurückschnellen des proximalen Sehnenstumpfes. Dabei kann das Sehnenende im Bereich der Ringbänder, in der Hohlhand oder erst proximal des Karpaltunnels zu liegen kommen. Die präoperative sonografische Bildgebung bzw. vereinzelt auch die Palpation können den Sehnenstumpf lokalisieren und bei der Planung der Infiltration helfen.

Die notwendigen Infiltrationsvolumina ergeben sich daraus. So sind ca. 20 ml für den Bereich proximal und über dem Karpaltunnel, 10 ml für die Hohlhand und 15 ml für jeden Finger (10 ml Depot über dem Grundgelenk, je 2 ml für Grund- und Mittelglied sowie 1 ml für das Endglied) einzuplanen. Üblicherweise sind nicht mehr als 50 ml Lidocain 1 % mit Epinephrin 1:200.000 notwendig, was der Maximaldosis für einen ca. 70 kg schweren Erwachsenen entspricht. Wenn ein höherer Volumenbedarf besteht (mehrere Finger betroffen, ausgedehnte Verletzungen auf Höhe des Unterarms) oder die applizierte Dosis reduziert werden muss, kann die Injektionslösung mit NaCl 0,9 % entsprechend verdünnt werden (siehe ◘ Tab. 8.8).

Die Infiltration beginnt immer am proximalsten Anteil des geplanten Operationsgebietes. Nach der senkrecht zur Haut durchgeführten Injektion mit einer möglichst feinen Nadel (27 G bzw. 30 G) werden die ersten 0,5 ml subkutan appliziert. Erst nachdem die Nadelspitze vom Patienten nicht mehr gespürt wird (ca. 10–20 s), wird die Infiltration langsam und ohne Druck fortgesetzt. Narben, aber auch die den Hautfalten zugrunde liegenden Septen stellen dabei ein Diffusionshindernis dar. Somit muss die Infiltration über mehrere Einstiche erfolgen (◘ Abb. 8.5). Die auf den ersten Einstich folgenden Injektionen sind bei korrekter Durchführung schmerzfrei möglich.

Nach einer Einwirkzeit von zumindest 30 min nach Abschluss der Infiltration folgt das sterile Waschen und Abdecken. Diese Verlängerung der effektiven Einwirkzeit vor Hautschnitt hat sich in der Praxis bewährt und erlaubt eine verlässliche Blutungskontrolle.

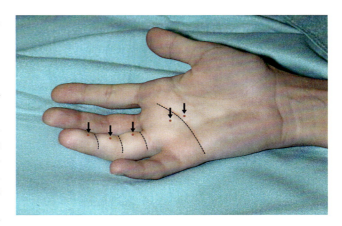

◘ **Abb. 8.5 Infiltration für Beugesehnennaht.** 26-jährige Patientin mit gedeckter Beugesehnenruptur in Zone 1 des Ringfingers 40 min nach Infiltration. In der Sonografie wurde das proximale Ende der Beugesehne in der Hohlhand dargestellt. Der Ort der Injektion ist mit roten Punkten und schwarzen Pfeilen markiert. Die gestrichelten Linien zeigen die Hautfalten, die ein Diffusionshindernis darstellen

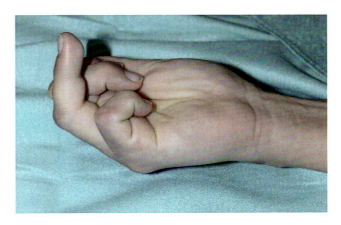

◘ **Abb. 8.6 Funktionsprüfung präoperativ.** Bei aktiver Testung zeigt sich der Ausfall der Funktion der tiefen Beugesehne des Ringfingers mit fehlender Beugefähigkeit im Endgelenk

■ Testung der Fingerbeugung

Vor Beginn der eigentlichen Operation erfolgt die aktive Testung der Fingerbeugung (◘ Abb. 8.6). Dies visualisiert den Funktionsausfall und macht den Patienten vertraut mit der am Ende der Operation durchzuführenden Funktionstestung.

■ Operationstechnik

Das distale Sehnenende oder wie in diesem Fall der Sehnenansatz ist meist einfach darzustellen. Das proximale Sehnenende muss aufgesucht, geborgen und im Gleitkanal nach distal zurückgeführt werden (◘ Abb. 8.7).

Beim Zug an einer intakten Sehne, aber auch beim Bergen einer durchtrennten Sehne verspürt der Patient ein Ziehen im Bereich des bis dahin entspannten Muskel-

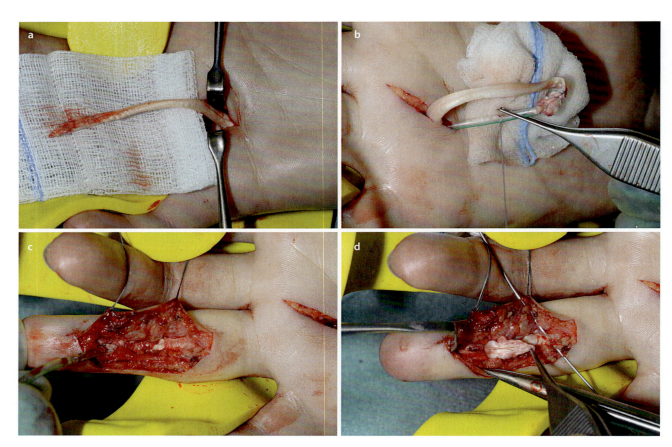

◘ **Abb. 8.7 Operationstechnik. a** Die tiefe Beugesehne liegt proximal des Ringbandes A1 und kann hier über eine separate Inzision geborgen werden. **b** Mit einer Sehnenfasszange oder wie in diesem Fall mit einem Redon-Schlauch wird der Gleitkanal sondiert und das Sehnenende an diesem befestigt. Auf eine korrekte räumliche Orientierung der Sehnen vor allem auf Höhe des Chiasmas ist dabei zu achten. **c** Das Redon wird nach distal herausgezogen und die Sehne bei intakt belassenen Ringbändern nach distal geführt. **d** Nach Durchfädeln der Beugesehne zurück an den Ausrissort wird die Sehne vor Refixierung mit einer queren Nadel durch das Ringband gesichert. Dabei soll der Kontakt zwischen Nadelspitze und nicht infiltriertem Nachbarfinger vermieden werden

bauchs am nicht betäubten Unterarm. Ein reflektorisches Gegenspannen kann vermieden werden, indem der Patient vorab über diese Empfindung aufgeklärt wird.

Sollten Patienten beim Durchziehen der Sehne nach distal immer wieder anspannen, so hilft oft die Anleitung zur Aktivierung der Antagonisten. So entspannt eine Streckung der Finger die Muskeln der Beugeseite.

■ **Testung Stabilität und Gleitfähigkeit**

Die Refixation der Sehne erfolgt in der vom Chirurgen präferierten Technik. Daran anschließend soll die Überprüfung von Stabilität und Gleitfähigkeit einer genähten Sehne langsam und kontrolliert über den gesamten Bewegungsumfang erfolgen (◘ Abb. 8.8). Um dies zu erreichen, können folgende Maßnahmen ergriffen werden:
— Nie nur einen Finger bewegen lassen, sondern immer die ganze Hand (Propriozeption der nicht betäubten Areale hilft bei der Bewegungskontrolle).
— Vor Bewegung der verletzten Seite Anleitung der Bewegung an der unverletzten Hand.

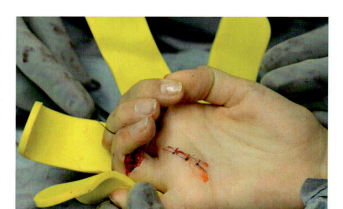

◘ **Abb. 8.8 Funktionsprüfung intraoperativ.** Nach Ankerrefixation erfolgt die aktive Testung von Gleitfähigkeit und Stabilität. Der Ringfinger zeigt nun wieder eine gute Beugung im Endgelenk

— Mit Blick auf die unverletzte Hand beide Seiten gleichzeitig langsam bewegen lassen.

8.4 Tipps und Tricks

■ Organisatorisches

Vom Ablauf her empfiehlt es sich, für die ersten 2–3 Patienten eines „WALANT-Tages" kleine überschaubare Eingriffe zu planen. Diese Patienten werden vor Beginn der ersten Operation nacheinander infiltriert. Damit erhält man genügend Einwirkzeit, und man kann die Patienten hinsichtlich Nebenwirkungen observieren. Zwischen den Operationen empfiehlt es sich, die Dokumentation des gerade operierten Falls nach der Infiltration des nächsten Patienten durchzuführen. Durch dieses Vorgehen gewinnt man wiederum wertvolle Einwirk- und Beobachtungszeit.

■ Infiltration

Die Wide-Awake-Anästhesie kann problemlos mit peripherer Regionalanästhesie wie einem Handblock kombiniert werden. Dies ist vor allem bei größeren Kocheneingriffen oder bei Rezidiveingriffen mit schlechter Diffusion des Lokalanästhetikums im Narbengewebe hilfreich.

Bei insuffizient wirkenden Regionalanästhesieverfahren kann die Wide-Awake-Technik zudem additiv verwendet werden. Dabei sollen die Obergrenzen der Lokalanästhetikagesamtdosis nicht überschritten werden.

Für die Infiltration größerer Flächen können, nach der initialen Infiltration der proximalsten Stelle mit dünner Nadel, Nadeln mit größerem Durchmesser und abgerundeter, stumpfer Spitze verwendet werden. Dies beschleunigt den Infiltrationsprozess und verhindert eine Gewebetraumatisierung durch das spitze Nadelende.

Bei Prothetik der Fingergelenke ist eine Infiltration proximal des eigentlichen Operationsgebiets für eine Anästhesie des gesamten Knochens notwendig, da intraossäre Druckerhöhungen bei der Impaktion des Schaftanteils Knochenschmerzen auslösen.

■ Patientenkommunikation

Information und Kommunikation mit dem Patienten sind vor und bei der Infiltration wichtig.

Neben dem Aufbau einer Arzt-Patienten-Beziehung dient dies der Stressreduktion und entspricht der einfachsten Form eines Monitorings. Solange der Patient zu einem Gespräch fähig ist, geht es ihm grundsätzlich gut.

Gesprächsinhalte können mögliche Nebenwirkungen sowie das zu erwartende Empfinden bei Infiltration sein. Ebenso hilfreich ist es, über die Wahrnehmungen bei der Operation mit Schmerzausschaltung bei gleichzeitigem Erhalt von Beweglichkeit, Druck-, Zug- und Vibrationsempfinden (z. B. beim Bohren) zu informieren.

Während der Operation sollten Ausdrücke wie „Hoppala", „Oje" u. Ä. vermieden werden. Dem Patienten ist zu vermitteln, dass man ihm die ganze Aufmerksamkeit widmet. Nichtfachliche Gespräche mit anderen Personen sind zu vermeiden.

Eine Besprechung der Operationsbefunde, der Nachbehandlung und des weiteren organisatorischen Ablaufs ist intraoperativ gut möglich. Dies empfiehlt sich jedoch erst nach Abschluss der Operationsschritte, die eine hohe Konzentration verlangen (z. B. während des Wundverschlusses oder der Verbandanlage).

Bei sehr unruhigen oder ängstlichen Patienten kann die Wide-Awake-Technik mit einer Sedierung ohne Amnesieeffekt kombiniert werden (z. B. Propofol; keine Benzodiazepine, keine Morphine). Die Sedierung sollte in solchen Fällen durch Anästhesisten durchgeführt werden. Diese kann jederzeit unterbrochen werden, und der Patient kann nach den kritischen Operationsschritten zur Funktionsprüfung oder Nachbehandlung angeleitet werden.

8.5 Zusammenfassung

Operationen an der Hand werden in der Regel mit Blutsperre durchgeführt. Dazu wird ein Tourniquet angelegt, was schon nach kurzer Zeit für die Patienten sehr unangenehm und schmerzhaft ist. Deshalb erfolgen längere Eingriffe in Vollnarkose oder Regionalanästhesie.

■ Operieren ohne Blutsperre

Bei der WALANT-Lokalanästhesie wird ein Lokalanästhetikum mit Zusatz von Adrenalin in das Operationsgebiet injiziert. Die dadurch verursachte Vasokonstriktion verlängert die Wirkdauer des Lokalanästhetikums und ermöglicht ein blutarmes, übersichtliches Operationsgebiet. Dadurch kann die Blutsperre entfallen, die Beweglichkeit bleibt trotz betäubtem Operationsgebiet vorhanden, und der Patient ist bei der Operation „hellwach" („wide awake").

Die Anwendung von Lokalanästhetika kombiniert mit Adrenalin an den Akren galt lange Zeit als kontraindiziert und wurde mit dem Risiko von Fingernekrosen begründet. Dies wurde inzwischen in zahlreichen Studien widerlegt, und es konnte kein erhöhtes Risiko von Nekrosen bei sachgemäßer Injektion von Lidocain mit niedrigdosiertem Epinephrin festgestellt werden.

■ Vorteile für Patienten und Chirurgen

Die WALANT-Lokalanästhesie hat Vorteile für Patienten und Chirurgen. Für die Patienten entfallen die unangenehme Blutsperre und die Nebenwirkungen einer Narkose. Chirurgen sind zeitlich unabhängig von

Narkoseärzten und flexibler und effizienter in der Operationsplanung. Die Mitwirkung des Patienten während der Operation ermöglicht eine intraoperative Erfolgskontrolle des Operationsergebnisses.

▪ Medikamente

Die Lokalanästhesie erfolgt üblicherweise mit Lidocain 1 % mit Epinephrin 1:200.000. Falls eine Operationszeit von mehr als 2,5 h oder starke postoperative Schmerzen erwartet werden, können länger wirksame Lokalanästhetika hinzugefügt werden (Bupivacain, Ropivacain). In Abhängigkeit vom benötigten Volumen kann jede Mischung mit 0,9 %igem NaCl verdünnt werden. Um einer kritischen Ischämie vorzubeugen, sollte das Antidot Phentolamin vorrätig sein.

▪ Anwendung in der Praxis

Die WALANT-Technik gewinnt zunehmend an Popularität, da es sich um ein risiko- und komplikationsarmes Verfahren handelt, mit dem fast alle handchirurgischen Eingriffe durchgeführt werden können. Neben der allgemeinen präoperativen Vorbereitung ist eine Risikoevaluierung vorzunehmen und bei Bedarf ein intraoperatives Monitoring zu veranlassen.

Voraussetzung einer komplikationsfreien Anwendung sind eine richtige Patientenselektion unter Berücksichtigung der Kontraindikationen sowie eine fachgerechte Injektionstechnik. Bei einer Überdosierung oder versehentlicher intravasaler Injektion können auch schwerwiegende Komplikationen auftreten.

▪ Empfohlene Techniken

Vor allem die Sehnenchirurgie ist aufgrund der aktiven Beweglichkeit von Handgelenk und Fingern während des Eingriffs eine ideale Indikation für das WALANT-Verfahren. Bereits während der Operation können die Stabilität und Gleitfähigkeit der Sehne überprüft und mögliche Probleme korrigiert werden.

Literatur

Ahrens C, Unglaub F, Hohendorff B, Muller LP, Spies CK (2016) Perioperative Anticoagulation in Elective Hand Surgery: a Literature Review. Handchir Mikrochir Plast Chir 48(3):127–135.

Bashir MM, Qayyum R, Saleem MH, Siddique K, Khan FA (2015) Effect of time interval between tumescent local anesthesia infiltration and start of surgery on operative field visibility in hand surgery without tourniquet. J Hand Surg Am 40(8):1606–1609.

Chowdhry S, Seidenstricker L, Cooney DS, Hazani R, Wilhelmi BJ (2010) Do not use epinephrine in digital blocks: myth or truth? Part II. A retrospective review of 1111 cases. Plast Reconstr Surg 126(6):2031–2034.

Denkler K (2001) A comprehensive review of epinephrine in the finger: to do or not to do. Plast Reconstr Surg 108(1):114–124.

Doffert J, Steinfeldt T (2015) Regional anaesthesia in injuries of the upper extremity. Anasthesiol Intensivmed Notfallmed Schmerzther 50(4):270–277.

Fitzcharles-Bowe C, Denkler K, Lalonde D (2007) Finger injection with high-dose (1:1,000) epinephrine: does it cause finger necrosis and should it be treated? Hand (N Y) 2(1):5–11.

Frank SG, Lalonde DH (2012) How acidic is the lidocaine we are injecting, and how much bicarbonate should we add? Can J Plast Surg 20(2):71–73.

Hafner HM, Schmid U, Moehrle M, Strolin A, Breuninger H (2008) Changes in acral blood flux under local application of ropivacaine and lidocaine with and without an adrenaline additive: a double-blind, randomized, placebo-controlled study. Clin Hemorheol Microcirc 38(4):279–288.

Kaiser P, Keller M, Dörler J, Schmidle G (2018) Wide awake hand surgery based on application examples. Oper Orthop Traumatol 30(3):195–209.

Koegst WH, Wolfle O, Thoele K, Sauerbier M (2011) The „Wide Awake Approach" in hand surgery: a comfortable anaesthesia method without a tourniquet. Handchir Mikrochir Plast Chir 43(3):175–180.

Krunic AL, Wang LC, Soltani K, Weitzul S, Taylor RS (2004) Digital anesthesia with epinephrine: an old myth revisited. J Am Acad Dermatol 51(5):755–759.

Lalonde D, Martin A (2014) Tumescent local anesthesia for hand surgery: improved results, cost effectiveness, and wide-awake patient satisfaction. Arch Plast Surg 41(4):312–316.

Lalonde D, Wong A (2013) Dosage of local anesthesia in wide awake hand surgery. J Hand Surg Am 38(10):2025–2028.

Lalonde D, Bell M, Benoit P, Sparkes G, Denkler K, Chang P (2005) A multicenter prospective study of 3,110 consecutive cases of elective epinephrine use in the fingers and hand: the Dalhousie Project clinical phase. J Hand Surg Am 30(5):1061–1067.

Lalonde D, Eaton C, Amadio P, Jupiter J (2015) Wide-awake hand and wrist surgery: a new horizon in outpatient surgery. Instr Course Lect 64:249–259.

Larsen R (2016) Lokalanästhetika. Anästhesie und Intensivmedizin für die Fachpflege. Springer, Berlin/Heidelberg, S 186–196.

Low S, Herold D, Eingartner C (2013) The „wide-awake approach" – efficiency and patient safety in carpal tunnel releases. Handchir Mikrochir Plast Chir 45(5):271–274.

McKee D, Lalonde D (2017) Wide awake open reduction of irreducible metacarpal phalangeal joint dislocations. Plast Reconstr Surg Glob Open 5(7):e1394.

Muck AE, Bebarta VS, Borys DJ, Morgan DL (2010) Six years of epinephrine digital injections: absence of significant local or systemic effects. Ann Emerg Med 56(3):270–274.

Nodwell T, Lalonde D (2003) How long does it take phentolamine to reverse adrenaline-induced vasoconstriction in the finger and hand? A prospective, randomized, blinded study: the Dalhousie project experimental phase. Can J Plast Surg 11(4):187–190.

Ruiter T, Harter T, Miladore N, Neafus A, Kasdan M (2014) Finger amputation after injection with lidocaine and epinephrine. Eplasty 14:ic43.

Schnabl SM, Unglaub F, Leitz Z, Breuninger H, Hafner HM (2013) Skin perfusion and pain evaluation with different local anaesthetics in a double blind randomized study following digital nerve block anaesthesia. Clin Hemorheol Microcirc 55(2):241–253.

Sylaidis P, Logan A (1998) Digital blocks with adrenaline. An old dogma refuted. J Hand Surg Br 23(1):17–19.

Thomson CJ, Lalonde DH, Denkler KA, Feicht AJ (2007) A critical look at the evidence for and against elective epinephrine use in the finger. Plast Reconstr Surg 119(1):260–266.

Zhang JX, Gray J, Lalonde DH, Carr N (2017) Digital necrosis after lidocaine and epinephrine injection in the flexor tendon sheath without phentolamine rescue. J Hand Surg Am 42(2):e119–e123.

Zhu AF, Hood BR, Morris MS, Ozer K (2017) Delayed-onset digital ischemia after local anesthetic with epinephrine injection requiring phentolamine reversal. J Hand Surg Am 42(6):479.e471–479.

Zink W, Ulrich M (2018) Clinical use and toxicity of local anaesthetics. Anästh Intensivmed 59:716–728.

Arthrose der kleinen Fingergelenke und des Daumens

Flurin W. Schindele und Stephan F. Schindele

Inhaltsverzeichnis

9.1 Einleitung – 174

9.2 Arthrose am Fingerendgelenk – 174
9.2.1 Formen der Endgelenkarthrose – 174
9.2.2 Operative Behandlung der Endgelenkarthrose – 174

9.3 Arthrose am Fingermittelgelenk – 179
9.3.1 Einleitung – 179
9.3.2 Kunstgelenkersatz am PIP-Gelenk – 179
9.3.3 Arthrodese des PIP-Gelenks – 188

9.4 Arthrose am Daumensattelgelenk – 190
9.4.1 Einleitung – 190
9.4.2 Konservative Therapie – 190
9.4.3 Diagnose der Rhizarthrose – 191
9.4.4 Operative Therapie – 191

9.5 Arthrose am Daumenendgelenk – 198
9.5.1 Einleitung – 198
9.5.2 Operative Möglichkeiten für die Daumenendgelenkarthrose – 199
9.5.3 Technik der Arthrodese des Endgelenks am Daumen – 199
9.5.4 Technik des Kunstgelenkersatzes am Daumenendgelenk – 200

Literatur – 201

© Der/die Herausgeber bzw. der/die Autor(en), exklusiv lizenziert an Springer-Verlag GmbH, DE, ein Teil von Springer Nature 2024
C. K. Spies et al. (Hrsg.), *Expertenwissen Handchirurgie*, https://doi.org/10.1007/978-3-662-68413-9_9

9.1 Einleitung

Dieses Kapitel thematisiert die Arthrose an den kleinen Fingergelenken, namentlich dem Endgelenk, dem Mittelgelenk und am Daumen am Daumensattelgelenk und am Endgelenk des Daumens. Im Fokus stehen die jeweiligen operativen Therapien zur Behandlung der Arthrose.

Die Arthrose an der Hand ist eine weit verbreitete Erkrankung der Gelenke, die häufig ältere Patienten betrifft. In der über 60-jährigen Bevölkerung zeigen 49 % radiografische Evidenz einer Arthroseerkrankung an mindestens einem Fingermittelgelenk (Wilder et al. 2006). Dabei kann die familiär gehäufte Erkrankung in Form einer Polyarthrose an mehreren Fingern gleichzeitig oder isoliert auftreten. Zudem ist die degenerative Form der Fingergelenkarthrose deutlich öfter anzutreffen als posttraumatische oder entzündliche Ursachen (u. a. rheumatoide Arthritis, Psoriasisarthropathie).

In ihrer nicht-erosiven Form äußert sich die Arthrose der Fingergelenke durch Morgensteifigkeit und langsame Gelenkschwellung. Die Destruktion des Gelenks schreitet nur schleichend voran, und es findet sich ein oftmals periodischer Verlauf mit zwischenzeitlich auch spontaner Besserung der Beschwerden. Die aggressive Form unterscheidet sich durch ihre rasche Destruktion, welche oftmals Achsabweichungen und Knocheneinschmelzungen zur Folge haben kann. Hier treten akute Schwellungen rezidivierend und immer in kurzen Abständen auf und sind nicht selten dauerhaft vorhanden.

9.2 Arthrose am Fingerendgelenk

9.2.1 Formen der Endgelenkarthrose

> Die Arthrose des Endgelenks (distales interphalangeales Gelenk [DIP]) wurde erstmals durch William Heberden (1710–1801) vor über 200 Jahren beschrieben, woher der Name „Heberden-Arthrose" stammt.

In ihrer Frühform kann sich die Arthrose als isolierte Gelenkschwellung mit Ganglionbildung als sogenannte Mukoidzyste bemerkbar machen. Neben der meist rezidivierenden Zystenbildung mit nicht selten spontaner Entleerung eines geleeartigen Inhalts kann es bei Lokalisation direkt über der germinativen Nagelmatrix auch zu einer Nagelwachstumsstörung kommen.

Im fortgeschrittenen Stadium kommt es dagegen zur Ausbildung von Osteophyten, die als sogenannte Heberden-Knoten an den Fingergelenken meist sehr prominent sind. Der Patient kann Schmerzen während des entzündlichen Stadiums der Erkrankung und eine langsame Einsteifung des Gelenks erleben. Eine Achsabweichung durch erosiven Knochenverlust meist an der Basis des Endgliedes ist zudem ein weiteres mögliches Symptom. Durch eine Röntgenuntersuchung der Hand und des betroffenen Fingers in 2 Ebenen ist die Arthrose ausreichend diagnostizierbar.

Das Endgelenk ist im Gegensatz zu den Mittel- und Grundgelenken weniger essenziell für die Beweglichkeit und somit Funktionalität der Finger. Patienten empfinden die krankheitsbedingte Einsteifung des Gelenks meist nicht als einen großen Verlust von Lebensqualität. Deshalb wird während eines frühen Arthrosestadiums oftmals eine konservative Therapie mit dem primären Ziel der Schmerzlinderung gewählt.

9.2.2 Operative Behandlung der Endgelenkarthrose

■ Mukoidzystenentfernung

Mukoidzysten und kleine Ganglien am streckseitigen Endglied sind meist Ausdruck einer Frühform der Heberden-Arthrose mit geringen Beschwerden. Radiologisch ist meist nur eine leichtgradige Gelenkspaltverschmälerung sichtbar. Kommt es zu einer rezidivierenden Entleerung und sogar Platzen der Zysten mit geleeartigem Inhalt, kann ein operativer Eingriff erforderlich sein. Ziel ist die komplette Entfernung des ausgedünnten Zystendeckels und Zystensacks mit gleichzeitigem Débridement und Synovialektomie des Endgelenkes zur Verhinderung eines Rezidivs. Da der Hautdeckel meist sehr ausgedünnt ist, muss der entstehende Defekt mit einer Hautlappenplastik gedeckt werden (◘ Abb. 9.1, 9.2, 9.3 und 9.4).

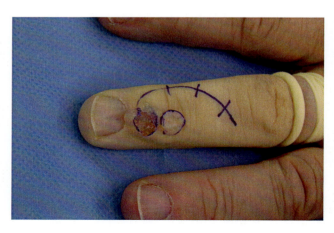

◘ **Abb. 9.1** Mukoidzystenresektion: Mukoidzyste mit Nagelwachstumsstörung und bereits reseziertem Hautdeckel. Eingezeichneter Rotationshautlappen nach proximal. (© Stephan Schindele, Zürich)

Arthrodese am Endgelenk

Ein operativer Eingriff kann auch dann nötig werden, wenn Symptome der Heberden-Arthrose persistierend über Monate auftreten oder eine Instabilität vorliegt, die zu funktionellen Einschränkungen führt.

Als Goldstandard erweist sich in diesem Falle eine DIP-Arthrodese mithilfe von Schrauben, Cerclagen oder Drähten. Die operative Einsteifung des Gelenks führt für den Patienten zu geringen funktionellen Einschränkungen, wobei insbesondere die Greiffunktion für kleine Gegenstände erschwert sein kann. Je nach Aktivität und Wunsch nach Funktionalität kann die Endgelenkarthrodese mehr in einer strecknahen Stellung oder in einer diskret gebeugten Funktionsstellung durchgeführt werden.

> Beim aktiven jüngeren Patienten mit einer möglichen posttraumatischen Arthrose wird an den ulnaren Strahlen eher einer diskrete Beugestellung in 10°–20° Flexion angestrebt, während bei der primären Heberden-Arthrose beim älteren Patienten eher eine ästhetisch schönere strecknahe Arthrodese zwischen 0°–10° gewählt wird. Dies sollte im Einzelfall mit dem Patienten präoperativ besprochen werden.

OP-Technik der Arthrodese am Endgelenk

Verschiedene Zugänge zum Endgelenk sind beschrieben, wobei wir an unserer Klinik überwiegend den queren Zugang wählen. Die quere Schnittführung direkt über dem Endgelenk in den streckseitigen Hautfurchen ist meist langfristig nicht mehr sichtbar und kann somit als ästhetisch bester Zugang empfohlen werden. In technisch anspruchsvollen Situationen mit erforderlicher größerer Übersicht wählen wir eher einen H-förmigen Zugang, der nach proximal und distal verlängert werden kann (Abb. 9.5).

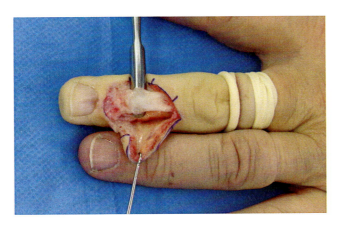

Abb. 9.2 Mukoidzystenresektion: Hautlappen gehoben. Endgelenk radial und ulnar der Strecksehne dargestellt für Synovialektomie und eventuelle Osteophytenresektion. (© Stephan Schindele, Zürich)

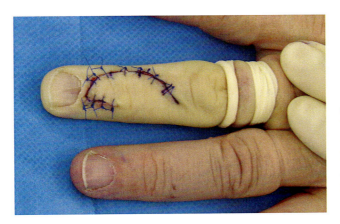

Abb. 9.3 Mukoidzystenresektion: Hautverschluss mit eingenähtem Rotationshautlappen. (© Stephan Schindele, Zürich)

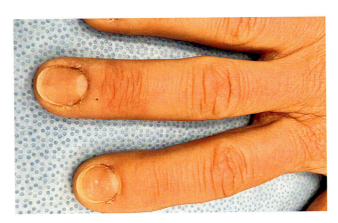

Abb. 9.4 Mukoidzystenresektion: Resultat 3 Monate postoperativ nach Mukoidzystenentfernung mit Rotationshautlappenplastik. (© Stephan Schindele, Zürich)

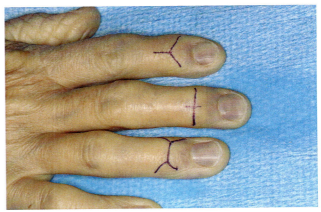

Abb. 9.5 Verschiedene Zugänge zum Endgelenk: Y-förmig am Zeigefinger; Quer am Mittelfinger und H-förmig mit Winkel am Ringfinger. (© Stephan Schindele, Zürich)

Nach einer queren Tenotomie der Strecksehne werden die meist kontrakten Seitenbänder abgelöst und das Gelenk dargestellt. Primär werden Osteophyten entfernt und bei Bedarf eine Synovialektomie durchgeführt. Ziel der Knochenresektion sollte sein, so wenig wie möglich Knochen zu resezieren (um eine ausgeprägte Verkürzung des Fingers zu vermeiden) und eine ausreichende spongiöse Arthrodeseflächen zu erzielen. Wir verwenden hierzu am Mittelgliedkopf eine Minisäge und an der Basis das Anfrischen mit Rongeur (Luer) und kleiner Fräse. Sollte ein Arthrodesewinkel in gebeugter Stellung erzielt werden, kann auch eine Cup-and-Cone-Technik die Fixation und Einstellung des Winkels erleichtern. Die Stabilisation kann je nach individuellem Wunsch mit einfachen Schrauben, kopflosen intramedullären Schrauben, Drahtcerclagen oder einfachen Drähten erfolgen (◘ Abb. 9.6, 9.7, 9.8 und 9.9).

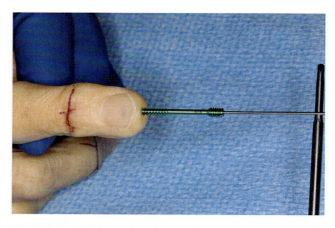

◘ **Abb. 9.8** DIP-Arthrodese: Retrograde Zugschraubentechnik mit kopfloser Schraube über K-Draht. (© Stephan Schindele, Zürich)

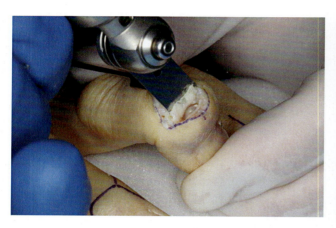

◘ **Abb. 9.6** DIP-Arthrodese: Zugang zum Endgelenk mit querer Hautinzision und Tenotomie der Strecksehne. Sparsame Resektion des Mittelgliedkopfes proximal mit Säge. (© Stephan Schindele, Zürich)

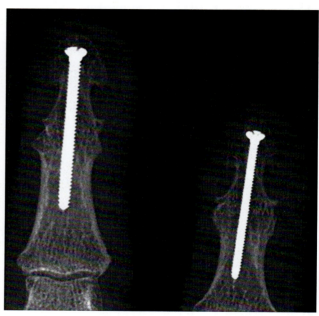

◘ **Abb. 9.9** Röntgenbild nach DIP-Arthrodese mit Zugschrauben. Am Ringfinger links 2,0 mm und am Kleinfinger rechts 1,5 mm. (© Stephan Schindele, Zürich)

- **Kunstgelenkersatz am Endgelenk**

> Der Wunsch nach dem Erhalt der Beweglichkeit („range of motion" [ROM]) kann eine Indikation zur DIP-Arthroplastik darstellen. Empfohlen wird der Kunstgelenkersatz nur bei Patienten, die höchstens eine diskrete Achsabweichung des Fingers aufweisen und bei denen eine ausreichende Knochenqualität gegeben ist.

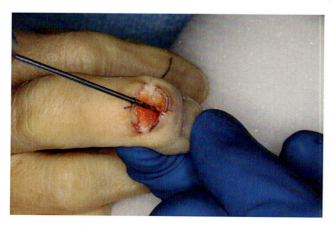

◘ **Abb. 9.7** DIP-Arthrodese: Retrograde Zugschraubentechnik nach guter Anfrischung der Basis und des Kopfes mit vorliegenden spongiösen Knochenflächen. (© Stephan Schindele, Zürich)

Zudem muss das Risiko eines möglichen Implantatversagens beachtet werden. In der Literatur finden sich bis jetzt wenige Studien zum Kunstgelenkersatz am Endgelenk, die größtenteils jedoch über gute Resultate berichten. Als Implantat kommt in allen Studien ein Silikonimplantat zum Einsatz, welches sich nach den ersten Erfahrungen von A. Swanson auch am Mittel- und Grundgelenk bewährt hat. Unsere eigenen Erfahrungen zeigen, dass hiermit eine gewisse Restbeweglichkeit ohne Schmerzen erzielt werden kann, aber bei vorbestehender Achsabweichung des Endgliedes auch eine erneute Angulation möglich ist (Neukom et al. 2020). Diese kann längerfristig zu einer gewissen Instabilität führen, weshalb insbesondere an den radialen Strahlen (Zeige- und Mittelfinger) ein kräftiger Pinzettengriff zum Daumen gefährdet ist und wir den Kunstgelenkersatz an diesen Strahlen nur bei präoperativ ausreichender Stabilität und ohne Achsabweichung empfehlen können (◘ Abb. 9.10, 9.11 und 9.12). Zudem ist die Resektion von großen Osteophyten unter dem Strecksehnenansatz an der Endgliedbasis erschwert, weshalb aus ästhetischen Gründen bei großen Heberden-Knoten tendenziell eher die Arthrodese empfohlen werden sollte. Postoperativ kann nach einer DIP-Gelenk Arthrodese oder DIP-Gelenk Arthroplastik eine deutliche Schmerzreduktion bis Schmerzfreiheit erwartet werden. Patienten mit einem Silikonimplantat nach Swanson konnten ein Bewegungsausmaß von knapp 30° verzeichnen. Funktionell und bezüglich subjektiver Zufriedenheit zeigten unsere eigenen Patienten mit DIP-Gelenk Arthroplastik ein nahezu identisches klinisches Outcome zu den Patienten mit einer DIP-Gelenk Arthrodese (Neukom et al. 2020).

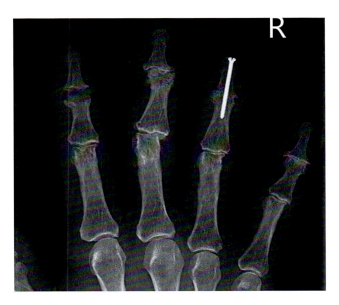

◘ **Abb. 9.11** Röntgenbild: Identischer Patient aus ◘ Abb. 9.10 mit mittlerweile versorgtem Endgelenken 2 & 4. Am Zeigefinger Silikonkunstgelenkersatz und am Ringfinger stellungskorrigierende DIP-Gelenk Arthrodese mit Zugschraube (2,0 mm). (© Stephan Schindele, Zürich)

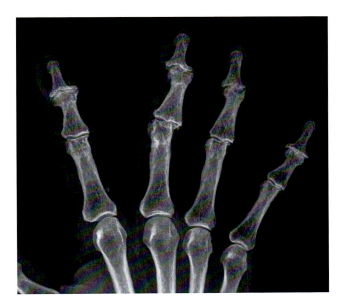

◘ **Abb. 9.10** Röntgenbild: Schwere Heberden-Arthrose aller Endgelenke mit Achsabweichung am DIP-Gelenk des Ringfingers und stabile Achse am Endgelenk des Zeigefingers. (© Stephan Schindele, Zürich)

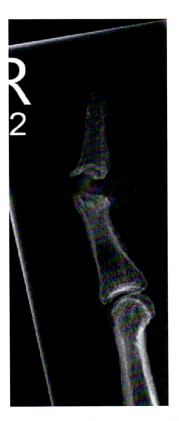

◘ **Abb. 9.12** Röntgenbild: Seitliche Aufnahme Zeigefinger mit Silikonkunstgelenkersatz (identischer Patient wie in ◘ Abb. 9.10 und 9.11). (© Stephan Schindele, Zürich)

OP-Technik des Kunstgelenkersatzes am Endgelenk

Am Endgelenk bevorzugen wir die dorsale H-förmige Inzision, wobei eine ausreichende Übersicht auf die Strecksehne anzustreben ist, da diese zum Abschluss nach querer Tenotomie wieder suffizient genäht werden muss (◘ Abb. 9.13). Nach querer Tenotomie werden die großen Osteophyten so gut wie möglich reseziert und das destruierte Gelenk dargestellt (◘ Abb. 9.14). Dann wird der Kopf der Mittelphalanx dargestellt und sparsam mit der Säge reseziert, wobei palmar ca. 1 mm mehr als dorsal abgetragen werden sollte. Die Basis des Endgliedes sollte ebenfalls sparsam geglättet werden, sodass eine plane Gelenkfläche resultiert. Der primär meist vorhandene sklerotische Gelenkanteil muss dabei nicht unbedingt reseziert werden, da dieser eine gute Abstützfunktion für das Prothesenscharnier bietet und somit ein sekundäres Einsinken verhindern kann. Dann wird der Markraum proximal und distal mit den entsprechenden Raffeln eröffnet und muss meist zusätzlich mit einer Minifräse exakt auf die Größe des Implantatschaftes angepasst werden (◘ Abb. 9.15). Nach Prüfung eines korrekten Prothesensitzes mit einer Probeprothese kann dann auf das Originalimplantat gewechselt werden (◘ Abb. 9.16).

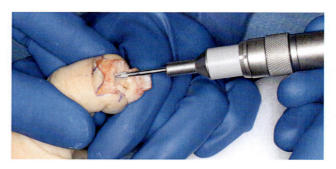

◘ Abb. 9.15 DIP-Gelenk Silikonkunstgelenkersatz: Aufraffeln des Markraumes und Anpassen für den Prothesenschaft mit einer Minifräse. (© Stephan Schindele, Zürich)

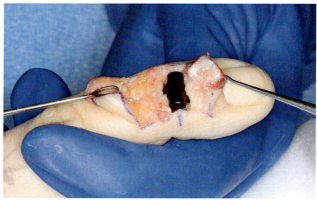

◘ Abb. 9.16 DIP-Gelenk Silikonkunstgelenkersatz: Einsetzten einer Probeprothese und Überprüfung der korrekten Lage und Größe. (© Stephan Schindele, Zürich)

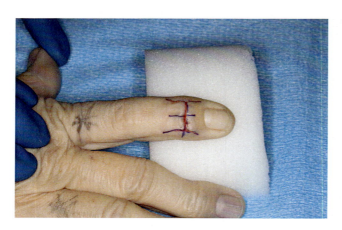

◘ Abb. 9.13 DIP-Gelenk Silikonkunstgelenkersatz: H-förmige Hautinzision zur Implantation einer Silikonprothese am Endgelenk. (© Stephan Schindele, Zürich)

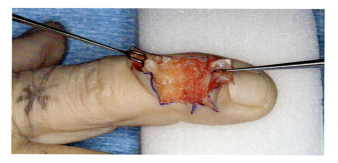

◘ Abb. 9.14 DIP-Gelenk Silikonkunstgelenkersatz: Quere Tenotomie der Strecksehne gut 7–9 mm proximal des Ansatzes an der Endgliedbasis und Darstellen des Endgelenks. (© Stephan Schindele, Zürich)

Postoperative Maßnahmen nach Arthrodese oder Kunstgelenkersatz am Endgelenk

Ziel der Arthrodese ist eine ossäre Konsolidation der Arthrodeseflächen, welche je nach knöchernen Voraussetzungen 5–8 Wochen andauert. Wir bevorzugen deshalb meist nach dem ersten Verbandwechsel das Anpassen einer kurzen thermoplastischen Schiene, die das Endglied und die Hälfte des Mittelgliedes fasst. Diese darf zur Wundpflege gelegentlich abgezogen werden und sollte als Unterstützung der Konsolidation bis zur ersten radiologischen Kontrolle sechs Wochen postoperativ getragen werden. Beim Kunstgelenkersatz wird ebenfalls nach dem ersten Verbandwechsel eine identische Schiene für das Endglied in vollständiger Extension (0°) angepasst. Die Immobilisationszeit machen wir dabei von der postoperativ erzielten Stabilität der Strecksehnennaht abhängig. Bei stabiler Strecksehnennaht beginnen wir die aktive Mobilisation aus der Schiene heraus in der dritten und vierten Woche postoperativ. Eine Vollbelastung für die Flexion ist jedoch erst nach sechs bis acht Wochen postoperativ möglich.

9.3 Arthrose am Fingermittelgelenk

9.3.1 Einleitung

Erstmals wurde die Arthrose am Mittelgelenk (proximales interphalangeales Gelenk [PIP]) durch Charles Bouchard (1837–1915), einem Pathologen aus Paris, beschrieben.

Die deshalb Bouchard-Arthrose genannte Erkrankung äußert sich durch Gelenkschwellungen, Morgensteifigkeit bis hin zu einem vollständigen Bewegungsverlust und Schmerzen an den betroffenen Gelenken. Dies stellt für Patienten oftmals eine bedeutende Einschränkung im Alltag dar, da dem PIP-Gelenk im Gegensatz zum DIP-Gelenk eine hohe Bedeutsamkeit bezüglich der Handfunktion zukommt. Gelenkdestruktionen durch entzündliche Erkrankungen (rheumatoide Arthritis, Psoriasis, Hämochromatose etc.) sind an den Mittelgelenken seltener zu finden und zeigen sich eher an den Grundgelenken, die an anderer Stelle in diesem Werk behandelt werden. Posttraumatische Gelenkzerstörungen sind ebenfalls selten, können aber insbesondere beim jüngeren Patienten zu einer erheblichen Einschränkung bei beruflichen Tätigkeiten sowohl mit feinmanuellen als auch grobmanuellen Tätigkeiten führen.

Das Mittelgelenk ist für bis zu 40 % der Bewegungsamplitude des Fingers verantwortlich (Schindele und Lautenbach 2020). Besonders an den ulnaren Strahlen des Ring- und Kleinfingers ist die Beweglichkeit des Gelenks essenziell für das Greifen kleinerer Gegenstände. An den radialen Strahlen des Zeige- und Mittelfingers steht eher die Stabilität im Vordergrund, welche einen karftvollen Zangen- und Pinzettengriff zum Daumen ermöglicht.

> Dementsprechend wird am PIP-Gelenk eine Behandlung mit dem Ziel des Erhalts oder der Rückgewinnung der Beweglichkeit des Gelenks bevorzugt.

Konservative Therapiemaßnahmen sollten gewählt werden, wenn noch eine gute Beweglichkeit des Gelenks vorliegt und die Beschwerden weniger deutlich ausgeprägt sind. Hierzu zählen lokale Maßnahmen (Wärmebäder, Creme, Salben) und gegebenenfalls der Einsatz von Schmerzmitteln oder die intraartikuläre Injektion von Kortison. Aufgrund möglicher Hautveränderungen mit dem Risiko einer Steroidatrophie sollten die Infiltrationen jedoch eher zurückhaltend und dann lediglich in größeren Abständen (alle 4–6 Monate) erfolgen.

9.3.2 Kunstgelenkersatz am PIP-Gelenk

■ **Geschichte**

Der Goldstandard einer operativen Behandlung, die bei einer erfolglosen konservativen Therapie oder ausgeprägten Bewegungseinschränkung gewählt wird, ist die Implantation eines Kunstgelenks. Schon 1959 berichteten Brannon und Klein von einem Gelenkersatz am Mittel- und Grundgelenk. Das Implantat bestand damals aus einem gekoppelten Metallscharnier. Jedoch mussten schon im Kurzzeitverlauf Prothesenlockerungen und Knochenresorptionen festgestellt werden, weshalb der Erfolg schnell relativiert wurde. In der Folge wurden viele weitere Entwicklungen aus verschiedensten Materialien (Metall, Silikon, Polypropylen oder Dacron) vorgestellt, wobei der größte Teil aufgrund hoher Komplikationsraten wieder vom Markt verschwunden ist. Etabliert hat sich ein Silikonspacer, entwickelt durch A. Swanson, der an den großen Gelenken hohe Komplikationsraten hervorrief, jedoch an den Fingergelenken gute Ergebnisse produzierte (Swanson 1972).

Das Prinzip der erstmals in den 60er-Jahren vorgestellten Silikonimplantate war für alle Gelenke identisch, da lediglich die Gelenkpartner reseziert und das Silikonimplantat als flexibler Platzhalter eingesetzt wurde. Im Gegensatz zu den großen Gelenken zeigten sich an den Fingergelenken erstaunlicherweise sehr selten Komplikationen aufgrund massiven Abriebs mit Degradation des Materials, wie es an den großen Gelenken zu beobachten war. Auch im Langzeitverlauf zeigte das Kunstgelenk von Swanson sehr gute Ergebnisse, was dazu führte, dass sich das Implantat langfristig etablierte und bis heute von zahlreichen Chirurgen eingesetzt wird. Das ursprüngliche Design des Kunstgelenks wurde im Verlauf der Zeit verändert, wobei bei den meisten Prothesen das Scharnier von dorsal nach palmar verlegt, größere Abstützplatten zwischen Scharnier und den Schäften eingefügt und eine geringe Vorbeugung vorgenommen wurde. Eine membranöse Weichteilreaktion führt dazu, dass um das Implantat eine fibrinöse Membran entsteht. Dieses Phänomen, von A. Swanson als „Encapsulation" bezeichnet, verbessert die Stabilität im Gelenk und ermöglicht der Prothese bei Bewegung des Fingers ein kolbenartiges Hin- und Hergleiten. Jedoch kann das weiche Material laterale Kräfte nur sehr schlecht aufnehmen, was besonders an den radialen Fingern problematisch ist. Auch die Korrektur einer Achsabweichung lässt sich durch eine Silikonprothese nicht bewerkstelligen (Zhu et al. 2018).

Die bemerkenswerten Resultate des zementierten anatomischen Gelenkersatzes von Sir John Charnley lösten eine Welle an neuen Entwicklungen aus. Anatomischer Gelenkersatz für Knie, Schulter und Sprunggelenk wurden entwickelt und zunehmend populärer. Das Prinzip blieb auch in der Handchirurgie nicht unentdeckt, und in den 90er-Jahren stellten Linscheid und Beckenbaugh aus Rochester (USA) eine solche anatomische Prothese vor (Linscheid et al. 1997). Durch den anatomischen Entwurf des Gelenkersatzes sollte bei erhaltenen Kollateralbändern und suffizienten Streck- und Beugesehnen Stabilität gewonnen werden. Dies sollte insbesondere an den radialen Strahlen des Zeige- und Mittelfingers einen Vorteil gegenüber dem Silikonimplantat darstellen, da dort die lateralen Belastungen zum Daumen große Stabilität voraussetzen. Jedoch verzeichnete dieser Prothesentyp neben guten klinischen Resultaten im Langzeitverlauf eine hohe Komplikationsrate und auch langfristig kein Einwachsverhalten in den Knochen (fehlende Osteointegration).

■ **Aktuelle Prothesenmodelle am PIP-Gelenk**

In den vergangenen 10 Jahren wurden in Europa 3 neue Modelle vorgestellt, welche allesamt diesem Problem entgegenwirken wollen. Alle Modelle bestehen aus einer Chrom-Kobalt-Legierung, und als Gleitpartner wurden Polyethylenkunststoff und Metall gewählt. PIP-R aus dem Vereinigten Königreich und Tactys aus Frankreich werden medullär verankert, wobei der gesamte Markraum eröffnet werden muss. PIP-R (Flannery et al. 2016) erinnert an Modelle aus der Knieendoprothetik, da die Prothese eine rotierende Plattform aus Polyethylen besitzt. Tactys (Degeorge et al. 2018) sticht damit heraus, dass proximal der Kopf aus Polyethylen und distal aus Metall gefertigt ist. Eine Beschichtung der Schäfte durch Hydroxylapatit beziehungsweise eine Mischung aus Hydroxylapatit und Titan ermöglicht eine gute Osteointegration. Aufgrund der hohen Kosten für die 2021 in Europa eingeführte Rezertifizierungsverordnung für Medizinprodukte MDR (Medical Device Regulation) muss längerfristig damit gerechnet werden, dass einzelne Implantate von den Herstellern vom Markt genommen werden.

Die in Deutschland und der Schweiz entwickelte CapFlex-PIP (Schindele et al. 2015) unterscheidet sich von den vorherigen Modellen durch die minimale Knochenresektion proximal und distal. Die Prothese wird als reiner Oberflächenersatz mit einem primären Pressfit und durch Verklemmung der Komponenten über Stifte eingesetzt. Sowohl diese Stifte als auch die komplette Rückseite sind mit einer Titanbeschichtung überzogen, was eine suffiziente Osteointegration ermöglicht (Reischenböck et al. 2020; Schindele et al. 2017, 2016).

■ **Indikation und Kontraindikation zum Kunstgelenkersatz am PIP-Gelenk**

▶ Primäre Indikation für den Ersatz eines Gelenks durch ein Implantat sollte eine schmerzhafte Bewegungseinschränkung des arthrotisch veränderten Gelenkes sein. Bewegungsabhängige Schmerzen der Patienten können durch den Einsatz eines Gelenkersatzes langfristig positiv beeinflusst werden. Die vorliegende Bewegungseinschränkung sollte jedoch deutlich sein, da durch die im Heilungsprozess eintretende Kapselsteifigkeit nicht mit einem normalen Bewegungsradius gerechnet werden kann.

Gelenkdestruktionen des Mittelgelenks bei entzündlichen Krankheiten aus dem rheumatischen Formenkreis können ebenfalls eine Indikation zur Implantation eines Kunstgelenks sein. Bei diesen Destruktionen muss jedoch zwingend der Grad der Knocheneinschmelzung, der Achsabweichung und der Stabilität des Kollateralbänder beachtet werden. Bei zu ausgeprägten Knochenverlust mit erheblicher Instabilität und ausgeprägter präoperativer Achsabweichung sollte zumindest an den radialen Strahlen eher die Arthrodese des PIP-Gelenkes empfohlen werden.

Die Wahl des Kunstgelenks und der operative Zugang zur Implantation hängen von verschiedenen Faktoren ab. Wesentlich ist die Lokalisation des betroffenen Fingers (radial oder ulnar) und die an den Finger gestellten Anforderungen (Beweglichkeit gegenüber Stabilität), welche von Patient zu Patient variieren können. Ein weiterer wichtiger Faktor ist das Ausmaß der Gelenkzerstörung und des Knochendefekts. Zudem muss auf die Weichteilsituation, beispielsweise die Stabilität der Kollateralbänder, auf mögliche vorherige Operationen und letztendlich auf die Erfahrung des Operateurs geachtet werden.

Die modularen Implantate aus Metall weisen durch ihre mehr anatomische Form im Vergleich zum weichen Silikonplatzhalter eine hohe intrinsische Stabilität auf. Diese Stabilität ist insbesondere für einen stabilen Pinzettengriff zum Daumen eminent wichtig, damit die dabei auftretenden seitlichen Scherkräfte gut aufgenommen werden können.

Ob ein Implantat aus Silikon oder ein mehr anatomischer Oberflächenersatz gewählt wird, hängt zudem von weiteren Voraussetzungen ab.

Durch eine geringere Knochenresektion proximal und distal können beim Oberflächenersatz die Kollateralbänder geschont und somit die ligamentäre Stabilität verbessert werden. Bei Achsabweichungen der Finger kann zudem durch angepasste Resektionsschnitte der Winkel besser korrigiert werden als mit den eher weichen Silikongelenken. Da beim Oberflächenersatz mit der CapFlex-PIP und den kleinen Stiften eine geringere Knochenresektion als bei den medullär abstützenden Prothesen (sowohl Silikon als auch Metall-PE-Gleitpaarung) erforderlich ist, kann ein Wechsel auf eine andere Prothese oder sogar eine Arthrodese einfach durchgeführt werden. Jedoch benötigt die CapFlex-PIP ein ausreichendes Knochenlager, das nicht immer vorhanden ist. In solchen Fällen empfiehlt sich eher ein medullär verankertes Modell.

Ein flexibler Silikonplatzhalter ist eher geeignet für die ulnaren Strahlen, da dort die laterale Stabilität nicht essenziell ist. Zudem ist das Implantat eine gute Alternative im Revisionsfall oder falls Metallunverträglichkeiten beim Patienten bestehen (Schindele und Lautenbach 2020).

Zweifelsohne eine Kontraindikation stellen Gelenkzerstörungen durch floride oder subakute septische Arthritiden und oberflächliche infektiöse Hautläsionen dar. In diesen Fällensollte eine mindestens 6-monatige asymptomatische Zeitspanne bis zur Operation angestrebt werden. Auch chronische Luxationen des Fingermittelgelenks sollten kritisch betrachtet werden, da durch den Zug der Weichteile eine Entkopplung der Implantate sehr wahrscheinlich ist.

Zugangswege zum PIP-Gelenk

Der Zugang zum PIP-Gelenk kann von verschiedenen Seiten erfolgen und ist ausreichend in der Literatur beschrieben (Yamamoto et al. 2017). Der wahrscheinlich weltweit am häufigsten durchgeführte Zugangsweg ist der dorsale Zugang mit zentralem Sehnensplit oder der nach Chamay mit Präparation eines triangulären Sehnenlappens. Zudem wird ein lateraler Zugang beschrieben, der den Vorteil besitzt, dass nur von einer Seite der Weichteilmantel abgelöst werden muss (Merle et al. 2012). Der von Simmen und Schneider beschriebene palmare Zugang hat den Vorteil, dass der streckseitige Weichteilmantel und damit die venöse Drainage des Fingers nicht tangiert wird und deshalb die Schwellneigung des Fingers günstig beeinflusst werden soll (Simmen 1993). Dieser eignet sich insbesondere zur Implantation eines Silikonspacers, bei dem die erforderlichen Resektionsschnitte nicht mit einer so hohen Präzision durchgeführt werden müssen wie beim Oberflächenersatz.

Die überwiegende Anzahl der PIP-Gelenk Arthroplastiken wird an unserer Institution in der Regel in Regional- oder Allgemeinanästhesie durchgeführt, in einer kleineren Anzahl zudem im Handblock oder WALANT-Anästhesie. Zur Reduktion des perioperativen Infektrisikos erfolgt bei allen Eingriffen zur Implantation eines Kunstgelenkes eine Single-shot-Antibiotikagabe 30 min vor dem Eingriff.

Technik palmarer Zugang mit Silikonimplantat

Die Hand wird auf einer Lagerungshilfe (Bleihand, Simonetta etc.) auf dem Handtisch gelagert, wobei der Operateur auf der Fußseite des Patienten sitzen sollte. Dann Hautinzison nach Bruner winkelförmig mit Basis auf der radialen Seite (◘ Abb. 9.17). Direktes Eingehen auf den Beugekanal, unter Schonung des ulnaren und radialen Gefäß-Nerven-Bündels. Dann quere Inzision des Beugekanals zwischen dem A2-Ringband und den

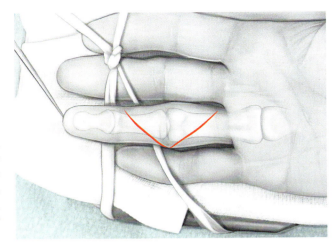

◘ **Abb. 9.17** Beugeseitiger Zugang mittels Bruner-Hautinzision mit radial gestieltem Hautlappen von der Endgelenkbeugefurche zur distalen Grundgelenkbeugefurche. (Aus: Brodbeck und Schindele 2020)

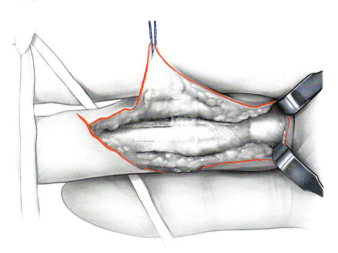

◘ **Abb. 9.18** Der Hautlappen wird auf dem Beugesehnenschlauch nach radial mobilisiert. Das Gefäß-Nerven-Bündel verbleibt im Lappen und wird nicht freigelegt. Der Beugesehnenschlauch ist von proximal des A2-Ringbandes bis distal des A4-Ringbandes sichtbar. (Aus: Brodbeck und Schindele 2020)

gekreuzten C2-Fasern und Darstellung der Beugesehnen. Anschließend wird radial und ulnar des Beugesehnenschlauchs direkt auf den Knochen präpariert und dieser bis distal des A3-Ringbandes präpariert. So kann ein mobiler Beugesehnenschlauch präpariert werden, der akkordeonförmig nach distal geschoben werden kann (◘ Abb. 9.18, 9.19 und 9.20). Zur Mobilisation des Gelenks wird das ulnare Seitenband subtotal inzidiert und das radiale Seitenband nur oberflächlich palmar. Anschließend kann das Gelenk 20° bis 30° überstreckt und dargestellt werden.

Nach Synovialektomie und Abtragung von Osteophythen mit dem Luer wird die Resektion des Grund-

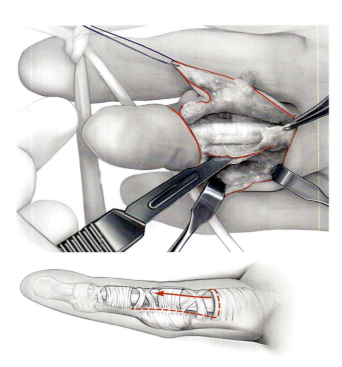

■ **Abb. 9.19** Am distalen Ende wird das A2-Ringband ca. 1–2 mm quer inzidiert und der Beugesehnenschlauch eröffnet. Die Schnittführung erfolgt von proximal nach distal scharf am Knochen und dorsal der Zügelbänder bzw. der palmaren Platte bis über das PIP-Gelenk zur proximalen Insertion der FDS-Sehnen. Die akzessorischen Seitenbänder werden durchtrennt, ohne dass die eigentlichen Seitenbänder verletzt werden. (Aus: Brodbeck und Schindele 2020)

gliedkopfes mit einer oszillierenden Säge senkrecht zur Längsachse durchgeführt. Dabei sollte palmar etwas mehr reseziert werden als streckseitig, da es bei der Fingerbeugung zu einer Deformierung des Silikonimplantates mit vergrößertem Raumanspruch palmar kommt. Dann werden distal und dorsal weitere Osteophyten entfernt und der Markraum mit entsprechenden Raffeln eröffnet und für die Prothese vorbereitet. Mit einer Probeprothese werden der korrekte Sitz wie auch die korrekte Spannung geprüft. Bei einer zu ausgeprägten Spannung („overstuffing") sollte am Grundgliedkopf noch etwas Knochen reseziert werden. Die Höhe und Breite des Implantates sollte sich an den knöchernen Strukturen orientieren und nicht überstehen. Dann kann auf das Originalimplantat gewechselt werden und eine abschließende radiologische Kontrolle erfolgen. Zum Abschluss sollte der Beugesehnenschlauch mit resorbierbarem Faden (4/0 oder 5/0) wieder vernäht und die Haut verschlossen werden (■ Abb. 9.21, 9.20, 9.21, 9.22, 9.23 und 9.24).

■ Technik dorsaler Zugang (Sehnensplit) mit CapFlex-PIP Oberflächenersatz

Es erfolgt die Lagerung der Hand ebenfalls auf einem Handtisch, wobei wir ein weiches Schaumstoffkissen als Lagerungshilfe verwenden. Der Operateur sollte auf der Kopfseite des Patienten sitzen. Die Hautinzision erfolgt streckseitig geschwungen oder gerade, wobei wir aus ästhetischen Gründen die nach ulnar geschwungene Inzision favorisieren. Dann zentrale In-

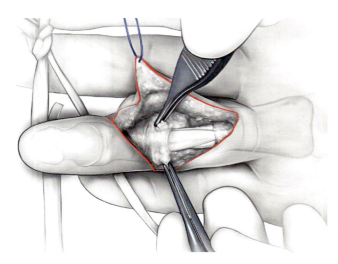

■ **Abb. 9.20** Subperiostales Ablösen des gesamten Beugesehnenschlauchs von beiden Seiten mitsamt der palmaren Platte bis zu deren Insertion an der Mittelgliedbasis. Der Beugesehnenschlauch lässt sich dann akkordeonartig nach distal schieben. (Aus: Brodbeck und Schindele 2020)

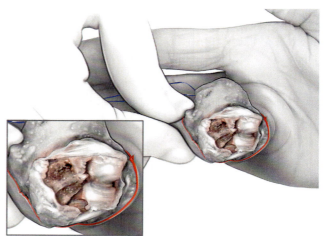

■ **Abb. 9.21** Nach Einkerben der eigentlichen Seitenbänder lässt sich das Gelenk komplett aufklappen und der Kopf mit der oszillierenden Säge senkrecht zum Schaft resezieren. (Aus: Brodbeck und Schindele 2020)

mittelt und dann die Probeprothese mit entsprechendem Einschläger impaktiert (◘ Abb. 9.31, 9.32, 9.33 und 9.34). Die einzelnen Operationsschritte zur korrekten Platzierung der Komponenten sollten radiologisch kontrolliert und somit auch die Rotation und Achsausrichtung der Komponenten berücksichtigt werden. Anschließend kann auf die Originalimplantate gewechselt und der Streckapparat wieder verschlossen werden.

Um eine zu große Spannung auf den Streckapparat zu vermeiden, wird der zentrale Sehnenansatz an der Mittelgliedbasis in der Regel nicht refixiert, sondern lediglich adaptiert. Bei präoperativ bestehender Achsabweichung des Fingers mit Elongation des radialen Seitenbandes erfolgt eine entsprechende Raffnaht des Seitenbandes (◘ Abb. 9.35 und 9.36).

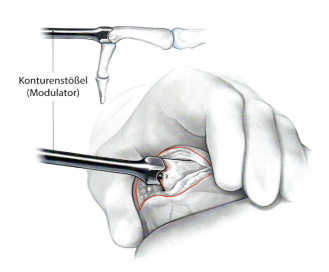

◘ **Abb. 9.29** Endgültige Bearbeitung des proximalen Prothesensitzes mittels einzuschlagendem Modulator. (Aus: Brodbeck und Schindele 2020)

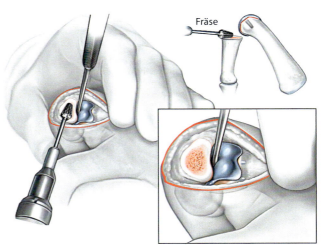

◘ **Abb. 9.31** Schaffung einer planen Kontaktfläche mittels Fräse. (Aus: Brodbeck und Schindele 2020)

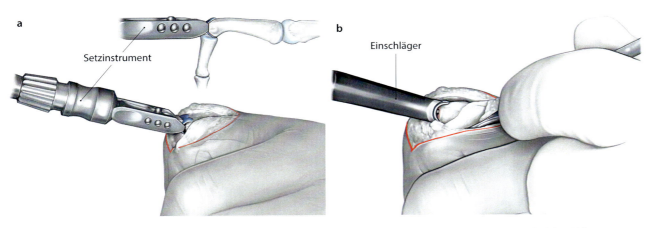

◘ **Abb. 9.30** **a** Einsetzen der proximalen Probeprothese **b** Einschlagen der Komponente. (Aus: Brodbeck und Schindele 2020)

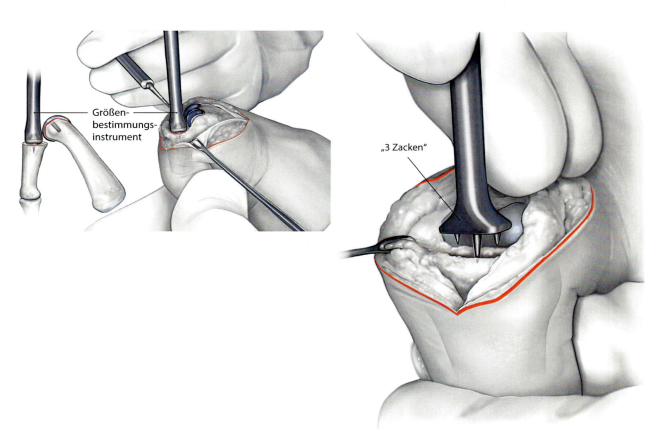

◘ **Abb. 9.32** Ermittlung der distalen Prothesengröße mittels distalen Größenbestimmungsinstruments („3 Zacken"). (Aus: Brodbeck und Schindele 2020)

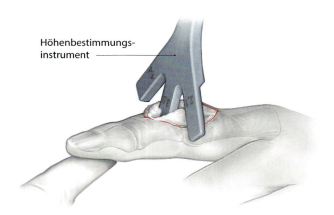

◘ **Abb. 9.33** Höhenbestimmungsinstrument. (Aus: Brodbeck und Schindele 2020)

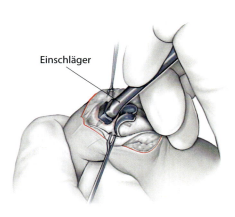

◘ **Abb. 9.34** Einschlagen der distalen Probeprothese. (Aus: Brodbeck und Schindele 2020)

Arthrose der kleinen Fingergelenke und des Daumens

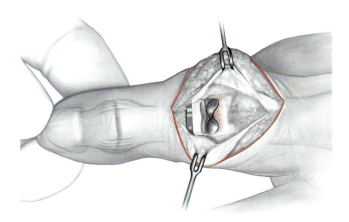

Abb. 9.35 Originalimplantat. (Aus: Brodbeck und Schindele 2020)

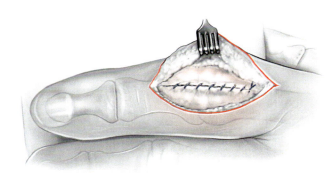

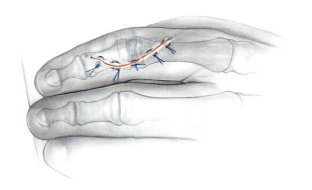

Abb. 9.36 Naht und Refixation des Streckapparats. (Aus: Brodbeck und Schindele 2020)

- **Postoperative Nachbehandlung nach PIP-Gelenk Arthroplastik**

Grundsätzlich unterscheidet sich die Nachbehandlung individuell nach Zugangsform und präoperativen Voraussetzungen (Achsabweichung, Instabilität, Knochendefekt etc.).

In allen Fällen erfolgt bei uns direkt postoperativ die Lagerung in einer palmaren Schiene in Extensionsstellung

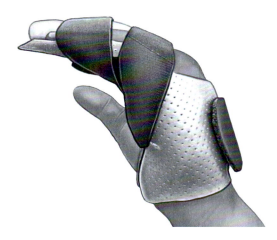

Abb. 9.37 Nachbehandlung erfolgt während zwei bis drei Wochen mit aktiver Mobilisation mehrmals täglich aus einer palmaren Lagerungsschiene heraus. Anschließend kann tagsüber auf die Schiene verzichtet und aktiv frei im Zwillingsverband mobilisiert werden. (Aus: Brodbeck und Schindele 2020)

des PIP-Gelenks für ein paar Tage. Nach dem 1. Verbandswechsel in der Ergotherapie wird auf eine thermoplastische Lagerungsschiene in Streckstellung gewechselt und zum Schutz der Strecksehne für ein bis zwei Wochen immobilisiert (bei starken Achsabweichungen präoperativ erfolgt die Immobilisation bis zu 4 Wochen. Anschliessend wird mit der aktiven und passiven Mobilisation unter handtherapeutischer Begleitung begonnen (Abb. 9.37).

Ohne präoperativ bestehende Achsabweichung und Instabilität erfolgt beim Silikonplatzhalter und palmaren Zugang die Lagerung meist in einer etwas angenehmer zu tragenden diskrete Beugestellung mit Schienenbehandlung für ein bis zwei Wochen und dann der Wechsel auf eine Zwillingsbandage (8-er Schlaufe, Fingerflinte) zum geraden Nachbarfinger.

Beim Oberflächenersatz mit dorsalem Zugang und Sehnensplit (mit Ablösung des Mittelzügels) erfolgt die Ruhigstellung in einer strecknahen Stellung von 0° Extension für ein bis zwei Wochen, um das Anheilen des Mittelzügels an seiner neuen anatomischen Position zu ermöglichen. Dann wird mit langsamer Mobilisation in die Beugung aus der Streckstellung heraus begonnen („short arc motion"). Die Immobilisation erfolgt je nach Wunsch des Patienten und Ergotherapeuten in einer palmaren oder dorsalen U-Schiene. Bei präoperativ bestehender Achsabweichung oder Instabilität entschließen wir uns meist zur Immobilisation in 0° Extension für drei bis vier Wochen und starten die aktive PIP-Gelenk Mobilisation verzögert. Die aktive Mobilisation des Endgelenks sollte unmittelbar postoperativ in jedem Fall beginnen, um Adhäsionen der Seitenzügel zu verhindern. Um eine Schwanenhals- oder Knopflochdeformität zu vermeiden, sollte bei Tendenz zu einer solchen eine entsprechende Schiene durch die Ergotherapie angepasst werden.

9.3.3 Arthrodese des PIP-Gelenks

Einleitung

Wie auch der Kunstgelenkersatz stellt die Versteifung (Arthrodese) eines Gelenks eine mögliche Therapieoption dar, die in gewissen Fällen ebenfalls ihre Berechtigung hat. Die Arthrodese führt neben einem geringen Komplikationsrisiko auch im Langzeitverlauf ebenfalls zu einer deutlichen Besserung der Schmerzen, allerdings mit einer meist deutlichen Einschränkung der manuellen Funktion durch den Verlust der Beweglichkeit in diesem Gelenk. Auch bestehende Instabilitäten im PIP-Gelenk und erhebliche Achsabweichungen stellen eine gute Indikation für eine Arthrodese zumindest am Zeige- und Mittelfinger dar.

Wahl des Arthrodesewinkels

> Im Gegensatz zu den Endgelenken fällt dem Mittelgelenk eine höhere Wertigkeit in der Gesamtbewegungsamplitude jedes einzelnen Fingerstahls zu. Insbesondere an den ulnaren Strahlen des Ring- und Kleinfingers führt eine Arthrodese im PIP-Gelenk zu einer deutlichen Funktionseinschränkung. Um diese Funktionseinschränkung zum Greifen so weit wie möglich zu minimieren, muss ein Arthrodesewinkel in einer deutlichen Beugestellung gewählt werden.

In den meisten Lehrbüchern wird ein Arthrodesewinkel je nach Fingerstrahl zwischen 40° und 55° Beugung empfohlen, wobei an den radialen Strahlen eine geringere Beugestellung gewählt wird als an den ulnaren Strahlen. Insbesondere eine fixierte Beugestellung von 50° und mehr führt jedoch zu einer deutlichen Behinderung (Anziehen von Handschuhen und Kleidern, Hängenbleiben am Türgriff etc.), weshalb auf diese so weit wie möglich verzichtet werden sollte. Eine strecknahe Stellung führt zu einem ästhetisch ansprechenderen Ergebnis als eine fixierte Beugestellung, weshalb ohne Funktionsverlust an den radialen Strahlen eher eine strecknaher Arthrodesewinkel und an den ulnaren Strahlen eher eine ausgeprägte Beugestellung gewählt werden sollte.

Berücksichtigung finden müssen zudem der präoperative Status des Knochenlagers und der individuelle Wunsch des Patienten, weshalb wir empfehlen, den Arthrodesewinkel individuell mit dem Patienten zu besprechen. Zudem muss der Arthrodesewinkel auch in Abhängigkeit des Bewegungsausmaßes am End- und Grundgelenk (DIP, metakarpophalangeales Gelenk [MCP]) festgelegt werden (Tab. 9.1). Eine Arthrodese an 2 Gelenken eines Fingers sollte so weit wie möglich vermieden werden.

Tab. 9.1 Checkliste für den Arthrodesewinkel am PIP-Gelenk in Abhängigkeit der Tätigkeit

Patient	Zeigefinger	Mittelfinger	Ringfinger	Kleinfinger
Bauarbeiter/Zahnarzt	20°	30°	40°	40°–55°
Musiker (Pianist, Blasinstrument)	20°	20°	30°	30°–40°
Älterer Patient ohne manuelle Tätigkeit	10°–20°	20°	20°–30°	30°
Simultane Arthrodese oder Einsteifung am Endgelenk (DIP)	Wie oben	Wie oben	+ 5°–10°	+ 10°

OP-Technik der Arthrodese des PIP-Gelenks

Grundlage der Arthrodese am Mittelgelenk stellt wie auch an allen anderen Gelenken die gute Anfrischung der Arthrodeseflächen mit ausreichend spongiösem Knochenlager dar. Ob dies durch Sägeschnitte oder durch feine Abtragung mit einem Luer/Rongeur erreicht wird, ist individuell zu entscheiden und der Erfahrung des Operateurs zu überlassen. Um keine starke Verkürzung des Fingers zu erzielen, sollte die Knochenresektion so sparsam wie möglich erfolgen und bei präoperativ ausgeprägtem Knochendefekt der Einsatz eines Knochenspans oder zumindest eines Spongiosatransplantats aus dem Radius oder Beckenkamm geprüft werden.

Beim dorsalen Zugang zum PIP-Gelenk kann wie beim Kunstgelenkersatz vorgegangen werden. Die Strecksehne wird zentral inzidiert und der Mittelzügel an seinem Ansatz an der Basis des Mittelglieds komplett abpräpariert. Damit postoperativ die Beweglichkeit des Endgliedes so gering wie möglich tangiert wird, sollten die Seitenzügel nicht inzidiert werden. Nach ausreichender Inzision der Strecksehne kann dann direkt zentral durch die Kapsel und das peritendinöse Gleitgewebe direkt auf den Knochen eingegangen und dieser dargestellt werden. Meist müssen die Kollateralbänder ebenfalls abgelöst werden, sodass ein ausreichender Überblick auf das zerstörte Gelenk möglich ist. Zuerst Abtragung aller Osteophyten, dann sparsame Resektion des Grundgliedkopfes, wobei wir dies in der Regel mit dem Luer durchführen, da hiermit eine bessere Kontrolle möglich ist. Wir verzichten meist auf eine gerade Arthrodesefläche und wählen die Cup-and-Cone-Technik, da hiermit der gewünschte Arthrodesewinkel gut einstellbar ist. Die Basis wird dann mit dem Luer angefrischt und nur bei ausgeprägt sklerotischem Knochen zusätzlich ein Meißel oder Spitzpfriem/ Ahle zur Erzielung einer suffizienten spongiösen Fläche verwendet.

Zur stabilen Fixation der Arthrodeseflächen können verschieden Osteosynthesetechniken (K-Drähte gekreuzt oder als Zuggurtung mit Cerclage, kopflose Schrauben oder Miniplatten) Anwendung finden. Wir bevorzugen die Fixation mit kleinen Miniplatten und Schrauben (1,5–2,0 mm), da durch das Vorbiegen der Platte der Arthrodesewinkel frei gewählt werden kann und die Platte dorsal unter der Strecksehne auch langfristig selten stört. Eine spätere Metallentfernung erübrigt sich somit meist. Hierzu erfolgt eine präliminäre Fixation im entsprechenden Winkel mit einem von proximal nach distal eingebrachten Kirschner-Draht. Nach Durchleuchtungskontrolle im Minibildwandler und eventueller Korrektur erfolgt die definitive Fixation mit einer entsprechend vorgebogenen Platte (5–6 Löcher). Dabei sind proximal und distal normalerweise jeweils 2 Schrauben ausreichend (Abb. 9.38). Anschließend Verschluss der Kapsel zur Deckung des Osteosynthesematerials, Naht der Strecksehne und Hautverschluss. Immobilisation in Fingerschiene für das PIP-Gelenk in Abhängigkeit der intraoperativ erzielten Stabilität zwischen sechs bis acht Wochen mit radiologischer Kontrolle der Konsolidation (Abb. 9.39). Sofortige aktive und passive Mobilisation des Endgelenks zur Verhinderung von Adhäsionen um die Seitenzügel.

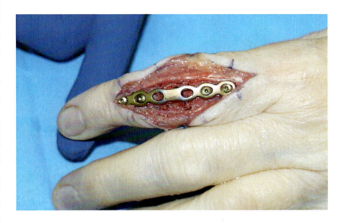

 Abb. 9.38 PIP-Gelenk Arthrodese am Zeigefinger mit Miniplatte und Radiusspongiosa in diskreter Beugestellung. (© Stephan Schindele, Zürich)

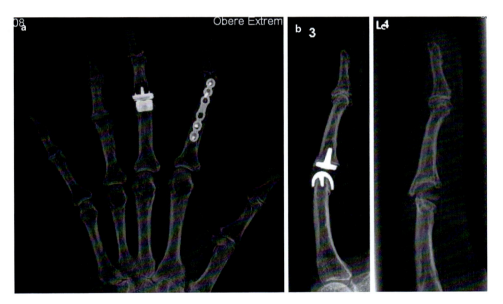

 Abb. 9.39 a Ausgeprägte Fingerpolyarthrose mit PIP-2-Gelenk Arthrodese und CapFlex-Oberflächenersatz im PIP-3-Gelenk und Silikonplatzhalter im PIP-4-Gelenk. b, c: Seitliche Röntgenaufnahme: Mittelfinger mit Oberflächenersatz und Ringfinger mit Silikonplatzhalter. (© Stephan Schindele, Zürich)

9.4 Arthrose am Daumensattelgelenk

9.4.1 Einleitung

> Auch die Arthrose am Daumensattelgelenk oder sogenannte Rhizarthrose ist eine degenerative Erkrankung, welche vor allem ältere Patientinnen häufig trifft. 54 % aller über 60-Jährigen zeigten radiologische Hinweise für eine Arthrose (Wilder et al. 2006).

Die sattelähnliche Form des Gelenks ermöglicht es, komplexe Bewegungen in allen Ebenen wie die Opposition des Daumenstrahls durchzuführen. Die Rhizarthrose äußert sich in Form von Schmerzen im Bereich der Basis des Daumens, vorwiegend unter Belastung im Alltag. Im Frühstadium der Krankheit treten neben Schmerzen unter Belastung auch Schwellungen über dem Gelenk auf. Zu beobachten ist zudem eine nach dorsal-radial subluxierte Position des Daumensattelgelenks. Im Spätstadium kann sich daraus eine Z-Deformität entwickeln, also eine vollständige Einsteifung des Daumensattelgelenks in adduzierter Position des Metakarpale 1 mit gleichzeitiger Überstreckung des Daumengrundgelenks, um den fehlenden Bewegungsraum zum Öffnen der 1. Kommissur zu kompensieren (◘ Abb. 9.40).

Obwohl noch nicht restlos geklärt, wird häufig die zunehmende Bandlaxität im Alter als Ursache für die Rhizarthrose genannt. Der ausgeklügelte Bandapparat stabilisiert und ermöglicht dem Gelenk, die oben genannten komplexen Bewegungen durchzuführen. Durch die zunehmende Bandlaxität im Alter, die Frauen oftmals ausgeprägter als Männer betreffen kann, kann eine Instabilität im Gelenk verursacht werden, die zur Subluxation führen kann. Diese Entwicklung wird zudem durch die sehr hohen Belastungssspitzen am Daumen beim Zangen- oder Spitzgriff begünstigt. Dabei können Druckkräfte von bis zu 120 kg wirken.

9.4.2 Konservative Therapie

Die Behandlung der Rhizarthrose hat primär eine Schmerzlinderung zum Ziel, wobei ein möglichst großes Kraft- und Beweglichkeitsniveau konserviert bzw. wiederhergestellt werden sollen.

Bei der Rhizarthrose kommt es nicht selten auch zu einer selbständigen und spontanen Einsteifung des Gelenks. Dies lindert die Schmerzen, da das Gelenk intrinsisch ruhiggestellt wurde. Da diese Entwicklung über längere Zeit verläuft, gewöhnt sich der Patient an den fixierten Zustand des Gelenks und adaptiert dadurch auch seine Bewegungsmuster. Die angrenzenden Gelenke kompensieren dabei die fehlende Beweglichkeit des Daumensattelgelenks. Bei einer peritrapeziodalen Arthrose, bei der das anliegende STT-Gelenk auch betroffen ist, führt die natürliche Einsteifung zu keiner Schmerzlinderung, da das STT-Gelenk weiterhin aktiv ist. Zudem ist auch nicht vorherzusagen, ob und wann eine solche Versteifung eintritt.

Der konservative Ansatz im Frühstadium beinhaltet primär die Behandlung des entzündeten Gelenks und der daraus entstehenden Schmerzen. Im Vordergrund steht die Infiltration des Gelenks mit Ste-

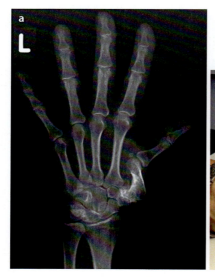
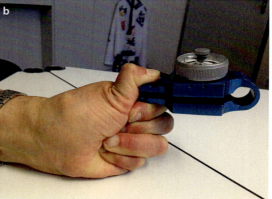

◘ Abb. 9.40 Schwere Rhizarthrose mit radialer Subluxation und Einsteifung in Adduktion und kompensatorischer Überstreckung im Daumengrundgelenk (Z-Deformität). **a** Röntgen und **b** klinischer Befund am Pinchmeter. (© Stephan Schindele, Zürich)

roiden. Bei den meisten Patienten kommt im Verlauf der Behandlung Kortison zum Einsatz. Die Wirkung des Medikaments nimmt jedoch mit zunehmender Anzahl der Behandlungen ab, als Faustregel werden 3 Infiltrationen im Abstand von 5–6 Monaten genannt. Auch eine passende Schiene oder Orthesen können einen wertvollen Beitrag zur Schmerzreduktion bei gewissen Tätigkeiten – beispielsweise Haus- oder Gartenarbeiten – leisten. Zudem empfiehlt es sich, jeden Patienten für entsprechende Instruktionen zum Gelenkschutz in eine ergotherapeutische Beratung zu überweisen.

9.4.3 Diagnose der Rhizarthrose

Die Diagnose der Rhizarthrose wird primär durch die entsprechende klinische Untersuchung mit Druckschmerzhaftigkeit am Daumensattelgelenk gestellt. Häufig kann auch ein schmerzhaftes Reiben bei der axialen Krafteinleitung ausgelöst werden. Zudem findet sich eine deutliche Kraftverminderung im Vergleich zur kontralateralen Seite beim Schlüsselgriff und in der Faustschlusskraft.

In einem zweiten Schritt erfolgt die radiologische Untersuchung des betroffenen Daumenstrahls in mindestens 2 Ebenen. Wir bevorzugen hierfür die Aufnahmen der gesamten Hand und auch des Daumensattelgelenks in jeweils dorsopalmarer (d.–p.) Ebene. Bis heute hat sich die Klassifikation nach Eaton und Glickel (Eaton und Glickel 1987) durchgesetzt, wobei teilweise die Unterscheidung der einzelnen Stadien nicht immer einfach ist (◘ Tab. 9.2). Insbesondere im Frühstadium zeigen sich radiologisch nur geringe Veränderungen, weshalb im Zweifelfall eine Computertomografie (CT) oder eine Magnetresonanztomografie (MRT/MRI) zusätzlich erforderlich ist.

9.4.4 Operative Therapie

Falls die konservative Therapie versagt, kann auf eine operative Behandlung gesetzt werden. Da in den vergangenen Jahren die Möglichkeiten um unterschiedliche Optionen gewachsen sind, müssen das Stadium, die Form der Erkrankung und die Wünsche des Patienten beachtet werden.

Frühstadium der Rhizarthrose

Im Frühstadium der Arthrose ist in Bereichen des Gelenks noch Knorpel zu finden. Aufgrund der Mechanik des Gelenks ist oftmals dessen palmarer Teil stärker von der Arthroseerkrankung betroffen. In diesem Fall kann eine Umstellungsosteotomie, wie sie bereits 1983 durch Wilson beschrieben wurde, am Metakarpalknochen durchgeführt werden (Wilson und Bossley 1983). Meistens wird eine 20° bis 30° extendierende Umstellung angepeilt. Dadurch kann die Belastung des Gelenks an eine dorsale, weniger von Arthrose betroffene Stelle verlagert werden. Jedoch ist im Verlauf der Erkrankung mit einem Abbau des Knorpels in allen Regionen des Gelenks zu rechen. Bei jüngeren Patienten kann diese Technik aber durchaus diskutiert werden. In kleineren retrospektiven Studien mit einem Beobachtungszeitraum von 2–6 Jahren konnte in Abhängigkeit des Arthrosestadiums eine Verbesserung des Schmerzniveau zwischen 73 % und 92 % erzielt werden (Bachoura et al. 2018). An unserer Klinik führen wir die extendierende Umstellungsosteotomie an der Basis des Metakarpale 1 mit einem Winkel von 20° insbesondere beim sehr jungen Patienten mit noch ausreichenden Knorpelverhältnissen in ausgewählten Fällen durch.

Bei einer ausgeprägten Instabilität des Gelenks mit schmerzhaften Subluxationen und ausreichenden Knorpelverhältnissen kann zudem eine Stabilisierung symptomlindernd sein. Wichtig ist dabei, die guten Knorpelverhältnisse präoperativ bildgebend mittels MRT oder direkt intraoperativ mittels Arthroskopie des Daumensattelgelenks zu bestätigen. Aufgrund der Hypermobilität des Daumensattelgelenks, welche durch eine Bandlaxität verursacht sein kann, kann eine erhöhte Belastung mit punktuellen Belastungsspitzen auftreten. Eaton und Littler haben bereits in den 70er-Jahren eine Technik mit einem Sehnenstreifen der

◘ **Tab. 9.2** Klassifikation der Rhizarthrose nach Eaton und Glickel (1987)

Stadium	Radiologische Veränderungen
I	Normaler Gelenkspalt mit < 1/3 Gelenksubluxation
II	Gelenkspaltverschmälerung mit Osteophyten (< 2 mm) > 1/3 Gelenksubluxation des Metakarpale 1
III	Komplette Gelenkdestruktion mit subchondraler Sklerose und Osteophyten > 2 mm > 1/3 Gelenksubluxation des Metakarpale 1
IV	Gelenkdestruktion Daumensattelgelenk und STT-Gelenk

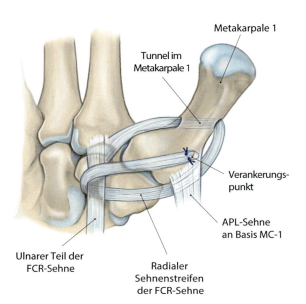

Ansicht von palmar

Metakarpale 1
Tunnel im Metakarpale 1
Verankerungspunkt
APL-Sehne an Basis MC-1
Radialer Sehnenstreifen der FCR-Sehne
Ulnarer Teil der FCR-Sehne

◘ **Abb. 9.41** Stabilisation des Daumensattelgelenkes nach Eaton-Littler mit einem Sehnenstreifen der FCR-Sehne (Flexor-carpi-radialis-longus-Sehne, APL-Sehne = Abductor-pollicis-longus-Sehne)

Flexor-carpi-radialis-longus-Sehne (FCR-Sehne) vorgestellt (Eaton und Littler 1973) (◘ Abb. 9.41). Alternativ ist jedoch auch eine Stabilisierung mit einem Sehnenstreifen der Abductor-pollicis-longus-Sehne (APL-Sehne) möglich, die hierdurch etwas geschwächt wird, womit die Zugrichtung für die radiale Subluxation vermindert werden soll (◘ Abb. 9.42). Brunelli hat diese Technik 1989 vorgestellt (Brunelli et al. 1989) und mit einer Nachuntersuchungszeit von 3,5 Jahren eine 100 %ige Verbesserung der Beschwerden erzielen können. Nach Durchsicht der Literatur finden sind insbesondere im Frühstadium mit beiden Methoden ansprechende Resultate mit einer Verbesserung der Schmerzen zwischen 65 % und 97 % (Freedman et al. 2000; Van Giffen et al. 2002).

Auch die Arthroskopie des Daumensattelgelenks mit Synovialektomie und Débridement findet laut der Literatur zunehmend Anwendung. Erstmals wurde diese Technik zur Behandlung der Rhizarthrose von Menon 1996 beschrieben. 2007 berichtete Badia (Badia und Khanchandani 2007) über ansprechende Frühergebnisse; allerdings fehlen bis heute entsprechende Langzeitergebnisse, weshalb wir diese Behandlungsmethode nur im Ausnahmefall anwenden.

Spätstadium der Rhizarthrose

Im Spätstadium sind gelenkerhaltende Operationen meist nicht mehr möglich. Im Verlauf der vergangen 50 Jahre sind unzählige Techniken meist mit Interposition von verschiedensten Materialien beschrieben worden, wobei sich viele langfristig nicht haben durchsetzen können.

Resektionsarthroplastik des Os trapezium

> Als operativer Goldstandard am Daumensattelgelenk wird heute die Resektions-Suspensions-Interpositions-Arthroplastik angesehen.

Sie wurde erstmals 1976 von Werner Epping durchgeführt und hat sich seitdem aufgrund zahlreicher positiver Ergebnisse etabliert (Epping und Noack 1983). Bei der Operation wird primär das gesamte Trapezium entfernt, dann die Basis des ersten Metakarpale an einem Sehnenstreifen der FCR-Sehne aufgehängt und anschließend das Weichteilgewebe zur Stabilisation interponiert (Langer et al. 2021). In der Originaltechnik wird dazu ein lokal gewonnenes Stück der FCR-Sehne benutzt (◘ Abb. 9.43 und 9.44). Alternativ können auch andere Sehnen und Techniken als Interposition und Aufhängung der Basis des ersten Metakarpale verwendet werden (Abductor pollicis longus [APL], Extensor carpi radialis brevis [ECRB], Extensor carpi radialis longus [ECRL]) (◘ Abb. 9.45). Auch kann azelluläre menschliche Haut, ein sogenannter Allograft, benutzt werden, wobei Marks et al. primär davon abraten, da die Ergebnisse identisch im Vergleich mit der Behandlung mit der FCR-Sehne sind und der künstliche Sehnenersatz einen hohen Kostenfaktor bei erhöhtem Komplikationsrisiko mit sich bringt (Marks et al. 2017). Im Revisionsfall kann jedoch ein Allograft durchaus hilfreich sein, sofern eine große Menge an Interpositionsmaterial aufgrund starker Instabilität benötigt wird.

Die alleinige Entfernung des Os trapezium ohne Interposition stellt ebenfalls eine adäquate Alternative dar. Im Jahr 2004 zeigten Davis et al. (2004), dass im Kurzzeitverlauf die Interposition von Sehnengewebe im Vergleich zur alleinigen Trapezektomie keinen Unterschied aufweist. Auch die Langzeitergebnisse (5–18 Jahre Nachuntersuchung) einer prospektiv randomisiert kontrollierten Studie zeigten ein nahezu identisches Ergebnis (Gangopadhyay et al. 2012). Insgesamt weist die Resektionsarthroplastik mit oder ohne Interposition oder Sehnenaufhängung gute Ergebnisse auf. Bei über 90 % der Patienten kann hierdurch eine langfristige Be-

Arthrose der kleinen Fingergelenke und des Daumens

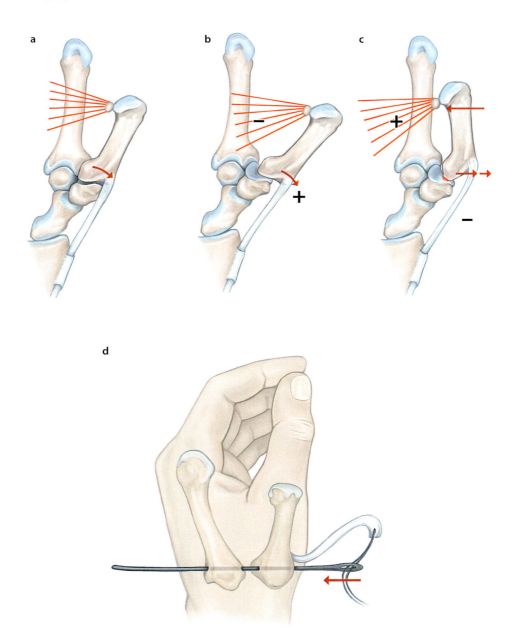

Abb. 9.42 Stabilisation des Daumensattelgelenks nach Brunelli mit einem Sehnenstreifen der APL-Sehne (Abductor-pollicis-longus-Sehne). Hierdurch soll die nach radial subluxierende Kraft der APL-Sehne vermindert werden. Fixation des Sehnenstreifens mit Bohrloch am zweiten Metakarpale. **a** Normalbefund mit Ansatz der APL-Sehne an der Basis des ersten Metakarpale **b** Radiale Subluxation der Basis des ersten Metakarpale durch vermehrten Zug der APL-Sehne **c** Adduzierende Kraft der Adduktormuskulatur führt zusätzlich zur Subluxation der Metakarpalebasis **d** Ein proximal abgesetzter Sehnenstreifen der APL-Sehne wird durch ein Bohrloch an der Basis des ersten Metakarpale in Richtung des zweiten Metakarpale geführt und dort fixiert

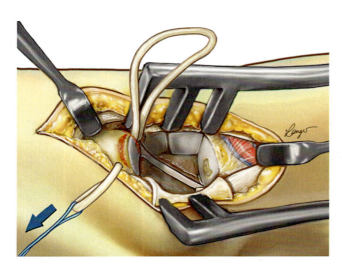

Abb. 9.43 Epping-Plastik: Nach Resektion des Os trapezium wird ein distal gestielter Sehnenstreifen der FCR-Sehne gewonnen und durch einen Bohrkanal in der Basis des ersten Metacarpale gezogen. (Aus Langer et al. 2021, mit freundlicher Genehmigung)

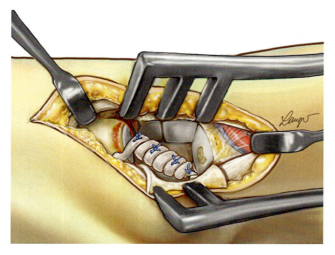

Abb. 9.44 Epping-Plastik: Nach Suspension der Sehne durch die Basis des ersten Metakarpale wird diese als Interposition um die in der Tiefe liegende FCR-Sehne gewickelt und mit sich selbst fixiert. (Aus Langer et al. 2021, mit freundlicher Genehmigung)

schwerdefreiheit erreicht werden. Nachteile sind jedoch in fast allen Fällen ein Kraftverlust und eine Limitierung beim Präzisionsgriff, welche wahrscheinlich mit einer gewissen Proximalisation des ersten Metakarpale und damit Verkürzung des Daumenstrahls verbunden ist. Beim älteren und aktiven Patienten mit erhöhten Funktionsansprüchen verwenden wir auch heute noch regelmäßig die Resektions-Interpositions-Arthroplastik meist mit einem FCR-Sehnenstreifen und beim wenig aktiven älteren Patienten in Einzelfällen auch lediglich die Resektion ohne Interposition von Sehnengewebe.

Bei beiden Techniken erwartet den Patienten postoperativ eine lange Rehabilitation, welche oftmals 6–12 Monate dauert. Danach schränkt den Daumen nur ein diskreter Kraft- und Präzisionsverlust ein. Für den Fall, dass eine zusätzliche Arthrose des STT-Gelenks und somit eine peritrapeziodale Arthrose vorliegt, stellt die Resektionsarthroplastik momentan die einzige sinnvolle operative Behandlungsmöglichkeit dar.

■ **Arthrodese des Daumensattelgelenks**

Wie bei allen anderen Gelenken stellt die Arthrodese auch am Daumensattelgelenk eine Alternative bei schmerzhafter Bewegungseinschränkung dar. Aufgrund des großen Bewegungsumfangs und der damit verbundenen hohen Wertigkeit des Gelenks für den Daumenstrahl wird die Arthrodese jedoch zunehmend seltener durchgeführt. Lediglich beim jüngeren Patienten mit enormen Kraftanspruch oder bei erheblicher Instabilität im Gelenk selbst sollte diese Behandlungsmethode diskutiert werden. Intraoperativ muss bei dieser Technik darauf geachtet werden, dass das Zusammenführen der Fingerspitzen von Daumen und Zeigefinger zum Zangengriff weiterhin durchgeführt werden kann. Da die Positionierung des Daumenstrahls und damit der Arthrodesewinkel nicht immer ganz einfach realisiert werden kann, ist das Risiko einer postoperativen Pseudarthrose nicht zu vernachlässigen, und jeder Patient sollte darüber präoperativ aufgeklärt werden. Ob der Eingriff mit oder ohne Spongiosaplastik erfolgt und zur Fixation gekreuzte K-Drähte, kopflose Schrauben oder Miniplatten verwendet werden, sollte

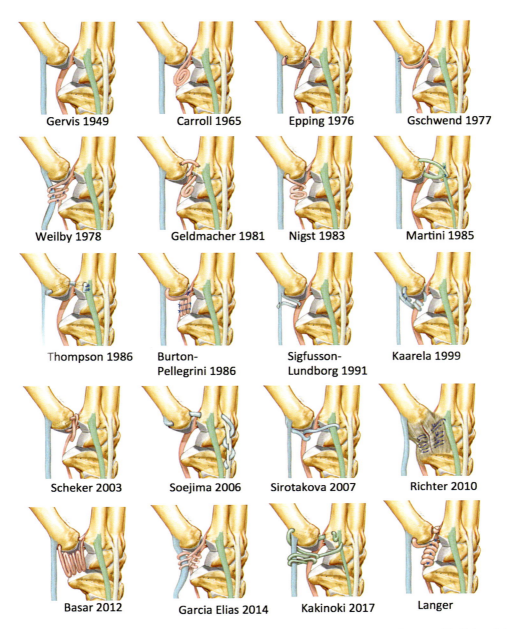

Abb. 9.45 Verschiedene publizierte Techniken für die Resektions-Interpositions-Arthroplastik mit unterschiedlichen Sehnen. (Aus Langer et al. 2021, mit freundlicher Genehmigung)

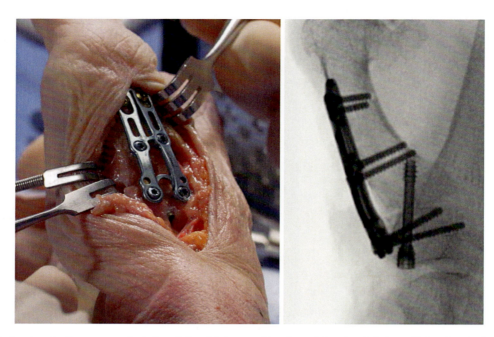

Abb. 9.46 Arthrodese des Daumensattelgelenks mit Spezialplatte und kopfloser Schraube. (Mit freundlicher Genehmigung Richard Gelberman, Saint Louis, USA)

der Erfahrung des Operateurs und den intraoperativen Gegebenheiten angepasst werden (Abb. 9.46). Postoperativ erfolgt eine Immobilisation des betroffenen Gelenks je nach erzielter intraoperativer Stabilität für sechs bis acht Wochen.

Kunstgelenkersatz des Daumensattelgelenks

Wie auch an den großen Gelenken der oberen und unteren Extremität und an den Fingergelenken stellt der künstliche Gelenkersatz zumindest theoretisch ebenfalls eine Therapieoption dar, weshalb in den vergangenen Jahrzehnten auch verschiedene Prothesenmodelle entwickelt und vorgestellt wurden. Als zwei unterschiedliche Prinzipien können die Interpositionsarthroplastik und der totale Gelenkersatz des Daumensattelgelenks angesehen werden.

Interposition eines Platzhalters

Bei der Interpositionsarthroplastik wird das Os trapezium partiell oder total entfernt und der entstandene Raum mit einem Platzhalter aufgefüllt. Beim Kunstgelenkersatz kommt dabei nicht autologes Sehnengewebe wie für die Interposition zum Einsatz, sondern Platzhalter aus unterschiedlichen Werkstoffen. Als Platzhalter wurden diverse Materialien (Silikon, Pyrocarbon, Polyurethan, Metall) in unterschiedlichen Formen entwickelt, die teilweise der ursprünglichen Form der Gelenkpartner angenähert wurden, aber teilweise auch eine nicht-anatomische Form (rund, oval etc.) aufweisen. Silikon, wie es sich an den kleinen Fingergelenken bewährt hat, konnte sich langfristig am Daumensattelgelenk nicht etablieren, da Kaltfluss, Degradation und eine Silikonsynovialitis als häufige Komplikationen beobachtet wurden. Pyrocarbon, welches sich in der Herzchirurgie über viele Jahrzehnte als Klappenersatz sehr bewährt hat, wurde in verschiedenen Größen und Formen hergestellt und zeigte in diversen Studien ordentliche Ergebnisse ohne Degradation und ohne Materialabrieb. Insbesondere in Frankreich sind diese Materialien sehr populär, wobei Kurzzeitverläufe meist ein gutes Resultat bezüglich Schmerzlinderung und Funktion mit niedriger Komplikationsrate gezeigt haben (Bellemère 2019; Gerace et al. 2020).

In unserer Abteilung verwenden wir in Einzelfällen beim jüngeren Patienten mit enormem Kraftanspruch das Implantat Pyrocardan (Lauwers et al. 2016) mit nur minimaler Knochenresektion an der Basis des ersten Metakarpale und des Os trapezium, da es nach unserer Erfahrung zu keiner Fremdkörperreaktion führt, eine niedrige Komplikationsrate aufweist und die benachbarten Knochenoberflächen auch im Langzeitverlauf keine schwerwiegenden Veränderungen zeigen. Hierfür werden die Kontaktflächen an der Basis des ersten Metacarpale und am Os trapezium lediglich minimal reseziert, die Osteophyten entfernt und das Implantat als schmaler Platzhalter ohne Fixation zwischen die Kontaktflächen gesetzt. Dabei ist die subjektive Schmerzlinderung und Funktion der Patienten ordentlich und auch zu einem späteren Zeitpunkt die Konvertierung in eine Totalendoprothese oder eine Resektions-Suspensions-Interpositions-Arthroplastik möglich (Abb. 9.47).

Arthrose der kleinen Fingergelenke und des Daumens

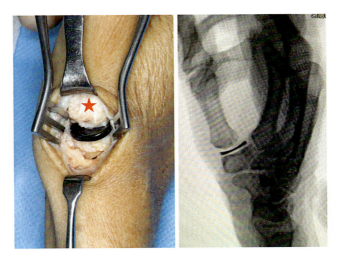

Abb. 9.47 Pyrocardanimplantat am Daumensattelgelenk: **a** intraoperativ (Stern am ersten Metakarpale), **b** intraoperative Durchleuchtungskontrolle. (© Stephan Schindele, Zürich)

Vollständiger Gelenkersatz als Totalendoprothese

Der erste Gelenkersatz mit einer Totalendoprothese am Daumensattelgelenk wurde 1971 von de la Caffinière and Aucouturier vorgestellt. Sie folgten mit ihrem Kunstgelenk dem Prinzip eines Kugelgelenks mit Schaftverankerung, Kopf und Pfanne, wie es bereits rund 10 Jahre früher durch Sir John Charnley an der Hüfte entwickelt wurde. Ihre ersten klinischen Ergebnisse waren sehr erfolgversprechend, allerdings zeigten sich im Langzeitverlauf zwischen 2–16 Jahren (Durchschnitt 8,5 Jahre) lediglich eine Standzeit der Komponenten von 72 % und eine hohe Lockerungsrate von 44 %. Im Verlauf der folgenden Jahrzehnte sind dann immer weitere Modelle vorgestellt worden, die die Standzeiten verbessern und auch die Komplikationsraten verringern konnten. Alle Prothesentypen folgten jedoch dem ursprünglichen Prinzip von de la Caffinière eines Kugelgelenks mit Verankerung eines Schaftes im ersten Metakarpale und einer Pfanne im Os trapezium. Als Goldstandard wurde jedoch weiterhin die Resektions-Suspensions-Interpositions-Arthroplastik mit eigenem Sehnenmaterial angesehen, und es wurden auch vergleichende Studien vorgestellt, die zwar teilweise eine schnelle Rehabilitation und auch bessere funktionelle Ergebnisse und Kraft mit dem Kunstgelenk gezeigt haben, aber langfristig ähnliche klinische Ergebnisse mit einer etwas höheren

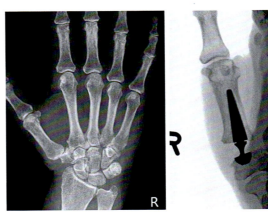

Abb. 9.48 **a** Rhizarthrose mit radialer Subluxation des Metakarpale aus dem Daumensattelgelenk. **b** Postoperatives Bild mit zementfreier Implantation einer Totalendoprothese mit Duo-Kopf-System. (© Stephan Schindele, Zürich)

Komplikationsrate (Vandenberghe et al. 2013). Publiziert wurden jedoch auch Studien, die bei niedriger Komplikationsrate ein deutlich besseres funktionelles Ergebnis insbesondere für die Kraft und Präzision zeigen konnten (Cebrian-Gomez et al. 2019). Mittlerweile stellt die Schaftlockerung bei den heute überwiegend zementfrei eingebrachten Komponenten kein Problem mehr dar und zeigt auch in Langzeitstudien einen stabilen Sitz. Eine neue Generation mit Entwicklung einer Doppelpfanne oder eines dualen Kopfsystems soll vor allem das Problem der Pfannenlockerung und Migration wie auch der Luxation des Prothesenkopfes aus der Pfanne minimieren. Erste Studien stehen bald vor der Publikation, und auch wir an unserer Klinik setzen zunehmend auf den Kunstgelenkersatz, da dieser mit der neuen Prothesengeneration das Komplikationsrisiko zumindest im Kurzzeitverlauf stark reduzieren konnte und die klinischen Ergebnisse insbesondere für die Kraft und Präzision günstiger ausfallen. Auch die Rehabilitationszeit kann mit dem Kunstgelenkersatz im Vergleich zur Resektionsarthroplastik deutlich verkürzt werden, weshalb mit jüngeren und sehr aktiven Patienten tendenziell eher der Kunstgelenkersatz besprochen wird. Ob sich jedoch im Langzeitverlauf diese Ergebnisse bestätigen, muss sich zeigen, und es müssen die Ergebnisse nach mindestens 5–10 Jahre Standzeit ausgewertet werden (Abb. 9.48 und 9.49).

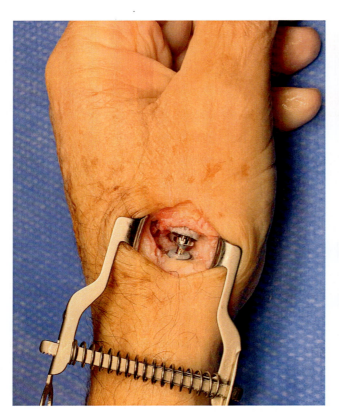

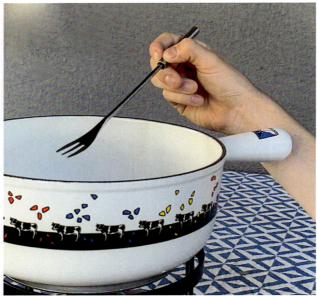

■ **Abb. 9.50** Notwendige aktive Beweglichkeit am Daumen: IP-Gelenk und DIP-Gelenk des Zeigefingers zum Drehen der langen Gabel für Schweizer Käsefondue. (Copyright © Stephan Schindele) (© Stephan Schindele, Zürich)

■ **Abb. 9.49** Intraoperatives Bild einer zementfrei implantierten „Touch"-Daumensattelgelenktotalendoprothese mit Duo-Mobility-Kopf aus Metall/Polyethylen. (© Stephan Schindele, Zürich)

9.5 Arthrose am Daumenendgelenk

9.5.1 Einleitung

Das Endgelenk oder das interphalangeale (IP) Gelenk des Daumens ist nach dem Daumensattelgelenk das zweitwichtigste Gelenk für die Beweglichkeit und allgemeine Funktionalität des Daumens. Neben nur kleinen Rotationsbewegungen steht vor allem die Streckung und Beugung des Endgliedes im Vordergrund. Jemec et al. heben jedoch die wichtige Existenz einer IP-Gelenkrotationsmobilität hervor, um die Fein- und Präzisionsmotorik beim Greifen zum Zeigefinger zu optimieren (Jemec et al. 2010). Das Endgelenk macht das präzise Greifen kleiner Gegenstände möglich, wobei Mobilität und Stabilität eine große Rolle spielen. So erfordert sowohl das Drehen kleiner Gegenstände als auch das Halten und Drehen einer Schweizer Fonduegabel zwischen Daumen und Zeigefinger und das Halten eines Stifts beim Schreiben eine ausreichende Beweglichkeit in diesem Gelenk (■ Abb. 9.50).

Degenerative Veränderungen am Endgelenk des Daumens sind eher selten und betreffen mehr die weiter proximal vorgeschalteten Gelenke wie das Daumensattelgelenk und das Grundgelenk. Insbesondere in fortgeschrittenen Verläufen einer rheumatoiden Arthritis kann es jedoch aufgrund einer erheblichen Knocheneinschmelzung zu einer ausgeprägten Instabilität mit Fehlstellung des Endgliedes meist in erheblicher Überstreckstellung kommen (■ Abb. 9.51).

Wie an allen Fingergelenken werden primär für die Behandlung der Erkrankung konservative Therapiemaßnahmen gewählt, mit dem Ziel der Schmerzlinderung. Gängige Optionen sind lokale abschwellende Maßnahmen, Steroidinfiltrationen oder der Einsatz von Analgetika mit Verminderung der entzündlichen Begleitreaktion.

Die Diagnosesicherung ist bildgebend in der Regel mit einfachen Röntgenaufnahmen in 2 Ebenen ausreichend, sodass eine weiterführende Diagnostik in der Regel nicht nötig ist.

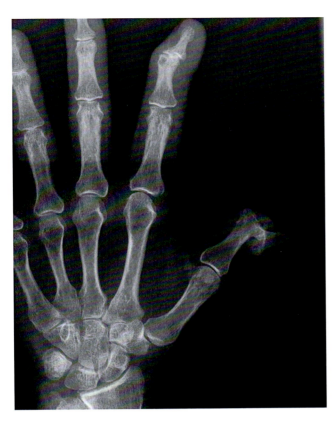

◘ **Abb. 9.51** Ausgeprägte isolierte IP-Degeneration. Daumen bei rheumatoider Arthritis und massiver Instabilität im Endgelenk des Daumens. (© Stephan Schindele, Zürich)

9.5.2 Operative Möglichkeiten für die Daumenendgelenkarthrose

Im Falle eines Scheiterns des konservativen Ansatzes stehen zwei operative Behandlungen zur Wahl.

> Als Goldstandard der operativen Behandlung der Daumenendgelenkarthrose wird, wie an den Endgelenken der Fingerstrahlen, eine Arthrodese angesehen.

Die Versteifung oder Arthrodese des Gelenks führt zu einer schmerzfreien Situation, wobei die Funktionalität des Daumens relativ deutlich eingeschränkt wird. Das Greifen und Aufheben kleiner Objekte von Oberflächen, beispielsweise Büroklammern, stellt für Patienten eine große Herausforderung dar und kann im Alltag sehr einschränkend sein, insbesondere wenn durch degenerative Prozesse auch das Grund- oder Daumensattelgelenk betroffen sind. Obwohl die Arthrodese des Endgelenks eindeutig eine erhebliche Bewegungslimitierung nach sich zieht, muss sie aufgrund der niedrigen Komplikationsrate und der guten Kraft und Stabilität als Goldstandard angesehen werden. Insbesondere Patienten, die im Alltag schwere manuelle Tätigkeiten ohne präzise Feinbelastungen ausführen, profitieren langfristig von der Arthrodese.

Eine beweglichkeitserhaltende Alternative ist die Arthroplastik mit einem künstlichen Gelenkersatz. Die Arthroplastik ist an den Interphalangealgelenken der Finger etabliert und stellt zumindest an den Mittel- und Grundgelenken von Zeige- bis Kleinfinger den Goldstandard dar. An den Endgelenken der Finger bietet der Kunstgelenkersatz mittels eines Silikonimplantates mittlerweile eine Alternative dar und sollte bei jeder Indikation zu einem operativen Eingriff mit dem Patienten diskutiert werden.

Bis heute gibt es nur sehr wenig Literatur zum Kunstgelenkersatz des Daumenendgelenks, und es fehlen auch entsprechende Langzeitergebnisse. Vorgestellt wurden Einzelberichte und Studien mit kleineren Fallzahlen, in denen der Gelenkersatz entweder durch ein Silikon- oder ein Oberflächengleitimplantat beschrieben wurden (Grüber et al. 2020; Schindele et al. 2019).

Essenziell für eine gute Funktion des Endgelenks mit einem Kunstgelenk ist ein stabiler Seitenbandapparat, der die nötige Stabilität insbesondere auf der ulnaren Seite beim Zangengriff zum Zeigefinger gewährleistet. Ohne diese Stabilität verliert der Gelenkersatz seinen Vorteil und es sollte im Zweifelsfall die Arthrodese gewählt werden.

9.5.3 Technik der Arthrodese des Endgelenks am Daumen

Wie auch an den Endgelenken der Finger können verschiedene Zugänge je nach Erfahrung und Bedürfnis des Operateurs gewählt werden. Wir verwenden eine quere Inzision direkt über dem Endgelenk, welche bei Bedarf H-förmig nach proximal und distal verlängert werden kann. Dann erfolgen die quere Tenotomie der Sehne des Extensor pollicis longus (EPL) und Darstellung des Gelenks. Große Osteophyten werden abgetragen und es erfolgt eine Synovialektomie die Gelenkes. Dann erfolgt die sparsame Resektion des sklerotischen Knochens am Grundgliedkopf und an der Basis des Endglieds bis guter spongiöser Knochen vorliegt. Wir verwenden normalerweise eine retrograde Zugschraubentechnik mit einer 2,4 mm durchmessende Kortikalisschraube, allerdings können auch kopflose Schrauben oder gekreuzte Kirschner-Drähte zum Einsatz kommen (◘ Abb. 9.52, 9.53, 9.54 und 9.55). Im Gegensatz zum DIP-Gelenk der Finger sollte der Arthrodesewinkel immer in einer diskreten Beugestellung von 5°–15° gewählt werden, um den Zangengriff zum Zeigefinger mit der Daumenkuppe realisieren zu können. Dies sollte intraoperativ entsprechend kontrolliert werden. Post-

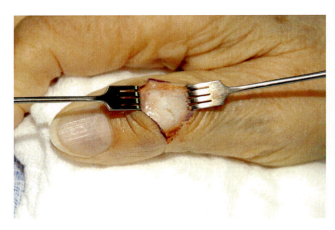

● **Abb. 9.52** IP-Gelenk Arthrodese am Daumen: Quere Hautinzision mit Darstellung der EPL-Sehne (Extensor pollicis longus), die direkt über dem Gelenk quer tenotomiert wird. (© Stephan Schindele, Zürich)

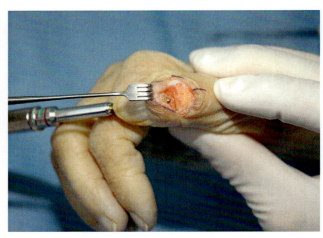

● **Abb. 9.54** IP-Gelenk Arthrodese am Daumen: Nach Anfrischen der Arthrodeseflächen wird eine 2,4-mm durchmessende Schraube zur Fixierung verwendet. (© Stephan Schindele, Zürich)

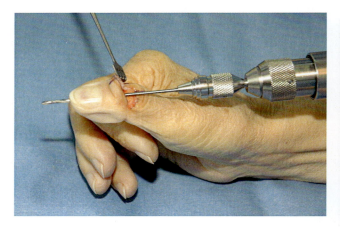

● **Abb. 9.53** IP-Gelenk Arthrodese am Daumen: Anterogrades Bohren am Endglied für eine Zugschraubentechnik. (© Stephan Schindele, Zürich)

operativ erfolgt je nach Kompression der Osteosynthese eine Immobilisation für sechs bis acht Wochen in einer Schiene und nach radiologisch bestätigter Konsolidierung dann der Belastungsaufbau.

9.5.4 Technik des Kunstgelenkersatzes am Daumenendgelenk

Sowohl die Daumenendgelenkarthroplastik als auch die Arthrodese können entweder in Lokalanästhesie, Regionalblock oder Vollnarkose durchgeführt werden. Im Gegensatz zur Arthrodese wird ein H- oder Y-förmiger Hautschnitt für eine bessere Übersicht empfohlen. Dies ermöglicht eine gute Übersicht über die

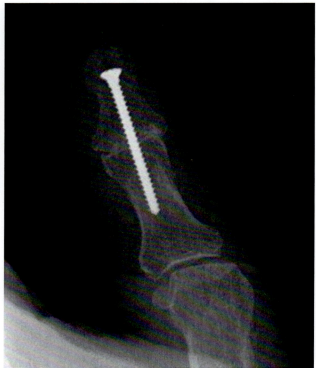

● **Abb. 9.55** IP-Gelenk Arthrodese am Daumen: Abschließende radiologische Kontrolle nach Fixierung mit einer Schraube, die im Endglied versenkt werden sollte. (© Stephan Schindele, Zürich)

EPL-Sehne, die ebenfalls quer tenotomiert werden muss und am Ende des Eingriffes wieder stabil vernäht werden sollte. Nach Entfernung der Osteophyten und nach Synovialektomie kann die Präparation des Knochens zur Implantation des Kunstgelenks beginnen. Nachdem wir ursprünglich mit einem Silikonimplantat begonnen haben, verwenden wir aus Stabilitätsgründen zunehmend einen Oberflächenersatz. Hierfür werden der Mittelgliedkopf und die Endgliedbasis B entsprechend der Technik am Fingermittelgelenk reseziert (siehe ▶ Abschn. 9.3). Aus Stabilitätsgründen sollte dabei das ulnare Kollateralband nicht gelöst, sondern geschont werden. Für einen besseren Überblick zur Vorbereitung der Resektionsschnitte kann jedoch das radiale Kollateralband subtotal am Knochen proximal abgelöst werden. Nach Einsetzen der Probeprothese und Kontrolle der Achsausrichtung sowie der Stabilität kann dann auf die Originalkomponenten gewechselt werden. Abschließend ist eine stabile Naht der initial quer durchtrennten EPL-Sehne nötig, wobei eine Überstreckung verhindert werden sollte, um die Beugefähigkeit im postoperativen Verlauf nicht zu sehr einzuschränken.

Postoperativ erfolgt durchschnittlich für drei bis vier Wochen eine Immobilisation in vollständiger Extension und dann Beginn mit einer belastungsfreien aktiven und passiven Mobilisation des Endgelenks bis sechs bis acht Wochen postoperativ (◘ Abb. 9.56 und 9.57).

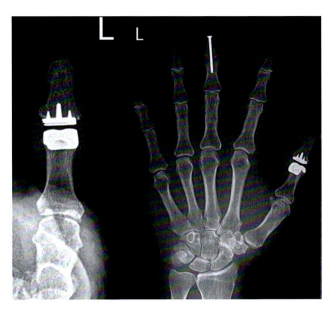

◘ **Abb. 9.57** Kunstgelenkersatz am IP-Gelenk des Daumens mit radiologischer Kontrolle sechs Wochen postoperativ. (© Stephan Schindele, Zürich)

Literatur

Bachoura A, Yakish EJ, Lubahn JD (2018) Survival and long-term outcomes of thumb metacarpal extension osteotomy for symptomatic carpometacarpal laxity and early basal joint arthritis. J Hand Surg Am 43:772.e771–772.e777.

Badia A, Khanchandani P (2007) Treatment of early basal joint arthritis using a combined arthroscopic debridement and metacarpal osteotomy. Tech Hand Up Extrem Surg 11:168–173.

Bellemère P (2019) Medium- and long-term outcomes for hand and wrist pyrocarbon implants. J Hand Surg Eur 44:887–897.

Brodbeck M, Schindele S (2020) Arthroplastik des proximalen Interphalangealgelenks mit CapFlex-Oberflächenersatz und Silikonspacer. In: Unglaub F (Hrsg) Hand und Handgelenk. Meistertechniken in der operativen Orthopädie und Unfallchirurgie. Springer, Berlin Heidelberg.

Brunelli G, Monini L, Brunelli F (1989) Stabilisation of the trapeziometacarpal joint. J Hand Surg Br 14:209–212.

Cebrian-Gomez R, Lizaur-Utrilla A, Sebastia-Forcada E, Lopez-Prats FA (2019) Outcomes of cementless joint prosthesis versus tendon interposition for trapeziometacarpal osteoarthritis: a prospective study. J Hand Surg Eur 44:151–158.

Davis TR, Brady O, Dias JJ (2004) Excision of the trapezium for osteoarthritis of the trapeziometacarpal joint: a study of the be-

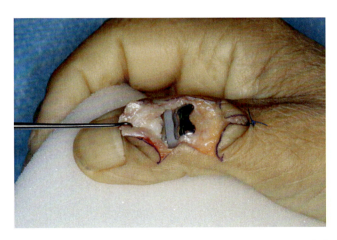

◘ **Abb. 9.56** IP-Gelenk Totalendoprothese mit einer zementfrei implantierten CapFlex-PIP-Oberflächengleitprothese mit Gleitfläche aus poliertem Metall und Polyethylen, die eigentlich für das PIP-Gelenk entwickelt wurde. (© Stephan Schindele, Zürich)

nefit of ligament reconstruction or tendon interposition. J Hand Surg Am 29:1069–1077.

Degeorge B, Athlani L, Dap F, Dautel G (2018) Proximal interphalangeal joint arthroplasty with Tactys®: clinical and radiographic results with a minimum follow-up of 12 months. Hand Surg Rehabil 37:218–224.

Eaton RG, Glickel SZ (1987) Trapeziometacarpal osteoarthritis. Staging as a rationale for treatment. Hand Clin 3:455–471.

Eaton RG, Littler JW (1973) Ligament reconstruction for the painful thumb carpometacarpal joint. J Bone Joint Surg Am 55:1655–1666.

Epping W, Noack G (1983) Surgical treatment of the saddle joint arthrosis. Handchir Mikrochir Plast Chir 15:168–176.

Flannery O, Harley O, Badge R, Birch A, Nuttall D, Trail IA (2016) MatOrtho proximal interphalangeal joint arthroplasty: minimum 2-year follow-up. J Hand Surg Eur 41:910–916.

Freedman DM, Eaton RG, Glickel SZ (2000) Long-term results of volar ligament reconstruction for symptomatic basal joint laxity. J Hand Surg Am 25:297–304.

Gangopadhyay S, McKenna H, Burke FD, Davis TR (2012) Five- to 18-year follow-up for treatment of trapeziometacarpal osteoarthritis: a prospective comparison of excision, tendon interposition, and ligament reconstruction and tendon interposition. J Hand Surg Am 37:411–417.

Gerace E, Royaux D, Gaisne E, Ardouin L, Bellemère P (2020) Pyrocardan® implant arthroplasty for trapeziometacarpal osteoarthritis with a minimum follow-up of 5 years. Hand Surg Rehabil 39:528–538.

Grüber L, Kohut G, Voser T (2020) Thumb interphalangeal joint replacement as an alternative to joint fusion. Adv Orthop 2020:2961523.

Jemec B, Verjee LS, Jain A, Sandford F (2010) Rotation in the interphalangeal thumb joint in vivo. J Hand Surg Am 35:425–429.

Langer M, Grünert J, Unglaub F, Richter M, van Schoonhoven J, Oeckenpöhler S (2021) Die Resektionsarthroplastik des Daumensattelgelenks mit ihren Varianten. Oper Orthop Trauma 33:183–199.

Lauwers TM, Brouwers K, Staal H, Hoekstra LT, van der Hulst RR (2016) Early outcomes of Pyrocardan® implants for trapeziometacarpal osteoarthritis. Hand Surg Rehabil 35:407–412.

Linscheid R, Murray P, Vidal M, Beckenbaugh R (1997) Development of a surface replacement arthroplasty for proximal interphalangeal joints. J Hand Surg Am 22:286–298.

Marks M, Hensler S, Wehrli M, Scheibler AG, Schindele S, Herren DB (2017) Trapeziectomy with suspension-interposition arthroplasty for thumb carpometacarpal osteoarthritis: a randomized controlled trial comparing the use of allograft versus flexor carpi radialis tendon. J Hand Surg Am 42:978–986.

Merle M, Villani F, Lallemand B, Vaienti L (2012) Proximal interphalangeal joint arthroplasty with silicone implants (NeuFlex) by a lateral approach: a series of 51 cases. J Hand Surg Eur 37:50–55.

Neukom L, Marks M, Hensler S, Kündig S, Herren DB, Schindele S (2020) Silicone arthroplasty versus screw arthrodesis in distal interphalangeal joint osteoarthritis. J Hand Surg Eur 45:615–621.

Reischenböck V, Marks M, Herren DB, Schindele S (2020) Surface replacing arthroplasty of the proximal interphalangeal joint using the CapFlex-PIP implant: a prospective study with 5-year outcomes. J Hand Surg Eur 46(5):496–503.

Schindele S, Lautenbach M (2020) Endoprothetik der Fingermittelgelenke. Handchirurgie Scan 09:191–205.

Schindele S, Marks M, Herren DB (2019) Thumb interphalangeal joint replacements with silicone and surface gliding implants. A case report. J Hand Surg Eur 44:649–651.

Schindele SF, Altwegg A, Hensler S (2017) Surface replacement of proximal interphalangeal joints using CapFlex-PIP. Oper Orthop Traumatol 29:86–96.

Schindele SF, Hensler S, Audigé L, Marks M, Herren DB (2015) A modular surface gliding implant (CapFlex-PIP) for proximal interphalangeal joint osteoarthritis: a prospective case series. J Hand Surg Am 40:334–340.

Schindele SF, Sprecher CM, Milz S, Hensler S (2016) Osteointegration of a modular metal-polyethylene surface gliding finger implant: a case report. Arch Orthop Trauma Surg 136:1331–1335.

Simmen BR (1993) Der palmare Zugang zur Arthroplastik des proximalen Interphalangeal-Fingergelenkes. Operat Orthop Traumat 5:112–123.

Swanson AB (1972) Flexible implant arthroplasty for arthritic finger joints: rationale, technique, and results of treatment. J Bone Joint Surg Am 54:435–455.

Van Giffen N, van Ransbeeck H, De Smet L (2002) Stabilization of the pre-arthritic trapeziometacarpal joint using ligament reconstruction. Chir Main 21:277–281.

Vandenberghe L, Degreef I, Didden K, Fiews S, De Smet L (2013) Long term outcome of trapeziectomy with ligament reconstruction/tendon interposition versus thumb basal joint prosthesis. J Hand Surg Eur 38:839–843.

Wilder FV, Barrett JP, Farina EJ (2006) Joint-specific prevalence of osteoarthritis of the hand. Osteoarthr Cartil 14:953–957.

Wilson JN, Bossley CJ (1983) Osteotomy in the treatment of osteoarthritis of the first carpometacarpal joint. J Bone Joint Surg Br 65:179–181.

Yamamoto M, Malay S, Fujihara Y, Zhong L, Chung KC (2017) A systematic review of different implants and approaches for proximal interphalangeal joint arthroplasty. Plast Reconstr Surg 139:1139e–1151e.

Zhu AF, Rahgozar P, Chung KC (2018) Advances in proximal interphalangeal joint arthroplasty: biomechanics and biomaterials. Hand Clin 34:185–194.

Nervenkompressionssyndrome

Arne Hendrik Böcker, Jörg Bahm und Leila Harhaus-Wähner

Inhaltsverzeichnis

- 10.1 Einleitung – 204
- 10.1.1 Definition – 204
- 10.1.2 Pathophysiologie – 204
- 10.1.3 Diagnostik – 204

- 10.2 Kompressionssyndrome des N. medianus – 205
- 10.2.1 Anatomie – 205
- 10.2.2 Proximale Kompressionssyndrome des N. medianus – 205

- 10.3 Kompressionssyndrome des N. radialis – 211
- 10.3.1 Anatomie – 211
- 10.3.2 Proximale Kompression N. radialis – 211
- 10.3.3 Kompression des Ramus profundus des N. radialis – 212
- 10.3.4 Wartenberg-Syndrom – 214

- 10.4 Kompressionssyndrome des N. ulnaris – 216
- 10.4.1 Anatomie – 216

- 10.5 Zusammenfassung – 220

- Literatur – 221

© Der/die Herausgeber bzw. der/die Autor(en), exklusiv lizenziert an Springer-Verlag GmbH, DE, ein Teil von Springer Nature 2024
C. K. Spies et al. (Hrsg.), *Expertenwissen Handchirurgie*, https://doi.org/10.1007/978-3-662-68413-9_10

10.1 Einleitung

10.1.1 Definition

Ein Nervenkompressionssyndrom ist definiert als eine druckinduzierte, segmentale Kompression eines peripheren Nervs aufgrund einer anatomischen Enge oder eines anderen pathologischen Prozesses (Diabetes mellitus, Raumforderung, Trauma etc.) (Toussaint et al. 2010).

10.1.2 Pathophysiologie

Die komprimierende Struktur (z. B. Bandstruktur, Tumor) erzeugt zunächst Druck auf die epineural verlaufenden Vasa nervorum, woraus eine lokale Minderversorgung des peripheren Nervs resultiert. Die anhaltende Perfusionsminderung führt zu einem intra- und perineuronalen Ödem, welches bei einer Chronifizierung eine intraneurale und extraneurale Narbenbildung mit einer irreversiblen Verhärtung und Verdickung des betroffenen Nervs verursacht. Als Folge kommt es zu einer zusätzlichen Verschlechterung der Nervenkompressionssymptomatik. Im weiteren Verlauf kann der Druck auch direkt die Myelinscheide und axonale Struktur schädigen, woraus eine Axonotmesis resultiert. Dieser Schaden kann in Abhängigkeit der Läsionszeit und -stärke irreversibel sein. Generell gilt, dass das Risiko einer chronischen Schmerzsymptomatik vermindert werden kann, je schneller die Behandlung der Nervenkompression erfolgt (Menorca et al. 2013; Toussaint et al. 2010).

10.1.3 Diagnostik

Die Diagnosestellung in der Behandlung von peripheren Nervenkompressionssyndromen ist multimodal durchzuführen. Apparative Verfahren wie die Elektroneurografie, Neurosonografie oder die MR-Neurografie können eine dezidierte klinische Untersuchung nicht ersetzen, sondern sind vielmehr als eine wichtige Ergänzung zur Indikationsstellung für oder gegen eine operative Therapie zu sehen. Auch für die Beurteilung möglicher differenzialdiagnostischer Ursachen spielen sie eine wichtige Rolle.

Klinische Untersuchung

In der klinischen Untersuchung peripherer Nerven gibt es eine Vielzahl an verschiedenen spezifischen Test für die Diagnose einer peripheren Nervenkompression. Im Folgenden werden die grundsätzlichen Prinzipien und allgemeinen Tests für die klinische Diagnose einer peripheren Nervenkompression thematisiert. Für die Bestimmung der genauen peripheren Nervenkompressionssymptomatik ist eine exakte anatomische Kenntnis des peripheren Verlaufs des Nervs sowie über dessen Abgänge notwendig. Hiermit kann bereits die Höhe der Nervenkompressionssymptomatik definiert werden.

Das direkte Beklopfen des peripheren Nervs auf Höhe der Nervenkompression führt in der Regel zu einer einstechenden Schmerzsymptomatik im anatomischen Verlauf des peripheren Nervs. Dieser als Hoffmann-Tinel-Zeichen bezeichnete Test führt zu einer Reizstimulation des Nervs bei einer vorhandenen Nervenschädigung. Ein regelmäßiges Beklopfen im anatomischen Verlauf eines nicht kompromittierten Nervs führt hingegen zu keiner klinischen Schmerzsymptomatik. Alternativ kann ebenfalls der sogenannte Scratch-Collapse-Test zur Bestimmung der Höhe der peripheren Nervenkompression durchgeführt werden. Hierbei wird der Patient gebeten, 90° im Ellenbogengelenk zu beugen. Der Untersucher führt eine forcierte Innenrotation auf die Unterarme aus, die der Patient mit einer forcierten Außenrotation entgegnet. Der Untersucher führt nun ein leichtes Kratzen über der vermuteten Höhe der Nervenkompression durch. Bei einem positiven Scratch-Collapse-Test kommt es bei der sofort im Anschluss erneut durchgeführten forcierten Innenrotation der Unterarme zu einem Widerstandsverlust vonseiten des Patienten. Der Scratch-Collapse-Test hat für das Karpaltunnel- und das Kubitaltunnelsyndrom eine höhere Sensitivität als das Hoffmann-Tinel-Zeichen und ist somit ein wichtiger diagnostischer Test im klinischen Alltag (Cheng et al. 2008).

Elektroneuro- und Elektromyografie

Die Elektroneurografie ermöglicht die Bestimmung der Nervenleitgeschwindigkeit und ist somit insbesondere für die Evaluation einer Leitungsverminderung durch eine Kompressionsstelle ein wichtiges Diagnostikum. Anzeichen einer segmentalen Demyelinisierung spiegeln sich in einer verminderten Nervenleitgeschwindigkeit oder einer geringeren Amplitude wider. Durch die Ableitung von motorischen (z. B. distale motorische Latenz) oder sensorischen Potenzialen können Schädigungen verschiedener Faserqualitäten differenziert werden. Die Elektroneurografie hat für die Diagnostik und Beurteilung einer Nervenkompressionssymptomatik einen hohen Stellenwert und kann insbesondere wichtige Hinweise zum regenerativen Verlauf geben.

Bei länger anhaltender nervaler Schädigung stellt die Elektromyografie ebenfalls ein wichtiges Diagnostikum dar. Eine Denervierung des Muskels führt zu messbaren Fibrillationen des Muskels und positiven „sharp waves" (Buchthal et al. 1974). Durch die Ableitung von Muskelpotenzialen kann die Elektromyografie wichtige Aussagen für die Prognose treffen.

Neurosonografie

Die Neurosonografie aus erfahrener Hand hat ebenfalls eine zentrale Funktion in der Diagnostik der Nervenkompressionssyndrome. Durch die Möglichkeit einer dynamischen Untersuchung kann zum einen die Gleitfähigkeit des Nervs in der betroffenen anatomischen Enge beurteilt werden, zum anderen ist ein direkter Kompressionsnachweis durch die Visualisierung eines verminderten Nervenquerschnitts möglich.

Obwohl die Neurosonografie seit 20 Jahren einen festen Stellenwert in der Diagnostik von peripheren Nervenkompressionssyndromen hat, ist bis zum heutigen Zeitpunkt wohl aufgrund des untersucherabhängigen, subjektiven Charakters kein Standard in der Untersuchungsmethode definiert.

MR-Neurografie

Die MR-Neurografie ist ein neueres bildgebendes Verfahren zur Darstellung der peripheren Nerven.

Eine direkte Visualisierung des Nervs ist unabhängig vom Zeitpunkt der Schädigung und der Topografie des Nervs möglich. Die Waller-Degeneration als Ausdruck einer ausgeprägten Schädigung des peripheren Nervs ist bereits nach 48 h visualisierbar. Insbesondere bei nicht eindeutigen Ergebnissen in der Elektroneurografie und der Neurosonografie kann die MR-Neurografie wichtige Hinweise für das Vorliegen eines Nervenkompressionssyndroms liefern (Bäumer et al. 2014).

Aktuell ist die Technik jedoch nur limitiert verfügbar und nicht für jeden Patienten gleichermaßen geeignet. Limitationen bestehen insbesondere bei Kindern oder Patienten mit einer ausgedehnten osteosynthetischen Versorgung.

10.2 Kompressionssyndrome des N. medianus

10.2.1 Anatomie

Der N. medianus entspringt aus den Wurzeln C5–C8 des Plexus brachialis. Auf Höhe des Oberarms liegt der N. medianus am Septum intermusculare mediale medial der A. brachialis. Distal des Ellenbogengelenks verläuft er unterhalb des Lacertus fibrosus und tritt zwischen den muskulären Köpfen des M. pronator teres in den Unterarm ein. Hier gibt er auch die motorischen Äste zum Muskel ab. Distal davon verlassen dann die motorischen Äste zum M. flexor carpi radialis und M. palmaris longus auf der ulnaren Seite den N. medianus. Der M. flexor digitorum superficialis dient dem N. medianus als Leitstruktur im Unterarm und wird über 2–3 motorische Äste versorgt, welche ebenfalls ulnar den N. medianus verlassen. Radial zweigt ca. 8 cm distal des Ellenbogens der N. interosseus anterior ab. Dieser ist isoliert für die motorische Innervation des M. flexor digitorum profundus 2–3, des M. flexor pollicis longus und des M. pronator quadratus verantwortlich. Im Bereich des distalen Unterarms verläuft der N. medianus unterhalb der M. palmaris longus-Sehne und gibt ca. 4–6 cm vor Erreichen der Raszetta den Ramus palmaris ab, welcher für die sensible Innervation der Thenarregion verantwortlich ist. Auf Höhe der Raszetta verläuft der N. medianus in den Karpaltunnel hinein. Distal des Karpaltunnels geht in der Regel der rein motorische R. thenaris vom N. medianus ab. Dieser versorgt die Thenarmuskulatur der Hand und spielt somit eine entscheidende Rolle für die Oppositionsfähigkeit des Daumens. Die N. digitales communes geben dann noch die letzten motorischen Äste zu den Mm. lumbricales 2–3 ab.

10.2.2 Proximale Kompressionssyndrome des N. medianus

Pronator-teres-Syndrom

Ätiologie, Pathogenese

Das Pronator-teres-Syndrom (PTS) ist ein seltenes Nervenkompressionssyndrom. Hierbei kommt es zu einer Kompression des N. medianus zwischen den Köpfen des M. pronator teres und der Faszie des M. flexor digitorum superficialis. Alternativ ist ebenfalls eine Kompression durch den Lacertus fibrosus oder das sog. Struthers-Ligament möglich. Die genaue Pathogenese des Pronator-teres-Syndroms ist noch nicht eindeutig geklärt. Die Kompressionssymptomatik mit den resultierenden histologischen Veränderung im N. medianus sind überwiegend aus dem Tiermodell hergeleitet und noch nicht eindeutig auf den Menschen übertragen worden (Assmus und Antoniadis 2015).

Grundsätzlich wird die Existenz des PTS in der Literatur kontrovers diskutiert (Pham et al. 2014).

Klinisches Bild

Schmerzen bei Flexion und Supination im Ellenbogen gegen Widerstand sprechen für eine Kompression auf Höhe des Lacertus fibrosus. Eine Schmerzsymptomatik bei Pronation gegen Widerstand und Ellenbogenbeugung spricht eher für eine Kompressionssymptomatik auf Höhe des M. pronator teres. Bei Beugung des M. flexor digitorum superficialis gegen Widerstand wird der Sehnenspiegel des Muskels angespannt und kann ebenfalls zur Kompression führen. Alternativ kann ein Pronatorkompressionstest durchgeführt werden. Hierbei wird mit den Daumen Druck auf den proximal-lateralen Rand des Muskelbauches des M. pronator teres am palmaren Unterarm ausgeübt. Bei Vorliegen einer

Schmerzsymptomatik nach 30 s im Innervationsgebiet des N. medianus gilt der Test als positiv.

Ist die Schmerz- und motorische Symptomatik bei Belastung oder Kraftsport zu reproduzieren, spricht man von einem dynamischen PTS.

Eine Differenzierung zwischen dem PTS und dem später beschriebenen N. interosseus anterior-Syndrom ist klinisch schwer zu beurteilen. Beim PTS kann auch eine Sensibilitätsminderung Teil des Befundes sein bei gleichzeitig erhaltener Funktion des M. pronator teres. Eine Differenzierung ist mittels einer zusätzlichen EMG-Untersuchung möglich.

Diagnostik

Elektroneurografische Untersuchungen zeigen erfahrungsgemäß kein eindeutiges Bild für das Vorliegen eines PTS (Bridgeman et al. 2007). In der Neurosonografie und in der MR-Neurografie ist meistens nur eine Atrophie der entsprechenden Kennmuskulatur nachzuweisen. Somit gibt es bis zum heutigen Zeitpunkt kein bildgebendes Verfahren, welches das Vorliegen eines PTS eindeutig nachweisen kann. Die genaue Anamneseerhebung und klinische Untersuchung sind daher essenziell für die Diagnosefindung (◘ Abb. 10.1).

Therapie

Konservative Therapie

Im frühen Stadium sind eine Schienentherapie und eine temporäre medikamentös antiphlogistische Therapie indiziert. Bei persistierender Schmerz- und Ausfallsymptomatik sollte die Durchführung einer operativen Maßnahme erwogen werden.

Chirurgische Therapie

- **Indikation**

Die Indikationsstellung für eine operative Therapie ist durch die unspezifische klinische Symptomatik und nicht eindeutige bildgebenden Symptomatik erschwert.

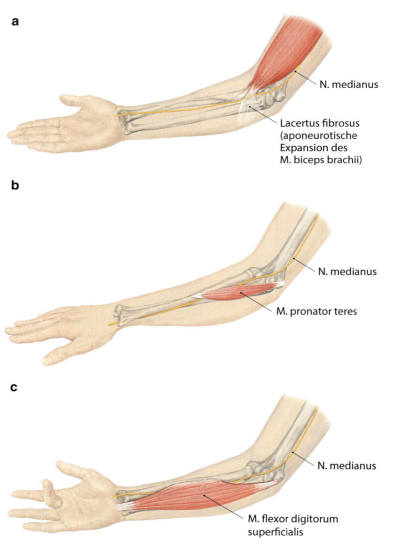

◘ **Abb. 10.1** Die 3 dynamischen Tests nach Spinner. Die Tests dienen der Lokalisationsbestimmung der Nervenkompression beim PTS. Unter Hinzuziehen der radiologischen und elektroneurografischen Bildgebung kann die Höhe der Nervenkompression unter Umständen besser definiert werden. Spinner (1972) beschrieb typische Provokationstests, die zur Identifizierung einer Kompression bestimmter Strukturen des Unterarms dienen. Tritt bei Beugung und Supination des Unterarms gegen Widerstand Schmerzen auf, deutet dies auf eine Kompression im Bereich des Lacertus fibrosus oder unter der Struthers-Arkade hin (◘ Abb. 10.1a, b). Eine Schmerzverstärkung bei der Streckung des pronierten Unterarms gegen Widerstand spricht für eine Kompression im Bereich des M. pronator, während eine Zunahme der Schmerzen bei Beugung des Mittelfingers gegen Widerstand auf eine Kompression an der Durchtrittsstelle des N. medianus unter der bindegewebigen Arkade des M. flexor digitorum superficialis hindeutet (◘ Abb. 10.1c)

Provokationstests wie die Kompression des M. pronator teres können jedoch bei passender Gesamtkonstellation der Symptome einen wichtigen Hinweis für die Operationsindikation sein.

- **Technik**
1. Operation mit Lupenbrillenvergrößerung.
2. S-förmige Schnittführung über der Ellenbeuge.
3. Unter Schonung der Nn. cutanei antebrachii Darstellung des N. medianus in der Tiefe proximal der Bizepssehne.
4. Spaltung des Lacertus fibrosus und Darstellung des N. medianus radial von der A. brachialis.
5. Durchtrennung der sehnigen Arkaden des Lacertus fibrosus, M. pronator teres und M. flexor digitorum superficialis.
6. Palpatorisch dürfen keine weiteren komprimierenden Residuen im Verlauf des N. medianus verbleiben.
7. Einbetten des Nervs mittels Fibrinkleber als Adhäsionsprophylaxe, um eine direkte Verklebung des Nervs mit dem perinervalen Gewebe zu vermeiden.

N.-interosseus-anterior-Syndrom (Synonym: Kiloh-Nevin-Syndrom)

Ätiologie, Pathogenese

Der N. interosseus anterior (NIA) wird in der Literatur häufig als rein motorischer Nerv mit einhergehender Schmerzkomponente beschrieben. Neben der motorischen Ansteuerung des M. flexor pollicis longus sowie der M. flexor digitorum profundus-II–III-Sehnen und des M. pronator quadratus spielt der NIA eine wichtige Rolle in der Schmerzafferenz und der Propriozeption des Handgelenks. Mögliche Engstellen für die Kompression des NIA sind die sehnige Arkade des M. flexor digitorum superficialis, der ulnare Kopf des M. pronator teres oder anatomische Variationen (zusätzliche Muskeln, z. B. Gantzer-Muskel, vaskuläre Anomalien). Sekundäre Schädigungen mit traumatischer oder iatrogener Ursache sind weitere Ätiologien.

Fortschritte in der radiologischen Bildgebung weisen jedoch darauf hin, dass beim N. interosseus anterior-Syndrom (NIAS) nicht die Kompressionssymptomatik im Vordergrund steht, sondern vielmehr eine intranervale Faszikeltorsion vorliegt (Poetschke et al. 2021). Größtenteils ist eine klare Abgrenzung zum oben beschrieben PTS in der klinischen Praxis nicht möglich. Generell sind beim NIAS eher die Muskelschwäche und Schmerzsymptomatik betont, wohingegen beim PTS noch ein zusätzliches sensorisches Defizit möglich ist (Haußmann 1993).

Klinisches Bild

Aufgrund der isolierten Kompression des NIA steht meist die motorische Funktionseinschränkung des M. flexor pollicis longus, des M. flexor digitorum profundus II–III sowie des M. pronator quadratus im Vordergrund. Dies spiegelt sich in Problemen beim Schreiben sowie der Unfähigkeit, ein „O" mit dem Zeigefinger und dem Daumen zu formen, wider. Differenzialdiagnostisch muss die Ruptur der Sehne des M. flexor pollicis longus immer mit in Betracht gezogen werden.

Diagnostik

Die Elektroneurografie zeigt in der Regel unspezifische Zeichen, etwa eine verlängerte motorische Weiterleitung, und ist somit für die Diagnosestellung eher ungeeignet. In der Elektromyografie können Denervierungspotenziale in den Kennmuskeln ebenfalls hinweisend für das Vorliegen eines N.-nterosseus anterior-Syndroms sein. Bei dem Verdacht auf eine Faszikeltorsion kann der Nachweis durch die MR-Neurografie oder die Neurosonografie erbracht werden. Hierbei ist darauf zu achten, dass die langstreckige Darstellung des Nervs vom Oberarm bis zum proximalen Unterarm erfolgt, um eine Faszikeltorsion sicher auszuschließen.

Therapie

Konservative Therapie

Aufgrund der hohen Spontanrückbildungsrate ist die Therapie des NIAS meist konservativ. Bei ausbleibender Restitutio ad integrum nach 3–6 Monaten besteht die Indikation zur operativen Versorgung. Sollte eine akute Faszikeltorsion bestätigt werden, kann auch eine lokale Revision auf Höhe der Faszikeltorsion erforderlich sein.

Chirurgische Therapie

Die chirurgische Therapie des NIAS zielt in erster Linie darauf ab, eine Dekompression des N. interosseus anterior durchzuführen. Findet man an den oben genannten Engstellen keine Nervenkompressionssymptomatik, so ist die Exploration des N. medianus proximal der Ellenbeuge indiziert. Hier sollte insbesondere darauf geachtet werden, eine Kompressionssymptomatik durch einen Processus supracondylaris, ein Struthers-Band, einen abnormen Lacertus fibrosus oder einen zusätzlichen Bizepskopf zu erkennen (Haußmann 1993).

Neue bildgebende Verfahren, wie die MR-Neurografie, konnten jedoch zeigen, dass bei diesem Krankheitsbild eine Faszikeltorsion des Nervs vorliegen kann.

Die interne Neurolyse mit Eröffnung des Epineuriums gehört somit neuerdings genauso zum Armamentarium der chirurgischen Behandlung des NIAS wie der interfaszikuläre Ersatz mittels autologen Nerventransplantats. Dies ist allerdings aufgrund der hieraus entstehenden intraneuralen Narbenentwicklung nur bei einem persistierenden motorischen Ausfall der Kennmuskeln zu indizieren. Liegt eine reine Kompressionssymptomatik des Nervs vor, ist nach wie vor die Dekompression des NIA indiziert.

Karpaltunnelsyndrom
Ätiologie, Pathogenese

Das Karpaltunnelsyndrom (KTS) ist das häufigste Nervenkompressionssyndrom. Die Inzidenz liegt bei 3–10 % in der Bevölkerung. Neben einer anlagebedingten knöchernen Verengung ist die Volumenzunahme innerhalb des Karpaltunnels ursächlich für eine Nervenkompressionssymptomatik des N. medianus. Deren Ursachen sind mannigfaltig und können durch einen Schwellungszustand im Bereich des Sehnengleitlagers begründet (degenerativ, hormonell, stoffwechselbedingt) oder auch durch raumfordernde Prozesse innerhalb des Karpaltunnels (eher selten, z. B. Ganglion) bzw. arthrotische Veränderung der Handwurzelknochen bedingt sein.

Eine Sonderform ist die Ätiologie des akuten KTS bei Traumata, zum Beispiel bei Vorliegen einer distalen Radiusfraktur oder einer Luxation der Handwurzelknochen. Diese bedürfen einer notfallmäßigen operativen Therapie.

Generell ist die Pathologie des Karpaltunnelsyndroms bei vorhandener Druckerhöhung im Karpaltunnel durch die Kompression der Venolen und Arteriolen des Epi- und Perineuriums mit einer hieraus resultierenden Ischämie des N. medianus erklärt. Der interstitielle Druck steigt von 2,5 mm Hg in der Neutralposition auf bis zu 30 mm Hg bei der Handgelenkextension oder -flexion. Durch die Einschränkung stoffwechselphysiologischer Prozesse treten Kribbelparästhesien bei einer geringen Vorschädigung bereits bei diesen Druckverhältnissen auf. Eine weitere Steigerung der Druckverhältnisse führt zu einem vollständigen Ausfall der sensorischen Reizweiterleitung.

Die dauerhafte Ischämie führt zu einer ödematösen Schwellung des Nervs mit einer hieraus resultierenden Narbeninduktion sowie fortschreitendender Axondegeneration.

Eine allgemein anerkannte Klassifikation für das KTS gibt es bis zum aktuellen Zeitpunkt nicht. In der klinischen Praxis wird das KTS in 4 Stadien (leicht, mittelschwer, schwer, hochgradig) eingeteilt. Bei bestehenden motorischen Einschränkungen und Atrophie der Thenarmuskulatur ist das KTS als schwer bzw. hochgradig zu klassifizieren.

Klinisches Bild

Klassisch ist eine nächtlich auftretende Schmerzsymptomatik (Brachialgia paraesthetica nocturna) mit Kribbelparästhesie sowie Dysästhesie vom Daumen bis zum radialseitigen Ringfinger. Eine pathologische 2-Punkte-Diskrimination (über 8 mm) für die Fingernerven N1–N7 als Ausdruck einer verminderten taktilen Gnosis liegt meist bereits im frühen Stadium vor.

Inspektorisch ist eine Atrophie der Thenarmuskulatur und hier besonders des M. abductor pollicis brevis nachweisbar. Die hiermit einhergehende Abduktions- und Oppositionsschwäche des Daumens wird in früheren Stadien meist nicht von dem Patienten als Beschwerde angegeben und sollte daher gezielt untersucht werden. Das positive Flaschenzeichen ist hierzu ein sensitiver Indikator. Der Nachweis von motorischen Ausfällen hinsichtlich der Daumenabduktion oder der Daumenopposition spricht für eine bereits weiter fortgeschrittene Kompressionssymptomatik des N. medianus. Trophische Störungen an den Händen finden sich in der Regel nicht. Der Verlust der Stereoästhesie ist ebenfalls ein Zeichen des bereits fortgeschrittenen KTS.

Spezifische Kompressionstests für das KTS sind der Phalentest (passiv geführte Handgelenksflexion für ca. 2 min) (MacDermid und Wessel 2004) oder das Durkan-Zeichen (forcierter Druck auf den Karpaltunnel für 30 s) (Richter und Brüser 1999). Mit Hilfe dieser Provokationstests kann bei Vorliegen eines KTS die Kribbelparästhesie sowie Dysästhesie reproduziert werden. Das kontinuierliche Beklopfen des N. medianus auf Höhe des Karpaltunnels (Hoffmann-Tinel-Zeichen) ist ebenfalls ein wichtiger Indikator für das Vorliegen einer Kompressionssymptomatik.

Diagnostik
Elektroneurografie

Als Mittel der 1. Wahl ist die motorische Elektroneurografie mit der Bestimmung der distalen motorischen Latenz (DML) zu nutzen. Bei nicht eindeutiger Befundkonstellation ist die Durchführung der sensiblen Neurografie indiziert. Hierbei werden die Nervenleitgeschwindigkeiten (NLG) des N. medianus und N. ulnaris auf verschiedenen Höhen (abhängig von der Methode) verglichen und die Differenz der NLG bestimmt. Mit Sensitivitäten über über 85 % ist die sensible Elektroneurografie ebenfalls ein gutes Instrument für die Diagnose eines KTS.

Sollte es auch dann zu keiner eindeutigen Diagnose oder keinem Ausschluss kommen, ist als nächster Schritt die intraindividuelle Messung einzelner Nervensegmente das Mittel der Wahl (Assmus und Antoniadis 2015). Hierunter versteht man den direkten Vergleich der elektroneurografischen Werte mit der vermeintlich gesunden kontralateralen Seite.

Neurosonografie
Die hochauflösende Ultraschalluntersuchung ist vonseiten der bildgebenden Verfahren das Mittel der Wahl. In Kombination mit der Elektroneurografie kann diese Untersuchung wichtige zusätzliche Hinweise für das Vorliegen eines KTS geben. Wichtigster Einzelparameter ist eine Vergrößerung der CSA („cross-sectional area") mit Werten von mindestens 9 mm im Bereich des Karpaltunnels (Tai et al. 2012). Die Ergebnisse der Neurosonografie sind insbesondere von Belangen, wenn der Verdacht auf anatomische Veränderung (z. B. Tumor, Osteophyten etc.) vorliegt. Aufgrund der Möglichkeit der dynamischen Untersuchung kann die Gleitfähigkeit des Nervs ebenfalls untersucht werden.

MR-Neurografie
Für die Diagnose eines KTS ist meist die Durchführung einer Elektroneurografie in Kombination mit einer Neurosonografie bei unklaren Befunden eine ausreichende Diagnostik. In Ausnahmefällen (z. B. bei Verdacht auf raumfordernde Prozesse) kann die Anwendung einer zusätzlichen MR-Neurografie sinnvoll sein.

Therapie

Konservative Therapie
In frühen Stadien einer rein sensiblen KTS-Symptomatik ist die Durchführung einer konservativen Therapie vertretbar. Hierbei steht dem Therapeuten in erster Linie die Schienentherapie in Kombination mit temporärer antiphlogistischer Therapie zur Verfügung. Der Nutzen der Schienentherapie für das Frühstadium des KTS konnte in einer prospektiv randomisierten Studie gezeigt werden (O'Connor et al. 2003). Die als alternativ durchgeführte Kortisontherapie ist ebenfalls ausschließlich für das Frühstadium indiziert. Hier ist die lokale Infiltration von Kortison der systemischen Gabe überlegen (Marshall et al. 2007).

Die häufig beschriebene Linderung der Schmerzsymptomatik nach Kortisoninjektion ist rein symptomatisch und hat nach Auffassung der Autoren nur für eine differenzialdiagnostische Abklärung einen Stellenwert. Demgegenüber steht die Gefahr einer intraneuralen Applikation und einer hieraus resultierenden Befundverschlechterung. Insgesamt beurteilen die Autoren die häufig praktizierten lokalen Kortisoninjektion sehr kritisch. Die kurzzeitige, nicht kausale Verbesserung der klinischen Symptomatik rechtfertigt nicht die Gefahr einer nervalen Schädigung oder resultierenden Sehnenatrophie mit möglicher sekundärer Ruptur.

Bei entsprechender Indikationsstellung ist die chirurgische Therapie der konservativen eindeutig überlegen, weshalb bei einer persistierenden klinischen Symptomatik und vor allem bei bereits vorhandenen, motorischen Ausfällen eine operative Therapie indiziert werden sollte (Huisstede et al. 2010; Verdugo et al. 2008).

Chirurgische Therapie
- **Indikation**

Die Operationsindikation ist bei einer persistierenden sensiblen und/oder motorischen Ausfallsymptomatik zu stellen. Auch bei ausbleibender Verbesserung durch konservative Maßnahmen sollte eine Operation erwogen werden. Die Indikation für die Behandlung eines KTS ist die klinische Symptomatik. Pathologien in der Elektroneurografie oder Neurosonografie allein stellen keine OP-Indikation dar. Sowohl Patienten im hohen Alter als auch Patienten mit einer weit fortgeschrittenen KTS-Symptomatik profitieren noch von einer operativen Therapie (Mondelli et al. 2007).

Bei der chirurgischen Therapie des Karpaltunnels muss zwischen den offenen und endoskopischen Verfahren unterschieden werden.

- **Technik der offenen Karpaltunnelspaltung**
1. Die OP erfolgt unter Lupenbrillenvergrößerung und Oberarmblutsperre.
2. Die distale Inzision verläuft längs der 3. Zwischenfingerfalte bis zum gedachten Kreuzungspunkt mit der 1. Zwischenfingerfalte.
3. Die proximale Inzision reicht bis zur Raszetta.
4. Darstellung des Retinaculum musculorum flexorum sowie des distalen Übergangs in die Palmaraponeurose.
5. Schonung sichtbarer Nervenäste des R. palmaris n. medianus.
6. Bildung einer proximalen und distalen Tasche auf dem Retinakulum und Einsetzen eines Langenbeck-Hakens distal.
7. Distale Inzision des Retinakulums mit dem Skalpell durch Drücken genau rechtwinklig zum Retinakulum.
8. Distale Fettanteile nach Durchtrennung des Retinakulums kündigen den oberflächlichen Hohlhandbogen an, der unbedingt zu schonen ist.
9. Darstellung des N. medianus mit allen Teilungen inklusive R. thenaris.
10. Keine Durchführung einer interfaszikulären Neurolyse oder Epineurotomie.
11. Zusätzliches Spalten der Unterarmfaszie nach proximal.
12. Ggf. Synovialektomie und Histologieentnahme bei auffälligem Befund.

Von weiteren Maßnahmen wie einer Epineurotomie des N. medianus oder einer Resektion der Sehne des M. palmaris longus ist aufgrund eines hohen Risikos der nervalen Schädigung sowie einer stark zunehmenden Narbenentwicklung abzusehen.

- **Biportale Karpaltunnelspaltung** (◘ Abb. 10.2)
1. Die OP erfolgt unter Lupenbrillenvergrößerung und Oberarmblutsperre.
2. Durchführen einer queren Inzision knapp proximal der Raszetta von der Inzisionsebene nach ulnar reichend.
3. Aufsuchen der Unterarmfaszie, Inzision und Identifikation des N. medianus.
4. Spalten der Unterarmfaszie nach proximal mit der Schere unter Schonung von Hautvenen.
5. Stumpfes Unterminieren des Retinakulums mit der Fossmann-Schere und stumpfe Dissektion.
6. Einführen der Rinne unter das Retinakulum.
7. Setzen der Gegeninzision in der Hohlhand vom gedachten Kreuzungspunkt der Inzisionsebene mit der 1. Zwischenfingerfalte und 3. Zwischenfingerfalte (die Vorwölbung der Rinne in der Hohlhand kann helfen, den Punkt aufzufinden).
8. Das Retinakulum wird nun mit der Schere durchtrennt. Die Rinne ist hierbei gegen das Retinakulum anzuheben.

Endoskopische Techniken

Bei der endoskopischen Karpaltunnelspaltung kann zwischen einer monoportalen und einer biportalen Technik unterschieden werden. In der Literatur konnte kein eindeutiger Vor- oder Nachteil der endoskopischen Verfahren gegenüber der offenen Technik nachgewiesen werden. Zwar ist die Patientenzufriedenheit bei unkompliziertem Verlauf und einem geringeren Narbenschmerz ein Vorteil gegenüber den offenen Techniken, jedoch stehen diesen hohe Rezidivraten und schlechtere Langzeitergebnisse im Vergleich zur offenen Technik gegenüber. Auch die Gefahr der iatrogenen Schädigung des N. medianus ist bei der endoskopischen Spaltung erhöht.

Generell ist das Ergebnis nach einer endoskopischen Karpaltunnelspaltung stark abhängig vom Operateur und bedarf zweifelsohne einer hohen Expertise in diesem Bereich.

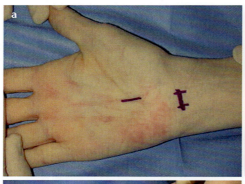
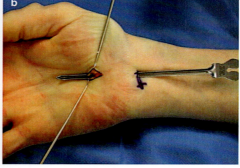
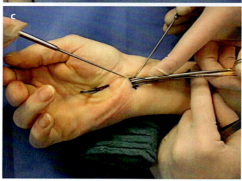

◘ **Abb. 10.2 Biportale Karpaltunnelspaltung.** Einzeichnen der Schnittführung mit einer queren Markierung proximal der Raszetta und einer Längsmarkierung im Kreuzungspunkt der gedachten Linie zwischen der 1. und 3. Zwischenfingerfalte (**a**). Nach Schnittführung wird die Rinne in den Karpaltunnel eingeführt (**b**). Eröffnung des Karpaltunnels durch eine Schere, die entlang der Rinne von proximal nach distal gleitet (**c**). Zusätzlich kann die Rinne noch angehoben werden, um eine Verletzung des N. medianus sicher auszuschließen

10.3 Kompressionssyndrome des N. radialis

10.3.1 Anatomie

Der N. radialis wird aus den Wurzeln C4 bis Th1 gebildet, welche sich im Fasciculus posterior des Plexus brachialis vereinigen. Am Oberarm verläuft er spiralartig im Canalis spiralis dorsal um den Humerus unter den Köpfen des M. triceps brachii. Zwischen dem M. brachialis und dem M. brachioradialis gibt er zu beiden Muskeln motorische Äste ab (Der M. brachialis ist oft dual innerviert vom N. musculocutaneus und N. radialis). Auf dieser Höhe wird ebenfalls der M. extensor carpi radialis longus von dem N. radialis motorisch innerviert. Im proximalen Unterarm teilt sich der N. radialis in den R. profundus, den R. superficialis und den direkten motorischen Ast zum M. extensor carpi radialis brevis auf. Die Leash of Henry (Aa. recurrentes radialis aus der A. radialis) verläuft über dem Ramus profundus direkt nach seiner Aufspaltung aus dem Hauptstamm. Nach Abgabe des motorischen Astes zum M. supinator tritt der R. profundus durch die Frohse-Arkade (Hiatus superior canalis supinatorii) in den Supinatorkanal ein. Danach wird er N. interosseus posterior (NIP) genannt und gibt fächerförmig die Äste zu der Streckmuskulatur des Unterarms (M. extensor digitorum, M. extensor digiti minimi, M. extensor pollicis longus, M. extensor pollicis brevis, M. extensor indicis und M. abductor pollicis longus) ab. Propriozeptiv innerviert der NIP nach Abgabe seiner motorischen Äste zum Unterarm die Handgelenkkapsel. Der rein sensible R. superficialis des N. radialis verläuft unterhalb des M. brachioradialis. Etwa 8–10 cm proximal des Processus styloideus radii ist der Verlauf epifaszial nach Durchtritt des Nervs zwischen den Sehnen des M. extensor carpi radialis longus und des M. brachioradialis. Durch die ebenfalls fächerförmige Aufteilung innerviert er den radiodorsalen Handrücken sensibel sowie den dorsalen Daumen, Zeigefinger und Mittelfinger ohne die jeweiligen Endglieder.

10.3.2 Proximale Kompression N. radialis

Ätiologie, Pathogenese

Die Kompression des N. radialis auf Höhe des Oberarms ist selten. Nach Abgang der Äste zum M. triceps brachii kann eine Kompression durch das Septum intermusculare laterale auftreten. Differenzialdiagnostisch ist die klassische „Parkbanklähmung" durch einen kontinuierlichen, dorsalen Druck auf den Oberarm (z. B. im Rahmen einer fehlerhaften Lagerung im OP) zu erwähnen.

Klinisches Bild

Meist steht der motorische Ausfall der Handgelenk- sowie der Fingerstreckung im Vordergrund. Im Gegensatz zum N. interosseus posterior-Syndrom ist bei einer Kompressionssymptomatik des N. radialis auf Höhe des Oberarms das Innervationsgebiet des R. superficialis (dorsoradialer Handrücken) ebenfalls betroffen.

Diagnostik

Die Elektroneurografie präsentiert meist eine Verlängerung der Nervenleitgeschwindigkeit sowohl in der motorischen als auch sensiblen Ableitung. Bei dauerhafter Persistenz können Denervierungszeichen für die Kennmuskulatur des N. radialis in der Elektromyografie nachgewiesen werden. Die Neurosonografie und die MR-Neurografie können ebenfalls eine mögliche Kompressionssymptomatik auf Höhe des Oberarms darstellen.

Therapie

Konservative Therapie

In der überwiegenden Anzahl der Fälle ist die Therapie einer proximalen N. radialis-Kompression konservativ (Dies umfasst die zeitlich begrenzten Einsatz von nichtsteroidalen antirheumatische Medikation bzw. bei Beschwerdepersistenz die lokale Applikation von Cortison). Es kommt meist zu einer vollständigen Regeneration der ausgefallenen Funktion. Eine Immobilisation des Ellenbogens mittels einer Lagerungsschiene sehen wir als nicht indiziert an.

Operative Therapie
- Indikation

Bei einer Persistenz der Ausfallsymptomatik nach 3 Monaten ist abhängig von der neurologischen Diagnostik und Regeneration des Nervs die Indikation für eine operative Exploration zu stellen. Wenn eine sekundäre Ätiologie (Fraktur, osteosynthetische Versorgung, Tumor) als Ursache einer Nervenkompression des N. radialis vorliegt, ist die Indikation für eine operative Exploration zur Behebung der sekundären Ursache früher zu stellen. Ziel ist es, die muskuläre Denervationszeit möglichst kurz zu halten, um dauerhafte funktionelle Schäden zu vermeiden.

- Technik
1. Operation in Bauchlage und Lupenbrillenvergrößerung ohne Oberarmblutsperre.
2. Dorsale Schnittführung über dem Oberarm mit einem radialen Ausläufer.
3. Darstellung des Nervs zwischen den Köpfen des M. triceps brachii und Verfolgung von diesen nach distal Richtung M. brachioradialis.

4. Dekompression der Engstelle im Bereich des Septum intermusculare laterale.
5. Verschluss mit der Rekonstruktion der sehnigmuskulären Raphe des M. triceps brachii.

10.3.3 Kompression des Ramus profundus des N. radialis

Zu dem Nervenkompressionssyndrom des R. profundus des N. radialis (RPNR) zählen das Radialistunnelsyndrom (RTS) und das N.-interosseus-posterior-Syndrom (NIPS) (◻ Abb. 10.3).

Grundsätzlich ist eine Kompression des R. profundus des N. radialis an folgenden 5 anatomischen Engstellen möglich:
1. fibröse Bänder zwischen M. brachialis und M. brachioradialis,
2. rekurrente arterielle Äste von der A. radialis, welche den Radialistunnel kreuzen (Leash of Henry),
3. Sehnenansatz des M. extensor carpi radialis brevis,
4. Frohse-Arkade,
5. M. supinator inklusive Austritt aus dem Muskel.

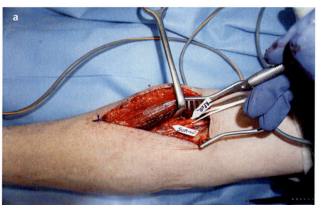

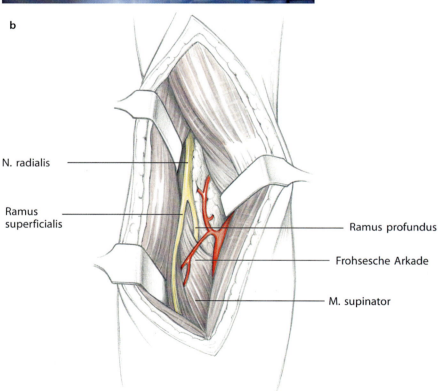

◻ Abb. 10.3 Kompression des R. profundus N. radialis auf Höhe der Frohse-Arkade. Intraoperative Darstellung des Ramus profundus N. radialis auf Höhe der Frohse-Arkade von einem linken Arm (a). Hierbei wird der Ramus profundus N. radialis durch sehnige Anteile am Eingang des Supinatorkanals komprimiert (b) (SUPILO = Supinatorloge, RPNR = Ramus profundus N. radialis. (Aus: Assmus und Antoniadis 2015)

N.-interosseus-posterior-Syndrom

Ätiologie, Pathogenese

Beim NIPS kommt es zu einer isolierten Kompression des RPNR, was zu einer rein motorischen Ausfallsymptomatik führt. Die Nomenklatur des R. profundus des N. radialis und des N. interosseus posterior ist in der Literatur häufig nicht eindeutig dargestellt. Im Folgenden sind diese als synonym zueinander zu betrachten.

Insgesamt ist eine Vielzahl von verschiedenen Ätiologien für die Entstehung eines NIPS in Betracht zu ziehen. Die häufigsten Ursachen für die Kompression sind eher sekundärer Genese. Gutartige Tumoren (Ganglion, Zysten etc.), repetitiver, mechanischer Stress mit vermehrter Supination/Pronation (handwerkliche Tätigkeiten, Violinspieler etc.) und traumatische Ursachen (Radiuskopffraktur) oder nicht selten auch iatrogene Ursachen (Versorgung der Radiuskopffraktur, Refixation der Bizepssehne) können genauso ein NIPS auslösen wie entzündliche Prozesse im Rahmen von Autoimmunerkrankungen (beispielsweise rheumatoide Arthritis).

Hinsichtlich einer primären Ursache kann der RPNR an allen oben genannten anatomischen Engstellen komprimiert werden.

Klinisches Bild

In der klinischen Symptomatik zeigt sich bei dem Patienten ein teilweiser oder vollständiger Ausfall der folgenden, vom RPNR innervierten Muskulatur:
- M. supinator,
- M. extensor carpi ulnaris (ECU),
- M. extensor digitorum communis (EDC),
- M. extensor digiti minimi (EDM),
- M. abductor pollicis longus (APL),
- M. extensor pollicis longus (EPL),
- M. extensor pollicis brevis (EPB),
- M. extensor indicis (EI).

Klinisch fällt bei diesen Patienten meist eine fehlende Finger- und Daumenstreckung sowie eine fehlende Daumenabduktion auf. Abhängig von der Höhe des Nervenschadens kann ebenfalls eine abgeschwächte Supination vorliegen, welche jedoch meist durch die Funktion des intakten M. biceps brachii kompensiert wird. Im Gegensatz zum Radialistunnelsyndrom zeigt das NIPS eher kein algetisches Beschwerdebild. Differenzialdiagnostisch zum Wartenberg-Syndrom besteht beim NIPS keine Hypästhesie im Innervationsgebiet des R. superficialis des N. radialis (RSNR), das Vorliegen ist als Diagnostik jedoch nicht zwingend erforderlich. Auch die Ellenbogenstreckung präsentiert sich aufgrund einer distal gelegenen Nervenschädigung meist unbeeinträchtigt.

Eine Verstärkung der Schmerzsymptomatik kann häufig durch die Supination des Unterarms gegen Widerstand provoziert werden. Gleiches gilt für zunehmende Schmerzen bei einer Extension der Finger gegen Widerstand. Dies ist allerdings auch völlig analog zu dem Beschwerdebild bei dem RTS.

Diagnostik

Eine Röntgendiagnostik des Ellenbogens in 2 Ebenen sollte zum Ausschluss einer Radiuskopffraktur durchgeführt werden. Bei dem Verdacht eines raumfordernden Prozesses ist die Durchführung einer MRT-Untersuchung indiziert. Die Elektroneurografie zeigt beim NIPS eine verminderte Nervenleitgeschwindigkeit für den RPNR bei gleichzeitig vorliegenden Normwerten für den RSNR. Im fortgeschrittenen Stadium sind Denervierungszeichen der Kennmuskulatur in der Elektromyografie nachweisbar.

Therapie

Die konservative Therapie beim NIPS ist nur bei einer reinen Schmerzsymptomatik ohne motorische Ausfälle indiziert. Bei Vorliegen einer Parese oder einer kontinuierlichen Schmerzsymptomatik über 3–4 Monaten ist die OP-Indikation zu stellen.

Konservative Therapie

Bei der konservativen Therapie gibt es sowohl die Möglichkeit einer antiinflammatorischen Therapie mittels nicht-steroidaler Antiphlogistika sowie die Möglichkeit der lokalen Kortisoninjektion. Ebenfalls ist die Schienentherapie mit der Ellenbogenflexion in Supinationsstellung zur Entlastung des RPNR möglich (Ritts et al. 1987).

Chirurgische Therapie

■ **Indikation**

Bei Auftreten von motorischen Ausfällen ist die operative Exploration des RPNR medizinisch indiziert.

■ **Technik**

1. Operation mit Lupenbrillenvergrößerung.
2. Longitudinale Schnittführung entlang des M. brachioradialis.
3. Darstellung des RSNR unterhalb des M. brachioradialis.
4. Verfolgung des RSNR nach proximal bis zur Aufzweigung des N. radialis in den RSNR, RPNR und in die Äste für den M. extensor carpi radialis brevis.
5. Verfolgung des RPNR nach distal bis in die distalen Anteile des M. supinator.
6. Insbesondere Dekompression der anatomischen Engstellen (Leash of Henry; Frohse-Arkade).
7. Intraoperative Nervenstimulation zur sicheren Verifizierung der Äste und deren Funktionalität ist hilfreich: Cave Blutsperrezeit von über 20min!

Radialistunnelsyndrom
Ätiologie, Pathogenese
In der Literatur wird häufig das NIPS mit dem sogenannten Radialistunnelsyndrom (RTS) gleichgesetzt. Die Unterscheidung dieser beiden Krankheitsbilder ist jedoch von höchster klinischer Relevanz, da die Behandlung beim RTS eher konservativ und beim NIPS eher einer chirurgischen Dekompression zuzuordnen ist. Wo beim NIPS eher eine motorische Ausfallssymptomatik im Vordergrund steht, ist beim RTS die Schmerzsymptomatik führend.

In der Literatur wird meist eher von einer Affektion oder „Einschränkung" des RPNR und nicht primär von einer Kompressionssymptomatik gesprochen (Tang 2020). Die anatomische Lokalisation des Radialistunnels ist ebenfalls nicht klar definiert. Waljee et al. beschreiben den Radialistunnel als Raum zwischen der Frohse-Arkade und den beiden Köpfen des M. supinator (Waljee 2018). Alternativ definiert Lister et al. den Radialistunnel von dem Radiuskopf bis zur distalen Begrenzung des M. supinator (Lister et al. 1979). Zusammenfassend ist das RTS weder in seiner Pathogenese noch in der genauen anatomischen Lokalisation klar dargelegt.

Klinisches Bild
In der klinischen Untersuchung zeigt sich vorwiegend eine Schmerzsymptomatik bei aktiver Supination oder Handgelenkextension. Ein positives Hoffmann-Tinel Zeichen ist meist dem anatomischen Verlauf des Nervs nachzuvollziehen. Ein motorischer Ausfall der Fingerextension oder Handgelenkstreckung wie beim NIPS findet sich in der Regel nicht.

Differenzialdiagnostisch sollte das RTS von der Epicondylitis humeri radialis abgegrenzt werden. Hierbei findet sich meist eine lokal zu reproduzierende Schmerzsymptomatik auf Höhe der Insertion des M. extensor carpi radialis brevis.

Diagnose
Aufgrund der vorwiegend unspezifischen Ergebnisse in der Elektroneurografie ist die Diagnose des RTS meist klinisch zu stellen. Zum Nachweis der Differenzialdiagnose der Epicondylitis humeri radialis kann eine MRT-Untersuchung mit einer eventuellen Alteration im Bereich der Muskelansätze durchgeführt werden. Alternativ ist eine Testinjektion durch Lokalanästhetika auf Höhe des Epicondylus humeri radialis möglich. Bei einer Verbesserung der Schmerzsymptomatik ist das Vorliegen eines RTS eher unwahrscheinlich.

Die Neurosonografie und die MR-Neurografie können mögliche Kompressionen für den RPNR darstellen, diese zeigen sich jedoch typischerweise eher beim NIPS als beim RTS.

Therapie
Konservative Therapie
In der überwiegenden Anzahl der Fälle wird das RTS konservativ mit einer Schienentherapie behandelt.

Chirurgische Therapie
- **Indikation**

Eine chirurgische Therapie sollte nur bei ausgeprägter Schmerzsymptomatik indiziert werden.

- **Technik**

Das operative Vorgehen ist analog zum NIPS, wobei aber auch nach proximal zwischen M. brachioradialis und M. brachialis neurolysiert werden muss.

10.3.4 Wartenberg-Syndrom
Ätiologie, Pathogenese
Die isolierte Kompression des R. superficialis des N. radialis (RSNR) zwischen der Sehne des M. extensor carpi radialis longus und der Sehne des M. brachioradialis wird als Wartenberg-Syndrom bezeichnet. Diese als Wartenberg-Punkt beschriebene Region liegt 7–10 cm proximal des Processus styloideus radii. Bei Pronation des Unterarms kommt es zu einem „Scherenmechanismus" mit einer Kompression des RSNR zwischen den oben genannten Sehnen, welche als Branchen einer Schere fungieren. Als weitere Ursache für die Ätiologie des Wartenberg-Syndroms wird der Zug am Nerv durch die Engstelle am Wartenberg-Punkt insbesondere bei Handgelenkflexion und Ulnarduktion beschrieben. Die Hypertrophie des M. brachioradialis kann ebenfalls zu einer Kompression des RSNR führen.

Auch externe Faktoren, wie zu enge Armbanduhren oder Schmuck, können ein Wartenberg-Syndrom hervorrufen.

Es handelt sich hierbei um eine rein sensible Neuropathie ohne motorische Ausfälle.

Klinisches Bild
Klinisch besteht eine Hypästhesie im dorsoradialen Handrücken (Innervationsgebiet RSNR). Ein positives Hoffmann-Tinel-Zeichen ist über dem Wartenberg-Punkt meist auslösbar. Im Provokationstests nach Dellon (aktive Hyperpronation bei gleichzeitiger Handgelenkflexion und Ulnarduktion) kann ebenfalls die spezifische Schmerzsymptomatik hervorrufen.

Obwohl das Wartenberg-Syndrom eine rein sensible Neuropathie ist, kann schmerzbedingt die Griffkraft der Finger und des Daumens abnehmen.

Differenzialdiagnostisch ist das Wartenberg-Syndrom von der Tendovaginitis stenosans de

Quervain abzugrenzen. Der positive Finkelstein-Test findet sich beim Wartenberg-Syndrom nicht. Eine klare Abgrenzung einer neuropathischen Schmerzsymptomatik ist allerdings für den Untersucher manchmal nur schwer zu treffen.

Generell ist die Würdigung der Differenzialdiagnosen und deren Ausschluss als Ursache der Schmerzsymptomatik zentral für die erfolgreiche Therapie des Wartenberg-Syndroms und stellt für den behandelnden Chirurgen die größte Herausforderung dar.

Diagnostik

Die Elektroneurografie zeigt in der Regel eine verlängerte Nervenleitgeschwindigkeit für den RSNR. Aufgrund der oberflächlichen topografischen Lage ist die neurosonografische Darstellung, insbesondere im Bereich des Wartenberg-Punktes, zum Ausschluss einer Kompressions- und/oder ausgeprägten Zugsymptomatik auf den Nerv möglich. Die Durchführung einer sonografisch gesteuerten Testausschaltung im Bereich des Hoffmann-Tinel-Zeichens kann sowohl zur temporären Schmerzlinderung als auch zur Diagnosebestätigung eingesetzt werden.

Therapie

Konservative Therapie

Im Vordergrund der konservativen Therapie stehen antiinflammatorische Medikamente ebenso wie die Schienentherapie in Supinationsstellung, um eine weitere Kompression des R. superficialis des N. radialis zu vermeiden. Auch das Entfernen von externen komprimierenden Faktoren (Uhren, Armbänder) kann sinnvoll sein. Ein im Frühstadium erkanntes Wartenberg-Syndrom hat eine gute Prognose für eine erfolgreiche Behandlung mit einem konservativen Therapieregime.

Chirurgische Therapie

- Indikation

Die chirurgische Therapie ist abhängig von der Lokalisation der Nervenkompression. Bei einer Kompressionssymptomatik auf Höhe des Wartenberg-Punktes steht die Dekompression des Nervs in dieser anatomischen Engstelle im Vordergrund. In 86 % der Fälle können gute Resultate hinsichtlich der Schmerzreduktion nach Dekompression auf dieser Höhe erzielt werden (Lanzetta und Foucher 1995) (Spies et al. 2016) (◘ Abb. 10.4).

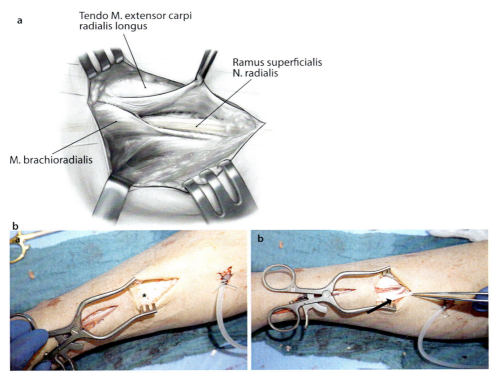

◘ **Abb. 10.4 Wartenberg-Syndrom.** Die Sehnen des M. extensor carpi radialis longus und des M. extensor carpi radialis brevis können den Ramus superficialis N. radialis ca. 7–10 cm proximal des Processus styloideus radii komprimieren (Stern, **a**). Die Kompression dieses sehnigen Scherenmechanismus ist insbesondere bei Pronation des Unterarms vermehrt. Chirurgisch wird ein schmaler Streifen der sehnigen Anteile des M. extensor carpi radialis brevis und longus reseziert, um somit mehr Platz für den Ramus superficialis N. radialis zu schaffen und eine Kompression zu vermeiden (Pfeil, **b**)

■ **Technik der Dekompression am Wartenberg-Punkt**
1. Operation mit Lupenbrillenvergrößerung und Oberarmblutsperre.
2. Geschwungene Inzision über dem proximalen Unterarm.
3. Darstellung des Wartenberg-Punktes mit dem Sehnendreieck zwischen M. brachioradialis und M. extensor carpi radialis longus.
4. Vollständiges Lösen der gemeinsamen Faszie beider Muskeln.
5. Zusätzlich Resektion eines kleinen Sehnendreiecks.
6. Ausschluss einer persistierenden Kompressionssymptomatik durch Drehen des Arms in maximaler Pronation.

10.4 Kompressionssyndrome des N. ulnaris

10.4.1 Anatomie

Die Ursprünge des N. ulnaris kommen aus den Wurzeln C7/8 und Th1 und vereinen sich im medialen Faszikel des Plexus brachialis. Am Oberarm verläuft der N. ulnaris medial der A. brachialis und posterior unter dem ebenfalls medial verlaufenden N. medianus. Etwa 10 cm proximal des Sulcus ulnaris passiert der N. ulnaris die sogenannte Struthers-Arkade, welche eine Faszienverbindung zwischen dem M. triceps brachii und dem Septum intermusculare mediale darstellt. Auf Höhe des Ellenbogens verläuft der Nerv im Sulcus ulnaris am Epicondylus humeri medialis.

Der Leitmuskel im Bereich des Unterarms ist der M. flexor carpi ulnaris. In dieser Region verläuft der N. ulnaris mit der A. ulnaris bis in die Loge de Guyon. Rund 8 cm proximal der Raszetta geht der R. dorsalis des N. ulnaris ab, welcher für die sensible Versorgung des ulnaren Handrückens verantwortlich ist. Innerhalb der Loge de Guyon teilt sich der N. ulnaris in einen R. superficialis und in einen R. profundus auf. Mit dem tiefen Hohlhandbogen verläuft der R. profundus quer durch die Hohlhand und versorgt die intrinsische Handmuskulatur motorisch (ulnare Mm. lumbricales, M. adductor pollicis, tiefer Kopf des M. flexor pollicis brevis, Mm interossei palmares et dorsales). Der sensible Ramus superficialis verläuft weiter oberflächlich und endet in den Digitalnerven 8–10. Der M. palmaris brevis ist der einzige Muskel, der motorisch von dem R. superficiales N. ulnaris versorgt wird.

Kubitaltunnelsyndrom
Ätiologie, Pathogenese

Beim Kubitaltunnelsyndrom (KUTS) kommt es zu einer chronischen Druckschädigung auf Höhe des Ellbogengelenkes, häufig mit einer Beteiligung der sensiblen und auch der motorischen Fasern des N. ulnaris. Die Kompressionssymptomatik kann allerdings auch proximal und distal des Kubitaltunnels vorliegen. Epidemiologisch ist das Kubitaltunnelsyndrom das zweithäufigste Nervenkompressionssyndrom der peripheren Nerven (◘ Abb. 10.5).

Grundsätzlich kann der Kubitaltunnel in 3 verschiedene Abschnitte eingeteilt werden: zum einen die proximal gelegene Anteile auf Höhe der Struthers-Arkade, zum anderen den eigentlichen Kubitaltunnel mit dem Osborne-Ligament sowie die distalen Anteile mit der tiefen Flexorenfaszie des M. flexor carpi ulnaris. In allen Abschnitten ist eine Nervenkompression möglich.

Hinsichtlich der Pathogenese des KUTS wird zwischen der primären und der sekundären Form unterschieden. Bei der primären Form kann es durch eine primär bestehende Enge auf Höhe des Kubitaltunnels in Kombination mit einer anatomischen Normvariante (z. B. Präsenz des M. epitrochleoanconaeus) zu einer Nervenkompressionssymptomatik kommen. Kontrovers wird die Relevanz der Struthers-Arkade als mögliche Kompressionsstelle in der Literatur diskutiert.

Bei der Beugung des Ellbogengelenks kommt es zu einer Veränderung von Form und Durchmesser des Kubitaltunnels. MRT-Untersuchungen zeigten, dass bei Ellenbogenflexion der Kubitaltunnel verlängert und abgeflacht wird. Dies kann zu einer Höhenminderung von bis zu 2,5 mm und zu einer Abnahme von 39–55 % des Gesamtdurchmessers führen. Des Weiteren wirkt speziell bei der Schulterabduktion in Kombination mit einer Handgelenkextension ein maximaler longitudinaler Stress auf den N. ulnaris mit einer Verlängerung auf bis zu 4 mm (Apfelberg und Larson 1973). Als Folge ist eine temporäre Steigerung des intraneuralen Druckes auf bis zu 600 % möglich. Die Spaltung des Kubitaltunnels führt somit nicht nur zur Dekompression des Nervs, sondern auch zu einer Verminderung der Scherkräfte (Ochi et al. 2011).

Für die sekundäre Form des Kubitaltunnelsyndroms ist meist eine traumatische Verletzung des Ellbogengelenkes verantwortlich. Weitere Ursachen sind osteophytäre Anlagerungen bei arthrotischen Veränderungen, knöcherne Hyperplasien oder knöcherne/weichteilige

Nervenkompressionssyndrome

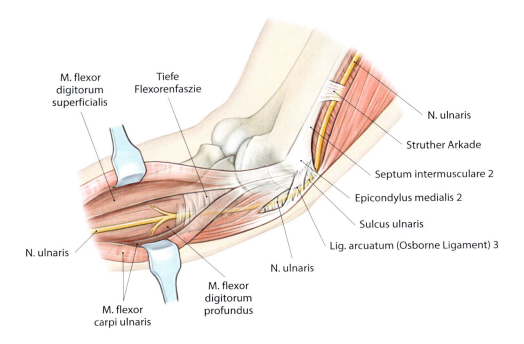

○ **Abb. 10.5** Engstellen im Bereich des Kubitaltunnels. Die Relevanz der Struthers-Arkade bei der Nervenkompression des N. ulnaris wird kontrovers diskutiert (1). Das Septum intermusculare sowie der mediale Epicondylus (2 und 3) stellen Engstellen im anatomischen Verlauf des N. ulnaris dar, genauso wie im Bereich des Lig. arcuatum (Osborne-Ligament) (3). Weiter distal kann der Nerv durch die Faszie des M. flexor carpi ulnaris ebenfalls eingeengt werden

Raumforderungen (aneurysmatische Knochenzyste, Ganglion, Lipom oder andere Tumoren).

Die gängigste Klassifikation für den Schweregrad des KUTS basiert auf dem Schema von Dellon et al. mit einer Einteilung in leicht (rezidivierende Parästhesien), mäßig (zusätzlich Schwäche des Daumen-Zeigefinger-Griffs) und schwer (abnorme 2-Punkte-Diskrimination, Muskelatrophien sowie Paresen) (Lee Dellon 1989; Unglaub et al. 2017).

Klinisches Bild

Als Frühzeichen eines KUTS liegen häufig eine Hypästhesie und elektrisierende Parästhesien im Bereich des ulnaren Ringfingers sowie des Kleinfingers vor. Lokal besteht am Kubitaltunnel eine Schmerzsymptomatik, beim Aufsetzen des Ellenbogens lassen sich häufig elektrisierende Schmerzen reproduzieren. In der Regel kommt es erst im Spätstadium zu einer Einschränkung der extrinsischen Funktionen des M. flexor carpi ulnaris sowie der tiefen Beugesehnen des 4. und 5. Fingers. Die oft früher beginnenden funktionellen Einschränkungen der intrinsischen Muskulatur mit einer verminderten Ab- und Adduktion der Finger und des Daumens werden meist nicht direkt von den Patienten wahrgenommen. Eher wird dies mit einem Verlust der Feinmotorik in der Hand beschrieben.

Im Spätstadium ist die Entwicklung einer Krallenstellung des 4. und 5. Fingers mit einer Hyperextension im Metakarpophalangealgelenk sowie einer Beugestellung im proximalen Interphalangealgelenk möglich. In diesem Stadium kann ebenfalls ein vermindertes Muskelrelief im Bereich der 1. Zwischenfingerfalte als Ausdruck der Muskelatrophie (M. interosseus dorsalis 1) sichtbar sein.

Differenzialdiagnostisch zum Loge-de-Guyon-Syndrom ist bei vorliegendem KUTS die Sensibilität im Bereich des dorsalen ulnaren Handrückens eingeschränkt. Zudem lässt ein Ausfall der extrinsischen Funktion auch zwischen beiden Kompressionsstellen differenzieren. Ebenfalls kann forcierte Ellenbogenflexion mit einer hieraus resultierenden Verengung des Kubitaltunnels und einer eventuellen Reproduzierbarkeit der klinischen Symptomatik als diagnostischer Test genutzt werden. Das Froment-Zeichen ist sowohl beim KUTS als auch beim Loge-de-Guyon-Syndrom positiv, sodass hierdurch eine weitere Differenzierung zwischen der Höhe der Kompressionssymptomatik nicht möglich ist.

Diagnostik

Bei Verdacht auf eine knöcherne Ursache für die Kompressionssymptomatik ist die Durchführung einer Röntgenuntersuchung in 3 Ebenen des Gelenks mit einer zusätzlichen Darstellung des Sulcus ulnaris indiziert. Der Nachweis eines KUTS ist sowohl durch die hochauflösende Neurosonografie als auch durch die Elektroneurografie möglich. Insbesondere komprimierende Raumforderung oder anatomische Variationen können mithilfe des Ultraschalls statisch und dynamisch nachvollzogen werden. Bei unklaren Befundkonstellationen sollte die Diagnostik durch die MR-Neurografie darüber hinaus erweitert werden.

Therapie

Konservative Therapie

Frühe Stadien mit gering ausgeprägter klinischer Symptomatik können konservativ behandelt werden. Die Anpassung einer Ellenbogengelenkschiene für einen Zeitraum von 6 Monaten konnte bei einer nächtlichen Anwendung eine signifikante Verbesserung der Symptomatik zeigen. Eine dezidierte Aufklärung des Patienten hinsichtlich der Vermeidung einer dauerhaften Auflage des Ellenbogens auf harten Oberflächen ist wichtig. Für den Nutzen einer Kortisoninjektion, vergleichbar zum Karpaltunnelsyndrom, liegen zum aktuellen Zeitpunkt keine eindeutigen Daten vor; davon ist somit abzuraten.

Chirurgische Therapie

- **Indikation**

Eine chirurgische Therapie für die Behandlung des KUTS ist für Patienten mit frustranen konservativen Therapieversuchen, bei Vorliegen von muskulärer Schwäche und Atrophien sowie Anzeichen von Denervierung in der Elektroneurografie indiziert. Individuell kann auch die lokale ausgeprägte neuropathische Schmerzhaftigkeit führender Grund für die Indikationsstellung sein.

- **Technik**

Grundsätzlich stehen dem Chirurgen bei der Behandlung des KUTS folgende operative Techniken zur Verfügung: die offene Dekompression und die endoskopisch-assistierte Dekompression. Ergänzt werden können eine anteriore Verlagerung des N. ulnaris und die mediale subperiostale Epikondylektomie.

Eine Überlegenheit der verschiedenen Techniken konnte bis zum aktuellen Zeitpunkt aber nicht erbracht werden.

- **Offene Dekompression (ggf. mediale Epikondylektomie)**

1. Position des Arms in Außenrotation der Schulter zur Exposition des ulnaren Ellenbogens.
2. Operation in Lupenbrillenvergrößerung und Oberarmblutsperre.
3. Schnitt über dem Kubitaltunnel.
4. Identifikation des N. ulnaris proximal des Kubitaltunnels.
5. Durchtrennung der Struthers-Arkade 8 cm proximal des Epikondylus.
6. Darstellung Osborne-Ligaments zwischen Epikondylus und Olekranon.
7. Durchtrennen des Osborne-Ligaments unter Schonung des N. ulnaris.
8. Ein vollständiges Umfahren des N. ulnaris ist nicht notwendig und sollte vermieden werden, um eine Luxation des Nervs zu vermeiden.
9. Präparation nach distal und Durchtrennung der Aponeurosis des M. flexor carpi ulnaris.
10. Cave: Zwischen den Köpfen des M. flexor carpis ulnaris sollten die motorischen Äste geschont werden.
11. Sollte es bei der Ellenbogenflexion zu einer Luxation des N. ulnaris aus dem Kubitaltunnel heraus kommen, ist eine subperiosteale mediale Epikondylektomie indiziert.
12. Einbetten des Nervs mittels Fibrinkleber zur Schaffung eines Gleitlagers.

- **Subperiostale mediale Epikondylektomie**

Die subperiostale, mediale Epikondylektomie ist bei einer Luxation des N. ulnaris aus dem Kubitaltunnel indiziert. Hier wird der mediale Epikondylus nach Abhebung eines dorsal gestielten Periostlappens abflachend osteotomiert und im Anschluss wieder mit dem Periostlappen bedeckt. Eine Instabilität des Ellbogengelenks wird durch die Schonung des ulnaren Lig. collaterale vermieden (◘ Abb. 10.6).

1. Bildung eines dorsal gestielten Subperiostlappens unter atraumatischer Abpräparation von dem medialen Epikondylus.
2. Abmeißeln des Epikondylus und Glätten mit der Feile.
3. Umklappen des Periostlappens über die zuvor osteotomierte Region und Einnaht des Periostlappens mit Monocryl 3-0.
4. Durchbewegen des Ellenbogengelenks.
5. Ziel sollte ein ungehinderter Verlauf des N. ulnaris über den medialen Epikondylus sein.

Nervenkompressionssyndrome

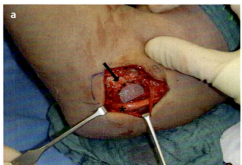 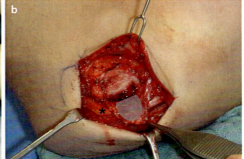

◘ **Abb. 10.6** **Intraoperative Darstellung der subperiostealen medialen Epikondylektomie.** Nach Spaltung des Kubitaltunnels mit einer Durchtrennung des Osborne-Ligaments ist der N. ulnaris sichtbar (Stern, **a**). Über dem medialen Epikondylus wird halbmondförmig ein subperiostaler Lappen scharf von den Knochen präpariert ohne Schädigung des Lig. collaterale (Pfeil, **a**). Nach scharfer Abpräparation wird dieser umgeklappt und der mediale Epicondylus mittels Meißel und Feile abgerundet (**b**). Abschließend erfolgt die Rücknahme des Periostlappens. Wichtig ist der Test des freien Gleitens des N. ulnaris nach durchgeführter Operation

▪ Vorverlagerung bei Luxation des N. ulnaris

In der Literatur werden neben der klassischen, offenen Dekompression die subkutane Vorverlagerung des N. ulnaris sowie die sub-, trans- oder intramuskuläre Transposition beschrieben. Aufgrund der mangelnden wissenschaftlichen Grundlage der Überlegenheit dieser Verfahren sowie einer höheren Komplikationsrate sehen wir diese Verfahren nur in Ausnahmefällen als medizinisch indiziert an. In der Literatur konnte kein signifikanter Unterschied zwischen einer einfachen offenen Dekompression im Vergleich zur Vorverlagerung des Nervs gezeigt werden (Macadam et al. 2008; Caliandro et al. 2012).

Nach Vorverlagerung ist auch das Vorliegen des Snapping-Triceps-Syndroms zu bewerten. Hierbei wird das Schnappen der Trizeps-Sehne über den Epicondylus medialis bei passiver Beugung untersucht. Liegt dies vor, wird als 1. Schritt der medialste akzessorische Anteil des M. triceps reseziert. Kommt es zu einem erneuten Schnappen, muss eine Sehnenumsetzung erfolgen (Schoch und Geyer 2020).

▪ Endoskopische-assistierte Dekompression

Die Vorteile der endoskopisch assistierten Dekompression des Kubitaltunnels liegen in einer verminderten Narbenbildung und einer kürzeren Erholungszeit. In der Literatur sind hierzu viele verschiedene unterschiedliche Techniken beschrieben mit einer möglichen Dekompressionstrecke des N. ulnaris mit bis zu 20 cm über eine 3,5 cm große Inzision (114). Die überwiegende Anzahl der Studien zeigt gute postoperativen Ergebnisse, allerdings ist die Technik für den Operateur herausfordernder und bedarf einer größeren Expertise und technischen Ausstattung (Hoffmann und Lubahn 2013; Spies et al. 2018).

Loge de Guyon
Ätiologie, Pathogenese

Die Ursachen des Loge-de-Guyon-Syndroms (LdGS) können vielfältig sein. Die proximalen Anteile der Loge de Guyon sind eher weit und nicht primär für die Kompression des Nervs verantwortlich. Im Gegensatz zum KUTS, bei dem meist idiopathischen Ursachen zugrunde liegen, sind beim LdGS meist sekundäre Faktoren für die Kompression des N. ulnaris bestimmend. Neben einer Kompression durch die anatomischen Engstellen im Bereich des Lig. pisohamatum können auch Raumforderungen, wie zum Beispiel Ganglien, aneurysmatische Veränderungen der A. ulnaris (Hypothenar-Hammer-Syndrom) oder Frakturen/Pseudarthrosen des Hamulus ossis hamatum für eine Kompression des Nervs verantwortlich sein. Auch alltägliche Tätigkeiten wie Radfahren oder eine Mobilisation an Unterarmgehstützen können mögliche Auslöser sein.

Klinisches Bild

Im Frühstadium leidet der Patient unter einer Hypästhesie im Bereich des palmaren Kleinfingers und des ulnaren Ringfingers. Bei einer Kompression vor der Aufzweigung in den R. superficialis und R. profundus ist eine vergrößerte 2-Punkte-Diskrimination sowohl im Bereich der ulnaren Handkante als auch des 8.–10. Fingernervs nachzuvollziehen. Differenzialdiagnostisch zum KUTS liegt keine Hypästhesie im Innervationsbereich des R. dorsalis des N. ulnaris vor.

Im fortgeschrittenen Stadium kommt es zusätzlich zu einer Atrophie der Handbinnenmuskulatur und eventuell zur Einschränkung der Kleinfingeradduktion (Wartenberg-Zeichen). Eine isolierte Atrophie der Handbinnenmuskulatur ohne Sensibilitätsstörung spricht für einen isolierten Schaden des R. profundus des N. ulnaris distal der Aufzweigung zwischen dem tiefen und dem oberflächlichen Abgang.

Eine Funktionseinschränkung der extrinsischen Beugemuskulatur für den 4. und 5. Finger sowie eine Einschränkung in der Beugefähigkeit des Handgelenks liegen in der Regel nicht vor. Hieraus resultiert das Phänomen der paradoxen Krallenbildung bei Ausfall der distalen Funktion des N. ulnaris. Die Krallenbildung wird durch den Ausfall der M. lumbricales und den hiermit einhergehenden Verlust der Extension im proximalen Interphalangealgelenk bei gleichzeitig erhaltener Beugefähigkeit des M. flexor digitorum profundus 4 und 5 verstärkt. Differenzialdiagnostisch sollte bei einer entsprechenden Klinik an eine Nervenkompression proximal der Loge de Guyon gedacht werden. Wie beim KUTS ist das Froment-Zeichen positiv. Das Hoffmann-Tinel-Zeichen präsentiert sich ebenfalls schmerzhaft über der Loge de Guyon.

Diagnostik

Im Gegensatz zum KTS spielt die Bildgebung für das LdGS eine zentrale Rolle. Sekundäre Ursachen (Ganglion, Aneurysma etc.) können neurosonografisch ausgeschlossen werden. Auch Frakturen oder Pseudarthrosen des Hamulus ossis hamatum sind durch die Durchführung einer Röntgen- bzw. CT-Untersuchung zu beurteilen. Die Elektroneurografie kann zur Bestätigung der Verdachtsdiagnose und zum Ausschluss einer Schädigung des N. ulnaris proximal der Loge de Guyon genutzt werden.

Konservative Therapie

Im Frühstadium des LdGS ist die Durchführung eines konservativen Therapieregimes indiziert. Insbesondere die Vermeidung repetitiver Traumata und/oder eine Schienentherapie kann sinnvoll sein. Die Kortisoninjektion ist in der Regel nicht das Mittel der 1. Wahl.

Chirurgische Therapie

■ **Indikation**

Abhängig von der zugrunde liegenden Ätiologie ist der auslösende Faktor der Nervenkompression zu beseitigen. Die primäre Kompression des N. ulnaris in der Loge de Guyon wird mit der klassischen Dekompression therapiert. Für sekundäre Ursachen steht die kausale Therapie im Vordergrund. Die vollständige Ganglionresektion oder die anteilige Resektion mit anschließender Rekonstruktion der A. ulnaris beim Hypothenar-Hammer-Syndrom sind typische Behandlungskonzepte.

■ **Technik der Dekompression der Loge de Guyon**
1. Abgewinkelte Schnittführung über der Loge de Guyon.
2. Darstellung der Sehne des M. flexor carpi ulnaris und der A. ulnaris, Spaltung der Unterarmfaszie nach proximal.
3. Darstellung der A. ulnaris vom Unterarm entlang der LdG bis zum Hohlhandbogen in Hohlhandmitte.
4. Bei motorischer Schädigung Darstellung N. ulnaris von proximal bis zum Abgang des R. profundus des N. ulnaris, der dann oft durch das Lig. pisohamatum zusätzlich eingeengt wird.
5. Spalten dieses Bands und Darstellung des R. profundus auf der ulnaren Seite des Hamulus ossis hamati.

10.5 Zusammenfassung

Generell ist die Behandlung von Nervenkompressionssyndromen die Domäne des in der peripheren Nervenchirurgie erfahrenen Operateurs. Obligat ist die Operation unter lupenmikroskopischer Vergrößerung und mit entsprechendem mikrochirurgischem Instrumentarium. Eine genaue Kenntnis der anatomischen Engstellen des jeweiligen Nervenkompressionssyndroms ist genauso wichtig wie eine möglichst atraumatische Präparation des Nervs selbst.

Die Operationsindikation beim Nervenkompressionssyndrom ist multimodal zu stellen, neben der klinischen Symptomatik spielen auch die Ergebnisse der elektroneurografischen und bildgebenden Diagnostik eine große Rolle. Die Elektroneurografie eignet sich insbesondere zur Beurteilung des Verlaufs der Kompressionssymptomatik, kann aber auch in Einzelfällen die Kompressionssymptomatik nicht adäquat abbilden. Bei einer nicht eindeutigen Elektroneurografie und bestehender klinischer Beschwerdesymptomatik sollte bei ausbleibender Besserung nach Ausschöpfung der konservativen Möglichkeiten eine operative Exploration erfolgen.

Ziel sollte nicht nur die Dekompression des Nervs, sondern auch die Schaffung der erneuten Gleitfähigkeit des Nervs sein, um eine Schmerzsymptomatik insbesondere bei Bewegung für den Patienten zu vermeiden. Hinsichtlich der postoperativen Nachbehandlung ist ein frühfunktionelles Behandlungskonzept anzustreben.

Literatur

Apfelberg DB, Larson SJ (1973) Dynamic anatomy of the ulnar nerve at the elbow. Plast Reconstr Surg 51(1):76–81.

Assmus H, Antoniadis G (Hrsg) (2015) Nervenkompressionssyndrome, 3. Aufl. Springer, Berlin Heidelberg.

Bäumer P, Pham M, Bendszus M (2014) MR-Neurographie – bildgebende Diagnostik im peripheren Nervensystem. Aktuelle Neurol 41(08):461–468.

Bridgeman C, Naidu S, Kothari MJ (2007) Clinical and electrophysiological presentation of pronator syndrome. Electromyogr Clin Neurophysiol 47(2):89–92.

Buchthal F, Rosenfalck A, Trojaborg W (1974) Electrophysiological findings in entrapment of the median nerve at wrist and elbow. J Neurol Neurosurg Psychiatry 37(3):340–360.

Caliandro P, La Torre G, Padua R, Giannini F, Padua L (2012) Treatment for ulnar neuropathy at the elbow. Cochrane Database Syst Rev 7(Juli):CD006839.

Cheng CJ, Mackinnon-Patterson B, Beck JL, Mackinnon SE (2008) Scratch collapse test for evaluation of carpal and cubital tunnel syndrome. J Hand Surg 33(9):1518–1524.

Haußmann P (1993) „Die faszikuläre Dekompression des Nervus medianus im Bereich des Ellenbogens". Operat Orthop Traumatol 5:155–161.

Hoffmann R, Lubahn J (2013) Endoscopic cubital tunnel release using the Hoffmann technique. J Hand Surg 38(6):1234–1239.

Huisstede BM, Hoogvliet P, Randsdorp MS, Glerum S, van Middelkoop M, Koes BW (2010) Carpal tunnel syndrome. Part I: effectiveness of nonsurgical treatments – a systematic review. Arch Phys Med Rehabil 91(7):981–1004.

Lanzetta M, Foucher G (1995) Association of Wartenberg's syndrome and De Quervain's disease: a series of 26 cases. Plast Reconstr Surg 96(2):408–412.

Lee Dellon A (1989) Review of treatment results for ulnar nerve entrapment at the elbow. J Hand Surg 14(4):688–700.

Lister GD, Belsole RB, Kleinert HE (1979) The radial tunnel syndrome. J Hand Surg 4(1):52–59.

Macadam SA, Gandhi R, Bezuhly M, Lefaivre KA (2008) Simple decompression versus anterior subcutaneous and submuscular transposition of the ulnar nerve for cubital tunnel syndrome: a meta-analysis. J Hand Surg 33(8):1314.e1–1314.

MacDermid JC, Wessel J (2004) Clinical diagnosis of carpal tunnel syndrome: a systematic review. J Hand Ther 17(2):309–319.

Marshall S, Tardif G, Ashworth N (2007) Local corticosteroid injection for carpal tunnel syndrome. Cochrane Database Syst Rev 2(April):CD001554.

Menorca RMG, Fussell TS, Elfar JC (2013) Nerve physiology. Hand Clin 29(3):317–330.

Mondelli M, Rossi S, Monti E, Aprile I, Caliandro P, Pazzaglia C, Romano C, Padua L (2007) Prospective study of positive factors for improvement of carpal tunnel syndrome in pregnant women. Muscle Nerve 36(6):778–783.

Ochi K, Horiuchi Y, Nakamichi N, Morita K, Okada E, Hasegawa T (2011) Association between the elbow flexion test and extraneural pressure inside the cubital tunnel. J Hand Surg 36(2):216–221.

O'Connor D, Marshall S, Massy-Westropp N (2003) Non-surgical treatment (other than steroid injection) for carpal tunnel syndrome. Cochrane Database Syst Rev 1:CD003219.

Pham M, Bäumer T, Bendszus M (2014) Peripheral nerves and plexus. Curr Opin Neurol 27(4):370–379.

Poetschke J, Schwarz D, Kremer T, Rein S (2021) Lesions of the anterior interosseous nerve: differentiating between compression neuropathy and neuritis. Handchir Mikrochir Plast Chir 53(1):31–39.

Richter M, Brüser P (1999) Value of clinical diagnosis in carpal tunnel syndrome. Handchir Mikrochir Plast Chir 31(6):373–376.

Ritts GD, Wood MB, Linscheid RL (1987) Radial tunnel syndrome. A ten-year surgical experience. Clin Orthop Relat Res 219(Juni):201–205.

Schoch C, Geyer M (2020) Die operative Therapie des Snapping-Trizeps-Syndroms. Oper Orthop Traumatol 32(2):171–178.

Spies CK, Müller LP, Oppermann J, Neiss WF, Hahn P, Unglaub F (2016) Die operative Dekompression des Ramus superficialis des Nervus radialis: Das Wartenberg-Syndrom. Oper Orthop Traumatol 28(2):145–152.

Spies CK, Schäfer M, Langer MF, Bruckner T, Müller LP, Unglaub F (2018) Functional outcome after endoscopic assisted release of the ulnar nerve for cubital tunnel syndrome: mid-to-long term results. Int Orthop 42(6):1331–1337.

Tai TW, Wu CY, Su FC, Chern TC, Jou IM (2012) Ultrasonography for diagnosing carpal tunnel syndrome: a meta-analysis of diagnostic test accuracy. Ultrasound Med Biol 38(7):1121–1128.

Tang JB (2020) Radial tunnel syndrome: definition, distinction and treatments. J Hand Surg (European Volume) 45(8):882–889.

Toussaint CP, Perry EC, Pisansky MT, Anderson DE (2010) What's new in the diagnosis and treatment of peripheral nerve entrapment neuropathies. Neurol Clin 28(4):979–1004.

Unglaub F, Hahn P, Kisslinger F, Schäfer M, Müller L, Spies C (2017) Das Kubitaltunnelsyndrom: Diagnostik und Therapieoptionen. Handchirurgie Scan 06(01):71–82.

Verdugo RJ, Salinas RA, Castillo JL, Cea JG (2008) Surgical versus non-surgical treatment for carpal tunnel syndrome. Cochrane Database Syst Rev 4(Oktober):CD001552.

Waljee JF (2018) Hand and wrist surgery, 3. Aufl. Elsevier Inc., Philadelphia, S 510–514.

Morbus Dupuytren

Ali Ayache, Frank Unglaub und Martin F. Langer

Inhaltsverzeichnis

11.1 Hintergrund – 224

11.2 Epidemiologie und Genetik – 224

11.3 Krankheitsbilder – 224

11.4 Pathologie – 226

11.5 Relevante anatomische Strukturen – 227

11.6 Klassifikation und Stadieneinteilung – 229

11.7 Relevante diagnostische Verfahren – 230

11.8 Konservative Therapie – 230

11.9 Operative Therapie – 231
11.9.1 Perkutane Nadelaponeurotomie – 231
11.9.2 Therapie der Dupuytren-Kontraktur mittels Kollagenase Clostridium histolyticum – 232
11.9.3 Der Primäreingriff beim M. Dupuytren – 233
11.9.4 Palmare Arthrolyse des Fingermittelgelenks – 238

11.10 Rezidiveingriffe beim M. Dupuytren – 239
11.10.1 Konservative Therapie – 240
11.10.2 Revisionseingriff mit Aponeurektomie, Teno-/Arthrolyse und plastischer Deckung – 240
11.10.3 Verkürzende Mittelgelenkarthrodese – 240
11.10.4 Amputation und Strahlresektion – 240

11.11 Postoperative Nachbehandlung – 241

11.12 Komplikationen – 241

11.13 Empfohlene Techniken der Autoren – 241

11.14 Zusammenfassung – 242

Literatur – 242

© Der/die Herausgeber bzw. der/die Autor(en), exklusiv lizenziert an Springer-Verlag GmbH, DE, ein Teil von Springer Nature 2024
C. K. Spies et al. (Hrsg.), *Expertenwissen Handchirurgie*, https://doi.org/10.1007/978-3-662-68413-9_11

11.1 Hintergrund

Der M. Dupuytren ist eine erbliche, gutartige, chronisch-progrediente Fibromatose der Palmaraponeurose und des subkutanen Fasersystems der Hand. Durch die Fibromatose kommt es zunächst zu knotigen und später zu strangförmigen Veränderungen definierter Bindegewebestrukturen der Hohlhand und der Finger mit einer stetigen Verkürzung der Stränge im weiteren Verlauf, hauptsächlich entlang von Linien mit mechanischer Zugbelastung. Dies führt zu einer zunehmenden Beugekontraktur vor allem der Grund- und Mittelgelenke des Klein- und Ringfingers. Die Dupuytren-Kontraktur kann aber auch die übrigen Finger und den Daumen betreffen. Die Indikation zur Operation besteht bei wesentlicher Einschränkung der Handfunktion. Da eine kausale Therapie des M. Dupuytren nicht möglich ist, sind chronisch-progrediente Verläufe und Rezidive einer behandelten Dupuytren-Kontraktur häufig. Daher sind der Zeitpunkt und das operative Vorgehen beim Erst- und bei jedem Folgeeingriff stets an den individuellen Krankheitsverlauf des Patienten anzupassen (Unglaub und Spies 2017).

11.2 Epidemiologie und Genetik

Der M. Dupuytren hat die höchste Prävalenz bei Menschen mit nord- oder mitteleuropäischer Abstammung. Zudem wird die palmare Fibromatose häufig über mehrere Generationen hinweg innerhalb betroffener Familien beobachtet. Familiäre Häufung und Unterschiede in der Prävalenz bei verschiedenen Ethnien weisen auf eine hereditäre, genetische Ursache der Erkrankung hin (Hindocha et al. 2009). Epidemiologische Studien machen einen autosomal-dominanten Erbgang mit variabler Penetranz wahrscheinlich (Hu et al. 2005). Ein singulärer Gendefekt oder Genlocus als Auslöser der Fibromatose konnte jedoch nicht identifiziert werden. Vielmehr scheinen beim M. Dupuytren mehrere genetische Faktoren die Schwere der Erkrankung und einen frühen Erkrankungsbeginn zu triggern (Eaton 2017; Hahn 2017; Richter 2015).

Zudem scheinen andere nichtgenetische Faktoren und Umwelteinflüsse für das Auftreten des M. Dupuytren eine Rolle zu spielen. In der Literatur werden hierbei Hypercholesterinämie, Diabetes mellitus, Tabakrauchen, exzessiver Alkoholkonsum, Epilepsie, antikonvulsive Medikation, lokale Traumen, schwere körperliche Arbeit mit mechanischer Beanspruchung der Hände und unterdurchschnittlicher BMI als mögliche Begleit- oder Risikofaktoren der Erkrankung, nicht aber als kausale, auslösende Faktoren diskutiert (Geoghegan et al. 2004; Hahn und Unglaub 2016).

Große Genomstudien konnten mehr als 24 Genloci mit einer Assoziation zum M. Dupuytren identifizieren, darunter regulatorische Gene der Zelldifferenzierung, Zellproliferation und Apoptose und insbesondere Gene aus dem Wnt-Signalweg, der die Proliferation und Differenzierung von Fibroblasten sowohl im Zusammenhang mit Malignomen als auch mit der Fibromatose reguliert (Dolmans et al. 2011; Major et al. 2019).

In der angloamerikanischen und europäischen Literatur wird die Prävalenz des M. Dupuytren mit einer großen, wenig aussagekräftigen Spannbreite zwischen 0,6 und 31,6 % angegeben, wahrscheinlich aufgrund der Heterogenität der einzelnen Studiengruppen (Lanting et al. 2014). Vor dem 40. Lebensjahr ist die Dupuytren-Kontraktur selten. In der Literatur wird von einem sporadischen Auftreten im Kindesalter berichtet. Allerdings steigt die Prävalenz mit dem Alter an. In einer großen Metaanalyse wurde die altersabhängige Prävalenz der palmaren Fibromatose mit 12 % bei einem Alter von 55 Jahren, 21 % bei einem Alter von 65 Jahren und 29 % bei einem Alter von 75 Jahren angegeben (Lanting et al. 2014). Typisches Alter für die Erstmanifestation der Erkrankung sind die frühen 50er-Jahre. Frauen erkranken im Schnitt 10–15 Jahre später als Männer, sodass bei jungen Patienten zunächst mehrheitlich Männer betroffen sind, mit zunehmendem Patientenalter aber das Geschlechterverhältnis eher ausgeglichen ist (Eaton 2017; Ling 1963).

Bei Erstmanifestation tritt die palmare Fibromatose in 20 % der Fälle bilateral auf, im weiteren Verlauf sind mindestens 70 % der Patienten an beiden Händen betroffen (Hindocha et al. 2006). Bei weniger als 20 % der Patienten mit frühen Zeichen einer Dupuytren-Fibromatose kommt es im weiteren Verlauf auch zu einer Beugekontraktur der Finger (Hindocha et al. 2006).

11.3 Krankheitsbilder

Die Diagnose eines M. Dupuytren wird durch die klinische Untersuchung gestellt. Ein typischer Krankheitsverlauf, eine positive Familienanamnese oder das Vorliegen von Risikofaktoren (Diabetes mellitus, Rauchen, Epilepsie, hoher Alkoholkonsum, schwere körperliche Arbeit) sind keine Voraussetzung für die klinische Diagnose, können diese aber erhärten.

Frühe Zeichen des M. Dupuytren werden häufig übersehen. Erste Anzeichen können eine erhöhte Spannung der Haut der Hohlhand bei Dorsalextension der Finger sein, teilweise mit einem prominenten Hervortreten der palmaren Weichteilpolster in der distalen Hohlhand, den sog. Monticuli (Abb. 11.1). Weiterhin kann es zu einem lokalen Verstreichen der palmaren Hautleisten

Morbus Dupuytren

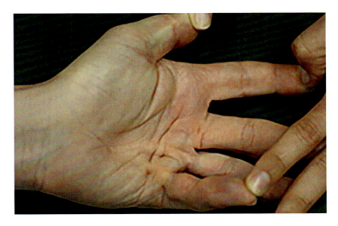

◘ Abb. 11.3 Klinisches Bild einer Dupuytren-Kontraktur mit palmaren Knoten, Fibromatosesträngen an Ring- und Kleinfinger sowie trichterförmigen Einziehungen der Haut in der distalen Hohlhand (Hugh-Johnson-Zeichen). (Mit freundlicher Genehmigung von PD Dr. med. Christian K. Spies, Bad Rappenau. Alle Rechte vorbehalten)

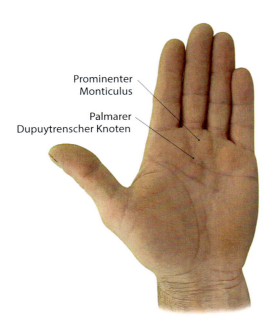

◘ Abb. 11.1 Klinisches Bild von palmaren Dupuytren-Knoten im Frühstadium, sowie prominenter Monticuli bei Fingerextension

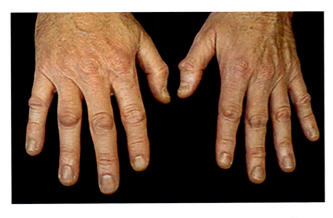

◘ Abb. 11.2 Klinisches Bild von dorsalen Dupuytren-Knoten (sog. Knuckle Pads oder Garrod-Knoten) über den PIP-Gelenken von D5–D3 rechts und dem IP-Gelenk sowie den PIP-Gelenken von D2–D5 links. (Mit freundlicher Genehmigung von Prof. Dr. M.F. Langer, Münster. Alle Rechte vorbehalten)

oder zu trichterförmigen Einziehungen der Haut kommen (Eaton 2017). Die häufig erste wahrgenommene Veränderung der Haut sind charakteristische Knoten in der Hohlhand (◘ Abb. 11.1). Diese sind im Durchmesser ca. 0,5–1,5 cm große, subdermale, meist schmerzlose oder wenig schmerzhafte Verhärtungen, die fest mit der Dermis verbunden sind. An der Streckseite der Fingergelenke kann es zu dorsalen Dupuytren-Knoten, den sog. Knuckle Pads oder Garrod-Knoten, kommen (◘ Abb. 11.2). Diese entsprechen histologisch den palmaren Knoten, sind fest mit dem Paratenon der Strecksehnen und erst sekundär mit dem subdermalen Bindegewebe der Haut verbunden. Knuckle Pads betreffen meist die PIP (Proximales Interphalangeal)-Gelenke, können aber auch im Bereich der DIP (Distales Interphalangeal)-, MCP (Metacarpophalangeal)- oder auch der IP (Interphalangeal)-Gelenke der Daumen vorkommen und sind mit einer eher aggressiven Fibromatose assoziiert.

Im weiteren Verlauf kommt es dann zur Ausbildung der für den M. Dupuytren charakteristischen subdermalen Stränge von variabler Breite. Diese Fibromatosestränge kommen zusammen, aber auch unabhängig von den Knoten vor, sind scharf abgrenzbar und meist gut palpabel bei passiver Extension der betroffenen Finger. Die meisten Stränge bilden sich entlang von Linien mit mechanischer Zugbeanspruchung bei Extension oder Abduktion der betreffenden Finger (◘ Abb. 11.3). Im Bereich der Beugefurchen von Hohlhand und Fingern sind die Stränge häufig adhärent zur Haut. Zwischen den Hautadhärenzen kann die Haut eingezogen und gestaucht sein, mit entsprechendem Hautdefizit bei fortschreitender Beugekontraktur. Neben den Hautadhärenzen kann es in der Hohlhand zu trichterförmigen Einziehungen der Haut kommen (Hugh-Johnson-Zeichen). Stränge mit atypischem Verlauf können bei aggressiven Fibromatosen oder nach chirurgischer Behandlung auftreten.

Bei weiterer Verkürzung der Stränge kommt es zu einer zunehmenden Beugekontraktur der Grund- und Mittelgelenke der betroffenen Finger. Setzt sich die Fibromatose nach distal fort, kann sich auch eine Beugekontraktur der Endgelenke ausbilden. Genauso häufig kommt es allerdings im Spätstadium, durch eine langwierige Beugekontraktur der PIP-Gelenke, zu einer fixierten Hyperextensionsstellung der DIP-Gelenke. Diese ist nicht direkt durch Fibromatosestränge ver-

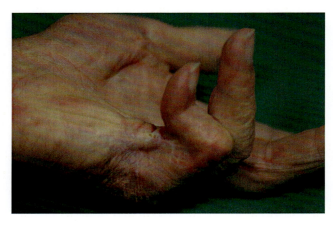

Abb. 11.4 Klinisches Bild eines Rezidivs einer Dupuytren-Kontraktur des Kleinfingers mit Hyperextensionsstellung des DIP-Gelenks. (Mit freundlicher Genehmigung von PD Dr. med. Christian K. Spies, Bad Rappenau. Alle Rechte vorbehalten)

ursacht, sondern resultiert aus einer palmaren Verschiebung der Seitenzügel des Streckapparats, ähnlich wie bei der Knopflochdeformität (Abb. 11.4) (Langer 2016).

Beim häufigeren ulnaren Typ des M. Dupuytren sind vor allem Ring- und Kleinfinger von der beschriebenen Beugekontraktur betroffen. Beim selteneren radialen Typ mit Befall von Daumen und Zeigefinger steht vor allem eine Adduktionskontraktur zwischen Daumen und Zeigefinger im Vordergrund.

Zur Evaluation und Klassifikation der Erkrankung erfolgt die Messung und Dokumentation der Bewegungsausmaße der Fingergelenke nach der Neutral-Null-Methode mit dem Fingergoniometer. Zudem kann der Fingernagel-Handrücken-Abstand bei maximaler Fingerstreckung und der Fingerkuppen-Hohlhandmitte-Abstand bei Faustschluss in cm gemessen und im Verlauf kontrolliert werden. Der Table-Top-Test gibt einen Hinweis auf eine wesentliche funktionelle Einschränkung der Hand. Dabei versucht der Patient die betroffene Hand mit der palmaren Seite flach auf den Tisch abzulegen. Gelingt das nicht, ist der Test positiv. Beim positiven Pocket-Test gelingt es dem Patienten nicht, die betroffene Hand in die Hosentasche einzuführen, was ebenfalls einer deutlichen funktionellen Einschränkung entspricht (Eaton 2017).

Hueston formulierte 1963 erstmals den Begriff der Dupuytren-Diathese, der eine Einschätzung der individuellen biologischen Aktivität der Fibromatose gibt. Hinweise für eine erhöhte Dupuytren-Diathese sind eine beidseitige palmare Fibromatose, familiäre Häufung, das Auftreten von Dupuytren-Knoten, männliches Geschlecht, Daumenbeteiligung, Befall von mehr als 2 Strahlen einer Hand, Erstmanifestation vor dem 50. Lebensjahr und ein ektopes Auftreten der Fibromatose.

Zu den ektopen Formen der Dupuytren-Erkrankung zählen der M. Ledderhose mit einer Fibromatose der Plantarfaszie an den Fußsohlen und die Peyronie-Erkrankung (Induratio penis plastica) mit einer Fibrose der Faszien des Penis. Manche Autoren zählen zudem die retroperitoneale Fibrose (M. Ormund) und die Frozen Shoulder zu den ektopen Formen der Fibromatose. Je höher die Dupuytren-Diathese, d. h. je mehr Faktoren zusammenkommen, desto eher ist von einer aggressiven Biologie der Fibromatose auszugehen mit schneller Progression und häufigen Rezidiven trotz operativer Behandlung. Der stärkste Prediktor einer aggressiven Erkrankung ist allerdings ein junges Erkrankungsalter (Eaton 2017; Hahn und Reidel 2008).

Differenzialdiagnostisch ist bei neu aufgetretenen palmaren Knoten immer auch an andere raumfordernde Prozesse zu denken, wie etwa Fibrosarkom, Histiozytom, Riesenzelltumor, Synovialsarkom, kalzifizierendes aponeurotisches Fibrom, Epitheloidsarkom und andere seltenere Tumoren. Zudem können Narbenkontrakturen, Ringbandinsuffizienzen mit Bowstring-Effekt der Beugesehnen und kindliche Fehlbildungen wie die Kamptodaktylie ähnliche klinische Erscheinungsformen zeigen.

11.4 Pathologie

Im Zentrum der Pathogenese der Dupuytren-Fibromatose steht nach aktuellem Kenntnisstand eine enthemmte Wechselwirkung zwischen Myofibroblasten, freigesetzten Zytokinen und der extrazellulären Matrix unter dem Einfluss einer erhöhten mechanischen Beanspruchung des Bindegewebes (Eaton 2017; Richter 2015). In der gesunden Palmaraponeurose bzw. im gesunden Bindegewebe kommen Myofibroblasten kaum vor. Myofibroblasten sind bei der physiologischen Wundheilung an der Wundkontraktion und der Bildung großer Mengen extrazellulärer Kollagenfasern beteiligt und nehmen innerhalb der pathologischen Prozesse bei Organfibrosen, wie etwa der Lungenfibrose, eine wesentliche Rolle ein. Im Fall des M. Dupuytren kommt es in Bereichen der Palmaraponeurose mit erhöhter mechanischer Beanspruchung in Gegenwart von TGF-β1 zu einer Differenzierung von Fibroblasten zu Myofibroblasten durch die Expression von intrazellulärem α-SMA („smooth muscle actin") mit hoher kontraktiler Potenz (Vaughan et al. 2000). Zudem bilden sich zahlreiche Verbindungen zwischen der Myofibroblastenzellmembran und Kollagenbündeln in der extrazellulären Matrix, was die Myofibroblasten bei mechanischer Beanspruchung des Bindegewebes zur Kontraktion anregt. Dies führt im Gegenzug zu einem Remodeling der extrazellulären Matrix mit einer Neuausrichtung der Typ-I- und Typ-III-Kollagenbündel. Die Neuausrichtung der Kollagene wird durch Crosslink-Enzyme der extrazellulären Matrix fixiert (Castella et al. 2010). Dies führt sukzessive zu einer Verkürzung und Verhärtung der extrazellulären Matrix, was einerseits die Myofibroblasten zur weiteren Kontraktion und Sekretion von Kollagenfibrillen anregt und andererseits die mechanische Beanspruchung benachbarter Gewebeanteile erhöht und dort den gleichen Prozess auslöst. Beim Gesunden wird der Einfluss der Myofibroblasten nach Ende der mechanischen Belastung und mit Wegfall der stimulierenden Zytokine durch Dedifferenzierung und Apoptose der Zellen beendet. Warum und wie sich die Myofibroblasten im Fall des M. Dupuytren der Dedifferenzierung und der Apoptose entziehen, ist bisher nicht bekannt (Eaton 2017).

11.5 Relevante anatomische Strukturen

Unerlässlich für die klinische Diagnosestellung des M. Dupuytren sowie für jede Therapieplanung ist die detaillierte Kenntnis der normalen Anatomie des häufig in den anatomischen Lehrbüchern vernachlässigten subkutanen Faser- und Fasziensystems der Hand sowie seiner pathologischen Veränderungen bei Auftreten von Dupuytren-Knoten und -Strängen. Dieses auch als „fibröses Skelett" bezeichnete Fasersystem ermöglicht durch seinen komplexen Aufbau einerseits den festen Griff und die höchste mechanische Belastbarkeit der palmaren Haut und andererseits durch eine genau dosierte Flexibilität die hohe Sensibilität des Tastsinns (◘ Abb. 11.5) (Langer et al. 2017).

Die wichtigste Grundstruktur des Fasziensystems der Hohlhand ist die Palmaraponeurose, die aus einem Längsfasersystem, den Fasciculi longitudinales (prätendinöse Fasern) und aus einem Querfasersystem, den Fasciculi transversi (Skoog-Fasern) besteht (◘ Abb. 11.5). Über die kurzen, fibrösen, einzeln oder gruppiert stehenden Grapow-Fasern ist die Haut vor allem im Bereich der Hohlhandbeugefurchen mit dem Längsfasersystem der Palmaraponeurose sowie zur Thenar- und Hypothenarfaszie verbunden (◘ Abb. 11.6). Auch im Bereich der Beugefurchen über den Fingergelenken kommen sie als senkrechte Verbindungen der Haut zu den Beugesehnenscheiden vor. Als ein frühes pathognomonisches Zeichen des M. Dupuytren kann es bei einer Fibromatose der Grapow-Fasern zu trichterförmigen, bis zu mehreren Millimeter langen Einziehungen der Haut kommen (Hugh-Johnson-Zeichen) (◘ Abb. 11.3) (Johnson 1980; Langer et al. 2017).

Die Fasciculi longitudinales der Palmaraponeurose bilden in der Hohlhand eine dreieckige, plattenartige Struktur. Bei einer Fibromatose der Längsfasern kommt

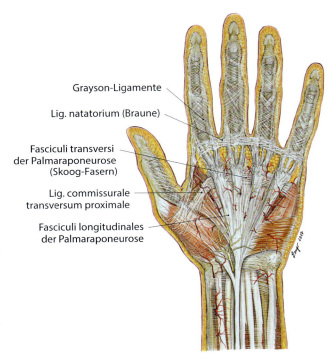

◘ **Abb. 11.5** Darstellung des fibrösen Skeletts der Hand von palmar. (Mit freundlicher Genehmigung von Prof. Dr. M.F. Langer, Münster. Alle Rechte vorbehalten)

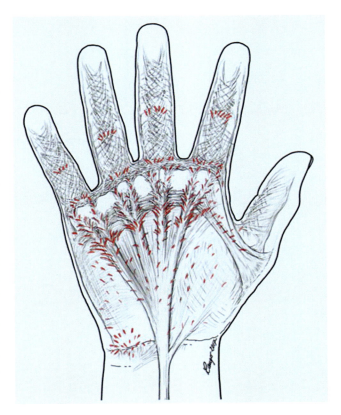

◘ **Abb. 11.6** Verteilung der Grapow-Fasern an der Hand (rot). (Mit freundlicher Genehmigung von Prof. Dr. M.F. Langer, Münster. Alle Rechte vorbehalten)

es zu Knoten und verdickten Strängen fast nur in der distalen Hälfte der Palmaraponeurose. Proximal, im Bereich des Retinaculums, ist die Palmaraponeurose so gut wie nie betroffen (Langer et al. 2017). Die Fasciculi transversi sind so gut wie nie vom M. Dupuytren betroffen, bis auf ihren radialen Anteil in der 1. Kommissur (Lig. commissurale transversum proximale) (◘ Abb. 11.5). Der Befall dieser Fasern kann eine Adduktionskontraktur des Daumens verursachen (Langer et al. 2017). Bei einer Fibromatose der Thenarfaszie zwischen dem Ursprung des M. flexor pollicis brevis und dem radiopalmarseitigen Bereich der Daumengrundgelenkkapsel kann es zu einer Beugekontraktur des Daumengrundgelenks kommen (Langer 2016).

Die Palmaraponeurose ist nach dorsal über 9 senkrechte Septen (Septen nach Legueu und Juvara) mit den Muskelfaszien der Interosseusmuskulatur und weiter distal mit dem Lig. metacarpale transversum profundum verbunden. Hierdurch werden in 8 Kanälen abwechselnd die Beugesehnen zu jedem Finger und die Communis-Gefäß-Nerven-Bündel zusammen mit den jeweiligen Lumbrikalismuskeln getrennt (◘ Abb. 11.7). Die Kanäle der Beugesehnen haben die Stabilität und Funktion ähnlich wie die Ringbänder und werden daher als „palmar aponeurosis pulley" oder Palmaraponeurosen-Septen-System bezeichnet (Langer et al. 2015). Werden die Fasciculi longitudinales aufgrund einer Dupuytren-Kontraktur reseziert, sind meist die palmaren Anteile dieser Septen auch betroffen und müssen mitreseziert werden. In diesem Fall sollten die A1-Ringbänder über den Beugesehnen erhalten bleiben, da sonst ein Bowstring-Phänomen der Beugesehnen und ein Lumbrikalis-Plus-Syndrom nach Parkes drohen könnte (Langer et al. 2017). Ein Teil der Fasciculi longitudinales läuft in der Tiefe nach distal zu beiden Seiten der Beugesehnenscheide als spiralförmige Fasern aus (Spiralbänder oder Gosset-Bänder, nicht zu verwechseln mit den pathologischen „spiral cords") und setzen im Grundgliedbereich der Finger an (◘ Abb. 11.8) (Langer et al. 2017).

Das Lig. natatorium (Braune, Lig. metacarpale transversum superficiale) in den Kommissuren II–IV entspricht in der 1. Kommissur dem Lig. commissurale transversum distale (Grapow) (◘ Abb. 11.5). Diese Bänder stellen die distale palmare Begrenzung der Handfläche bzw. die proximale Verbindung der Finger dar und sind jeweils mit der Haut fest verbunden. Sind diese Bänder vom M. Dupuytren betroffen, kommt es zunächst zu einer Behinderung der Fingerspreizung. Bei weiterer Progredienz der Erkrankung kann es sogar zu einem Unterkreuzen der Finger kommen (Langer et al. 2017).

Im Bereich der Finger ziehen die Fasern des fibrösen Skeletts zumeist direkt von ihrem knöchernen Ursprung zur Haut. Die längs verlaufenden Thomine-Fasern („lateral digital sheet") ziehen von ihrem Ursprung an der Kapsel der Fingergrundgelenke und an der palmaren Faszie der Mm. interossei nach distal zu beiden Seiten der Phalangen bis in die Fingerendglieder (◘ Abb. 11.8). Sie verlaufen dorsal der Arterien, daher „retrovaskuläre Fasern", und palmar des jeweiligen Tractus lateralis der Streckaponeurose, fächerartig zur mediolateralen Haut des Fingers. Beim Gesunden sind diese Fasern kaum zu erkennen. Im Fall des M. Dupuytren können sie seitliche Hauteinziehungen und wesentliche Beugekontrakturen an den Fingern verursachen (Langer et al. 2017). Vor allem am Kleinfinger kann sich ein seitlicher, ulnarer Strang (Barton-Strang), ausgehend von der Faszie des M. abductor digiti minimi, ausbilden, der häufig bei Operationen übersehen wird bzw. für die schlechte Prognose und hohe Rezidivrate am Kleinfinger verantwortlich ist (Barton 1984; Langer et al. 2017).

Die palmare Haut der Finger ist über Retinacula, die sog. Grayson-Ligamente, mit den knöchernen Phalangen verbunden. Diese entspringen zu beiden Seiten der Beugesehnenscheide an einer fibrösen Verstärkung des Periosts (Chorda alligans) palmolateral an den Phalangen, ziehen dann vornehmlich in einem Winkel von 45° nach proximal über die Beugesehnen hinweg auf die Gegenseite, wo sie dann divergierend und septumartig

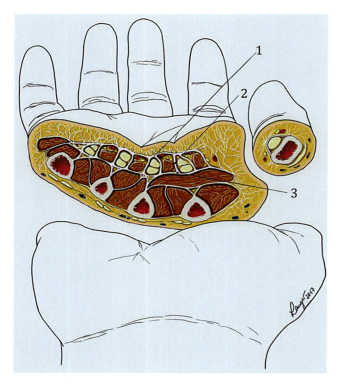

◘ Abb. 11.7 Querschnitt durch die Hohlhandmitte mit Darstellung der Palmaraponeurose (1), der Septen nach Legueu und Juvara (2) und der Volz-Fasern als Verbindung zu den Mittelhandknochen (3). (Mit freundlicher Genehmigung von Prof. Dr. M.F. Langer, Münster. Alle Rechte vorbehalten)

Morbus Dupuytren

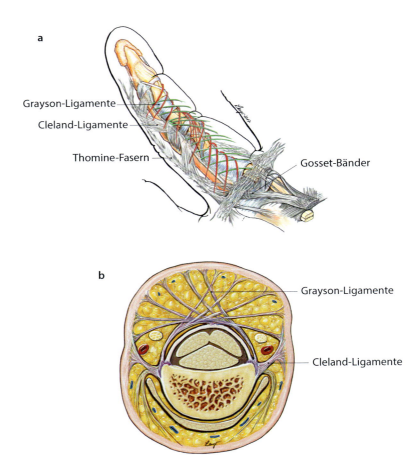

Abb. 11.8 a, b – a Schematische Darstellung des fibrösen Skeletts am Finger. b Schematische Darstellung der Grayson- und Cleland-Ligamente am Fingerquerschnitt. (Mit freundlicher Genehmigung von Prof. Dr. M.F. Langer, Münster. Alle Rechte vorbehalten)

palmar der Gefäß-Nerven-Bündel in die Haut einstrahlen und somit ein Bowstringing der Gefäß-Nerven-Bündel verhindern (Abb. 11.8) (Langer et al. 2017). Im Fall eines M. Dupuytren kann es zu einem Verwachsen dieser Fasern mit der Beugesehnenscheide vor allem auf Höhe des A3-Ringbands kommen (Langer et al. 2017). Von den Seiten der Mittelgelenke, in schwächerer Form auch von den Seiten der Endgelenke ziehen, wiederum ausgehend von der Chorda alligans, die Cleland-Ligamente nach proximal, nach distal und nach transversal zur seitlichen Haut der Finger (Abb. 11.8). Ähnlich wie die Thomine-Fasern verlaufen auch die Cleland-Ligamente dorsal der Gefäß-Nerven-Bündel. Auf Höhe der Mittelgelenke kann es beim M. Dupuytren zu einer Fibromatose dieser Fasern kommen, insbesondere dann, wenn die Thomine-Fasern auch betroffen sind (Langer et al. 2017).

Von besonderer chirurgischer Bedeutung ist das häufige Auftreten von Verbindungen und Verwachsungen zwischen den Fibromatosesträngen, dadurch entspricht der Verlauf der Stränge häufig nicht mehr dem Verlauf der ursprünglichen Bänder. Zudem werden nicht selten die Gefäß-Nerven-Bündel verzogen und es entsteht der Eindruck eines spiralförmigen Verlaufs der Gefäß-Nerven-Bündel um die Stränge herum („spiral cords").

Dies tritt vor allem proximal des Lig. natatorium auf, kann aber auch distal davon beobachtet werden. Bei der chirurgischen Präparation der Stränge kann es hierbei leicht zu einer Verletzung der spiralförmig verzogene Gefäß-Nerven-Bündel kommen (Langer et al. 2017).

11.6 Klassifikation und Stadieneinteilung

Tubiana und Michon formulierten 1961 die heute international gängige Klassifikation der Dupuytren-Kontraktur (Tubiana und Michon 1961). Tubiana ergänzte später ein Scoringsystem, um statistische Auswertungen von Studien zu ermöglichen (Tubiana 1986). Bei der Tubiana-Klassifikation wird die Hand gemäß der 5 Strahlen in 5 Segmente eingeteilt. Aufgrund der besonderen funktionellen Bedeutung des Daumens und der 1. Kommissur zwischen MHK 1 und 2 werden Adduktionskontrakturen zwischen Daumen und Zeigefinger zwar eigenständig klassifiziert, aber dem Daumensegment zugerechnet.

Maßgeblich für die Klassifikation nach Tubiana ist die Gesamtbeugekontraktur eines Strahls, unabhängig vom Befallmuster der einzelnen Fingergelenke. Für jeden Strahl werden die Winkelbeträge der Beugekontrakturen der einzelnen Gelenke (Grund-, Mittel- und Endgelenk) zu einer Gesamtbeugekontraktur des betreffenden Segments zusammengezählt. Besteht eine Überstreckstellung des Endgelenks, wird der Winkelbetrag der Überstreckstellung ebenso der Gesamtkontraktur hinzuaddiert. Je nach Ausmaß der Gesamtkontraktur wird jeder Strahl einem Erkrankungsstadium zugeordnet. Dabei sind die Tubiana-Stadien in 45-Grad-Schritten abgestuft von Stadium 0 (keine Kontraktur) bis Stadium 4 (Gesamtbeugekontraktur größer als 135°) (Tab. 11.1). Zudem wurde ein Stadium N für frühe Erkrankungsstadien mit Knoten oder Strängen, aber ohne Gelenkkontraktur definiert. Zur Klassifikation einer Adduktionskontraktur in der 1. Kommissur wird der Winkel zwischen 1. und 2. Mittelhandknochen bei maximaler Abduktion des Daumens gemessen. Dem Abspreizdefizit zwischen Daumen und Zeigefinger gemäß wird die Kontraktur in der 1. Kommissur in 15-Grad-Schritten in 3 Stadien eingeteilt, ausgehend von einem Normwert des Abduktionswinkels von über 45° (Tab. 11.2).

Zur Ermittlung des Tubiana-Scores werden die ermittelten Stadien der einzelnen Segmente als Punktwerte zusammenaddiert. Somit ergibt sich für die 5 Strahlen (jeweils Stadium 0–4) zusammen mit der Adduktionskontraktur in der 1. Kommissur (Stadium 0–3) bei einem theoretischen maximalen Befall aller Segmente ein maximaler Gesamtscore von 23. Zur präziseren Kodierung des klinischen Befundes schlug Tubiana Suffixe vor. Das Suffix P meint einen Kontrakturstrang, der auf die Hohlhand beschränkt ist. Das Suffix D steht für einen Strang im Bereich des Fingers. Bei PD verläuft der Strang von der Hohlhand bis in den Fingerbereich. Das Suffix H steht für eine Hyperextensionsstellung des DIP-Gelenks. Mit D+ kann eine prognostisch ungünstige Kontraktur eines PIP-Gelenks von mehr als 70° klassifiziert werden. Tubiana selbst definierte Fälle als schwerwiegend ab einem Gesamtscore aller Segmente von 8, oder bei der Klassifikation eines Segments mit 4, oder wenn bei 2 Segmenten das Suffix D+ auftritt (Tubiana 1986).

11.7 Relevante diagnostische Verfahren

Die Diagnose des M. Dupuytren wird klinisch gestellt, eine bildgebende Diagnostik ist in der Regel nicht notwendig. Bei klinischem Verdacht und zum Ausschluss von Differenzialdiagnosen kann eine bildgebende Diagnostik indiziert sein. In fortgeschrittenen Fällen mit ausgeprägter, langwieriger Kontraktur des PIP-Gelenks sollte präoperativ ein seitliches Röntgenbild des Fingers erfolgen, um eine Arthrose oder eine Deformierung der Gelenkflächen auszuschließen (Hahn und Reidel 2008). Röntgenaufnahmen können zudem heterotope Ossifikationen an Fibromatosesträngen aufzeigen. Eine Ultraschalluntersuchung kann präoperativ den Verlauf der Gefäß-Nerven-Bündel klären, insbesondere bei Vorliegen von „spiral cords" auf Höhe der Grundgelenke (Eaton 2017).

11.8 Konservative Therapie

Eine Vielzahl konservativer Therapieoptionen wurde in der Vergangenheit vorgeschlagen. Die orale Einnahme von Vitamin E und Allopurinol sowie die Ultraschallbehandlung zeigten keinen nachweisbaren Effekt auf die Erkrankung (Richter 2015). Die lokale Infiltration von Kortison zeigte in frühen Stadien der Erkrankung ohne Kontraktur einen gewissen Effekt auf die Behandlung von symptomatischen Dupuytren-Knoten, allerdings mit hohen Rezidivraten und fraglichem Nutzen für den Erkrankungsverlauf (Ketchum und Donahue 2000). Weiterhin wurden mehrere Studien zur Radiotherapie des M. Dupuytren publiziert (Seegenschmiedt et al. 2001; Weinzierl et al. 1993). Allerdings kommt die Radiotherapie ebenfalls nur für sehr frühe Erkrankungsstadien des M. Dupuytren ohne Kontraktur infrage und ist mit teilweise erheblichen chronischen Nebenwirkungen der bestrahlten Hautareale, wie Ekzemen, Hautschuppung und Subkutanatrophien, verbunden (Adamietz et al. 2001).

Tab. 11.1 Einteilung der Dupuytren-Beugekontraktur nach Tubiana

Stadium	Merkmal
0	Keine Veränderungen
N	Knoten oder Stränge ohne Kontraktur
1	Gesamtkontraktur von 0–45°
2	Gesamtkontraktur von 45–90°
3	Gesamtkontraktur von 90–135°
4	Gesamtkontraktur >135°

Tab. 11.2 Einteilung der Dupuytren-Adduktionskontraktur in der 1. Kommissur nach Tubiana

Stadium	Merkmal
0	Keine Veränderungen
N	Knoten oder Stränge ohne Kontraktur
1	Abduktionswinkel zwischen 45 und 30°
2	Abduktionswinkel zwischen 30 und 15°
3	Abduktionswinkel zwischen 15 und 0°

11.9 Operative Therapie

Aktuelle Therapiekonzepte der Dupuytren-Kontraktur können in 4 Kategorien eingeteilt werden (Eaton 2017):
1. Minimalinvasive, perkutane Verfahren
   - perkutane Nadelaponeurotomie
   - enzymatische Behandlung mit Kollagenasen
2. Aponeurektomie
   - partielle Aponeurektomie
   - segmentale Aponeurektomie
3. Dermatofasziektomie
4. Salvage-Prozeduren
   - verkürzende, aufrichtende Mittelgelenkarthrodese
   - Grundgliedamputation
   - Strahlresektion

11.9.1 Perkutane Nadelaponeurotomie

Hintergrund

Die perkutane Nadelaponeurotomie (PNA, im deutschen Sprachraum häufig: Nadelfasziotomie) wurde in den Grundzügen bereits Ende des 18. Jahrhunderts von Henry Cline in England beschrieben (Donaldson und Goddard 2012; Spies et al. 2016b). Aufgrund der minimalinvasiven Technik mit schnellerer Rekonvaleszenz und niedrigerer Komplikationsrate im Vergleich zu den offenen Verfahren erlebt die perkutane Nadelaponeurotomie in den letzten Jahren eine deutliche Renaissance (Oppermann et al. 2017). Ziel dieser Technik ist nicht die Entfernung des erkrankten Gewebes, sondern das „Aufdehnen" der Beugekontraktur der Finger durch die perkutane Durchtrennung des Aponeurosestrangs mit einer Kanüle, die als Mikroskalpell eingesetzt wird (Oppermann et al. 2017). Nachteil ist die im Vergleich zu den offenen Verfahren deutlich erhöhte Rezidivrate von insgesamt bis zu 85 % oder 10–20 % pro Jahr (Eaton 2017; Oppermann et al. 2017; van Rijssen et al. 2012; van Rijssen und Werker 2006). Die Nadelaponeurotomie stellt bei richtiger Indikation sowohl für den Erst- als auch den Rezidiveingriff eine sichere und effektive Therapieoption dar (Oppermann et al. 2017; Spies et al. 2016b).

Indikationen

Voraussetzung ist ein kooperativer Patient, da der Eingriff in Lokalanästhesie ohne Sedierung erfolgt und die perkutane Prozedur sowie das anschließende manuelle Aufdehnen bzw. „Aufbrechen" des Fibromatosestrangs vom wachen Patienten toleriert werden muss (Oppermann et al. 2017; Spies et al. 2016b). Der geeignete klinische Befund ist ein in der Hohlhand, proximal der distalen Hohlhandbeugefurche, direkt subkutan gelegener, singulärer, gut palpabler Fibromatosestrang mit Ausbreitung in das Fingergrundglied und dadurch verursachter funktionell beeinträchtigender Beugekontraktur im MCP-Gelenk von 30° oder mehr. Des Weiteren sollte die Haut über dem Fibromatosestrang reizlos und intakt sein. Auch bei fortgeschrittener Dupuytren-Kontraktur (Tubiana 3 und 4) kann die perkutane Nadelaponeurotomie als vorbereitende Maßnahme für sich anschließende offene Aponeurektomien indiziert sein (Oppermann et al. 2017; Spies et al. 2016b).

Kontraindikationen

Die perkutane Nadelaponeurotomie sollte nicht angewendet werden bei multiplen, diffus infiltrierenden oder breitbasigen Strängen, ferner nicht bei Strängen, die sich ausschließlich auf die Finger beschränken. Die PNA ist zudem bei unkooperativen Patienten, Hautinfekten im OP-Gebiet und bei vorbestehenden Digitalnervenläsionen nicht indiziert (Oppermann et al. 2017; Spies et al. 2016b).

Aufklärung

Die Aufklärung vor dem Eingriff muss neben den allgemeinen Risiken, wie unter anderem Infektionen, Wundheilungsstörungen und Nerven-Gefäß-Verletzungen, die im Vergleich zu den offenen Verfahren deutlich erhöhte Rezidivrate und die Möglichkeit verbleibender Beugekontrakturen vor allem im Bereich der PIP-Gelenke beinhalten (Oppermann et al. 2017; Spies et al. 2016b).

Durchführung (Abb. 11.9)

Der Eingriff erfolgt in einem ambulanten Setting, in Rückenlage des Patienten mit einem Armtisch auf der betroffenen Seite. Fakultativ kann mit einer hochauflösenden Sonografie (18 MHz) der Verlauf der neurovaskulären Strukturen sicher dargestellt werden (Uehara et al. 2013). Nach chirurgischer Desinfektion und steriler Abdeckung erfolgt zunächst an der geplanten Aponeurotomiestelle mit einer 30-G-Kanüle das Setzen subdermaler Lokalanästhetikadepots von jeweils ca. 0,1 ml über dem palpablen Strang. Die Aponeurotomiestelle sollte proximal der distalen Hohlhandbeugefurche liegen, da hier die neurovaskulären Bündel dorsal des Fibromatosestrangs verlaufen. Unmittelbar danach erfolgt mit dem Lanzettschnitt einer Kanüle (18, 20 oder 21 G) zunächst in senkrechter Richtung und erst danach, bei sicherer Platzierung der Kanüle, die fächerförmige komplette transversale Durchtrennung des Fibromatosestrangs. Dabei muss der Strang durch passive Extension des Fingers durch den Operateur stetig unter Spannung gehalten werden. Auf diese Weise kann die Durchtrennung des Fibromatosestrangs durch den Operateur sowohl taktil durch die Gewebewiderstands-

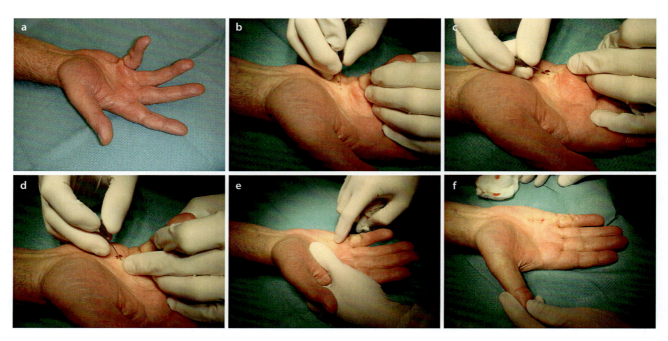

☐ **Abb. 11.9** a–e Durchführung einer perkutanen Nadelaponeurotomie. **a** Klinischer Befund vor dem Eingriff. **b** Senkrechtes Einführen der Kanüle in den Fibromatosestrang nach Setzen der Lokalanästhesiedepots. **c** Fächerförmige komplette transversale Durchtrennung des Fibromatosestrangs durch kurze stichelnde Bewegungen. **d** Aufdehnen der Kontraktur mit dosiertem Kraftaufwand über einen kurzen Hebelarm. **e** Klinischer Befund nach dem Eingriff, die volle Streckfähigkeit des Fingers konnte wiederhergestellt werden. **f** Volle Streckung des Fingers auch aktiv möglich. (Mit freundlicher Genehmigung von PD Dr. med. Christian K. Spies, Bad Rappenau. Alle Rechte vorbehalten)

veränderungen an der Kanüle als auch teilweise akustisch wahrgenommen werden.

Die Durchtrennung des Strangs erfolgt durch fächerförmige stichelnde Bewegungen, ohne dass die Kanüle aus der Eintrittspforte in der Haut gezogen wird. Tangiert die Kanüle versehentlich einen Fingernerv, verspürt der Patient einen einschießenden Schmerz in den Finger. Die Kanüle muss dann umgehend neu platziert werden. Bei Verdacht auf eine intratendinöse Lage der Kanüle lässt sich bei aktiver Fingerbeugung ein synchrones Mitbewegen der Kanüle feststellen. Die Aponeurotomiestelle sollte nicht im Bereich einer Beugefurche, eines Knotens oder im Bereich von Hautfalten oder -Einziehungen liegen. Sind mehrere Aponeurotomiestellen notwendig, wird weiter proximal am palpablen Strang mit einem Sicherheitsabstand von mindestens 5 mm die Prozedur wiederholt, um beim späteren Aufdehnen der Kontraktur größere Hauteinrisse zu vermeiden. Ein Vorgehen von proximal nach distal ist nicht zu empfehlen, da im Fall einer versehentlichen Betäubung eines Fingernervens proximal bei einer anschließenden Aponeurotomie weiter distal der Patient die Affektion eines Fingernervs durch die Kanülen nicht mehr spüren und mitteilen kann.

Anschließend erfolgt das manuelle, passive Aufdehnen der Beugekontraktur durch einen möglichst geringen, dosierten Kraftaufwand über einen kurzen Hebelarm im Bereich des Fingergrundglieds. Ein gewaltsames „Aufbrechen" der Kontraktur mit großer Kraft oder über einen langen Hebelarm durch Manipulation am Mittel- oder gar am Endglied ist aufgrund der hohen Verletzungsgefahr unbedingt zu vermeiden. Abschließend erfolgen die Kontrolle der distalen Durchblutung und die Anlage eines sterilen Verbands. Es wird der sofortige aktive Einsatz der Hand mit Belastungsaufbau empfohlen. Weiterhin sollte ein Konfektionshandschuh mit Quengelschiene für den betroffenen Finger zum Tragen in der Nacht für 3–6 Monate verordnet werden (Oppermann et al. 2017; Spies et al. 2016b).

11.9.2 Therapie der Dupuytren-Kontraktur mittels Kollagenase Clostridium histolyticum

■ ■ Hintergrund

Bereits 1965 wurden erste Behandlungsansätze zur enzymatischen Auflösung von Dupuytren-Fibromatosesträngen entwickelt (Bassot 1965; Keller et al. 2017). 1985 konnten Rydevic et. al. in 2 experimentellen Studien zeigen, dass nach Kollagenaseinjektionen keine wesentlichen Beeinträchtigungen insbesondere der Durchblutung und Nervenfunktion auftreten (Keller et al. 2017; Rydevik et al. 1985; Rydevik et al. 1989). Nach mehreren randomisierten, klinischen Studien erfolgte 2011 die Zulassung der Kollagenase Clostridium histolyticum zur Behandlung der Dupuytren-Kontraktur in der Europäischen Union (Arora et al. 2016; Keller et al. 2017). Bei den kommerziell erhältlichen injizierbaren Kollagenasen handelt es sich um eine Mischung aus Klasse-I- und -II-Kollagenase-Isoformen, die insbesondere gegenüber Typ-IV-Kollagen in Blutgefäßen sowie im Perineurium peripherer Nerven die geringste enzymatische Wirkung haben (Keller et al. 2017).

Indikationen
Die Anwendung von Clostridium histolyticum ist indiziert bei einer Dupuytren-Kontraktur im MCP-Gelenk zwischen 20° und 100° oder einer Kontraktur im PIP-Gelenk zwischen 20° und 80°, bei sicher palpablem Fibromatosestrang und einem Alter des Patienten von über 18 Jahren. Auch im Falle eines Rezidivs kann diese Methode ab einer Beugekontraktur von 25° indiziert sein (Arora et al. 2016; Keller et al. 2017). Zudem ist eine gute Compliance des Patienten notwendig, da die Injektion der Kollagenase gemäß den Herstellerempfehlungen ohne Lokalanästhesie erfolgen sollte und die Aufdehnung der Kontraktur am Folgetag unter lokaler Betäubung, ohne Sedierung durchgeführt wird.

Kontraindikationen
Neben den allgemeinen Kontraindikationen, wie lokalen Infekten oder der Einnahme von Antikoagulanzien, ist die die Anwendung von Clostridium histolyticum insbesondere in der Schwangerschaft und bei bekannten Allergien gegen den Wirkstoff kontraindiziert (Arora et al. 2016; Keller et al. 2017).

Aufklärung
Die Aufklärung vor dem Eingriff muss die häufigen lokalen Nebenwirkungen im Injektionsgebiet wie lokale Schwellung, lokale Hämatome, Rötung und Schmerzen, das Auftreten von lokalen Einrissen in der Haut bei der manuellen Aufdehnung der Kontraktur und die mögliche Rezidivgefahr beinhalten. Zudem kann mehr als eine Behandlung notwendig sein. Bei schweren Kontrakturen können bis zu 3 Injektionen am selben Strang innerhalb von 4 Wochen durchgeführt werden (Arora et al. 2016; Keller et al. 2017).

Durchführung
Der Eingriff erfolgt in Rückenlage mit Armtisch auf der Eingriffseite. Nach sterilem Abdecken, lokaler Hautdesinfektion und Anmischen der Injektionslösung nach Herstellerangaben erfolgt das Aufsuchen der optimalen Einstichstelle. Stranganteile, die an die Haut adhärent sind, sollten nicht als Injektionsstellen gewählt werden. Während der betroffene Finger durch den Operator in leichter Extension gehalten wird, um den Strang anzuspannen, wird die Kanüle (27 G) sicher im Fibromatosestrang platziert und zunächst ein Drittel der Wirkstoffdosis injiziert. Dann wird unter Belassen der Kanüle unter der Haut jeweils 2–3 mm proximal und distal der initialen Injektionsstelle ein weiteres Drittel der Dosis in den Strang eingebracht. Danach wird die Kanüle entfernt und ein steriler Verband angelegt. Der Patient sollte im Anschluss für 30 min auf mögliche allergische Reaktionen überwacht werden.

Am Folgetag, ca. 24 h später, erfolgt das manuelle Aufdehnen der Beugekontraktur. Hierzu erfolgt zunächst die lokale Betäubung der Injektionsstellen am Strang vom Vortag. Dann wird, um die Beugesehnen zu entspannen, in einer Beugestellung des Handgelenks von ca. 60° für 10–20 s ein Zug auf den Strang ausgeübt durch eine mäßig kräftige manuelle Extension am betroffenen Finger durch den Operateur. Dabei wird der Finger möglichst nah an der Injektionsstelle gegriffen, um lange Hebelarme mit entsprechender Verletzungsgefahr zu vermeiden. Falls die 1. Fingerstreckung nicht erfolgreich ist, kann ein 2. und 3. Versuch in zeitlichen Abständen von jeweils 5–10 min unternommen werden, ohne die Kraft zu erhöhen. Dann erfolgt die Anlage eines sterilen Wundverbands. Der Patient wird angewiesen, sofort mit aktiven Bewegungsübungen der betroffenen Hand zu beginnen. Die Verordnung einer palmaren Nachtlagerungsschiene in Extensionsstellung des Fingers ist zudem empfehlenswert (Arora et al. 2016; Keller et al. 2017).

11.9.3 Der Primäreingriff beim M. Dupuytren

Die partielle Aponeurektomie hat sich hinsichtlich Komplikations- und Rezidivrate in den letzten Jahren bewährt und stellt heute das Standardverfahren der operativen Behandlung der Dupuytren-Kontraktur dar (Desai und Hentz 2011; Eaton 2017; Henry 2014; Oppermann et al. 2017; Vesper et al. 2017). Hierbei wird das von der Fibromatose betroffene Gewebe möglichst vollständig reseziert und nicht-betroffene Bänder, Septen und Aponeurose-Anteile werden geschont.

Demgegenüber wird bei der totalen Aponeurektomie über eine „mercedessternförmige" Inzision in der Hohlhand (Inzision nach Millesi) die gesamte Palmaraponeurose samt Septen und teilweise unter Mitnahme des subkutanen Fettgewebes, in einem „prophylaktischen" Ansatz, entfernt. Allerdings hat die totale Aponeurektomie eine hohe Morbidität und führt zu einer hohen Komplikationsrate mit häufigen Wundheilungsstörungen, Hämatomen und Nekrosen. Zudem zeigt sie keinen Vorteil hinsichtlich der Rezidivrate gegenüber der partiellen Aponeurektomie und wird daher heute nicht mehr empfohlen.

Ebenso wird die älteste chirurgische Behandlungsform der palmaren Fibromatose, die offene Fasziotomie, bei der über kleine quere Inzisionen die Fibromatosestränge lediglich inzidiert wurden, heute aufgrund hoher Rezidivraten nicht mehr durchgeführt.

Die segmentale Aponeurektomie nimmt eine „Mittelstellung" ein. Bei dieser Methode werden über mehrere kurze, longitudinale, bogenförmige Inzisionen sukzessiv Teile oder Segmente des Fibromatosestrangs reseziert und andere Stranganteile belassen, bis der betroffene Finger wieder gestreckt werden kann. Die Rezidivrate der segmentalen Aponeurektomie scheint mit derjenigen der partiellen Aponeurektomie vergleichbar zu sein (Moermans 1996).

Der entscheidende Vorteil der partiellen Aponeurektomie ist allerdings die Möglichkeit der sicheren Präparation der neurovaskulären Strukturen aus anatomisch „gesunden", nicht-veränderten Regionen in das durch die Fibromatose veränderte Gewebe. Bei der segmentalen Aponeurektomie ist dies aufgrund der begrenzten Hautschnitte kaum möglich, was die Gefahr iatrogener neurovaskulärer Verletzungen erhöht.

Die wohl radikalste chirurgische Behandlung der Dupuytren-Kontraktur stellt die Dermatofasziektomie dar, bei der neben den Fibromatosesträngen auch die darüberliegenden infiltrierten Hautareale reseziert und durch körpereigene Vollhauttransplantate gedeckt werden. Unter den Transplantaten treten im weiteren Verlauf seltener Rezidive auf. Daher könnten die transplantierten Areale als eine Art „Brandschneise", sogenannte „Fire-Break-Transplantate", wirken, da bei Auftreten von Fibromatosesträngen proximal und distal der transplantierten Areale im weiteren Verlauf die resultierende Beugekontraktur weniger schwerwiegend sein könnte (Hueston 1984). Allerdings steht bei der Dermatofasziektomie der Vorteil einer in der Literatur zumindest umstrittenen niedrigeren Rezidivrate den Nachteilen eines relativ aufwendigen Verfahrens mit dem Resultat von asensiblen, palmaren Hautarealen von verminderter Qualität und Belastbarkeit gegenüber (Richter 2015).

Bei jeder operativen Behandlung einer Dupuytren-Kontraktur, so auch bei der partiellen Aponeurektomie, müssen 3 Teilaspekte angegangen werden. Zunächst muss das pathologische, die Kontraktur verursachende Gewebe entfernt werden, dann muss gegebenenfalls eine weiterhin bestehende einschränkende Gelenkkontraktur gelöst werden und schließlich muss eine suffiziente Weichteil- und Hautdeckung erreicht werden, trotz der häufig resultierenden Hautdefizite (Richter 2015).

▪▪ Indikationen

Die Entscheidung zur chirurgischen Behandlung einer Dupuytren-Kontraktur ist immer individuell mit dem Patienten zu treffen. Absolute Winkelgradangaben, ab wann bei einer Beugekontraktur eines Fingers eine minimalinvasive oder offene chirurgische Behandlung indiziert sein könnte, sind bisher nicht definiert (Eaton 2017; Hahn und Reidel 2008; Richter 2015). Allerdings besteht in der Literatur Einigkeit darüber, dass die Indikation zu einer offenen chirurgischen Behandlung erst bei wesentlicher Funktionseinschränkung der Hand besteht. Diese ist in etwa gegeben ab einer Beugekontraktur von über 30° in den Fingergrundgelenken oder Kontrakturen von über 15° in den Fingermittelgelenken (Hahn und Reidel 2008; Spanholtz 2013).

Beim Kontrakturbefall mehrerer Strahlen, bei einer diffusen Fibromatose der Hohlhand, bei ausgeprägten Bewegungseinschränkungen in den PIP- oder DIP-Gelenken, bei höhergradigen Beugekontrakturen (Tubiana 3 und 4) sowie im Rezidivfall sind minimalinvasive Verfahren in der Regel nicht empfehlenswert. In diesen Fällen ist ein offenes Verfahren, wie etwa die partielle Aponeurektomie, Therapie der Wahl (Eaton 2017; Hahn und Reidel 2008; Richter 2015).

▪▪ Aufklärung

Der Patient muss präoperativ über die minimalinvasiven Behandlungsalternativen und über die hohe Rezidiv- und Progressionsgefahr der Erkrankung trotz offener chirurgischer Behandlung mit möglicherweise notwendigen Folgeeingriffen aufgeklärt werden. Weiterhin muss über die Gefahr einer postoperativ persistierenden Beugekontraktur einzelner Finger oder Fingergelenke und über allgemeine Risiken wie Wundheilungsstörungen, Infekte und Hämatome gesprochen werden. Zudem kann es bei der Präparation der Fibromatose zu iatrogenen Nerven- und Gefäßverletzungen, beim Aufdehnen der Kontrakuren zu Frakturen oder zu Intimaeinrissen der Gefäße mit bleibenden Durchblutungsstörungen bis hin zum Fingerverlust kommen.

▪▪ Durchführung

Der Eingriff erfolgt in Rückenlage des Patienten mit ausgelagerter Hand auf einem Armtisch. Als Anästhesieverfahren ist sowohl eine Vollnarkose als auch ein regionales Verfahren wie die Plexusanästhesie, die i.v. Anästhesie, der Handblock oder ein lokales Verfahren wie der Wide Awake Approach möglich. Operationen bei M. Dupuytren sind anspruchsvolle Eingriffe mit diffiziler Präparation, daher müssen stets optimale Operationsbedingungen geschaffen werden. Die Anlage einer Oberamblutsperre mit 300 mmHg (außer bei Anwendung des Wide Awake Approach) und die Verwendung einer Lupenbrille sind obligat. Zudem sollte eine Bleihand oder Ähnliches zur Fixierung der Hand verwendet werden (Vesper et al. 2017). Ein Operationsmikroskop und ein entsprechendes Mikro-

Morbus Dupuytren

instrumentarium sollten prinzipiell zur eventuell notwendigen Durchführung einer Nerven- oder Gefäßnaht zur Verfügung stehen.

Nach chirurgischem Abwaschen und Abdecken erfolgt zunächst das Einzeichnen der Schnittführung. Hierbei sollte bereits die Deckung des Hautdefizits beim Hautverschluss am Ende der Operation bedacht werden. Je nach Vorliebe des Operateurs sind 2 prinzipielle Schnittführungen möglich, einerseits die Bruner- oder Mini-Bruner-Inzision mit der Möglichkeit der Anlage von VY-Plastiken beim Wundverschluss und andererseits die Längsinzision in der Medianlinie des Fingers mit zusätzlichen Z-Plastiken (Abb. 11.10 und 11.14b). Ist ein Hautdefizit in der distalen Hohlhand im Bereich des 4. und 5. Strahls zu erwarten, kann bei der Schnittführung ein eventuell notwendiger Thenarlappen eingeplant werden (Abb. 11.11).

Aufgrund der sehr guten Wundheilung besteht in der distalen Hohlhand alternativ die Möglichkeit der offenen Wundbehandlung, der sogenannten Open-Palm-Technik nach McCash (Abb. 11.12). Nachteilig sind allerdings hierbei die lange Wundheilungszeit und das Risiko des Auftretens von Narbenkontrakturen.

Im Bereich der Finger ist zur Deckung von zu erwartenden großen palmaren Hautdefekten bereits bei der Schnittführung eine seitliche Fingerlappenplastik oder ein dorsaler Transpositionslappen (Abb. 11.13) oder etwa eine Cross-Finger-Lappenplastik einzuplanen, vor allem dann, wenn im Mittelgliedbereich am Ende der Operation, nach Aponeurektomie, eine freiliegende Beugesehnenscheide zu erwarten ist (Walle et al. 2016). Die Hebedefekte werden dann entweder primär oder mit Vollhauttransplantaten vom Unter- oder Oberarm gedeckt. Liegen nach Aponeurektomie im Bereich der Hohlhand oder der Finger keine Sehnenscheiden frei, können die Hautdefekte auch hier mit Vollhauttransplantaten vom Ober- oder Unterarm gedeckt werden. Dies muss eventuell bei der Lagerung und der sterilen Abdeckung der Extremität bedacht werden (Richter 2015; Vesper et al. 2017).

Nach der Hautinzision erfolgt zunächst die scharfe Trennung des Fibromatosestrangs von der Haut mit dem Skalpell (Abb. 11.14). Der Fibromatosestrang ist häufig vor allem im Bereich des Grundgelenks fest mit der Haut verbunden. Hier kann es bei der Präparation leicht zu vermeidbaren Hautperforationen kommen. Andererseits ist bei der Präparation der Haut sorgfältig darauf zu achten, möglichst kein Fibromatosegewebe an der Haut zurückzulassen. Dann erfolgt die Darstellung der Gefäß-Nerven-Bündel proximal im „gesunden", nicht veränderten Bereich. Die Gefäß-Nerven-Bündel befinden sich regelhaft radial und ulnar der Beugesehnen, die ihrerseits in der Hohlhand stets dorsal des Fibromatosestrangs verlaufen. Nach sicherer Darstellung der Gefäß-Nerven-Bündel erfolgt die vorsichtige Arterio- und Neurolyse von proximal nach distal. Sind alle Strukturen sicher präpariert, kann der Fibromatosestrang proximal abgesetzt und etwa mit einem Klemmchen gefasst werden. Nun kann schrittweise von proximal nach distal zunächst die sichere Arterio- und Neurolyse und erst danach das Absetzen von Fibromatosegewebe erfolgen (Abb. 11.14). Vor allem im Bereich des Grundgelenks und Grundglieds können die Gefäß-Nerven-Bündel durch die Fibromatose spiralig verzogen sein und der Fibromatosestrang hat in dieser Region oft dorsale, retrovaskuläre Äste, die leicht mit den neurovaskulären Strukturen verwechselt werden können. In diesen Fällen kann ein reziprokes Vorgehen mit Präparation von distal nach proximal sinnvoll sein. Eine scharfe Präparation des Fibromatosestrangs mit dem Skalpell mit schiebenden Bewegungen ist empfehlenswert. Die Entnahme einer Gewebeprobe zur histologischen Untersuchung dient der Diagnosesicherung (Abb. 11.14). Neben der sicheren Präparation und Schonung der Ge-

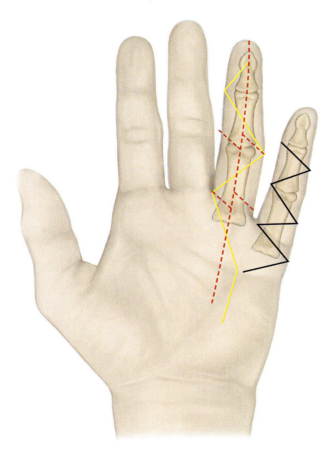

Abb. 11.10 Mögliche Schnittführungen zur partiellen Aponeurektomie. Mini-Bruner (schwarz), Bruner (gelb), Längsinzision in der Medianlinie des Fingers mit Z-Plastiken (rot). (Zeichnung nach Vesper et al. 2017)

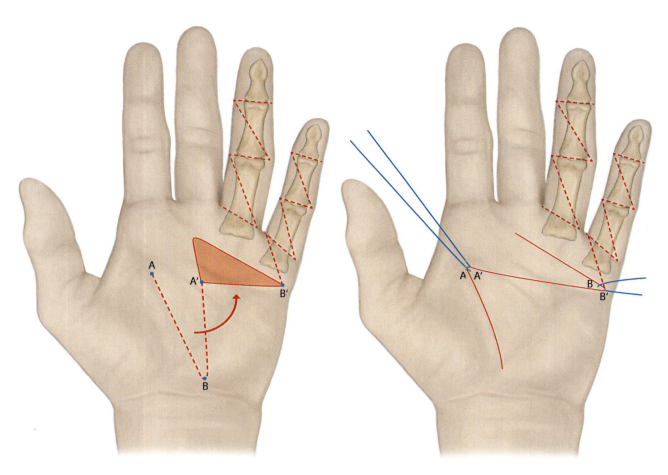

Abb. 11.11 Thenarlappen zur Defektdeckung eines Hautdefizite in der distalen Hohlhand. **a** Die dreieckige, rot eingefärbte Fläche entspricht dem Defekt (A′-B′) in der Hohlhand. Die gestrichelte Linien A, B, A′ der Umschneidung des Thenarlappens. **b** Durch die Transposition des Thenarlappens kann eine Defektdeckung im Hohlhandbereich erfolgen. (Aus Siepe und Richter 2013)

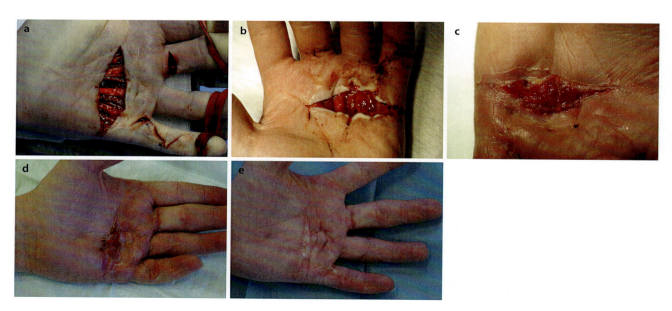

Abb. 11.12 **a–e** Klinischer Verlauf einer Behandlung eines Hautdefizits in der distalen Hohlhand nach partieller Aponeurektomie mit der Open-Palm-Methode. Die Abbildungen (**a–e**) zeigen den intra- bzw. postoperativen Verlauf über mehrere Wochen bis zur kompletten Wundheilung. (Mit freundlicher Genehmigung von PD Dr. med. Christian K. Spies, Bad Rappenau. Alle Rechte vorbehalten)

Morbus Dupuytren

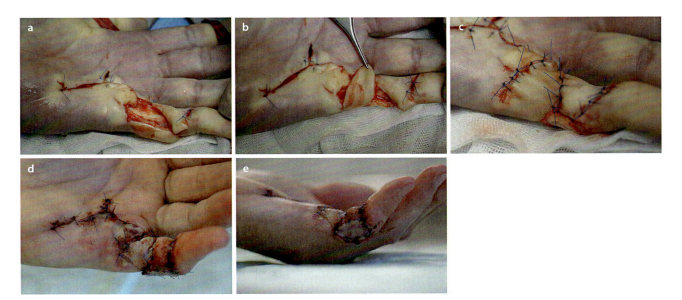

Abb. 11.13 a–e Plastische Deckung eines Hautdefizits am Kleinfingergrundglied nach partieller Aponeurektomie mit einem dorsalen Transpositionslappen. **a** Hautdefizit nach Aponeurektomie mit freiliegender Beugesehne am Kleinfingergrundglied. **b** Heben und Mobilisieren des Lappens über den Defekt. **c** Hautnaht, im Anschluss Verschluss des Hebedefekts mit autologer Vollhaut. **d, e** Klinischer Befund 1 Woche postoperativ. (Mit freundlicher Genehmigung von PD Dr. med. Christian K. Spies, Bad Rappenau. Alle Rechte vorbehalten)

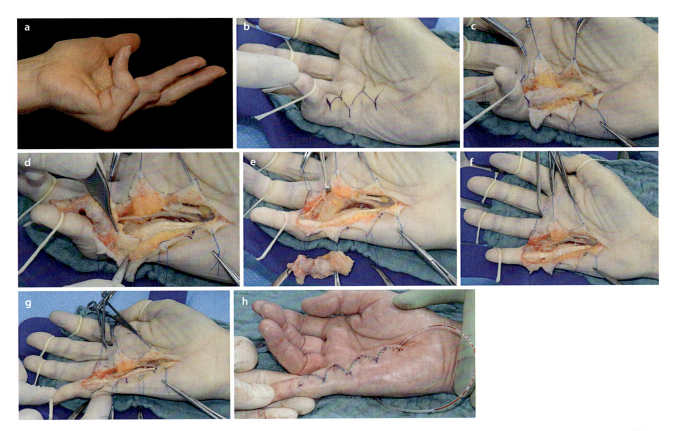

Abb. 11.14 a–h. Klinischer Fall einer partiellen Aponeurektomie bei Dupuytren-Kontraktur am Kleinfinger. **a** Präoperativer Befund. **b** Einzeichnen der Schnittführung, modifizierte Mini-Bruner-Schnittführung mit multiplen VY-Plastiken (Schnittführung nach Palmén). **c** Nach Hautinzision scharfe Trennung des Fibromatosestrangs von der Haut. **d** Darstellen der Gefäß-Nerven-Bündel proximal und schrittweise Präparation nach distal. Erst nach sicherer Darstellung der Strukturen erfolgt die schrittweise Resektion des Fibromatosestrangs. **e, f** Resektion des Fibromatosestrangs. **g** Nach Resektion des Fibromatosestrangs kann der Finger passiv in die Neutralposition gestreckt werden. **h** Nach Spülung und gründlicher Blutstillung ist die Einlage einer Redon-Drainage fakultativ. In diesem Fall Hautnaht mit fortlaufender Naht und zusätzlich Einzelknopfnähten im Bereich der VY-Plastiken. (Mit freundlicher Genehmigung von Prof. Dr. M.F. Langer, Münster. Alle Rechte vorbehalten)

fäß-Nerven-Bündel ist im Fingerbereich ebenso die sichere Darstellung und Schonung der Ring- und Kreuzbänder an den Beugesehnenscheiden von entscheidender Bedeutung (Spanholtz 2013; Vesper et al. 2017). Lässt sich der Finger nach vollständiger Resektion des Dupuytren-Gewebes vollständig strecken, wird gegebenenfalls die Blutsperre geöffnet und nach 5-minütiger manueller Kompression eine sorgfältige Blutstillung durchgeführt. Der Hautverschluss erfolgt, je nach Haut- und Weichteilverhältnissen, entweder primär, mit einer lokalen Lappenplastik oder mit einer Vollhauttransplantation. Eine Redon-Drainage kann je nach Blutungsrisiko eingelegt werden (◘ Abb. 11.14). Zum Wundverschluss sind resorbierbare Einzelknopfnähte empfehlenswert (◘ Abb. 11.14h).

11.9.4 Palmare Arthrolyse des Fingermittelgelenks

Je höhergradiger die Beugekontraktur des PIP-Gelenks ist und je länger sie zeitlich bestanden hat, desto häufiger ist sie nicht allein durch den Fibromatosestrang verursacht, sondern insbesondere durch Verkürzung, Schrumpfung und Verklebung der das Gelenk umgebenden Strukturen, wie etwa der Hautbänder (Grayson- und Cleland-Ligamente), der Beugesehnenscheide, der Zügelbänder (Checkrein-Ligamente), der palmaren Platte, der Seitenbänder (Ligg. collateralia, Ligg. collateralia accessoria, Ligg. phalangoglenoidalia) und der Ligg. retinacularia transversum (Landsmeer-Bänder) (Hohendorff et al. 2017; Richter 2015). Verbleibt nach vollständiger Resektion des Fibromatosegewebes eine funktionell einschränkende Beugekontraktur des PIP-Gelenks von mehr als 20°, kann durch eine palmare Arthrolyse die vollständige Streckfähigkeit des Gelenks erreicht werden. Vor der Arthrolyse sind allerdings nicht-arthrogene Ursachen einer Beugekontraktur auszuschließen, wie etwa kontrakte intrinsische Handmuskeln, Veränderungen der Gelenkflächen oder Narbenkontrakturen aus vorangegangenen Operationen (Hohendorff et al. 2017).

Die Arthrolyse erfolgt in 6 aufeinanderfolgenden Schritten, in denen jeweils definierte anatomische Strukturen nach sorgfältiger Darstellung mit dem Skalpell scharf und präzise durchtrennt werden (Blazar et al. 2016). Grundlegende Voraussetzung ist die präzise Kenntnis der Anatomie des Mittelgelenks und der das Gelenk umgebenden Strukturen (Schmidt und Lanz 2003). Nach jedem Schritt wird die Streckfähigkeit des Fingers und die Stabilität des Gelenks kontrolliert. Die Arthrolyse wird beendet, sobald eine ausreichende Streckfähigkeit des Gelenks erreicht wurde (Blazar et al. 2016; Hohendorff et al. 2017; Spies et al. 2016a).

– Schritt 1: Nach sorgfältiger Darstellung des radialen und ulnaren Gefäß-Nerven-Bündels erfolgt zunächst die Durchtrennung der verbliebenen Hautbänder (Grayson- und Cleland-Ligamente) radial und ulnar der Beugesehnenscheide.
– Schritt 2: Die Beugesehnen gleiten im Fingerbereich in einer Sehnenscheide, die durch straffe, wechselnd transversal und kreuzförmig verlaufende Bänder, die Ring- und Kreuzbänder, verstärkt wird. Zunächst wird das A2-Ringband im Bereich des Fingergrundglieds identifiziert. An seinem distalen Rand wird die Beugesehnenscheide quer inzidiert.
– Schritt 3: Die palmare Platte läuft nach proximal schwalbenschwanzförmig in die beiden Zügelbänder aus (Checkrein-Ligamente). Diese setzen radial und ulnar an der Grundphalanx in Höhe des distalen Randes des A2-Ringbands an, stabilisieren das Mittelgelenk und schützen es vor Überstreckung. In einem Fettpolster zwischen den Zügelbändern und der Grundphalanx läuft eine arterielle Anastomose zwischen der radialen und ulnaren Fingerarterie, der Arcus digitopalmaris proximalis (Schmidt und Lanz 2003). In diesem weiteren Schritt der Arthrolyse werden die Zügelbänder distal des Arcus digitopalmaris proximalis durchtrennt (◘ Abb. 11.15).

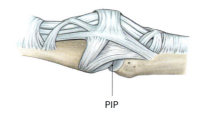

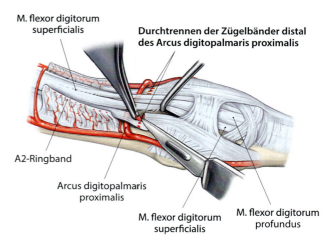

◘ **Abb. 11.15** Schematische Zeichnung einer palmaren Arthrolyse des PIP-Gelenks. Durchtrennung der Zügelbänder (Checkrein-Ligamente) distal des Arcus digitopalmaris proximalis. (Aus Hohendorff et al. 2016)

Morbus Dupuytren

- Schritt 4: Besteht weiterhin eine wesentliche Beugekontraktur des Mittelgelenks, werden die akzessorischen Seitenbänder durchtrennt. Die Ligg. collateralia accessoria entspringen proximal-palmar der Ligg. collateralia am Grundgliedkopf und setzen an der palmaren Platte an (Abb. 11.16).
- Schritt 5: In einem weiteren Schritt wird die palmare Platte proximal am Grundgliedköpfchen abgelöst (Abb. 11.17).
- Schritt 6: Schließlich kann die palmare Platte bis zu ihrem Ansatz an der Mittelgliedbasis abgelöst und mobilisiert werden. Persistiert auch dann noch eine

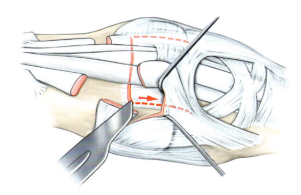

Abb. 11.18 Schematische Zeichnung einer palmaren Arthrolyse des PIP-Gelenks. Ablösen der palmaren Platte bis zur Insertion an der Mittelgliedbasis. (Aus Hohendorff et al. 2016)

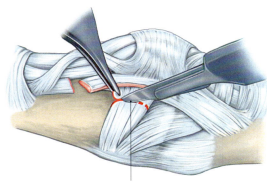

Inzision der akzessorischen Seitenbänder

Abb. 11.16 Schematische Zeichnung einer palmaren Arthrolyse des PIP-Gelenks. Durchtrennung der akzessorischen Seitenbänder. (Aus Hohendorff et al. 2016)

einschränkende Kontraktur, können die Seitenbänder (Ligg. collateralia) eingekerbt werden. Diese bestehen aus oberflächlichen und tiefen Faserzügen, entspringen seitlich am Grundgliedkopf und verlaufen schräg nach palmar zur Mittelgliedbasis (Abb. 11.18).

Nach erfolgreicher Arthrolyse ist eine temporäre Arthrodese des PIP-Gelenks mit einem K-Draht in der Regel nicht notwendig und wird nicht empfohlen.

Entscheidend ist die postoperative Nachbehandlung. Es sollte so früh wie möglich, spätestens am 1. postoperativen Tag mit regelmäßigen Eigenübungen, ggf. mit physiotherapeutischer Unterstützung, begonnen werden. Ziel ist es, die intraoperativ erreichte Streckfähigkeit dauerhaft zu halten. Insbesondere in der 2. und 3. postoperativen Woche kann es aufgrund eines Zusammenziehens der Wunde zu erneuten Kontrakturen kommen. Die Nachbehandlung muss daher engmaschig durch den Operateur überwacht werden. Um das postoperative Ergebnis dauerhaft zu halten, können statische und dynamische Schienen aus thermoplastischem Material hilfreich sein. Diese werden für 3–6 Monate nachts und ggf. stundenweise auch tagsüber getragen.

11.10 Rezidiveingriffe beim M. Dupuytren

Der M. Dupuytren kann aufgrund seiner charakteristischen Neigung zu Progression und Rezidiven nach vorangegangener Operation als Systemerkrankung bezeichnet werden. In Nachuntersuchungen zeigen sich nach 5 Jahren durchschnittliche Rezidivraten von 21 % nach Aponeurektomie, 85 % nach Nadelaponeurotomie und 47 % nach Kollagenasebehandlung (Peimer et al. 2015; van Rijssen et al. 2012). Die Begriffe Rezidiv und Progression werden in der Literatur nicht einheitlich verwendet. Als Rezidiv wird das Wiederauftreten eines

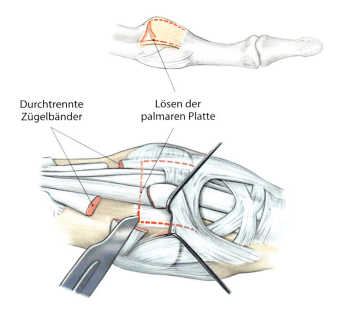

Durchtrennte Zügelbänder   Lösen der palmaren Platte

Abb. 11.17 Schematische Zeichnung einer palmaren Arthrolyse des PIP-Gelenks. Lösen der palmaren Platte. (Aus Hohendorff et al. 2016)

Fibromatosestrangs in einem voroperierten Abschnitt bezeichnet, mit der entscheidenden chirurgischen Konsequenz, dass die lokale Anatomie und das lokale Gewebe nicht nur durch die Fibromatose, sondern auch durch die Voroperation wesentlich beeinträchtigt sind. Eine Konsensuskonferenz definierte das Rezidiv als das Wiederauftreten eines tastbaren Fibromatosestrangs mit daraus folgender Beugekontraktur von mehr als 20° an mindestens 1 voroperierten Gelenk im Vergleich zu dem Befund 6–12 Wochen nach der Erstoperation (Felici et al. 2014). Demgegenüber wird als Progression das Auftreten eines Fibromatosestrangs in einem nativen, nicht voroperierten Abschnitt der Hand bezeichnet (Pillukat et al. 2017).

Spezifische Probleme eines Rezidiveingriffs beim M. Dupuytren sind einerseits eine durch die Voroperation verursachte schlechtere Hautqualität mit Narben, Fibrosen und häufig Verlust des Subkutangewebes. Die Weichteildeckung ist damit deutlich erschwert und einfache lokale Verfahren wie VY-Plastiken sind im Rezidivfall häufig nicht mehr ausreichend oder möglich. Zudem ergibt sich ein erhöhtes Risiko für postoperative Wundheilungsstörungen und Nekrosen. Andererseits ist im Rezidivfall eine alleinige Resektion des pathologischen Gewebes oft nicht ausreichend und eine teilweise ausgedehnte Teno- und Arthrolyse zur Wiederherstellung der Fingerstreckung ist notwendig. Die Präparation der neurovaskulären Strukturen ist nicht nur durch die Fibromatose, sondern auch durch Vernarbungen aus dem Primäreingriff deutlich erschwert und das Risiko iatrogener Nerven- und Gefäßverletzungen steigt mit jedem Rezidiveingriff. Eine Gefäß- oder Nervenschädigung kann zudem nicht nur versehentlich bei der Präparation, sondern auch durch die passive Aufdehnung des Fingers am Ende der Operation geschehen, da die Strukturen deutlich verkürzt sein können. Dies kann bis hin zu asensiblen Fingern oder gar bleibenden Durchblutungsstörungen und Fingerverlust führen.

Die Indikation zum Rezidiveingriff ist ähnlich wie zum Primäreingriff immer individuell mit dem Patienten zu treffen. Grundlegend für die Indikationsstellung ist auch hierbei eine durch die Beugekontraktur wesentlich eingeschränkte Handfunktion. Allerdings ist bei der Entscheidung zur Operation und bei der OP-Planung im Rezidivfall der klinische Befund von entscheidender Bedeutung. Sind im Vorfeld bereits mehrere Rezidiveingriffe notwendig gewesen, ist die Indikation zunehmend kritisch zu sehen, da die Risiken mit jedem Eingriff deutlich ansteigen. In Abhängigkeit von der Hautqualität, der Fingersensibilität und Durchblutung, dem Ausmaß der Gelenkkontraktur, der Anzahl der betroffenen Finger und Gelenke, der Anzahl und Art der vorangegangenen Operationen und nicht zuletzt in Anbetracht des Patientenalters und individueller funktioneller Ansprüche kann im Rezidivfall zwischen mehreren Therapieoptionen gewählt werden (Pillukat et al. 2017).

11.10.1 Konservative Therapie

Bei geringer subjektiver und objektiver Beeinträchtigung sind Ergotherapie und Physiotherapie die Behandlung der Wahl.

11.10.2 Revisionseingriff mit Aponeurektomie, Teno-/Arthrolyse und plastischer Deckung

Bei einem Rezidiv nach vorangegangenem minimalinvasivem Eingriff ist die Indikation zu einem erneuten Eingriff bei wesentlicher funktioneller Beeinträchtigung zu stellen, da Anatomie und Gewebe durch die perkutanen Verfahren in der Regel nur wenig beeinträchtigt werden. Nach vorangegangener offener Aponeurektomie kann ein erneuter Eingriff erwogen werden, wenn das OP-Risiko in Anbetracht der Haut-, Weichteil-, Durchblutungs- und neurologischen Situation und nach eingehender Aufklärung des Patienten (bis hin zum Fingerverlust) vertretbar erscheint.

11.10.3 Verkürzende Mittelgelenkarthrodese

Die verkürzende, aufrichtende Mittelgelenkarthrodese ist eine gute und bewährte Alternative zur Fingeramputation oder zur Strahlresektion. Sie kann indiziert sein im Rezidivfall einer Dupuytren-Beugekontraktur von mehr als 70° im Mittelgelenk, nach mehreren Rezidiveingriffen und bei hohem operativem Risiko mit drohendem Fingerverlust aufgrund schlechter Haut- und Weichteilverhältnisse. Voraussetzung ist eine gute Beweglichkeit im Grundgelenk. Über einen dorsalen Zugang erfolgt nach großzügiger Resektion vor allem an der distalen Grundphalanx die Arthrodese beispielsweise mit einer Zuggurtung oder einer Plattenosteosynthese in einem Flexionswinkel von 30–50°. Der Patient muss im Vorfeld über eine Verkürzung des Fingers von 1–1,5 cm aufgeklärt werden (Pillukat et al. 2017).

11.10.4 Amputation und Strahlresektion

Bei massiver Funktionsbeeinträchtigung der Hand durch die Beugekontraktur des Fingers nach mehreren Rezidiveingriffen, bei Kälteintoleranz oder Verlust der

Sensibilität des Fingers, bei trophischen Störungen und auf besonderen Wunsch des Patienten kann eine Amputation des Fingers oder Strahlresektion als Ultima Ratio indiziert sein. Eine Strahlresektion ergibt ein günstigeres ästhetisches Ergebnis. Allerdings wird die Griffkraft der Hand bei einer Fingeramputation auf Grundgliedhöhe durch die nicht-beeinträchtigte Mittelhand nicht geschwächt, was bei jungen, berufstätigen Patienten von wesentlicher Bedeutung ist (Pillukat et al. 2017).

11.11 Postoperative Nachbehandlung

Bezüglich der Nachbehandlung nach operativer Behandlung des M. Dupuytren darf zum einen auf die Abschnitte zu den einzelnen operativen Verfahren in diesem Kapitel verwiesen werden, zum anderen auf das ▶ Kap. 32 im Speziellen.

11.12 Komplikationen

Für die operative Behandlung des M. Dupuytren wurden Komplikationsraten von 17–19 % beschrieben (Richter 2015). In einem Review der englischsprachigen Literatur zwischen 1988 und 2008 wurde die chirurgische Komplikationsrate nach Aponeurektomie zwischen 3,6 und 39,1 % angegeben (Denkler 2010). Sogenannte Major-Komplikationen traten in 15,7 % der Fälle auf, darunter Verletzung der Fingernerven (3,4 %), Verletzung der Fingerarterien (2 %), Infektionen (2,4 %), Hämatome (2,1 %) und CRPS (5,5 %). Sogenannte Minor-Komplikationen wie postoperative ausgeprägte Schwellung und Bewegungseinschränkung traten in 9,9 % der Fälle auf, Wundheilungsstörungen dagegen in bis zu 22,9 % der Fälle. Dias et al. konnten in einer multizentrischen Studie 2006 eine Komplikationsrate von 46 % feststellen und wiesen insbesondere einen signifikanten Zusammenhang zwischen der initialen Schwere der Kontraktur und der Wahrscheinlichkeit einer postoperativen Komplikation nach (Dias und Braybrooke 2006).

Diese eindrucksvollen Zahlen zeigen, dass die operative Behandlung des M. Dupuytren durchaus komplikationsträchtig ist und daher die Indikation zum Eingriff äußerst differenziert getroffen werden muss. Zur Vermeidung iatrogener Gefäß- oder Nerven-Verletzungen sind eine Operation unter Blutleere mit Lupenbrille, eine vorsichtige Präparation und die detaillierte Kenntnis der Anatomie durch den Operateur grundlegende Vorraussetzungen. Postoperative Hämatome werden durch eine subtile Blutstillung und ggf. die Einlage von Drainagen verhindert. Sollten sie dennoch auftreten, wird die frühzeitige operative Ausräumung empfohlen, da sie zu Wundheilungsstörungen, Infektionen und Lappennekrosen führen können (Richter 2015).

11.13 Empfohlene Techniken der Autoren

Bei Patienten mit Knoten und Strängen ohne wesentliche funktionelle Einschränkung empfehlen wir keinerlei Therapie durchzuführen und abzuwarten. Sind palmare Knoten oder dorsale Knuckle Pads schmerzhaft, kann eine lokale Steroidinjektion die Beschwerden lindern. In ausgewählten Fällen, mit wesentlicher funktioneller Einschränkung des Streckapparats durch schmerzhafte Knuckle Pads, können diese reseziert werden, allerdings mit einem gewissen Risiko für ein Rezidiv.

Steht eine funktionell einschränkende Dupuytren-Beugekontraktur eines MCP-Gelenks im Vordergrund (ab ca. 30–40°), verursacht durch einen gut tastbaren Strang in der Hohlhand, stellen wir die Indikation zur perkutanen Nadelaponeurotomie. Auch bei fortgeschrittener Beugekontraktur des MCP-Gelenks ab ca. 70° führen wir bei einem gut tastbaren Strang in der Hohlhand die perkutane Nadelaponeurotomie als vorbereitende Maßnahme bei geplanter partieller Aponeurektomie durch. Bei jungen Patienten kann auch im Rezidivfall bei gegebener Indikation eine erneute Nadelaponeurotomie indiziert sein, um die offene Operation möglichst auf einen späteren Zeitpunkt hinauszuzögern. Auf diese Weise kann der offene Rezidiveingriff vermieden oder zumindest seine Häufigkeit verringert werden.

Sind sowohl das MCP- als auch das PIP-Gelenk durch eine diffuse Fibromatose in der Hohlhand und im Bereich des Fingergrundglieds betroffen, mit wesentlicher Einschränkung der Funktion, führen wir eine partielle Aponeurektomie durch. Wir wählen meist einen Mini-Bruner-Zugang und lösen das Problem des Hautdefizits über lokale VY-Plastiken. Bei größeren Hohlhanddefekten führen wir die spannungsfreie Weichteildeckung meist über lokale Rotationslappen oder Vollhauttransplantate von Ober- oder Unterarm durch. Im Bereich der Finger haben sich im Fall von größeren Hautdefekten, die sich nicht über VY-Plastiken decken lassen, seitliche Transpositionslappen bewährt. Die Präparation der Gefäß-Nerven-Bündel beginnt stets proximal im gesunden, nicht-veränderten Bereich der Hohlhand. Erst nach vollständiger Arterio- und Neurolyse erfolgt die Resektion des Fibromatosestrangs. Zeigt sich auf Höhe des Grundgelenks ein Spiralstrang mit verzogenem Gefäß-Nerven-Bündel, kann eine retrograde Präparation von distal nach proximal sinnvoll sein. Lassen sich die PIP-Gelenke nach vollständiger Resektion der Fibromatose nicht in die Neutralposition strecken, führen wir eine abgestufte, dosierte palmare Arthrolyse durch. Abschließend führen wir eine subtile Blutstillung durch. Eine Drainage legen wir nicht routinemäßig ein. Den spannungsfreien Wundverschluss führen wir mit resorbierbaren Einzelknopfnähten durch. Nach Wundverschluss legen wir für 24 h einen Kompressionsverband mit ausgezogenen Kompressen und eine dorsale Gipsschiene in Extensionsstellung der Finger und des Handgelenks an.

Im Rezidivfall sind die Indikationsstellung und der OP-Ablauf prinzipiell ähnlich, nur dass Vollhauttransplantate, laterale Transpositionslappen und Arthrolysen wesentliche häufiger sind. Zudem ist die Präparation im Rezidivfall noch vorsichtiger und sorgfältiger vorzunehmen, da durch die Vernarbungen die Gefahr von vermeidbaren iatrogenen Gefäßnervenverletzungen um das Dreifache erhöht ist.

Verkürzende Mittelgelenkarthrodesen sind selten notwendig, können aber bei sonst drohendem Fingerverlust und guter Beweglichkeit des Grundgelenks ein befriedigendes funktionelles Ergebnis bringen.

Schließlich sind Amputation und Strahlresektion sehr selten notwendig und als Ultima Ratio nicht erhaltungsfähigen Fingern vorbehalten, nach sorgfältiger Betrachtung des individuellen Falls, gründlicher Aufklärung und ausführlichem Gespräch mit dem Patienten.

11.14 Zusammenfassung

Bei der Dupuytren-Kontraktur kommt es durch eine chronisch-progrediente Fibromatose der Palmaraponeurose und des subkutanen Fasersystems der Hand zu einer zunehmenden Beugekontraktur der Finger. Effektive konservative Therapieoptionen fehlen, sodass bei wesentlicher funktioneller Einschränkung die Indikation zur Operation besteht. Die perkutane Nadelaponeurotomie hat sich in den letzten Jahren als effiziente und sichere minimalinvasive Methode etabliert, alternativ ist die minimalinvasive Behandlung mit Kollagenasen möglich. Als Goldstandard der Behandlung gilt allerdings aktuell die partielle Aponeurektomie, bei der das erkrankte Gewebe operativ entfernt wird. Wesentliche Schritte jedes Eingriffs sind zudem die Arterio- und Neurolyse, häufig die Arthrolyse der Fingergelenke und schließlich die plastische Deckung eines Hautdefizits. Salvage-Prozeduren bleiben vereinzelten Fällen bei drohendem Fingerverlust nach multiplen Rezidiveingriffen vorbehalten.

Literatur

Adamietz B, Keilholz L, Grünert J, Sauer R (2001) Radiotherapy of early stage Dupuytren disease. Long-term results after a median follow-up period of 10 years. Strahlenther Onkol 177:604–610. https://doi.org/10.1007/pl00002371

Arora R, Kaiser P, Kastenberger TJ, Schmiedle G, Erhart S, Gabl M (2016) Injectable collagenase Clostridium histolyticum as a non-surgical treatment for Dupuytren's disease. Oper Orthop Traumatol 28:30–37. https://doi.org/10.1007/s00064-015-0434-4

Barton NJ (1984) Dupuytren's disease arising from the abductor digiti minimi. J Hand Surg (Br) 9:265–270. https://doi.org/10.1016/0266-7681(84)90039-1

Bassot J (1965) Traitement de la Maladie de Dupuytren par ‚exérèse' pharmacodynamique isolée ou complétée par un temps plastique uniquement cutané. Lille Chir 20:38–44

Blazar PE, Floyd EW, Earp BE (2016) The quantitative role of flexor sheath incision in correcting Dupuytren proximal interphalangeal joint contractures. J Hand Surg Eur 41:609–613. https://doi.org/10.1177/1753193415602189

Castella LF, Buscemi L, Godbout C, Meister JJ, Hinz B (2010) A new lock-step mechanism of matrix remodelling based on subcellular contractile events. J Cell Sci 123:1751–1760. https://doi.org/10.1242/jcs.066795

Denkler K (2010) Surgical complications associated with fasciectomy for Dupuytren's disease: a 20-year review of the English literature. Eplasty 10:e15

Desai SS, Hentz VR (2011) The treatment of Dupuytren disease. J Hand Surg [Am] 36:936–942. https://doi.org/10.1016/j.jhsa.2011.03.002

Dias JJ, Braybrooke J (2006) Dupuytren's contracture: an audit of the outcomes of surgery. J Hand Surg (Br) 31:514–521. https://doi.org/10.1016/j.jhsb.2006.05.005

Dolmans GH, Werker PM, Hennies HC, Furniss D, Festen EA, Franke L, Becker K, van der Vlies P, Wolffenbuttel BH, Tinschert S, Toliat MR, Nothnagel M, Franke A, Klopp N, Wichmann HE, Nürnberg P, Giele H, Ophoff RA, Wijmenga C (2011) Wnt signaling and Dupuytren's disease. N Engl J Med 365:307–317. https://doi.org/10.1056/NEJMoa1101029

Donaldson J, Goddard N (2012) The re-emergence of percutaneous fasciotomy in the management of Dupuytren's disease. Open Orthop J 6:83–87. https://doi.org/10.2174/1874325001206010083

Eaton C (2017) Dupuytren disease. In: Wolfe SWH, Robert N, Pederson WC, Kozin SH, Cohen MS (Hrsg) Green's operative hand surgery. Elsevier/Churchill Livingstone, Philadelphia

Felici N, Marcoccio I, Giunta R, Haerle M, Leclercq C, Pajardi G, Wilbrand S, Georgescu AV, Pess G (2014) Dupuytren contracture recurrence project: reaching consensus on a definition of recurrence. Handchir Mikrochir Plast Chir 46:350–354. https://doi.org/10.1055/s-0034-1394420

Geoghegan JM, Forbes J, Clark DI, Smith C, Hubbard R (2004) Dupuytren's disease risk factors. J Hand Surg (Br) 29:423–426. https://doi.org/10.1016/j.jhsb.2004.06.006

Hahn P (2017) Epidemiologie des Morbus Dupuytren. Orthopade 46:298–302. https://doi.org/10.1007/s00132-017-3384-8

Hahn P, Reidel MA (2008) Dupuytren-Erkrankung (palmare Fibromatose). Orthop Unfallchir up2date 3:381–394

Hahn P, Unglaub F (2016) Operative Therapie bei Morbus Dupuytren. Oper Orthop Traumatol 28:2–3. https://doi.org/10.1007/s00064-015-0405-9

Henry M (2014) Dupuytren's disease: current state of the art. Hand (N Y) 9:1–8. https://doi.org/10.1007/s11552-013-9563-0

Hindocha S, John S, Stanley JK, Watson SJ, Bayat A (2006) The heritability of Dupuytren's disease: familial aggregation and its clinical significance. J Hand Surg [Am] 31:204–210. https://doi.org/10.1016/j.jhsa.2005.09.018

Hindocha S, McGrouther DA, Bayat A (2009) Epidemiological evaluation of Dupuytren's disease incidence and prevalence rates in relation to etiology. Hand (N Y) 4:256–269. https://doi.org/10.1007/s11552-008-9160-9

Hohendorff B, Biber F, Sauer H, Ries C, Spies C, Franke J (2016) Die ergänzende Mittelgelenkarthrolyse bei der operativen Behandlung einer Dupuytren'schen Beugekontraktur am Finger. Oper Orthop Traumatol 28:4–11. https://doi.org/10.1007/s00064-015-0427-3

Hohendorff B, Franke J, Spies CK, Unglaub F, Müller LP, Ries C (2017) Operative Behandlung der Dupuytren-Beugekontraktur. Orthopade 46:328–335. https://doi.org/10.1007/s00132-017-3387-5

Hu FZ, Nystrom A, Ahmed A, Palmquist M, Dopico R, Mossberg I, Gladitz J, Rayner M, Post JC, Ehrlich GD, Preston RA (2005) Mapping of an autosomal dominant gene for Dupuytren's contracture to chromosome 16q in a Swedish family. Clin Genet 68:424–429. https://doi.org/10.1111/j.1399-0004.2005.00504.x

Hueston JT (1984) ,Firebreak' grafts in Dupuytren's contracture. Aust N Z J Surg 54:277–281. https://doi.org/10.1111/j.1445-2197.1984.tb05317.x

Johnson HA (1980) The Hugh Johnson sign of early Dupuytren's contracture. Plast Reconstr Surg 65:697. https://doi.org/10.1097/00006534-198005000-00038

Keller M, Arora R, Schmiedle G, Kastenberger T (2017) Therapie des Morbus Dupuytren mit Kollagenase Clostridium histolyticum. Orthopade 46:321–327. https://doi.org/10.1007/s00132-017-3386-6

Ketchum LD, Donahue TK (2000) The injection of nodules of Dupuytren's disease with triamcinolone acetonide. J Hand Surg [Am] 25:1157–1162. https://doi.org/10.1053/jhsu.2000.18493

Langer MF (2016) Pathoanatomie des Morbus Dupuytren. Handchirurgie. Scan 05:53–68

Langer MF, Oeckenpöhler S, Hartensuer R, Herrmann K, Wieskötter B (2015) Ringbandrekonstruktion an der Hand. Orthopade 44:757–766. https://doi.org/10.1007/s00132-015-3158-0

Langer MF, Grünert J, Unglaub F, Wieskötter B, Oeckenpöhler S (2017) Das fibröse Skelett der Hand : Veränderungen bei der Dupuytren-Kontraktur. Orthopade 46:303–314. https://doi.org/10.1007/s00132-017-3406-6

Lanting R, Broekstra DC, Werker PM, van den Heuvel ER (2014) A systematic review and meta-analysis on the prevalence of Dupuytren disease in the general population of Western countries. Plast Reconstr Surg 133:593–603. https://doi.org/10.1097/01.prs.0000438455.37604.0f

Ling RS (1963) The genetic factor in Dupuytren's desease. J Bone Joint Surg (Br) 45:709–718

Major M, Freund MK, Burch KS, Mancuso N, Ng M, Furniss D, Pasaniuc B, Ophoff RA (2019) Integrative analysis of Dupuytren's disease identifies novel risk locus and reveals a shared genetic etiology with BMI. Genet Epidemiol 43:629–645. https://doi.org/10.1002/gepi.22209

Moermans JP (1996) Long-term results after segmental aponeurectomy for Dupuytren's disease. J Hand Surg (Br) 21:797–800. https://doi.org/10.1016/s0266-7681(96)80195-1

Oppermann J, Unglaub F, Müller LP, Löw S, Hahn P, Spies CK (2017) Perkutane Nadelaponeurotomie bei Dupuytren-Kontraktur. Orthopade 46:315–320. https://doi.org/10.1007/s00132-017-3388-4

Peimer CA, Blazar P, Coleman S, Kaplan FT, Smith T, Lindau T (2015) Dupuytren contracture recurrence following treatment with collagenase clostridium histolyticum (CORDLESS [Collagenase option for reduction of dupuytren long-term evaluation of safety study]): 5-year data. J Hand Surg [Am] 40:1597–1605. https://doi.org/10.1016/j.jhsa.2015.04.036

Pillukat T, Walle L, Stüber R, Windolf J, van Schoonhoven J (2017) Rezidiveingriffe beim Morbus Dupuytren. Orthopade 46:342–352. https://doi.org/10.1007/s00132-017-3385-7

Richter M (2015) Dupuytren-Kontraktur. In: Sauerbier M (Hrsg) Die Handchirurgie. Elsevier/Urban & Fischer, München, S 153–171

Rydevik B, Brown MD, Ehira T, Nordborg C (1985) Effects of collagenase on nerve tissue. An experimental study on acute and long-term effects in rabbits. Spine (Phila Pa 1976) 10:562–566. https://doi.org/10.1097/00007632-198507000-00010

Rydevik B, Ehira T, Linder L, Olmarker K, Romanus M, Brånemark PI (1989) Microvascular response to locally injected collagenase. An experimental investigation in hamsters and rabbits. Scand J Plast Reconstr Surg Hand Surg 23:17–21. https://doi.org/10.3109/02844318909067503

Schmidt H-M, Lanz U (Hrsg) (2003) Chirurgische Anatomie der Hand, 2., überarb. u. akt. Aufl. Thieme, Stuttgart/New York

Seegenschmiedt MH, Olschewski T, Guntrum F (2001) Radiotherapy optimization in early-stage Dupuytren's contracture: first results of a randomized clinical study. Int J Radiat Oncol Biol Phys 49:785–798. https://doi.org/10.1016/s0360-3016(00)00745-8

Siepe P, Richter M (2013) Der Thenarlappen – eine sichere Methode zur Deckung von Hautdefekten im Hohlhandbereich. Obere Extremität 8:191–196. https://doi.org/10.1007/s11678-013-0235-z

Spanholtz TA (2013) Die operative Therapie des Morbus Dupuytren. Handchirurgie Scan 02:157–168

Spies CK, Ahrens C, Müller LP, Oppermann J, Hahn P, Unglaub F (2016a) Die posttraumatische Handsteife. Obere Extremität 11:159–164. https://doi.org/10.1007/s11678-016-0359-z

Spies CK, Müller LP, Skouras E, Bassemir D, Hahn P, Unglaub F (2016b) Die perkutane Nadelaponeurotomie der Dupuytren-Kontraktur. Oper Orthop Traumatol 28:12–19. https://doi.org/10.1007/s00064-015-0417-5

Tubiana R (1986) Evaluation des déformations dans la maladie de Dupuytren. Ann Chir Main 5:5–11. https://doi.org/10.1016/S0753-9053(86)80043-6

Tubiana R, Michon J (1961) Classification de la maladie de Dupuytren. Mem Acad Chir 87:886–887

Uehara K, Miura T, Morizaki Y, Miyamoto H, Ohe T, Tanaka S (2013) Ultrasonographic evaluation of displaced neurovascular bundle in Dupuytren disease. J Hand Surg [Am] 38:23–28. https://doi.org/10.1016/j.jhsa.2012.09.013

Unglaub F, Spies CK (2017) Morbus Dupuytren: aktuelle Behandlungskonzepte. Orthopade 46:297–297. https://doi.org/10.1007/s00132-017-3405-7

van Rijssen AL, Werker PM (2006) Percutaneous needle fasciotomy in Dupuytren's disease. J Hand Surg (Br) 31:498–501. https://doi.org/10.1016/j.jhsb.2006.03.174

van Rijssen AL, ter Linden H, Werker PM (2012) Five-year results of a randomized clinical trial on treatment in Dupuytren's disease: percutaneous needle fasciotomy versus limited fasciectomy. Plast Reconstr Surg 129:469–477. https://doi.org/10.1097/PRS.0b013e31823aea95

Vaughan MB, Howard EW, Tomasek JJ (2000) Transforming growth factor-beta1 promotes the morphological and functional differentiation of the myofibroblast. Exp Cell Res 257:180–189. https://doi.org/10.1006/excr.2000.4869

Vesper US, Mehling IM, Arsalan-Werner A, Sauerbier M (2017) Primäreingriff beim Morbus Dupuytren. Orthopade 46:336–341. https://doi.org/10.1007/s00132-017-3395-5

Walle L, Hohendorff B, Pillukat T, van Schoonhoven J (2016) Laterodorsaler Transpositionslappen zum Verschluss eines Weichteildefekts am palmaren Kleinfingergrundglied nach Auflösung einer Dupuytren-Rezidivbeugekontraktur. Oper Orthop Traumatol 28:38–46. https://doi.org/10.1007/s00064-012-0211-6

Weinzierl G, Flügel M, Geldmacher J (1993) Lack of effectiveness of alternative non-surgical treatment procedures of Dupuytren contracture. Chirurg 64:492–494

Tumoren an Hand und Unterarm

Thomas Pillukat und Jörg van Schoonhoven

Inhaltsverzeichnis

12.1 Ätiologie – 246

12.2 Relevante anatomische Strukturen – 246

12.3 Relevante diagnostische Verfahren (Redeker und Vogt 2011; Lehnhardt und Bickert 2015; Athanasian 2017; Athanasian 2004) – 246
12.3.1 Klinische Untersuchung – 247
12.3.2 Bildgebende Diagnostik – 247
12.3.3 Biopsien – 247

12.4 Therapie – 249
12.4.1 Konservative Therapie – 249
12.4.2 Operative Therapie – 250

12.5 Komplikationen – 251

12.6 Empfohlene Techniken der Autoren – 252

12.7 Tipps und Tricks – 254

12.8 Krankheitsbilder – 254
12.8.1 Hauttumoren – 254
12.8.2 Tumoren der Weichteile – 255
12.8.3 Ganglien – 255
12.8.4 Riesenzelltumore – 255
12.8.5 Lipome – 256
12.8.6 Sarkome der Weichgewebe – 256
12.8.7 Knochentumoren – 257
12.8.8 Tumoren der Nerven – 263

Literatur – 264

© Der/die Herausgeber bzw. der/die Autor(en), exklusiv lizenziert an Springer-Verlag GmbH, DE, ein Teil von Springer Nature 2024
C. K. Spies et al. (Hrsg.), *Expertenwissen Handchirurgie*, https://doi.org/10.1007/978-3-662-68413-9_12

Neben den häufigen gutartigen Veränderungen, die jeder Operateur kennt, gibt es eine unüberschaubare Anzahl seltener und sehr seltener Tumoren an der Hand, zu denen keine umfassenden Abhandlungen existieren. Selbst die großen Lehrbücher der Handchirurgie (Schmitt und Christopoulos 2015; Redeker und Vogt 2011; Murray 2004; Terek 2004; Lehnhardt und Bickert 2015; Netscher 2017; Athanasian 2017; Rosenthal und Schmitt 2015) beinhalten sehr unterschiedliche Sammlungen von Krankheitsbildern ohne Anspruch auf Vollständigkeit. Ziel dieses Kapitels ist die Vermittlung einiger wichtiger Prinzipien der Diagnostik und Therapie bei tumorösen Veränderungen an der Hand. Grundlage sind auch an der Hand die allgemeinen onkologischen Prinzipien zur Diagnostik, Klassifikation und Behandlung, die laufend dem aktuellen Kenntnisstand angepasst werden. Beispiele dafür sind die Klassifikationen für Knochen- und Weichteiltumoren der WHO (Choi und Ro 2020; Choi und Ro 2021; Murphey und Kransdorf 2021) und die Leitlinien der Arbeitsgemeinschaft Wissenschaftliche Medizinische Forschung (AWMF) (Arbeitsgemeinschaft der Wissenschaftlichen Medizinischen Fachgesellschaften e.V. (AWMF); AWMF).

Maligne Tumoren sind an der Hand selten. Ihre Behandlung erfordert eine optimale Organisation. Eine inkonsequente Behandlung gefährdet nicht nur die Extremität, sondern auch das Leben des Patienten.

Standard ist ein interdisziplinäres Vorgehen in Zusammenarbeit mit anderen Fachdisziplinen wie Strahlentherapeuten und Onkologen (Redeker und Vogt 2011; Lehnhardt und Bickert 2015). Bei dringendem Verdacht auf Malignität, aber spätestens nach Erhalt eines eindeutigen histologischen Ergebnisses sollten alle Unterlagen, insbesondere auch die Befunde der bildgebenden Diagnostik einschließlich der Staginguntersuchungen von Thorax, Abdomen und regionären Lymphknoten, in einem Tumorboard vorgestellt werden.

Zu einigen malignen Tumorformen wurde unter Federführung der Arbeitsgemeinschaft Wissenschaftliche Medizinische Forschung (AWMF) eine Reihe von Leitlinien entwickelt, die regelmäßig aktualisiert werden und von den entsprechenden Webseiten heruntergeladen werden können (Arbeitsgemeinschaft der Wissenschaftlichen Medizinischen Fachgesellschaften e.V. (AWMF); AWMF). Ein Blick in diese Leitlinien zeigt eine zunehmende Subtypisierung einzelner Tumorformen, aus der immer differenziertere Behandlungskonzepte abgeleitet werden. Zu einer optimalen operativen Behandlung einschließlich wiederherstellender Maßnahmen treten zusätzliche prä-, peri- und postoperative Behandlungsmethoden hinzu, wie Chemotherapie, Strahlentherapie und weitere Verfahren. Einige maligne Tumorformen lassen sich beispielsweise durch eine präoperative Strahlen- oder Chemotherapie so weit verkleinern, dass ein Extremitätenerhalt möglich ist. Um für den einzelnen Patienten ein stadiengerechtes individuelles Therapiekonzept zu erstellen, besteht daher die klare Forderung nach einer Vorstellung des Falls im Rahmen eines Tumorboards. Bei unklaren oder hochmalignen pathologisch-anatomischen Befunden ist die Einholung einer Referenzpathologie ratsam.

Um auch ergänzende Maßnahmen durchführen zu können, ist eine spezielle Infrastruktur und Logistik erforderlich, die in der Regel nur in großen handchirurgischen Zentren vorgehalten werden kann. Die operierende Einrichtung sollte Erfahrungen in der Tumorchirurgie haben und das gesamte Spektrum rekonstruktiver Möglichkeiten anbieten können. Daraus leiten sich der Anspruch und die Forderung ab, dass bestimmte maligne Tumorformen in spezialisierten Zentren behandelt und nach Möglichkeit in Studien eingeschlossen werden sollten. Dies dient der Bündelung der wissenschaftlichen Aufarbeitung seltener Tumorformen und führt zu besseren Ergebnissen (Lehnhardt et al. 2009).

12.1 Ätiologie

Die Ätiologie vieler Tumoren ist unklar. Ihre Kenntnis hilft bei der Behandlung maligner Tumoren an der Hand in der Regel nicht weiter.

12.2 Relevante anatomische Strukturen

Prinzipiell kann jedes Gewebe Ausgangspunkt einer Tumorbildung und einer malignen Entartung sein.

12.3 Relevante diagnostische Verfahren (Redeker und Vogt 2011; Lehnhardt und Bickert 2015; Athanasian 2017; Athanasian 2004)

Grundsätzlich kann eine definitive Diagnose bei Tumoren nur durch eine pathologisch-histologische Untersuchung gestellt werden. Alle anderen diagnostischen Verfahren können nur Verdachtsdiagnosen und Anhaltspunkte für die Dignität eines Befundes liefern, eine Malignität aber nicht mit Sicherheit ausschließen. Bei Veränderungen der Haut oder ihrer Anhangsgebilde empfiehlt sich eine dermatologische Abklärung.

Anamnese und klinische Untersuchung bilden auch bei Tumoren die Basis der Voruntersuchung. Schmerzen oder eine rapide Größenzunahme sprechen für das aggressive Wachstum einer Veränderung. Allerdings können auch hochmaligne Weichteilsarkome schmerzlos sein und über lange Perioden kein oder nur ein geringes Wachstum zeigen. Tiefer gelegene Weichteiltumoren werden häufig erst entdeckt oder vom Patienten wahrgenommen, wenn sie eine gewisse Größe erreicht haben und durch Funktionsstörungen oder Nervenkompression Beschwerden hervorrufen. Knochentumoren können erst durch pathologische Frakturen symptomatisch werden.

12.3.1 Klinische Untersuchung

Die klinische Untersuchung erfasst Farbe, Größe, Temperatur, Konsistenz, Schmerzhaftigkeit, Mobilität und den Bezug zu Faszien, Sehnen, Nerven und Gefäßen. Einige Tumoren zeigen Prädilektionsstellen. Die Lokalisation einer Veränderung kann differenzialdiagnostische Hinweise liefern. So finden sich Ganglien und Synovialosen regelhaft an typischen Stellen. Neurologische Ausfälle können für eine Nervenkompression durch den Tumor oder für eine nervale Beteiligung sprechen. Zur klinischen Untersuchung gehört bei Malignomverdacht auch die Untersuchung der regionalen Lymphknoten.

12.3.2 Bildgebende Diagnostik

Eine umfassende Darstellung bildgebender Verfahren bei Tumoren an der Hand findet sich bei (Schmitt und Christopoulos 2015; Rosenthal und Schmitt 2015).

■ **Röntgendiagnostik**

Basisuntersuchung sind Standardröntgenaufnahmen in 2 Ebenen zur Klärung der Knochen- oder Gelenkbeteiligung eines Prozesses. Einige tumoröse Veränderungen am Knochen sind so typisch (beispielsweise Enchondrome), dass das Röntgenbild fast eine Artdiagnose erlaubt. Bei reinen Weichteiltumoren lassen sich manchmal Verkalkungen, die in der Läsion liegen, darstellen.

Die Computertomografie erlaubt eine noch differenziertere Beurteilung der Kortikalis- und Trabekelstruktur und sollte bei Knochenveränderungen großzügig eingesetzt werden. Beim Osteoidosteom erleichtert sie die Darstellung des zentralen Nidus.

Lungen- und Thorax-CT sind wichtig für das systemische Staging. Die meisten Knochen- und Weichteilsarkome, aber auch Melanome metastasieren in die Lunge. Axilläre Lymphknoten können im Rahmen des Thorax-CTs dargestellt werden.

■ **MRT**

Das MRT mit Kontrastmittelverstärkung kann bei hoher Auflösung die lokale Ausbreitung eines Tumors gut darstellen und bei der chirurgischen Planung helfen. Manche Veränderungen (z. B. Ganglien, Riesenzelltumoren der Weichteile, Lipome) zeigen ein charakteristisches Signalverhalten.

■ **Sonografie**

Die Sonografie bildet flüssigkeitsgefüllte Strukturen wie beispielsweise Ganglien gut ab. Mit der Farbdopplersonografie lassen sich Perfusion und Vaskularisierung von Veränderungen gut darstellen. Weitere Einsatzgebiete sind die Sonografie von Lymphknoten oder die Abdominalsonografie im Rahmen des Tumorstaging.

■ **Szintigrafie**

Der Wert der Szintigrafie liegt in der Darstellung disseminierter oder multipler Läsionen im gesamten Skelettsystem. Sie sollte daher beispielsweise immer bei Knochensarkomen und auch Weichteilsarkomen durchgeführt werden.

Während die Sensitivität bildgebender Verfahren in den letzten Jahren zugenommen hat, ist die Spezifität nicht in gleichem Maße gestiegen. Bei der Interpretation bildgebender Befunde insbesondere hinsichtlich der Dignität eines Prozesses ist daher weiterhin große Zurückhaltung angebracht.

12.3.3 Biopsien

Viele Knochen- und Weichteiltumoren an der Hand erfordern keine Biopsie. Biopsien sind bei unklaren Befunden oder bei Malignitätsverdacht der Goldstandard zu Diagnosesicherung und durch kein anderes Verfahren zu ersetzen.

Veränderungen, die auffällig groß sind, unter der Faszie liegen, schmerzhaft sind oder sich vergrößern, sollten biopsiert werden (nach Athanasian 2004; Steinau et al. 2001). Das gilt auch für kleine, schmerzlose Läsionen, wenn sie potenziell maligne sein könnten. Weichteilsarkome können als schmerzlose Tumoren auftreten, die über Jahre ohne erkennbares Wachstum bestehen.

Grundsätzlich lassen sich Biopsien geschlossen in Form der Feinnadelpunktion/Stanzbiopsie oder offen durchführen. Die komplexe Anatomie an Unterarm und Hand erschwert die Durchführung geschlossener Verfahren und schränkt ihre Rolle an der Hand damit ein (Redeker und Vogt 2011). Sollten sie eingesetzt werden, muss der Stichkanal wegen der Gefahr der Tumorzellverschleppung so verlaufen, dass er bei der definitiven Tumorresektion mit entfernt wird.

Offene Biopsien haben eine höhere diagnostische Treffsicherheit (in einzelnen Zentren bis zu 95 % (Athanasian 2004), weil das Erreichen des Tumorgewebes besser erkennbar ist und größere Gewebeproben gewonnen werden können. Empfohlen wird die Gewinnung von wenigstens 2 cm^3 Gewebe, das als Frischpräparat zur Untersuchung eingeschickt wird. Die Schnellschnittdiagnostik gilt als unsicher und sollte nicht als Planungsgrundlage für ausgedehnte Resektionen dienen (Steinau et al. 2001). Nachteilig sind bei der offenen Biopsie das invasive Vorgehen, Komplikationsmöglichkeiten und ein höherer Grad an Gewebekontamination.

Eine ungünstige Schnittführung bei der Biopsie kann mit späteren Standardinzisionen zum Extremitätenerhalt oder Amputation interferieren und dazu führen, dass die Weichteildeckung bei der definitiven Versorgung komplizierter wird, als es bei guter Planung notwendig gewesen wäre.

Eine Kontamination großer Nerven und Gefäße bei der Biopsie kann einen späteren Extremitätenerhalt unmöglich machen. Eine gut geplante und technisch korrekt durchgeführte Biopsie kann daher die Chance eines Extremitätenerhalts klar erhöhen.

■ **Inzisionsbiopsie**
Die Inzision wird direkt über dem Tumor platziert und ein Gewebestück oder eine Probe direkt aus dem Tumor entnommen, während der Tumor selbst in situ belassen wird (◘ Abb. 12.1).

Da der Tumor direkt erreicht wird, kann jede Struktur, die bei der Operation berührt wird, mit Tumorzellen kontaminiert werden. Im Fall eines Malignoms muss das gesamte Operationsfeld der Biopsie einschließlich Drainagen und Nahtstellen bei der späteren definitiven Tumorresektion zusammen mit dem eigentlichen Tumor en bloc exzidiert werden (◘ Abb. 12.2 und 12.3). Die Einlage einer Redon-Drainage und eine Ruhigstellung mit einer Gipsschiene sind unbedingt erforderlich, um eine postoperative Tumorzellverschleppung durch ein sich ausbreitendes Hämatom zu verhindern (Steinau et al. 2001). Die Ausleitung der Drainagen erfolgt entweder durch die Wunde oder randnah an den Wundpolen, wobei benachbarte Muskellogen nicht perforiert werden dürfen (Steinau et al. 2001).

Der entscheidende Schritt besteht darin, die Hautinzision und den Zugang zum Tumor so zu platzieren, dass sie bei der späteren En-bloc-Entfernung des Tumors mit entfernt werden können, ohne den Defekt unnötig zu vergrößern und die Standardschnittführungen zu behindern (◘ Abb. 12.3).

Eine Inzisionsbiopsie empfiehlt sich bei Veränderungen am distalen Unterarm, die größer als 3 cm, und die an der Hand größer als 2 cm sind. Eine Inzisionsbiopsie sollte eingesetzt werden in der Nähe großer Nervenstämme und Gefäße oder Sehnen, die für die Inzisionsbiopsie nicht explizit dargestellt werden müssen und umgangen werden können, die aber durch eine Exzisionsbiopsie oder eine marginale Exzision kontaminiert werden würden. Insgesamt ist die Inzisionsbiopsie, wenn sie nach diesen Regeln durchgeführt wird, ein sicheres Verfahren mit einer hohen Treffsicherheit. Die Weichteilkontamination ist auf die Weichteile unmittelbar oberhalb des Tumors begrenzt, wodurch das Risiko für angrenzende Nerven oder Gefäße minimiert wird.

Keine Inzisionsbiopsie sollte bei pigmentierten Läsionen mit Verdacht auf ein malignes Melanom wegen des Risikos einer hämatogenen Streuung erfolgen.

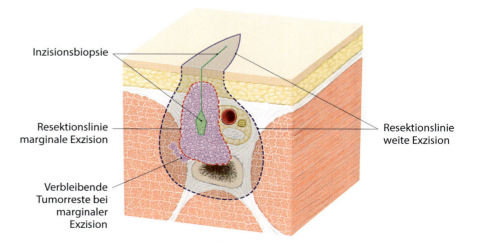

◘ **Abb. 12.1** Prinzipien der onkologiegerechten Biopsie und Tumorentfernung in Anlehnung an (Enneking et al. 1980)

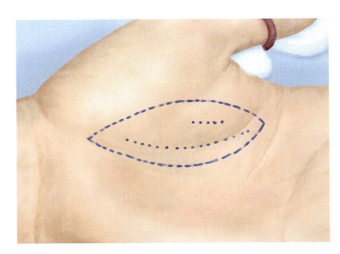

Abb. 12.2 Verheilte Wunde nach Inzisionsbiopsie, Markierung der Schnittführung für die definitive weite Resektion bei einem Synovialsarkom

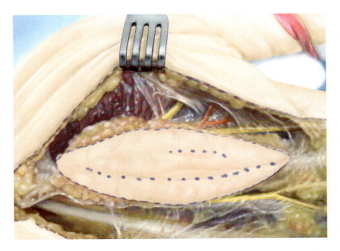

Abb. 12.3 Resektion der Narbe nach Inzisionsbiopsie bei der definitiven Tumorentfernung bei einem Synovialsarkom

■ **Exzisionsbiopsie**

Der gesamte Tumor wird ohne Sicherheitsabstand entfernt (◘ Abb. 12.1). Dieser Typ der Biopsie entspricht einer marginalen Exzision. Die Präparationsebene liegt an der Grenze zur Kapsel oder Pseudokapsel und durchtrennt die reaktive Zone um die Läsion herum. Vorteil dieser Biopsie sind eine große Gewebeprobe und ein einzeitiges Vorgehen bei benignen Läsionen. Der Hauptnachteil besteht darin, dass bei malignen Tumoren eine ausgedehnte Weichteilkontamination mit malignen Zellen resultiert und in der Regel mikroskopische Tumorreste in der Umgebung verbleiben. Damit besteht ein hohes Risiko für ein Lokalrezidiv. Der Verbleib von Tumorgewebe verschlechtert die Prognose. Die anschließende Entfernung des Tumorrestes erfordert eine weite Nachresektion (siehe unten). In Bereichen, in denen Funktionsgewebe dicht zusammenliegen, kann das bedeuten, dass bei einer radikalen Nachresektion Blutgefäße, Nerven, Sehnen und Haut unnötig verloren gehen, was nicht erforderlich gewesen wäre, wenn eine Inzisionsbiopsie mit anschließender weiter Resektion durchgeführt worden wäre. Besonders kritisch sind Exzisionsbiopsien in der Hohlhand und im Karpalkanal zu sehen.

Eine Exzisionsbiopsie eignet gut sich für Hauttumoren wie oberflächliche Karzinome, Basalzellkarzinome und maligne Melanome bei Einhaltung der empfohlenen Sicherheitsabstände (siehe Leitlinien). Ansonsten sollte sie beschränkt sein auf Tumoren, bei denen keine Malignität zu erwarten ist, oder auf Bereiche, bei denen bei Nachweis einer Malignität in jedem Fall eine Amputation erfolgen würde. Geeignet sind an der Hand Läsionen kleiner als 2 cm Durchmesser. Es gibt Fälle, in denen sich der Malignomverdacht erst intraoperativ als Zufallsbefund ergibt (Lans et al. 2019). In diesen Fällen sollten die Ränder des Exzisionspräparats mit Fäden oder Metallclips markiert werden, sodass im Falle einer inkompletten Exzision der nicht-tumorfreie Schnittrand genau lokalisiert werden kann. Die Beschreibung der Lage der Markierungen ist dem Präparat beizulegen. Eventuell sollte eine Fotodokumentation erfolgen.

12.4 Therapie

12.4.1 Konservative Therapie

Ein abwartendes oder beobachtendes Vorgehen setzt eine ausreichende Sicherheit hinsichtlich der Dignität eines Prozesses voraus. Es ist immer dann gerechtfertigt, wenn ein benigner Tumor keine Beschwerden oder Funktionseinschränkungen verursacht.

Knöcherne Läsionen, die bereits anhand der Röntgenbilder als benigne einzustufen und asymptomatisch sind, können beobachtet werden, solange sie die Stabilität des Knochens nicht beeinträchtigen und die Läsion keinen progressiven Verlauf zeigt. Dies gilt beispielsweise in geeigneten Fällen für Osteochondrome und Enchondrome. In diesen Fällen sind regelmäßige Kontrolluntersuchungen erforderlich, um eine Progression, die eventuell die Diagnose ändert oder eine Biopsie erfordert, nicht zu übersehen (Redeker und Vogt 2011; Murray 2004; Lehnhardt und Bickert 2015; Athanasian 2017).

Weichteilveränderungen, die mit Sicherheit als benigne einzustufen sind, können ebenfalls beobachtet werden, solange sie asymptomatisch bleiben und keine Progression zeigen. Ganglien, die an typischer Stelle auftauchen und sich in der bildgebenden Diagnostik entsprechend darstellen, erfordern keine Biopsie. Li-

12.4.2 Operative Therapie

Nach Enneking (Enneking et al. 1980) unterscheidet man für Tumoren 4 Resektionsformen (◌ Abb. 12.1):
- intraläsionale Resektion
- marginale Resektion
- weite Resektion
- radikale oder Kompartmentresektion

Unklare Bezeichnungen wie lokale Exzision, totale Exzision oder komplette Exzision sollten in diesem Zusammenhang vermieden werden (Athanasian 2004).

■ **Intraläsionale Resektion**
Bei diesem Vorgehen wird der Tumor direkt eröffnet und stückweise entfernt. Bei knöchernen Veränderungen wird dieses Vorgehen auch als Kürettage bezeichnet. Bei Veränderungen wie Enchondromen ist diese Behandlung wegen des geringen Rezidivrisikos ausreichend.

■ **Marginale Exzision (◌ Abb. 12.1)**
Die Dissektion erfolgt ohne Sicherheitsabstand direkt an der Grenze der Läsion. Diese Zone kann durch eine Kapsel oder Pseudo-Kapsel gebildet werden, an der man sich bei der Präparation orientieren kann. Bei gutartigen Tumoren mit Rezidivneigung wie Riesenzelltumoren der Sehnenscheiden sollte eher großzügig normales Gewebe aus der Umgebung in das Präparat eingeschlossen werden, als dass Tumorgewebe in situ verbleibt. Die Exzisionsbiopsie ist per definitionem eine marginale Exzision. Sie ist ausreichend zur Entfernung gutartiger Veränderungen wie Ganglien oder Lipome.

Sie ist unzureichend zur Behandlung maligner Veränderungen, weil maligne Tumorzellen diese Resektionsebene in der Regel überschreiten und in situ verbleiben (R1-Resektion) (Steinau et al. 2001) (Siehe ◌ Abb. 12.1). Der Einsatz einer intraoperativen Schnellschnittdiagnostik zum Nachweis tumorfreier Resektionsränder bleibt wegen der geringeren diagnostischen Treffsicherheit kontrovers und unsicher (Redeker und Vogt 2011; Steinau et al. 2001).

■ **Weite Exzision (◌ Abb. 12.1)**
Es erfolgt keine Dissektion in Tumornähe. Der Tumor wird en bloc mit einer Manschette aus gesundem Gewebe entfernt (◌ Abb. 12.1 und 12.4). Die Resektionsebene verläuft in ausreichendem Abstand durch normales Gewebe. Der Tumor wird an keiner Stelle sichtbar,

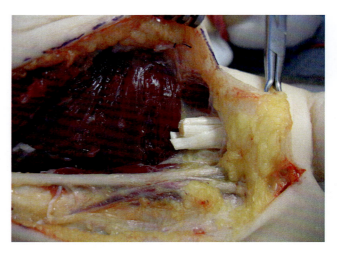

◌ **Abb. 12.4** Situs nach weiter Exzision eines Synovialsarkoms. Die Beugesehnen des Zeigefingers und das radiale Gefäß-Nerven-Bündel sind mit einer Lamelle der angrenzenden Muskulatur entfernt worden

kann aber durch das bedeckende Gewebe durchaus zu tasten sein (No-Touch-Technik). Auf diese Weise soll erreicht werden, dass keine Tumorzellen in situ verbleiben und die Ränder des Präparats sicher tumorfrei sind (R0-Resektion). Nach einer Inzisionsbiopsie muss die entstandene Narbe mit dem darunterliegenden Gewebe in die Resektion eingeschlossen werden (siehe oben und ◌ Abb. 12.2 und 12.3).

Diese Methode kann auch als primäres einzeitiges Resektionsverfahren eingesetzt werden, wenn die Dignität des Tumors unsicher ist und keine Biopsie durchgeführt wurde oder durchgeführt werden kann. Die Läsion wird so entfernt, als sei sie maligne. Dieses Verfahren ist anwendbar, wenn das Risiko der Kontamination der Weichteile durch eine Biopsie mit anderen Techniken gewichtiger ist als funktionelle und ästhetische Defizite durch Mitnahme normalen, nicht betroffenen Gewebes, oder wenn diese Defizite nur gering sind. Da die entstehenden Defekte groß sein können, ist die Indikation zu dieser Form der Resektion in Bereichen, in denen sich viele funktionelle Gewebe auf engstem Raum befinden, wie in der Hohlhand, dem Karpaltunnel und der Ellenbeuge, kritisch – am besten nach Beratung mit einem Tumorboard – zu stellen.

Einzelne Tumorarten erfordern weite Sicherheitsabstände von 2–3 cm. An der Hand werden diese Vorgaben häufig nur durch eine Amputation oder Strahlresektion erfüllt.

Die Ränder eines Operationspräparats sollten bei Malignomverdacht mit Fäden (◌ Abb. 12.5) oder Metallclips markiert werden, sodass im Falle einer inkompletten Exzision der nicht-tumorfreie Schnittrand genau lokalisiert werden kann.

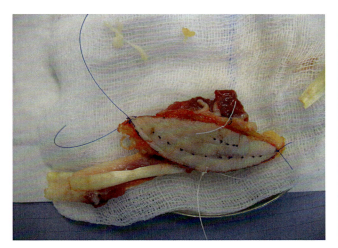

Abb. 12.5 Fadenmarkierungen am Operationspräparat

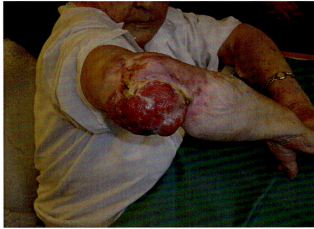

Abb. 12.7 Fortgeschrittenes Plattenepithelkarzinom Höhe Ellenbogen

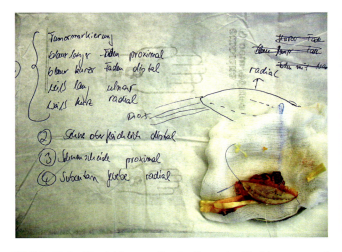

Abb. 12.6 Handskizze zur Beschreibung der Markierungen und der Orientierung des Präparats

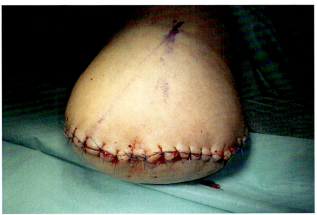

Abb. 12.8 Palliative Amputation in Oberarmmitte zur Beherrschung der lokalen Situation

Die Beschreibung der Lage der Markierungen ist dem Präparat beizulegen. Empfehlenswert sind eine Handskizze und Fotodokumentation (Abb. 12.6).

Die weite Exzision ist die Methode der Wahl für die meisten Knochen- und Weichteilsarkome, aber auch für Riesenzelltumoren des Knochens.

■ **Radikale Resektion**

Das gesamte betroffene Gewebekompartiment wird entfernt mit dem Ziel, den Tumor radikal zu entfernen. Das Risiko eines Lokalrezidivs wird durch die Mitresektion möglicher Metastasen, die in einem Weichteilkompartiment vorhanden sein können, reduziert, ist aber kritisch einzusetzen. Beispiel für eine radikale Resektion ist die komplette Strahlresektion bei einem intraossären Tumor in einer Phalanx. Eine Kompartmentresektion kommt auch im Bereich der Muskellogen am Unterarm in Frage. Extrembeispiele sind die Amputation der Hand, des Unterarms oder des Oberarms (Abb. 12.7 und 12.8).

12.5 Komplikationen

Sind die Ränder des Resektats bei malignen Tumoren nicht tumorfrei (R1-Resektion), besteht ein hohes Risiko für ein Lokalrezidiv. Diese Situation ergibt sich häufig, wenn sich ein Malignom als Zufallsbefund findet. Dadurch verschlechtert sich die Prognose deutlich und entsprechende Nachresektionen sind erforderlich (Steinau et al. 2001; Lans et al. 2019). Lokalrezidive sind bei vielen Formen der Knochen- und Weichteilsarkome mit einer systemischen Metastasierung verbunden (Redeker und Vogt 2011).

12.6 Empfohlene Techniken der Autoren

Das klingt so, als habe eine historische Entwicklung zu diesem Paradigmenwechsel geführt. Das ist aber nicht gemeint. Gemeint ist, dass man die üblichen erhaltenden und rekonstruierenden Verfahren zugunsten der Radikalität über Bord wirft. Das wird in den nachfolgenden Sätzen noch erklärt. Besser wäre daher: Die Behandlung maligner Tumore bedeutet an der Hand einen klaren Paradigmenwechsel gegenüber den grundlegenden handchirurgischen Prinzipien. Während sich die Chirurgie an der Hand normalerweise auf den Erhalt oder die Wiederherstellung der Funktion konzentriert, ist das Ziel der Behandlung primär maligner Tumoren die restlose Eradikation des Tumors (Athanasian 2004). Dies bedeutet in der Praxis die Resektion mit einem adäquaten Sicherheitsabstand unter Mitnahme von Funktionsgeweben, die durch Tumorzellen kontaminiert oder infiltriert sein können. Auf die spätere Funktion oder eine einzeitige Rekonstruktionsmöglichkeit darf keine Rücksicht genommen werden. Eine gelungene Rekonstruktion oder Wiederherstellung der Funktion ist im Falle eines Lokalrezidivs nutzlos (Athanasian 2004).

Einzelne Autoren (Athanasian 2004) empfehlen aus diesem Grund ein Vorgehen in zwei Teams, wobei ein Team nur für die Resektion und Eradikation des Tumors und das zweite Team nur für die Rekonstruktion und Defektdeckung verantwortlich ist. Dies soll dem Operateur, der die Resektion durchführt, helfen, ausreichend radikal zu operieren und nicht zu versuchen, den Defekt zu minimieren oder Funktionsgewebe zu erhalten mit dem Risiko, Tumorreste zu belassen.

■ **Regionales Vorgehen bei malignen Tumoren**

An Fingern und Daumen sind Längsinzisionen, leicht geschwungene und mediolaterale Inzisionen geeignete Schnittführungen. Palmare Zickzackinzisionen führen leicht zu einer Kontamination mit Tumorzellen und sind nicht empfehlenswert. An der distalen oder mittleren Phalanx ist die Therapie der Wahl bei malignen Tumoren die weite Exzision, was in den meisten Fällen eine Amputation bedeutet. Die Amputationshöhe muss so gewählt werden, dass ein ausreichender Abstand nach proximal gewährleistet ist. Hinterlässt die erforderliche Amputation einen funktionslosen Restfinger, empfiehlt sich eine Strahlresektion.

Maligne Tumoren der proximalen Phalanx werden am besten durch eine Strahlresektion behandelt. Weichteilausläufer zu den benachbarten Strahlen erfordern unter Umständen multiple Strahlresektionen. Dies kann manchmal vermieden werden, wenn durch eine präoperative adjuvante Therapie der Tumor so verkleinert werden kann, dass eine einzelne Strahlresektion ausreicht (Lehnhardt und Bickert 2015).

Am Handrücken eignen sich Längsinzisionen bei tiefer gelegenen Tumoren. Die Schnittführung zur Exzision von Hautveränderungen erfolgt befundabhängig und verursacht Weichteildefekte, die sich primär nicht selten schwer verschließen lassen und eine entsprechende Hautdeckung erfordern. Eine weite Exzision am Handrücken unter Mitnahme von Strecksehnen erfordert zusätzliche Sehnenrekonstruktionen.

An der Mittelhand bedeutet eine weite Exzision bei Knochen- und Weichteilsarkomen, aber auch bei Riesenzelltumoren des Knochens einfache oder multiple Strahlresektionen. Lassen sich – bei entsprechendem Sicherheitsabstand – tumorfreie Anteile der Mittelhandknochen erhalten, kann nach der weiten Exzision dieser durch ein Knochentransplantat rekonstruiert werden. Dies erfolgt in der Regel zweizeitig, wenn die Ränder im Präparat tumorfrei sind. Die Länge kann in diesem Zeitraum durch einen Fixateur externe oder einen entsprechend gebogenen K-Draht gehalten werden. Geht durch die onkologiegerechte Resektion das Fingergrundgelenk verloren, kann ein funktionsfähiger Finger durch eine überbrückende Arthrodese mit einem Beckenkammspan erhalten werden.

Bei unter Hautniveau gelegenen Veränderungen in Hohlhand oder Karpaltunnel sind kurze Längsinzisionen mit begrenzter querer Erweiterung als Zugang geeignet, wenn die benigne Natur der Läsion nicht gesichert ist. Standardzickzackinzisionen sollten wegen der Tumorzellverschleppung vermieden werden. Das Risiko, Haut und wichtige Funktionsgewebe zu kontaminieren, ist in diesen Regionen extrem hoch. Jede Kontamination kann spätere extremitätenerhaltende Eingriffe unmöglich machen und eine Handamputation erfordern. Eine Exzisionsbiopsie ist in diesem Bereich daher kritisch zu sehen. Inzisionsbiopsien sind in diesen Fällen auch für kleine Läsionen empfehlenswert.

Maligne Tumoren des Karpus mit Ausläufern in die Weichteile nach palmar erfordern oft eine Amputation des distalen Unterarms. Bei geringer Weichteilinfiltration oder fehlender Penetration in den Karpaltunnel kann eine weite Exzision und Rekonstruktion durch eine Arthrodese erwogen werden.

Am distalen Radius sind Längsinzisionen als Zugang geeignet. Streckseitige Inzisionen können über dem Tumor zentriert werden. Werden Strecksehnenfächer bei der Präparation berührt, so kann es durch Ausbreitung von Hämatomen im Verlauf der Strecksehnenfächer zu einer Verschleppung von Tumorzellen kommen, die das Risiko eines Lokalrezidivs erhöhen. Definitive Tumorresektionen am distalen Radius können eine zusätzliche palmare Inzision erfordern.

Ein günstiger Bereich zur Durchführung einer Inzisionsbiopsie findet sich palmar zwischen dem ersten Strecksehnenfach und der A. radialis etwa 1,5 cm proximal des Proc. styloideus radii. Die Biopsie aus dem distalen Radius erfolgt distal des M. pronator quadratus (Athanasian 2004).

Bei gesicherter Malignität oder dringendem Verdacht sowie bei Riesenzelltumoren des Knochens erfolgt zur Sanierung eine weite Exzision. Bei Tumorausdehnung in den Karpus oder pathologischen Frakturen des Karpus können der gesamte Karpus und die distale Ulna in die Resektion eingeschlossen werden. Seltener ist eine Segmentresektion mit Erhalt der Radiusgelenkfläche möglich.

Die knöchernen Defekte ausgedehnter Resektionen werden durch Interposition eines Beckenkammspans (s. hierzu auch Abschn. 12.1.8) oder freien Fibulatransplantats (Giessler et al. 2004) rekonstruiert. Bei Verlust der Radiusgelenkfläche wird die Verbindung zum Karpus durch eine Arthrodese oder radioskapholunäre Fusion wiederhergestellt, in seltenen Fällen auch durch Transposition des Karpus auf die Ulna mit Arthrodese.

■ **Distale Ulna**

Bei der distalen Ulna gelten die gleichen Prinzipien wie am distalen Radius. Ein Ersatz der distalen Elle ist nicht immer erforderlich (◘ Abb. 12.9, 12.10 und 12.11). Ent-

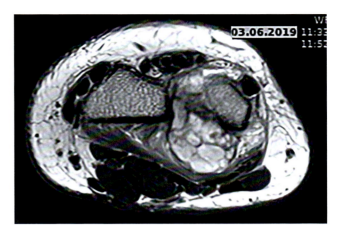

◘ Abb. 12.10 Chondrosarkom distale Ulna im MRT

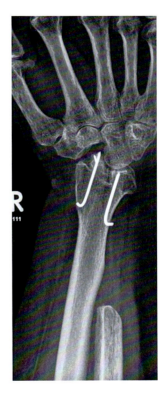

◘ Abb. 12.11 Situs aus ◘ Abb. 12.9 und 12.10 nach Tumorresektion. Knapp die distale Hälfte der Ulna sowie Os triquetrum und Os pisiforme sind reseziert. Um die Stabilität des Radiokarpalgelenkes zu gewährleisten, erfolgte eine radio-skapholunäre Fusion (RSL-Fusion)

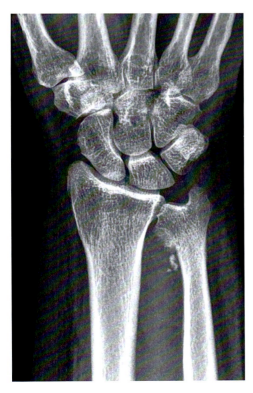

◘ Abb. 12.9 Chondrosarkom distale Ulna im konventionellen Röntgenbild

steht ein instabiler distaler Ellenstumpf mit schmerzhaftem Impingement, kann die Stabilität durch eine Ulnakopfprothese wiederhergestellt werden.

Zur Schnittführung am Unterarm eignen sich Längsinzisionen, die leicht verlängert werden können. Größere Nervenstämme und Gefäßverläufe sollten bei einer Biopsie umgangen werden, ohne sie darzustellen, sofern keine primäre weite Exzision geplant ist.

12.7 Tipps und Tricks

■ Schnittführungen für Biopsien

Die Schnittführung zur Biopsie sollte so gewählt werden, dass sie eine eventuell später erforderliche Amputation, Strahlresektion, Defektdeckungen und andere extremitätenerhaltende Eingriffe nicht behindert und dass die Hautwunde oder -narbe mit dem darunterliegenden Gewebe bei der endgültigen Resektion mit dem Tumor en bloc entfernt werden kann.

Dies lässt sich dadurch leichter erreichen, dass die spätere Schnittführung für eventuelle Hautlappen zur Defekt- und Stumpfdeckung bereits bei der Biopsie vorgeplant und mit angezeichnet wird. Auch sollten oberflächliche Venen- und Arteriensysteme, die die Basis für lokale oder axial gestielte Lappen bilden könnten, in die Planung miteinbezogen werden (Steinau et al. 2001).

■ Weichteildeckung und Rekonstruktion

Wichtig ist ein spannungsfreier Wundverschluss, um eine komplikationslose Wundheilung zu gewährleisten. Wundheilungsstörungen verschlechtern die Prognose beispielsweise bei Weichteilsarkomen der Thoraxwand (Dadras et al. 2020c). Eine komplikationsfreie Wundheilung ist auch eine wichtige Voraussetzung für eine zeitnahe Bestrahlung des Operationsgebietes (Redeker und Vogt 2011). Ein Spalthauttransplantat bedeutet keine bestrahlungsfähige Weichteildeckung.

Insbesondere die Exzision von Hauttumoren mit großem Sicherheitsabstand verursacht häufig großflächige, oberflächliche Defekte mit einer ungünstigen Form, die sich nicht durch eine einfache Hautnaht verschließen lassen. Besteht Unsicherheit, ob die Resektatränder tumorfrei sind, oder ist ein spannungsfreier Wundverschluss nicht möglich, empfiehlt sich eine temporäre Deckung der Weichteile mit einem Hautersatzmaterial. Erst wenn die pathologisch-anatomische Begutachtung die Tumorfreiheit der Resektionsränder bestätigt, erfolgt in einem zweiten Schritt die Weichteildeckung durch Hauttransplantate, lokale oder Fernlappenplastiken (◘ Abb. 12.12). Das Gleiche gilt für aufwendige Rekonstruktion von Nerven und Sehnen durch Transplantate.

Bei lokalen Lappen besteht grundsätzlich das Risiko, dass Tumorgewebe in das Spenderareal gelangt. Auch Leistenlappen sind daher zu vermeiden. Bei freien Transplantaten ist bei einem einzeitigen Vorgehen das Risiko, das Spenderareal zu kontaminieren, gering, wenn intraoperativ ein Wechsel von Abdeckungen, Instrumenten, OP-Kleidung etc. erfolgt.

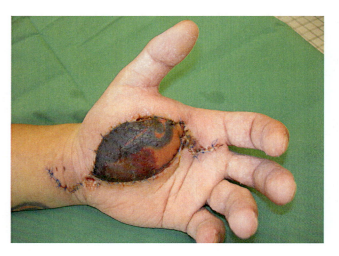

◘ Abb. 12.12 Defektdeckung in der Hohlhand mit einem A.-interossea-posterior-Lappen. Die schwarze Verfärbung rührt von einer Tätowierung im Spenderareal her

12.8 Krankheitsbilder

Im Folgenden werden – ohne Anspruch auf Vollständigkeit – exemplarische Empfehlungen für das Vorgehen bei einigen Tumorformen gegeben, die nach der Erfahrung der Autoren an der Hand eine besondere Rolle spielen.

12.8.1 Hauttumoren

Ratsam ist in jedem Fall eine dermatologische Mitbeurteilung. Gutartige Tumoren der Haut erfordern keine Biopsie und können durch eine marginale Exzision entfernt werden. Bei sogenannten schlecht heilenden Wunden und Ulzerationen sollte man auch immer an ein Malignom denken. Bei malignen oder verdächtigen Hautveränderungen sind Biopsien erforderlich. Empfohlen wird, wenn immer möglich, bei Hauttumoren eine Exzisionsbiopsie (Redeker und Vogt 2011) mit entsprechendem Sicherheitsabstand (siehe Leitlinien (Arbeitsgemeinschaft der Wissenschaftlichen Medizinischen Fachgesellschaften e.V. (AWMF); AWMF)) durchzuführen. Eine Inzisionsbiopsie sollte auf Fälle beschränkt werden, bei denen die Exzision einen schwer zu verschließenden Defekt hinterlassen würde (Redeker und Vogt 2011). Dies gilt insbesondere bei malignen Melanomen wegen einer möglichen hämatogenen Streuung. Das Vorgehen sollte den Leitlinien folgen, die mittlerweile sehr differenzierte Empfehlungen beispielsweise für die Behandlung von Melanomen und Plattenepithelkarzinomen (AWMF) enthalten.

12.8.2 Tumoren der Weichteile

Ganglien, Riesenzelltumoren der Sehnenscheiden und Gelenke sowie Lipome sind präoperativ mit relativ hoher Sicherheit anhand der bildgebenden Diagnostik erkennbar.

12.8.3 Ganglien

Ganglien machen 50–70 % aller Tumoren an der Hand aus (Zach 2015). Prädilektionsstellen sind das dorsale Handgelenk in Höhe des SL-Bands und das palmare Handgelenk radial der FCR-Sehne, der Bereich des A2-Ringbands (Ringbandganglien) und der Endgelenke (Mukoidzysten), ferner Karpaltunnel und Loge de Guyon sowie intraossär im Mond- und Kahnbein. Ganglien lassen sich im MRT bzw. in der Sonografie gut darstellen. Da Handgelenkganglien eine spontane Regression innerhalb von 5 Jahren zeigen können, ist ein abwartendes Vorgehen gerechtfertigt. Die Aspiration von Ganglioninhalten verursacht häufig Rezidive.

Operativ ist die offene oder arthroskopisch gestützte marginale Resektion möglich. Die Rezidivrate beträgt bis 40 %. Ein radikaleres Vorgehen senkt die Rezidivrate nicht.

Mukoidzysten gehen in 90 % der Fälle von Heberden-Arthrosen aus und imponieren als schmerzlose Schwellung in Höhe des Strecksehnenansatzes an der Endphalanx mit und ohne Nagelwachstumsstörungen durch Kompression der Nagelmatrix. In der Standardröntgenaufnahme finden sich oft osteophytäre Zacken bei geringer Heberden-Arthrose des Endgelenks (s. u.) (Zach 2015).

Die operative Sanierung ist, insbesondere bei drohender Perforation (Cave: Endgelenkinfekt) oder Nagelwachstumsstörungen ratsam. Bei manifester Infektion sollte die Behandlung wie bei einem Gelenkinfekt erfolgen. Die Zystenentfernung erfolgt im eigenen Vorgehen unter Mitnahme einer ellipsoiden Hautinsel, Entfernung osteophytärer Randzacken und Hautverschluss durch einen Rotationsdehnungslappen (◘ Abb. 12.13, 12.14 und 12.15).

12.8.4 Riesenzelltumore

Prädilektionsstellen von Riesenzelltumoren (Synonyme: Xanthom, pigmentierte villonoduläre Synovialitis) sind Sehnenscheiden und Gelenkkapseln. Charakteristisch ist die gelblich-bräunliche Pigmentierung (◘ Abb. 12.16).

Die Rezidivraten betragen bis zu 44 %. Als Risikofaktoren werden multiple und diffuse Tumorformen (Shi et al. 2019), die Nachbarschaft zu den Fingergelenken (Ozben und Coskun 2019) oder belassene Tumorreste (Cevik et al. 2020) angeführt.

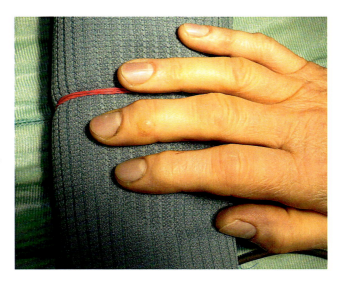

◘ Abb. 12.13 Mukoidzyste des Endgelenks

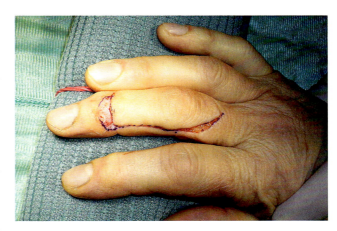

◘ Abb. 12.14 Situs nach Resektion der Mukoidzyste mit ellipsoider Hautinsel. Gehobener Rotationsdehnungslappen

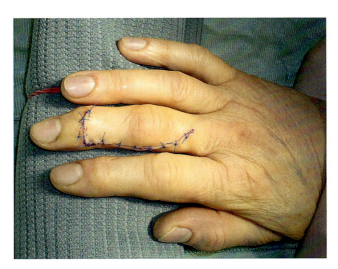

◘ Abb. 12.15 Spannungsfreie Defektdeckung

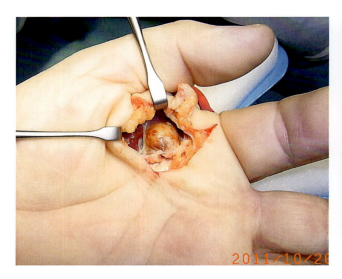

Abb. 12.16 Riesenzelltumor in der Hohlhand, ausgehend vom Zeigefingergrundgelenk

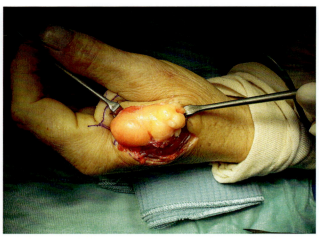

Abb. 12.18 Lipom in der Adduktormuskulatur

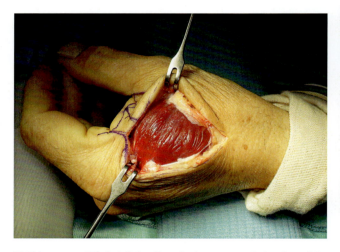

Abb. 12.17 Klinisch Schwellung in der ersten Zwischenfingerfalte

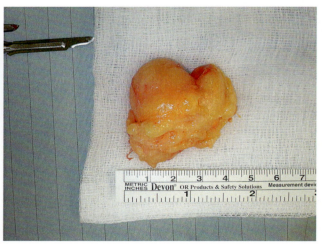

Abb. 12.19 Reseziertes Lipom (Exzisionspräparat)

12.8.5 Lipome

Lipome (Abb. 12.17, 12.18 und 12.19) gehören zu den häufigsten Raumforderungen an der Hand. Sie bilden langsam wachsende, schmerzlose Massen, die z. B. durch eine Nervenkompression (z. B. Karpalkanal, Loge de Guyon) symptomatisch werden können. Sie können durch marginale Exzision entfernt werden. Bei großen Tumoren empfiehlt sich eine Inzisionsbiopsie zum Ausschluss eines Liposarkoms.

12.8.6 Sarkome der Weichgewebe

Diagnostischer Standard ist die Inzisionsbiopsie unter Vorplanung der späteren Resektionslinien (Steinau et al. 2001). Die Leitlinien raten von Feinnadelbiopsien ausdrücklich ab. Wegen Fehlermöglichkeiten und Seltenheit des Befunds ist die Einholung einer Referenzpathologie dringend notwendig.

Die Diagnose eines malignen Weichteiltumors kann ein Zufallsbefund sein, der Nachresektionen erfordert (Lans et al. 2019). Für die Patienten scheint sich daraus kein prognostischer Nachteil zu ergeben, erfolgt die Nachresektion zeitnah und onkologiegerecht (Gustafson und Arner 1999; Lin et al. 2002, zitiert nach Lehnhardt und Bickert 2015).

Die genaue Planung der Therapie ist den Leitlinien zu entnehmen. Aufgrund der Seltenheit und der Komplexität der Therapien ist die Behandlung in einem Zentrum empfehlenswert (Lehnhardt et al. 2009).

Bei der Behandlung der Weichteilsarkome hat sich im Gegensatz zur früheren Radikalität mit weiten Sicherheitsabständen (Steinau et al. 2001) und Amputationen ein Paradigmenwechsel zur Resektion im Gesunden vollzogen (Harati und Lehnhardt 2017). Dabei scheint es im Wesentlichen auf die Tumorfreiheit der Resektionsränder (R0-Resektion) und weniger auf das

Ausmaß des Sicherheitsabstands anzukommen (Lehnhardt et al. 2019). Dies hat an der Hand besondere Bedeutung, da ein Sicherheitsabstand von 2 cm in die Tiefe schnell zur Amputation führen würde. Die extremitätenerhaltende knappe R0-Resektion hat bezüglich Lokalrezidivraten und Überleben das gleiche Ergebnis. Selbst Sicherheitsabstände kleiner als 1 cm scheinen ausreichend zu sein (Goertz et al. 2019; Dadras et al. 2020a). Wichtigstes Ziel bleibt die onkologiegerechte En-bloc-Resektion in No-Touch-Technik.

Aufwendige Lappendeckungen scheinen im Vergleich zum einfachen Wundverschluss das onkologische Ergebnis nicht nachteilig zu beeinflussen (Dadras et al. 2020b). Verbleiben Tumorreste, so sinkt die Überlebensrate (Goertz et al. 2019). Auch bei einer Rezidivoperation profitieren die Patienten von einer R0-Resektion mit tumorfreien Rändern. Allerdings sollten Radikalität und funktionelle Einbußen gut gegeneinander abgewogen werden (Daigeler et al. 2015).

12.8.7 Knochentumoren

Das radiologische Bild von Enchondromen (◘ Abb. 12.20 und 12.21) ist sehr typisch. Prädilektionsstellen sind die Phalangen und die Mittelhandknochen. Kleine asymptomatische Enchondrome können konservativ beobachtet werden, solange keine Frakturgefahr droht. Sie werden häufig durch umschriebene Schwellungen oder pathologische Frakturen symptomatisch. Bei Frakturgefahr empfehlen sich die Kürettage (intraläsionale Resektion) und Auffüllung mit Spongiosa oder Knochenersatzmaterialien (Tang et al. 2015) .Einzelne Autoren verzichten ganz auf die Auffüllung (Werdin et al. 2010).

Andererseits können durch eine massive Ausdünnung der Kortikalis Defekte entstehen, die sich nicht einfach mit Spongiosa auffüllen lassen. Hier kann nach eigenen Erfahrungen die Phalanx durch Transplantation eines kortikospongiösen Spans rekonstruiert werden. (◘ Abb. 12.20, 12.21, 12.22, 12.23, 12.24 und 12.25).

Bei pathologischer Fraktur sollte wegen der besseren Ergebnisse vor der Kürettage die Frakturheilung möglichst abgewartet werden (Ablove et al. 2000).

Sonderformen sind die polyostotischen Formen multipler Enchondrome wie der M. Ollier (◘ Abb. 12.26) oder die Kombination mit Weichteilhämangiomen (Mafucci-Syndrom), bei denen maligne Entartungen in bis zu 30 % der Fälle beschrieben werden (Rosenthal und Schmitt 2015). Kartilaginäre Exostosen sind knöcherne Raumforderungen, die durch einen Knorpelüberzug wesentlich größer sind, als es vom Röntgenbild her scheint. Prädilektionsstellen sind die Metaphyse der Mittelhandknochen und die Enden der proximalen Phalangen (◘ Abb. 12.27 und 12.28). Die Behandlung besteht in der marginalen Exzision (◘ Abb. 12.29 und 12.30).

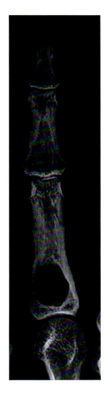

◘ Abb. 12.20 Enchondrom in der Grundgliedbasis, d.-p. Projektion

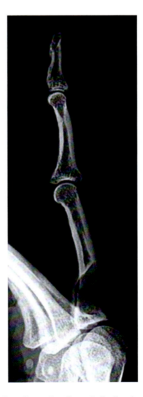

◘ Abb. 12.21 Enchondrom der Grundgliedbasis, seitliche Projektion

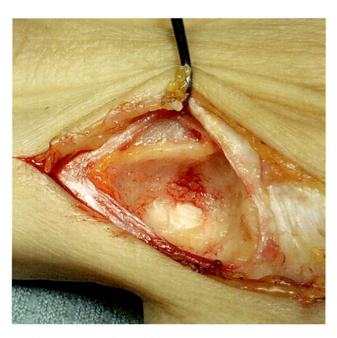

◘ **Abb. 12.22** Großer Defekt nach Ausräumung eines Enchondroms. Ein Auffüllen mit Spongiosa ist wegen des fehlenden Halts für die Spongiosa nicht möglich

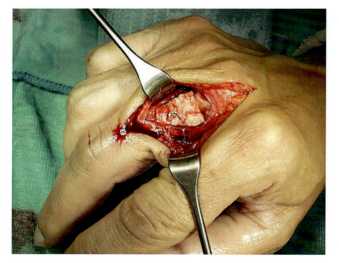

◘ **Abb. 12.23** Kortikospongiöser Span zur Rekonstruktion der Phalanx

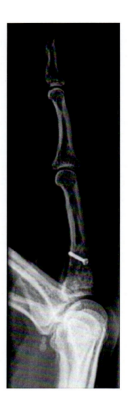

◘ **Abb. 12.24** Postoperativer Befund nach Rekonstruktion mit Beckenkammspan, seitliche Projektion

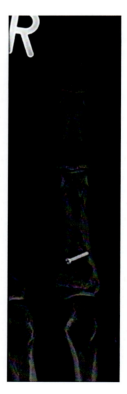

◘ **Abb. 12.25** Postoperativer Befund nach Rekonstruktion mit Beckenkammspan, d.-p. Projektion

Das Osteoidosteom verursacht belastungsunabhängige, typischerweise häufig nächtliche Schmerzen. Das gute Ansprechen auf die Gabe nichtsteroidaler Antiphlogistika (Acetylsalicylsäure) ist als diagnostischer Test zu empfehlen (Kalb et al. 2004). Histologisch besteht der Nidus aus einer zentralen Osteolyse, in der sich irreguläre Osteoidtrabekel und ein zell- und gefäßreiches Stromagewebe findet.

In der Projektionsradiografie ist der Tumor bei typischem Sitz in der Kortikalis von einer starken reaktiven Sklerose begleitet, die bei Sitz in der Spongiosa fehlen

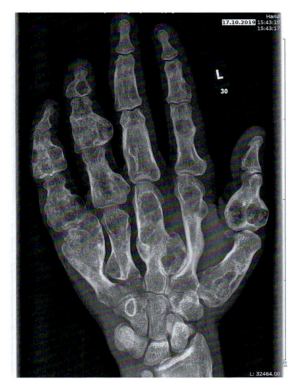

Abb. 12.26 Enchondromatose (M. Ollier) der linken Hand

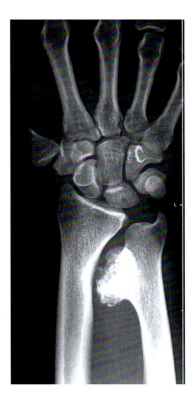

Abb. 12.28 Kartilaginäre Exostose der distalen Ulna, d.-p. Projektion

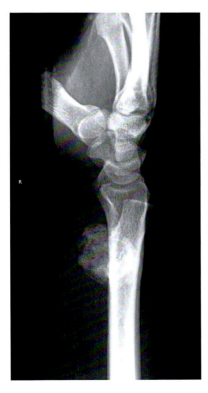

Abb. 12.27 Kartilaginäre Exostose des distalen Radius mit Behinderung der Unterarmumwendbewegung, seitliche Projektion

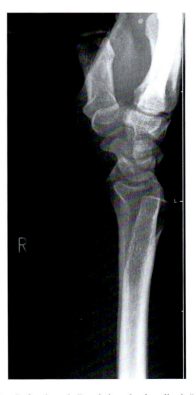

Abb. 12.29 Befund nach Resektion der kartilaginären Exostose aus Abb. 12.27 und 12.28, seitliche Projektion

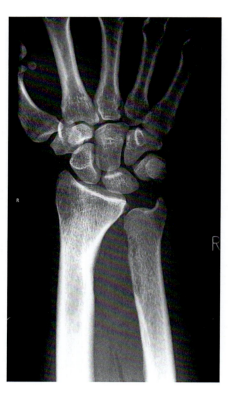

◘ **Abb. 12.30** Befund nach Resektion einer kartilaginären Exostose aus ◘ Abb. 12.27 und 12.28, d.-p. Projektion

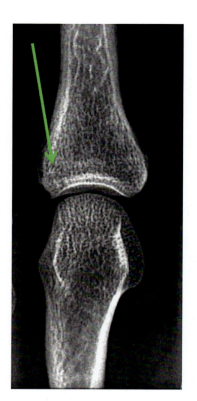

◘ **Abb. 12.31** Osteoidosteom in der Grundphalanx (Pfeil). Im konventionellen Röntgenbild ist der Befund leicht zu übersehen

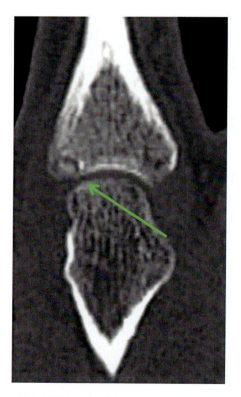

◘ **Abb. 12.32** CT-Schnittbild des Osteoidosteoms aus ◘ Abb. 12.31

kann. Das axiale Bild in der CT ermöglicht in der Regel die Nidusdarstellung, vorausgesetzt die Schichtdicken sind dünn und ohne Schichtlücken. Im MRT kann bei Lokalisation in der Spongiosa ein kräftiges Knochenmarködem den eigentlichen Nidus überdecken und unsichtbar machen. Bei Kontrastmittelgabe zeigt der Nidus eine kräftige Anreicherung. Durch seine gute Vaskularisierung lässt sich der Nidus auch in der Skelettszintigrafie gut darstellen (Rosenthal und Schmitt 2015).

Die charakteristischen radiologischen Zeichen (Verdickung und Sklerosierung der Kortikalis mit zentralem Nidus; ◘ Abb. 12.31, 12.32 und 12.33) treten in Standardröntgen, CT und MRT oft erst im Verlauf auf, sodass die Läsionen häufig verspätet erkannt werden (Kalb et al. 2004).

Prädilektionsstelle sind die Phalangen. Die Therapie besteht in der Kürettage oder marginalen Exzision (◘ Abb. 12.34 und 12.35), alternativ in der Radiofrequenzablation (Rosenthal et al. 2003). Die Rezidivrate beträgt bis zu 18 %.

Prädilektionsstellen für Riesenzelltumoren des Knochens sind epiphysäre Wachstumszonen langer Röhrenknochen (◘ Abb. 12.36 und 12.37), Gelenke und Finger. Charakteristisch ist eine derbe Schwellung mit langsamem Wachstum ohne Schmerzen. Oft werden sie deshalb erst bei Auftreten pathologischer Frakturen ent-

Tumoren an Hand und Unterarm

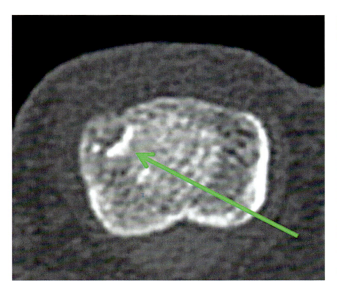

Abb. 12.33 CT-Schnittbild der Grundphalanx im Querschnitt mit Osteoidosteom

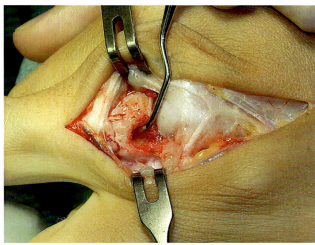

Abb. 12.35 Befund nach Kürettage

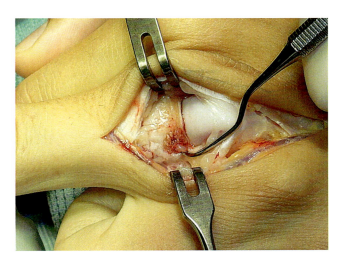

Abb. 12.34 Osteoidosteom in der Grundphalanxbasis, zentral der sogenannte Nidus

deckt. Im MRT zeigt sich ein lokal infiltrierendes Wachstum mit großen Osteolysen. Die Tumorgrenzen sollten präoperativ zur Planung des Resektionsausmaßes durch CT und MRT dargestellt werden.

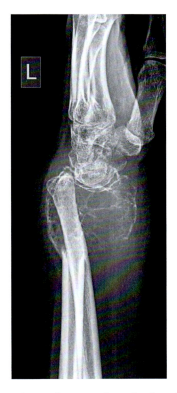

Abb. 12.36 Riesenzelltumor des distalen Radius (konventionelles Röntgenbild seitlich)

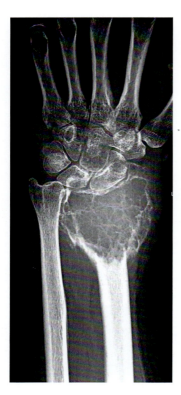

Abb. 12.37 Riesenzelltumor des distalen Radius (konventionelles Röntgenbild d.-p.)

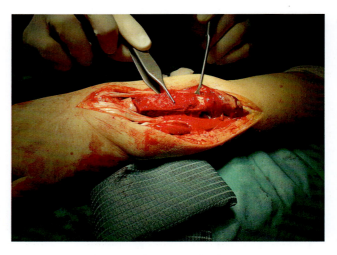

Abb. 12.39 Rekonstruktion des Defekts durch einen Beckenkammspan

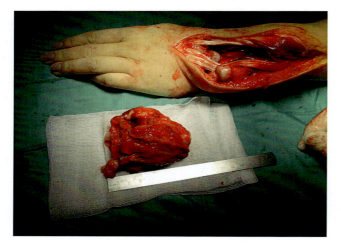

Abb. 12.38 Weite Exzision des Riesenzelltumors aus dem distalen Radius. Im Vordergrund das Resektat

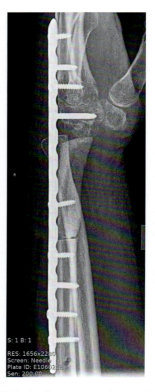

Abb. 12.40 Mit Beckenkammspan rekonstruierter Radius (konventionelles Röntgenbild seitlich)

Die Differenzierung von einem Chondrosarkom ist auch histologisch schwierig. Bei geringsten Zweifeln an der Diagnose sollten daher eine Inzisionsbiopsie und die Einholung einer Referenzpathologie erfolgen.

Die Therapie besteht wegen Rezidivneigung und Entartungsrisiko in der weiten Exzision (Abb. 12.38). Die Kürettage unter Anwendung zusätzlicher Adjuvanzien ist mit einer hohen Rezidivrate zwischen 21 und 65 % verbunden (zitiert nach (Roessner et al. 2020)).

Die dabei entstehenden ausgedehnten Knochen- und Gelenkdefekte sind durch entsprechende Knochentransplantate (Abb. 12.39, 12.40 und 12.41), Arthroplastiken und Lappendeckungen zu versorgen.

Unter onkologiegerechter Resektion ist ein Erhalt der Extremität in der Regel möglich (Gulia et al. 2019). Bei Rezidiven erfordert die Sanierung eventuell eine Amputation. Bei einer Entartung ist eine pulmonale Filiarisierung möglich.

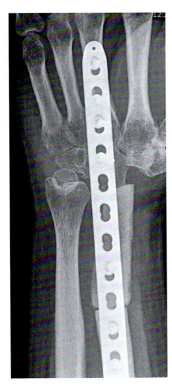

Abb. 12.41 Mit Beckenkammspan rekonstruierter Radius (konventionelles Röntgenbild d.-p.)

In diesem Zusammenhang ist auf die sehr gute Wirksamkeit von Denosumab bei Patienten mit einem Riesenzelltumor des Knochens hinzuweisen. Bei der Rekrutierung und Differenzierung von Riesenzellen spielt das sogenannte RANK/RANKL-System („receptor activator of nuclear factor κB ligand") eine zentrale Rolle. Dieses System wird durch den RANKL-Inhibitor Denosumab selektiv inhibiert. Allerdings sind die Nebenwirkungen dieser Therapie in Form von Kiefernekrosen problematisch. Ein Absetzen der Therapie kann zu ausgeprägten Rezidiven führen (zitiert nach Roessner (Roessner et al. 2020)).

Osteogene Sarkome zeigen ein aggressives Wachstum mit Zerstörung der umliegenden Knochenstrukturen und frühzeitiger hämatogener Metastasierung in die Lunge. Sie sind häufig lange symptomlos. Radiologisch finden sich ausgedehnte Destruktionen des angrenzenden Knochengewebes, Osteolysen, Aufdehnung und Destruktion der Kortikalis. Bis zu 25 % der Patienten haben bei Diagnosestellung bereits Metastasen. Wichtig ist die konsequente Diagnosesicherung durch eine Inzisionsbiopsie und eine leitliniengerechte Therapieplanung. Wegen der Seltenheit der Erkrankung sollte die Behandlung in einem spezialisierten onkologischen Zentrum anhand geeigneter Therapieprotokolle erfolgen. Eine onkologiegerechte Resektion besteht an den Fingern und in der Mittelhand in der Amputation bzw. Strahlresektion, an anderen Stellen in einer weiten Exzision (Daecke et al. 2005). Dabei können große, schwierig zu rekonstruierende Defekte entstehen. In Kombination mit adjuvanter und neoadjuvanter Chemotherapie sind Heilungsraten von 70 % möglich (Lehnhardt und Bickert 2015).

12.8.8 Tumoren der Nerven

Die primär gutartigen Neurofibrome gehen vom Axon aus, sind selten schmerzhaft, werden oft erst durch Nervenkompression symptomatisch und entarten selten zum malignen Nervenscheidentumor. Prädilektionsstellen sind die Verläufe der großen Nerven. Das MRT-Bild ist typisch.

Bei Neurofibromen erfolgt eine marginale Resektion mit Präparation aus dem Nerv heraus oder Resektion zusammen mit dem Nerv. Daher ergeben sich – im Gegensatz zum Schwannom – regelhaft postoperative Nervenausfälle. Bei unerwarteter Malignität wird dann allerdings eine weite Exzision unter Mitnahme aller bei der Erstoperation exponierten Strukturen erforderlich.

Schwannome gehen von den Schwann-Zellen der Nervenscheiden aus. Die schmerzlosen Raumforderungen können Zeichen der Nervenkompression zeigen, selten neurologische Defizite. Der Tumor ist in Nervenrichtung gering, senkrecht zum Nervenverlauf gut verschieblich. Das Hoffman-Tinel-Zeichen ist manchmal positiv. Das MRT ist fast beweisend ohne Abgrenzungsmöglichkeit zu Neurofibromen. Die Therapie besteht in der marginalen Exzision des Tumors aus dem Nerv. In der Regel ist nur ein Faszikel betroffen (Abb. 12.42 und 12.43). Selten sind Nervenausfälle und Rezidive.

Prädilektionsstellen für Glomustumoren (Lee et al. 2015) sind in 90 % die Endglieder der Finger, Typisch sind bläulich schimmernde, para- und subungual ge-

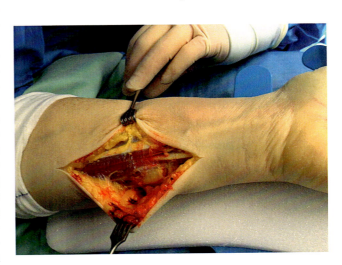

Abb. 12.42 Schwannom des N. ulnaris

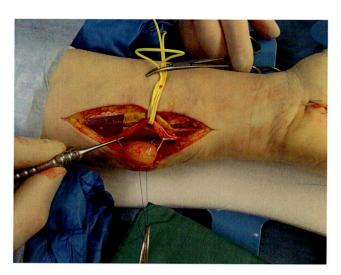

Abb. 12.43 Vollständige Darstellung des Schwannoms. Erkennbar die Beteiligung eines einzelnen Faszikels

legene Tumoren mit Kälteempfindlichkeit und punktuellen Schmerzen, die im MRT nach Kontrastmittelgabe ein typisches Bild zeigen. Die Therapie besteht in der marginalen Exzision. Bei subungualer Lage ist die Resektion erst nach Abheben des Nagels möglich. Anschließend wird das Nagelbett genäht und ein Kunstnagel aufgelegt. Rezidive sind bei inkompletter Resektion möglich (Lee et al. 2015).

Metastasen (Glowacki 2004) an der Hand gehen am häufigsten von Bronchialkarzinomen, Mammakarzinomen und Nierenzellkarzinomen aus. Sollte die Metastase die Erstmanifestation eines Tumors sein, so muss sich der Initialtherapie eine Suche nach dem Primärtumor anschließen. Prädilektionsstellen sind die knöchernen Endglieder der Finger. Die Symptome bestehen in Schwellung und Rötung oder livider Verfärbung. Mögliche Fehldiagnosen sind Infektion, Gicht oder Rheuma. Bei den meisten Patienten ist eine maligne Grundkrankheit bereits bekannt. Bei Knochenmetastasen kann die Röntgenuntersuchung bereits eine Abgrenzung zu Enchondromen oder entzündlichen Prozessen liefern. Wegen der schlechten Prognose für diese Patienten sollten mutilierende Verfahren vermieden werden. Ausgedehnte Befunde erfordern dennoch häufig eine Amputation, die im Endgliedbereich zu einem vertretbaren Funktionsverlust und rascher Heilung führt. Amputationen oder Resektionen mit weitem Sicherheitsabstand führen zu keiner Verbesserung des Überlebens. Im Vordergrund steht die Beseitigung von schmerzhaften und ästhetisch beeinträchtigenden Befunden. Komplexe Rekonstruktionen sollten vermieden werden (Redeker und Vogt 2011; Glowacki 2004).

Literatur

Ablove RH, Moy OJ, Peimer CA, Wheeler DR (2000) Early versus delayed treatment of enchondroma. Am J Orthop (Belle Mead NJ) 29:771–772.

Arbeitsgemeinschaft der Wissenschaftlichen Medizinischen Fachgesellschaften e.V. (AWMF) A, Deutsche Krebsgesellschaft, Deutsche Krebshilfe. Leitlinien. www.awmf.org/awmf-online-das-portal-der-wissenschaftlichen-medizin. Zugriffsdatum 27.8.2024.

Athanasian EA (2004) Tumors: general principles. In: Berger RA (Hrsg) Hand surgery, 1. Aufl. Lippincott Williams &Wilkins, Philadelphia, S 1721–1735.

Athanasian EA (2017) Bone and soft tissue tumors. In: Wolfe SW (Hrsg) Greens operative hand surgery, 7. Aufl. Elsevier, Philadelphia, S 1987–2035.

AWMF. Leitlinienprogramm Onkologie (Deutsche Krebsgesellschaft, Deutsche Krebshilfe, AWMF): S3-Leitlinie Adulte Weichgewebesarkome, Langversion Version 1.01, 2021, AWMF-Registernummer: 032/044OL. https://www.leitlinienprogrammonkologie.de/leitlinien/adulte-weichgewebesarkome/. Zugriffsdatum 27.8.2024.

Cevik HB, Kayahan S, Eceviz E, Gumustas SA (2020) Tenosynovial giant cell tumor in the hand: experience with 173 cases. J Hand Surg Asian Pac 25:158–163.

Choi JH, Ro JY (2020) The 2020 WHO classification of tumors of soft tissue: selected changes and new entities. Adv Anat Pathol 28:44–58.

Choi JH, Ro JY (2021) The 2020 WHO classification of tumors of bone: an updated review. Adv Anat Pathol 28:119–138.

Dadras M, Steinau HU, Goertz O, Lehnhardt M, Behr B, Harati K (2020a) Limb preserving surgery for soft-tissue sarcoma in the hand: a retrospective study of 51 cases. J Hand Surg Eur 45:629–635.

Dadras M, Koepp P, Wallner C, Wagner JM, Sogorski A, Lehnhardt M, Harati K, Behr B (2020b) Predictors of oncologic outcome in patients with and without flap reconstruction after extremity and truncal soft tissue sarcomas. J Plast Reconstr Aesthet Surg 73:1239–1252.

Dadras M, Koepp P, Wallner C, Wagner JM, Sogorski A, Lehnhardt M, Harati K, Behr B (2020c) Wound complications are a predictor of worse oncologic outcome in extremity soft tissue sarcomas. Surg Oncol 33:126–134.

Daecke W, Bielack S, Martini AK, Ewerbeck V, Jürgens H, Kotz R, Winkelmann W, Kabisch H, Kevric M, Bernd L (2005) Osteosarcoma of the hand and forearm: experience of the Cooperative Osteosarcoma Study Group. Ann Surg Oncol 12:322–331.

Daigeler A, Harati K, Goertz O, Hirsch T, Steinau HU, Lehnhardt M (2015) Prognostische Faktoren und chirurgische Taktik bei lokal rezidivierten Weichteilsarkomen. Handchir Mikrochir Plast Chir 47:118–127.

Enneking W, Spanier S, Goodman M (1980) A system for the surgical staging of musculoskeletal sarcoma. Clin Orthop Relat Res: (153 Nov.Dec). 106–120.

Giessler GA, Bickert B, Sauerbier M, Germann G (2004) Das freie mikrovaskulare Fibulatransplantat zur Skelettrekonstruktion nach Tumorresektionen am Unterarm – Erfahrungen aus fünf Fallen. Handchir Mikrochir Plast Chir 36:301–307.

Glowacki KA (2004) Metastatic Lesions. In: Berger RA (Hrsg) Hand surgery, 1. Aufl. Lippincott Williams & Wilkins, Philadelphia, S 1769–1776.

Goertz O, Pieper A, Lauer H, Stricker I, Dadras M, Behr B, Lehnhardt M, Harati K (2019) Long-term outcome of 181 patients with liposarcomas of the extremity and truncal wall. Anticancer Res 39:5747–5753.

Gulia A, Puri A, Prajapati A, Kurisunkal V (2019) Outcomes of short segment distal radius resections and wrist fusion with iliac crest bone grafting for giant cell tumor. J Clin Orthop Trauma 10:1033–1037.

Gustafson P, Arner M (1999) Soft tissue sarcoma of the upper extremity: descriptive data and outcome in a population-based series of 108 adult patients. J Hand Surg [Am] 24:668–674.

Harati K, Lehnhardt M (2017) The changing paradigm of resection margins in sarcoma resection. Innov Surg Sci 2:165–170.

Kalb K, Schlör U, Meier M, Schmitt R, Lanz U (2004) Das Osteoidosteom im Bereich der Hand und des Handgelenks. Handchir Mikrochir Plast Chir 36:405–410.

Lans J, Yue KC, Castelein RM, Chen NC, Lozano-Calderon SA (2019) Soft tissue sarcoma of the hand: is unplanned excision a problem? Eur J Surg Oncol 45:1281–1287.

Lee W, Kwon SB, Cho SH, Eo SR, Kwon C (2015) Glomus tumor of the hand. Arch Plast Surg 42:295–301.

Lehnhardt M, Bickert B (2015) Tumoren. In: Sauerbier (Hrsg) Die Handchirurgie. Elsevier Urban&Fischer, München, S 696–713.

Lehnhardt M, Daigeler A, Homann HH, Hauser J, Langer S, Steinsträsser L, Soimaru C, Puls A, Steinau HU (2009) Die Bedeutung von Referenzzentren in Diagnose und Therapie von Weichgewebssarkomen der Extremitäten. Auswertung von 603 Fallen. Chirurg 80:341–347.

Lehnhardt M, Sogorski A, Wallner C, Wagner M, Dadras M, Behr B, Harati K (2019) Weichgewebssarkome: Extremitatenerhalt durch plastisch-rekonstruktive Verfahren. Chirurg 90:94–101.

Lin PP, Guzel VB, Pisters PW, Zagars GK, Weber KL, Feig BW, Pollock RE, Yasko AW (2002) Surgical management of soft tissue sarcomas of the hand and foot. Cancer 95:852–861

Murphey MD, Kransdorf MJ (2021) Staging and classification of primary musculoskeletal bone and soft tissue tumors based on the 2020 WHO update, from the AJR special series on cancer staging. AJR Am J Roentgenol Nov 217(5):1038–1052.

Murray PM (2004) Primary bone tumors. In: Berger RA (Hrsg) Hand surgery, 1. Aufl. Lippincott Williams & Wilkins, Philadelphia, S 1753–1768.

Netscher DT (2017) Skin tumors of the hand and upper extremity. In: Wolfe WS (Hrsg) Greens operative hand surgery, 7. Aufl. Elsevier, Philadelphia, S 1958–1986.

Ozben H, Coskun T (2019) Giant cell tumor of tendon sheath in the hand: analysis of risk factors for recurrence in 50 cases. BMC Musculoskelet Disord 20:457.

Redeker J, Vogt PM (2011) Tumore im Bereich der Hand. In: Towfigh H, Hierner R, Langer M, Friedel R (Hrsg) Handchirurgie. Springer, Berlin/Heidelberg/New York, S 1724–1752.

Roessner A, Smolle M, Hayback J (2020) Riesenzelltumor des Knochens: Morphologie, molekulare Pathogenese und Differenzialdiagnose. Pathologe 41:134–142.

Rosenthal DI, Hornicek FJ, Torriani M, Gebhardt MC, Mankin HJ (2003) Osteoid osteoma: percutaneous treatment with radiofrequency energy. Radiology 229:171–175.

Rosenthal H, Schmitt R (2015) Knochentumore. In: Schmidt R (Hrsg) Bildgebende Diagnostik an der Hand. Georg Thieme, Stuttgart/New York, S 588–606.

Schmitt R, Christopoulos G (2015) Weichteiltumoren. In: Schmitt R (Hrsg) Bildgebende Diagnostik an der Hand. Georg Thieme, Stuttgart/New York, S 607–625.

Shi J, Zheng J, Zhou, Li Z, Chen X, Gao W, Yan HX (2019) Risk factors associated with postoperative recurrence in patients with tenosynovial giant cell tumor of the hand: a retrospective cohort study. Ann Plast Surg 83:523–528.

Steinau HU, Homann HH, Drücke D, Torres A, Soimaru D, Vogt P (2001) Resektionsmethodik und funktionelle Wiederherstellung bei Weichgewebesarkomen der Extremitäten. Chirurg 72: 501–513.

Tang C, Chan M, Fok M, Fung B (2015) Current management of hand enchondroma: a review. Hand Surg 20:191–195.

Terek RM (2004) Soft tissue tumors of the hand: malignant. In: Berger RA (Hrsg) Hand surgery, 1. Aufl. Lippincott Williams & Wilkins, Philadelphia, S 1737–1752.

Werdin F, Jaminet P, Rennekampff HO, Sinis N, Nusche A, Schaller HE (2010) Einfluss der Spongiosaplastik auf die Behandlungsergebnisse nach chirurgischer Therapie solitärer Enchondrome der Hand. Handchir Mikrochir Plast Chir 42:299–302.

Zach A (2015) Ganglien. In: Sauerbier (Hrsg) Die Handchirurgie. Elsevier Urban&Fischer, München, S 708–713.

Tenolysen und Arthrolysen an Hand und Unterarm

Steffen Löw, Johannes Oppermann und Christian K. Spies

Inhaltsverzeichnis

13.1 Hintergrund – 268

13.2 Ätiologie – 268

13.3 Relevante anatomische Strukturen des Sehnenapparates am Finger – 269

13.4 Relevante diagnostische Verfahren – 269

13.5 Differenzialdiagnostik – 271

13.6 Konservative Therapie – 271

13.7 Operative Therapie – 272

13.8 Krankheitsbilder – 273
13.8.1 Beugesehnentenodese des Fingers – 273
13.8.2 Strecksehnentenodese in Höhe des Fingergrundgliedes – 275
13.8.3 Arthrolyse des Fingergrundgelenks bei Streckkontraktur – 276
13.8.4 Arthrolyse des distalen Radioulnargelenks (DRUG) – 278

13.9 Nachbehandlung – 278

13.10 Komplikationen – 279

13.11 Empfohlene Technik des Autorsen – 279

13.12 Fallstricke – 279

13.13 Zusammenfassung – 280

Literatur – 281

© Der/die Herausgeber bzw. der/die Autor(en), exklusiv lizenziert an Springer-Verlag GmbH, DE, ein Teil von Springer Nature 2024
C. K. Spies et al. (Hrsg.), *Expertenwissen Handchirurgie*, https://doi.org/10.1007/978-3-662-68413-9_13

13.1 Hintergrund

Gelenkkontrakturen und Sehnenverklebungen können die Funktion der Finger und des Handgelenks erheblich beeinträchtigen. Nicht selten werden nicht unmittelbar durch die Pathologie betroffene Nachbarfinger zusätzlich beeinträchtigt. Die Störung des Faustschlusses hat schließlich eine Minderung der Griffkraft zur Folge. Die Ursachen für Sehnen- und Gelenkkontrakturen sind vielfältig und reichen von posttraumatischen und postinfektiösen Zuständen bis hin zu Einschränkungen bei der konservativen Behandlung oder in der Nachbehandlung operativer Eingriffe. Das vorliegende Kapitel beschreibt das diagnostische Vorgehen, Aspekte der präoperativen Behandlung und des Timings notwendiger operativer Eingriffe. Ausgewählte Teno- und Arthrolysen an der Hand werden schließlich anhand klinischer Beispiele erläutert.

13.2 Ätiologie

Grundsätzlich führt unzureichende Gleitfähigkeit einer Sehne zur deren Verkleben und schließlich Verwachsen (Tenodese) mit der Umgebung. Ursachen sind Gewebeveränderungen der Sehne selbst, z. B. nach einer Naht, oder des Sehnengleitlagers durch freiliegenden Knochen oder Osteosynthesematerial, erst recht aber die Kombination aus beidem. Spätestens das Verhindern des Gleitens einer Sehne trotz bestehender Wundfläche führt unweigerlich zur Verklebung. Ein klassisches Beispiel hierfür ist die Immobilisation der Finger nach Plattenosteosynthese einer Metakarpalefraktur. Perkutane Drähte, die die Streckaponeurose am Finger oder Strecksehnen am Handgelenk blockieren, bis hin zu von dorsal über den Strecksehnen angelegte und diese fixierende Radiusplatten (Abb. 13.1) sind glücklicherweise seltenere Ursachen von Tenodesen.

Ödeme, wie sie nach Quetschungen, Verbrennungen oder im Rahmen eines komplexen regionalen Schmerzsyndroms (CRPS Typ 1) auftreten können, enthalten Fibrin, welches zu interstitieller Vernarbung führt. Kollagenvernetzungen führen schließlich zum festen Verwachsen der Sehne mit ihrer Umgebung (Spies et al. 2016). Schließlich können Infekte ausgedehnte Verklebungen der Sehnen verursachen. Die Besonderheit hierbei ist, dass der Infekt zusätzlich zu den peritendinösen Verklebungen zu Zersetzungen der Sehnen führen kann. Daher sollte der Patient vor einer operativen Revision nach Infektion entsprechend breit aufgeklärt werden. Stellen sich die Sehnen intraoperativ als nicht mehr vital dar, ist eine Tenolyse nicht mehr sinnvoll. In diesem Fall müssen alternative Operationsmethoden erwogen werden.

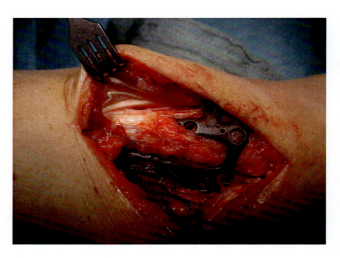

 Abb. 13.1 Blockierungen der Streck- oder Beugesehnen durch unsachgemäß eingebrachtes Osteosynthesematerial sind glücklicherweise selten. Solche Situationen müssen frühzeitig erkannt und operativ korrigiert werden. Diese über den Sehnen des 2. Strecksehnenfachs montierte Radiusplatte führte zu einer Streckkontraktur (Verlust der aktiven und passiven Beugung) und zu einer Streckinsuffizienz (fehlende aktive bei erhaltener passiver Streckung) des Handgelenks

Gelenkkontrakturen entstehen ebenfalls durch verminderte Beweglichkeit. Intraartikuläre Frakturen begünstigen durch den Hämarthros Verklebungen. Gelenkstufen und -spalten und wiederum die intraartikuläre Lage von Osteosynthesematerial können zu schmerzhafter Blockierung des Gelenks führen. Und selbst die Ruhigstellung eines Gelenks in ungünstiger Stellung kann zur Kontraktur führen, wenn Kollateralbänder entspannt sind und sich diese verkürzen. Im Fall der Grundgelenke der Finger ist dies in Neutralstellung oder diskreten Beugestellung, im Fall der Mittel- und Endgelenke bei jeglicher Beugung der Gelenke der Fall. Finger werden daher stattdessen in der sogenannten Intrinsic-Plus-Stellung ruhiggestellt, die eine Beugung der Grund- und eine vollständige Streckung der Mittel- und Endgelenke beinhaltet (Spies et al. 2018).

Die beiden Entitäten Tenodese und Gelenkkontraktur treten meist kombiniert und in wechselnder Betonung auf. Konservative wie operative Maßnahmen müssen daher stets beiden Rechnung tragen. Das Verständnis der Entstehung der Kontraktur ist meist der Schlüssel zum vollständigen Verständnis der vorliegenden Pathologie. Scharf schneidende Verletzungen führen seltener zu Sehnenverklebungen als Quetschverletzungen und Infektionen, die mit einer Verminderung der lokalen Durchblutung einhergehen. In Fall von Frakturen und Luxationen ist die Kenntnis der Unfallaufnahmen und der Versorgungsbilder ebenso notwendig wie der aktuelle radiologische Befund.

13.3 Relevante anatomische Strukturen des Sehnenapparates am Finger

Die Kenntnis der komplexen Anatomie der Streckaponeurose des Fingers ist essenziell für das Verständnis der Pathomechanismen bei Strecksehnentenodesen. Anatomie und Funktion sind in ◘ Abb. 13.2 beschrieben. Bei einer Strecksehnentenolyse ist der Ansatz des Tractus intermedius an der Mittelgliedbasis um jeden Preis zu schonen.

Die beiden Beugesehnen werden von dorsal über die Vinculae mit Blut versorgt. Langstreckige Tenolysen vermindern daher die Durchblutung der Beugesehnen und bergen das Risiko einer Spontanruptur. Die engen anatomischen Verhältnisse des Beugesehnenkanals, aber auch das Chiasma tendineum, die Durchkreuzung der Flexor-digitorum-profundus-Sehne durch die Flexor-digitorum-superficialis-Sehne, begünstigt Verklebungen in besonderem Maße. Bei Tenolysen darf das Ringbandsystem nicht langstreckig zerstört werden, um keinen Bogensehneneffekt hervorzurufen. Nach wie vor gilt, dass dabei A2- und A4-Ringband besonders zu schonen sind (Bunnell und Böhler 1958). Auf einen Teil des A2-Ringbands kann allerdings ohne Funktionsverlust verzichtet werden (Tanaka et al. 2004).

13.4 Relevante diagnostische Verfahren

Anamnese und subtile klinische Untersuchung allein sind in den meisten Fällen ausreichend, um das Problem zu erfassen. Die Kenntnis des genauen Unfallhergangs und bisherige Behandlungen sind essenziell für das Verständnis der vorliegenden Pathologie. In der klinischen Untersuchung wird die Beweglichkeit eines Gelenks aktiv und passiv nach der Neutral-Null-Methode erfasst. Für die Beschreibung des Befundes sind die Begriffe Kontraktur und Insuffizienz wegweisend.

Bei einer Beugekontraktur eines Fingergelenks kann das Gelenk weder aktiv noch passiv gestreckt werden. Ein operativer Eingriff erfolgt meist von palmar, um das

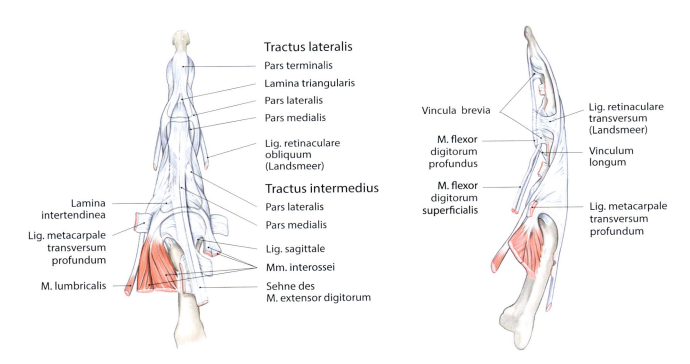

◘ **Abb. 13.2** Die extrinsische Muskulatur streckt über den Tractus intermedius zunächst das Grundgelenk. Dabei genügt dessen Spannung nicht, um auch das Mittelgelenk zu strecken. Hierfür wird der Tractus lateralis zu Hilfe genommen. Die intrinsische Muskulatur beugt über den Tractus lateralis das Grundgelenk und streckt gleichzeitig zunächst das Endgelenk. Beide Systeme zusammen bilden die Streckaponeurose. Über die Pars lateralis des Tractus intermedius beteiligt sich das extrinsische System auch an der Streckung des Endgelenks. Umgekehrt strahlt der Tractus lateralis über seine Pars medialis auch in den Mittelzügel ein, um über diesen das Mittelgelenk zu strecken. Als mehr stabilisierende Struktur ist die Lamina triangularis zu verstehen, die ein Auseinanderweichen der Seitenzügel bei der Beugung verhindert. Ihre Insuffizienz ist Teil des Pathomechanismus einer Knopflochdeformität. Die Lamina intertendinea zügelt die Strecksehne über dem Grundgelenk und Grundglied. Zügelnde Funktion hat auch das Lig. retinaculare obliquum, welches im Sinne einer Tenodese das Endgelenk streckt, solange das Mittelgelenk gestreckt ist. Es hat seinen Ursprung am Grundglied und A2-Ringband. Das Lig. retinaculare transversum mit Ursprung am A3-Ringband zügelt die Streckaponeurose in Streckung des Mittelgelenks

palmar kontrakte Gelenk und ggf. auch eine Beugesehnentenodese zu lösen. Bei einer Streckinsuffizienz kann das Gelenk dagegen passiv gestreckt werden, die palmaren Weichteile sind also nicht kontrakt. Das Gelenk kann aber nicht aktiv gestreckt werden, weshalb ein operativer Eingriff von dorsal erfolgen sollte, um dort beispielsweise eine defekte oder zu lange Strecksehne zu rekonstruieren bzw. zu raffen. Der Begriff Defizit ist in diesem Zusammenhang zu unspezifisch und sollte vermieden werden.

Je nach Ursache ist bei einer Beugekontraktur eine gleichzeitige Streckinsuffizienz nicht auszuschließen. Klassisches Beispiel hierfür ist die sekundäre Beugekontraktur eines Fingermittelgelenks durch Verkürzung der palmaren Weichteile nach Strecksehnenmittelzügelruptur. Nach palmarer Tenoarthrolyse tritt erst postoperativ zutage, ob das Mittelgelenk auch aktiv gestreckt werden kann. Liegt postoperativ nun eine Streckinsuffizienz vor, d. h. kann das Mittelgelenk passiv, aber nicht aktiv gestreckt werden, muss nach Abklingen der Folgen des Operationstraumas sekundär eine Mittelzügelrekonstruktion durchgeführt werden.

❯ Beugekontraktur: Das Gelenk kann weder aktiv noch passiv gestreckt werden.

❯ Streckinsuffizienz: Das Gelenk kann passiv, aber nicht aktiv gestreckt werden.

Umgekehrt kann ein Gelenk bei einer Streckkontraktur weder aktiv noch passiv gebeugt werden. Der operative Eingriff sollte daher von dorsal erfolgen, um die Strecksehnentenodese und ggf. zusätzlich die dorsale Kontraktur des Gelenks zu lösen. Analog zum o. g. Beispiel der gleichzeitigen Beugekontraktur und Streckinsuffizienz kann auch zusätzlich zur Streckkontraktur eine Beugeinsuffizienz vorliegen, die wiederum erst postoperativ zutage tritt. Dagegen kann bei einer Beugeinsuffizienz das Gelenk passiv gebeugt werden, da die dorsalen Weichteile nicht betroffen sind. Allerdings fehlt die aktive Beugung, die wiederum bedingt sein kann durch eine Tenodese oder gar ein Fehlen der Beugesehne. Dabei ist es nicht vollständig trivial festzustellen, ob noch eine Beugesehne vorhanden ist oder nicht. Sonografie oder Kernspintomografie können einen Hinweis, aber keine abschließend sichere Auskunft hierüber geben. Oft stellt sich dies erst intraoperativ heraus, sodass der Patient bereits präoperativ über alle möglichen Operationserweiterungen bis hin zur Einlage eines Silastikstabs als erste. Sitzung einer zweizeitigen Beugesehnenplastik informiert werden muss (Langer und Brug 2001). Immerhin können Sonografie und Kernspintomografie einen Hinweis geben über den Zustand des Ringbandsystems und das Vorliegen eines Bogensehneneffektes. Die Sonografie punktet dabei gegenüber der Kernspintomografie mit der Möglichkeit der dynamischen Untersuchung (Bassemir et al. 2015). Allerdings ist deren Aussagekraft doch erheblich von der Erfahrung des Untersuchers abhängig.

❯ Streckkontraktur: Das Gelenk kann weder aktiv noch passiv gebeugt werden.

❯ Beugeinsuffizienz: Das Gelenk kann passiv, aber nicht aktiv gebeugt werden.

Kombinierte Beuge- und Streckkontrakturen treten oft nach Komplexverletzungen wie nach Amputationen oder schweren Quetschtraumata auf. Dabei lassen sich die Gelenke weder aktiv noch passiv beugen oder strecken. Der Eingriff sollte dabei zunächst von dorsal erfolgen, um die Strecksehne und betroffene Gelenke zu lösen. Anschließend folgt ein Intervall intensiver Physiotherapie, um die Gleitfähigkeit der Strecksehne und damit die passive Beugung des Fingers zu erhalten. Erst sekundär werden von palmar die Beugesehnen gelöst, um auch eine aktive Beugung zu ermöglichen. Nur in Ausnahmefällen sollte gleichzeitig von palmar und dorsal zugegangen werden. Die erwartete Schwellneigung durch massive Behinderung des venösen und lymphatischen Abstroms und vermehrte Schmerzhaftigkeit durch die großen Wundflächen würden in der postoperativen Phase die Bewegung erschweren und damit das Operationsergebnis gefährden.

Verschiedene klinische Tests helfen, die Lokalisation von Strecksehnenverklebungen zu ermitteln. Gleithindernisse proximal der Fingergrundgelenke lassen das Mittelgelenk strecken, wenn das Grundgelenk gebeugt wird. Umgekehrt streckt sich das Grundgelenk, wenn das Mittelgelenk gebeugt wird (Kilgore et al. 1975). Verklebungen zwischen Handrücken, Fingergrundgelenk und -grundglied machen ein Berühren des proximalen Hohlhandanteils unmöglich (Pulp-to-Pillar-Test; Kulkarni et al. 2006). Liegt die Verklebung weiter distal in Höhe des Mittelgliedes oder des Endgelenks, so kann die kleine Faust nicht geschlossen werden (Tiger-Claw-Test; Kulkarni et al. 2006).

Inkongruenzen im distalen Radioulnargelenk (DRUG), wie Gelenkstufen oder fehlverheilte Frakturen des Radius oder der Ulna einschließlich des Proc. styloideus ulnae können über eine pathologisch vermehrte Spannung der radioulnaren Bänder zu einer Einschränkung der Unterarmrotation führen. Solche Ursachen müssen zunächst ausgeschlossen sein, bevor eine Arthrolyse des Gelenks erwogen wird.

Die radiologische Untersuchung ist ohnehin unabdingbar, um die knöcherne Heilung einer begleitenden Fraktur oder die Lage von Osteosynthesematerial beurteilen zu können. Regelmäßig sind daher konventionelle Röntgenaufnahmen anzufertigen. Gelenkstufen oder -spalten sind dagegen oft nur im Dünnschicht-CT nachweisbar. Für die Beurteilung des Radiokarpalgelenks und des distalen Radioulnargelenks (DRUG) ist daher oft ein CT sinnvoll, und selbst für Fingergelenke kann eine CT gelegentlich indiziert sein. Dabei gilt es auch, eine posttraumatische Arthrose auszuschließen, bei der eine Arthrolyse in der Regel nicht mehr sinnvoll wäre.

Neben aktuellen Aufnahmen ist auch die Kenntnis der Unfallaufnahmen und der Versorgungsbilder wichtig. Diese können Aufschluss geben über die Ursache der Tenodese oder Kontraktur. Auch die vorübergehende intraartikuläre Lage von Osteosynthesematerial oder das vorübergehende Hineinragen einer Schraube in eine Beugesehne kann eine Kontraktur verursachen. Im Beispiel zu ◘ Abb. 13.9 wird dies in besonderer Weise dadurch verdeutlicht, dass die Unfallaufnahmen einen palmaren Zugang nahelegten, obwohl solche Verletzungen erfahrungsgemäß meist einen dorsalen Zugang erfordern.

13.5 Differenzialdiagnostik

Zusätzlich zu den Tenodesen können weitere Pathologien die Beweglichkeit eines Fingers beeinträchtigen.

Kontraktur der Ligg. retinacularia obliqua (nach Landsmeer)

Diese Bänder haben die Funktion, das Endgelenk gestreckt zu halten, solange das Mittelgelenk gestreckt ist. Dies ermöglicht das Greifen großer Gegenstände. Der durch sie hervorgerufene Widerstand bei passiver Beugung des Endgelenks verstärkt sich entsprechend bei einer Kontraktur dieser Bänder, was wie eine Strecksehnentenodese imponieren kann. Die passive Beugung des Endgelenks sollte also immer auch in Beugestellung des Mittelgelenks überprüft werden (Haines-Zancolli-Test; Spies et al. 2016; Tubiana et al. 1998; Unglaub et al. 2015).

Lumbrikalis-Plus-Syndrom

Ähnlich verhält es sich mit den Mm. lumbricales. Deren Funktion ist bekanntlich, das Grundgelenk zu beugen und Mittel- und Endgelenk zu strecken. Ihre Besonderheit ist dabei ihr Ursprung an den tiefen Beugesehnen. Sind die Mm. lumbricales kontrakt oder umgekehrt die tiefen Beugesehnen zu lang, führt ein gewollter aktiver Faustschuss zur paradoxen Streckung des Fingers im Mittel- und Endgelenk, was auch als Lumbrikalis-Plus-Syndrom bezeichnet wird. Dieser Effekt lässt sich bei der klinischen Untersuchung vermindern, indem zunächst passiv das Grundgelenk gebeugt und dadurch die Spannung der Lumbrikalismuskeln vermindert wird.

Intrinsic-Plus-Syndrom

Schwierig vom Lumbrikalis-Plus-Syndrom abzugrenzen ist die vermehrte Spannung der Mm. interossei, wie sie beispielsweise nach einem Kompartmentsyndrom der Mittelhand auftreten kann. Auch diese Muskeln beugen im Grund- und strecken in Mittel- und Endgelenk, weshalb auch hierbei die Beugefähigkeit des Fingers von der Stellung des Grundgelenks abhängt. Bei der klinischen Untersuchung kommt der Intrinsic-Tightness-Test nach Finochietto und Bunnel (Tubiana et al. 1998) zur Anwendung, der die passive Beugefähigkeit des Mittelgelenks bei gebeugtem und gestreckten Grundgelenk prüft.

13.6 Konservative Therapie

Die konservative Behandlung beinhaltet eine engmaschige Handtherapie, die von mehrmals täglichen, eigenständigen Übungen des Patienten begleitet wird. Hierbei ist die Compliance des Patienten gefordert. Oft muss die Handtherapie durch Schienen unterstützt werden. Schienen sollten idealerweise tagsüber stundenweise (in der übungsfreien Zeit) und zur Nacht getragen werden (Bureck et al. 2020). In jedem Fall ist eine mindestens mehrstündige tägliche Tragedauer notwendig, um überhaupt einen Effekt zu erzielen. Flexionsbänder (◘ Abb. 13.3a) sind einfach herzustellen und eignen sich für die Besserung der globalen Fingerbeugung. Für Kontrakturen der Fingermittel- und endgelenke kommen statische (◘ Abb. 13.3b) oder dynamische (◘ Abb. 13.3c) mittelhandumgreifende Schienen zum Einsatz. Kontrakturen der Fingergrundgelenke benötigen oft handgelenküergreifende Schienen, die sich langstreckig am Unterarm abstützen. Zur Behandlung von Kontrakturen der Unterarmrotation kommen komplexe Schienen (◘ Abb. 13.3d) zum Einsatz, die sowohl zur Quengelung der Pronation als auch der Supination angelegt werden können. Die Schienen müssen oft individuell angepasst und je nach Therapiefortschritt korrigiert werden.

Solange die konservative Behandlung noch Fortschritte bringt, sollte mit der Operation noch zugewartet werden. Regelmäßiges Erfassen und Dokumentieren der aktiven wie passiven Beweglichkeit für die einzelnen Gelenke, im Fall der Finger auch der globalen Beweglichkeit bei Faustschluss und Streckung, gibt dabei einen wichtigen Hinweis über den Verlauf. Führt die konservative Therapie zu keinerlei oder nur zu unzureichender Besserung, kann eine operative Therapie erwogen werden.

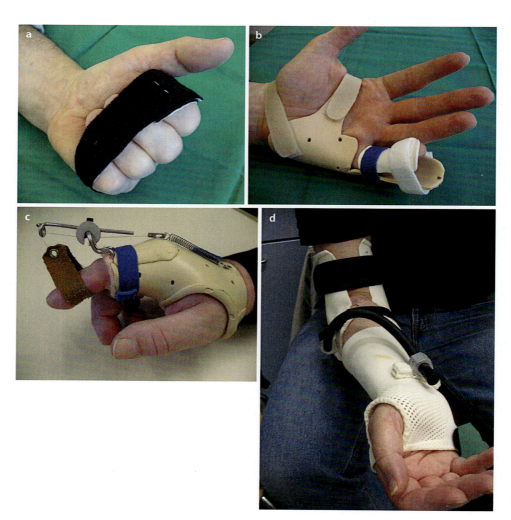

◻ **Abb. 13.3** a–d Individuell angepasste statische oder dynamische Schienen sind unverzichtbarer Bestandteil der konservativen Behandlung. Zum Einsatz kommen beispielsweise Flexionsbänder (a) zur Besserung des globalen Faustschlusses, statische (b) oder dynamische (c) Extensionsschienen zur Behandlung von Mittelgelenkbeugekontrakturen bis hin zu komplexen Quengelschienen zur Besserung der Pro- oder Supination (d)

> **Tragedauer von Schienen**
> Idealerweise werden Schienen tagsüber stundenweise (im übungsfreien Intervall) und nachts getragen.

13.7 Operative Therapie

■ Wahl des Operationszeitpunkts

Die Narbenreifung ist oft nach 6 Monaten, spätestens aber nach 12 Monaten ausreichend genug vorangeschritten, dass eine Tenoarthrolyse erwogen werden kann. Das Erscheinungsbild des äußeren Narbenbildes kann bei der Einschätzung des korrekten Operationszeitpunktes einen wichtigen Hinweis geben. Je „aggressiver" die Vernarbung nach vorangegangener Verletzung oder Operation, desto länger sollte mit der Revisionsoperation abgewartet werden.

Die perioperative Phase erfordert eine gute Planung. Sinnvoll ist eine Operation zu Beginn der Woche. Die Physiotherapie kann dann abhängig vom postoperativen Befund während oder gegen Ende der Woche begonnen werden. In Einzelfällen kann auch ein sofortiger Beginn noch am Operationstag unter adäquater Analgesie erforderlich sein. Termine hierfür sollten entsprechend ausreichend zuvor vereinbart werden. In jedem Fall sollte der Patient postoperativ engmaschig ärztlich betreut werden.

> **Idealer Operationszeitpunkt**
> – Ausreichende Narbenreifung und vollständige Knochenheilung abwarten
> – Operation zu Beginn der Woche mit baldigem Beginn der postoperativen Physiotherapie

Bei erheblicher Vernarbung des Gewebes sollte eine perioperative Antibiotikaprophylaxe erwogen werden. Die Operation selbst muss möglichst atraumatisch erfolgen. Dies beinhaltet die Verwendung einer Blutleere und Lupenbrillenvergrößerung. Haut und tiefer liegendes Gewebe dürfen dabei niemals gequetscht und sollten so wenig wie möglich und allenfalls mit scharfem Instrumentarium angefasst werden. Der Situs wird durchgehend feucht gehalten, was durch regelmäßiges Spülen und die Verwendung angefeuchteter Tupfer und Kompressen gewährleistet wird. Zügiges anatomisches Präparieren vermindert ebenfalls das operative Trauma.

Die Arthrolyse eines Gelenks ist dann ausreichend, wenn das Gelenk passiv frei beweglich ist. Dies wird während der Präparation regelmäßig überprüft. Brüske Manipulationen sind dabei zu vermeiden. Ruckartige Manipulationen könnten zu unkontrollierten Verletzungen des Kapsel-Band-Apparates und zu Frakturen statt zu einer gezielten Durchtrennung der kontrakten Strukturen führen.

13.8 Krankheitsbilder

13.8.1 Beugesehnentenodese des Fingers

Die Wahl der Schnittführung erfolgt nach handchirurgischen Prinzipien (◘ Abb. 13.4a, Hohendorff et al. 2019). Sofern möglich, sollten vorbestehende Narben dabei einbezogen werden. Ist dies nicht möglich, kann von ihnen aber auch abgewichen werden, wenn die alten Narben geschmeidig verheilt sind und keine Barriere mehr für die Durchblutung darstellen. In jedem Fall sollten bestehende Narbenkontrakturen durch den Zugang aufgelöst werden. Gelegentlich sind auch Z-Plastiken oder Transpositionslappen erforderlich.

Je nach zugrunde liegender Pathologie kann zunächst ein limitierter Zugang gewählt werden, beispielsweise wenn nur mit lokalisierten Verklebungen gerechnet wird. Dies kann insbesondere bei prominentem Osteosynthesematerial der Fall sein. Gerade postinfektiöse Zustände erfordern dagegen eine langstreckige Freilegung des Beugesehnenkanals. Die gewählten Inzisionen sollten aber jederzeit nach proximal und/oder distal erweiterbar sein. Nicht selten werden gleichzeitig Neurolysen und/oder Arteriolysen durchgeführt.

In jedem Fall sollten die Gefäß-Nerven-Bündel dargestellt werden, damit diese bis zum Ende der Operation sicher geschont werden können. Narbengewebe auf der Beugesehnenscheide wird hierbei exzidiert, wobei auf die Integrität des Beugesehnenkanals zu achten ist. Verbliebene Ringbänder dürfen nicht ohne Not eröffnet oder reseziert werden. Stattdessen gilt es, die Verklebungen der Beugesehnen über intervallartiges queres Eröffnen des Beugesehnenkanals zu lösen (◘ Abb. 13.4b). Immerhin kann auf bis zu 50 % des A2-Ringbands verzichtet werden, ohne dass dies zu wesentlichen Funktionseinbußen führen würde (Tanaka et al. 2004). Und auch vom A4-Ringband kann ein Teil „geopfert" werden, sofern das A3- und das A5-Ringband intakt sind.

Verklebungen der Sehnen zum umliegenden Gewebe und zwischen den Sehnen werden gelöst. Hierbei kommt ein frisches Skalpell oder ein scharfes Dissektorium zur Anwendung (◘ Abb. 13.4c). Wird ein geflochtener Faden oder ein feiner Draht u-förmig um die Verklebungen geführt, können diese durch sägeartige Bewegungen durchtrennt werden (◘ Abb. 13.4d, Dubert und Favalli 2005; Rosenblum et al. 2017). Bei dieser Technik muss streng darauf geachtet werden, nicht eine Via falsa zu schaffen, wodurch die Beugesehnen oder das Ringbandsystem verletzt werden könnten. Sind die Beugesehnen ausreichend gelöst, wird die Streckfähigkeit des Mittelgelenks überprüft und ggf. eine schrittweise Arthrolyse durchgeführt. Diese beinhaltet der Reihe nach die Durchtrennung der Zügelbänder der palmaren Platte, die Kerbung der akzessorischen Kollateralbänder und schließlich das vollständige proximale Anheben der palmaren Platte (Hintringer 2002).

Das Operationsergebnis wird regelmäßig überprüft, indem proximal der Tenolysezone mit einem stumpfen Instrument an den beiden Sehnen einzeln und gemeinsam gezogen wird. Schließt sich die Faust bei Zug vollständig, kann die Tenolyse beendet werden (◘ Abb. 13.4e). Bei Beugesehnenlösungen der Finger muss der Zug in der Regel proximal der Raszetta ausgeübt werden, um eine Verklebung der Sehne im Karpalkanalbereich nicht zu übersehen (◘ Abb. 13.4f). Gelegentlich kann es erforderlich sein, die oberflächliche Beugesehne zu resezieren, um wenigstens die Funktion der tiefen Beugesehne zu sichern. Das Sehnenresektat kann bei Bedarf zur Rekonstruktion oder Verstärkung eines etwaig geschwächten Ringbandsystems verwendet werden. Umgekehrt kann auch eine defekte tiefe Beugesehne reseziert und die intakte oberflächliche Sehne belassen werden. In diesem Fall muss die Stabilität des Endgelenks durch eine Tenodese in ca. 20° gesichert werden.

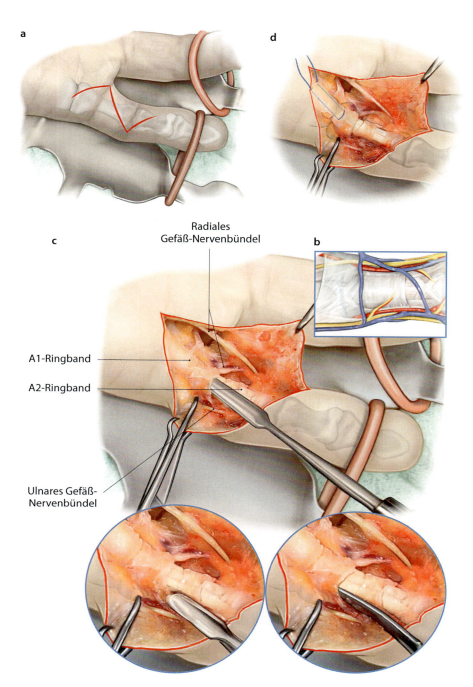

Abb. 13.4 a–f Beugesehnentenolyse. a Schnittführung nach handchirurgischen Prinzipien, oft unter Einbeziehung bestehender Narben, ggf. mit Lappenplastiken zur Auflösung von Narbenkontrakturen. **b** Darstellung der Gefäß-Nerven-Bündel mit bedarfsweisen Neurolysen und Arteriolysen und Exzision von Narbengewebe entlang des Ringbandsystems. Intervallartiges queres Eröffnen des Beugesehnenkanals. **c** Lösung von Verklebungen zwischen Beugesehnen und osteofibrösem Kanal sowie zwischen den beiden Sehnen selbst unter Verwendung des Skalpells und/oder des Dissektoriums. **d** Hierfür eignet sich auch ein geflochtener Faden oder ein feiner Draht, wenn dieser u-förmig entlang der Sehnen gelegt wird. Dabei ist darauf zu achten, keine Via falsa zu schaffen. Die Verklebungen werden dann mittels sägeartiger Bewegungen durchtrennt. Ggf. erfolgt jetzt eine Arthrolyse des Mittelgelenks. **e** Prüfung des Operationsergebnisses durch Zug an beiden Beugesehnen mit einem stumpfen Instrument proximal der Tenolysezone. **f** Um Verklebungen im Karpalkanal auszuschließen, muss dies ggf. proximal der Raszetta geprüft werden

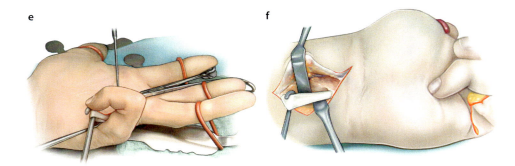

 Abb. 13.4 (Fortsetzung)

Sind beide Beugesehnen defekt und nur noch narbig vorhanden, so muss die vollständige Resektion beider Beugesehnen erwogen werden. Bei gleichzeitig defektem Ringbandsystem wird dann ein Silikonstab eingelegt und mit Hilfe eines Sehnentransplantates (z. B. der Palmaris-longus-Sehne) das Ringbandsystem rekonstruiert (Langer und Brug 2001). Die korrekte intrinsische Sehnenspannung wird anhand des Tenodeseeffektes geprüft. Während hierzu das Handgelenk passiv gestreckt und gebeugt wird, wird die physiologische Kaskade der Finger mit zunehmender Beugestellung von den radialen bis hin zu den ulnaren Fingern überprüft.

Die totale anteriore Tenoarthrolyse (Saffar und Rongeval 1978, Abb. 13.5) ermöglicht als Ultima Ratio auch die Behandlung schwerer, mehrfach voroperierter Beugekontrakturen mit Beteiligung des Mittel- und Endgelenks. Hierzu werden über einen mediolateralen Zugang dorsal der Gefäß-Nerven-Bündel der gesamte Beugesehnenkanal sowie die palmare Platte beider Gelenke subperiostal von den Phalangen abgelöst. Der entstandene Hautdefekt in Höhe des Grundgliedes wird mittels Transpositionslappen verschlossen. Die Technik birgt ein hohes Risiko der Durchblutungsstörung, worauf der Patient dringend hingewiesen werden sollte.

Am Ende der Operation wird ein sanft in der Hohlhand komprimierender Verband angelegt, um die zu erwartende Blutung zu vermindern. Um ein Abknicken des Handgelenks während der Plexusanästhesiewirkung und damit eine Verminderung des venösen und lymphatischen Abstromes zu verhindern, hat sich die Anlage einer dorsalen geraden handgelenkübergreifenden Fingergipsschiene bewährt.

13.8.2 Strecksehnentenodese in Höhe des Fingergrundgliedes

Die Schnittführung erfolgt geschwungen (Abb. 13.6a). Erste Verklebungen der Subkutis werden nun tangential von der Streckaponeurose gelöst (Abb. 13.6b). Die

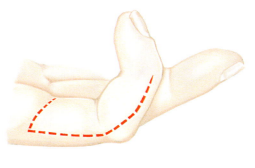

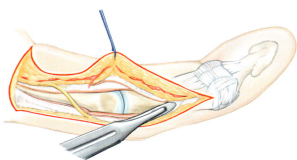

 Abb. 13.5 Bei der totalen anterioren Tenoarthrolyse wird über einen mediolateralen Zugang der gesamte Weichteilmantel mit Beugesehnenkanal, palmarer Platte und Gefäß-Nerven-Bündeln subperiostal von den Phalangen abgelöst und distalisiert. Der entstandene Defekt in Höhe des Grundgliedes wird mittels Transpositionslappen gedeckt

darunterliegende Streckaponeurose wird mittig längs inzidiert (Abb. 13.6c). Damit kommt es nur zu punktförmigen Überschneidungen der Narben, was das Risiko einer erneuten Verklebung der Schichten vermindert. Ein seitlicher Zugang ermöglicht oft nicht die Lösung von Verklebungen der gegenüberliegenden Seite und sollte daher nur in Ausnahmefällen angewendet werden.

Unter der Streckaponeurose befindet sich meist das Osteosynthesematerial. Die Strecksehne wird hiervon mit einem frischen Skalpell gelöst (Abb. 13.6d). Anschließend wird das Osteosynthesematerial entfernt und Knochensporne werden vollständig abgetragen, sodass

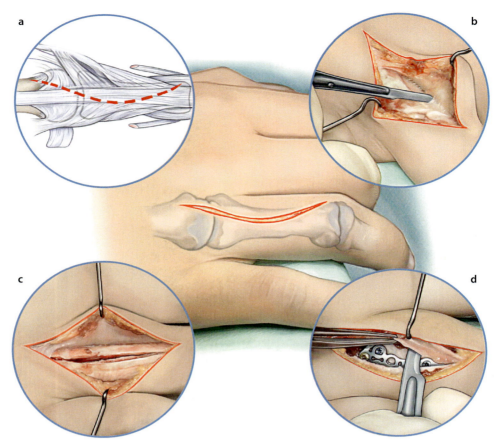

Abb. 13.6 a–d Strecksehnentenolyse in Höhe des Fingergrundgliedes. **a** Geschwungene Schnittführung. **b** Lösung von Verklebungen der Subkutis entlang der Streckaponeurose. **c** Mittige Längsinzision der Streckaponeurose. **d** Lösung der Verklebungen zwischen Streckaponeurose und Osteosynthesematerial, Entfernung desselben und Abtragung von Knochenspornen. Bedarfsweise quere Inzision der Kapsel des Mittelgelenks und schrittweise Ablösung der Kollateralbänder vom Grundgliedkopf, um die passive Beugung des Mittelgelenks zu ermöglichen (Analog Grundgelenk). Nach proximal werden unter Sicht Verklebungen oberhalb und unterhalb der Streckaponeurose gelöst, bis der Finger vollständig zur Faust gebeugt werden kann

ein völlig glattes Sehnengleitlager verbleibt. Oft ist auch eine quere Inzision der Kapsel des Mittelgelenks, ggf. auch eine schrittweise Ablösung der Kollateralbänder vom Grundgliedkopf nötig, um die passive Beugung des Mittelgelenks zu ermöglichen. Nach proximal werden unter Sicht Verklebungen oberhalb und unterhalb der Streckaponeurose gelöst, bis der Finger vollständig zur Faust gebeugt werden kann. Die Streckaponeurose wird mit einem Vicrylfaden fortlaufend überwendlich verschlossen, sodass möglichst wenige Fadenknoten verbleiben, die wiederum Verklebungen begünstigen könnten.

13.8.3 Arthrolyse des Fingergrundgelenks bei Streckkontraktur

Bei der Behandlung von Streckkontrakturen der Fingergrundgelenke kann im Wesentlichen zwischen 2 klinischen Szenarien unterschieden werden. Oft liegt der Streckkontraktur eine Fraktur der Mittelhand zugrunde. Eine aufliegende Platte vermindert die Gleitfähigkeit der Strecksehne, was zu einer Verminderung der Grundgelenkbeugung führt (Abb. 13.7a). In diesem Fall muss mit Verklebungen der Strecksehne entlang der Platte gerechnet werden. Analog der Strecksehnentenolyse am Fingergrundglied ist hier ein offenes Vorgehen erforderlich. Nach Lösung der Verklebungen entlang der Strecksehne wird die Platte entfernt und die Strecksehne nach distal präpariert. Verbleibt trotz gelöster Strecksehne eine Streckkontraktur im Grundgelenk, so wird die Kapsel des Grundgelenks quer durchtrennt und ggf. auch schrittweise von dorsal nach palmar der Ursprung zunächst der originären und bei Bedarf auch der akzessorischen Kollateralbänder vom Metakarpalekopf gelöst. Insbesondere nach einer intraartikulären Fraktur des Grundgelenks kann es erforderlich sein, Verklebungen im Gelenk selbst mit einem stumpfen Elevatorium bis weit in die palmare

Tenolysen und Arthrolysen an Hand und Unterarm

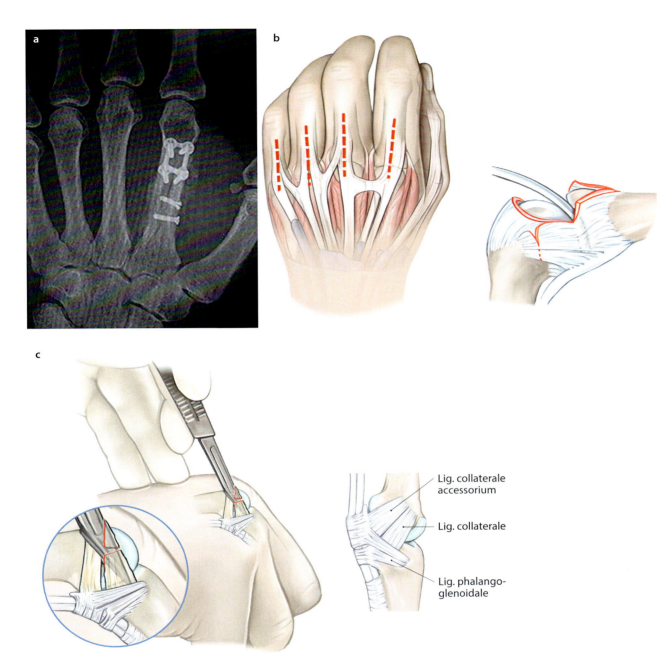

Abb. 13.7 a–c Streckkontraktur des Fingergrundgelenks. **a** In diesem Fall wurde das Ziel der Übungsstabilität durch die Osteosynthese nur bedingt erreicht. Folge ist die zu zögerliche Nachbehandlung mit insuffizienter Beugung des Grundgelenks mit nachfolgender Strecksehnentenodese und Streckkontraktur im Grundgelenk. Nach vollständiger Konsolidierung erfolgt die Metallentfernung mit Tenolyse der Strecksehne und bedarfsweiser Arthrolyse des Grundgelenks. **b** Hierzu wird die Strecksehne längs mittig gespalten und die Grundgelenkkapsel quer inzidiert. Bei Kontraktur der Seitenbänder wird deren Ursprung vom Metakarpalekopf schrittweise abgelöst. Etwaige zusätzliche intraartikuläre Verklebungen werden mit einem stumpfen Elevatorium gelöst. **c** Liegt der Streckkontraktur des Grundgelenks lediglich eine Verkürzung der Kollateralbänder zugrunde und ist nicht mit einer Tenolyse der Strecksehne zu rechnen, kann die Ablösung der Kollateralbänder auch über Stichinzisionen mit einem 11er Skalpell erfolgen

Gelenktasche hinein zu lösen (Abb. 13.7b). Die Präparation ist beendet, sobald sich einerseits das Grundgelenk und andererseits der Finger komplett zur Faust beugen lässt. Zum Wundverschluss bleibt die Gelenkkapsel offen, die Strecksehne wird dagegen übungsstabil verschlossen.

Ein zweites häufiges Szenario besteht in der ungünstigen Ruhigstellung eines Grundgelenks in Streckstellung. Hierbei verhindert lediglich die Verkürzung der Kollateralbänder eine Beugung des Gelenks. Mit Verklebungen der Strecksehne entlang der Mittelhand ist nicht zu rechnen, weshalb die Arthrolyse des Grundgelenks in diesem Fall perkutan möglich ist. Die Ablösung der Ursprünge der Kollateralbänder vom Metakarpalekopf erfolgt dann über Stichinzisionen mit einem 11er Skalpell (Wisnicki et al. 1987, ◘ Abb. 13.7c). Postoperativ wird zunächst eine Gipsschiene in maximaler Beugung des Grundgelenks angelegt, aus der heraus zügig mit Bewegungsübungen begonnen wird.

13.8.4 Arthrolyse des distalen Radioulnargelenks (DRUG)

Zur Behandlung von Pronationskontrakturen erfolgt der Zugang ulnopalmar radial der Sehne des M. flexor carpi ulnaris. Soll gleichzeitig eine Radiusplatte entfernt werden, kann auch von diesem Zugang aus nach ulnar präpariert werden. Nachdem in der Tiefe N. ulnaris und A. ulnaris nach ulnar gehalten werden, gelangt man auf den M. pronator quadratus. Dessen distale Hälfte wird von der Kapsel des DRUG abgelöst. Unter Durchleuchtungskontrolle wird die obere Begrenzung des Ulnakopfes und damit die Unterkante des palmaren radioulnaren Bands dargestellt (◘ Abb. 13.8). Unterhalb dieses Bands wird die Kapsel gefenstert und schrittweise reseziert, wobei darauf zu achten ist, das radioulnare Band nicht zu verletzen. Dabei wird durch passive Supination regelmäßig das Ergebnis geprüft. Führt die Kapselresektion nicht zu ausreichender Supination, wird der M. pronator quadratus schrittweise vom Ulnakopf abgelöst.

Supinationskontrakturen sind deutlich seltener, da die dorsale Kapsel wesentlich dünner ausgebildet ist. Sie sind damit einer konservativen Behandlung besser zugänglich. Der Zugang zum DRUG von dorsal erfolgt über das fünfte Strecksehnenfach, welches dabei nur subtotal eröffnet werden muss. Auch hierbei wird die Kapsel reseziert, bis die passive Pronation vollständig ist. Dabei wird wiederum das dorsale radioulnare Band geschont.

Postoperativ ist der Schwellneigung entgegenzuwirken, indem die betroffene Extremität durchgehend hochgehalten wird. Gleichfalls werden Verbände locker angelegt, um den venösen und lymphatischen Abfluss nicht zu behindern. Dies ist zwar trivial, erfordert in der Praxis aber konsequente Beachtung durch das gesamte Team. Nichtbeachtung wird in der Regel sofort durch Schmerzen, Schwellung und Behinderung der Beweglichkeit bestraft, wodurch das operative Ergebnis gefährdet wird.

13.9 Nachbehandlung

Idealerweise sollte die konservative Therapie zügig nach der Tenoarthrolyse fortgesetzt werden. Es kann sinnvoll sein, die akute Schmerzhaftigkeit der Operation für zwei bis maximal drei Tage abklingen zu lassen, bevor die aktiven und passiven Übungen fortgesetzt werden. Alternativ können auch eine Plexuskatheteranlage und eine Sofortbeübung erwogen werden. Keinesfalls sollte der Abschluss der Wundheilung abgewartet werden. Blut- oder Wundsekretion stellt keinen Hinderungsgrund für eine Übungsbehandlung dar, erfordern aber eine gute Abstimmung zwischen Operateur und Therapeut, damit nach der Therapie wieder ein adäquater Verband angelegt wird. In jedem Fall darf Schmerzhaftigkeit nicht die Therapie behindern. Der Patient ist entsprechend ausreichend mit Analgetika zu versorgen. Idealerweise sollte die Therapie täglich erfolgen. Da dies in der Praxis aber selten zu realisieren ist, sind mehrmals tägliche, eigenständige Übungen des Patienten zwingend erforderlich. Der Operateur muss dies hinreichend überwachen und den Patienten entsprechend führen.

In der Regel können die vorhandenen (Quengel-)Schienen auch postoperativ stundenweise und/oder zur Nacht unterstützend eingesetzt werden. Nach Abschluss der Wundheilung kann direkt mit die Narbenreifung beschleunigenden Maßnahmen begonnen werden. Eine geschmeidige Narbe wirkt sich positiv auf das Bewegungsausmaß aus. Am Finger eignen sich hierfür

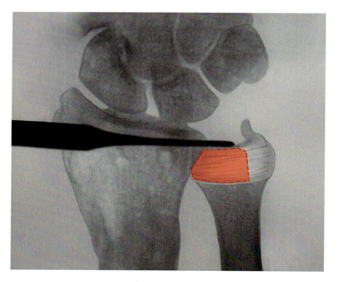

◘ Abb. 13.8 Die Arthrolyse des distalen Radioulnargelenks ist meist von palmar zur Behandlung von Pronationskontrakturen erforderlich. Intraoperativ wird unter Durchleuchtung die Gelenkhöhe und damit die Lage des palmaren radioulnaren Bands lokalisiert. Unterhalb davon wird die Gelenkkapsel gefenstert bzw. reseziert

Kompressionsfingerlinge mit Silikonliner, im Hand- und Handgelenkbereich Silikonauflagen in Kombination mit sanft komprimierenden Bandagen.

13.10 Komplikationen

Fehlschläge von Vorbehandlungen oder Voroperationen haben ihre Ursache nicht selten in einer insuffizienten Nachbehandlung. Zu später Beginn der Handtherapie nach der Operation, zu lange Therapieintervalle oder auch die unzureichende analgetische Versorgung des Patienten können das Operationsergebnis gefährden. Erneutes Verkleben ist oft die Folge. Man muss sich aber eingestehen, dass manche Patienten zu extremer Vernarbung neigen, sodass das Operationsergebnis trotz perfekter Operationsbedingungen und perfekter Nachbehandlung enttäuschend sein kann oder gar ein schlechteres Ergebnis als vor der Revision resultiert. Ein erneuter Versuch der operativen Behandlung sollte in diesen Fällen möglichst unterlassen werden.

Langstreckige Tenolysen der Beugesehnen vermindern deren extrinsische Durchblutung, was im schlimmsten Fall in einer Beugesehnenruptur münden kann. Postoperativ sollte daher eine verminderte Belastung der Sehne bis zu vier Wochen eingehalten werden.

Die iatrogene Durchtrennung der zu lösenden Sehne ist eine äußerst ungünstige Situation. In diesem Fall muss die Tenolyse fortgesetzt werden und die Sehne rekonstruiert werden. Die Nachbehandlung orientiert sich dann an der Entlastung der Sehnennaht, während auf die Gleitfähigkeit der Sehne vor allem durch passive Mobilisation geachtet werden muss.

13.11 Empfohlene Technik des Autorsen

Kontrakturen der Fingerbeuge- und Strecksehnen werden bevorzugt in der sogenannten WALANT-Technik (Wide Awake Local Anesthesia No Tourniquet) durchgeführt. Die Operation erfolgt hierbei in Lokalanästhesie unter Beimischung von Adrenalin. Die Applikation dieser Medikamente ist entsprechenden Zulassungsvorgaben unterworfen, die Länder spezifisch sind und als sog. „off-label use" einer besonderen Sorgfalt und Aufklärungspflicht des Anwenders unterliegen. Nach einer Latenzzeit von der Injektion bis zur Operation von mindestens 45 min ist dabei mit ausreichender Bluttrockenheit zu rechnen, sodass die Operation ohne Oberarmblutleere und damit ohne Zeitlimit durchgeführt werden kann. Verglichen mit einer Operation unter Blutleere erscheint der Situs ungewohnt blutig. Der entscheidende Vorteil der Technik besteht allerdings in der Möglichkeit, das Operationsergebnis durch aktive Bewegung des Patienten zu überprüfen. Im beiliegenden Video ist die Technik am Beispiel einer Beugesehnentenolyse demonstriert. Die 16-jährige Patientin erlitt durch eine Pferdezügelverletzung Fingergrundgliedfrakturen, die auswärts geschlossen mit perkutaner K-Draht-Osteosynthese versorgt worden waren. Trotz intensiver Physiotherapie verblieb am Ringfinger eine Beugeinsuffizienz, also ein fehlender aktiver Faustschluss bei erhaltener passiver Beugung. Die Extensionsfehlstellung der Basis von 30° wurde zunächst über einen dorsalen Zugang mittels aufklappender Osteotomie und winkelstabiler Platte korrigiert, was an der Beweglichkeit erwartungsgemäß zunächst nichts änderte. Nach Abklingen des Operationstraumas wurde sekundär von palmar eine Beugesehnentenolyse durchgeführt. Intraoperativ fand sich in Höhe des Grundgliedes sowohl eine Verklebung der beiden Beugesehnen untereinander als auch mit der Umgebung. Die WALANT-Technik erlaubte einen limitierten Zugang, der sich auf die Region der Pathologie beschränkte. Noch intraoperativ wurde der Patientin der aktive Faustschluss demonstriert. Die positive visuelle Rückmeldung sollte sich sicherlich für die weitere Nachbehandlung förderlich auswirken. Sieben Wochen postoperativ demonstrierte die Patientin einen vollständigen Faustschluss.

13.12 Fallstricke

Fallstricke entstehen in erster Linie durch Fehleinschätzung der vorhandenen Pathologie. Verdeutlicht wird dies anhand des Beispiels aus ◘ Abb. 13.9. Hier wurde auswärts eine Grundgliedfraktur (◘ Abb. 13.9a) mittels Schraubenosteosynthese von dorsal versorgt. Aufgrund anhaltender Bewegungsstörungen wurde durch den Operateur unter der Vorstellung einer Strecksehnenverklebung eine Metallentfernung und Tenolyse von dorsal vorgenommen, was jedoch keinerlei Effekt hatte, die Situation immerhin nicht verschlechterte. Klinisch fand sich eine fehlende aktive Beugung (◘ Abb. 13.9b) bei erhaltenem passiven Faustschluss. Der klinische Befund legte das Vorhandensein einer Beugesehnentenodese nahe. Erst die nachgeforderten Röntgenaufnahmen der operativen Versorgung (◘ Abb. 13.9c) zeigten die palmar deutlich überstehenden Schrauben, die die Beugesehnentenodese erklärten. Der Zugang erfolgte daher von palmar in der vom Erstautor bevorzugten WALANT-Technik mit Lösung der Verklebungen beider Beugesehnen (◘ Abb. 13.9d), wodurch ein vollständiger aktiver Faustschluss erreicht werden konnte (◘ Abb. 13.9e).

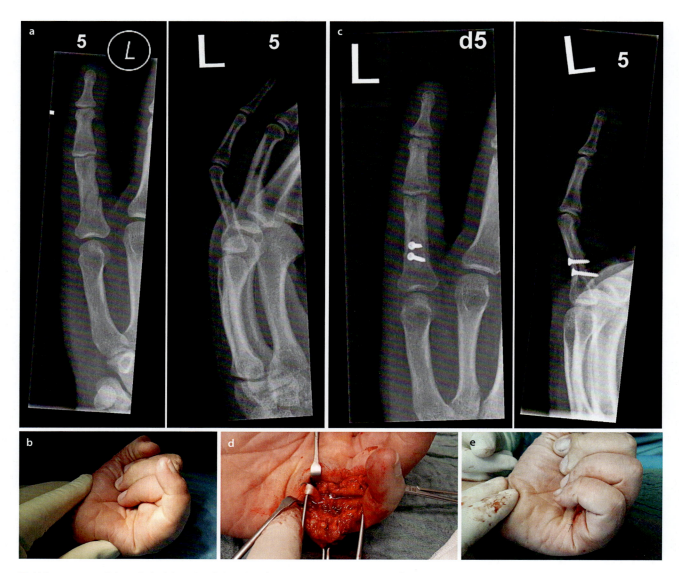

Abb. 13.9 a–e Dieses Beispiel verdeutlicht, wie wichtig der subtile klinische Befund für die korrekte Einschätzung der Pathologie ist. **a** Auswärtige Versorgung einer Grundgliedfraktur mittels Schrauben von dorsal. Aufgrund von Bewegungsstörungen Entfernung der Schrauben und Strecksehnentenolyse ohne Effekt. **b** Klinisch vermutete Beugesehnentenodese bei fehlender aktiver Beugung, aber passiv vollständigem Faustschluss. **c** Die nachgeforderten Röntgenaufnahmen der operativen Versorgung zeigen die palmar deutlich überstehenden Schrauben als Ursache der Beugesehnentenodese. **d** Operativer Zugang von palmar zur Beugesehnentenolyse in der vom Erstautor bevorzugten WALANT-Technik, mit intraoperativ vollständigem aktivem Faustschluss **e** Postoperativ vollständiger aktiver Faustschluss

13.13 Zusammenfassung

Gelenkkontrakturen und Sehnenverklebungen können in der Folge von Operationen, Verletzungen oder Infektionen an Hand und Handgelenk auftreten. Nahezu immer ist zunächst eine ausreichend lange konservative Behandlung mittels Schienen und Physiotherapie indiziert, bevor eine Revisionsoperation erwogen werden darf. Bei der operativen Behandlung der Bewegungseinschränkung eines Fingers oder Handgelenks muss meist eine Kombination aus Gelenk- und Sehnenkontraktur behoben werden. Für die korrekte Wahl des Zugangs ist eine subtile klinische Untersuchung ebenso erforderlich wie ein vollständiges Verständnis für die im konkreten Fall zugrunde liegende Pathologie. Eine möglichst atraumatische Operationstechnik sowie eine adäquate und konsequente Nachbehandlung sind weitere Voraussetzungen für den Erfolg der Behandlung.

Literatur

Bassemir D, Unglaub F, Hahn P, Müller LP, Bruckner T, Spies CK (2015) Sonographical parameters of the finger pulley system in healthy adults. Arch Orthop Trauma Surg 135:1615–1622

Bunnell S, Böhler J (1958) Die Chirurgie der Hand. Teil 1. Wilhelm Maudrich, Wien, S 533–643

Bureck W, Kark A, Gundelwein I, Wendt H, Behrendt M, Langer M (2020) Schienenversorgung in der Handtherapie. Springer, Berlin/Heidelberg

Dubert T, Favalli P (2005) Optimization of flexor tenolysis using a suture. Tech Hand Up Extrem Surg 9:211–214

Hintringer W (2002) Arthrotenolyse der Fingermittelgelenke (PIP). Technik und Ergebnisse. Handchir Mikrochir Plast Chir 34:345–354

Hohendorff B, Unglaub F, Spies CK, Wegmann K, Müller LP, Ries C (2019) Operative Zugangswege an der Hand. Oper Orthop Traumatol 31:372–383

Kilgore ES, Graham WP, Newmeyer WI, Brown LG (1975) The extensor plus finger. Hand 7:159–165

Kulkarni M, Harris SB, Elliot D (2006) The significance of extensor tendon tethering and dorsal joint capsule tightening after injury to the hand. J Hand Surg (Br) 31(1):52–60

Langer M, Brug E (2001) Die zweizeitige freie Beugesehnentransplantation an der Hand. Oper Orthop Traumatol 13:247–262

Rosenblum MK, Baltodano PA, Weinberg MH, Whipple LA, Gemmiti AL, Whipple RE (2017) The fine wire technique for flexor tenolysis. Plast Reconstr Surg Glob Open 16:e1557

Saffar P, Rongeval JP (1978) La téno-arthrolyse totale antérieure. Téchnique de traitement des doigts en crochet. Ann Chir 32:579–582

Spies CK, Ahrens C, Müller LP, Oppermann J, Hahn P, Unglaub F (2016) Die posttraumatische Handsteife. Obere Extremität 11(3):159–164

Spies CK, Langer M, Müller LP, Oppermann J, Löw S, Unglaub F (2018) Ligamentäre Verletzungen und Bandinstabilitäten der Fingergelenke. Orthopäde 47:175–188

Tanaka T, Amadio PC, Zhao C (2004) The effect of partial A2 pulley excision on gliding resistance and pulley strength in vitro. J Hand Surg [Am] 29:877–883

Tubiana T, Thomine JM, Mackin E (1998) Examination of the hand and wrist. Martin Dunitz, London

Unglaub F, Hahn P, Cakmak F, Spies CK (2015) Die Tenoarthrolyse der Finger nach operativer Versorgung von Sehnenverletzungen. Handchirurgie Scan 3:221–233

Wisnicki JL, Leathers MW, Sangalang I, Kilgore ES Jr (1987) Percutaneous desmotomy of digits for stiffness from fixed edema. Plast Reconstr Surg 80:88–91

Arthrodesen am Handgelenk

Hermann Krimmer, Christoph Pezzei und Michael Sauerbier

Inhaltsverzeichnis

14.1 Mediokarpale Teilarthrodese („four corner fusion") – 284
14.1.1 Ätiologie und Stadieneinteilung – 284
14.1.2 Indikation – 284
14.1.3 OP-Technik – 286
14.1.4 Nachbehandlung – 287
14.1.5 Komplikationen – 287

14.2 Palmare radioskapholunäre Arthrodese mit Entfernung des distalen Skaphoidpols – 287
14.2.1 Einleitung – 287
14.2.2 Grundprinzip – 288
14.2.3 Indikation – 288
14.2.4 Diagnostik – 288
14.2.5 OP-Technik – 289
14.2.6 Komplikationen – 294
14.2.7 Ergebnisse – 294

14.3 Handgelenkarthrodese – 295
14.3.1 Prinzip – 295
14.3.2 Indikation/Kontraindikation – 296
14.3.3 Präoperative Planung – 296
14.3.4 Chirurgische Techniken – 296
14.3.5 Postoperatives Management – 300
14.3.6 Ergebnisse – 300
14.3.7 Komplikationen – 301
14.3.8 Fallbeispiele – 301

Literatur – 304

14.1 Mediokarpale Teilarthrodese („four corner fusion")

Hermann Krimmer

Dieses Verfahren kommt bei arthrotischen Veränderungen im Zusammenhang mit dem karpalen Kollaps zum Einsatz. Im Hinblick auf die Indikationsstellung ist es wichtig, die unterschiedlichen Erscheinungsbilder des karpalen Kollaps zu analysieren.

14.1.1 Ätiologie und Stadieneinteilung

Sowohl die instabile Kahnbeinpseudarthrose als auch die skapholunäre Dissoziation führen zu einem Aufbrechen des karpalen Ringgefüges (Linscheid et al. 1972). Aufgrund der palmaren Inklination der Radiusgelenkfläche und der achsenasymmetrischen Kraftübertragung, die durch die dorsale Lage der Längsachse des Kapitatums im Vergleich zur Längsachse des Lunatums bedingt ist, hat das Lunatum die Tendenz, nach palmar aus der Handwurzel zu gleiten und gleichzeitig nach dorsal in Extension zu rotieren (DISI-Position, Dorsal Intercalated Segment Instability). Diese Tendenz wird zusätzlich durch die keilförmige Gelenkfläche des Lunatums verstärkt. Die natürliche Bewegungstendenz des Skaphoids dagegen weist infolge seiner palmar geneigten Lage zwischen Radius einerseits und Trapezium und Trapezoideum andererseits in Richtung Flexion. Hierdurch resultiert ein Aufweiten des Winkels zwischen den Längsachsen von Skaphoid und Lunatum (skapholunärer Winkel). Durch das Proximaltreten des Kapitatumkopfes wird der der karpale Kollaps manifest. Infolge dieser Veränderungen resultiert eine Reduzierung der Kontaktflächen für die Kraftübertragung und es resultieren Druckspitzen, die zum Knorpelabrieb führen (Krimmer und Lanz 2000).

Diese arthrotischen Veränderungen aufgrund des karpalen Kollapses wurden nach Watson und Ballet (Watson und Ballet 1984) als SLAC-wrist (**S**capho**l**unate **A**dvanced **C**ollapse) bezeichnet. Bis zum Vollbild des posttraumatischen karpalen Kollapses werden jedoch unterschiedliche Schweregrade der Arthrose beobachtet, die im Hinblick auf die therapeutischen Möglichkeiten eine differenzierte Betrachtungsweise erfordern. Da sich die knöcherne Verletzung (Kahnbeinfraktur bzw. Pseudarthrose) bis zum Vollbild des karpalen Kollapses anders verhält als die rein ligamentäre Verletzung (skapholunäre Dissoziation), ist es sinnvoll, nach ihrer Ursache eine Unterscheidung in SLAC-wrist (**S**capho**l**unate **A**dvanced **C**ollapse) nach skapholunärer Bandruptur und in SNAC-wrist (**S**caphoid **N**onunion **A**dvanced **C**ollapse) zu treffen (Krimmer et al. 1997).

Gemeinsam ist beiden Bildern der in der Regel erhaltene radiolunäre Gelenkabschnitt. Unterschiedlich ist das Ausmaß der Arthrose im radioskaphoidalen Gelenkabschnitt ausgeprägt und eine mediokarpale Arthrose ist keinesfalls grundsätzlich bei einem SLAC oder SNAC-wrist vorhanden. Im Hinblick auf therapeutische Verfahren und ihre Vergleichbarkeit ist die Einteilung nach dem Schweregrad der Arthrose sinnvoll.

In der SNAC-Situation beginnt die Arthrose am Proc. styloideus radii (Stadium I) und erfasst mit zunehmender Dauer den radioskaphoidalen Gelenkabschnitt zwischen distalem Fragment und Radius (Stadium II, ◘ Abb. 14.1a). Später tritt die Arthrose in das Mediokarpalgelenk über und betrifft den Kapitatumkopf mit den korrespondierenden Gelenkflächen (Stadium III). Hamatum und Triquetrum können ebenso von der Arthrose betroffen sein. In der SLAC-Situation dagegen beginnt die Arthrose zwischen der dorsalen Radiusgelenkfläche und dem verkanteten proximalen Skaphoidpol, entsprechend Stadium I, und erfasst im weiteren Verlauf zunehmend den gesamten radioskaphoidalen Gelenkabschnitt (Stadium II, ◘ Abb. 14.1b). Mit zunehmender Dauer kommt es dann zur Ausweitung der Arthrose in das Mediokarpalgelenk (SLAC wrist Stadium III, ◘ Abb. 14.2). Die radiolunäre Gelenkfläche zeigt in der Regel sowohl beim SLAC als auch beim SNAC-wrist regelhaften Knorpel ohne Arthrose. Nur in seltenen Fällen liegt auch hier eine Arthrose entsprechend einem Stadium IV vor.

14.1.2 Indikation

Seit der Erstveröffentlichung von Watson (Watson et al. 1981) hat sich die mediokarpale Teilarthrodese zu einem festen Bestandteil der Behandlung des fortgeschrittenen posttraumatischen karpalen Kollapses entwickelt. Voraussetzung war die Erkenntnis, dass auch bei Spätzuständen des karpalen Kollapses die radiolunäre Gelenkfläche erhalten bleibt. Durch Entfernung des Skaphoids und Arthrodese des mediokarpalen Gelenkabschnitts werden die arthrotischen Gelenkflächen ausgeschaltet und in dem erhaltenen Gelenkanteil zwischen Lunatum und Radius wird eine Beweglichkeit aufrechterhalten. Man kann dieses Therapieverfahren auch als Schaffung einer Art körpereigener Prothese ansehen, wobei der Restkarpus mit dem Lunatum den Kopf und die erhaltenen Fossa lunata des Radius die Pfanne bilden (◘ Abb. 14.3). Eine Indikation für eine Handgelenkprothese oder Totalarthrodese sehen wir daher in diesen Stadien nicht, diese bleibt in der Regel dem Stadium IV mit radiolunärer Arthrose vorbehalten. In Zweifelsfällen sollte eine Arthroskopie zur Sicherstellung der intakten radiolunären Gelenkfläche erfolgen.

Arthrodesen am Handgelenk

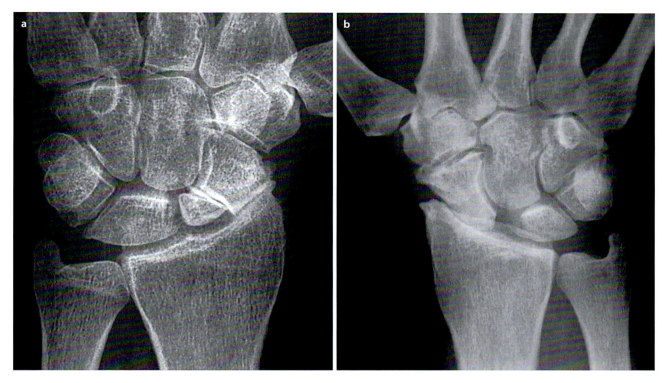

◻ **Abb. 14.1** a, b – a SNAC-wrist Stadium II. b SLAC-wrist Stadium II mit radioskaphoidaler Arthrose bei erhaltenem mediokarpalen Gelenk

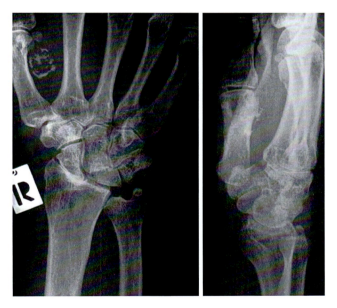

◻ **Abb. 14.2** SLAC wrist Stadium III mit radiokarpaler und mediokarpaler Arthrose und DISI-Position des Lunatums

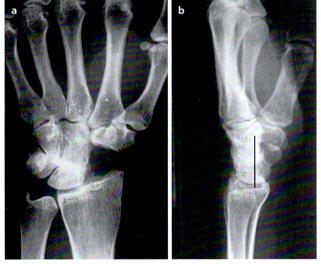

◻ **Abb. 14.3** a, b Mediokarpale Teilarthrodese mit kompletter Entfernung des Skaphoids und Aufrichtung des Lunatums aus der DISI-Position

Im Falle einer nur geringen Einschränkung der Handgelenkbeweglichkeit kann zunächst durch die Handgelenkdenervation die Schmerzsymptomatik ohne weitere Einschränkung der Funktion behandelt werden. Diese Maßnahme kann durch eine Teilresektion des Proc. styloideus radii ergänzt werden, um das schmerz- hafte Impingement des distalen Skaphoidanteils besonders beim SNAC-wrist zu lindern. Bei Versagen oder bei bereits deutlicher Einschränkung der Funktion mit radioskaphoidaler Schwellung aufgrund der Synovialitis ist im Stadium II die Entfernung der proximalen Handwurzelreihe (PRC) konkurrierend und aufgrund der geringeren Morbidität des Eingriffs mit zunehmendem Alter des Patienten vorteilhaft. Nachuntersuchungen nach PRC und mediokarpaler Teilarthrodese ergaben in der Gesamtheit keine eindeutig signifikanten klinischen Unterschiede (Ahmadi et al. 2022). Im Stadium III dagegen bleibt nur noch die mediokarpale Teilarthrodese als bewegungserhaltendes Verfahren.

14.1.3 OP-Technik

Der Zugang erfolgt durch einen leicht geschwungenen Schnitt in Längsrichtung auf der Streckseite des Handgelenks. Nach Darstellung des Strecksehnenretinakulums wird unter Schonung der sensiblen Nervenäste das 3. Strecksehnenfach eröffnet. Das 2. und das 4. Strecksehnenfach werden türflügelförmig eröffnet und der N. interosseus posterior im Sinne einer Teildenervation reseziert. Die Handgelenkkapsel kann entweder quer oder mit einem radial gestielten Kapsellappen eröffnet werden. Danach erfolgt die vollständige Entfernung des Skaphoids. Unter Zug wird anschließend das verbliebene Mediokarpalgelenk dargestellt und die Gelenkflächen zwischen Kapitatum, Lunatum, Hamatum und Triquetrum entknorpelt. Dies gestaltet sich meist schwierig, da der Knochen sehr hart ist, und erfordert scharfes Instrumentarium in Form von Luer und Hohlmeißel. Entknorpelt man konturgerecht, kommt man in der Regel mit Radiusspongiosa aus. Im Falle des SLAC-wrist kann zusätzlich die Spongiosa aus dem Kahnbein verwendet werden, während beim SNAC-wrist dies aufgrund der schlechteren, häufig nekrotischen Spongiosa nicht sinnvoll ist.

Entscheidende Bedeutung kommt dann der Aufrichtung des Lunatums zu, da diese die Voraussetzung für eine kongruente Kraftübertragung im radiolunären Gelenkabschnitt und für ein gleichmäßiges Bewegungsausmaß für Extension und Flexion ist (Tünnerhoff und Haussmann 2003). Im Falle einer guten Mobilität erreicht man diese durch Druck des Kapitatumkopfes auf die palmare Lippe des Lunatums. Gelingt dies nicht ausreichend, erfolgt die Aufrichtung durch Einbringen eines Kirschner-Drahtes in das Lunatum nach der Joystick-Technik. Wichtig ist auch, darauf zu achten, dass Kapitatum und Lunatum in einer Linie stehen und dass der Kapitatumkopf zentral im Lunatum steht und nicht nach dorsal verlagert ist, da ansonsten ein schmerzhaftes Impingement an der dorsalen Radiuslippe droht. Werden Kirschner-Drähte zur Fixation verwendet, sollten 2 Drähte Kapitatum gegen Lunatum und 1 Draht Hamatum gegen Triquetrum fixieren.

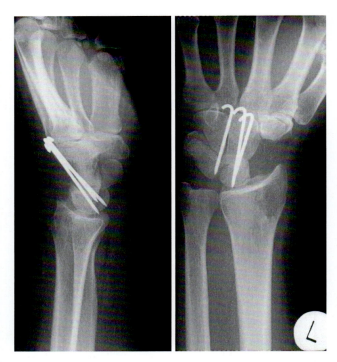

Abb. 14.4 Mediokarpale Teilarthrodese, Stabilisierung durch 1,6-mm-K-Drähte

Dabei werden die Drähte zunächst vorgebohrt, bis sie mediokarpal sichtbar werden und man abschätzen kann, ob bei weiterem Vorbohren Lunatum und Triquetrum sicher erfasst werden. Meist kommen die Drähte zu steil und man muss einen weiter distal gelegenen Eintrittspunkt wählen. Danach wird an den Boden des ehemaligen Mediokarpalgelenks Spongiosa eingelegt. Nach Reposition werden die Drähte dann unter Röntgenkontrolle weiter in Lunatum und Triquetrum vorgetrieben (Abb. 14.4).

Kommen zirkuläre Platten (Spiderprinzip, Abb. 14.5) zur Anwendung, erfolgt die passagere Sicherung des reponierten Karpus am besten durch einen von proximal nach distal durch Radius in Lunatum und Kapitatum verlaufenden Kirschner-Draht, der radialseitig eingebracht wird, um bei der Fixierung der Platten nicht zu hindern. Auch für diesen Fall muss eine Spongiosaplastik erfolgen. Danach erfolgen das Ausfräsen des Plattenlagers und das Einbringen der jeweiligen zirkulären Platte. Alternativ können noch kanülierte kopflose Schrauben nach dem Herbert-Schraubenprinzip verwendet werden. Welche Art der Fixation auch durchgeführt wird: Das klinische Ergebnis hängt maßgeblich von der Aufrichtung und Reposition des Karpus ab, die bei der Fixierung absolut oberste Priorität hat.

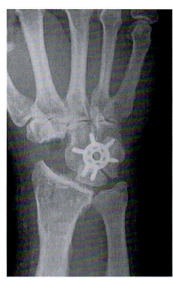
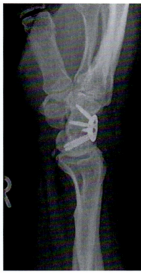

Abb. 14.5 Mediokarpale Teilarthrodese, Stabilisierung mit zirkulärer Platte

14.1.4 Nachbehandlung

Bei Verwendung von Kirschner-Drähten erfolgt eine Ruhigstellung für 6 Wochen, danach 1. Röntgenkontrolle und bei Durchbau Beginn mit Mobilisierung und Entfernen der subkutan versenkten Drähte nach ca. 10 Wochen. Kommen Platten oder Schrauben zum Einsatz, kann je nach Befund die Ruhigstellung auf 4 Wochen verkürzt werden, mit Mobilisierung aus der Schiene nach 2 Wochen. Eine erhaltene Beweglichkeit von ca. 30° Extension und 30° Flexion und ca. 2/3 der Grobkraft im Vergleich zur Gegenseite kann bei korrektem Verlauf erwartet werden (Krimmer et al. 1992).

14.1.5 Komplikationen

Entscheidend sind die ausreichende Entknorpelung und das Einbringen von Spongiosa von Radius oder Beckenkamm, da ansonsten das Risiko für eine schmerzhafte Pseudarthrose massiv erhöht ist. Im Fall der unzureichenden Aufrichtung des Lunatums resultiert ein schmerzhaftes Impingement an der dorsalen Radiuskante mit Bewegungseinschränkung.

14.2 Palmare radioskapholunäre Arthrodese mit Entfernung des distalen Skaphoidpols

Christoph Pezzei

14.2.1 Einleitung

Radiokarpale Arthrosen nach distalen Radiusfrakturen (DRF) stellen eine schwerwiegende Komplikation dar und sind zumeist mit Bewegungseinschränkungen und Schmerzen im Handgelenk verbunden. Ursächlich können diese Veränderungen in intra- und extraartikuläre Pathologien eingeteilt werden.

Extraartikuläre Ursachen umfassen heterotrophe Ossifikationen und Änderungen in der Geometrie des Handgelenks.

Intraartikuläre Ursachen beinhalten Fehlverheilungen, verbleibende Gelenkstufen, karpale Verletzungen und Instabilitäten.

In der Literatur werden verschiedenste Behandlungsmöglichkeiten beschrieben, um die Beschwerden und Funktion des Handgelenks zu verbessern (Pezzei und Quadlbauer 2019).

In den letzten Jahrzehnten hat sich die palmare winkelstabile Plattenosteosynthese zur Behandlung von DRF als Standardbehandlung durchgesetzt. Dadurch können einerseits auch nach dorsal verschobene Frakturen ausreichend von palmar stabilisiert werden und andererseits wird das Risiko für Strecksehnenirritationen im Vergleich zur dorsalen Verplattung deutlich reduziert. Auch bietet die palmare Verplattung genug Stabilität für eine frühfunktionelle Nachbehandlung mit kurzer oder keiner Ruhigstellung ohne erhöhtes Risiko für einen Repositionsverlust (Quadlbauer et al. 2016, 2020a).

Posttraumatische radiokarpale Arthrosen können sowohl unter konservativer als auch unter operativer Therapie auftreten (Pezzei und Quadlbauer 2019). Ferner konnte eine rezente Metaanalyse für die palmare Verplattung bessere funktionelle Ergebnisse in der frühen Rehabilitationsphase im Vergleich zu anderen Verfahren nachweisen. Jedoch haben andere Arbeiten gezeigt, dass eine operative Behandlung zu einem besseren radiologischen Ergebnis führt, aber vonseiten der Funktion und Komplikationen keine Unterschiede zur konservativen Therapie bestehen (Song et al. 2015). Speziell für Patienten im höheren Alter gibt es eine starke Evidenz, dass diese durch eine operative Therapie funktionell nicht profitieren, trotz des schlechteren radiologischen Ergebnisses nach konservativer Therapie (Diaz-Garcia et al. 2011).

Nach palmarer Verplattung wird eine Komplikationsrate in der Literatur von bis zu 39 % angegeben, wobei hier am häufigsten das Complex Regional Pain Syndrome (CRPS), das Karpaltunnelsyndrom und Sehnenirritationen/-rupturen als Gründe zu finden sind. Ursachen für eine posttraumatische Radiokarpalarthrose sind zumeist (Quadlbauer et al. 2018)

— verbleibende Gelenkstufen,
— ein Repositionsverlust,
— ein Durchschneiden der Schrauben in das Radiokarpalgelenk.

14.2.2 Grundprinzip

Bei dieser Teilarthrodese des Handgelenks findet eine Verlagerung der Bewegungsachse weg vom arthritischen und schmerzhaften Anteil in einen intakten Gelenkabschnitt statt. Indikation zu einer Teilversteifung ist eine isolierte Radiokarpalarthrose bei intaktem Mediokarpalgelenk. Die Versteifung von Skaphoid, Lunatum und distalem Radius führt zu einer Änderung der Bewegungsachse, weg vom Radiokarpalgelenk in das Mediokarpalgelenk. Dadurch kommt es zu einer veränderten Kinematik und Biomechanik im Handgelenk. Die alleinige RSL-Arthrodese bewirkt eine Reduktion des Bewegungsumfangs in Extension/Flexion von 36–46 % und eine Radial-/Ulnardeviation von 65–71 % des normalen ROM (Quadlbauer et al. 2020a). Durch die zusätzliche Entfernung des distalen Kahnbeinpols (distale Skaphoidexzision, DSE) kann die Beweglichkeit signifikant auf 72–86 % für Extension/Flexion beziehungsweise 84–89 % für Radial-/Ulnardeviation, bezogen auf das normale Bewegungsausmaß, verbessert werden. Bei einer zusätzlichen Entfernung des Triquetrums wurde in biomechanischen Arbeiten eine weitere Steigerung des ROM auf 87–97 % in Extension/Flexion und 119–137 % in Radial-/Ulnardeviation verzeichnet.

Die Ergebnisse der biomechanischen Studien legen nahe, dass eine DSE primär die Extension und Flexion verbessert, wohingegen die Entfernung des Triquetrums eine Verbesserung der Radial-/Ulnardeviation bewirkt. Da die Blutversorgung des Kahnbeins vorwiegend von distal erfolgt, müsste die DSE zu einer Verschlechterung der Durchblutung des Kahnbeins führen. Dennoch wurde in keiner klinischen Arbeit ein entsprechender Effekt beobachtet. Im Gegenteil konnten sogar bessere Heilungsraten und eine geringere Rate an sekundären mediokarpalen Arthrosen gezeigt werden. Hypothese hinter diesem Effekt ist, dass die DSE zu einer „Entsperrung" des skaphotrapeziotrapezoidalen Gelenks (STT-Gelenks) führt, wodurch die wirkenden Hebelkräfte auf die RSL-Arthrodese, und somit auch die Last im Mediokarpalgelenk, reduziert werden. Biomechanisch konnte auch weder eine signifikante Erhöhung des Drucks noch der Kraft zwischen Kapitatum und Lunatum durch alleinige DSE oder zusätzliche Triquetrektomie im Vergleich zum normalen Handgelenk gefunden werden (Pezzei und Quadlbauer 2019; Quadlbauer et al. 2020a).

14.2.3 Indikation

Hauptindikation zur RSL-Arthrodese stellt die Radiokarpalarthrose mit Beteiligung sowohl des radiolunären als auch radioskaphoidalen Gelenkabschnitts bei intaktem Mediokarpalgelenk dar.
- Posttraumatische fehlverheilte Speichenfrakturen
- SLAC-wrist Grad I und II
- Rheumatoide Arthritis
- Idiopathische Radiokarpalarthrosen

14.2.4 Diagnostik

■ **Anamnese und klinische Untersuchung**

Zur Basisdiagnostik sind die Erhebung einer exakten Anamnese und die klinische Untersuchung unerlässlich. Bei der klinischen Untersuchung müssen die genaue Lokalisation der Schmerzen erfragt und das Handgelenk mit den Fingern untersucht werden, um die Beschwerdesymptomatik exakt eingrenzen zu können. Ebenfalls sollte eruiert werden, wann die Schmerzen auftreten (in Ruhe und/oder unter Belastung). Hier empfiehlt es sich, die Schmerzsymptomatik mit der Visual Analogue Scale (VAS) zu objektivieren. Desgleichen sollten der Bewegungsumfang des Handgelenks und des Unterarms (Extension und Flexion, Radial- und Ulnardeviation sowie Pro- und Supination im Seitenvergleich), Griffkraft und idealerweise auch etablierte Scores (DASH [Disabilities of the Arm, Shoulder and Hand], PRWE [Patient-Rated Wrist Evaluation] oder MHQ [Michigan Hand Outcomes Questionnaire]) erfasst werden.

■ **Bildgebende Diagnostik**

Die radiologische Standarddiagnostik umfasst ein Röntgen des Handgelenks in 2 Ebenen (dorsopalmar und exakt seitlich) zur Beurteilung der Knochenform, der Artikulation und der globalen Arthrose im Handgelenk. Zur operativen Planung ist eine Dünnschicht-CT-Untersuchung unabdingbar, um einerseits die Schwere der Arthrose radiokarpal und/oder mediokarpal exakt beurteilen zu können, aber andererseits auch die Verkippung der Handwurzelknochen genau darstellen zu können.

14.2.5 OP-Technik

Der palmare Zugang zur Speiche ist technisch einfach und den meisten Chirurgen durch die palmare Verplattung der Speiche vertraut. Gegebenenfalls kann bereits vorhandenes Osteosynthesematerial nach distaler Radiusfraktur entfernt werden. Die Platte kommt palmar tiefer zu liegen und steht nicht in direktem Kontakt zu den Sehnen wie bei der dorsalen RSL-Arthrodese. Der Eingriff erfolgt entweder in Leitungs- oder Allgemeinanästhesie, mit einer Oberarmblutsperre von 250 mmHg. Die Lagerung des Patienten erfolgt in Rückenlage, der Arm wird in der Schulter 90° abduziert und auf einem röntgendurchlässigen Tisch ausgelagert. Der Bildwandler wird von kopfwärts positioniert. Dies bietet den Vorteil, dass er nur einmal intraoperativ eingestellt werden muss.

Der gegebenenfalls vorhandene Zugang zur Speiche wird für die RSL-Arthrodese verwendet, der Hautschnitt nach distal-radial bis in Höhe des STT-Gelenks verlängert (◘ Abb. 14.6). Nach Koagulation subkutaner Gefäße wird die Sehne des M. flexor carpi radialis (FCR) dargestellt, radial davon eingegangen und die Unterarmfaszie eröffnet. Die Muskulatur des Flexor pollicis longus wird nach ulnar gehalten, der M. pronator quadratus längs gespalten und mit einem Raspatorium von der Speiche abgeschoben. Die palmaren V-Bänder werden dargestellt und nach Längsspalten des Lig. radioscaphocapitatum werden das Skaphoid und das Lunatum freipräpariert. Sollte eine Dorsal Intercalated Segment Instability (DISI) oder eine Volar Intercalated Segment Instability (VISI) des Lunatums oder eine Erweiterung des SL-Spalts vorliegen, muss im 1. Schritt die Lunatumfehlstellung korrigiert werden. Hierfür wird jeweils ein Bohrdraht der Stärke 1,2 mm in Skaphoid und Lunatum eingebracht und als Joystick verwendet, um diese gegeneinander zu reponieren. Das Lunatum muss hier in Neutralposition (max. 15° DISI) gegenüber der distalen Speiche reponiert und in seiner Normalposition gegenüber der Fovea lunata eingestellt werden, da jede Fehlstellung innerhalb kürzester Zeit zu einer Anschlussarthrose im Mediokarpalgelenk führt. Die korrekte Positionierung des Lunatums wird

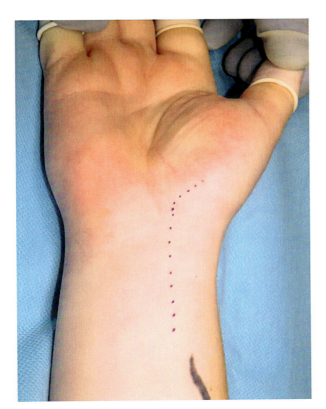 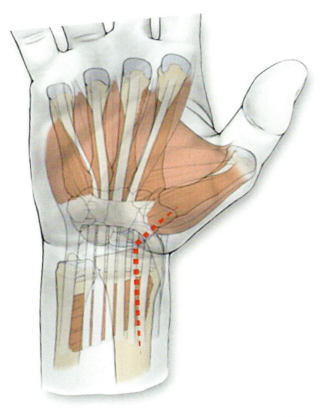

◘ **Abb. 14.6** Palmarer, radialer Zugang, Erweiterung nach distal-radial bis zum STT-Gelenk. (Zeichnung aus: Quadlbauer et al. 2020a)

im Bildwandler kontrolliert und anschließend ein Bohrdraht vom Skaphoid in das Lunatum eingebracht (◘ Abb. 14.7).

Unter Bildwandlerkontrolle erfolgt die Osteotomie der palmaren Lippe (◘ Abb. 14.8). Es muss ulnarseitig ein schmaler Steg der palmaren Lippe belassen werden, um die Bänder des DRUG nicht zu desinserieren. Anschließend wird nun das distale Viertel des Skaphoids mit einem Osteotom unter Bildwandlerkontrolle markiert und entfernt (◘ Abb. 14.9). Dies „entsperrt" das STT-Gelenk und reduziert so die wirkenden Hebelkräfte auf die RSL-Arthrodese, wodurch die Pseudarthroserate sinkt und sich die Beweglichkeit – vor allem in Radialduktion – verbessert.

In maximaler Extension des Handgelenks kann nun eine gute Übersicht über das Handgelenk erzielt werden, wodurch die Entknorpelung von Skaphoid, Lunatum und Radius erleichtert wird. Hier ist darauf zu achten, dass der gesamte Knorpel entfernt wird, bis nur mehr spongiöser Knochen ersichtlich ist. Zur Knorpelentfernung können Rongeur, Kugelkopffräse oder Knochenraspel verwendet werden (◘ Abb. 14.10). Eine Dekortikation zwischen Skaphoid und Lunatum ist nicht notwendig. Danach werden Skaphoid und Luna-

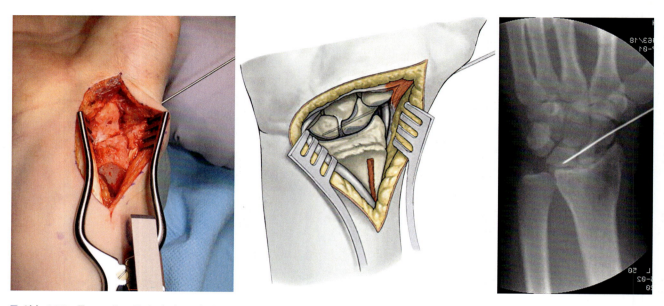

◘ **Abb. 14.7** Temporärer Bohrdraht zwischen Skaphoid und Lunatum. (Zeichnung aus: Quadlbauer et al. 2020a)

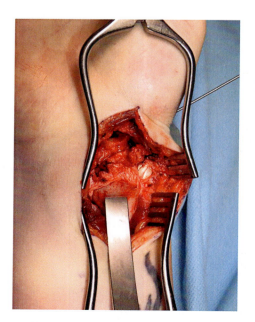
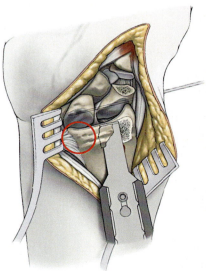
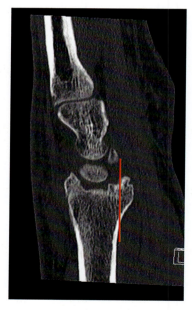

◘ **Abb. 14.8** Abmeißelung der palmaren Radiuslippe, ulnare Bandansätze bleiben intakt. (Zeichnung aus: Quadlbauer et al. 2020a)

Arthrodesen am Handgelenk

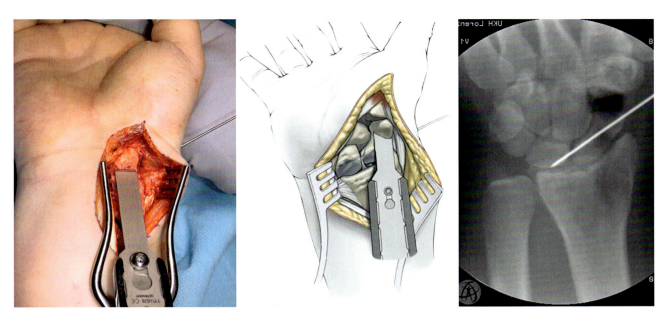

○ Abb. 14.9 Distale Skaphoidektomie. (Zeichnung aus: Quadlbauer et al. 2020a)

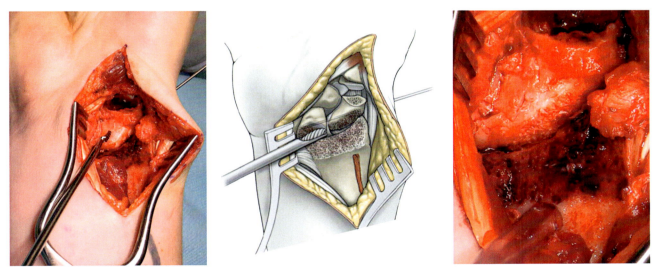

○ Abb. 14.10 Entknorpelung in Extension des Handgelenks. (Zeichnung aus: Quadlbauer et al. 2020a)

tum mit jeweils 1 Bohrdraht temporär mit der Speiche fixiert. Auch hier ist auf die exakte Positionierung des Lunatums zu achten. Die Bohrdrähte dürfen auch das Mediokarpalgelenk nicht verletzten (○ Abb. 14.11).

Zur Stabilisierung der RSL-Arthrodese verwenden wir ausschließlich die winkelstabile palmare 2,5-Trilock-RSL-Platte (Medartis® Aptus®, Basel, Switzerland). Dies ist eine anatomisch vorgeformte, polyaxiale, winkelstabile Low-Profile Platte, durch die die Schraubenplatzierung ins Skaphoid und Lunatum erleichtert wird. Die Platte wird unter Bildwandler-kontrolle positioniert und zunächst distal im Gleitloch mit einer Kortikalisschraube fixiert (○ Abb. 14.12). Nach korrekter Positionierung werden Skaphoid und Lunatum mit jeweils 2 Schrauben fixiert. Es kann unter Umständen hilfreich sein, sowohl Skaphoid als auch Lunatum zuerst jeweils mit 1 Kortikalisschraube an die Platte zu fixieren. Die Schrauben sollten dann bikortikal gebohrt werden, jedoch dorsal nicht überstehend (○ Abb. 14.13). Wenn möglich, sollte die Schraubenfixierung der Handwurzelknochen jedoch winkelstabil erfolgen.

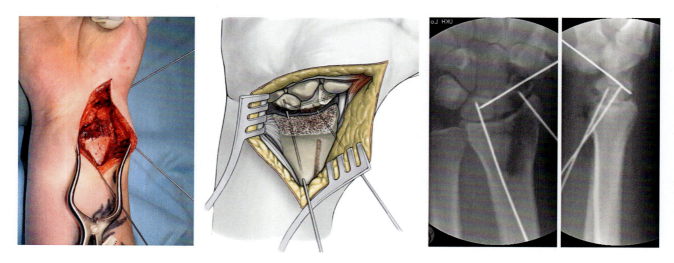

Abb. 14.11 Exakte Positionierung der Handwurzel und temporäre K-Draht Fixierung. (Zeichnung aus: Quadlbauer et al. 2020a)

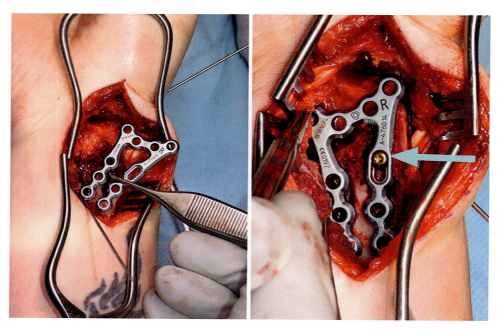

Abb. 14.12 Positionierung der Platte und Schraubenfixierung distal im Langloch

Die temporären Bohrdrähte können nun entfernt, die Schraube im Gleitloch gelockert und ein Codman-Distraktor radiokarpal eingesetzt werden. Dadurch wird der Karpus nach distal verschoben, somit eine radiale Verkürzung, bedingt durch die Dekortikation, ausgeglichen und damit ein sekundäres ulnokarpales Impaktionssyndrom verhindert (◯ Abb. 14.14). Nach Distraktion des Karpus wird die Schraube im Gleitloch wieder fixiert. Der Codman-Distraktor wird entfernt. Die Spongiosa von der resezierten palmaren Lippe und vom distalen Skaphoidviertel wird in den radiokarpalen Spalt eingebracht (◯ Abb. 14.15). Eine zusätzliche Spongiosaentnahme vom Beckenkamm oder Radius ist meist nicht erforderlich. Abschließend wird die Spongiosa mit einem Stößel komprimiert. Gegebenenfalls kann die Schraube im Gleitloch jetzt noch einmal gelockert und durch Pro-

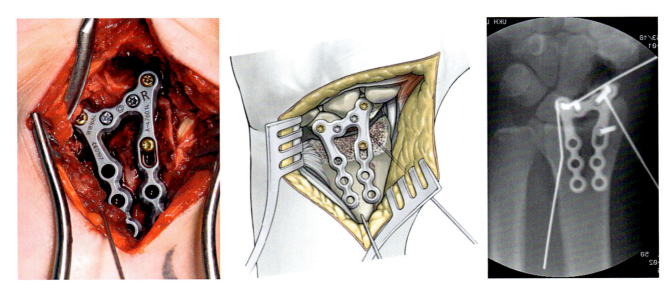

Abb. 14.13 Schraubenfixierung in Skaphoid und Lunatum. (Zeichnung aus: Quadlbauer et al. 2020a)

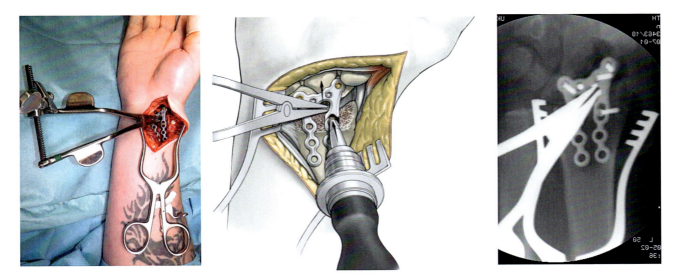

Abb. 14.14 Lockerung der Gleitlochschraube und Einsetzen eines Codman-Distraktors. (Zeichnung aus: Quadlbauer et al. 2020a)

ximalisierung der Platte die eingebrachte Spongiosa komprimiert werden. Dabei ist aber unbedingt auf die die ulnokarpale Höhe zu achten.

Nun werden die restlichen Plattenlöcher im Schaftbereich mit winkelstabilen Schrauben besetzt (◘ Abb. 14.16). Die Operationswunde wird nach Einlage eines Drains schichtweise verschlossen. Die postoperative Ruhigstellung wird mit einer Unterarmschiene vorgenommen. Am 1. postoperativen Tag erfolgen die Drainageentfernung und die Anlage einer Unterarmkunststoffschiene. Die Ruhigstellung erfolgt für 5 Wochen, jedoch wird nach der Nahtentfernung (2 Wochen postoperativ) mit aktiver Handtherapie aus der Schiene heraus begonnen. Röntgenkontrollen des Handgelenks erfolgen nach 2 Wochen, 5 Wochen und 12 Wochen. Bis 12 Wochen postoperativ darf der Patient keine schweren manuellen Tätigkeiten oder Risiko-/Kontaktsportarten durchführen. Zeigt sich nach 12 Wochen ein knöcherner Durchbau in der Röntgenkontrolle, kann mit einer zunehmenden Belastung des Handgelenks begonnen werden.

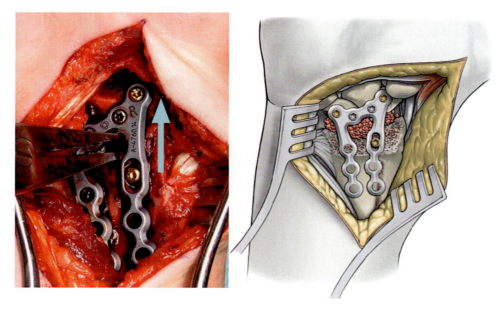

● Abb. 14.15 Distrahieren des Karpus und Einbringen der Spongiosa. (Zeichnung aus: Quadlbauer et al. 2020a)

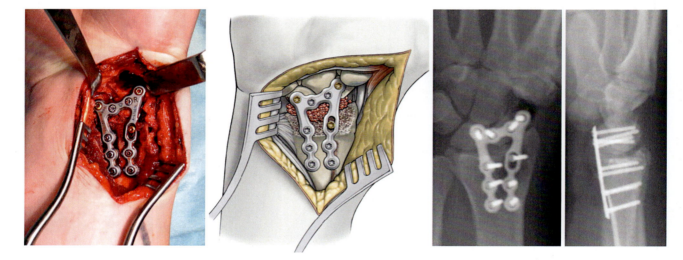

● Abb. 14.16 Besetzen der restlichen Plattenlöcher mit winkelstabilen Schrauben. (Zeichnung aus: Quadlbauer et al. 2020b)

14.2.6 Komplikationen

Neben den typischen operativen Komplikationen ist auf eine exakte Positionierung der Platte zu achten, da ansonsten die Schrauben im Mediokarpalgelenk zu liegen kommen. Auch ist die exakte Reposition des Lunatums zur Prävention einer mediokarpalen Anschlussarthrose essenziell. Wenn die palmare Lippe der distalen Speiche nicht ausreichend reseziert wird, führt dies zu einer palmar abstehenden Platte (analog zu Soong Grad II) mit folgender Irritation der Beugesehnen. In diesen Fällen muss die Platte nach Durchbau der Arthrodese entfernt werden. Durch die Verwendung gerader oder anatomisch vorgeformter Platten kann ebenfalls das Risiko für eine Sehnenirritation reduziert werden. Es ist unbedingt darauf zu achten, dass an der Speichelippe die ulnare Knochenkante nicht abgemeißelt wird, da hier das Lig. radioulnare palmare ansetzt. Dieses Band ist für die Stabilität des distalen Radioulnargelenks wichtig.

14.2.7 Ergebnisse

Durch die DSE wurde klinisch erstmals von Garcia-Elías und Lluch (2001) und Garcia-Elías et al. (2005) eine signifikante Verbesserung der Flexion, Radialduktion und knöchernen Heilungsrate beschrieben. Ebenfalls konnte eine signifikante Reduktion der Schmerzsymptomatik und eine niedrigere Inzidenz an mediokarpalen Anschlussarthrosen gezeigt werden.

Mühldorfer-Fodor et al. (2012) verglichen eine RSL-Arthrodese mit und ohne DSE und konnten in der Gruppe mit zusätzlicher DSE eine signifikant bessere Radialduktion zeigen. In Bezug auf Scores, Schmerz, Bewegungsumfang in den restlichen Bewegungsebenen und Kraft konnten keine Unterschiede zwischen den Gruppen festgestellt werden. Jedoch war in der Gruppe ohne DSE eine Pseudarthroserate von 10 % zu verzeichnen. In der Gruppe mit zusätzlicher DSE zeigte sich bei allen Patienten eine knöcherne Durchbauung.

Quadlbauer et al. (2017) berichten über 14 Patienten mit palmarer winkelstabiler RSL-Arthrodese und zusätzlicher DSE. Von diesen konnten 11 mit einem durchschnittlichen Nachuntersuchungszeitraum von 63 Monaten nachuntersucht werden. Alle Patienten zeigten einen knöchernen Durchbau der RSL-Arthrodese. Der mittlere Bewegungsumfang in Extension lag bei 53°, in Flexion bei 42°, in Supination bei 81°, in Pronation bei 85°, in Radialduktion bei 10° und in Ulnarduktion bei 25°. Ebenfalls konnten die Patienten 80 % der Griffkraft im Vergleich zur Gegenseite erreichen. Obwohl eine zusätzliche Entfernung des Triquetrums in biomechanischen Arbeiten einen verbesserten ROM zeigen konnte, sind größere klinische Studien noch ausständig. Ha et al. (2018) zeigten in einer retrospektiven Studie an einem kleinen Studienkollektiv mit einem durchschnittlichen Nachuntersuchungszeitraum von 15 Jahren einen besseren ROM in Radial- und Ulnardeviation im Vergleich zu einer RSL-Arthrodese mit und ohne DSE.

14.3 Handgelenkarthrodese[1]

M. Sauerbier and S. V. Koehler

14.3.1 Prinzip

Es steht eine Vielzahl an operativen Maßnahmen zur Behandlung des schmerzhaften, instabilen oder degenerativen Handgelenks zur Verfügung. Maßgeblich zur Entscheidung der Therapie sind die Ursache und das Muster der Arthrose sowie die Ausdehnung der Schädigung der Gelenkflächen im Handgelenk. Es bestehen minimalinvasive chirurgische Optionen, welche den Erhalt einer Restbeweglichkeit und die Schmerzlinderung erzielen, beispielsweise die (partielle) Handgelenkdenervierung nach Wilhelm. Diese Optionen stellen jedoch nur eine symptomatische Therapie dar. Operative Verfahren, welche die Arthrose beseitigen, können in 2 Gruppen unterteilt werden: die bereits in diesem Kapitel erwähnten Teil- oder Vollarthrodesen und Arthroplastiken des Handgelenks (Terzis und Sauerbier 2022, Nagy und Büchler 2002). Ziele dieser Operationen sind die Verbesserung der Lebensqualität mit signifikanter Schmerzreduktion und die Verbesserung der Handfunktion durch einen stabilen Kraftgriff.

Die komplette Handgelenkarthrodese ist häufig die letzte therapeutische Möglichkeit bei schmerzhafter degenerativer oder posttraumatischer Arthrose des Handgelenks (Kalb und Prommersberger 2009). Ziel der Vollversteifung des Handgelenks ist es, dem Patienten eine ausreichende Schmerzreduktion sowie einen suffizienten Kraftgriff und somit eine Verbesserung der Handfunktion und Lebensqualität zu ermöglichen (Kalb und Prommersberger 2009).

Von der Arbeitsgemeinschaft für Osteosynthesefragen (AO) wurde im Jahr 1974 eine spezielle Platte (LCP Wrist Fusion Plate, Firma DePuy Synthes, Bettlach, Schweiz) zur Handgelenkversteifung entwickelt. Die distale Verankerung erfolgt im 3. Mittelhandknochen und eine Versteifung des Karpometakarpale III (CMC 3) wurde zusätzlich empfohlen. Nagy und Büchler zeigten 2002 in einer klinischen Studie, dass bei 20 von 47 Patienten mit einer Handgelenkversteifung eine schmerzhafte Pseudarthrose des CMC-3-Gelenks nach Metallentfernung verblieb. Bei 11 von 20 Patienten war deswegen eine operative Revision erforderlich (Nagy und Büchler 2002). Sauerbier und Mitarbeiter beobachteten 2000, dass es an der Mittelhand durch Arthrodeseplatten, die das CMC-Gelenk überbrücken, zu Strecksehnenirritationen sowie Schraubenausrissen kam. Die Autoren schlussfolgerten, dass eine Versteifung des CMC-Gelenks im Rahmen der Handgelenkarthrodese nicht vorbehaltlos zu empfehlen sei (Prommersberger et al. 1997; Sauerbier et al. 1999 und 2000).

Vor diesem Hintergrund wurde eine winkelstabile Low-Profile-Platte (APTUS 2,5 TriLock Wrist Fusion Plate, Medartis AG, Basel, Schweiz) zur kompletten Handgelenkarthrodese entwickelt, die das CMC-Gelenk ausspart. Die Platte ist in 2 kurzen Versionen für die Konversion einer fehlgeschlagenen Proximal Row Carpectomy (PRC) in eine Handgelenkarthrodese sowie in 1 regulären Größe für mittlere bis große Handgelenke erhältlich. Zusätzlich gibt es auch weiterhin ein Modell mit der Möglichkeit der Fixation am 3. Mittelhandknochen in gebogenem und geradem Design.

Mit ihrer breiten Bauform mit abgerundeten Kanten und dem anatomisch gebogenen Low-Profile-Design sind diese Platten alle sehr flach gehalten und die Möglichkeiten von Weichteil- bzw. Strecksehnen-

---

[1] Teile dieser Publikation einschließlich der Abbildungen stammen aus dem Buchkapitel: Koehler et al. (2020)

irritationen sind dadurch im Vergleich zu früheren Modellen deutlich reduziert.

Bei der Arthrodese des Handgelenks ist die Versteifung der radialen Säule der Handwurzelknochen entscheidend und prinzipiell ausreichend. Hierfür ist das Implantat mit seiner radialen Lage am Handgelenk ideal konzipiert. Eine Arthrodese der ulnaren Säule ist bei Bedarf nach Entknorpelung und Spongiosaplastikeinlage jedoch jederzeit möglich.

Das Implantat wird durch eine winkelstabile Osteosynthese am distalen Radius und an den Handwurzelknochen fixiert, was dem biomechanischen Prinzip eines Fixateur interne entspricht. Dadurch ist eine kurze Ruhigstellung und schnellere frühfunktionelle Beübung der Finger möglich.

14.3.2 Indikation/Kontraindikation

Indikationen:
- primäre und posttraumatische Arthrose im Radio- und Mediokarpalgelenk
- postinfektiöse Handgelenkdestruktion
- Lunatumnekrose Stadium IV nach Lichtman
- schlaffe/spastische Paresen oder kongenitale Fehlbildungen (zur Funktionsverbesserung)
- fehlende Möglichkeit motorischer Ersatzoperationen (z. B. bei Zustand nach Plexusläsion)
- knöcherner Defekt am Handgelenk bei vorangegangener Tumorresektion
- fehlgeschlagene Endoprothese am Handgelenk

Kontraindikationen:
- adäquate Schmerzlinderung unter konservativer Behandlung
- Bestehen einer alternativen Möglichkeit bewegungserhaltender Operationsverfahren (Rettungseingriffe)
- nicht ausgeheilte Gelenkinfektion

14.3.3 Präoperative Planung

Die präoperative Planung umfasst immer Röntgenaufnahmen des Handgelenks in 2 Ebenen (im dorsopalmaren und seitlichen Strahlengang) und eine Computertomografie des Handgelenks. Des Weiteren ist eine klinische Untersuchung unerlässlich. Eine akribische Dokumentation der präoperativen Bewegungsausmaße des Handgelenks, der Grobgriffkraft und im Idealfall etablierter Scores wie dem DASH (Disabilities of the Arm, Shoulder and Hand) ist für die Verlaufsdokumentation nützlich und erleichtert die wissenschaftliche Aufarbeitung der Ergebnisse erheblich.

Röntgenaufnahmen
Konventionelle Röntgenaufnahmen des Handgelenks sind obligates Basisdiagnostikum bei schmerzhafter degenerativer oder posttraumatischer Arthrose des Handgelenks. Die Aufnahmen werden stets in 2 Ebenen (im dorsopalmaren und seitlichen Strahlengang) durchgeführt. Zudem ist es sinnvoll, konventionelle Aufnahmen als Ausgangsbefund für vergleichsweise strahlenarme Verlaufskontrollen vorliegen zu haben.

Computertomografie (CT)
Zur Operationsplanung ist eine CT erforderlich. In der Schnittbildgebung kann die Schwere der radiokarpalen und mediokarpalen Arthrose sowie die Verkippung der Handwurzelknochen dargestellt werden. Auch zur Kontrolle der knöchernen Durchbauung sollte 12 Wochen nach operativer Versorgung eine CT durchgeführt werden.

14.3.4 Chirurgische Techniken

Chirurgische Vorbereitung
Die Operation erfolgt zumeist in Allgemeinanästhesie mit Oberarmplexusanästhesie bzw. einliegendem Plexuskatheter, um die Möglichkeit zur Knochenentnahme aus dem Beckenkamm zu gewährleisten.

Der Eingriff erfolgt in Rückenlage mit Auslagerung des Arms auf einem angebauten Handtisch sowie leicht angehobenem Becken (Keilkissen) für die Knochenentnahme aus dem vorderen Beckenkamm. Das Rasieren des Operationsgebiets (Handrücken, vorderer Beckenkamm) ist unmittelbar vor der Operation notwendig.

Der Operateur sitzt kopfwärts des Patienten, der Assistent ihm gegenüber. Es wird eine Lupenbrille mit > 2,5-facher Vergrößerung verwendet. Die Präparation wird in Oberarmblutleere mit 300 mmHg nach Auswickeln des Arms mit einer Esmarch-Binde durchgeführt.

Benötigt werden ein handchirurgisches Instrumentarium mit Luer und Meißeln zum Entknorpeln der zu fusionierenden Gelenkflächen, ein APTUS 2,5 TriLock Wrist Fusion Implantatset für die Handgelenkarthrodese mit 3 verschiedenen Handgelenkarthrodeseplatten (kurze Platte, lange Platte, gerade Platte; s. Abb. 14.20), eine Handbohrmaschine, Kirschner-Drähte unterschiedlicher Stärke, eine Skaphoidbank, ggf. eine oszillierende Säge, ggf. eine Beckenkammfräse zur Spanentnahme sowie ein OP-Röntgenbildwandler für die Hand.

Operationsverlauf
Der Zugang erfolgt als ein ca. 12 cm langer gerader Hautschnitt über dem mittigen streckseitigen Handgelenk (Abb. 14.17).

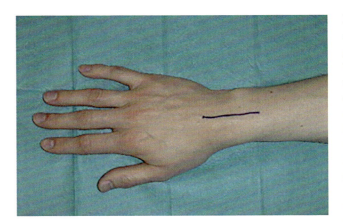

○ **Abb. 14.17** Dorsaler Zugang zum Handgelenk

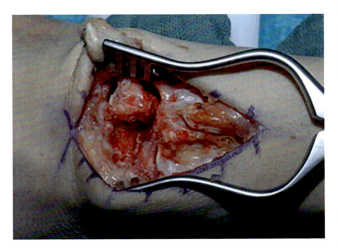

○ **Abb. 14.18** Eröffnung des Retinaculum extensorum und die Handgelenkskapsel für die komplette Darstellung des Radio- und Mediokarpalgelenks

Das Retinaculum extensorum wird unter Schonung der Äste des R. superficialis des N. radialis sowie der M. extensor pollicis longus-Sehne dargestellt. Diese werden unter Umständen neurolysiert. Das 3. Strecksehnenfach wird eröffnet und die Extensor-pollicis-longus-Sehne zur Seite nach radial gehalten. Das Retinaculum extensorum wird mobilisiert, das 2. und das 4. Strecksehnenfach werden vom Boden des 3. Strecksehnenfaches aus nach ulnar und radial subperiostal abpräpariert. Der N. interosseus posterior wird auf dem Boden des 4. Strecksehnenfachs nach vorheriger Koagulation mit ca. 2 cm Länge defektreseziert, insofern dies nicht bereits im Vorfeld erfolgte. Die Handgelenkkapsel wird mittels radial gestieltem Kapsellappen nach Berger und Bishop für die komplette Darstellung des Radio- und Mediokarpalgelenks eröffnet (○ Abb. 14.18) (Berger et al. 1995).

Das Tuberculum dorsale wird mit dem Meißel und die dorsale Radiuslippe mit einem Luer zur planen Auflagerung der Arthrodeseplatte tangential abgetragen.

Die zu fusionierenden Handwurzelknochen (Os trapezoideum, Os capitatum, Os scaphoideum, Os lunatum, ggf. Os hamatum und Os triquetrum bzw. die nach vorangegangener Teilarthrodese oder nach Entfernung der proximalen Handwurzelreihe noch vorhanden Knochen) und die Radiusgelenkfläche werden konturgerecht entknorpelt, bis spongiöser Knochen sichtbar ist. Bei kleineren Defekten kann autologe Spongiosa aus dem distalen Radiusende mit einem scharfen Löffel am Boden des 2. Strecksehnenfachs unter Beachtung der geplanten Plattenposition entnommen werden.

Ein 1,5 × 1,0 cm großes trapezförmiges Kortikalisfenster am distalen metaphysären Anteil des Radius, radial der geplanten Plattenlage, wird angelegt. Der Knochendeckel bleibt am Periost gestielt und wird nach Entnahme zurückgeklappt und ggf. durch Naht fixiert. Bei größeren Defekten und bei Substanzverlust nach zuvor erfolgter Entfernung der proximalen Handwurzelreihe muss Spongiosa aus dem Beckenkamm entnommen werden. Dies geschieht entweder mit einer speziellen Fräse oder mit dem scharfen Meißel und Löffel etwas distal der Crista iliaca und posterior der Spina iliaca anterior superior. Es erfolgt hierbei ein scharfes Ablösen der Gluteus-medius-Faszie und der Muskulatur vom vorderen Beckenkamm mit einem Raspatorium und eine Entnahme von einem Knochenzylinder sowie von Spongiosa. Der Beckenkammblock wird für die Arthrodese zurechtgeschnitten, die Kortikalis einseitig entfernt und als Block und/oder in Form von loser Spongiosa in die entknorpelten Gelenkareale eingesetzt. Die Gluteus-medius-Faszie wird sodann mit resorbierbaren geflochtenen 0er-Nähten refixiert und es erfolgt nach Einlage einer Redon-Drainage ein schichtweiser Wundverschluss (○ Abb. 14.19).

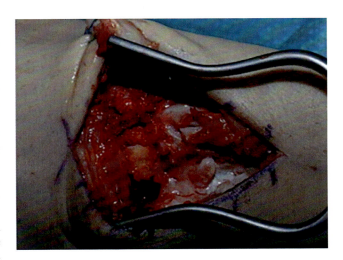

○ **Abb. 14.19** Entknorpeln der zu fusionierenden Handwurzelknochen (Os trapezoideum, Os capitatum, Os scaphoideum, Os lunatum, Os hamatum und Os triquetrum) und der Radiusgelenkfläche sowie Spongiosaplastik vom distalen Radius (bei kleineren Defekten) oder Beckenkamm (bei größeren Defekten)

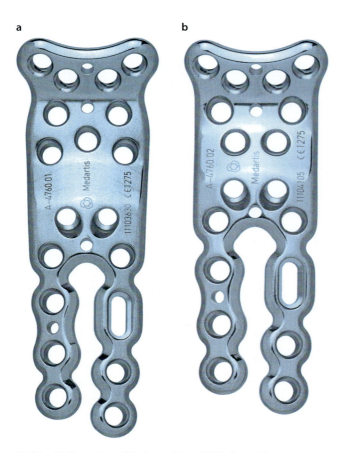

◘ Abb. 14.20 a, b – a Die lange Platte. b Die kurze Platte

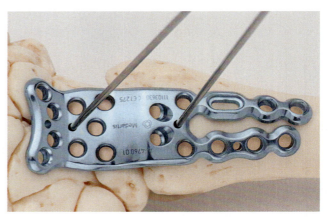

◘ Abb. 14.21 Zentrierung der winkelstabilen Platte auf den zu fusionierenden Handwurzelknochen mit 2 Kirschner-Drähten

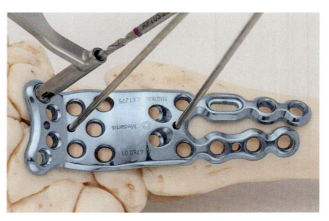

◘ Abb. 14.22 Bohren eines Fixationslochs in einer distalen Plattenbohrung

Die geeignete Platte für die vollständige Handgelenkversteifung wird anschließend anhand der Anatomie des Patienten bestimmt. Die lange Platte (Länge 66 mm, Breite 23 mm, Dicke 2,4 mm) wird bevorzugt für Patienten mit mittleren bis großen Handgelenken. Die kurze Platte (Länge 59 mm, Breite 22 mm, Dicke 2,4 mm) eignet sich für Patienten mit kleinem Handgelenk und zur Fusion nach Resektion der proximalen Handreihe (◘ Abb. 14.20).

Die winkelstabile Platte wird auf den zu fusionierenden Handwurzelknochen (Os trapezoideum, Os capitatum, Os scaphoideum, Os lunatum, Os hamatum und Os triquetrum) sowie der Radiusgelenkfläche unter Durchleuchtung zentriert (Aussparung des CMC-Gelenks). Die gebogenen Platten bewirken eine Extensionsstellung von 10°. Die winkelstabile Platte wird mit 2–3 Kirschner-Drähten temporär fixiert (◘ Abb. 14.21).

Hierbei ist eine präzise dorsopalmare Schraubenplatzierung notwendig mit nachfolgender klinischer und radiologischer Kontrolle, um keine Achsenfehlstellung der Hand zu verursachen. Ein Fixationsloch wird in einer distalen Plattenbohrung mithilfe der Bohrerführung für den Kerndurchmesser 2,0 mm gebohrt (◘ Abb. 14.22).

Zuerst wird mit einer Kortikalisschraube, ø 2,5 mm, eine Kompression zwischen Platte und Knochen (Os trapezoideum) erzeugt (◘ Abb. 14.23).

Eine winkelstabile Schraube, ø 2,5 mm, wird in einer distalen Plattenbohrung eingebracht. Der distale Kirschner-Draht kann danach entfernt werden (◘ Abb. 14.24).

Für die primäre Fixierung im Radius wird eine Kortikalisschraube, ø 2,5 mm, in das Langloch eingebracht. Der proximale Kirschner-Draht kann zunächst entfernt werden (◘ Abb. 14.25).

Für die Fixierung eines Knochenspans mit der winkelstabilen Platte werden 2 Kortikalisschrauben, ø 2,5 mm, in die vorgewinkelten Plattenlöcher eingebracht. Die vorgewinkelten Plattenlöcher sollen nicht mit winkelstabilen Schrauben besetzt werden. Der restliche Spongiosaanteil wird in die entknorpelten Regionen am Handgelenk eingebracht. Für jeden zu fusionie-

Arthrodesen am Handgelenk

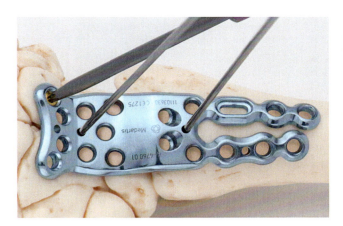

◼ **Abb. 14.23** Kompression zwischen Platte und Os trapezoideum mit einer Kortikalisschraube

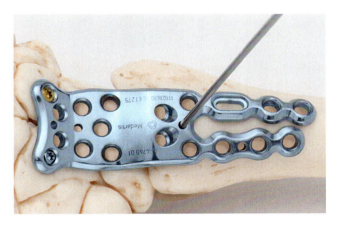

◼ **Abb. 14.24** Einbringen einer winkelstabilen Schraube in einer distalen Plattenbohrung und anschließende Entfernung des distalen Kirschner-Drahtes

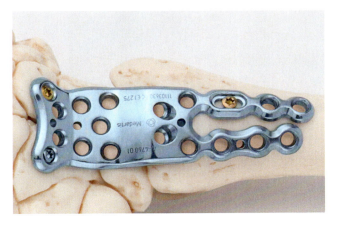

◼ **Abb. 14.25** Einbringen einer Kortikalisschraube in das Langloch für die primäre Fixierung im Radius und anschließende Entfernung des proximalen Kirschner-Drahtes

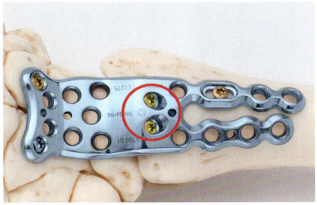

◼ **Abb. 14.26** Fixieren eines Knochenspans mit 2 Kortikalisschrauben, Einbringen von 1–2 winkelstabilen Schrauben für jeden zu fusionierenden Handwurzelknochen sowie Besetzung der restlichen Plattenlöcher im Radiusschaft mit winkelstabilen Schrauben

renden Handwurzelknochen (Os trapezoideum, Os capitatum, Os scaphoideum, Os lunatum, ggf. Os hamatum und Os triquetrum bzw. die nach vorangegangener Teilarthrodese oder nach Entfernung der proximalen Handwurzelreihe noch vorhanden Knochen) sollten mindestens 1 oder 2 winkelstabile Schrauben, ø 2,5 mm, eingebracht werden. Die restlichen Plattenlöcher werden im Radiusschaft mit winkelstabilen Schrauben, ø 2,5 mm, besetzt. Es erfolgt eine visuelle Kontrolle des Schraubenkopfüberstands für die korrekte Verblockung, dann sollte eine intraoperative Röntgenkontrolle in 2 Ebenen (im dorsopalmaren sowie seitlichen Strahlengang) erfolgen, um die korrekte Lage der winkelstabilen Platte zu überprüfen und dokumentieren. Zusätzliche dynamische Durchleuchtungsaufnahmen vermitteln eventuell einen zusätzlichen 3-dimensionalen Eindruck (◼ Abb. 14.26).

Anschließend sollten weitere Auffüllungen der Defekte mit Spongiosa erfolgen. Die Gelenkkapsel sollte mit Bedeckung der winkelstabilen Platte verschlossen werden. Das Retinaculum extensorum wird anschließend mit 3/0 resorbierbaren monofilen Fäden rekonstruiert (◼ Abb. 14.27).

Die Extensor-pollicis-longus-Sehne wird im Anschluss nach subkutan verlagert oder locker in das dann gebildete gemeinsame Strecksehnenfach 3 und 4 eingelegt (◼ Abb. 14.28).

Eine 10er-Redon-Drainage sollte in die Wunde eingelegt werden. Die Wunde kann anschließend schichtweise verschlossen werden. Ein radialumgreifender, gut gepolsterter Unterarmgipsschienenverband sollte unter Freilassen der Fingergelenke und des Daumens angepasst werden (◼ Abb. 14.29).

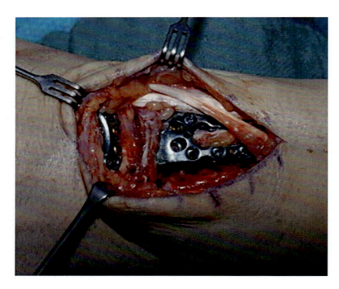

◘ **Abb. 14.27** Verschluss der Gelenkkapsel mit Bedeckung der winkelstabilen Platte und Rekonstruktion des Retinaculum extensorum

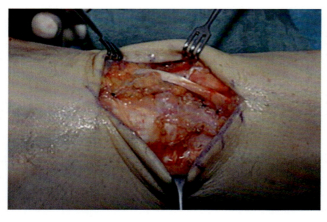

◘ **Abb. 14.28** Verlagerung der M. extensor pollicis longus-Sehne

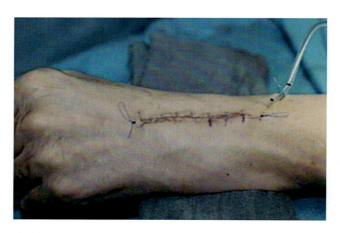

◘ **Abb. 14.29** Einlegen einer 10er-Redon-Drainage und schichtweiser Wundverschluss

14.3.5 Postoperatives Management

Postoperativ erfolgt eine 6-wöchige Ruhigstellung, zunächst in einer radial umgreifenden, gut gepolsterten Unterarmgipsschiene und nach Abschwellung in einer maßgefertigten Unterarmthermoplastschiene (Fingergrundgelenke und Daumen frei). Nicht-eingeschlossene Gelenke dürfen aktiv und passiv sofort unter handtherapeutischer und physiotherapeutischer Anleitung mobilisiert werden.

Nach Abnahme des Gipsverbands aus dem OP und vor Anpassung der endgültigen Unterarmthermoplastschiene erfolgt nach Entfernung der Redon-Drainage und ohne Gips eine konventionelle Röntgendiagnostik in 2 Ebenen (im dorsopalmaren sowie seitlichen Strahlengang) zur forensischen Lagebeurteilung des Osteosynthesematerials sowie des Repositionsergebnisses. Diese wird nach Beendigung der Ruhigstellung wiederholt. Die Fäden werden nach 12–14 Tagen postoperativ entfernt.

Eine Thromboseprophylaxe mit niedermolekularem Heparin erfolgt bei Spongiosaentnahme vom Beckenkamm bis zur gesicherten (schmerzadaptierten) Vollbelastung.

Nach 6 Wochen erfolgt eine konventionelle Röntgenkontrolle des Handgelenks in 2 Ebenen (im dorsopalmaren sowie seitlichen Strahlengang) zur Beurteilung der knöchernen Konsolidierung. Wir empfehlen zusätzlich eine computertomografische Durchbauungskontrolle etwa nach 12 Wochen. Bei gesichertem knöchernen Durchbau darf unter handtherapeutischer und physiotherapeutischer Anleitung das Handgelenk sukzessiv aufbelastet werden.

Eine Metallentfernung wird nur bei Beschwerden, nach eindeutig nachgewiesener knöcherner Heilung der Arthrodese und frühestens 9 Monate postoperativ durchgeführt.

14.3.6 Ergebnisse

Passin et al. haben im Jahre 2015 in einer biomechanischen Studie nachgewiesen, dass die winkelstabile Platte eine signifikant höhere Ermüdungs- und Ausreißfestigkeit gegenüber der AO-Platte zeigt. Dadurch sind eine kurze Ruhigstellung und eine schnellere frühfunktionelle Beübung möglich (Passin et al. 2015).

Für die in dieser Arbeit beschriebene Technik der Handgelenkarthrodese mit kurzer winkelstabiler Platte (APTUS Handgelenkarthrodeseplatte; Medartis AG, Basel, Schweiz) gibt es nur wenige publizierte klinische Ergebnisse (Köhler et al. 2017).

Hinsichtlich der postoperativen Beweglichkeit des betroffenen Handgelenks nach Arthrodese mit der Platte ähnelt das postoperative Bewegungsausmaß für

Pro- und Supination den Ergebnissen von Sauerbier et al. (155°) unter Verwendung der AO-Platte mit karpometakarpaler Fusion (Köhler et al. 2017; Sauerbier et al. 2000).

Hervorzuheben ist jedoch die hohe Patientenzufriedenheit der eigenen Serie (Köhler et al. 2017). Im Vergleich berichten Kalb und Prommersberger, dass 20 der 26 Patienten (77 %) mit dem Operationsergebnis mit der AO-Platte mit CMC-3-Überbrückung zufrieden waren (Kalb und Prommersberger 2009).

In Bezug auf die primäre knöcherne Konsolidierung nach Vollversteifung des Handgelenks berichten Houshian und Schrøder eine 90 %ige Durchbauung (38 der 42 Patienten) nach Handgelenkarthrodese mit der AO-Platte (Houshian und Schrøder 2001), was mit den eigenen aktuellen Ergebnissen vergleichbar ist (Köhler et al. 2017).

In der eigenen Serie zeigten sich bei 2 von 28 Patienten Pseudarthrosen (Köhler et al. 2017; Terzis und Sauerbier 2022). Die beiden Pseudarthrosen heilten nach Plattenentfernung, Reosteosynthese mit der ebenfalls verfügbaren geraden Arthrodeseplatte desselben Herstellers und erneuter Beckenkammspongiosaplastik aus.

14.3.7 Komplikationen

Neben den allgemeinen handchirurgischen Operationsrisiken unter Einbeziehung einer Infektion und eines chronischen regionalen Schmerzsyndroms (CRPS) sollte im Speziellen der Patient über die Möglichkeit der Pseudarthrose sowie der Fehllage von Platte bzw. Schrauben mit Achsfehlstellung der Hand und die Möglichkeit des Erfordernisses einer Revisionsoperation aufgeklärt werden. Eine komplette Schmerzfreiheit kann bei einer Handgelenkarthrodese nicht garantiert werden. Es besteht die Möglichkeit der Entwicklung eines sekundären Ulna-Impaction-Syndroms bei intraoperativer unzureichender Spongiosaanlagerung bzw. -spanlänge, was zur Erfordernis einer Revisionsoperation zur entsprechenden Korrektur führen kann. Zusätzlich sollte der Patient über die Möglichkeit der Verletzung des N. cutaneus femoris lateralis am Beckenkamm und folgender Bildung eines Neuroms sowie über die Möglichkeit des Erfordernisses einer Revisionsoperation aufgeklärt werden.

14.3.8 Fallbeispiele

Ein 54-jähriger Patient stellte sich mit einer schmerzhaften, plattenosteosynthetisch versorgten distalen Radiusfraktur des linken Handgelenks vor (◻ Abb. 14.30).

Bei einer schmerzhaften Bewegungseinschränkung und Kraftminderung des linken Handgelenks erfolgte 6 Monate postoperativ die Plattenentfernung (◻ Abb. 14.31).

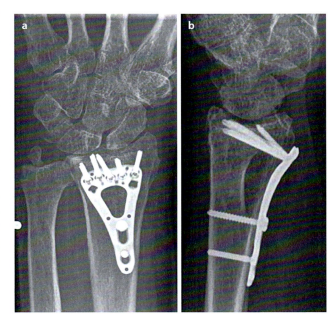

◻ **Abb. 14.30** **a, b** Röntgenaufnahmen vom linken Handgelenk im dorsopalmaren und im seitlichen Strahlengang bei Zustand nach plattenosteosynthetisch versorgter distaler Radiusfraktur

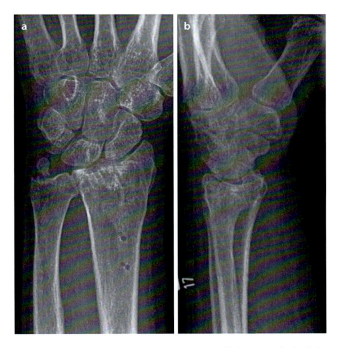

◻ **Abb. 14.31** **a, b** Röntgenaufnahmen vom linken Handgelenk im dorsopalmaren und im seitlichen Strahlengang bei Zustand nach Plattenentfernung

Bei nicht-vorhandener Besserung der Beschwerdesymptomatik am linken Handgelenk bei posttraumatischer radiokarpaler und mediokarpaler Arthrose (arthroskopisch verifiziert) wurde die Indikation zur Handgelenkarthrodese mittels APTUS-Platte 5 Monate postoperativ gestellt (◘ Abb. 14.32).

Der Patient stellte sich 6 Wochen postoperativ zur klinischen und radiologischen Verlaufskontrolle vor. Radiologisch zeigte sich eine zunehmende knöcherne Konsolidierung (◘ Abb. 14.33).

Die knöcherne Durchbauung konnte radiologisch und computertomografisch 12 Wochen post operationem nachgewiesen werden (◘ Abb. 14.34)

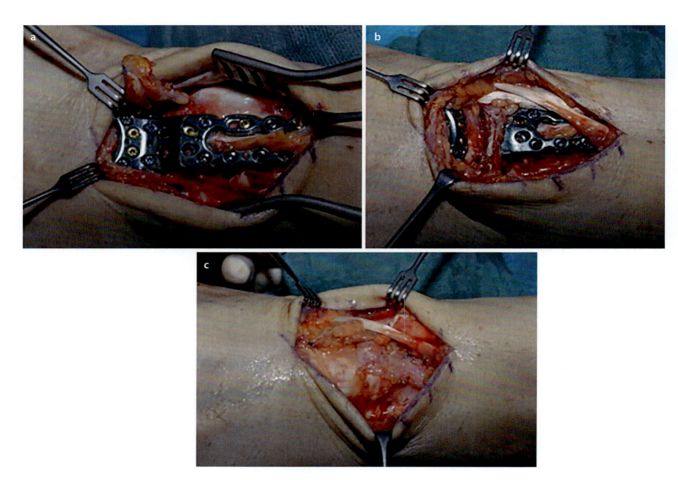

◘ **Abb. 14.32** Handgelenkarthrodese mittels APTUS-Platte (lange Platte) bei korrekter Lage des Osteosynthesematerials und Rekonstruktion des Retinaculum extensorum und subkutan verlaufender Sehne des M. extensor pollicis longus (a–c)

Arthrodesen am Handgelenk

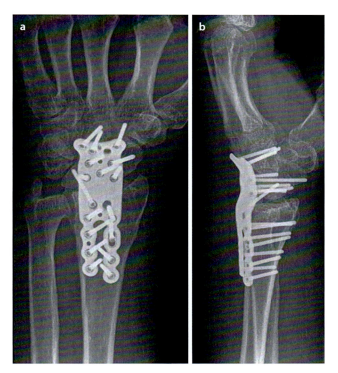

Das Bewegungsausmaß der Pro- und Supination des linken Handgelenks betrug zu diesem Zeitpunkt 135°, die Grobgriffkraft 26 kg, gemessen mit dem Jamar-Dynamometer der Stufe 2. Der Patient war schmerzfrei und konnte 16 Wochen postoperativ seine Bürotätigkeit wieder aufnehmen. Der Unfallverletzte war mit dem Operationsergebnis zufrieden.

Patientin mit Destruktion des linken Handgelenks aufgrund einer rheumatoiden Arthritis. Die Handwurzelknochen sind kaum zu erkennen, die Hand weist eine ausgeprägte Ulnardeviation auf. Zudem besteht eine fortgeschrittene Arthrose des distalen Radioulnargelenks. Intraoperativ erfolgten nach Entknorpelung die Defektauffüllung sowie die Achskorrektur mit Beckenkammspan, die Osteosynthese mit einer geraden, winkelstabilen Arthrodeseplatte sowie die Ulnakopfresektion nach Darrach. Im Röntgenbild 6 Monate postoperativ zeigten sich eine knöcherne Konsolidierung der Arthrodese sowie die korrekte Stellung des Ulnastumpfes zum Radiusschaft (◘ Abb. 14.35).

◘ Abb. 14.33 a, b Röntgenaufnahmen vom linken Handgelenk im dorsopalmaren und im seitlichen Strahlengang bei Zustand nach Handgelenkarthrodese mittels APTUS-Platte 6 Wochen postoperativ

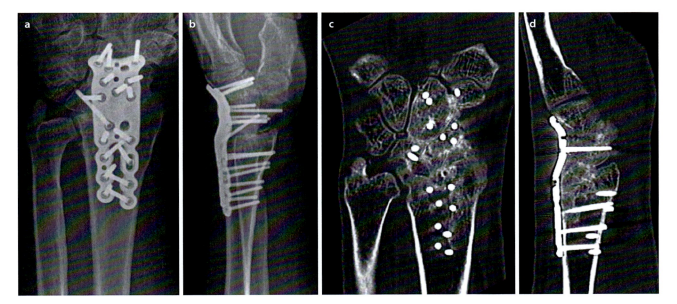

◘ Abb. 14.34 a–d Knöcherne Konsolidierung des linken Handgelenks 12 Wochen postoperativ bei Zustand nach Handgelenkarthrodese mittels APTUS-Platte. a, b Röntgenaufnahmen vom linken Handgelenk im dorsopalmaren und im seitlichen Strahlengang. c, d Korrespondierender CT-Befund des linken Handgelenks

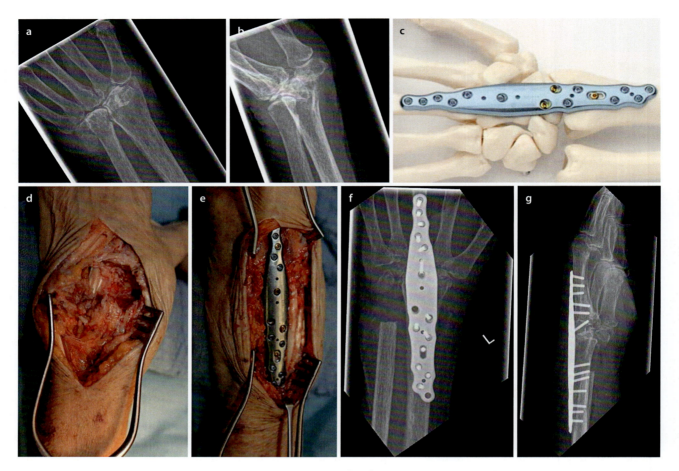

◘ **Abb. 14.35 a–g** Destruktion des linken Handgelenkes bei einer Patientin mit rheumatoider Arthritis (Röntgenbilder Abb. a,b). Verwendung einer geraden langen Arthrodesenplatte (Medartis AG, Basel, Schweiz) (**c**). Intraoperativer Situs nach Resektion des deformierten Knochens and Radius und Karpus und Resektion der distalen Ulna (**d**), Implantation der Arthrodesenplatte (**e**). Röntgenbilder mit knöcherner Konsolidierung der Handgelenkarthrodese 6 Monate postoperativ (**f,g**)

Literatur

Literatur zu Abschn. 14.1

Ahmadi AR, Duraku LS, van der Oest MJW et al (2022) The never ending story between proximal row carpectpmy and four corner arthrodesis: a systematic review and meta-analysis for the final verdict. J Plast Reconstr Aesthet Surg 75(2):711–721.

Krimmer H, Lanz U (2000) Der posttraumatische karpale Kollaps. Verlauf und Therapiekonzept. Der Unfallchirurg 103:260–266.

Krimmer H, Sauerbier M, Vispo-Seara JL, Schindler G, Lanz U (1992) Fortgeschrittener karpaler Kollaps (Slac-Wrist) bei Skaphoidpseudarthrose. Therapiekonzept: mediokarpale Teilarthrodese. Handchirurgie, Mikrochirurgie, Plastische Chirurgie 24(4):191–198.

Krimmer H, Krapohl B, Sauerbier M, Hahn P (1997) Der posttraumatische karpale Kollaps (SLAC- und SNAC-wrist) – Stadieneinteilung und therapeutische Möglichkeiten. Handchirurgie, Mikrochirurgie, Plastische Chirurgie 29:(5)228–233.

Linscheid RL, Dobyns JH, Beabout JW, Bryan RS (1972) Traumatic instability of the wrist. Diagnosis, classification, and pathomechanics. J Bone Joint Surg 54:1612–1632.

Tunnerhoff HG, Haussmann P (2003) Komplikationen nach mediokarpaler Teilarthrodese. Versuch einer Fehleranalyse. Handchirurgie, Mikrochirurgie, Plastische Chirurgie 35:288–298.

Watson HK, Ballet FL (1984) The SLAC wrist: scapholunate advanced collapse pattern of degenerative arthritis. J Hand Surg 9:358–365.

Watson HK, Goodman ML, Johnson TR (1981) Limited wrist arthrodesis. Part II: Intercarpal and radiocarpal combinations. J Hand Surg 6:223–233.

Literatur zu Abschn. 14.2

Diaz-Garcia RJ, Oda T, Shauver MJ et al (2011) A systematic review of outcomes and complications of treating unstable distal radius fractures in the elderly. J Hand Surg [Am] 36:824–835.

Garcia-Elías M, Lluch A (2001) Partial excision of scaphoid: is it ever indicated? Hand Clin 17:687–695.

Garcia-Elías M, Lluch A, Ferreres A et al (2005) Treatment of radiocarpal degenerative osteoarthritis by radioscapholunate arthrodesis and distal scaphoidectomy. J Hand Surg [Am] 30:8–15.

Ha NB, Phadnis J, MacLean SBM et al (2018) Radioscapholunate fusion with triquetrum and distal pole of scaphoid excision: long-term follow-up. J Hand Surg Eur 43:168–173.

Mühldorfer-Fodor M, Ha HP, Hohendorff B et al (2012) Results after radioscapholunate arthrodesis with or without resection of the distal scaphoid pole. J Hand Surg [Am] 37:2233–2239.

Pezzei C, Quadlbauer S (2019) Radiocarpal pain and stiffness. Chapter 29. In: del Piñal F (Hrsg) Distal radius fractures and carpal instabilities. Thieme, Stuttgart.

Quadlbauer S, Pezzei C, Jurkowitsch J et al (2016) Early rehabilitation of distal radius fractures stabilized by volar locking plate: a prospective randomized pilot study. J Wrist Surg 6:102–112.

Quadlbauer S, Leixnering M, Jurkowitsch J et al (2017) Volar radioscapholunate arthrodesis and distal scaphoidectomy after malunited distal radius fractures. J Hand Surg [Am] 42(754):e1–754.e8.

Quadlbauer S, Pezzei C, Jurkowitsch J et al (2018) Early complications and radiological outcome after distal radius fractures stabilized by volar angular stable locking plate. Arch Orthop Trauma Surg 138:1773–1782.

Quadlbauer S, Pezzei C, Jurkowitsch J et al (2020a) Functional and radiological outcome of distal radius fractures stabilized by volar-locking plate with a minimum follow-up of 1 year. Arch Orthop Trauma Surg 140:843–852.

Quadlbauer S, Leixnering M, Rosenauer R et al (2020b) Radioskapholunäre Arthrodese mit Entfernung des distalen Skaphoidpols von palmar. Oper Orthop Traumatol 32:455–466.

Song J, Yu AX, Li ZH (2015) Comparison of conservative and operative treatment for distal radius fracture: a metaanalysis of randomized controlled trials. Int J Clin Exp Med 8:17023–17035.

Empfohlene Literatur zu Abschn. 14.3

Berger RA, Bishop AT, Bettinger PC (1995) New dorsal capsulotomy for the surgical exposure of the wrist. Ann Plast Surg 35(1):54–59.

Houshian S, Schrøder HA (2001) Wrist arthrodesis with the AO titanium wrist fusion plate: a consecutive series of 42 cases. J Hand Surg (Br) 26:355–359.

Kalb KH, Prommersberger KJ (2009) Die vollständige Versteifung des Handgelenks mit der AO-Handgelenk-Arthrodesenplatte. Oper Orthop Traumatol 21(4–5):498–509.

Koehler SV, Neubrech F, Sauerbier M (2020) In Unglaub F (Hrsg) Handgelenkarthrodese. Meistertechniken in der operativen Orthopädie und Unfallchirurgie: Hand und Handgelenk. Springer, Berlin.

Köhler S, Koch K, Arsalan-Werner A, Mehling IM, Seegmüller J, Krimmer H, Sauerbier M (2017) Handgelenksarthrodese mit winkelstabiler „Low-profile"-Platte ohne karpometakarpale Fusion. Oper Orthop Traumatol 29:416–430.

Nagy L, Büchler U (2002) AO-wrist arthrodesis: with and without arthrodesis of the third carpometacarpal joint. J Hand Surg [Am] 27(6):940–947.

Passin S, Pochlatko N, Ebi D, Spiegel A, Sauerbier M (2015) Biomechanische Testung einer neuen Handgelenkarthrodesenplatte. Handchir Mikrochir Plast Chir 47(1):32–37.

Prommersberger KJ, van Schoonhoven J, Krimmer H (1997) Indikation und Technik der Handgelenkarthrodese. Akt Traumatol 27:212–218.

Sauerbier M, Kania NM, Kluge S, Bickert B, Germann G (1999) Erste Ergebnisse mit der neuen AO-Handgelenk-Arthrodesenplatte. Handchir Mikrochir Plast Chir 31(4):260–265.

Sauerbier M, Kluge S, Bickert B, Germann G (2000) Subjective and objective outcomes after total wrist arthrodesis in patients with radiocarpal arthrosis or Kienböck's disease. Chir Main 4:223–231.

Terzis A, Sauerbier M (2022) Die Arthrodese des Handgelenkes. Handchirurgie Scan 11(3):205–219.

Motorische Ersatzoperationen an Unterarm und Hand

Andreas Gohritz und Leila Harhaus-Wähner

Inhaltsverzeichnis

15.1 Motorischer Ersatz bei peripheren Nervenverletzungen (N. radialis, N. medianus, N. ulnaris) – 309
15.1.1 Krankheitsbilder – 309
15.1.2 Ätiologie – 310
15.1.3 Relevante anatomische Strukturen – 310
15.1.4 Relevante diagnostische Verfahren – 314
15.1.5 Konservative Therapie – 314
15.1.6 Operative Therapie – 314
15.1.7 Nachbehandlung – 317
15.1.8 Komplikationen – 317
15.1.9 Empfohlene Techniken der Autoren – 318
15.1.10 Tipps und Tricks – 329
15.1.11 Fallstricke – 330
15.1.12 Zusammenfassung – 331

15.2 Motorische Ersatzoperationen an Unterarm und Hand bei zervikaler Rückenmarkverletzung (Tetraplegie) – 332
15.2.1 Einleitung – 332
15.2.2 Ätiologie – 332
15.2.3 Relevante anatomische Strukturen – 332
15.2.4 Relevante diagnostische Verfahren – 333
15.2.5 Konservative Therapie – 336
15.2.6 Operative Therapie – 337
15.2.7 Tipps und Tricks – 344
15.2.8 Fallstricke – 345
15.2.9 Zusammenfassung – 346

© Der/die Herausgeber bzw. der/die Autor(en), exklusiv lizenziert an Springer-Verlag GmbH, DE, ein Teil von Springer Nature 2024
C. K. Spies et al. (Hrsg.), *Expertenwissen Handchirurgie*, https://doi.org/10.1007/978-3-662-68413-9_15

15.3		**Ersatzoperationen an Unterarm und Hand bei Dysfunktion des oberen Motoneurons (Hirninfarkt, Zerebralparese, Schädel-Hirn-Trauma) mit spastischen Lähmungen – 346**
15.3.1	Einleitung – 346	
15.3.2	Krankheitsbilder – 347	
15.3.3	Ätiologie – 347	
15.3.4	Relevante anatomische Strukturen – 347	
15.3.5	Relevante diagnostische Verfahren – 348	
15.3.6	Konservative Therapie – 351	
15.3.7	Operative Therapie – 351	
15.3.8	Nachbehandlung – 355	
15.3.9	Komplikationen – 356	
15.3.10	Empfohlene Techniken der Autoren – 356	
15.3.11	Tipps und Tricks – 361	
15.3.12	Fallstricke – 363	
15.3.13	Zusammenfassung – 364	

Literatur – 364

Motorische Ersatzoperationen an Unterarm und Hand

Hintergrund

Motorische Ersatzplastiken, auch als Sehnen- oder Muskeltransfers bezeichnet, sind etablierte chirurgische Verfahren, die speziell zur Wiederherstellung der Hand- und Unterarmfunktion nach Nervenverletzungen entwickelt wurden. Durch die Umleitung oder Transposition funktionstüchtiger und verzichtbarer Muskeln und Sehnen lassen sich ausgefallene Bewegungsfunktionen teilweise oder vollständig rekonstruieren. Diese Verfahren erfordern eine fundierte Kenntnis der funktionellen Anatomie und Neurophysiologie der betroffenen Strukturen (z.B. Kraft, Amplitude der Spender) sowie eine präzise chirurgische Technik, um optimale Ergebnisse zu erzielen. Das vorliegende Buchkapitel bietet eine umfassende Darstellung der aktuellen Techniken und Prinzipien motorischer Ersatzplastiken an Unterarm und Hand nach peripheren Nervenverletzungen, aber auch zentralen Störungen wie zervikaler Querschnittslähmung oder Spastik. Es werden sowohl die theoretischen Grundlagen als auch praktische Anleitungen zur Durchführung dieser Operationen vorgestellt. Immer wieder wird auch auf eine kompetente Nachbehandlung und Rehabilitation eingegangen. Durch die Komplexität der Bewegungsstörungen, insbesondere nach kombinierten Nervenverletzungen sind die Techniken individuell zusammenzustellen. Als Basis dafür soll dieses Buchkapitel einen aktuellen Leitfaden für die chirurgische Funktionswiederherstellung im Bereich von Unterarm und Hand darstellen.

Tab. 15.1 Motorische Ausfallmuster bei Läsionen der peripheren Stammnerven an Unterarm und Hand

Nervenschädigung	Klinischer Funktionsverlust
N.-radialis-Läsion	
Proximal (komplette Fallhand)	Keine Streckung von Ellenbogen, Handgelenk, Fingern und Daumen
Distal (Schädigung des N. interosseus posterior, ECRL (Extensor carpi radialis longus)-Funktion erhalten = inkomplette Fallhand)	Keine Fingerstreckung, Daumenstreckung und -abduktion, Radialdeviation des Handgelenks bei Extension
N.-medianus-Läsion	
Proximal	Keine Daumenbeugung und Fingerbeugung D2–D3 Keine Daumenopposition
Distal (ca. 80 %)	Keine Daumenopposition
N.-ulnaris-Läsion	
Proximal	Schwäche von Fingerbeugung D4/5, Daumenadduktion und Kraftgriff, Kleinfinger in Abduktion (Wartenberg-Zeichen)
Distal	Krallenstellung der Finger D4 und D5

15.1 Motorischer Ersatz bei peripheren Nervenverletzungen (N. radialis, N. medianus, N. ulnaris)

15.1.1 Krankheitsbilder

Typische Ausfallmuster der 3 Stammnerven an Unterarm und Hand finden sich in ◘ Tab. 15.1.

Lähmungen des N. radialis

Bei kompletter hoher Radialislähmung fehlt die Streckung von Ellenbogen, Handgelenk und Daumen, einschließlich dessen Radialduktion, ebenso die Extension der Fingergrundglieder. Die Lähmung proximal des Ellenbogens mit komplettem Ausfall der Handgelenkstreckung (**komplette Fallhand**) unterscheidet sich von der Lähmung des R. profundus (N. interosseus posterior) mit Ausfall der Daumen- und Fingerstreckung und geschwächter Handgelenkstreckung bei erhaltener ECRL-Funktion (**inkomplette Fallhand**).

Lähmungen des N. medianus

Man unterscheidet die **proximale** von der **distalen (tiefen) Medianuslähmung** (nach Abgang der extrinsischen Muskeläste, ca. 80 %). Bei ersterer findet sich neben der Asensibilität im Autonomiegebiet des N. medianus (beugeseitig am Zeigefingermittel- und -endglied) auch eine Hypästhesie im medianusversorgten Bereich auf der Beugeseite von Daumen, Zeigefinger, Mittelfinger und auf der Radialseite des Ringfingers. Die Beugung im Daumenendgelenk und im Mittel- und Endgelenk des Zeigefingers sind aufgehoben, die Beugung des Mittelfingers geschwächt (sogenannte Schwurhand). Bei der wesentlich häufigeren distalen Medianusläsion fallen die vom Medianus innervierten intrinsischen Muskeln (M. opponens pollicis, radiale Mm. lumbricales, M. abductor pollicis brevis, M. flexor pollicis brevis, Caput superficiale, Merkwort: OLAF) aus, damit ist vor allem die Daumenopposition beeinträchtigt.

Lähmungen des N. ulnaris

Ausfälle des N. ulnaris führen zu einem weitgehenden **Verlust der Handbinnenmuskulatur** und damit Verlust der Kraft, aber auch der Feinmotorik der Hand. Hauptprobleme sind die **Krallenstellung der ulnaren Finger** mit einer **dyskinetischen Fingerbeugung**, bei der zuerst die End- und Mittel-, dann erst die Grundgelenke gebeugt werden (wie beim „Einrollen eines Teppichs"). Diese Krallenstellung der Finger entsteht durch die gestörte Balance der als Antagonist ausgefallenen Handbinnenmuskeln, die extrinsischen Fingerstrecker bewirken eine Hyperextension der Grundgelenke und die antagonistischen Beuger die Flexion in den Mittel- und Endgelenken. Zudem entsteht ein Stabilitätsverlust von Daumen und Zeigefinger mit fehlender Daumenadduktion (Verlust des Kneifgriffs, Pinch) – sichtbar am sogenannten Froment-Zeichen – und ein Verlust der Ab- und Adduktion der Finger. Bei fehlender Adduktionsfähigkeit des Kleinfingers spricht man vom Wartenberg-Zeichen.

15.1.2 Ätiologie

Hauptursachen für periphere Nervenschädigungen sind:
- Läsion des Nervs oder der Unterarmstreckermuskulatur durch Trauma, Tumor oder Ischämie
- Kompressionssyndrome durch Muskeln, Bandstrukturen, Tumoren, entzündliche Prozesse, Ganglien, Lagerungsschäden in Narkose/Drogenrausch
- iatrogene Ursachen: Osteosynthesen (v. a. am Humerusschaft, Metallentfernung, Umstellungsosteotomie), Shunt-OP, Injektionen
- Toxisch-metabolische Alteration (z. B. Bleivergiftungen)
- Entzündliche Veränderungen/Faszikeltorsionen (z. B. Neuritis, Parsonage-Turner-Syndrom)

Die Indikation zu motorischen Ersatzoperationen besteht generell bei/zur:
- irreparabler peripherer Nerven- oder Plexusbrachialis-Lähmung nach erfolgloser konservativer/operativer Therapie
- primärer Nervenrekonstruktion ohne adäquate Funktionswiederherstellung
- Unterstützung der frühzeitigen Nervenregeneration und Verhinderung von Lähmungsfolgen (supportiv als „innere Schiene") und Beschleunigung der Funktionswiederkehr nach Nervenrekonstruktion mit ungünstiger Prognose (z. B. langstreckiger Defekt, verzögerte Therapie, hohes Patientenalter)
- speziellem Patientenwunsch nach besonders rascher Funktionswiederkehr (z. B. wegen Berufs)

15.1.3 Relevante anatomische Strukturen

Motorische Ersatzoperationen an Unterarm und Hand basieren auf einer praktischen Anwendung der segmentalen Muskelinnervation und der motorischen Innervation der 3 Stammnerven (Abb. 15.1).

Der **N. radialis** (C5–Th1) (Abb. 15.2) verläuft am Humerus dorsal und windet sich an diesem im Sulcus n. radialis mit der A. profunda brachii zwischen dem medialen und lateralen Kopf des M. triceps brachii nach unten, wobei der Nerv gegen den Knochen nur durch eine 1–3 mm dünne Bindegewebeschicht gepolstert ist.

Er durchbricht distal das Septum intermusculare brachii laterale und gelangt zwischen M. brachioradialis und M. brachialis in die Ellenbeuge. Hier spaltet sich der Nerv in der Regel vor dem Radiuskopf in einen oberflächlichen sensiblen und einen tiefen motorischen Ast. Der R. profundus durchbohrt den M. supinator, läuft zwischen oberflächlicher und tiefer Schicht der Strecker und versorgt die Streckergruppe des Unterarms. Der N. interosseus posterior ist der Endast des R. profundus, erreicht auf der Membrana interossea antebrachii das Handgelenk und versorgt es sensibel. Der R. superficialis begleitet die A. radialis (radiale Gefäß-Nerven-Straße), verläuft am Übergang vom mittleren zum distalen Radiusdrittel unter dem M. brachioradialis zum dorsoradialen Unterarm und zum radialen Handrücken und versorgt dort die Haut.

Der **N. medianus** (Abb. 15.3) geht mit seiner lateralen Wurzel aus dem Fasciculus lateralis, mit seiner medialen Wurzel aus dem Fasciculus medialis hervor.

Beide Wurzeln liegen medial und lateral an der A. axillaris und vereinigen sich vor ihr zum N. medianus und zur sog. Medianusgabel, wobei zahlreiche anatomische Variationen möglich sind. Anschließend verläuft der Nerv gemeinsam mit der A. brachialis anterior entlang des Septum intermusculare brachii mediale (der medialen Gefäß-Nerven-Straße) in die Ellenbeuge, dann unter Aponeurosis m. bicipitis brachii zum Unterarm. Hier durchbohrt er den M. pronator teres, zieht zwischen oberflächlichen und tiefen Flexoren des M. flexor carpi radialis und unter dem Retinaculum flexorum durch den Karpalkanal zur Hohlhand und teilt sich in die Fingernerven (Nn. digitales palmares proprii aus Nn. digitales palmares communes 1–3), die palmar die Haut der radialen 3½ Finger und dorsal die Haut der Endglieder dieser Finger versorgen. Er gibt hierbei folgende wichtige Äste ab: Die Rr. musculares innervieren alle Muskeln der Beugergruppen am Unterarm mit Ausnahme des M. flexor carpi ulnaris. Der N. interosseus (antebrachii) anterior läuft auf der Membrana interossea antebrachii und versorgt M. flexor pollicis longus, M. flexor digitorum profundus (radialer Teil), M. pronator quadratus, die Äste zur tiefen Schicht der Beuger,

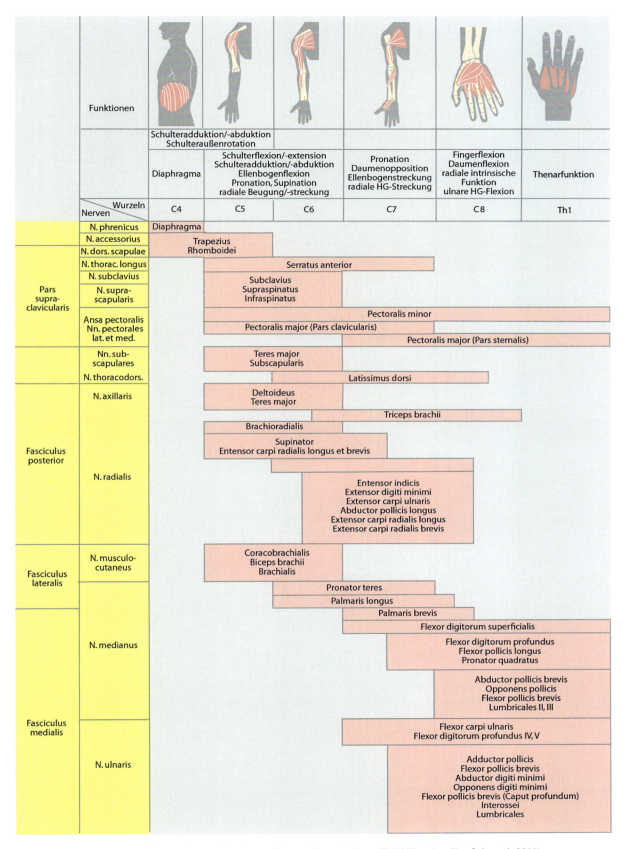

◘ Abb. 15.1 Segmentale Muskelinnervation an der oberen Extremität nach Zancolli (1979). (Aus Towfigh et al. 2011)

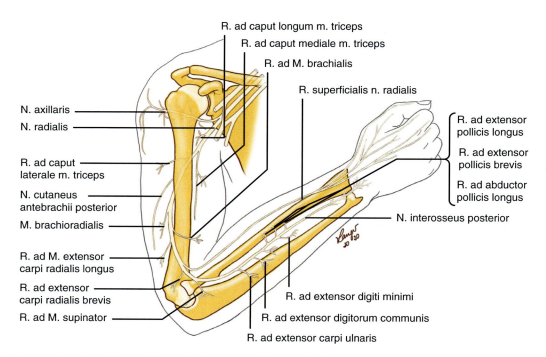

• Abb. 15.2 Anatomie und Astfolge des N. radialis. (Aus Antoniadis et al. 2021)

den sensiblen Ast zum Periost und Handgelenk, R. palmaris n. mediani (den sensiblen Ast zur Haut über Handwurzel und Daumenballen), R. communicans cum n. ulnari (verbindet N. medianus mit R. superficialis des N. ulnaris in der Hohlhand), Nn. digitales palmares communes 1–3 (motorische Äste für Mm. lumbricales 1–2 und für Daumenballenmuskulatur, außer M. adductor pollicis und Caput profundum des M. flexor pollicis brevis).

Der **N. ulnaris** (C8–Th1) (• Abb. 15.4) entstammt dem Fasciculus medialis.

Er läuft auf der Innenseite des Oberarms posterior des Septum intermusculare brachii mediale zum Sulcus n. ulnaris an der posterioren Facette des Epicondylus medialis. In dieser Region liegt er oberflächlich unter der Haut und kann palpiert und durch Beklopfen gereizt werden. Am Oberarm gibt er keine Äste ab, schlüpft zwischen Caput humerale und ulnare des M. flexor carpi ulnaris zur Beugerseite des Unterarms und zieht unter diesem Muskel mit der A. ulnaris (ulnare Gefäß-Nerven-Straße) über das Retinaculum flexorum hinweg zur Hand.

Der Nerv gibt am Unterarm Rr. musculares ab für den M. flexor carpi ulnaris und für den ulnaren Anteil des M. flexor digitorum profundus. Der R. dorsalis n. ulnaris geht etwa am Übergang vom mittleren zum distalen Unterarmdrittel ab, läuft unter dem M. flexor carpi ulnaris zum Handrücken, vereint sich mit R. superficialis n. radialis, gibt Nn. digitales dorsales zur sensiblen Innervation der ulnaren 2½ Finger am jeweiligen Grund- und Mittelglied ab. Die Endglieder werden von palmar versorgt. Der R. palmaris n. ulnaris versorgt die Haut am Kleinfingerballen. Der R. superficialis liegt unter der Palmaraponeurose, verbindet sich mit dem N. medianus, innerviert den M. palmaris brevis und spaltet sich in die Nn. digitales palmares proprii (aus Nn. digitales palmares communes) für die Haut der ulnaren 1½ Finger einschließlich der Dorsalseite der Endglieder und den R. profundus für alle Hypothenarmuskeln und Mm. interossei palmares und dorsales, die Mm. lumbricales 3 und 4 sowie das Caput profundum des M. flexor pollicis brevis sowie den M. adductor pollicis. Das sensible Autonomiegebiet des N. ulnaris befindet sich am Endglied des Kleinfingers.

Motorische Ersatzoperationen an Unterarm und Hand

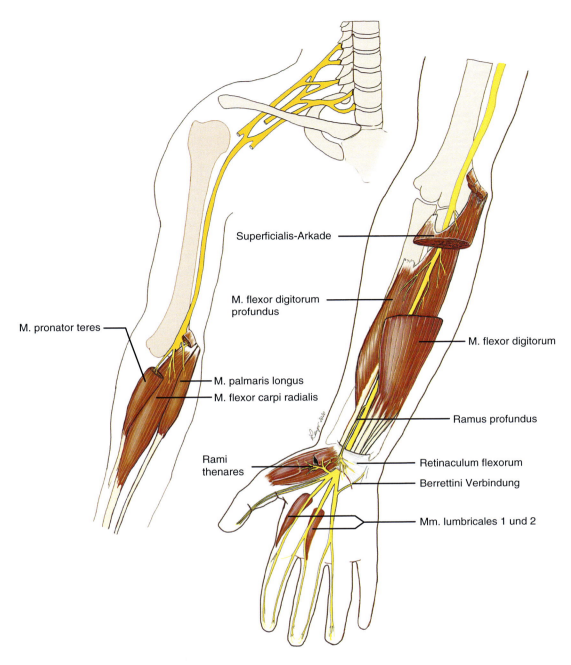

Abb. 15.3 Anatomie und Astfolge des N. medianus. (Aus Antoniadis et al. 2021)

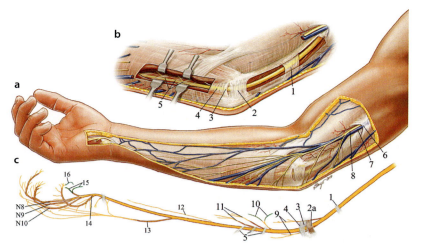

Abb. 15.4 Verlauf und Äste des N. ulnaris. **a** Subkutane Anatomie an der Medialseite des Ellenbogens. **b** N. ulnaris im Bereich des Ellenbogens. **c** Äste des N. ulnaris bis zur Hand. 1 Verstärkte Faszie des Septum intermusculare. 2 Lig. epitrochleoanconeum. 2a M. epitrochleoanconeus. 3 Osborne-Arkade. 4 Faszie zwischen Pars olecrani und Pars epicondylus des M. flexor carpi ulnaris. 5 Muskelfaszienstränge innerhalb des M. flexor digitorum profundus (FDP4/5); 6 Hiatus basilicus. 7 V. basilica. 8 N. cutaneus antebrachii medialis. 9 Rr. musculares (FCU, (Flexor carpi ulnaris)) des N. ulnaris. 10 Martin-Gruber-Verbindung zum N. medianus. 11 Rr. musculares (FDP (Flexor digitorum profundus) 4/5). 12 Henle-Nerv (begleitet die A. ulnaris). 13 R. dorsalis des N. ulnaris. 14 R. profundus (motorische Äste). 15 Berrettini-Verbindung zum N. medianus. 16 Riche-Cannieu-Verbindung zum N. medianus. N8–N10 Sensible Äste zum Kleinfinger und zur Ulnarseite des Ringfingers. (Aus Antoniadis et al. 2021)

15.1.4 Relevante diagnostische Verfahren

Immer erfolgt die Anamnese und klinische Untersuchung; Zusatzuntersuchungen sind je nach Läsionsniveau EMG und NLG sowie Ultraschall- oder MRT-Untersuchungen.

15.1.5 Konservative Therapie

Ziele der nicht-operativen Behandlung sind der Erhalt der freien passiven Gelenkbeweglichkeit und die Vermeidung von Kontrakturen (auch der 1. Kommissur), idealerweise unter handtherapeutischer Aufsicht (Physio- und Ergotherapie) und Schienenversorgung.

15.1.6 Operative Therapie

Prinzip

Motorische Ersatzoperationen können **irreparabel verlorene Muskelfunktionen** durch eine **Transposition gesunder Sehnen-Muskel-Einheiten** ersetzen und so die Funktion gelähmter oder zerstörter Muskelgruppen wiederherstellen.

Techniken

Der Spendermuskel kann **unipolar** gestielt verlagert werden, d. h. er bleibt proximal in situ und nur seine Sehne wird verlagert, oder er wird mit Ursprung und Ansatz **bipolar** unter Erhalt des Gefäß-Nerven-Bündels versetzt. In Ausnahmefällen ist die freie, d. h. **mikrochirurgische Transplantation eines funktionellen Muskels** (z. B. M. gracilis, latissimus dorsi oder rectus femoris) möglich.

Präoperative Bedingungen

Die präoperativen Bedingungen für motorische Ersatzoperationen sind in Tab. 15.2 zusammengefasst. Durch **präoperative Physiotherapie** (evtl. mit zusätzlicher Elektrostimulation) kann der Spendermuskel gestärkt werden. Hier kann präoperativ auch oft schon die Motivation und Einsichtsfähigkeit des Patienten eingeschätzt werden.

Wahl des Motors

Ideal zum Ersatz des gelähmten Muskels wäre ein Spendermuskel mit vergleichbaren mechanischen Eigenschaften wie Volumen, Faserlänge und relative Kraft und einer möglichst ähnlichen Muskelarchitektur, die die Wirkungsweise des Spendermuskels in seiner neuen Ersatzfunktion entscheidend bestimmt.

Bei **Antagonisten** ist meist ein **erheblicher Richtungswechsel** des Muskelverlaufs notwendig, z. B. von der Beuge- auf die Streckseite der Hand, wodurch Gleitfähigkeit und Kraft verloren gehen kann. Prinzipiell können jedoch alle Muskelgruppen transponiert werden, die durch den Patienten willentlich steuerbar sind.

Tab. 15.2 Voraussetzungen für motorische Ersatzoperationen

1	Keine spontane Funktionsrückkehr (durch Nervenregeneration) zu erwarten
2	Operative Alternativen ausgeschöpft – Nervennaht oder -dekompression – Primärrekonstruktion von Nerven, Sehnen und Muskeln – Nerventransposition mit kurzer Regenerationsstrecke – Tenotomie/Sehnenverlängerung, um Gelenkbeweglichkeit zu verbessern – Tenodese (Bewegung des proximalen Gelenks bewirkt Bewegung im distalen Gelenk)
3	Keine weitere Verbesserung durch Physio- oder Ergotherapie (Handtherapie)
4	Einsichtsfähigkeit und Motivation des Patienten (v. a. zur Nachbehandlung)
5	Behandlungsplan nach körperlicher Untersuchung und Beratung des Patienten
6	Verzichtbare und geeignete Spendermuskeln (Kraftgrad ≥M4) vorhanden
7	Günstige Weichteilsituation, wenn nötig Vorbereitung, z. B. durch Schaffen von Gleitlager (Silastikstabeinlage) oder Lappenplastik
8	Möglichst freie passive Gelenkbeweglichkeit – Korrektur von Kontrakturen vorher!

Tab. 15.3 Bewertung der Muskelkraft (British Medical Research Council)

Kraftgrad	Charakteristikum der Muskelfunktion
0	Völlige Lähmung
1	Spur einer Kontraktion
2	Aktive Bewegung bei Ausschaltung der Schwerkraft
3	Aktive Bewegung gegen die Schwerkraft
4	Aktive Bewegung gegen Schwerkraft und Widerstand
5	Normale Muskelkraft

Die Muskelexkursion kann nach der **3-5-7-Regel** aus seiner Insertion abgeschätzt werden. Sie beträgt bei Ansatz am Handgelenk etwa 3 cm (ECRL 3,3 cm), an den Fingergrundgelenken 5 cm (EDC, (Extensor digitorum communis) 5,0 cm) und an den Fingerendgliedern 7 cm (FDS (Flexor digitorum superficialis)/FDP 7 cm), wobei der Tenodeseeffekt am Handgelenk die Exkursion noch um etwa 2,5 cm steigern kann. Durch proximale Freilegung des Muskels, z. B. des BR, kann sich die Exkursion noch weiter erhöhen.

Biomechanisch ist die Kraftentwicklung am günstigsten bei **geradliniger Führung** (engl. „direct pull") der transferierten Sehne, jede Umlenkung führt zu Kraftverlust.

Die **physiologischen Eigenschaften des Spendermuskels**, vor allem hinsichtlich Kraft, Amplitude und Funktion, sollten dem zu ersetzenden Muskel nahekommen. Eingeteilt nach den Graden 0 bis 5 des British Medical Research Councils, sollte seine Muskelkraft mindestens M4 (Kraft gegen Widerstand) entsprechen, da in der Regel ein Kraftgrad verloren geht (◘ Tab. 15.3). Muskeln mit einem Kraftgrad M3 kommen für augmentierende Ersatzoperationen bei erhaltener Restfunktion infrage.

Technik der Sehnennaht

Bei der Sehnennaht hat sich die Pulvertaft-Verflechtung bewährt (◘ Abb. 15.5a) – diese kann jedoch sehr auftragend sein, benötigt lange Sehnenenden und verlässt die lineare Orientierung der Kollagenfasern. Eine sinnvolle Alternative ist die Seit-zu-Seit-Technik mit einmaliger Durchflechtung und Seit-zu-Seit-Anlagerung der Sehnenenden, die 2-reihig mit fortlaufenden Kreuzstichnähten gesichert wird (◘ Abb. 15.5b). Sie bietet eine bessere Gleitfähigkeit und noch höhere Stabilität als die Pulvertaft-Naht und erlaubt eine frühaktive Nachbehandlung.

Synergisten besitzen meist eine ähnliche Verlaufsrichtung und Funktion sowie zusätzlich ein ähnliches Innervationsmuster, wodurch das postoperative Umlernen erleichtert wird.

Gelenkkontrakturen müssen präoperativ korrigiert werden, entweder konservativ durch intensive passive Beübung oder chirurgisch durch Gelenklösungen, weil auch der stärkste Spendermuskel ein steifes Gelenk nicht mobilisieren kann.

Vor oder nach der motorischen Ersatzoperation sind **Zusatzeingriffe** nützlich, insbesondere **Tenolyse, Sehnenverlängerung, Tenodesen, Arthrodesen**, um das Ergebnis noch weiter zu verbessern.

Zeitplanung

Motorische Ersatzoperation erfolgen meist als Sekundäroperationen, wenn nach konservativen und operativen Maßnahmen ein Funktionsplateau erreicht und keine Besserung realistisch scheint. Selten werden sie auch als Primäreingriffe eingesetzt, um Funktionsausfälle bis zur Muskelreinnervation temporär zu kompensieren. Bei weit proximaler Nervenschädigung und einer durchschnittlichen Regenerationsgeschwindigkeit von 1–2 mm pro Tag erreichen die auswachsenden

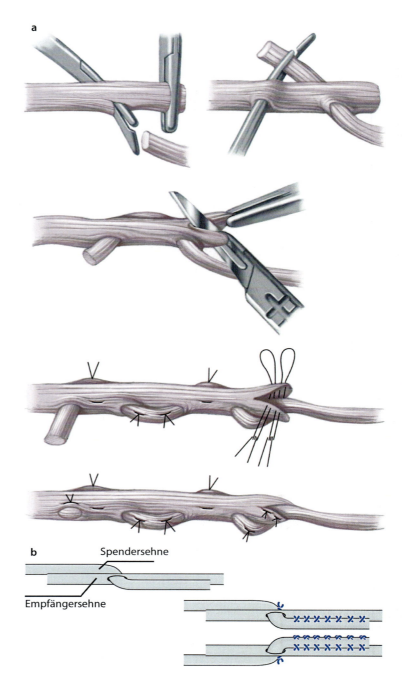

◘ Abb. 15.5 Sehnenverflechtungsnaht nach Pulvertaft (1957), von Vulpius bereits 1902 beschrieben (**a**, aus Berger und Hierner 2009) und Seit-zu-Seit-Naht (**b**, aus Antoniadis et al. 2021)

Axone erst nach Monaten die periphere Muskulatur. Bei temporären Ersatzoperationen werden die Empfängersehnen oft nicht durchtrennt, sondern eine End-zu-Seit-Naht vorgenommen, damit die Operation bei ausreichender Reinnervation reversibel bleibt. Grundsätzlich bleiben motorische Ersatzoperationen auch Jahrzehnte später möglich, anders als etwa Nervenrekonstruktionen, da sie auf voll funktionstüchtigen Muskeln beruhen, deren Ansatz lediglich versetzt wird, um eine wichtigere Funktion als die ursprüngliche auszuführen.

■ **Alternativen/Zusatzeingriffe**
Die **primäre Rekonstruktion** von Nerven, Sehnen oder Muskeln hat gegenüber der Ersatzoperation den Vorteil, dass meist kein neues Erlernen notwendig ist und Kraft,

Amplitude und Zugrichtung des Muskels erhalten bleiben.

Nerventranspositionen sind technisch anspruchsvoll, ermöglichen aber oft eine **differenzierte Funktionswiederkehr** der neurotisierten Muskeln und vermeiden Adhäsionen von Sehnen oder Muskeln.

Nach statischer oder dynamischer **Tenodese** kann durch Bewegungen eines proximalen Gelenks eine passive Stellungsänderung in einem distalen Gelenk erreicht werden.

Die **Arthrodese** verringert die Anzahl der zu bewegenden Gelenke, sorgt für Stabilität einer bestimmten Funktion (z. B. der Fingerfunktion bei Handgelenkinstabilität) und setzt zusätzliche Spendermuskeln frei (z. B. die Handgelenkstrecker oder -beuger, die zur Reanimation der Fingerbewegung eingesetzt werden können).

■ Teamkonzept

Von zentraler Bedeutung ist die Zusammenarbeit in einem Team aus Ärzten, Krankengymnasten und Ergotherapeuten, die mit den besonderen Anforderungen nach motorischen Ersatzoperationen bei peripheren oder zentralen Lähmungen vertraut sind.

15.1.7 Nachbehandlung

Der Erfolg hängt neben der technischen Kompetenz des Operateurs entscheidend von einer gewissenhaften und sorgfältigen Nachsorge ab. Die an die jeweilige Operation angepasste Nachbehandlung umfasst die folgenden Prinzipien:

Immobilisation: Nach Muskeltranspositionen wird oft 3–4 Wochen durch Schienen ruhiggestellt, um Zugbelastungen auf der Sehnennaht zu minimieren. Angrenzende Gelenke, deren Bewegung die Sehnennaht nicht belasten, werden passiv beübt.

Mobilisation: Nach 4 Wochen wird mit geschützter Krankengymnastik ohne Belastung begonnen, ab der 6. Woche tragen die Patienten die Schienen nur noch nachts.

Kräftigung: Übungen zur Kräftigung sind erst nach 6–8 Wochen erlaubt, die Bewegungen gegen Widerstand werden langsam gesteigert.

Wir bevorzugen meist eine **Frühmobilisierung**, die viele Vorteile (weniger Adhäsionen, schnellere Funktionswiederkehr) gegenüber der traditionellen verzögerten Mobilisierung bietet, sie setzt allerdings eine stabile Sehnennaht (z. B. durch Seit-zu-Seit-Technik) und eine intensive und kompetente Ergo- und Physiotherapie voraus.

15.1.8 Komplikationen

Komplikationen sind selten und entstehen meist durch **Fehler in der Planung** (z. B. Wahl eines zu schwachen Spenders, dessen Kraftgrad präoperativ überschätzt wurde), perioperativ (vor allem **ungenügende Spannung** eines verlagerten Muskels, ◘ Tab. 15.4) oder die **falsche Nachbehandlung** (Ausreißen oder Überdehnung der Sehnennaht).

Das Risiko von Verklebungen von Sehnen oder Muskeln lässt sich durch ein narbenfreies Gleitlager, die Vermeidung von Hautinzisionen über dem Verlauf der transponierten Sehne und eine frühzeitige krankengymnastische Mobilisation vermindern.

◘ **Tab. 15.4** Perioperatives Komplikationsmanagement bei motorischen Ersatzoperationen

Fehler/Komplikation	Maßnahme
Präoperativ	
– Wahl eines zu schwachen/insuffizienten Spendermuskels	– Genaue klinische Untersuchung, präoperative Kräftigung, Vermeidung reinnervierter Spendermuskeln
Intraoperativ	
– Nervenverletzung, z. B. des versorgenden Gefäß- oder Nervenastes zum Spendermuskel	– Sofortige mikrochirurgische Rekonstruktion
– Ungenügende Spannung	– Markierung der Spendersehnenspannung in situ (vor Transfer), z. B. mit Markierungsnähten
– Weit nach distal reichender Muskelbauch, z. B. M. flexor carpi ulnaris (Sehnennaht und -gleiten erschwert)	– Partielle Resektion ohne wesentliche Schwächung des Muskels
Postoperativ	
– Schwellneigung, Ödeme (erhöhtes Risiko postoperativer Adhäsionen und Wundheilungsstörungen)	– Erhalt der dorsalen subkutanen Venen – Hochlagerung, Lymphdrainage
– Insuffiziente Sehnennaht/Ruptur, zu geringe Sehnenspannung	– Operative Revision und Neuanlage der Naht, Raffung
– Übermäßige Sehnenspannung (mit behindertem Faustschluss)	– Operative Revision

Schlechte subjektive Bewertungen spiegeln oft wirklichkeitsferne Erwartungen mancher Patienten wider, die klare und realistische Informationen über die Möglichkeiten und Grenzen dieser Konzepte erfordern.

15.1.9 Empfohlene Techniken der Autoren

Ersatzoperationen bei N. radialis-Lähmung

Trotz der großen Anzahl möglicher Transpositionen lässt sich bei den geläufigsten Techniken ein ähnliches Verteilungsmuster erkennen (◘ Tab. 15.5). Die Handgelenkstreckung wird meist durch Verlagerung des vom Medianus innervierten M. pronator teres auf den M. extensor carpi radialis brevis wiederhergestellt.

■ **Wiederherstellung der Handgelenkstreckung**

Hier hat sich die von Jones 1916 vorgeschlagene Transposition des M. pronator teres gegenüber früher üblichen Tenodesen durchgesetzt. Zur Verlängerung seiner kurzen Ansatzsehne wird der Spendermuskel mit einem zusätzlichen Periostreifen von ca. 4 cm entnommen (◘ Abb. 15.6).

■ **Wiederherstellung der Fingerstreckung**

a. **Transposition des FCU**

Hier kommen unterschiedliche Spendersehnen zum Einsatz, in Europa häufig der M. flexor carpi ulnaris (◘ Abb. 15.7). Nachteil ist jedoch, dass der FCU als kräftigster ulnarer Stabilisator des Handgelenks („dart throwing motion", z. B. beim Hämmern) geopfert wird.

◘ **Tab. 15.5** Standardtechniken der Radialisersatzplastik

Technik (Eigenname)	Merle d' Aubigné	Boyes	Brand/Smith	Riordan
Handgelenkextension	PT (Pronator teres)-ECRB (Extensor carpi radialis brevis)+ECRL	PT-ECRB+ECRL	PT-ECRB	PT-ECRB
Fingerextension	FCU-EDC+EPL	FDS3-EDC FDS4-EPL (rekonstruiert Finger- und Daumenextension einzeln) FCR-EPB+APL (Abductor pollicis longus)	FCR (Flexor carpi radialis)-EDC (erhält Handgelenkstabilität durch FCU)	FCU-EDC
Daumenextension	PL-EPL (Extensor pollicis longus)+APL	PL-EPL	PL-EPL	PL-EPL oder FDS4-EPL (nutzt höhere Amplitude der FDS4 als-PL (Palmaris longus)-Spender)

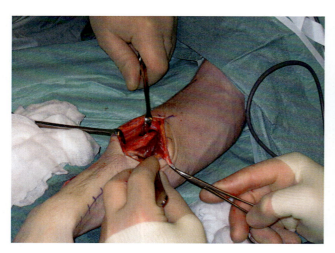

◘ **Abb. 15.6** Um die Naht mit der Empfängersehne des M. extensor carpi radialis brevis zu erleichtern, wird der M. pronator teres an seinem Ansatz mit einem Periostreifen von ca. 4 cm zur Verlängerung gehoben

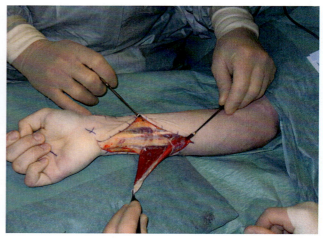

◘ **Abb. 15.7** Der FCU ist ein klassischer Spendermuskel für die Wiederherstellung der Fingerstreckung, der weit nach distal reichende Muskelbauch muss jedoch oft teilweise reseziert werden, um Naht und Gleiten der Sehnen zu erleichtern

Motorische Ersatzoperationen an Unterarm und Hand

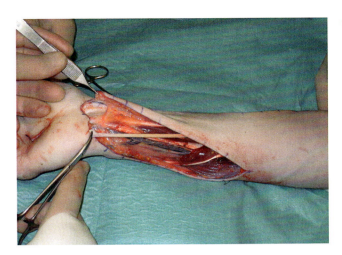

◘ Abb. 15.8 Der FCR ist als Spendermuskel für die Fingerstreckung relativ leicht erreichbar und zu verlagern, sein Hebedefekt gering

Die geringere Amplitude kann durch leichte Beugung des Handgelenks und damit vermehrte Vorspannung der dorsal verlagerten Sehne ausgeglichen werden, da sich durch diesen dynamischen Tenodeseeffekt die Fingerstreckung verbessert.
b. **Transposition des FCR** (◘ Abb. 15.8)

Eine gute Alternative bietet der FCR-Transfer, der den FCU als Hauptstabilisator des Handgelenks bewahrt und sich als Rekonstruktionsmöglichkeit auch bei NIP (N. interosseus posterior)-Lähmung anbietet.
c. **Transposition von FDS3 und/oder 4**

Bei Verwendung der oberflächlichen Beugesehnen 3 oder 4 für die Wiederherstellung der Finger- und Daumenextension (Boyes-Transfer) entspricht die Gleitamplitude der oberflächlichen Beuger nahezu ideal der Gleitamplitude der Fingerstrecker. Operationstechnisch anspruchsvoll ist, die Sehnenanteile des FDS4 von palmar nach dorsal durch den intermetakarpalen Spalt in den EDC einzuflechten. Der FDS3 wird ebenfalls durch die Membrana interossea in den EIP (Extensor indicis posterior) und in den EPL inseriert. Bei dieser Transposition funktioneller Antagonisten ist eine Koordination der neuen Bewegung schwieriger zu erlernen, Vorteil ist die Möglichkeit einer unabhängigen Bewegung von Daumen und Fingern.

- **Rekonstruktion von Daumenextension und -abduktion**

Um die Abduktion und Streckfunktion des Daumens zu rekonstruieren, wird der PL über einem queren Hautschnitt in der Beugefurche des Handgelenks vor dem Karpaltunnel abgetrennt, freigelegt und unter Spannung mit den geschlitzten Sehnen des M. extensor pollicis brevis (EPB) und des M. abductor pollicis longus (APL) am palmaren Rand der Tabatière vernäht.

- **Vorgehen bei inkompletter Radialisparese**

Bei isolierter N. interosseus posterior-Läsion muss nur die Finger- und Daumenstreckung wiederhergestellt werden. Dies ist durch den FCR, PL oder den von der distalen Radialislähmung verschonten M. extensor carpi radialis longus anstatt des M. flexor carpi ulnaris möglich. Der M. extensor carpi radialis brevis sichert die Handgelenkextension. Sowohl Daumenstreckung als auch Abduktion lassen sich durch alleinige PL-Transposition ersetzen, indem dieser in den aus dem 3. Strecksehnenfach nach subkutan luxierten EPL inseriert wird, wodurch gleichzeitig Extension und Abduktion entstehen.

Zur Nachbehandlung erfolgt die Anlage einer palmaren Unterarmfingergipsschiene mit Daumeneinschluss (Handgelenk in 30-Grad-Streckung, MCP (Metacarpophalangeal)-Gelenk in Neutralstellung, PIP (Proximales Interphalangeal)- und DIP (Distales Interphalangeal)-Gelenke in Extension und Daumen in Abduktion und Extension). Krankengymnastik kann aus der Schiene heraus sofort begonnen werden. Nach Belastungsfreigabe kann die Hand nach 6–8 Wochen wieder gut im Alltag eingesetzt werden. Bei einwandfreier chirurgischer Technik, aktiver Kooperation des Patienten und konsequenter Nachbehandlung hat die Radialisersatzplastik sehr gute Erfolgsaussichten (◘ Abb. 15.9).

Ersatzoperationen bei N.-medianus-Lähmung

- **Rekonstruktionsverfahren bei distalen N.-medianus-Paresen (Opponensplastik)**

Zur Opponensplastik bei distaler Medianusläsion (ca. 80 % der Fälle) wird die Sehne des Spendermuskels in den Ansatz des M. abductor pollicis brevis eingenäht, von den zahlreichen Optionen haben sich 4 Standardtechniken bewährt:

Transposition des M. palmaris longus (nach Camitz) Diese schnelle und einfache Methode beeinflusst vor allem die palmare Abduktion des Daumens, sie kann auch mit anderen Sehnentranspositionen zur Daumenopposition kombiniert werden und ist bei fortgeschrittener Medianusparese indiziert. Die Palmarissehne wird durch einen verlängerten Karpaltunnelzugang dargestellt und mit einem etwa gleich dicken Streifen aus der Palmaraponeurose verlängert. Sie wird zur Verbesserung der Biomechanik des Transfers zunächst durch einen Schlitz in der radialen Lefze des durchtrennten Retinaculum flexorum, anschließend durch einen subkutanen Tunnel zum Ansatz des M. abductor pollicis brevis geführt. Die Sehnenfixation erfolgt in maximaler palmarer Daumenabduktion, um ausreichend Sehnenlänge für die Naht mit der APB (M. abductor pollicis brevis)-Sehne zu gewinnen.

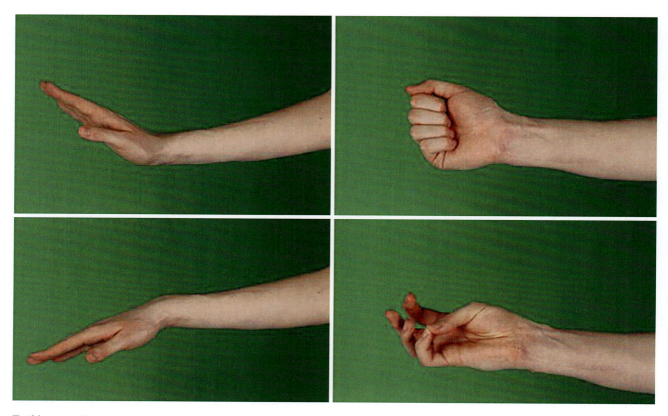

◘ Abb. 15.9 Funktionelles Ergebnis 8 Monate nach Sehnentransfer in modifizierter Riordan-Technik. (Aus Antoniadis et al. 2021)

Transposition des M. flexor digitorum superficialis 4 (nach Royle-Thompson) Diese Oppositionsplastik hat den Vorteil eines isoliert willentlich steuerbaren Spendermuskels mit guter Kraft und Amplitude und langer Sehne. Eine Komplikation ist die Beugekontraktur des Ringfingermittelgelenks nach Sehnenentnahme. Die Durchtrennung der Superficialiszügel des Ringfingers erfolgt mindestens 1 cm proximal ihrer Insertion, um eine Schwanenhalsdeformität zu verhindern. Auch die Superficialisschlinge, durch die die tiefe Beugesehne hindurchtritt, wird durchtrennt. Die Sehne des M. flexor digitorum superficialis wird um die Sehne des M. flexor carpi ulnaris, dann durch einen subkutanen Tunnel in Richtung des radialen Daumengrundgelenks geführt und distal in die Sehne des APB eingeflochten. Die FCU-Sehne und das Os pisiforme wirken dabei als Hypomochlion.

Transposition des M. extensor indicis (nach Burkhalter) Dieses einfache und wirkungsvolle Verfahren ist primär bei Ausfall der beugeseitigen Kraftspender indiziert, wie sie durch handgelenknahe Verletzungen mit N.-medianus-Beteiligung (z. B. suizidale Schnittverletzungen) eintreten. Mit der Neuinsertion des Extensor indicis auf der Sehne des M. abductor pollicis brevis ist eine gleichzeitige Rekonstruktion von Abduktion, Pronation und Beugung des Daumengrundgelenks möglich (◘ Abb. 15.10, 15.11). Nach der Mobilisierung der Sehne des M. extensor indicis wie bei der Umlagerung zur Rekonstruktion der Daumenstreckung erfolgt die Abtrennung etwa 2 cm weiter distal unter Mitnahme eines Streifens der Aponeurose, um eine ausreichende Sehnenlänge zu gewährleisten.

Nach Herausziehen der Indicissehne am Handgelenk wird diese um die ulnare Handkante geführt und nach streng subkutaner Tunnelung an der Opponenssehne oder radial am 1. Metacarpale neu inseriert. Die Gefahr einer Kompressionsschädigung des N. ulnaris besteht bei zu großer Spannung der Sehne, vor allem wenn der Sehnentunnel zu tief gewählt wurde.

Motorische Ersatzoperationen an Unterarm und Hand

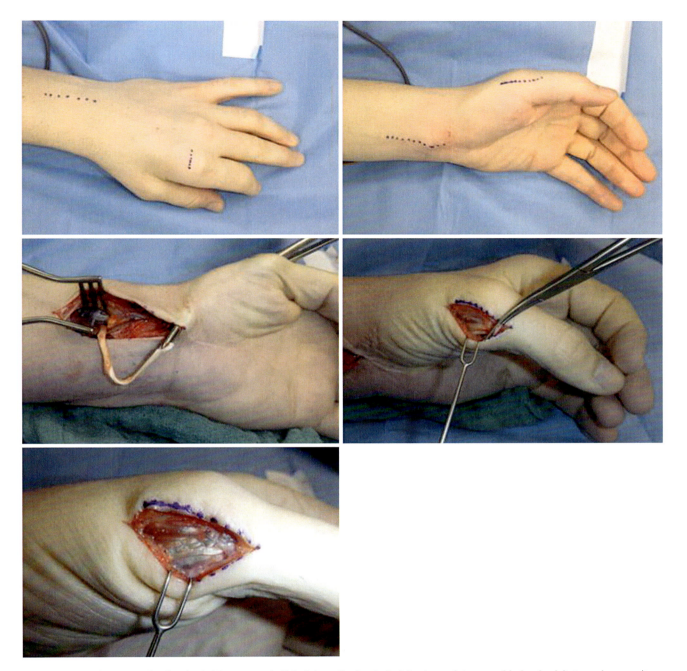

Abb. 15.10 Opponensplastik mittels M. extensor indicis-Sehne, die durch die Membrana interossea hindurchgeleitet wurde, um mit gerader Zugrichtung und ohne Sehneninterponat zur Aponeurose des M. abductor pollicis brevis zu reichen. (Aus Antoniadis et al. 2021)

Transposition des M. abductor digiti minimi (nach Huber) Diese Technik wird meist bei angeborener Daumenhypoplasie eingesetzt. Sie weist die Schwierigkeit der Präparation des Gefäß-Nerven-Bündels in der Loge de Guyon auf, löst aber das Problem bei gleichzeitig vorliegender Lähmung der Nn. medianus et radialis sowie bei Pollizisationen oder angeborenen Daumenhypoplasien.

Die ADM (M. abductor digiti minimi)-Sehne wird an der Diaphyse der Grundphalanx abgesetzt, von distal nach proximal unter Trennung von der Beugermuskulatur des Kleinfingers gelöst bis zum Erreichen des Gefäß-Nerven-Stiels, der unterhalb des Os pisiforme liegt. Nach Lösung und Anschlingen des Pedikels wird der proximale Muskelanteil gelöst und auf die Thenarseite transferiert, vergleichbar mit dem Umschlagen

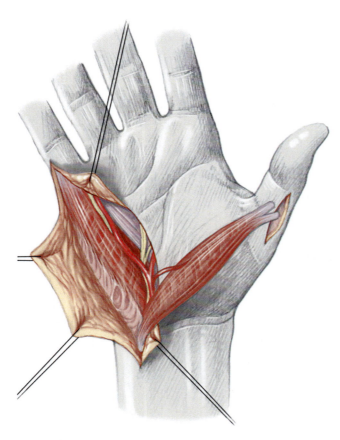

◘ **Abb. 15.11** Der vom N. ulnaris innervierte M. abductor digiti minimi wird desinseriert, buchseitenartig zum Thenar umgeschlagen und dort mit seiner Sehne am Ansatz des M. abductor pollicis brevis neu inseriert, um eine Daumenopposition zu ersetzen. (Aus Berger und Hierner 2009)

einer Buchseite. Um jede Torsion des Gefäßstiels und jede Kompression des Muskels zu vermeiden, wird ein großer subkutaner Tunnel zwischen der radialen Inzision am Grundgelenk des Daumens und der Hypothenarloge gelegt, die ADM-Sehne durchgezogen und mit der APB-Sehne fixiert.

▪ Rekonstruktionsverfahren bei vollständiger und partieller hoher Medianusläsion

Das Konzept bei der seltenen hohen Medianuslähmung ist in ◘ Tab. 15.6 dargestellt.

Bei vollständiger hoher Medianuslähmung werden die vom Ulnaris innervierten Profundussehnen von Ring- und Kleinfinger proximal des Karpalkanals mit den tiefen radialen Beugern seitlich gekoppelt, eine unabhängige individuelle Fingerbeugung ist nicht möglich. Alternativ können ECRL oder ECRB als Motoren eingeflochten werden.

Zur Rekonstruktion der Opposition kann im Gegensatz zur tiefen Medianuslähmung nicht der FDS4, sondern es muss ein Strecker (EIP (Extensor indicis proprius), EDM (Extensor digiti minimi), EPB (Extensor pollicis brevis) oder ECRL) verwendet werden. Dieser wird um die ulnare Unterarmkante geführt, der ECRL erfordert zur Verlängerung ein Sehnentransplantat. Je weiter distal diese Umlenkung um die ulnare Unterarmkante erfolgt, desto mehr nimmt die opponierende Komponente zu, je weiter proximal sie erfolgt, desto stärker wird der Daumen palmar abduziert.

Zur Stabilisierung des häufig lähmungsbedingt hypermobilen Daumengrundgelenks wird die trans-

◘ **Tab. 15.6** Motorische Ersatzoperationen bei hoher Medianuslähmung

Fehlende Funktion	Ersatzoperation	Alternativmöglichkeit
Opposition des Daumens	EIP auf APB/EPL	EDM- oder PL-Tenodese
Daumenendgliedbeugung	BR (Brachioradialis) auf FPL (Flexor pollicis longus)	ECRL
Fingerbeugung	Seit-zu-Seit-Naht FDP4/5 auf FDP2/3	ECRL auf FDP 2 und 3
Unterarmpronation	Rerouting der Bizepssehne	Radiusderotationsosteotomie

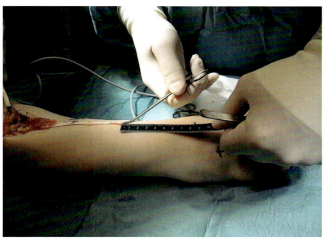 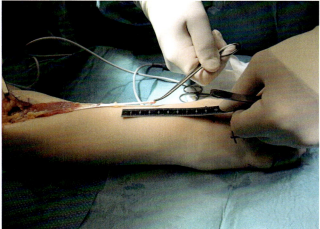

Abb. 15.12 Ziel der BR-Mobilisation aus seinen proximalen Adhäsionen ist eine Exkursion von mindestens 4 cm, um seine neue Aufgabe eines FPL-Ersatzes übernehmen zu können (normal in situ hätte der BR nur ca. 2 cm Exkursion)

ponierte Sehne gespalten, distal am Metakarpalekopf und an der Basis des Daumengrundglieds transossär befestigt oder in EPL-Sehne oder APB-Ansatz eingeflochten.

Zur Rekonstruktion der Daumenbeugung wird meist der M. brachioradialis als Kraftspender verwendet, der dem FPL direkt anliegt und diesem nach ausgiebiger proximaler Freilegung (die Exkursion ist sonst auf nur etwa 1,5 cm begrenzt, in der neuen Wirkungsweise benötigt er aber ca. 4 cm) in Amplitude und Verlaufsrichtung nahezu gleich ist (Abb. 15.12).

Hohe Läsionen entstehen aber häufig durch Plexuslähmungen, wodurch die Nn. ulnaris, radialis oder musculocutaneus mitbetroffen sein können (Abb. 15.13).

Die Erfolgsaussicht einer Ersatzoperation ist dann vermindert, weil die Auswahl möglicher Spender reduziert und zudem andere Muskelgruppen zwar noch funktionell ausreichend innerviert sein können, ihre Verlagerung infolge der zusätzlichen Schädigung (nach Reinnervation) aber nicht mehr kompensiert werden und ein Ungleichgewicht zwischen gestörten Synergisten und Antagonisten entstehen kann.

Bei zusätzlich ausgefallenem N. ulnaris werden z. B. oft radialisversorgte Muskeln umgelagert, um zunächst die Abduktion und Opposition des Daumens wiederherzustellen. Für die Fingerbeugung kann der ECRL nach palmar gezogen und auf die tiefen Beugesehnen verlagert werden.

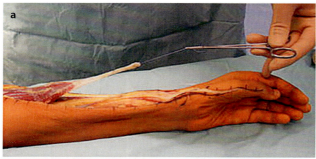
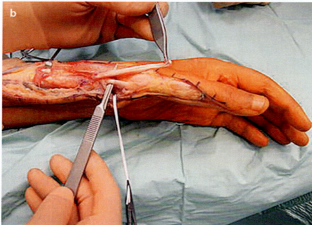
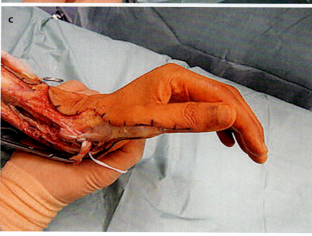

☐ **Abb. 15.13** a, b Intraoperatives Bild bei der Rekonstruktion eines aktiven Schlüsselgriffs mittels Transposition des M. brachioradialis auf den tiefen Daumenbeuger nach gleichzeitiger Tenodese des Daumenendgelenks mittels der distal gespaltenen FPL-Sehne bei einem Patienten nach Plexus-brachialis-Läsion (kombinierte N.-medianus-ulnaris-Parese). c Anpassung der Sehnenspannung beim Kneifgriff der Daumenkuppe zur radialen Zeigefingerseite der Sehnenspannung durch Prüfung des Tenodeseeffekts bei Handgelenkstreckung. (Aus Gohritz et al. 2007)

Rekonstruktion der N. medianus-innervierten Unterarmpronation

Die Unterarmpronation ist bei einer Parese des M. pronator teres und des M. pronator quadratus selten vollständig aufgehoben, da die Mm. brachialis, FDP und ECU (Extensor carpi ulnaris) eine Restpronation aufrechterhalten. Besteht jedoch ein beeinträchtigender Ausfall dieser Funktion, können wichtige Funktionen wie Schreiben, Tastaturbedienung, Essen kaum mehr ausgeführt werden. In diesen Fällen kann eine Rekonstruktion der Pronation ein hohes Ziel sein. Hier ist das Bizepsrerouting (Umlagerung verändert Funktion von Supination in Pronation) eine zuverlässige OP-Technik (☐ Abb. 15.14).:

Ersatzoperationen bei Lähmung des N. ulnaris

Rekonstruktive Ziele bei der N.-ulnaris-Läsion sind die Korrektur der Krallenfehlstellung an Ring- und Kleinfinger, die Behebung der dyskinetischen Fingerbeugung, die Wiederherstellung der Kraft bei der Daumenadduktion zum Zeigefinger sowie die Wiederherstellung der Kleinfingeradduktion.

Die Korrektur der Hyperextensionsstellung der Grundgelenke, um dann über einen leicht vorgespannten M. extensor digitorum communis auch die Mittel- und Endgelenke zu strecken, kann statisch durch MCP-Arthrodese oder Kapsulodesen der Grundgelenke (u-förmiger Kapsellappen, fixiert auf der distalen Metaphyse des Os metacarpale) oder durch ein dynamisches Verfahren erfolgen.

Der Stabilitätsverlust des Daumens mit einer Adduktionsschwäche bis zu 75 % kann durch die Transposition der ECRB-, BR-, FDS2- oder EIP-Sehne ausgeglichen werden.

Korrektur der Krallenstellung

Die Krallenstellung ist das Resultat der gelähmten intrinsischen Funktion der Hand, die zur Hyperextension der MCP-Gelenke und zur Beugung der PIP-Gelenke führt. Um das richtige Verfahren auszuwählen, ist eine genaue Differenzierung der Krallenfehlstellung erforderlich:
- Eine „einfache" Krallenstellung besteht dann, wenn die aktive Streckfähigkeit des PIP-Gelenks (proximales Interphalangealgelenk) über eine intakte Streckerhaube gegeben ist. Dies kann präoperativ mit dem Bouvier-Test untersucht werden: Die MCP-

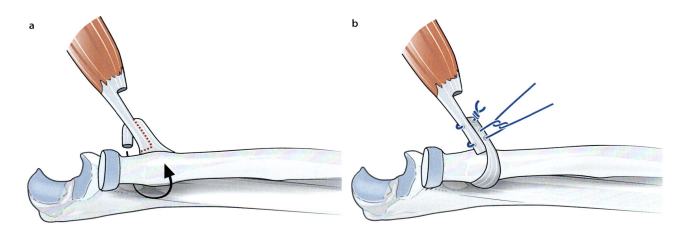

○ **Abb. 15.14** a Rerouting der ursprünglich supinierend wirkenden Biceps-brachii-Sehne um den proximalen Radius herum zur b Wiederherstellung einer Unterarmpronation. (Aus Antoniadis et al. 2021)

Gelenke werden in Beugestellung fixiert und der Patient aufgefordert, die PIP-Gelenke zu extendieren. Ist dies möglich, ist der Mittelzügel des Streckapparates intakt.

– Eine „komplexe" Krallenstellung besteht dann, wenn im Bouvier-Test die PIP-Gelenke nicht aktiv streckbar und damit die Streckerhauben insuffizient sind. Hier muss zusätzlich zur MCP-Beugung auch die Streckung im PIP-Gelenk rekonstruiert werden.

▪ **Verfahren der statischen Korrektur**

– **MCP-Arthrodese**
Die Grundgelenkfusion ist eine stabile, dauerhafte Lösung, insbesondere geeignet bei hohen kombinierten Ulnaris-/Medianusnervenläsionen, aufgrund des Mangels an Spendersehnen.

– **Palmare Kapsulodese (Zancolli)**
Sie bewirkt eine Proximalisierung der palmaren Platte des MCP und Fixierung z. B. mit Knochenanker, beinhaltet jedoch das Risiko der Lockerung über die Zeit.

▪ **Verfahren der dynamischen Korrektur**

Die Indikation zur dynamischen Korrektur ist die komplexe Krallenstellung (Streckapparat insuffizient). Fällt der Bouvier-Test positiv aus, muss zusätzlich die PIP-Streckung augmentiert werden. Auch eine Stärkung der Griffkraft kann mit den dynamischen Techniken erzielt werden.

Entscheidend für eine somit erforderliche dynamische Korrektur der Krallenstellung ist der Verlauf des Sehnentransfers. Dieser muss die Rotationsachse des MCP-Gelenks palmar überbrücken, um dieses in Flexion zu halten. Die Sehnen müssen also palmar des Lig. metacarpale transversum profundum geführt werden. Zudem müssen sie das Handgelenk überbrücken, um einen Tenodeseeffekt zu erreichen.

▪ **Lassoplastik nach Zancolli (○ Abb. 15.15)**

Beim Zancolli-Lassotransfer wird die FDS-Sehne um das Ringband A1 geführt und in sich vernäht. Beim erweiterten Zancolli-Lassotransfer wird die FDS-Sehne nicht um das Ringband A1, sondern durch das Ringband A2 geführt und in sich vernäht. Dies führt zu einer stärkeren Beugung der MCP-Gelenke, birgt aber auch die Gefahr einer Intrinsic-Plus-Deformität.

Die Beugesehnenscheiden proximal des A2-Ringbands werden über eine quere Hautinzision in Höhe der distalen Hohlhandbeugefalte eröffnet und die Sehnen der Mm. flexores digitorum superficiales (im Allgemeinen FDS4 und 5) ca. 1 cm proximal ihres Ansatzes durchtrennt, das proximale Sehnenende wird nun lassoartig um das A1-Ringband herumgezogen, bis das MCP-Gelenk in einer Beugung von 60° steht, und im Mittelhandbereich proximal des A1-Ringbands mit sich selbst vernäht. Dadurch wird die zur Vermeidung einer erneuten Hyperextension notwendige Beugung des Grundgelenks erhalten.

Alternativ kann auch die Sehne des M. flexor digitorum superficialis 4 in 2 Teile aufgespalten und für beide Finger benutzt werden. Es wird zunächst überkorrigiert bei ca. 60–70° Grundgelenkflexion, da die Sehnennaht im Laufe der Zeit in der Spannung nachgibt. Die ideale Dauerposition ders Grundgelenke liegt bei 30–40° Flexion.

▪ **Passive intrinsische Rekonstruktion mit FDS-Sehnenstreifen (nach House)**

Zur passiven intrinsischen Rekonstruktion werden nach ansatznahem Absetzen der FDS-Sehnen (FDS3-Sehne bei hohen Ulnarisläsionen, da sicher über N. medianus innerviert, FDS3- und FDS4-Sehnen bei distalen Ulnarisläsionen mit kräftigeren Zügeln) diese in insgesamt 2 gleiche Sehnenstreifen geteilt und palmar über das Lig.

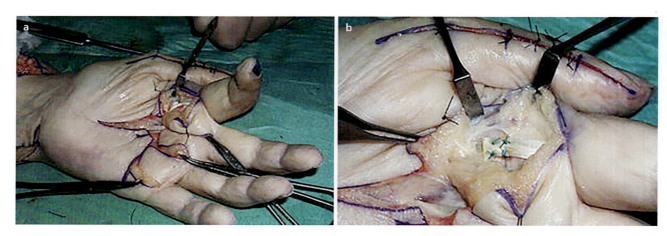

◘ **Abb. 15.15** Querer Zugang und Zancolli-Lassoplastik mit Vernähung der oberflächlichen Beugesehnen mit sich selbst um das A1-Ringband herum zur Synchronisation der Fingerbeugung und Besserung des Faustschlusses. (Aus Gohritz et al. 2007)

metacarpale transversum profundum in die Lumbrikaliskanäle eingezogen. Die Insertion in den Extensorapparat liegt auf Höhe der Grundgliedbasis, die Vorspannung erfolgt bei Neutralstellung im Handgelenk auf ca. 70–80° MCP-Beugung.

- **Dynamische intrinsische Rekonstruktion**

Alternativ ist ein dynamischer Ersatz der Interosseusmuskulatur möglich. Hierbei wird ein neuer Motor mit den Seitenzügeln des ausgefallenen intrinsischen Streckapparates verbunden, um neben der Beugung im Grundgelenk gleichzeitig eine aktive Streckung der Mittel- und Endgelenke zu erhalten.

- **FDS-Transfer (nach Littler)**

Bei hoher Ulnarisparese kann die FDS-Sehne des Mittelfingers und bei peripherer Ulnarisparese die des Ringfingers als Motor für die Daumenadduktion verwendet werden. Durch eine quere Inzision an der distalen Hohlhandbeugefalte wird das Ringband A1 durchtrennt und in Beugung des Fingers die FDS-Sehne distal der Beugesehnenkreuzung durchtrennt. Der periphere Anteil der FDS-Sehne wird belassen, um einer Hyperextension im PIP-Gelenk entgegenzuwirken. Die Sehne wird streckseitig der Beugesehnen parallel zum Adduktorkopf nach radial zu dessen Ansatz verlagert. Der Sehnenzug wird so festgelegt, dass der Daumen in leichter Flexions-/Adduktionsstellung bei 30° Handgelenkflexion steht. Mit dieser Methode kann man 70 % der ursprünglichen Griffstärke erreichen.

- **Aktive intrinsische Rekonstruktion**

ECRL- oder ECRB-Transfer

Zur aktiven intrinsischen Rekonstruktion erfolgt ein distales Absetzen der ECRL- oder ECRB-Sehnen mit Verlängerung durch Plantaris- oder Palmarissehne, dann Durchzug intermetakarpal und palmar des Lig. metacarpale transversum profundum. In die Lumbrikaliskanäle werden die Sehnenzügel eingezogen und in den Extensorapparat reinseriert (Naht zunächst am Seiten- und dann zur Spannung am Mittelzügel). Die Vorspannung wird bei Neutralstellung im Handgelenk auf ca. 70–80° MCP-Beugung (Kaskade berücksichtigen) eingestellt. Der Tenodesetest sollte bei passiver Handgelenkbeugung eine MCP-Neutralstellung ergeben.

FDS-Transfer Ziel dieses Transfers ist es, die Sehne des M. flexor digitorum superficialis (FDS) palmar des Lig. metacarpale transversum profundum an den Tractus lateralis der Streckaponeurose zu verlagern, um so die Funktion der Lumbrikalismuskulatur zu ersetzen. Der FDS des Mittelfingers im wird Intervall zwischen Ringband A1 und Ringband A2 dargestellt und die FDS-Sehne durchtrennt, wobei distal ca. 1,5 cm der Sehne belassen werden und diese an der palmaren Platte befestigt werden, um einer möglichen zukünftigen Überstreckungsfehlstellung im PIP-Gelenk entgegenzuwirken. Sollte bereits eine Überstreckung im PIP-Gelenk vorhanden sein, so kann dieser periphere Teil der FDS-Sehne durch das Ringband A2 geführt und anschließend in leichter Beugung des PIP-Gelenks in sich vernäht werden. Die FDS-Sehne wird nun in die Hohlhand durchgezogen und in 4 gleiche Teile längs gespalten. Diese Sehnenteile werden nun palmar des Lig. metacarpale transversum profundum geführt und an den Tractus lateralis des Extensorapparats genäht, falls der Bouvier-Test negativ ist. Kommt es bei passiver Beugung der MCP-Gelenke zur Streckung der IP-Gelenke (positiver Bouvier-Test), sollte der entsprechende Sehnenzügel der FDS-Sehne an die Beugesehnenscheide oder knöchern an das Grundglied fixiert werden.

Rekonstruktion des Schlüsselgriffs (Daumen- und Zeigefingeradduktion)

Die wesentlich an der Funktion des Schlüsselgriffs beteiligten Muskeln sind zur **Adduktion des Daumens** der M. adductor pollicis, der M. interosseus dorsalis 1 und das Caput profundum des M. flexor pollicis brevis. Die Rekonstruktion zielt hauptsächlich auf die Wiederherstellung der M.-adductor-pollicis-Funktion als stärkstem Muskel dieser Gruppe. Aufgrund der erforderlichen Kraft sind Spender wie der M. extensor digiti minimi oder M. extensor indicis nicht geeignet. Mit seiner agonistischen Funktion und seiner guten Kraft ist der ECRB der favorisierte Spender, gefolgt von den FDS-Sehnen.

Bei der OP nach Smith wird die ECRB-Sehne distal abgesetzt, mit Sehnengraft (z. B. PL-Sehne) verlängert oder auch hälftig gesplittet und mit sich selbst verlängert, ulnar um den 2. oder 3. Mittelhandknochen nach palmar transferiert und auf der palmaren Seite nach radial geführt. Dann wird der Sehnentransfer in die Adduktoraponeurose inseriert.

Auch die **Zeigefingerabduktion** ist für einen kräftigen Schlüsselgriff als Gegenlager wichtig. Diese Funktion wird im Wesentlichen über den M. interosseus dorsalis 1 durchgeführt. Beschriebene Spender hierfür sind M. abductor pollicis longus, M. extensor indicis proprius oder M. palmaris longus (verlängert). Die Sehnen werden entlang des Verlaufs des M. interosseus dorsalis 1 geführt und an dessen Ansatz inseriert.

Zur Daumenstabilisierung kann zusätzlich eine Fixierung des IP-Gelenks erforderlich sein. Dies kann entweder durch Tenodesen oder eine IP (Interphalangeal)-Gelenkarthrodese ermöglicht werden.

Rekonstruktion der FDP4/5-Funktion

Bei hohen Ulnarisläsionen besteht zusätzlich zur intrinsischen Parese eine aufgehobene extrinsische Funktion der FDP4/5-Sehnen. Hier ist eine Seit-zu-Seit-Kopplung der beiden Beugesehnen an die FDP3-Sehne das zu empfehlende Verfahren. Die FDP2-Sehne sollte für den Erhalt der unabhängigen Funktion des Zeigefingers einzeln belassen werden.

Korrektur der Abduktionsfehlstellung des Kleinfingers

Eine persistierende ulnare Abstreckung des Kleinfingers (Wartenberg-Zeichen) stört z. B. beim Einstecken der Hand in die Hosentasche. Um dies zu korrigieren, wird der ulnare Teil der Sehne des M. extensor digiti minimi palmar des Lig. metacarpale transversum profundum geführt und an das radiale Seitenband des MCP-Gelenks genäht oder um das Ringband A2 geführt und in sich vernäht.

Kombinierte Nervenläsionen

Bei multiplen Nervenläsionen besteht ein kombinierter motorischer und sensibler Ausfall, sodass oft nur eine teilweise Funktionswiederherstellung möglich ist. Ziel ist es, die betroffene Extremität wenigstens zu Hilfstätigkeiten („Beihand") einzusetzen. Aufgrund der meist sehr beschränkten Anzahl an Spendermuskeln ist eine besonders sorgfältige Planung notwendig, insbesondere auch hinsichtlich der Spenderdefektmorbidität und zusätzlichen Techniken, z. B. Tenodese oder Arthrodese. Die verbliebenen Möglichkeiten einer funktionellen Verbesserung richten sich in erster Linie nach dem jeweiligen Umfang der ausgefallenen Nervenfunktionen; eine komplette Darstellung ist daher hier nicht möglich. Wichtige Ziele sind:
- Wiederherstellung der Handgelenkstreckung und damit des Tenodeseeffekts
- einfache Greifform, z. B. lateraler Kneifgriff zwischen Daumen und Zeigefinger (Key Pinch) oder terminale Greifform zwischen Daumen- und Zeigefingerkuppe
- Abduktion des Daumens zur Öffnung des 1. Zwischenfingerraums
- Globale Fingerbeugung (Grasp)
- Sensible Wiederherstellung an Daumen und radialem Zeigefinger, evtl. ulnare Handkante (Tab. 15.7)

Häufige motorische Ersatzoperationen bei Sehnenläsion

Auch bei Sehnenrupturen kommen klassische Sehnenumlagerungen zum Einsatz.

Indicisplastik bei Ruptur der M. flexor extensor pollicis longus-Sehne

Zu Rupturen der Extensor-pollicis-longus-Sehne kommt es meist degenerativ infolge ihres direkten Verlaufs über den Radius, oft sekundär durch zusätzliche Ischämie der Sehne im Bereich des langen Verlaufs durch das 3. Strecksehnenfach nach Hämatom bei Radiusfrakturen. Seltenere Ursachen sind überstehende K-Drähte oder Schrauben sowie direkte Verletzungen, z. B. durch Schnittverletzungen. Aufgrund des Distanzdefekts bei narbiger Degeneration ist eine direkte Naht oft nicht möglich, Sehnentransplantate oder eine Umkipp-Plastik von proximal sind möglich, besser bewährt hat sich hier jedoch die motorische Ersatzoperation mittels Sehnenumlagerung. Der klassische Spender ist hier der M. extensor indicis proprius (Indicisplastik), diese Technik erfreut sich aufgrund ihrer Einfachheit und ihres Synergismus zur Daumenstrecksehne großer Beliebtheit.

Die Extensor-indicis-proprius-Sehne, die ulnar der Extensor-digitorum-communis-2-Sehne liegt, wird durch eine Inzision dorsal über dem MCP-Gelenk loka-

◻ **Tab. 15.7** Therapieoptionen bei kombinierten Läsionen peripherer Nerven an der oberen Extremität

Kombinierte Nervenläsion	Ausgefallene Muskelfunktionen	Rekonstruktive Ziele	Mögliche Spendermuskeln
Distale Medianus-Ulnaris-Parese	Alle intrinsischen Handmuskeln (Krallenhand)	Key Pinch, Daumenopposition Korrektur der Krallenhand, Koordinierte MP- und IP-Flexion	Radialisinnervierte Muskeln (BR und alle Extensoren), PT, FCR, FPL, FDS, FCU, PL
Hohe Medianus-Ulnaris-Parese	Alle intrinsischen Handmuskeln Extrinsische und intrinsische Fingerflexoren	Key Pinch, Daumenopposition Fingerflexion Koordinierte MP- und IP-Flexion	Radialisinnervierte Muskeln (BR und alle Extensoren)
Proximale Ulnaris-Radialis-Parese	Hypothenarmuskeln Ulnare Intrinsics Handgelenk- und Fingerstrecker FDP4/5	Handgelenk-, Daumen- und Fingerextension Daumenadduktion, Ring- und Kleinfingerflexion	PT, FCR, PL, FDS FDP2/3
Hohe Medianus-Ulnaris-Parese	Alle Handgelenkmotoren, außer FCU Alle extrinsischen Fingerbeuger und -strecker Thenarmuskeln, außer AddP und FDP (Caput profundum)	Daumenopposition, einfache Greiffunktion (Massenbewegung) Handöffnung (Daumen- und Fingerextension)	FCU nach HG-Arthrodese FDP4/5 Hypothenarmuskeln

lisiert und keilförmig bis in die Aponeurose hinein abgetrennt. Sie kann nach Mobilisierung über eine weitere Inzision proximal über dem Handgelenk und Zug am distalen Ende identifiziert und dann proximal herausgezogen werden. Diese wird dann anschließend zu einer Nach Längsinzision proximal des Daumengrundgelenks wird ein subkutaner Tunnel geschaffen und die Sehne hindurchgeführt. Sodann wird sie mit dem distalen Anteil der rupturierten Extensor-pollicis-longus-Sehne verflochten. Diese Naht erfolgt bei extendiertem Handgelenk und Daumen, die Spannung wird passiv durch den Tenodeseeffekt überprüft. Besonders eignet sich hier das Vorgehen in WALANT-Technik, die eine aktive Mitwirkung des Patienten ermöglicht.

Postoperativ wird eine Ruhigstellung für 3 Wochen in Autostoppgips empfohlen, aufgrund der Stabilität der Sehnennaht kann jedoch auch eine frühfunktionelle Beübung ohne Belastung erfolgen. Das Umlernen geschieht intuitiv, eine spezielle Physiotherapie ist meist nicht notwendig.

- **FDS4-Transfer bei Ruptur der langen Daumenbeugersehne (FPL)**

Ein Verlust der Daumenendgelenkbeugung nach Durchtrennung der FPL-Sehnen tritt durch Schnittverletzungen oder degenerativ auf, z. B. infolge einer Plattenosteosynthese nach distaler Radiusfraktur. Sollten direkte Naht oder Interponat nicht möglich oder ungünstig sein, kann eine Sehnentransposition durchgeführt werden. Bevorzugt wird hier die FDS4-Sehne, da sie, falls notwendig, bis zum Daumenendgelenk reicht und hier transossär fixiert werden kann. Bei weiter proximalen Durchtrennungen wird sie in den distalen FPL-Sehnenstumpf eingeflochten.

In der gedachten Verlängerung der Längsinzision zur Karpaldachspaltung an der radialen Begrenzung des Ringfingers von der Raszetta bis in die Hohlhandmitte wird unter Schonung des N. medianus der distale FPL-Stumpf aufgesucht und mobilisiert. Am Ringfinger wird durch Bruner-Schnittführung von der Grundglied- bis zur Mittelgelenkbeugefurche und quere Eröffnung der Beugesehnenscheide zwischen den Ringbändern A2 und A3 die oberflächliche Beugesehne identifiziert und ansatznah mit beiden Zügeln abgetrennt, dann zurückgezogen und mit der FPL-Sehne stabil nach Pulvertaft verflochten oder mittels Seit-zu-Seit-Naht verbunden. Der FPL-Stumpf wird hierbei dorsal des N. medianus nach ulnar geführt. Die Sehnennaht erfolgt unter Vorspannung so, dass sich bei maximaler Handgelenkextension spontan eine Endgelenkbeugung einstellt und bei maximaler Handgelenkflexion der Daumen vollständig streckbar ist.

Bei weit distaler Sehnenruptur kann ein Einziehen der FDS4-Sehne in den FPL-Sehnengleitkanal mit transossärer Fixation an der Endgliedbasis notwendig sein.

Mittels einer vom Karpaltunnel nach distal in die FPL-Sehnenscheide vorgeschobenen Redon-Drainage oder einer gebogenen Sehnenfasszange kann die FDS4-

Sehne durch den FPL-Sehnengleitkanal bis zur Inzision über dem Endglied durchgezogen werden. Hier erfolgt die Fixation am gekürzten distalen FPL-Stumpf oder eine transossäre Befestigung. Auch hier erfolgt die Einstellung der korrekten Vorspannung mittels Tenodesetest.

Weitere motorische Ersatzoperationen sind nach Sehnenrupturen infolge rheumatischer Arthritis notwendig, auf diese wird in ▶ Kap. 16 näher eingegangen.

15.1.10 Tipps und Tricks

1. Auch wenn motorische Ersatzoperationen sehr zuverlässig wirksam sind, sind die potenziellen Ergebnisse nach einer Nervenrekonstruktion oft noch besser, sodass eine solche immer versucht werden sollte, wenn zumindest noch Aussicht auf Verhinderung eines schmerzhaften Neuroms oder auf Wiederkehr der Sensibilität besteht.
2. Ist bei proximalen Nervenverletzungen durch eine anatomische Rekonstruktion aufgrund der langen Regenerationsstrecke oder eines Zeitverzugs eigentlich keine Muskelreinnervation zu erwarten, sollte innerhalb eines Zeitfensters von max. 12 Monaten neben einer motorischen Ersatzoperation auch die Möglichkeit eines extraanatomischen Kurzschlusses durch distalen motorischen Nerventransfer bedacht werden. Beispiel hierfür ist die N.-ulnaris-Verletzung im Oberarm- oder Ellenbogenbereich, bei der am Handgelenk der N.-interosseus-anterior-Endast auf den tiefen motorischen N.-ulnaris-Ast oder innerhalb der Hand ein M.-opponens-Ast des N. medianus auf den N.-ulnaris-Ast zum M. adductor pollicis verlagert werden kann.
3. Bei Mangel an Spendermuskeln, z. B. bei kombinierten Läsionen, ist auch eine vereinfachte OP-Technik möglich, z. B. 1-Sehnen-Transposition bei Radialisparese (FCU-pro-EDC-EPL), evtl. mit Handgelenktenodese.
4. Die Abdeckung und des Operationsgebietes sollte routinemäßig oberhalb des Ellenbogens erfolgen, um den gesamten Unterarm einsehen zu können, zusätzlich kann ein Unterschenkel zur Sehnenentnahme (z. B. M. plantaris medial der Achillessehne oder Zehenstrecker) vorbereitet werden.
5. Die geplanten Inzisionen sollten mit Lokalanästhesie und Adrenalinzusatz unterspritzt werden, um Blutungen im OP-Feld zu reduzieren und die Übersicht zu verbessern.
6. Die Durchtrennung der Empfängersehnen am muskulotendinösen Übergang erlaubt in manchen Fällen einen günstigeren Vektor der Zugrichtung („direct pull") und damit eine bessere Kraftentfaltung (z. B. M. flexor carpi ulnaris auf M. extensor digitorum communis)
7. Der Tenodeseeffekt sollte stets einbezogen werden, da er angrenzende Gelenke auch ohne aktive Muskelfunktion bewegen kann, z. B. am Handgelenk mit der Möglichkeit, damit passiv die Hand zu schließen oder zu öffnen.
8. Bei ausgedehnten Lähmungen kann ausnahmsweise eine Arthrodese sinnvoll sein, um das Handgelenk zu stabilisieren und gleichzeitig die Handgelenkflexoren oder -extensoren als Motoren zur Reanimation der Daumen- oder Fingerfunktion freizusetzen.
9. Der Effekt einer Arthrodese kann präoperativ durch eine Schiene simuliert werden.
10. Spendermuskeln, die präoperativ nicht vollkräftig sind (M3–4), sollten präoperativ durch gezielte Beübung „auftrainiert" werden.
11. Wenn möglich sollten agonistische Spendermuskeln bevorzugt werden, die in ihrer neuen Funktion leichter aktiviert werden können, da es dem Gehirn leichter fällt, abgespeicherte Bewegungsabläufe abzurufen als einzelne Muskelfunktionen – dies gilt vor allem für ältere Patienten.
12. Bei manchen Spendermuskeln mit geringer Exkursion (z. B. M. brachioradialis oder M. flexor carpi ulnaris) kann diese durch Mobilisierung nach proximal an die Erfordernisse der neuen Funktion (z. B. Fingerstreckung oder -beugung) angenähert werden.
13. Ein einfaches Hilfsmittel, um die optimale Muskelspannung einzustellen, ist die Markierung der Spendermuskelspannung in situ mittels Fadenmarkierungen in definierten Abständen (z. B. alle 3 cm), sodass nach der Transposition eine annähernd gleiche Spannung neu eingestellt werden kann.
14. Eine weitere Methode, um die Sehnenspannung intraoperativ funktionell möglichst günstig abzustimmen, ist die Operation in Lokalanästhesie und ohne Sedation und Blutsperre (Wide Awake Local Anesthesia No Tourniquet, abgekürzt WALANT), die es erlaubt, die aktive Kooperation des wachen Patienten zu nutzen.
15. Bei ausgedehnten Lähmungen können Kapsulodesen funktionelle Gelenkstellungen erhalten und eine Fehlstellung (z. B. Hyperextension) kann vermieden werden.
16. Zur erleichterten postoperativen Ansteuerung eines verlagerten Spendermuskels, z. B. des M. brachioradialis, kann taktiles Feedback durch Berührung des Muskelbauches und visuelle Kontrolle durch den Patienten eingesetzt werden.

17. Intraoperativ lässt sich eine gleichmäßige Fingerkaskade mit ausreichend Abstand zur Hohlhand durch Einlage einer elastischen Verbandrolle (Durchmesser von ca. 4 cm) einstellen, z. B. auch bei der intrinsischen Rekonstruktion nach House oder Zancolli.
18. Bei ausbleibender Besserung adhäsionsbedingter Bewegungseinschränkungen sollte eine Tenolyse innerhalb von 12 Wochen erfolgen.
19. Bei nervalen Rekonstruktionen und der entsprechend langen Regenerationszeit des N. radialis (je nach Rekonstruktionsniveau bis zu 1 Jahr) kann die Option einer 1-Sehnen-Technik auf Handgelenk-, Daumen- und Fingerstrecker ein sinnvoller temporärer Ersatz sein, da sie als „innere Schienung" wirkt und eine äußere Extensionsschiene ersetzt.
20. Alternativ kommt auch die protektive Transposition des PT in End-zu-Seit-Technik auf die Handgelenkextensoren infrage, die dem Patienten das Tragen einer Handgelenkmanschette oder Schiene erspart.

15.1.11 Fallstricke

1. Motorische Ersatzoperationen sind nicht sinnvoll, wenn sie **keine praktisch nutzbare Funktion**, sondern nur eine reine Bewegung wiederherstellen.
2. Um eine Verschlechterung der Ausgangslage zu vermeiden, sollten folgende Kontraindikationen beachtet werden: instabile Wunden, Frakturen oder Pseudarthrosen sowie fehlende Compliance oder Motivation/Einsichtsfähigkeit (vor allem bezüglich einer aufwendigen Nachbehandlung) und einseitige Lähmung mit erheblichem Sensibilitätsdefizit (relativ).
3. Unkorrigierte Kontrakturen, z. B. eingesteifte Hand- oder Fingergelenke in funktionell ungünstiger Stellung oder arthrotische Veränderungen des Karpus oder des radiokarpalen Gelenks, müssen vor einer Muskelersatzoperation behandelt werden.
4. Von besonderer Wichtigkeit ist ebenso eine günstige Weichteilsituation, da bei schweren Extremitätenverletzungen ausgedehnte Gewebezerstörungen mit nachfolgender Vernarbung entstanden sind, die z. B. Muskelverlagerungen erheblich behindern können. Manchmal sollte zuerst ein narbenfreies Gleitlager geschaffen werden, z. B. durch einen freien Lappen oder Fettgewebe, oder eine alternative Verlagerung gewählt werden, z. B. ein dorsaler Transfer bei starker palmarer Vernarbung.
5. Spendermuskeln mit unzureichendem Kraftgrad (Mindestanforderung: Kraftgrad 4) oder eingeschränkter Kontraktionskraft nach Reinnervation oder Fibrose führen in der Regel zu schlechten Ergebnissen. Wenn z. B. ein Kraftgrad M4 angenommen wurde, aber nur M3 vorhanden war, und bei der Transposition 1 Stufe verloren ging, so resultiert eine Bewegungsmöglichkeit nur unter Ausschaltung der Schwerkraft (M2), die funktionell wertlos ist.
6. Bei unbehandelten fortschreitenden/systemischen Erkrankungen besteht bei Übergreifen der Krankheit die Gefahr des Verlusts der wiederhergestellten Funktion.
7. Eine völlige Asensibilität der Hand kann den Nutzen funktioneller Rekonstruktionen infrage stellen, zumindest sollte eine diskriminative Sensibilität am Daumen und an der korrespondierenden radialen Facette des Zeigefingers gegeben sein. Hier kann eine zusätzliche sensible Lappenplastik oder Neurotisation (z. B. dorsale radiale auf palmare Digitalnerven) sinnvoll sein.
8. Das Risiko von Verklebungen von Sehnen oder Muskeln lässt sich vermindern durch die Vermeidung von Hautinzisionen genau über dem Verlauf der transponierten Sehne und eine frühzeitige krankengymnastische Mobilisation.
9. Bei der Mobilisierung von Muskeln sind Läsionen der Gefäß-Nerven-Bündel, bei der Sehnenverlagerung sind iatrogene Nervenkompressionen zu vermeiden (z. B. Einengung des Nervs bei Verlagerung von Streckermuskeln auf die Beugeseite).
10. Bei Tunnelierung vor Sehnenverlagerungen sollten keine schmalen, sondern ausreichend große Faszienöffnungen angelegt werden, um Kompression, Torsion und Adhäsionen zu vermindern. Bei Sehnenumlagerungen durch Fensterung der Membrana interossea besteht das Risiko einer Nachblutung aus den Aa. interosseae oder den Begleitvenen, der Durchtrittskanal muss groß genug sein, um ein freies Gleiten der Sehnen zu ermöglichen.
11. Wichtig ist ein **funktionelles Gleichgewicht**, wenn die Muskeltransposition zu einer Dysbalance führt, z. B. einer Dominanz der Fingerstrecker, obwohl physiologisch die Fingerbeuger überwiegen.
12. Es sollten (z. B. bei Plexus-brachialis-Verletzungen) möglichst keine denervierten Muskeln verwendet werden, deren Reinnervationsqualität und Kontraktionskraft nicht selten unzuverlässig ist.
13. Der M. pronator teres ist als Spendermuskel sehr bewährt, wenn die Unterarmpronation durch den M. pronator quadratus erhalten ist – dies muss vor allem nach distaler Radiusfraktur, N.-interosseus-anterior-Läsion oder bei Rollstuhlfahrern genau überprüft und eventuell alternativ geplant werden.
14. Viele OP-Techniken bedienen sich der Sehne des M. palmaris longus, vor allem als Spendersehne für die EPL-Funktion, die jedoch in ca. 20 % der kaukasi-

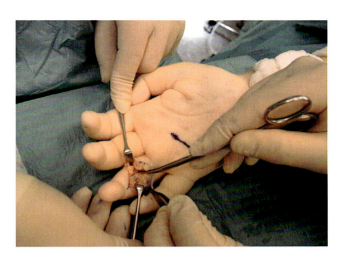

Abb. 15.16 Refixation der distal belassenen Sehnenansätze an die palmare Platte, um eine PIP-Instabilität nach FDS-Entnahme zu vermeiden

schen Bevölkerung fehlt. Dies muss präoperativ geprüft werden, ersatzweise kann z. B. eine FDS-Sehne als Spender gewählt werden.
15. Bei FDS-Entnahme als Spendermuskel sollten distal ca. 1,5 cm der Sehnenansätze belassen und an die palmare Platte genäht werden, um einer Instabilität des PIP-Gelenks mit Ausbildung einer Schwanenhalsdeformität (v. a. bei zu großer Sehnenspannung) vorzubeugen. Gute Alternativen für freie Transplantate ohne diese Problematik sind die Palmarislongus-, die halbe FCR- oder die Plantarissehne (Ansatz medial der Achillessehne) (Abb. 15.16).
16. Bei isolierten Läsionen des N. interosseus posterior ist die Handgelenkstreckung noch über die ECRL-Funktion erhalten und damit entsprechend radialduziert. In diesen Fällen dient die FCU-Sehne als wichtige kompensatorische Kraft, um das Handgelenk gerade ausrichten zu können, und sollte erhalten werden. Gleiches gilt bei beruflichen Tätigkeiten in ulnarer Flexion („dart-throwing motion"), die erfordern, dass eher die FCR-Sehne als Spender gewählt und die FCU-Sehne belassen werden sollte.
17. Die Relevanz der Handgelenkbeweglichkeit für die Funktionalität von Sehnentransfers wird oft unterschätzt. Durch Tenodeseeffekt je nach Handgelenkpositionierung kann die Exkursion der transferierten Sehnen um bis zu 3 cm variieren. Eine freie Handgelenkbeweglichkeit ist daher wünschenswert – ist diese nicht möglich, sollte aufgrund der höheren Amplitude eher ein FDS-Transfer auf die Fingerstrecker erwogen werden als ein Handgelenkbeugertransfer.
18. Probleme durch ungenügende Spannung eines verlagerten Muskels werden oft unterschätzt: Die Kraftentwicklung hängt direkt von der Länge des Sarkomers ab, der kleinsten kontraktilen Einheit des Muskels – ist der Muskel zu stark gestreckt oder verkürzt, entfaltet sich durch die ungünstigen Interaktionen zwischen den Myofilamenten sehr viel weniger Zugkraft. Die bei der Transposition „gefühlte" passive Muskelspannung ist kein Maß für die optimale Muskellänge, weil ein Muskel oft erst dann eine taktil wahrnehmbar höhere Spannung entwickelt, wenn er bereits so überdehnt ist, dass er nur mehr einen Bruchteil der größtmöglichen Kraft entwickeln kann, und eine aktive Ersatzfunktion mehr oder weniger in einer passiven Tenodese verloren gehen kann. Da zudem die Architektur von Muskel zu Muskel vollkommen unterschiedlich sein kann, ist eine Korrelation der jeweiligen Muskellänge mit der optimalen passiven Muskelspannung und der gewünschten Sarkomerlänge unmöglich.
19. Auch durch Fehler in der Nachbehandlung, wie Ausreißen oder Überdehnung der Sehnennaht infolge einer unkontrollierten Überlastung, kann der Therapieerfolg verloren gehen – hier ist eine genaue und wiederholte Patientenaufklärung (am besten mit einem Plan, der die erlaubten Eigenübungen mit Fotos zeigt) notwendig.
20. Eine frühfunktionelle Nachbehandlung kann zum starken Anschwellen der Weichteile führen, wichtig sind daher stabile Subkutannähte, um Aufplatzen der langen Inzisionen und Wunddehiszenzen zu verhindern, sinnvoll ist zudem eine ödemvermindernde elastische Wickelung ab dem 1. postoperativen Tag und frühzeitige Lymphdrainage.

15.1.12 Zusammenfassung

Motorische Ersatzoperationen stellen bei peripheren Nervenlähmungen an Unterarm und Hand höchst effektive und wertvolle Optionen zur Funktionswiederherstellung dar. Sie erfordern jedoch gute Kenntnisse der funktionellen Anatomie der oberen Extremität und ausreichend Erfahrung mit der handchirurgisch anspruchsvollen Eingriffstechnik. Bei Beachtung eines Behandlungskonzepts, das sowohl eine genaue präoperative Planung und eine sorgfältige intraoperative Technik als auch eine intensive Krankengymnastik und Ergotherapie beinhaltet, können in mehr als 80 % der Fälle positive Ergebnisse erzielt werden. In manchen Fällen ist für die betroffenen Patienten selbst nach Jahrzehnten noch ein erheblicher Funktionsgewinn möglich.

15.2 Motorische Ersatzoperationen an Unterarm und Hand bei zervikaler Rückenmarkverletzung (Tetraplegie)

15.2.1 Einleitung

Eine Lähmung aller 4 Extremitäten (Tetraplegie) durch Verletzung des Halsrückenmarks führt innerhalb eines Augenblicks zu einer tiefgreifenden Beeinträchtigung aller Lebensbereiche, vor allem infolge verlorener Arm- und Handkontrolle. Die chirurgische Wiederherstellung der Ellenbogen- und Handgelenkstreckung sowie einer Greifform bietet ein enormes Potenzial, wichtige Alltagsfähigkeiten wie Essen, Körperpflege, Selbstkatheterisierung, Sport, Kommunikation (Smartphone) und sogar produktive Arbeit wiederzuerlangen und damit Mobilität, Spontaneität und Selbstbestimmung zurückzugewinnen. Muskel- und Nervenverlagerungen, Tenodesen und Gelenkstabilisierungen ermöglichen zuverlässig eine gebesserte Einsetzbarkeit der oberen Extremität und reduzieren Muskelimbalancen, Kontrakturneigung und Schmerzen bei Spastik.

Die Handchirurgie ist nur in wenigen Ländern, z. B. Schweden und Frankreich, etablierter Bestandteil der Versorgung tetraplegischer Patienten, obwohl diese in mindestens 70 % von diesen Operationen profitieren können. In den USA werden nur ca. 14 % aller möglichen Kandidaten adäquat informiert und operiert, in vielen europäischen Ländern, auch Deutschland, dürfte der Anteil noch geringer sein.

15.2.2 Ätiologie

Häufigste Ursachen einer Tetraplegie sind in ca. 70 % Unfälle (traumatische Querschnittslähmung) mit Frakturen der Wirbelsäule durch Auto- und Motorradunfälle und Stürze (vorwiegend bei älteren Menschen mit erhöhter Rigidität der Halswirbelsäule), Verletzungen in Freizeit und Sport (vor allem Badeunfälle bei jungen Patienten) und Gewaltakte. Nicht-traumatische Tetraplegien können auf Tumoren, Operationen, viralen oder bakteriellen Infektionen (Guillain-Barré-Syndrom, transverse Myelitis), spinale Stenose (Spondylosis), Blutungen oder Ischämien beruhen.

15.2.3 Relevante anatomische Strukturen

Die Art eines möglichen Eingriffs und das zu erwartende Ergebnis sind stark von der Höhe der Querschnittläsion abhängig. Die Beschreibung des Verletzungsniveaus bezieht sich immer auf die letzte, noch intakte Struktur oberhalb der Verletzung. So ist bei einer Verletzung „Sub C5" also die Nervenwurzel C5 noch unverletzt. Man unterscheidet also theoretisch

1. noch funktionsfähige Muskeln, die vom supraläsionalen Segment innerviert werden (oberes und unteres Motoneuron intakt),
2. Muskeln mit geschädigten Vorderhornzellen und Denervierung des unteren Motoneurons (eher spastische Paresen),
3. gelähmte Muskeln, die vom infraläsionalen Segment innerviert werden (schlaffe Paresen, da hemmendes Vorderhornganglion intakt) – nicht ansteuerbar, aber bei intakter Verbindung zwischen unterem Motoneuron und Muskel (Reflexbogen) stimulierbar/reinnervierbar.

In der klinischen Realität treten Mischbilder auf, z. B. Lähmungen beider Motoneurone auch im infraläsionalen Segment. Das Läsionsniveau bestimmt die Restfunktion der oberen Extremität und die Möglichkeiten zur Rekonstruktion (Tab. 15.8):

— Bei einem Läsionsniveau in Höhe von C4 und oberhalb kann kaum eine Funktionsverbesserung durch chirurgische Maßnahmen erreicht werden.
— Wenn mit C (cervikal) 5 die oberste Wurzel des Plexus brachialis intakt bleibt, besteht eine Minimalfunktion der oberen Extremität durch M. deltoideus und Teile des M. biceps brachii mit Abduktion, Flexion und Extension der Schulter und Ellenbogenflexion. Diese Bewegungen sind aber meist schwach, weshalb die Patienten nur selten in der Lage sind, eigenständig mit dem manuellen Rollstuhl zu fahren. Bei C5-Läsionen bleibt die Armbeugung – und damit die Fähigkeit, die Hand zum Mund zu führen – verfügbar. Zum Greifen muss der Oberkörper jedoch mit einem Arm festgehalten oder am Rollstuhl eingehakt werden, sodass der Patient meist nur eine Hand zum Greifen benutzen kann.
— Bei intakten Wurzeln C5 und C6 sind die Muskeln im Schulterbereich, die Ellenbogenbeugung und die radiale Handgelenkstreckung (M. extensor carpi radialis longus et brevis) vorhanden und kräftig. Der Patient kann sich im Rollstuhl fortbewegen.
— Unterbrechungen in Höhe C6 erlauben den Einsatz beider Arme, da der M. latissimus dorsi den Oberkörper im Rollstuhl ausreichend stabilisiert. Die Handgelenkstreckung ist möglich, ebenso die Unterarmdrehung, der M. triceps (C7) ist jedoch meist ausgefallen. Daher müssen die Unterarmbeuger der Oberarme eingesetzt werden, um den Rollstuhl anzutreiben.
— Bei intakten Wurzeln C5, C6 und C7 sind die Muskeln im Schulterbereich, im Ellenbogenbereich (Flexion und Extension), die Handgelenkstreckung und

Motorische Ersatzoperationen an Unterarm und Hand

Tab. 15.8 Kennmuskeln und Dermatome zur klinischen Diagnose der Läsionshöhe bei Halsrückenmarkschädigung

Rückenmarksegment	Kennmuskel (Innervation)	Muskelfunktion	Sensibles Autonomiegebiet
C5	M. biceps brachii (N. musculocutaneus)	Ellenbogenbeugung	Außenseite der Fossa antecubitalis
C6 oberer Anteil	M. brachioradialis	Ellenbogenbeugung	Daumen
C6 mittlerer Anteil	ECRL/ECRB (N. radialis)	Handgelenkstreckung	
C6 unterer Anteil	M. pronator teres, M. flexor carpi radialis (N. medianus)	Unterarmpronation, Handgelenkbeugung	
C7 oberer Anteil	M. triceps brachii (N. radialis)	Ellenbogenstreckung	Mittelfinger
C7 unterer Anteil	M. extensor digitorum communis (N. radialis)	Fingerstreckung	
C8 oberer Anteil	M. extensor pollicis longus (N. radialis)	Daumenstreckung	Kleinfinger
C8 unterer Anteil	FDS/FDP (N. medianus/N. ulnaris)	Fingerbeugung	
Th1	Handbinnenmuskeln (N. ulnaris/medianus)	Fingerspreizen	Innenseite der Fossa antecubitalis

die Fingerbeugung möglich. Der Patient ist in der Lage, Gegenstände festzuhalten, der Grobgriff ist aber noch sehr schwach. Der Patient kann sich selbstständig im Rollstuhl fortbewegen.
- Bei einer Läsionshöhe von C7 ist der N. radialis oft erhalten, der N. medianus und der N. ulnaris sind zumindest teilweise gelähmt. Die Finger können meist gestreckt werden, die intrinsischen Muskeln sind jedoch gelähmt, der Spitz- und Feingriff zwischen Daumen und Fingern kann oft nur ungeschickt und kraftlos ausgeführt werden.
- Bei intakten Wurzeln C5, C6, C7 und C8 sind die Muskeln der oberen Extremität mit Ausnahme der intrinsischen Handmuskulatur funktionsfähig.

15.2.4 Relevante diagnostische Verfahren

Klinische Untersuchung
Neurologische Einteilung (ASIA-Klassifikation)
Die Einschätzung des neurologischen Schadens wird nach der Klassifikation der American Spinal Injury Association (ASIA) eingeteilt, die zwischen kompletter und inkompletter Läsion unterscheidet (Tab. 15.9).

Einteilung bei inkompletten Lähmungen
Nach ihrem klinischen Ausfallbild werden bei inkompletter Querschnittslähmung folgende Rückenmarksyndrome unterschieden (Abb. 15.17):
1. **Anterior-Cord-Syndrom** durch Verletzung der vorderen 2 Drittel des Rückenmarks mit Ausfällen vor allem von Motorik und Schmerz-/Temperaturwahrnehmung (Hinterstrangbahnen weniger betroffen)
2. **Spinalis-anterior-Syndrom** durch Minderdurchblutung (A. spinalis anterior) der vorderen 2 Drittel des Rückenmarks (klinisch ähnliche Ausfälle wie Anterior-Cord-Syndrom)
3. **Brown-Séquard-Syndrom** mit spinaler Halbseitenlähmung
4. **Central-Cord-Syndrom** (Verletzungen zentraler Rückenmarkanteile, meist der HWS) mit Ausfällen vorwiegend im Bereich der Arme, oft aber gute Erholung der Steh- und Gehfunktion.

Tab. 15.9 Klassifikation der Querschnittslähmung nach der American Spinal Injury Association (ASIA)

Grad	Charakteristik
A	Komplette Verletzung: keine motorische oder sensible Funktion unterhalb der Verletzungshöhe
B	Erhaltene Sensibilität: Restsensibilität bis in sakrale Segmente
C	Keine Gebrauchsmotorik: Restmotorik unterhalb der Verletzung, die aber nicht den Gebrauch der Extremitäten erlaubt
D	Gebrauchsmotorik: Restmotorik erlaubt den Gebrauch der Extremitäten mit oder ohne Unterstützung
E	Erholung: normale Motorik und Sensibilität. Pathologische Reflexe können weiter bestehen

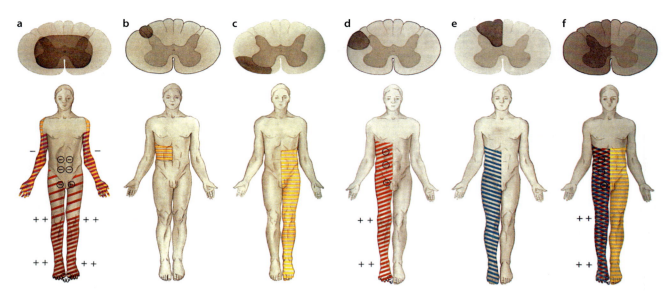

Abb. 15.17 a–f Klinische Symptome bei Rückenmarkläsionen. **a** Läsion im Rückenmarkzentrum auf Höhe des Halsmarks (Typus Syringomyelie). Segmentär angeordnete Analgesie und Thermanästhesie mit erhaltener Bewegungs-, Berührungs- und Vibrationsempfindung (dissoziierte Empfindungsstörung), schlaffe Parese der oberen Extremitäten mit starker Muskelatrophie und fehlenden Sehnenreflexen und spastische Parese der unteren Extremität mit gesteigerten Sehnenreflexen, fehlenden Fremdreflexen und positivem Babinski-Zeichen. **b** Läsion im Lissauer-Trakt thorakal. Segmentäre Analgesie und Thermanästhesie in einem Areal von 3–5 Segmenten homolateral. **c** Läsion im Thorakalbereich des vorderen Seitenstrangs (Typus Chordotomie). Analgesie und Thermhypästhesie kontralateral und distal von der Läsion. **d** Läsion im Thorakalbereich des hinteren Seitenstrangs. Homolaterale, spastische Lähmung des Beins mit gesteigerten Sehnenreflexen, fehlenden Fremdreflexen (Bauchdecken, Cremaster) und positivem Babinski-Zeichen. Mäßige Muskelatrophie durch Inaktivität. **e** Läsion im Thorakalbereich des Hinterstrangs. Homolateral-distale Störung der diskriminierenden Taktilität, der Vibrations- und der Bewegungsempfindung. **f** Halbseitenläsion im Thorakalbereich (Typus Brown-Séquard). Spastische Halbseitenlähmung mit mäßiger Muskelatrophie, gesteigerten Sehnenreflexen, fehlenden Fremdreflexen und positivem Babinski-Zeichen sowie Aufhebung der taktilen Diskrimination, Bewegungs- und Vibrationsempfindung homolateral mit kontralateraler Analgesie und Thermanästhesie. Rot: spastische Lähmung; Weinrot: schlaffe Lähmung; Gelb: Analgesie und Thermanästhesie; Blau: Kinanästhesie, Pallanästhesie und taktile Anästhesie. (Aus Towfigh et al. 2011)

Beweglichkeit Wichtige Parameter sind hier die passive und aktive Gelenkbeweglichkeit, v. a. des Tenodeseeffekts bei der Handgelenkextension und -flexion, und die Gelenkstabilität, z. B. Daumensattel- und Grundgelenk sowie Fingergrundgelenke.

Sensibilität Die Untersuchung der Sensibilität beruht auf der Kenntnis der segmentalen Dermatome. Eine völlige Asensibilität der Hand kann den Nutzen funktioneller Rekonstruktionen einschränken, meist ist aber ab der Gruppe IC 1 eine funktionell ausreichende diskriminative Sensibilität (2PD 12–15 mm) am Daumen und oft auch an der Radialseite des Zeigefingers gegeben.

Internationale handchirurgische Einteilung Die Indikationen zu einem chirurgischen Eingriff richten sich nach der internationalen Klassifikation, die sich nach der Anzahl der gegen Widerstand beweglichen und damit transponierbaren Muskeln (Kraftgrad > 4) richtet, die Sensibilität wird zudem mit dem Zusatz Cu (kutane Kontrolle mit 2PD unter 10 mm) oder O (okulare, d. h. nur Augenkontrolle) angegeben. Zudem kann angegeben werden, ob die Funktion des M. triceps vorhanden ist oder nicht (Tr+ oder Tr−). Gruppe 0 also bezeichnet die Patienten, bei denen kein Muskel unterhalb des Ellenbogens zur Verfügung steht, in Gruppe 1 ist es nur der M. brachioradialis. In Gruppe X (exceptional) werden Patienten eingeordnet, deren Lähmungsmuster, z. B. bei inkompletter Läsion, nicht dem vorgegebenen Schema entspricht (Tab. 15.10).

Diese Einteilung in Funktionsgruppen dient als Grundlage für Behandlungsalgorithmen (Tab. 15.11).

Indikationsstellung und Patientenauswahl

Es gelten die allgemeinen Regeln motorischer Ersatzoperationen, vor allem müssen die betroffenen Gelenke passiv frei beweglich sein und die Patienten zur aktiven Nachbeübung motiviert und fähig sein. Die bei Tetraplegikern oft vorliegende Spastik muss nicht immer negativ sein, da sie von den Patienten stabilisierend eingesetzt werden kann.

Tab. 15.10 Internationale Einteilung der Voraussetzungen einer beabsichtigten Rekonstruktion der Arm- und Handfunktion bei Tetraplegie (nach McDowell et al. 1986), modifiziert nach Nigst (1991)

Gruppe	Rückenmarksegment	Charakteristika entsprechend der transponierbaren Muskeln	Beschreibung der Funktion
0	≥C5	Kein transponierbarer Muskel unterhalb des Ellenbogens	Flexion und Supination des Ellenbogens
1	C5	Brachioradialis (BR)	Flexion des Ellenbogens in Pronation
2	C6	+ Extensor carpi radialis longus (ECRL)	Handgelenkstreckung (schwach oder kräftig)
3	C6	+ Extensor carpi radialis brevis (ECRB)	Handgelenkstreckung
4	C6	+ Pronator teres (PT)	Streckung und Pronation des Handgelenks
5	C7	+ Flexor carpi radialis (FCR)	Handgelenkbeugung
6	C7	+ Extensor digitorum	Extrinsische Fingerstreckung (teilweise oder alle Finger)
7	C7	+ Extensor pollicis longus	Extrinsische Daumenstreckung
8	C8	+ Flexor digitorum	Schwache Fingerbeugung
9	C8	Keine intrinsische Handfunktion	Extrinsische Fingerbeugung
10 (X)	–	Ausnahmen	–

Tab. 15.11 Chirurgische Verfahrenswahl (ohne Nerventransfers), abhängig von der IC-Gruppeneinteilung

IC-Gruppe	Operative Möglichkeiten	Alternativen
0	– Abduktionskontraktur der Schulter → Transposition der Pars anterior des M. deltoideus – Flexionskontraktur des Ellenbogens → Verlängerung der Bizepssehne (Z-Tenotomie) und des M. brachialis (fraktioniert) – Supinationsstellung des Unterarms (passiv korrigierbar) → Rerouting der Bizepssehne (Cave: M. supinator vorhanden?) – Fixierte Supinationskontraktur → Derotationsosteotomie des Radius – Handgelenkinstabilität/-kontraktur → Arthrodese (Ausnahme!)	-------------------
1	– BR-pro-ECRB – Split-FPL-Tenodese/ELK-Tenodese – FPL-Tenodese am Radius (OP nach Moberg)	-------------------
2	– BR-pro-FPL – Split-FPL-Tenodese/Elk-Tenodese – Arthrodese CMC1 – EPL-Tenodese auf Retinaculum extensorum	– BR-pro-FDP2–4 – FPL-Tenodese am Radius – Zancolli-Lassoplastik
3	– BR-pro-FPL – ECRL-pro-FDP2–4 – Split FPL-Tenodese/ELK-Tenodese – Intrinsische Rekonstruktion (Zancolli/House) – Arthrodese CMC1 – EPL-Tenodese	– BR-to-FDP2–4 – FPL-Tenodese am Radius (OP nach Moberg)
4	– BR-pro-FPL – ECRL-pro-FDP2–4 – Split FPL-Tenodese/ELK-Tenodese – Intrinsische Rekonstruktion (Zancolli/House) – Arthrodese CMC1 – EPL-Tenodese – PT-pro-FDS2–4 (aktivierte Zancolli-Lassoplastik)	PT-pro-Extensoren, z. B. EDC

(Fortsetzung)

◘ **Tab. 15.11** (Fortsetzung)

IC-Gruppe	Operative Möglichkeiten	Alternativen
5	– BR-pro-FPL – ECRL-pro-FDP2–4 – Split-FPL-Tenodese/ELK-Tenodese – Intrinsische Rekonstruktion (Zancolli/House) – Arthrodese CMC1 – EPL-Tenodese – PT-pro-FDS2–4 (aktivierte Zancolli-Lassoplastik)	PT-pro-Extensoren, z. B. EDC oder – PT-pro-FPL – BR-pro-APB
6	– BR-pro-FPL – ECRL-pro-FDP2–4 – Split FPL-Tenodese/ELK-Tenodese – Intrinsische Rekonstruktion (Zancolli-Lasso/House) – Arthrodese CMC1 – EPL-Tenodese – EDM-to-APB-Transfer – PT/ECU/FCU-pro-FDS2–4 (aktive Zancolli-Lassoplastik)	– PT-pro-FPL – BR-pro-APB – EDC-pro-EPL – ECU/FCU-pro-FDS2–4 (aktive Zancolli-Lasso-Plastik)
7	– BR-pro-FPL – ECRL-pro-FDP2–4 – Split-FPL-Tenodese/ELK-Tenodese – Intrinsische Rekonstruktion (Zancolli/House) – EDM (Extensor digiti minimi)/EIP-pro-APB – PT-pro-FDS2–4 (aktive Zancolli-Lassoplastik)	– PT-pro-FPL – BR-pro-FDS2–4
8	– BR-pro-FPL – ECRB-pro-ADPB – Opponensplastik (EIP, EDM, FCU) – Aktive Zancolli-Lassoplastik (ECU) – Intrinsische Rekonstruktion (House)	– PT-pro-FPL – ECRB-pro-ADPB – Opponensplastik (EIP, EDM, FCU) – Aktive Zancolli-Lassoplastik (BR)
9	– Intrinsische Rekonstruktion (Zancolli/House)	
10	– Korrektur von Gelenkfehlstellung (MP in fixierter Hyperextension, keine intrinsische Handfunktion, Handgelenkkontraktur) → Release/Verlängerung von Sehnen/Muskeln und Kapselgewebe	

15.2.5 Konservative Therapie

Frühbehandlung und Patientenschulung

Die Vorbereitung einer späteren chirurgischen Funktionsverbesserung beginnt bereits unmittelbar nach der Rückenmarkverletzung mit dem Ziel, die Funktionalität der oberen Extremität weitmöglichst zu erhalten:

- Prävention und Behandlung von Ödemen (durch Hochlagerung, Schienung, Lymphdrainage, Kompressionsbehandlung und Krankengymnastik)
- Erhalt der Gelenkbeweglichkeit (passive und aktive Ausschöpfung des gesamten Bewegungsumfangs der Gelenke durch Physiotherapie und Eigenbeübung, Vermeiden und Behandlung spastisch bedingter Fehlhaltungen)
- Schmerztherapie (um eine effektive Schienenbehandlung und Bewegungstherapie zu ermöglichen), evtl. chirurgische Gelenkdenervation (z. B. Hand- oder Daumensattelgelenk bei posttraumatischer Arthrose)
- Kontrolle von Spastiken und Behebung von Kontrakturen (durch Medikamente, z. B. Botulinumtoxin, Schienung oder operative Eingriffe, wie Ellenbogenarthrolyse oder Korrektur einer Supinationskontraktur)
- Rehabilitation (Erlernen der Fortbewegung im Rollstuhl und Transfer ohne schädliche Belastung wichtiger Gelenke, vor allem der CMC-Gelenke des Daumens und der Fingergrundgelenke, funktionelle Schienen zur Gelenkstabilisierung, Vermeidung von Gelenkfehlstellungen und Stärkung erhaltener Funktionen, z. B. des Tenodeseeffekts bei Handgelenkbewegung, oder dynamische Orthesen).

Teamkonzept

Zentrale Bedeutung hat die Zusammenarbeit von Rehabilitationsmedizinern, Chirurgen, Krankengymnasten, Ergotherapeuten, Psychologen und Sozialarbeitern, die mit querschnittsgelähmten Patienten und motorischen Ersatzoperationen vertraut sind. Am besten geeignet erscheinen die Voraussetzungen an Querschnittsgelähmtenzentren mit Handchirurgie im gleichen Hause, aber es ist auch eine Kooperation mit einem speziell interessierten und ausgebildeten Handchirurgen möglich.

■ Handtherapie

Krankengymnasten und Ergotherapeuten sind für die die funktionelle Rehabilitation mitverantwortlich. Ihre Arbeit schließt gezielte Aktivierung, Beübung und Kräftigung der verlagerten Muskeln, Ödemprophylaxe, Vorbeugung von Kontrakturen, spezielle Gebrauchsübungen und Schienenversorgung ein. Besonders in der frühen Rehabilitationsphase kommt der Handtherapie besondere Bedeutung zu, weil sie dem Patienten verständliche Anweisungen gibt, ihn führt, motiviert und ihm beibringt, mit seiner neuen Funktion umzugehen.

15.2.6 Operative Therapie

■ Zeitpunkt der Operation

Grundsätzlich sollte vor jeder Rekonstruktion erst ein Funktionsplateau erreicht sein, d. h. es ist nicht mehr von einer spontanen Funktionswiederkehr zu rechnen. Motorische Muskelverlagerungen bleiben aber auch Jahre oder sogar Jahrzehnte nach einer Rückenmarkschädigung sinnvoll (anders als Nervenrekonstruktionen), da die Muskeltransposition auf voll funktionstüchtigen Muskeln beruht, deren Ansatz lediglich in eine neue Funktionsposition versetzt wird. Nervenoperationen sollten am besten innerhalb ca. 1 Jahres erfolgen, wobei auch später noch Erfolge möglich sind.

■ Zielsetzung

Die chirurgische Rehabilitation muss mit größter Sicherheit zu einer Verbesserung der Gebrauchsfähigkeit der oberen Extremität für den Patienten führen – dies setzt eine sorgfältige Untersuchung und Beratung des Patienten voraus, um gemeinsam einen Behandlungsplan aufzustellen, der das zu erwartende Ergebnis und den individuellen Gewinn detailliert vorhersagt. Durch motorische Ersatzoperationen kann der vollständig hilflose tetraplegische Patient (Läsionsniveau C5) zu einer nur mehr teilweisen Hilfebedürftigkeit (Höhe C6) gelangen und von dieser zu einer weitgehenden Unabhängigkeit in angepasster Umgebung (Höhe C7). Tetraplegiker mit einem Querschnitt in Höhe C6–C7, die vorher mehrmals täglich katheterisiert werden mussten, konnten durch handchirurgische Eingriffe zur Selbstkatheterisierung und in Höhe C7–C8 sogar zur Pflege eines Blasenersatzes aus einem Darmstück befähigt werden. Diese Ergebnisse bedeuten einen enormen Gewinn an Gestaltungsmöglichkeiten und Eigenständigkeit (Arbeit, Urlaub) für den Betroffenen und eine erhebliche Reduktion an Pflegebedarf und -kosten.

■ Rekonstruktive Ziele

Insgesamt ist davon auszugehen, dass mindestens 70 % aller Tetraplegiker von funktionellen Operationen profitieren können. In Abhängigkeit von der Anzahl der transferablen Muskeln wird in der Regel zuerst die Ellenbogenstreckung wiederhergestellt (auf die hier jedoch nicht eingegangen werden soll). Das 2. Ziel ist, die Unterarmpronation wiederherzustellen, dann die Handgelenkstreckung als Voraussetzung für einen passiven Kneifgriff zwischen Zeigefinger und Daumen (Schlüsselgriff, Key Grip/Pinch). Sie hat eine zentrale Bedeutung, da durch den bei der Funktionshand gebildeten Tenodeseeffekt das Öffnen oder Schließen der Finger und des Daumens möglich wird. Bei genügend Spendermuskeln kann auch eine aktive Daumen- und Fingerbeugung erreicht werden. Zusätzlich ist eine (meist passive) Rekonstruktion der intrinsischen Handfunktion möglich. Zudem werden Umstellungsosteotomien, Arthrodesen und Tenodesen (vor allem zur Stabilisierung am Daumen) genutzt (◘ Tab. 15.12).

Wiederherstellung der Unterarmpronation

Bei einigen Patienten, besonders in Gruppe 0 und 1, kann es durch Ungleichgewicht zwischen noch funktionierenden Supinatoren und schwachen oder gelähmten Pronatoren infolge der prolongierten Supination des Unterarms zu einer irreversiblen Retraktion der relaxierten Fasern der Membrana interossea kommen. Die fixierte Supinationskontraktur mit nach oben gewandter Handfläche ist für eine Greiffunktion besonders ungünstig.

■ Distale Transposition der Bizepssehne (Rerouting)

Zur Korrektur ist die Versetzung des Ansatzes der Bizepssehne (nach Zancolli) oft ausreichend, je nach Bedarf mit oder ohne Durchtrennung der Membrana interossea. Voraussetzung ist die passive Korrigierbarkeit der noch nicht fixierten Supinationsstellung. Die Umlagerung der distalen Bizepssehne kann über einen palmaren Zugang durchgeführt werden. Nach treppenförmiger Absetzung der Bizepssehne wird das proximale Ende nach lateral um den Radius herumgeleitet und am proximalen Radius neu fixiert. Auf diese Weise wirkt der Zug an der Bizepssehne nicht mehr supinierend, sondern bringt den Unterarm in Pronation (siehe ◘ Abb. 15.14).

◘ Tab. 15.12 Zusammenfassung der chirurgischen Möglichkeiten (ohne Nerventransfers) zur Funktionsverbesserung von Arm und Hand

Praktisches Ziel	Funktionsziel	Operation	Rehabilitation
Gebrauch von Gegenständen, Schreiben, Antreiben des Rollstuhls	Greiffunktion	Rekonstruktion der Greiffunktion	----------------
----------------	----------------	Passiver Tenodesegriff – BR-pro-ECRB – FPL-Tenodese am Radius – Arthrodese CMC1 Aktiver Schlüssel-/Klemmgriff – BR-pro-FPL – Arthrodese CMC1 – Split FPL-Tenodese – EPL-Tenodese	4 Wochen in Oberarmschiene mit Daumen und Handgelenk in Beugung, 4–10 Wochen aktive Beübung 4 Wochen Orthese mit aktiven Greifübungen, aber Blockade der Handgelenkstreckung
Umfassen von Objekten (z. B. Glas, Becher), bessere Kontrolle durch Streckung von Daumen und Fingern	Öffnung der Hand	Rekonstruktion der Daumen- und Fingerstrecker	------------------
----------------	----------------	Passive Handöffnung – Arthrodese CMC1 – EPL-Tenodese am Retinaculum extensorum	4 Wochen Schiene für Handgelenk und Daumen
----------------	----------------	Aktive Handöffnung PT-pro-EDC und EPL/APL	4 Wochen Schiene für Handgelenk, Finger und Daumen
		Intrinsische Rekonstruktion Zancolli-Lassoplastik House-Tenodese EDM-APB	4 Wochen Schiene in Intrinsic-Plus-Position, aktive Daumenbeübung ab 1. postoperativen Tag

■ **Dorsale Transposition des M. brachioradialis**

Alternativ ist auch eine dorsale Verlagerung des M. brachioradialis (durch die Membrana interossea) möglich, sodass dieser nicht nur eine Ersatzfunktion an der Hand (z. B. Daumenbeugung), sondern auch eine pronierende Wirkung übernimmt (◘ Abb. 15.18)

■ **Derotationsosteotomie des Radius**

Bei nicht korrigierbarer Fehlstellung oder Dislokation des Radiusköpfchens ist eine Derotationsosteotomie des Radius indiziert.

Wiederherstellung der Greiffunktion

Eine Greifform zwischen Daumen und Zeigefinger (Kneifgriff, Pinch) und der aktive Faustschluss (Grasp) erlauben es, Gegenstände unterschiedlicher Größen (z. B. Flasche, Trinkglas, Mobiltelefon oder Besteck) festzuhalten und zu bedienen, aber auch motorisch anspruchsvolle Tätigkeiten zu verrichten. Ebenso wichtig ist eine verbesserte Handfunktion für soziale Interaktion wie z. B. beim Gestikulieren, Handgeben und Streicheln.

■ **Wiederherstellung der Handgelenkstreckung (Tenodeseeffekt)**

Durch Verlagerung des M. brachioradialis auf die Sehne des M. extensor carpi radialis brevis wird die Handgelenkstreckung wiederhergestellt und über den Handgelenktenodeseeffekt ein steuerbarer passiver lateraler Kneifgriff zwischen Daumen und Zeigefinger geschaffen.

■ **Verstärkung des passiven Kneifgriffs zwischen Daumen und Zeigefinger**

Der Schlüsselgriff zwischen Daumen und Zeigefinger kann durch zusätzliche Befestigung der Sehne des langen Daumenbeugers (M. flexor pollicis longus) am Radius verstärkt werden, sodass die erreichte Greifform einen erheblichen Kraft- und Funktionsgewinn zum sicheren Halten und Handhaben leichter und dünner Gegenstände ermöglicht, z. B. bei Kartenzahlung an einem Automaten.

Rekonstruktion eines aktiven Schlüsselgriffs Bei kräftig erhaltener Handgelenkstreckung kann der M. brachioradialis zur Motorisierung des langen Daumenbeugers verlagert werden. Der entstehende Schlüsselgriff ermöglicht

schiedlicher Größe, der gleichmäßigere Muskeltonus wirkt sich positiv auf die Stellung der Hand und den zwischenmenschlichen Kontakt (Handgeben oder Streicheln) aus. Eine Verbesserung der Handöffnung ist auch wichtig, um eine geschlossene Faustfehlstellung zu vermeiden, z. B., wenn bei Hypertonus der Fingerbeuger die Schwerkraft oder der Tenodeseeffekt nicht ausreichen, um die Finger in Streckung zu bringen.

- **Kombinierte Beuger-, Strecker- und intrinsische Rekonstruktion – Alphabetoperation**

Um mehrfache Operationen und wiederholte Nachbehandlungsphasen sowie andere Nachteile wie Adhäsionen zu vermeiden, kann die Rekonstruktion der Daumen- und Fingerbeugung mit Eingriffen zur Verbesserung der intrinsischen Handfunktion und passiven Handöffnung in einer Operation zusammengefasst werden. Man spricht von der Advanced Balancing Combined Digital Extension Flexion Grip (ABCDEFG) Reconstruction oder kurz von der Alphabetoperation (◘ Tab. 15.13). Vorteile sind eine erhebliche Ersparnis

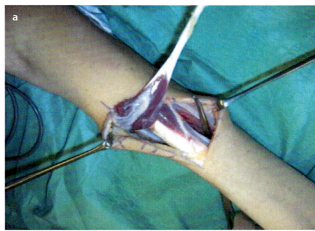
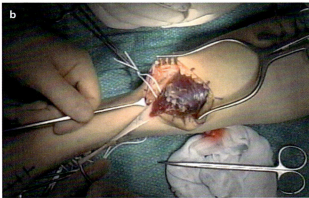

◘ **Abb. 15.18** a, b Technik der dorsalen Transposition des M. brachioradialis. **a** Durch die dorsale Verlagerung des M. brachioradialis bei der Transposition auf die lange Daumenbeugersehne (FPL) kann ein simultaner Pronationseffekt beim Kneifgriff zwischen Daumen und Zeigefinger erreicht werden. **b** Bei der Transposition des M. brachioradialis muss dieser weit nach proximal mobilisiert und von Verwachsungen mit der Umgebung gelöst werden, um eine optimale Exkursion von mindestens 4–5 cm entfalten zu können. (Aus Towfigh et al. 2011)

es, größere Gegenstände zu halten und auch gegen Widerstand zu bewegen. Hierdurch kann z. B. das Katheterisieren der Harnblase eigenständig ausgeführt werden – ein scheinbar kleiner Fortschritt, der aber einen erheblichen Zugewinn an Selbstständigkeit bedeutet, wenn nicht mehrfach pro Tag eine Assistenzperson gebraucht wird.

Globale Fingerbeugung zum Faustschluss Funktionieren beide radialen Handgelenkstrecker, kann der M. extensor carpi radialis longus zum aktiven Fingerschluss auf die Mm. flexores digitorum superficiales verlagert werden. Dieser Eingriff erlaubt es, größere Gegenstände zu handhaben, und steigert die Unabhängigkeit bei Anziehen, Pflege der oberen Körperhälfte, Zubereitung von Mahlzeiten/Essen sowie Antreiben des Rollstuhlrades.

Wiederherstellung der Fingerstreckung zur Handöffnung (Strecker-Phase) Die rekonstruierte Handöffnung erleichtert die Handhabung von Gegenständen unter-

◘ **Tab. 15.13** Kombinierte Wiederherstellung der Handfunktion mit simultaner Beuger- und Streckerphase (Alphabetoperation)

	Operationsschritt	Funktionsziel
1	Split-FPL-Tenodese oder dorsale EPL-Raffung am IP-Gelenk	Verhinderung der Daumenendgelenkhyperflexion
2	CMC-Arthrodese	Stabilisierung des Daumens, bessere Positionierung in 30° Radialabduktion, Palmarabduktion und Pronation
3	BR-pro-FPL-Transposition	Aktive Daumenbeugung, Kneif-/Schlüsselgriff
4	ECRL-pro-FDS2–4-Transposition	Aktives Einrollen/Beugen der Finger
5	ECU-Tenodese auf Caput ulnae	Minimierung der Radialabweichung des Handgelenks
6	EPL-Tenodese auf Unterarmfaszie	Passive Öffnung der 1. Kommissur bei Handgelenkflexion
7	Intrinsische Rekonstruktion a. Tenodese mit Sehnentransplantaten (House) b. FDS-auf-A1-Ringband (Zancolli) c. EDM-pro-APB-Transposition	a. und b. Korrektur der Dysbalance, Verbesserung der Fingerbeugung und -streckung c. Reaktivierung der Palmarabduktion

an Zeit, Aufwand und Kosten bei messbar besseren objektiven Parametern z. B. hinsichtlich Kraft und Bewegungsausmaß und bei einer höheren Patientenzufriedenheit anhand validierter Messinstrumente.

- Frühfunktionelle Nachbehandlung nach stabiler Seit-zu-Seit-Sehnennaht

Eine möglichst frühe Mobilisierung nach motorischer Ersatzoperation hat viele Vorteile gegenüber der traditionellen verzögerten Mobilisierung, vor allem kommt es zu weniger Adhäsionen und Bewegungsdefiziten. Sie setzt allerdings eine intensive Ergo- und Physiotherapie voraus.

Die Seit-zu-Seit-Technik mit einer Überlappung von ca. 3–5 cm und beidseitigen gekreuzten Nahtreihen bietet eine hohe Stabilität, die der konventionellen Pulvertaft-Flechtnaht überlegen ist und eine sofortige Beübung der Sehnentransposition erlaubt.

Diese Operationen geben dem Patienten einen Lateralgriff und eine Greifmöglichkeit der gesamten Hand mit einer Kraft, mit der er größere Gegenstände, wie z. B. Flaschen oder Gegenstände mit Griff oder Henkel, handhaben kann. Dies ermöglicht oft eine fast vollkommene Unabhängigkeit beim Anziehen, bei der Pflege der oberen Körperhälfte, beim Essen und bei der Zubereitung von Mahlzeiten sowie beim Bewegen des Rollstuhlrades.

- Nachbehandlung

Die postoperative Rehabilitation ist standardisiert, das aktive Training der wiederhergestellten Funktionen durch speziell ausgebildete Therapeuten im engen Kontakt zum Chirurgen kann am Tag nach der Operation beginnen. Unter handtherapeutischer Anleitung beginnt man zuerst mit abschwellenden Maßnahmen und passiven Bewegungsübungen sowie mit Übungen zur aktiven Muskelkontrolle, dann erfolgt die Integration der wiederhergestellten Funktionen in Aktivitäten des Alltags.

- Wiederherstellung der Handgelenkstreckung durch den M. brachioradialis

Zentrale Bedeutung hat die Handgelenkstreckung, da durch den bei der Funktionshand gebildeten Tenodeseeffekt das Öffnen oder Schließen der Hand möglich wird. Durch Verlagerung des M. brachioradialis auf die Sehne des M. extensor carpi radialis brevis wird aus der passiven eine aktive Funktionshand mit gut steuerbarem Tenodeseeffekt: Die Streckung des Handgelenks führt zur Beugung von Fingern und Daumen und zur Daumenadduktion, durch Fallenlassen der Hand kann die Hand geöffnet werden (passiver lateraler Kneifgriff zwischen Daumen und Zeigefinger). Die Spannung bei der Sehnennaht sollte ausreichend sein, um das Handgelenk in Neutralstellung zu halten, wobei passiv eine komplette Flexion möglich bleibt. Der M. brachioradialis wird zur Rekonstruktion der Handgelenkstreckung im mittleren Unterarmbereich mit dem ECRB vernäht, der eine reine Extension bewirkt – ohne Radialdeviation, die entsteht, wenn aus Versehen der ECRL als Empfänger gewählt wird.

- Wiederherstellung eines Lateral- oder Schlüsselgriffs

Nach Wiederherstellung einer Handgelenkstreckung folgt die Rekonstruktion eines lateralen Kneifgriffs, idealerweise berührt die Daumenkuppe den Zeigefinger im Bereich des Mittelgelenks.

Passiver Schlüsselgriff (FPL-Tenodese am Radius, Moberg-OP) Ein passiver Kneifgriff zwischen Daumen und Zeigefinger kann durch zusätzliche Tenodese des M. flexor pollicis longus am Radius verstärkt werden. Diese Greifform hängt passiv von der Handgelenkposition ab, bedeutet aber einen erheblichen Funktionsgewinn, weil sie einseitiges Halten und Handhaben leichter Gegenstände ermöglicht, z. B. Papier, Zahnbürste, Mobiltelefon oder Besteck.

Aktiver Schlüsselgriff – aktive Daumenbeugung durch den M. brachioradialis Motorisiert man mit dem M. brachioradialis den FPL, entsteht ein kräftiger aktiver und gut steuerbarer Schlüsselgriff. Dieser Eingriff erlaubt es meist zu schreiben, größere Gegenstände zu halten und auch gegen Widerstand zu bewegen. Dies erleichtert z. B. das An- und Auskleiden und macht in manchen Fällen das Katheterisieren der Blase ohne fremde Hilfe erst möglich.

- Globales Einrollen der Finger zum Faustschluss (ECRL-pro-FDP2–4)

Funktionieren ab der Gruppe 3 neben dem M. brachioradialis beide radialen Handgelenkstrecker, kann bei erhaltener Handgelenkstreckung durch den ECRB der motorische Ersatz der tiefen Fingerbeuger durch den ECRL zusätzlich einen globalen Faustschluss (gleichzeitige Greifbewegung aller Finger) schaffen.

- Positionierung und Stabilisierung des Daumens

Die Daumeninstabilität stellt ein wesentliches Greifhindernis dar. Sie kann durch die im Folgenden beschriebenen Eingriffe korrigiert werden.

Zügelung des Daumenendgelenks mit der geteilten FPL-Sehne oder gedoppelten EPL-Sehne Aufgrund der fehlenden aktiven Daumenstreckung kann leicht eine funktionell ungünstige Hyperflexion des Daumenendglieds (Froment-Zeichen) entstehen. Diese kann durch Transposition eines distal gestielten Streifens der Flexor-pollicis-longus-Sehne auf die Daumenstreckerhaube verhindert werden oder durch Bildung einer Schlaufe der EPL-Sehne, die mit sich selbst vernäht und so verkürzt wird. Beide Tenodeseverfahren bewirken, dass die IP-Gelenkbeugung auf ca. 30° begrenzt wird (◘ Abb. 15.19).

Sattelgelenkarthodese des Daumens Zur knöchernen Stabilisierung und besseren Positionierung kann der Daumenstrahl durch Versteifung des Sattelgelenks dem Zeigefinger beim Schlüsselgriff gegenübergestellt werden. (◘ Abb. 15.20).

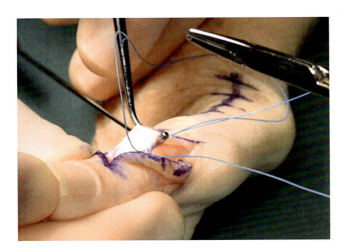

◘ **Abb. 15.19** EPL-Loop-Knot-(ELK)-Operation zur Stabilisierung des Daumenendgelenks und Verhinderung einer Hyperflexion (Froment-Zeichen): Die EPL-Sehne wird über eine dorsale Inzision dargestellt, mobilisiert, mit einem Sehnenhaken angehoben und diese Schlaufe an ihrer Basis mit 2-0-Nähten fixiert, nach proximal umgeschlagen und stabil mit sich selbst vernäht, sodass durch die Sehnendoppelung eine Verkürzung entsteht und diese Raffung die Endgelenkbeugung auf ca. 30° limitiert. (Aus Elkwood et al. 2017)

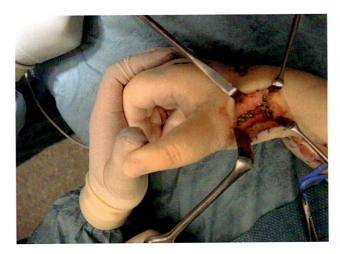

◘ **Abb. 15.20** Die CMC1-Arthrodese sollte mittels Kirschner-Drähten oder Miniplattenosteosynthese in einer Idealposition von 30° Palmar- und Radialabduktion, 30° Pronation („30-30-30-Regel") erfolgen. Optimalerweise sollten noch 2 Finger zwischen Daumen und Zeigefinger geschoben werden können

■ Wiederherstellung der Handöffnung (Streckerphase)
Die Rekonstruktion der Handöffnung erleichtert das Ergreifen größerer Gegenstände (z. B. Flaschen), der gleichmäßigere Muskeltonus wirkt sich positiv auf die Ästhetik der Hand und den zwischenmenschlichen Kontakt (Handgeben oder Streicheln) aus. Eine Verbesserung der Handöffnung ist vor allem wichtig, wenn z. B. bei Spastik der Fingerflexoren die Schwerkraft oder der Tenodeseeffekt bei der Handgelenkflexion nicht ausreicht, um die Finger in Streckung zu bringen.

■ Passive Öffnung (Tenodese) der 1. Kommissur
Durch Fixation der EPL- und EPB-Sehne am Retinaculum extensorum kann die Hand durch Handgelenkbeugung passiv geöffnet werden.

■ Aktive Handöffnung (Muskeltransposition)
Eine aktive Handöffnung kann mittels Motorisierung der EPL-, APL- oder EDC-Sehne, z. B. durch den M. pronator teres, erreicht werden. Auch die intrinsische Rekonstruktion verbessert die PIP-Extension und so die Öffnung der Finger.

■ Rekonstruktion der intrinsischen Handfunktion
Die Rekonstruktion der Funktion der Handbinnenmuskeln verbessert die Greifkraft sowie die Feinmotorik der Hand.

■ Rekonstruktion der Palmarabduktion des Daumens (EDM-pro-APB)
Die Transposition des M. digiti minimi auf den gelähmten M. abductor pollicis brevis ermöglicht eine exakte Positionierung der Daumenkuppe auf der Radialseite des Zeigefingers und einen in Kraft und Richtung dosierbaren subterminalen Griff, mit dem selbst kleine und runde Gegenstände, wie z. B. Tabletten, beherrscht und feinmotorische Tätigkeiten bewältigt werden können (◘ Abb. 15.21).

■ Lassoplastik nach Zancolli
Die intrinsische Funktion der Mm. interossei wird mit der Lassotechnik nach Zancolli wiederhergestellt. Mit dieser Technik wird verhindert, dass sich bei Lähmung der intrinsischen Muskulatur beim Faustschluss wie beim Einrollen eines Teppichs zunächst die End- und Mittelgelenke, dann erst die Grundgelenke beugen und Gegenstände unwillentlich wieder aus der Hand befördert werden. Die Lassoplastik normalisiert den Bewegungsablauf bei der Fingerbeugung, verstärkt den Grobgriff und verhindert die Bildung einer „Kralle", durch die alle kleineren Gegenstände hindurchfallen können.

Das Prinzip dieser Operation ist die Vernähung der oberflächlichen Beugesehnen als Schlaufe mit sich selbst um das A1-Ringband herum zur Synchronisation der Fingerbeugung und Besserung des Faustschlusses.

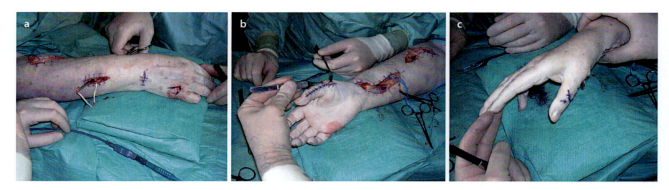

Abb. 15.21 a–c Technik der Rekonstruktion der Palmarabduktion des Daumens (EDM-pro-APB). **a** Mobilisierung, distale Absetzung. **b** Durchzug des M. digiti minimi durch die Membrana interossea zur Motorisierung des gelähmten M. abductor pollicis brevis. **c** Nach Neuinsertion gewinnt der Patient die Palmarabduktion des Daumens wieder und kann so den 1. Zwischenfingerraum aktiv öffnen und die Daumenkuppe auf der Radialseite des Zeigefingers positionieren und Kraft sowie Richtung des subterminalen Griffs abstimmen. (Aus Towfigh et al. 2011)

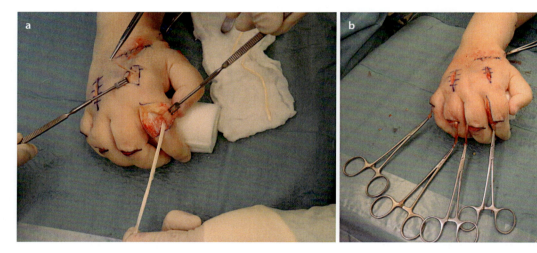

Abb. 15.22 a, b Bei der House-Plastik zur passiven intrinsischen Rekonstruktion erfolgt ein Durchzug von Sehnenstreifen durch die Lumbrikaliskanäle und eine Tenodese in ca. 70–80° MCP-Flexion bei gestreckten PIP- und DIP-Gelenken. Ein Sehnenstreifen (halbe FDS4- oder PL-Sehne) wird hierzu von der radialen Seite der Streckerhaube am Grundglied des Zeigefingers palmar unter dem Ansatz des M. interosseus dorsalis mit einem geraden Klemmchen nach proximal gebracht. Hier muss ein neuer Kanal geschaffen werden, die Sehne wird dann unter dem Lig. intermetacarpale durchgezogen und wieder von proximal nach distal durch den Lumbrikaliskanal durchgezogen (**a**). Das gleiche Vorgehen wird an Ring- und Kleinfinger wiederholt, um auch hier durch Vorspannung eine funktionell günstigere Fingerflexion (durch Grundgelenkbeugung) und Öffnung der Hand (durch verstärkte Extension der PIP-Gelenke) zu gewährleisten (**b**). Die Sehnenenden werden jeweils unter Spannung an Seiten- und Mittelzügel fixiert. Die radiale Insertion hat hierbei den Vorteil, dass die Fingerbewegung bei Tenodese oder nach aktiver Motorisierung (z. B. durch den ECRL) nach radial gerichtet ist

■ **Interosseustenodese nach House**

Zur passiven intrinsischen Rekonstruktion ist die von House beschriebene Lumbrikalis-Tenodese mit Sehnentransplantaten eine Alternative zur Lassoplastik nach Zancolli (◘ Abb. 15.22).

■ **Kombinierte Rekonstruktion von Beuger- und Streckerphase**

Aufgrund der gegensätzlichen Nachbehandlung wurden Operationen zu Handschluss und -öffnung traditionell meist zweizeitig im Abstand von mindestens 3–6 Monaten durchgeführt. Die Reihenfolge hängt von der Philosophie der Chirurgen ab, manche rekonstruieren erst die funktionell wertvollere Beugephase, andere, wie beim natürlichen Greifvorgang, zunächst die Handöffnung. Problem ist hierbei das größere Operationsrisiko, insbesondere für Adhäsionen, und die Scheu vieler Patienten vor einer 2-maligen Operation und Nachbehandlung. Als Alternative kann daher auch die Beugerphase (BR-pro-FPL, ECRL-pro-FDP2–4) mit zusätzlichen Eingriffen zur Verbesserung der intrinsischen Handfunktion (Operation nach House oder Zancolli-Lassoplastik) und Eingriffen zur passiven Handöffnung (z. B. EPL-Tenodese, CMC (Carpometa-

Motorische Ersatzoperationen an Unterarm und Hand

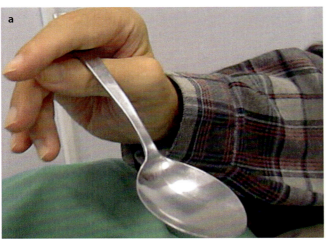 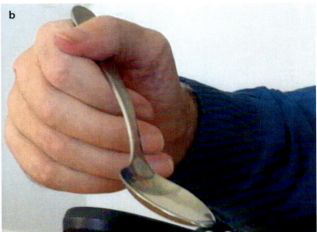

Abb. 15.23 Vergleich der schwachen Greiffähigkeit eines Tetraplegikers beim Halten eines Löffels zum Essen präoperativ (**a**) und stabiler und kräftiger Griff zwischen Daumen und Zeigefinger nach einer Alphabet-Rekonstruktion (**b**). (Aus Elkwood et al. 2017)

carpal)-Arthrodese) und zur Verhinderung der Radialdeviation des Handgelenks bei Extension (ECU-Tenodese) kombiniert werden. Die einseitige Rekonstruktion von Flexor- und Extensorphase mit intrinsischer Wiederherstellung wird als Advanced Balancing Combined Digital Extension Flexion Grip Reconstruction (ABCDEFG-Rekonstruktion oder Alphabet-Rekonstruktion) bezeichnet. Sie ermöglicht in 1 Schritt die Rekonstruktion einer vielseitigen Handfunktion (Tab. 15.13) (Abb. 15.23).

- **Nerventranspositionen**

Faszikelverlagerungen (engl. fascicular nerve transfers) der Nn. axillaris, musculocutaneus und radialis von oberhalb der Rückenmarkläsion können innerhalb eines Zeitfensters motorische und sensible Funktionen weiter verbessern, vor allem bei Patienten mit wenigen Spendermuskeln (Tab. 15.14).

- **Transposition der M.-supinator-Äste auf N. interosseus posterior (Handöffnung)**

Da der M. supinator stets aus den Zervikalwurzeln C5/6 innerviert wird, die Fasern des N. interosseus posterior jedoch den Wurzeln C7–8 entstammen, können die Supinatoräste bei Rückenmarkverletzungen von C6 zur Rekonstruktion der aktiven Streckfunktionen von Daumen, Fingern und ulnarem Handgelenk verlagert werden. Die Supination bleibt durch den M. biceps brachii erhalten (Abb. 15.24).

- **Transposition der M.-brachialis-Äste auf N. interosseus anterior (Faustschluss)**

Am distalen Oberarm können motorische M.-brachialis-Faszikel (C5/6) auf die N.-interosseus-anterior-Faszikel des N. medianus geleitet und so die aktive Beugung von Daumen, Zeige- und Mittelfinger reanimiert werden.

Tab. 15.14 Mögliche Nerventranspositionen an Unterarm/Hand bei Tetraplegie auf Höhe C6/7

Spendernerv (Nervenast)	Empfängernerv (Nervenast)	Rekonstruierte Funktion (gelähmte Muskeln)
M.-brachialis-Ast (N. musculocutaneus)	N. medianus (N. interosseus anterior) ECRL-Ast Trizepsast (N. radialis)	Finger- und Daumenflexion (FDS, FDP, FPL) Handgelenkstreckung Ellenbogenstreckung
M. teres minor/M. deltoideus, Pars posterior	Trizepsast	Ellenbogenstreckung
M. supinator (N. radialis)	N. interosseus posterior N. interosseus anterior	Finger-, Daumen- und Handgelenkstreckung, Daumenabduktion (EDC, EIP, EDM, ECU, APL) Finger- und Daumenbeugung
ECRB (N. radialis)	FPL	Daumenbeugung (FPL)

Die Ellenbogenbeugung bleibt über den M. biceps brachii erhalten.

- **Zusatzeingriffe bei Spastik**

Spastische Fehlstellungen im Bereich der Hand können durch Ödem, Hämatom, ischämische Muskelschädigungen oder zusätzliche zentrale Läsionen verstärkt werden. Bei milder Ausprägung sind vor allem die

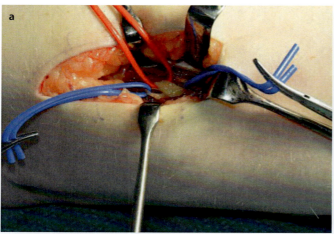
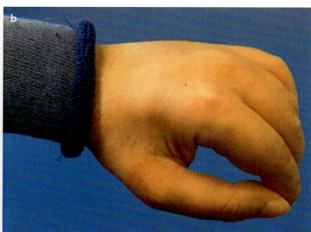
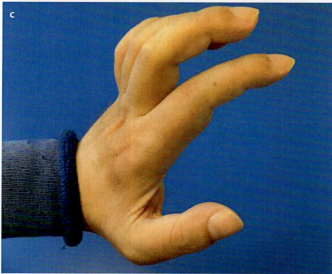

Abb. 15.24 a–c Nerventransposition der beiden Supinatoräste (C6) auf den N. interosseus posterior (S-PIN-Operation nach Bertelli) bei Patient der Gruppe IC 1 (M. brachioradialis M4, ECRL/ECRB M3). **a** Intraoperatives Bild beider Spendernervenäste (blaue Schlinge) und des Empfängernervs (N. interosseus posterior, rote Schlinge). **b** Postoperative Ruheposition. **c** Aktive Handöffnung und Handgelenkstreckung nach Reinnervation der Finger- und Daumenstreckung sowie der ECU-Funktion. (Aus Elkwood et al. 2017)

Mittel- und Endgelenke betroffen, die Grundgelenke nur wenig beeinträchtigt. Schwere Formen betreffen alle Fingergelenke. In den letzten Jahren sind bei der stetig ansteigenden Anzahl inkompletter Rückenmarklähmungen immer häufiger Korrekturoperationen bei spastisch gelähmten und verkürzten Muskeln an der Hand notwendig. Auf diese Techniken wird im 2. Abschnitt des Kapitels ausführlich eingegangen.

15.2.7 Tipps und Tricks

1. Der Kontakt und Austausch mit bereits operierten Patienten kann für Betroffene vor einer geplanten Rekonstruktion wertvoll sein, um sich ein realistisches Bild machen zu können, was möglich und was illusorisch ist.
2. Eine Sehnenruptur mit plötzlichem Funktionsverlust oder Funktionseinschränkung während der Rehabilitationsphase sollte sorgfältig evaluiert werden. Bei Verdacht auf Versagen des Transfers und/oder der Tenodese sollte der Patient operativ revidiert werden.
3. Auch Transfers und Tenodesen können sich im Laufe der Zeit, meist durch Überlastung, dehnen (z. B. Zancolli-Lassoplastik oder intrinsische Rekonstruktion mit Sehnenschlaufen), hier muss der Patient genau informiert und instruiert werden, etwa über Transfertechniken (nicht über flache Hand, sondern über Faust).

4. Entscheidend ist die strikte Einhaltung der postoperativen Therapie. Chirurgen und Therapeuten sollten auf Anzeichen achten, die auf eine Überdehnung des Transfers hindeuten, und die postoperative Behandlung anpassen oder eine Schutzorthese anfertigen.
5. Bei jeder Verlagerung des M. brachioradialis ist eine weite proximale Lösung von Adhäsionen unter Schonung der versorgenden Gefäße und des Nervenastes notwendig, um eine vergrößerte Muskelexkursion (von ursprünglich ca. 2 auf 4–5 cm) mit entsprechender Kraftentfaltung zu erzielen.
6. Bei Belassen der radialen Anteile der Streckaponeurose beim Littler Release verbleibt eine bessere Stabilität beim Lateralgriff zwischen Daumen und Zeigefinger.
7. Die funktionellen Resultate nach einer Rekonstruktion der tetraplegischen Hand lassen sich teilweise durch Messungen der Gelenkbeweglichkeit beurteilen (z. B. Extensionsdefizit am Ellenbogen, Kraft beim Kneifgriff oder Faustschluss) – moderne Ergebnisbewertungen beziehen aber auch die individuellen Wünsche des Patienten und deren postoperative Verwirklichung ein, etwa der Canadian Occupational Performance Measure (COPM).
8. Die Frühmobilisation der verlagerten Muskeln erleichtert das Wiedererlernen von Bewegungen, verhindert Risiken langzeitiger Immobilisation und verbessert die funktionellen Ergebnisse.
9. Grund für Unzufriedenheit trotz guter objektiver Ergebnisse sind manchmal unrealistische Erwartungen – präoperative Patientenkontakte und eine gute Dokumentation mit schriftlicher und videogestützter Erfassung des Funktionsstatus und der genauen Ziele können dieses Risiko minimieren.

15.2.8 Fallstricke

1. Präoperativ entscheidend ist es, Motivation, Verständigkeit und psychische Stabilität des Patienten zu klären, weil mangelnde Einsatzbereitschaft, unrealistische Vorstellungen und fehlende Einsichtsfähigkeit Kontraindikationen für eine komplexe Funktionswiederherstellung darstellen.
2. Die Operationen werden erst nach neurologischer Stabilisierung und Rückkehr der motorischen Fähigkeiten (Funktionsplateau) durchgeführt. Infekte, z. B. der Haut (Dekubitus) oder der Harnwege, dürfen nicht vorliegen. In der Praxis sind diese Bedingungen selten vor 1 Jahr nach dem Unfall erfüllt, manchmal erst später.
3. In manchen Therapiekonzepten ist noch eine durch spezielle Bandagierung erzeugte gelenksteife und kontrakte „Funktionshand" enthalten. Diese sollte aus unserer Sicht vermieden werden, da sie jegliche operative Funktionsverbesserung erheblich erschwert und außerdem stark schmerzhaft sein kann. Spätere Korrekturen sind schwierig.
4. Wichtig für die Therapiewahl, aber schwierig ist die Unterscheidung zwischen Gruppe 2 und 3, d. h. zu erkennen, ob nur der ECRL oder beide radialen Handgelenkstrecker mit einem Kraftgrad von M4 vorhanden sind, sodass der ECRL funktionell verlagert werden könnte. Eine kräftige Unterarmpronation (M. pronator teres M4) gilt hier als sicheres Zeichen, weniger zuverlässig ist eine tastbare Grube zwischen beiden Muskelursprüngen am lateralen Ellenbogen. Eine neuartige Methode ist die ultraschallgesteuerte selektive Probeblockade des ECRL-Muskelastes (oberhalb des Ellenbogens) des N. radialis mit Lokalanästhetikum.
5. Es ist zu beachten, dass die CMC-Gelenkarthrodese zu einer Verkürzung des Daumens um 1–2 cm führt; die Einstellung der Spannung von Sehnentranspositionen zur Motorisierung des Daumens ist erst im Anschluss an diesen Eingriff sinnvoll.
6. Bei manchen Patienten mit zervikaler Rückenmarkverletzung liegen erhebliche Gelenkinstabilitäten (v. a. am Daumen-MCP-Gelenk) vor, ob traumatisch bedingt (z. B. infolge von Bandrupturen) oder durch fehlende muskuläre Stabilisierung, die berücksichtigt werden müssen.
7. Beim Fehlen ausreichend kräftiger Spendermuskeln (z. B. selten durch zusätzlichen Plexus brachialis, aber häufiger Verletzung des unteren Motoneurons) sind besonders genaue präoperative Muskeltests sowie eventuell eine vereinfachte Operationstechnik notwendig (z. B. passive Key-Pinch-Rekonstruktion mit FPL-Tenodese am Radius statt aktiven Transfers).
8. Bei versehentlicher Verletzung von Nerven oder Gefäßen (auch bei größeren Muskelästen) ist eine sofortige mikrochirurgische Rekonstruktion erforderlich.
9. Schwellungen und Ödeme (mit erhöhtem Risiko für postoperative Bewegungseinschränkungen und Wundheilungsstörungen) lassen sich vermindern durch Erhaltung der dorsalen Venen, Hochlagerung der oberen Extremität, Lymphdrainage und Frühmobilisierung.
10. Einer unzureichenden Sehnenspannung kann durch eine intraoperative Funktionsprüfung (z. B. mittels Tenodeseeffekt) vorgebeugt werden (◘ Abb. 15.25).

Bei zu schlaffer Sehnennaht, Überdehnung oder zu hohe Sehnenspannung (mit Bewegungseinschränkung, z. B. gestörtem Handschluss) ist eine operative Revision indiziert.

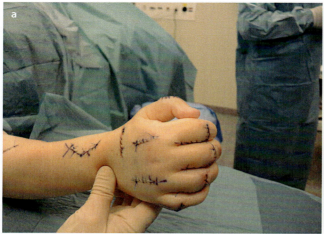 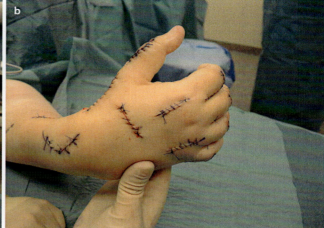

Abb. 15.25 a, b Beim Tenodesetest sollte bei Neutralstellung des Handgelenks bereits ein guter Kontakt zwischen Daumenkuppe und radialem Zeigefinger (idealerweise auf Höhe des PIP-Gelenks) bestehen, sodass sich durch jede Handgelenkextension die Kneifkraft erhöht **(a)**. Bei (aktiver oder passiver) Handgelenkflexion sollte sich der 1. Zwischenfingerraum ausreichend öffnen lassen **(b)**

11. Bewegungseinschränkungen durch Verwachsungen oder Vernarbung der übertragenen Sehnen können durch frühzeitige Mobilisierung und Schutz durch Schienen unter Kontrolle der Handtherapie behandelt werden.
12. Bei beeinträchtigter Öffnung der Hand (geballte Faust, Clenched Fist) können zunächst konservative Maßnahmen (Schienen), dann eine operative Eröffnung, z. B. mittels Sehnenverlängerung, Release oder Tenotomie (z. B. Adductor pollicis, Pronator teres, Handgelenkstrecker) durchgeführt werden.
13. Probleme nach Arthrodese, vor allem des Daumen-IP-Gelenks (z. B. Hyperflexionsstellung, Pseudarthrose, Migration von K-Drähten, Hardwareversagen, …) können durch Tenodesetechniken vermieden werden.

15.2.9 Zusammenfassung

Die moderne Handchirurgie bietet bei neurologisch stabilen Patienten mit Halsrückenmarkverletzung (Tetraplegie) mit der Motivation zur intensiven Nachbehandlung gute Chancen, die Arm- und Handfunktion so zu bessern, dass sie sich mit eigener Kraft fortbewegen und unabhängiger von Hilfe aus der Umgebung werden können.

Es handelt sich um eine hoch spezialisierte Form der Chirurgie, die eine exzellente Zusammenarbeit verschiedener Disziplinen im Behandlungsteam erfordert und optimal in Zentren stattfindet, die mit der Versorgung dieser empfindlichen Patienten vertraut sind. Dann führt sie im Regelfall zu einer erheblichen Verbesserung der Möglichkeiten der Patienten, auch wenn es unmöglich ist, eine normale Handfunktion zu schaffen.

Jeder Halsmarkgeschädigte sollte daher nach einer eingehenden Untersuchung durch einen Handchirurgen über die Chancen einer chirurgischen Funktionsbesserung informiert werden. In wenigen anderen Gebieten scheint es möglich, Patienten schon durch kleine Fortschritte einen so großen Gewinn zu schenken.

Durch eine engere Kommunikation zwischen medizinischen Fachdisziplinen, Therapeuten, Patienten und ihren Angehörigen sollten zukünftig noch mehr Betroffene von dieser chirurgischen Rehabilitation profitieren können.

15.3 Ersatzoperationen an Unterarm und Hand bei Dysfunktion des oberen Motoneurons (Hirninfarkt, Zerebralparese, Schädel-Hirn-Trauma) mit spastischen Lähmungen

15.3.1 Einleitung

Aufgrund verbesserter Akutversorgung und Langzeitrehabilitation nimmt die Anzahl der Überlebenden mit zerebraler Schädigung stetig zu. Allein in Deutschland geht man von 140.000 Betroffenen mit Halbseitenlähmung nach Hirninfarkt und 70.000 Menschen mit angeborener schwerer Form der Zerebralparese (häufigste Form einer körperlichen Behinderung) aus, hinzu kommen mehrere 10.000 Patienten nach traumatischer ZNS (Zentrales Nervensystem)-Schädigung. Auch wenn die primäre ZNS-Schädigung chirurgisch nicht heilbar ist, können durch Rehabilitation der Sensomotorik und Therapie von Kontrakturen und Bewegungsstörungen Stellung, Gebrauchsfähigkeit und Aussehen der oberen Extremität und damit Eigenständigkeit, Köpergefühl, Selbstvertrauen und Lebensqualität der Betroffenen positiv beeinflusst werden. Allerdings wird nur ein verschwindend geringer Anteil möglicher Nutznießer handchirurgisch beraten oder behandelt, in den USA nach einer Studie von 2018 weniger als 1 % (Beutel et al. 2020).

15.3.2 Krankheitsbilder

Merkmal einer Dysfunktion des oberen Motoneurons (DOM) oder seiner absteigenden Pyramidenbahn (Kortex, Capsula interna, Hirnstamm oder Rückenmark) ist die spastische Lähmung (gr. „spasmos", lat. „spasmus" für Krampf), die eine erhöhte Eigenspannung von Skelettmuskeln nach Schädigung des zentralen Nervensystems (ZNS) bezeichnet. Spastizität ist definiert als ein geschwindigkeitsabhängiger Widerstand gegen passive Bewegungen eines Gelenks und der dazugehörigen Muskulatur. Sie ist durch eine Übererregbarkeit des Dehnungsreflexes gekennzeichnet, die mit dem Verlust der hemmenden Einflüsse der absteigenden supraspinalen Strukturen zusammenhängt. Sie sollte behandelt werden, wenn ein übermäßiger Tonus zu funktioneller Behinderung und eingeschränkter Fortbewegung oder zu Kontrakturen und Deformierungen führt.

15.3.3 Ätiologie

Schädigungen des oberen Motoneurons betreffen große Patientengruppen – allein in Deutschland geschätzt weit über 100 000, in den USA mehrere Mio. Menschen. Häufigste Ursachen sind:
1. **Hirninfarkt (apoplektischer Insult)** ist die häufigste Ursache einer Hemiplegie und führt je nach betroffenem motorischen Kortexareal zu typischen Ausfallmustern:
    - A. cerebri media (am häufigsten betroffen, versorgt das größte Kortexareal zur Steuerung von oberer Extremität, Rumpf und Gesicht einschließlich des Sprachzentrums) – meist Hemiplegie von Arm und Hand
    - A. cerebri anterior (versorgt mittleren Kortex in der Sagittalebene, v. a. zuständig für Funktionen der unteren Extremität) – vorwiegend Hemiplegie der Beine.

   In Deutschland leben geschätzt ca. 100.000, in den USA 500.000 Schlaganfallpatienten mit erheblich eingeschränkter Arm- und Handfunktion, von denen die Hälfte schwerbehindert bleibt, nur 15 % erreichen wieder eine annähernd normale Handfunktion. Patienten, die einen Schlaganfall mehr als 5 Monate überleben, haben eine durchschnittliche Lebenserwartung von über 5 Jahren, sodass eine konsequente Rehabilitation erzielt werden sollte.
2. **Schädel-Hirn-Trauma (SHT)** bewirkt Schädigungen der extrapyramidalen Bahnen, v. a. betroffen sind Männer <30 Jahre sowie Kinder und Jugendliche, in >70 % durch Auto- und Motorradunfälle. Die Prognose nach SHT ist stark altersabhängig, Kinder erholen sich am besten (etwa 90 %), Heranwachsende <20 Jahren erreichen in ca. 60 % eine gute oder mittlere Besserung, Patienten zwischen 20 und 30 Jahren in 40–50 %.
3. **Rückenmarkschädigungen** mit spastischen Lähmungen (gehäuft bei inkompletten Läsionen) haben in den vergangenen Jahren stark zugenommen.
4. **Kindliche Zerebralparesen** sind nicht-progressive Entwicklungsstörungen des unreifen Gehirns (bei etwa 2–3 von 1000 lebend geborenen Kindern) und stellen die häufigste Form einer „Körperbehinderung" dar. Die Schädigung ereignet sich meist prä- oder perinatal, nur in ca. 10 % der Fälle postnatal. In Deutschland leben etwa 70.000 Kinder mit einer schweren Form der Zerebralparese (engl. cerebral palsy, CP). Da immer mehr frühgeborene Babys überleben, ist mit einer weiter zunehmenden Inzidenz zu rechnen.
5. **Seltene Ursachen** spastischer Lähmungen sind in ca. 20 % Gehirnhypoxie (Beinaheertrinken oder -ersticken), Intoxikationen, Gehirnoperationen, Hirntumoren, Erkrankungen wie multiple Sklerose, spastische Spinalparalyse oder amyotrophe Lateralsklerose oder ZNS-Entzündungen wie z. B. Meningitis, Myelitis oder Enzephalitis.

15.3.4 Relevante anatomische Strukturen

Spastischen Lähmungen entstehen durch Läsionen motorischer Zentren von Gehirn und Rückenmark, v. a. der Pyramidenbahn des 1. Motoneurons. Bei diesen efferenten (ausführenden) Nervenbahnen wird zwischen dem 1. (oberen) und 2. (unteren) Motoneuron unterschieden. Das obere Motoneuron, dessen Zellkörper (Pyramidenzellen) im Gehirn liegen, leitet Steuersignale für willkürliche Bewegungen an das untere Motoneuron weiter. Dieses fungiert als eigentlicher Muskelimpulsgeber. Die Motoneurone des Rückenmarks erhalten zudem über extrapyramidale Bahnen vorwiegend hemmende Signale, die eine übermäßige Muskelreaktion verhindern sollen. Über diese Bahnen werden auch unwillkürliche Reflexe gesteuert. Die Summe der Informationen in den muskelansteuernden Motoneuronen des Rückenmarks entscheidet, in welchem Ausmaß ein Muskel sich kontrahiert, wobei ständig eine Feinabstimmung zwischen den Agonisten und Antagonisten einer Bewegung stattfindet. Ebenso möglich ist eine Schädigung des extrapyramidalen Systems, das durch hemmende Impulse den Tonus und die Eigenreflexe der Skelettmuskeln reguliert. Entfällt diese Kontrolle, kommt es zur Verkrampfung (Spasmus), wobei bei isolierter Schädigung des 1. Motoneurons – ohne Läsion des extrapyramidalen Systems – eine schlaffe Lähmung entsteht.

Mikroskopisch weisen spastische Muskelfasern extrem kurze, kleinste kontraktile Einheiten (Sarkomere) und viel mehr extrazelluläre Matrix (60 % des Muskelvolumens) auf als normale Muskulatur (5 %) von niedrigerer mechanischer Belastbarkeit. Dies beeinflusst die komplexe Interaktion zwischen Muskel und Gelenk, die Anpassung von spastischer Muskulatur und damit die rekonstruktive Chirurgie bei Spastik und Kontrakturen erheblich.

15.3.5 Relevante diagnostische Verfahren

Die präoperative Untersuchung sollte folgende Punkte umfassen:
- allgemeiner neurologischer Status (evtl. zusätzliche neurologische Ausfälle)
- Art, Ausprägung, Lokalisation und Muster der Lähmung
- Sensibilitätsprüfung (Stereognosie = räumliche Wahrnehmung, Lagesinn, 2-Punkte-Diskrimination und Schmerz-, Temperatur-, Berührungssinn)
- verbliebene Willkürkontrolle (z. B. Greifen und Loslassen verschiedener Gegenstände mit und ohne Augen-Hand-Kontrolle)
- Muskeltonus (Reflexprüfung und Dehnungsmanöver)

Trotz unterschiedlicher Ursachen haben Erkrankungen mit DOM folgende Gemeinsamkeiten:
- eingeschränkte Willküraktivität/primitiv motorische Reflexmuster
- Lähmung/Muskelschwäche/Kraftminderung
- gleichzeitige Aktivierung von Agonisten und Antagonisten (Kokontraktion)
- unwillkürliche Mitbewegung anderer Muskeln (Synkinesie)
- Kontrakturentwicklung
- eingeschränkte Sensibilität/Propriozeption, geistige Behinderung

Spastizität kann durch unterschiedlichste Reize getriggert werden, z. B. Schmerz (Verletzung, Wunde, Nervenkompression), Temperatur (Fieber), Stimmungswechsel (Stress, Angst), Infektion (Harnwegsinfekt, Dekubitus).

An der oberen Extremität bestehen meist ähnliche Lähmungsmuster (Tab. 15.15) (Abb. 15.26), wobei nach Schlaganfall meist klassische Ausfallmuster bestehen, während z. B. Patienten mit SHT oder CP oft heterogenere (atypische) Lähmungen aufweisen.

Das Syndrom bei Dysfunktion des oberen Motoneurons zeichnet sich durch charakteristische klinische Zeichen aus, die in negative und positive Symptome unterteilt werden (Abb. 15.27).

Tab. 15.15 Häufige Lähmungsfolgen an der oberen Extremität bei zerebraler Schädigung

Betroffenes Gelenk	Typische Fehlstellung/Deformität
Schulter	Meist Innenrotation und Adduktionskontraktur, selten Abduktionskontraktur
Ellenbogen	Flexionskontraktur
Unterarm	Pronationskontraktur
Handgelenk	Flexion, Ulnardeviation
Finger	Variabel, meist Extension der Interphalangealgelenke, Flexion der MCP-Gelenke (Schwanenhalsdeformität)
Daumen	Adduktion, Flexion (Deformität des eingeschlagenen Daumens = Thumb-in-Palm-Deformität)

Motorische Ersatzoperationen an Unterarm und Hand

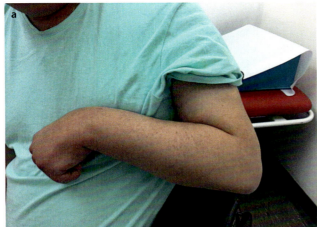

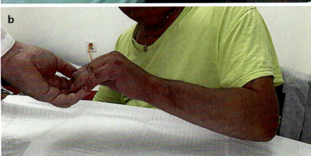

◘ Abb. 15.26 a, b Typische Konstellation von Fehlstellungen und Kontrakturen an der spastisch gelähmten (hier nicht-funktionellen) oberen Extremität: Ellenbogenflexion, Unterarm und Handgelenk in Pronations-Flexions-Fehlstellung, Flexionskontraktur der Finger und Flexions-Adduktions-Kontraktur des Daumens (**a**). Nach Sehnenverlängerung von M. biceps brachii und M. brachialis am Ellenbogen, Pronator-teres-Release, Verlängerung von Handgelenk- und Fingerflexoren sowie Adduktorrelease am Daumen sind schmerzfreie Positionierung und Hygiene wesentlich leichter möglich (**b**)

Die konservative und operative Therapiewahl orientiert sich an der klinischen Untersuchung, die durch Probeblockaden mit Lokalanästhetika, elektrophysiologische Untersuchungen und Botoxinjektionen vervollständigt wird.

■ Nützliche versus schädliche Spastizität

Eine pragmatische Einteilung unterscheidet funktionell günstige und störende Spastizität. Spastizität sollte nicht behandelt werden, nur weil sie vorhanden ist, da sie dazu dienen kann, den Verlust der motorischen Leistung zu kompensieren. Beispielsweise kann Spastizität der Fingerflexion beim Halten eines Gegenstandes hilfreich sein oder ein Trizepshypertonus beim Transfer aus dem Rollstuhl.

■ Internationale Stadieneinteilung/Klassifikation

Die Klassifikation der spastischen oberen Extremität richtet sich nach klinischen Parametern wie dem Muskeltonus und der Einschätzung ihrer Funktionalität. Eine globale Einordnung ihrer Einsetzbarkeit und auch ein Vergleich der prä- und postoperativen Befunde ermöglichen die Skalen nach Ashworth und Tardieu sowie die Klassifikationen nach van Heest et al. (1999) (◘ Tab. 15.16).

■■ Modifizierte Ashworth-Skala

Grad	Beschreibung
0	Kein erhöhter Tonus
1	Leichte Tonuserhöhung („catch and release") oder minimaler Widerstand am Ende des Bewegungsausmaßes
1+	Leichte Tonuserhöhung („catch"), gefolgt von einem minimalen Widerstand
2	Stärker ausgeprägte Tonuserhöhung durch die meisten Anteile des Bewegungsweges, die betroffenen Gliedmaßen sind aber leicht beweglich
3	Erhebliche Erhöhung des Muskeltonus, passive Bewegung ist schwierig
4	Keine passive Bewegung

■■ Tardieu-Skala

Stufe	Beschreibung
0	Kein Widerstand während der passiven Bewegung durch das volle Bewegungsausmaß
1	Leichter Widerstand ohne „Anschlag"
2	Klarer Stopp („catch") in einer bestimmten Winkelstellung, der die passive Bewegung unterbricht, aber dann nachlässt
3	Erschöpflicher Klonus in einer bestimmten Winkelstellung, der kürzer als 10 s dauert, wenn die Position gehalten wird
4	Unerschöpflicher Klonus in einer bestimmten Winkelstellung, länger als 10 s, wenn die Position gehalten wird
5	Bewegung nicht möglich

Man unterscheidet zwischen einer Wiederherstellung aktiver oder passiver Funktionen.

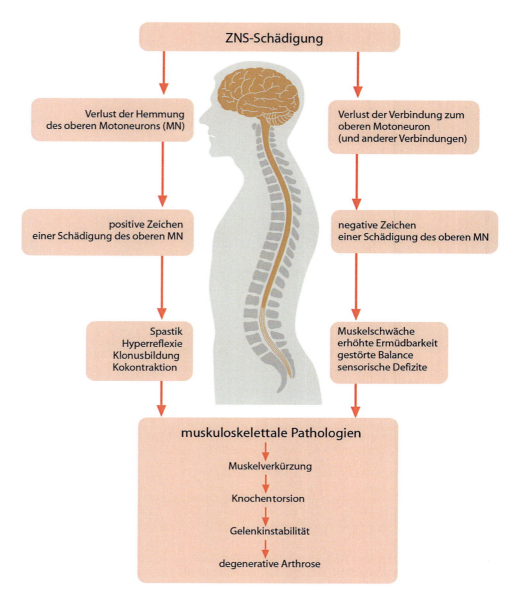

○ Abb. 15.27 Syndrom bei Dysfunktion des oberen Motoneurons. (Aus Towfigh et al. 2011)

○ Tab. 15.16 Klassifikation der Handfunktion bei Hemiparese. (Van Heest et al. 1999)

Stufe	Funktion	Aktivitätsgrad
0	Kein Einsatz	Kein Gebrauch
1	Schlechte passive Hilfshand	Nur als Gegenhalt
2	Mäßige passive Hilfshand	Passives Halten eines Gegenstandes
3	Gute passive Hilfshand	Passives Festhalten und Stabilisieren
4	Schlechte aktive Hilfshand	Aktives Greifen und schwaches Festhalten
5	Mäßige aktive Hilfshand	Aktives Greifen und Stabilisieren
6	Gute aktive Hilfshand	Aktives Greifen und bimanuelles Arbeiten
7	Teilweiser Spontaneinsatz	Gutes bimanuelles Arbeiten
8	Voller Spontaneinsatz	Unabhängiger Gebrauch der Hand

Tab. 15.17 Behandlungsmöglichkeiten bei Dysfunktion des oberen Motoneurons

Anatomische Struktur	Konservative Therapie	Chirurgische Option
Gehirn	Motorisches Umlernen Medikamente (z. B. Diazepam)	Keine
Rückenmark, Spinalganglion	Pharmaka (z. B. Baclofen)	Selektive dorsale Rhizotomie DREZotomy ("dorsal root entry zone"-otomy)
Nerv	Chemodenervation (Phenol, Lokalanästhesie, Botox)	Neurotomie oder Neurektomie (total, partiell, selektiv, hyperselektiv), Neurotisation (ipsi- oder kontralateral)
Muskel	Muskeldehnung/Schienung	Teno-/Myotomie, Muskelablösung (Release)
Sehne	Schienung	Sehnenverlängerung (Z- oder fraktionelle Verlängerung), Tenodese, Sehnenverlagerung
Knochen, Gelenk, Kapsel	Schienung	Korrekturosteotomie, Arthrolyse, Arthrodese in Funktionsstellung

15.3.6 Konservative Therapie

Vor jeder Operation steht die konservative Behandlung an der spastischen oberen Extremität mittels medikamentöser Therapien sowie Physio- und Ergotherapie inkl. Schienenbehandlung (Tab. 15.17).

Nicht-operative Behandlungsmethoden werden häufig eingesetzt, doch ihre Gesamtwirkung ist nur spärlich untersucht und kann zeitlich begrenzt, variabel und schwer vorhersehbar sein. Schienen werden zur Korrektur von Deformitäten, zur Stabilisierung von Gelenken, zur Unterstützung des Transfers, zur Schmerzreduktion, zur Erleichterung des Trainings der verbleibenden Funktionen und zum präoperativen Test und postoperativen Schutz, z. B. nach dem Ansetzen oder Transfer von Sehnen, eingesetzt. Sie sind weniger effektiv bei lang bestehenden (> 6 Monate) Kontrakturen. Dynamische Schienen können Spastizität auslösen.

15.3.7 Operative Therapie

Wahl des Therapieverfahrens

- Einteilung der chirurgischen Techniken

Operationen lassen sich in statische oder dynamische Eingriffe einteilen (Tab. 15.18).

- Abhängigkeit von der Funktionalität der oberen Extremität

Es werden Eingriffen an der nicht-funktionellen und der funktionellen oberen Extremität unterschieden. Eine potenziell funktionelle Hand verfügt über eine willentliche Kontrolle.

Tab. 15.18 Operative Techniken bei DOM-Syndrom

Statische Eingriffe	Dynamische Eingriffe
Exzision heterotoper Ossifikationen	Muskel-/Sehnenverlängerung
Korrektur von Knochendeformitäten	Muskelablösung
Korrektur von Weichteilkontrakturen	Muskeltransposition
	Partielle/komplette Neurektomie

An der nicht-funktionellen und funktionellen oberen Extremität werden unterschiedliche Operationen angewandt (Tab. 15.19).

- Zeitplanung

Eine spontane Funktionswiederkehr ist allgemein bis zu 12 Monate nach einer Schädigung des oberen Motoneurons zu erwarten, nach Schädelhirntrauma, vor allem bei jungen Patienten, bis nach 18 Monaten, wobei bedeutsame Verbesserungen kaum später als nach 6 Monaten auftreten.

- Teamarbeit

Die Kooperation von Ärzten (Neurologen, Rehamedizinern, Chirurgen), Krankengymnasten und Ergotherapeuten, die mit den besonderen Anforderungen bei Patienten mit zentralen Lähmungen vertraut sind, soll sicherstellen, dass die Operation optimal geplant, durchgeführt und das Rehabilitationsziel erreicht wird.

Tab. 15.19 Häufigste Eingriffe an der nicht-funktionellen und funktionellen oberen Extremität bei zerebraler Schädigung

Kontraktur/Deformität – hauptursächliche Muskeln	Eingriffe an der nicht-funktionellen oberen Extremität	Eingriffe an der funktionellen oberen Extremität
Schulteradduktion und -innenrotation – Mm. pectoralis major, latissimus dorsi, teres major, subscapularis	Verlängerung/Tenotomie(n) von M. pectoralis major, M. latissimus dorsi, M. teres major, Release M. subscapularis	Sehnenverlängerungen, v. a. des M. pectoralis major, Release M. subscapularis. Selektive Neurektomie der medialen Nn. pectorales und des N. thoracodorsalis
Schwere Ellenbogenflexion – Mm. biceps, brachialis, brachioradialis	Durchtrennung von M. brachioradialis, M. biceps brachii und M. brachialis	Proximale Myotomie des M. brachioradialis, z-förmige Verlängerung der Bizepssehne, myotendinöse (fraktionelle) Verlängerung des M. brachialis. Selektive Neurektomie Bizeps- und Brachialisäste (N. musculocutaneus) und Brachialisast des N. radialis
Unterarmpronation – Mm. pronator teres/quadratus	Release M. pronator teres, ggf. Umleitung (Rerouting). Neurektomie M. pronator teres	Tenotomie M. pronator teres. Selektive Neurektomie M.-pronator-teres-Äste (N. medianus)
Handgelenkflexion – FCR, FCU, PL. Fingerflexion (Clenched Fist) – FDS, FDP. Eingeschlagener Daumen (Thumb in Palm) – FPL, FPB, Opponens. Schwanenhalsdeformität – Mm. interossei, lumbricales	Tenotomie/Release der Handgelenk- und Fingerflexoren (evtl. perkutan), Superficialis-auf-Profundus-Transposition. Neurotomie Thenarast (N. medianus) und R. profundus N. ulnaris	Sehnenverlängerung an Handgelenk und Fingern. Selektive Neurektomien, N. medianus und ulnaris (FDS-Äste wenig geeignet)
Kontraktur/Deformität – hauptursächliche Muskeln	Eingriffe an der nichtfunktionellen oberen Extremität	Eingriffe an der funktionellen oberen Extremität
Schulteradduktion und -innenrotation – Mm. pectoralis major, latissimus dorsi, teres major, subscapularis	Verlängerung/Tenotomie(n) von M. pectoralis major, M. latissimus dorsi, M. teres major, Release M. subscapularis	Sehnenverlängerungen, v. a. des M. pectoralis major, Release M. subscapularis. Selektive Neurektomie der medialen Nn. pectorales und des N. thoracodorsalis

■ **Handchirurgische Techniken**

Ziele chirurgischer Maßnahmen sind der Ausgleich muskulärer Imbalancen, die Vermeidung von Gelenkfehlstellungen und die Stabilisierung in funktionell günstiger Position, hierzu sind Eingriffe an unterschiedlichen anatomischen Strukturen möglich (◘ Tab. 15.17):

■■ **Eingriffe an peripheren Nerven**

a. **Partielle Neurotomie/(hyper-)selektive Neurektomie zur Reduktion des Muskelhypertonus**

Eine in den letzten Jahren wiederentdeckte Methode, um die spastische Muskelanspannung und damit das (erneute) Auftreten von Deformitäten und Kontrakturen zu senken, ist die ursprünglich um 1910 von Stoffel beschriebene Durchtrennung der motorischen Fasern des spastischen Muskels. Am gezieltesten und sichersten ist dies im Bereich des Nerveneintritts in den Muskel (hyperselektive Neurektomie, abgekürzt HSN, nach Leclercq 2018) an Schulter, Ellenbogen, Unterarm, Handgelenk und Hand möglich. Die Operation bewirkt eine Verminderung der Spastik im Sinne einer permanenten partiellen motorischen Muskelparese. Ziele sind Tonusreduktion, Rezidivprophylaxe, Funktionsverbesserung und Pflegeerleichterung. Die Nervenäste werden durch intraoperative Nervenstimulation identifiziert und dann partiell (zu ca. 60–80 %) durchtrennt.

b. **Komplette Neurektomie**

Bei Spastik an der nicht-funktionellen oberen Extremität erfolgt oft auch eine komplette Nervendurchtrennung, z. B. des motorischen Astes zum M. adductor pollicis, des tiefen motorischen Astes des N. ulnaris oder der motorischen Thenaräste des N. medianus. Es resultiert in der Regel eine komplette und irreversible schlaffe Lähmung der betreffenden Muskeln.

c. **Nervenverlagerung (Neurotisation)**

Ein relativ neuer Therapieansatz ist die Reinnervation spastisch gelähmter Muskeln durch Verlagerung entbehrlicher Spenderaxone auf einen Empfängernerv, hier ergeben sich folgende Möglichkeiten: kontralaterale Transposition der C7-Wurzel, Transfer redundanter Axone von nicht- oder nur wenig spastischen Muskeln, z. B. M.-pectoralis-major-Ästen, Trizepsast (zum Caput laterale) oder des M. brachialis, auf distale Empfängernerven oder Verlagerung der Nervenäste spastischer Muskeln unter der Vorstellung einer Adaptation durch den Transfer oder eine spätere selektive Neurektomie. Auch Kombinationen von selektiven Neurektomien und Nerventransfers scheinen vielversprechend für die Zukunft, sind aber noch nicht klinisch etabliert.

■ ■ Eingriffe an Muskeln und Sehnen

a. **Ursprungsablösung von Muskeln (Release, Myotomie)**

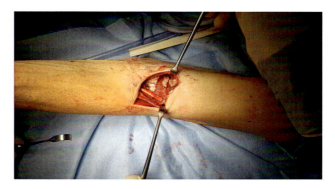

Abb. 15.28 Mehrfache Querinzisionen der Sehne des M. brachialis am Ellenbogen in der Sehnen-Muskel-Überlappungszone zur fraktionierten Sehnenverlängerung

Als Myotomie bezeichnet man die partielle oder vollständige ursprungsnahe Ablösung eines Muskels, dessen Muskelbauch durch die Korrektur der angrenzenden Gelenkstellung nach distal „rutscht" (Muskelrezession). Indikationen sind am proximalen Unterarm die proximale Ablösung des gemeinsamen Flexoren-Pronatoren-Muskelursprungs am Epicondylus medialis humeri (nach Erlacher-Page-Scaglietti), an der Hand die Ablösung des M. flexor pollicis longus oder des M. adductor pollicis (nach Matev). Myotomien werden eingesetzt, wo eine breite muskuläre Ursprungszone besteht und eine sehnige oder intramuskuläre Verlängerung nicht möglich ist. Der Vorteil dieser Methode besteht im Erhalt der Muskel-Sehnen-Einheit, nachteilig sind die durch die Dehnbarkeit des Gefäß-Nerven-Bündels begrenzte Korrekturwirkung, die Blutungsgefahr und die kosmetisch störende Dellenbildung.

b. **Sehnenverlängerung**

Eine Verlängerung von Sehnen zur Verbesserung der Gelenkbeweglichkeit erfolgt als Standardtechnik am Arm an den Ellenbogenbeugern sowie an den Handgelenk- und Fingerbeugern.

Bei der Sehnenverlängerung unterscheidet man:
- Die fraktionelle Verlängerung (intramuskuläre Technik), bei der die Sehne auf einer oder auf mehreren Etagen schräg eingekerbt wird. Durch die Korrektur der Gelenkstellung weichen die Sehnenenden auseinander, ohne ihre muskuläre Kontinuität zu verlieren. Durch Ruhigstellung oder vorübergehende, dosierte manuelle Behandlung unter Dehnung werden die Sehnenlücken narbig überbrückt, die gewünschte Verlängerung der Muskel-Sehnen-Einheit bleibt aber bestehen (Abb. 15.28).
- Die **z-förmige Verlängerung**, hier wird die Sehne treppenförmig durchtrennt und anschließend unter Korrekturstellung des Gelenks und leichter Vorspannung wieder vernäht, wobei das Z der Verlängerungsstrecke etwa 2-mal so lang sein sollte wie die gewünschte Verlängerung.

Beide Techniken gestatten eine exakte Dosierung der gewünschten Verlängerungsstrecke bei weitgehendem Erhalt der Muskeleigenschaften. Nachteilig ist die unvermeidliche Kraftminderung, die bei der intramuskulären Technik aber geringer oder sogar nur vorübergehend ist (Abb. 15.29).

c. **Tenotomie (komplette Sehnendurchtrennung)**

Bei der Tenotomie wird die Sehne eines Muskels im Ursprungs- oder Ansatzbereich komplett durchschnitten. Sie stellt die klassische Methode zur Behandlung schwerer Spastik dar, die bereits in der 1. Hälfte des 19. Jahrhunderts bei subkutan gut palpablen Sehnen angewandt wurde (z. B. von Stromeyer und Dieffenbach). Heutige Indikationsbereiche sind schwerste Spastiken der Ellenbogenbeuger und Handgelenkbeuger. Vorteile der Tenotomie sind die relativ einfache Technik bei geringem Komplikationsrisiko (Nachblutung, Nervenverletzung) bei halboffenem oder geschlossenem Verfahren sowie die Durchführbarkeit in Lokalanästhesie. Die Nachteile sind die dauerhafte Kraftminderung durch die Retraktion der Muskulatur, die daher schwierige Dosierung sowie die Verletzungsgefahr tieferer Gefäß- und Nervenstrukturen.

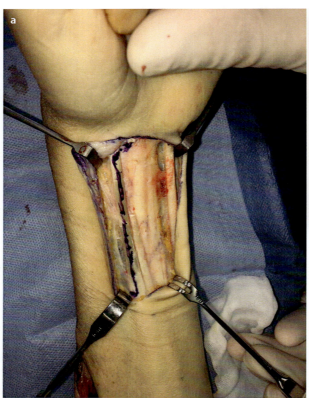
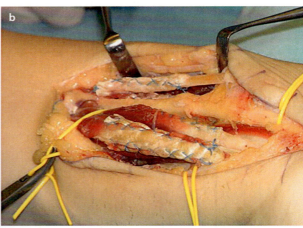

Abb. 15.29 a, b Markierung treppenförmiger Sehneninzisionen vor einer Z-Verlängerung (a). Die hälftigen Sehnenschenkel können nach gewünschter Verlängerung mittels Seit-zu-Seit-Naht wieder miteinander vereinigt werden (b)

d. Muskel-/Sehnentransposition

Durch teilweise oder vollständige Verlagerung des Ansatzes eines willentlich ansteuerbaren Muskels an einen neuen Insertionspunkt kann seine Wirkung verändert und die Funktion eines gelähmten Muskels ersetzt werden.

Die Vorteile dieser Techniken bestehen in einer teilweise möglichen Wiederherstellung des Muskelgleichgewichts, die Nachteile in der schwierigen Indikationsstellung und Nachbehandlung sowie in der Gefahr der Überkorrektur.

Zahlreiche Verfahren wurden entwickelt, um die überwertigen Agonisten zu schwächen und paretische Antagonisten zu augmentieren, hauptsächlich werden sie am Handgelenk und den Finger- und Daumenstreckern eingesetzt.

e. Kapsulotomie

Die Indikation zur Kapsulotomie wird gestellt bei schwerer langzeitig bestehender Kontraktur, die nicht allein durch eine Muskel- oder Sehnenverlängerung ausgeglichen werden kann (Arthrolyse am Ellenbogengelenk, Ablösung der Membrana interossea am Unterarm, palmare Kapsulotomie).

f. Tenodese (Sehnenfesselung)

Eine Sehnenfesselung führt zur Bewegungsbegrenzung eines Gelenks bei nicht ausreichender Anzahl aktiver Motoren. Beispiele für Sehnenfesselungen sind die Tenodese der Handgelenkstrecker am distalen Radius, die Tenodese zur passiven Daumenstreckung und -abduktion und die Lasso-OP nach Zancolli bei Krallenfehlstellung.

Vorteil ist die relativ einfache und zuverlässige Technik, nachteilig die sehnig begrenzte Bewegungseinschränkung und mögliche sekundäre Elongationen mit nachfolgendem Korrekturverlust.

g. Kapsulodese (Kapselraffung)

Eine Kapsulodese ist die Ablösung und anschließende Neufixierung eines Gelenkkapselansatzes unter Korrekturstellung. Ziel ist die Begrenzung der Gelenkbeweglichkeit bei Instabilität, z. B. an Daumengrundgelenk oder Fingermittelgelenk. Bei der Kapseldoppelung wird die Gelenkkapsel quer oder z-förmig eröffnet, die Kapselränder werden angeschlungen und unter Doppelung in Korrekturstellung des zugehörigen Gelenks wieder vernäht. Der Vorteil dieser Technik besteht in der guten Primärstabilität unter Erhaltung einer funktionell wichtigen Restbeweglichkeit (im Gegensatz zur Arthrodese). Die Nachteile liegen in der Gefahr von Verwachsungen und Bewegungseinschränkungen (besonders bei zu starker Raffung oder zu langer Ruhigstellung) sowie in der Rezidivgefahr.

▪▪ Knöcherne Eingriffe
a. **Korrekturosteotomie**

Unter einer Osteotomie versteht man die Durchtrennung und Drehung eines oder mehrerer Knochen mit anschließender Fixierung in der gewünschten Korrekturstellung. Ein solcher Ausgleich von Fehlstellungen ist beispielsweise suprakondylär am Ellenbogen oder am Unterarm bei fixierter Pro- oder Supinationsdeformität möglich.

b. **Arthrodese (Gelenkversteifung)**

Unter einer Arthrodese versteht man die knöcherne Vereinigung der Gelenkflächen zur Stabilisierung bei Gelenkinstabilität oder Fehlstellung, meist am Handgelenk oder Daumengrundgelenk, eventuell mit zusätzlicher Verkürzung (z. B. am Handgelenk mit Entfernen der proximalen Handwurzelknochen, Proximal Row Carpectomy). Die korrespondierenden Gelenkflächen werden entknorpelt, knöchern angefrischt und in der gewünschten Korrekturstellung bis zum knöchernen Durchbau fixiert. Die Arthrodese kann analog zur Osteotomie konturerhaltend (bei vollständiger passiver Korrigierbarkeit) oder als Resektionsarthrodese (subtraktiv) oder unter Einfügung (additiv) von Knochenscheiben oder -keilen (z. B. Radius- oder Beckenkammspongiosa) vorgenommen werden. Die Vorteile liegen im hohen Korrekturpotenzial und im dauerhaften Ergebnis, nachteilig sind die aufwendige Technik, die lange Heilungsdauer (mindestens 6 Wochen) und die vermehrte Belastung von Nachbargelenken mit dem Risiko degenerativer Veränderungen (Anschlussarthrosen).

15.3.8 Nachbehandlung

Die postoperative Rehabilitation nach spastikreduzierenden Eingriffen ähnelt prinzipiell der Nachbehandlung, die nach funktionsverbessernden Operationen bei Tetraplegie entwickelt wurde.

▪ Frühzeitige Mobilisation
Eine frühzeitige aktive Mobilisierung verringert das Risiko von Adhäsionen, Gelenksteifigkeit und Schwellungen. Die aktive Rehabilitation ermutigt die Patienten, so viel wie möglich innerhalb der nach der Operation gegebenen Einschränkungen zu tun. Der aktive Gebrauch des Arms erleichtert auch die Aktivierung der Muskelpumpe, was in Kombination mit einer intermittierenden Hochlagerung Ödemen vorbeugt und die Durchblutung verbessert.

▪ Frühphase (1. Woche postoperativ)
Das aktive Training der verlängerten Sehnen und Antagonisten beginnt innerhalb von 24 h nach der Operation, um den aktiven Bewegungsumfang aufrechtzuerhalten, ansteuerbare Muskeln zu identifizieren, die durch den zuvor übermäßigen Muskelhypertonus verdeckt wurden, und um Adhäsionen vorzubeugen. Das Training der Muskelkontrolle konzentriert sich auf
1. die genaue Anwendung der Muskelkraft für isolierte Bewegungen,
2. das Erlernen neuer Bewegungsmuster, um den verbesserten Bewegungsumfang zu nutzen, die Stärkung der Antagonistenmuskeln und das
3. Erlernen neuer Aktivierungsmuster und der Kontrolle über Arm und Hand.

▪ Aktivitätstraining (ab ca. 3 Wochen)
Das nach 3 Wochen beginnende Aktivitätstraining zielt darauf ab, durch das Wiedererlernen von Bewegungsmustern und intensives Üben in einer möglichst aufgaben- und kontextspezifischen Umgebung die Greif- und Loslasskoordination zu verbessern. Anschließend folgt eine Erholungsphase. Die Schienen werden in der Regel nur nachts getragen, da die Hand im täglichen Leben so viel wie möglich benutzt werden sollte.

▪ Krafttraining (ab ca. 6 Wochen)
Ab Beginn bis zu 6 Monaten nach der Operation erhalten die Patienten ein angepasstes Krafttraining der Antagonisten zusammen mit Koordinations- und Muskelkontrolltraining sowie Analysen und Schulungen, um die aktive Nutzung der Hand bei täglichen Aktivitäten zu steigern und die Übertragung der verbesserten Funktion in den Alltag zu erleichtern. Das Wiedererlernen des täglichen Lebens ist ein langwieriger Prozess, der bis zu 1 Jahr nach der Operation andauern kann.

▪ Schienenbehandlung und Ödemprophylaxe
Unmittelbar nach der Operation werden maßgefertigte Schienen angefertigt, um die Dehnung der Weichteile zu fördern und postoperative Ödeme zu verhindern. Mit Ausnahme der Trainingseinheiten werden die Schienen in den ersten 4 Wochen ständig getragen, um eine zusätzliche Dehnung zu gewährleisten. Elastische Wickelungen der gesamten Hand sorgen für eine weitere Reduzierung der Schwellung und sichern die Position der Hand. Nachtlagerungsschienen werden für mindestens 3 Monate empfohlen.

Komplikation	Therapieoption
Gelenkkontrakturen	Schienung, Chemodenervation/chirurgische Kontrakturlösung
Druckulzera (Dekubitus), hygienische Probleme (Hautmazeration, Infekte, Geruchsbildung, soziale Isolation)	Konsequente Druckentlastung (z. B. Kontrakturlösung), Infektsanierung, Wundverschluss, Rezidivprophylaxe
Gestörte Knochenheilung/Pseudarthrosen	Stabile Osteosynthese, Pseudarthrosensanierung
Subluxation und Luxationen von Gelenken/Arthrose	Schienung (Orthese)
Periphere Nervenschädigungen (Kompressionssyndrome, z. B. Karpaltunnel- oder Sulcus-ulnaris-Syndrom) durch chronische Handgelenk-/Ellenbogenflexion (Cave: oft späte Diagnose, da Symptome nicht artikuliert werden)	Offene Dekompression, als Zusatzeingriff möglich (z. B. bei Handgelenkarthrodese/Ellenbogenrelease)
Kompartmentsyndrom (oft erst verspätet erkannt)	Frühzeitige chirurgische Faszienspaltung
Heterotope Ossifikationen (HO) mit Gelenkeinsteifung (Risikofaktoren: männliches Geschlecht, Alter 20–40 Jahre, spastische, meist komplette Lähmung, muskuloskeletale Begleitverletzungen [Risikoanstieg auf bis zu 85 %], Polytrauma, Lungenbeteiligung, z. B. Langzeitbeatmung)	Prophylaxe/Frühstadium: hochdosierte Diphosphonatgabe oder Antiphlogistika (z. B. Indometacin), postoperative Radiatio (800 cGy in begrenztem Feld) Chirurgische Exzision erst nach Ausreifung der HO, sonst hohes Rezidivrisiko, frühzeitige Entfernungen nur gerechtfertigt, wenn Gefäß-/Nervenschaden oder eine Ankylose droht
Komplexes regionales Schmerzsyndrom/CRPS (Complex Regional Pain Syndrome) – Diagnose	Gezielte Schmerztherapie, antiinflammatorische Medikation, Physio- und Ergotherapie

15.3.9 Komplikationen

Spezielle Komplikationen bei spastischen Lähmungen fasst Tab. 15.20 zusammen.

15.3.10 Empfohlene Techniken der Autoren

Eingriffe am Unterarm

Die Funktion am Unterarm wird meist durch eine Pronations-Flexions-Kontraktur beeinträchtigt.

- **Korrektur der Pronations- und Flexionskontraktur am Unterarm**

Läsionen des oberen Motoneurons bewirken öfter eine Pronationskontraktur als eine Supinationsfehlstellung. Viele Alltagsaktivitäten hängen jedoch von einer funktionierenden Supination ab, z. B. bei beim Essen oder bei der Körperpflege. Bei der klinischen Untersuchung zeigt sich eine vollständige Einwärtsdrehung des Unterarms. Hauptverantwortliche Muskeln sind die Mm. pronator teres und quadratus. Eine dynamische EMG-Untersuchung erlaubt es, zwischen dem Anteil dieser beiden Muskeln und dem des M. biceps brachii zu differenzieren.

Die Indikation zur operativen Korrektur ist in der Regel gegeben, wenn die Patienten durch die eingeschränkte Greiffunktion Probleme im Alltag haben. Alltagsverrichtungen werden durch eine nicht-kontrakte Pronationsstellung des Unterarms erleichtert.

- Bei leichten Formen reicht die ursprungsnahe Ablösung des M. pronator teres und des M. flexor carpi ulnaris (FCU; Operation nach Erlacher/Page/Scaglietti). Bei geplanter distaler Versetzung des FCU sollte sein Ursprung geschont werden. Nach erreichter Korrektur werden die distalisierten Ursprünge mit Nähten an der Ulna refixiert.
- Bei stärkeren Pronationskontrakturen wird der M. pronator quadratus an der Ulna abgelöst. Bei geplantem Transfer des FCU auf den M. extensor carpi radialis brevis (ECRB) erfolgt die ulnare Tenotomie des M. pronator quadratus über die gemeinsame Inzision. Bei sehr schweren Fällen mit Subluxation des distalen Ulnaendes nach dorsal ist der distale Transfer des M. pronator teres auf den M. extensor carpi radialis longus (ECRL) und den ECRB zu empfehlen.

- **Flexoren- und Pronatorenablösung am Epicondylus humeri medialis**

Es erfolgt ein semizirkuläres Ablösen des gemeinsamen Flexoren-Pronatoren-Ursprungs vom Epicondylus medialis und der proximalen Ulna über mehrere cm nach distal unter Schonung der benachbarten Gefäß-Nerven-

Bündel, vor allem des N. ulnaris, der nach ventral verlagert werden kann. Bei geplanter distaler Versetzung der Sehne des M. flexor carpi ulnaris muss auf die Schonung seines Muskelursprungs geachtet werden. Die Refixierung der gemeinsamen Ursprünge wird nach erreichter Korrektur mit einigen Nähten an der Ulna bewerkstelligt, bei stärkerer Pronationskontraktur ist ein zusätzliches Ablösen des M. pronator quadratus distal an der Ulna möglich.

- **Transposition der Sehne des M. pronator teres auf die Handgelenkstrecker**

Es erfolgt eine ca. 5 cm lange Längsinzision am palmaren Unterarm auf Höhe des Übergangs zwischen proximalem/mittlerem Radiusdrittel, dann die Darstellung des M. brachioradialis (unter Schonung des gesicherten R. superficialis des N. radialis). Die Ansatzsehne des M. pronator teres wird aufgesucht, angeschlungen, einschließlich einstrahlender Muskelfasern vollständig abgelöst und mobilisiert. Nun werden die Sehnen von M. extensor carpi radialis longus und M. extensor carpi radialis brevis freigelegt und angeschlungen. Die Sehnentransposition erfolgt erst, wenn die Handgelenkbeugestellung durch die Verlängerung der proximalen bzw. distalen Handbeuger korrigiert ist.

Die beiden Sehnenenden des M. pronator teres werden mit kräftigen nicht-resorbierbaren Fäden (Stärke 0 oder 1) durchflochten. Das am Radius verbliebene distale Ansatzende wird mit einer gebogenen Klemme durch die Membrana interossea um den Radius herum nach ventral geführt. Anschließend werden beide Sehnen unter supinierender Korrekturstellung (ggf. vorab zusätzlich Ablösung des M. pronator quadratus) miteinander vernäht.

- **Transposition der Handgelenkbeuger auf die Handgelenk- und Fingerstrecker**

Die Operation beginnt mit einer ca. 10 cm langen, L-förmigen Inzision über der distalen und palmaren Ulna, die ansatznah abgelöste Endsehne des M. flexor carpi ulnaris wird angeschlungen und mobilisiert, wobei der benachbarte R. superficialis des N. ulnaris geschont wird, bei Bedarf erfolgt eine z-förmige Verlängerung der Sehne des M. flexor carpi radialis. Anschließend erfolgt dorsal über dem distalen Radius ein ca. 5 cm langer Längsschnitt zur Darstellung der Endsehnen des M. extensor carpi radialis brevis und des M. extensor digitorum communis, ggf. zudem ein komplettes Ablösen des M. pronator quadratus an der distalen Ulna und Tunnelieren der Membrana interossea mit einer stumpfen Kornzange von dorsal nach palmar. Die angeschlungene Sehne des FCU wird nach dorsal gezogen und in die Sehne des ECRB oder des EDC unter Korrekturstellung eingeflochten. Alternativ kann in der modifizierten Technik nach Green die Sehne des FCU auch um die Ulna herum in die Inzision am Handrücken gezogen werden.

- **Fraktionierte Verlängerung der Fingerbeuger zur Korrektur der Flexionskontraktur**

Diese Operation findet primär aus pflegerischen/ästhetischen Gründen statt, sie ist indiziert bei ausgeprägter Spastizität/Kontraktur der Fingerbeuger. Wegen der erheblichen Schwächung der Greifkraft und des Risikos der Entwicklung von Intrinsic-Plus-Deformitäten (Schwanenhalsfehlstellung) verzichtet man bei funktionellen Operationen meist auf eine Verlängerung der Fingerbeuger.

Eine Längsinzision reicht vom mittleren zum distalen Unterarmdrittel ulnar, hier werden die Fingerbeuger identifiziert (zuerst Mm. flexores digitorum superficiales, dann Mm. flexores digitorum profundi). Die jeweilige Sehne wird intramuskulär schräg gekerbt, wobei ihre muskuläre Kontinuität noch erhalten bleibt; durch Strecken der gebeugten Langfinger gibt die Kontraktur nach.

- **Superficialis-auf-Profundus-Transposition (Operation nach Braun)**

Bei starken Kontrakturen vorwiegend an der nichtfunktionellen Hand wird ein Superficialis-auf-Profundus-Transfer eingesetzt werden. Dabei werden die Sehnen des M. flexor digitorum superficialis distal und die des M. flexor digitorum profundus proximal am Muskel-Sehnen-Übergang en bloc zusammengenäht und dazwischen durchtrennt. Beide gemeinsamen Sehnenstümpfe (des FDS distal und des FDP proximal) werden dann unter Korrekturstellung der Finger mit PDS-Fäden so vernäht, dass sich noch eine leichte Fingerbeugestellung von etwa jeweils 30° in den Mittel- und Endgelenken ergibt. Der proximale Stumpf des FDP wird zur Verstärkung auf die Sehnen gesteppt.

Eingriffe am Handgelenk

Typische Handgelenkfehlstellung bei spastischen Lähmungen ist die Hyperflexion, selten liegt eine Hyperextension vor. Die Patienten leiden darunter, dass sie die Hand nicht ohne hängen zu bleiben in Ärmel, Taschen oder enge Öffnungen stecken können, viele haben bei passiver Bewegung Schmerzen. Manche haben typische Beschwerden eines Karpaltunnelsyndroms, in schweren Fällen liegt sogar eine Subluxation des Handgelenks oder eine radiale/ulnare Deviation vor, zusätzlich oft auch eine fest geschlossene Faust (Clenched Fist).

Bei schweren Beugekontrakturen, besonders bei Tetraparese oder bei dystoner Lähmung, seltener bei Streck- oder Ulnarabduktionskontrakturen nach überdosierter Voroperation oder gleichzeitig bestehender In-

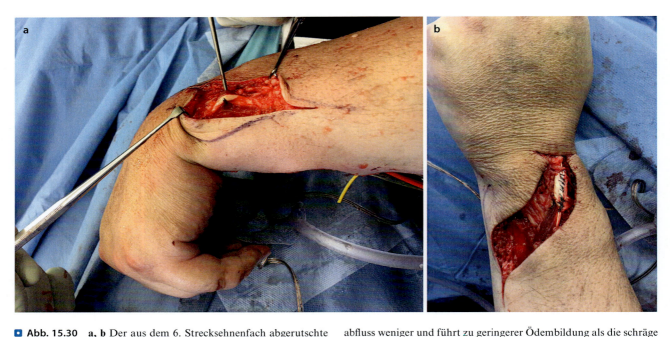

Abb. 15.30 a, b Der aus dem 6. Strecksehnenfach abgerutschte M. extensor carpi ulnaris verstärkt die Ulnarduktion und Flexionsdeformität des Handgelenks (**a**). Durch ulnodorsale Inzision über dem distalen Unterarm lässt er sich auffinden, ein gerader Zugang über dem 4. Strecksehnenfach ermöglicht sowohl den Zugang zur Spender- als auch zur Empfängersehne, stört jedoch den Lymphabfluss weniger und führt zu geringerer Ödembildung als die schräge Verbindung zwischen 2. und 6. Strecksehnenfach. Die ECU-Sehne wird abgetrennt, nach dorsal gezogen und unter Spannung in Seit-zu-Seit-Naht über ca. 4–5 cm mit der ECRB-Sehne so vereinigt, dass sich eine funktionell wesentlich günstigere Extensionsstellung des Handgelenks ergibt (**b**)

stabilität, führt die Arthrodese des Handgelenks zu guten Ergebnissen. Hier sind 3 verschiedene Vorgehensweisen gebräuchlich.

- **Entfernung der proximalen Handwurzelreihe (Proximal Row Carpectomy)**

Indikation zur Resektion der proximalen Handwurzelreihe ist die fixierte Beugekontraktur, die nicht durch eine Verlängerung der Beuger korrigierbar ist. Voraussetzung ist ein intaktes Radiokarpalgelenk ohne Knochendeformation (v. a. des Os capitatum), wie sie bei Erwachsenen mit Zerebralparese nicht selten wegen Wachstumsstörungen der Karpalia vorliegen können.

- **Handgelenkarthrodese**

Vorteil der Handgelenkarthrodese ist, dass sie eine definitive Korrektur ohne Rezidivgefahr anbietet. Bei ausgeprägter Kontraktur ist sie jedoch nur nach einer Verlängerung der Agonisten möglich.

- **Entfernung der proximalen Handwurzelreihe und radiokapitale Verkürzungsarthrodese bei schwerer struktureller Handgelenkbeugedeformität**

Vorbereitend sollte eine Verlängerung der Handgelenkbeugesehnen (FCU und FCR, FPL), ggf. auch der Fingerbeuger (bei pflegerischer Indikation) durchgeführt werden. Ein flacher kortikospongiöser Beckenkammspan und Spongiosa sollten vorab entnommen werden.

- **Repositionierung der abgerutschten ECU-Sehne auf die Streckerseite (ECU-auf-ECRB)**

In vielen Fällen können die Probleme einer Handgelenkversteifung vermieden werden, wenn die funktionell günstigere Handgelenkextension mittels rezentralisierender Transposition der ECU-Sehne nach dorsal wiederhergestellt wird. Die ECU-Sehne kann durch chronischen spastischen Hypertonus und Ulnardeviation des Handgelenks von ihrem Ansatz am Caput ulnae nach palmar dislozieren und als paradoxer Flexor wirken (Abb. 15.30).

Eingriffe an der Hand

An der Hand besteht häufig eine Palmarflexions-Ulnardeviations-Stellung mit Pronation im Handgelenk, eine Flexionsstellung der Finger und eine Adduktions-Pronations-Deformität des Daumens. Die Palmarflexion im Handgelenk ist ungünstig, da die Fingerbeuger in dieser Stellung weniger Kraft aufweisen. Zudem besteht die Gefahr von Kontrakturen der Fingerbeuger, wenn diese nie in der vollen Länge eingesetzt werden. Durch die Ulnardeviation und Pronation wird die Hand aus dem Gesichtsfeld herausgedreht, sodass die Handfunktion optisch nur schlecht kontrolliert werden kann. Dadurch wird eine optische Kompensation der Störung der Sensorik unmöglich und der Einsatz der behinderten Hand wesentlich schwieriger, dies kann bis zum kompletten Neglect führen.

Bei fixierten Flexionsdeformitäten im Handgelenk oder gleichzeitig bestehender störender Instabilität führt die Arthrodese des Handgelenks zu guten Ergebnissen. Bei korrekter Durchführung kann dieser Eingriff auch bei jungen Patienten ohne Wachstumsstörungen durchgeführt werden. Neben der Pronations-Flexions-Stellung im Handgelenk ist oft ist die gesamte Hand spastisch kontrakt und deformiert, die Finger sind gebeugt. Mit Lagerungsorthesen können Flexionskontrakturen verhindert und gebessert werden. Wenn jedoch schon operativ vorgegangen wird und schwere Fingerdeformitäten bestehen, müssen Operationen zur Korrektur der Fingerfunktion und -stellung in Betracht gezogen werden.

■ **Korrekturoperation des eingeschlagenen Daumens (Thumb-in-Palm-Deformität)**

Die Daumen-Adduktions-Flexions-Kontraktur ist eine komplexe sekundäre Deformität, die aus einem Zusammenwirken von Muskeldysbalancen, -kontrakturen, -elongationen sowie Bänder- und Kapselinstabilitäten resultiert. Nach Matev wurden Grad und Muster der betroffenen Muskeln klassifiziert, die durch eine Sequenz selektiver Einzelfaktoren bestimmt wird:
— Kontraktur v. a. des M. adductor pollicis und des 1. M. interosseus dorsalis
— Instabilität des Daumengrundgelenks in Hyperextension und/oder Hyperflexion
— Kontraktur des M. flexor pollicis longus
— Elongation und/oder Schwäche von M. extensor pollicis longus, M. extensor pollicis brevis und M. abductor pollicis longus

Folgende Operationen sind etabliert:
— Release/Tenotomie spastisch kontrakter Muskeln: intrinsisch: M. adductor pollicis, 1. M. interosseus dorsalis und FPB, extrinsisch: FPL
— Erweiterung des 1. Zwischenfingerraums: v. a. 4-Lappen-Z-Plastik mit 60°, dorsaler Vorschublappen, Stilettolappen (Rotationslappen vom Zeigefinger), Kombinationsverfahren

— Augmentation der schwachen Strecker (EPL, EPB, APL) durch verschiedene Spendermuskeln (BR, ECRL, FCU, FDS, PL), EPL-Rerouting (nach Manske)
— stabilisierende Operationen zur Korrektur von Instabilität und Hyperextension: Sesamoidkapsulodese (nach Zancolli) oder Arthrodesen (IP-, MCP-, CMC-Gelenke)

Postoperativ ist eine Immobilisation im Daumengips (in 30° Abduktion) für mindestens 4 Wochen ganztags und 3 Monate nachts notwendig, um das Rezidivrisiko zu vermindern.

■ **Korrektur der Schwanenhalsdeformität der Finger**

Die häufigste Fingerdeformität bei spastischen Lähmungen ist die Schwanenhalsdeformität mit Hyperextension des proximalen Interphalangealgelenks und Flexionskontraktur des Endgelenks. Die Unfähigkeit zur Fingerstreckung beruht entweder auf fixierten muskulären Kontrakturen von M. flexor digitorum superficialis und M. flexor digitorum profundus oder auf arthrogenen Kontrakturen der betroffenen Fingergelenke. Auch eine abgeschwächte Funktion der Fingerstrecker oder eine Fehlstellung im Handgelenk können eine abgeschwächte oder aufgehobene Streckfunktion der Langfinger bedingen.

Therapieprinzip ist die Stabilisierung der störenden Überstreckstellung der Langfingermittelgelenke durch eine Tenodese bei funktioneller oder/und kosmetischer Einschränkung der Fingerbeugung in den PIP-Gelenken:
— Eine spontane Korrektur bei passiver Extension des Handgelenks und des MCP weist auf eine überwiegend funktionelle Deformität und benötigt keine operative Korrektur.
— Bei fixierter Schwanenhalsdeformität ohne spontane Stellungskorrektur ist die Stabilisierung des Interphalangealgelenks mittels Tenodese durch den M. flexor digitorum superficialis in der Technik nach Swanson indiziert.
— Bei abgeschwächter Muskelkraft der Dorsalextensoren kann zusätzlich eine Muskelkräftigung durch einen Transfer des Flexor carpi ulnaris oder Pronator teres auf die kurzen oder langen Fingerstrecker erfolgen.

Das operative Vorgehen erfolgt meist in 2 Techniken. Vorbereitend ist eine Einkerbung der radial- und ulnarseitigen Einstrahlungen der intrinsischen Lumbrikalis- und Interosseussehnen empfehlenswert (Littler-Release-OP).

▪ Technik nach Zancolli

Bei der Technik nach Zancolli wird ein proximal und distal gestielter radialer Sehnenstreifen aus der gemeinsamen Strecksehne über dem PIP-Gelenk präpariert, nach volar verlagert und in die längs geschlitzte Sehnenscheide der Langfingerbeuger mit nicht-resorbierbaren Nähten eingenäht. Auf diese Weise kommt es zu einer mechanischen Zügelung der Überstreckstellung, die Beugung bleibt frei.

▪ Technik nach Swanson

Bei der Technik nach Swanson wird eine distal gestielte Sehnenhälfte des FDS radialseitig über dem PIP-Gelenk aufgesucht, proximal durchtrennt und durch einen senkrechten Knochenkanal in der Grundphalanx nach dorsal ausgeleitet. Unter Korrekturstellung des PIP-Gelenks wird die Sehne entweder über einem Ausziehfaden oder über der Streckaponeurose mit nicht-resorbierbaren Fäden genäht.

Postoperativ ist eine temporäre K-Draht-Transfixation der PIP-Gelenke in leichter Beugestellung (über 4 Wochen) notwendig.

▪ Intrinsic Release (nach Littler)

In vielen Fällen genügt die partielle Resektion (Fensterung) der Seitenzügel der Streckaponeurose, die Insertion der Mm. interossei am Grundglied bleibt erhalten. Über einen mediodorsalen Längsschnitt kann die Teilentfernung auf beiden Seiten des Fingers vorgenommen werden, meist reicht jedoch die Entfernung der ulnaren Schrägfasern („ulnar wing resection") aus, um den Bewegungsumfang um ca. 30–40° zu verbessern. Dieser Eingriff ist einfach und führt zu einem sofortigen Ergebnis.

▪ Palmare intrinsische Verlängerung

Bei erhaltener Kontrolle der intrinsischen Handmuskeln ist eine palmare Verlängerung möglich. Hierzu werden palmare Inzisionen angelegt, eine zwischen dem 2. und 3., eine 2. zwischen dem 4. und 5. Metakarpale. Die Beugesehnen werden retrahiert, die Mm. lumbricales sind zu klein, um verlängert zu werden. Die Präparation wird auf die palmaren Interossei fortgesetzt, bei denen ein deutlicher Muskel-Sehnen-Übergang vorliegt. Die Sehnen werden hier scharf über den Muskelbäuchen durchtrennt.

▪ Korrektur bei Intrinsic-Minus-Deformität

Die Intrinsic-Minus-Fehlstellung der Finger ist durch eine Spastik der extrinsischen Flexoren bedingt, während die intrinsischen Handmuskeln einen normalen oder abgeschwächten Tonus haben. Zusätzlich kann eine Spastik der extrinsischen Extensoren vorliegen. Dieses Lähmungsmuster führt zu einer Krallenhanddeformität, wobei die MCP-Gelenke in Hyperextension stehen, während die PIP- und DIP-Gelenke flektiert sind. Differenzialdiagnostisch muss an eine N.-ulnaris-Läsion oder eine ischämische Kontraktur gedacht werden. Liegt eine Kontraktur der MCP-Gelenkkapsel vor, ist ein Release indiziert. Zudem kann eine Verlängerung der extrinsischen Fingerbeuger, eine FDS-pro-FDP-Transposition oder eine Kapsulodese sinnvoll sein, um der Hand eine funktionell und ästhetisch günstigere Haltung zu geben.

▪ Perkutane Tenotomie

Bei stark ausgeprägtem Clenched-Fist-Syndrom an der nicht-funktionellen Hand ist eine minimalinvasive Beugesehnendurchtrennung in Lokalanästhesie (z. B. im OP-Vorbereitungsraum) einfach und schnell möglich. Die gespannte Beugesehne kann unter Palpation durch kontrollierte Nadelstiche durchtrennt und (ähnlich wie nach Nadelfasziotomie bei M. Dupuytren) zur Ruptur gebracht werden. Ein Wundverschluss ist meist nicht notwendig (◘ Abb. 15.31).

Motorische Ersatzoperationen an Unterarm und Hand

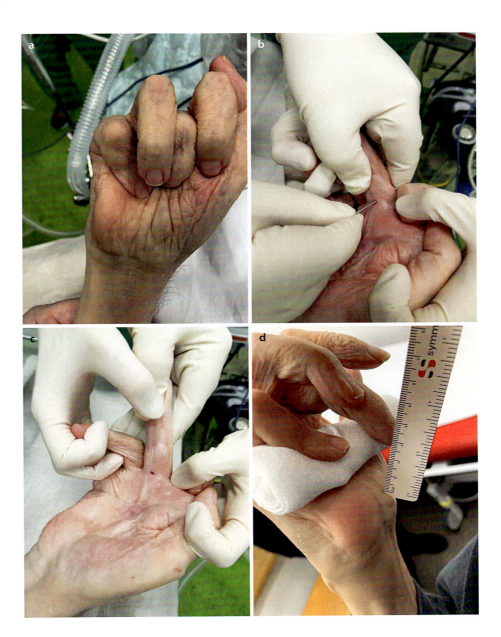

Abb. 15.31 a–d Stark ausgeprägte, spastisch bedingte Clenched-Fist-Deformität bei Muskelhypertonus vor allem der oberflächlichen Fingerbeuger mit starken Schmerzen, Problemen bei Reinigen und Pflege der Palma manus mit deutlichem Malodor (a). Palpation und Spannen der oberflächlichen Beugesehnen (b). Minimalinvasive perkutane Perforation derselben bis zur Ruptur (unter Schonung der tiefen Beuger) (c). Postoperativ deutlich bessere aktive und passive Handöffnung und problemlose Handhygiene möglich (d)

15.3.11 Tipps und Tricks

1. Die handchirurgische Betreuung von Patienten mit ZNS-Schädigung sollte früh beginnen, wenn möglich bereits während der Erstrehabilitation, vor allem um Komplikationen zu vermeiden, beispielsweise funktionell sehr störende Kontrakturen durch falsche Lagerung der Unterarme (in Supination) und der Finger in Flexion.
2. Zusatzeingriffe am M. pronator quadratus können gleichzeitig mit Operationen am M. pronator teres indiziert sein, v. a., wenn eher die Verbesserung der Rotation von Vorderarm und Hand im Vordergrund steht. Ist eine aktive Supination nur bis zur Neutralstellung möglich, sollte der M. pronator quadratus oder der M. pronator teres verlängert werden. Wenn aktiv die Supination bei passiv freier Beweglichkeit fehlt, ist ein Transfer der pronierenden Muskeln indiziert. Ist eine Bewegungseinschränkung ohne pronatorische Aktivität vorhanden, wird der M. pronator quadratus verlängert und kann später verlagert werden.
3. Alternativ zur chirurgischen Muskelschwächung durch operative Verlängerung kann Botulinumtoxin A injiziert werden, ebenso diagnostisch als Simulation einer geplanten Operation. So können nach Wirkungseintritt oft auch bisher „verdeckte Funktionen" (z. B. der intrinsischen Muskeln) sichtbar gemacht oder gezielt auftrainiert werden.
4. Sehnenverlängerungen bei spastischen Lähmungen sind recht zeitaufwendig, vor allem bei Z-Technik,

deutlich schneller bei fraktioneller Technik. Die Eignung zum einen oder anderen Verfahren richtet sich nach der Länge der Sehnen-Muskel-Überlappungszone. Besonders zur Verlängerung durch Quereinkerbung eignen sich der FCU (bis zu 11 cm Längengewinn durch multiple Querinzisionen), FDS3/4, FPL, FDP2–5, besser für die Z-Technik sind FCR und FDS2. Der FDS5 hat manchmal eine proximale und distale Sehne (wie Spiegelbild).

5. In vielen Fällen können durch eine Transposition des häufig nach palmar abgerutschten ECU auf den ECRB eine funktionell günstigere Extensionsstellung des Handgelenks erreicht und die Nachteile einer Handgelenkarthrodese vermieden werden (siehe oben).

6. Rezidivierende Intrinsic-Plus-Deformitäten sind häufig, wahrscheinlich infolge der Einwirkung der Mm. interossei an der Basis der proximalen Phalangen. Eine begleitende Neurektomie der motorischen Äste des N. ulnaris im Guyon-Kanal kann dieses Risiko vermindern.

7. Einzeitige Mehretageneingriffe, z. B. simultan an Ellenbogen, Unterarm und Hand unter Verwendung verschiedener Techniken, z. B. selektiver Neurektomien und Sehnenverlängerungen und -ablösungen, bieten viele Vorteile, vor allem die Einsparung von Zeit und Aufwand eines mehrzeitigen Prozederes, sowie die Reduzierung von Ressourcen, Kosten und Belastung für die Patienten und Angehörigen (◉ Abb. 15.32).

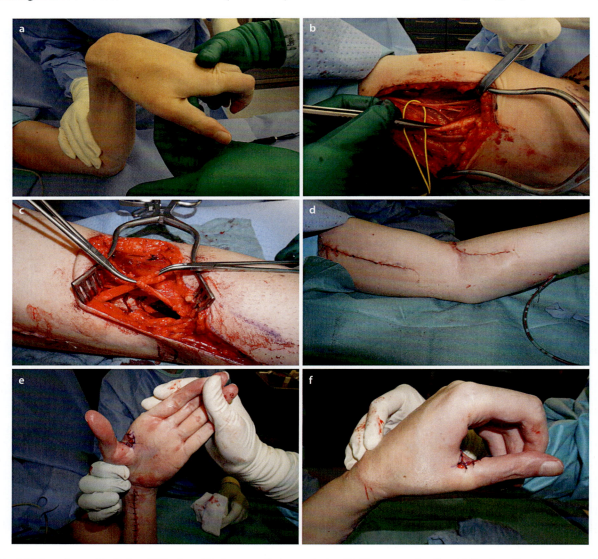

◉ **Abb. 15.32 a–f** – **a** Typisches Bild einer Flexionsspastik im Ellenbogen, Flexions-Pronations-Spastik im Unterarm und Handgelenk, extrinsischer Beugespastik der Langfinger und intrinsischer Daumenspastik. **b** Darstellung der motorischen Endäste des N. musculocutaneus in die Bizepmuskulatur (gelber Loop). **c** Behandlung der zusätzlichen Beugekontraktur des M. biceps brachii über eine Z-Verlängerung (Sehnenanteile in den Klemmchen) und der fraktionierten Verlängerung der Brachialissehne (in der Tiefe). **d** Verbesserte Stellung des Ellenbogengelenks postoperativ. **e** Auflösung der intrinsischen Daumenadduktion über einen Adductor-pollicis- und Interosseus-dorsalis-1-Release mit Z-Plastik sowie der extrinsischen Fingerspastik über kombinierte Sehnenverlängerungen. **f** Physiologische Stellung der Hand am Ende einer solchen Operation. (Aus Momeni und Hirche 2024)

15.3.12 Fallstricke

1. Die Therapiewahl beruht auf einer ausführlichen und möglichst mehrfachen klinischen Untersuchung unter für die Patienten möglichst stressfreien und angenehmen Bedingungen (Ruhe, Licht, beheizter Raum), da Spastizität durch unterschiedlichste Reize getriggert werden kann, z. B. Schmerz (Verletzung, Wunde, Nervenkompression), Temperatur (Fieber, kalter Raum), Stimmungswechsel (Stress, Angst) oder Infektion (Harnwegsinfekt, Dekubitus).
2. Unangenehme, aber notwendige Interventionen, z. B. Probeblockaden mit Lokalanästhetika, elektrophysiologische Untersuchungen und Botoxinjektionen, sollten separat oder am Ende des Termins stattfinden.
3. Eine pragmatische Einteilung unterscheidet funktionell günstige und störende Spastizität. Beispielsweise kann Spastizität der Fingerflexion beim Halten eines Gegenstandes hilfreich sein oder ein Trizepshypertonus beim Transfer aus dem Rollstuhl, was bei der Indikationsstellung zu Operationen berücksichtigt werden muss.
4. Die perioperative Planung bei Patienten mit spastischen Lähmungen, v. a. bei zerebraler Schädigung, sollte die in (◘ Tab. 15.21) genannten Probleme berücksichtigen.
5. Idealerweise sollten keine spastischen Muskeln verlagert werden, da sonst das Risiko einer Überkorrektur besteht, vor allem bei zusätzlicher therapeutischer Schwächung der Antagonisten, und ein Umlernen spastischer Muskeln nur selten gelingt.
6. Bei Korrekturen der Unterarmpronationskontraktur sollte unbedingt eine Überkorrektur in die funktionell die oft noch ungünstigere Supinationsfehlstellung vermieden werden, weil diese den Greifeinsatz der Hand (z. B. zum Essen, Bedienen von Telefon/Computer) noch schwieriger macht.
7. Bei einer palliativen Tenotomie (eigentlich Tenektomie) im Handgelenk- und Unterarmbereich sollte eine Sehnenstrecke von mehreren cm entfernt werden, um eine Neubildung der Sehne zu verhindern.
8. Eine Handgelenkarthrodese kann über die gewonnene Stabilität zu einer funktionellen Verbesserung führen. Die Stellung im Handgelenk wird damit korrigiert und die Greiffunktion der Hand

◘ **Tab. 15.21** Besonderheiten der Operationsplanung bei Patienten mit ZNS-Schädigung

Anästhesieverfahren	– Mögliche Verhaltensstörungen, v. a. nach SHT/Apoplex, erschweren Regionalanästhesie/Sedation – daher Vollnarkose. (Cave: Intubationsprobleme, v. a. bei SHT-Patienten nach Langzeitbeatmung und Tracheotomie)
Lagerung	– Erhöhtes Dekubitusrisiko bei Kontrakturen und Sensibilitätsstörungen
Ein- oder mehrzeitiges Vorgehen	– Trend bei entsprechender Erfahrung des Operateurs hin zu einzeitigen uni- oder sogar bilateralen Kombinationseingriffen, um Narkoserisiko zu minimieren, z. B. einzeitige Sitzung bei Beugekontrakturen an Ellenbogen, Handgelenk und Fingern, z. B. – Release M. biceps brachii und brachioradialis, – Superficialis-auf-Profundus-Transposition oder – Verlängerung M. flexor carpi ulnaris/flexor carpi radialis, Fingerbeuger – Retransposition ECU nach dorsal auf ECRB oder Proximal Row Carpectomy/Handgelenkarthrodese
Antibiotikagabe	– Zur Vorbeugung von Wundheilungsstörungen, speziell bei Knocheneingriffen (z. B. Cephalosporin)
Drainage	– Saugdrainage für mindestens 24 h, v. a. bei Wundhöhlen (z. B. nach Muskelablösungen an Schulter und Ellenbogen)
Regelmäßige Wundkontrollen	– Postoperatives Wundinfektionsrisiko erhöht bei chronischen Hautmazerationen und -infekten, v. a. bei kontrakten Lähmungen – daher regelmäßige Wundkontrollen
Gefahr von Kompartmentsyndrom/akuter Nervenkompression	Vor allem bei Operationen am Unterarm besteht ein erhöhtes Risiko für ein übersehenes Kompartmentsyndrom oder Nervenkompressionssyndrom, z. B. infolge Hämatom oder einengendem Gips/Verband, da viele Patienten mit ZNS-Schädigung eine verminderte Schmerzempfindung haben – zirkuläre Gipsanlagen sind kontraindiziert – Spaltung obligat, Verbände müssen engmaschig kontrolliert werden
Schmerztherapie	– Schlüsselrolle in der erfolgreichen Nachbehandlung
Nachsorge, Fadenzug	– Regelmäßige Nachschau muss vorab mit Patienten und Angehörigen abgeklärt werden, Patienten mit geistiger Behinderung haben oft große Angst vor Fadenentfernung – besser resorbierbares Nahtmaterial (z. B. Vicryl rapide) verwenden

verbessert. Die Ergebnisse nach dieser Operation sind auch langfristig gut, präoperativ kann der Effekt durch eine Schiene simuliert werden. Auch ein palmarer Zugang ist möglich und interferiert weniger mit Sehnenfunktionen als die dorsale Plattenlage. Wird die Handgelenkbeweglichkeit zur Öffnung der Finger oder zum Faustschluss gebraucht (Tenodeseeffekt), z. B. bei vielen Tetraplegikern, ist eine Arthrodese jedoch kontraindiziert.

9. Wir empfehlen zunächst operativ ein neues Muskelgleichgewicht durch Kontrakturlösung (Sehnenverlängerung und Release) und Spastikreduktion (selektive Neurotomie) einzustellen und erst später Sehnenverlagerungen vorzunehmen – ein kombiniertes Vorgehen ist möglich, aber nach unserer Erfahrung wesentlich schwieriger abzustimmen, und es birgt eher das Risiko einer Über- oder Unterkorrektur.

10. Eine frühfunktionelle Mobilisierung erscheint uns sehr wichtig, um die früher häufig nach Ruhigstellung über 4–6 Wochen beobachteten Adhäsionen zu vermeiden, die nicht selten nur zu bescheidenen Funktionsgewinnen führten.

15.3.13 Zusammenfassung

Bei sorgfältiger Auswahl, Planung und Operationstechnik können Eingriffe an der oberen Extremität von Patienten mit Dysfunktion des oberen Motoneurons zuverlässig zu erheblichen Verbesserungen sowohl in funktioneller und ästhetischer als auch in sozialer Hinsicht führen. Neuere Arbeiten zeigen, dass mit operativen Maßnahmen an der oberen Extremität kaum Verschlechterungen zu befürchten sind. Im Gegenteil gewinnen in der Regel auch Patienten, die aus rein kosmetischen Gründen operiert wurden, an Funktion. Der sensorischen Störung kommt dabei eine nur untergeordnete Rolle zu. Unter diesen Gesichtspunkten sollten operative Eingriffe an den oberen Extremitäten großzügiger indiziert werden. Voraussetzung bleibt jedoch, wie bei allen funktionsverbessernden Eingriffen, eine kompetente Planung und Nachbehandlung.

Literatur

Antoniadis G, Harhaus L, Assmus H (2021) Chirurgie peripherer Nerven kompakt. Springer Berlin.
Berger A, Hierner R (2009) Plastische Chirurgie, Band 5. Extremitäten, Springer, Berlin, Heidelberg.
Beutel BG, Marascalchi BJ, Melamed E (2020) Trends in utilization of upper extremity reconstructive surgery following traumatic brain injury and stroke. Hand (N. Y.) 15:35–40.
Brand PW, Hollister AM (1999) Clinical mechanics of the hand, 3. Aufl. Mosby, St. Louis.
Buck-Gramcko D, Nigst H (Hrsg) (1991) Motorische Ersatzoperationen der oberen Extremität, Bd 2: Hand und Unterarm. Hippokrates, Stuttgart.
Coulet B, Coioian F, Chammas M, Laffont I (2022) What can be expected from tendon transfers in the upper limb in central nervous system disorders? Hand Surg Rehabil 41:S159–S166.
Döderlein L (2003) Spastische Paresen. In: Martini AK (Hrsg) Handbuch der Orthopädie und der orthopädischen Chirurgie; Band :Ellbogen-Unterarm-Hand. Thieme, Stuttgart, S 301–312.
Fridén J, Lieber R (2019) Reach out and grasp the opportunity. J Hand Surg 44E:343–353.
Fridén J, Reinholdt C, Gohritz A (2010) A single-stage operation for the reconstruction of hand flexion, extension and intrinsic function in tetraplegia: the alphabet procedure. Techn Upper Extr Surg 15:230–235.
Gohritz A, Fridén J (2018) Management of spinal cord injury-induced upper extremity spasticity. Hand Clin 34:555–565.
Gohritz A, Langer M (2017) Geschichte der rekonstruktiven Eingriffe. In: Bahm J (Hrsg) Bewegungsstörungen der oberen Extremität bei Kindern. Springer, Heidelberg, S 11–35.
Gohritz A, Vogt PM (2011) Motorische und nervale Ersatzoperationen bei Lähmungen an Unterarm und Hand. In: Vogt PM (Hrsg) Praxis der Plastischen Chirurgie. Springer, Heidelberg, S 367–378.
Gohritz A, Friden J, Herold C, Aust M, Spies M, Vogt PM (2007) Ersatzoperationen bei Ausfall motorischer Funktionen an der Hand. Unfallchirurg 110:759–776.
Gohritz A, Fridén J, Vogt PM (2011a) Handchirurgie bei Dysfunktion des oberen Motoneurons. In: Towfigh H, Hierner R, Langer M, Friedel R (Hrsg) Handchirurgie. Springer, Heidelberg.
Gohritz A, Turcsanyi I, Fridén J (2011b) Handchirurgie bei Rückenmarkverletzungen (Tetraplegie). In: Towfigh H et al (Hrsg) Handchirurgie. Springer, Berlin/Heidelberg, S 1674–1694.
Gohritz A, Keenan AM, Fridén J (2012) Handchirurgie bei Schädigung des Zentralen Nervensystems. In: Sauerbier M (Hrsg) Die Handchirurgie. Urban & Fischer / Elsevier, München, S 418–441.
Gohritz A, Turcsányi I, Fridén J (2017) Surgical rehabilitation of the upper extremity in tetraplegia. In: Elkwood AI et al. (Eds) Rehabilitative Surgery. A Comprehensive Text for an Emerging Field. Springer, New York.
Gschwind CR, Yeomans JL, Smith BJ (2019) Upper extremity surgery for severe spasticity after acquired brain injury improves ease of care. J Hand Surg Eur 44:898–904.
Harhaus L, Gohritz A (2024) Tetraplegie und Spastik. In: Momeni A, Hirche C (Hrsg) Facharztwissen Plastische, Rekonstruktive und Ästhetische Chirurgie. Springer Berlin.
Harhaus L, Aman M, Pennekamp A, Weidner N, Panzram B, Gohritz A (2023) Chirurgische Rekonstruktion der Arm- und Handfunktion bei zervikaler Querschnittlähmung. Dtsch Ärztebl Int 120:627–632.
Hentz VR, Leclercq C (2022) Surgical rehabilitation of the upper limb in tetraplegia, 2. Aufl. ASSH, Chicago.
Keenan MA (2010) Upper extremity dysfunction after stroke or brain injury. In: Wolfe SW, Hotchkiss RN, MD, Pederson WC, Kozin SH (Hrsg), Green's operative hand surgery, 6. Aufl. Elsevier, Philadelphia.
Leclercq C (2018) Selective neurectomy of the spastic upper extremity. Hand Clin 34(4):537–545.
Loewenstein SN, Adkinson JM (2019) Tendon transfers for peripheral nerve palsies. Clin Plast Surg 46:307–315.
Makarewich CA, Hutchinson DT (2016) Tendon transfers for combined nerve injuries. Hand Clinics 32:377–387.
McDowell CL, Moberg E, House JH (1986) The second international conference on surgical rehabilitation of the upper limb in tetraplegia. J Hand Surg 11A:604–608.

Moberg E (1979) The upper limb in tetraplegia. A new approach in surgical rehabilitation. Thieme, Stuttgart.

Moore AM, Mackinnon SE (Hrsg) (2016) Nerve repair and transfers from shoulder to hand. Hand Clinics 32:103–282.

Nigst H (1991) Mototrische Ersatzoperationen der oberen Extremität. Band 3: Operationen an Tetraplegikern. Hippokarates, Stuttgart.

Patel R, Rhee PC (2020) Team approach: multidisciplinary care in upper – extremity reconstruction for adults with spasticity and contractures. JBJS Rev 8(4):e-164.

Penkert G, Fansa H (2004) Muscle and tendon transfer. In: Penkert G, Fansa H (Hrsg) Peripheral nerve lesions. Nerve surgery and secondary reconstructive repair. Springer, Heidelberg.

Rhee PC (2019) Surgical management of upper extremity deformities in patients with upper motoneuron syndrome. J Hand Surg Am 44(3):223–235.

Riordan DC (1983) Tendon transfers in hand surgery. J Hand Surg 8A:748–753.

Sindou M, Duraffourg M, Georgoulis G (2022) Neurosurgery in spasticity, 2. Aufl. Springer, Wien.

Towfig H et al (2011) Handchirurgie. Springer, Berlin/Heidelberg.

Tranchida GV, van Heest A (2020) Preferred options and evidence for upper extremity surgery in cerebral palsy, stroke, and brain injury. J Hand Surg Eur 45:34–42.

Unglaub F, Hahn P (2012) Oscar Vulpius und die Sehnentranspositionen an der Hand. Handchir Mikrochir Plast Chir 44:187–188.

Van Heest AE, House JH, Cariello C (1999) Upper extremity surgical treatment of cerebral palsy. J Hand Surg 24:323–330.

Van Zyl N (2019) Expanding the traditional tendon-based techniques with nerve transfers for the restoration of upper limb function in tetraplegia: a prospective case series. Lancet 394(10198):565–575.

Wintsch K (1980) Ersatzoperationen für Motorik und Sensibilität der Hand. Bücherei des Orthopäden, Bd 27. Enke, Stuttgart.

Zancolli EA (1979) Structural and dynamic bases of hand surgery. JB Lippincott, Philadelphia, S 262–283.

Entzündlich-rheumatische Erkrankungen an Hand und Unterarm

Verena Töppner und Stefan Rehart

Inhaltsverzeichnis

16.1 Hintergrund – 368

16.2 Pathoanatomie rheumatischer Handdeformitäten – 369

16.3 Diagnostik – 372

16.4 Konservative Therapie rheumatischer Affektionen an der Hand – 373
16.4.1 Physiotherapie und physikalische Therapie – 373
16.4.2 Ergotherapie – 373
16.4.3 Orthopädietechnik – 373
16.4.4 Radiosynoviorthese – 374
16.4.5 Psychologische Betreuung – 374

16.5 Operative Therapie – 374
16.5.1 OP-Strategien – 374
16.5.2 Prä- und perioperatives Management – 375
16.5.3 Synovialektomien – 376
16.5.4 Prothesen – 376
16.5.5 Arthrodesen – 377
16.5.6 Weichteileingriffe – 380

Literatur – 382

© Der/die Herausgeber bzw. der/die Autor(en), exklusiv lizenziert an Springer-Verlag GmbH, DE, ein Teil von Springer Nature 2024
C. K. Spies et al. (Hrsg.), *Expertenwissen Handchirurgie*, https://doi.org/10.1007/978-3-662-68413-9_16

16.1 Hintergrund

Von der WHO werden unter dem rheumatischen Formenkreis insgesamt 450 ganz unterschiedliche Erkrankungen subsumiert. Von den entzündlichen, immunologisch ausgelösten Systemerkrankungen im engeren Sinne sind dabei die rheumatoide Arthritis (RA), die Psoriasisarthritis (PsA) und die axiale Spondyloarthritis (SpA – im Endstadium: M. Bechterew) die wichtigsten bezüglich der Affektionen am muskuloskeletalen System.

Es handelt sich um Autoimmunerkrankungen, bei denen als Zielstruktur am Gelenk die Synoviazelle von Antikörpern und Phagozyten angegriffen wird. Die Produktion lytischer Enzyme ergibt dann die direkte Knorpeldestruktion und/oder die Elongation der kapsulären und ligamentären Strukturen, mit oft erheblichen funktionellen Einschränkungen. Es bestehen eine genetische Prädisposition für den Erkrankungsausbruch und eine Assoziation zu bestimmten MHC- bzw. HLA-Merkmalen (besonders SpA). An der Hand sind die Folgen der SpA weniger bedeutsam, sie betrifft betont die großen Gelenke an der unteren Extremität. Die Auswirkungen rheumatischer Destruktionen (bes. RA und PsA) an der Hand können im Verlauf dramatisch sein.

Neben charakteristischen, optisch auffälligen, stigmatisierenden Fehlstellungen sind massive Einschränkungen bei den sog. Aktivitäten des täglichen Lebens (ADL) zu verzeichnen. Das beeinträchtigt Tätigkeiten im Beruf sowie im Privatleben und hat nicht selten einen erheblichen psychologischen Einfluss, der bis zum „Verstecken" der Hand, z. B. in Handschuhen oder unter dem Tisch, reicht. Die Folgen der Immunminderung bestehen häufig zusätzlich in einer generellen Müdigkeit mit Reduktion der Aktivitäten (sog. Fatigue). Am Knochen führt die Entzündung zu einer gelenknahen und einer allgemeinen Osteoporose. Der Befall seröser Strukturen ergibt Affektionen am Herzen, den Nieren, der Lunge, dem Darm und den Augen. Diese Faktoren spielen eine Rolle in der lokalen und der allgemeinen konservativen und operativen Therapie von „Rheumatikern".

Die rheumatoide Arthritis allein hat eine weltweite Prävalenz von 0,5–1,0 %. Der Manifestationsgipfel bei den Erwachsenen liegt zwischen dem 55. und dem 65. Lebensjahr. Frauen sind 3-mal so häufig betroffen wie Männer (Rehart und Sell 2015).

Bei ca. 80 % der Patienten mit einer rheumatoiden Arthritis kommt es im Verlauf zu einem Befall von Artikulationen der Handwurzel und der Finger. „Indikatorgelenke" sind Handgelenke sowie die Metakarpophalangeal (MCP)- und die proximalen Interphalangealgelenke (PIP) der Finger (besonders Zeige- und Mittelfinger). In der diagnostisch so wichtigen initialen

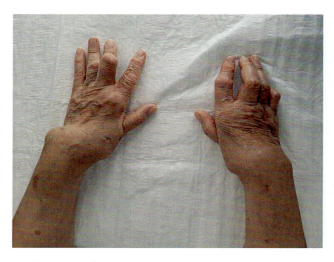

◘ Abb. 16.1 Klinisches Bild einer Supinationsdeformität am Handgelenk (©Dr. V. Töppner)

Phase der entzündlichen Systemerkrankungen sind diese vielfach mit Steifigkeit und Synovialitiden auffällig. Zuletzt resultieren nicht selten die Ulnardeviation sowie eine Knopfloch- oder eine Schwanenhalsdeformität an den Fingern und eine sog. Supinationsdeformität am Handgelenk (◘ Abb. 16.1).

Im Rahmen der Psoriasisarthritis (Prävalenz ebenfalls 0,5–1 %) kommt es typischerweise zum Transversalbefall der Fingerendgelenke und zum strahlförmigen Befall der Grund-, Mittel- und Endgelenke einzelner Finger. Die als Daktylitis bezeichnete teigige Gesamtschwellung kann als pathognomonisch für die PsA betrachtet werden. Häufig sind charakteristische Beteiligungen der Nägel zu konstatieren (Krümelnägel, Tüpfelnägel, Ölflecken etc.). Die zunehmende Destruktion der Fingergelenke mit einer konsekutiven Verkürzung wird als Teleskop-Phänomen bezeichnet (◘ Abb. 16.2).

Ziele der Therapie entzündlicher Prozesse am muskuloskeletalen System sind die Verlangsamung von Destruktionen, eine Schmerzlinderung sowie der Funktionserhalt der Gelenke und damit der ADL. Grundlage hierfür ist die Dämpfung der systemischen Entzündungen durch die medikamentöse Therapie. Die Maßnahmen orientieren sich an der Aktivität der zugrunde liegenden Erkrankung, gemessen über Laborwertkonstellationen und Aktivitätsscores, sowie am lokalen Stadium der Erkrankung in der klinischen Untersuchung und der Bildgebung.

Ein erfolgreicher Behandlungsansatz der rheumatischen Systemerkrankungen besteht in der sofortigen Diagnosestellung, gefolgt von der unmittelbar applizierten intensiven antientzündlichen Medikation (Prinzip des „hit hard and early"). Damit kann es gelingen, an den Gelenken den Zerstörungsprozess gar nicht erst in

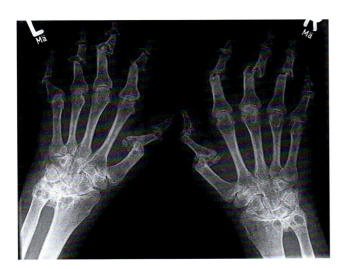

Abb. 16.2 Radiologische Darstellung destruierter Fingergelenke mit Luxationen und Achsabweichungen bei einer Psoriasisarthritis mit Teleskop-Phänomenen. NB: Fortgeschrittene Destruktionen der Handgelenke (© Prof Dr. Dr. Rehart)

Fahrt kommen zu lassen. Manche internistischen Rheumatologen sprechen bereits von dem Therapieziel einer „Heilung", andere erhoffen sich – vorsichtiger – die „Remission". Es existieren validierte Stufenschemata für die Initiierung der Medikation. Üblicherweise ist eine Dauertherapie erforderlich. Diese beginnt mit dem Goldstandard, den Disease Modifying Antirheumatic Drugs (DMARDs). Hauptvertreter ist das Methotrexat (MTX), welches (zumindest anfangs) am besten subkutan verabreicht wird. Die Dauer des Wirkeintritts beträgt ca. 8–12 Wochen und wird engmaschig überprüft. Alternativ kann z. B. auch Leflunomid eingesetzt werden (oder Sulfasalazin, Ciclosporin, D-Penicillamin, Chloroquin, früher Gold, evtl. Azathioprin oder Cyclophosphamid). Begleitend zu MTX ist direkt eine systemische Kortisongabe zu empfehlen (gilt in der Initialphase als DMARD), damit jegliche Erosionen an den Knochen vermieden werden, die zuletzt die verbleibende Funktion von Gelenken definieren. Nach ca. sechs Monaten sollte Kortison vollkommen aufgrund der potenziell negativen Folgen für den Knochen, allgemeine Infekte, den Darm und die Wundheilung ausgeschlichen werden.

In der internistischen Rheumatologie hat sich das Prinzip der kurzzeitigen Kontrollen der Wirkung von Medikamenten etabliert und das sofortige Modifizieren/Optimieren derselben, falls die systemische Aktivität nicht genügend gedämpft wird (sog. „treat-to-target"). Gelingt es nicht, die Erkrankung gut genug zu kontrollieren, sind Intensivierungen der Medikation und Kombinationen möglich und müssen bis zum Erreichen des Ziels probiert werden. Dazu stehen heute viele weitere Medikamente zur Verfügung: Biologika (Rezeptoradressaten: TNF-α, IL-6, IL-1, IL-17, IL-23 u. a.)/T-Zellen-Modulation/B-Zellen-Depletoren/Januskinasehemmer = Small Molecules und andere.

Alle Basismedikamente haben eigene Indikationen, Nebenwirkungsspektren und Voraussetzungen für die Anwendung (Tuberkulose-Monitoring/Impfungen etc.), respektive Kontrollen. Details sind den einschlägigen Beipackzetteln oder den Informationen der Fachgesellschaften zu entnehmen (das gilt auch für das perioperative Medikamentenmanagement). Es empfiehlt sich, eine enge Kooperation zwischen dem orthopädischen Rheumatologen/Rheuma-Handchirurgen und der internistischen Rheumatologie, aber auch der Anästhesie, Physiotherapie, Ergotherapie (Individualschienenherstellung, Hilfsmittelberatung, präoperativer Funktionsstatus), der Psychologie/Sozialmedizin u. a. zu pflegen.

In der Lebensführung gilt strikte Nikotinkarenz, Alkohol in geringen Mengen, normwertiges Körpergewicht bei mediterraner Kost (es gibt keine „Rheumadiät"), Ausdauersport mit milden Kraftübungen, Kontrolle des Knochenstoffwechsels (Vitamin-D-Einnahme) sowie ggf. DEXA-Messungen und Vorgehen nach T-Score-Wert.

In akuten rheumatischen Entzündungssituationen (Synovialitiden) kommen additiv temporär NSAR (nicht steroidale Antirheumatika, z. B. Coxibe), systemische Kortisongaben („Stoß") und bei lokaler Therapieresistenz (sog. rebellisches Gelenk bei ansonsten gut eingestellter Grundkrankheit) lokale Kortisoninfiltrationen (unter sterilen Kautelen) zum Einsatz. Diese dienen der akuten Schmerzlinderung und der Verbesserung der Gelenkbeweglichkeit. Alleinige Radiosynoviorthesen (RSO) an den kleinen Gelenken der Hand sind Ausnahmeindikationen unterworfen (die RSO ist keine Schmerztherapie!). Eine Röntgenreizbestrahlung (niedrige Larsen-Stadien 0–3) kann hilfreich sein.

Differenzialdiagnostisch kommen an betroffenen Gelenken der Hand infrage: die reaktive Arthritis (ReA), die (aktivierte) Arthrose (OA-Osteoarthrose), Gichtarthritiden, bakterielle Infekte, Traumata u. a.

> **Wichtig**
> Die medikamentöse Therapie folgt den Prinzipien „hit hard and early" und „treat-to-target".

16.2 Pathoanatomie rheumatischer Handdeformitäten

Unterschieden werden ein distanter Effekt entzündlicher Veränderungen (so definiert z. B. eine Dislokation am Handgelenk konsekutive Fehlstellungen an den MCP-Gelenken) und ein lokaler am betreffenden Gelenk selbst. Typischerweise beginnen die destruktiven Prozesse am Handgelenk im Bereich des distalen Radioulnargelenks. Es kommt durch eine entzündliche Affektion des ulnaren Kapsel-Band-Apparates und des Discus triangularis zur Pseudoprominenz des Ulnakopfes (Caput-ulnae-Syndrom) mit Einschränkungen in der Unterarmumwendbewegung. Damit einher gehen eine Radialinklination des Handgelenks und der Mittelhand sowie eine Ulnardislokation der proximalen Handwurzelreihe (3-dimensionale Deformität).

Im Verlauf kommt es vielfach zum Abrutschen des Karpus entlang der nach ulnar und palmar geneigten Gelenkfläche des Radius nach ulnopalmar. Verstärkt wird dieser Effekt durch elongierte radiokarpale Bänder sowie den Verlust der ulnaren Stabilisierung der nach palmar subluxierenden Extensor-carpi-ulnaris-Sehne (ECU-Sehne). Eine direkte entzündliche Schädigung der interkarpalen Bänder kann u. a. zu einer radioskapholunären Dissoziation, einhergehend mit einer Dislokation der proximalen Handwurzelreihe nach ulnar und einer Desintegration im Sinne einer PISI-Fehlstellung (Palmar Intercalated Segment Instability), führen. Das Vollbild der Destruktion des Handgelenks stellt sich damit zuletzt als sog. Supinationsdeformität dar (◘ Abb. 16.3).

> **Caput-ulnae-Syndrom**
> Entzündliche Zerstörung des ulnaren Kapsel-Band-Apparates mit konsekutiver Supination des Handgelenks gegenüber dem Unterarm. Daraus resultiert eine „Pseudoprominenz" des Ellenkopfes, welcher selbst nicht nach dorsal subluxiert, sondern ortsständig bleibt. Die Fehlstellung des Handgelenks begünstigt in der Folge die Subluxation der ECU-Sehne nach palmar.

> Am Ende der rheumatischen Destruktion des Handgelenks steht die sogenannte „Supinationsdeformität".

Diese Dislokation der Karpus gegenüber dem Unterarm hat über die daraus resultierende pathologische Zugrichtung der Extensoren- und Flexorensehnen eine entscheidende Bedeutung in der Pathogenese der Ulnardeviation der Finger und für deren Funktion in den MCP-Gelenken. Verstärkt wird dieser Effekt durch lokale Synovialitiden in den MCP-Gelenken, die häufig zu einer Luxation der Strecksehnen nach ulnar, in seltenen Fällen (juvenile RA) nach radial, führen. In fortgeschrittenen Stadien kommt es zunehmend zur Subluxation der MCP-Gelenke nach palmar mit knöchernen Defekten an den Gelenkpartnern.

Typische Fehlstellungen an den Fingern sind die Knopfloch- und die Schwanenhalsdeformität.

Bei der Knopflochdeformität kommt es zu einer Flexion des PIP-Gelenks, einhergehend mit einer Hyperextension des DIP-Gelenks (distales Interphalangealgelenk). Ursache ist eine entzündlich induzierte Insuffizienz des Tractus intermedius. Entzündungs-

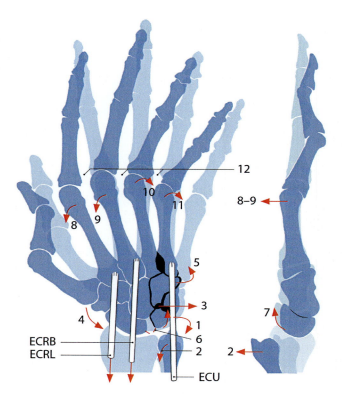

◘ **Abb. 16.3** Entstehung der Supinationsdeformität. (1) Palmare Luxation der Sehne des M. extensor carpi ulnaris. (2) Dorsale „Subluxation" des Ulnakopfes. (3) Ulnare Translation des Karpus. (4) Radiale Inklination des Karpus unter dem Zug der Sehnen der Mm. extensor carpi radialis longus (ECRL) et brevis (ECRB). (5) Supination des ulnaren Anteils des Karpus. (6) Ruptur des Lig. radioscapholunare (RSL). (7) Rotation des Os lunatum in die PISI-(VISI-)Fehlstellung. (8) und (9) Extensionsstellung des zweiten und dritten Mittelhandknochens. (10) und (11) Beugestellung des vierten und fünften Mittelhandknochens. (12) Luxation der Extensorensehnenhaube nach ulnar zwischen die Metakarpaleköpfe mit Folge der Ulnadeviation der Finger in den Grundgelenken

bedingt kommt es zur Subluxation der Tractus laterales nach radial und ulnar unter die Bewegungsachse des PIP-Gelenks. Im Laufe der Zeit verkürzen sich die schrägen Landsmeer-Bänder (Lig. retinaculare obliquum) zu einer zunehmenden Fixierung der Hyperextension im DIP-Gelenk. Unterschieden werden 3 Stadien anhand der noch erhaltenen Bewegungsmöglichkeiten (◘ Abb. 16.4).

Die Schwanenhalsdeformität beginnt mit einer Palmarsubluxation der Grundphalanx gegenüber dem Metakarpale. Entzündliche Veränderungen im Bereich des MCP-Gelenks ergeben eine Ruptur der palmaren Platte, Destruktionen des Beugesehnenhalteapparates und die Insuffizienz des Lig. retinaculare transversum (et obliquum) mit zuletzt fixierter Luxationsstellung. Hieraus resultieren eine Hyperextensionsstellung im PIP-Gelenk und eine Flexionsstellung im Endgelenk (beide können auch lokal Synovialitiden aufweisen, die die pathologischen Prozesse weiter beschleunigen). Es

Entzündlich-rheumatische Erkrankungen an Hand und Unterarm

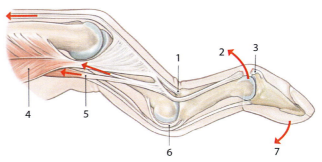

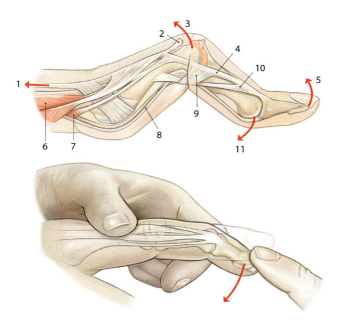

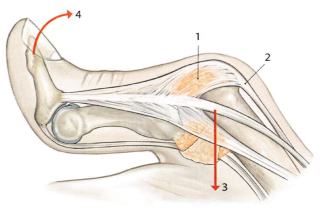

Abb. 16.4 **a** Deformationsmechanismus nach Elongation oder Ruptur des Tractus intermedius der Streckaponeurose. Ruptur des Tractus intermedius (2) Retraktion des Extensorapparats in den Bereich des Grundglieds (1), die Mittelphalanx flektiert (11) unter dem Zug der Sehne des oberflächlichen Beugesehne (FDS-Sehne) (8). Kontraktion der Ligg. retinacularia transversa (9). Kontraktion der Ligg. retinacularia obliqua (10). Hyperextension des Endglieds (5). Die Tractus laterales luxieren nach palmar (4). Das PIP-Gelenk (3) tritt durch die Tractus laterales hindurch. (6) Interosseusmuskulatur. (7) Lumbrikalismuskulatur. **b** Haines-Zancolli Test prüft die Beweglichkeit im Fingerendgelenk in Abhängigkeit der Mittelgelenkstellung. Ist das Endgelenk weder in Mittelgelenkstreckung noch in -beugung passiv mobil, so handelt es sich a.e. um eine Endgelenkkontraktur. Ist die Endgelenkbeweglichkeit während der Mittelgelenkstreckung vermindert, handelt es sich a.e. um eine Kontraktur der schrägen Landsmeer-Bänder

Abb. 16.5 Elongation oder Ruptur der Extensorensehne am Fingerendglied (3). Flexion der Endphalanx unter dem Effekt der tiefen Beugesehne (FDP-Sehne) (7). Die gleichzeitige Wirkung der Extensorensehne auf die Mittelphalanx (1) und die Interosseus- (4) und Lumbrikalismuskulatur (5) führen zu einer Hyperextension (2) des PIP-Gelenks mit zunehmender Distension der palmaren Platte (6)

Abb. 16.6 Synovialitis (1) des MCP-Gelenks führt zu einer Elongation der artikulären Kapsel, der Streckerhaube und der Sehne des EPB (Extensor pollicis brevis) (2) sowie des Seitenbandapparats. Die Sehne des EPL (Extensor pollicis longus) disloziert nach ulnar (3). Resultierende Extension im IP-Gelenk (4)

werden 3 Stadien unterschieden: Stadium 1 – aktiver Ausgleich der Fehlstellung durch den Patienten möglich, Stadium 2 – passiver Ausgleich möglich, Stadium 3 – kontrakte Fehlstellung (Abb. 16.5).

Im Bereich des Daumens kommt es durch Entzündungen im CMC-1-Gelenk (Carpo-Metacarpal-Gelenk) zur radiodorsalen Proximalisierung und Subluxation des ersten Metacarpale gegenüber dem Os trapezium. Dies wird durch den Sehnenzug des Extensor pollicis brevis und des Abductor pollicis longus verstärkt. Die Abduktorenfunktion wird im Verlauf insuffizient, sodass eine zunehmende Adduktionsfehlstellung auftritt, welche anfangs noch kompensiert werden kann und im Verlauf zur Einschränkung der Flexion im Daumengrundgelenk führt. Dies wird durch eine Überstreckstellung im Endgelenk mit korrespondierender radialer und ulnarer Instabilität kompensiert. Im Verlauf führt diese multidirektionale Instabilität zum Funktionsverlust des Daumens beim Greifen. Später können die entzündlichen Veränderungen zur palmaren Subluxation der Grundphalanx gegenüber dem ersten Metacarpale und – in Verbindung mit einer Hyperextension im IP-Gelenk (Interphalangeal-Gelenk) – zur sog. „90-to-90"-Deformität des Daumens führen (gibt es auch als „reverse 90°-to-90°"-Deformität). Des Weiteren können auch Knopfloch- und „reziproke" Knopflochdeformitäten in unterschiedlichen klinischen Stadien auftreten (Abb. 16.6).

Im Bereich aller Beugesehnen kann es durch A1-Ringbandstenosen, Sehnenhygrome oder Tenosynovialitiden zum schnellenden Finger (Digitus saltans) kommen. Das „Schnellen" des Fingers beruht hierbei oft auf einer langstreckigen Synovialitis, welche therapeutisch angegangen werden sollte. Um ein palmares Abrutschen der Grundphalanxbasis zu verhindern sollte die Indikation zur A1-Ringbandspaltung bei Rheumatikern zurückhaltend gestellt werden.

Extraartikulär können sich funktionell sehr beeinträchtigende Rheumaknoten manifestieren, häufig an mechanisch exponierten Stellen über den Strecksehnen. Bei diesen handelt es sich um verfestigte Antigen-Antikörper-Komplexe, welche oft unter MTX-Therapie ausfallen. Im Gegensatz dazu bestehen Gichtdepots aus soliden oder pastösen Harnsäurekristallkonvoluten.

Durch mechanische Fehlbelastung, knöcherne Destruktionen und Tenosynovialitiden können Sehnenrupturen auftreten, welche häufig aufwendig rekonstruiert werden müssen.

16.3 Diagnostik

Wichtig ist die kontinuierliche (Mit-)Betreuung von „Rheumatikern" durch internistische Rheumatologen zum Monitoring des Therapieerfolges, zur Erfassung von Nebenwirkungen der Medikation und zur Detektion von Begleitaffektionen an Herz, Lunge, Nieren u. a.

Die Aktivität rheumatischer Erkrankungen wird mit verschiedenen laborgestützten Aktivitätsscores beurteilt (z. B. DAS28 oder SDAI).

Orthopädisch-rheumatologisch/rheumahandchirurgisch erfolgen die Anamneseerhebung und die sorgfältige klinische Untersuchung aller Strukturen an der Hand. Beurteilt werden Schwellungen, Überwärmungen, Druckschmerzhaftigkeit, Bewegungsdefizite, Fehlstellungen und Funktionseinschränkungen von Gelenken und Sehnen. Die gegebene Aktivität der Erkrankung wird über die BSG (Blutsenkung), das CRP (C-reaktives Protein) und den Rheumafaktor laborchemisch bestimmt.

Mit der Sonografie werden Gelenkergüsse, Bursitiden, Tenosynovialitiden oder Sehnenrupturen statisch und dynamisch dargestellt und dokumentiert.

Zur Verlaufsbeobachtung sollten in regelmäßigen Abständen konventionelle Röntgenaufnahmen beider Hände angefertigt werden. Destruktionen werden in der orthopädischen Rheumatologie in die Stadien nach Larsen-Dale-Eek (LDE-Stadien) eingeteilt (Tab. 16.1). Typische radiologische Veränderungen sind: konzentrische Gelenkspaltverschmälerungen, gelenknahe Entkalkung, periartikuläre Weichteilschwellung, Erosionen und im Verlauf Destruktion der Gelenkflächen und des Weiteren Ankylosen oder Gelenkluxationen (Abb. 16.7 und 16.8).

Nach Simmen und Huber werden am Handgelenk 3 verschiedene Verlaufsformen der Destruktion und Dislokation unterschieden: 1. Ankylose, 2. Osteoarthrose, 3. Desintegration.

Computertomografie und Kernspintomografie sollten der Beantwortung spezieller Fragestellungen vorbehalten bleiben.

Besonders in der Frühdiagnostik spielt das MRT am Handgelenk/den Fingern eine Rolle, da entzündliche Veränderungen früh dargestellt werden können. Mit dieser

Tab. 16.1 LDE-Stadien. Grade der erosiven Gelenkzerstörung nach Larsen-Dale-Eek (1977)

Grad 0	Normaler Befund
Grad 1	Geringe Veränderungen: Weichteilschwellung, gelenknahe Osteoporose oder geringe Gelenkverschmälerung (<25 %)
Grad 2	Definitive Veränderungen: eine oder mehrere kleine Erosionen, Gelenkspaltverschmälerung nicht obligat
Grad 3	Deutliche Veränderungen: ausgeprägte Erosionen und Gelenkspaltverschmälerung sind vorhanden
Grad 4	Schwere Veränderungen: große Erosionen vorhanden, nur Teile der ursprünglichen Gelenkfläche noch erhalten
Grad 5	Mutilierende Veränderungen, die ursprüngliche Gelenkfläche ist verschwunden, schwere Deformität möglich

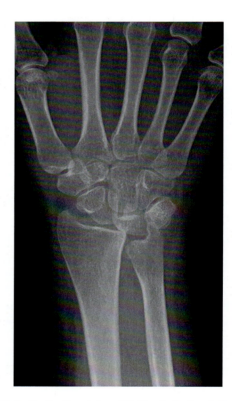

Abb. 16.7 Supinationsdeformität Handgelenk mit Destruktion LDE-Stadium 2–3

Bildgebung kann ein Verdacht auf eine rheumatische Erkrankung nahegelegt und/oder differenzialdiagnostische Erwägungenkönnen abgeklärt werden (z. B. Tumoren/Knochennekrosen). Eine spontane Verlaufsbeobachtung von Weichteilaffektionen und die Kontrolle medikamentöser Effekte sind mit dem MRT möglich. Dieses erfolgt

Entzündlich-rheumatische Erkrankungen an Hand und Unterarm

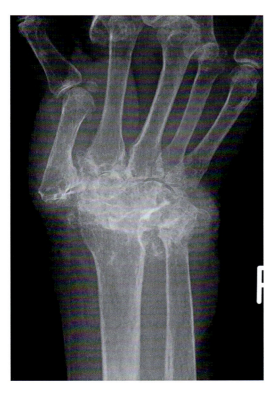

Abb. 16.8 Destruktion LDE-Stadium 5

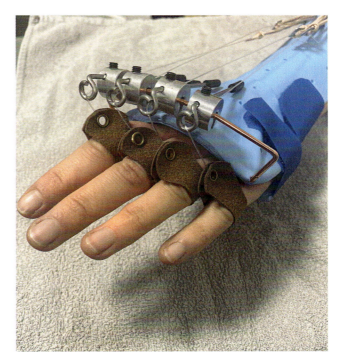

Abb. 16.9 Dynamische Fingerextensionsschiene (© Ergotherapie Praxis Manuteam, Fr. Yachou-Espelage)

aber eher im Ausnahmefall, da die Kosten zu bedenken sind und sich über den klinischen Befund, die Scoreparameter im Labor und die ausgereifte sonografische Kontrolle (mit Farbgebung) praktisch immer eine ausreichend gute und schnellere Einschätzung ergibt.

Insbesondere am Handgelenk kommt die MRT in den letzten Jahren häufiger zu Anwendung, da die neueren Basismedikamente die Problematik deutlich reduzieren, aber eine ausgeprägte Synovialitis trotzdem bestehen kann und diese so gut dargestellt wird.

16.4 Konservative Therapie rheumatischer Affektionen an der Hand

16.4.1 Physiotherapie und physikalische Therapie

Die physiotherapeutischen Verfahren sollten individuell an den Patienten und die aktuelle Krankheitsaktivität angepasst werden. Sie reichen von passiver Mobilisation, Traktion bis hin zu aktiven Bewegungsübungen zur Mobilisierung und zum Ausgleich von Muskeldefiziten.

Begleitend können Maßnahmen wie Kryotherapie, Bewegungs- oder Paraffinbäder, Massagen und Ultraschall zur Schmerzlinderung Anwendung finden.

16.4.2 Ergotherapie

Inhalte der Ergotherapie sind eine Funktions- und Hilfsmittelberatung und das Training von Alltagsfunktionen. Verschiedene Hilfsmittel werden eingesetzt (Bestecke mit verdickten Griffen, Knopfschließer, Greifwerkzeuge u. a.). Eine weitere Aufgabe der Ergotherapie ist die Anfertigung von dynamischen Bewegungsschienen nach operativen Eingriffen und gelegentlich von Lagerungsschienen (◘ Abb. 16.9).

Die motorisch-funktionelle Therapie ist auf den Erhalt der Gelenkfunktion, die Besserung der Gelenkstabilisierung sowie die Steigerung von Greifkraft und Korrektur von Deformitäten ausgerichtet. Die Therapie wird individuell an den Patienten und die Krankheitsaktivität angepasst. Die Betroffenen erlernen Verhaltensweisen, welche sie in den Alltag transferieren sollen, und werden für unphysiologische Schonhaltungen sensibilisiert. Unterstützend kommen Wärme- und Kälteanwendungen zum Einsatz.

16.4.3 Orthopädietechnik

Die Versorgung von „Rheumatikern" mit Orthesen erfolgt in enger Zusammenarbeit mit dem orthopädischen Rheumatologen/Rheumahandchirurgen. Sie dienen dem Erhalt der Alltagsfunktionen und sollen die Lebensqualität möglichst wenig beeinträchtigen.

16.4.4 Radiosynoviorthese

Die Indikation zur Radiosynoviorthese stellt sich als eine letzte Maßnahme bei therapierefraktären Mono- oder Oligoarthritiden sowie als Rezidivprophylaxe nach erfolgten (arthroskopischen) Synovialektomien. Durch die intraartikuläre Injektion von Radionukliden wird die Synovialmembran verödet. Am Handgelenk kommt Rhenium-186 und an den Fingergelenken Erbium-69 zum Einsatz. (Relative) Kontraindikationen sind Schwangerschaft, Stillen, bakterielle Gelenkinfekte und offene Wachstumsfugen. Die Chemosynoviorthese kann in sehr seltenen Fällen eine Alternative darstellen.

Die sichere intraartikuläre Injektion (radiologische/sonografische Kontrolle) unter sterilen Kautelen ist zu beachten. Das betroffene Gelenk sollte für 48 Stunden post injectionem ruhiggestellt werden, um einen Austritt aus dem Gelenk zu verhindern. Eine Kryotherapie kann die periartikuläre Entzündungsreaktion minimieren. Die Indikation sehen wir in den frühen Phasen der Destruktion (LDE-Stadium 0–2/3) oder als palliative Maßnahme, wenn der Patient keinen knöchernen Eingriff wünscht.

16.4.5 Psychologische Betreuung

Die begleitende psychologische Therapie spielt für „Rheumapatienten" im Hinblick auf die Krankheitsbewältigung und Bereitschaft zur Mitarbeit in der aufwendigen Therapie eine wichtige Rolle. Auch zur Prävention und Therapie von Komorbiditäten wie Depressionen und Angststörungen dient die Anbindung an einen Psychotherapeuten. Weitere wichtige Aufgaben der Psychotherapie sind eine Verhinderung der Schmerzchronifizierung und das Erlernen von Entspannungstechniken.

Unterstützend gibt es für Patienten spezifische Selbsthilfegruppen, z. B. die Rheuma-Liga.

16.5 Operative Therapie

Das Ziel der operativen Therapie richtet sich initial auf die Prävention weiterer Gelenkdestruktionen. Bei weiterem Fortschreiten der Erkrankung rückt die Rekonstruktion von Gelenk- und Sehnenfunktionen in den Vordergrund.

Der Operationszeitpunkt ist sorgfältig zu wählen, da verspätete operative Eingriffe häufig mit dauerhaften Funktionseinschränkungen einhergehen. Zunehmende Fehlstellungen erschweren die operative Versorgung und verschlechtern das Gesamtergebnis. Häufig sind die Patienten sehr gut an ihre Situation adaptiert und nicht alle Befunde müssen operiert werden. Grundsätzlich ist die konservative und operative Therapie bei Patienten mit Erkrankungen des rheumatischen Formenkreises eine verantwortungsvolle Aufgabe und bedarf sehr langer Erfahrung/Identifikation mit den Betroffenen (Rehart und Henniger 2012; Sell 2014).

Die Wahl der operativen Verfahren bei gegebener Indikation erfolgt stadienabhängig.

> **Wichtig**
> - Stadienabhängige operative Therapie:
>   - Frühe Stadien (LDE 0–3)
>   - Arthroskopische oder offene Synovialektomien
>   - Weichteileingriffe (z. B. Korrektur Schwanenhals-/Knopflochdeformität)
>   - Fortgeschrittene Stadien (LDE 4–5)
>   - Synovialektomie
>   - (Teil-)Arthrodesen
>   - Prothesenimplantation

16.5.1 OP-Strategien

Aufgrund des multilokulären Befalls und des chronisch-progredienten Charakters besteht beim „Rheumapatienten" häufig die Indikation zur Versorgung mehrerer Gelenke. Nach Möglichkeit sollten Kombinationseingriffe (mehrere Eingriffe in unterschiedlichen anatomischen Regionen) oder Komplexeingriffe (mehrere Strukturen einer Region) durchgeführt werden. Bei gleichwertigen Destruktionen sollten primär proximal gelegene Gelenke versorgt werden, da diese Fehlstellungen die distalen Fehlstellungen mit bedingen oder akzentuieren.

Um anfangs das Vertrauen des Patienten in den Erfolg operativer Eingriffe zu stärken, empfiehlt es sich, mit einer Prozedur mit hohen Erfolgschancen („start with a winner") zu beginnen.

Kompressionssyndrome an Nerven oder Gefäßen sowie drohende Sehnenrupturen sollten zeitnah behandelt werden, um bleibende Schäden oder Funktionsverluste zu vermeiden.

> **Wichtig**
> Grundsätzliche OP-Strategien:
> - Durchführung von Komplex- und Kombinationseingriffen
> - Proximal vor distal
> - „Start with a winner"
> - Frühzeitige Therapie bei Kompressionssyndromen und drohender Sehnenruptur

16.5.2 Prä- und perioperatives Management

Bei Patienten mit rheumatischen Erkrankungen treten neben dem Befall der Gelenke auch Affektionen an unterschiedlichen weiteren Organsystemen auf. Hierauf ist in der präoperativen Vorbereitung ein spezielles Augenmerk zu legen. Ggf. sind kardiovaskuläre, pulmonale, hepatische, dermatologische und hämatologische Konsile im Vorfeld zu erbitten (Rehart und Sell 2015; Krause und Matteson 2014).

Eine wichtige Besonderheit ist die potenzielle Affektion der Halswirbelsäule. Bis zu 61 % der rheumatologischen Patienten, die sich einem orthopädischen Eingriff unterziehen, können eine zervikale Instabilität aufweisen. Ein höheres Alter, eine lange Krankheitsdauer und eine hohe Krankheitsaktivität korrelieren mit höheren Subluxationsraten, vor allem zwischen Atlas und Axis. Eine präoperative Abklärung erfolgt über Röntgenaufnahmen der Halswirbelsäule (HWS in 2 Ebenen, mit Darstellung des harten Gaumens, zentriert auf den ersten Halswirbel, in Flexion und Extension des Kopfes) (COLLINS et al. 1991).

Bei bekannter Instabilität ist auf eine spezielle Lagerung während der Intubation zu achten oder direkt die fiberoptische Intubation anzustreben bzw. es sind Verfahren der Regionalanästhesie zu bevorzugen (Krause und Matteson 2014).

Der „Rheumatiker" hat im Vergleich zu anderen Patienten generell ein erhöhtes Risiko für das Auftreten von Wundinfektionen. Dieses verlangt ein kompetentes und optimiertes perioperatives Management der eingesetzten Immunsuppressiva. Es ist eine Balance zwischen dem Risiko für postoperative Infektionen/Wundheilungsstörungen und dem Auftreten eines „Rheumaschubes" zu finden:

DMARDs: Methotrexat und Hydroxychloroquin können perioperativ durchgehend weiter verabreicht werden, ohne ein erhöhtes Komplikationsrisiko einzugehen (Heldmann und Braun 2010). Eine MTX-Dosierung größer als 20 mg/Woche kann ggf. perioperativ individuell reduziert werden, z. B. auf 15 mg/Woche. Ein völliges Absetzen ist nicht sinnvoll und geht mit erhöhten bakteriellen Infektionsraten einher.

Leflunomid (extrem langer enterohepatischer Kreislauf) sollte bei größeren operativen Eingriffen präoperativ mit Colestyramin „ausgewaschen" werden (3-mal ein Btl. am Tag über 5–8 Tage).

Kortikosteroide sollten präoperativ beendet oder zumindest auf ein Minimum reduziert werden. Beim Pausieren ist das Auslösen einer Addison-Krise (in Abhängigkeit von der generell eingenommenen Dosis möglich, sodass ggf. die perioperative Gabe von Hydrocortison notwendig sein kann).

Tagesdosen größer als 10 mg sollten perioperativ mit Hydrocortison substituiert werden (Stoß: 100/50/25/12,5/übliche Dosis). Angestrebt wird aber grundsätzlich das völlige Absetzen von Kortison, dauerhaft und am besten deutlich vor einer Operation.

Die Studienlage bezüglich einer perioperativen Gabe von Biologika ist spärlich, zudem variieren die Studienergebnisse deutlich (hauptsächlich retrospektive Auswertungen). Aktuell gehen die Empfehlungen der Fachgesellschaften dahin, die Biologika bei großen Eingriffen mit hohem Infektionsrisiko präoperativ für 2 Halbwertszeiten zu pausieren (Krause und Matteson 2014). Empfehlungen siehe ◘ Tab. 16.2.

◘ **Tab. 16.2** Perioperatives Medikamentenmanagement

Medikament	Halbwertszeit	Empfehlung	Besonderheiten
DMARDs			
Methotrexat	3–10 h	Kein Pausieren notwendig bis zu einer Dosis von 20 mg/Woche	–
Leflunomid	14 Tage	Absetzen 7 Tage präoperativ, Auswaschen mit Colestyramin (3-mal 8 g für 5–7 Tage)	–
Hydroxychloroquin	30–60 Tage	Kein Pausieren notwendig	–
Azathioprin (Nitroimidazol/Immunsuppressivum)	4–5 h	Therapiepause 1–2 Tage präoperativ	–
Ciclosporin A (Calcineurininhibitor/Immunsuppressivum)	5–10 h	Therapiepause 1–2 Tage präoperativ	–

(Fortsetzung)

Tab. 16.2 (Fortsetzung)

Medikament	Halbwertszeit	Empfehlung	Besonderheiten
Mycophenolat-Mofetil (Purinsynthesehemmung)	16–18 h	Therapiepause 1–2 Tage präoperativ	–
Sulfasalazin	5–8 h	Kein Pausieren notwendig	–
Biologika			
Etanercept (TNF-α-Inhibitor)	4 Tage	9 Tage	–
Infliximab (TNF-α-Inhibitor)	8–10 Tage	16–20 Tage	–
Adalimumab (TNF-α-Inhibitor)	14 Tage	28 Tage	–
Certolizumab (TNF-α-Inhibitor)	14 Tage	28 Tage	–
Golimumab (TNF-α-Inhibitor)	14 Tage	24 Tage	–
Tocilizumab (IL-6-Inhibitor)	11–13 Tage	20 Tage	Kein CRP-Anstieg oder Fieber, Maskierung bakterieller Infekte
Secukinumab (IL-17-Inhibitor)	22–31 Tage	4 Wochen	–
Abatacept (T-Zell-Kostimulationsblocker)	17 Tage	4 Wochen	–
Rituximab (B-Zell-Depletor)	19 Tage	Operation möglichst am Ende des Therapiezyklus	–
Ustekinumab (IL-12/23-Rezeptorantagonist)	15–32 Tage	6 Wochen	–
Anakinra (IL-1-Antagonist)	4–6 h	1–2 Tage	–
Baricitinib (JAK-1 und 2-Inhibitor)	12,5 h	1 Woche	Intrazelluläre Wirkung/sog. Small Molecules = formal keine „Biologika"
Tofacitinib (JAK-1 und 3-Inhibitor)	3 h	3–4 Tage	–
Upadacitinib (JAK-1-Inhibitor)	9–14 h	1 Woche	–

16.5.3 Synovialektomien

Bei persistierenden Synovialitiden unter angepasster optimierter Medikation und ergänzenden lokalen Maßnahmen, wie Kortisoninfiltrationen, stellt sich bei erhaltenen Gelenkflächen (Larsen-Stadium 0–2/3) die Indikation zur operativen Synovektomie. Ziele sind die Schmerzreduktion und eine Verzögerung der Gelenkdestruktion. Die Synovialektomie kann an Radio- und Mediokarpalgelenk, distalem Radioulnargelenk sowie an den Fingergelenken erfolgen. Bei dem alleinigen Gelenkbefall und wenn es technisch möglich ist, kann sie arthroskopisch durchgeführt werden (Kim und Jung 2007). Da sich jedoch oft Begleitsynovialitiden der Sehnen finden, ist die Indikation zur offenen Synovialektomie gegeben.

Die Nachbehandlung erfolgt nach alleiniger Synovialektomie frühfunktionell. In der Regel empfiehlt es sich, 6 Wochen postoperativ (nach Arthroskopie) eine Radiosynoviorthese anzuschließen.

Bei zusätzlich bestehenden Pathologien können eine Erweiterung des Eingriffs (z. B. Weichteilkorrekturen) oder, bei knöchernen Destruktionen, rekonstruktive Eingriffen (z. B. [partiellen] Arthrodesen) nötig werden.

16.5.4 Prothesen

Handgelenk

Die Arthrodese des Handgelenks gilt weiterhin als Goldstandard für das fortgeschritten rheumatisch destruierte und schmerzhafte Handgelenk (LDE-Stadien 4 und 5). Insgesamt führt sie – bei voller Belastbarkeit – zu Bewegungseinschränkungen bei den ADL (z. B. bei Verrichtungen der persönlichen Hygiene).

Den Stellenwert einer endoprothetischen Versorgung sehen wir vor allem bei beidseitigem Befall zur Versorgung der nicht-dominanten Seite. Voraussetzung hierfür sind für uns erhaltene und korrigierbare Weichteile ohne Instabilität und eine ausreichend gute Knochenqualität. Schwere körperliche Arbeit stellt eine Kontraindikation dar.

In Bezug auf Langzeitergebnisse ist die Studienlage dünn und die Patientenkollektive sind meist klein. Die Patienten sind jedoch, trotz hoher Komplikationsraten, mit den Ergebnissen subjektiv sehr zufrieden und berichten über eine deutliche Schmerzreduktion. Eine Studie von Winterswijk et al. konnte für die Universalprothese bei „Rheumatikern" ein Beweglichkeitsausmaß von Extension/Flexion 29°/0/38° und eine Verbesserung im DASH-Score um 29 % zeigen (van Winterswijk und Bakx 2010).

Als Komplikationen treten vorrangig Lockerungen, meist im Bereich der karpalen Komponente, auf. Eine Registerstudie des norwegischen Arthroplasty Registers konnte eine Überlebenszeit nach 189 Prothesen von 78 % nach 5 Jahren und 71 % nach 10 Jahren zeigen, unabhängig von Prothesendesign und Grunderkrankung. Frauen haben eine 3-fach erhöhte Revisionsrate (Krukhaug et al. 2011).

Die Handgelenkendoprothese stellt vor allem bei beidseitigem Befall, bei stringenter Indikationsstellung, eine Alternative zur Arthrodese dar. Bei Implantatversagen besteht die Möglichkeit einer Konversion in eine Arthrodese.

Fingergelenke

Eine endoprothetische Versorgung der Fingergelenke erfolgt bei einer Destruktion der MCP- und PIP-Gelenke im LDE-Stadium 4–5. Standard sind weiterhin die seit den 1960er-Jahren eingesetzten Silastikplatzhalter nach Swanson. Diese fungieren als dynamische Platzhalter und erlauben eine eingeschränkte Beweglichkeit. Eine ossäre Integration ist nicht vorgesehen, stattdessen bildet sich im Zeitraum von 4 Wochen eine narbige „Neokapsel", welche die Implantate und das Gelenk „fixiert". Um eine maximale Beweglichkeit (bis zu 60° Flexion) zu erreichen, sind in diesem Zeitraum eine konsequente ergo- und physiotherapeutische Beübung und ggf. eine Versorgung mit dynamischen Schienen angezeigt (Takigawa et al. 2004). Die Neokapsel erlaubt dem Implantat eine intramedulläre Gleitbewegung (Pistoneffekt), welche Belastungsspitzen vermeidet (◘ Abb. 16.10).

Eine wichtige Voraussetzung für den Erfolg solcher Operationen ist die Korrektur der periartikulären Weichteile.

Am PIP-Gelenk stellt eine fixierte Schwanenhalsdeformität oder die bereits erfolgte Arthroplastik am MCP-Gelenk eine Kontraindikation für eine endoprothetische Versorgung dar. In diesen Fällen sollte bevorzugt eine Arthrodese erfolgen. Im Bereich des Daumenstrahls ist zum Erhalt der Greiffunktion vor allem Stabilität wichtig, weshalb weder am Grund- noch am Interphalangealgelenk Prothesen zum Einsatz kommen.

In den Langzeitergebnissen zeigt sich eine recht hohe Patientenzufriedenheit bei mäßigen objektiven funktionellen Erfolgen (eingeschränkte Beweglichkeit, Achsabweichung) (Rehart und Kerschbaumer 2003). Zudem können sich ausgeprägte radiologische Veränderungen mit periimplantären Osteolysen zeigen. Typische Komplikationen im Langzeitverlauf sind der Prothesenbruch oder die Luxation. Als Revisionseingriff stehen der Prothesenwechsel oder das Wechseln auf die Arthrodese mit Spongiosaplastik, vor allem an den PIP-Gelenken, zur Verfügung.

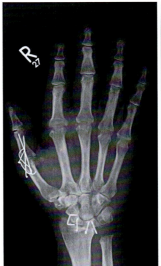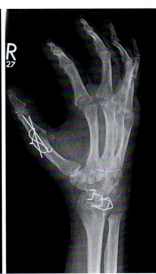

◘ **Abb. 16.10** Postoperatives Bild mit einliegenden Swanson Platzhalter in den Fingergrundgelenken 2–5, Arthrodese Daumengrundgelenk und radioskapholunärer Arthrodese

An den Daumensattelgelenken kommen in den letzten Jahren zwar verschiedene Modelle zum Einsatz, jedoch zeigen Studien sehr unterschiedliche Ergebnisse, Langzeitergebnisse stehen aus. Bei rheumatischen Patienten sehen wir, auch aufgrund der schlechteren Knochenqualität, von der Implantation von Daumensattelgelenkprothesen vollkommen ab und bevorzugen die Resektions-/Suspensionsarthroplastik.

16.5.5 Arthrodesen

Handgelenk

Bei radiokarpalen Destruktionen (LDE-Stadium 0–3) und zusätzlichem Abgleiten des Karpus nach ulnopalmar stellt sich die Indikation zur radiolunären (RL) oder radioskapholunären (RSL) Arthrodese, auch, um weitere Funktionsstörungen im Bereich der Finger und Sehnenrupturen vorzubeugen.

In der Regel gehen die radiokarpalen Destruktionen mit einem sog. Caput-ulnae-Syndrom einher. Wir kombinieren den Eingriff einer partiellen (und vollständigen) Arthrodese mit einer Ulnakopfresektion oder gelegentlich mit der Hemiresektion nach Bowers. Die OP nach

Sauvé-Kapandji wird immer häufiger bei RA angewandt, da sie ästhetisch für Patienten von Vorteil ist. Bei Strecksehnensynovialitiden, ausgedünnten Sehnen oder mechanischer Rupturgefahr sollte davon Abstand genommen werden.

Die Teilversteifungen erhalten vielfach für sehr lange Zeit eine gute Beweglichkeit im mediokarpalen Gelenk.

Die Fixierung kann mit K-Drähten, Schrauben, Shapiro-Staples oder winkelstabilen Platten erfolgen (◘ Abb. 16.11, 16.12 und 16.13).

Es werden radiologische Komplikationen wie Osteolysen und Lockerung der Staples, Pseudarthrosen sowie ein Korrekturverlust der Reposition des Os lunatum und fortschreitende Destruktionen beschrieben. Die Patientenzufriedenheit und die klinischen Ergebnisse sind jedoch auch in Langzeituntersuchungen gut (Gaulke et al. 2010a, b; Honkanen et al. 2007; Ishikawa et al. 2005).

Bei fortschreitender vollständiger Destruktion des Handgelenks kommt nur noch eine Komplettversteifung in Betracht. Diese kann mit Rush-Pins in der intraossären Technik nach Mannerfelt (schont die dorsal verlaufenden Sehnen vor Aufspliss an dem Metall) ausgeführt werden.

In den Nachuntersuchungen zeigen sich gute Fusionsraten bei deutlicher Schmerzreduktion und geringen Komplikationsraten (Lautenbach et al. 2013; Mannerfelt und Malmsten 1971; Ramsauer 2011; Kluge et al. 2013). Aufgrund der Weiterentwicklung der Im-

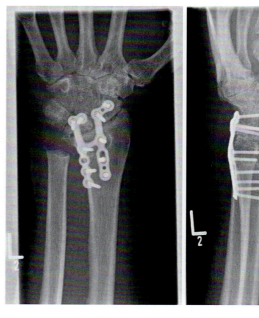

◘ **Abb. 16.11** Radioskapholunäre Arthrodese mit winkelstabiler Platte

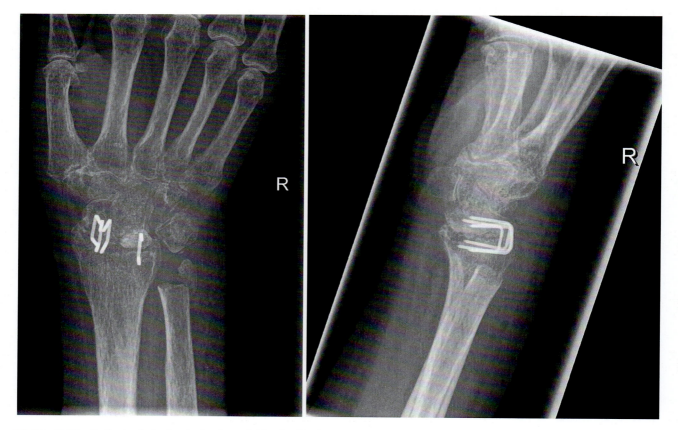

◘ **Abb. 16.12** Radioskapholunäre Arthrodese mit Shapiro-Staples

Entzündlich-rheumatische Erkrankungen an Hand und Unterarm

Fingergelenke

Die Indikation zur Arthrodese an Fingergelenken stellt sich bei fortgeschrittener Destruktion (LDE-Stadium 4 und 5), fixierter Schwanenhalsdeformität am PIP-Gelenk oder Destruktion mit Fehlstellungen der DIP-Gelenke.

Im Bereich der PIP-Gelenke erfolgt die Arthrodese in flektierter physiologischer Stellung: 20–30° an Zeige- und Mittelfinger und 30–40° an Ring- und Kleinfinger. Die Versteifung wird meist mit K-Drähten und einer Zuggurtung gesichert, selten (bei großen Defektzonen) mit Platten. Im Bereich der DIP- Gelenke erfolgt eine Arthrodese in 0–10° Flexion mit intramedullärer Schraube oder K-Drähten (Ramsauer 2011; Vonderlind et al. 2019).

Eine besondere Rolle kommt der Arthrodese im Bereich des Daumens zu, da im Laufe der rheumatischen Erkrankung neben Destruktionen auch regelmäßig Instabilitäten an Grundgelenk und IP-Gelenk auftreten. Im Endzustand kann eine 90°-to-90°-Deformität vorliegen.

Wir stellen dort bei Destruktion oder erheblicher Instabilität immer die Indikation zur Arthrodese. Am MCP-Gelenk erfolgt dies in 0–10° Flexion und diskreter Abduktionsstellung und am IP-Gelenk in 0–10° Flexion. Am MCP-Gelenk erfolgt die Arthrodese mit Zuggurtung oder Platte, am IP-Gelenk analog zum DIP-Gelenk mit Schrauben oder K-Drähten (Ramsauer 2011; Langer et al. 2020; Jørgensen et al. 2016; McGowan et al. 2016) (◘ Abb. 16.15).

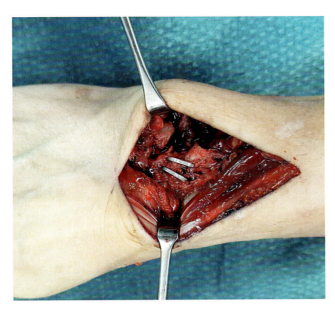

◘ **Abb. 16.13** OP-Situs Radiolunäre Arthrodese mit einliegenden Staples (© Dr. V. Töppner)

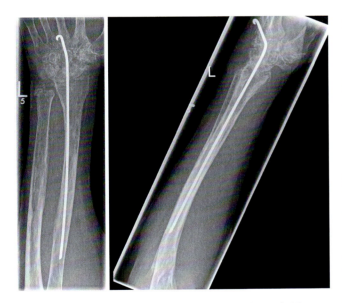

◘ **Abb. 16.14** Komplettversteifung in der Technik nach Mannerfelt

plantate, insbesondere in Bezug auf die reduzierte Plattenhöhe, kommen in den letzten Jahren auch vermehrt winkelstabile Platten zum Einsatz (◘ Abb. 16.14).

An der dominanten Seite wird das Handgelenk meist in 10° Extension und 10° Ulnarduktion eingestellt (für die Vorspannung der Flexorensehnen). Auf der nichtdominanten Seite erfolgt die Arthrodese in Neutralstellung oder 10° Flexion, um die Körperpflege zu erleichtern.

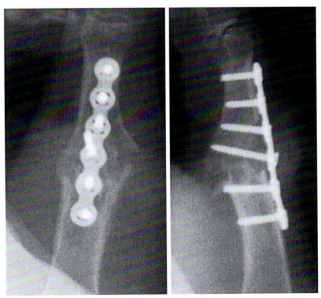

◘ **Abb. 16.15** Daumengrundgelenkarthrodese mit Platte

16.5.6 Weichteileingriffe

Tenosynovialektomie

Kommt es trotz adaptierter medikamentöser Therapie und lokaler Kortisoninfiltrationen zum Persistieren von Tenosynovialitiden, ist eine operative Tenosynovektomie indiziert, um einer dauerhaften Schädigung und (langstreckigen) Ruptur der Sehnen vorzubeugen (Hsueh et al. 2016; Ryu et al. 1998; Wheen et al. 1995).

Häufig sind an der Hand die Extensoren betroffen. Die einzelnen Sehnen müssen ausgiebig vom Sehnenscheidengewebe befreit werden, da es sonst zu Rezidiven kommt. Auch intratendinöse Synovialitiden sind zu entfernen.

Bei Befall der Flexoren im Fingerkanal ist eine langstreckige Synovialektomie angezeigt. Hierbei ist zumindest der Erhalt der Ringbänder A2 und A4 obligat, um ein Bogensehnenphänomen zu vermeiden. Nach Möglichkeit sollte auch das A1-Ringband geschont werden, um eine Palmarluxation im MCP-Gelenk nicht zu begünstigen.

Im Zusammenhang mit der Flexorensynovialitis kann es zu einer Kompression des N. medianus kommen, weshalb bei der totalen Tenosynovialektomie eine vollständige Spaltung des Karpaldaches wichtig ist (Feldon und Terrono 2006).

Sehnenrekonstruktion

Kommt es im Rahmen der rheumatischen Erkrankung zu Sehnenrupturen, ist aufgrund langstreckiger Sehnendefekte meist keine direkte Sehnennaht möglich. Bei noch intaktem Motor proximal können freie Sehnentransplantate (z. B. vom M. palmaris longus) zur Anwendung kommen. Im Falle lang bestehender Sehnenrupturen kommen Sehnentransfers oder die Kopplung der distalen Sehnenstümpfe auf intakte Sehnen infrage. Das arrodierte Sehnengewebe muss gründlich reseziert werden.

Bei den Strecksehnen sind neben der EPL-Sehne meist die Strecksehnen des 3. bis 5. Fingers (oft schleichend) rupturiert. Eine mögliche Lösung ist die Kopplung der Strecksehne des dritten und vierten Fingers mit der Sehne des Extensor digitorum des zweiten Fingers. Zusätzlich kann ein Transfer des Extensor indicis auf den Extensor digiti minimi erfolgen.

Bei Komplettruptur aller Extensoren kann auch ein Beugesehnentransfer ausgeführt werden, hierfür kann die FDS-4-Sehne auf den vierten und fünften Finger und die FDS-3-Sehne auf den zweiten und dritten Finger transferiert werden (Abb. 16.16).

Kommt es zu Rupturen einzelner oberflächlicher Flexorensehnen, können diese mit der entsprechenden tiefen Beugesehne gekoppelt werden. Bei Ruptur beider Sehnen kann die Transposition der oberflächlichen Beugesehne des Nachbarfingers erfolgen. Kommt es zu Massenrupturen, sind meist freie Sehnentransplantate zu nutzen. Hierzu finden u. a. die Sehne des M. palmaris longus, proximale Anteile des M. flexor digitorum superficialis oder die Sehne des M. plantaris Verwendung (Abb. 16.17).

Die Nachbehandlung nach Sehnenrekonstruktionen erfolgt über dynamische Schienen.

Ulnardeviation der Finger

Bei Ulnardeviation und Palmarsubluxation der Finger, mit oder ohne einhergehende Strecksehnenluxation, sollte bei chondralem Erhalt eine Rezentrierung des Strecksehnenapparates nach Artikulosynovektomie erfolgen. Dies erfolgt über eine Lösung der intrinsischen Sehnen in der Technik nach Littler. Die Strecksehnenhaube wird dann radial gerafft und über dem Gelenk rezentriert. Grundvoraussetzung für dieses Vorgehen sind intakte MCP-Gelenke (LDE-Stadium 0–3). Des Weiteren ist ein Transfer der intrinsischen Sehnen nach radial möglich (Abb. 16.18).

Schwanenhalsdeformität

Im Stadium 2 (noch passiv ausgleichbar) stellt sich die Indikation zur Rekonstruktion des Lig. retinaculare obliquum. Hierfür wird der ulnare Tractus lateralis dargestellt und ein Streifen herauspräpariert. Dieser wird dann von distal nach proximal gezogen und durch 2 schlitzförmige Öffnungen des A2-Ringbands gezogen. Unter Vorspannung wird der Streifen anschließend nach distal umgeschlagen und mit sich selbst vernäht (Littler-Technik Typ 1). Durch den rekonstruierten Zug kommt es zu einer Streckung im DIP- und einer Beugung im PIP-Gelenk (Doppeltenodeseeffekt).

Entzündlich-rheumatische Erkrankungen an Hand und Unterarm

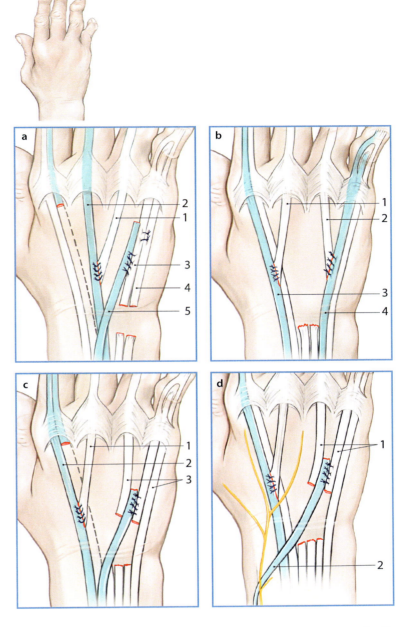

Abb. 16.16 a–d – **a** Motorisierung der Extension von Ring- und Kleinfinger. End-zu-Seit-Naht der EDC-4-Sehne (1) auf die EDC-3-Sehne (2). Rekonstruktion der EDC-5-Sehne (3) und die EDM-Sehne (4) durch die Extensor-indicis-Plastik (5). **b** Rekonstruktion der Extension des Mittel- und Ringfingers. End-zu-Seit-Naht der EDC-3-Sehne (1) auf die EDC-2-Sehne (3) und der EDC-4-Sehne (2) auf die EDC-5-Sehne (4). **c** Rekonstruktion der Extension des Mittel-, Ring- und Kleinfingers. End-zu-Seit-Naht der EDC-3-Sehne (1) auf die EDC-2-Sehne (2). Die Extensor-communis-Sehne des Ring- und Kleinfingersv (3) wird End-zu-Seit mit der EIP-Sehne vereinigt. **d** Eine weitere Variante besteht darin, die EDC-4- und EDC-5-Sehnen (1) mit der FDS-4-Sehne (2) End-zu-Seit zu motorisieren

Ausgehend vom diesem Effekt entwickelte Thompson die SORL-Technik (spiral oblique retinacular ligament), bei der ein Transplantat des M. palmaris longus verwendet wird, welches an Endglied- und Mittelgliedbasis mittels Fadenanker fixiert wird. Dieses rekonstruiert den Extensorenapparat, stellt ein Äquivalent für das Lig. retinaculare obliquum und die palmare Platte des PIP-Gelenks dar.

Eine weitere Option ist die Zancolli Technik, die die palmare Verlagerung des radiale Seitenzügels auf Höhe des Mittelgelenks vorsieht. In 5-Grad-Flexion des PIP-Gelenks wird dieser dann mit der palmaren Platte und der FDS-Sehne vernäht.

Postoperativ kann eine temporäre Transfixierung des PIP- und DIP-Gelenks mit einem Kirschner-Draht für 2 Wochen erfolgen.

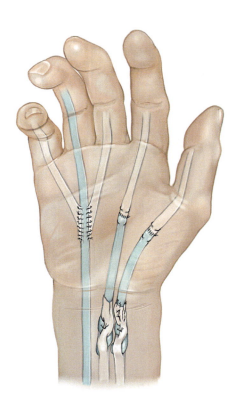

Abb. 16.17 Die Sehnen des M. flexor pollicis longus und des M. flexor digitorum profundus des Zeigefingers werden jeweils individuell durch ein interponiertes Transplantat rekonstruiert. Die tiefen Beugesehnen des Mittel- und Kleinfingers werden zusammengefasst und mit der tiefen Beugesehne des Ringfingers vernäht

Knopflochdeformität

In Stadium 2 (passiv ausgleichbar) und Stadium 3 (fixierte Deformität) besteht die Indikation zur operativen Therapie. Zunächst erfolgt die Synovialektomie des PIP-Gelenks mit Arthrolyse des palmaren Rezessus. Anschließend werden die veränderten Anteile des Tractus intermedius reseziert und der übrige Sehnenanteil von den Tractus laterales getrennt und am Mittelglied fixiert. Nun werden die längs gehälfteten Tractus laterales über dem PIP-Gelenk miteinander vernäht. Die Ligg. retinaculare transversum et obliquum werden durchtrennt, sodass das DIP-Gelenk wieder gebeugt werden kann. Postoperativ erfolgt eine 2-wöchige Schienenbehandlung mit diskreter Beugestellung im DIP-Gelenk. Bei fortgeschrittener und vor allem fixierter Knopflochdeformität mit Gelenkdestruktion ist vor allem die Arthrodese eine probate Methode.

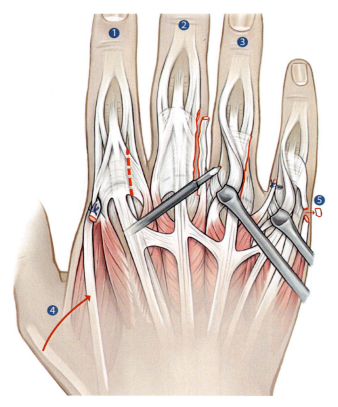

Abb. 16.18 (1–3) Transfer des ulnaren Interosseusmuskels auf das radiale Lig. collaterale des Nachbarfingers (nach Flatt). (4) Transfer der Sehne des EPB auf den 1. dorsalen Interosseusmuskel. (5) Resektion der Sehne des Abduktors am Kleinfinger

Literatur

Collins DN, Barnes CL, Fitzrandolph RL (1991) Cervical spine instability in rheumatoid patients having total hip or knee arthroplasty. Clin Orthop Relat Res® 272:127–135.

Feldon P, Terrono AL (2006) Carpal tunnel syndrome in rheumatoid arthritis. Tech Orthop 21:42–47.

Gaulke R, O'Loughlin PF, Probst C, Mommsen P, Oszwald M, Hildebrand F, Krettek C (2010a) Comparative biomechanical analysis of two techniques of radiolunate fusion: Shapiro staples vs. plate and oblique screw. Tech Health Care Official J Eur Soc Eng Med 18:111–121.

Gaulke R, Suppelna G, Hildebrand F, Citak M, Hüfner T, Krettek C (2010b) Radiolunate fusion in the rheumatoid wrist with Shapiro staples: clinical and radiological results of 22 cases. J Hand Surg (Eur) 35:289–295.

Heldmann F, Braun J (2010) Perioperative use of methotrexate. Clin Exp Rheumatol-Incl Suppl 28:S110.

Honkanen PB, Mäkelä S, Konttinen YT, Lehto MU (2007) Radiocarpal arthrodesis in the treatment of the rheumatoid wrist. A prospective midterm follow-up. J Hand Surg (Eur) 32:368–376.

Hsueh J-H, Liu W-C, Yang K-C, Hsu K-C, Lin C-T, Chen L-W (2016) Spontaneous extensor tendon rupture in the rheumatoid wrist: risk factors and preventive role of extended tenosynovectomy. Ann Plast Surg 76:S41–S47.

Ishikawa H, Murasawa A, Nakazono K (2005) Long-term follow-up study of radiocarpal arthrodesis for the rheumatoid wrist. J Hand Surg 30:658–666.

Jørgensen RW, Brorson S, Jensen CH (2016) Metacarpophalangeal joint arthrodesis of the thumb – minimum of eight months follow-up. Open Orthop J 10:741–745.

Kim S-J, Jung K-A (2007) Arthroscopic synovectomy in rheumatoid arthritis of wrist. Clin Med Res 5:244–250.

Kluge S, Schindele S, Henkel T, Herren D (2013) The modified Clayton-Mannerfelt arthrodesis of the wrist in rheumatoid arthritis: operative technique and report on 93 cases. J Hand Surg 38:999–1005.

Krause ML, Matteson EL (2014) Perioperative management of the patient with rheumatoid arthritis. World J Orthop 5:283–291.

Krukhaug Y, Lie SA, Havelin LI, Furnes O, Hove LM (2011) Results of 189 wrist replacements: a report from the Norwegian Arthroplasty Register. Acta Orthop 82:405–409.

Krukhaug Y, Lie SA, Havelin LI, Furnes O, Hove LM, Hallan G (2014) The results of 479 thumb carpometacarpal joint replacements reported in the Norwegian Arthroplasty Register. J Hand Surg (Eur) 39:819–825.

Langer MF, Oeckenpöhler S, Spies CK, Grünert JG, Breiter S, Glasbrenner J, Wieskötter B (2020) Die Arthrodese des Daumengrundgelenks durch Plattenosteosynthese. Operative Orthopädie und Traumatologie 32:47–57.

Lautenbach M, Millrose M, Langner I, Eisenschenk A (2013) Results of Mannerfelt wrist arthrodesis for rheumatoid arthritis in relation to the position of the fused wrist. Int Orthop 37:2409–2413.

Mannerfelt L, Malmsten M (1971) Arthrodesis of the wrist in rheumatoid arthritis: a technique without external fixation. Scan J Plast Reconstr Surg 5:124–130.

McGowan S, Deisher M, Matullo KS (2016) Functional fusion angle for thumb interphalangeal joint arthrodesis, Bd 11. Hand (New York, N.Y.), S 59–64.

Radda C, Meizer R, Landsiedl F, Krasny C (2009) Short time results of total replacement of the thumb saddle joint in rhizarthrosis. Orthop Proc, S 471.

Ramsauer T (2011) Die Arthrodese beim Rheumatiker. Obere Extremität 6:253–255.

Rehart S, Henniger M (2012) Orthopädische Rheumatologie. Der Orthopäde 41:546–551.

Rehart S, Kerschbaumer F (2003) Endoprothetik an der Hand. Der Orthopäde 32:779–783.

Rehart S, Sell S (2015) Expertise Orthopädische Rheumatologie. Georg Thieme, Stuttgart.

Remy S, Detrembleur C, Libouton X, Bonnelance M, Barbier O (2020) Trapeziometacarpal prosthesis: an updated systematic review. Hand Surg Rehabil 39:492–501.

Ryu J, Saito S, Honda T, Yamamoto K (1998) Risk factors and prophylactic tenosynovectomy for extensor tendon ruptures in the rheumatoid hand. J Hand Surg 23:658–661.

Sell S (2014) Veränderte Indikationsstellung zu operativen Eingriffen in der Rheumaorthopädie? OUP 9:396–400.

Takigawa S, Meletiou S, Sauerbier M, Cooney WP (2004) Long-term assessment of swanson implant arthroplasty in the proximal interphalangeal joint of the hand. J Hand Surg 29:785–795.

Vonderlind HC, Eisenschenk A, Jürgensen I, Kim S, Millrose M (2019) Die Arthrodese des Fingermittelgelenkes: eine Literaturanalyse. Handchir Mikrochir Plast Chir 51(1):6–18.

Wheen DJ, Tonkin MA, Green J, Bronkhorst M (1995) Long-term results following digital flexor tenosynovectomy in rheumatoid arthritis. J Hand Surg 20:790–794.

van Winterswijk P, Bakx P (2010) Promising clinical results of the universal total wrist prosthesis in rheumatoid arthritis. Open Orthop J 4:67.

Das distale Radioulnargelenk

Christian Ries, Lars Peter Müller und Christian K. Spies

Inhaltsverzeichnis

17.1 Krankheitsbilder – 387

17.2 Ätiologie – 387

17.3 Relevante anatomische Strukturen – 388

17.4 Relevante diagnostische Verfahren – 390
17.4.1 Klinische Untersuchung – 390
17.4.2 Bildgebende Verfahren – 392
17.4.3 Handgelenkarthroskopie – 395

17.5 Konservative Therapie – 399

17.6 Operative Therapie – 399

17.7 Nachbehandlung – 402
17.7.1 Pathologie: Zentrale Degeneration des TFCC – 402
17.7.2 Pathologie: Ulnare Impaktion bei „Ulna-Plus-Variante" – 402
17.7.3 Pathologie: Knöcherner Ausriss des TFCC – 402
17.7.4 Pathologie: Abrisse der oberflächlichen (Atzei 1) oder der tiefen (Atzei 3) Verankerungsfasern – 403
17.7.5 Pathologie: Abriss der oberflächlichen und tiefen Verankerungsfasern („Komplettabriss"; Atzei 2) – 403
17.7.6 Pathologie: Irreparabler TFCC (Atzei 4) und posttraumatische Instabilität des DRUG – 403

17.8 Komplikationen – 404
17.8.1 Allgemein – 404
17.8.2 Spezifisch – 404

© Der/die Herausgeber bzw. der/die Autor(en), exklusiv lizenziert an Springer-Verlag GmbH, DE, ein Teil von Springer Nature 2024
C. K. Spies et al. (Hrsg.), *Expertenwissen Handchirurgie*, https://doi.org/10.1007/978-3-662-68413-9_17

17.9 Empfohlene Technik der Autoren – 404
17.9.1 Abrisse der oberflächlichen Verankerungsfasern (Atzei 1) – 404
17.9.2 Abrisse der tiefen Verankerungsfasern (Atzei 3) – 404
17.9.3 Abriss der oberflächlichen und tiefen Verankerungsfasern („Komplettabriss"; Atzei 2) – 407
17.9.4 Irreparabler TFCC (Atzei 4) und posttraumatische Instabilität des DRUG – unidirektionale dorsale Instabilität – 407
17.9.5 Irreparabler TFCC (Atzei 4) und posttraumatische Instabilität des DRUG – multidirektionale Instabilität – 408

17.10 Tipps und Tricks – 408

17.11 Fallstricke – 410

17.12 Zusammenfassung – 410

Literatur – 410

Das distale Radioulnargelenk

17.1 Krankheitsbilder

a. Distale Radiusfraktur mit oder ohne Fraktur des Proc. styloideus ulnae (PSU)
b. Isolierte distale Ulnafraktur
c. Instabilität des distalen Radioulnargelenks (DRUG)
   – traumatische Läsion des triangulären fibrokartilaginären Komplexes (TFCC)
   – Kettenverletzungen – „Essex-Lopresti-Verletzung"/„Galeazzi-Fraktur"
d. Degeneration des DRUG
e. Degeneration des TFCC
f. Ulnare Varianz („ulnokarpale Impaktion"; „ulnares Impingement")
g. Fehlbildungen – z. B. Madelung-Deformität

17.2 Ätiologie

Das distale Radioulnargelenk (DRUG) dient als Bindeglied zwischen dem Hand- und dem Ellenbogengelenk. Die funktionelle Einheit zwischen Radius und Ulna ermöglicht die Positionierung der Hand im 3-dimensionalen Raum und somit das Greifen von Gegenständen (Malone et al. 2016). Durch das DRUG werden kombinierte Bewegungen des Unterarms und des Handgelenks möglich, sodass eine freie Greiffunktion der Hand resultiert (Linscheid 1992; Haugstvedt et al. 2017). Eine Verletzung des DRUG kann weitreichende Konsequenzen für die Funktion des Unterarms haben.

Axial auf das Handgelenk einwirkende Kräfte, z. B. im Rahmen eines abgefangenen Sturzes, werden ungleich auf Radius und Ulna verteilt. Der distale Radius ist im Vergleich zur distalen Ulna einer vermehrten Belastung ausgesetzt. Über die Membrana interossea (MI) findet eine Kraftumverteilung statt, sodass am Ellenbogengelenk noch etwa 60 % der Kräfte humeroradial übertragen werden (Morrey et al. 1988) (◘ Abb. 17.1). Die Ulna ist der stabile Anteil des Unterarms, während der Radius um die „feststehende" Ulna rotiert (Linscheid 1992). Die Fraktur des distalen Radius mit oder ohne Abriss des PSU, aber auch reine Verdrehtraumata des Handgelenks (z. B. „Festfressen" einer Bohrmaschine) können eine DRUG-Instabilität verursachen (Sachar 2012; Szabo 2006; van Schoonhoven et al. 1999). Für die uneingeschränkte Umwendbewegung des Unterarms ist der trianguläre fibrokartilaginäre Komplex (TFCC) von entscheidender Bedeutung (Hagert 1994; Kleinman 2007; Spies et al. 2014a). So können knöcherne Verletzungen, aber auch reine Weichteilverletzungen (insbesondere ulnarseitige Risse des TFCC) zu einer Instabilität des DRUG führen. Nakamura et al. (2014) unterscheiden in Abhängigkeit vom zurückliegenden Trauma in akute (<6 Monate) und chronische

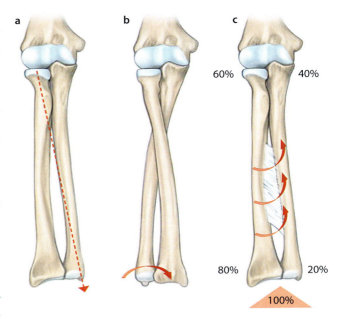

◘ **Abb. 17.1** a–c Skizzierung des Unterarms. **a, b** Die Bewegungsachse (gestrichelte Linie) bei der Umwendbewegung des Unterarms zieht vom Capitulum humeri zentral durch den Radiuskopf schräg nach distal zur Fovea ulnaris des Ellenkopfes. Der Radius dreht um die „feststehende" Ulna. **c** Umverteilung der axial auf das Handgelenk einwirkenden Kräfte von radial nach ulnar über die MI. (Modifiziert aus: Wegmann et al. 2012)

(>6 Monate) DRUG-Instabilitäten. Ebenso können degenerative Veränderungen des DRUG bzw. des TFCC zu einer schmerzhaften Funktionseinschränkung des Handgelenks führen.

Auch hochenergetische Traumata des Unterarms können für eine DRUG-Instabilität ursächlich sein. Durch einen mit der Hand abgefangenen Sturz – in anfänglicher Beuge- und Pronationsstellung des Ellenbogen- bzw. Handgelenks – kann es zu einer „Kettenverletzung" des Unterarms kommen. Die aufzubringende Energie für eine solche „Kettenverletzung" wird mit bis zu 294 J angegeben (McGinley et al. 2003). Mittels Hochgeschwindigkeitskameras konnten die einzelnen Sequenzen des Verletzungsmechanismus aufgezeigt werden (Wegmann et al. 2014). Mit zunehmender axialer Belastung werden Radius und Ulna in der Transversalebene auseinandergedrückt, bis schließlich die Membrana interossea (MI) zerreißt. Die longitudinale Stabilität des Unterarms wird hierdurch aufgehoben. Der Radius schiebt sich nach proximal. Durch die konsekutive massive Druckbelastung auf das Capitulum humeri frakturiert der Radiuskopf. Begleitend kommt es zu einer Dislokation im DRUG. Diese „Kettenverletzung", in ihrer vollen Ausprägung mit Radiuskopffraktur, Ruptur der MI und Dislokation im DRUG, wurde posthum nach Peter Essex-Lopresti benannt (Essex-Lopresti 1951; Somford et al. 2015). Die Inzidenz der Essex-

Lopresti-Läsion wird mit 1–4 % aller Radiuskopffrakturen angegeben und ist somit selten (Trousdale et al. 1992; Grassmann et al. 2014).

Die frühzeitige Diagnose mit Einleitung einer adäquaten Therapie ist bei traumatischen und ebenso bei degenerativen Veränderungen des DRUG für den Erhalt der Unterarm- und Handgelenkfunktionalität entscheidend.

17.3 Relevante anatomische Strukturen

Die Rotation des Unterarms findet gleichermaßen im proximalen (PRUG) und distalen Radioulnargelenk statt. Brächte man beide Gelenke zusammen, würden PRUG und DRUG ein bikondyläres Gelenk bilden und könnten funktionell gemeinsam als „Unterarmgelenk" bezeichnet werden (Hagert 1994). Die Möglichkeit der Pro- und Supination des Unterarms, mit der freien Bewegung der Hand im 3-dimensionalen Raum, unterscheidet den Menschen von anderen Spezies und bietet einen entscheidenden evolutionären Vorteil (Linscheid 1993).

Das DRUG weist zwischen Radius und Ulna ungleiche, inkongruente knöcherne Flächenverhältnisse auf. Die knöcherne Führung des DRUG ist gering. In Abhängigkeit von den knöchernen Gegebenheiten werden 4 Varianten der Incisura ulnaris unterschieden: c-förmig, skischanzenförmig, s-förmig und flach (Tolat et al. 1996).

Durch die knöcherne Konfiguration des DRUG, mit kleinem Caput ulnae (Durchmesser 16–22 mm) im Vergleich zur radialen Incisura ulnaris (Durchmesser 26–35 mm), wird neben der Rotationsbewegung auch eine gewisse Translation der Gelenkpartner ermöglicht (Tolat et al. 1996; Haugstvedt et al. 2017). Insbesondere bei einer flachen knöchernen Konfiguration der Incisura kann eine erhöhte Translation der Gelenkpartner vorliegen. Dies unterscheidet das DRUG vom PRUG, in dem allein eine Rotationsbewegung erfolgt (Hagert 1994). Durch die Inkongruenz der Gelenkflächen entsteht während der Umwendbewegung somit eine gewisse Roll-Gleit-Bewegung zwischen den Gelenkpartnern im DRUG. Bei Pronation gleitet der distale Radius im Verhältnis zur Ulna nach palmar. Bei Supination verläuft die Gleitbewegung entsprechend entgegengesetzt (Hagert 1994; Kleinman 2007; Tolat et al. 1996). Zudem ist die Neigung der Incisura ulnaris in der dorsopalmaren Betrachtung zu berücksichtigen. Unterschieden werden eine positive, eine neutrale sowie eine negative Neigung (◘ Abb. 17.2) (Del Gaudio und Haerle 2016). Bei verkürzter Ulna und negativer Neigung der Incisura ulnaris ist bei punktueller Belastung zwischen den Gelenkpartnern das Arthroserisiko erhöht. Zusammen stabilisieren die knöchernen Strukturen das DRUG zu maximal 30 % (Stuart et al. 2000).

Die Stabilisation des DRUG erfolgt durch verschiedene palmare und dorsale Bänder, Muskeln, den distalen Anteil der MI sowie den TFCC (Haugstvedt et al. 2017). Von besonderer Bedeutung sind der TFCC und der distale Anteil der MI. Beide fungieren gemeinsam als die wichtigsten Stabilisatoren des DRUG (Hagert 1994; Kleinman 2007; Haugstvedt et al. 2006; Moritomo 2015; Xu und Tang 2009).

Die dorsale und palmare Lippe der Incisura ulnaris sind passive Stabilisatoren des DRUG (Tolat et al. 1996). Während die dorsale Incisura knöchern in einem spitzen Winkel ausgeformt ist, stellt sich die palmare

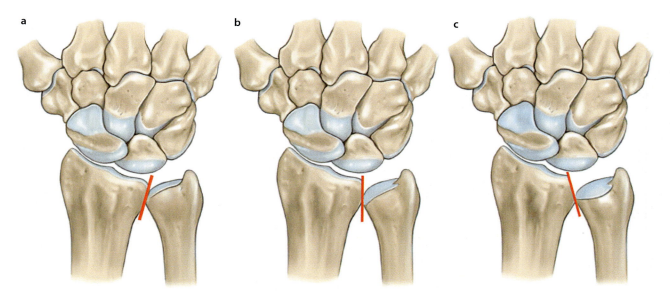

◘ Abb. 17.2 a–c Unterschiedliche Neigung der Incisura ulnaris des DRUG. **a** positiv, **b** neutral, **c** negativ. (Modifiziert aus: Del Gaudio und Haerle 2016)

Das distale Radioulnargelenk

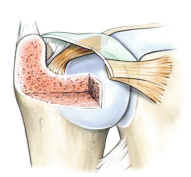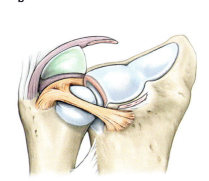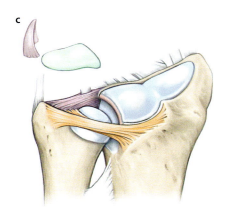

■ **Abb. 17.3 a–c** Schematischer anatomischer Aufbau des TFCC. **a** Ansatz der tiefen radioulnaren Bänder (Lig. subcruentum, orange gefärbt) in der Fovea ulnaris. **b** Ansicht von palmar. Die an der Basis des PSU inserierenden oberflächlichen Verankerungsfasern (lila gefärbt) sind hochgeklappt. Zwischen den radioulnaren Bändern spannt sich der Discus ulnocarpalis (grün gefärbt) auf. Das Lig. subcruentum inseriert in der Fovea ulnaris. **c** Einzelne Bestandteile des TFCC: radioulnare Bänder (tief und oberflächlich), Discus ulnocarpalis, Meniscus ulnocarpalis (fliederfarben gefärbt). (Modifiziert nach Langer 2017)

Lippe weniger geformt und osteokartilaginär strukturiert dar (Tolat et al. 1996). Von der dorsalen bzw. palmaren Ausformung der Incisura ulnaris des distalen Radius ziehen die radioulnaren Bänder zur distalen Ulna. Unterschieden werden oberflächliche Fasern, welche an der Basis des PSU ansetzen, und tiefe Fasern, welche wiederum in der Fovea ulnaris inserieren (Kleinman 2007) (■ Abb. 17.3). Die tiefen Fasern mit ihrer Insertion in der Fovea ulnaris werden, basierend auf der leicht blutigen Erscheinung, auch als Lig. subcruentum bezeichnet. Zwischen den radioulnaren Bändern spannt sich als Teil des TFCC der faserknorpelige Discus ulnocarpalis auf (■ Abb. 17.3c). Dieser erweitert die Fläche für die Kraftübertragung vom Karpus auf den Unterarm. Kommt es zur degenerativen Rissbildung innerhalb des Diskus, können ulnokarpale Schmerzen resultieren, welche sich durch eine gestörte Kraftübertragung erklären lassen (Löw et al. 2018). Durch wiederkehrende ulnokarpale Belastungen kann es zu einem Verschleiß des Diskus und der angrenzenden Knorpelflächen (insbesondere Os lunatum und Caput ulnae) kommen. Eine wichtige Rolle spielt hier die Varianz der distalen Ulna im Vergleich zum distalen Radius. Die ulnokarpale Kraftübertragung ändert sich signifikant in Abhängigkeit von der ulnaren Varianz. Bei einem ulnaren Vorschub von 2,5 mm erhöht sich die Belastung von etwa 20 % (0 mm ulnare Varianz) auf etwa 40 %. Hingegen reduziert sich die Belastung bei einer Verkürzung der Ulna um 2,5 mm auf etwa 4 % (Palmer and Werner 1984). Daher resultiert bei ulnarem Vorschub (>2 mm) eine vermehrte ulnokarpale Impaktion, welches die ulnokarpale Degeneration und Schmerzentstehung begünstigen kann.

Dem horizontalen Anteil des TFCC liegt nach distal der „meniscus homologue" (Meniscus ulnocarpalis) auf (■ Abb. 17.3c). Es handelt sich hierbei um gut durchblutetes, allerdings biomechanisch unbedeutendes Gewebe (Palmer und Werner 1981). Komplettiert wird der Aufbau des TFCC durch ulnare Bänder (Ligg. ulnolunatum et ulnotriquetrum und Lig. collaterale carpi ulnare) sowie den Boden des 6. Strecksehnenfaches mit der Sehnenscheide der hierin verlaufenden Sehne des M. extensor carpi ulnaris (ECU) (Palmer und Werner 1981; Doyle und Botte 2003).

Während der Umwendbewegung des Unterarms ermöglicht der spiralförmige Aufbau des Bandverlaufes des TFCC mit zentrischer und exzentrischer Insertion der oberflächlichen und tiefen Fasern eine kontinuierliche Spannungsverschiebung. Hierdurch kann während Pro- und Supination die Stabilität im DRUG aufrechterhalten werden (Kleinman 2007; Hagert und Hagert 2010) (■ Abb. 17.4). In Pronationsstellung zeigen sich die tiefen palmaren sowie die oberflächlichen dorsalen Fasern der radioulnaren Bänder gespannt. Bei supiniertem Unterarm verhält es sich entgegengesetzt. In Supinationsstellung – bei gespannten tiefen, dorsalen und oberflächlichen, palmaren Fasern – wird die distale Ulna gegen den palmaren Rand der Incisura ulnaris gedrückt.

Der am distalen Unterarm palmar aufliegende M. pronator quadratus (PQ) wirkt als zusätzlicher aktiver Stabilisator im DRUG (Hagert und Hagert 2010) (■ Abb. 17.5). Der PQ besteht aus 2 Anteilen (Stuart 1996). Der tiefe Muskelanteil drückt das Caput ulnae bei Kontraktion aktiv in die Incisura ulnaris. Während der tiefe Anteil des PQ mit seiner ulnaren Insertion am distalen Radius vornehmlich das DRUG stabilisiert, zieht der oberflächliche Muskelanteil palmar zur radialen Kante des distalen Radius und unterstützt die Pronationsbewegung des Unterarms (Stuart 1996).

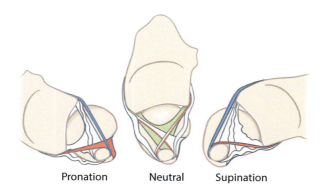

Abb. 17.4 Schematische Darstellung der entgegengesetzten Spannungszustände der oberflächlichen und tiefen radioulnaren Bänder im DRUG bei Umwendbewegung des Unterarms. Der distale Radius rotiert um die Ulna. Blau: oberflächliche Fasern; Grün: kreuzende oberflächliche Fasern; Rot: tiefe Fasern. (Modifiziert aus: Haugstvedt et al. 2017)

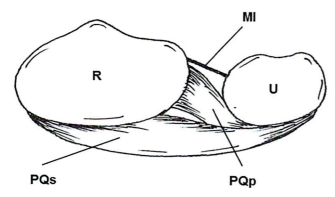

Abb. 17.5 Axiale Ansicht des distalen Unterarms knapp proximal des DRUG. Schematische Darstellung von superfiziellem (PQs) und profundem (PQp) Muskelbauch des M. pronator quadratus (PQ). Das distale Bündel der MI spannt sich zwischen Radius (R) und Ulna (U) auf. (Modifiziert aus: Stuart 1996)

17.4 Relevante diagnostische Verfahren

Die Prüfung der Stabilität des DRUG im Seitenvergleich ist bei allen Frakturen des Unterarms obligat. Allerdings sollte bei konservativer Therapie zuvor die Konsolidierung abgewartet werden. Wird die Fraktur der operativen Therapie zugeführt, erfolgt die Testung intraoperativ nach osteosynthetischer Versorgung. Dies trifft sowohl für Frakturen des proximalen als auch des distalen Unterarms zu. Selbst bei einfachen Radiuskopffrakturen (Mason Typ 1) kann es zu Läsionen der MI kommen (Hausmann et al. 2009), wodurch die longitudinale Unterarmstabilität beeinträchtigt werden kann. Somit ist die funktionelle Einheit des Unterarms insbesondere bei nachgewiesenen Frakturen immer auch in Hinblick auf eine ligamentäre Verletzung zu prüfen.

Mithilfe der eingeleiteten Diagnostik bei V. a. eine Läsion des DRUG sollen die Richtung der Instabilität, das Ausmaß der verursachenden Verletzung (knöchern und/oder ligamentär) sowie Normvarianten (z. B. Ulnavarianz) verifiziert und analysiert werden.

Frakturen des distalen Radius mit und ohne Abriss des PSU müssen immer an eine Destabilisierung des DRUG denken lassen. Bei weniger offensichtlichen Traumata – im engeren Sinne reine Weichteilverletzungen (insbesondere ulnarseitige Risse des TFCC) – kommt es durch die ggf. nur milde Destabilisierung des DRUG mitunter erst mit zeitlicher Verzögerung (Wochen bis Monate) zu einer klinischen Beschwerdesymptomatik (z. B. Schmerzen bei Unterarmdrehung gegen Widerstand – Auswringen eines Lappens, Öffnen eines Schraubverschlusses etc.).

Unterschieden werden statische von dynamischen Instabilitäten. Die Luxationsrichtung wird durch die Position des Caput ulnae gegenüber dem distalen Radius definiert. Bei einer statischen Instabilität zeigt sich eine passive Verschieblichkeit des Caput ulnae in Relation zum distalen Radius nach dorsal, palmar oder auch dorsopalmar. Bei der dynamischen Instabilität hingegen ist oftmals bei der aktiven Unterarmdrehung ein „Schnappen" des Caput ulnae spürbar (Wijffels et al. 2012).

Bei endgradiger Pronation schiebt sich der distale Radius im Verhältnis zur distalen Ulna nach palmar. Die Stabilisation im DRUG erfolgt durch die gespannten tiefen palmaren sowie die oberflächlichen dorsalen Fasern der radioulnaren Bänder. Sind diese Strukturen geschwächt, ergibt sich eine vermehrte Translation bzw. dorsale DRUG-Instabilität. In Supinationsstellung wird hingegen die distale Ulna gegen den palmaren Rand der Incisura ulnaris gedrückt. Die Stabilität wird durch die tiefen dorsalen und die oberflächlichen palmaren Faserzügel gewährleistet. Zeigt sich hierbei eine Insuffizienz, resultiert eine vermehrte palmare Translation bzw. DRUG-Instabilität. Auch die Kombination der Verletzung mit Destabilisierung des DRUG nach dorsopalmar ist möglich.

17.4.1 Klinische Untersuchung

Ein zentraler Pfeiler der klinischen Untersuchung ist die detaillierte Anamnese des Patienten. Die Analyse des etwaigen Unfallmechanismus, die Erfragung der Schmerzlokalisation, der Schmerzintensität sowie der schmerzauslösenden Faktoren (Belastung? Bewegung? Ruhe?) sind obligat. Auch sollten Vorschädigungen und/oder Voroperationen, eine etwaige Vorbehandlung sowie der individuelle funktionelle Anspruch anamnestisch erfragt werden.

Die Rotation des Unterarms findet gleichermaßen im proximalen und distalen Radioulnargelenk statt. Der Unterarm ist als funktionelle Einheit zu sehen. Der Behandler sollte daher neben dem Handgelenk auch den Ellenbogen sowie den Unterarm mit in die Untersuchung einbeziehen.

Fehlstellungen, eine Prominenz des Caput ulnae, Hämatome und/oder Schwellungen können bereits im Rahmen der klinischen Inspektion auffallen. Die klinische Untersuchung erfolgt im Seitenvergleich. Die interindividuelle Laxizität der Patienten ist zu berücksichtigen. Die detaillierte klinische Untersuchung grenzt nach Möglichkeit den Beschwerdefokus ein und lässt erste Rückschlüsse auf die zugrunde liegende Pathologie zu. Das Bewegungsausmaß der jeweiligen Gelenke (Flexion/Extension; Pronation/Supination; Radial-/Ulnarduktion) ist zu dokumentieren. Für die exakte Erfassung der Beweglichkeit, insbesondere bei der Umwendbewegung des Unterarms, sind Ausweichbewegungen z. B. im Schultergelenk zu unterbinden. Bei einer (Sub-)Luxation des Caput ulnae nach dorsal findet sich typischerweise eine Supinationsblockade. Bei einer palmaren (Sub-)Luxation kommt es hingegen zu einer Pronationsblockade (Szabo 2006; Tsai und Paksima 2009).

Die klinische Diagnostik von TFCC-Verletzungen ist nicht trivial. Während der Pro- und Supination können Schmerzen über der distalen Ulna provoziert werden. Ein „Schnappen" oder ein „Springen" der Sehne des ECU während der Umwendbewegung kann ein Hinweis für eine dynamische DRUG-Instabilität sein (Wijffels et al. 2012; Breen und Jupiter 1989; Jupiter 2009). Für die dezidierte klinische Evaluation des DRUG gibt es nur wenige evaluierte Untersuchungstechniken (Spies et al. 2014a) (◘ Tab. 17.1).

Bei der Überprüfung der DRUG-Stabilität nach Kleinmann (Kleinman 2007) wird der endgradig supinierte Unterarm des Patienten im Ellenbogen gebeugt, sodass die Hand aufgerichtet ist und die Finger zur Decke zeigen. Der Ellenbogen wird auf der Unterlage abgelegt (Widerlager). Der Untersucher drückt nun das Caput ulnae nach palmar (in Richtung Patient). Der distale Radius wird gegenläufig in Richtung des Untersuchers gezogen. Die tiefen dorsalen Anteile des TFCC werden durch dieses Manöver maximal gespannt. Der reine Schmerz während der Untersuchung kann ein Hinweis auf eine Reizung der Bänder sein. Ein zusätzlicher Spannungsverlust mit vermehrter palmarer Translation kann ein Zeichen für eine Läsion der tiefen dorsalen Ligamente sein. Wird der Test in analoger Weiser in endgradiger Pronationsstellung des Unterarms durchgeführt, so lassen sich die tiefen palmaren Ligamente des TFCC testen.

◘ **Tab. 17.1** Evaluierte klinische Techniken für die Untersuchung des DRUG. (Spies et al. 2014a)

Klinischer Test	Durchführung
Ulna-Fovea-Zeichen	*Positiv*: Druckschmerz zwischen Sehne des M. flexor carpi ulnaris (FCU), PSU, Os pisiforme und Caput ulnae – „soft spot". *Interpretation*: bei Schmerzprovokation Hinweis für ansatznahen Riss der radioulnaren Bänder (Tay et al. 2007)
Dorsopalmarer Stresstest	Unterarm in Neutralstellung. Translationsprüfung des Caput ulnae in dorsopalmarer Richtung gegen den distalen Radius durch manuellen Druck des Untersuchers. *Interpretation*: Einteilung der dorsopalmaren Translation Grad 0: physiologisch Grad 1: Bandlaxizität ohne Funktionsverlust mit festem Anschlag Grad 2: Dynamische Instabilität mit Funktionsverlust und fehlendem Bandanschlag Grad 3: Spontane Subluxation mit Reposition unter aktiver Unterarmdrehung
Presstest	Aus sitzender Position drückt sich der Patient beim Aufstehen mit beiden Händen an der Armlehne ab. *Positiv*: Schmerzen am Caput ulnae (Lester et al. 1995). *Interpretation*: bei reproduzierbarer Schmerzprovokation Hinweis auf TFCC-Läsion.

Beim Ballottement-Test (Spies et al. 2014a) wird der Unterarm des Patienten wie bei der Stabilitätstestung nach Kleinmann gehalten. Allerdings erfolgt die Prüfung der Translation von distaler Ulna gegenüber distalem Radius in Neutral-, Pronations- und Supinationsstellung. Während in endgradiger Pro- und Supination allenfalls eine geringe Translation zu verzeichnen sein sollte, so ist eine Varianz in Neutralstellung bis 5 mm als physiologisch zu werten (Quadlbauer et al. 2018). Durch eine Radialduktion des Handgelenks können während der Untersuchung die ulnokarpalen Bänder gespannt werden. Eine vermehrte Translation in endgradiger Pro- bzw. Supination sollte sich hierdurch reduzieren lassen. Gelingt dies nicht, ist eine Insuffizienz der Ligamente mit konsekutiver DRUG-Instabilität anzunehmen.

Zeigt sich ein Druckschmerz über dem ulnokarpalen Gelenkabschnitt, sollten neben der Veränderung des TFCC auch andere Pathologien des Handgelenks differenzialdiagnostisch in Betracht gezogen und durch weiterführende Diagnostik abgeklärt werden (z. B. pisotriquetrale Degeneration, lunotriquetrale Bandläsion, Impaktion des PSU).

17.4.2 Bildgebende Verfahren

Die konventionelle Röntgenaufnahme des Handgelenks in 2 orthograd zueinanderstehenden Ebenen (Projektion: dorsopalmar und lateral) gilt als Basis der bildgebenden Verfahren zum initialen Ausschluss knöcherner Pathologien oder Fehlbildungen (z. B. Madelung-Deformität). Eine Ergänzung durch Spezialaufnahmen (z. B. Stressaufnahme) ist in einigen Fällen zielführend. (◘ Abb. 17.6)

Die dorsopalmare Projektion erlaubt eine Beurteilung der ulnaren Varianz. Ein ulnarer Vorschub bzw. eine radiale Verkürzung von >2–4 mm kann bei akuter Radiuskopffraktur ein indirekter Hinweis auf eine Läsion der MI mit longitudinaler Unterarminstabilität sein (Hausmann et al. 2009; Duckworth et al. 2011). Auch der ulnare Vorschub bei intaktem Radiuskopf im Sinne einer Ulna-Plus-Variante mit ulnokarpaler Impaktion lässt sich beurteilen. Ebenso kann die Distanz zwischen Caput ulnae und distalem

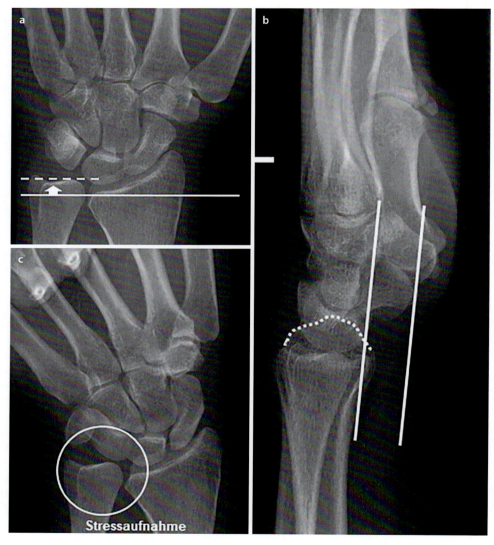

◘ **Abb. 17.6** a–c Natives Röntgenbild des linken Handgelenks. **a** Dorsopalmare Projektion des Handgelenks. Es zeigt sich ein ulnarer Vorschub in Relation zum distalen Radius (Ulna-Plus-Variante) (Pfeil). **b** Seitliche Projektion des Handgelenks. Das Os pisiforme projiziert sich zwischen palmarer Begrenzung des distalen Os scaphoideum und der palmaren Begrenzung des Os capitatum [durchgezogene Linien]. Der Proc. styloideus radii ist zentriert ausgerichtet (gestrichelte Linie). **c** Ergänzende Stressaufnahme in dorsopalmarer Projektion (kraftvoller Faustschluss während der Aufnahme – z. B. einen Tennisball drücken). Es zeigt sich ein relativer Ulnavorschub mit weiterer Annäherung zum Os lunatum und Os triquetrum im Sinne einer ulnaren Impaktion (Mit freundlicher Genehmigung von PD Dr. C Ries)

Radius im DRUG analysiert werden. Bei korrekt eingestellter dorsopalmarer Projektion kann eine ausgeprägte Überlappung der beiden Gelenkpartner auf eine mögliche palmare Dislokation des Caput ulnae hinweisen. Hingegen ist ein vergrößerter Abstand ein Indiz für eine dorsale Dislokation des Caput ulnae (Tsai und Paksima 2009). Im Zweifel sollte eine Aufnahme der gesunden Gegenseite erfolgen, um die Pathologie zu verifizieren.

Bei der exakt seitlichen Aufnahme projiziert sich das Os pisiforme zwischen die palmare Kortikalis des distalen Os scaphoideum und die palmare Kortikalis des Os capitatum (Abb. 17.6b). Der Proc. styloideus radii ist zentriert ausgerichtet. Eine dorsale bzw. palmare Verschiebung des Caput ulnae kann beurteilt werden. Beurteilt wird die distale dorsale Kortikalis des Radius in Relation zur dorsalen Kortikalis der Ulna. Ein Abstand zwischen beiden Kortikalizes >6 mm suggeriert den dringenden Verdacht auf eine DRUG-Instabilität. Hingegen gelten Abstände <3 mm als nicht-pathologisch. Idealerweise überlappen sich die beiden Kortikalizes (Nakamura et al. 1995). Allerdings setzt dies eine exakte seitliche Projektion des DRUG im seitlichen Strahlengang voraus. Bereits eine Verkippung von 10° führt zu einer signifikanten Ungenauigkeit, sodass eine reliable Aussage über die DRUG-Stellung nicht mehr möglich ist (Mino et al. 1983).

Zeigt sich im Falle einer distalen Radiusfraktur begleitend ein basisnaher Abriss des PSU und entspricht das Ausmaß der radialen Dislokation des PSU dem radialen Versatz des frakturierten distalen Radius, so ist dies ein Hinweis auf intakte oberflächliche Verankerungsfasern des TFCC bei erhaltener Insertion an der PSU-Basis (Abb. 17.7). Bei einer Fraktur des PSU ist die Wahrscheinlichkeit für eine resultierende DRUG-Instabilität umso höher, je basisnaher die Fraktur gelegen ist und je größer und zertrümmerter das Fragment ist (Kleinman 2007; May et al. 2002).

Durch knöcherne oder auch rein ligamentär assoziierte Fehlstellungen kann eine exakte Einstellung der Projektionen erschwert bzw. unmöglich sein (Mino et al. 1985). In ausgewählten Fällen kann eine bildwandlergestützte, ggf. dynamische Durchleuchtung hilfreich sein.

Die weiterführende überlagerungsfreie Darstellung des DRUG gelingt mittels Computertomografie (CT) und/oder Magnetresonanztomografie (MRT). Bei nativ radiologisch nachgewiesenen Frakturen lässt sich die Frakturmorphologie mittels CT besser nachvollziehen. Insbesondere kann eine intraartikuläre Frakturkomponente beurteilt werden. Die dezidierte Planung einer operativen Versorgung wird hierdurch vereinfacht. Die MRT ermöglicht neben der knöchernen Darstellung auch die Beurteilung der ligamentären und tendinösen Strukturen. Um die Aussagekraft der MRT hinsichtlich einer TFCC-Veränderung zu erhöhen, empfiehlt es sich, die Aufnahmen mit einer Handspule in Dünnschichttechnik und unter i.v. Kontrastmittel anzufertigen. Es sei angemerkt, dass Sensitivität und Spezifität des MRT zur Beurteilung des TFCC begrenzt sind (Hahn et al. 2012). Als Hinweis auf eine ulnokarpale Impaktion kann ein ulnarseitiges Ödem im Os lunatum oder korrespondierend auch im Caput ulnae dienen. Ebenso können ulnarseitige und zentrale TFCC-Läsionen differenziert werden.

Bei Verdacht auf eine Instabilität des DRUG sind axiale Schichtaufnahmen (CT oder MRT) in Pronations-, Neutral- und Supinationsstellung anzufertigen. Beide DRUG sind mit abzubilden, sodass der Seitenvergleich möglich ist (Abb. 17.8).

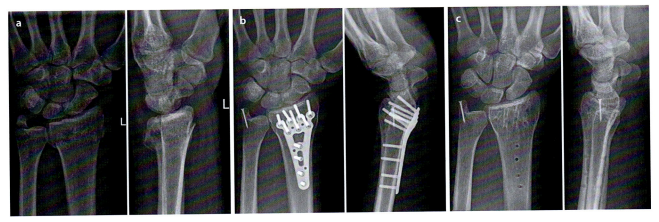

Abb. 17.7 a–c – **a** Native Röntgenaufnahme des linken Handgelenks in 2 Ebenen. Dislozierte distale Radiusfraktur. Basisnaher Abriss des PSU. **b** Stellungskontrolle nach offener Reposition und palmarer winkelstabiler Plattenosteosynthese (Fa. Medartis) und Schraubenosteosynthese des PSU. Die dorsalen Kortikalizes des distalen Radius und der distalen Ulna überlappen sich. **c** Röntgenologische Kontrolle nach Entfernung der palmaren Platte nach Frakturkonsolidierung. (Mit freundlicher Genehmigung von PD Dr. C.K. Spies)

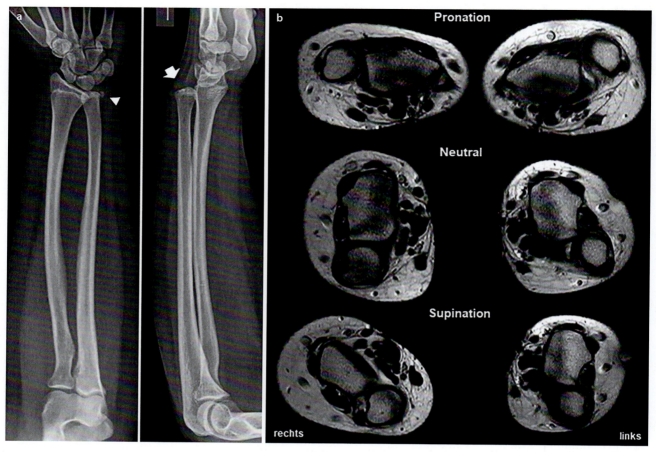

◘ **Abb. 17.8 a, b** – **a** Native Röntgenaufnahme des linken Unterarms in 2 Ebenen. Inkongruenz im DRUG mit Überlagerung der Gelenkpartner bei nicht-zentrierter Projektion des Handgelenks. Der dislozierte, abgerundete PSU (Dreieck) zeigt sich in der Frontalansicht angrenzend an die distale Ulna. Die dorsale Luxation des Caput ulnae (Pfeil) wird in der seitlichen Projektion sichtbar. Kongruente Stellung des Ellenbogengelenks. Kein Hinweis auf ein pathologisches Bowing von Radius und Ulna. **b** Überlagerungsfreie Darstellung des DRUG mittels MRT in Pronations-, Neutral- und Supinationsstellung im Seitenvergleich. Statische DRUG-Instabilität links mit nach dorsal (sub-)luxiertem Caput ulnae und konsekutiver Supinationsstellung (Mit freundlicher Genehmigung von PD Dr. C Ries)

In der Vielzahl an möglichen Messmethoden stellt die radioulnare Quotientenmethode (Lo et al. 2001) im klinischen Alltag eine valide Methode zur Analyse der DRUG-Stellung dar. In der axialen Ansicht wird zunächst das Zentrum des Caput ulnae bestimmt. Die Verbindungslinie (Tangente) zwischen palmarer und dorsaler Begrenzung der Incisura ulnaris des distalen Radius wird im Anschluss gezogen und die Distanz zwischen den Begrenzungen wird gemessen. Vom Zentrum des Caput ulnae wird nun orthogonal zur an der Incisura gezogenen Tangente eine Gerade gezogen. Die Distanz zwischen dem Schnittpunkt der beiden Linien und der palmaren Begrenzung der Incisura wird für die abschließende Messung ins Verhältnis zur initial gemessenen Distanz zwischen palmarer und dorsaler Begrenzung der Incisura gesetzt (◘ Abb. 17.9). Diese Messung erfolgt jeweils in Pronations-, Neutral- und Supinationsstellung. Die Normwerte in Abhängigkeit von der DRUG-Stellung variieren je nach Studie (Pronation – Quotient: 0,6–0,66; Neutral – Quotient: 0,48–0,51; Supination – Quotient: 0,37–0,43) (Lo et al. 2001; Park und Kim 2008; Kim und Park 2008).

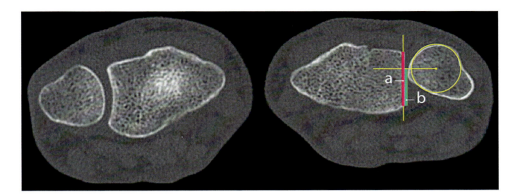

Abb. 17.9 a, b Darstellung des DRUG mittels CT. Die Vermessung erfolgt nach der radioulnaren Quotientenmethode (Lo et al. 2001). Im Seitenvergleich zeigt sich eine dorsale Subluxation des Caput ulnae als Hinweis auf eine DRUG-Instabilität. **a** Distanz zwischen dorsaler und palmarer Inzisur. **b** Distanz vom Schnittpunkt (Tangente und Horizontale, ausgehend vom Zentrum des Caput ulnae) bis zur palmaren Begrenzung der Inzisur. (Modifiziert aus: Spies et al. 2015)

Wird in der bildgebenden Diagnostik eine Fraktur nachgewiesen und besteht die Indikation zur operativen Therapie, so wird die DRUG-Stabilität während der Operation geprüft. Dies erfolgt im Anschluss an die osteosynthetische Versorgung des distalen Radius. Hierfür werden distaler Radius und Ulna jeweils mit Zeigefinger und Daumen des Operateurs fixiert und gegeneinander in dorsopalmarer Richtung verschoben (s.o. Ballottement-Test). Die Stabilitätsprüfung des DRUG sollte in Pronations-, Neutral- und Supinationsstellung erfolgen. Sollte die Fraktur allerdings einer konservativen Therapie zugeführt werden, so ist zwar die Wahrscheinlichkeit einer relevanten DRUG-Instabilität geringer, dennoch ist die Stabilität des DRUG spätestens im Anschluss an die Konsolidierung zu evaluieren.

Zusammenfassend zeigt sich keines der klinischen oder der röntgenologischen Untersuchungsverfahren fehlerfrei (Spies et al. 2014a). Daher ist es zwingend erforderlich, klinische und röntgenologische Verfahren für die Diagnostik der DRUG-Pathologie im Sinne eines mehrstufigen Verfahrens zu nutzen. Der intraindividuelle Seitenvergleich ist hierbei unabdingbar (Spies et al. 2014a).

17.4.3 Handgelenkarthroskopie

Trotz des Fortschritts in der Qualität der bildgebenden Verfahren handelt es sich bei CT und MRT weiterhin um statische Verfahren – sozusagen eine Momentaufnahme. Die präzise Identifikation und Lokalisation von TFCC-Läsionen – unter dynamischen Bedingungen – wird erst durch die Arthroskopie des Handgelenks möglich. Besteht klinisch und bildmorphologisch der Verdacht auf eine TFCC-Läsion mit möglicher Destabilisierung des DRUG, wird die Arthroskopie als Referenzstandard empfohlen (Löw et al. 2013). Mit einem Tasthaken kann die dem Karpus zugewandte Fläche des TFCC auf zentrale, ulnare und radiale Läsionen untersucht werden. Der TFCC ist bei unversehrten tiefen Verankerungsfasern gespannt und elastisch – wie ein Trampolin. Bei einer Läsion ist dieser physiologische Zustand aufgehoben.

Eine Möglichkeit der intraoperativen Überprüfung der TFCC-Spannung bietet der „Push-off Needle Test" (Unglaub et al. 2014). Der TFCC wird über das 3/4-Portal visualisiert. Die distale Kante des DRUG sowie der PSU werden, ggf. mit einem sterilen Stift, als äußere Landmarken markiert. Mittig auf der gedachten Verbindungslinie zwischen beiden Punkten wird nun unmittelbar distal der Gelenkfläche des Caput ulnae und radial der ECU-Sehne eine Kanüle (18 G) mit Zielrichtung auf das Caput ulnae eingeführt. Unter arthroskopischer Sicht erfolgt die Lagekontrolle durch Visualisierung der Nadelspitze zentral im TFCC. Die anschließend unter die Oberfläche zurückgezogenen Nadelspitze erlaubt durch Auf- und Abbewegungen die Manipulation und Überprüfung des TFCC. Liegt eine Läsion des TFCC vor, kann der TFCC mit diesem Manöver deutlich von der distalen ulnaren Gelenkfläche abgehoben werden. Der entstehende optische Eindruck durch die Manipulation erinnert, bedingt durch den Spannungsverlust des TFCC, an wellenförmige Bewegungen (Unglaub et al. 2014). Nach Refixation des TFCC sollte dieser Test zur Schonung der refixierenden Nähte allerdings nicht zur Erfolgskontrolle eingesetzt werden.

Wenngleich die Arthroskopie des Handgelenks als diagnostischer Goldstandard der DRUG-Instabilität angesehen wird, gilt es zu berücksichtigen, dass bei radiokarpaler Einsicht mit dem Arthroskop nur Risse der oberflächlichen Verankerungsfasern bzw. ein vollständiger Abriss der oberflächlichen und tiefen Verankerungsfasern visualisiert werden kann. Der isolierte Abriss der tiefen Verankerungsfasern ist hingegen nur durch die direkte Einsicht in das DRUG selbst zu verifizieren (Nakamura et al. 2014). Die arthroskopische Darstellung des Lig. subcruentum (◘ Abb. 17.10) ist allerdings technisch anspruchsvoll und nicht immer suffizient möglich (Spies et al. 2014b; Fujitani et al. 2011).

Eine möglichst exakte Einschätzung und Klassifikation der TFCC-Läsion (Lage der Läsion? Frisch oder degenerativ? Rekonstruierbar?) ist für eine zielführende Therapie bzw. das weitere operative Vorgehen entscheidend (◘ Abb. 17.11 und 17.12).

Palmer (1989) unterscheidet degenerative von traumatischen TFCC-Läsionen. Die degenerativen Veränderungen des Discus ulnocarpalis entstehen insbesondere durch eine ulnokarpale Impaktion. Durch den anhaltend erhöhten Druck kommt es zur Ausdünnung des Diskus (2A und B) bis hin zur zentralen Perforation (2C) (◘ Abb. 17.13) mit oder ohne Läsion der Knorpeloberfläche an Os lunatum bzw. Caput ulnae. Den traumatischen Läsionen liegt eine zentrale (1A), ulnare (1B), distale (1C) oder radiale (1D) Avulsion des TFCC zugrunde. Die zentralen Läsionen (1A) können bei „schlitzförmiger" Rissbildung als traumatisch gewertet werden (degenerative Perforation – „ovalär" bzw. „rund"). Die Gewebeeigenschaft ist bei traumatischen Rissen eher straff und glatt. Allerdings ist diese „chirurgische" Einteilung nicht einfach – zumal nach etwa 18 Monaten post Trauma auch histologisch keine Differenzierung zwischen der Ätiologie (degenerativ vs. traumatisch) zentraler Defekte mehr möglich ist (Unglaub et al. 2007).

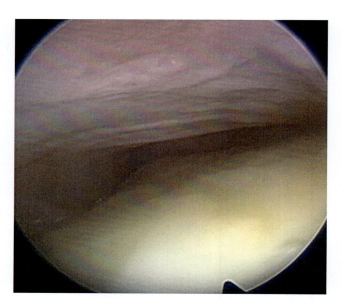

◘ **Abb. 17.10** Darstellung des Lig. subcruentum im Rahmen der Arthroskopie des DRUG. (Mit freundlicher Genehmigung von PD Dr. C.K. Spies)

Klassifikation	Pathologischer Befund
1A	Traumatischer zentraler Riss des TFC 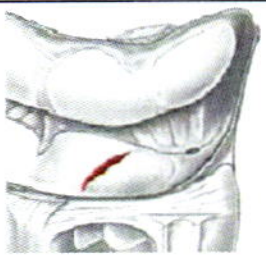
1B	Traumatischer ulnarseitiger Riss des TFC (*linke Illustration*), ggf. mit Griffelfortsatzabriss (*rechte Illustration*; Abb. 8) 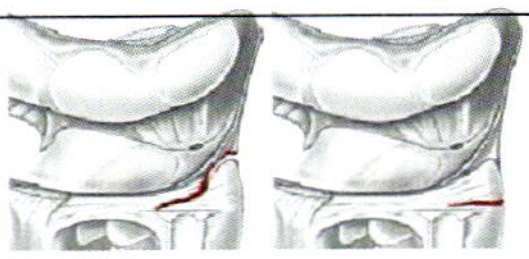
1C	Traumatische periphere Risse im Bereich der Ligg. ulnolunatum et ulnotriquetrum 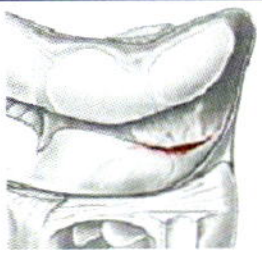
1D	Traumatischer radialer Riss des TFC, ggf. Fraktur der Incisura ulnaris 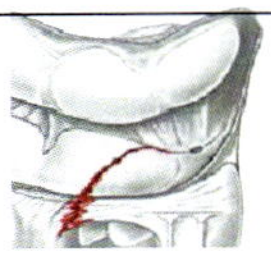
2A	Degenerative Läsion mit Ausdünnung des TFC 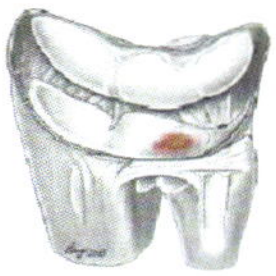
2B	Degenerative Läsion mit Ausdünnung des TFC und Knorpelläsionen an Mondbein und/oder Ellenkopf 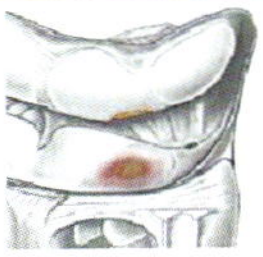
2C	Degenerative Läsion mit Perforation des TFC und Knorpelläsionen an Mondbein und/oder Ellenkopf 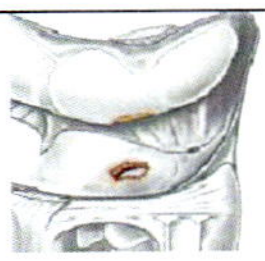
2D	Degenerative Läsion mit Perforation des TFC und Knorpelläsionen an Mondbein und/oder Ellenkopf und Riss des Lig. lunotriquetrum 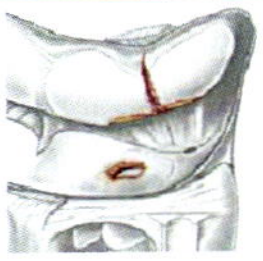
2E	Degenerative Läsion mit Perforation des TFC und Knorpelläsionen an Mondbein und/oder Ellenkopf und Riss des Lig. lunotriquetrum mit ulnokarpaler Arthrose 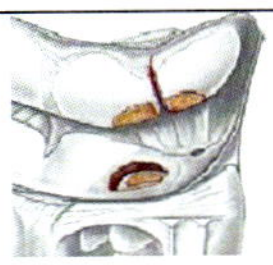

Abb. 17.11 Klassifikation der Läsionen des TFCC nach Palmer (Palmer 1989). Unterschieden wird einerseits die Lokalisation (radial, zentral und ulnar) andererseits die Genese der Läsion (frisch traumatisch vs. degenerativ). (Aus Spies et al. 2015)

Klassifikation	Pathologischer Befund	Illustration
1	Riss der oberflächlichen Verankerungsfasern der radioulnaren Bänder	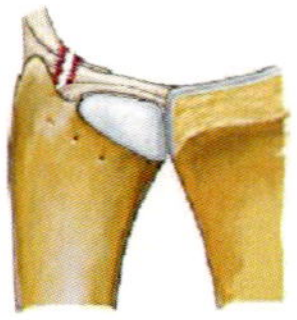
2	Riss der oberflächlichen und tiefen Verankerungsfasern der radioulnaren Bänder	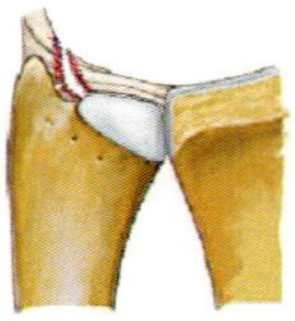
3	Riss der tiefen Verankerungsfasern der radioulnaren Bänder	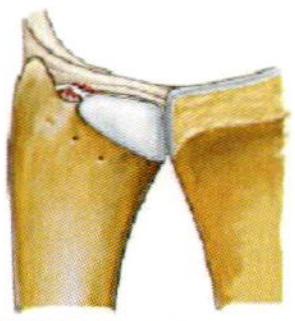
4	Irreparabler, kompletter ulnarer Abriss der radioulnaren Bänder	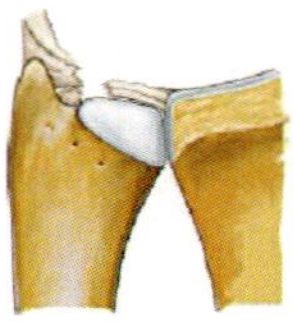
5	Ulnarer Abriss der radioulnaren Bänder und Arthrose im DRUG	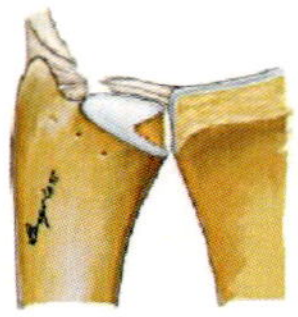

○ **Abb. 17.12** Klassifikation der ulnarseitigen TFCC-Läsionen. Unterschieden werden Risse der oberflächlichen und tiefen Verankerungsfasern bzw. die Kombination aus beiden (Atzei 2009). (Aus Spies et al. 2015)

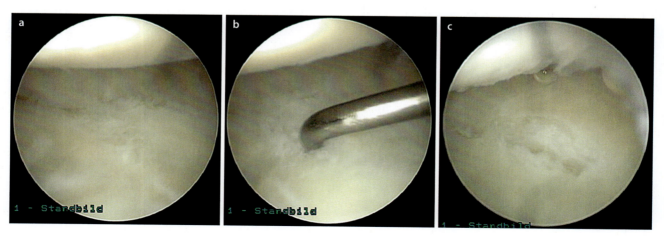

○ **Abb. 17.13 a–c** Intraoperatives Bild auf das ulnokarpale Kompartiment. **a** Aufgefaserter zentraler Anteil des TFCC. **b** Stabilitätstestung mit dem Tasthaken. **c** Nach Débridement mit dem Shaver zeigt sich ein zentraler degenerativer Defekt des (Mit freundlicher Genehmigung von PD Dr. C Ries)

17.5 Konservative Therapie

Bei degenerativen Veränderungen des TFCC ist nach differenzialdiagnostischem Ausschluss von weiteren Pathologien (z. B. pisotriquetrale Degeneration, lunotriquetrale Bandläsion, Impaktion des PSU, symptomatische Instabilität etc.) zunächst eine konservative Therapie indiziert. Neben einer symptomatischen Schmerztherapie u. a. mit Salbenverbänden und elastischer Wickelung des Handgelenks finden ebenso Handgelenkbandagen (ggf. mit dorsoulnarer Silikonpelotte) zur dorsalen Stützung des schmerzhaften Bereichs Anwendung. Bei Schmerzexazerbation kann eine kurzfristige, aber konsequente Ruhigstellung (Gipsschiene/Orthese) erwogen werden. Die Infiltration mit Kortikosteroiden vermindert ggf. eine reaktive Synovialitis, sollte allerdings unter Abwägung der Risiken und möglichen Komplikationen kritisch hinterfragt werden.

Liegt jedoch eine symptomatische und relevante Instabilität des DRUG vor, ist frühzeitig die Stabilisation zu diskutieren, um die Unterarm- und Handgelenkfunktionalität aufrechtzuerhalten. Im Allgemeinen ist die anatomische Rekonstruktion der verletzten Strukturen zu empfehlen.

17.6 Operative Therapie

Zeigt sich unter konservativer Therapie der degenerativen TFCC-Läsion eine Beschwerdepersistenz, kann die operative Intervention mittels Handgelenkarthroskopie indiziert sein. Bei einem zentralen TFCC-Defekt (Palmer 2C) werden die aufgefaserten Ränder reseziert und mit dem Shaver geglättet. Das Risiko einer schmerzhaften Einklemmung von TFCC-Anteilen wird vermindert. Oftmals lässt sich durch dieses Vorgehen eine durchgreifende Schmerzreduktion erzielen (Möldner et al. 2015). Eine wichtige Rolle für den Behandlungserfolg spielt bei diesem Vorgehen allerdings die ulnare Varianz. Bei relativem Ulnavorschub bedingt dieser die zugrunde liegende Pathologie mit Impaktion des ulnokarpalen Gelenkanteils und konsekutiven Beschwerden. In Abhängigkeit von der Ausprägung ist durch den ulnaren Vorschub eine begleitende Destabilisation des DRUG möglich. Daher sollte bei einer Ulna-Plus-Variante ab 2 mm die Verkürzungsosteotomie der Ulna erwogen werden. Dies entlastet zum einen den ulnokarpalen Gelenkabschnitt, zum anderen erhöht sich – zumindest bei geringer Instabilität – ebenso die Stabilität im DRUG durch Nachspannung der ligamentären Strukturen. Die Ulnaverkürzung ist daher auch separat als operatives Verfahren zur Stabilisation des DRUG aufzuführen. Durch die Einführung spezieller Plattensysteme ist die millimetergenaue Verkürzungsosteotomie der Ulna (◘ Abb. 17.14) bei reduziertem Pseudarthroserisiko möglich (Moser et al. 2007) (◘ Abb. 17.15). Bei negativer Neigung der Incisura ulnaris (vgl. ◘ Abb. 17.2c) besteht theoretisch das Risiko, durch die ulnare Verkürzung die Belastung im DRUG zu erhöhen und somit das Arthroserisiko zu steigern. Dies gilt es kritisch abzuwägen. Auch sollte eine resultierende, ausgeprägte Ulna-Minus-Situation vermieden werden, da häufiger sekundär arthrotische Veränderungen im DRUG beobachtet wurden (Löw et al. 2014).

Alternativ kann eine Resektion des distalen Ulnaendes (arthroskopisch oder offen – sog. Wafer-Resektion) diskutiert werden. Während nach der Wafer-Resektion insbesondere das Risiko eines Hämarthros besteht, so ist nach diaphysärer Verkürzungsosteomie der distalen Ulna im Verlauf ggf. die Entfernung der Platte notwendig. Eine verzögerte Wiederherstellung der Funktionalität ist die Folge. Als alternative Methode wurde von Hammert et al. (2012) bei fehlender DRUG-Instabilität die metaphysäre, zuklappende Keilosteotomie der Ulna zur Entlastung des ulnokarpalen Kompartiments beschrieben (◘ Abb. 17.16). Auch bei dieser Technik ist eine intraartikuläre Exposition des DRUG und des Caput ulnae notwendig. Begründet mit

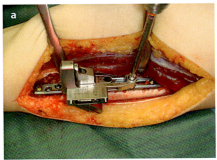 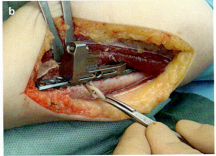 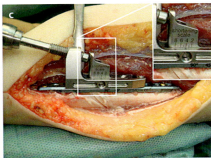

◘ **Abb. 17.14** a–c Verkürzungsosteotomie der distalen Ulna. **a** Palmare Positionierung der Platte mit Osteotomielehre. **b** Millimetergenaue Resektion einer knöchernen Scheibe für die angestrebte Verkürzung der Ulna. **c** Der Osteotomiespalt wird mithilfe des Instrumentariums unter Kompression geschlossen. (Mit freundlicher Genehmigung von Prof. F. Unglaub)

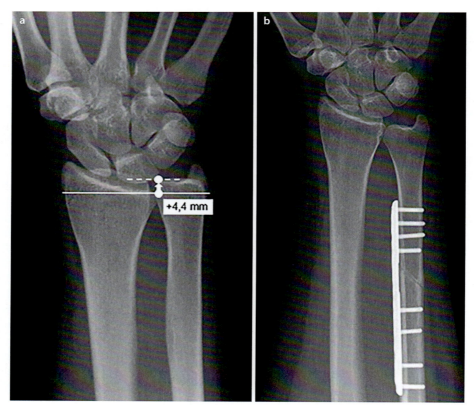

◻ **Abb. 17.15 a, b** – **a** Dorsopalmare Projektion des Handgelenks. Es zeigt sich ein ulnarer Vorschub in Relation zum distalen Radius (Ulna-Plus-Variante). **b** Nach durchgeführter Verkürzungsosteotomie der Ulna zeigt sich eine weitestgehend ausgeglichene ulnare Varianz. (Mit freundlicher Genehmigung von Prof. F. Unglaub)

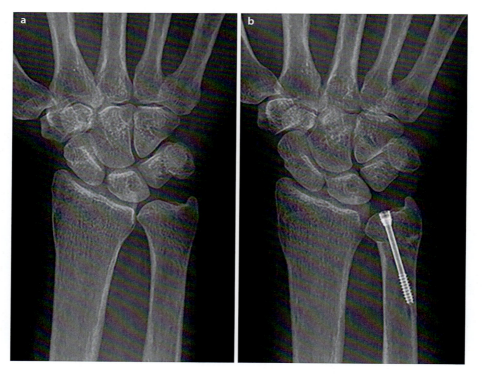

◻ **Abb. 17.16 a, b** Prä- und postoperativer Vergleich des DRUG in d.–p. Projektion nach metaphysärer, zuklappender Keilosteotomie der distalen Ulna zur Entlastung des ulnokarpalen Kompartiments. (Mit freundlicher Genehmigung von PD Dr. C.K. Spies)

der potenziell schnelleren knöchernen Durchbauung der Osteotomie und der Reduktion von Materialirritationen bzw. der nicht notwendigen Materialentfernung favorisieren Hammert et al. (2012) dieses Verfahren bei ulnokarpaler Impaktion.

Eine Impaktion des ulnokarpalen Gelenkanteils ist jedoch auch möglich, wenn eine distale Radiusfraktur in Verkürzung verheilt ist (sekundäres Ulna-Impaktions-Syndrom). In diesen Fällen gilt es, die Fehlstellung des distalen Radius genau zu analysieren. Es gilt allerdings zu bedenken, dass eine Fehlstellung der Incisura ulnaris ebenso wahrscheinlich ist. Prinzipiell sollte die Korrektur am Ort der Fehlstellung erfolgen. Eine dorsale Fehlstellung bzw. Verkippung in Relation zur physiologischen palmaren Inklination von 10° wird in der Regel bis 20° toleriert. In diesen Fälle kann auch die ulnare Verkürzung erfolgen (Löw et al. 2018). Bei einer Fehlstellung über 20° hinaus empfiehlt sich zur Wiederherstellung der DRUG-Kongruenz hingegen eine aufrichtende Korrektur des distalen Radius (Löw et al. 2018). Bei in palmarer Fehlstellung konsolidierten distalen Radiusfrakturen ist die Indikation zur Korrektur unter Umständen großzügiger zu stellen. Die resultierenden Einschränkungen der Unterarmdrehung sind in diesen Fällen durch die resultierende Inkongruenz im DRUG ausgeprägter. Die vorherige dezidierte Analyse der Fehlstellung ist essenziell.

Anders verhält es sich bei relativ verkürzter Ulna bzw. radialem Vorschub. In diesem Fall wird das ulnokarpale Kompartiment entlastet, allerdings kommt es in Kombination mit einer relativ steilen radialen Inklination zu einer vermehrten Kompression im DRUG (ulnares Impingementsyndrom) (Abb. 17.17a) (Krimmer et al. 2016). Begleitend kann dies zu einer vermehrten Spannung des distalen Bündels der MI führen, wodurch sich das Impingement verstärkt. Die Dekompression des DRUG mit Erhalt der Gelenkkongruenz gelingt durch eine Closed-Wedge-Osteotomie des distalen Radius proximal der Sigmoid Notch mit ulnarer Translation des Radiusschaftes (Abb. 17.17b) (Krimmer et al. 2016). Bei physiologischer Radialinklination ist die alleinige ulnare Translation zu erwägen. Zu berücksichtigen gilt, dass es durch die radiale Verkürzung begleitend auch zu einer Detonisierung des TFCC kommt.

Im Gegensatz zu Nakamura et al. (2014) wird im eigenen Vorgehen keine Unterscheidung zwischen akuten und chronischen DRUG-Instabilitäten vorgenommen. Unabhängig vom Zeitpunkt des zurückliegenden Traumas wird die Therapiestrategie festgelegt. In Abb. 17.18 wird ein möglicher Algorithmus beschrieben, der eine adäquate Therapie der DRUG-Instabilität ermöglicht. Vorausgesetzt wird eine neutrale bzw. allenfalls gering positive Ulnavarianz. Die beschriebene Vorgehensweise ist wandelbar, hat sich im eigenen Vorgehen gegenwärtig jedoch bewährt (Spies et al. 2015).

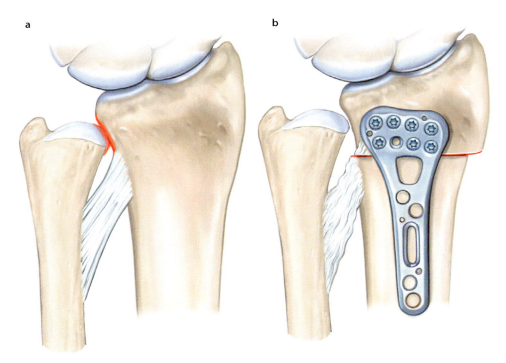

 Abb. 17.17 a, b – a Durch die Verkürzung der distalen Ulna kommt es zu einer erhöhten Spannung des distalen Bündels der MI mit konsekutiv gesteigerter Kompression im DRUG (ulnares Impingementsyndrom). b Dekompression des DRUG durch Closed-Wedge-Osteotomie des distalen Radius proximal der Sigmoid Notch und ulnare Translation des Radiusschaftes. (Modifiziert aus: Krimmer et al. 2016)

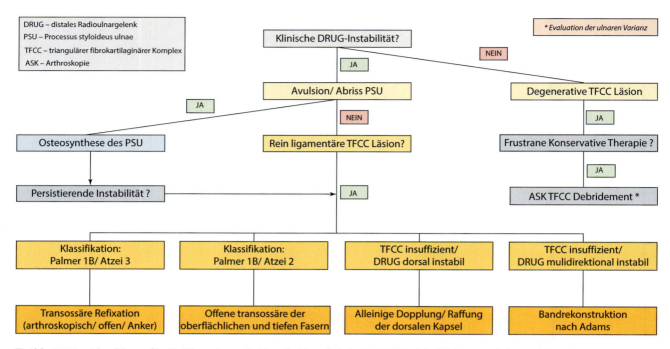

◘ Abb. 17.18 Algorithmus für die Therapieentscheidung bei Instabilität des DRUG. (Modifiziert aus: Spies et al. 2015)

17.7 Nachbehandlung

17.7.1 Pathologie: Zentrale Degeneration des TFCC

▪ Therapie

Arthroskopisches Débridement des TFCC (bei Ulna-Plus-Variante ab 2 mm Verkürzungsosteotomie der Ulna erwägen).

▪ Nachbehandlung
– Frühfunktionelle Nachbehandlung; Schonung für 2–3 Wochen
– Sukzessive Aufbelastung ab 4. Woche postoperativ

17.7.2 Pathologie: Ulnare Impaktion bei „Ulna-Plus-Variante"

▪ Therapie

Verkürzungsosteotomie der Ulna.

▪ Nachbehandlung
– nach winkelstabiler, diaphysärer Verkürzung frühfunktionell mit Entlastung für 6 Wochen, nach metaphysärer Verkürzung 2 Wochen Oberarmgipsschiene mit Einschluss des Handgelenks in Unterarmneutralstellung und nachfolgend 4 Wochen Unterarmgips mit Handgelenkeinschluss
– Beübung der Finger und des Daumens in Beugung und Streckung unmittelbar postoperativ
– Entlastung für 6 Wochen; Aufbelastung in Abhängigkeit von der radiologischen Kontrolle

17.7.3 Pathologie: Knöcherner Ausriss des TFCC

▪ Therapie

Osteosynthese des PSU.

▪ Nachbehandlung
– 2 Wochen Oberarmgipsschiene mit Einschluss des Handgelenks in Unterarmneutralstellung und nachfolgend 4 Wochen Unterarmgips mit Handgelenkeinschluss
– Beübung der Finger und des Daumens in Beugung und Streckung unmittelbar postoperativ
– Entlastung für 6 Wochen; Aufbelastung in Abhängigkeit von der radiologischen Kontrolle

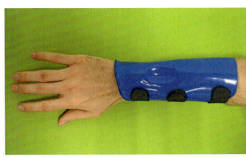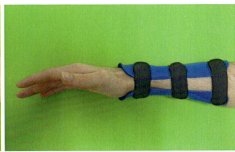

Abb. 17.19 Anliegende Bowers-Schiene zur Limitation der Umwendbewegung des Handgelenks. (Aus Spies et al. 2015)

17.7.4 Pathologie: Abrisse der oberflächlichen (Atzei 1) oder der tiefen (Atzei 3) Verankerungsfasern

■ Therapie

Atzei 1: Fakultativ arthroskopisch gestützte transkapsuläre Refixation der oberflächlichen Verankerungsfasern (in Abhängigkeit von der Morphologie und Symptomatik ggf. nur Debridement des TFCC).

Atzei 3: Transossäre Refixation der tiefen Verankerungsfasern in der Fovea ulnaris.

■ Nachbehandlung
- 1.–4. Woche: Oberarmgipsschiene mit Einschluss des Handgelenks in Neutralstellung
- Beübung der Finger und des Daumens in Beugung und Streckung unmittelbar postoperativ
- 5.–8. Woche: Unterarmschiene nach Bowers (◘ Abb. 17.19) mit Begrenzung der Pro- und Supination auf 45°
- Keine Intensivierung der physiotherapeutischen Übungsbehandlung zur Steigerung der Umwendbewegung vor Ende der 12. Woche postoperativ
- Entlastung für 12 Wochen

17.7.5 Pathologie: Abriss der oberflächlichen und tiefen Verankerungsfasern („Komplettabriss"; Atzei 2)

■ Therapie

Transossäre Refixation der tiefen Verankerungsfasern, bei Heranwachsenden und Athleten zusätzlich Refixation der oberflächlichen Fasern

■ Nachbehandlung
- 1.–4. Woche: Oberarmgipsschiene mit Einschluss des Handgelenks in Neutralstellung
- Beübung der Finger und des Daumens in Beugung und Streckung unmittelbar postoperativ
- 5.–8. Woche: Unterarmschiene nach Bowers mit Begrenzung der Pro- und Supination auf 45°
- Keine Intensivierung der physiotherapeutischen Übungsbehandlung zur Steigerung der Umwendbewegung vor Ende der 12. Woche postoperativ
- Entlastung für 12 Wochen

17.7.6 Pathologie: Irreparabler TFCC (Atzei 4) und posttraumatische Instabilität des DRUG

Unidirektionale dorsale Instabilität

■ Therapie

Doppelung der dorsalen Handgelenkkapsel.

■ Nachbehandlung
- 1.–4. Woche: Oberarmgipsschiene mit Einschluss des Handgelenks in 60° Supinationsstellung des Unterarms
- Beübung der Finger und des Daumens in Beugung und Streckung unmittelbar postoperativ
- 5.–8. Woche: Unterarmschiene nach Bowers mit Begrenzung der endgradigen Pro- und Supination
- Keine Intensivierung der physiotherapeutischen Übungsbehandlung zur Steigerung der Umwendbewegung vor Ende der 12. Woche postoperativ
- Entlastung für 12 Wochen

Multidirektionale Instabilität

■ Therapie

Rekonstruktion der radioulnaren Bänder nach Adams (Adams und Berger 2002).

■ Nachbehandlung
- 1.–4. Woche: Oberarmgipsschiene mit Einschluss des Handgelenks in Neutralstellung des Unterarms
- Beübung der Finger und des Daumens in Beugung und Streckung unmittelbar postoperativ

- 5.–8. Woche: Unterarmschiene nach Bowers mit Begrenzung der endgradigen Pro- und Supination
- Keine Intensivierung der physiotherapeutischen Übungsbehandlung zur Steigerung der Umwendbewegung vor Ende der 12. Woche postoperativ
- Freigabe der Belastung erst 6 Monate postoperativ

17.8 Komplikationen

17.8.1 Allgemein

- Allgemeine Komplikationen nach operativen Eingriffen (z. B. Wundheilungsstörung)
- Beschwerdepersistenz
- Bewegungseinschränkungen
- Persistierende Instabilität bzw. vorzeitige Degeneration des DRUG

17.8.2 Spezifisch

- Pseudarthrose nach Verkürzungsosteotomie der distalen Ulna
- Affektion/Durchtrennung des R. dorsalis des N. ulnaris
- Irritation der ECU-Sehne durch Nahtmaterial am Boden des 6. Strecksehnenfaches
- Luxationstendenz der ECU-Sehne mit reproduzierbarem Schnappen bei insuffizienter Naht des 6. Strecksehnenfaches
- Transplantatversagen
- Entnahmemorbidität nach Sehnengraft (z. B. Sehne des M. palmaris longus)
- Sekundäre Implantatdislokation (z. B. Fadenanker)
- Materialversagen (z. B. Plattenbruch)

17.9 Empfohlene Technik der Autoren

17.9.1 Abrisse der oberflächlichen Verankerungsfasern (Atzei 1)

Kontraindikationen: Periphere Risse des TFCC mit Instabilität des DRUG; Abrisse der tiefen Verankerungsfasern; zentrale degenerative Risse des TFCC.

Bei alleinigen Rissen der oberflächlichen Verankerungsfasern ist die arthroskopisch gestützte transkapsuläre Refixation ausreichend (Pillukat et al. 2016). Das Ziel ist die minimalinvasive Rekonstruktion des TFCC durch eine transkapsuläre Naht am Boden des 6. Strecksehnenfaches (Outside-in-Technik). Die tiefen Verankerungsfasern müssen bei diesem Verfahren sicher intakt sein. Die Visualisierung des ulnaren Kompartiments erfolgt über das 3/4-Portal. Additiv wird eine Hautinzision über der ECU-Sehne angelegt. Die Sehnenscheide wird partiell eröffnet. Am ulnopalmaren Rand des TFCC wird eine Kanüle von palmar der ECU-Sehne positioniert. Eine zweite Kanüle wird radial der ECU-Sehne eingeführt. Für die transkapsuläre Refixation wird über die platzierten Kanülen ein monofiler Faden der Stärke 3-0 eingeführt (◘ Abb. 17.20a). Die Verknüpfung der Fäden erfolgt extraartikulär am Boden des 6. Strecksehnenfaches (◘ Abb. 17.20b). Unabhängig von der gewählten Technik ist es wichtig, dass vor dem Knüpfen der Naht eine Reposition der distalen Ulna in die Incisura erfolgt. Das für die Arthroskopie am Ellenbogengelenk befestigte Gewicht wird zuvor entfernt. Hierbei wird der Unterarm senkrecht aufgerichtet. Das DRUG befindet sich in Neutralstellung.

17.9.2 Abrisse der tiefen Verankerungsfasern (Atzei 3)

Kontraindikationen: Arthrose im DRUG; statische Ulna-Plus-Varianz >2mm.

Bei Abrissen der tiefen Verankerungsfasern sollte die anatomische transossäre Refixation der radioulnaren Bänder in der Fovea ulnaris angestrebt werden. Für die Refixation sollte langsam resorbierbares, monofiles Nahtmaterial der Stärke 3-0 verwendet werden.

Bei der arthroskopisch gestützten Refixation erfolgt die Visualisierung des ulnaren Kompartiments über das 3/4-Portal. Um die Bohrkanäle mit Austritt in der Fovea ulnaris zu platzieren, wird additiv ein offener Zugang über der distalen Ulna angelegt. Die Präparation in die Tiefe auf die Ulna erfolgt zwischen den Sehnen von ECU und FCU. Es werden 2 Bohrkanäle angelegt. Die transossäre ulnare Ausleitung der Fadenenden für die Matratzennaht der Verankerungsfasern erfolgt schließlich über separate Knochentunnel (◘ Abb. 17.21).

Wird die Refixation in offener Technik durchgeführt, eignet sich für die Exposition der Fovea ulnaris der Zugang modifiziert nach Garcia-Elias (Garcia-Elias et al. 2003) (◘ Abb. 17.22a, b). Die Refixation kann analog zur oben beschriebenen Technik über 2 Bohrkanäle erfolgen oder unter Verwendung einer Ankernaht (◘ Abb. 17.22c, d).

Unabhängig von der gewählten Technik ist es wichtig, dass vor dem Knüpfen der Naht eine Reposition der distalen Ulna in die Incisura erfolgt. Das für die Arthroskopie am Ellenbogengelenk befestigte Gewicht wird zuvor entfernt. Hierbei wird der Unterarm senkrecht aufgerichtet. Das DRUG befindet sich in Neutralstellung.

Das distale Radioulnargelenk

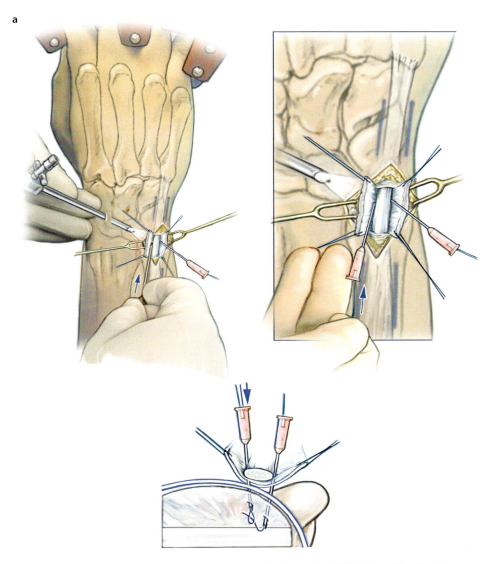

■ **Abb. 17.20 a, b** Arthroskopische gestützte transkapsuläre Refixation der oberflächlichen Verankerungsfasern des TFCC. **a** Visualisierung des ulnokarpalen Gelenks über das 3/4-Portal. Eröffnung des 6. Strecksehnenfaches und Positionierung der Kanülen radial und ulnar der ECU-Sehne für die Matratzennaht (Outside-in-Technik). **b** Fertige Naht am Boden des 6. Strecksehnenfaches. (Modifiziert aus: Pillukat et al. 2016)

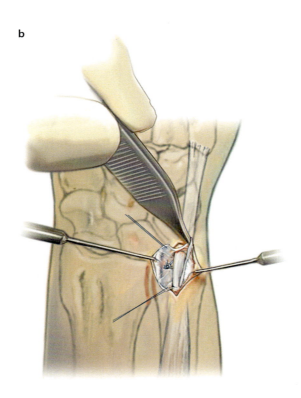

◘ **Abb. 17.20** (Fortsetzung)

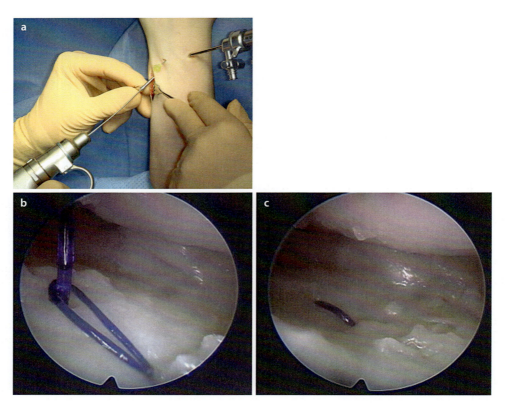

◘ **Abb. 17.21** **a–c** Arthroskopische gestützte Refixation der tiefen Verankerungsfasern des TFCC. **a** Visualisierung des ulnokarpalen Gelenks über das 3/4-Portal. Ulnarer Zugang zwischen ECU- und FCU-Sehne. Positionierung von 2 ulnaren Bohrkanälen in die Fovea ulnaris. **b** Über die Bohrkanäle werden die Fäden für die Matratzennaht eingeführt und mithilfe des Fadenlassos geshuttelt. **c** Fertige transossäre Naht der ulnaren TFCC-Läsion in der Ansicht von intraartikulär. (Modifiziert aus Spies et al. 2015)

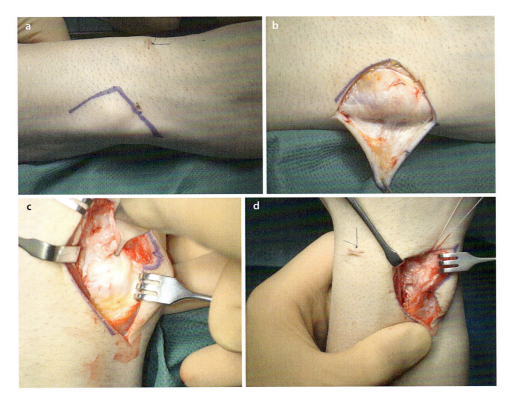

Abb. 17.22 a–d Offener Zugang zum TFCC. **a** Schnittführung modifiziert nach Garcia-Elias. **b** Präparation auf das Retinaculum extensorum unter Bildung von „full-thickness flaps". **c** Darstellung der aus der Fovea ulnaris ausgerissenen tiefen Verankerungsfasern (Pinzette). Zugang über das 5. Strecksehnenfach. **d** Refixation der tiefen Verankerungsfasern in der Fovea ulnaris mittels Fadenanker. (Modifiziert aus Spies et al. 2015)

17.9.3 Abriss der oberflächlichen und tiefen Verankerungsfasern („Komplettabriss"; Atzei 2)

Kontraindikationen: Arthrose im DRUG; statische Ulna-Plus-Varianz >2mm.

Sind sowohl die oberflächlichen als auch die tiefen Verankerungsfasern der radioulnaren Bänder gerissen, ist für die Stabilisation des DRUG die anatomische, transossäre Refixation der jeweiligen Fasern vor allem beim Athleten oder Heranwachsenden indiziert (Spies et al. 2014b). Für eine sichere Identifizierung der oberflächlichen und tiefen Bänder ist eine Darstellung in offener Technik über den Zugang modifiziert nach Garcia-Elias (Abb. 17.22a, b) notwendig. Die Refixation der tiefen radioulnaren Bänder wird in oben beschriebener Technik durchgeführt (Abb. 17.23a). Die zuvor identifizierten oberflächlichen Fasern werden nun separat mit einer Matratzennaht gefasst. Ein Fadenende wird über einen weiteren ulnaren Bohrkanal transossär an der Basis des PSU ausgeleitet. Das andere Fadenende wird hingegen direkt palmar des PSU durch die Weichteile geführt (Abb. 17.23b).

17.9.4 Irreparabler TFCC (Atzei 4) und posttraumatische Instabilität des DRUG – unidirektionale dorsale Instabilität

Kontraindikationen: Arthrose im DRUG; ulnare Impaktion; insuffiziente dorsale Kapsel.

Bei destruiertem, nicht mehr zu rekonstruierendem TFCC mitunidirektionaler dorsaler Instabilität ermöglicht die Doppelung der dorsalen Handgelenkkapsel, das DRUG zu stabilisieren. Die ulnare Impaktion stellt eine Kontraindikation für dieses Verfahren dar. Allerdings lässt sich bei geringer Instabilität des DRUG durch die Verkürzungsosteotomie der distalen Ulna ebenso die Stabilität erhöhen. Die Kombination aus beiden Verfahren kann somit in ausgewählten Fällen erwogen werden. Bei fehlenden Kontraindikationen stellt die dorsale Kapselraffung eine vergleichbar einfache OP-Technik dar (Abb. 17.24) (Unglaub et al. 2013). Vor dem Knüpfen der Naht ist die Reposition der distalen Ulna in die Incisura sicherzustellen. Der Unterarm wird senkrecht aufgerichtet. Das DRUG befindet sich in mittlerer Supinationsstellung.

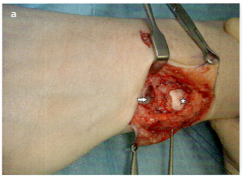
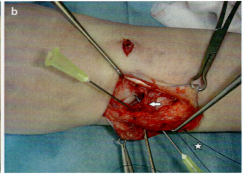

Abb. 17.23 a, b Offener Zugang zum TFCC. **a** Die transossäre Naht der tiefen Verankerungsfasern ist bereits vorgelegt (Pfeil). Stern = Caput ulnae. **b** Additiv erfolgt die separate Naht der oberflächlichen Fasern. Die freie Kanüle markiert den PSU. Über eine dritte ulnare Bohrung wird der Faden mithilfe einer Kanüle eingeführt (Pfeil). Die Ausleitung des Fadens erfolgt palmar des PSU durch die Weichteile. Stern = vorgelegte transossäre Naht. (Modifiziert aus Spies et al. 2015)

17.9.5 Irreparabler TFCC (Atzei 4) und posttraumatische Instabilität des DRUG – multidirektionale Instabilität

Kontraindikationen: Arthrose im DRUG; statische Ulna-Plus-Varianz >2mm.

Bei destruiertem, nicht mehr zu rekonstruierendem TFCC und multidirektionaler DRUG-Instabilität ist eine Rekonstruktion der radioulnaren Bänder indiziert. Adams und Berger (Adams und Berger 2002) beschreiben in ihrer Technik die Rekonstruktion mittels autologen Sehnengrafts (Sehne des M. palmaris longus). Das Sehnengraft wird über einen Bohrkanal von dorsal nach palmar in den ulnaren distalen Radius eingezogen. Der palmare und der dorsale Anteil des Sehnengrafts wird nun gemeinsam transossär durch die Ulna ausgeleitet. Der Bohrkanal verläuft von der Fovea ulnaris nach proximal ulnar (◘ Abb. 17.25). In der Technik nach Adams und Berger werden die Sehnenenden um die distale Ulna geführt und mit sich selbst verknüpft (Adams und Berger 2002; Adams und Lawler 2007). Alternativ kann die ulnare Befestigung der Sehne mit einer Indifferenzschraube oder einer Ankernaht erfolgen (◘ Abb. 17.26). Vor der Fixierung des Sehnengrafts ist die Reposition der distalen Ulna in die Incisura sicherzustellen. Der Unterarm wird senkrecht aufgerichtet. Das DRUG befindet sich in Neutralstellung.

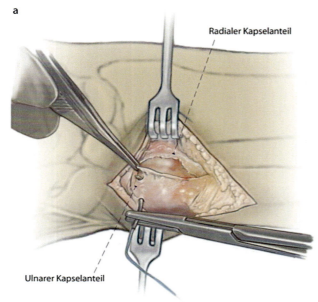
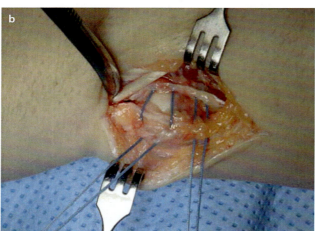

Abb. 17.24 a, b Raffende Doppelung der dorsalen Kapsel. **a** Über dem 5. Strecksehnenfach erfolgt die Längsinzision. **b** Die Nähte werden vorgelegt und schließlich nach Reposition des DRUG in Supinationsstellung raffend geknüpft. (Modifiziert aus: Unglaub et al. 2013)

17.10 Tipps und Tricks

- Die klinische Untersuchung des DRUG erfolgt immer im Seitenvergleich.
- Die fehlerhafte Projektion bei konventioneller radiologischer Aufnahme birgt die Gefahr einer Fehlinterpretation der DRUG-Stellung.
- Der Unterarm ist als funktionelle Einheit zu betrachten.

Das distale Radioulnargelenk

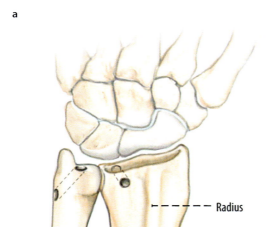
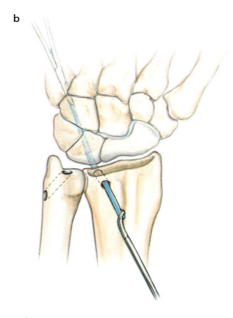
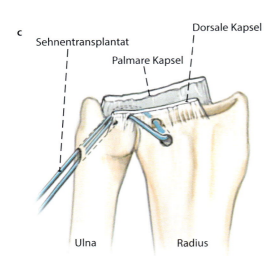
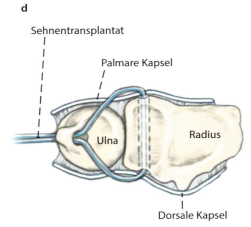

Abb. 17.25 a–d Bandrekonstruktion des DRUG nach Adams (Adams und Berger 2002). **a** Platzierung des ulnaren und radialen Bohrkanals. **b** Einzug des Sehnengrafts von dorsal nach palmar durch die ulnare Kante des distalen Radius. **c, d** Schematische Darstellung des final eingezogenen Sehnengrafts zur Stabilisation des DRUG bei multidirektionaler Instabilität nach Adams (Adams und Berger 2002). (Modifiziert aus: Spies et al. 2020)

- Bei der seltenen Essex-Lopresti-Verletzung ist die longitudinale Stabilität des Unterarms kompromittiert. Die Überprüfung der MI – insbesondere des zentralen Bandes – erfolgt durch Testung der longitudinalen Stabilität und Bildgebung (MRT).
- Bei der Arthroskopie des Handgelenks sollte der Recessus praestyloideus nicht mit einer Läsion des TFCC Typ Atzei 2 verwechselt werden.
- Bei der arthroskopisch gestützten Refixation des TFCC kann es durch den Anschliff der Kanüle zu einer Durchtrennung des Fadens kommen.
- Bei offenem Zugang modifiziert nach Garcia-Elias ist auf eine sorgfältige Präparation der Schichten zwischen dorsaler Kapsel und Bandstrukturen zu achten. Bei der Präparation des ulnar basierten Kapsel-Retinaculum-Lappens ist das dorsale radio-ulnare Band zu schonen.
- Im Rahmen der ulnaren Verkürzungsosteotomie sollte die Platte zunächst proximal und distal auf der Ulna montiert werden. Erst danach erfolgt die Osteotomie unter Verwendung der Osteotomielehre.

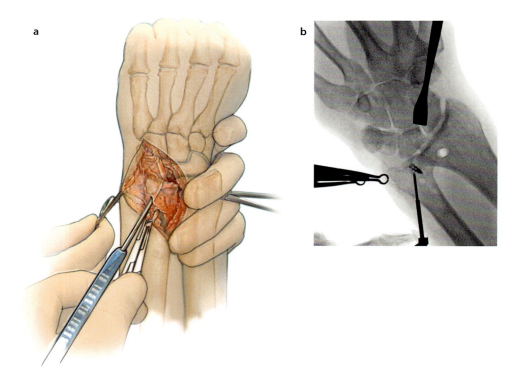

Abb. 17.26 a, b Bei reponiertem DRUG werden die ulnarseitig durchgezogenen Sehnenenden mit einem Klemmchen gespannt und anschließend mit einer Tenodeseschraube fixiert (**a**). Bildwandlergestützte Lagekontrolle der Tenodeseschraube (metallischer Schraubenaufsatz), welche mittig im ulnaren Bohrkanal zu liegen kommen soll. Nebenbefundlich projiziert sich ein belassener Fadenanker in die Fovea ulnaris. In der Vorgeschichte war bereits der Versuch einer TFCC-Refixation erfolgt (**b**). (Modifiziert aus: Spies et al. 2020)

17.11 Fallstricke

Wurde die vorliegende DRUG-Pathologie bzw. TFCC-Läsion durch eine sorgfältige klinische Untersuchung und eine zielgerichtete Bildgebung erkannt, ist die Einleitung einer adäquaten Therapie essenziell. Bezug nehmend auf ▶ Abschn. 17.6 ermöglicht ◘ Abb. 17.18 für verschiedene „Fallstricke" einen orientierenden Behandlungsalgorithmus.

17.12 Zusammenfassung

Das distale Radioulnargelenk (DRUG) dient als Bindeglied zwischen Hand- und Ellenbogengelenk. Die Einleitung einer adäquaten Therapie ist bei traumatischen wie auch bei degenerativen Veränderungen des DRUG für den Erhalt der Unterarm- und Handgelenkfunktionalität entscheidend. Für die Diagnosestellung ist die systematische Analyse der zugrunde liegenden Pathologie entsprechend wichtig. Eine zielgerichtete körperliche Untersuchung wird durch adäquate bildgebende Diagnostik und ggf. durch eine ergänzende Handgelenkarthroskopie komplettiert. Die Verletzung des triangulären fibrokartilaginären Komplex (TFCC) ist von besonderer Bedeutung, da diese eine DRUG-Instabilität begründen kann. Im Allgemeinen wird die anatomische Rekonstruktion der verletzten Strukturen empfohlen. Die differenzierte Adressierung der Läsion ist für den Therapieerfolg elementar.

Literatur

Adams BD, Berger RA (2002) An anatomic reconstruction of the distal radioulnar ligaments for posttraumatic distal radioulnar joint instability. J Hand Surg Am 27(2):243–251.

Adams BD, Lawler E (2007) Chronic instability of the distal radioulnar joint. J Am Acad Orthop Surg 15(9):571–575.

Atzei A (2009) New trends in arthroscopic management of type 1-B TFCC injuries with DRUJ instability. J Hand Surg Eur 34(5):582–591.

Breen TF, Jupiter JB (1989) Extensor carpi ulnaris and flexor carpi ulnaris tenodesis of the unstable distal ulna. J Hand Surg Am 14(4):612–617.

Del Gaudio T, Haerle M (2016) Die arthroskopische ulnokarpale Dekompression durch Teilresektion des Ulnakopfes. Oper Orthop Traumatol 28:263–269.

Doyle JR, Botte MJ (2003) Surgical anatomy of the hand and upper extremity. Lippincott Williams & Wilkins, Philadelphia.

Duckworth AD, Watson BS, Will EM, Petrisor BA, Walmsley PJ, Court-Brown CM, McQueen MM (2011) Radial shortening following a fracture of the proximal radius. Acta Orthop 82:356–359.

Essex-Lopresti P (1951) Fractures of the radial head with distal radio-ulnar dislocation; report of two cases. J Bone Joint Surg Br 33B(2):244–247.

Fujitani R, Omokawa S, Akahane M, Iida A, Ono H, Tanaka Y (2011) Predictors of distal radioulnar joint instability in distal radius fractures. J Hand Surg (Am) 36:1919–1925.

Garcia-Elias M, Smith DE, Llusá M (2003) Surgical approach to the triangular fibrocartilage complex. Tech Hand Up Extrem Surg 7(4):134–140.

Grassmann JP, Hakimi M, Gehrmann SV, Betsch M, Kröpil P, Wild M, Windolf J, Jungbluth P (2014) The treatment of the acute Essex-Lopresti injury. Bone Joint J 96:1385–1391.

Hagert CG (1994) Distal radius fracture and the distal radioulnar joint–anatomical considerations. Handchir Mikrochir Plast Chir 26(1):22–26.

Hagert E, Hagert CG (2010) Understanding stability of the distal radioulnar joint through an understanding of its anatomy. Hand Clin 26(4):459–466.

Hahn P, Häusler A, Bruckner T, Unglaub F (2012) Wertigkeit der MRT hinsichtlich TFCC-Läsionen außerhalb klinischer Studien. Handchir Mikrochir Plast Chir 44:310–313.

Hammert WC, Williams RB, Greenberg JA (2012) Distal metaphyseal ulnar-shortening osteotomy: surgical technique. J Hand Surg Am. 37(5):1071–1077.

Haugstvedt J, Berger RA, Nakamura T, Neale P, Berglund L, An K (2006) Relative contributions of the ulnar attachments of the triangular fibrocartilage complex to the dynamic stability of the distal radioulnar joint. J Hand Surg Am 31(3):445–451.

Haugstvedt JR, Langer MF, Berger RA (2017) Distal radioulnar joint: functional anatomy, including pathomechanics. J Hand Surg Eur 42(4):338–345.

Hausmann JT, Vekszler G, Breitenseher M, Braunsteiner T, Vécsei V, Gäbler C (2009) Mason type-I radial head fractures and interosseous membrane lesions–a prospective study. J Trauma 66(2):457–461.

Jupiter JB (2009) Commentary: the effect of ulnar styloid fractures on patient rated outcomes after volar locking plating of distal radius fractures. J Hand Surg Am 34(9):1603–1604.

Kim JP, Park MJ (2008) Assessment of distal radioulnar joint instability after distal radius fracture: comparison of computed tomography and clinical examination results. J Hand Surg Am 33(9):1486–1492.

Kleinman WB (2007) Stability of the distal radioulna joint: biomechanics, pathophysiology, physical diagnosis, and restoration of function what we have learned in 25 years. J Hand Surg Am 32(7):1086–1106.

Krimmer H, Unglaub F, Langer MF, Spies CK (2016) The distal radial decompression osteotomy for ulnar impingement syndrome. Arch Orthop Trauma Surg 136(1):143–148.

Langer M (2017) Anatomie und Biomechanik des Handgelenkes. Z Handther Fachartikel 2/2017. S. 6–14.

Lester B, Halbrecht J, Levy IM, Gaudinez R (1995) „Press test" for office diagnosis of triangular fibrocartilage complex tears of the wrist. Ann Plast Surg 35(1):41–45.

Linscheid RL (1992) Biomechanics of the distal radioulnar joint. Clin Orthop Relat Res (275):46–55.

Linscheid RL (1993) The hand and evolution. J Hand Surg Am 18(2):181–194.

Lo IK, MacDermid JC, Bennett JD, Bogoch E, King GJ (2001) The radioulnar ratio: a new method of quantifying distal radioulnar joint subluxation. J Hand Surg Am 26(2):236–243.

Löw S, Mühldorfer-Fodor M, Pillukat T, Prommersberger KJ, van Schoonhoven J (2014) Ulnar shortening osteotomy for malunited distal radius fractures: results of a 7-year follow-up with special regard to the grade of radial displacement and postoperative ulnar variance. Arch Orthop Trauma Surg 134:131–137.

Löw S, Pillukat T, Prommersberger K, van Schoonhoven J (2013) The effect of additional video documentation to photo documentation in wrist arthroscopies on intra- and interobserver reliability. Arch Orthop Trauma Surg 133(3):433–438.

Löw S, Spies CK, Unglaub F, Oppermann J, Langer M, Erne H (2018) Diagnostik und Therapie der degenerativen Diskusläsion. Orthopäde 47(8):670–676.

Malone PS, Shaw OG, Lees VC (2016) Anatomic relationships of the distal and proximal radioulnar joints articulating surface areas and of the radius and ulna bone volumes – implications for biomechanical studies of the distal and proximal radioulnar joints and forearm bones. Front Bioeng Biotechnol 13(4):61.

May MM, Lawton JN, Blazar PE (2002) Ulnar styloid fractures associated with distal radius fractures: incidence and implications for distal radioulnar joint instability. J Hand Surg Am 27(6):965–971.

McGinley JC, Hopgood BC, Gaughan JP, Sadeghipour K, Kozin SH (2003) Forearm and elbow injury: the influence of rotational position. J Bone Joint Surg Am. 85-A(12):2403–2409.

Mino DE, Palmer AK, Levinsohn EM (1983) The role of radiography and computerized tomography in the diagnosis of subluxation and dislocation of the distal radioulnar joint. J Hand Surg Am 8(1):23–31.

Mino DE, Palmer AK, Levinsohn EM (1985) Radiography and computerized tomography in the diagnosis of incongruity of the distal radioulnar joint. A prospective study. J Bone Joint Surg Am 67(2):247–252.

Moritomo H (2015) Die Funktion des distalen Anteils der Membrana interossea und ihre Bedeutung für die Stabilität des distalen Radioulnargelenks: ein anatomischer und biomechanischer Überblick. Handchir Mikrochir Plast Chir. 47(5):277-280.

Morrey BF, An KN, Stormont TJ (1988) Force transmission through the radial head. J Bone Joint Surg Am. 70(2):250–256.

Moser VL, Gohritz A, Kitzinger HB, Löw S, Lanz U, Krimmer H (2007) Die Ulnaverkürzungsosteotomie mit der neuen 7-Loch-Gleitplatte. Ergebnisse von 73 Eingriffen. Orthopäde 36:472–477.

Möldner M, Unglaub F, Hahn P, Müller LP, Bruckner T, Spies CK (2015) Functionality after arthroscopic debridement of central triangular fibrocartilage tears with central perforations. J Hand Surg Am 40:252–258.

Nakamura R, Horii E, Imaeda T, Tsunoda K, Nakao E (1995) Distal radioulnar joint subluxation and dislocation diagnosed by standard roentgenography. Skeletal Radiol 24(2):91–94.

Nakamura T, Matsumura N, Iwamoto T, Sato K, Toyama Y (2014) Arthroscopy of the distal radioulnar joint. Handchir Mikrochir Plast Chir 46(5):295–299.

Palmer AK (1989) Triangular fibrocartilage complex lesions: a classification. J Hand Surg Am 14(4):594–606.

Palmer AK, Werner FW (1981) The triangular fibrocartilage complex of the wrist–anatomy and function. J Hand Surg Am 6(2):153–162.

Palmer AK, Werner FW (1984) Biomechanics of the distal radioulnar joint. Clin Orthop Relat Res (187):26–35.

Park MJ, Kim JP (2008) Reliability and normal values of various computed tomography methods for quantifying distal radioulnar joint translation. J Bone Joint Surg Am 90(1):145–153.

Pillukat T, Fuhrmann RA, Windolf J, van Schoonhoven J (2016) Die arthroskopisch unterstützte transkapsuläre Refixation des Discus triangularis am Handgelenk. Oper Orthop Traumatol 28(4):233–250.

Quadlbauer S, Pezzei C, Hintringer, Hausner T, Leixnering MW (2018) Klinische Untersuchung des distalen Radioulnargelenks. Orthopäde 47:628–636.

Sachar K (2012) Ulnar sided wrist pain: evaluation and treatment of triangular fibrocartilage complex tears, ulnocarpal impaction syndrome, and lunotriquetral ligament tears. J Hand Surg Am 37(7):1489–1500.

Somford MP, Wiegerinck JI, Hoornenborg D, van den Bekerom MP, Eygendaal D (2015) Eponyms in elbow fracture surgery. J Shoulder Elbow Surg 24(3):369–375.

Spies CK, Langer MF, Müller LP, Unglaub F (2020) Rekonstruktion der tiefen Anteile der distalen radioulnaren Bandstrukturen mit einem Sehnentransplantat – Operation nach Adams. Oper Orthop Traumatol. 32(3):262–270.

Spies CK, Müller LP, Oppermann J, Hahn P, Unglaub F (2014a) Die Instabilität des distalen Radioulnargelenks – Zur Wertigkeit klinischer und röntgenologischer Testverfahren – eine Literaturübersicht. Handchir Mikrochir Plast Chir 46(3):137–150.

Spies CK, Müller LP, Unglaub F, Hahn P, Klum M, Oppermann J (2014b) Anatomical transosseous fixation of the deep and superficial fibers of the radioulnar ligaments. Arch Orthop Trauma Surg 134(12):1783–1788.

Spies CK, Prommersberger KJ, Langer M, Müller LP, Hahn P, Unglaub F (2015) Instabilität des distalen Radioulnargelenks: Möglichkeiten der Behandlung ulnarer Läsionen des triangulären fibrokartilaginären Komplexes. Unfallchirurg 118(8):701–717.

Stuart PR (1996) Pronator quadratus revisited. J Hand Surg Br. 21(6):714–722.

Stuart PR, Berger RA, Linscheid RL, An KN (2000) The dorsopalmar stability of the distal radioulnar joint. J Hand Surg 25:689–699.

Szabo RM (2006) Distal radioulnar joint instability. J Bone Joint Surg Am 88(4):884–894.

Tay SC, Tomita K, Berger RA (2007) The „ulnar fovea sign" for defining ulnar wrist pain: an analysis of sensitivity and specificity. J Hand Surg Am 32(4):438–444.

Tolat AR, Stanley JK, Trail IA (1996) A cadaveric study of the anatomy and stability of the distal radioulnar joint in the coronal and transverse planes. J Hand Surg Br 21(5):587–594.

Trousdale RT, Amadio PC, Cooney WP, Morrey BF (1992) Radioulnar dissociation. A review of twenty cases. J Bone Joint Surg Am 74(10):1486–1497.

Tsai PC, Paksima N (2009) The distal radioulnar joint. Bull NYU Hosp Jt Dis 67(1):90–96.

Unglaub F, Hahn P, Wolf E, Germann G, Bickert B, Sauerbier M (2007) Degeneration process of symptomatic central tears in the triangular fibrocartilage. Ann Plast Surg 59:515–519.

Unglaub F, Manz S, Bruckner T, Leclère FM, Hahn P, Wolf MB (2013) Die dorsale Kapseldoppelung zur Therapie der dorsalen Instabilität des distalen Radioulnargelenks. Oper Orthop Traumatol 25(6):609–614.

Unglaub F, Müller LP, Oppermann J, Hahn P, Spies CK (2014) Push-off needle test for traumatic triangular fibrocartilage complex lesions. J Hand Surg Am 39(7):1448–1449.

van Schoonhoven J, Prommersberger K, Lanz U (1999) Die Bedeutung des distalen Radioulnargelenks bei rekonstruktiven Eingriffen nach fehlverheilten körperfernen Speichenbrüchen. Orthopäde 28(10):864–871.

Wegmann K, Burkhart KJ, Müller LP (2012) Knöcherne Verletzungen des Ellenbogens. Orthop Unfallchir up2date 7:339–364.

Wegmann K, Engel K, Burkhart KJ, Ebinger M, Holz R, Brüggemann GP, Müller LP (2014) Sequence of the Essex-Lopresti lesion–a high-speed video documentation and kinematic analysis. Acta Orthop 85(2):177–180.

Wijffels M, Brink P, Schipper I (2012) Clinical and non-clinical aspects of distal radioulnar joint instability. Open Orthop J 6:204–210.

Xu J, Tang JB (2009) In vivo changes in lengths of the ligaments stabilizing the distal radioulnar joint. J Hand Surg Am 34(1):40–45.

Arthroskopische Operationsverfahren an Hand und Handgelenk

Heinrich-Geert Tünnerhoff und Steffen Löw

Inhaltsverzeichnis

18.1 Diagnostische Arthroskopie – 415
18.1.1 Einleitung – 415
18.1.2 Komplikationen – 415
18.1.3 Technisches Vorgehen – 415

18.2 Diagnostische Arthroskopie bei bestimmten Pathologien – 419
18.2.1 SL-Bandruptur – 419
18.2.2 Läsion des TFCC – 423
18.2.3 LT-Band – 426

18.3 Arthroskopische Operationen bei SL-Bandverletzungen – 426

18.4 Arthroskopische Entfernung von Ganglien des Handgelenks – 426
18.4.1 Radiodorsale Ganglien – 426
18.4.2 Palmare Ganglien – 427

18.5 Arthroskopische Behandlung zentraler Rupturen des TFCC (Palmer I A) – 427

18.6 Arthroskopisch assistierte ossäre Refixation bei traumatischen peripheren, ulnarseitigen Ausrissverletzungen des TFCC aus der Fovea (Palmer I B) mit Instabilität – 428
18.6.1 Reinsertion in die Fovea mittels Nahtanker – 429
18.6.2 Transossäre Reinsertion – 429

18.7 Rupturen nur des oberflächlichen ulnaren Teils des TFCC (Palmer I B) ohne Instabilität – 432

18.8 Reinsertion ligamentärer Ausrissverletzungen des TFCC am Radius (Palmer I D) – 432

© Der/die Herausgeber bzw. der/die Autor(en), exklusiv lizenziert an Springer-Verlag GmbH, DE, ein Teil von Springer Nature 2024
C. K. Spies et al. (Hrsg.), *Expertenwissen Handchirurgie*, https://doi.org/10.1007/978-3-662-68413-9_18

18.9 **Traumatische Rupturen des LT-Bands, Längsrupturen des ulnotriquetralen Bands, Rupturen des Lig. radiotriquetrum dorsale – 433**

18.10 **Degenerativ bedingte Veränderungen des TFCC-Ulna-Impaction-Syndroms – 433**
18.10.1 Behandlung der zentralen degenerativen Ruptur durch einfache Resektion – 433
18.10.2 Dekompression des ulnaren Kompartments durch partielle distale arthroskopische Caput-ulnae-Resektion (Wafer Procedure) – 434
18.10.3 Ulna-Styloid-Impaction-Syndrom – Resektion der Spitze des PSU – 437

18.11 **Impaktion des proximalen Pols des Hamatums an der ulnaren Facette eines Lunatums Typ II – 437**

18.12 **Arthroskopische Resektionsarthroplastik des distalen Skaphoidpols bei Arthrose des STT-Gelenks – 437**

18.13 **Arthroskopische Synovialektomie – 438**

18.14 **Arthroskopisches Shrinking des Kapsel-Band-Apparates bei mediokarpaler Instabilität – 439**

18.15 **Arthroskopische Rekonstruktion bei Skaphoidpseudarthrose – 440**

18.16 **Arthroskopisch assistierte Behandlung bei distalen intraartikulären Radiusfrakturen – 442**

Literatur – 442

18.1 Diagnostische Arthroskopie

18.1.1 Einleitung

Die Arthroskopie des Handgelenks hat sich von einer rein diagnostischen rasch zu einer minimalinvasiven operativen Technik entwickelt. Bildgebende Verfahren verbessern sich laufend und stellen intraartikuläre Strukturen und den Kapsel-Band-Apparat genau dar. Klinische Fragen, die früher eine arthroskopische Abklärung erforderten, können durch MRT des Handgelenks beantwortet werden (Schmitt 2016). Sonografisch und durch MRT lassen sich extraartikuläre Strukturen darstellen, die sich der Sicht aus dem Gelenkinneren entziehen. Im hochauflösenden Ultraschall kann auch dynamisch die Stabilität der Handwurzelknochen zueinander beurteilt werden.

Die Arthroskopie erbringt im Vergleich dazu eine andere, unmittelbare, verlässliche Art von Informationen. Sie zeigt Rupturen von Bändern, Knorpelschäden verschiedenen Ausmaßes und macht Instabilitäten als dynamische Vorgänge sichtbar. Verschiedene Klassifikationen, die für das Verständnis der Pathophysiologie und Behandlung von Erkrankungen wichtig sind, beruhen auf arthroskopischen Kriterien. Arthroskopie und MRT bzw. Sonografie ergänzen sich. Die Arthroskopie kann gleichzeitig der letzte Schritt in der Diagnose und der 1. Schritt in der Therapie sein (Mathoulin und Gras 2020). Bis zu 85 % der Arthroskopien erfolgen (Leclercq und Mathoulin 2016) als operative therapeutische Maßnahmen.

Es ist an der oberen Extremität, besonders am Handgelenk, entscheidend wichtig, arthroskopisch erhobene Befunde in den Kontext des klinischen Bildes und der Beschwerden des Patienten einzuordnen, 75 % der Diagnosen am Handgelenk lassen sich allein aufgrund von Anamnese und klinischem Befund stellen (Lindau 2016). Verschiedene degenerative Veränderungen, auch massive pathologische Befunde wie schwere Knorpelschäden und komplette Unterbrechungen von Bändern, können vollkommen asymptomatisch sein und müssen nicht behandelt werden.

Das Handgelenk ist operativ leicht zugänglich und nicht von störenden Weichteilen verdeckt. Auch offenes operatives Vorgehen hat nach wie vor seine Berechtigung. Studien, die aufgrund valider Daten arthroskopische und offene Methoden vergleichen, gibt es kaum. Einige Vorteile des arthroskopischen Operierens liegen auf der Hand, wie kleine Narben und geringere Beeinträchtigung der Beweglichkeit durch Narbenbildung der Bandstrukturen. So ist eine Synovialektomie des Handgelenks im Falle entzündlicher Gelenkerkrankungen nur in arthroskopischer Technik sinnvoll, da diese in offener Technik entweder unvollständig bleibt oder mit der Schädigung der Bandstrukturen einhergeht, die man ja gerade durch die Synovialektomie erhalten will. Auch die zahlreichen propriozeptiven Elemente im Kapsel-Band-Apparat einschließlich der intrinsischen, interossären Bänder und des triangulären fibrocartilaginären Complexes (TFCC), die in den letzten Jahren erforscht wurden, sollten beim operativen Zugang berücksichtigt werden und legen vielfach ein arthroskopisches Vorgehen nahe (Salva-Coll et al. 2013).

18.1.2 Komplikationen

Die Komplikationsrate der Handgelenkarthroskopie liegt bei 5 % (Ahsan und Yao 2012) und hängt wesentlich von der Erfahrung des Chirurgen ab (Salva-Coll et al. 2013). Erfahrung von über 5 Jahren und eine Fallzahl von mehr als 25 Eingriffen pro Jahr stellten nach einer Umfrage, in der über 10.000 Handgelenkarthroskopien ausgewertet wurden, eine Schwelle dar. Eine Erfahrung von über 15 Jahren war mit einer Komplikationsrate von 2,3 % verbunden (Leclercq und Mathoulin 2016). Als häufigste Komplikationen wurden ein Verfahrenswechsel vom arthroskopischen zu einem offenen Vorgehen, Nervenschäden bei Einrichtung der Portale oder durch den Zug zur Distraktion des Gelenks, Knorpelschäden, Sehnenverletzung, CRPS und Einsteifung des Handgelenks angegeben. Infektionen kommen sehr selten vor – bei 4 unter 10.000 Eingriffen. Wichtig ist zu beachten, dass – wie bei jeder arthroskopischen Operation – keinerlei Hautläsionen, die bakteriell besiedelt sein könnten, vorliegen dürfen (Ahsan und Yao 2017).

18.1.3 Technisches Vorgehen

Um das gerade, starre Endoskop ohne Schädigung des Knorpels zwischen die konkav/konvexen Gelenkflächen des Handgelenks einzuschieben, wird das Handgelenk mit 4–5 kg (u. U. bis zu 7 kg) Zug distrahiert. Der Oberarm wird am Handtisch fixiert, die Finger mittels einer Haltevorrichtung gefasst und die Hand in 90° Beugestellung des Ellenbogens zur Decke des Raumes gezogen. Zweckmäßig ist eine Zugvorrichtung, die einen Zugang zum Handgelenk von allen Seiten ermöglicht und auch eine Rotation des Unterarms erlaubt. Alternativ kann durch Gewichte am frei hängenden Oberarm, wie traditionell beim Aushang zur Reposition einer Radiusfraktur, gezogen werden.

Zum Einrichten der Portale kann man sich die anatomischen Strukturen nach Distraktion mit einem Stift auf der Haut markieren. Die präzise Lokalisation der Portale ist sehr wichtig, da durch die straffen Kapsel-Band-Strukturen schon Ungenauigkeiten von wenigen Millimetern den Spielraum des Arthroskops im Gelenk stark beeinträchtigen. Die Arthroskopie kann in wässrigem Medium oder im mit Luft gefüllten Gelenk erfolgen. Man kann die Gelenkkapsel durch Auffüllen mit Flüssigkeit etwas distendieren und sich den Weg zum Einrichten des 1. Portals, meistens des Portals zwischen 3. und 4. Strecksehnenfach (SSF) (3/4-Portal), mit der Kanüle, die man zum Auffüllen verwendet, ertasten. Die Distension der Kapsel spielt jedoch am Handgelenk zur Visualisierung der Strukturen im Unterschied z. B. zum Schultergelenk eine geringe Rolle. Entscheidend ist die Distraktion. Verzichtet man auf die Flüssigkeit, dringt beim Einrichten des Portals Luft in das Gelenk. Auch dann lässt sich der Gelenkinnenraum gut überblicken. Manche Strukturen sehen jedoch je nach Betrachtung durch Wasser oder Luft unterschiedlich aus. Insbesondere Zotten der entzündeten Synovialis schwimmen bei Arthroskopie mit Kochsalzlösung „wie in einem Aquarium" und lassen sich gut beurteilen. Auch Aufrauungen des Knorpels sind in Flüssigkeit deutlicher erkennbar. Häufig beginnt man die Arthroskopie unter Luft („dry arthroscopy") (del Piñal et al. 2007) und lässt dann Flüssigkeit – allein unter dem Druck der Wassersäule des Infusionssystems – einfließen, wenn Detritus oder störende Kapselstrukturen den Blick verlegen und diese mit dem Shaver entfernt werden müssen. Die Flüssigkeit kann wieder abgesaugt und weiter unter Luft arthroskopiert werden. Der Hahn an der Hülse des Arthroskops muss dabei immer geöffnet sein, damit Luft eintreten kann. Falls die Linse des Arthroskops im Gelenk beschlägt, kann man diese an der Kapsel abwischen, ohne das Arthroskop aus dem Gelenk ziehen zu müssen. Insbesondere für komplexe arthroskopische Eingriffe ist die „trockene" Technik sehr hilfreich, da man dadurch ein Aufquellen des Gewebes vermeidet.

Als Arthroskop wird eine starre Stablinsenoptik von 2,7 mm oder 1,9 mm Durchmesser mit einem 30°-Sichtwinkel verwendet. An Ausrüstung benötigt man ferner essenziell ein Tasthäkchen zur Triangulation sowie einige gerade und gebogene Schneidezangen, eine Fasszange, einen Shaver oder eine Saugstanze für kleine Gelenke und schließlich eine Videokette mit Dokumentationseinrichtung. Eine Rollenpumpe ist nicht unbedingt erforderlich. Bei reinen Weichteileingriffen oder rein diagnostischer Arthroskopie kann in Lokalanästhesie oder in Wide Awake Local Anesthesia No Tourniquet WALANT-Technik, d. h. Lokalanästhesie mit Adrenalinzusatz ohne Blutsperre, arthroskopiert werden. In der Regel erfolgt der Eingriff in Oberarmblutleere unter Regionalanästhesie oder Vollnarkose.

■■ Portale

Das Arthroskop wird über definierte Portale, benannt nach der Lage zu den Strecksehnenfächern, eingebracht (◘ Abb. 18.1). Im Prinzip liegen die als Standard verwendeten Portale an der Streckseite des Handgelenks in ausreichender Entfernung von sensiblen Hautnervenästen. Es gibt jedoch nach mehreren Studien, in denen die Innervationsmuster des Handrückens (Mok et al. 2006; Abrams et al. 1994) und Lage und Abstand der Nervenäste zu den Portalen (Tryfonidis et al. 2009; Shyamalan et al. 2016) untersucht und gemessen wurden, zahlreiche Varianten. Im Einzelfall kann ein Nervenast auch nahe einem der als sicher geltenden Standardportalanzutreffen sein. In Höhe des Ulnokarpalgelenks kann ein transversaler Ast vom R. dorsalis des N. ulnaris nach radial nahe dem 6/R-Portal verlaufen und einen großen Anteil des Handrückens versorgen (Tindall et al. 2006).

Nach einer queren oder längsgestellten Inzision allein der Dermis der Haut wird das subkutane Gewebe mit einer stumpfen, geraden, feinen Péan-Klemme vorsichtig gespreizt, um Hautnervenäste beiseitezuschieben (Burnier et al. 2021). Auf ausgiebiges Spreizen subkutan kann zugunsten eines behutsamen Einschiebens des stumpfen Trokars verzichtet werden (Henry 2012). Im Fall von Narbenbildung, z. B. auch nach einer vorausgegangenen Operation oder Arthroskopie, ist das Risiko, die Nervenäste zu verletzen, etwas erhöht, sodass eine längere Inzision sinnvoll sein kann. Die Kapsel wird in Richtung des Gelenkspalts perforiert; radialseitig richtet man also die Spitze der Klemme etwas nach proximal entsprechend der Neigung der Radiusgelenkfläche von 10°.

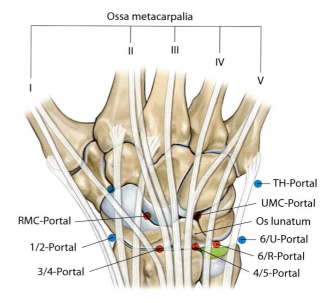

◘ Abb. 18.1 Schematische Darstellung der Portale (rot: Standardportale, blau: zusätzliche Portale)

Man hält den Arm und komprimiert die Weichteile in der Umgebung des Portals gegen seitliche Verschiebung mit der freien Hand, um das sogenannte Kulissenphänomen zu vermeiden, durch das sich die Weichteile vor das Portal schieben und den Weg für das Arthroskop nach Entfernen der Klemme verlegen können. Um das Gelenk möglichst weit zu überblicken, zieht man das Arthroskop nach dem Einschieben bis nahe an die Gelenkkapsel zurück. Um die Tiefe, bis zu der das Arthroskop eingeführt ist, präzise zu steuern und zu verhindern, dass man aus dem Gelenk rutscht, hält man das Arthroskop wie einen Bleistift im Präzisionsgriff und stützt sich gleichzeitig mit dem Mittelfinger an der Haut ab. Durch Drehen der 30-Grad-Winkeloptik gegenüber der fixiert gehaltenen Videokamera verbessert man die Übersicht und kann den Gelenkraum sozusagen „ausleuchten".

Standardportale

Radialseitig liegen das 3/4-Portal und das radiale mediokarpale Portal (RMC) auf einer geraden Linie, ausgehend vom Tuberculum Listeri nach distal, und sind jeweils als Mulden („soft spots") zu tasten.

Ulnarseitig wird das Portal radial der Sehne des M. extensor carpi ulnaris (ECU) und knapp proximal des Triquetrums (6/R-Portal) am häufigsten, alternativ das Portal unmittelbar distal der Radiuskante zwischen 4. und 5. SSF (4/5-Portal) verwendet. Der Kapsel-Band-Apparat ist im Bereich des 4/5-Portals sehr straff, sodass sich das 6/R-Portal leichter einrichten lässt. Um die ulnaren Portale einzurichten, kann es besonders bei engen Verhältnissen durch Ulna-Plus-Variante oder bei Ablösung des TFCC sinnvoll sein, unter arthroskopischer Kontrolle von radial zunächst den Weg des Portals und den Eintritt in das Gelenk mit einer Kanüle zu markieren.

Dass der transversale, vom R. dorsalis des N. ulnaris ausgehende Ast sehr nahe dem 6/R-Portal verlaufen kann, darf man nicht außer Acht lassen.

Etwas distal des 4/5-Portals in Höhe des tastbaren mediokarpalen Gelenkspalts ist das ulnare mediokarpale Portal (UMC-Portal) zu lokalisieren. Hier sind die Gelenkflächen kaum geneigt, sodass das Klemmchen senkrecht zur Haut eingebracht wird. Das UMC-Portal lässt sich leichter als das RMC-Portal einrichten. Der Weg für das RMC-Portal kann dann unter Sicht von ulnar gefunden werden. Nach der radiokarpalen Arthroskopie wird immer das mediokarpale Gelenk untersucht, da wesentliche Strukturen wie das skapholunäre (SL) Band von beiden Seiten beurteilt werden müssen.

Zusätzliche Portale

Ulnarseitig wird häufiger das ulnar der ECU-Sehne gelegene 6/U-Portal verwendet, um Tasthäkchen oder Instrumente einzuführen. Hier verläuft der R. dorsalis des N. ulnaris in nur wenigen Millimetern Abstand, in einzelnen Fällen auch direkt durch das Portal (Shyamalan et al. 2016), ferner der transversale Ast des R. dorsalis (Tryfonidis et al. 2009). Bleibt man unmittelbar distal der Spitze des Processus styloideus ulnae (PSU), lassen sich in der Praxis Nervenschäden meistens vermeiden. Durch Pronation des Handgelenks gegenüber dem Unterarm schiebt sich der Nervenast etwas näher an das Portal. Beim Einrichten des Portals sollte man deswegen vermeiden, sich dieses durch Pronation der Hand zuzudrehen, sondern besser sich selbst zum Portal bewegen (Esplugas et al. 2014). Auch durch leichte Beugung des Handgelenks entfernt sich der Nervenast vom Portal.

Radialseitig muss man manchmal über das Portal zwischen 1. und 2. SSF (1/2-Portal) eingehen, um eine Synovialektomie durchzuführen oder ein palmares Handgelenkganglion zu resezieren. Im Durchschnitt werden für das 1/2-Portal 2–5 mm Abstand von Nervenästen angegeben, wobei 1 Ast auch direkt am Portal verlaufen kann. Zur A. radialis in der Tabatiere wurde ein sicheres Areal unmittelbar an der Spitze des Processus styloideus radii (PSR) dorsal des 1. SSF angegeben (Steinberg et al. 1995). Bleibt man auch hier dicht an der Spitze des PSR, werden Schäden sowohl des R. superficialis n. radialis als auch der A. radialis in aller Regel vermieden. Auch mediokarpal können in Höhe des Gelenkspalts des Skaphotrapeziotrapezoidalgelenks (STT) zusätzliche Portale eingerichtet werden. Palmar lässt sich ein radiales Portal durch die Sehnenscheide des M. flexor carpi radialis (FCR) radial der Sehne in Höhe der Raszetta verlässlich und komplikationslos zur Inspektion des palmaren Teils des SL-Bands und der dorsalen Kapsel des Radiokarpalgelenks einrichten (Slutsky 2002).

Verletzungen der Hautnervenäste in der Nähe der Portale, die störende Sensibilitätsstörungen zur Folge haben, lassen sich nicht immer vermeiden, treten jedoch äußerst selten auf, wenn man die topografischen Verhältnisse berücksichtigt.

Dargestellte Strukturen

Radiokarpal: Eingehend über das 3/4-Portal orientiert man sich zunächst am radioskapholunären (RSL), dem sog. Testut-Band, einer auffälligen, lockeren, gefäßreichen Gewebestruktur, die vor dem palmaren Teil des SL-Bands liegt. Radial davon sind das radioskaphokapitale und lange radiolunäre Band deutlich erkennbar. Zieht man das Arthroskop etwas zurück, werden der Knorpel der Gelenkflächen des Radius, unterteilt in skaphoidale und lunäre Facette, die stärker gekrümmte Gelenkfläche des Skaphoids und die vom Krümmungsradius her besser zum Radius passende Gelenkfläche des Lunatums sichtbar. Zwischen Lunatum und Skaphoid ist vom Radiokarpalgelenk her der membranöse Teil des SL-Bands sichtbar (◘ Abb. 18.2). Dieses Gewebe kann sich wie eine Falte vorwölben oder

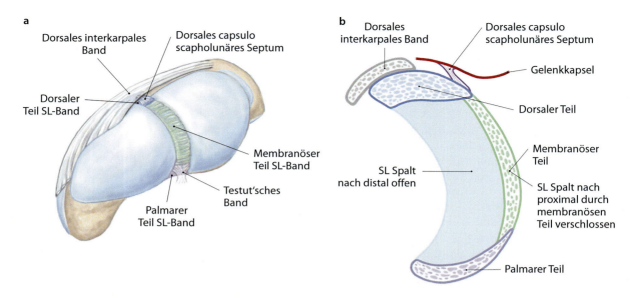

Abb. 18.2 Aufbau des SL-Bands **a** Aufsicht von proximal/radiokarpal, **b** sagittaler Schnitt in Höhe desv SL-Bandes

ohne sichtbaren Unterschied in die Knorpelfläche von Skaphoid und Lunatum übergehen (Abb. 18.3). Stets ist das Tasthäkchen, eingebracht über das 6/R- oder 4/5-Portal, zur Diagnostik notwendig. Der wichtige dorsale Anteil des SL-Bands ist mit dem dorsalen Kapsel-Band-Apparat fest verbunden und davon überdeckt und daher von radiokarpal her nicht einsehbar und beurteilbar. Der Ansatz der dorsalen Kapsel am SL-Band bzw. Skaphod und Lunatum ist meistens septumförmig aufgestellt - dorsales capsulo-scapholunäres Septum (DCSS). Dieses Septum ist keine einfache Synovialfalte sondern ist als Teil der akzessorischen Stabilisatoren zu betrachten. Der palmare Teil des SL-Bands lässt sich nur über das palmare radiale Portal darstellen.

Ulnokarpal: Man schiebt das Arthroskop durch den Spalt zwischen Radius und Lunatum nach ulnar, um den TFCC und den ulnaren Anteil des Lunatums sowie das lunotriquetrale Band (LT-Band) einzusehen und mit dem Häkchen zu untersuchen. Dieses Manöver kann bei engem Gelenk sehr mühsam sein. Man kann dann das Arthroskop durch den dorsalen Recessus außerhalb des Gelenkspalts nach ulnar schieben, evtl. mit einliegendem Trokar, um den Knorpel der Gelenkflächen zu schonen. Der Knorpel des Lunatums wird auf Erweichungen abgetastet, der TFCC mit dem Häkchen auf Stabilität und Rupturen überprüft. Der gesunde TFCC federt beim Eindrücken zurück (Trampolineffekt) und lässt sich weder mit dem Häkchen (Hooktest) noch durch den Sog des Shavers (Saugtest) von der „Unterlage" abheben. Der Eingang des Recessus praestyloideus ulnar des TFCC wird sichtbar. Hier kann man eine unspezifische Synovialitis antreffen als indirekten Hinweis auf eine ulnokarpale Pathologie.

Schließlich wechselt man die Portale und überprüft die erhobenen Befunde aus einem anderen Blickwinkel; das rein 2-dimensionale arthroskopische Bild kann täuschen. Man vervollständigt die Untersuchung im ulnaren und dorsoradialen Anteil des Gelenks. Ulnar werden das LT-Band, der Knorpel des Triquetrums und meistens das Pisotriquetralgelenk (PT) sichtbar. Ferner kann man die Situation des ulnokarpalen Bandapparates beurteilen. Hier ist auf longitudinale Risse des ulnotriquetralen Bands zu achten. Zur Palpation kann man das Häkchen über das 6/U-Portal einführen. Radial kann man über das ulnare Portal den dorsalen Rezessus und das DCSS sehen. Man kann die ganze Zirkumferenz des proximalen Skaphoidpols sowie auch den äußersten dorsalen Teil der Radiusgelenkfläche darstellen und den Knorpel besonders in Hinsicht auf eine geplante SL-Bandrekonstruktion genau beurteilen.

Mediokarpal: Über RMC- und UMC-Portal werden Arthroskop und Häkchen eingebracht und die Gelenkflächen des Mediokarpalgelenks untersucht. Die Form des Lunatums (Typ I: nur 1 Gelenkfläche zum Kapitatum, Typ II : 2. Facette zum Hamatum) wird notiert (Viegas et al. 1990). Die Gelenkspalten SL und LT werden auf Stabilität geprüft. Man achtet auf Knorpelschäden am proximalen Pol des Hamatums, an der gegenüberliegenden ulnaren Facette bei Lunatum Typ II und auf Abrieb an der Kante des Skaphoids zum Lunatum als Hinweis auf eine SL-Instabilität. Das STT-Gelenk wird vom RMC-Portal aus dargestellt.

Nachbehandlung

Man kann die Portale am Ende der Operation mit Lokalanästhetikum infiltrieren. Die Portale müssen nach der Arthroskopie nicht durch Naht verschlossen

Arthroskopische Operationsverfahren an Hand und Handgelenk

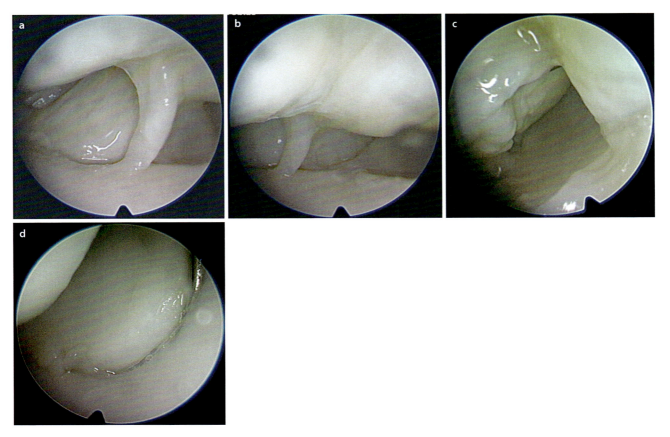

◘ **Abb. 18.3 a–d** – **a, b** Rechtes Handgelenk: Sicht über das 3/4-Portal auf das RSL-Band (Testut) und Übersicht über den membranösen Teil des SL-Bands, reguläre Verhältnisse. **c** Linkes Handgelenk: Sicht von ulnar über das 6/R-Portal auf den gefalteten, lockeren, membranösen Teil des SL-Bands, Tasthaken im 3/4-Portal, noch physiologische Situation, keine Bandruptur. **d** Korrespondierender Befund mediokarpal: Sicht vom UMC-Portal auf den SL-Spalt, das Häkchen lässt sich mit der Spitze einschieben. Der dorsale Teil des Spalts entsprechend dem dorsalen Anteil des SL-Bands ist fest

werden. Ödematöse Flüssigkeit und Hämatom können hier in den ersten Stunden spontan drainieren. Ein leichter Kompressionsverband, z. B. mit Stahlwolle, hat sich bewährt. Die Portale müssen für 2 Wochen postoperativ geschützt werden. In den meisten Fällen ist eine frühzeitige Mobilisierung angezeigt.

18.2 Diagnostische Arthroskopie bei bestimmten Pathologien

18.2.1 SL-Bandruptur

Das SL-Band besteht aus einem dorsalen, kräftigen, für die Stabilität entscheidenden Anteil, einem mittleren, membranösen, für die Stabilität unbedeutenden und einem wiederum kräftigeren palmaren Anteil, der die Rotation des Skaphoids um den dorsalen Bandanteil begrenzt (Berger 1996) (◘ Abb. 18.2). Arthroskopisch ist von proximal radiokarpal her nur der membranöse Teil einzusehen, der straff oder locker gefaltet sein kann. Hier kann man traumatische oder altersabhängig auch degenerativ bedingte Risse finden, die für sich genommen die Stabilität des Karpus nicht beeinträchtigen. Als Hinweis auf eine frische Läsion kann das Gewebe im Bereich des Testut-Bands eingeblutet sein. Die komplette SL-Dissoziation wird von radiokarpal durch Stufenbildung erkennbar. Der Distraktionszug des Handgelenks wird nicht mehr vom Skaphoid auf das Lunatum übertragen. Das Lunatum bildet zum Skaphoid eine deutliche Stufe und wird kaum vom Radius weggezogen. Bei kompletter SL-Bandruptur lässt sich das Arthroskop durch den SL-Spalt von proximal nach distal in das Mediokarpalgelenk vorschieben (Drive-through-Phänomen) (◘ Abb. 18.4 und 18.5).

Der Zustand der wichtigen dorsalen und palmaren Anteile des SL-Bands wird daher nach Geissler von mediokarpal beurteilt und je nachdem, wie weit der SL-Spalt mit dem Tasthäkchen bzw. dem Arthroskop auseinandergedrängt werden kann, klassifiziert (Geissler et al. 1996) (◘ Tab. 18.1). Nach der von der European Wrist Arthroscopy Society (EWAS) entwickelten Klassifikation kann man das Ausmaß der Instabilität genauer einteilen (Burn et al. 2020) (◘ Tab. 18.2). Unabhängig

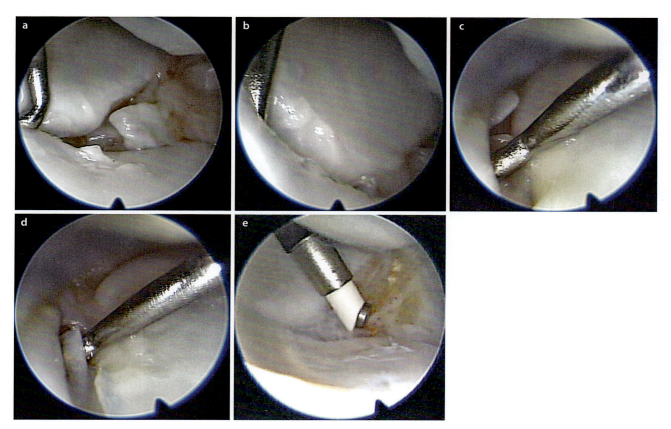

◘ **Abb. 18.4** a–e Rechtes Handgelenk: SL-Spalt mediokarpal mit Instabilität Geissler 3 entsprechend einer Ruptur des palmaren Anteils des SL-Bands. **a, b** Sicht vom UMC-Portal auf den SL-Spalt, Häkchen im RMC-Portal, deutliche Diastase und Stufenbildung **(a)** palmar **(b)** im mittleren und dorsalen Bereich, Häkchen quer einschiebbar. Die Stufenbildung ist palmar ausgeprägter als dorsal. **c, d** Sicht über das RMC-Portal direkt auf den SL-Spalt. Das Häkchen über das UMC-Portal lässt sich quer einschieben. **d** Mobile Anteile des rupturierten palmaren SL-Band-Anteils. **e** Behandlung durch Debridement und palmares Kapselshrinking mit der Vapor-Sonde (Sicht über UMC-Portal). Die Behandlung erfolgte vor einigen Jahren mit gutem Resultat. Nach aktuellem Kenntnisstand wären eine reine MRT-Diagnostik und eine funktionelle Behandlung mit propriozeptiven Übungen anzustreben

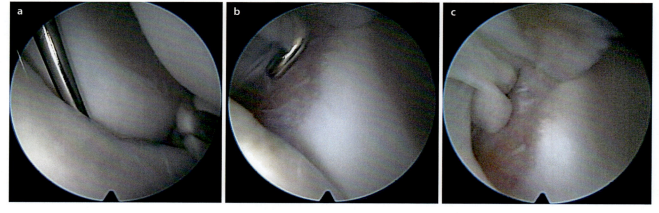

◘ **Abb. 18.5** a–c Rechtes Handgelenk: älterer Abriss des dorsalen Anteils des SL-Bands am Skaphoid, Geissler 4, EWAS 4, jeweils Sicht über das UMC-Portal mediokarpal auf den SL-Spalt. **a** Deutliche Stufenbildung SL sowohl palmar wie dorsal, Häkchen einschiebbar. **b** Dorsaler Anteil des Skaphoids mit Knochenglatze entsprechend dem Insertionsbereich des SL-Bands. Unter dem Häkchen sind intakte Anteile des akzessorischen Bandapparates sichtbar. **c** Abgerissene Teile des SL-Bands. Das Gewebe war noch für eine Reinsertion geeignet

Tab. 18.1 SL-Bandverletzungen nach Geissler

Grad	Radiokarpal	Mediokarpal
1	Einblutung SL-Band	Stabil
2	Einblutung	Stufenbildung, Haken mit der Spitze einschiebbar
3	Stufe	Stufe, Häkchen quer einschiebbar
4	Ausgeprägte Stufe und Instabilität, 2,7 mm Arthroskop durchschiebbar	Ausgeprägte Instabilität

Tab. 18.2 SL-Bandverletzungen nach der EWAS-Klassifikation

Grad	Arthroskopisch	Anatomisch
I	Stabil	–
II	SL-Spalt stabil, nur Spitze des Häkchens einschiebbar	Membranöser Teil des SL-Bands rupturiert
III A	Volar instabil und SL-Spalt palmar mit dem Häkchen auseinanderdrückbar	Läsion palmarer Teil SL-Band
III B	Dorsal instabil, dorsal SL-Spalt auseinanderdrückbar	Läsion dorsaler Teil SL-Band
III C	SL-Spalt in ganzer Länge auseinanderdrückbar, reponiert sich prompt	Komplette Ruptur des SL-Bands, evtl. zusätzlich 1 extrinsisches Band betroffen
IV	Deutlich instabil, ganzes Arthroskop durchschiebbar	Komplette SL-Bandruptur + Läsion DIC und 1 palmares extrinsisches Band
V	Deutlich instabil, radiologisch statische Fehlstellung	Zusätzliche extrinsische Bänder beschädigt

von der Klassifikation ist es wichtig, den SL-Spalt mit dem Häkchen von mediokarpal zu untersuchen, sich ein Bild von der Integrität bzw. der Spannung des dorsalen und palmaren Bandanteils zu machen und das Ausmaß der Hypermobilität abzuschätzen. Arthroskopisch kann man auch im Fall einer Instabilität am besten die Folgen einer Verletzung von einer habituellen Laxizität unterscheiden (Rein et al. 2015). Auch im Fall der nicht als pathologisch zu wertenden, habituell lockeren Bandführung kann das Tasthäkchen mit der Spitze in den SL-Spalt geschoben werden. Bei kompletter Ruptur entsprechend Geissler 4 ist im akuten Verletzungsstadium auch festzustellen, ob der dorsale SL-Band-Anteil am Knochen (40 % am Skaphoid (◘ Abb. 18.6), 16 % am Lunatum) ausgerissen, komplett interligamentär (20 %) oder subtotal mit Elongation (22 %) rupturiert ist (Andersson und Garcia-Elias 2013).

SL-Bandverletzungen können zu SL-Dissoziation und rotatorischer Instabilität des Skaphoids und schließlich zu karpalem Kollaps und Handwurzelarthrose führen. Man findet ein Spektrum hinsichtlich der Schwere der Veränderung, beginnend bei einem partiellen Einriss, der noch zu keiner oder minimaler Instabilität führt, über eine komplette Ruptur mit Instabilität und SL-Diastase nur unter Belastung bis hin zu einer permanenten statischen Fehlstellung. Nach einer kompletten Ruptur allein des SL-Bands verhindern die sekundären Stabilisatoren zunächst eine statische Fehlstellung (◘ Abb. 18.6). Diese komplette Ruptur mit intakten sekundären Stabilisatoren ist in vielen Fällen erkennbar in Belastungs- und Funktionsaufnahmen des Handgelenks – radiologisch als dynamische Instabilität bezeichnet. Es ist anzunehmen, dass im weiteren Verlauf die sekundären Stabilisatoren nachgeben und sich die statische Instabilität manifestiert – radiologisch als Fehlstellung in der unbelasteten Standardaufnahme des Handgelenks erkennbar. Arthroskopisch kann man die einzelnen Veränderungen im Prozess der SL-Dissoziation bis zum karpalen Kollaps verfolgen und dementsprechend die Behandlung planen.

Entsprechend der Einteilung der SL-Dissoziation nach radiologischen, klinischen und morphologischen Kriterien in die Stadien prädynamisch, dynamisch und statisch findet man im prädynamischen Stadium im Fall einer akuten Verletzung eine Einblutung des membranösen Teils des SL-Bands und mediokarpal eine gewisse Stufenbildung und vermehrte Beweglichkeit, festzustellen mit dem Tasthäkchen entsprechend Stadium 2 und 3 nach Geissler. Nach dem von Mayfield beschriebenen Verletzungsmechanismus bei Hyperextensionstrauma rupturiert zunächst der palmare, dann der dorsale Anteil des SL-Bands, sodass bei geringerer Krafteinwirkung allein der palmare Bandanteil reißen kann. Diese Situation ist nativradiologisch nicht darstellbar und entspricht einer prädynamischen Instabilität. Arthroskopisch erkennt man die Aufweitung des palmaren Teils des SL-Spalts, möglicherweise mit flottierenden Bandanteilen. Der dorsale Teil des SL-Bands lässt sich mit dem Häkchen als stabil palpieren (◘ Abb. 18.7). Diese Situation führt wahrscheinlich nicht zu einer fortschreitenden SL-Dissoziation, kann aber unbehandelt durchaus symptomatisch bleiben und chronische Handgelenkbeschwerden verursachen (O'Meeghan et al. 2003; Mrkonjic et al. 2012; Kastenberger et al. 2020). Auch isolierte Verletzungen des dorsalen Teiles des SL-

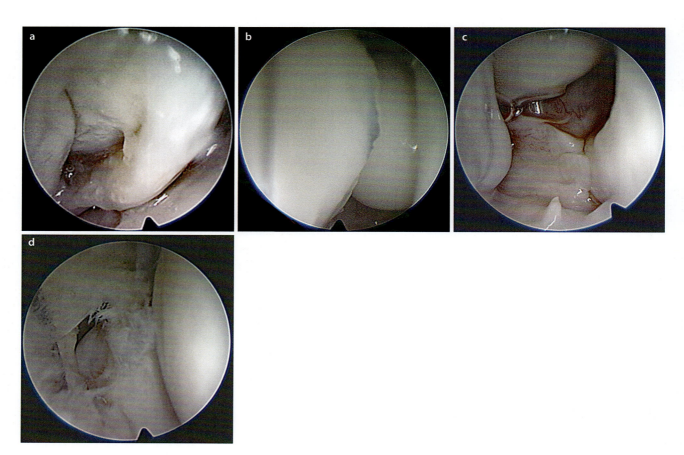

◻ **Abb. 18.6 a–d** Rechtes Handgelenk: komplette Ruptur des SL-Bands mit Ruptur des akzessorischen Bandapparates entsprechend Geissler 4 bzw. EWAS V. **a** Sicht über das 3/4-Portal: Stufenbildung zwischen Skaphoid (links im Bild) und Lunatum (zentral im Bild) in Höhe des Radiokarpalgelenks, das Lunatum wird nicht mit nach distal distrahiert. **b, c** Das Arthroskop lässt sich durch den SL-Spalt nach mediokarpal schieben (Drive-through-Zeichen), links Skaphoid, rechts Lunatum. **d** Sicht auf den SL-Spalt mediokarpal über das UMC-Portal, dorsaler Teil des SL-Bands und dorsaler akzessorischer Bandapparat (skaphotriquetrales Band) vollständig zerrissen, der proximale Pol des Skaphoids wird von mediokarpal aus sichtbar

Bandes, wahrscheinlich durch ein Rotationstrauma verursacht, kommen vor.

Im Fall der kompletten Ruptur des dorsalen Teils entsprechend Geissler 4 ist nur in der akuten Phase von maximal 6 Wochen nach der Verletzung eine erfolgreiche Naht möglich. Da die verschiedenen Verfahren, um die manifeste Instabilität nach veralteter SL-Bandverletzung zu behandeln, nach wie vor als unzuverlässig gelten, ist eine frühzeitige Diagnose der kompletten SL-Bandverletzung erforderlich (Rohman et al. 2014). Nativradiologisch ist diese Art der Verletzung oft nicht erkennbar, da die sekundären Stabilisatoren die statische Deformität vorläufig verhindern und Belastungsaufnahmen im akuten Stadium unzuverlässig sind. Hier ist die Arthroskopie der sicherste Weg (Geissler 2013). Bildgebende Verfahren stehen in einer gewissen Konkurrenz, da im hochauflösenden MRT mit 2 mm Schichtdicke (Kitay und Wolfe 2012) vorzugsweise mit Kontrastmittel (Day et al. 2010) mit hoher Genauigkeit eine SL-Bandverletzung im akuten Stadium festgestellt werden kann.

Zu berücksichtigen ist, dass das SL-Band sonografisch gemessen nur 1,4 mm dick ist und die Schichtdicke des MRT sich in diesem Bereich bewegen muss. Im klinischen Alltag kann es schwierig sein, nach einer frischen Verletzung im erforderlichen Zeitrahmen ein MRT von entsprechender Qualität zu organisieren. Mit hochauflösendem Ultraschall könnte in Zukunft ein zuverlässiges Screening möglich sein, auch um einen Hämarthros als Hinweis auf eine schwerere Kapsel-Band-Verletzung festzustellen (Manske und Huang 2019). Um einen protrahierten Verlauf zu vermeiden und keine SL-Bandruptur zu übersehen, die durch rechtzeitige Naht versorgt werden könnte, ist eine Diagnose innerhalb der ersten 4 Wochen nach Verletzung erstrebenswert. Im Zweifelsfall sollte man nicht zögern, die **Indikation** zur Arthroskopie zu stellen. Eine Analyse von 43 Arthroskopien, die wegen anhaltender Schmerzen sekundär bis zu 12 Wochen nach der Verletzung erfolgten, ergab in 41 von 43 Fällen posttraumatische Bandläsionen als Ursache der Beschwerden. Davon wären 17 Fälle durch eine Naht zu behandeln gewesen (Adolfsson und Povlsen 2004).

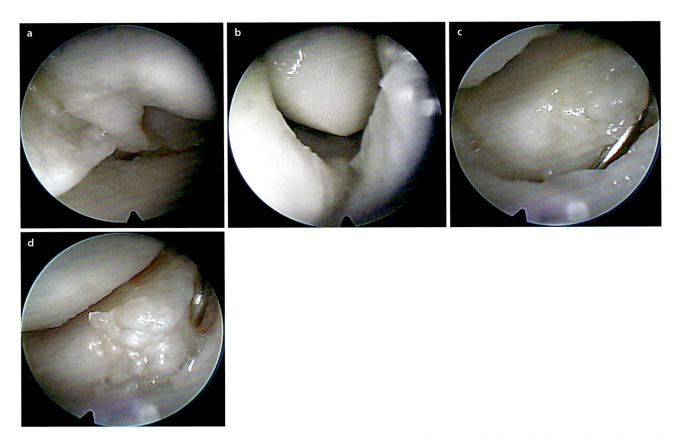

◻ **Abb. 18.7** a–d Linkes Handgelenk: komplette Ruptur des SL-Bands einschließlich der dorsalen akzessorischen Bänder, Geissler 4, EWAS V. **a** Sicht über 3/4-Portal, Stufe radiokarpal, rechts Skaphoid, links Lunatum (nicht distrahiert). **b** Drive-through-Zeichen, links Lunatum. **c, d** Sicht über das UMC-Portal mediokarpal auf den SL-Spalt und das Skaphoid und den hier anhängenden Bandstumpf des SL-Bands und akzessorische Bandanteile, Skaphoid hochgradig mobil, Häkchen über das RMC-Portal mühelos quer einzuschieben

Im chronischen Fall einer veralteten SL-Bandruptur mit Dissoziation lässt sich arthroskopisch der Knorpel zuverlässig beurteilen und Veränderungen an den Prädilektionsstellen bei rotatorischer Instabilität des Skaphoids lassen sich erkennen (◻ Abb. 18.4 und 18.5). Dies ist entscheidend, um die Chancen einer Bandrekonstruktion abzuschätzen.

18.2.2 Läsion des TFCC

Der trianguläre Faserkomplex (TFCC) ist eine einzigartige Struktur, die aus einem als Puffer fungierenden zentralen Anteil, dem eigentlichen Diskus, und einem peripheren, ligamentären Anteil besteht, der den ulno-radialen Bandapparat bildet. Beide Anteile bestehen aus fibrokartilaginärem Gewebe mit je nach Funktion eher geordneten bzw. ungeordneten Kollagenfasern. Das palmare und dorsale radioulnare Band bilden in der transversalen Ebene ein Dreieck und verlaufen von der dorsalen und palmaren ulnaren Radiuskante konvergierend zur Fovea des Caput ulnae. Ulnarseitig ist ein oberflächlicher Teil, der an der Kapsel und am distalen Processus styloideus der Ulna (PSU) ansetzt, von einem tiefen Teil, der in senkrecht nach proximal umbiegender Form in der Fovea ansetzt, zu unterscheiden.

Der TFCC ist eine 3-dimensionale Struktur. Nach radial hin verschmelzen oberflächlicher und tiefer Teil. Für die Stabilität entscheidend ist der tiefe Anteil des TFCC (Nakamura und Makita 2000; Haugstvedt et al. 2017) (◻ Abb. 18.8a). Besonders der zentrale Teil des TFCC unterliegt einer physiologischen Abnutzung, sodass zentrale Perforationen oder Rupturen im Lauf des Lebens sehr häufig vorkommen und meistens ohne wesentliche Beschwerden ablaufen. Die Pathologien werden nach Palmer in traumatische Rupturen, die nach der Lokalisation weiter in zentrale (I A), ulnarseitige (I B), palmarseitige (I C), radialseitige (I D) unterteilt werden, und in degenerative Veränderungen, die nach dem Schweregrad unterschieden werden, klassifiziert (Palmer 1989) (◻ Tab. 18.3 und 18.4).

Arthroskopisch können die Rupturen an der Oberfläche des TFCC bei Sicht von radial aus gesehen und mit dem Häkchen, meistens eingebracht über das 6/R-Portal, ertastet werden. Ulnarseitig kann ein Ausriss isoliert die oberflächliche, isoliert die tiefe Insertion

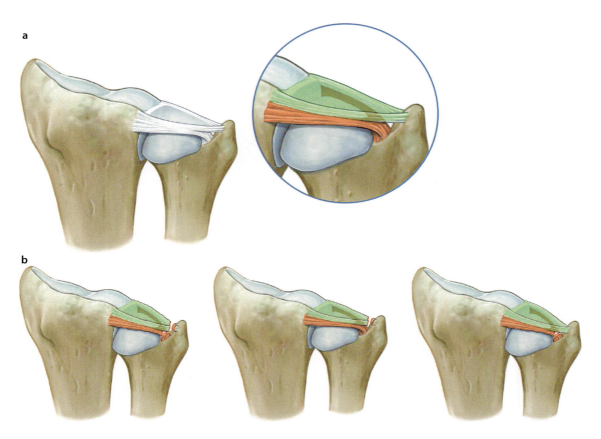

◘ **Abb. 18.8** Darstellung der arthroskopischen Resektion eines Ganglions. **a** oberflächlicher (grün) tiefer (rot) Teil des TFCC. **b** verschiedene Arten des ulnarseitigen Abrisses: beide Anteile, nur oberflächlicher, nur tiefer Teil

◘ **Tab. 18.3** Palmer-Klassifikation: traumatische Rupturen Typ I – mit Ergänzungen

Typ	Lokalisation	Genauere Lokalisation	Stabilität DRUG klinisch	Therapie
I A	Zentral		Stabil	Debridement
I B	Peripherer Abriss ulnar	Nur oberflächlich abgerissen	Stabil	Debridement, evtl. Naht an Kapsel
		Nur Insertion in der Fovea ausgerissen, oberflächlich intakt	Instabil	Transossäre Reinsertion Fovea
		Komplett abgerissen	Instabil	Reinsertion Fovea
I C	Abriss ulnokarpal	Meistens distaler Abriss	Meistens stabil	Meistens Debridement
I D	Abriss am Radius	Nur zentraler Teil betroffen	Stabil	Debridement
		Periphere, ligamentäre Teile betroffen	Instabil	Refixation am Radius

oder beide Bandanteile betreffen (Tunnerhoff und Haussmann 2001; Atzei 2009, ◘ Abb. 18.8b). Ein Ausriss der tiefen Insertion ist i. d. R. mit klinisch nachweisbarer Instabilität (Ballottement-Test) verbunden. Ist die oberflächliche Insertion intakt und nur die tiefe Insertion ausgerissen, ist bei der Arthroskopie von radiokarpal allein die Spannung des TFCC im Trampolintest vermindert und der TFCC kann von der Unterlage im Hooktest und Saugtest angehoben werden. Häufig fällt eine Synovialitis am Recessus praestyloideus auf.

Man kann bei Ablösung des tiefen Teils mit dem Arthroskop durch das 6/R-Portal unter den TFCC gelangen und das DRUG und den Abriss in der Fovea darstellen. Bei intaktem TFCC ist die Arthroskopie des DRUG meistens schwierig und nur mit einem 1,9-mm-Arthroskop möglich.

◘ Tab. 18.4 Palmer-Klassifikation: degenerative Läsionen TFCC, Typ II

Typ	Pathoanatomische Veränderung, jeweils zusätzlich
II A	Abrieb Discus ulnocarpalis, Oberseite oder auch Unterseite
II B	Knorpelschaden ulnarer Lunatumpol
II C	Runde Perforation Discus ulnocarpalis zentral
II D	Ruptur LT-Band, zunächst membranöser Teil
II E	zusätzlich ausgeprägte Arthrose

Bei degenerativen Veränderungen des TFCC wird nach Palmer der pathophysiologische Ablauf berücksichtigt. Der zentrale Teil des TFCC reibt sich ab. Es folgen Knorpelschäden am Lunatum. Dann rupturiert der TFCC. Falls symptomatisch, entsprechen die Symptome klinisch einem Ulna-Impaction-Syndrom. Außerdem TFCC müssen auch der ulnare Teil des Lunatums und das LT-Band sorgfältig untersucht werden. Gravierende Knorpelschäden am Lunatum können auftreten und mit Symptomen einhergehen, solange der TFCC noch intakt ist. Auch partielle Rupturen des TFCC, die nur die Unterseite betreffen, können Schmerzen verursachen. Zur genauen Diagnose wäre in diesem Fall eine Arthroskopie des DRUG sinnvoll (Henry 2012). Wegen der allfälligen degenerativen Veränderungen kann arthroskopisch nicht immer zwischen traumatischen und degenerativen zentralen Rupturen unterschieden werden (◘ Abb. 18.9). Anamnese sowie klinischer und radiologischer Befund müssen mit in die Beurteilung einbezogen werden (Löw et al. 2017). Vollkommen unauffälliger Knorpel am Lunatum macht

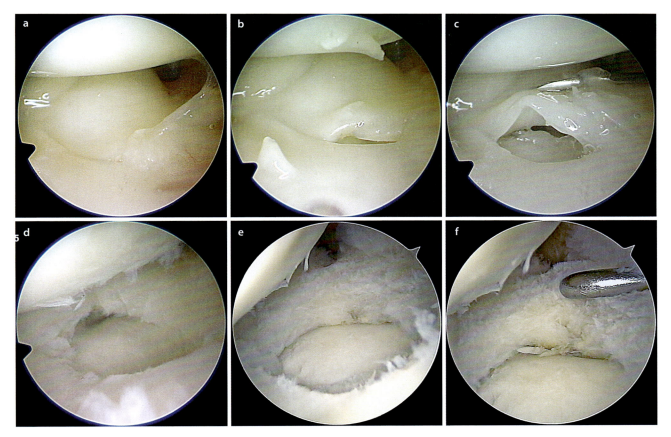

◘ Abb. 18.9 a–d Rechtes Handgelenk: zentrale Ruptur des TFCC, Palmer I A bzw. II C, TFCC insgesamt ausgedünnt und erweicht. Patientin nach Resektion beschwerdefrei. Jeweils über das 3/4-Portal Blick auf den TFCC. a In der Übersicht Ruptur angedeutet erkennbar. b Bei Rotation wirft sich der instabile zentrale Teil auf. c Ausgedünnter zentraler Teil mobil. d Nach Resektion – aufgrund der ausgedehnten Ruptur und Erweichung relativ großzügig erforderlich – verbleiben die stabilen Ränder, Knorpelschäden 1.–2. Grades am gegenüberliegenden ulnaren Pol des Lunatums nach Auffüllung des Gelenks mit Flüssigkeit deutlich sichtbar. e, f Anderer, ähnlich gelagerter Fall nach Resektion des zentralen Teils des TFCC. e Knorpelschäden am Caput ulnae sichtbar. f Unter dem Häkchen Insertion des Bandapparates in der Fovea erkennbar

eine degenerativ bedingte Ruptur des TFCC unwahrscheinlich.

Die **Indikation** zur Arthroskopie als invasivem Eingriff ist bei ulnaren Handgelenkbeschwerden – auch posttraumatisch – zu stellen, wenn Schmerzen nach konservativer Behandlung andauern: einerseits zur endgültigen Diagnosestellung, andererseits in therapeutischer Absicht. Der Zeitrahmen ist individuell nach der Situation des Patienten festzulegen. Als Richtschnur würde man bei spontan aufgetretenen, vermutlich degenerativ bedingten Beschwerden und nach Verletzungen ohne erkennbare DRUG-Instabilität länger konservativ verbleiben, da Rupturen oder Teilrupturen des zentralen Teils des TFCC sich spontan glätten und „einschleifen" können, sodass die Beschwerden nach Wochen oder einigen Monaten spontan verschwinden. Ein Handwerker allerdings, der durch ulnarseitige Schmerzen aufgrund einer zentralen Ruptur des TFCC bei der Arbeit eingeschränkt ist, wird für eine frühzeitige Sanierung durch Debridement dankbar sein. Im Fall einer DRUG-Instabilität oder durch bildgebende Verfahren nachgewiesenen Ruptur im ligamentären Teil des TFCC ist die zeitgerechte arthroskopische Abklärung mit dem Ziel der Versorgung durch Naht gegenüber konservativem Vorgehen von Fall zu Fall abzuwägen.

18.2.3 LT-Band

Wie am SL-Band ist ein membranöser Teil, der einem Verschleiß unterliegt und einreißen kann, ohne die Stabilität zu beeinträchtigen, von dem für die Stabilität wichtigsten, in diesem Fall dem palmaren Bandanteil und dem etwas weniger wichtigen dorsalen Anteil zu unterscheiden. Auch am LT-Band wird das Ausmaß der Instabilität am besten von mediokarpal analog zur Einteilung nach Geissler beurteilt. Im Vergleich zum SL-Übergang findet man das Triquetrum gegenüber dem Lunatum im dorsalen Bereich meistens etwas beweglicher, ohne dass der LT-Spalt selbst für das Häkchen eingängig wäre. Ist der palmare Teil ausgerissen, lässt sich dies jedoch bei der Arthroskopie gut von proximal über das 6/R-Portal erkennen.

18.3 Arthroskopische Operationen bei SL-Bandverletzungen

Nach partiellen SL-Bandverletzungen wurden an arthroskopischen Maßnahmen ein einfaches Debridement der rupturierten Bandanteile, ein elektrothermisches Shrinking, eine alleinige K-Draht-Transfixation zwischen Skaphoid und Lunatum unter arthroskopischer Kontrolle sowie auch eine arthroskopische Kapselraffung durchgeführt. Es wird in Studien ohne Kontrollgruppen jeweils zu ca. 80 % über gute und sehr gute Ergebnisse berichtet (Mathoulin und Gras 2020; Geissler 2013; Bednar 2015) – auch über einen längeren Zeitraum (Burn et al. 2020). Wahrscheinlich ist jedoch bei inkompletter Ruptur entsprechend Geissler 2 und 3 eine alleinige Ruhigstellung ausreichend (Lindau 2016; Kastenberger et al. 2020) (◘ Abb. 18.7). Handtherapeutisch angeleitete, korrekt und konsequent durchgeführte propriozeptive Übungen haben sich als sehr effektiv zur Besserung der Beschwerden infolge einer Instabilität erwiesen, die durch derartige Bandläsionen verursacht wird (Salva-Coll et al. 2013).

Bei kompletter Ruptur ist besonders im häufigen Fall des Abrisses direkt am Knochen von Skaphoid oder Lunatum eine offene Bandnaht bzw. Reinsertion zuverlässiger als eine alleinige Transfixation (◘ Abb. 18.6). Bei rein interligamentärer Ruptur kann man eine arthroskopisch assistierte Naht erwägen, bei der die Bandstümpfe jeweils mit einer Kanüle aufgeladen werden, die mit einem PDS-Faden armiert wurde. Die Fäden werden durch die radialen Portale radiokarpal und mediokarpal nach proximal und distal ausgeleitet. Die distalen Fadenenden werden außerhalb geknotet, die proximalen dann fest angespannt (Andersson 2017). In ähnlicher Technik kann auch eine Ruptur des dorsalen Septums - DCSS versorgt werden.

18.4 Arthroskopische Entfernung von Ganglien des Handgelenks

Diagnose: Klinisch sichtbare Vorwölbung, umschriebener Druckschmerz, bei okkultem Ganglion Ultraschall oder MRT.

Indikation: Mechanische Beeinträchtigung durch Größe des Ganglions, anhaltende Schmerzen. Im Prinzip zurückhaltende Indikation wegen häufiger Spontanremissionen.

18.4.1 Radiodorsale Ganglien

Nach diagnostischer Arthroskopie wird unter Sicht von ulnar mediokarpal ein Shaver durch das Ganglion über das RMC-Portal nach mediokarpal eingebracht, dann die Kapsel mit dem Shaver gefenstert und dadurch der Stiel des Ganglions entfernt (◘ Abb. 18.10). Durch das Kapselfenster kann man das Innere des Ganglions und die Oberfläche des SL-Bands einsehen und unter Sicht mit dem Shaver kleine, beginnende mukoide Veränderungen von der Oberfläche des SL-Bands abtragen, um einem Rezidiv vorzubeugen. Die Hülle des Ganglions bzw. der Pseudokapsel wird mit dem Shaver außerhalb des Gelenks teilweise reseziert. Dabei werden die Strecksehnen sichtbar und geschont.

Arthroskopische Operationsverfahren an Hand und Handgelenk

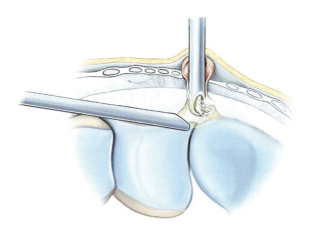

Abb. 18.10 Darstellung der Ruptur des TFCC und der Nahttechnik schematisch

Arthroskopisch lassen sich auch andere Pathologien, besonders eine Instabilität im Bereich des SL-Bands, als Ursache von Handgelenkbeschwerden abklären. Das Vorgehen von mediokarpal ist vorteilhaft, da der Stiel des Ganglions über dem SL-Band direkt zugänglich ist. Selten eröffnet man die Kapsel radiokarpal, um vollständig zu resezieren. Man kann jedoch auch primär von radiokarpal vorgehen (Borisch 2016).

Postoperativ wird das Handgelenk nicht immobilisiert. Vielmehr muss man darauf achten, dass das Handgelenk frühzeitig gebeugt wird, da nach längerer Ruhigstellung oder Schonung durch die Narbenbildung der dorsalen Kapsel eine sehr therapierefraktäre Einschränkung der Handgelenkflexion verbleiben kann.

Die **Ergebnisse** zeigen eine hohe Zufriedenheit der Patienten von >90 % mit weitgehender Beseitigung der Schmerzen (Andersson 2017; Mathoulin und Gras 2017). Achtet man dagegen auf Schmerzen im einzelnen Fall, wird über residuelle, aber störende Schmerzen bei 23 % der Patienten berichtet (Kim et al. 2013). Auch nach eigener Erfahrung werden nicht alle Patienten schmerzfrei, besonders nicht die, deren Schmerzen auf okkulte Ganglien zurückzuführen waren. Eine arthroskopisch festgestellte Instabilität kann durch prorpiozeptive Übungen behandelt werden.

Komplikationen werden mit 0–12 % angegeben und können die Strecksehnen betreffen. Auch Hämatome oder temporäre Nervenläsionen kommen vor.

Im Vergleich von arthroskopischer und offener Resektion wurde eine Rezidivquote von 6 % gegenüber 21 % und eine Komplikationsrate von 4 % gegenüber 14 % nach der vorliegenden Literatur ermittelt (Head et al. 2015). Valide vergleichende Studien liegen nicht vor. Wahrscheinlich hängt die Rezidivgefahr auch mit der Erfahrung des arthroskopierenden Chirurgen zusammen. Das Kapselfenster, das bei der Resektion erzeugt wird, darf nicht zu klein sein (d'Ailly et al. 2021).

18.4.2 Palmare Ganglien

Radiopalmare Ganglien, ausgehend vom palmaren Anteil der radiokarpalen Gelenkkapsel, kommen in 20 % der Fälle vor. Sie lassen sich arthroskopisch resezieren, indem über das 3/4-Portal der Zwischenraum zwischen RSC- und LRL-Band dargestellt und über das 1/2-Portal – oder auch das 6/R-Portal – mit dem Shaver unter Druck von außen auf das Ganglion debridiert und das Ganglion mit dem Shaver eröffnet wird. Stets unter Sicht wird die Kapsel zwischen den genannten Bändern gefenstert (Mathoulin und Gras 2017). Die A. radialis verläuft oft dicht an der palmaren, gegenüberliegenden Hülle des Ganglions, sodass man mit dem Shaver nahe an der Gelenkkapsel bleiben muss. Rezidivrate und Komplikationsrate werden mit jeweils ca. 6 % niedriger als nach offenem Vorgehen angegeben (Rocchi et al. 2008; Fernandes et al. 2014). Die feinen Hautnervenäste an der radialen Beugeseite des Handgelenks, die beim offenen Zugang von palmar besonders im Revisionsfall geschädigt werden können, werden beim arthroskopischen Vorgehen nicht tangiert.

Erheblich seltener gehen palmare Ganglien vom STT-Gelenk aus, erkennbar an der Lokalisation in der distalen Handgelenkbeugefurche nahe dem STT-Gelenk und eher verbunden mit degenerativen Veränderungen des STT-Gelenks. Auch vom palmaren Mediokarpalgelenk können Ganglien ausgehen. Ultraschall und MRT können die Situation vor der Operation klären. In diesen Fällen ist eher ein offenes operatives Vorgehen üblich (Chai et al. 2020).

18.5 Arthroskopische Behandlung zentraler Rupturen des TFCC (Palmer I A)

Diagnose: Klinisch: Ulnarer Handgelenkschmerz nach Trauma, meistens Hyperextensionsverletzung. Umschriebener Druckschmerz dorsal ulnokarpal, forcierte Ulnarduktion und Ulna-Grinding-Manöver schmerzhaft. Meistens keine Instabilität des DRUG erkennbar.

MRT: Zentrale Ruptur, sekundäre Traumafolgen, Gelenkerguss. Falsch-negativer Befund möglich. Endgültige Diagnose arthroskopisch.

Indikation: Anhaltende Schmerzen über Wochen oder Monate, je nach Beruf. Spontaner Rückgang der Schmerzen nicht selten.

Verletzungen des ligamentären Anteils des TFCC gehen häufig mit Instabilität einher und können in vielen Fällen genäht werden. Rupturen des zentralen Anteils (Palmer I A) beeinträchtigen die Stabilität nicht, können aber durch Überlappen instabiler Anteile und durch Scherkräfte Schmerzen verursachen. Diese Rupturen werden debridiert, indem ein Teil des zentralen TFCC arthroskopisch reseziert wird und ein runder Defekt mit stabilen Rändern erzeugt wird. Dadurch wird der physiologische Vorgang der zentralen Perforation und Defektbildung sozusagen vorweggenommen. Ein Nachteil durch den zentralen Defekt besteht nicht (Abb. 18.9).

Im Einzelnen untersucht man den TFCC mit dem Häkchen über das 6/R-Portal genau und entfernt instabile Anteile zunächst mit dem Shaver. Das Gewebe kann aber bei dickem TFCC und frischer posttraumatischer Ruptur sehr derb sein, sodass man eine Schneidezange verwenden muss, um den palmaren und zentralen sowie den noch am Radius anhaftenden Teil des TFCC abzutrennen. Die peripheren ligamentären Anteile werden sorgfältig geschont. Im Gelenk verbliebene Reste werden später aus dem Gelenk gespült. Den ulnaren und dorsalen Teil des TFCC kann man entweder mit dem sogenannten Bananenmesser, einer kurzen 2-schneidigen Klinge, über das 6/R-Portal abstechen oder nach Portalwechsel die Resektionszange über das 3/4-Portal einführen und das Gewebe unter dem fast aus dem Gelenk herausgezogenen Arthroskop mit der Zange aufladen und abtrennen. Schließlich werden die Resektionsränder mit dem Shaver geglättet und eine allfällige Synovialitis abgetragen. Auch spontan oder nach Gelegenheitstrauma aufgetretene degenerativ bedingte Rupturen (Typ II C) werden auf diese Weise debridiert.

Die **Ergebnisse** nach Debridement des TFCC sind mit 80 % guten und sehr guten Ergebnissen zufriedenstellend mit deutlichem Rückgang der Schmerzen selbst bei Ulna-Plus-Variante (Husby und Haugstvedt 2001; Saito et al. 2017; Soreide et al. 2018).

Wichtig ist, dass zentrale I-A-Rupturen von radialen I-D-Rupturen unterschieden werden, die den Ansatz des Bandapparates am Radius betreffen und mit Instabilität verbunden sind. Die abgerissenen Bandanteile dürfen nicht reseziert werden, sondern müssen primär oder sekundär durch Naht reinseriert werden. Es gibt allerdings auch kleine, partielle I-D-Rupturen, die im zentralen Bereich debridiert, im palmaren oder dorsalen Teil bei frischer Verletzung durch Ruhigstellung behandelt werden.

18.6 Arthroskopisch assistierte ossäre Refixation bei traumatischen peripheren, ulnarseitigen Ausrissverletzungen des TFCC aus der Fovea (Palmer I B) mit Instabilität

Diagnose: Nach Hyperextensionstrauma oder – seltener – Rotationstrauma persistierende ulnarseitige Schmerzen, Druckschmerz besonders im Bereich der Fovea an der palmaren Seite der Basis des PSU. Instabilität des DRUG im Ballottement-Test, durch Muskelspannung oft nicht leicht zu erkennen, eventuell erst bei Untersuchung unter Anästhesie direkt vor der OP deutlich.

MRT: Im akuten Stadium infolge Einblutung bei guter Auflösung darstellbarer Ausriss. Im chronischen Stadium durch Bildung von – insuffizientem – Narbengewebe oft intakt erscheinender TFCC.

Endgültige Diagnose arthroskopisch: Bei komplettem Ausriss eindeutig, bei isoliertem Ausriss des tiefen Teils von radiokarpal nur positiver Haken- und Saugtest (Abb. 18.12b,c und 18.12k,l), umschriebene Synovitis im Recessus praestyloideus (Abb. 18.12a,j). Eventuell direkte Arthroskopie des DRUG und Darstellung der Fovea und des Ausrisses (Abb. 18.12d).

Indikation: Anhaltende Schmerzen nach erfolgloser konservativer Behandlung über 6–12 Wochen, frühzeitige Refixation bei besonderer Notwendigkeit vonseiten des Patienten.

Ulnarseitige Rupturen, die mit einem Ausriss in der Fovea und einer Instabilität des DRUG verbunden sind, können durch Refixation an den Knochen versorgt werden. Man verwendet entweder einen Nahtanker, der in die Fovea eingeschraubt wird, oder reinseriert mittels transossärer Nähte, die über einen Bohrkanal zur Fovea eingebracht und außen auf der Ulna über eine Hilfsinzision geknotet werden. Bei beiden Verfahren ist wichtig, dass die Fovea bis auf spongiösen Knochen debridiert wird, um ein gutes Bett für die Einheilung des Bandapparates zu bieten.

Einerseits kann nach frühzeitiger Diagnose die Reinsertion unmittelbar erfolgen und in der Regel ein dauerhaft gutes Resultat erwartet werden. Andererseits wird ein erheblicher Anteil der Verletzten von etwa 50 % trotz Instabilität nach einer gewissen Zeit beschwerdefrei und bedarf keiner operativen Therapie (Park et al. 2010; Moritomo et al. 2010). Zahlen zum funktionellen Ergebnis der konservativen Behandlung gibt es nicht. Auch eine sekundäre Reinsertion ist möglich. Durch die fibrokartilaginäre Natur des Bandapparates bildet sich das Gewebe wenig zurück und man kann auch noch nach einem längeren Zeitraum von sogar >12 Monaten diese Operation erfolgreich durchführen (Park et al. 2020). Nach Ausriss in der Fovea ist der Lagesinn bezüglich der Rotationsstellung des Unterarms messbar beeinträchtigt, weil die Funktion der propriozeptiven Elemente durch die verminderte Spannung des Bandapparates gestört ist (Park et al. 2018).

Cave: Ulnarseitige Beschwerden bei Instabilität des DRUG können auch im Zusammenhang mit einer ulnaren Impactionsymptomatik bestehen. Wichtig ist, ob in der Anamnese ein eindeutiger Unfallhergang oder eher ein chronisches Beschwerdebild, ggf. mit dauernder Belastung in Beruf oder Sport, zu erheben ist. Neben Standardröntgenbildern ist eine Belastungsaufnahme des Handgelenks zur Beurteilung der Ulnavarianz sinnvoll. Bei der Arthroskopie soll auf degenerative Veränderungen am Lunatum, LT-Band sowie dem TFCC selbst geachtet werden. In manchen Fällen ist eine UVO erforderlich, ggf. simultan mit Refixation des TFCC. Eine sekundäre Ulnaverkürzung, die im Zusammenhang mit einer Refixation des TFCC an die Kapsel möglich ist, sollte man bei transossärer Refixation vermeiden.

Weitere DD: Instabilität der ECU-Sehne bei Ruptur bzw. Insuffizienz der tiefen Schicht („subsheath") der ECU-Sehnenscheide. Eine Rekonstruktion der ECU-Sehnenscheide kann simultan durchgeführt werden (Garcia-Elias 2015).

Ferner: Auf schmerzhafte Instabilität oder Arthrose des PT-Gelenks achten, selten simultane Exzision des Pisiforme angezeigt.

18.6.1 Reinsertion in die Fovea mittels Nahtanker

Über eine ulnarseitige Inzision an der Basis des PSU wird nach Abschieben des Nervenastes in maximaler Supination die Fovea dargestellt und debridiert. Der Nahtanker, armiert mit 1 oder 2 Fäden, wird eingeschraubt, die Fäden mithilfe einer Kanüle unter arthroskopischer Kontrolle durch den palmaren und dorsalen ulnaren Anteil der ulnoradialen Bänder in das DRUG und dann aus dem ulnaren Portal geführt. Die Fäden werden verschlungen und mithilfe eines Knotenschiebers fest auf dem TFCC geknotet, nachdem der Distraktionszug nachgelassen wurde. Der Knoten liegt im Gelenk bzw. im Recessus praestyloideus und drückt das Gewebe fest auf die Unterlage. Die Inzision im Bereich der Fovea sollte nicht zu kurz gewählt werden, damit subkutane Nervenäste zuverlässig weggehalten werden können (Atzei et al. 2015).

Zur Nachbehandlung ist eine Immobilisierung in einem Derotationsgips in Form eines Oberarmgipses oder einer den Ellenbogen umgreifenden u-förmigen Schiene (Zuckerzangengips) von 6 Wochen erforderlich. Nach 4 Wochen kann die Schiene für Extensions-/Flexionsübungen des Handgelenks und isometrisches Muskeltraining abgenommen werden. Ein Belastungsaufbau ist erst nach 3 Monaten möglich.

18.6.2 Transossäre Reinsertion

Ulnarseitig erfolgt eine 3 cm lange Längsinzision, zentriert auf den PSU bis zu dessen Spitze. Das Subkutangewebe wird abgeschoben. Der R. dorsalis des N. ulnaris muss nicht unbedingt dargestellt werden. Das Retinaculum wird dargestellt und längs durchtrennt und die Fovea von palmar ertastet und débridiert. Es folgt eine wenige Millimeter lange Inzision der ECU-Sehnenscheide in Höhe der Fovea. Die ECU-Sehnenscheide wird dabei auf Integrität überprüft. Die Sehne wird beiseitegehalten und das Debridement der Fovea von dorsal her vervollständigt. 2 U-Nähte sollen den PSU je dorsal und palmar mit 1 Schenkel umfassen und der jeweils 2. Schenkel beider Nähte durch einen gemeinsamen, zentralen Knochenkanal laufen, der genau in die Mitte der Fovea mündet. Dieser Knochenkanal wird mit einem 1,2- oder 1,4-mm-K-Draht von ulnar proximal schräg nach distal in Richtung Fovea gebohrt. Man kann sich die Fovea beim Vorbohren des Drahtes mit der Spitze einer Pinzette markieren und dann relativ leicht den Zielpunkt treffen. Die korrekte Lokalisation der Spitze des Drahtes wird arthroskopisch beim Eintritt in das Gelenk durch den Mittelpunkt zwischen dorsalem und palmarem Bandanteil ulnarseitig überprüft. Manchmal muss mehrmals gebohrt werden, bis der Draht optimal liegt. Die Verwendung eines Zielgerätes ist möglich.

In Auswärts-Einwärts-Technik werden die 2/0-PDS-Nähte mittels Kanülen und Fangschlaufe eingebracht. Eine 1er-Kanüle wird mit einer Schlaufe aus 3/0- oder 4/0-Nylonfaden, deren freie Enden durch die Spitze der Kanüle eingeschoben werden, armiert, und die Schlaufe zurückgezogen, bis diese gerade in der Spitze der Kanüle verschwindet. In eine 2er-Kanüle wird der PDS-Faden ebenfalls von der Spitze her eingeschoben, in sich gegen Herausrutschen verknickt und zurückgezogen, bis er gerade in der Kanüle verschwindet.

Die Ränder des dorsalen und palmaren radioulnaren Bands werden unter arthroskopischer Kontrolle mit den Kanülen perforiert, jeweils eine durch den Knochenkanal, eine palmar bzw. dorsal um die Basis des PSU geführt und die Fäden von außen in der Kanüle vorgeschoben. Der PDS-Faden wird mit einer feinen arthroskopischen Fasszange durch die Fangschlaufe geführt. Beide Fäden sollen den äußeren Rand des dorsalen und palmaren Bandanteils u-förmig fassen, sodass das Gewebe flächenhaft auf den debridierten Knochen gezogen wird. Die Knoten werden dann fest auf dem Knochen geknüpft, nachdem der Längszug nachgelassen wurde. Arthroskopisch werden die exakte Lage und die Spannung der Naht kontrolliert. Die Spannung im Gelenk entspricht der Spannung des Knotens auf dem Knochen. Man muss sicher sein, dass der Faden den Bandanteil nicht durchschnitten hat. Das Retinakulum wird mit feinen resorbierbaren Nähten über den Knoten verschlossen, um Irritationen durch die Knoten an der Narbe zu vermeiden (◘ Abb. 18.11a–d, 18.12e–i, 18.12d).

Die transossäre Reinsertion kann in ähnlicher Technik, auch ohne das 6. SSF zu tangieren, über 2 Bohrkanäle erfolgen, die in die Fovea münden (Nakamura et al. 2011).

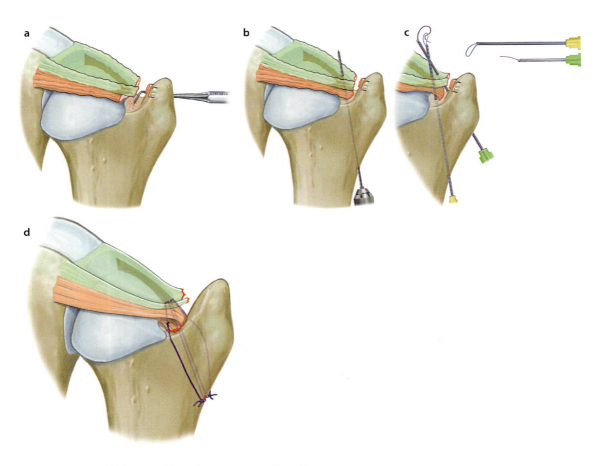

Abb. 18.11 a–d Schematische Darstellung der transossären Insertion

Postoperativ wird der Arm wie nach der Technik mit dem Nahtanker für 6 Wochen im Derotationsgips immobilisiert. Bei Patienten älter als ca. 40 Jahre wurde die Zeit der Immobilisierung auf 4 Wochen reduziert.

Die **Ergebnisse** nach ossärer Reinsertion mit in Einzelheiten etwas unterschiedlichen Techniken sind nach Publikationen verschiedener Autoren zuverlässig und dauerhaft, besonders in den Fällen, in denen keine Begleitverletzungen vorliegen (Jung et al. 2021). Nach Refixation mit Nahtanker wurden 83 % sehr gute, 10 % gute Ergebnisse erzielt, 85 % der Patienten konnten ihre frühere Aktivität in Sport und Beruf wieder ausüben (Atzei et al. 2015). Unter den in unserer Abteilung operierten Patienten (HGT) wurden 75 % sehr gute und 15 % gute Ergebnisse erzielt. Langzeitergebnisse nach 9 Jahren ergaben weiter eine gute Funktion und hohe Zufriedenheit, jedoch einen gewissen Verlust der Stabilität des DRUG in 1/3 der Fälle (Thalhammer et al. 2021). Eine frühzeitige Reinsertion, wie bei anderen Bandverletzungen angestrebt, könnte zu einer stabileren Einheilung der Bänder führen (Moloney et al. 2018).

An **Komplikationen** sind die sehr seltenen primären Therapieversager anzuführen, die wie auch rezidivierende Instabilitäten nach erneutem Trauma eine Rekonstruktion durch Bandplastik erforderlich machen.

Irritationen des R. dorsalis des N. ulnaris treten in bis zu 25 % als temporäre Dysästhesien bei Verwendung des direkten fovealen Portals als Zugang zur Fovea auf (Auzias et al. 2020a).

Eine Bewegungseinschränkung nach der Immobilisation ist in aller Regel nur vorübergehend und durch adäquate Handtherapie zu beheben. Gravierende Dystrophien im Sinne eines CRPS haben wir nicht feststellen müssen; leichte, temporäre dystrophe Störungen besonders in Form von Hypertrichosis sind in manchen Fällen zu beobachten.

Arthroskopische Operationsverfahren an Hand und Handgelenk

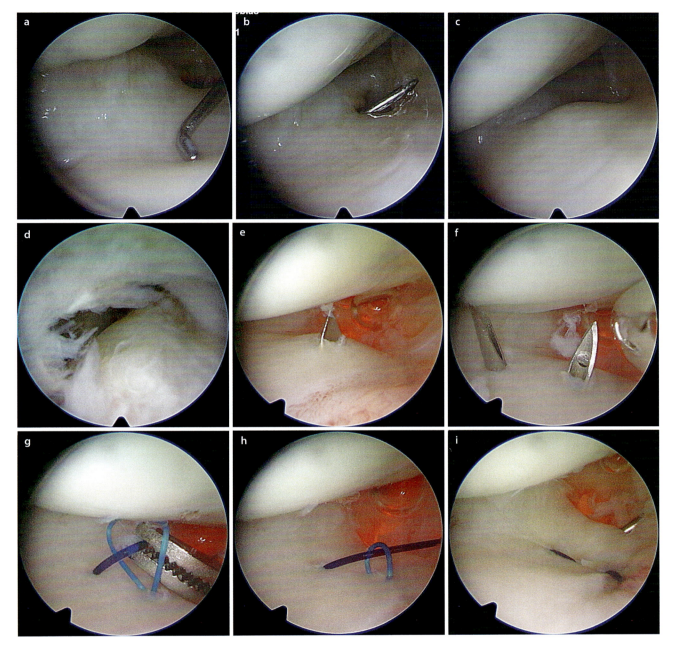

Abb. 18.12 **a–i** Rechtes Handgelenk: Abriss der tiefen Insertion des TFCC mit Instabilität des DRUG (entstanden im Zusammenhang mit Radiusfraktur vom Galeazzi-Typ), arthroskopisch assistierte Reinsertion mit gutem Resultat und Wiederherstellung der Stabilität. **a** Blick von radial über das 3/4-Portal nach ulnar auf den TFCC, deutlich reduzierter Trampolineffekt, ulnarseitige Synovialitis. **b, c** Gleiche Einstellung: TFCC von der Unterlage mit dem Häkchen abzuheben, Hooktest positiv. **d** Arthroskop über das 6/R-Portal unter den Diskus geschoben, Arthroskopie des DRUG: Unterseite des TFCC, Ausriss der Bänder in der Fovea und Knorpel der distalen Zirkumferenz des Caput ulnae sichtbar. **e** Vorbohren des K-Drahtes zentrisch in die Fovea und weiter in den ulnaren Rand des TFCC. **f** Vorschieben einer Kanüle zentrisch und einer Kanüle um den palmaren Teil der Basis des PSU in das palmare radioulnare Band. **g** PDS-Faden und Ausziehschlaufe sind durch die Kanülen in das Gelenk geschoben, der PDS-Faden wird mithilfe einer kleinen Fasszange durch die Schlaufe geführt. **h** Faden durchgeführt. **i** 2. Faden um die dorsale Basis des PSU in gleicher Technik als U-Naht gelegt und beide Fäden nach Reduzieren des Distraktionszuges außen fest auf dem Knochen geknotet. Dadurch TFCC fest auf die (zuvor angefrischte) Fovea des Caput ulnae refixiert. **j–m** Rechtes Handgelenk, anderer Fall: Abriss des TFCC in der Fovea mit Instabilität des DRUG nach Sturz bei einem 45-jährigen Mann, trotz mäßiger degenerativer Veränderungen bei eindeutiger Traumaanamnese gutes Resultat nach Refixation. **j** Sicht über das 3/4-Portal auf den TFCC, Abriebzeichen auf der Oberfläche. **k** TFCC mit dem Häkchen deutlich anzuheben (Hooktest positiv). **l** TFCC auch mit dem Sauger von der Unterlage abzuheben (Saugtest positiv). **m** TFCC refixiert

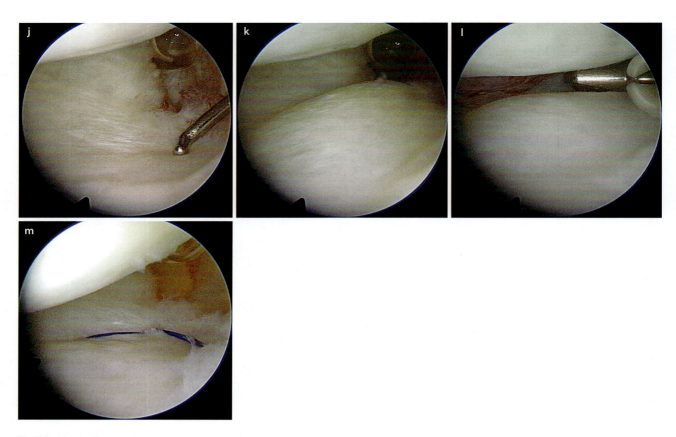

◻ Abb. 18.12 fortgesetzt

18.7 Rupturen nur des oberflächlichen ulnaren Teils des TFCC (Palmer I B) ohne Instabilität

Diagnose: Nach Hyperextensionstrauma oder – seltener – Rotationstrauma ulnarseitige Schmerzen, keine oder höchstens geringe Instabilität des DRUG im Ballottement-Test.

MRT: Im akuten Stadium infolge Einblutung bei guter Auflösung darstellbarer Abriss.

Endgültige Diagnose arthroskopisch, Abriss ulnarseitig an der Spitze des PSU oder dorsalseitig an der Kapsel, oft von Synovialproliferation überdeckt, Spannung des TFCC reduziert – Trampolineffekt vermindert.

Indikation: Anhaltende Schmerzen nach erfolgloser konservativer Behandlung über 8–12 Wochen. Bei stabilen Verhältnissen eher zurückhaltende OP-Indikation.

Nach Debridement der Ausrissstelle mit dem Shaver wird in Auswärts-Einwärts-Technik über das 6/R-Portal oder über eine kurze Inzision in Verlängerung dieses Portals, um die Nervenäste abzuschieben, der abgerissene Rand mit 2 resorbierbaren Nähten refixiert. Man kann auch das 6. SSF kurzstreckig eröffnen und die Nähte neben der Sehne auf den Boden des Sehnenfaches platzieren. Es ist möglich, dass bei diesem Verletzungsmuster ein Debridement ausreicht und keine Naht erforderlich ist (Cardenas-Montemayor et al. 2013).

18.8 Reinsertion ligamentärer Ausrissverletzungen des TFCC am Radius (Palmer I D)

Diagnose: Instabilität des DRUG im Ballottement-Test (vgl. Abschn. 18.6).

MRT: Bei adäquater Schichtdicke ist der Abriss am Radius darzustellen.

Endgültige Diagnose arthroskopisch, es ist ein umschriebener zentraler Ausriss unter Erhalt des ligamentären Teils von einem Ausriss unter Einschluss des ligamentären Anteils zu unterscheiden.

Indikation: Anhaltende Schmerzen nach erfolgloser konservativer Behandlung über 6–12 Wochen, frühzeitige Refixation bei besonderer Notwendigkeit vonseiten des Patienten.

I-D-Rupturen, die den ligamentären Anteil betreffen, können mittels Nahtanker refixiert oder über transossäre Nähte adaptiert werden. Im Unterschied zum ulnaren Anteil des TFCC ist das Gewebe im Bereich der Insertion am Radius spärlich vaskularisiert. Nach Anfrischen des Knochens durch Anlegen multipler Bohrkanäle heilt der refixierte TFCC jedoch ein. Unter Sicht von radial wird über das 6/U-Portal, umgeben von einem Gewebeschutz, ein K-Draht von 1,4 mm Durchmesser an die Abrissstelle am Radius geführt und hier mehrfach der Knochen bis nach radial vollständig durchbohrt, sodass durch den angefrischten Knochen mehrere Kanäle nach radial führen. Über das gleiche Portal werden 2 lange Nadeln eingebracht, mit denen ein 2/0-PDS-Faden doppelt armiert ist (Meniskusnahtset). Das abgerissene radioulnare Band wird mit den Nadeln aufgeladen. Mit diesen wird ein passender Bohrkanal im Radius ertastet und beide Nadeln werden nach radial ausgeführt. Nach Gegeninzision und Beiseitehalten des R. superficialis des N. radialis wird der Faden auf dem Radius festgeknüpft (Sagerman und Short 1996).

Auch sekundär können I-D-Rupturen, die zu symptomatischer Instabilität führen, erfolgreich refixiert werden. Stößt man unerwartet auf eine ausgedehnte I-D-Ruptur, kann der Patient nach arthroskopischer Diagnostik ohne Nachteile zur endgültigen Versorgung weitergeleitet werden.

Die Ergebnisse nach transossärer Reinsertion sprechen für eine gute Einheilung, beziehen sich aber auf Einzelfallberichte. Unbehandelt können erhebliche Beschwerden persistieren (Edgerton und Kollmorgen 2017).

18.9 Traumatische Rupturen des LT-Bands, Längsrupturen des ulnotriquetralen Bands, Rupturen des Lig. radiotriquetrum dorsale

Komplette Rupturen bzw. Instabilitäten infolge Ruptur des palmaren Anteils des LT-Bands kommen meistens als Kombinationsverletzung vor. Trifft man eine derartige Verletzung in der akuten Phase an, ist eine LT-Transfixation mit K-Drähten zu erwägen. Ergebnisse beschränken sich auf Fallberichte (Atkinson und Watson 2012).

Längsrupturen des ulnotriquetralen Bands, klinisch erkennbar am Druckschmerz im Bereich der Fovea ohne Instabilität des DRUG, können nach arthroskopischem Debridement durch eine von ulnar eingebrachte quere Naht readaptiert werden (Clark et al. 2019).

Rupturen der inneren Schicht des Lig. radiotriquetrum dorsale können isoliert oder als Kombinationsverletzung auftreten. Als Hinweise sind ein Hyperflexionstrauma in der Vorgeschichte und ein umschriebener Schmerz im Bereich des Lig. radiotriquetrum dorsale zu werten. Im MRT stellt sich diese Verletzung nicht dar. Der abgerissene Bandanteil lässt sich am besten über das palmare, radiale Portal darstellen und mittels einer u-förmigen Naht, die über die dorsalen Portale gelegt wird, readaptieren. Die Ergebnisse nach Naht sind zufriedenstellend (Slutsky 2008).

18.10 Degenerativ bedingte Veränderungen des TFCC-Ulna-Impaction-Syndroms

Diagnose: In der Anamnese kein echter Unfall, eher Gelegenheitstrauma oder Überlastung. Klinisch: Ulnarer Handgelenkschmerz mit umschriebenem Druckschmerz dorsal ulnokarpal und am proximalen Rand des Lunatums, forcierte Ulnarduktion und Ulna-Grinding-Manöver sowie forcierte Extension des Handgelenks schmerzhaft.

MRT: Zentrale Ruptur, degenerative Veränderungen des TFCC, Signalalteration am ulnaren Pol des Lunatums als Hinweis auf Knorpelschaden. Bestätigung der klinischen Diagnose: arthroskopisch.

18.10.1 Behandlung der zentralen degenerativen Ruptur durch einfache Resektion

Indikation: Anhaltende Schmerzen über Wochen oder Monate, je nach Beruf. Zurückhaltende OP-Indikation, da degenerative Veränderungen physiologisch sind und die Beschwerden oft nach Wochen oder Monaten spontan verschwinden.

Arthroskopisch lässt sich die Diagnose sichern und im Fall der Ruptur in gleicher Technik wie beim traumatischen Riss durch Debridement und Resektion des zentralen Teils des TFCC behandeln.

Die **Ergebnisse** sind auch bei degenerativ bedingten Rupturen zufriedenstellend und zeigten selbst bei mäßig ausgeprägter Ulna-Plus-Variante von bis zu 4 mm in 41 von 50 Fällen eine deutliche Besserung der Beschwerden und einen Rückgang der Schmerzen (von 7,6 auf 2,0 auf der VAS) – allein durch Debridement. Eine Regenerationsphase von bis zu 6 Monaten war zu verzeichnen. Nur in 9 Fällen wurde eine Ulnaverkürzungsosteotomie (UVO) erforderlich (Möldner et al. 2015). Auch die Resektion eines vorgeschädigten, aber noch nicht rupturierten, zentralen TFCC ergab in 75 % eine ausreichende Besserung der Beschwerden (Löw et al. 2018). Komplikationen sind kaum zu befürchten.

18.10.2 Dekompression des ulnaren Kompartments durch partielle distale arthroskopische Caput-ulnae-Resektion (Wafer Procedure)

Indikation: Anhaltende Schmerzen nach arthroskopischem Debridement. Arthroskopischer Nachweis der fortgeschrittenen Defektbildung des zentralen TFCC. Manifeste Impaktion erkennbar an Veränderungen am ulnaren Pol des Lunatums oder des Caput ulnae im MRT oder Nativröntgen. Indikation bei Ulna-Plus-Varianz bis 4 mm. Indikation auch bei Ulnaimpaktion im Falle von Ulna-0-Varianz möglich.

Kontraindikation: Verkürzung über >4 mm, nicht-dissoziative Instabilität der Handwurzel, Insuffizienz der radiokarpalen Bänder, also Luxationstendenz des Karpus nach ulnar. Instabilität des DRUG.

Ist die Substanz des zentralen TFCC-Anteils durch Abrieb geschwunden und besteht schon ein zentraler Defekt oder war das alleinige Debridement des TFCC nicht ausreichend, muss man das ulnare Kompartiment durch einen Eingriff am Knochen dekomprimieren. Arthroskopisch erkennt man Knorpelschäden am Lunatum, denen charakteristische radiologische Veränderungen am ulnaren Pol des Lunatums entsprechen können, sowie Knorpelschäden am Caput ulnae. Es kann extraartikulär durch Ulnaverkürzung oder direkt vor Ort durch die partielle distale Caput-ulnae-Resektion, bei der sozusagen eine Scheibe an der äußersten distalen Ulna entnommen wird (Wafer Procedure), entlastet werden. Die Wafer-Operation kann arthroskopisch minimalinvasiv erfolgen (◘ Abb. 18.13). Man kann bis zu 4 mm an der distalen Zirkumferenz des Caput ulnae resezieren. Muss stärker verkürzt werden, kommt nur die Ulnaverkürzungsosteotomie (UVO) in Betracht. Auch bestimmte Konfigurationen des DRUG mit von Natur aus geringer Höhe des Caput ulnae sprechen für eine UVO. Beide Verfahren gelten als gleichwertig und erfolgreich in der Reduktion der Schmerzen (Bickel 2008).

Eine im diaphysären Bereich durchgeführte UVO stabilisiert das DRUG, indem das distale schräge Band

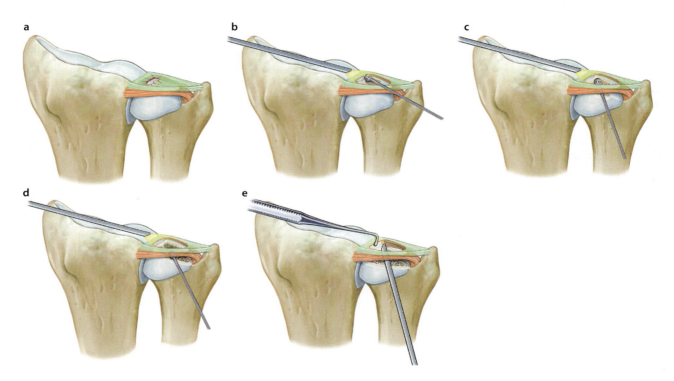

◘ **Abb. 18.13** a–e Wafer-Resektion. **a** Ausgangssituation, zentrale Ruptur / zentraler Defekt des TFCC **b** nach großzügiger Resektion des zentralen Teils des TFCC und Abtragen des Knorpels Fräsen einer radiären Knochenrinne in die distale Zirumferenz des Caput ulnae (CU), Die Knochenfräse wird zunächst oberhalb , also distal des TFCC über das 6/R Portal eingeführt. **c** Fortsetzen der Resektion nachdem durch das 6/RPortal ein Weg unterhalb des TFCC präpariert wurde und so die Fräse tangential, parallel zur distalen Fläche des CU eingebracht wurde. **d** Scheibenförmige Resektion vervollständigt, an der Gelenkfläche zum Radius besonders vorsichtig reseziert, palmare und dorsale Kante durch maximale Pro- bzw. Supination dargestellt. **e** Überprüfung auf ausreichende Resektion durch Portalwechsel: Arthroskop im 6/R Portal, Abschätzen der Höhe der Resektion mittels des 2 mm langen Tasthäkchens, das über das 6/R Portal eingeführt wird

der Membrana interossea gestrafft wird. Dieser Effekt ist in manchen Fällen erwünscht, da Beschwerden im DRUG gleichzeitig durch die Faktoren Instabilität und Impaktion verursacht sein können. Jedoch ist die UVO aufwendiger und mit dem Risiko einer Folgeoperation in Form von Metallentfernung, aber in ca. 6 % auch mit einer Revision wegen Pseudarthrose verbunden (Verhiel et al. 2020). Auch wird eine Inkongruenz des DRUG erzeugt, die zu radiologisch nachweisbaren arthrotischen Veränderungen des DRUG in 20–30 % der Fälle führen kann (de Runz et al. 2016; Baek et al. 2011). Durch die Wafer-Operation wird die Gelenkfläche des Caput ulnae zum Radius verkleinert, sodass die Druckbelastung pro Flächeneinheit zunimmt. Jedoch bleibt die Gelenkfläche kongruent. Vergleichende Studien, beruhend auf geringen Patientenzahlen, zeigen nach arthroskopischer Wafer-Operation eine geringere Komplikationsrate und schnellere Erholung als nach UVO (Oh et al. 2018a; Bernstein et al. 2004). In einigen Fällen halten Schmerzen jedoch nach der Wafer-Operation wie nach anderen Resektionsarthroplastiken über 3 Monate, manchmal noch länger an.

Besonders vorteilhaft erscheint die Wafer-Operation wegen der geringeren Belastung in fortgeschrittenem Lebensalter und auch bei sekundärem Ulna-Impaction-Syndrom – wie nach unter Verkürzung verheilter Radiusfraktur – oder bei ulnarer Impaktion durch Höhenminderung des Karpus radiolunär – z. B. bei Knorpelschwund im Rahmen einer rheumatisch bedingten Handgelenkdestruktion (Abb. 18.14e–g). Auch eine Inklination der Incisura ulnaris in der koronaren Ebene – proximal abweisend von der Radiuslängsachse – spricht für eine Wafer-Resektion, da durch Ulnaverkürzung ein Impingement verursacht werden kann.

Man geht arthroskopisch am distrahierten, frei rotierbaren Unterarm über das 3/4-Portal ein. Zunächst wird der zentrale Teil des TFCC großzügig reseziert und der noch verbliebene Knorpel an der distalen Zirkumferenz des Caput ulnae mit einem Shaver („full radius"), eingebracht über das 6/R-Portal, abgetragen, damit die Knochenfräse nicht von den Knorpelteilen verstopft wird. Man verwendet zur Resektion des Knochens am besten eine Fräse von 3,5 mm Durchmesser unter kontinuierlicher Irrigation mit Kochsalzlösung. Der Sog wird zeitweise unterbrochen. Man fräst eine radiär zur Fovea verlaufende Rinne, die der gewünschten Resektionstiefe entspricht. Man lässt zunächst die palmare Kante zur Orientierung stehen und reseziert im dorsalen Teil die subchondrale Knochenlamelle und die darunterliegende Spongiosa bis zur geplanten Tiefe. Sobald man etwas Raum gewonnen hat, präpariert man über das 6R-Portal mit dem Klemmchen einen Weg unter dem TFCC, sodass die Fräse tangential angesetzt werden kann und dadurch eine plane Resektionsfläche erreicht wird. Man schwenkt die Fräse wischerartig hin und her und bewegt dabei das Caput ulnae durch Rotation des Unterarms unter der Fräse durch.

Es folgt die Resektion des palmaren Teils der Gelenkfläche. Durch maximale Pro- bzw. Supination werden die äußersten Grenzen der Gelenkfläche dargestellt und verbliebene Kanten sorgfältig geglättet. Die Portale werden gewechselt und über das 6/R-Portal wird überprüft, ob zum Radius hin ausreichend und gleichmäßig reseziert ist. Es sollte ein Höhenunterschied von knapp 2 mm zwischen Resektionsfläche und Knorpel der Radiusgelenkfläche – in der distrahierten Situation – erreicht sein und mit dem Tasthäkchen (2 mm Länge des Hakens) über das radiale Portal überprüft werden. Eine radiologische intraoperative Röntgenkontrolle kann erfolgen. Die sorgfältige arthroskopische Kontrolle der korrekten Resektion ist wichtiger. Postoperativ kann eine Ruhigstellung für einige Tage bis zum Rückgang der Schmerzen sinnvoll sein. Eine längere Immobilisierung ist nicht angezeigt (Abb. 18.13, 18.14).

Die **Ergebnisse** zeigen eine sehr gute Reduktion der Schmerzen auf Werte von 1–2 auf der VAS und 80 % gute und sehr gute Resultate in den funktionellen Scores. Da es sich um eine Resektionsarthroplastik handelt, können Schmerzen auch nach korrekter Resektion über 3 Monate oder im Einzelfall sogar bis zu 6 Monate andauern. Die Arbeitsunfähigkeit ist in den meisten Fällen deutlich kürzer als nach UVO (Slutsky 2017; Auzias et al. 2020b).

Komplikationen

Persistierende Beschwerden durch unvollständige Resektion. In diesem Falle ist ggf. eine erneute Operation mit Nachresektion erforderlich. Sehr selten wurde eine persistierende Impaktion allein des PSU am Triquetrum beobachtet. Schäden der Hautnerven im Bereich des 6/R-Portals durch die relativ grobe Fräse können auftreten. Dem kann durch sorgfältiges Spreizen und Abschieben des Subkutangewebes und Weiten des Portals vorgebeugt werden.

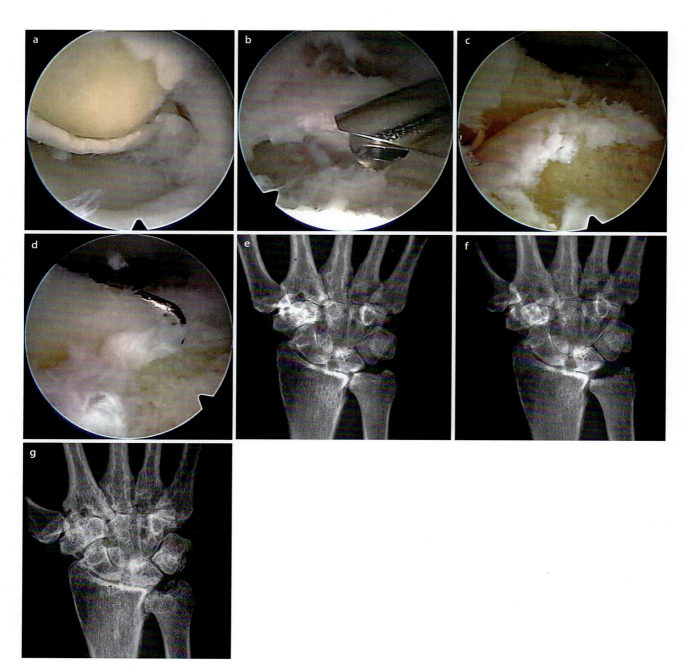

Abb. 18.14 a–g Rechtes Handgelenk: Ulna-Impaction-Syndrom mit fortgeschrittenem Knorpelschaden am Os lunatum, durch Resektion des TFCC und Wafer-OP behandelt. **a** Sicht über das 6/R-Portal auf den ulnaren Pol des Lunatums, Knorpelschaden 4. Grades. **b** Sicht über das 3/4-Portal, TFCC zentral reseziert, Caput ulnae entknorpelt, Fräse über das 6/R-Portal – noch distal des TFCC – auf das freiliegende Caput ulnae vorgeschoben. Im Vordergrund ist die Radiuskante, im Hintergrund der Rand des TFCC sichtbar. **c** Kontrolle auf ausreichende Resektion, Arthroskop über das 6/R-Portal eingeschoben, Blick auf die Spongiosa des Caput ulnae im Vordergrund und die noch nicht ausreichend resezierte Kante des Caput ulnae, im Hintergrund die Kante der Incisura semilunaris des Radius. **d** Gleiche Einstellung, mit dem Häkchen wird der ausreichende Abstand von 2 mm zwischen Knochenkante des Caput ulnae und Gelenkfläche des Radius verifiziert. Es ist sinnvoll, den Gelenkknorpel des Caput ulnae soweit als möglich stehen zu lassen. **e–g** Anderer Fall: Röntgenbilder rechtes Handgelenk p.–a. 56 Jahre alte Patientin, rheumatoide Arthritis, Larsen-Stadium 3, Handgelenksynovialitis plus Ulnare-Impaction-Symptomatik mit erheblichen Beschwerden. Arthroskopische Synovialektomie des Handgelenks und Wafer-Resektion der distalen Ulna. **e** Präoperativ, Impaktion zwischen Caput ulnae und Lunatum mit subchondraler Sklerosierung im Kontaktbereich. **f** Direkt postoperativ nach arthroskopischer Wafer-Operation, ausreichender Abstand zwischen Caput ulnae und Lunatum. **g** Verlaufskontrolle 2 Jahre später, die Gelenkfläche zum Radius ist etwas mit regeneriertem Knochen unterfüttert. Die Patientin ist trotz der Veränderungen radiokarpal und mediokarpal anhaltend beschwerdefrei

18.10.3 Ulna-Styloid-Impaction-Syndrom – Resektion der Spitze des PSU

Diagnose: Umschriebener Druckschmerz an der Spitze des PSU, Schmerz bei maximaler Extension und Supination – z. B. Aufstützen mit der Hand auf die Hüfte. Radiologisch häufig Ulna-Minus-Variante mit kräftigem PSU. Im MRT Reizzustand in der Umgebung der Spitze des PSU. Arthroskopisch umschriebener Knorpelschaden an der proximalen Gelenkfläche des Triquetrums oder Abrieb bzw. Ruptur des LT-Bands, synovialer Reizzustand im ulnaren Bereich und freiliegende, eventuell von intraartikulär her sicht- oder tastbare Spitze des PSU.

Außer einer Impaktion zwischen Caput ulnae und Lunatum kann gleichzeitig oder isoliert davon eine Impaktion zwischen PSU und Triquetrum vorliegen. Neben der offenen Resektion ist auch eine arthroskopische Abtragung von ca. 4 mm möglich. Man löst und debridiert zunächst die Weichteile in der Umgebung der Spitze des PSU und reseziert dann mit der Fräse über das 6/R-Portal oder das 6/U-Portal. Der Bereich der Fovea darf nicht tangiert werden. Liegt ein Ulna-Impaction-Syndrom vor, das sowohl das Caput ulnae wie den PSU betrifft, kann beides durch eine gleichzeitige Wafer-OP und Resektion der Spitze des PSU behandelt werden. Näher liegt es, das Problem durch ausreichende UVO zu lösen. Sehr selten musste ein persistierendes Ulna-Styloid-Impaction-Syndrom nach an sich erfolgreicher UVO durch sekundäre Resektion der Spitze des PSU behandelt werden.

18.11 Impaktion des proximalen Pols des Hamatums an der ulnaren Facette eines Lunatums Typ II

Degenerative Knorpelschäden am proximalen Pol des Hamatums und der ulnaren Facette eines Lunatums Typ II sind häufig zu beobachten. In den meisten Fällen sind diese Veränderungen asymptomatisch und sind nur mit Zurückhaltung als wesentliche Ursache von Schmerzen zu betrachten. Liegen keine weiteren Pathologien vor und sprechen weitere Befunde, insbesondere ein auffälliges MRT oder eine Aufhebung des Gelenkspalts zwischen Hamatum und ulnarer Facette des Lunatums in einer belasteten oder ulnar deviierten Röntgenaufnahme, für eine symptomatische Arthrose in diesem Bereich, kann diese Pathologie durch sparsame arthroskopische Resektion von ca. 3 mm der Hamatumspitze gelöst werden (Harley et al. 2004).

18.12 Arthroskopische Resektionsarthroplastik des distalen Skaphoidpols bei Arthrose des STT-Gelenks

Indikation: Anhaltende Schmerzen trotz konservativer Maßnahmen bei isolierter STT-Arthrose bei klinisch sowie radiologisch weitgehend unauffälligem Daumensattelgelenk. Als Vorbereitung außer Standardröntgenaufnahmen mediokarpaler Schubladentest unter Bildverstärkerkontrolle zum Ausschluss einer dorsalen mediokarpalen Instabilität erforderlich.

Eine schmerzhafte STT-Arthrose kann durch Resektionsarthroplastik behandelt werden. Die Resektion des distalen Skaphoidpols kann auch in arthroskopischer Technik erfolgen. Dazu werden zusätzliche Portale in Höhe des Gelenkspalts des STT-Gelenks genutzt: 1 dorsales Portal radial der ECRL-Sehne und eventuell 1 radiales Portal unmittelbar radial der APL-Sehne (Carro et al. 2003). Nach Darstellung des STT-Gelenks über das RMC-Portal wird über das dorsale STT-Portal zunächst debridiert und dann mit einer 3,5-mm-Knochenfräse der distale Skaphoidpol reseziert. Es müssen 3–5 mm reseziert werden und insbesondere muss auch die palmare Kante der Gelenkfläche adressiert werden. Ausreichend reseziert ist, wenn sich die Knochenfräse ungehindert in der Resektionshöhle bewegen lässt. Der palmare Kapsel-Band-Apparat des STT-Gelenks wird geschont.

Die post-OP Kontrolle im Standardröntgenbild zeigt oft, dass sich die Resektionsflächen überlagern, auch wenn ausreichend Knochen abgetragen wurde. Nach Resektion des distalen Skaphoidpols kippt das Skaphoid bzw. die ganze proximale Handwurzelreihe etwas nach dorsal, erkennbar an einer DISI-Stellung des Lunatums in der seitlichen Röntgenaufnahme, da die distale Abstützung des Skaphoids entfernt wurde. Diese Veränderung ist in den meisten Fällen, insbesondere bei Patienten, die das Handgelenk nicht stärker belasten, ohne Symptome. Besteht jedoch eine dorsale mediokarpale Instabilität, die auch bei regelrechter Stellung des Skaphoids in der präoperativen Röntgenaufnahme vorliegen kann, kommt es nach der Resektion des distalen Pols zu einer Subluxation des Kapitatums gegenüber dem Lunatum nach dorsal. Um dies zu vermeiden, wird vor der Resektion in einem mediokarpalen Schubladentest unter Bildverstärkerkontrolle im seitlichen Strahlengang versucht, das Kapitatum gegenüber dem Lunatum nach dorsal zu luxieren. Ist eine Luxation möglich, ist eine Resektionsarthroplastik **kontraindiziert**. Der Schubladentest sollte auch nach der Resektion noch-

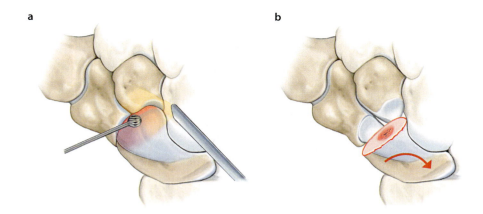

Abb. 18.15 a, b Resektion des distalen Skaphoidpols bei STT-Arthrose

mals durchgeführt werden (Garcia-Elias 2011). Eine postoperative Immobilisierung ist nur für kurze Zeit erforderlich (Abb. 18.15).

Die eigenen **Ergebnisse** (HGT) zeigen wie andere Untersuchungen (Luchetti et al. 2019) einen deutlichen Rückgang der Schmerzen und eine signifikante Besserung der funktionellen Scores (postoperativ: MMWS 93, DASH 19, Schmerzen auf der VAS 1,5) bei zufriedenen Patienten. Es ist allerdings ein Erholungszeitraum von durchschnittlich 6,3 (2–15) Monaten zu verzeichnen. Auch von anderen Autoren wurde eine allmähliche Besserung über 12 Monate festgestellt (Cobb und Arthroscopic 2009). Vergleiche zur offenen Resektionsarthroplastik gibt es nicht. Vergleiche zwischen Resektionsarthroplastik mit und ohne Interponat ergaben sowohl in arthroskopischer wie in offener Technik keinen Vorteil für die Verwendung eines Interponats. Die optimale Behandlung der isolierten STT-Arthrose wurde noch nicht gefunden. Wahrscheinlich ist für schwere manuelle Tätigkeit und ausgeprägt instabile Verhältnisse die STT-Arthrodese vorzuziehen (Berkhout et al. 2020).

Komplikationen in Form von Verletzungen der radialseitigen Nervenäste oder der A. radialis lassen sich bei genauer Planung der Portale und etwas großzügiger Hautinzision vermeiden. Bei 2 der selbst behandelten Patienten musste bei unzureichender Belastbarkeit des Handgelenks für schwere handwerkliche Tätigkeit eine STT-Arthrodese mit Interposition eines Knochenspans als Revisionseingriff durchgeführt werden.

18.13 Arthroskopische Synovialektomie

Indikation: Persistierende, floride, rheumatische Synovialitis des Handgelenks trotz adäquater rheumatologischer Therapie. Auch bei rheumatischer Destruktion des Gelenks und Verschmälerung des Gelenkspalts (bis Larsen 3) möglich. Voraussetzung: Gelenkkonturen erhalten, keine manifeste Instabilität. Therapieziel einerseits Beseitigung der Schmerzen, andererseits Verhinderung der fortschreitenden Destruktion. Auch Kombination mit anderem arthroskopischem Eingriff wie distaler Caput-ulnae-Resektion (Wafer) oder offenem Eingriff (Synovialektomie der ECU-Sehne) möglich. Auch bei bakterieller Entzündung des Handgelenks (Empyem) oder bei Chondrokalzinose zum Débridement möglich.

Mittels der arthroskopischen Technik kommt man dem Ziel nahe, das proliferierte Synovialgewebe möglichst vollständig auszuräumen. Man verwendet die dorsalen Standardportale und geht zusätzlich über die seitlichen 1/2- und 6/U-Portale ein, um in die palmaren Rezessus des Radiokarpalgelenks zu gelangen. Durch die meistens vorhandene Perforation des TFCC kann man in maximaler Pronation über das 6/U-Portal den palmaren Teil des DRUG, in maximaler Supination über das 6/R-Portal dessen dorsalen Teil erreichen. Auch bei rheumatischer Synovialitis bleibt die palmare Gelenkkapsel des DRUG stabil, sodass keine größere Perforationsgefahr besteht. Durch die rheumabedingte

Lockerung des Bandapparates kann man sich leicht im Gelenk bewegen und auch einen 3,5-mm-Shaver („full radius" oder besser „aggressive cutter") verwenden. Auch mediokarpal werden seitliche Portale im Bereich des STT-Gelenks und 1 Portal unmittelbar palmar der ECU-Sehne in Höhe des mediokarpalen Gelenkspalts verwendet. Die Portale werden nicht verschlossen, sondern fungieren als Drainageöffnungen; ein elastischer Kompressionsverband mit einem Stahlwollekissen hilft Nachblutungen aus den intraartikulären Wundflächen zu kontrollieren. Eine Drainage ist nicht angezeigt.

Es hat sich bei uns bewährt, die mechanische Synovialektomie durch eine Radiosynoviorthese (RSO) 6 Wochen postoperativ zu ergänzen. Für das Handgelenk gibt es zur Wirksamkeit dieses Vorgehens keinen Nachweis, jedoch konnte nach Studien an Knie- und Sprunggelenk durch diese Kombination die Rezidivquote gesenkt werden. Eine RSO allein ist ineffektiv, wenn das proliferierte Synovialgewebe dicker ist als die Eindringtiefe der β-Strahlung (mittlere Eindringtiefe bei Rhenium 1,2 mm).

Die **Ergebnisse** zeigten bei den selbst behandelten Patienten (37 Patienten von 2003–2007) (HGT) eine deutliche und prompte Besserung der Schmerzen in 90 %, sofern das Handgelenk radiologisch erhalten war (Larsen 1 und 2), in 70 % bei deutlicher Destruktion (Larsen 3). Die Rezidivrate lag bei 20 %, hängt aber entscheidend von der Krankheitsaktivität und der Wirksamkeit der medikamentösen Behandlung ab, die fortgesetzt werden muss. Bei 4 der Patienten war die Destruktion nach durchschnittlich 2,3 Jahren trotz des Eingriffs um 1 Stufe auf der Larsen-Skala fortgeschritten. In einer Langzeitbeobachtung von 49 Patienten über 8 Jahre zeigten klinisch 25 % ein Rezidiv der Synovialitis, radiologisch 45 % eine Progression um 1 Larsen-Stadium, 25 % um 2 Stadien und 30 % keine Progression. In dieser Studie wurde kein Zusammenhang des Erfolgs der Synovialektomie bezüglich Kontrolle der Synovialitis und Rückgang der Schmerzen (von 6,3 auf 1,7 auf der VAS) mit dem radiologischen Ausgangsstadium festgestellt. Die fortschreitende Destruktion konnte in vielen Fällen nicht verhindert, sondern nur verzögert werden. Dennoch blieb das klinische Resultat in 75 % nach 5 Jahren, in 65 % nach 10 Jahren stabil (Lee et al. 2014).

Komplikationen werden kaum beobachtet. Falls durch die SE die Kapsel ausgedehnt perforiert wurde, sollte eine RSO erst durchgeführt werden, wenn sich die Perforation sonografisch oder arthrografisch erkennbar geschlossen hat.

18.14 Arthroskopisches Shrinking des Kapsel-Band-Apparates bei mediokarpaler Instabilität

Indikation: Anhaltende Beschwerden bei klinisch nachweisbarer, palmarer mediokarpaler Instabilität. Vorausgehende qualifizierte handtherapeutische Übungsbehandlung mit konsequenten propriozeptiven Übungen unabdingbar.

Diagnose: Klinisch anhand des bei der Untersuchung auslösbaren, charakteristischen mediokarpalen Schnappphänomens und weiterer Provokationstests, die die Symptome des Patienten reproduzieren.

Die arthroskopisch operative Behandlung dieser nicht häufigen Pathologie durch elektrothermisches Shrinking ist wegen der damit verbunden Schädigung neuronaler Elemente im Kapsel-Band-Apparat umstritten (Hagert et al. 2016). Unter sorgfältiger Kühlung durch Spülung wird unter mäßiger Energieapplikation an zahlreichen Punkten des Bandapparates eine umschriebene Teilnekrose gesetzt. Insbesondere werden palmar das radioskaphokapitale Band, das lange und kurze radiolunäre Band radiokarpal und ulnokarpal, das ulnotriquetrale Band sowie mediokarpal das triquetrokapitale Band adressiert. Auch dorsale Strukturen, nämlich das radiotriquetrale von ulnokarpal sowie mediokarpal das dorsale interkarpale Band, werden gezielt elektrothermisch behandelt (Hargreaves 2014). Behutsames Vorgehen und sorgfältige Kontrolle der angewandten Stromstärke vorausgesetzt, heilen die kollagenen Fasern der Bänder unter Narbenbildung aus und straffen sich. Einzelheiten der Technik bei Hargreaves 2014. Eine Immobilisierung für 6 Wochen ist erforderlich.

In Fällen einer mäßigen, also dynamischen Instabilität wird mit diesem Verfahren eine erkennbare und dauerhafte Straffung des Kapsel-Band-Apparates erzielt, verbunden mit einer hohen Patientenzufriedenheit und deutlichen Reduktion der Schmerzen. Wesentliche Komplikationen wurden nicht beobachtet (Hargreaves 2014; Higgin und Hargreaves 2017).

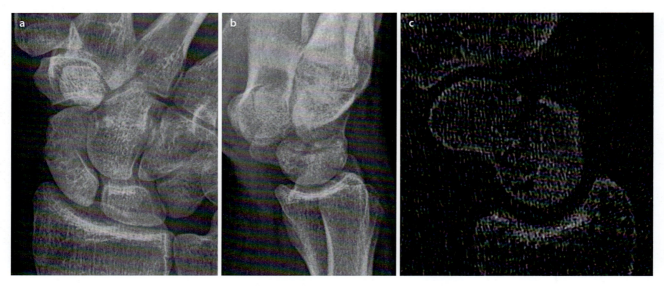

◘ **Abb. 18.16 a–c** Die präoperative Nativröntgenaufnahme in Stecherposition und lateraler Projektion sowie das CT in schräg-sagittaler Ebene zeigt die Pseudarthrose im mittleren Drittel ohne karpale Fehlstellung

18.15 Arthroskopische Rekonstruktion bei Skaphoidpseudarthrose

Indikation: Undislozierte oder minimal verschobene Skaphoidpseudarthrosen jeglicher Lokalisation.

Diagnose: Standardröntgenaufnahmen des Handgelenks in 2 Ebenen und in der Stecherposition, zzgl. eines Dünnschicht-CTs des Skaphoids in schräg-sagittaler Ebene. Ein MRT ist nicht zwingend erforderlich, kann aber bei speziellen Fragestellungen hinsichtlich der Durchblutung des proximalen Pols erwogen werden.

Die arthroskopische Technik der Skaphoidrekonstruktion bei Pseudarthrose schont durch ihre Minimalinvasivität die Restdurchblutung des Skaphoids. Aufgrund der guten Voraussetzungen für eine knöcherne Heilung scheint dabei die Stabilisierung mit K-Drähten ausreichend zu sein (Lee et al. 2018). Dennoch wird die Platzierung einer Herbert-Schraube bevorzugt. Zudem werden die radiopalmaren Bänder geschont, wodurch eine geringere Beeinflussung der Handgelenkbeweglichkeit erwartet werden kann. Prinzip der Technik ist die arthroskopische Resektion der Pseudarthrose und Spongiosaplastik in Kombination mit der perkutanen Platzierung der Herbert-Schraube (◘ Abb. 18.16, 18.17, 18.18). Viele Autoren sehen als Indikation der arthroskopischen Technik Pseudarthrosen ohne wesentliche karpale Fehlstellung (Kang et al. 2016). Grenzen dieser Technik sind starke Humpbackdeformitäten, verbunden mit einer streckseitigen Verkippung des proximalen Skaphoidpols und des Lunatums (DISI-Fehlstellung, Dorsal Intercalated Segment Instability), und die fehlende palmare Abstützung bzw. palmare Trümmerzone. Die eingebrachte Spongiosa verdichtet sich im Verlauf der Heilung weiter, wodurch das Skaphoid wieder in seine ursprüngliche Fehlstellung zurückfällt. Eine suffiziente und dauerhaft formstabile palmare Abstützung ist nur mit einem kortikospongiösen Span zu erreichen, der nur bei einem offenen Verfahren eingesetzt werden kann.

Ergebnisse: Publizierte Resultate der arthroskopischen Technik zeigen eine hohe und schnelle Durchbauungsrate, größtenteils erzielt bei nicht verschobenen, stabilen Pseudarthrosen. Eine retrospektive, vergleichende Studie über 62 instabile Skaphoidpseudarthrosen zeigte keinen Unterschied in der Durchbauungsrate und im klinischen Resultat nach 2 Jahren zwischen 28 arthroskopisch und 34 offen operierten Fällen, jedoch eine nicht ganz optimale Wiederherstellung der Form des Knochens in der arthroskopischen Serie (Oh et al. 2018b).

Arthroskopische Operationsverfahren an Hand und Handgelenk

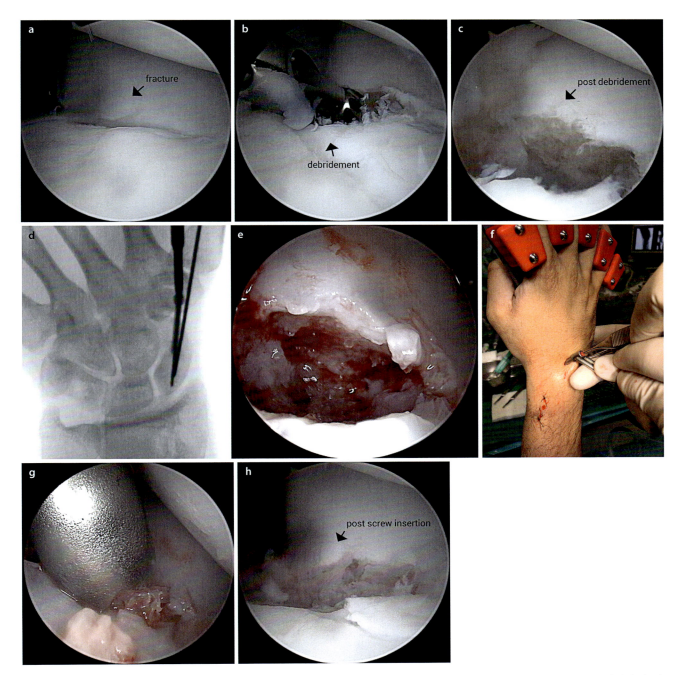

◻ **Abb. 18.17 a–h** Intraoperativer Befund bei der Arthroskopie von mediokarpal mit Blick von ulnar. **a** Zunächst geschlossener Pseudarthrosenspalt. **b** Eröffnen der Pseudarthrose mit einem Elevatorium und Anfrischen, ggf. Resezieren der Sklerose proximal und distal mit einer 3,0-mm-Kugelkopffräse unter fortwährender Spülung des Gelenks. **c** Die Vollständigkeit der Pseudarthrosenresektion wird durch Blick über das ulnare und radiale mediokarpale Portal überprüft. Noch im Aushang wird die Spongiosa unterhalb des 2. Strecksehnenfaches entnommen und zunächst feucht asserviert. **d** Umlagern auf den Armtisch und perkutane Platzierung der Herbert-Schraube von palmar. Die Schraube wird zunächst nur so weit eingedreht, dass ihr distales Gewinde noch nicht in den Knochen eingetaucht ist. Einer der zuvor eingebrachten Zieldrähte wird als Antirotationsdraht zunächst belassen. Die weitere Arthroskopie erfolgt nun trocken mit Absaugen der Arthroskopieflüssigkeit. **e** Bei Bedarf kann anschließend die Blutsperre geöffnet werden, um die Durchblutung beider Skaphoidfragmente zu prüfen. **f, g** Die Spongiosa wird über eine Bohrhülse über das radiale mediokarpale Portal direkt in den Pseudarthrosenspalt eingebracht, wobei sie mit dem Obturator des Trokars verdichtet wird. Abschließend wird noch im Aushang die Herbert-Schraube vollständig in das Skaphoid eingedreht. **h** Bei korrekter Lage der Schraube kann die Kompression des Pseudarthosenspalts arthroskopisch überprüft werden

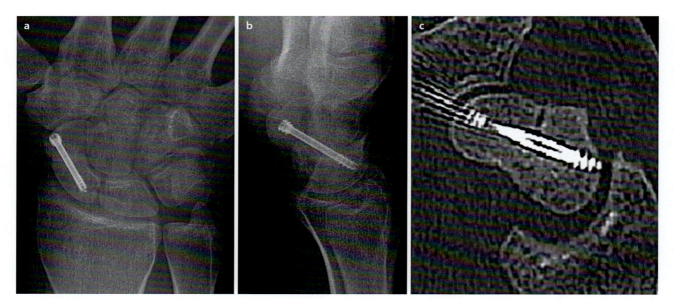

◘ **Abb. 18.18** a–c Nach 6-wöchiger Gipsbehandlung kann anhand der Röntgenaufnahmen in Stecherposition (a) und der lateralen Ansicht (b) eine zeitgerechte Konsolidierung vermutet und damit die Gipsbehandlung beendet werden. (c) Die CT nach 8 Wochen bestätigt eine ausreichende Konsolidierung, sodass bedarfsweise mit Physiotherapie und auch mit der Belastungssteigerung begonnen werden kann

18.16 Arthroskopisch assistierte Behandlung bei distalen intraartikulären Radiusfrakturen

Indikation: Sagittale Frakturen, die zum SL-Band verlaufen, Mehrfragment- und Trümmerfrakturen zur optimalen Reposition jeweils in Verbindung mit palmarer Plattenosteosynthese. Isolierte zentral impaktierte Fragmente. Hinweise auf Bandverletzungen anhand der Röntgenbilder (Unterbrechung der Gilula-Linien, Diastase SL oder DRUG).

Die Arthroskopie ohne dauernde Spülung („dry arthroscopy") und die Kombination mit einer palmaren Plattenosteosynthese haben ein arthroskopisch assistiertes Vorgehen bei Radiusfrakturen in den letzten Jahren befördert. Es wird zunächst eine grobe Reposition unter Bildverstärkerkontrolle durchgeführt, eine winkelstabile Platte von palmar im Gleitloch fixiert und einzelne Fragmente mit K-Drähten fixiert. Arthroskopisch kann die Reposition nach Zurückziehen der jeweiligen Drähte feinjustiert werden. Sodann erfolgt die endgültige Osteosynthese, indem die distalen winkelstabilen Schrauben eingebracht werden. Am Ende wird arthroskopisch eine intraartikuläre Schraubenlage ausgeschlossen. Die Technik setzt arthroskopische Erfahrung und ein eingespieltes Team voraus. Genauere Einzelheiten des Vorgehens wurden publiziert (Lutz et al. 2016; Abe 2014).

Bisherige Ergebnisse weisen darauf hin, dass vielfach arthroskopisch tatsächlich eine genauere Reposition zu erzielen ist (Burnier et al. 2018). Nach anderen Berichten wurden kaum korrekturbedürftige Stufen oder Spalten bei arthroskopischer Kontrolle nach konventioneller Reposition unter Bildverstärker gefunden. Arthroskopisch wurden SL-Band-Läsionen in 40 %, davon 1/4 behandlungsbedürftige komplette Rupturen (Geissler 4), TFCC-Läsionen in fast 50 % festgestellt (Saab et al. 2019). Auch kann ein dorsales Kantenfragment unter arthroskopischer Kontrolle von palmar gefasst werden und ein 2. Zugang von dorsal vermieden werden. Insgesamt ist der Stellenwert der Arthroskopie in diesem Zusammenhang noch nicht geklärt und es liegt nahe, das arthroskopisch assistierte Vorgehen eher bei nicht-osteoporotisch bedingten Frakturen anzuwenden.

Literatur

Abe Y (2014) Plate presetting and arthroscopic reduction technique (PART) for treatment of distal radius fractures. Handchir Mikrochir Plast Chir 46(5):278–285.

Abrams RA, Petersen M, Botte MJ (1994) Arthroscopic portals of the wrist: an anatomic study. J Hand Surg 19(6):940–944.

Adolfsson L, Povlsen B (2004) Arthroscopic findings in wrists with severe post-traumatic pain despite normal standard radiographs. J Hand Surg (Br) 29(3):208–213.

Ahsan ZS, Yao J (2012) Complications of wrist arthroscopy. Arthroscopy 28(6):855–859.

Ahsan ZS, Yao J (2017) Complications of wrist and hand arthroscopy. Hand Clin 33(4):831–838.

Andersson JK (2017) Treatment of scapholunate ligament injury: current concepts. EFORT Open Reviews 2(9):382–393.

Andersson JK, Garcia-Elias M (2013) Dorsal scapholunate ligament injury: a classification of clinical forms. J Hand Surg Eur Vol 38(2):165–169.

Atkinson CT, Watson J (2012) Lunotriquetral ligament tears. J Hand Surgery 37(10):2142–2144.

Atzei A (2009) New trends in arthroscopic management of type 1-B TFCC injuries with DRUJ instability. J Hand Surg Eur Vol 34(5):582–591.

Atzei A, Luchetti R, Braidotti F (2015) Arthroscopic foveal repair of the triangular fibrocartilage complex. J Wrist Surg 4(1):22–30.

Auzias P, Camus EJ, Moungondo F, Van Overstraeten L (2020a) Arthroscopic-assisted 6U approach for foveal reattachment of triangular fibrocartilage complex with an anchor: clinical and radiographic outcomes at 4 years' mean follow-up. Hand Surg Rehabil. 39(3):193–200.

Auzias P, Delarue R, Camus EJ, Van Overstraeten L (2020b) Ulna shortening osteotomy versus arthroscopic wafer procedure in the treatment of ulnocarpal impingement syndrome. Hand Surg Rehabil. 40(2):156–161.

Baek GH, Lee HJ, Gong HS, Rhee SH, Kim J, Kim KW et al (2011) Long-term outcomes of ulnar shortening osteotomy for idiopathic ulnar impaction syndrome: at least 5-years follow-up. Clin Orthop Surg 3(4):295–301

Bednar JM (2015) Acute scapholunate ligament injuries: arthroscopic treatment. Hand Clin 31(3):417–423

Berger RA (1996) The gross and histologic anatomy of the scapholunate interosseous ligament. J Hand Surg 21(2):170–178

Berkhout MJ, Yin Q, Ritt M (2020) Current trends in operative treatment of scaphotrapeziotrapezoid osteoarthritis: a survey among European hand surgeons. J Wrist Surg 9(2):94–99

Bernstein MA, Nagle DJ, Martinez A, Stogin JM Jr, Wiedrich TA (2004) A comparison of combined arthroscopic triangular fibrocartilage complex debridement and arthroscopic wafer distal ulna resection versus arthroscopic triangular fibrocartilage complex debridement and ulnar shortening osteotomy for ulnocarpal abutment syndrome. Arthroscopy 20(4):392–401

Bickel KD (2008) Arthroscopic treatment of ulnar impaction syndrome. J Hand Surg 33(8):1420–1423

Borisch N (2016) Arthroscopic resection of dorsal wrist ganglion cysts. Oper Orthop Traumatol 28(4):270–278

Burn MB, Sarkissian EJ, Yao J (2020) Long-term outcomes for arthroscopic thermal treatment for scapholunate ligament injuries. J Wrist Surg 9(1):22–28

Burnier M, Le Chatelier RM, Herzberg G (2018) Treatment of intraarticular fracture of distal radius fractures with fluoroscopic only or combined with arthroscopic control: a prospective tomodensitometric comparative study of 40 patients. Orthop Traumatol Surg Res 104(1):89–93

Burnier M, Herzberg G, Luchetti R, Del Piñal F, Kakar S (2021) Dry wrist arthroscopy for ulnar-sided wrist disorders. J Hand Surg Am 46(2):133–141

Cardenas-Montemayor E, Hartl JF, Wolf MB, Leclere FM, Dreyhaupt J, Hahn P et al (2013) Subjective and objective results of arthroscopic debridement of ulnar-sided TFCC (Palmer type 1B) lesions with stable distal radio-ulnar joint. Arch Orthop Trauma Surg 133(2):287–293

Carro LP, Golano P, Fariñas O, Cerezal L, Hidalgo C (2003) The radial portal for scaphotrapeziotrapezoid arthroscopy. Arthroscopy 19(5):547–553

Chai HL, Pérez C, Yu WPF, Ho PC (2020) Arthroscopic resection of wrist scaphotrapeziotrapezoidal (STT) joint ganglia. J Wrist Surg 9(5):440–445

Clark NJ, Munaretto N, Ivanov D, Berger RA, Kakar S (2019) Outcomes of ulnotriquetral split tear repair: a report of 96 patients. J Hand Surg Eur Vol 44(10):1036–1040

Cobb T, Arthroscopic STT (2009) Arthroplasty: level 4 evidence. J Hand Surg 34(7, Supplement):42–43

d'Ailly PN, Koopman JE, Selles CA, Rahimtoola ZO, Schep NWL (2021) Patient-related outcomes of arthroscopic resection of ganglion cysts of the wrist. J Wrist Surg 10(1):31–35

Day CS, Goldfarb CA, Wolfe SW, Shin AY (2010) The management of complex carpal fractures. Instructional Course 23, ASSH Annual Meeting

Edgerton MT, Kollmorgen RC (2017) A novel all-inside arthroscopic technique for radial-sided triangular fibrocartilage complex tears: a case report and review of literature. Hand (N Y) 12(5):Np166–Npnp9

Esplugas M, Lluch A, Garcia-Elias M, Llusà-Pérez M (2014) How to avoid ulnar nerve injury when setting the 6U wrist arthroscopy portal. J Wrist Surg 3(2):128–131

Fernandes CH, Miranda CD, Dos Santos JB, Faloppa F (2014) A systematic review of complications and recurrence rate of arthroscopic resection of volar wrist ganglion. Hand Surg 19(3):475–480

Garcia-Elias M (2011) Excisional arthroplasty for scaphotrapeziotrapezoidal osteoarthritis. J Hand Surg 36(3):516–520

Garcia-Elias M (2015) Tendinopathies of the extensor carpi ulnaris. Handchir Mikrochir Plast Chir 47(5):312–315

Geissler WB (2013) Arthroscopic management of scapholunate instability. J Wrist Surg 2(2):129–135

Geissler WB, Freeland AE, Savoie FH, McIntyre LW, Whipple TL (1996) Intracarpal soft-tissue lesions associated with an intraarticular fracture of the distal end of the radius. J Bone Joint Surg Am 78(3):357–365

Hagert E, Lluch A, Rein S (2016) The role of proprioception and neuromuscular stability in carpal instabilities. J Hand Surg Eur Vol 41(1):94–101

Hargreaves DG (2014) Arthroscopic thermal capsular shrinkage for palmar midcarpal instability. J Wrist Surg 3(3):162–165

Harley BJ, Werner FW, Boles SD, Palmer AK (2004) Arthroscopic resection of arthrosis of the proximal hamate: a clinical and biomechanical study. J Hand Surg 29(4):661–667

Haugstvedt JR, Langer MF, Berger RA (2017) Distal radioulnar joint: functional anatomy, including pathomechanics. J Hand Surg Eur Vol 42(4):338–345

Head L, Gencarelli JR, Allen M, Boyd KU (2015) Wrist ganglion treatment: systematic review and meta-analysis. J Hand Surg 40(3):546–53.e8

Henry M (2012) TFCC: A DRUJ perspective. In: del Pinal F (Hrsg) Arthroscopic management of ulnar pain. Springer, Heidelberg

Higgin RPC, Hargreaves DG (2017) Midcarpal instability: the role of wrist arthroscopy. Hand Clin 33(4):717–726

Moritomo H, Masatomi T, Murase T, Miyake J-i, Okada K, Yoshikawa H (2010) Open repair of foveal avulsion of the triangular. Fibrocartilage complex and comparison by types of injury mechanism. J Hand Surg 35A:1955–1963

Husby T, Haugstvedt JR (2001) Long-term results after arthroscopic resection of lesions of the triangular fibrocartilage complex. Scand J Plast Reconstr Surg Hand Surg 35(1):79–83

Jung HS, Kim SH, Jung CW, Woo SJ, Kim JP, Lee JS (2021) Arthroscopic transosseous repair of foveal tears of the triangular fibrocartilage complex: a systematic review of clinical outcomes. Arthroscopy 37(5):1641–1650

Kang HJ, Chun YM, Koh IH, Park JH, Choi YR (2016) Is arthroscopic bone graft and fixation for scaphoid nonunions effective? Clin Orthop Relat Res 474(1):204–212

Kastenberger T, Kaiser P, Schmidle G, Schwendinger P, Gabl M, Arora R (2020) Arthroscopic assisted treatment of distal radius fractures and concomitant injuries. Arch Orthop Trauma Surg 140(5):623–638

Kim JP, Seo JB, Park HG, Park YH (2013) Arthroscopic excision of dorsal wrist ganglion: factors related to recurrence and postoperative residual pain. Arthroscopy 29(6):1019–1024

Kitay A, Wolfe SW (2012) Scapholunate instability: current concepts in diagnosis and management. J Hand Surg 37(10):2175–2196

Leclercq C, Mathoulin C (2016) Complications of wrist arthroscopy: a multicenter study based on 10,107 arthroscopies. J Wrist Surg 5(4):320–326

Lee HI, Lee KH, Koh KH, Park MJ (2014) Long-term results of arthroscopic wrist synovectomy in rheumatoid arthritis. J Hand Surg 39(7):1295–1300

Lee YK, Choi KW, Woo SH, Ho PC, Lee M (2018) The clinical result of arthroscopic bone grafting and percutaneous K-wires fixation for management of scaphoid nonunions. Medicine (Baltimore) 97(13):e9987

Lindau TR (2016) The role of arthroscopy in carpal instability. J Hand Surg Eur Vol 41(1):35–47

Löw S, Erne H, Pillukat T, Mühldorfer-Fodor M, Unglaub F, Spies CK (2017) Diagnosing central lesions of the triangular fibrocartilage as traumatic or degenerative: a review of clinical accuracy. J Hand Surg Eur Vol 42(4):357–362

Löw S, Herold A, Unglaub F, Megerle K, Erne H (2018) Treatment of ulnar impaction syndrome with and without central TFC lesion. J Wrist Surg 7(2):133–140

Luchetti R, Atzei A, Cozzolino R (2019) Arthroscopic distal scaphoid resection for scapho-trapezium-trapezoid arthritis. Hand (N Y). https://doi.org/10.1177/1558944719864451

Lutz M, Erhart S, Deml C, Klestil T (2016) Arthroscopically assisted osteosynthesis of intraarticular distal radius fractures. Oper Orthop Traumatol 28(4):279–290

Manske MC, Huang JI (2019) The quantitative anatomy of the dorsal scapholunate interosseous ligament. Hand (N Y) 14(1):80–85

Mathoulin C, Gras M (2017) Arthroscopic management of dorsal and volar wrist ganglion. Hand Clin 33(4):769–777

Mathoulin C, Gras M (2020) Role of wrist arthroscopy in scapholunate dissociation. Orthop Traumatol Surg Res 106(1s):S89–s99

Mok D, Nikolis A, Harris PG (2006) The cutaneous innervation of the dorsal hand: detailed anatomy with clinical implications. J Hand Surg 31(4):565–574

Möldner M, Unglaub F, Hahn P, Müller LP, Bruckner T, Spies CK (2015) Functionality after arthroscopic debridement of central triangular fibrocartilage tears with central perforations. J Hand Surg 40(2):252–8.e2

Moloney M, Farnebo S, Adolfsson L (2018) 20-year outcome of TFCC repairs. J Plast Surg Hand Surg 52(3):193–197

Mrkonjic A, Geijer M, Lindau T, Tagil M (2012) The natural course of traumatic triangular fibrocartilage complex tears in distal radial fractures: a 13–15 year follow-up of arthroscopically diagnosed but untreated injuries. J Hand Surg 37(8):1555–1560

Nakamura T, Makita A (2000) The proximal ligamentous component of the triangular fibrocartilage complex. J Hand Surg (Br) 25(5):479–486

Nakamura T, Sato K, Okazaki M, Toyama Y, Ikegami H (2011) Repair of foveal detachment of the triangular fibrocartilage complex: open and arthroscopic transosseous techniques. Hand Clin 27(3):281–290

Oh WT, Kang HJ, Chun YM, Koh IH, Lee YJ, Choi YR (2018b) Retrospective comparative outcomes analysis of arthroscopic versus open bone graft and fixation for unstable scaphoid nonunions. Arthroscopy 34(10):2810–2818

Oh W-T, Kang H-J, Chun Y-M, Koh I-H, An H-M-S, Choi Y-R (2018a) Arthroscopic wafer procedure versus ulnar shortening osteotomy as a surgical treatment for idiopathic ulnar impaction syndrome. Arthroscopy 34(2):421–430

O'Meeghan CJ, Stuart W, Mamo V, Stanley JK, Trail IA (2003) The natural history of an untreated isolated scapholunate interosseus ligament injury. J Hand Surg (Br) 28(4):307–310

Palmer AK (1989) Triangular fibrocartilage complex lesions: a classification. J Hand Surg 14(4):594–606

Park JH, Kim D, Park H, Jung I, Youn I, Park JW (2018) The effect of triangular fibrocartilage complex tear on wrist proprioception. J Hand Surg 43(9):866.e1–866.e8

Park JH, Lim JW, Kwon YW, Kang JW, Choi IC, Park JW (2020) Functional outcomes are similar after early and late arthroscopic one-tunnel transosseous repair of triangular fibrocartilage complex (TFCC) foveal tears. Arthroscopy 36(7):1845–1852

Park MJ, Jagadish A, Yao J (2010) The rate of triangular fibrocartilage injuries requiring surgical intervention. Orthopedics 33(11):806

del Piñal F, García-Bernal FJ, Pisani D, Regalado J, Ayala H, Studer A (2007) Dry arthroscopy of the wrist: surgical technique. J Hand Surg 32(1):119–123

Rein S, Semisch M, Garcia-Elias M, Lluch A, Zwipp H, Hagert E (2015) Immunohistochemical mapping of sensory nerve endings in the human triangular fibrocartilage complex. Clin Orthop Relat Res 473(10):3245–3253

Rocchi L, Canal A, Fanfani F, Catalano F (2008) Articular ganglia of the volar aspect of the wrist: arthroscopic resection compared with open excision. A prospective randomised study. Scand J Plast Reconstr Surg Hand Surg 42(5):253–259

Rohman EM, Agel J, Putnam MD, Adams JE (2014) Scapholunate interosseous ligament injuries: a retrospective review of treatment and outcomes in 82 wrists. J Hand Surg 39(10):2020–2026

de Runz A, Pauchard N, Sorin T, Dap F, Dautel G (2016) Ulna-shortening osteotomy: outcome and repercussion of the distal radioulnar joint osteoarthritis. Plast Reconstr Surg 137(1):175–184

Saab M, Guerre E, Chantelot C, Clavert P, Ehlinger M, Bauer T (2019) Contribution of arthroscopy to the management of intra-articular distal radius fractures: knowledge update based on a systematic 10-year literature review. Orthop Traumatol Surg Res 105(8):1617–1625

Sagerman SD, Short W (1996) Arthroscopic repair of radial-sided triangular fibrocartilage complex tears. Arthroscopy 12(3):339–342

Saito T, Malay S, Chung KC (2017) A systematic review of outcomes after arthroscopic débridement for triangular fibrocartilage complex tear. Plast Reconstr Surg 140(5):697e–708e

Salva-Coll G, Garcia-Elias M, Hagert E (2013) Scapholunate instability: proprioception and neuromuscular control. J Wrist Surg 2(2):136–140

Schmitt R (2016) Bandverletzungen an der Handwurzel. Radiologe 56(12):1087–1106

Shyamalan G, Jordan RW, Kimani PK, Liverneaux PA, Mathoulin C (2016) Assessment of the structures at risk during wrist arthroscopy: a cadaveric study and systematic review. J Hand Surg Eur Vol 41(8):852–858

Slutsky DJ (2002) Wrist arthroscopy through a volar radial portal. Arthroscopy 18(6):624–630

Slutsky DJ (2008) Incidence of dorsal radiocarpal ligament tears in the presence of other intercarpal derangements. Arthroscopy 24(5):526–533.

Slutsky DJ (2017) Arthroscopic management of ulnocarpal impaction syndrome and ulnar styloid impaction syndrome. Hand Clin 33(4):639–650.

Soreide E, Haugstvedt JR, Husby T (2018) Arthroscopic assisted resection of triangular fibrocartilage complex lesions: a 19-year follow-up. Hand (N Y) 13(3):325–330.

Steinberg BD, Plancher KD, Idler RS (1995) Percutaneous Kirschner wire fixation through the snuff box: an anatomic study. J Hand Surg 20(1):57–62.

Thalhammer G, Haider T, Lauffer M, Tünnerhoff HG (2021) Mid- and long-term outcome after arthroscopically assisted transosseous TFCC refixation – good to excellent results in spite of some loss of DRUJ stability. Arthroscopy 37(5):1458–1466.

Tindall A, Patel M, Frost A, Parkin I, Shetty A, Compson J (2006) The anatomy of the dorsal cutaneous branch of the ulnar nerve – a safe zone for positioning of the 6R portal in wrist arthroscopy. J Hand Surg (Br) 31(2):203–205.

Tryfonidis M, Charalambous CP, Jass GK, Jacob S, Hayton MJ, Stanley JK (2009) Anatomic relation of dorsal wrist arthroscopy portals and superficial nerves: a cadaveric study. Arthroscopy 25(12):1387–1390.

Tunnerhoff HG, Haussmann P (2001) Wann ist die arthroskopische Refixation des Discus ulnocarpalis bei ulnarem Abriss indiziert? Handchir Mikrochir Plast Chir 33(4):239–244.

Verhiel S, Özkan S, Eberlin KR, Chen NC (2020) Nonunion and reoperation after ulna shortening osteotomy. Hand (N Y) 15(5):638–646.

Viegas SF, Wagner K, Patterson R, Peterson P (1990) Medial (hamate) facet of the lunate. J Hand Surg 15(4):564–571.

Handfehlbildungen im Kindes- und Jugendalter

Wiebke Hülsemann

Inhaltsverzeichnis

19.1 Hintergrund – 448
19.1.1 Epidemiologie und Ätiologie – 448
19.1.2 Anatomische Vorbemerkungen – 448
19.1.3 Klassifikation – 448
19.1.4 Anamnese und Befunderhebung – 448

19.2 Spezieller Teil: 9 häufige Krankheitsbilder – 449
19.2.1 Radiale Polydaktylie – der Doppeldaumen – 449
19.2.2 Triggerfinger – 452
19.2.3 Daumenhypoplasie – 453
19.2.4 Radialer longitudinaler Reduktionsdefekt – 456
19.2.5 Syndaktylie – 459
19.2.6 Symbrachydaktylie – 462
19.2.7 Klinodaktylie – 465
19.2.8 Schnürringsyndrom – 466
19.2.9 Angeborene Kontrakturen – 467

19.3 Zusammenfassung – 469

19.4 Kernaussagen – 469

Literatur – 469

© Der/die Herausgeber bzw. der/die Autor(en), exklusiv lizenziert an Springer-Verlag GmbH, DE, ein Teil von Springer Nature 2024
C. K. Spies et al. (Hrsg.), *Expertenwissen Handchirurgie*, https://doi.org/10.1007/978-3-662-68413-9_19

Bei 10 % der Neugeborenen mit Fehlbildungen sind die oberen Extremitäten betroffen. Diese Fehlbildungen sind selten, werden aber regelmäßig in der Sprechstunde von Unfallchirurgen, Orthopäden, Plastischen Chirurgen und Kinderchirurgen gesehen. Mit diesem Kapitel soll der Chirurg besser in die Lage versetzt werden zu erkennen, welche Fehlbildung vorliegt und wie sie wann optimal behandelt werden kann.

Bei den meisten Fehlbildungen fehlen wesentliche Strukturen, sodass operativ keine normal aussehende Hand mit freier Funktion aufgebaut werden kann. Ziel ist es, mit den vorhandenen Techniken die bestmögliche Handfunktion zu schaffen, um den Betroffenen ein eigenständiges Leben ohne fremde Hilfe zu ermöglichen.

Es werden die Diagnostik und Therapie der 9 häufigsten Fehlbildungen besprochen, die wir in unserem kinderhandchirurgischen Fehlbildungszentrum behandeln. Die konservative Therapie wird im ▶ Kap. 33 ausgeführt. In den letzten Jahren hat die Schienenbehandlung die Ergebnisse erheblich verbessert. Sie ist bei Kleinkindern sowie im Vorschulalter und besonders bei den angeborenen Kontrakturen effektiv.

19.1 Hintergrund

19.1.1 Epidemiologie und Ätiologie

Es gibt weltweit keine umfassende staatliche Meldepflicht von Fehlbildungen. Demzufolge gibt es nur einzelne regional begrenzte Fehlbildungsregister. Die Angaben zur Häufigkeit in diesem Artikel stützen sich auf die 3 größten regionalen Fehlbildungsregister aus Schweden, Finnland und Australien (Ekblom et al. 2010; Koskimies et al. 2011; Giele et al. 2001). Die Häufigkeiten von Fehlbildungen der oberen Extremitäten werden mit 5,3–15 pro 10.000 Lebendgeborene angegeben. Angaben in der älteren Literatur fußen auf kleinen regionalen und krankenhausbasierten Registern. Selten werden Fehlbildungen nachweisbar durch Teratogene verursacht. Die meisten Fehlbildungen entstehen durch spontan auftretende oder vererbte Mutationen. Die meisten Malformationen entstehen in der 4.–8. Woche nach Befruchtung in der Zeit der Hand- und Fingerentwicklung. Eine genetische Ursache liegt nahe, wenn mehrere Extremitäten sowie weitere Organsysteme betroffen sind und die Familienanamnese positiv ist.

19.1.2 Anatomische Vorbemerkungen

Die pathologischen Veränderungen sind bei Fehlbildungen unterschiedlich stark ausgeprägt und variieren innerhalb des gleichen Krankheitsbildes. Das volle Ausmaß der knöchernen Veränderungen ist bei Kleinkindern radiologisch noch nicht vollständig sichtbar. Bei schweren Formen muss mit Sehnenanomalien sowie fehlverlaufenden oder nicht angelegten Nerven und Arterien gerechnet werden, die sich oft erst intraoperativ zeigen.

19.1.3 Klassifikation

2010 wurde die inzwischen international anerkannte Oberg-Manske-Tonkin-Klassifikation (OMT-Klassifikation) zur Einordnung der Fehlbildungen der oberen Extremitäten eingeführt. Sie berücksichtigt neuere genetische und entwicklungsbiologische Erkenntnisse der Extremitätenausbildung. Durch ihre Unterteilung in Malformationen (abnormale Differenzierung), Deformationen (Veränderung einer primär normal entwickelten Hand) und Dysplasien (Neubildung von Gewebe) sowie Syndrome bildet sie die Pathogenese von Fehlbildungen besser ab als die vorherige Swanson-Klassifikation (Oberg 2019). Für den klinischen Gebrauch ist sie jedoch zu kompliziert. Wir verwenden daher in diesem Kapitel die beschreibenden Krankheitsbegriffe.

19.1.4 Anamnese und Befunderhebung

Im ersten Kontakt wird nach Fehlbildungen in der Familie und nach weiteren Erkrankungen des Kindes gefragt, um Hinweise auf Vererbbarkeit und Vorliegen eines Syndroms zu gewinnen. Bei der Untersuchung von Kleinkindern können (Fehl-)Stellungen sowie die passive Beweglichkeit der Gelenke gemessen werden. Die aktive Beweglichkeit wird beim Greifen abgeschätzt. Glatte Haut und fehlende Furchen über den Gelenken weisen auf eine fehlende Beweglichkeit hin (◘ Abb. 19.4b, c).

Ergänzend werden Röntgenaufnahmen angefertigt. Die Knochenenden sind in den ersten Lebensjahren noch knorpelig ausgebildet und daher nicht sichtbar. Die Gelenke entziehen sich in diesem Alter der radiologischen Beurteilung. Bei Fehlbildungen ist die Skelettentwicklung der betroffenen Extremität zusätzlich verzögert. Daher sind Röntgenbilder kurz nach der Geburt wenig aussagekräftig. Sie werden im Alter von 1 Jahr wesentlich besser beurteilbar. Bei speziellen Fragestellungen wird die Diagnostik durch eine Sonografie und selten durch ein NMR erweitert.

19.2 Spezieller Teil: 9 häufige Krankheitsbilder

19.2.1 Radiale Polydaktylie – der Doppeldaumen

Der Begriff „Doppeldaumen" (DD) verharmlost den Befund: Es handelt sich nicht um einen normal entwickelten und einen veränderten Daumen, sondern um zwei veränderte Daumen, von denen einer besser entwickelt ist als der andere. Das klinische Erscheinungsbild ist sehr unterschiedlich und reicht vom flottierenden Anhängsel bis zum komplexen dreifach angelegten Daumen mit Fehlstellung durch deformierte Knochen, fehlverlaufende Sehnen und instabile Gelenke (Dijkman et al. 2016).

▪▪ Ätiologie

Der Doppeldaumen ist meistens einseitig ausgebildet und tritt isoliert, sporadisch bei 2,3:10.000 der Lebendgeborenen auf (Ekblom et al. 2010). Er variiert nach Ethnien mit häufigerer Ausbildung bei Asiaten und Weißen. Ein autosomal-dominanter Erbgang kann bei bilateraler Ausprägung und bei triphalangealen Anteilen zugrunde liegen.

▪▪ Klassifikation

Am weitesten verbreitet ist die Wassel-Klassifikation. Sie unterteilt die DD radiologisch nach Höhe der Doppelung von distal nach proximal mit Wassel I–VI. Wassel VII bezeichnet alle Doppeldaumen mit dreigliedriger Komponente (◘ Abb. 19.1) (Wassel 1969). Die häufigste Form ist Wassel IV mit Doppelung auf Grundgelenkhöhe, gefolgt von Wassel II mit Doppelung auf Endgelenkhöhe.

▪▪ Relevante anatomische Strukturen und diagnostische Verfahren

Klinisch wird auf die Stellung der DD, ihre aktive und passive Gelenkbeweglichkeit und Stabilität, insbesondere des Grundgelenks, geachtet. Bei einer Seitfehlstellung des Endgelenks wird geprüft, ob das Endgelenk passiv vollständig aufrichtbar ist. Dies spräche für einen atypischen Beugesehnenansatz, also einer tendinogenen Fehlstellung. Ist die Aufrichtung nur teilweise möglich, liegt zusätzlich eine knöcherne Deformierung des Gelenks vor. Steht das Endgelenk in Beugestellung und wird nicht aktiv gestreckt, deutet dies auf eine Hypo- oder Aplasie der Strecksehne hin. Besonders bei ab Grundgelenk gedoppeltem Daumen (Wassel IV) muss mit zusätzlichen Sehnen- und knöchernen Anomalien gerechnet werden. Klinisches Zeichen für einen atypischen Beugesehnenansatz beider Doppeldaumen ist die rautenförmige Stellung (◘ Abb. 19.2).

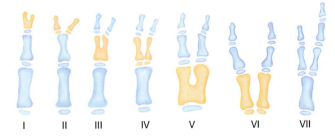

◘ **Abb. 19.1** Die Klassifikation des Doppeldaumens nach Wassel basiert auf der Höhe der Bifurkation im Röntgenbild. Wassel VII beschreibt eine Doppelung mit triphalangealen Anteilen

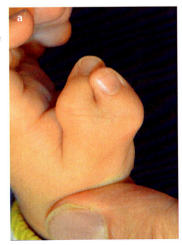
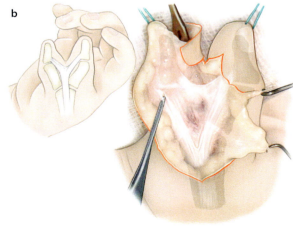

◘ **Abb. 19.2 a, b** Die rautenförmige Stellung der beiden DD spricht für eine mittig verlaufende Beugesehne mit exzentrischem Ansatz

Ergänzend wird ein Röntgenbild des Daumens angefertigt, um die Höhe der Doppelung und Ausbildung der Phalangen zu beurteilen.

Konservative Therapie

Der Doppeldaumen Wassel I steht achsengerecht und weist eine verbreiterte oder gedoppelte Nagelanlage auf. Da die Funktion ungestört ist, kann er so belassen werden.

Operative Therapie

Sie erfolgt, um einen gezielten Spitzgriff zu ermöglichen und die Handform normaler zu gestalten. Ist ein Doppeldaumen deutlich besser entwickelt als der andere, wird der schlechter entwickelte reseziert. Das ist i. d. R. der radiale (Abb. 19.3a,b). Bei Doppelung auf Höhe eines Gelenks wird der Kopf des MHK oder Grundglieds verschmälert und das Seitenband rekonstruiert. Bei Doppelung auf Grundgelenkhöhe wird das Seitenband zusammen mit dem M. abductor pollicis an der Grundgliedbasis befestigt (Abb. 19.3c). Verbleibt nach Resektion der Doppelung eine Fehlstellung des bleibenden Daumens durch Sehnen- und/oder Knochenveränderungen, müssen auch diese korrigiert werden, um die Basis für ein konstantes Ergebnis im Wachstum zu schaffen. Bei tendinogener Fehlstellung durch einen atypischen Beugesehnenansatz wird der Ansatz durch Umklappen zentralisiert. Bei tendinogener und knöcherner Fehlstellung ist eine Zentralisierung der FPL-Sehne mit Korrekturosteotomie oder eine Endgelenkchondrodese erforderlich.

Sind die beiden DD-Anteile schmal und von gleicher Länge, können durch mittige Exzision und Zusammenfügen der beiden Hälften in der Technik nach Bilhaut die atypisch verlaufenden Sehnen zentriert und ein kräftiger Daumen aufgebaut werden. Voraussetzung ist eine allerdings selten gegebene identische Phalangenlänge und auf gleicher Höhe stehende Wachstumsfugen. Wegen kosmetisch unschöner Nagelanlagen und Beeinträchtigung der Gelenkbeweglichkeit lehnen manche Fehlbildungschirurgen diese Technik ab. Bewährt hat sich hingegen eine Augmentation des bleibenden Daumens durch die radialen Weichteile, ggf. mit knöchernen Anteilen des wegfallenden DD im Sinne einer modifizierten Bilhaut-Prozedur.

Nachbehandlung

Ruhigstellung in Daumengipsschiene für 4 Wochen, nach Freigabe passive Beugeübungen der rekonstruierten Gelenke durch die Eltern. Bei zusätzlicher Endgelenkchondrodese 6 Wochen Ruhigstellung.

Komplikationen

Werden fehlverlaufende Beugesehnen nicht beim ersten Eingriff mitkorrigiert, entsteht die gefürchtete, weil sekundär schwierig zu korrigierende Z-Deformität.

Empfohlene Technik der Autoren

Resektion des schlechter entwickelten DD mit Verschmälerung des Grundglied- oder MHK-Kopfes und Seitenbandrekonstruktion. Bei atypischem Beugesehnenansatz: Rezentrierung durch hälftiges Umklappen des Ansatzes nach ulnar mit distaler Eröffnung der Sehnenscheide. Bei zusätzlichen ossären Deformierungen des Grundgliedkopfes und/oder aktivem Streckdefizit des Endgelenks gleichzeitige Endgelenkchondrodese. Hierdurch kann i. d. R. ein zweiter Eingriff vermieden werden. Bei fast symmetrisch ausgebildetem DD kann der bleibende Daumen durch Augmentation der radialen gefäßgestielten Weichteile des wegfallenden Daumens verbreitert und so das Aussehen verbessert werden.

Wir empfehlen die DD-Korrektur im 2. Lebensjahr.

Tipps und Tricks

Die Eltern gilt es präoperativ darüber zu informieren, dass der betroffene Daumen im Wachstum kleiner und schmächtiger bleiben wird als der normale Daumen der Gegenseite. Es gibt kaum einen „einfachen" Doppeldaumen. Oft sind Knochen, Sehnen und Bänder verändert. Alle 2–4 Jahre sollte eine Wachstumskontrolle erfolgen, weil sich manche Veränderungen, wie Bandinstabilitäten des ulnaren Grundgelenks und Auswirkungen atypisch verlaufender Sehnen, oft erst später zeigen.

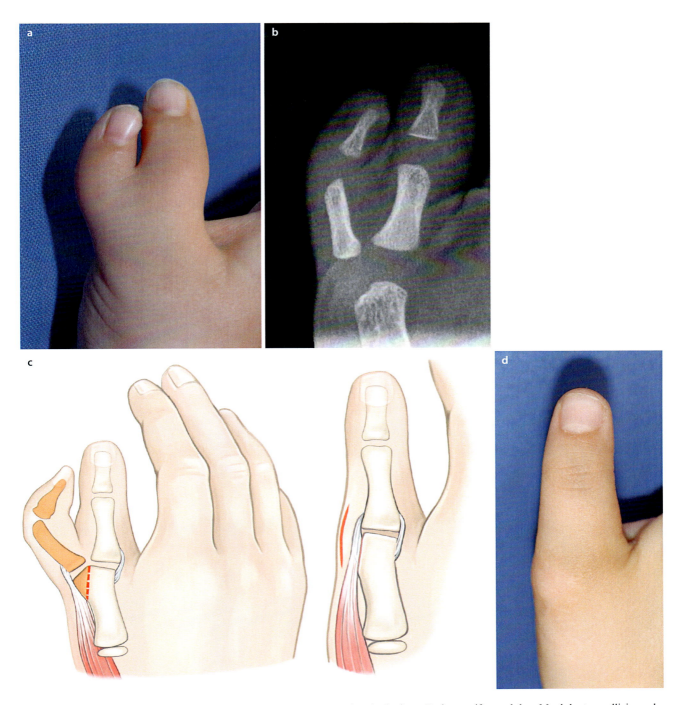

Abb. 19.3 a–d – **a, b** Einfacher Doppeldaumen Wassel IV (Doppelung ab Grundgelenkhöhe) im Alter von 2,5 Jahren. **c** Der schlechtere DD wird reseziert, der MHK-Kopf verschmälert, das Seitenband mit einem Perioststreifen und dem M. abductor pollicis an der Basis reinseriert. **d** Ergebnis 4 Jahre postoperativ

19.2.2 Triggerfinger

Die Ringbandstenose am Daumen wird als Pollex rigidus oder Pollex flexus congenitus bezeichnet. Im Gegensatz zum schnellenden Finger Erwachsener ist der Pollex rigidus in der Regel fixiert und schnappt nicht (◘ Abb. 19.4a). In der OMT-Klassifikation wurde er unter den angeborenen Deformationen gestrichen, weil er wie in Studien mit tausenden neugeborenen nachgewiesen nicht bei der Geburt besteht und damit als erworben gilt. Er wird meistens zwischen dem 1. und 4. Lebensjahr auffällig.

Ätiologie und relevante anatomische Strukturen

Ursache ist ein Missverhältnis der Weite des A1-Ringbands zur Breite der Beugesehne. Die Beugesehne ist im A1-Ringbandbereich prästenotisch aufgetrieben (Notta-Knoten), sodass ein Durchgleiten nicht möglich ist. Am Daumen steht das Endgelenk demzufolge in Beugestellung und kann aktiv und passiv nicht gestreckt, aber gebeugt werden. Der Triggerfinger ist mit 4,4:10.000 bis 30:10.000 der Lebendgeborenen häufig (Ekblom et al. 2010).

Relevante diagnostische Verfahren

Klinische Untersuchung.

Konservative Therapie

Der Befund kann sich spontan zurückbilden, sodass mit der Ringbandspaltung 6–12 Monate gewartet werden kann.

Operative Therapie des Pollex rigidus

Durchtrennung des A1-Ringbands und intraoperatives Überprüfen auf eine zusätzliche anormale Beugesehne.

Nachbehandlung

Die Eltern werden angewiesen, das Endgelenk für 2 Wochen mehrmals täglich vollständig zu strecken und zu beugen, um die durchtrennten Ringbandränder auseinanderzudrängen und so einem Rezidiv vorzubeugen.

Empfohlene Techniken der Autoren

Beim Pollex rigidus Spalten des A1-Ringbands bei Persistenz über 6–12 Monate und/oder funktioneller Beeinträchtigung.

Eine Spezialform des Triggerfingers stellt die Ringbandstenose der übrigen Finger dar. Sie unterscheidet sich völlig von der des Daumens. Die Finger schnappen meistens und in 1/3 der Fälle liegt die Ursache nicht auf Höhe des A1-Ringbands, sondern weiter distal. Beim schnellendem Finger II–V muss daher intraoperativ nach Durchtrennung des A1-Ringbands überprüft werden, ob eine Enge weiter distal aufgrund eines Missverhältnisses der Breite der Beugesehne zur Weite der Sehnenscheide besteht. Bei distal des A1-Ringbands gelegener Enge darf nicht das funktionell wichtige A2-Ringband gespalten werden. Die nötige Weite in der Sehnenscheide wird am sichersten durch Resektion des ulnaren M. flexor digitorum superficialis-Schenkels erzielt (Kalb et al. 2016). Finden sich gleichzeitig mehrere Schnappfinger, kann eine Mukopolysaccharidose oder ein Diabetes zugrunde liegen.

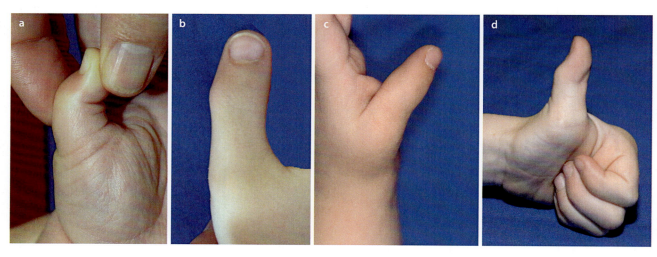

◘ Abb. 19.4 a–d Der Pollex rigidus (a) mit seinen Differenzialdiagnosen. b Angeborene Endgelenksteife. c Daumenhypoplasie Grad II. d Hyperextensionsdeformität. Bei Endgelenksteife (b) und Daumenhypoplasie Grad II (c) steht im Gegensatz zum Pollex rigidus das Endgelenk in Streckung, kann aktiv und passiv nicht oder nur gering gebeugt werden. Die Haut über dem Endgelenk ist glatt und furchenlos. Bei der Hyperextensionsdeformität (d) kann das Grundgelenk überstreckt werden. Durch Tenodese wird das Endgelenk in die Beugung gezogen. Die vorragenden Sesambeine täuschen einen Notta-Knoten vor

Handfehlbildungen im Kindes- und Jugendalter

■■ Fallstricke

Bei der klinischen Untersuchung sollte auf die typischen Veränderungen anderer Erkrankungen geachtet werden, um eine unnötige Operation an falscher Stelle zu vermeiden. Verwechslungen mit der angeborenen Endgelenksteife, der Daumenhypoplasie Grad II, der Hyperextensionsdeformität und der Thumb-in-Palm-Deformität (◘ Abb. 19.22a) sind möglich. Bei der Endgelenksteife weisen die fehlenden Furchen über dem Endgelenk auf die angeborene Steife hin (◘ Abb. 19.4b). Bei der Daumenhypoplasie Blauth II können neben der Thenarhypoplasie auch die extrinsischen Beuger und Strecker verändert sein. Daraus resultiert eine eingeschränkte oder aufgehobene Endgelenkbeweglichkeit (◘ Abb. 19.4c). Bei der Hyperextensionsdeformität ist die palmare Platte des Grundgelenks angeboren zu weich. Die Kinder können das Grundgelenk in Hyperextensions- und manchmal in dorsale Subluxationsstellung stellen. Die vortretenden Sesambeine können mit Notta-Knoten verwechselt werden (◘ Abb. 19.4d).

19.2.3 Daumenhypoplasie

Bei der Daumenhypoplasie handelt es sich um eine Differenzierungsstörung in der radioulnaren Achse. Es sind alle Anteile des Daumens unterentwickelt. Sie kommt häufig isoliert oder als Teil des radialen longitudinalen Reduktionsdefektes (RLD) vor, selten mit genetischer Disposition als Holt-Oram-Syndrom (mit Herzfehler) oder Fanconi-Anämie (mit Blutbildveränderungen). Unbehandelt endet die Fanconi-Anämie durch Knochenmarkinsuffizienz und Tumorbildung vor dem 20. Lebensjahr letal. Die im 1. Lebensjahr bereits augenfällige Daumenhypoplasie mit oder ohne RLD ist neben der Kleinwüchsigkeit das erste sichtbare Zeichen vor der manifesten Anämie. Eine frühzeitige hämatologische und genetische Abklärung ist daher lebensrettend.

■■ Ätiologie

Die Ursache ist unbekannt. Vermutet wird eine Entwicklungsstörung der Hand in der frühen Embryogenese. Sie ist bei isolierter Ausbildung nicht vererbt. Ist sie Teil eines Syndroms, hängt die Vererbbarkeit vom Syndrom ab. Die Inzidenz beträgt 0,8–1:10.000 der Lebendgeborenen (Ekblom et al. 2010; Koskimies et al. 2011).

■■ Klassifikation und relevante anatomische Strukturen

Die von Manske modifizierte Einteilung nach Blauth hat sich im klinischen Alltag durchgesetzt (◘ Abb. 19.5) (Blauth 1967; Manske und McCarroll Jr 1992).
- Grad I: leichte Verschmächtigung des Daumens ohne klinische Relevanz
- Grad II: deutliche Hypoplasie der Thenarmuskulatur, verengte 1. Kommissur, Seitenbandinstabilität

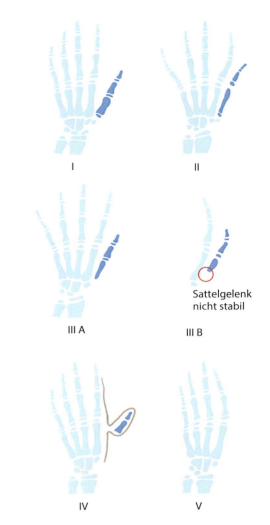

◘ Abb. 19.5 Die Daumenhypoplasie wird nach Blauth klassifiziert. Grad III wird in der Modifikation von Manske und McCarroll in A und B unterteilt

   des Grundgelenks, abnormale Ausbildung von Streck- und Beugesehnen möglich (◘ Abb. 19.6a,b)
- Grad III A: wie Grad II mit Hypoplasie des 1. Mittelhandknochens (MHK), kompetentem Sattelgelenk und stärkerer Hypoplasie aller Strukturen
- Grad III B: instabiles Sattelgelenk durch partielle Aplasie des proximalen 1. MHK, Hypoplasie des gesamten Daumenskeletts, Fehlen der extrinsischen und intrinsischen Muskeln
- Grad IV: flottierendes Daumenanhängsel (◘ Abb. 19.8a)
- Grad V: Aplasie des Daumenstrahls

■■ Relevante diagnostische Verfahren

Klinische Untersuchung und Röntgenaufnahme der Hand d.–p. Bei der klinischen Untersuchung wird auf Größe, Stellung, Beweglichkeit und Stabilität von Sattel- und Grundgelenk geachtet. Wichtig, insbesondere

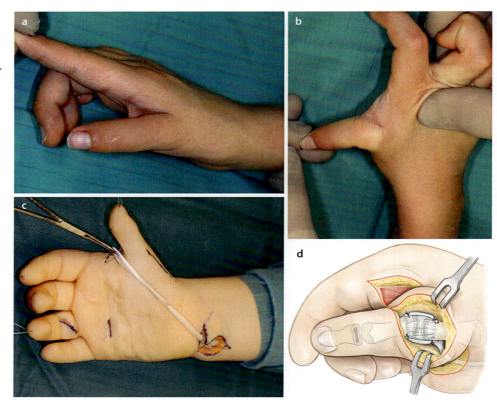

◘ Abb. 19.6 a–d – a, b Bei der Daumenhypoplasie Grad II ist die 1. ZFF verengt, das Daumengrundgelenk instabil und die Thenarmuskulatur hypoplastisch. c, d Durch die Opponensplastik mit der FDS4-Sehne kann sowohl die Opposition verbessert als auch der Seitenbandapparat verstärkt werden

bei Grad III, ist für die Entscheidung zur Pollizisation, ob und wie der Daumen beim Spielen eingesetzt wird.

Konservative Therapie

Sie ist nur bei der Hypoplasie Blauth I sinnvoll. Der Daumen ist der wichtigste Finger, weil er bei fast allen primären Greifformen benötigt wird. Um optimal zu funktionieren, muss er geradestehen, stabil und von ausreichender Länge sein und ein stabiles bewegliches Sattelgelenk besitzen. Die Handfunktion kann nur operativ verbessert werden. Das Belassen des Zustandes ist möglich, reduziert jedoch das Greifen bei der Aplasie auf den Seitgriff zwischen Zeige- und Mittelfinger.

Operative Therapie

Grundlage für einen sinnvollen Daumenaufbau ist ein ausreichend stabiles und damit kompetentes Sattelgelenk.

Bei der **Daumenhypoplasie Grad II** (◘ Abb. 19.6a, b) kann der Daumen operativ mittels Opponensplastik deutlich verbessert werden. Durch einen Transfer der M. flexor digitorum superficialis-IV-(FDS4)-Sehne werden sowohl die Opposition und Zirkumduktion des Sattelgelenks als auch die Kraftübertragung durch Seitenbandplastik des Grundgelenks gestärkt (◘ Abb. 19.6c, d). Zusätzlich wird die 1. Zwischenfingerfalte (ZFF) abhängig vom Ausmaß ihrer Enge durch doppelte Z-Plastik oder durch einen Rotationsdehnungslappen geweitet.

Daumenhypoplasie Grad III B bis V: Ab Grad III B ist wegen des fehlenden Sattelgelenks und der Aplasie eines Großteils der extrinsischen und intrinsischen Muskulatur ein Daumenaufbau durch die Pollizisation des Zeigefingers für eine Funktionsverbesserung am effektivsten (Buck-Gramcko 2002). Bei diesem komplexen Eingriff wird der Zeigefinger an seinem neurovaskulären Stiel verkürzt in Rotation und in palmarer Abkippung auf die Basis des 2. MHK gesetzt. Die radiale Mittelfingerarterie muss für die Transposition durchtrennt werden. Der mittlere Teil des 2. MHK wird reseziert (◘ Abb. 19.7). Der neue Daumen wird in 20–30° Abduktion und in 40° Palmarduktion und damit in Opposition zu den übrigen Fingern gestellt. Dadurch wird das Greifen durch den neuen Daumen erheblich verbessert und die Handform normaler gestaltet. Die Kraft ist, verglichen mit der Kraft einer normalen Hand, durch die reduzierte Muskelzahl geringer (◘ Abb. 19.8).

Besonders im asiatischen Raum wird von Eltern häufig aus kulturellen Gründen ein Daumenaufbau zum Erhalt einer 5-fingrigen Hand gewünscht. Dies erfordert mehrere Eingriffe mit Transplantation von Metatarsalia oder Zehengliedern in Kombination mit einem dorsalen Insellappen und mehreren Muskel- und Sehnentransfers. Bei Grad IV resultiert am Ende des Wachstums ein wenig funktionierender, kurzer Daumen.

Für **Grad III A** bleibt bei kompetentem Sattelgelenk die Opponensplastik. Für das instabile Sattelgelenk

Handfehlbildungen im Kindes- und Jugendalter

◘ **Abb. 19.7 a, b** – **a** Das Prinzip der Pollizisation ist das Umsetzen des Zeigefingers an seinem neurovaskulären Stiel: Der mittlere Anteil des 2. MHK wird reseziert (rot) und in Rotation auf die Basis des 2. MHK gesetzt. Das Mittelgelenk des Zeigefingers wird so zum neuen Daumengrundgelenk. **b** Stellung am Ende der Operation

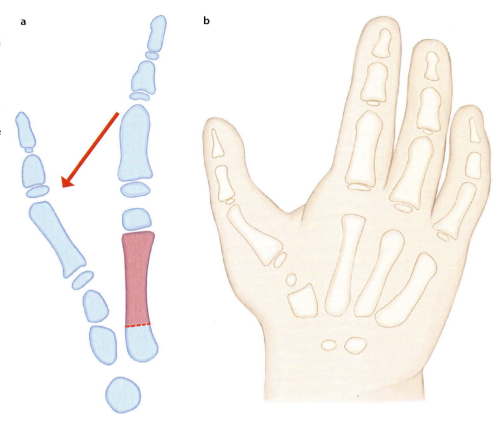

◘ **Abb. 19.8 a, b** – **a** Bei der Daumenhypoplasie Grad IV ist der flottierende Daumen funktionslos. **b** Im Alter von 16 Jahren sieht die Hand nach Pollizisation normal aus. Ein Glas kann problemlos mit dem pollizisierten Zeigefinger gegriffen werden

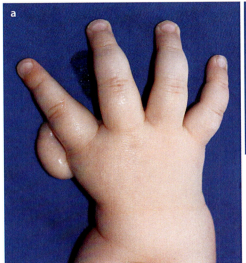

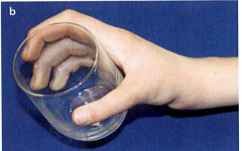

haben wir im Kindesalter keine einfache und gut funktionierende Lösung. Bei Adoleszenten mit verschlossenen Wachstumsfugen kann das Sattelgelenk durch eine Bandplastik mit der halben FCR-Sehne stabilisiert werden. Ein instabiles Sattelgelenk kann allerdings bei unbeweglichem Grund- und Endgelenk von Nutzen sein.

■■ **Nachbehandlung**

Nach Opponensplastik wird für 4 Wochen in einer Unterarmschiene mit Daumenausleger und für weitere 2 Wochen in einer Daumenschiene ruhiggestellt. Sofortiges Bewegen des Ringfingermittelgelenks.

Die Hand wird nach Pollizisation für 10 Tage in einem dicken elastischen Verband unter Wickelung des neuen Daumens in Abduktion und Opposition ruhiggestellt, danach bis zur 6. Woche durch eine dorsale Gipsschiene geschützt. Wichtig ist eine Kontrolle 5 Wochen postoperativ: Bei Anzeichen für Narbenzug mit Tendenz zur Verengung der 1. ZFF können mit einer maßgefertigten Abduktionsschiene die Stellung des Daumens, die Weite der 1. ZFF und die Narben erheblich verbessert werden (s. ▶ Kap. 33). Nach beiden Operationen ist eine handtherapeutische Übungsbehandlung zum Erlernen der neuen Greifformen erforderlich.

▪▪ Komplikationen

Nach der Opponensplastik kann eine Instabilität des ulnaren Grundgelenkseitenbands verbleiben. Nach Pollizisation: unmittelbar postoperativ venöse Stauung durch zu engen Verband, frühsekundär ein Hämatom, dann meistens oberflächliche Durchblutungsstörung des palmaren und dorsalen Lappenrandes in der neuen 1. ZFF. Dies kann zu Narbenzug mit Verengung der 1. ZFF führen. Fehlstellung des neuen Daumens in der Handebene durch zu starke Rotation und fehlende palmare Abschrägung der 2. MHK-Basis bei der Konstruktion des Neosattelgelenks.

▪▪ Empfohlene Technik der Autoren

Bei Grad II Opponensplastik mit der FDS4-Sehne und Seitenbandplastik, ab Grad III B Pollizisation.

▪▪ Zeitpunkt

Da eine handtherapeutische Nachbehandlung das Ergebnis verbessert, führen wir die Opponensplastik bei früh kooperativen Kindern mit 4 Jahren, sonst mit 5 Jahren durch. Ein günstiger Zeitpunkt für die Pollizisation ist ab dem 2. Lebensjahr bis zum 4. Lebensjahr gegeben. Später ist sie auch noch möglich. Den Kindern wird die Funktionsverbesserung bei späterer Pollizisation unnötigerweise vorenthalten.

▪▪ Tipps und Tricks

Opponensplastik: Zur Überprüfung der optimalen Vorspannung der FDS4-Beugesehne markieren wir am Handgelenk die FDS4- und die M. flexor carpi ulnaris-(FCU)-Sehne mit einem Faden auf gleicher Höhe. Nach dem transossären Durchzug für die ulnare Seitenbandplastik wird die Spannung anhand der Fadenmarkierung überprüft.

Pollizisation: Beginn der Präparation palmar mit Darstellung der Gefäß-Nerven-Bündel und Überprüfen der Arterienanatomie. Die bessere ulnare Zeigefingerarterie darf nicht verletzt werden. Flushen bei zu vollständiger Blutleere füllt Arterien und Venen und lässt sie sichtbar werden. Beim Durchtrennen der Fuge des 2. MHK darauf achten, nicht in den knorpeligen Kopf abzugleiten. Überkippen des MHK-Kopfes, um einer Hyperextension im Neosattelgelenk vorzubeugen. Schonung mindestens einer streckseitigen Vene, Blutstillung vor der Rekonstruktion.

▪▪ Fallstricke

Eine atypische, durch die Mm. interossei abtauchende ulnare Zeigefingerarterie ist beim Holt-Oram-Syndrom häufig.

19.2.4 Radialer longitudinaler Reduktionsdefekt

Beim radialen longitudinalen Reduktionsdefekt (RLD) ist die Differenzierung in der radioulnaren Achse von Hand und Unterarm gestört. Es sind nicht nur die ossären Anteile radial unterentwickelt, sondern auch die Weicheile verändert: Die Fibroblastenmatrix des Bindegewebes ist anders strukturiert und die Strecksehnen sind stark unterentwickelt. Flatt hat dies treffend so beschrieben: „*Radial club hand [...] is a profoundly abnormal hand joined to a poor limb by a bad wrist*" (Flatt 1994).

Der N. radialis ist als R. radialis des N. medianus ausgebildet.

Bei Bayne II–IV fehlt die Abstützung der Hand und die Handwurzel steht radial und palmar des Ellenendes in Klumphandstellung mit schwerer funktioneller Beeinträchtigung. Die radialen Weichteile sind sehr verkürzt und passiv kann die Hand nicht vor das Ellenende gestellt werden.

▪▪ Ätiologie

Ein RLD tritt bei 0,5:10.000 Lebendgeborenen auf und ist bei gut der Hälfte bilateral ausgebildet (Ekblom et al. 2010). Er ist häufig mit anderen Organveränderungen assoziiert, also syndromal. Die häufigsten Syndrome sind das TAR-Syndrom (**T**hrombocytopenia-**A**bsent **R**adius Syndrome), Holt-Oram-Syndrom (mit Herzfehler) und die VATERL-Assoziation (**V**ertebral Defects, **A**nal Atresia, **T**racheo-esophageal Fistula with **E**sophageal Atresia, **R**enal Anomalies, and **L**imb Anomalies).

▪▪ Klassifikation nach Bayne/Klug

Die Klassifikation nach Bayne/Klug richtet sich nach der radiologischen Ausbildung des Radius (◘ Abb. 19.9) (Bayne und Klug 1987).
- Bayne 1: diskrete distale Radiusverkürzung
- Bayne 2: deutliche Radiusverkürzung – meistens distal, selten proximal
- Bayne 3: subtotale Radiusaplasie
- Bayne 4: totale Radiusaplasie

● **Abb. 19.9 a–d** Der radiale Reduktionsdefekt wird anhand der radiologischen Entwicklung des Radius nach Bayne/Klug klassifiziert

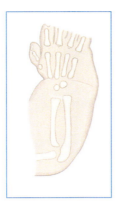 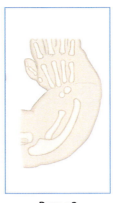 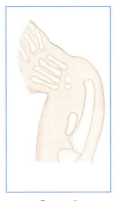 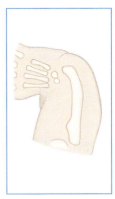

Bayne 1
Diskrete Radius-
verkürzung

Bayne 2
Distale Radius-
verkürzung

Bayne 3
Subtotale Radius-
aplasie

Bayne 4
Radiusaplasie

■■ **Relevante diagnostische Verfahren**

Klinische Untersuchung und Röntgen von Handgelenk mit Hand und Unterarm.

■■ **Konservative Therapie**

Das Belassen des Zustandes ist möglich, weil sich die Kinder an die Fehlstellung adaptieren und ausgleichende Greifmuster entwickeln, mit denen sie gut zurechtkommen. Durch die Korrektur der Handgelenkstellung werden die Greifmöglichkeiten jedoch erweitert. Liegt eine schwere Form mit Hypoplasie von Humerus und Ellenbogensteife vor, kommen die Kinder im Alltag mit ihren stark verkürzten Armen in Klumphandstellung besser zurecht als mit einem geraden, aufgerichteten Handgelenk. Durch die Klumphandstellung erreichen sie den Mund und können mit den einzigen beweglichen ulnaren Fingern vor dem Körper hantieren.

Eine aktive Ellenbogenbeweglichkeit ist Voraussetzung für eine operative Aufrichtung des Handgelenks. Die Aufrichtung ist eine therapeutische Herausforderung, schafft aber durch die gewonnene Hand-Unterarm-Länge eine bessere Reichweite sowie eine bessere Position für die Kraftentwicklung der extrinsischen Beuger (Weber 2017). Die operative Aufrichtung wird durch manuelles Aufdehnen der verkürzten radialen Weichteile möglichst schon in den ersten Lebenstagen und durch redressierende serielle Nachtlagerungsschienen ab dem 4. Lebensmonat vorbereitet (s. ▶ Kap. 33).

■■ **Operative Therapie**

Verbreitete Standardtherapie ist ein dreizeitiges Vorgehen. Es beginnt mit der Handgelenkdistraktion mittels Fixateur, gefolgt von der Handgelenkbegradigung durch Radialisation oder Zentralisation, gefolgt von der Pollizisation (● Abb. 19.10b–f). Die Handgelenkdistraktion schafft so viel Raum zwischen Elle und Handwurzel, dass eine Karpektomie bei der Radialisation oder Zentralisation nicht mehr nötig ist. Nach Anbau des Handgelenkfixateurs wird die Hand über 3–4 Monate langsam nach distal und ulnar vor die Elle gezogen (● Abb. 19.10c,d). Nach einer 2- bis 3-wöchigen Pause wird der Fixateur entfernt und die Handwurzel vor das Ellenende gestellt, Reste der radialen Handgelenkstrecker nach ulnar transponiert und in dieser Position für 6 Monate mit einem versenkten K-Draht gehalten (● Abb. 19.10e) (Buck-Gramcko 1985). Nach 6 Monaten wird der Draht entfernt und bei gut beweglichen ulnaren Fingern der Zeigfinger pollizisiert (● Abb. 19.10f). Nachtlagerungsschienen in bestmöglicher Aufrichtung sollen bis zum Ende des Wachstums der Rückstelltendenz entgegenwirken. Mit der vorbereitenden Distraktion kann eine bessere Unterarmlänge erzielt werden als ohne Distraktion.

Vilkki berichtet von einer besseren aktiven Handgelenkbeweglichkeit durch mikrovaskuläre Grundgelenktransplantation des 2. Zehenstrahls (Vilkki und Paavilainen 2018). Andere Fehlbildungschirurgen sind von den Langzeitergebnissen frustriert und führen nur radiale Weichteileingriffe mit z. B. radialem Release und einem Bilobed Flap durch (Wall et al. 2013).

■■ **Sekundäreingriffe**

Bei Rezidiven kann das Handgelenk durch eine erneute Distraktion und Handgelenkarthrodese begradigt werden, allerdings unter Verlust der Beweglichkeit. Die kurzen Unterarme können durch Kallusdistraktion verlängert werden. Ohne zu große Probleme ist dies einzeitig bis zu 4 cm, maximal 5 cm möglich. Dies verringert den Längenunterschied zu einem normal entwickelten Arm, gleicht ihn jedoch nicht aus.

■■ **Nachbehandlung**

Die Distraktion erfordert einen engen Kontakt zwischen Eltern und Handchirurgen. Wöchentliche telefonische Rückmeldung über Schmerzen bei der

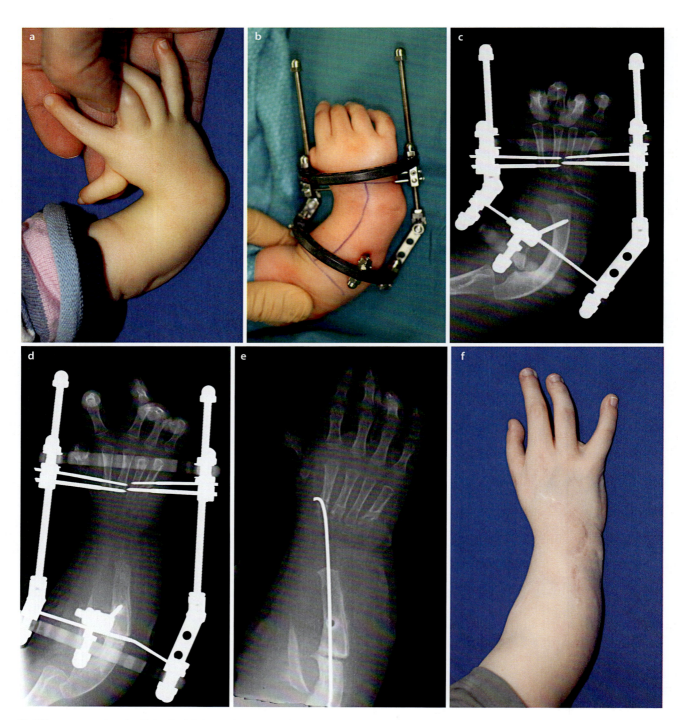

Abb. 19.10 a–f – a Radialer Reduktionsdefekt Bayne III. Therapie in 3 Schritten: b, c Anbau des Fixateurs zur Handgelenksdistraktion. d Stellung am Ende der Distraktion. e Aufrichtung des Handgelenks durch Radialisation mit temporärer K-Draht-Fixierung, hier mit Korrekturosteotomie der Elle. f Ergebnis 2,5 Jahre nach K-Draht-Entfernung und Pollizisation des Zeigefingers

Distraktion, Aussehen der Pinstellen und der Fingerstreckung sind nötig. Alle 2 Wochen werden röntgenologisch die Lage des Fixateurs und das Fortschreiten der Distraktion überprüft. Alle 4 Wochen erfolgt zusätzlich eine klinische Kontrolle.

Komplikationen

Bei Distraktionen sind Pininfekte technikimmanent. Sie können i. d. R. mit lokaler Pflege und Antibiotikum beherrscht werden. Bereitet die Fingerstreckung Probleme, verlangsamen oder pausieren wir mit der Distraktion und fertigen eine palmare Nachtlagerungsschiene zur Verbesserung der Fingerstreckung an (s. ▶ Kap. 33).

Die Radialisation ist ein komplexer Eingriff. Eine zu ausgedehnte Freilegung der Elle, ein erhöhter Druck durch zu geringe Distraktion oder durch zu dicken K-Draht können die Ulna-Wachstumsfuge schädigen. Eine überstarke postoperative Schwellung mit Spannung auf die Wundränder führt bei zu später Revision zu Hautnekrosen. Spätkomplikation ist das Rezidiv. In Anbetracht der vielfachen anatomischen Veränderungen ist die Frage nicht, ob, sondern wann ein Rezidiv auftritt.

■■ **Empfohlene Technik der Autoren**

Frühe manuelle Therapie und Nachtlagerungsschienen, Handgelenkdistraktion und Radialisation. Redressierende Nachtlagerungsschienen bis zum Wachstumsende.

■■ **Zeitpunkt**

Die Distraktion beginnen wir im 2. Lebensjahr, wenn der Unterarm für den Anbau des Fixateurs ausreichend lang ist, sonst später im Kleinkind- oder Vorschulalter.

■■ **Tipps und Tricks**

Bei den schwersten Formen des RLD mit beidseitiger Strecksteife der Ellenbogengelenke ist eine Aufrichtung der Handgelenke kontraindiziert, weil die Kinder nur durch die Kürze der Unterarme und die Klumphandstellung ihren Mund erreichen und so eigenständig essen und trinken können.

19.2.5 Syndaktylie

Eine Syndaktylie ist eine Fusion einer oder mehrerer Finger. Die Inzidenz beträgt 1,9:10.000 Lebendgeborenen (Ekblom et al. 2010). Sie kann isoliert oder als Teil eines übergeordneten Krankheitsbildes auftreten.

■■ **Ätiologie**

In der frühen Embryogenese ist die Apoptose (das Absterben der Zellen zwischen den Fingerstrahlen) ausgeblieben. Die Erblichkeit bei isolierter Syndaktylie liegt bei 20–40 % bei sehr unterschiedlicher Penetranz. Die Erblichkeit bei komplizierter Syndaktylie richtet sich nach dem zugrunde liegenden Krankheitsbild.

■■ **Klassifikation**

Sie richtet sich nach Ausmaß der Fusion (◻ Abb. 19.11):
- Angehobene ZFF
- Partielle Syndaktylie: häutige Fusion meistens bis auf Höhe der Mittelglieder
- Komplette Syndaktylie: häutige vollständige Fusion bis zu den Fingerbeeren
- Komplexe Syndaktylie: komplette Fusion mit Synostose der Endglieder
- Komplizierte Syndaktylie: Teil einer übergeordneten Fehlbildung (z. B. bei der zentralen Polysyndaktylie mit gedoppeltem Ringfinger oder beim Apert-Syndrom mit atypischer Arterien- und Nervenausbildung)

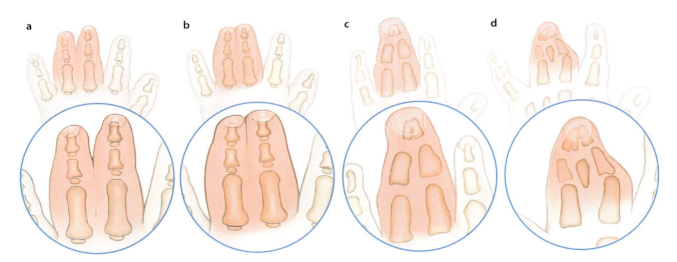

◻ **Abb. 19.11** a–d Klassifikation der Syndaktylie. **a** Partielle Syndaktylie. **b** Komplette Syndaktylie. **c** Komplexe Syndaktylie mit Synostose der Endglieder. **d** Komplizierte Syndaktylie als Teil einer übergeordneten Fehlbildung, hier bei zentraler Polysyndaktylie

Relevante anatomische Strukturen

Bei Syndaktylien ohne übergeordnete Fehlbildung sind die Gefäß-Nerven-Bündel und Sehnen normal angelegt. Die Verschmelzung der Nägel zu einem Nagelband ist pathognomonisch für eine knöcherne Fusion der Endglieder. Bei langstreckiger Fusion ist eine Hypoplasie des Seitenbandapparates des Endgelenks wahrscheinlich. Bei komplizierten Syndaktylien ist mit atypisch ausgebildeten und verlaufenden Arterien, Nerven und Sehnen zu rechnen. Das Ausmaß richtet sich nach der zugrunde liegenden Fehlbildung.

Relevante diagnostische Verfahren

Klinische Untersuchung und nur bei komplexen und komplizierten Syndaktylien Röntgen der Finger.

Konservative Therapie

Eine angehobene Kommissur kann, muss aber für eine Funktionsverbesserung der Hand nicht operativ vertieft werden. Die Trennung aller anderen Syndaktylien verbessert die Spreizfähigkeit und das einzelne Bewegen der Finger.

Operative Therapie – Technik

Bei der Trennung wird die Kommissur durch lokale Verschiebelappenplastiken gebildet und die Finger nach distal zickzackförmig eröffnet (◘ Abb. 19.12a,b). Es gibt viele Arten gut funktionierender Lappendesigns für die Kommissurbildung. Durch einen dorsalen und palmaren Dreieckslappen kann die Tiefe bei atypischen Arterienverläufen angepasst werden (◘ Abb. 19.12a).

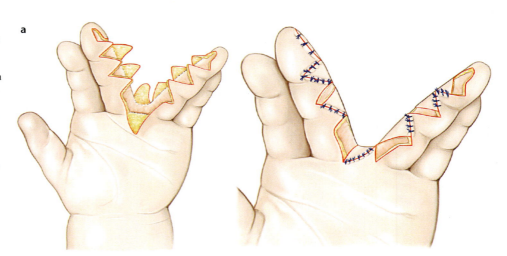

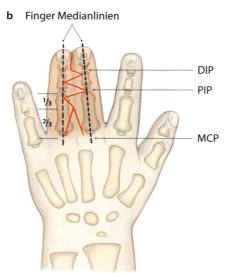

◘ **Abb. 19.12 a, b** Technik der Syndaktylietrennung. **a** Schaffen einer ZFF mit 2 Dreieckslappen und zickzackförmigen Inzisionen. **b** Die zickzackförmigen Inzisionen reichen seitlich maximal bis zur Mittellinie der Finger. Wir beginnen dorsal, stellen dann die Gefäß-Nerven-Bündel dar, inzidieren bei kompletten Syndaktylien Kuppenplastiken und trennen danach die palmare Haut. Die palmare Grundgliedfurche markiert die Umschlaghöhe des Dreieckslappens

Bei kompletten und komplexen Syndaktylien werden die fehlenden lateralen Nagelwälle mit Kuppenplastiken rekonstruiert (◘ Abb. 19.13b,c). Die seitlichen Lappen dürfen partiell entfettet werden. Insbesondere proximal bleiben nach der Trennung wegen des größeren Umfangs von zwei einzelnen Finger im Vergleich zu zwei syndaktylen Fingern größere Hautdefekte. Für einen spannungsfreien Verschluss werden sie mit Vollhauttransplantaten gedeckt. Um auffällige Farbunterschiede zwischen eigener Haut und Transplantaten zu vermeiden, wurden im letzten Jahrzehnt transplantatfreie Techniken entwickelt. In einer prospektiven Studie haben Wang und Hutchinson ein besseres Erscheinungsbild nach Vollhauttransplantation gegenüber der transplantatfreien Technik gezeigt. Zudem war das „web creep" nach der transplantatfreien Technik stärker, was für einen verstärkten Narbenzug spricht, der langfristig zu Rezidiven führen kann (Wang und Hutchinson 2019).

Bei sehr enger distaler Verschmelzung hat sich eine quere Weichteildistraktion mit einem Fixateur vor der eigentlichen Trennung bewährt.

▪▪ Nachbehandlung
Dickere elastische Mullverbände sichern die Wunden und Transplantate für 2–3 Wochen, gefolgt von der Narbenbehandlung. Eine Gipsruhigstellung ist nicht erforderlich.

▪▪ Komplikationen
Bei proximalen Wundheilungsstörungen und nach transplantatfreier Technik kann es zum „web creep", dem Hochwachsen der Kommissur, kommen. Transplantatverlust insbesondere distal infolge von Wundinfektionen aufgrund lokaler Durchblutungsstörungen. Tränenzeichen am Übergang des Nagelwalls zur Nageltasche durch Spitzennekrose der Kuppenplastiken. Hypertrophe Narben sind selten und können gut durch Kompression und Silikon verbessert werden.

▪▪ Empfohlene Techniken
Die Syndaktylie von Daumen und Zeigefinger wird wegen der Bedeutung des Daumens für die psychomotorische Entwicklung im Alter von 6 Monaten getrennt, Syndaktylien von Klein- und Ringfinger mit 1 Jahr. Erfahrungsgemäß sind dann noch keine sekundären arthrogenen Kontrakturen der Mittelgelenke zu erwarten. Die übrigen Finger können später, z. B. im 2. Lebensjahr, operiert werden (◘ Abb. 19.14).

Für die Kommissurbildung bevorzugen wir Dreieckslappen, weil die Höhe bei atypischen Arterienverläufen angepasst werden kann (◘ Abb. 19.13a). Bei schwarzen Kindern verwenden wir wegen des Farbunterschieds zwischen palmarer und dorsaler Haut einen alleinigen dorsalen Lappen. Die Hautdefekte nach Syndaktylietrennung mittels zickzackförmiger Inzisionen schließen wir mit Vollhauttransplantaten. Wir entnehmen diese bei größerer Menge vom Unterbauch und bei geringerer Menge aus der Ellenbeuge. Der Wundverschluss erfolgt mit resorbierbarem Nahtmaterial.

▪▪ Tipps und Tricks
Durch fortlaufendes Einnähen der Transplantate kann die Zeit beim Einnähen verringert werden. Die Kommissur muss frei von Transplantaten bleiben. Außer bei partiellen Syndaktylien sollten keine nebeneinanderliegenden Finger gleichzeitig getrennt werden, um Durchblutungsstörungen mit Beeinträchtigung der Lappen und eine venöse Stauung durch überstarke Schwellung zu vermeiden. Zwischen der Trennung benachbarter Finger hat sich ein Intervall von mindestens 6 Monaten bewährt. Mit Gefäßanomalien ist bei einfacher Syndaktylie nicht zu rechnen, bei komplizierten Syndaktylien sind sie hingegen häufiger. Wichtig ist ein spannungsarmer Wundverschluss wegen der erheblichen Schwellneigung nach Eröffnen des Tourniquets. Besonders distal sind sonst Wundheilungsstörungen zu befürchten. Bei sehr engen komplexen Syndaktylien

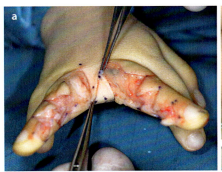 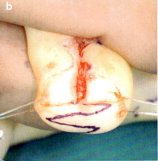 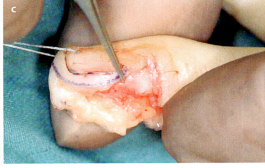

◘ **Abb. 19.13** a–c – **a** Durch dreieckförmige Verschiebelappenplastiken wird die Kommissur gebildet. **b, c** Kuppenplastiken: Mit dreieckförmigen Lappen aus der Kuppe können fehlende Nagelwälle konstruiert werden

Abb. 19.14 a, b Komplette Syndaktylie präoperativ und Ergebnis 2 Jahre postoperativ

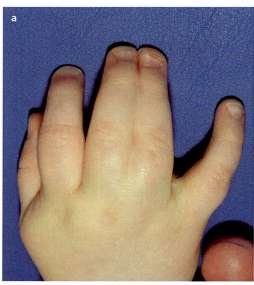
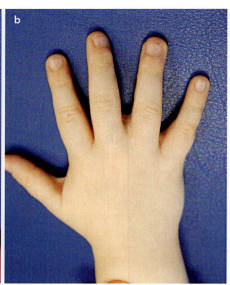

kann mit vorgeschalteter querer Weichteildistraktion das Ergebnis wesentlich verbessert werden. Sie ist aber nur bei weitgehend unbeweglichen Endgelenken erlaubt.

19.2.6 Symbrachydaktylie

Die Symbrachydaktylie ist eine i. d. R. einseitige Differenzierungsstörung. Die Kombination der Symbrachydaktylie, meistens vom Kurzfingertyp, mit gleichseitiger Unterentwicklung des M. pectoralis charakterisiert das Poland-Syndrom.

■■ Ätiologie
Die Häufigkeit beträgt 4,7:10.000 Lebendgeborenen. Die Ursache ist nicht geklärt. Die Störung wird i. d. R. nicht vererbt. Eine alte, nicht beweisbare Theorie für die Entstehung der Symbrachydaktylie ist eine Gefäßobliteration der A. subclavia in der frühen Embryogenese.

■■ Klassifikation und anatomische Strukturen
Der Schweregrad der Symbrachydaktylie wird nach Blauth und Gekeler eingeteilt (Abb. 19.15) (Blauth und Gekeler 1973). Das Spektrum reicht von verkürzten Fingern beim Kurzfingertyp bis zum vollständigen Fehlen aller Fingerstrahlen beim peromelen Typ. Anstelle der fehlenden Finger finden sich Fingerrudimente mit Nagelresten. Die Reduktion zeigt eine Gesetzmäßigkeit: Sie beginnt bei den verkürzten oder fehlenden Mittelgliedern (Kurzfingertyp, Abb. 19.15a), erstreckt sich auf die mittleren Fingerstrahlen (zentraler Defekttyp, Abb. 19.15b), betrifft dann auch den Kleinfinger (monodaktyler Typ, Abb. 19.15c) und schließlich alle Fingerstrahlen (peromeler Typ, Abb. 19.15d). Der Daumen ist der am besten und der Kleinfinger der am zweitbesten entwickelte Finger. Bei einer Unterform, dem transversalen Reduktionsdefekt, fehlen die Rudimente oder sie sind als fleischiger Weichteilhöcker ohne Nagelrest ausgebildet und die Metacarpalia stehen palisadenartig nebeneinander.

■■ Konservative Therapie
Fehlen die gesamte Hand und Teile des distalen Unterarms, kann der Befund so belassen und die Kinder bei bestimmten Aktivitäten mit Hilfsmitteln gezielt unterstützt werden. Für das Fahrradfahren wird ein nach Maß gefertigter Fahrradlenkeraufsatz benötigt. Myofunktionale Prothesen sind eine weitere Option. Sie werden wegen ihres Gewichts und der fehlenden Sensibilität nicht von allen Kindern angenommen.

■■ Operative Therapie
Die Therapie richtet sich nach der Ausprägung der Fehlbildung und reicht von der Syndaktylietrennung über eine Stabilisierung instabiler Zwischengelenke durch Chondrodese oder die Augmentation von Fingern mittels Interposition avaskulärer Zehenglieder bis hin zur freien Zehentransplantation.

Beim Kurzfingertyp kann die Greiffunktion durch Vertiefung und Verbreiterung der 1. ZFF mit einem Rotationsdehnungslappen verbessert werden (Abb. 19.16).

Handfehlbildungen im Kindes- und Jugendalter

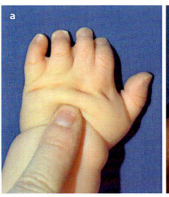 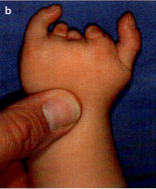 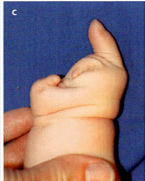 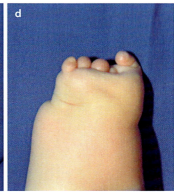

Abb. 19.15 a–d Typen der Symbrachydaktylie. **a** Kurzfingertyp. **b** Zentraler Defekttyp. **c** Monodaktyler Typ. **d** Peromeler Typ. Die Fingerrudimente sind typisch für die Symbrachydaktylie

Abb. 19.16 a, b Die 1. ZFF kann effektiv mit einem Rotationsdehnungslappen vom Handrücken verbreitert und vertieft werden

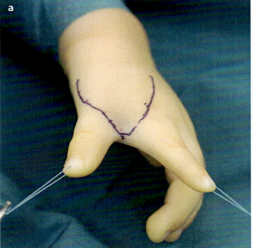 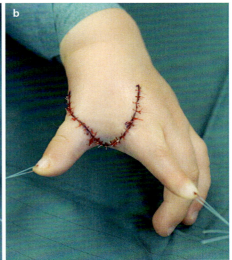

Beim monodaktylen Typ ist nur der Daumen entwickelt und es können keine Gegenstände gefasst werden. Im Vorschulalter kann durch eine mikrovaskuläre freie Zehentransplantation ein ulnarer Fingerstrahl als stabiler, sensibler und mitwachsender Partner für den Daumen aufgebaut werden. So kann verlässlich eine gut funktionierende Zweifinger-Hand geschaffen werden (◘ Abb. 19.17). Hierfür wird die 2. Zehe eines Fußes gehoben. Die Resektion des 2. Zehenstrahls schädigt den Fuß wenig: Der Fuß ist schlank, gut geformt und das Laufen ist in normalem Schuhwerk und schmerzfrei auch bei sportlicher Belastung möglich (◘ Abb. 19.18). Ist beim peromelen Typ ein bewegliches Sattelgelenk angelegt, kann auch hier verlässlich eine funktionierende Zweifinger-Hand durch zweifache Zehentransplantation aufgebaut werden.

464   W. Hülsemann

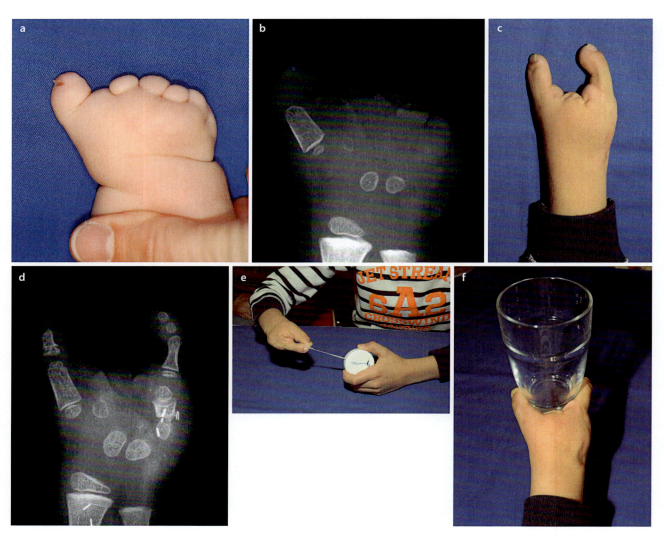

◧ **Abb. 19.17 a–f** Monodaktyle Symbrachydaktylie. **a, b** Es ist nur ein hypoplastischer instabiler Daumen angelegt. **c, d** Aspekt nach Kleinfingeraufbau durch freie Zehentransplantation und Stabilisierung der Daumenweichteile mit avaskulärem Zehengrundglied. **e, f** Im Alter von 6 Jahren können mit der gefühlvollen Zweifinger-Hand kleine und größere Gegenstände gefasst werden

■■ **Zeitpunkt**

Beim Kurzfingertyp empfehlen wir die Syndaktylietrennung und Weitung der 1. Zwischenfingerfalte mit Rotationslappen im 2. Lebensjahr, die Zwischengelenkchondrodese abhängig von der Breite der Phalangen im Alter von 3–5 Jahren und die Stabilisierung mit einer avaskulären Zehengliedtransplantation im Alter von 2–4 Jahren. Beim monodaktylen und peromelen Typ hat sich die Zehentransplantation im Alter zwischen 3 und 5 Jahren bewährt, damit die Kinder mit bestmöglicher Handfunktion eingeschult werden können. In diesem Alter sind die hypoplastischen Strukturen groß genug und die Reinnervation optimal.

■■ **Tipps und Tricks**

Beim Kurzfingertyp mit Syndaktylien muss mit einem atypischen Arterienverlauf in Form einer weiter distal gelegenen Arterienbifurkation gerechnet werden. Bei der Kommissurbildung erlauben Dreieckslappen oft ein Belassen der Bifurkation, da die Lappen beim Einnähen angepasst werden können. Ist die Bifurkation zu weit distal gelegen, wird bei der 1. Syndaktylietrennung die schmächtigere Arterie durchtrennt. Bei der Trennung der benachbarten Syndaktylie muss der Vorbefund bekannt sein. Intraoperativ wird die Durchblutung durch Abklemmen einer Arterie und Öffnen des Tourniquets überprüft. Eine Arterie muss pro Finger belassen wer-

Handfehlbildungen im Kindes- und Jugendalter

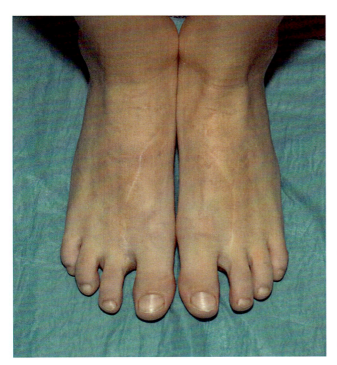

◘ Abb. 19.18 Nach Entnahme des 2. Zehenstrahls sind die Füße schlank und auch im Sport schmerzfrei belastbar

den, um keine Ischämie mit Fingerverlust zu provozieren. Ist auch die Nervenaufteilung distalisiert, wird der Nerv interfaszikulär gespalten.

19.2.7 Klinodaktylie

Klinodaktylie bezeichnet die Seitdeviation eines Fingers von mehr als 10°. Dieser Begriff wird sowohl beschreibend für die Deviation eines Fingers gebraucht als auch für das umschriebene Krankheitsbild des Kleinfingers durch Brachymesophalangie aufgrund einer Deltawachstumsfuge (Spangenepiphyse) des Mittelglieds (◘ Abb. 19.19a,b).

▪▪ Ätiologie
Klinodaktylien finden sich bei 1 % der Bevölkerung und betreffen meistens die Mittelglieder der Kleinfinger. Sie treten isoliert, gelegentlich mit autosomal dominantem Erbgang auf.

▪▪ Diagnostik
Klinisch und Röntgenaufnahme des Kleinfingers d.–p. zur Überprüfung des Mittelglieds nach Form und Verlauf der Wachstumsfuge.

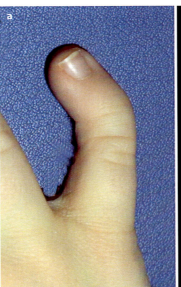
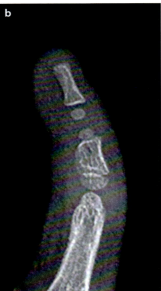
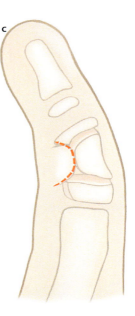

◘ Abb. 19.19 a–c – a Klinodaktylie des Kleinfingers. b Die radiale Deviation wird durch das trapezförmige Mittelglied bei atypischer deltaförmiger Wachstumsfuge hervorgerufen. c Vickers-Operation: Resektion des atypischen seitlichen Fugenanteils

Konservative Therapie

Eine Deviation bis 30° beeinträchtigt die Handfunktion nicht und kann daher belassen werden. Schienen können die Knochenform nicht korrigieren.

Operative Therapie

Ab einer Deviation von 40° überkreuzen sich Ring- und Kleinfinger störend beim Faustschluss. Bei funktioneller Beeinträchtigung kann der Kleinfinger durch eine verkürzende oder verlängernde Korrekturosteotomie aufgerichtet werden.

Mit der Vickers-Operation haben wir eine einfache Möglichkeit, die Fehlstellung zu verbessern und einer Verschlechterung im Wachstum vorzubeugen. Man erspart manchen Kindern durch diesen kleinen Eingriff eine spätere Korrekturosteotomie. Durch Resektion des atypischen radialen Anteils der Wachstumsfuge im Alter von 3,5–7 Jahren wird die klammerartige Fuge in einem kleinen Eingriff reseziert (◘ Abb. 19.19c). Im Wachstum richtet sich das Mittelglied spontan um 10–30° auf (Vickers 1987; Winkler et al. 2016).

Empfohlene Techniken der Autoren

Im Alter von 3–7 Jahren Vickers-Operation, im Alter von 8–10 Jahren ebenfalls als Versuch oder eine verkürzende Korrekturosteotomie.

Tricks und Tipps

Vickers hat die entstandene Lücke an der Mittelgliedseite mit Fettgewebe aufgefüllt. Dies ist u. E. nicht nötig. Die Resektion der „Spange" scheint auszureichen.

19.2.8 Schnürringsyndrom

Beim Schnürringsyndrom, auch Amnionbandsyndrom genannt, wird die initial normal angelegte Extremität intrauterin sekundär deformiert.

Ätiologie

Es wird vermutet, dass sich bei einer intrauterinen Amnionruptur fibröse Stränge bilden, die die Extremitäten ein- oder abschnüren. Diskutiert werden auch durch Teratogene und Viren verursachte Narbenstränge. Die Inzidenz beträgt 0,3–0,6:10.000 Lebendgeborenen (Ekblom et al. 2010; Koskimies et al. 2011).

Diagnostik

Klinische Untersuchung, Röntgen bei partieller Aplasie.

Klinik

Es entstehen semizirkuläre und zirkuläre Einziehungen, meistens an mehreren Extremitäten. Die tiefen Einschnürungen führen zu peripheren Lymphödemen bis hin zur Amputation von Fingeranteilen. Typisch sind Akrosyndaktylien, also syndaktyle Verschmelzungen partiell amputierter Finger. Sondierbare Epithelkanäle markieren die ursprüngliche ZFF (◘ Abb. 19.20a).

Operative Therapie der Hand

Bei Akrosyndaktylien werden die Finger voneinander getrennt und so eine bessere Fingerbeweglichkeit ermöglicht (◘ Abb. 19.20b). Durch übernormale Vertiefung der ZFF kann eine größere Länge der verkürzten

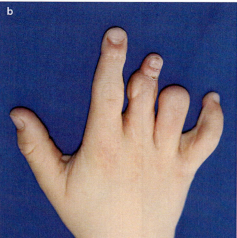

◘ Abb. 19.20 a, b Schnürringsyndrom. a Akrosyndaktylie der partiell amputierten Finger 2, 3 und 4. b Ergebnis 6 Jahre nach Syndaktylietrennung

Finger erzielt werden. Wegen der normal ausgebildeten Arterienbifurkation ist dies im Gegensatz zur Symbrachydaktylie problemlos möglich. Schnürringe werden zum Glätten der Oberfläche und damit für eine bessere Form exzidiert. Dies erfolgt klassischerweise durch multiple Z-Plastiken oder auch durch direkten Wundverschluss. Bei Daumenamputation und einem intakten Fuß wird der Daumen durch freie Zehentransplantation aufgebaut. Tiefe Ringe am Unter- oder Oberarm werden zirkulär exzidiert und die Wunde direkt ohne Z-Plastiken verschlossen. So werden bessere kosmetische Ergebnisse durch kleinere und zartere Narben erzielt. Dabei müssen tief gelegene fibröse Stränge reseziert und die Faszien gespalten werden (Habenicht et al. 2013).

Nachbehandlung
An der Hand elastische Mullverbände für 2–3 Wochen. Nach Weichteilanpassungen ggf. Kompressionsversorgung.

Komplikationen
Distal der Schnürung gelegene Fingeranteile sind durchblutungsgefährdet. Die Eltern müssen präoperativ darüber aufgeklärt werden, dass intraoperativ nach den Korrekturen distale Fingeranteile ischämisch sein können und reseziert werden müssen.

Empfohlene Technik der Autoren
Im ersten Eingriff Trennen der Akrosyndaktylien und Exzision der Schnürringe mit direktem Wundverschluss oder mit einer zusätzlichen Z-Plastik zur Weichteilanpassung im 1. oder 2. Lebensjahr. Bei partiell amputierten Fingern Vertiefung aller ZFF mit 2–3 Jahren mit Dreieckslappenplastiken zur Kommissurbildung und Vollhauttransplantaten. Bei tiefen Ringen am Ober- oder Unterarm Exzision mit direktem Wundverschluss.

Tipps und Tricks
Bei Kleinkindern markieren Grübchen über den Grundgelenken die proximale Grenze des dorsalen Dreieckslappens. Die Formung und das Abschätzen der optimalen Tiefe der ZFF ist nach Abbau des subkutanen Babyfetts leichter. Wenn möglich, erfolgt daher die Vertiefung der ZFF im Alter von 2–3 Jahren. Bei unterschiedlichem Umfang der Finger proximal und distal des Schnürrings können die Weichteile mittels einer zusätzlichen Z-Plastik angeglichen werden.

19.2.9 Angeborene Kontrakturen

Kontrakturen werden den Dysplasien zugeordnet, weil dysfunktionale Zellen in der weiteren Entwicklung zu einer Bewegungseinschränkung führen. Die häufigsten angeborenen Kontrakturen sind Kamptodaktylie, Thumb-in-Palm-Deformität und Beugekontrakturen mehrerer Finger.

Kamptodaktylie
Die Kamptodaktylie ist eine Beugekontraktur des Mittelgelenks, meistens des Kleinfingers (◘ Abb. 19.21a). Es gibt 2 Formen: die infantile, die sich im Kleinkindalter entwickelt, und die seltenere juvenile Form im präpubertären Alter. Die Kontrakturen können sich im Wachstum verschlechtern.

Ätiologie
Die Kamptodaktylie ist die häufigste nicht-traumatische Beugekontraktur und betrifft bei 1 % der Bevölkerung einen oder beide Kleinfinger. Die Ursache ist ungeklärt. Mögliche Ursachen sind Veränderungen der FDS-Sehne, Lumbrikalisanomalien, Dysbalance der Beuger und Strecker, subkutane Bindegewebestränge. Es resultiert eine Verkürzung der palmaren Haut, Verkürzung der palmaren Platte des Mittelgelenks (PIP-Gelenks) und Dysplasie des Grundgliedkopfes.

Konservative Therapie
Insbesondere Kleinkinder sprechen gut auf konservative Therapien wie manuelles Aufdehnen und aufdehnende Nachtlagerungsschienen an. Diese Schienen müssen gut sitzen, um die Nachtruhe nicht zu stören und keine Druckstellen an der empfindlichen weichen Haut zu verursachen. Sehr gut geeignet ist hierfür der Glove-Splint: ein nach Maß gefertigter Kompressions-

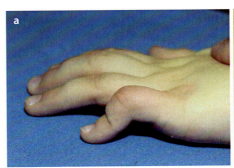
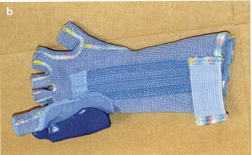

◘ **Abb. 19.21 a, b** – **a** Kamptodaktylie eines 2,5 Jahre alten Kindes. **b** Die konservative Therapie ist effektiv mit einem Glove-Splint, der Kombination eines Kompressionshandschuhs mit einer thermoplastischen Schiene, möglich

handschuh mit kleiner palmarer Tasche zur Einlage einer thermoplastischen Schiene (◘ Abb. 19.21b) (s. ► Kap. 33).

Eine Schienenbehandlung ist auch vor geplanten operativen Eingriffen obligat, um den Befund zu verbessern und die Compliance zu überprüfen. Schienen werden bei Kindern im Vorschulalter in der Regel nachts getragen, um tagsüber das Begreifen der Welt beim Spielen nicht zu stören.

■■ Operative Therapie

Eine Operationsindikation besteht nach erfolgloser konservativer Therapie ab funktionell störendem Streckdefizit von über 60°. Operativ kann der Finger durch ein palmares Release aufgerichtet werden. Dieses Release umfasst ein schrittweises Vorgehen mit Hautverlängerung durch Z-Plastiken, ggf. Vollhauttransplantation, Neuro- und Arteriolyse, Absetzen der oft veränderten FDS-Sehne, Überprüfen des M. lumbricalis und dessen Umsetzen oder Resektion bei atypischem Verlauf sowie ggf. eine Arthrolyse des PIP-Gelenks mit temporärer Arthrodese. Damit kann der aktive Bewegungsbogen in die Streckung transponiert, aber i. d. R. keine bessere aktive Mittelgelenkbeweglichkeit erzielt werden. Die operativen Langzeitergebnisse sind oft unbefriedigend (Foucher et al. 2006). Bei fixierter störender Beugekontraktur älterer Kinder und Jugendlicher ist die PIP-Arthrodese mit palmarer Hautverlängerung mittels Hauttransplantaten eine funktionierende einfachere Lösung.

■■ Empfohlene Technik der Autoren

Konsequente Schienenbehandlung. Bei Kleinkindern mit fixierter Kontraktur und fehlender Verbesserung im Glove-Splint Durchtrennen der FDS-Sehne, um eine Schienenbehandlung zu ermöglichen. Bei Schulkindern keine Operation bei fehlender Compliance (Foucher et al. 2006).

■■ Tipps und Tricks

Absolute Voraussetzung für ein operatives Release ist die Compliance in Anbetracht der langwierigen und schmerzhaften postoperativen Handtherapie.

Thumb-in-Palm-Deformität

Die Thumb-in-Palm-Deformität wird auch Clasped Thumb oder eingeschlagener Daumen genannt. Sie ist oft Teil der distalen Arthrogrypose. Der Daumen steht in der Hohlhand in Beugung des Grundgelenks und bei schwereren Fällen zusätzlich in Adduktionskontraktur mit stark verengter 1. ZFF (◘ Abb. 19.22a).

■■ Konservative Therapie

Kleinkinder sprechen gut auf aufdehnende Nachtlagerungsschienen und manuelle Therapie an. Bei schweren Formen kann tagsüber eine zusätzliche, palmar verstärkte Silikonschiene oder Streifyflexschiene die Stellung und damit die Funktion verbessern (s. ► Kap. 33).

■■ Operative Therapie

Sind die Kinder älter, besteht zusätzlich eine schwerere Adduktionskontraktur oder ist eine suffiziente Schienenbehandlung nicht möglich, kann die Position des Daumens durch ein operatives Release verbessert werden. Die Operation ist aufwendig, aber sinnvoll. Dabei müssen möglichst alle Pathologien adressiert werden, d. h. ein Weiten der 1. ZFF mit einem kombinierten Rotationsdehnungs- und Insellappen vom radialen Zeigefinger, Hautverlängerung in der Hohlhand und am Daumen mit Hauttransplantaten, Release des 1. Metakarpalraums mit Resektion atypischer, fibrotisch umgebauter Muskelanteile, Z-plastische Verlängerung des FPL proximal des Handgelenks und temporäre Daumengrundgelenkarthrodese mit K-Draht (◘ Abb. 19.22b,c).

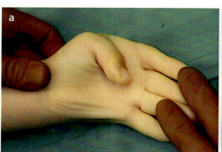 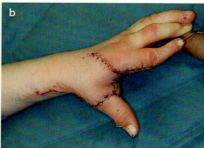 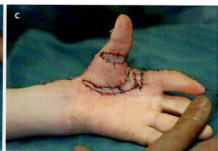

◘ **Abb. 19.22** a–c – **a** Thumb-in-Palm-Deformität. **b** Wichtig ist das Weiten der 1. ZFF mit einem kombinierten Rotations- und Insellappen. **c** Die verbleibenden palmaren Defekte werden mit Hauttransplantaten gedeckt

Durch die Schwäche der Strecker wird das Daumengrundgelenk kontinuierlich in die Beugung gezogen. 30° Beugung sind günstig, wenn die übrigen Finger ebenfalls bewegungseingeschränkt sind. Bei stärkerer Beugung kann die Stellung durch eine Grundgelenkarthrodese korrigiert werden. Ob für das Kind eine Beugung von 0° oder 20° Beugung am günstigsten ist, wird individuell festgelegt.

▪▪ Nachbehandlung
Abduktionsschiene aus thermoplastischem Material, anfangs tags und nachts, dann nachts zum Halten der erreichten Weite und Stellung, Handtherapie nach Entfernung des K-Drahtes 6 Wochen postoperativ.

▪▪ Empfohlene Technik der Autoren
Die Kombination des dorsalen Rotationsdehnungslappens mit einem Insellappen vom radialen Zeigefinger verkleinert das mit Vollhaut zu deckende Areal. Relativ häufig finden sich atypische straffe Bindegewebe- oder Sehnenzügel in der 1. ZFF, die die Abduktion verhindern. Die Indikation für eine Operation im Vorschulalter bis spätestens dem 8. Lebensjahr besteht, wenn die konservative Therapie erfolglos ist oder eine Adduktionskontraktur vorliegt. Ab einem Alter von 8–10 Jahren ist die Haut wesentlich rigider als bei jüngeren Kindern und die oben beschriebene Technik funktioniert nicht mehr so gut. Außerdem haben sich die Betroffenen in dem Alter an ausgleichende Bewegungsmuster gewöhnt. Mit einer Stellungsveränderung des Daumens stört man in diesem Alter die gewohnten Greifmuster erheblich.

▪▪ Tipps und Tricks
Da die Strecker schwach sind, bleibt die anfangs operativ erreichte Streckung im Daumengrundgelenk nicht bestehen. Eine Beugestellung von 30–40° ist für die Betroffenen wegen der ebenfalls eingeschränkten Beweglichkeit der übrigen Finger funktionell sinnvoll – auch wenn die Stellung kosmetisch unschön erscheint.

19.3 Zusammenfassung

Bei den meisten Fehlbildungen der oberen Extremitäten können chirurgisch keine normal aussehenden und normal funktionierenden Hände geschaffen werden. Ziel der Therapie ist die Verbesserung der Greiffunktion bei bestmöglichem Aussehen. In der operativen Behandlung von Fehlbildungen gibt es wenige Standardoperationen. Auch bei gängigen Krankheitsbildern können intraoperativ überraschende anatomische Varianten zutage treten. Ohne Kenntnisse der anatomischen Besonderheiten der einzelnen Krankheitsbilder ist eine erfolgreiche Behandlung von Fehlbildungen nicht möglich. Die meisten Eingriffe erfolgen im 2. Lebensjahr und sollen bis zur Einschulung abgeschlossen sein. Das Wachstum muss bei der Therapie mit bedacht werden. Wegen möglicher, sich im Wachstum ausbildender Fehlstellungen sind Kontrollen in größeren Abständen bis zum Wachstumsabschluss sinnvoll. Bei angeborenen Beugekontrakturen sprechen insbesondere kleine Kinder sehr gut auf manuelle Therapie und Schienenbehandlung an.

19.4 Kernaussagen

Konventionelle Röntgenaufnahmen zeigen bei den Kleinkindern mangels Knochenreife noch nicht alle Skelettanteile.

Fehlende Furchen über den Fingergelenken deuten auf eine angeborene Unbeweglichkeit der Gelenke hin.

Bei Doppelungen des Daumens sind häufig auch die Beugesehnen und Knochen des besser entwickelten Daumens fehlgebildet. Diese Pathologien müssen für ein bestmögliches Ergebnis bei der ersten Operation mit korrigiert werden.

Technisch kann Neues, von der Natur nicht Angelegtes, durch Pollizisation, freie Zehentransplantation und Kallusdistraktion geschaffen werden.

Angeborene Kontrakturen sind bei Kleinkindern ausgesprochen gut mit redressierenden Nachtlagerungsschienen und manuellem Aufdehnen zu behandeln.

Knöcherne Deformierungen, wie z. B. bei der Klinodaktylie, können nicht mit Schienen behandelt werden.

In der Regel können die ersten operativen Korrekturen bei Fehlbildungen gut im 2. Lebensjahr erfolgen. Ausnahmen sind die Syndaktylien unterschiedlich langer Finger. Daumen und Zeigefinger sollen mit 6 Monaten, Ring- und Kleinfinger mit 1 Jahr operiert werden. Die ersten Korrekturen sollen bis zur Einschulung abgeschlossen sein.

Literatur

Bayne LG, Klug MS (1987) Long-term review of the surgical treatment of radial deficiencies. J Hand Surg [Am] 12(2):169–179. https://doi.org/10.1016/s0363-5023(87)80267-8

Blauth W (1967) Der hypoplastische Daumen [The hypoplastic thumb]. Arch Orthop Unfallchir 62(3):225–246. https://doi.org/10.1007/BF00416751

Blauth W, Gekeler J (1973) Symbrachydaktylien [Symbrachydactylias]. Handchirurgie 5(3):121–174

Buck-Gramcko D (1985) Radialization as a new treatment for radial club hand. J Hand Surg [Am] 10(6 Pt 2):964–968. https://doi.org/10.1016/s0363-5023(85)80013-7

Buck-Gramcko D (2002) Congenital malformations of the hand and forearm. Chir Main 21(2):70–101. https://doi.org/10.1016/s1297-3203(02)00103-8

Dijkman RR, van Nieuwenhoven CA, Hovius SER, Hülsemann W (2016) Clinical presentation, surgical treatment, and outcome in radial polydactyly. Handchir Mikrochir Plast Chir 48(1):10–17. https://doi.org/10.1055/s-0042-100460

Ekblom AG, Laurell T, Arner M (2010) Epidemiology of congenital upper limb anomalies in 562 children born in 1997 to 2007: a total population study from Stockholm, Sweden. J Hand Surg [Am] 35(11):1742–1754. https://doi.org/10.1016/j.jhsa.2010.07.007. Epub 2010 Oct 20

Flatt AE (1994) Radial clubhand. In Flatt AE, ed. The care of congenital hand anomalies. St.Louis, MO: Quality Medical Publishing 366–410

Foucher G, Loréa P, Khouri RK, Medina J, Pivato G (2006) Camptodactyly as a spectrum of congenital deficiencies: a treatment algorithm based on clinical examination. Plast Reconstr Surg 117(6):1897–1905. https://doi.org/10.1097/01.prs.0000218977.46520.55

Giele H, Giele C, Bower C, Allison M (2001) The incidence and epidemiology of congenital upper limb anomalies: a total population study. J Hand Surg [Am] 26(4):628–634. https://doi.org/10.1053/jhsu.2001.26121

Habenicht R, Hülsemann W, Lohmeyer JA, Mann M (2013) Ten-year experience with one-step correction of constriction rings by complete circular resection and linear circumferential skin closure. J Plast Reconstr Aesthet Surg 66(8):1117–1122. https://doi.org/10.1016/j.bjps.2013.04.042

Kalb K, Möllmeier D, Hülsemann W (2016) Besonderheiten des schnellenden Fingers im Kindesalter [Specific Characteristics of Trigger Finger in Children]. Handchir Mikrochir Plast Chir 48(1):33–40. https://doi.org/10.1055/s-0042-100458

Koskimies E, Lindfors N, Gissler M, Peltonen J, Nietosvaara Y (2011) Congenital upper limb deficiencies and associated malformations in Finland: a population-based study. J Hand Surg [Am] 36(6):1058–1065. https://doi.org/10.1016/j.jhsa.2011.03.015

Manske PR, McCarroll HR Jr (1992) Reconstruction of the congenitally deficient thumb. Hand Clin 8(1):177–196

Oberg KC (2019) Classification of congenital upper limb anomalies: towards improved communication, diagnosis, and discovery. J Hand Surg Eur 44(1):4–14. https://doi.org/10.1177/1753193418801280

Vickers D (1987) Clinodactyly of the little finger: a simple operative technique for reversal of the growth abnormality. J Hand Surg (Br) 12(3):335–342. https://doi.org/10.1016/0266-7681(87)90184-7

Vilkki SK, Paavilainen P (2018) Vascularized second metatarsophalangeal joint transfer for radial deficiency – an update. J Hand Surg Eur 43(9):907–918. https://doi.org/10.1177/1753193418793597

Wall LB, Ezaki M, Oishi SN (2013) Management of congenital radial longitudinal deficiency: controversies and current concepts. Plast Reconstr Surg 132(1):122–128. https://doi.org/10.1097/PRS.0b013e318290fca5

Wang AA, Hutchinson DT (2019) Syndactyly release: a comparison of skin graft versus graftless techniques in the same patient. J Hand Surg Eur 44(8):845–849. https://doi.org/10.1177/1753193419848989

Wassel HD (1969) The results of surgery for polydactyly of the thumb. A review. Clin Orthop Relat Res 64:175–193

Weber D (2017) Fehlbildungen der oberen Extremität. In: Schiestl C, Stark GB, Lenz Y, Neuhaus K (Hrsg) Plastische Chirurgie bei Kindern und Jugendlichen. Springer, Berlin, S 509–556

Winkler FJ, Mann M, Habenicht R, Hülsemann W (2016) Resektion der atypischen Wachstumsfuge zur Korrektur der Klinodaktylie [Epiphyseal Bar Resection for Correction of Clinodactyly]. Handchir Mikrochir Plast Chir 48(1):41–47. https://doi.org/10.1055/s-0042-100461

Patientenspezifische Rekonstruktion am Radius/Unterarm mit 3D-Modellplanung (Dreidimensional)

Hermann Krimmer

Inhaltsverzeichnis

20.1 Technik – 472

20.2 Fallbeispiel – 472

20.3 Fazit – 477

Literatur – 478

© Der/die Herausgeber bzw. der/die Autor(en), exklusiv lizenziert an Springer-Verlag GmbH, DE, ein Teil von Springer Nature 2024
C. K. Spies et al. (Hrsg.), *Expertenwissen Handchirurgie*, https://doi.org/10.1007/978-3-662-68413-9_20

In Fehlstellungen ausgeheilte Frakturen am distalen Radius oder Unterarm können ebenso wie kongenitale Fehlbildungen zu Funktionseinschränkungen des Handgelenks führen. Meist steht hierbei die schmerzhaft eingeschränkte Unterarmdrehung im Vordergrund. Korrekturoperationen erfordern eine präzise Wiederherstellung der ursprünglichen Gelenkkonfiguration. Hierzu bedarf es einer sicheren Orientierung (Mader et al. 2015). Bei extraartikulären Fehlstellungen am distalen Radius, die durch die Verkippung der Gelenkfläche meist mit Verkürzung und daraus resultierender Ulna-Plus-Situation definiert sind, lässt sich die Korrektur konventionell radiologisch meist gut überprüfen, da klare Orientierungspunkte mit der Gelenkflächenneigung und dem Ulnaniveau vorliegen (Leong et al. 2010). Bei intraartikulären Fehlstellungen und bei Fehlstellungen nach Unterarmfrakturen ist dies nicht der Fall, da intraartikuläre Stufenbildungen ebenso wie kombinierte Achs- und Rotationsfehlstellungen konventionell radiologisch nicht präzise evaluiert werden können. Insbesondere für die Korrektur von Rotationsfehlern am Unterarm fehlen klinische Orientierungspunkte für eine präzise Korrekturosteotomie (Schweizer et al. 2014). Erschwerend kommt hinzu, dass sich Standardimplantate nach Korrektur der Fehlstellung aufgrund der veränderten Knochenstruktur nicht mehr anatomisch ideal platzieren und anpassen lassen.

20.1 Technik

Im Rahmen eines Webmeetings mit den Ingenieuren erfolgt mithilfe der 3D-Planung auf der Basis der CT-Daten des betroffenen und gesunden Unterarms der direkte Vergleich der Gelenkflächen und der Rotation. Hierzu werden die DICOM-Daten in Neutralstellung beider Arme gemäß Protokoll vom Handgelenk bis zum Ellenbogengelenk erfasst. Durch Spiegelung der 3-dimensional rekonstruierten Knochen und Gelenkflächen von der gesunden auf die betroffene Seite erfolgt die Analyse der Fehlstellung. Danach können die günstigsten Osteotomieebenen und die nachfolgende Korrektur festgelegt werden, bis die betroffene Seite wieder exakt mit der gesunden übereinstimmt. Hierbei sind insbesondere die Konfiguration des distalen Radioulnargelenks bei Unterarmfehlstellungen und die Gelenkfläche des Radius bei intraartikulären Fehlstellungen von entscheidender Bedeutung.

Im nächsten Schritt wird entsprechend den gewünschten Anforderungen an die Osteosynthese, die der Chirurg festlegt, das patientenspezifische Implantat mit den Schraubenlöchern in der passenden anatomischen Form zusammen mit den erforderlichen Plattenlöchern berechnet. Nach virtueller Entfernung des Implantats wird der korrigierte Knochen wieder in die ursprüngliche Fehlstellung gebracht. Anhand der Osteotomieebenen und der Schraubenlöcher werden 3-dimensionale Kunststoffmodelle mit Bohr- und Sägeführungen berechnet. Entscheidend ist hierbei, auf exakte Positionshilfen zu achten, die eine präzise intraoperative Platzierung der Schablonen gewährleisten. War bereits eine Osteosynthese erfolgt, können die alten Bohrlöcher als Orientierung für die Bohr- und Sägeführungen verwendet werden. Seitliche Füßchen und distale Ausleger erlauben ergänzend die Kontrolle der exakten Positionierung, die von entscheidender Bedeutung ist. Dabei sind die distalen Ausleger so konzipiert, dass bei korrekter Lage die Spitzen der K-Drähte, die durch die Öffnungen platziert werden, genau mit den Referenzpunkten an Radius und Ulna übereinstimmen (Oka et al. 2019).

Besonderheiten: Wenn beide Seiten betroffen sind – dies gilt insbesondere für angeborene Fehlbildungen –, können als Referenz mit Berücksichtigung von Geschlecht, Alter und Größe die Informationen aus einer Datenbank gewählt werden. Im Falle komplexer Rekonstruktionsplanungen wie bei der Madelung-Deformität werden zur besseren Anschaulichkeit zunächst die Rekonstruktionsmodelle für den Chirurgen ausgedruckt. Je nach Prüfung sind dann noch Änderungen vor der definitiven Fertigstellung möglich (Mauler et al. 2017).

20.2 Fallbeispiel

18-jährige Patientin nach Plattenosteosynthese bei distaler Unterarmfraktur 6 Monate postoperativ (Abb. 20.1).

Klinisch besteht eine schmerzhaft eingeschränkte Unterarmdrehung mit Pronation/Supination 20-0-70. Die Röntgenaufnahme zeigt eine deutliche Achsfehlstellung der Ulna. Mit der 3D-Analyse lässt sich ein zusätzlicher Rotationsfehler von 46° nachweisen (Abb. 20.2 und 20.3). Aufgrund dieser komplexen Fehlstellung Indikation zur 3D-Planung. Die virtuelle Simulation ergibt, dass durch eine Keilosteotomie proximal der zwischenzeitlich konsolidierten Fraktur die günstigste Rekonstruktion mit vollständiger Korrektur der Achs- und Rotationsfehlstellung erreicht werden kann (Abb. 20.4 und 20.5). Das berechnete patientenspezifische Implantat weist einen Versatz auf, um eine exakte Anpassung an den Knochen zu gewährleisten (Abb. 20.6). Mithilfe der distalen Ausleger und der hierdurch positionierten K-Draht-Spitzen wird die Schablone (Abb. 20.7) exakt positioniert und die Bohrungen und die Keilosteotomie werden durchgeführt (Abb. 20.8a). Die Platte kann danach anatomisch an den Knochen fixiert werden und führt zu der geplanten Rekonstruktion (Abb. 20.8b und 20.9). Klinisch zeigt sich 4 Monate postoperativ die Osteotomie knöchern konsolidiert bei freier Unterarmumwendbewegung (Abb. 20.10).

Patientenspezifische Rekonstruktion am Radius/Unterarm mit 3D-Modellplanung (Dreidimensional)

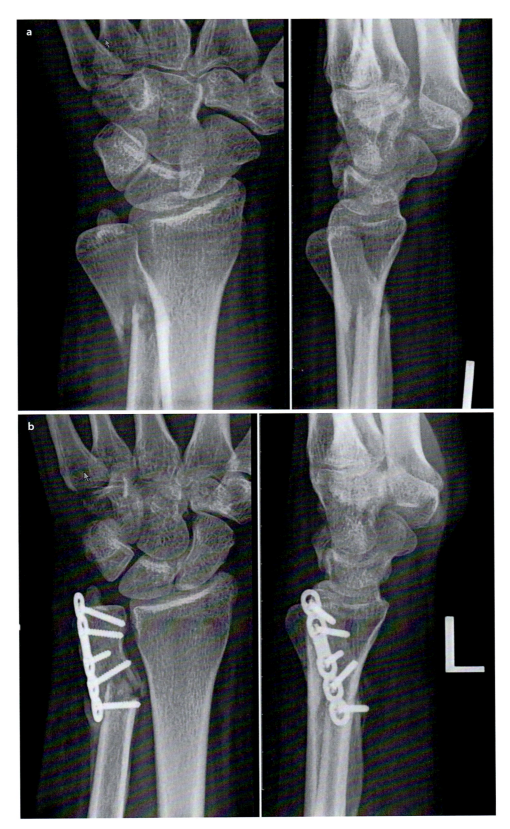

Abb. 20.1 a, b – a Dislozierte Ulnafraktur. b Plattenosteosynthese mit Achs- und Rotationsfehlstellung Pro-Sup 20-0-70 schmerzhaft eingeschränkt

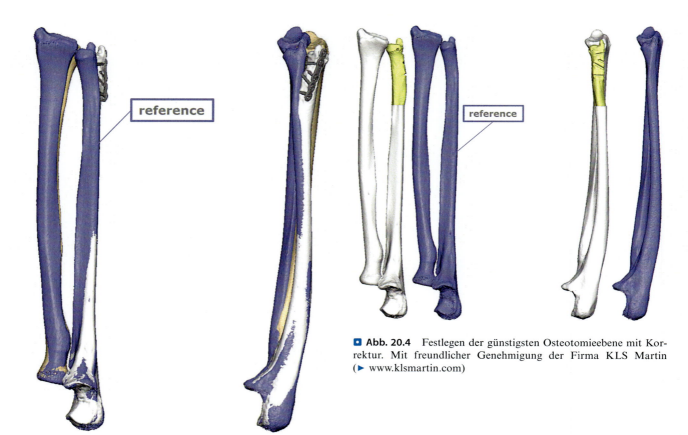

Abb. 20.2 3D-Analyse mit Spiegelung auf die gesunde Gegenseite. Mit freundlicher Genehmigung der Firma KLS Martin (▶ www.klsmartin.com)

Abb. 20.4 Festlegen der günstigsten Osteotomieebene mit Korrektur. Mit freundlicher Genehmigung der Firma KLS Martin (▶ www.klsmartin.com)

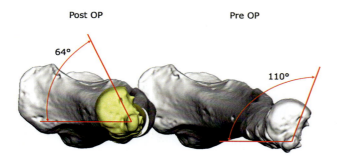

Abb. 20.3 Exakte Bestimmung der Rotationsfehlstellung. Mit freundlicher Genehmigung der Firma KLS Martin (▶ www.klsmartin.com)

Patientenspezifische Rekonstruktion am Radius/Unterarm mit 3D-Modellplanung (Dreidimensional)

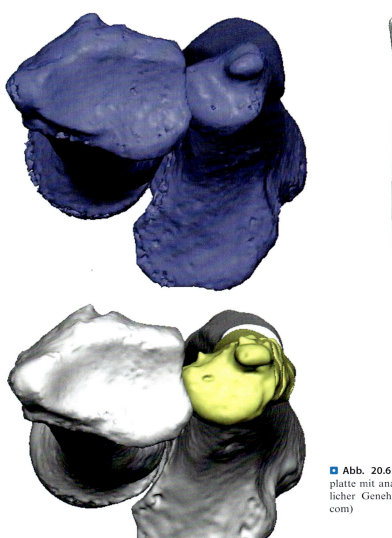

Abb. 20.5 Nachweis der Korrektur der Rotationsfehlstellung. Mit freundlicher Genehmigung der Firma KLS Martin (▶ www.klsmartin.com)

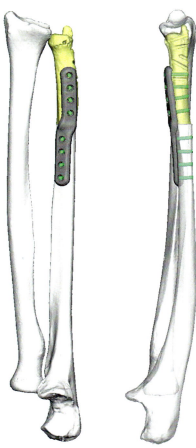

Abb. 20.6 Berechnung der patientenspezifischen Korrekturplatte mit anatomischer Passform nach der Korrektur. Mit freundlicher Genehmigung der Firma KLS Martin (▶ www.klsmartin.com)

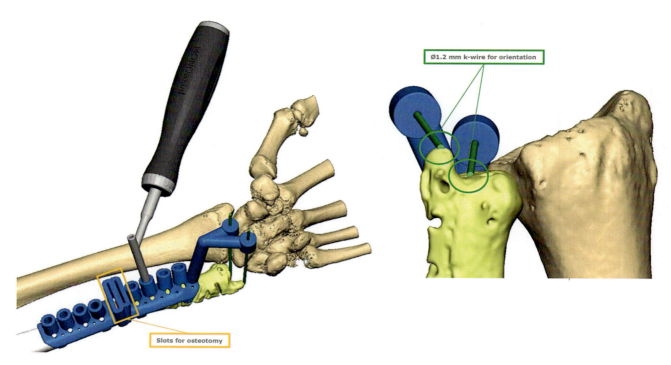

◘ **Abb. 20.7** 3D gedruckte Bohr- und Sägeschablone mit Doppelosteotomie, exakte Positionskontrolle durch distale Ausleger. Mit freundlicher Genehmigung der Firma KLS Martin (► www.klsmartin.com)

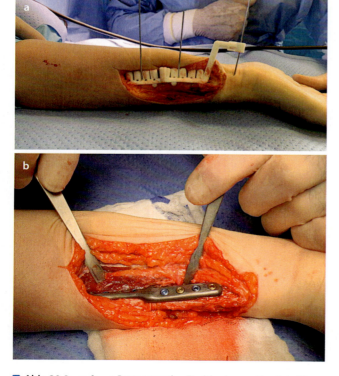

◘ **Abb. 20.8** a, b – a Intraoperative Positionierung der Schablone. b Intraoperative Plattenlage

Patientenspezifische Rekonstruktion am Radius/Unterarm mit 3D-Modellplanung (Dreidimensional)

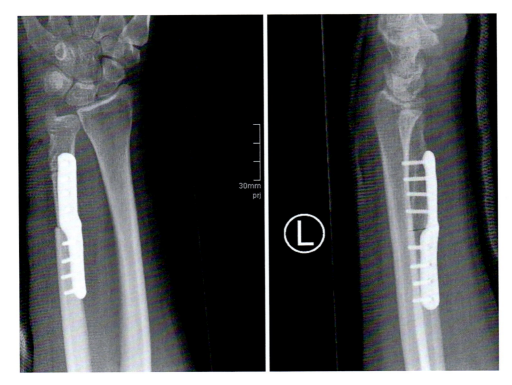

◻ Abb. 20.9 Postoperative Röntgenkontrolle

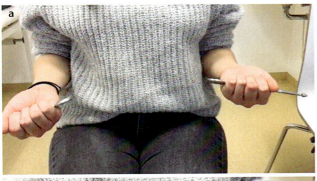

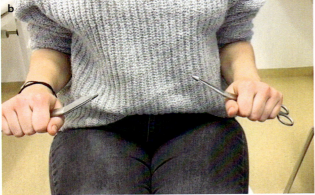

◻ Abb. 20.10 a, b Freie Umwendbewegung 4 Monate postoperativ

20.3 Fazit

Mithilfe der 3D-Planung wird die Durchführung komplexer Korrekturoperationen zu einem sicheren Eingriff mit vorhersagbarem postoperativen Ergebnis (Bauer et al. 2017a). Die exakte Evaluierung der Fehlstellung ist bei der Kombination von Achs- und Rotationsfehlern mit konventionellen Mitteln nicht möglich und Korrektureingriffe „freihand" bergen ein hohes Risiko für unzureichende oder fehlerhafte Korrektur mit nachfolgendem nicht zufriedenstellendem klinischem Ergebnis (Jeuken et al. 2017). Darüber hinaus ermöglicht diese Technik auch die Korrekturplanung bei kongenitalen Fehlstellungen wie der Madelung-Deformität, bei denen die Orientierung ausgesprochen schwierig ist. Erste eigene Erfahrungen zeigen diesbezüglich die Vorteile dieser Technik deutlich auf.

Für die ungestörte freie Funktion eines Gelenks an Unterarm und Handgelenk ist neben der knöchernen Kongruenz auch die ligamentäre Führung von entscheidender Bedeutung. Bei länger bestehenden Fehlstellungen bedarf es nach der Korrektur nicht selten einer Anpassungszeit, während derer intensive Physiotherapie erforderlich ist. Man sollte daher, falls sich noch eine Bewegungseinschränkung nach der Korrektur zeigt, intraoperativ nie von der ursprünglichen Planung abweichen, da die Einschränkung zunächst noch durch die ligamentäre Veränderungen bedingt sein kann.

Im klinischen Alltag sollte diese Technik zum festen Bestandteil bei der Durchführung komplexer Korrekturosteotomien zählen und Voraussetzung dafür sein (Bauer et al. 2017b; Byrne et al. 2017; Hamada et al. 2017).

Literatur

Bauer AS, Storelli DAR, Sibbel SE, McCarroll HR, Lattanza LL (2017a) Preoperative computer simulation and patient-specific guides are safe and effective to correct forearm deformity in children. J Pediatr Orthop 37(7):504–510.

Bauer DE, Zimmermann S, Aichmair A, Hingsammer A, Schweizer A, Nagy L, Fürnstahl P (2017b) Conventional versus computer-assisted corrective osteotomy of the forearm: a retrospective analysis of 56 consecutive cases. J Hand Surg [Am] 42(6): 447–455.

Byrne AM, Impelmans B, Bertrand V, Van Haver A, Verstreken F (2017) Corrective osteotomy for malunited diaphyseal forearm fractures using preoperative 3-dimensional planning and patient-specific surgical guides and implants. J Hand Surg [Am] 42(10):836 e1–836e12.

Hamada Y, Gotani H, Sasaki K, Tanaka Y, Egawa H, Kanchanathepsak T (2017) Corrective osteotomy of malunited diaphyseal fractures of the forearm simplified using 3-dimensional CT data: proposal of our simple strategy through case presentation. Hand (N Y) 12(5):NP95–NNP8.

Jeuken RM, Hendrickx RPM, Schotanus MGM, Jansen EJ (2017) Near-anatomical correction using a CT-guided technique of a forearm malunion in a 15-year-old girl: a case report including surgical technique. Orthop Traumatol Surg Res 103(5):783–790.

Leong NL, Buijze GA, Fu EC, Stockmans F, Jupiter JB (2010) Distal Radius Malunion collaborative group. Computer-assisted versus non-computer-assisted preoperative planning of corrective osteotomy for extra-articular distal radius malunions: a randomized controlled trial. BMC Musculoskelet Disord 11:282.

Mader K, Koolen M, Flipsen M, van der Zwan A, Pennig D, Ham J (2015) Complex forearm deformities: operative strategy in posttraumatic pathology. Obere Extrem 10(4):229–239.

Mauler F, Langguth C, Schweizer A, Vlachopoulos L, Gass T, Lüthi M, Fürnstahl P (2017) Prediction of normal bone anatomy for the planning of corrective osteotomies of malunited forearm bones using a three-dimensional statistical shape model. J Orthop Res 35(12):2630–2636.

Oka K, Tanaka H, Okada K, Sahara W, Myoui A, Yamada T, Yamamoto M, Kurimoto S, Hirata H, Murase T (2019) Threedimensional corrective osteotomy for malunited fractures of the upper extremity using patient-matched instruments: a prospective, multicenter, open-label, single-arm trial. J Bone Joint Surg Am 101(8):710–721.

Schweizer A, Furnstahl P, Nagy L (2014) Three-dimensional planing and correction of osteotomies in the forearm and the hand. Ther Umsch 71(7):391–396.

CRPS (Complex Regional Pain Syndrome – Komplexregionales Schmerzsyndrom)- Diagnostik und Therapie

Myriam Herrnberger und Frank Birklein

Inhaltsverzeichnis

21.1 Einleitung – 480
21.1.1 Geschichte und Definition – 480
21.1.2 Epidemiologie – 480
21.1.3 Risiko- und Einflussfaktoren – 481

21.2 Diagnose und Differenzialdiagnose – 481
21.2.1 Klinisches Erscheinungsbild – 481
21.2.2 Apparative Diagnostik – 484
21.2.3 Differenzialdiagnosen – 485
21.2.4 Prophylaktische Maßnahmen – 485

21.3 Pathophysiologie – 485
21.3.1 Periphere Mechanismen – 485
21.3.2 Zentrale Mechanismen – 486

21.4 Therapie des CRPS – 486
21.4.1 Medikamentöse antientzündliche Therapiemaßnahmen – 487
21.4.2 Schmerztherapie – 488
21.4.3 Interventionelle und invasive Therapien – 488
21.4.4 Rehabilitative Therapie – 489
21.4.5 Patientenedukation – 490

Literatur – 490

© Der/die Herausgeber bzw. der/die Autor(en), exklusiv lizenziert an Springer-Verlag GmbH, DE, ein Teil von Springer Nature 2024
C. K. Spies et al. (Hrsg.), *Expertenwissen Handchirurgie*, https://doi.org/10.1007/978-3-662-68413-9_21

21.1 Einleitung

Das CRPS ist eine seltene, in der Regel posttraumatisch auftretende Erkrankung der Extremitäten. Häufig ist die Unfallchirurgie oder Orthopädie eine der ersten Instanzen in der Versorgungskette des CRPS. Eine frühzeitige Diagnosestellung und Therapieeinleitung sind wichtig, um schwere Verläufe zu reduzieren. Durch die Komplexität der Erkrankung ist eine interdisziplinäre Behandlung notwendig. Zentren mit CRPS-Expertise sollten bei der Behandlung, wenn möglich, rasch hinzugezogen werden, zumindest immer bei komplizierten Verläufen (Goebel et al. 2019). Das CRPS ist eine sichtbare Schmerzerkrankung mit entzündlichen Symptomen. Dabei umfasst die Pathophysiologie, auch determiniert durch die Krankheitsdauer, periphere und zentrale Sensibilisierung und Neuroplastizität. Somit hat sich nicht nur die Kenntnis der Pathophysiologie, sondern auch die Therapiestrategie geändert. Die Prognose hängt maßgeblich mit der rechtzeitigen und richtigen Therapiestrategie zusammen.

21.1.1 Geschichte und Definition

Seit 1995 wird international der Begriff CRPS verwendet, um pathophysiologisch prädiktierende Begriffsbestimmungen wie Algodystrophie oder sympathische Reflexdystrophie zu vermeiden. Zur Diagnosestellung gelten die von der International Association for the Study of Pain (IASP) offiziell anerkannten Budapest-Kriterien (Tab. 21.1). Die Kriterien sind ein sehr gutes Instrument zur Diagnosestellung, um möglichst keinen Patienten zu übersehen. Für die recht häufige Begutachtungssituation sind sie nicht geeignet (Birklein et al. 2018).

Unterschieden wird in ein CRPS Typ I (ohne Nervenläsion) und ein CRPS Typ II (mit Nervenläsion). Auch die klinische Subtypisierung in ein primär warmes (entzündliches) oder primär kaltes CRPS ist sinnvoll, da diese Unterschiede auch Unterschiede in der Pathophysiologie widerspiegeln. Eine weitere Phänotypisierung kann in einen überwiegend „peripheren" oder „zentralen" Typ erfolgen (siehe auch ▶ Abschn. 21.3 [Dimova et al. 2020]), wobei die pathophysiologischen Vorgänge überlappend sind und diese Einteilung sich aktuell noch etablieren muss.

21.1.2 Epidemiologie

Das CRPS tritt posttraumatisch an den distalen Extremitäten auf und kann erst dann diagnostiziert werden, wenn ein relevanter Unterschied zum üblichen Heilungsverlauf des Traumas auftritt. Zudem müssen die diagnostischen Kriterien zutreffen (siehe Tab. 21.1) und Differenzialdiagnosen ausgeschlossen sein. Die Inzidenz bei Patienten, die eine Fraktur erleiden, liegt bei 1–2 %, nach distaler Radiusfraktur bei 3–5 % (Moseley et al. 2014) und nach Nervenläsionen bei 2–5 %. Frauen sind häufiger betroffen als Männer, wahrscheinlich deshalb, weil a) postmenopausale Frauen häufiger Frakturen erleiden, b) Frauen eine höhere Schmerzempfindlichkeit haben und c) Frauen mehr zu Autoimmunerkrankungen neigen. Das Erkrankungsalter liegt meist zwischen dem 40. und dem 70. Lebensjahr, ein Auftreten ist aber prinzipiell in jedem Lebensalter möglich. Auch Kinder sind betroffen. Auslöser sind Frakturen, Distorsionen oder Operationen der Extremitäten, seltener Gewebeentzündungen oder Bagatellverletzungen. Ein spontanes CRPS ist ungewöhnlich und meist findet sich nach genauerer Anamnese und Untersuchung entweder doch eine Ursache oder eine ganz andere Erkrankung für die vorliegenden Symptome. Ein CRPS an proximalen Körperabschnitten sollte nicht diagnostiziert werden, eine Ausnahme ist das CRPS des Knies (van Bussel et al. 2014).

Tab. 21.1 Die offiziellen klinischen Diagnosekriterien für das CRPS (Harden et al. 2010)

1. Anhaltender Schmerz, der durch das Anfangstrauma nicht mehr erklärt wird.
2. Der Patient berichtet über mind. 3 Symptome aus den folgenden 4 Kategorien:
   a. Hyperalgesie (Überempfindlichkeit für Schmerzreize); „Hyperästhesie" (Überempfindlichkeit für Berührung, Allodynie)
   b. Asymmetrie der Hauttemperatur; Veränderung der Hautfarbe
   c. Asymmetrie des lokalen Schwitzens; Ödem
   d. reduzierte Beweglichkeit, Dystonie, Tremor, „Paresen" (im Sinne von Schwäche); Veränderungen von Haar- oder Nagelwachstum
3. Zum Zeitpunkt der Untersuchung finden sich mind. 2 Symptome aus den folgenden 4 Kategorien:
   a. Hyperalgesie (Überempfindlichkeit für Schmerzreize); „Hyperästhesie" (Überempfindlichkeit für Berührung, Allodynie)
   b. Asymmetrie der Hauttemperatur; Veränderung der Hautfarbe
   c. Asymmetrie des lokalen Schwitzens; Ödem
   d. reduzierte Beweglichkeit, Dystonie, Tremor, „Paresen" (im Sinne von Schwäche); Veränderungen von Haar- oder Nagelwachstum
4. Eine andere Ursache erklärt die Symptomatik nicht hinreichend.

Für die enger gefassten wissenschaftlichen Kriterien gilt, dass unter Punkt 2 alle 4 Kategorien positiv sein müssen

21.1.3 Risiko- und Einflussfaktoren

Die Art des Traumas kann Einfluss auf die Entstehungswahrscheinlichkeit haben. Die Prävalenz bei Frakturen allgemein liegt bei 1–2 %, bei komplizierten Frakturen höher und bei der distalen Radiusfraktur bei ca. 3 %.

> Eine „red flag" für die Entwicklung eines CRPS kann eine sehr hohe Schmerzstärke (≥5/10 NRS) 1 Woche nach Trauma sein. Ein CRPS in der Vorgeschichte des Patienten erhöht ebenfalls das Risiko.

Eine **prädisponierende „CRPS-Persönlichkeit" oder sichere genetische Einflussfaktoren** wurden nicht gefunden, wobei letztere aber wahrscheinlich sind. Familiäre Fälle eines CRPS sind vorbeschrieben, insgesamt jedoch selten und scheinen mit einem jüngeren Erkrankungsalter und schwererem Verlauf assoziiert zu sein (de Rooij et al. 2009). Eine vermehrte allgemeine Ängstlichkeit und Schmerzangst sind mit einem schlechteren Outcome verbunden. Wie bei allen Schmerzerkrankungen ist das biopsychosoziale Modell chronischer Schmerzen übertragbar und auch nichtmedizinische Faktoren nehmen Einfluss auf den Verlauf.

Soziale und psychologische Faktoren sind für CRPS genauso von Bedeutung wie für alle chronischen Schmerzerkrankungen. Insbesondere sind sie bedeutsame Chronifizierungsfaktoren. Allgemeine psychologische Faktoren wie Depression und Angst scheinen keinen bedeutsamen Einfluss auf die Entwicklung eines CRPS zu haben (Beerthuizen et al. 2011). Aber 38 % der CRPS-Patienten berichten von psychologischen Traumata in der Vorgeschichte und haben klinisch relevante posttraumatische Stresssymptome, was deutlich höher ist als bei den Patienten mit anderen Extremitätenschmerzen und bei den Gesunden (Speck et al. 2017). Angst und vor allem schmerzspezifische Ängste sind die einzigen negativen Prädiktoren für den Krankheitsverlauf, die bis dato prospektiv untersucht wurden. Die möglicherweise bedeutsamste psychologische Größe für die Aufrechterhaltung der CRPS-Symptomatik ist aber das schmerzassoziierte Vermeidungsverhalten. Die Bewegungen der betroffenen Extremität werden zur Minimierung von Schmerzverstärkung vermieden, was den Funktionsverlust beschleunigt (Vlaeyen et al. 2016) (siehe auch ▶ Abschn. 21.3.2).

21.2 Diagnose und Differenzialdiagnose

21.2.1 Klinisches Erscheinungsbild

Das klinische Erscheinungsbild ist geprägt durch eine entzündliche Symptomatik und Schmerzen, die ein Mischbild aus nozizeptiven und neuropathischen Schmerzen sind.

- Der **Schmerz** kann rein bewegungsabhängig, spontan oder als Kombination von beidem auftreten. Dabei kann er dauerhaft vorhanden sein, intermittierend oder mit schwankender Intensität. Die meisten Patienten leiden an Spontanschmerzen, die zunächst häufiger tief im Gewebe als oberflächlich auf der Haut empfunden werden. Der Schmerzcharakter ist nicht spezifisch und kann brennend, ziehend, stechend, drückend, einschnürend oder auch pochend sein. Spontan einschießend stechende Schmerzattacken (neuralgiformen Schmerzen ähnelnd) werden von einem Teil der Patienten berichtet. Eine Schmerzverstärkung ist typisch bei Bewegung der betroffenen Extremität, aber auch Temperaturänderungen können die Schmerzstärke beeinflussen. Am charakteristischsten ist die Schmerzverstärkung bei Herabhängen der Extremität oder Vibrationen. Bei fast jedem Patienten tritt eine periartikuläre Druckhyperalgesie in unterschiedlicher Intensität auf, die klinisch durch Fingerdruck auf Gelenke, Muskeln und Sehnenansätze überprüft werden kann.
- Am Anfang der Erkrankung besteht bei 70–80 % der Patienten eine überschießende **posttraumatische Entzündung** mit einer typisch entzündlichen Symptomkonstellation aus Rötung, Schwellung, Temperaturerhöhung, Bewegungsschmerz und eingeschränkter Beweglichkeit. Die übrigen Patienten haben eine kalte und blasse oder livide Verfärbung der Haut auf der betroffenen Seite (Veldman et al. 1993). Deshalb wird – allerdings aufgrund retrospektiver Angaben der Patienten – in ein primär warmes oder primär kaltes CRPS unterschieden. Beim kalten CRPS weist nur etwa die Hälfte der Patienten eine sichtbare Schwellung auf, beim warmen sind es 94 %. Eine vermehrte oder verminderte **Schweißbildung** zeigt sich vor allem palmar oder plantar und kann klinisch festgestellt werden. Die Hyperhidrose tritt häufiger beim warmen CRPS auf (Schlereth et al. 2006; Schlereth et al. 2013), mit 60 % ist die Hyperhidrose auch insgesamt häufiger als eine Hypohidrose. Die Abschätzung der **Temperatur** erfolgt zunächst palpatorisch im Seitenvergleich. Deutliche Unterschiede lassen sich gut feststellen, aber bei geringeren Unterschieden ist ein Infrarotmessgerät hilfreich. Temperaturdifferenzen ab 1 °C gelten als signifikant. Als Folge erhöhter Fibroblastenaktivität im Rahmen der CRPS-Entzündung und aufgrund schmerzbedingter verminderter Bewegung können sich rasch Kontrakturen ausbilden, die zu einer weiteren Bewegungseinschränkung führen.
- **Sensibilitätsstörungen** bestehen sehr häufig. Sie kommen in Form von Allodynie, Hyperalgesie, aber auch Hypästhesie und Hypalgesie vor und gehen

auch über das schmerzhafte Areal hinaus. Sie halten sich nicht an Innervationsterritorien. Die Untersuchung der Sensibilität wird zunächst mit den Fingern oder mit einem Wattebausch erfolgen. Das Schmerzempfinden wird mit einem Zahnstocher überprüft. Patienten mit einer Allodynie bitte vorsichtig testen und auf die Testung vorbereiten.
- **Trophische Störungen** zeigen sich mit einem veränderten Hautbild, Glanzhaut und verstärktem oder reduziertem Wachstum der Haare und Nägel.
- **Motorische Defizite** sind fast immer vorhanden, charakteristisch sind hierbei die eingeschränkte aktive und passive Beweglichkeit sowie eine komplexe Kraftminderung der betroffenen Gliedmaßen. Wie auch die Sensibilitätsstörungen, kann die Schwäche nicht auf einen einzelnen Nervenausfall zurückgeführt werden. Das gilt auch für das CRPS Typ II mit Schädigung motorischer oder sensibler Nerven. Bei der komplexen Kraftminderung handelt es sich nicht um Paresen im klassisch neurologischen Sinne, sondern um ein schmerzbedingtes Nachlassen bzw. um eine funktionelle Schwäche. Eine komplexe **Kraftminderung** zeigt sich gut durch Überprüfungen wie Händedrücken, Ein-Bein- oder Zehenstand, letzteres wenn überhaupt möglich. Einzelkraftgradprüfungen im Rahmen einer neurologischen Untersuchung können einen Hinweis auf eine zusätzliche Nervenläsion (CRPS II) geben. Die **Messung des Bewegungsumfangs** sollte durch die Neutral-Null-Methode erfolgen. Bei einem Faustschlussdefizit stellt der Fingerkuppen-Hohlhand-Abstand einen guten Verlaufsparameter dar. Vorteilhaft ist es auch immer, Umfänge im Seitenvergleich zu dokumentieren. Dies erlaubt die Erfassung der Inaktivität im Verlauf, was ggf. bei späterer Begutachtung wichtig wird. In chronischen Stadien des CRPS kommen auch motorische Symptome wie Dystonien, irreguläre Myoklonien oder ein gemischter Tremor vor. Die fixierte Dystonie, eine dauerhafte Verkrampfung der betroffenen Muskeln (meist Beuger), ist dabei am häufigsten anzutreffen und kann auch mit zusätzlichen Schmerzen verbunden sein.

> Ein wesentliches Merkmal aller Symptome ist nicht nur die Manifestation im Bereich der Traumastelle, sondern das Ausbreiten nach distal. Auch der Zeitpunkt der Diagnosestellung ist zu beachten, da sich die Symptomatik im Verlauf ändern kann. Ein primär warmes CRPS wird im Verlauf kälter, die Hautfarbe wechselt von hyperämisch nach livide und das Gewebe wird atroph.

Eine strikte Stadieneinteilung wird nicht mehr vorgenommen, vor allem, weil die pathophysiologischen Vorgänge fließend und überlappend sind. In der Praxis kann es sinnvoll sein, in ein akutes (0–6 Monate), subakutes (6–12 Monate) und chronisches CRPS (ab 1 Jahr) zu unterscheiden, da dies die Therapie bzw. auch das zu erwartende Ergebnis beeinflusst. Eine offizielle Einteilung existiert aber nicht. Wichtig ist hierbei, anhand der vorhandenen Symptome die richtige Therapie auszuwählen. Je länger ein CRPS besteht, desto schwieriger wird auch die Abgrenzung der Symptomatik zu einem Nicht- oder Mindergebrauch der Extremität (Abb. 21.1, 21.2, 21.3, 21.4).

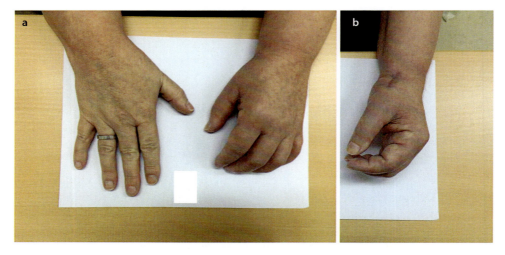

Abb. 21.1 a, b CRPS mit einem rötlichen-marmoriertem Hautkolorit sowie einer Schwellung. Die Finger weisen ein Streckdefizit durch Kontrakturen auf und ein vollständiger Faustschluss ist nicht möglich

CRPS (Complex Regional Pain Syndrome – Komplex-regionales Schmerzsyndrom)-Diagnostik und Therapie

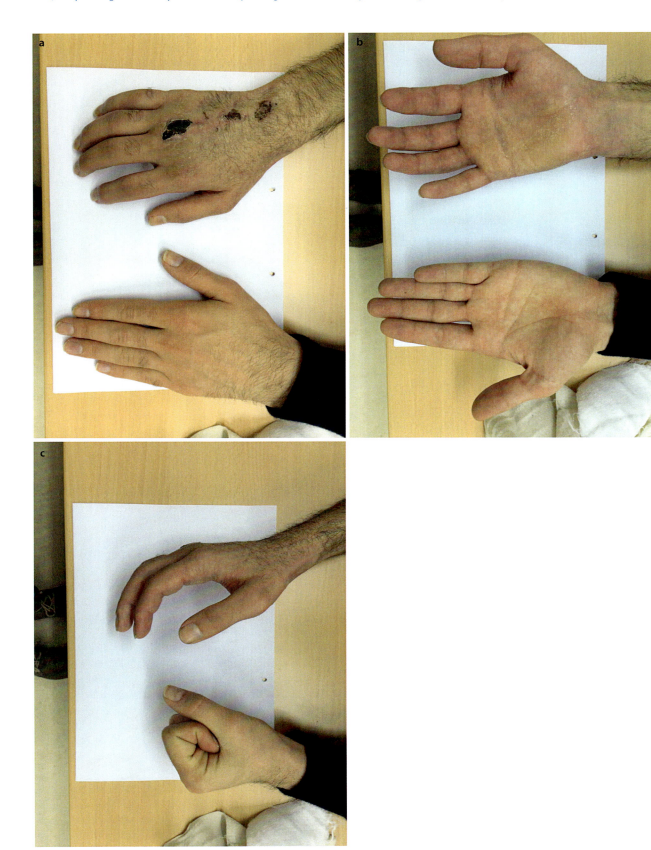

Abb. 21.2 a–c CRPS mit rötlich marmoriertem Hautkolorit, trophischen Störungen im Sinne einer Hypertrichose dorsal (a) und trockener, schuppiger Haut palmar (b). Kontrakturen der Finger bedingen ein Streck- und Beugedefizit (c)

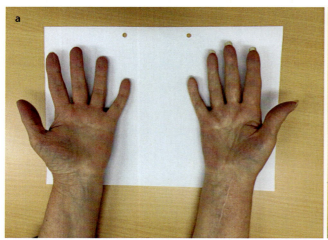 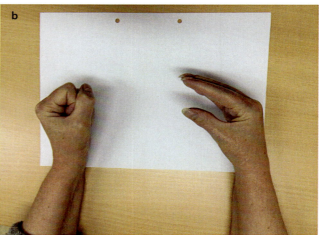

◻ **Abb. 21.3 a, b** CRPS mit bereits gebesserter entzündlicher Symptomatik. Palmar zeigt sich noch eine Hyperhidrose im Bereich der markierten helleren Bereiche. Trophische Veränderungen bestehen in einem deutlich schnelleren Nagelwachstum. D1–D5 weisen eine Kontraktur in Streckstellung auf, eine Beugung ist nur noch in den Grundgelenken möglich

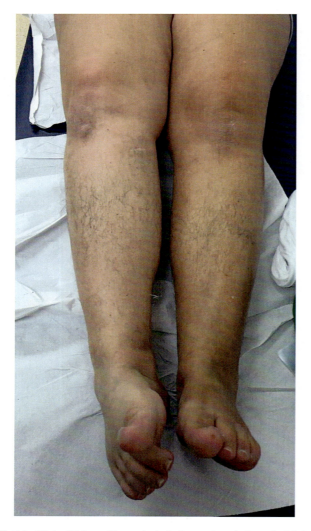

◻ **Abb. 21.4** Fixierte Dystonie bei einem chronischen CRPS in Supinationsstellung sowie Beugestellung von D2–D5 des Fußes. Das Hautkolorit ist im Seitenvergleich deutlich blasser

21.2.2 Apparative Diagnostik

Das CRPS wird klinisch diagnostiziert. Zuverlässige Biomarker existieren aktuell nicht. Apparative Untersuchungen dienen vor allem dem Ausschluss von Differenzialdiagnosen. Es können sich zum Teil aber auch CRPS-typische Befunde zeigen, die bei diagnostischer Unsicherheit hilfreich sind. Ein protrahierter Heilungsverlauf vor allem mit therapierefraktären entzündlichen Symptomen kann schnell für ein CRPS gehalten werden. Verlegenheitsdiagnosen sollten auf jeden Fall vermieden werden. Ist der Verdacht erst einmal geäußert, können therapierbare Ursachen zu spät erkannt werden. ◻ Tab. 21.2 fasst die wichtigsten Differenzialdiagnosen zusammen.

Zum Ausschluss etwaiger Differenzialdiagnosen ist meistens eine posttraumatische Verlaufsbildgebung indiziert. Folgende apparative Untersuchungen können Teil der Diagnostik sein:

- Die **Magnetresonanztomografie** (MRT) hilft nur Differenzialdiagnosen auszuschließen. Für eine Diagnosestellung ist eine MRT nicht spezifisch genug. **Konventionelle Röntgenaufnahmen** im direkten Seitenvergleich sind wenig sensitiv, auch wenn die typische fleckförmige distale Osteoporose sehr charakteristisch ist. So dient auch sie im Wesentlichen dem Ausschluss anderer Pathologien, wie beispielsweise Pseudarthrosen.
- Bei weiterer diagnostischer Unsicherheit ist die **3-Phasen-Skelettszintigrafie** mit Technetium-99 m-Diphosphonat die wichtigste Zusatzdiagnostik. Der typische Befund ist ein erhöhter Knochenstoffwechsel in der späten Mineralisationsphase in den distalen Gelenken. Im ersten Jahr der Erkrankung

Tab. 21.2 Zusammenfassung der wichtigsten Differenzialdiagnosen, getrennt nach warmem und kaltem CRPS

Warmes CRPS	Kaltes CRPS
Weichteil- und ossäre Infektionen	Periphere Zyanosen
Rheumatische Erkrankungen	Arterielle Thrombosen
Lymphabflussstörungen	Raynaud-Syndrom
Thrombosen	
Pseudarthrose	
Aktivierte Arthrose	
Akuter Gichtanfall	
Periphere Nervenengpasssyndrome	

weist die 3-Phasen-Knochenszintigrafie eine 87 %ige Spezifität und 69 %ige Sensitivität im Vergleich zu den klinischen Diagnosekriterien auf.

> Ein positiver Befund in der 3-Phasen-Skelettszintigrafie ist unterstützend für die klinische Diagnose, ein negativer Befund schließt die Erkrankung aber nicht aus.

— Eine **neurophysiologische Untersuchung** macht zur Unterscheidung zwischen CRPS Typ I und II Sinn. Gerade bei ausgeprägter Kraftminderung und Sensibilitätsstörungen kann eine Nervenläsion übersehen werden. Beim CRPS Typ I sind elektrophysiologisch keine Auffälligkeiten der peripheren Nerven messbar, im Elektromyogramm findet sich trotz Schwäche keine Denervierung.

21.2.3 Differenzialdiagnosen

Die wichtigsten Differenzialdiagnosen finden sich in der folgenden Tabelle zusammengefasst (Tab. 21.2).

> Trophische Störungen und eine Schweißsekretionsstörung sind bei einem CRPS zwar nicht obligat, können aber einen entscheidenden Hinweis zur Diagnosefindung geben, da sie selten bei anderen entzündlichen oder funktionellen Erkrankungen auftreten.

21.2.4 Prophylaktische Maßnahmen

Es konnte eine positive Wirkung von Vitamin C zur Prophylaxe eines CRPS nach erlittenen Radiusfrakturen nachgewiesen werden, weswegen die Vitamin-C-Prophylaxe in den Niederlanden routinemäßig auch bei geplanten Extremitäteneingriffen eingesetzt wird (Zollinger et al. 1999). Bei unumgänglichen Eingriffen, bei bereits geäußertem Verdacht oder bestehender Diagnose CRPS empfiehlt es sich in jedem Fall, dem Patienten präoperativ hoch dosiertes Vitamin-C (500–1000 mg/Tag) zu geben und dies postoperativ für 50 Tage fortzuführen. Bei Eingriffen in noch entzündliche Zustände sollte, wenn keine Kontraindikationen bestehen, direkt postoperativ oder bereits präoperativ körpergewichtsadaptiert (1 mg/kg KG) für 1 Woche Prednisolon verabreicht werden. Es sollte, wenn möglich, immer ein Regionalanästhesieverfahren gewählt und dies möglichst schmerzfrei durchgeführt werden und eine ausreichende Analgesie bieten, um die Ausbildung eines Schmerzgedächtnisses günstig zu beeinflussen (Troeger 2011). Eine 4- bis 5-tägige Plexusanästhesie im Anschluss ist diesbezüglich empfehlenswert. Generell sollte man invasive Eingriffe an der betroffenen Extremität bei einem CRPS jedoch vermeiden.

21.3 Pathophysiologie

Die pathophysiologischen Mechanismen sind eine Kombination peripherer und zentraler Veränderungen. Durch das Trauma werden entzündliche Prozesse ausgelöst, wodurch eine Kaskade vielfältiger molekularer Veränderungen im lokalen Gewebe und im peripheren und im zentralen Nervensystem angestoßen wird. Diese Veränderungen sind letztlich verantwortlich für Funktionsverlust, Chronifizierung der Schmerzen und die verschiedenen sichtbaren Symptome (Birklein und Schlereth 2015). Während manche dieser Vorgänge physiologisch sind, kommt es beim CRPS zu einer überschießenden Reaktion. Die Ursache hierfür ist noch unklar.

> Das CRPS ist nicht nur eine Schmerz-, sondern vor allem eine entzündliche Erkrankung. Die Komplexität besteht in einem Zusammenspiel peripherer, zentralnervöser und neuropsychologischer Faktoren.

21.3.1 Periphere Mechanismen

Im peripheren Gewebe zeigt sich in der Akutphase eine entzündliche Symptomatik mit Schwellung, Rötung und Überwärmung. Verursacht wird diese lokale Entzündung durch inflammatorische Zytokine (z. B. TNF-α und weitere, inklusive Chemokine), Neuropeptide und Mastzellen sind ebenfalls hochreguliert (Jancalek 2011). Neuropeptide tragen auch zur Ausbildung trophischer Störungen (z. B. vermehrtes Haar- und Nagelwachstum) bei. Substanz P erhöht die Permeabilität der Kapillarwände und führt zu einer ödematösen Schwellung, Calcitonin Gene-Related Peptide (CGRP) bewirkt eine Dilatation glatter Gefäßmuskulatur mit Überwärmung und Rötung und Hyperhidrose. Während initial das Ödem die Beweglichkeit beeinträchtigt, führt die entzündungsbedingte Proliferation von Fibroblasten zu Kontrakturen (Postlethwaite et al. 1984) und die entzündungsbedingte Aktivierung von Osteoblasten und Osteoklasten zur lokalen Osteoporose.

Schmerzen: Im Rahmen der posttraumatischen Entzündungsreaktion werden periphere Nozizeptoren sensibilisiert, was sicher zumindest zum Teil die bewegungsabhängigen Schmerzen erklärt. Diese sensibilisierten peptidergen Nozizeptoren setzen bei Erregung vermehrt Neuropeptide wie Substanz P und Calcitonin Gene-Related Peptide (CGRP) frei (Birklein et al. 2001).

Bei Patienten mit primär kaltem CRPS wurden eine Erhöhung des vasokonstriktorischen und hyperalgetisch wirkenden Peptids Endothelin-1 und verminderte Stickstoffmonoxidwerte in der Haut gemessen. Dies könnte die Mikrozirkulation beeinflussen und zu einer kalten Extremität führen.

Ein weiterer Baustein der entzündlichen Pathophysiologie des CRPS ist die Beteiligung des **adaptiven Immunsystems**. Im Tierversuch und bei CRPS-Patienten wurden agonistische Autoantikörper gegen Oberflächenmoleküle adrenerger α1-, β2- und cholinerger M_2-Acetylcholinrezeptoren nachgewiesen, die teilweise mit den Schmerzen korrelierten. Im Tiermodell löst die Aktivierung von β2-Rezeptoren auf verschiedenen Zellen die Freisetzung proinflammatorischer Zytokine aus (Hartung et al. 2014).

21.3.2 Zentrale Mechanismen

Zentrale neuroplastische Mechanismen spielen sich auf Rückenmark- und Gehirnebene ab und sind unter anderem für einen Funktionsverlust, sensorische und motorische Symptome verantwortlich.

Durch das Trauma entstehen Schmerz und Entzündung, was intuitiv zu einem Schmerzvermeidungsverhalten führt. Vermeidung bewegungsabhängiger Schmerzen führt zur Bewegungshemmung als Folge der Erwartung einer Schmerzverstärkung. Dadurch kommt es unterschiedlich schnell zu einer Reorganisation der Extremitätenrepräsentation im Gehirn (Stichwort Homunkulus) (Maihofner et al. 2003) und somit zum weiteren Funktionsverlust. Dieses Learned-Nonuse-Phänomen wird umso wichtiger, je länger der Krankheitsverlauf ist. Auf diese Art und Weise trägt die maladaptive Neuroplastizität zur Chronifizierung des CRPS bei.

Ein weiteres wichtiges zentrales Symptom bei CRPS sind **evozierte Schmerzen**. Hierzu zählen vor allem die Allodynie und die Hyperalgesie auf spitze Reize, beides wahrscheinlich durch spinale Mechanismen verursacht.

Die Diagnosekriterien führen zwar die Allodynie und Hyperalgesie als diagnostische Kategorie auf, aber der überwiegende Anteil an Patienten weist eine verminderte **Sensibilität** (Hypästhesie und Hypalgesie) der betroffenen Extremität auf. Die Ursache ist unklar. Möglich ist eine spinale Hemmung nicht schmerzhafter afferenter Impulse zum Gehirn oder die Veränderung der Somatotopik im primären und sekundären somatosensorischen Kortex (Egloff et al. 2009). Die Reorganisation der Körperrepräsentation im primären somatosensorischen Kortex ist besonders auffällig beim CRPS. Diese Sensibilitätsstörungen können sich bei Schmerzfreiheit zurückbilden, was einen zentralen, funktionellen, mit der Schmerzempfindung zusammenhängenden Mechanismus nahelegt.

Beim chronischen CRPS sind **motorische Symptome wie Dystonien, Myoklonien und Tremor** anzutreffen. Sie haben ebenfalls eine zentrale Genese, möglicherweise in den Basalganglien. Unter diesen motorischen Symptomen ist die fixierte Dystonie, verursacht durch eine Sollwertverstellung des Gleichgewichts der Motoneurone der Flexoren und Extensoren im Rückenmark, am häufigsten.

Viele CRPS-Patienten geben an, sich auf die betroffene Extremität konzentrieren zu müssen, um sie zu bewegen. Dieses Phänomen wird als **Neglect-like-Phänomen** bezeichnet (Frettloh et al. 2006). Eigene Untersuchungen belegen vielmehr, dass es sich in der akuten Phase um einen Schutz vor Schmerzen durch vorsichtige Bewegung handeln könnte, in chronischen Stadien sind die Angaben der Patienten Ausdruck der schmerzbezogenen Angst.

Die Bedeutung des **Sympathikus** für die CRPS-Entwicklung wurde in den letzten Jahren relativiert. Viele der ursprünglich als vegetativ eingeordneten Symptome sind durch die o. g. Entzündung erklärbar. Wenn diese autonomen Symptome aber persistieren, können sie eine Folge der zentralen Reorganisation sein. Für Letzteres spricht, dass, wenn Patienten mit chronischem CRPS nur an eine schmerzhafte Bewegung denken, sie das sympathische Nervensystem aktivieren (Moseley et al. 2008) oder dass sich die Hauttemperatur allein dann ändert, wenn CRPS-Patienten die Hände überkreuzen (Moseley et al. 2012).

21.4 Therapie des CRPS

Die Therapie des CRPS basiert weiterhin auf Erfahrungswerten. Bisher gibt es nur wenige evidenzbasierte Therapiestrategien, was an einem Mangel an qualitativ hochwertigen randomisierten kontrollierten Studien (RCT) liegt. Gerade Studien zu pharmakologischen Therapien haben oft eine geringe Fallzahl und/oder unterscheiden nicht zwischen akuter und chro-

CRPS (Complex Regional Pain Syndrome – Komplex-regionales Schmerzsyndrom)-Diagnostik und Therapie

nischer Krankheitsaktivität, was aus pathophysiologischer Sicht von Bedeutung ist. Ein weiteres Problem sind die unterschiedlichen Phänotypen, die einen für alle gleichen Goldstandard in der Therapie erschweren. Einigkeit besteht darin, dass ein früher Therapiebeginn angestrebt werden sollte. Bisher existiert für keine medikamentöse Maßnahme eine offizielle Zulassung und die Anwendung stellt einen Off-Label-Use dar. Die empfohlenen Behandlungen sind angelehnt an die S1-Leitlinie von 2018 und entsprechen dem aktuellen Stand der Wissenschaft.

> Die Herausforderung besteht darin, der vorherrschenden Symptomatik und dem Krankheitsstadium entsprechend eine geeignete Therapie auszuwählen. Es müssen aber auch verkomplizierende Faktoren erkannt werden, um frühzeitig intervenieren zu können. Verkomplizierende Faktoren sind psychische Komorbiditäten, falsche Therapiemaßnahmen und Interventionen sowie Entschädigungsansprüche und Rentenbegehren.

Die Behandlungsziele umfassen **Schmerzreduktion**, die **Wiederherstellung der Funktionen** des betroffenen Körperteils und die **Stabilisierung der sozialen Situation**. Hierzu ist immer ein interdisziplinäres Vorgehen notwendig. Die wichtigsten therapeutischen Maßnahmen stellen die Pharmako- sowie die Physio- und Ergotherapie dar. Eine Patientenedukation sollte immer erfolgen, schon allein aus dem Grund, da sich viele Patienten im Internet und in Foren informieren und vor allem schwere und chronische Verläufe beschrieben sind. Bei rechtzeitiger Behandlung ist die Prognose jedoch gut. Bei ausgeprägteren Verläufen sind interventionelle oder invasive Maßnahmen und rechtzeitige psychologische Interventionen empfohlen.

Die Abbildung 21.5 zeigt eine grobe Orientierung, geeignete Therapiemaßnahmen sollten immer anhand der aktuellen Beschwerdesituation evaluiert werden (◘ Abb. 21.5).

21.4.1 Medikamentöse antientzündliche Therapiemaßnahmen

In der Akutsituation sollte frühzeitig eine antientzündliche Pharmakotherapie eingeleitet werden. **Glukokortikoide** scheinen aufgrund ihrer antiinflammatorischen und antiödematösen Wirkung, durch Reduktion freigesetzter entzündlicher Mediatoren wie Prostaglandinen, Histamin und Kininen sowie Leukotrienen, im akuten Stadium in die Pathophysiologie einzugreifen (Uceyler et al. 2007). Der Nutzen wurde in 2 offenen kontrollierten Studien und 2 randomisierten kontrollierten Studien (RCT) gezeigt. Die optimale Dosis ist noch unbestimmt. In der Regel erfolgt eine orale Gabe über 2 Wochen. Bei gutem Ansprechen, aber weiter bestehender entzündlicher Symptomatik ist eine weitere Glukokortikoidstoßtherapie sinnvoll- Es kann bei guter Verträglichkeit ein verlängertes Intervall sinnvoll sein. Bei sehr

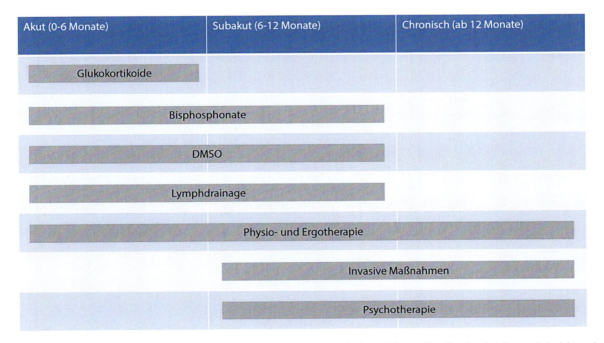

◘ Abb. 21.5 Übersicht über sinnvolle Therapiemaßnahmen je nach Krankheitsdauer. Eine strikte Stadieneinteilung wird nicht mehr vorgenommen, da die Vorgänge fließend sind und sich überlappen

ausgeprägter entzündlicher Symptomatik kann eine hoch dosierte intravenöse Gabe in Erwägung gezogen werden, ob dies jedoch der oralen Gabe überlegen ist, ist offen. Die Anwendung von Glukokortikoiden ist pathophysiologisch im akuten Stadium bis zu 6 Monate nach dem Trauma sinnvoll.

Bisphosphonate sind für das CRPS am häufigsten untersucht worden. Sie inhibieren die Osteoklastenaktivität, wirken längerfristig entzündungshemmend und modulieren spinale Mikroglia. Ein positiver Effekt konnte in fünf kontrollierten Studien gezeigt werden. Pathophysiologisch würde der Einsatz beim akuten CRPS Sinn ergeben. Es gibt verschiedene Analoga, die in Studien getestet wurden (Tab. 21.3). Eine zahnärztliche Kontrolle vor Therapiebeginn wird wegen einer seltenen, aber ernsten Kieferosteonekrose dringend empfohlen.

Dimethylsulfoxidsalbe (DMSO-Salbe) hat einen positiven Effekt auf Schmerz und entzündliche Symptome beim warmen CRPS. DMSO kann tief ins Gewebe einziehen und fängt freie Radikale, wie sie bei Entzündungen und Ischämien entstehen, ab. Die Studienlage ist nicht ganz eindeutig. Die Rezepturverordnung erfolgt nach dem Neuen Rezeptur-Formularium 2.6 (NRF 2.6).

21.4.2 Schmerztherapie

Medikamentöse Schmerztherapien umfassen den Einsatz antidepressiver und antikonvulsiver Substanzen wie bei chronischen Schmerzen üblich, ein eindeutiger Effekt für das CRPS wurde bisher formal nicht gezeigt. Nur Gabapentin und Ketamin wurden gegen Schmerzen bei CRPS-Patienten in RCT getestet. Trizyklische Antidepressiva sollten bei begleitenden Schlafstörungen empfohlen werden.

Der Einsatz von **Opioiden** beim CRPS wird kontrovers diskutiert. Es existiert nur eine einzige RCT, die sogar zu einem negativen Ergebnis kommt. Die Wirkung dieser Substanzklasse beim neuropathischen Schmerz ist aber mittlerweile recht gut belegt, sodass im Einzelfall eine zeitlich beschränkte Therapie bei gutem Ansprechen gerechtfertigt sein kann.

Cannabisprodukte können bei Versagen anderer analgetischer Substanzen zum Einsatz kommen. Bei einem Teil der Patienten kann hierdurch die Schmerzstärke merklich gesenkt werden. Hierbei ist die Dosisfindung für den sinnvollsten analgetischen Effekt bei geringen Nebenwirkungen wichtig. In einer RCT wurde eine gut wirksame Dosis bei nicht-naiven Patienten bei 0,5–1 mg inhaliertem medizinischem Cannabis (Bedrocan®) gezeigt (Almog et al. 2020).

Tab. 21.3 Medikamentöse Therapieoptionen des CRPS

Substanz	Dosierung	Besonderheiten
Bisphosphonate		
Alendronat	40 mg/d p. o. über 8 Wochen	Zahnärztliche Vorstellung im Vorfeld dringend empfohlen; Kiefernekrosen
Pamidronat	60 mg i. v. 1-malig	
Clodronat	300 mg/d i.v. an 10 Tagen	
Neridronat	100 mg/d i.v. an 4 Tagen (noch nicht zugelassen)	
Glukokortikoide		
Prednisolon	100 mg/d p.o.	Dosisreduktion um 25 mg alle 4 Tage
Radikalfänger		
DMSO topisch	5-mal/d	50 % Creme nach NRF 2.6.
Systemische medikamentöse Schmerztherapie des CRPS (nicht evidenzbasiert)		
Antidepressiva		
Amitriptylin	10–25 mg zur Nacht; max. 150 mg/d	Sedierung, QTc-Zeit-Verlängerung
Duloxetin	30 mg; max. 120 mg/d	Antriebssteigernd, Blutdruckanstieg
Antikonvulsiva		
Gabapentin	3-mal 100 mg; max. 3600 mg/d auf 3–4 Einzeldosen verteilt	Schwindel, Erschöpfung
Pregabalin	2-mal 75–150 mg; max. 600 mg/d auf 2 Einzeldosen verteilt	Schwindel, Erschöpfung

21.4.3 Interventionelle und invasive Therapien

Die Datenlage zu interventionellen Therapien bei CRPS ist sehr gering. Die **Sympathikusblockade** ist deshalb nicht mehr Mittel der ersten. Wahl, weil die Grundannahme des sympathisch unterhaltenen Schmerzes beim CRPS nicht mehr uneingeschränkt gilt (Stanton et al. 2013). Empirisch und in Fallserien finden sich aber immer wieder Patienten, bei denen eine Sympathikusblockade Schmerz und Allodynie eindrücklich beseitigte. Deshalb sind Testblockaden bei einer ausgeprägten Schmerzsituation gerechtfertigt und bei positivem Ansprechen kann zunächst eine Serie bis maximal zehn Blockaden in spezialisierten Zentren erfolgen. Eine Sympathektomie ist in jedem Fall obsolet.

Die Implantation eines **SCS (Spinal Cord Stimulators)** ist eine gut dokumentierte Therapieoption zur Schmerzreduktion beim CRPS der unteren Extremitäten. Bei Patienten ohne mechanische Allodynie sowie ohne gravierende psychische Erkrankungen kann diese Therapieoption nicht nur als letztes Instrument in Betracht gezogen werden. Eine vorangegangene Probestimulation muss effektiv gewesen sein. Die **Spinalganglienstimulation (DRG-Stimulation)** ist eine Alternative zur SCS. Die Elektroden werden nahe der Spinalganglien platziert und inhibieren sensible Neurone. Auch diesbezüglich sollte im Vorfeld eine Probestimulation erfolgen. In einer offenen, aber gut kontrollierten Studie war der analgetische Effekt der DRG-Stimulation gegenüber dem SCS sogar größer und die Komplikationsrate tendenziell niedriger.

Eine weitere schmerztherapeutische Option stellt die **Ketamininfusion** dar. Diese sollte jedoch nur in spezialisierten Zentren durchgeführt werden, da der Wirkstoff psychotrope Nebenwirkungen wie Halluzinationen und Alpträume hervorruft.

Zur Therapie dystoner Störungen können neben der obligaten Physio- und Ergotherapie intramuskuläre **Botulinumtoxininjektionen** und bei Versagen auch eine **intrathekale Baclofentherapie** (nur in Zentren) zur Anwendung kommen.

Amputationen der betroffenen Extremität können bei sehr selektierten Patienten, bei denen die betroffene Extremität nur eine funktionslose, schmerzhafte und immer zu schützende „Bioprothese" darstellt, nach intensiver psychologischer Evaluation die Schmerzstärke reduzieren und die Mobilität, z. B. durch Prothesenversorgung, verbessern. Die Datenlage hierzu ist aber dünn, die Maßnahme kann aber als Mittel der letzten Wahl gerechtfertigt sein. Wichtig ist, dass alle anderen Therapieoptionen ausgeschöpft wurden. Die Erwartungen der Patienten sind ebenfalls zu berücksichtigen, denn Schmerzfreiheit verspricht diese Maßnahme nicht. Die maximale Schmerzstärke konnte im Schnitt um 3,2 Punkte (NRS 0–10 Punkte) gesenkt werden und die Mobilität verbessert bzw. zum Positiven verschoben werden (Geertzen et al. 2020). Phantomschmerzen sind die Regel, werden von den Patienten erstaunlicherweise aber besser toleriert als die CRPS-Schmerzen.

21.4.4 Rehabilitative Therapie

Rehabilitative Maßnahmen haben den größten Stellenwert beim CRPS. Leider wird immer noch vereinzelt Patienten zur Schonung geraten bzw. die Notwendigkeit der Bewegung nicht oder zu wenig erklärt. Die Zeit für den Patienten im ambulanten Rahmen ist knapp und so bleibt meist die Patientenedukation auf der Strecke. Gerade bei Angst vor (bewegungsabhängigen) Schmerzen ist die Aufklärung des Patienten umso wichtiger. Die Motivation und positive Verstärkung zum Gebrauch der betroffenen Extremität ist fester Therapiebestandteil. Hierbei gilt jedoch eine wichtige Regel: Der Patient muss der Therapie und den eventuell entstehenden Schmerzen zustimmen. Sollte dies nicht der Fall sein, muss die Therapie nach individuellen Erfordernissen angepasst werden, um so einen Mittelweg zwischen Funktionsfortschritt und Schmerzvermeidungsverhalten zu finden. Individuelle Zielvorgaben erhöhen die Motivations- und Trainingsbereitschaft und erleichtern die Therapieüberwachung. Sie müssen gemeinsam mit dem Patienten getroffen werden. Beispiele sind das Schreiben von Sätzen oder Schritt für Schritt ohne Gehhilfe zu gehen.

> Die Schmerztherapie bei CRPS soll dem Patienten die Benutzung und das Training der betroffenen Extremität ermöglichen. Bei ausgeprägtem Schmerzvermeidungsverhalten sollte frühzeitig eine Verhaltenstherapie stattfinden, sonst drohen größere Defizite bis hin zum Funktionsverlust.

Die **Physiotherapie** wirkt pathologischen Bewegungsmustern entgegen und hilft, eine adäquate Funktion wiederherzustellen und Kontrakturen vorzubeugen. Der Einsatz sollte mit Zustimmung des Patienten so früh wie möglich erfolgen und auch regelmäßiges Üben im häuslichen Umfeld umfassen. Zur Ödembehandlung wird **Lymphdrainage** verordnet. Unterstützende **physikalische Maßnahmen** sollten dem Patienten zur Durchführung zu Hause empfohlen werden. Im Akutstadium dienen absteigende Bäder der lokalen Kühlung und aufsteigende Bäder zur lokalen Wärmeapplikation im chronischen Stadium, sofern die Patienten davon profitieren.

Die **Ergotherapie** soll automatisierte Bewegungsmuster vermitteln und Sensibilitätsstörungen reduzieren. Ganz besonders gilt dies für die Therapie des CRPS der Hand. Dazu gehört auch die schrittweise Desensibilisierung der durch Allodynie gekennzeichneten Hautareale.

Die erfolgreichste Therapieform ist die Physiotherapie, die verhaltenstherapeutische Elemente integriert. Bei der **„graded exposure therapy"** werden in psychotherapeutischen Gesprächen angstauslösende Situationen/Bewegungen identifiziert und diese dann physiotherapeutisch in einem abgestuften Übungsplan Schritt für Schritt erreicht. Der zentralen Reorganisation soll die Spiegeltherapie und das „graded motor imagery" entgegenwirken. Das **„graded motor imagery"** besteht aus Rechts-Links-Erkennen abgebildeter Hände und Füße in unterschiedlichen Stellungen, dem Vorstellen von Bewegungen sowie der eigentlichen Spiegeltherapie. Die Studienlage zur Wirksamkeit der Spiegeltherapie allein ist am schlechtesten von allen 3 Therapieformen.

> Die Patienten müssen regelmäßig üben. Zwei Therapieeinheiten pro Woche beim Therapeuten sind keinesfalls ausreichend. Diesbezüglich ist die aktive Mitarbeit des Patienten zu fordern, ohne diese sind alle Therapieanstrengungen wahrscheinlich unwirksam.

21.4.5 Patientenedukation

Ein wesentlicher Baustein einer erfolgreichen CRPS-Therapie ist die Bereitschaft des Patienten, die Therapiemaßnahmen anzunehmen und auch aktiv umzusetzen. Diesbezüglich können Hindernisse wie die generelle Abneigung gegenüber Pharmaka aus der Klasse der Antidepressiva, ungenügende Mitarbeit aus Angst vor einer Schmerzverstärkung, eine passive Krankheitsverarbeitung und soziale Unsicherheit von Bedeutung sein. Diese Hindernisse müssen identifiziert, thematisiert und adressiert werden. Gelingt das nicht, ist eine erfolgreiche Therapie wenig wahrscheinlich.

Literatur

Almog S, Aharon-Peretz J, Vulfsons S, Ogintz M, Abalia H, Lupo T, Hayon Y, Eisenberg E (2020) The pharmacokinetics, efficacy, and safety of a novel selective-dose cannabis inhaler in patients with chronic pain: a randomized, double-blinded, placebo-controlled trial. Eur J Pain 24(8):1505–1516.

Beerthuizen A, Stronks DL, Huygen FJ, Passchier J, Klein J, Spijker AV (2011) The association between psychological factors and the development of complex regional pain syndrome type 1 (CRPS1) – a prospective multicenter study. Eur J Pain 15(9):971–975.

Birklein F, et al (2018) Diagnostik und Therapie komplexer regionaler Schmerzsyndrome (CRPS), S1-Leitlinie. Deutsche Gesellschaft für Neurologie (Hrsg).

Birklein F, Schlereth T (2015) Complex regional pain syndrome-significant progress in understanding. Pain 156(Suppl 1):94–103.

Birklein F, Schmelz M, Schifter S, Weber M (2001) The important role of neuropeptides in complex regional pain syndrome. Neurology 57(12):2179–2184.

de Rooij AM, de Mos M, Sturkenboom MC, Marinus J, van den Maagdenberg AM, van Hilten JJ (2009) Familial occurrence of complex regional pain syndrome. Eur J Pain 13(2):171–177.

Dimova V, Herrnberger MS, Escolano-Lozano F, Rittner HL, Vlckova E, Sommer C, Maihofner C, Birklein F (2020) Clinical phenotypes and classification algorithm for complex regional pain syndrome. Neurology 94(4):e357–e367.

Egloff N, Sabbioni ME, Salathe C, Wiest R, Juengling FD (2009) Nondermatomal somatosensory deficits in patients with chronic pain disorder: clinical findings and hypometabolic pattern in FDG-PET. Pain 145(1–2):252–258.

Frettloh J, Huppe M, Maier C (2006) Severity and specificity of neglect-like symptoms in patients with complex regional pain syndrome (CRPS) compared to chronic limb pain of other origins. Pain 124(1–2):184–189.

Geertzen JHB, Scheper J, Schrier E, Dijkstra PU (2020) Outcomes of amputation due to long-standing therapy-resistant complex regional pain syndrome type I. J Rehabil Med 52(8):jrm00087.

Goebel A, Barker C, Birklein F, Brunner F, Casale R, Eccleston C, Eisenberg E, McCabe CS, Moseley GL, Perez R, Perrot S, Terkelsen A, Thomassen I, Zyluk A, Wells C (2019) Standards for the diagnosis and management of complex regional pain syndrome: results of a European Pain Federation task force. Eur J Pain 23(4):641–651.

Harden NR, Bruehl S, Perez RSGM, Birklein F, Marinus J, Maihofner C, Lubenow T, Buvanendran A, Mackey S, Graciosa J, Mogilevski M, Ramsden C, Chont M, Vatine JJ (2010) Validation of proposed diagnostic criteria (the „Budapest Criteria") for Complex Regional Pain Syndrome. Pain 150(2):268–274.

Hartung JE, Ciszek BP, Nackley AG (2014) Beta 2- and beta 3-adrenergic receptors drive COMT-dependent pain by increasing production of nitric oxide and cytokines. Pain 155(7):1346–1355.

Jancalek R (2011) Signaling mechanisms in mirror image pain pathogenesis. Ann Neurosci 18(3):123–127.

Maihofner C, Handwerker HO, Neundorfer B, Birklein F (2003) Patterns of cortical reorganization in complex regional pain syndrome. Neurology 61(12):1707–1715.

Moseley GL, Gallace A, Iannetti GD (2012) Spatially defined modulation of skin temperature and hand ownership of both hands in patients with unilateral complex regional pain syndrome. Brain 135(Pt 12):3676–3686.

Moseley GL, Herbert RD, Parsons T, Lucas S, Van Hilten JJ, Marinus J (2014) Intense pain soon after wrist fracture strongly predicts who will develop complex regional pain syndrome: prospective cohort study. J Pain 15(1):16–23.

Moseley GL, Zalucki N, Birklein F, Marinus J, van Hilten JJ, Luomajoki H (2008) Thinking about movement hurts: the effect of motor imagery on pain and swelling in people with chronic arm pain. Arthritis Rheum 59(5):623–631.

Postlethwaite AE, Lachman LB, Kang AH (1984) Induction of fibroblast proliferation by interleukin-1 derived from human monocytic leukemia cells. Arthritis Rheum 27(9):995–1001.

Schlereth T, Breimhorst M, Werner N, Pottschmidt K, Drummond PD, Birklein F (2013) Inhibition of neuropeptide degradation suppresses sweating but increases the area of the axon reflex flare. Exp Dermatol 22(4):299–301.

Schlereth T, Dittmar JO, Seewald B, Birklein F (2006) Peripheral amplification of sweating – a role for calcitonin gene-related peptide. J Physiol 576(Pt 3):823–832.

Speck V, Schlereth T, Birklein F, Maihofner C (2017) Increased prevalence of posttraumatic stress disorder in CRPS. Eur J Pain 21(3):466–473.

Stanton TR, Wand BM, Carr DB, Birklein F, Wasner GL, O'Connell NE (2013) Local anaesthetic sympathetic blockade for complex regional pain syndrome. Cochrane Database Syst Rev(8):CD004598.

Troeger H (2011) Prophylaxis of CRPS I and recurrent CRPS I. Handchir Mikrochir Plast Chir 43:25–31.

Uceyler N, Eberle T, Rolke R, Birklein F, Sommer C (2007) Differential expression patterns of cytokines in complex regional pain syndrome. Pain 132(1–2):195–205.

van Bussel CM, Stronks DL, Huygen FJ (2014) Complex regional pain syndrome type I of the knee: a systematic literature review. Eur J Pain 18(6):766–773.

Veldman PH, Reynen HM, Arntz IE, Goris RJ (1993) Signs and symptoms of reflex sympathetic dystrophy: prospective study of 829 patients. Lancet 342(8878):1012–1016.

Vlaeyen JWS, Crombez G, Linton SJ (2016) The fear-avoidance model of pain. Pain 157(8):1588–1589.

Zollinger PE, Tuinebreijer WE, Kreis RW, Breederveld RS (1999) Effect of vitamin C on frequency of reflex sympathetic dystrophy in wrist fractures: a randomised trial. Lancet 354(9195):2025–2028.

Traumatologische Handchirurgie

Inhaltsverzeichnis

Kapitel 22 **Verletzungen der Haut und des Nagels – 495**
*Sebastian P. Nischwitz, Hanna Luze
und Lars-Peter Kamolz*

Kapitel 23 **Sehnenverletzungen – 513**
Martin Franz Langer

Kapitel 24 **Nervenverletzungen und Rekonstruktionen – 533**
*Thomas Hausner, Rudolf Rosenauer
und Robert Schmidhammer*

Kapitel 25 **Frakturen der Speiche und des distalen Unterarms – 555**
Stefan Quadlbauer und Hermann Krimmer

Kapitel 26 **Frakturen der Handwurzel – 583**
Josef Jurkowitsch und Sonja El-Schahawi

Kapitel 27 **Frakturen der Mittelhandknochen – 605**
Stefan Quadlbauer und Tina Keuchel-Strobl

Kapitel 28 **Frakturen der Finger – 639**
Tina Keuchel-Strobl und Stefan Quadlbauer

Kapitel 29 **Karpale Instabilitäten – 665**
Rohit Arora

Kapitel 30 **Ligamentäre Verletzungen der Fingergelenke
und des Daumens – 687**
Sebastian Leixnering und Wolfgang Hintringer

Kapitel 31 **Komplexe Hand- und Amputationsverletzungen – 701**
Nils Baas

Kapitel 32 **Verletzungen an der Hand und am Unterarm
im Wachstumsalter – 719**
Dorien Schneidmüller und Lutz von Laer

Verletzungen der Haut und des Nagels

Sebastian P. Nischwitz, Hanna Luze und Lars-Peter Kamolz

Inhaltsverzeichnis

22.1 Anatomie – 496

22.2 Verletzungsbilder – 496
22.2.1 Verletzungen ohne Substanzverlust – 497
22.2.2 Verletzungen mit Substanzverlust – 501
22.2.3 Verbrennungen – 509

22.3 Nachbehandlung – 511

22.4 Tipps und Tricks – 511

22.5 Zusammenfassung – 512

Literatur – 512

© Der/die Herausgeber bzw. der/die Autor(en), exklusiv lizenziert an Springer-Verlag GmbH, DE, ein Teil von Springer Nature 2024
C. K. Spies et al. (Hrsg.), *Expertenwissen Handchirurgie*, https://doi.org/10.1007/978-3-662-68413-9_22

22.1 Anatomie

Die Haut der Hand weist im Gegensatz zur Haut des übrigen Körpers einige anatomische Besonderheiten auf (*Chirurgische Anatomie der Hand* 2014). Zusätzlich zur generellen Barrierefunktion ist die Haut an den Handflächen insbesondere darauf ausgelegt, sensorisch feinste Differenzierungen zu ermöglichen. Zeitgleich ist die Hand das Hauptwerkzeug des menschlichen Körpers, weshalb die Haut hier besonders hohen mechanischen Ansprüchen genügen muss. Aus diesem Grund findet sich beugeseitig sogenannte Leistenhaut (◘ Abb. 22.1). Diese weist keine Haarfollikel oder Talgdrüsen, dafür zahlreiche Nervenendigungen und Schweißdrüsen auf. Im Gegensatz zum Handrücken ist die beugeseitige Haut weniger verschieblich. Bindegewebesepten ziehen im Bereich der Beugefurchen zu Sehnenscheiden oder Palmaraponeurose in die Tiefe und sorgen so für eine gekammerte Anordnung des Subkutangewebes. Dieser Aufbau sorgt für eine gleichmäßige Druckverteilung bei mechanischer Belastung, wodurch die Widerstandsfähigkeit der Haut hier deutlich höher ist. Am Handrücken hingegen ist keine derartige Differenzierung notwendig, sodass hier wie am Großteil des übrigen Körpers Felderhaut zu finden ist. Diese ist vergleichsweise dünner, weniger widerstandsfähig und weist weniger Schweißdrüsen und Nervenendigungen, dafür Haarfollikel und Talgdrüsen auf. Die Haut ist hier nicht in gleicher Dichte durch Bindegewebesepten mit tiefer liegenden Strukturen verbunden, sodass sich eine größere Verschieblichkeit bei dünnerer und weniger widerstandsfähiger Haut ergibt. Lediglich über den Gelenken finden sich Hautüberschüsse, welche im gestreckten Zustand Falten bilden, um die Beugung nicht zu behindern.

Der Nagel ist entwicklungsgeschichtlich aus der Kralle der Vorläufer des Menschen entstanden. Während die Entwicklung von Werkzeugen seine Funktion als Schneide- oder Stichwerkzeug bedeutungslos gemacht haben, dient er heutzutage als stabilisierendes Element des Fingerendglieds, welches beim Greifen und Tasten unterstützt. Zudem wird dem Nagel eine kosmetische Komponente zugerechnet, was einen Erhalt nicht unwesentlich macht. Wichtig hierbei ist der Bereich am proximalen Ende unter dem Nagelwall, die Nagelmatrix. Hier wird das Keratin gebildet, aus dem sich der Nagel zusammensetzt. Auch das Nagelbett, also der Bereich unter dem eigentlichen Nagel, erfüllt eine besondere Funktion: Ist dieses in seiner Beschaffenheit gestört, kann der Nagel nicht korrekt auswachsen und sorgt für Irritationen. Verletzungen im entsprechenden Bereich ist also ein besonderes Augenmerk zu schenken.

22.2 Verletzungsbilder

Im Folgenden werden die entsprechenden Verletzungen diskutiert. Die beschriebenen Techniken stellen hierbei Empfehlungen der Autoren dar und haben sich im klinischen Betrieb bewährt.

Das Vorgehen richtet sich prinzipiell nach der Art des Defekts. Aufgrund der intraindividuellen Bedeutung der Hand sollte angestrebt werden, *Gleiches mit Gleichem* zu ersetzen (Knobloch und Vogt 2010; Vogt 2015; Miller und Friedrich 2016).

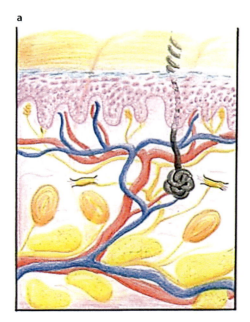
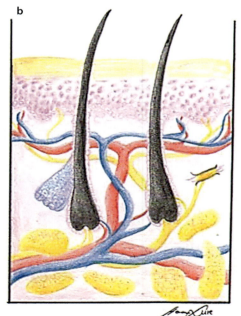

◘ Abb. 22.1 a, b Vergleich von Leisten- (a) und Felderhaut (b): Während die Leistenhaut deutlich dicker ist, mehr Schweißdrüsen und Nervenendigungen aufweist, ist die Felderhaut dünner und zeigt Haarfollikel und Talgdrüsen. (© Hanna Luze 2022. All rights reserved)

22.2.1 Verletzungen ohne Substanzverlust

Hierbei handelt es sich um Verletzungen, die zum Beispiel durch einfache Schnitte oder Quetschungen entstehen und keinen wesentlichen Verlust von Gewebe aufweisen.

Der folgende Abschnitt umfasst lediglich saubere Wunden. Verschmutzte bzw. Bisswunden werden im Abschnitt Infektionen (▶ Abschn. 22.2.2) mitbehandelt.

Aseptisches Vorgehen bei Inspektion, Verbandanlage und Wundversorgung wird in weiterer Folge vorausgesetzt. Das bedeutet, dass mit sterilen Handschuhen, Werkzeugen und Verbandstoffen nach entsprechender Desinfektion gearbeitet werden sollte. Auch das Vorhandensein eines aufrechten Tetanusimpfstatus ist notwendig (erfolgte Immunisierung innerhalb der letzten 10 Jahre, bei stark verschmutzten Wunden innerhalb der letzten 5 Jahre).

Diagnostisch sind bei sämtlichen Verletzungen eine gründliche Anamnese sowie Inspektion und körperliche Untersuchung unabdingbar. Auch bei reinen Hautverletzungen sollte das Vorhandensein von Begleitverletzungen (Sehnen, Nerven, Gefäße, Knochen, ggf. mittels Röntgen) ausgeschlossen werden. Da diese Begleitverletzungen in den entsprechenden Kapiteln (siehe ebendort) behandelt werden, wird hier nicht weiter darauf eingegangen. Es sei jedoch nochmals die Wichtigkeit der vollständigen Evaluierung betont.

Die Therapie der Wahl ist je nach Wundtiefe und -ätiologie eine Wundversorgung.

Hierfür sollte nach notwendiger Lokalanästhesie (lokale Infiltration, Oberst-Leitungsanästhesie, Nervenblockade) eine Wundreinigung mit aseptischen Lösungen und eine gründliche Inspektion der Wunde vorgenommen werden. Das Vorgehen bis zur erfolgten abschließenden Verbandanlage sollte aseptisch erfolgen. Wunden, die länger als 6 h (Richtwert) bestehen, sind keinem primären Wundverschluss zuzuführen, da hier das Risiko für Kontaminationen und konsekutive Infektionen zu hoch ist (Friedrich 1898).

Konservative Therapie

Nicht-klaffende, oberflächliche Wunden können mittels Pflaster-, Folienverbänden oder Wundkleber versorgt werden. In weiterer Folge ist auf ausreichende Schonung und Trockenhalten des Verbandes bis zur vollständigen Wundheilung zu achten. Sollte es sich um eine primär tiefe oder klaffende Wunde handeln, so ist eine chirurgische Wundversorgung indiziert.

Chirurgische Wundversorgung

Nach entsprechender präoperativer Vorbereitung (Waschen, Abdecken mit sterilen Tüchern, Lokalanästhesie) sollte eine Darstellung von in der Nähe liegenden Strukturen erfolgen, um Begleitverletzungen sicher auszuschließen; evtl. sind Erweiterungsschnitte gemäß der Bruner-Schnittführung (◘ Abb. 22.2) notwendig und in Betracht zu ziehen, um die Haut nicht übermäßig zu strapazieren. Für diese Operationsschritte empfiehlt sich ein Vorgehen in Lupenbrillensicht. Anschließend ist eine Wundrandanfrischung bei gerissener/gequetschter Haut sinnvoll, um eine möglichst gute Adaptation der Wundränder zu ermöglichen. Das Ziel der Wundversorgung ist der rasche Verschluss der Haut unter Bedeckung relevanter Strukturen wie Sehnen(-scheiden), Knochen, Nerven und Gefäßen.

Hierfür eignen sich sämtliche Nahttechniken, die eine spannungsfreie Wundrandadaptation ermöglichen; beugeseitig sind dies insbesondere Einzelknopf- oder Rückstichnähte, während streckseitig auch fortlaufende Techniken zur Anwendung kommen. Wenn eine Wunde verschmutzt/infiziert ist, sollten jedoch, wenn überhaupt, ausschließlich Einzelknopfnähte eingesetzt werden (Azmat und Council 2020). Eine genaue Wundrandadaptation mit evertierten Wundrändern ist von enormer Wichtigkeit, da Unregelmäßigkeiten im Bereich der Wunde und späteren Narbe zu Missempfindungen führen können. Subkutannähte finden an der Hand in den meisten Fällen keine Anwendung, da die Ausbildung von durch resorbierbares Nahtmaterial verursachten Fadengranulomen im Handbereich sehr störend ist und somit die Vorteile der Subkutannähte relativieren. Als Nahtmaterial haben sich monofile Fäden der Stärke 4-0 (Handfläche) oder 5-0 (Langfinger) bewährt. Je nach Wundsituation bewährt sich auch die Einlage einer Lasche, damit Wundsekret und Blut abfließen können; diese kann in der Regel beim 1. Verbandwechsel nach 2 Tagen entfernt werden. Nähte im Handbereich werden ungefähr 10–14 Tage nach Wundverschluss entfernt.

Komplikationen

Infektion: Eine häufige Komplikation nach Handverletzungen ist eine Wundinfektion. Diese ist zumeist durch *Staphylococcus aureus* bedingt und kann mit oraler Antibiotikagabe und topischen Antiseptika behandelt werden (Fuchsjäger et al. 2019). Wenn sich jedoch eine Retention zeigt, sollte eine chirurgische Entlastung/ein Débridement erfolgen. Dieses Vorgehen ist auch das Vorgehen der Wahl bei primär infizierten

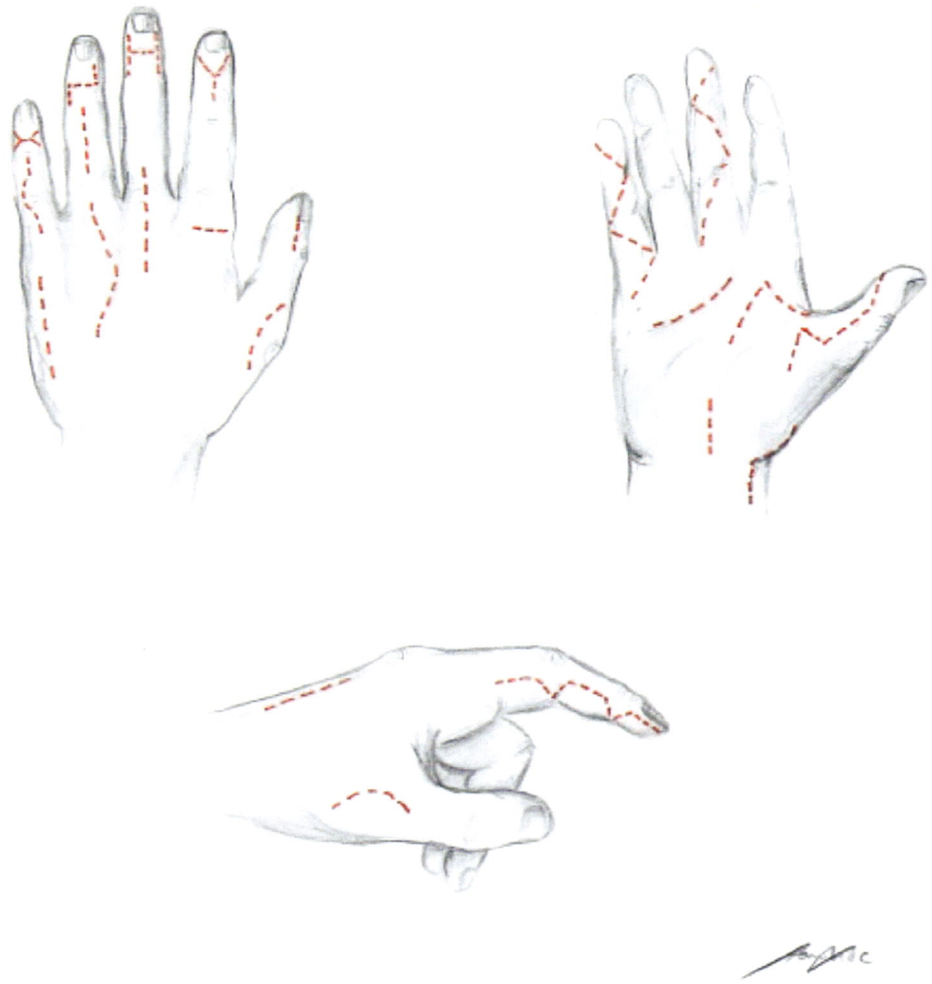

Abb. 22.2 **Schnittführung an der Hand.** Empfohlene Schnittführungen an der Hand von dorsal, palmar und seitlich am Finger. (© Hanna Luze 2022. All rights reserved)

oder Bisswunden (siehe auch Abschnitt „Infektionen" weiter unten). In jedem Fall sollte eine Gewebeprobe/ein Abstrich zur Keim- und Resistenzbestimmung erfolgen.

Wundrandnekrose: Eine weitere Komplikation, zu der es bei zu viel Spannung auf der Haut oder entsprechend vorgeschädigter Haut kommen kann, ist eine Wundrandnekrose. Wenn diese nur oberflächlich besteht und wenige Millimeter umfasst, kann ein konservativer Therapieversuch mit Verbänden erfolgen. Bei vollschichtigen oder größeren Nekrosen sind eine Nekrektomie und ein weiteres Vorgehen wie bei Defektverletzungen erforderlich (▶ Abschn. 22.2.2).

Verletzungen des Nagels

Die häufigste Verletzung im Bereich des Fingernagels ist das subunguale Hämatom. Dieses entsteht nach Quetschverletzungen durch die Zerreißung kleiner Kapillaren, welche eine flächige Blutung unterhalb des Nagels verursacht. Das subunguale Hämatom ist einerseits sehr schmerzhaft und sorgt andererseits durch den entstehenden Druck zu einer Beeinträchtigung des Nagelwachstums, was in weiterer Folge zu Deformierungen führen kann. Aus diesem Grund sollte ein subunguales Hämatom durch eine **Trepanation** entlastet werden.

Durchführung: Unter sterilen Bedingungen werden mit einem 1,8 mm starken Bohrdraht oder einem dementsprechend starken Fingernagelbohrer mit Anschlag ein Loch distal der Lunula median in die Nagelplatte gebohrt, bis das Hämatom austritt. So kann das Hämatom entlastet und gleichzeitig die Nagelmatrix geschont werden. Anschließend erfolgt eine Desinfektion, ein Verband ist in der Regel nicht erforderlich. Alternativ kann nach Desinfektion auch ein erhitzter, 1,8 mm starker Bohrdraht verwendet werden.

Wenn sich bei einer Verletzung ein Teil des Nagels gelöst hat, kann dieser bei sauberen Wundverhältnissen durch **Fixierungsnähte** replantiert werden.

Wenn es zu einem Nagelbruch gekommen ist, empfiehlt sich die vollständige Ablösung des Nagels, ohne das Nagelbett zu verletzen. Anschließend erfolgen eine Inspektion und die stufenfreie **Naht des Nagelbetts** (Monocryl 6-0). Nun kann der Nagel (wenn erhalten) oder alternativ ein Kunstnagel wieder unterhalb des Nagelwalls eingesetzt und mit Nähten fixiert werden, um das Nagelbett zu schonen. Bei unverletzter Nagelmatrix wächst der neue Nagel unterhalb des verletzten oder Kunstnagels hervor und löst sich nach einiger Zeit selbstständig. Eine Nahtentfernung erfolgt nach 2 Wochen.

Eine Verletzung der Nagelmatrix lässt sich häufig erst in weiterer Folge feststellen, wenn der Nagel abnormal nachwächst. Bei Problemen durch das veränderte Wachstum ist eine radikale **Eradikation der Nagelmatrix** die Therapie der Wahl, da die Nagelmatrix in ihrer Feinheit nicht befriedigend rekonstruiert werden kann. Gegebenenfalls ist hier je nach Größe des Defekts eine Deckung mit Vollhaut indiziert.

Infektionen von Haut und Subkutangewebe

Infektionen von Haut und Subkutangewebe der Hand sind aufgrund der Anatomie mit kommunizierenden Anteilen tiefer liegender Strukturen keineswegs als Bagatellverletzung zu betrachten. Während rein oberflächlich gelegene Infektionen zumeist gut lokal behandelbar sind, besteht die Gefahr des raschen Fortschreitens der Infektion, was schwere Komplikationen bis hin zu Hand-/Fingerverlust oder septischen Zuständen zur Folge haben kann.

Dementsprechend ist bei Vorliegen eines Infekts eine konsequente chirurgische und auch systemisch-antibiotische Therapie unabdingbar.

Grundlage einer derartigen Infektion ist die Inokulation von Bakterien, welche z.B. durch (Tier-)Bisse, aber auch durch einfache Schnittwunden oder als Folge von Splitter-/Fremdkörpereinbringung, also tatsächlich auch durch Bagatelltraumata verursacht werden kann. In den meisten Fällen findet sich in derartigen Wunden *Staphylococcus aureus*, bei Bisswunden durch Tiere häufig *Pasteurella multocida*, aber auch Viridans-Streptokokken (Fuchsjäger et al. 2019). Das Keimspektrum bildet in der Regel eine Mischinfektion ab, welche die entsprechende Oralflora des Tieres widerspiegelt. Die Symptomatik derartiger Infektionen manifestiert sich durch die Kardinalsymptome der Entzündung: Schwellung, Rötung, Schmerz, Überwärmung und eingeschränkte Funktion.

Im Bereich von Haut und Subkutangewebe ist insbesondere das Krankheitsbild des Panaritiums zu erwähnen, welches periungual (Nagelwallentzündung – *Panaritium parunguale*), subungual (Nagelbettentzündung – *Panaritium subunguale*), kutan (in den Hautschichten – *Panaritium cutaneum*) oder subkutan (in der Subkutis – *Panaritium subcutaneum*) auftreten kann, wobei die Übergänge oft fließend sein können. Wenn der Infekt die tieferen Schichten erreicht, spricht man von einem tiefen Panaritium, welches das Periost (*periostale*), den Knochen (*ossale*), das Gelenk (*articulare*) oder die Sehne (*tendinosum*) betreffen kann. Ein Kragenknopfpanaritium ist eine Sonderform, wobei gleichzeitig tiefe und oberflächliche Gewebe infiziert sind und eine Fistel zwischen den Infektherden besteht (Abb. 22.3).

Während initial bei isolierter Rötung noch lokale Maßnahmen wie antiseptische Umschläge und Bäder sowie eine Antibiotikatherapie (in erster Linie Cephalosporine der 2. Generation oder Aminopenicilline mit Betalaktamaseinhibitoren, letztere insbesondere bei Bissverletzungen) in Erwägung gezogen werden können, sollte bei weiterer Progredienz oder Eiterbildung unbedingt ein chirurgisches Vorgehen mit anschließender Ruhigstellung erfolgen (Abb. 22.4). Zu erwähnen sei insbesondere die Beugesehnenscheidenphlegmone, welche durch rasche Fortleitung entlang der Sehnenscheiden einen gravierenden Verlauf nehmen kann, welche die aggressive Entfernung des infizierten Gewebes erfordert.

Das chirurgische Vorgehen erfolgt nach den Grundsätzen der septischen Chirurgie mit Débridement von erkranktem/infiziertem Gewebe, ausgiebiger Spülung, Drainagen-/Lascheneinlage und offener Wundbehandlung. Nur bei sehr stark klaffenden Wunden sollten lockere Adaptationsnähte erfolgen. Bei Biss- oder anderen offen infizierten Wunden ist eine Wundrandanfrischung oder Exzision des betroffenen Gewebes erforderlich. Hier darf man sich insbesondere bei Katzenbissen nicht durch die zunächst meist unscheinbar wirkende Hautverletzung täuschen lassen. Durch die spitzen Zähne werden Keime in die Tiefe eingebracht, wodurch der Herd in der Tiefe auch nach oberflächlicher Versorgung häufig weiter vorhanden ist und zu fortschreitender Entzündung führt.

Weitere Aspekte des Vorgehens sind:
- Keine lokale Anästhesie, zumindest (Oberst-)Leitungsanästhesie (Gefahr der Keimverschleppung) (Saul et al. 2020)
- Blutsperre, aber keine Blutleere (Gefahr der Keimverschleppung durch Auswickeln)
- Schnittführung senkrecht oder auch parallel zum Nagelwall unter Schonung des Stratum germinativum
- Präparation und Spülung in der Tiefe (Fingerbeere).

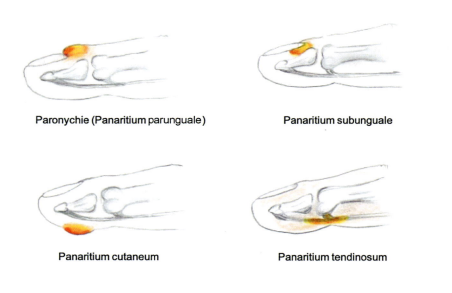

Abb. 22.3 Verschiedene Formen des Panaritiums. Je nach betroffenen Strukturen unterscheidet man oberflächliche (Panaritium parunguale, subunguale, cutaneum und subcutaneum) von tiefen Panaritien (Panaritium tendinosum, periostale, ossale, articulare). Das Kragenknopfpanaritium stellt eine Sonderform dar, bei der oberflächliche und tiefe Strukturen über einen Fistelgang miteinander verbunden sind. (© Hanna Luze 2022. All rights reserved)

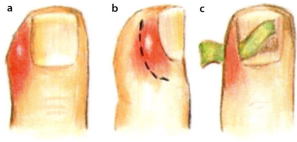

Abb. 22.4 a–c Darstellung eines Panaritiums mit chirurgischer Versorgung. a Panaritium am lateralen Nagelwall. b Empfohlene Schnittführung zur Entlastung. c Nach erfolgter chirurgischer Versorgung und Lascheneinlage. (© Hanna Luze 2022. All rights reserved)

- Lascheneinlage
- Primär offene Wundbehandlung, nur bei stark klaffenden Wunden lockere Adaptationsnähte, kein (!) Wundverschluss
- Ruhigstellung bis zum Abklingen des Infekts
- Systemische Antibiotikatherapie
- Engmaschige klinische Kontrollen

Insbesondere bei Infektionen ist jedoch eine weitere gewissenhafte Inspektion unabdingbar, da der Infekt aufgrund der anatomischen Verhältnisse schnell auf tiefer liegende Strukturen übergreifen kann.

Sollte durch das Débridement ein Weichteildefekt entstehen, so ist nach Abklingen des Infekts eine weiterführende Therapie (▶ Abschn. 22.2.2) erforderlich.

22.2.2 Verletzungen mit Substanzverlust

Bei dieser Kategorie handelt es sich um alle Verletzungen, die in der Folge einen Substanzdefekt der Haut nach sich ziehen – entweder durch entsprechende Defektverletzungen durch das Trauma selbst oder aber iatrogen durch ein Débridement von infiziertem/verschmutztem/nekrotischem Gewebe. Auch Zustände nach Resektionen von Hauttumoren oder bspw. kontrakten Narben oder Verletzungen, welche zwar theoretisch einen primären Wundverschluss ermöglichen, bei denen dieser jedoch nur unter großer Spannung möglich ist, werden hierunter gefasst.

Grundlage jeder weiteren Therapie ist auch hier ein sauberer Wundgrund sowie streng aseptisches Vorgehen. Auch bei diesen Verletzungen bildet der „rekonstruktive Fahrstuhl" (◘ Abb. 22.5) die Grundlage. Die Therapie richtet sich jedoch spezifisch nach den betroffenen Strukturen und der Tiefe des Defekts (Gottlieb und Krieger 1994; Miller und Friedrich 2016).

Von oberflächlich nach tief können zum Einsatz kommen: 1. eine sekundäre Wundheilung mit Unterstützung von Verbänden abgewartet werden, 2. epidermaler Hautersatz verwendet werden, 3. eine Hauttransplantation durchgeführt werden (Spalt- oder Vollhaut), 4. eine Kombination aus dermalen Hautersatzmaterialien und Spalthaut, 5. lokale und regionale Lappenplastiken und/oder 6. freie Lappenplastiken. Es gilt der Grundsatz *Gleiches mit Gleichem* zu ersetzen, sodass man aus dem gesamten Instrumentarium des Plastischen Chirurgen auswählt, welche Art der Defektdeckung erforderlich ist, um ein optimales Ergebnis (funktionell und untergeordnet auch ästhetisch) zu erreichen. Auch eine Kombination mehrerer Verfahren ist möglich und teilweise sinnvoll.

Sekundäre Wundheilung

Eine Möglichkeit der konservativen Wundtherapie ist die sekundäre Wundheilung bzw. das Ausgranulierenlassen. Dies empfiehlt sich bei kleineren Defekten und geringem Anspruch. Für den Fall, dass alle oben genannten Strukturen bedeckt sind und sich kleine Defekte (wenige Millimeter) mit sauberem Wundgrund finden, kann durch regelmäßige Verbandwechsel und gegebenenfalls den Einsatz von granulationsfördernden Substanzen oder Spezialverbänden eine weitere chirurgische Versorgung umgangen werden. Hierbei ist jedoch ein deutlich längerer Heilungsverlauf (abhängig von der Defektgröße mehrere Wochen) unter engmaschigen Kontrollen einer primären Rekonstruktion gegenüberzustellen.

Semiokklusivverband

Eine Sonderform der sekundären Wundheilung, welche an der Hand zum Einsatz kommt, ist die Verwendung eines Semiokklusivverbandes nach Mennen und Wiese (Mennen und Wiese 1993). Hierbei können alle sauberen Defektverletzungen, welche distal des Ansatzes von Beuge- und Strecksehne lokalisiert sind, nach entsprechender Reinigung und Entfernung von Fremdkörpern/Knochensplittern mit einem Folienverband versorgt werden. Auch freiliegender Knochen stellt keine Kontraindikation dar.

Durchführung (◘ Abb. 22.6): Nach Wundreinigung wird ein Folienverband (bspw. OPSITE, Smith and Nephew, London, UK) um den Weichteildefekt gelegt. Nach proximal sollte der Verband initial so wenig weit wie möglich reichen. Anschließend kann ein Sekundärverband angelegt werden, welcher eine schienende Funktion ausüben, jedoch keine Kompression erzeugen sollte. Der Folienverband sollte 3 Wochen belassen werden. Im Falle der Undichtheit der Ränder muss am Rand mit einem zusätzlichen Folienstreifen abgedichtet werden. Nur in seltenen Situationen muss der gesamte Verband gewechselt werden. Beim Verbandwechsel ist darauf zu achten, die Wundfläche selbst nicht zu desinfizieren und lediglich mit Kochsalzlösung oder klarem

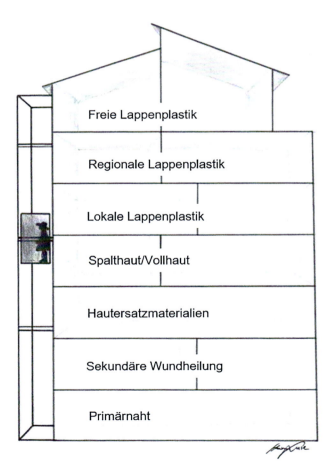

◘ Abb. 22.5 Rekonstruktiver Fahrstuhl. (© Hanna Luze 2022. All rights reserved)

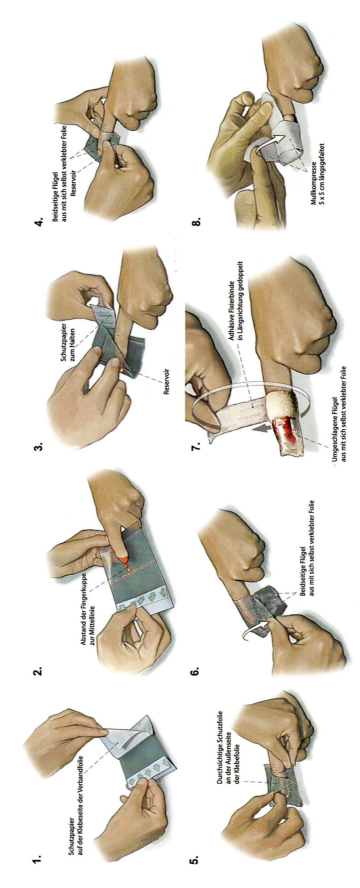

◘ Abb. 22.6 Anlage eines Folienverbandes. (Aus: Mühldorfer-Fodor et al. 2013)

Wasser zu reinigen. Auch vorhandene Koagel sollten nicht entfernt werden, da hierdurch wichtige Wachstumsfaktoren entfernt würden. Die Bildung bzw. das Auslaufen von übelriechendem Sekret ist hierbei normal und stellt keine Indikation zum Verfahrenswechsel dar. Die intakte Haut, welche unterhalb des Folienverbandes maceriert, kann gereinigt und getrocknet werden, bevor ein neuer Folienverband angelegt wird. Je nach Defektgröße dauert die Behandlung mit dem Semiokklusivverband 3–8 Wochen. Insgesamt können hierdurch ohne großen chirurgischen Aufwand funktionell und ästhetisch sehr gute Ergebnisse erzielt werden.

Epidermaler Hautersatz

In den letzten Jahren wurden einige Produkte zum synthetischen epidermalen Hautersatz auf den Markt gebracht. Hierdurch können oberflächliche dermale Defekte bedeckt werden, um so zeitnah die Integrität des Hautmantels wiederherzustellen, ohne eine sekundäre Granulation unter regelmäßigen Verbandwechseln abwarten zu müssen. Produkte wie SUPRATHEL® (PolyMedics Innovations GmbH, Denkendorf, Deutschland) oder epicite^{hydro} (QRSKIN GmbH, Würzburg, Deutschland) werden auf den Defekt aufgebracht, wobei dermale Anteile vorhanden sein müssen. Durch die Zusammensetzung dieser Epidermisersatzmaterialien wird die Epithelialisierung gefördert und Schmerzen werden gelindert, wobei kein Wechsel des Materials erforderlich ist. Nach abgeschlossener Epithelialisierung nach ca. 2–3 Wochen löst sich das Material selbstständig. Diese Materialien kommen insbesondere bei zweitgradigen Verbrennungen zum Einsatz.

Vorwiegend im Rahmen der Verbrennungschirurgie kommen auch Prozeduren des biologischen Tissue Engineering zum Einsatz. Am Beispiel von *Cultured Epidermal Autografts* werden Keratinozyten aus einer intakten Hautprobe des Patienten abgenommen und über einige Wochen in vitro kultiviert. Anschließend werden die gezüchteten Keratinozyten in mehreren Lagen auf den Wunddefekt aufgebracht und können anheilen, um so die Integrität der Haut wiederherzustellen. Voraussetzung hierfür ist jedoch eine intakte Dermis.

Hauttransplantationen

Die einfachste und zugleich schnellste Variante des Defektverschlusses ist die Verwendung von Hauttransplantaten. Voraussetzung hierfür ist neben sauberen Wundverhältnissen eine gute Durchblutung des Wundgrundes, wobei sich einerseits subkutanes Fettgewebe, intaktes Sehnengleitgewebe oder in weiterer Folge (nach temporären Deckungen mit Hautersatzmaterialien) Granulationsgewebe eignen. Sofern der Defekt über Gelenken, Knochen, Sehnen, Gefäßen oder Nerven verbleibt, sollten andere Optionen der Defektdeckung in Erwägung gezogen werden.

Spalthaut versus Vollhaut

Grundsätzlich wird bei Hauttransplantaten zwischen Voll- und Spalthaut unterschieden. Während bei Vollhaut die gesamte („volle") Haut verwendet wird und der Hebedefekt meist primär verschlossen wird, umfasst Spalthaut nur die Epi- und oberen Dermisschichten.

Spalthaut wird zumeist mit einem Dermatom oder manuell in einer Dicke von +/− 300 μm entnommen. Als Entnahmestelle bieten sich von Kleidung bedeckte Areale wie der proximale Oberschenkel, das Gesäß oder das Abdomen an.

Anschließend wird die Haut je nach Defektgröße mit Stichinzisionen zur Drainage von Wundflüssigkeit versehen und in den Defekt eingenäht. Auf die Verwendung von Meshgrafts wird an der Hand im Regelfall verzichtet, da die zu deckenden Areale meist nicht sehr groß sind und die Stabilität/Integrität sowie das kosmetische Erscheinungsbild der ungemeshten Spalthaut Priorität vor dem Flächengewinn des Meshens besitzen. Bei der Einnaht ist es wichtig, dass die Haut eine gewisse Vorspannung hält, da nur so eine ausreichende Ernährung aus der Tiefe gewährleistet werden kann. Zur Einnaht bieten sich schnell auflösende Fäden (bspw. VICRYL rapide 5-0) an. Anschließend sollte auf ausreichende Kompression zwischen Haut und Wundgrund geachtet werden. Ein Hämatom unterhalb des Transplantats sollte unbedingt vermieden werden, da hierdurch die Einheilung gestört wird. Um dies zu gewährleisten, bietet sich an, vor Verbandanlage eine Spülung unter dem Transplantat mit steriler Kochsalzlösung vorzunehmen. Anschließend kann streckseitig die Auflage von Fettgaze und einfachem Sekundärverband erfolgen. Beugeseitig empfiehlt sich die Aufbringung eines Überknüpfverbandes (Fettgaze, gefolgt von einem Tupferbausch, welcher eventuell zusätzlich mit Haltefäden komprimiert wird, ◘ Abb. 22.7), um die Konkavität des Wundgrundes auszugleichen; Überknüpfverbände können selbstverständlich auch dorsal zum Einsatz kommen. Der 1. tiefe Verbandwechsel erfolgt hier nach 5–6

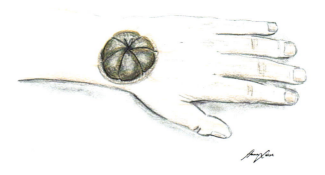

◘ **Abb. 22.7** Darstellung eines Überknüpfverbandes auf einem Handrücken. (© Hanna Luze 2022. All rights reserved)

Tagen, wenn die Spalthaut bereits ausreichend eingeheilt ist und mit Physio- und/oder Ergotherapie begonnen werden kann.

Da Anteile der Dermis an der Entnahmestelle intakt bleiben, ist die Abheilung (wie bei einer Schürfwunde) sekundär unter Verwendung adäquater Verbandmaterialien (Fettgaze mit Sekundärverbänden oder aber auch fortschrittliche Verbandmaterialien wie Hydrokolloid, Schaumstoff oder Zellulose) innerhalb weniger Wochen zu erwarten.

Aufgrund der geringen Schichtdicke der Spalthaut ist die Stabilität der resultierenden Haut jedoch deutlich geringer als bei Vollhauttransplantaten. Auch kommt es zum sekundären Schrumpfen der eingeheilten Haut, was in weiterer Folge zu Kontrakturen führen kann. Dorsalseitig und am Unterarm ist die Verwendung von dominant ungemeshter Spalthaut zu empfehlen. Zumindest palmarseitig sollte jedoch Vollhaut zum Einsatz kommen (alternativ: Dermisersatzmaterialien [s.u.] in Kombination mit ungemeshter Spalthaut).

Vollhaut umfasst alle Schichten von Epi- und Dermis. Für die Entnahme werden je nach Größe unbehaarte Areale wie der beugeseitige Unterarm, die Innenseite des Oberarms oder gegebenenfalls auch die Leiste empfohlen, wobei bei letzterer die Behaarung oftmals störend ist. Durch die größere Elastizität der Haut an diesen Stellen wird der Verschluss des Hebedefekts erleichtert. Die entsprechende Defektgröße wird angezeichnet und der zu hebende Hautlappen vollschichtig mit dem Skalpell herauspräpariert. Nach der Lappenhebung erscheint dieser durch die Eigenelastizität deutlich kleiner. Die Einnaht in den Defekt unter leichter Vorspannung bringt den Lappen jedoch wieder auf seine ursprüngliche Größe. Ein entsprechender Verband sollte auch hier für den notwendigen Kontakt zwischen Transplantat und Wundbett sorgen. Der entstehende Defekt der Spenderstelle muss anschließend primär oder mittels lokaler Lappenplastik wieder verschlossen werden. Da die Einheilungsrate des Vollhauttransplantates mit zunehmender Schichtdicke abnimmt, empfiehlt sich in jedem Fall eine Entfettung des Hautlappens, sodass wirklich nur Dermis und Epidermis vorhanden sind.

Der Vorteil der Vollhaut ergibt sich aus der vollen Schichtdicke mit Vorhandensein aller elastischen und Stützfasern der Haut, was nach erfolgreicher Einheilung zu einer größeren Belastbarkeit der Haut führt. Auch findet ein sekundäres Schrumpfen der Haut nach Vollhauttransplantationen nicht statt, sodass es im Regelfall nicht zu sekundären Kontrakturen kommt. Hieraus ergibt sich die Indikation zur Verwendung von Vollhauttransplantaten insbesondere palmarseitig.

- **Dermaler Hautersatz**

Bei ausgeprägten Hautdefekten mit noch bedeckten, funktionell bedeutsamen Strukturen bietet sich ein Vorgehen mit dermalen Hautersatzmaterialien an. Ziel ist es, einen biomechanisch stabilen und möglichst robusten Hautmantel zu erzeugen, welcher sich mit einer reinen Hauttransplantation nicht erzeugen lässt.

Verschiedene Hersteller haben diverse Produkte auf den Markt gebracht. Als Beispiel seien hier INTEGRA® (Integra LifeSciences, Princeton, NJ, USA) und MatriDerm® (MedSkin Solutions Dr. Suwelack AG, Billerbeck, Deutschland) genannt, welche über den Einbau zellfreier Kollagenmatrizes einen adäquaten Dermisersatz darstellen, welcher entweder ein- oder zweizeitig mit Spalthauttransplantationen kombiniert werden kann. Durch den Einsatz dieser dermalen Hautersatzmaterialien lässt sich eine optimierte Dermis rekonstruieren, welche funktionell teilweise mit nativer Haut vergleichbar ist. ◘ Abb. 22.8 zeigt eine Hand nach drittgradiger Verbrennung und Deckung mit MatriDerm und Spalthaut (Kitzinger et al. 2009).

- **Lokale und regionale Lappenplastiken**

Wenn funktionell bedeutsame Strukturen freiliegen, ist eine Deckung mit Haut oder Hautersatzmaterialien nicht mehr zielführend; eine Lappenplastik ist indiziert, um den Defekt mit gleichwertigem Material zu bedecken. Zunächst empfiehlt sich eine lokale Lappenplastik. Hierzu wird in der Nähe gelegenes Gewebe an einem Stiel (Hautbrücke, Subkutangewebe) in den Defekt gedreht, geschwenkt, verschoben oder eine Kombination hieraus. Der resultierende Hebedefekt kann in aller Regel primär verschlossen oder aber mit Haut gedeckt werden. Dies ist dann angebracht, wenn der Defekt im Bereich der Greifzone oder in taktil besonders anspruchsvollen Bereichen liegt, während der Hebedefekt eine untergeordnete Rolle spielt. Die Durchführung einer derartigen lokalen Lappenplastik erfordert eine sorgfältige Planung und sollte nur dann in Angriff genommen werden, wenn entsprechende Erfahrung vorhanden ist.

Verletzungen der Haut und des Nagels

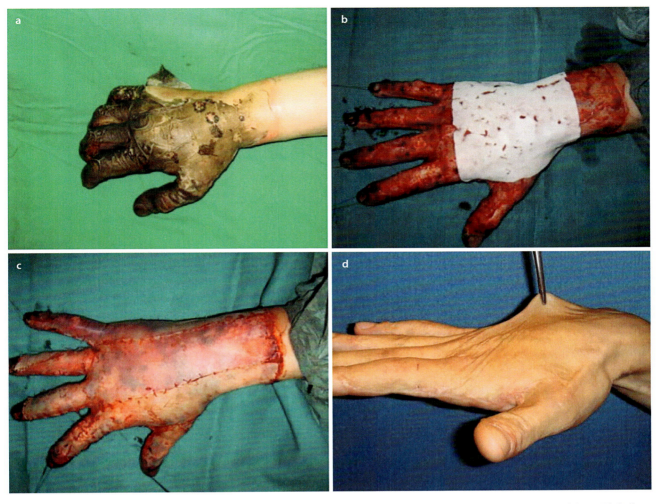

○ **Abb. 22.8 a–d Bilderserie einer verbrannten Hand inkl. chirurgischer Therapie. a** Drittgradig verbrannte Hand. **b** Zustand nach epifaszialer Nekrektomie und Auflage von MatriDerm. **c** Anschließend Auflage von ungemeshter Spalthaut. **d** Nach erfolgter Einheilung zeigt sich eine sehr gute Elastizität. (Aus: Kitzinger et al. 2009)

Um eine ausreichende Durchblutung der Lappenspitze zu gewährleisten, sollte die Länge des Lappens das 2- bis maximal 3-Fache der Breite, also der Lappenbasis, nicht überschreiten („random pattern flap" (McGregor und Morgan 1973)). Ein längerer Lappen ist zwar möglich, sollte jedoch nur geplant werden, wenn das Gewebe durch ein anatomisches Korrelat (den Lappen entlang verlaufendes Gefäß) begleitet wird („axial pattern flap" (McGregor und Morgan 1973), ○ Abb. 22.9). Grundvoraussetzung ist ein sauberer Defekt, welcher entsprechend debridiert wurde.

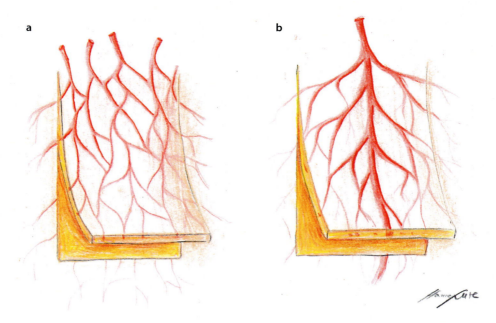

Abb. 22.9 a, b „*Random pattern flap*" und „*axial pattern flap*". Beim „*random pattern flap*" (a) ist die Durchblutung durch ein verzweigtes, aber nicht-definiertes Gefäßgeflecht gewährleistet; die Durchblutung der Lappenspitze nimmt bei zunehmender Lappenlänge ab. Der „*axial pattern flap*" (b) erhält seine Durchblutung entlang der Achse eines definierten Gefäßes; seine Durchblutung bleibt im Rahmen des Gefäßverlaufs unabhängig von der Lappenlänge. (© Hanna Luze 2022. All rights reserved)

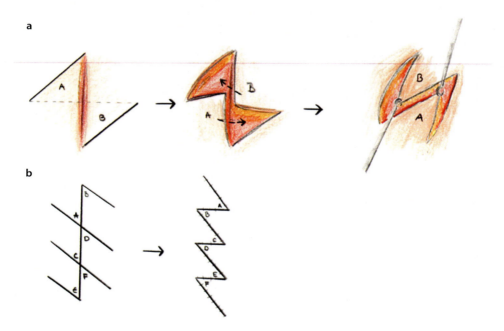

Abb. 22.10 a, b Z-Plastik. Darstellung einer Z-Plastik (a). Schematisches Vorgehen bei multiplen aneinandergereihten Z-Plastiken (b). (© Hanna Luze 2022. All rights reserved)

Einige Beispiele für lokale Lappenplastiken sind Z-Plastik, VY-Plastik, Kutler-Lappen, Atasoy-Lappen und Moberg-Lappen (Abb. 22.10, 22.11, und 22.12).

Im Falle von nicht ausreichender Gewebereserve ist der nächste Schritt einer Rekonstruktion ein regionaler Nahlappen. Im Unterschied zur lokalen Lappenplastik grenzt das Gewebe, welches zur Deckung vorgesehen ist, nicht unmittelbar an den Defekt. Das Gewebe bleibt in der Regel über einen Gefäßstiel (gestielter Lappen) mit dem Spenderareal verbunden und das versorgte Areal wird als gestielte Insel in den Defekt verlagert. Beispiele für regionale Lappenplastiken sind Cross-Finger-

Verletzungen der Haut und des Nagels

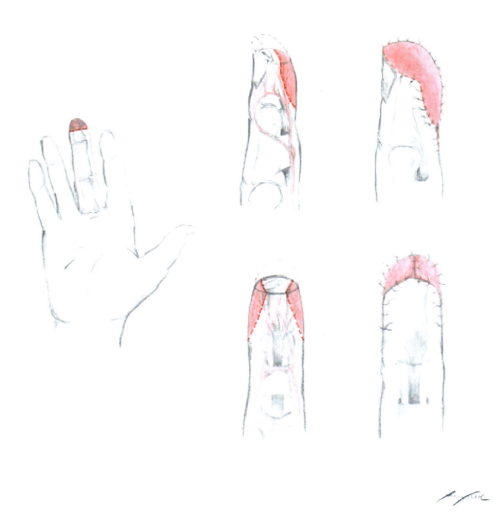

Abb. 22.11 Kutler- und Atasoy-Lappen. Bei Fingerkuppendefekten (links) bieten sich ein VY-Lappen von der palmaren Fingerseite (Atasoy, rechts oben) oder 2 VY-Lappen von der radialen und ulnaren Fingerseite (Kutler, rechts unten) zur Defektdeckung an. (© Hanna Luze 2022. All rights reserved)

Lappen, Leistenlappen, Foucher-Lappen oder Radialislappen.

Einige dieser Lappenplastiken erfordern ein zweizeitiges Vorgehen (Cross-Finger-Lappen, ◘ Abb. 22.13), da der Lappen zunächst in den Defekt eingenäht wird, am Spenderareal jedoch verbunden bleibt. Bei erfolgter Durchblutungskonsolidierung wird in einem 2. Eingriff die Basis durchtrennt.

Für die Durchführung einer regional gestielten Lappenplastik ist Erfahrung mit mikrochirurgischen Techniken Voraussetzung, da die Darstellung der dünnen Gefäßstiele eine gute Fingerfertigkeit zur feinen Präparation bedarf.

■ **Freie Lappenplastiken und chimäre Lappen**

Sofern man mit einer lokalen (Nah-)Lappenplastik nicht auskommt und eine adäquate Deckung des Defekts mit den bisher beschriebenen Techniken nicht möglich ist, erfolgt die Eskalation auf eine freie Lappenplastik mittels mikrochirurgischen Gewebetransfers. Die Nomenklatur unterscheidet zwischen reinen Hautlappen (adipokutaner Lappen), Haut-Faszien-Lappen (fasziokutaner Lappen), Faszienlappen, Haut-Muskel-Lappen (myokutaner Lappen), Haut-Muskel-Knochen-Lappen (osteomyokutaner Lappen) und Perforatorlappen, welche allesamt an einem definierten Gefäßstiel gehoben werden. Wenn eine Kombination aus mehreren

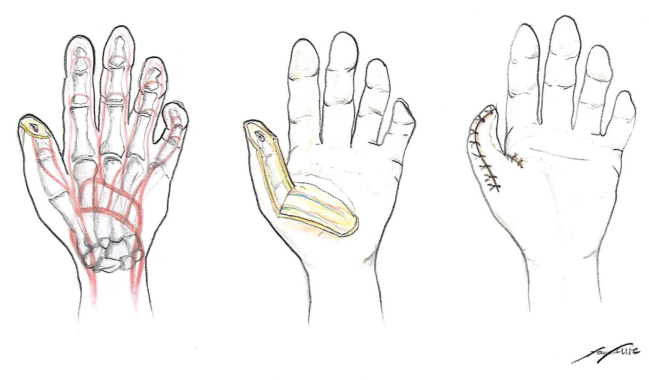

Abb. 22.12 Moberg-Lappen. Zur Defektdeckung an der Daumenkuppe bietet sich ein Moberg-Lappen an. Hierbei wird die palmare Haut am proximalen Anteil gestielt nach distal verschoben und in den Defekt eingepasst. (© Hanna Luze 2022. All rights reserved)

Abb. 22.13 Cross-Finger-Lappen. Bei Defekten des palmaren Fingers mit freiliegender Sehne ist die Deckung mittels Cross-Finger-Lappen eine Option. Hierbei wird die dorsale Haut eines Fingers gestielt zur Defektdeckung des benachbarten beugeseitigen Fingers verwendet. Der Hebedefekt wird mittels Hauttransplantat verschlossen. Nach Autonomisierung des Lappens werden die beiden Finger wieder getrennt. (© Hanna Luze 2022. All rights reserved)

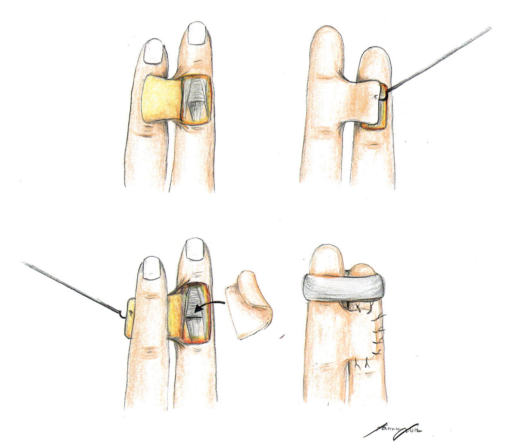

Lappenplastiken benötigt wird, spricht man vom chimären Lappen.

Beispiele für entsprechende Lappenplastiken sind Skapulalappen, Paraskapularlappen, Musculus-gracilis-Lappen und lateraler Oberarmlappen (Kunze et al. 2016).

Prinzipiell ist die Anwendung derartiger freier Lappenplastiken mikrochirurgisch erfahrenen Chirurgen vorbehalten. Die Wahl des entsprechenden Lappens richtet sich nach dem Defekt, wobei im Optimalfall angestrebt wird, *Gleiches mit Gleichem* zu ersetzen. Prinzipiell wird im Rahmen der Defektdeckung das komplette Instrumentarium der Plastischen Chirurgie verwendet. Anhand des „rekonstruktiven Fahrstuhls" ist somit eine funktionell erfolgreiche Rekonstruktion, gegebenenfalls auch mit Kombinationsverfahren, möglich.

Komplikationen

Nicht-Einheilung: Insbesondere nach Hauttransplantationen ist bei schlechtem Wundgrund, schlechter Durchblutung oder anderen störenden Voraussetzungen ein Nicht-Einheilen der Haut möglich. Während die Einheilung prinzipiell nach 5 Tagen ausreichend erfolgt ist, kann man dem Transplantat durch Zuwarten für einige Tage die Möglichkeit geben, doch noch anzuheilen. In weiterer Folge sollte jedoch eine nochmalige Deckung (entweder nochmalige Hauttransplantation nach entsprechender Vorbereitung des Empfängerbetts oder Wechsel auf alternatives Verfahren) erfolgen.

Lappennekrose: Die gefürchteste Komplikation nach einer Lappenplastik ist eine Nekrose des Lappens. Wenn diese nur oberflächlich ist, kann auch hier zugewartet werden, da diese in der Regel durch sekundäre Granulation ausheilt. Bei allschichtigen Nekrosen sollte eine Nekrektomie erfolgen. Im Anschluss ist je nach entstandenem Defekt eine Defektdeckung mit einem weiteren Verfahren notwendig. Zur Vermeidung einer Lappennekrose sollte ein Lappen unbedingt spannungsfrei eingenäht werden, das Verhältnis von Lappenbasis zu Lappenlänge ausreichend groß gewählt werden und die Knoten zur weiteren Druckentlastung sollten, wenn möglich, nicht auf dem Lappen zu liegen kommen.

Infektion: Auch nach Defektdeckungen kann eine Infektion eine schwerwiegende Komplikation bilden. Das grundsätzliche Vorgehen unterscheidet sich nicht wesentlich von dem bei anderen Infektionen, wobei das Überleben des Lappens vom Outcome der Infektion abhängt, sodass besondere Sorgfalt bei der Therapie angewandt werden muss.

22.2.3 Verbrennungen

Unter einer Verbrennung versteht man die Folgen thermischer Schädigungen der Haut, d.h. sowohl übermäßiger Kälte als auch Hitze. Das Ausmaß der Schädigung durch eine Verbrennung wird einerseits durch die Höhe der Temperatur und andererseits durch die Dauer des Kontakts mit der schädigenden Temperatur bestimmt. Eine Verbrennung der Hand stellt flächenmäßig einen relativ kleinen Schaden dar (Handfläche des Patienten ≙ ca. 1 % der Körperoberfläche), woraufhin nicht mit einer generalisierten Verbrennungskrankheit durch systemisches Kapillarleck zu rechnen ist. Dennoch sollte sie aufgrund der drohenden schwerwiegenden funktionellen Komplikationen unbedingt in einem spezialisierten Verbrennungszentrum evaluiert bzw. behandelt werden.

Verbrennungstiefe

Bei der Beurteilung der Verbrennungstiefe (◘ Abb. 22.14) werden im Wesentlichen 3, manchmal auch 4 Schweregrade unterschieden:

Grad I: Erstgradige Verbrennungen zeichnen sich durch eine lokalisierte Rötung und Überwärmung der geschädigten Haut aus, wobei lediglich die Epidermis betroffen ist. Die Sensibilität der Haut ist intakt, wodurch die Verbrennung als sehr schmerzhaft wahrgenommen wird. Gegebenenfalls zeigt sich auch ein Begleitödem, welches zusätzliche Schmerzen verursachen kann.

Grad IIa: Zweitgradige Verbrennungen werden weiter in Grad IIa und IIb unterteilt. Prinzipiell sind bei zweitgradigen Verbrennungen die oberflächlichen (IIa) und tiefen (IIb) Dermisschichten betroffen. Hierdurch ist die Ausbildung von Blasen bei erhaltener Sensibilität als kennzeichnend zu werten. Bei Verbrennungen des Grades IIa ist ein rosiger Wundgrund mit regelrechter Rekapillarisierung zu finden, Hautanhangsgebilde sind fest verankert.

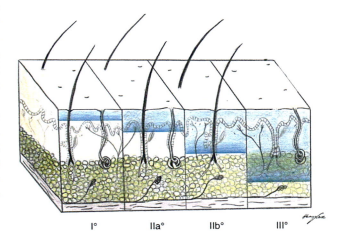

◘ Abb. 22.14 **Darstellung der Verbrennungstiefe.** Grad I zeigt nur Teile der Epidermis verbrannt. Bei Grad IIa sind die oberen Dermisanteile verbrannt, während bei Grad IIb auch tief dermale Anteile betroffen sind. Grad-III-Verbrennungen umfassen die gesamte Schichtdicke der Haut; Haare sind keine mehr vorhanden. (© Hanna Luze 2022. All rights reserved)

Grad IIb: Wenn die tieferen Dermisschichten erreicht sind, finden sich zwar auch Brandblasen, der Wundgrund ist jedoch blasser und die Rekapillarisierung ist aufgehoben. Aufgrund der Verletzung von Teilen der Nervenendäste ist die Sensibilität reduziert und Hautanhangsgebilde haben keinen festen Sitz mehr.

Grad III: Drittgradige Verbrennungen umfassen alle Hautschichten und zeigen einen trockenen, meist weißen und ledrigen Wundgrund. Schmerzen sind nicht mehr vorhanden, auch Haare fehlen komplett.

(Grad IV): Bei viertgradigen Verbrennungen sind auch tiefer liegende Strukturen wie Muskeln, Faszien oder Knochen betroffen. Das Gewebe ist komplett verkohlt.

Die Beurteilung der Verbrennungstiefe ist insbesondere bei verrußten Arealen (durch Flammenexposition) erschwert, sodass die primäre Therapie eine gründliche Reinigung der verbrannten Areale umfasst. Hierbei sollte mit Tupfern/Tüchern, die mit antiseptischen Lösungen getränkt sind, eine gründliche Lavage der Areale erfolgen. Auch Blasen sollten eröffnet und abgetragen werden, um die darunterliegende Wunde auf ihre Tiefe hin beurteilen zu können.

Verbrennungen unterliegen einer gewissen Dynamik, sodass eine oberflächliche Verbrennung durch Nachbrennen an Tiefe gewinnen kann. Daher empfiehlt sich bei Grenzbefunden eine neuerliche Beurteilung nach ca. 5 Tagen, um ein definitives Therapieregime zu etablieren.

- Therapie

Ein aufrechter Tetanusschutz stellt wie bei jeder Wundbehandlung auch nach Verbrennungen eine absolute Notwendigkeit dar. Da sich die weitere Therapie nach entsprechender Lavage nach der Verbrennungstiefe richtet, wird diese korrespondierend beschrieben:

Grad I: Da die Schädigung lediglich die Epidermis betrifft, ist nicht von einem substanziellen Defekt auszugehen. Die Verbrennung ist zwar schmerzhaft und juckend, die Therapie beschränkt sich jedoch auf die Pflege mit rückfettenden Präparaten und, falls notwendig, orale Schmerzmedikation. Verbände werden im Regelfall nicht verwendet.

Grad IIa: Nach initialer Wundreinigung und Abtragung von Blasen ist auch die Verbrennung des Grades IIa einer konservativen Therapie zuzuführen. Die Abheilung erfolgt normalerweise innerhalb von 2 Wochen folgenlos, sodass bis hierhin regelmäßige Wundkontrollen und Verbandwechsel erforderlich sind, um weitere Komplikationen zu vermeiden. Verbände können einerseits aus Fettgaze und protektivem Sekundärverband bestehen, andererseits kommen hier aber auch Spezialverbände aus Hydrokolloid, Schaumstoffen, Zellulose oder silberhaltige Stoffe zum Einsatz.

Grad IIb: Grundsätzlich sind tiefe zweitgradige Verbrennungen einer chirurgischen Nekrektomie (tangential) und Deckung zuzuführen (Rennekampff et al. 2020). Da eine Heilung unter konservativen Maßnahmen jedoch innerhalb von 3 Wochen erfolgen *kann*, sehen wir jedoch durchaus die Möglichkeit, Verbrennungen des Grades IIb im Einzelfall einer konservativen Therapie zuzuführen. Hierbei ist das Vorgehen analog zu Grad IIa. Dies stellt insbesondere dann ein probates Mittel dar, wenn ein Großteil der Körperoberfläche verbrannt ist und wenig Spendermaterial zur Verfügung steht.

Alternativ kann bei Grad-IIb-Verbrennungen nach tangentialer Nekrektomie auch die Verwendung eines temporären Hautersatzmaterials (SUPRATHEL®, PolyMedics Innovations GmbH, Denkendorf, Deutschland; s.o.) empfohlen werden (Keck et al. 2012; Schiefer et al. 2014).

Grad III: Vollschichtige Verbrennungen heilen unter konservativen Maßnahmen nicht selbstständig ab. Daher ist hier die Therapie der Wahl eine Nekrektomie. Hierbei wird das verbrannte Gewebe vollständig entfernt, um einer durch Nekrosen bedingten systemischen Entzündungsreaktion vorzubeugen. Anschließend ist der aktuelle Goldstandard eine Deckung mit Hauttransplantaten, wobei am Handrücken vorwiegend ungemeshte Spalthaut mit oder ohne Dermisersatz sowie in der Hohlhand dicke Spalthaut oder Vollhaut zum Einsatz kommen.

- Komplikationen

Ausgeprägte Ödeme und zirkuläre Verbrennungen: Eine Komplikation nach Verbrennungen stellen ausgeprägte Ödeme bzw. tiefgradige zirkuläre Verbrennungen dar. Hierbei kann das entsprechende Areal nicht mehr adäquat mit Nährstoffen versorgt werden und das mangelnde Raumangebot sorgt für eine unmögliche weitere Expansion. Folglich kann es wie beim Kompartmentsyndrom zum Untergang tiefer liegender Strukturen kommen, was in der Folge zum Verlust von Fingern bzw. der Hand oder zu bleibenden Funktionseinschränkungen führen kann. Klinisch zeigen sich bei ausgeprägten Ödemen abnehmende Sensibilität, Funktionseinschränkung und zunehmende Schwellung. Bei zirkulären Verbrennungen ist die verbrannte Haut panzerartig zirkulär um Finger bzw. die Hand geschlossen. Therapie der Wahl ist hier eine chirurgische Entlastung der entsprechenden Areale durch Escharotomie. Im Rahmen einer Escharotomie der Hand bzw. bei drohender Mangelversorgung der Hand sollte zusätzlich der Karpaltunnel eröffnet werden (Piccolo et al. 2007). Bei Stromverbrennungen ist analog dazu unbedingt eine Fasziotomie durchzuführen.

Infektionen: Aufgrund der gestörten Immunantwort im Rahmen von Verbrennungen sind Verbrennungswunden besonders anfällig für Infektionen. Während sie unmittelbar nach der Verbrennung durch die Hitzeeinwirkung als steril anzusehen sind, so gelten die Wunden nach 1 Woche nahezu durchgängig als besiedelt. Eine primäre/prophylaktische Antibiotikatherapie ist jedoch nicht indiziert. Diese sollte nur zum Einsatz kommen, wenn es tatsächlich zur klinisch apparenten und manifesten Infektion kommt. Vielmehr sind bei der Versorgung von Verbrennungswunden ein streng aseptisches Vorgehen und regelmäßige topische Reinigungen bspw. mit Povidon-Iod-Lösung angezeigt, um einer Infektion vorzubeugen. Auch die Verwendung silberhaltiger Verbandmaterialien hat sich in der klinischen Praxis bewährt, um Verbrennungswunden möglichst keimarm zu therapieren. Bei klinisch manifester und konservativ nicht beherrschbarer Infektion ist ein weiteres Vorgehen nach den Grundsätzen der septischen Chirurgie mit radikalem Débridement anzustreben.

Hypertrophe Narben und Kontrakturen: Ein großes Problem nach Verbrennungen stellt die Ausbildung schmerzhafter hypertropher Narben dar. Je länger die Wundheilung dauert, umso größer wird das Risiko für Infektionen und pathologische Narben. Diese treten nach Verbrennungen in bis zu 80 % der Fälle auf und können neben anderen Ursachen (bspw. geschrumpfte Spalthaut), insbesondere bei Lage über Gelenken, zu Kontrakturen führen. Die Beweglichkeit und Funktion der Hand kann dadurch massiv behindert werden. Initial wird nach abgeschlossener Wundheilung während der Narbenreifung die Verwendung von Kompressionsverbänden (Jobst-Bandagen) und intensiver Physio- und Ergotherapie angestrebt (siehe ▶ Abschn. 22.3). Sind die Narben/Kontrakturen jedoch zu ausgeprägt und zeigt sich unter konservativer Therapie keine Besserung, ist ein sekundäre chirurgische Narbenkorrektur nach den rekonstruktiven Prinzipien (rekonstruktiver Fahrstuhl, ◘ Abb. 22.5) notwendig.

22.3 Nachbehandlung

Auch bei der Nachbehandlung der entsprechenden chirurgischen Versorgungen muss unterschieden werden, um welche Wunde/Versorgung es sich initial handelte.

▪▪ Verletzungen ohne Substanzverlust

Eine einfache Schnittwunde, welche primär verschlossen wurde, bedarf im Regelfall keiner speziellen Nachbehandlung. Es sollte darauf geachtet werden, dass der Finger bzw. die Hand geschont wird und das entsprechende Areal ggf. kurzzeitig durch Schienenanlage immobilisiert wird, um eine stabile Wundheilung zu gewährleisten. Es ist jedoch darauf zu achten, dass nicht-verletzte Gelenke frei bewegt werden können und sollen, um eine Einsteifung derselben zu verhindern.

▪▪ Verletzungen mit Substanzverlust

Grundsätzlich gilt auch nach der Versorgung von Verletzungen mit Substanzverlust, dass das entsprechende Areal im Anschluss ausreichend ruhiggestellt wird. Bei Lappenplastiken ist auf spannungsfreie Einnaht und bei Hauttransplantationen auf adäquate Fixierung des Transplantats zu achten. Nicht-betroffene Gelenke sollten auch hier, ggf. unter physiotherapeutischer Anleitung, bewegt werden.

▪▪ Verbrennungen

Verbrennungen bedürfen einer besonderen Nachbehandlung. Aufgrund der systemischen Inflammation, welche bei Verbrennungen vorherrscht, kommt es hiernach sehr häufig zum Auftreten hypertropher Narben. Dadurch sowie durch schrumpfende Spalthaut kann es zu funktionseinschränkenden Kontrakturen kommen. Dagegen sind frühzeitig vorbeugende Maßnahmen erforderlich, welche unter anderem intensive Physiotherapie und physikalische Maßnahmen beinhalten. Insbesondere die Anpassung und das Tragen von Jobst-Bandagen, also Kompressionswäsche, ggf. mit Silikoninlays oder Pelotten, haben einen positiven Effekt auf Narben gezeigt.

Bis zur abgeschlossenen Narbenreifung (ca. 1 Jahr postoperativ) sollte eine rein konservative Therapie erfolgen; nur in Ausnahmefällen (bei massiven Funktionseinschränkungen) ist eine frühzeitige operative Intervention angezeigt. Nach abgeschlossener Narbenreifung sind chirurgische Revisionen ein probates Mittel zur Funktionsverbesserung und Linderung der Beschwerden (Sorkin et al. 2017).

Bei Verbrennungen sollte insbesondere auch auf eine entsprechende psychische Nachbetreuung mit psychologischer Unterstützung geachtet werden, da es sich bei größeren Verbrennungen um gravierende traumatische Ereignisse handelt, welche ein ganzheitliches Nachbehandlungskonzept erfordern.

22.4 Tipps und Tricks

▪▪ Medical Tattooing

Sollte es im Anschluss an eine Verletzung zu einer ästhetisch störenden Narbe oder dem Verlust eines Nagels kommen, so besteht die Möglichkeit, mittels einer medizinischen Tätowierung den „Makel" zu kaschieren und zumindest auf den ersten Blick den Eindruck einer optisch intakten Hand zu erzeugen (Renzoni et al. 2017). Es handelt sich hierbei um eine spezielle Tätowiertechnik, welche einer separaten Ausbildung bedarf.

▪▪ VAC-Therapie

Sollte im Rahmen der Defektdeckung, insbesondere nach Verbrennungen, ein Großteil der Hand betroffen und gedeckt worden sein, empfiehlt sich zur Unterstützung der Anheilung die Anlage eines Unterdrucksystems (V.A.C. (Vacuum-Assisted-Closure), 3M, Saint Paul, MN, USA). Insbesondere hinsichtlich der Zwischenfingerareale ist ggf. die Verwendung eines Spezialsystems (bspw. Suprasorb CNP EasyDress, Lohmann & Rauscher GmbH & Co. KG, Deutschland, oder V.A.C.® Granufoam™ Hand Dressing, 3M, Saint Paul, MN, USA) erforderlich; hierdurch lässt sich die gesamte Hand mit einem System adäquat abdichten.

22.5 Zusammenfassung

Bei Verletzungen von Haut und Nagel der Hand gilt es grundsätzlich zu unterscheiden, ob ein Substanzverlust vorliegt oder nicht. Darüber hinaus gibt es Sonderformen derartiger Verletzungen, wie Infektionen oder Verbrennungen.

Bei jeder Haut- oder Nagelverletzung müssen eine gründliche Anamnese und Untersuchung sowie bedarfsweise eine weiterführende Diagnostik erfolgen, um mögliche Begleitverletzungen auszuschließen.

Je nach Verletzungsbild ist jeweils ein anderes Vorgehen indiziert, welches von konservativen Maßnahmen über eine einfache Primärnaht, die sekundäre Wundheilung sowie Hauttransplantationen bis zu lokalen, aber auch freien Lappenplastiken reichen kann. Bei der Versorgung diverser Verletzungsbilder kann durchaus auch eine Kombination mehrerer Verfahren angezeigt sein. Ein Vorgehen nach den Prinzipien der Asepsis ist bei sämtlichen Verfahren Voraussetzung, um Komplikationen wie beispielsweise Infektionen zu verringern.

Grundsätzlich bedürfen isolierte Verletzungen von Haut und Nagel keiner speziellen Nachbehandlung, wobei Verbrennungen eine Ausnahme darstellen. Konsequente Physiotherapie und physikalische Maßnahmen bilden die Grundlage dieser Nachbehandlung.

Literatur

Azmat CE, Council M (2020) Wound closure techniques. In: Treasure Island (FL). Chirurgische Anatomie der Hand (2014) Chirurgische Anatomie der Hand. https://doi.org/10.1055/b-002-13404

Friedrich P (1898) Die aseptische Versorgung frischer Wunden. Arch Klin Chir 57:288–310.

Fuchsjäger N et al (2019) Susceptibility of microorganisms causing acute hand infections. PLoS One 14(8):e0220555. https://doi.org/10.1371/journal.pone.0220555

Gottlieb LJ, Krieger LM (1994) From the reconstructive ladder to the reconstructive elevator. Plast Reconstr Surg 93(7):1503–1504. https://doi.org/10.1097/00006534-199406000-00027

Keck M et al (2012) The use of Suprathel® in deep dermal burns: first results of a prospective study. Burns 38(3):388–395. https://doi.org/10.1016/j.burns.2011.09.026

Kitzinger HB, Karle B, Frey M (2009) Verbrennungen der Hand. In: Kamolz LP, Herndon DN, Jeschke MG (Hrsg) Verbrennungen. Springer, Vienna. https://doi.org/10.1007/978-3-211-79896-6_10

Knobloch K, Vogt PM (2010) The reconstructive clockwork of the twenty-first century: an extension of the concept of the reconstructive ladder and reconstructive elevator. Plast Reconstr Surg 126(4):220e–222e. https://doi.org/10.1097/PRS.0b013e3181ec1eef

Kunze MD, Mehling IM, Sauerbier M (2016) Rekonstruktion bei schweren Weichteilverletzungen an der Hand. Trauma Berufskrankh 18:197–204. https://doi.org/10.1007/s10039-016-0190-1

McGregor IA, Morgan G (1973) Axial and random pattern flaps. Br J Plast Surg 26(3):202–213. https://doi.org/10.1016/0007-1226(73)90003-9

Mennen U, Wiese A (1993) Fingertip injuries management with semi-occlusive dressing. J Hand Surg 18(4):416–422. https://doi.org/10.1016/0266-7681(93)90139-7

Miller EA, Friedrich J (2016) Soft tissue coverage of the hand and upper extremity: the reconstructive elevator. J Hand Surg 41(7):782–792. https://doi.org/10.1016/j.jhsa.2016.04.020

Mühldorfer-Fodor M, Hohendorff B, Vorderwinkler K-P, van Schoonhoven J, Prommersberger K-J (2013) Behandlung von Fingerkuppendefektverletzungen mit dem Semiokklusivverband nach Mennen und Wiese. Oper Orthop Traumatol 25:104–114. https://doi.org/10.1007/s00064-012-0192-5

Piccolo NS et al (2007) Escharotomies, fasciotomies and carpal tunnel release in burn patients – Review of the literature and presentation of an algorithm for surgical decision making. Handchir Mikrochir Plast Chir 39(3):161–167. https://doi.org/10.1055/s-2007-965322

Rennekampff HO et al (2020) Improvement in burn wound care: summary of the AWMF guideline for the treatment of thermal injuries in adults. Handchir Mikrochir Plast Chir 52(6):497–504. https://doi.org/10.1055/a-1230-3866

Renzoni A et al (2017) Medical tattooing, the new frontiers: a case of nail bed treatment. Annali dell'Istituto Superiore di Sanita 53(4):334–336. https://doi.org/10.4415/ANN_17_04_10

Saul D et al (2020) Oberst's block anesthesia. Oper Orthop Traumatol 32(1):18–22. https://doi.org/10.1007/s00064-019-00633-y

Schiefer JL et al (2014) A novel hand-shaped suprathel simplifies the treatment of partial-thickness burns. Adv Skin Wound Care 27(11):513–516. https://doi.org/10.1097/01.ASW.0000455692.04617.35

Sorkin M, Cholok D, Levi B (2017) Scar management of the burned hand. Hand Clin 33(2):305–315. https://doi.org/10.1016/j.hcl.2016.12.009

Vogt PM (2015) Plastisch-rekonstruktive Chirurgie und Präfabrikation von Geweben im interdisziplinären Komplikationsmanagement. Plastic reconstructive surgery and prefabrication of tissue in interdiciplinary complication management. Chirurg 86(3):213. https://doi.org/10.1007/s00104-014-2827-6

Sehnenverletzungen

Martin Franz Langer

Inhaltsverzeichnis

23.1 Hintergrund – 514

23.2 Krankheitsbilder – 514
23.2.1 Ätiologie – 516
23.2.2 Relevante anatomische Strukturen – 517
23.2.3 Relevante diagnostische Verfahren – 519
23.2.4 Konservative Therapie – 520
23.2.5 Operative Therapie – 521
23.2.6 Nachbehandlung – 524
23.2.7 Komplikationen – 525
23.2.8 Empfohlene Techniken der Autoren – 525
23.2.9 Tipps und Tricks – 525
23.2.10 Fallstricke – 526

23.3 Zusammenfassung – 526

Literatur (weiterführend) – 526

© Der/die Herausgeber bzw. der/die Autor(en), exklusiv lizenziert an Springer-Verlag GmbH, DE, ein Teil von Springer Nature 2024
C. K. Spies et al. (Hrsg.), *Expertenwissen Handchirurgie*, https://doi.org/10.1007/978-3-662-68413-9_23

23.1 Hintergrund

Sehnenverletzungen an der Hand kommen häufig vor und bedürfen immer der Behandlung eines Handexperten. Der komplexe anatomische Aufbau der Hand, die zahlreichen und nur mit großem biomechanischem Wissen beurteilbare diagnostische Tests, die differenzierte operative Therapie, die sich je nach Lokalisation der Verletzung innerhalb weniger Millimeter grundlegend ändern kann, und die differenzierte Nachbehandlung erfordern ein spezielles Wissen, das niemand haben kann, der nicht täglich und ausschließlich mit Operationen an der Hand zu tun hat. Die früher vertretene Meinung, dass die Beugesehnen nur von erfahrenen Handchirurgen operiert, Strecksehnen dagegen auch von Anfängern versorgt werden könnten, ist auf mangelndes Wissen über den komplexen Aufbau der Strecksehnen zurückzuführen.

23.2 Krankheitsbilder

Am häufigsten sind die offenen Beugesehnenverletzungen, während geschlossene Beugesehnenverletzungen selten sind. Bei den Strecksehnenverletzungen kommen dagegen geschlossene und offene Verletzungen fast gleich häufig vor. Man muss diesbezüglich, wie auch bei den Beugesehnen, die Zonen der Verletzung beachten.

Bei den Beugesehnen unterscheidet man die Zonen 1–5, bei den Strecksehnen die Zonen 1–8 (◘ Abb. 23.1). Sehnenrupturen führen zu einem sofortigen Funktionsverlust. Eine Durchtrennung der tiefen Beugesehne am Finger führt zu einem Verlust der Endgelenkbeugung, während der Finger ab dem Mittelgelenk normal mit einem geringen Kraftverlust gebeugt werden kann. Da an der tiefen Beugesehne der M. lumbricalis entspringt, kann es dazu kommen, dass durch das Zurückziehen der tiefen Beugesehne auch der anhaftende M. lumbricalis mit zurückgezogen wird. Die vermehrte Spannung am M. lumbricalis führt dann zu einer vermehrten Grundgelenkbeugung und zu einer vermehrten Streckung des proximalen interphalangealen (PIP)- und des distalen interphalangealen (DIP)-Gelenks, was unter dem Begriff **„Lumbrikalis-Plus-Syndrom"** bekannt ist. Geschlossene Verletzungen der tiefen Beugesehne bei sonst gesunden Menschen kommen so gut wie nicht vor. Bei extremen Belastungen (versuchtes Festhalten bei einem Leitersturz, Sport) reißt meist nicht die Sehne aus, sondern der distale Ansatz am Knochen oder mit einem kleinen Knochenfragment. Am häufigsten bei diesen Avulsionsverletzungen ist der Ringfinger betroffen, was wegen der nicht seltenen Ursache mit versuchtem Festhalten am Trikot des Gegners als **Jerseyfinger** oder **Rugbyfinger** bezeichnet wird.

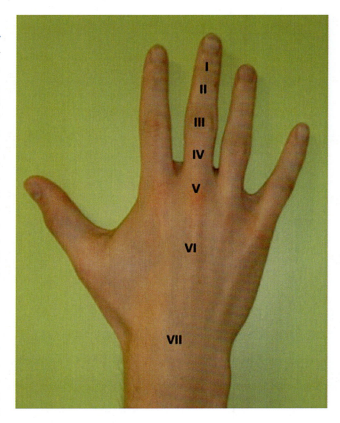

◘ **Abb. 23.1** Zoneneinteilung nach Verdan: Zone 1 befindet sich im Bereich des DIP-Gelenks (distales Interphalangealgelenk), Zone 2 über der mittleren Phalanx, Zone 3 über dem PIP-Gelenk (proximales Interphalangealgelenk), Zone 4 über der proximalen Phalanx, Zone 5 befindet sich über dem Metakarpophalangealgelenk-Gelenk (MCP). Zone 6 beinhaltet den Handrücken im Bereich der Metakarpalknochen inklusive der Connexus intertendinei, Zone 7 im Bereich des Radiokarpalgelenks und der Strecksehnenfächer. Zone 8 liegt proximal des Retinaculum extensorum und umfasst die proximalen Sehnenanteile sowie die muskulotendinösen Sehnenübergänge. Beim Daumen umfasst die Zone 1 den Bereich des IP-Gelenks Interphalangeal-Gelenk (IP), Zone 2 den der proximalen Phalanx, Zone 3 liegt im Bereich des MCP-Gelenks, Zone 4 über dem Metakarpalknochen und Zone 5 im Bereich des Retinaculum extensorum. (Mit freundlicher Genehmigung von PD Dr. Christian K. Spies)

Die seltene isolierte Durchtrennung der oberflächlichen Beugesehne wird kaum bemerkt, da die tiefe Beugesehne sowohl das Endgelenk als auch das Mittelgelenk beugt.

Eine Durchtrennung beider Beugesehnen am Finger zeigt sich in einer permanenten kompletten Streckung des Fingers im Mittel- und Endgelenk, während das Grundgelenk durch die Interosseusmuskulatur noch gut gebeugt werden kann. Werden alle Beugesehnen am distalen Unterarm durchtrennt, entsteht ein kompletter Spannungsverlust an den Fingern, die bei Bewegung der Hand auffällig „herumschlackern", weshalb die Verletzung auch als **„Spaghetti-Wrist"** bezeichnet wird.

Rupturen mehrerer benachbarter Ringbänder führen an den Beugesehnen zu einem mit der Zeit zunehmenden **Bogensehnenphänomen (Bowstringing)**, das nicht nur die Beugung und Kraft, sondern mit der Zeit auch die Streckung behindert. Bei den Strecksehnen kann dieses Bogensehnenphänomen nur über dem Handrücken auftreten, wenn das Retinaculum extensorum insuffizient ist. Das Handgelenk steht dann in einer vermehrten Streckstellung und kann häufig nicht mehr gebeugt werden.

Neben den Verletzungen kommen auch Sehnenscheidenengen im Handgelenkbereich – besonders am 1. **(Tendovaginitis stenosans de Quervain)** und am 6. Strecksehnenfach – vor. Häufig liegt am 6. Strecksehnenfach eine Insuffizienz des eigentlichen Sehnenfachs in der Rinne des Ulnakopfes vor, aus der die Extensor-carpi-ulnaris-Sehne luxiert und sich durch die seitlichen Bewegungen aufreibt und Längsrisse bildet.

In der distalen Hohlhand sind es meist die A1-Ringbänder, die eine Sehnenscheidenenge verursachen und zum Bild eines „gebremsten" („slow finger"), eines schnellenden oder blockierenden Fingers führen können. Ursache ist meist eine Tendosynovialitis der oberflächlichen Beugesehne am Beginn der Sehnenaufspaltung für das Chiasma, das zu einer Reizung und Schwellung des A1-Ringbands führt, welche das Sehnengleiten behindert.

Im Grundgelenkbereich finden sich Störungen der Strecksehnen, die zu einem Abweichen der Finger zur radialen oder ulnaren Seite und zu Schwierigkeiten bei der Fingerstreckung führen. Bei genauer Beobachtung zeigt sich eine Luxation des Tractus intermedius zur radialen oder ulnaren Seite **(Strecksehnenluxation)**. Ursache hierfür ist eine Ruptur oder Insuffizienz der sagittalen Bänder, die normalerweise den Tractus intermedius über den höchsten Punkt am Grundgelenk führen.

Eine Ruptur des Mittelzügels über dem Mittelgelenk hat zur Folge, dass die Fasern der Seitenzügel, die in diesen Tractus einstrahlen, ebenfalls ihre Spannung verlieren und die Seitenzügel dann weiter seitlich abrutschen. Dadurch überwiegen die Beuger im Mittelgelenk, durch das Zurückziehen und Abrutschen der Seitenzügel verstärkt sich die Spannung der terminalen Streckaponeurose auf das Endgelenk und es entsteht eine **Knopflochdeformität** mit verstärkter Beugung im PIP-Gelenk und Überstreckung im DIP-Gelenk (◘ Abb. 23.2).

Eine reziproke Situation entsteht, wenn nicht eine dorsale Instabilität am Mittelgelenk, sondern eine palmare Instabilität am Mittelgelenk besteht. Eine palmare Instabilität tritt zum Beispiel bei einer Instabilität der palmaren Platte auf (rheumatisch, posttraumatisch). Durch diese Instabilität kann das PIP-Gelenk überstrecken, was zu einem Verrutschen der Seitenzügel nach dorsal führt. Dort haben diese Seitenzügel dann einen größeren Hebelarm, was die Überstreckstellung des PIP-Gelenks noch verstärkt. Die Seitenzügel haben jetzt nicht mehr einen leicht gebogenen Verlauf am PIP-Gelenk vorbei, sondern einen direkten, geraden Verlauf,

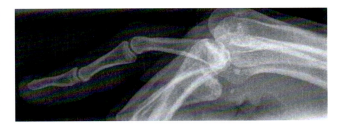

◘ **Abb. 23.2** Knopflochdeformität mit typischer Mittelgelenkbeugung und zusätzlicher Streckung im Endgelenk. (Mit freundlicher Genehmigung von PD Dr. Christian K. Spies)

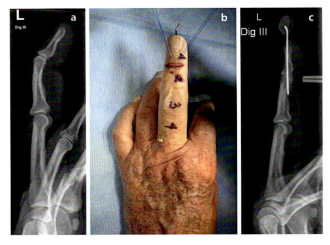

◘ **Abb. 23.3 a–c** – **a** Beginnende Schwanenhalsdeformität bei altem, gedecktem Strecksehnenriss in Zone 1. **b** Dermatotenodese mit vorgelegtem Nahtmaterial, das durchgreifend das Gewebe fasst. **c** Zusätzliche temporäre DIP-Gelenk-Arthrodese zur Sicherung der Dermatotenodese. (Mit freundlicher Genehmigung von PD Dr. Christian K. Spies)

was die Spannung auf die Pars terminalis der Streckaponeurose vermindert. Zusammen mit der vermehrten Spannung der Beugesehnen über dem sich nach palmar vorwölbenden PIP-Gelenk kommt es zur deutlichen Beugestellung des Endgelenks und somit zur **Schwanenhalsdeformität** (◘ Abb. 23.3).

Tendinöse offene oder geschlossene Rupturen der terminalen Streckaponeurose sowie Frakturen der dorsalen Endgliedbasis, die in der Regel keine „knöchernen Strecksehnenausrisse", also keine Avulsionsverletzungen, sondern Abscherverletzungen darstellen, führen zum hängenden Endglied, was als **Hammerfinger (Digitus malleus), Drop-Finger, Mallet-Finger**, Basketballfinger oder ähnlich bezeichnet wird (◘ Abb. 23.3).

Nach Verletzungen treten nicht selten **Sehnenverklebungen** auf, die Sehnen können nicht gleiten und es muss, wenn die Handtherapie ausgereizt ist, eine Tenolyse erfolgen. Dies kann sowohl die Beuge- als auch die Strecksehnen betreffen. Sind die Verklebungen massiv oder bestehen an den Sehnen Defekte, so können **sekundäre Sehnenrekonstruktionen** notwendig werden.

23.2.1 Ätiologie

Offene Beugesehnenverletzungen entstehen bei Schnittverletzungen mit Messern, Glasscherben oder Blechkanten häufig im Bereich der Finger und der Hohlhand, aber auch am Handgelenk und am distalen Unterarm. Die seltenen geschlossenen Beugesehnenverletzungen kommen bei jungen gesunden Menschen fast nur als Avulsionsfraktur des Ansatzes der tiefen Beugesehne am Endglied (meist der Ringfinger) als sog. Rugbyfinger vor. In letzter Zeit haben sich aber auch Fälle von Beugesehnenrupturen auf Handgelenkhöhe gehäuft, die dadurch entstanden sind, dass sich eine Beugesehne (am häufigsten die M. flexor pollicis longus-Sehne) an der Titanplatte einer Radiusfraktur durchgescheuert hat. Dies ist der Fall, wenn die Platte deutlich palmar oder distal der Watershedlinie des distalen Radius liegt (s. Soong-Klassifikation). Ansonsten sind geschlossene Beugesehnenrupturen fast nur an vorgeschädigten Sehnen (z. B. Rheuma) zu beobachten.

Offene Strecksehnenverletzungen haben die gleiche oder eine ähnliche Ätiologie wie die offenen Beugesehnenverletzungen mit scharfkantigen Gegenständen, wobei auf der Streckseite über den Prädilektionsstellen der gekrümmten Grund- und Mittelgelenke auch weniger scharfkantige Verletzungen zu Rupturen führen können. Besonderes Augenmerk liegt auf den Schlagverletzungen über den Mittelhandköpfen gegen die Schneidezähne des Gegners, bei denen das Kulissenphänomen die eigentliche Tiefe der Verletzung häufig verschleiert und Infektionen erst zu spät erkannt werden. Bei den geschlossenen Verletzungen an den Strecksehnen sind an 1. Stelle die tendinösen Rupturen über dem Endgelenk (Drop-Finger, Hammerfinger, ◘ Abb. 23.3) sowie die dorsalen Endgliedbasisfrakturen (Busch-Fraktur) zu nennen. Nicht selten sind aber auch die Mittelzügelverletzungen über den Mittelgelenken der Finger, die, wenn sie nicht ordnungsgemäß behandelt werden, zur sog. Knopflochdeformität führen (◘ Abb. 23.4). Eine Besonderheit stellen noch die

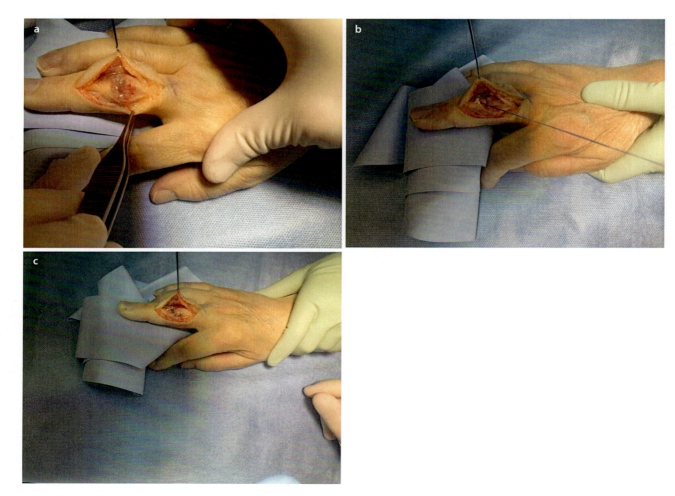

◘ Abb. 23.4 a–c Ansatznaher Abriss des Mittelzügels am Mittelfinger (a). Platzieren des Ankers (b). Refixation des Mittelzügels durch die Ankernaht (c). (Mit freundlicher Genehmigung von PD Dr. Christian K. Spies)

Strecksehnenluxationen über den Grundgelenken der Finger dar, die dann auftreten, wenn die sagittalen Bänder der Streckaponeurose einseitig gerissen oder insuffizient sind und die Strecksehnen nicht mehr über den höchsten Punkt des Grundgelenks geführt werden, sondern seitlich herabgleiten und zu einer Fehlstellung und Streckhemmung des Fingers führen. Die Zahl der rheumatisch bedingten Strecksehnenrupturen über dem Handrücken und dem Handgelenk ist wesentlich größer als bei den Beugesehnenverletzungen.

23.2.2 Relevante anatomische Strukturen

Die Muskulatur der Beugesehnen liegt neben den Handgelenkbeugern in 2 Schichten am Unterarm. Die tiefe Schicht (M. flexor digitorum profundus (FDP)) hat ihren Ursprung im Schaftbereich des Unterarms, weiter distal als die oberflächliche Schicht (M. flexor digitorum superficialis (FDS)) im Bereich des Epicondylus ulnaris humeri, setzt aber auch weiter distal, nämlich am Endglied an, während der FDS bereits am Mittelglied inseriert. Das bedeutet, dass sich die Sehnen durchdringen müssen, was im Bereich des Grundglieds erfolgt. Die Durchdringungsstelle an der oberflächlichen Beugesehne wird Chiasma genannt (◘ Abb. 23.5).

Der feingewebliche Aufbau der Beugesehnen ist in ◘ Abb. 23.6 verdeutlicht.

Der sehnige Anteil der Beugesehnen, zu dem auch der lange Daumenbeuger (M. flexor pollicis longus) gezählt wird, beginnt einige Zentimeter proximal der Handgelenkbeugefurche. Alle 9 Beugesehnen ziehen dann durch den Karpalkanal. Von der tiefen Beugesehne entspringen dann im Bereich der Hohlhand noch die Mm. lumbricales, die zur Feinabstimmung der Fingerbeugung und Fingerstreckung nach distal in die Streckaponeurose am Finger einstrahlen. Wichtig für die Funktion der Beugesehnen ist die enge Führung an den Fingerknochen, die durch die Ringbänder geleistet wird. Ohne die Ringbänder würde sich die Beugesehne bei Anspannung vom Knochen abheben, was in einer inkompletten Beugung und einem deutlichen Kraftverlust resultieren würde. Bereits der Verlust weniger Ringbänder kann zu einer deutlichen Funktionsbehinderung der Hand führen. Die Ringbänder werden von proximal nach distal von A1–A5 bezeichnet, wobei A für anular (ringförmig) steht. Im Fingerbereich sind dann noch 3 kreuzförmige (kruziforme) kleinere Ringbänder zu finden, die dann als C1–C3 bezeichnet werden (◘ Abb. 23.7). In der Hohlhand findet sich noch ein Rückhalte-

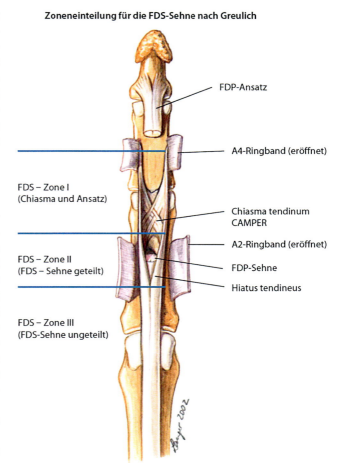

◘ Abb. 23.5 Darstellung der oberflächlichen Beugesehne, des Chiasmas und der Zoneneinteilung der oberflächlichen Beugesehne nach Greulich. (Aus Towfigh 2011)

system für die Beugesehnen als System aus Septen und der Palmaraponeurose (Palmaraponeurosen-Septum-System (PASS)), und auch das Retinaculum flexorum des Karpalkanals hat die Funktion eines Rückhaltesystems für die Beugesehnen. Die Beugesehnen sind meist rund-oval und haben einen Durchmesser von 3–6 mm.

Für die Sehnenheilung ist die Ernährung der Beugesehnen wichtig. Die Beugesehnen, die im Finger- und im Handgelenkbereich teilweise mehrere Zentimeter gleiten müssen, haben abschnittsweise gar keine Blutgefäße und werden wie Knorpel nur durch die Synovia ernährt. Diese Abschnitte sind aber nur kurz und befinden sich meist an den druckbelasteten Bereichen der Ringbänder. Im Handgelenkbereich erfolgt die Blutversorgung über karpale Gefäße, die mit der Synovialis die Sehnen über

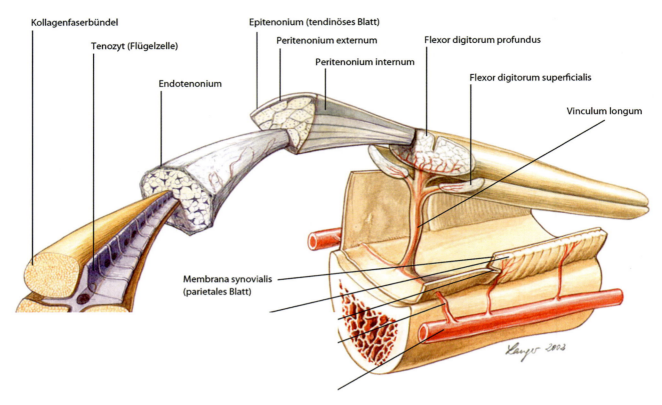

◘ **Abb. 23.6** Schematische Darstellung des Aufbaus der Beugesehnen am Finger. Primärbündel mit Flügelzellen und Kollagenfaserbündel, Sekundärbündel und Tertiärbündel. (Aus Towfigh 2011)

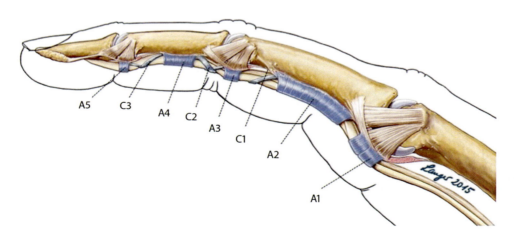

◘ **Abb. 23.7** Ringbandsystem des Fingers, von der Seite aus gesehen. A = anulare Bänder, C = kruziforme Bänder

längere Strecken begleiten. Im Fingerbereich finden sich an den Sehnenansätzen die Vincula breves und einige Zentimeter weiter proximal die Vincula longa jeweils auf der Dorsalseite der Beugesehnen (◘ Abb. 23.8). Diese Blutgefäße sollten möglichst geschont werden.

Die Strecksehnen der Hand und der Finger sind noch komplexer aufgebaut. Es finden sich am Unterarm 3 Muskelschichten und im Handbereich noch die gesamte intrinsische Muskulatur, die einen wesentlichen Beitrag zur Streckung der Finger leisten. Die am weitesten proximal entspringende Muskulatur ist die Extensorengruppe mit dem M. brachioradialis (BR) und den Mm. extensor carpi radialis brevis und longus (ECRL und ECRB). Die mittlere Schicht umfasst den M. abductor pollicis longus (APL), die Mm. extensor pollicis brevis (EPB) und longus (EPL) sowie den M. extensor indicis (EI). Die oberflächliche Gruppe besteht aus dem M. extensor digitorum communis (EDC), dem M. extensor digiti minimi (EDM) und dem M. extensor carpi ulnaris (ECU). Diese Sehnen werden am distalen

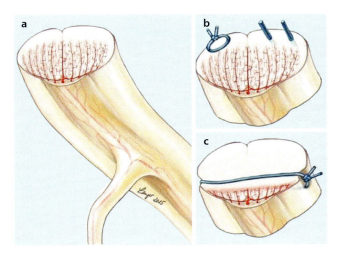

◘ **Abb. 23.8 a–c** – **a** Durchblutung der Beugesehne durch die Vincula und intratendinösen Gefäße von dorsal; der den Ringbändern benachbarte palmare Abschnitt der Sehne ist teilweise avaskulär und durch Diffusion von der Synovia ernährt. **b** Durch bevorzugtes Legen des Sehnenmaterials in den avaskulären palmaren/seitlichen Abschnitt der Sehne kaum Beeinträchtigung der Durchblutung. **c** Nahezu vollständige Abschnürung der Beugesehnendurchblutung durch querlaufende und dorsal gelegte Sehnennähte möglich

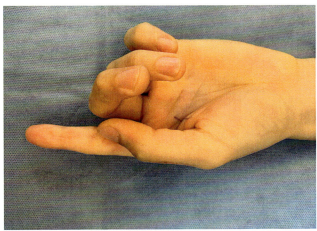

◘ **Abb. 23.9** Durchtrennung der Beugesehnen am linken Zeigefinger in der Kindheit. (Mit freundlicher Genehmigung von PD Dr. Christian K. Spies)

Unterarm in 6 Sehnenfächern geführt und abgedeckt. Im 1. Strecksehnenfach liegen die APL- und EPB-Sehnen, im 2. Strecksehnenfach die ECRL- und ECRB-Sehnen, die EPL-Sehne liegt allein im 3. Strecksehnenfach. Alle Sehnen des EDC sowie die Sehne des EI verlaufen im 4. Strecksehnenfach noch dorsal des Radius, während die EDM-Sehne im 5. Strecksehnenfach über dem Gelenkspalt des distalen Radioulnargelenks verläuft. Die ECU-Sehne liegt in einer kleinen Mulde des Ulnakopfes und ist nicht nur vom Retinaculum extensorum, sondern auch noch von einem kleinen eigenständigen Dach abgedeckt.

Am Daumen haben wir die 3 Strecksehnen APL, EPB und EPL mit einigen Besonderheiten, denn in diesem Fall streckt eine lange Strecksehne tatsächlich das Endgelenk. An den 3-gliedrigen Fingern strecken die langen Strecksehnen (EDC, EI, EDM) primär nur die Grundgelenke. Die Streckung der Mittel- und Endgelenke erfolgt hauptsächlich durch die Interosseus- und Lumbrikalismuskulatur sowie das Endgelenk zu etwa 30 % passiv mit der Mittelgelenkstreckung durch die Ligg. retinacularia obliqua, den Landsmeer-Bändern.

23.2.3 Relevante diagnostische Verfahren

Beugesehnen- und Strecksehnenverletzungen lassen sich häufig bereits durch eine Blickdiagnose erahnen (◘ Abb. 23.9). In jeder Stellung des Handgelenks sind die Fingerkuppen bei entspannter Hand in einer harmonischen Linie angeordnet, wobei der Kleinfinger am meisten gebeugt und der Zeigefinger am meisten gestreckt ist. Weicht ein Finger aus dieser Reihe mehr zur Beugeseite ab, ist von einer Strecksehnenverletzung auszugehen, und bei einer Abweichung zur Streckseite von einer Beugesehnenverletzung.

Die tiefe Beugesehne kann am leichtesten getestet werden, wenn das Mittelglied fixiert wird und der Patient aufgefordert wird, das Endgelenk zu beugen. Bei der Testung der oberflächlichen Beugesehne müssen in Streckstellung aller Finger die anderen 3 Finger im Endglied fixiert werden (◘ Abb. 23.10). Ist die oberflächliche Beugesehne des zu testenden Fingers intakt, so kann das Mittelgelenk über 90° gebeugt werden. Allerdings ist die tiefe Beugesehne des Zeigefingers so frei, dass die Fixierung der anderen Finger die FDP2-Sehne nicht vollkommen blockiert und der Test unsicher ist. Daher ist der „Schaukeltest" am Zeigefinger sicherer. Hierbei drückt die Zeigefingerkuppe gegen die Kuppe des Daumens und bildet somit einen Kreis (◘ Abb. 23.11). Wird die tiefe Beugesehne angespannt, so wird aus dem Kreis ein Oval, wird die oberflächliche Beugesehne angespannt, so wird aus dem Kreis eine Tropfenform. Der schnelle Wechsel von Kreis zu Tropfenform (Schaukeln des DIP-Gelenks) ist nur bei intakter FDS2-Sehne möglich.

Bei den Strecksehnen wird die aktive Streckung der Finger überprüft, wobei die Überprüfung des Strecksehnenmittelzügels die meisten diagnostischen Schwierigkeiten bereitet. Diese Verletzung kann leicht übersehen werden und es entsteht eine schwer zu behandelnde und funktionell stark beeinträchtigende Knopflochdeformität. Diesbezüglich finden sich zahlreiche Tests in der Literatur. Am bekanntesten sind der Boyes-Test, bei dem die Beugung im Endgelenk gestört ist, wenn das Mittel-

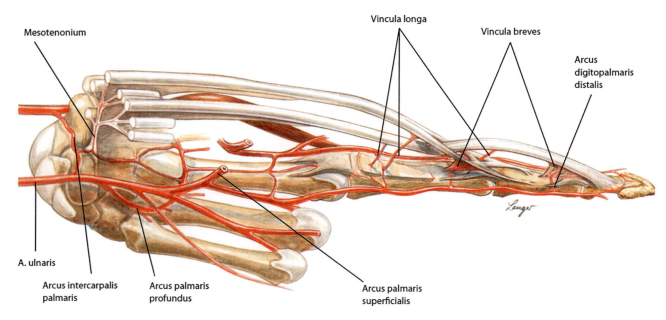

◘ **Abb. 23.10** Apley-Test zur Überprüfung der oberflächlichen Beugesehne des Ringfingers. Hier komplett intakte FDS-Sehne. (Aus Towfigh 2011)

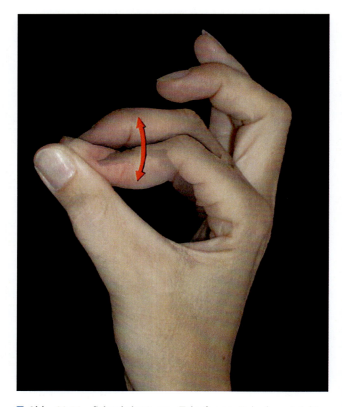

◘ **Abb. 23.11** Schaukeltest am Zeigefinger. Bei einer intakten oberflächlichen Beugesehne des Zeigefingers kann mit Daumen und Zeigefinger schnell zwischen einer O-Form und einer Tropfenform gewechselt werden. (Aus Towfigh 2011)

gelenk passiv gestreckt wird, und der Elson-Test, bei dem bei 90° gebeugtem Mittelgelenk das Endgelenk gestreckt bleibt.

Bei einer Lähmung der intrinsischen Muskulatur zeigt der Bouvier-Test an, ob noch normale Kapselverhältnisse am PIP-Gelenk vorliegen und ob die EDC-Sehnen die PIP-Streckung teilweise übernehmen können. Eine Kontraktur der intrinsischen Muskulatur wir durch den Finochietto-Bunnell-Test angezeigt.

Während man bei den offenen Verletzungen keine diagnostischen Probleme hat, kann die genaue Diagnose bei den geschlossenen Verletzungen sehr schwierig sein. Demzufolge hat sich in den vergangenen Jahren die Ultraschalluntersuchung unentbehrlich gemacht. Zum Ausschluss oder Nachweis knöcherner Läsionen ist aber weiterhin die Röntgenaufnahme indiziert.

23.2.4 Konservative Therapie

Bei den offenen Verletzungen der Streck- und Beugesehnen ist eine konservative Therapie aus nahe liegenden Gründen nicht indiziert. Bei den geschlossenen Verletzungen der Beugesehnen wird man nur in Ausnahmefällen und in Absprache mit dem Patienten auf die verloren gegangene Funktion verzichten. Bei einer Avulsion der tiefen Beugesehne und erhaltener guter Funktion der oberflächlichen Beugesehne kann eine Tenodese oder Arthrodese des Endgelenks diskutiert werden.

Ebenso kann dieses Vorgehen bei einer Ruptur der langen Daumenbeugesehne diskutiert werden, wenn zusätzlich Störungen des Ringbandsystems und des Gleitkanals vorliegen. Durch die Rekonstruktion einer isoliert durchtrennten oberflächlichen Beugesehne ist der Funktionsgewinn durch eine Naht nur gering, da die tiefe Beugesehne die Beugefunktion komplett übernehmen kann.

Geschlossene Strecksehnenverletzungen sind dagegen häufig sehr gut für eine konservative Therapie geeignet und erzielen nicht selten bessere Ergebnisse als eine operative Therapie. Hierzu gehören vor allem die Strecksehnenrupturen über dem Endgelenk der Finger oder auch wenig verschobene dorsale Endgliedbasisfrakturen, bei denen die Gelenkfläche zu über 30 % betroffen ist. Diesbezüglich ist eine konservative Therapie mit Schienung des Endgelenks in Streckstellung konsequent für 8 Wochen bei tendinösen Rupturen und für 6 Wochen für knöcherne Läsionen angezeigt. Frische geschlossene Verletzungen im Bereich des PIP-Gelenks können nach Ultraschalldiagnostik ebenfalls in Streckstellung des PIP-Gelenks für 6–8 Wochen zur Ausheilung gebracht werden, wenn keine Operation gewünscht sein sollte (◘ Abb. 23.12).

Frische geschlossene Strecksehnenluxationen nach adäquatem Trauma können ebenfalls ggf. konservativ behandelt werden, indem der Finger so geschient wird, dass das Grundgelenk des betroffenen Fingers in maximal 20° Beugestellung und im Twin-Tape-Verband zum Finger auf der Rupturseite für 8 Wochen fixiert wird.

23.2.5 Operative Therapie

Die meisten Sehnenverletzungen sind ganz klare Operationsindikationen. Die Operation muss in ausreichender Analgesie und am besten in Blutleere erfolgen, um die Begleitverletzungen zu identifizieren, zu versorgen und um Verschmutzungen und Fremdkörper sicher finden zu können. In letzter Zeit finden sich Veröffentlichungen, dass Sehnennähte auch in WALANT, also in Lokalanästhesie mit Adrenalinzusatz ohne Blutleere durchgeführt werden. Ein abschließendes Urteil darüber kann noch nicht getroffen werden.

Beim Zugangsweg zu den Beugesehnen hat sich die Bruner-Zickzackinzision bewährt, da sie eine gute Sicht und Platz für die chirurgischen Maßnahmen bietet und nach proximal und distal ohne Probleme verlängert werden kann (◘ Abb. 23.13). Als Alternative steht die früher häufig gebrauchte mediolaterale Inzision zur Verfügung. Je nach Ausprägung der primären Wunde können die Schnittführungen aber auch kurzstreckig kombiniert werden, wodurch die Durchblutungssituation der Haut und die Abdeckung kritischer Areale gebessert werden kann. Beugefurchen sollten niemals senkrecht, d. h. longitudinal durchschnitten werden, da die entstehenden Narben zu einer Beugekontraktur führen.

Bei den Strecksehnen können dagegen die Schnittführungen auch über den Gelenken in longitudinaler Richtung ausgeführt werden, die Gefahr einer Kontraktur besteht nicht. Allerdings ist es meistens besser, wenn direkt über der Sehnennaht keine zusätzliche Hautwunde liegt.

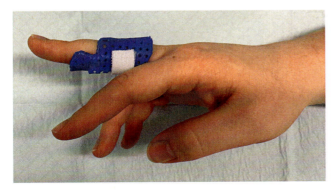

◘ Abb. 23.12 Knopflochschiene zur Stabilisierung des Mittelgelenks in Neutralstellung mit Freilassung des Endgelenks. (Mit freundlicher Genehmigung von PD Dr. Christian K. Spies)

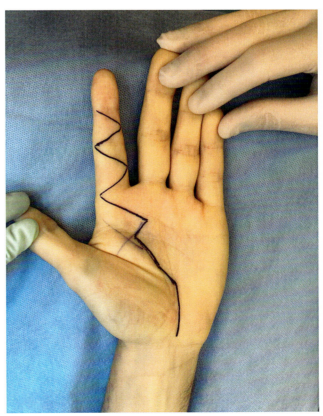

◘ Abb. 23.13 Mini-Bruner-Inzisionen aus der Hohlhand bis zur Endgelenkbeugefurche. (Mit freundlicher Genehmigung von PD Dr. Christian K. Spies)

Beugesehnennaht

Die wichtigsten chirurgisch relevanten Fakten bei der Beugesehnennaht sind:
- Die Sehnenscheide und die Ringbänder sollen nur minimal geöffnet werden. Es gibt viele Techniken, die Sehne unter den Sehnenscheiden schonend hindurchzuziehen.
- Die Sehne darf nur vorsichtig am Rand gefasst, am besten an einem Zipfel der Rupturstelle, der noch reseziert werden muss. Gequetschtes Sehnengewebe neigt zu Verwachsungen.
- Die Sehnenstümpfe dürfen nur sparsam angefrischt und gekürzt werden, Verkürzungen der Gesamtlänge der Sehne über 8 mm führen zu einem deutlichen Streckdefizit, das auch durch Übungen nicht ausgeglichen werden kann.
- Die Ringbänder am Finger sollten möglichst geschont werden, insbesondere das A2-Ringband. Allerdings dürfen die Ringbänder das Sehnengleiten auf keinen Fall stören, ggf. können Anteile der Ringbänder reseziert oder eingekerbt („venting") werden. Das A2-Ringband sollte aber möglichst zu 50 % erhalten bleiben.
- Erhaltene Vincula sind unbedingt zu schonen, die Verwachsungen von Sehnen mit zerstörten Vincula sind deutlich höher.
- Die Naht muss Sehnengewebe im Abstand von über 10 mm von der Rupturstelle fassen; wenn die Sehnennaht über 5 mm entfernt ist, reißt sie mit sehr hoher Wahrscheinlichkeit aus.
- Die Sehnennaht darf die Durchblutung der Sehne nicht zu sehr kompromittieren, die Wahrscheinlichkeit für einen Ausriss der Naht steigt bei umschnürenden Nähten deutlich nach 5 Tagen.
- Das Nahtmaterial sollte möglichst in der Sehne liegen, außen liegendes Nahtmaterial und insbesondere voluminöse Knoten stören nicht nur das Sehnengleiten, sondern fördern auch die Verwachsungen.
- Die Naht muss stabil genug sein, dass frühzeitige passive, ggf. vorsichtig aktive Bewegungsübungen gemacht werden können. Dazu gibt es spezielle Sehnennahttechniken, die sich in den letzten Jahren von einer 2-Strang-Naht zunehmend zu einer 4- oder 6-Strang-Naht entwickelt haben.
- Das Nahtmaterial kann resorbierbar oder nicht-resorbierbar sein, sollte aber stabil genug für mindestens 6–8 Wochen sein, einen guten festen Knoten ermöglichen und keine Gewebereaktionen hervorrufen, die dann zu Verklebungen führen.
- Die Sehnenstümpfe müssen Stoß auf Stoß, d. h. ohne Lücke genäht werden, denn das Narbengewebe, das die Lücke ausfüllt, neigt zu Verwachsungen.

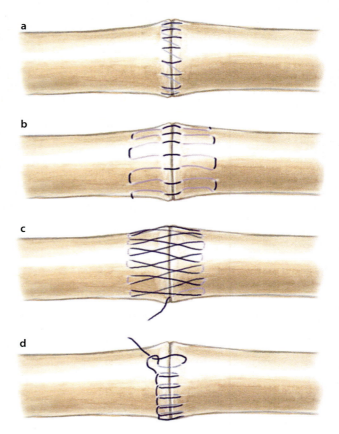

Abb. 23.14 a–d Die wichtigsten Ringnahttechniken. **a** Kleinert. **b** Halsted-Wade. **c** Silfverskiöld. **d** Strickland. (Aus Towfigh 2011)

- Feinadaptierende Nähte an der Rupturstelle verhindern die Lückenbildung bei der Sehnenbewegung (Abb. 23.14).
- Keine Sehnennahttechnik und kein Nahtmaterial sind so stabil, dass eine feste aktive Beugung sofort möglich ist. Man bewegt sich bei den aktiven Bewegungen fast an der Grenze zur Ruptur. Daher sollten aktive Bewegungen nur unter permanenter erfahrener handtherapeutischer Kontrolle durchgeführt werden, ansonsten sollten passive Nachbehandlungsschemata ausgeführt werden.
- Die Sehnen müssen frühzeitig, d. h. bereits innerhalb der ersten 3 Tage, bewegt werden, und zwar sollte eine Verschiebung der Sehne um mindestens 4 mm erfolgen. Neugebildete Verwachsungsfasern und Blutgefäße von der Sehne zur Umgebung (extrinsische Heilung) zerreißen bei 3 mm Bewegung.

Eine Auswahl an Techniken für die Kernnaht der Beugesehne ist in Abb. 23.15 und 23.16 dargestellt.

Sehnenverletzungen

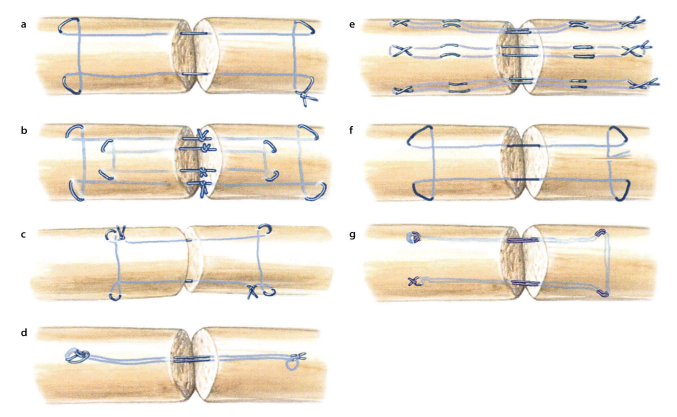

◘ Abb. 23.15 a–g Die wichtigsten Nahttechniken. **a** Kirchmayr (1917). **b** Max Lange (1929). **c** Kessler und Nissim (1969). **d** Tsuge (1977). **e** Savage (1985). **f** Zechner (1985). **g** Tang 2005. (Aus Towfigh 2011)

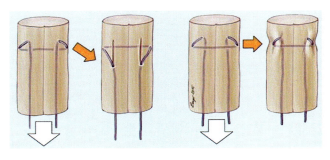

◘ Abb. 23.16 Mechanismus und Unterschied von 5 N zwischen nicht-verblockender („grasping") und verblockender („locking") Nahttechnik. Der technische Unterschied liegt einfach nur an der oberflächlichen bzw. tiefen Lage des quer verlaufenden zu den längs verlaufenden Fäden

Strecksehnennaht

- Die langen Strecksehnen an Unterarm und Handrücken werden wie Beugesehnen genäht.
- Das Retinaculum extensorum muss wieder rekonstruiert werden. Dazu eignet sich am besten eine zickzackförmige Eröffnung als Zugang. Ansonsten kann ein störendes Strecksehnen-Bogensehnenphänomen entstehen.
- Verletzungen über dem Grundgelenk müssen genau inspiziert werden. Da sich die verschiedenen Schichten (Haut, Strecksehne, Gelenkkapsel) bei der Beugung und Streckung unterschiedlich gegeneinander verschieben, kann ein Kulissenphänomen auftreten, bei dem tiefer liegende Verletzungen (z. B. am Knorpel und Knochen) abgedeckt sind.
- Die sagittalen Bänder müssen so rekonstruiert werden, dass der Tractus intermedius über dem biomechanisch effektivsten und höchsten Punkt über dem Grundgelenk gehalten wird.
- Zu beachten ist, dass die langen Strecksehnen (EDC, EI, EDM) die wichtigsten Strecker für die Grundgelenke sind und die intrinsische Muskulatur (Mm. interossei, Mm. lumbricales) die wichtigsten Beuger der Grundgelenke. Andererseits umfasst die intrinsische Muskulatur die wichtigsten Muskeln für die Streckung der Interphalangealgelenke und die Beugesehnen (FDS und FDP) sind die wichtigsten Beuger für die Interphalangealgelenke. Diese Balance zwischen den Beuge- und Strecksehnen muss bei der Chirurgie der Strecksehnen erhalten bleiben.
- Die Streckaponeurose am Finger besteht zum großen Teil aus sehr flachen Sehnen. Diese Anteile der Streckaponeurose bilden aber nicht nur eine mantelartige einheitliche Sehnenplatte, sondern sie bewegen sich auch in axialer Richtung und seitlich gegen-

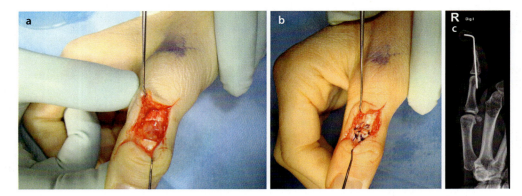

◘ Abb. 23.17 a–c – a Schnittverletzung mit Durchtrennung der EPL-Sehne in Zone T1. b U-Nähte. c Temporäre IP-Gelenkarthrodese zum Schutz der EPL-Sehnennaht. (Mit freundlicher Genehmigung von PD Dr. Christian K. Spies)

einander. Verklebungen dieser Sehnenanteile untereinander und mit dem Knochen oder dem Gelenk müssen vermieden werden.
- Im Bereich der Streckaponeurose kann nur der Anteil des Tractus intermedius wie eine Beugesehne mit ähnlichem Nahtmaterial und in ähnlicher Technik genäht werden. Die Strecksehnenhaube und die Tractus laterales sowie die kreuzenden Fasern sollten mit feinerem Nahtmaterial z. B. über U-Nähte genäht werden (◘ Abb. 23.17). Auf den für Beugesehnen üblichen Abstand von 10 mm braucht man in diesen Fällen nicht zu achten, da die Fasern der Sehne meist nicht parallel verlaufen, sondern verflochten und somit gegenüber Ausrissen stabiler sind.

Bei der **Tenolyse** der Beugesehnen oder der Strecksehnen ist eine Reihe von Punkten zu beachten. Vor der Tenolyse sollte eine ausreichend lange Phase der Handtherapie erfolgt sein, um arthrogene Kontrakturen und sonstige Verhärtungen, die einen großen Bewegungsumfang der Gelenke nach einer Tenolyse verhindern würden, möglichst zu minimieren. In vielen Fällen wartet man etwa 6 Monate bis zur Tenolyse, da dann die bestehenden Narben ausgereift sind. Schneidet man in eine noch aktive Narbe, so kann eine überschießende Narbenreaktion entstehen.

Die günstigste Prognose haben kurze, lokal begrenzte Verwachsungen, wenn direkt nach der Operation aktiv bewegt wird. Bei langstreckigen Tenolysen bestehen mehrere Risiken: 1. ist die Gefahr der erneuten Sehnenverklebung mit der Umgebung sehr groß, 2. sind die postoperativen Schmerzen bei der Handtherapie größer und es wird weniger bewegt, 3. wird die Durchblutung der Sehne durch die Tenolyse stark beeinträchtigt (die Versorgung erfolgt über die Verwachsungen), sodass die Sehne einige Tage nach der Tenolyse bei der Handtherapie reißt. Aus diesen Gründen kann man die ersten 3–4 Tage nach einer Tenolyse (kräftig) aktiv üben (die nicht-durchblutete Sehne ist noch stabil), danach sollten über etwa 10 Tage nur vorsichtige passive Übungen erfolgen (Sehnenrupturgefahr sehr groß) und nach 14 Tagen sollte wieder mit zunehmend aktiven Übungen begonnen werden.

23.2.6 Nachbehandlung

Die Nachbehandlung beginnt sowohl bei den Beugesehnenverletzungen als auch bei den Strecksehnenverletzungen bereits im Operationssaal. Es muss dann eine genau positionierte Schiene angelegt werden, damit (z. B. kräftiger Faustschluss) während der Aufwachphase oder in der 1. Nacht unter Schmerzmedikation keine unvorhergesehenen Bewegungen die Sehnennähte zunichte machen.

Bei den Beugesehnenverletzungen wird eine dorsale Schiene angepasst, die das Handgelenk in eine leichte Beugestellung und die Fingergrundgelenke in eine etwas stärkere Beugestellung bringt. Die Finger selbst werden auf dieser Schiene komplett gerade geschient. Als Anhaltspunkt für das Ausmaß der gesamten Beugestellung gilt etwa, dass der Unterarm und die gestreckten Finger einen Winkel von 90° einnehmen. Dadurch sind die Beugesehnen – und damit die Nähte – so weit entspannt, wie es für die Heilung günstig ist, andererseits besteht auch von Patientenseite kein Bedürfnis, die Finger aktiv noch weiter beugen zu wollen.

Bei den Strecksehnennähten proximal der Grundglieder der Finger kann die Spannung von den Sehnennähten genommen werden, wenn das Handgelenk etwa 30–40° überstreckt wird, was noch nicht zu Traktionssymptomen des N. medianus führen sollte. Da die Fingergrundgelenke durch eine komplette Streckung zwar auch zu einer weiteren Entlastung der Sehnennähte führen würden, dann aber die Kollateralbänder der Fingergrundgelenke vollkommen entspannt wären und schrumpfen könnten, werden die Grundgelenke bis etwa 45–50° gebeugt gehalten. Unterarm und gestreckte Finger nehmen somit eine Bajonettstellung an.

Nähte an den Strecksehnen im Bereich der Finger werden immer in kompletter Streckstellung (0°) geschient. Eine Übungsbehandlung im Bereich des Endgelenks ist niemals indiziert, daher werden Strecksehnennähte in der Zone 1, 2 und 3 immer für 5–6 Wochen in Streckstellung geschient. Bei Strecksehnennähten proximal der Mittelgelenke können bereits dynamische Schienen zum Einsatz kommen, wenn stärkere Verklebungen bei ausgedehnten Verletzungen zu erwarten sind. Strecksehnennähte in der Zone 4 und 5 sollten dann zumindest minimal bewegt werden. Dabei wird das Mittelgelenk nicht mehr als 30° gebeugt und es werden entsprechende Schienen für die **„short arc motion"** hergestellt. Für die langen Strecksehnen am Handrücken und insbesondere im Bereich des Retinaculum extensorum kann eine dynamische Nachbehandlung analog zu den Beugesehnen erfolgen, bei der dann eine aktive Beugung der Finger bis etwa zum halben Faustschluss und eine passive Streckung über Gummi- oder Federzügel erreicht wird.

Bei den Beugesehnen ist die postoperative Übungsbehandlung zwingend notwendig. Die Einführung der passiven Nachbehandlung durch Kleinert (1967) hat zu einem Quantensprung bei den Ergebnissen der Beugesehnenchirurgie geführt. Lediglich bei Kleinkindern, bei denen eine aktive Mitarbeit nicht eingefordert werden kann, muss nach der Beugesehnennaht eine Ruhigstellung, z. B. im Faustverband, erfolgen. Bei allen Patienten, die aktiv mitarbeiten können, wird am Tag nach der Operation die intraoperativ angelegte Schiene umgebaut oder eine neue dynamische Schiene angelegt. Diese Schienen waren ursprünglich so konzipiert, dass die Finger durch Zügel an Gummis oder Federn gebeugt und die Finger dann aktiv gestreckt werden (**Kleinert-Schiene**). Um die Ergebnisse weiter zu verbessern, wurden zahlreiche Nachbehandlungsregime entwickelt, die für noch mehr Bewegung der genähten Beugesehnen sorgen und durch die Verwachsungen noch mehr reduziert werden. Dazu wurden zunehmend teilaktive und aktive Bewegungselemente eingeführt („place and hold", teilweise oder komplette Freigabe des Handgelenks etc.). Komplett aktive Nachbehandlungen ohne intensive Anleitung und ohne spezielle handtherapeutische Begleitung sind aber nicht möglich und eine akzidentelle Überstreckung der Finger und des Handgelenks würde in der frühen Nachbehandlungszeit mit Sicherheit zu einer Reruptur der Sehnen führen. Trotzdem bleibt das Ziel einer aktiven Nachbehandlung seit über 100 Jahren weiter bestehen, da in diesen Fällen die geringsten Verwachsungen und die besten Ergebnisse zu erwarten sind. Allerdings ist das Risiko einer Reruptur mit dann fast sicher nur noch befriedigenden oder schlechten Ergebnissen umso größer, je mehr man an die Belastungsgrenze der Sehnennaht herangeht.

Nach 5–6 Wochen ist die Sehnennaht dann so stabil, dass die Schiene nicht mehr gebraucht wird. Eine Vollbelastung der Sehne ist aber erst nach etwa 12 Wochen möglich.

23.2.7 Komplikationen

Die wichtigsten Komplikationen der Sehnenchirurgie sind die Nahtrupturen und die Sehnenverwachsungen, die das Gleiten der Sehne und damit die ganze Hand beeinträchtigen. Damit zeigt sich auch der schmale Grat auf, in dem sich die Sehnenchirurgie bewegt: zwischen atraumatischer Technik mit feinem Nahtmaterial unter Schonung der Durchblutung auf der einen Seite und Stabilität der Sehnennaht mit Beeinträchtigung der Durchblutung und frühzeitiger Belastung auf der anderen Seite. Daher sollte der Operateur auch immer intensiv in die Nachbehandlung mit involviert sein. Postoperative Infektionen sind eher selten. Ungünstige Hautschnitte können zu Vernarbungen der Haut mit Bewegungseinschränkungen führen, die dann in Revisionsoperationen durch lokale Lappenplastiken aufgelöst werden müssen.

23.2.8 Empfohlene Techniken der Autoren

Wir verwenden für die typische Beugesehnennaht meist monofiles, langsam resorbierbares Nahtmaterial der Stärke 5/0 (6-Strang-Naht) oder 4/0 (4-Strang-Naht), Strecksehnen entsprechend dünner. Alternativ verwenden wir die Kernnaht nach Zechner mit nicht-resorbierbarem polyfilem Nahtmaterial der Stärke 3-0 oder zwei 4/0-Schlingennähte nach Tsuge mit nicht-resorbierbarem, sehr festem Nahtmaterial. Ansonsten ist die Technik exakt wie oben beschrieben.

23.2.9 Tipps und Tricks

Das unbehinderte Gleiten der Sehne ist oberstes Ziel. Dies muss intraoperativ getestet werden. Bleibt die Sehnennaht aufgrund lokaler Wulstbildung an Ringbändern hängen, können Ringbänder partiell eingeschnitten werden („venting"). Man muss aber immer bedenken, dass ein vollständiger und leichter, aber kräftiger Faustschluss nur mit allen Ringbändern möglich ist.

Es ist auch immer günstig, wenn die Hauterweiterungsschnitte und die Sehnenscheideneröffnung kurz und klein gehalten werden können. Die Sehnen müssen dann mit verschiedenen Tricks durch die Ringbänder hindurchgezogen werden. Dies kann z. B. so erfolgen, dass über eine separate Öffnung der zurückgeschnellte Sehnenanteil von der Rupturstelle her einseitig genäht wird, dann die Sehnen mit den Fäden inkl. der Nadel durch die Sehnenscheide nach distal gezogen werden und schließlich der proximale Sehnenanteil an den Fäden zur Rupturstelle geführt wird.

23.2.10 Fallstricke

Komplikationen, die im Rahmen von Sehnenverletzungen auftreten können, sind zahlreicher und erschreckender, als man vermuten kann. Einer der gravierenden Fehler, die erst bei den Revisionsoperationen auffallen, ist z. B. am Unterarm die End-zu-End-Naht einer Beugesehne an den N. medianus, was aber aufgrund der Operation in Blutleere und unter Lupenbrillenvergrößerung heute nicht mehr vorkommen sollte. Nicht selten sind allerdings Verwechslungen von Sehnen, insbesondere zwischen den oberflächlichen Beugesehnen am distalen Unterarm, oder die Naht des Abductor pollicis longus an die Extensor-carpi-radialis-longus-Sehne. In diesen Fällen sind eine genaue Inspektion unter Lupenbrille und eine gute Blutleere mit Erweiterungsschnitten der Haut für eine ausreichende Übersicht über alle möglicherweise verletzten Strukturen zwingend notwendig. Bei Hohlhandschnittverletzungen ist es zum Beispiel notwendig, dass der R. profundus des N. ulnaris, der unterhalb (dorsal) der Beugesehnen verläuft, dargestellt und ggf. rekonstruiert wird. Daher ist es immer notwendig, dass die verletzten Strukturen in der richtigen Reihenfolge genäht werden, also die tiefen Strukturen zuerst und die oberflächlichen Strukturen zuletzt. Werden zuerst die oberflächlichen Beugesehnen genäht, hat man kaum Platz und keine ausreichende Übersicht, um die tiefen Beugesehnen adäquat zu versorgen.

Nicht selten werden in der Revisionschirurgie der Beugesehnen Pathologien offensichtlich, bei denen eine Ruptur des A2-Ringbands vorlag (z. B. nach einem Unfall beim Klettern), die noch kompensiert werden konnte und wenig klinisch auffällig war, dann aber erfolgte aufgrund von Überbelastung und Reizung im Vorfeld eine zusätzliche A1-Ringbandspaltung. Dies führte dann zu einem Bowstring mit zusätzlichem Lumbrikalis-Plus-Syndrom. Das Bogensehnenphänomen kann dann zu einem Bild führen, das einer Dupuytren-Kontraktur sehr ähnelt. Wenn dann noch das Palmaraponeurosen-Septum-System in der Hohlhand unter der Verdachtsdiagnose Dupuytren fälschlicherweise entfernt wird, nähert sich der Zustand der Hand zunehmend dem einer Ruine.

Wenig beachtet wird auch die Kontraktur der intrinsischen Muskulatur der Hand („**intrinsic tightness**"), die gelegentlich für eine Störung der Beugesehnen angesehen, sodass fälschlicherweise in der Hohlhand operiert wird, wobei auch Ringbänder geöffnet werden, sodass sich der Zustand der Hand noch weiter verschlechtert.

Strecksehnenluxationen können als Kollateralbandverletzungen der Grundgelenke fehlinterpretiert werden. Durch zu weit palmare Schnitte bei der Tendovaginitis stenosans de Quervain können die Sehnen des 1. Strecksehnenfachs bei der Handgelenkbeugung auch nach palmar verrutschen, was die Sehnen mit der Zeit zunehmend reizt und Schmerzen erzeugt. Daher machen wir immer eine Erweiterungsplastik des 1. Strecksehnenfachs, sodass die Sehnen nicht luxieren können.

Bei allen Eingriffen an der Streckaponeurose des Fingers ist eine passive freie Beweglichkeit zu fordern. Frische Verletzungen an der Streckaponeurose führen in der Regel nicht zu Kontrakturen, aber alle Sekundäreingriffe müssen erst eine möglichst freie passive Beweglichkeit erreichen. Ansonsten verkleben die fein rekonstruierten Sehnenabschnitte sofort wieder und die gesamte Operation hat nur zusätzliche Vernarbungen verursacht. Auch vor einer Tenolyse sollte eine intensive Handtherapie erfolgen, damit intraoperativ nur wenig gelöst und der Bewegungsspielraum für die sofortige postoperative Übungsbehandlung möglichst groß ist.

23.3 Zusammenfassung

Sehnennähte und deren Management sind anspruchsvoll. Zahlreiche kleine Details bei der Behandlung sind zu berücksichtigen. Eine optimale Sehnennaht, ein optimales Nahtmaterial oder eine optimale Nachbehandlung gibt es nicht, aber häufige klinische Kontrollen und eine sehr gute Anleitung der Patienten verbessern die Ergebnisse der Sehnennaht.

Literatur (weiterführend)

Ahrens C, Unglaub F, Hohendorff B, Müller LP, Spies CK (2016) Die perioperative Handhabung von Antikoagulantien in der elektiven Handchirurgie – eine Literaturübersicht. Handchir Mikrochir Plast Chir 48(3):127–135. https://doi.org/10.1055/s-0042-104504

Alla SR, Deal ND, Dempsey IJ (2014) Current concepts: mallet finger. Hand 9(2):138–144. https://doi.org/10.1007/s11552-014-9609-y

Alnot J-Y, Masmejean EH (2001) The two-stage flexor tendon graft. Tech Hand upper Extrem Surg 5:49–56

Al-Qattan MM (2001) Type 5 Avulsion of the insertion of the flexor digitorum profundus tendon. J Hand Surg Br 26:427–431

Amadio PC, Zhao C (2012) Experience with secondary flexor tendon repairs. In: Tang JB (Hrsg) Tendon surgery of the hand. Elsevier Saunders, Philadelphia, S 279–284

Amadio PC, Hunter JM, Jaeger SH, Wehbe MA, Schneider LH (1985) The effect of vincular injury on the results of flexor tendon surgery in zone 2. J Hand Surg 10A:626–632

Amadio PC, Wood MB, Cooney WP III et al (1988) Staged flexor tendon reconstruction in the fingers and hand. J Hand Surg 13A:559–562

Arora R, Lutz M, Gabl M, Pechlaner S (2008) Primäre Behandlung von offenen Strecksehnenverletzungen der Hand. Oper Orthop-Traumatol 20(1):13–24

Arora R, Lutz M, Haug L, Struve P, Deml C, Gabl M (2013) Sekundäre Rekonstruktion des digitalen A2-Ringbandes. Operat Orthop Traumatol 25:499–504

Barton NJ (1969) Experimental study of optimal location of flexor tendon pulleys. Plast Reconstr Surg 43:125–129

Bassett AL, Carroll RE (1963) Formation of tendon sheath by silicone rod implants. J Bone Jt Surg 45A:884–885

Becker H, Davidoff M (1977) Eliminating the gap in flexor tendon surgery. A new method of suture. Hand 9:306–311

Bendre AA, Hartigan BJ, Kalainov DM (2005) Mallet finger. J Am Acad Orthop Surg 13(5):336–344. https://doi.org/10.5435/00124635-200509000-00007

Beris AE, Darlis NA, Korompilias AV, Vekris MD, Mitsionis GI, Soucacos PN (2003) Two-stage flexor tendon reconstruction in zone II using a silicone rod and a pedicled intrasynovial graft. J Hand Surg 28A:652–660

Bertelli JA, Santos MA, Kechele PR, Rost JR, Tacca CP (2007) Flexor tendon grafting using a plantaris tendon with a fragment of attached bone for fixation tot he distal phalanx: a preliminary cohort study. J Hand Surg 32A:1543–1548

Betz C, Schleicher P, Winkel R, Hoffmann R (2013) Biomechanische Untersuchung der Zugfestigkeit von Sehnennähten – blockierende Zwischenknoten erhöhen die Stabilität. Handchir Mikrochir Plast Chir 45:20–25

Bojsen-Møller F, Schmidt L (1974) The palmar aponeurosis and the central spaces of the hand. J Anat 117:55–68

Boyes JH (1950) Flexor tendon grafts in the fingers and thumb. An evaluation of end results. J Bone Joint Surg 32A:489. –499, 531

Boyes JH, Stark HH (1971) Flexor tendon grafts in the fingers and thumb. A study of factors influencing results in 1000 cases. J Bone Jt Surg 53A:1332–1342

Brand PW, Hollister AM (1999) Clinical mechanics of the hand, 3. Aufl. Mosby, St. Louis

Bright DS, Urbaniak JS (1977) Direct measurements of flexor tendon tension during active passive digit motion and its application to flexor tendon surgery. Orthop Trans 1:4–5

Browne EZ Jr, Ribik CA (1989) Early dynamic splinting for extensor tendon injuries. J Hand Surg Am 14(1):72–76. https://doi.org/10.1016/0363-5023(89)90061-0

Brug E (1997) Die primäre Versorgung von Beugesehnenverletzungen der Hand. Unfallchirurg 100:602–612

Brug E, Stedtfeld HW (1979) Experience with a two-staged pedicled flexor tendon graft. Hand 11:198–205

Brug E, Wetterkamp D, Neuber M, Probst A (1998) Die sekundäre Rekonstruktion der Beugesehnenfunktion an den Fingern. Unfallchirurg 101:415–425

Brüner S, Wittemann M, Jester A, Blumenthal K, Germann G (2003) Dynamic splinting after extensor tendon repair in zones V to VII. J Hand Surg 28(3):224–227

Buck-Gramcko D, Lanz U (1983) Verletzungen der Beugesehnen. In: Nigst H, Buck-Gramcko D, Mille-si H (Hrsg) Handchirurgie, Bd II. Thieme, Stuttgart, S 28.1–28.33

Buck-Gramcko D, Dietrich F, Gögge S (1976) Bewertungskriterien bei Nachuntersuchungen von Beugesehnenwiederherstellungen. Handchirurgie 8:65–69

Bunnell S (1918) Repair of tendons in the fingers and description of two new instruments. Surg Gynecol Obstet 26:103–110

Bunnell S (1922) Repair of tendons in the fingers. Surg Gynecol Obstet 35:88–97

Bunnell S (1944) Surgery of the hand. Lippincott, Philadelphia

Cannon NM, Strickland JW (1985) Therapy following flexor tendon surgery. Hand Clin 1:147–165

Carroll RE, Bassett AL (1963) Formation of tendon sheath by silicone im-plants. J Bone Joint Surg 45:884–885

Cobb TK, Dalley BK, Posteraro RH, Lewis RC (1993) Anatomy of the flexor retinaculum. J Hand Surg 18A:91–99

Colzani G, Tos P, Battiston B, Merolla G, Porcellini G, Artiaco S (2016) Traumatic extensor tendon injuries tothe hand: clinical anatomy, biomechanics, and surgical procedure review. J Hand Microsurg 8(1):2–12. https://doi.org/10.1055/s-0036-1572534

Courvoisier A, Pradel P, Dautel G (2009) Surgical outcome of one-stage and two-stage flexor tendon grafting in children. J Pediatr Orthop 29:792–796

Coyle MP, Leddy TP, Leddy JP (2002) Staged flexor tendon reconstruction fingertip to palm. J Hand Surg 27A:581–585

Cullen KW, Tolhurst P, Lang D, Page RE (1989) Flexor tendon repair in zone 2 followed by controlled active mobilization. J Hand Surg 14B:392–395

Darlis NA, Beris AE, Korompilias AV, Vekris MD, Mit-sionis GI, Soucacos PN (2005) Two stage flexor tendon reconstruction in zone 2 of the hand in children. J Ped Ortho 25(3):382–386

De Das S, Sebastin SJ (2020) Soft tissue coverage of the digits and hand. Hand Clin 36(1):97–105. https://doi.org/10.1016/j.hcl.2019.09.002

Diao E, Hariharan JS, Soejima O, Lotz JC (1996) Effect of peripheral suture depth on strength of tendon repairs. J Hand Surg 21A:234–239

Dowd MB, Figus A, Harris B, Southgate CM, Foster AJ, Elliot D (2006) The results of immediate re-repair of zone 1 and zone 2 primary flexor tendon repairs which rupture. J Hand Surg 31B:507–513

Doyle JR (1990) Anatomy and function of the palmar aponeurosis pulley. J Hand Surg 15A:78–82

Doyle JR (1999) Extensor tendons: acute injuries. In: Green DP, Wolfe SW, Hotchkiss RN, Pederson WC, Kozin SH (Hrsg) Green's operative hand surgery, 4. Aufl. Elsevier, Philadelphia, S 195–219

Doyle JR, Blythe W (1974) Macroscopic and functional anatomy of the flexor sheath. J Bone Joint Surg 56A:1094

Doyle JR, Blythe WF (1989) Anatomy of the flexor tendon sheath and pulleys of the thumb. J Hand Surg 14A:149–151

Duran RJ, Houser RG (1975) Controlled passive motion following flexor tendon repair in zones II and III. In: AAOS symposium on tendon surgery of the hand. CV Mosby, St Louis, S 105–114

Eshman SJ, Posner MA, Green SM, Meals RA (2000) Intratendineous rupture of a flexor tendon graft many years after staged reconstruction: a report of three cases. J Hand Surg 25A:1135–1139

Evans RB (1994) Early active short arc motion for the repaired central slip. J Hand Surg Am 19(6):991–997. https://doi.org/10.1016/0363-5023(94)90103-1

Evans RB (1995) Immediate active short arc motion following extensor tendon repair. Hand Clin 11(3):483–512

Evans RB, Thomson DE (1993) The application of force to the healing tendon. J Hand Ther 6:266–284

Fischer A (1996) Die Ringbänder der digitalen Sehnenscheiden der menschlichen Hand. Dissertation, Münster

Frakking TG, Depuydt KP, Kon M, Werker PMN (2000) Retrospective outcome analysis of staged flexor tendon reconstruction. J Hand Surg 25B:168–174

Freilich AM, Chhabra AB (2007) Secondary flexor tendon reconstruction, a review. J Hand Surg 32A:1436–1442

Frohse F, Fränkel M (1908) Die Muskeln des menschlichen Armes. Handbuch der Anatomie des Menschen, Bd 2, Abteilung 2, Teil 2. Fischer, Jena

Gabl M, Reinhart C, Lutz M, Bodner G, Angermann P, Pechlaner S (2000) The use of a graft from the second extensor compartment to reconstruct the A2 flexor pulley in the long finger. J Hand Surg Br 25:98–101

Gajisin S, Zbrodowski A, Grodecki J (1983) Vascularization of the extensor apparatus of the fingers. J Anat 137(Pt2):315–322

Gelberman RH, Amiel D, Gonsalves M, Woo S, Akeson WH (1981) The influence of protected passive mobilization on the healing of flexor tendons: a biomechanical and microangiographic study. Hand 13:120–128

Gelberman RH, Woo SL-Y, Lothringer R et al (1982) Effects of early intermittent passive mobilization on healing of canine flexor tendons. J Hand Surg 7A:170–175

Gelberman RH, Vande Berg JS, Lundborg GN, Akeson WH (1983) Flexor tendon healing and restoration of the gliding surface. An ultrastructural study in dogs. J Bone Joint Surg Am 65(1):70–80

Gelberman RH, Vandeverg JS, Manske PR, Akeson WH (1985) The early stages of flexor tendon healing: a morphologic study of the first fourteen days. J Hand Surg 10:776–784

Gelberman RH, Boyer MI, Brodt MD, Winters SC, Silva MJ (1999) The effect of gap formation at the repair site on the strength and excursion of intrasynovial flexor tendons. J Bone Joint Surg 81A:975–982

Geldmacher J (1966) Technik der freien zweizeitigen Beugesehnentransplantation. Chirurg 38:327–328

Geldmacher J (1969) Die zweizeitige freie Beugesehnentransplantation. Handchirurgie 3:109–120

Geldmacher J (1991) Historische Entwicklung der Sehnenchirurgie. In: Geldmacher J, Köckerling F (Hrsg) Sehnenchirurgie. Urban & Schwarzenberg, München, S 3–14

Geldmacher J, Köckerling F (1991) Sehnenchirurgie. Urban & Schwarzenberg, München

Greenwald D, Shumway S, Allen C, Mass D (1994a) Dynamic analysis of profundus tendon function. J Hand Surg 19A:626–635

Greenwald DP, Hong HZ, May JW Jr (1994b) Mechanical analysis of tendon suture techniques. J Hand Surg Am 19(4):641–647. https://doi.org/10.1016/0363-5023(94)90274-7

Greulich M, Lanz U, Göckeler J (1977) Sehnennaht im Bereich der Sehnenscheide – Experimentelle Untersuchungen. Handchirurgie 9:113–118

Griffin M, Hindocha S, Jordan D, Saleh M, Khan W (2012) Management of extensor tendon injuries. Open Orthop J 6:36–42. https://doi.org/10.2174/1874325001206010036

Haerle M, Lotter O, Mertz I, Buschmeier N (2008) Die traumatische Knopflochdeformität. Orthopäde 37(12):1194–1201. https://doi.org/10.1007/s00132-008-1326-1

Hahn P, König S, Weihs N (2003) Rehabilitation nach Strecksehnenverletzungen. Orthopäde 32(5):370–373

Harris SB, Harris D, Foster AJ, Elliot D (1999) The aetiology of acute rupture of flexor tendon repairs in zone 1 and 2 of the fingers during early mobilization. J Hand Surg 24B:275–280

Hoch JFH, Fritsch H, Frenz C (1999) Gibt es einen knöchernen Strecksehnenab- oder -ausriß? Plastinationshistologische Untersuchungen zur Insertion der Streckaponeurose und deren Bedeutung für die operative Therapie. Chirurg 70(6):705–712

Hohendorff B, Unglaub F, Spies C, Wegmann K, Mueller L, Ries C (2019) Operative Zugangswege an der Hand. Oper Orthop Traumatol 31:372–383. https://doi.org/10.1007/s00064-019-0622-8

Hohmann G (1949) Hand und Arm. Ihre Erkrankungen und deren Behandlung. J.F. Bergmann, München

Hoppenfeld S, DeBoer P, Buckley R (2012) Surgical exposures in orthopaedics: the anatomic approach. Lippincott Williams & Wilkins, Philadelphia

Hotokezaka S, Manske PR (1997) Differences between locking loops and grasping loops: effects on 2-strand core suture. J Hand Surg 22A:995–1003

Hume EL, Hutchinson DT, Jaeger SA, Hunter JM (1991) Biomechanics of pulley reconstruction. J Hand Surg 16A:722–730

Hung LK, Chan A, Chang J, Tsang A, Leung PC (1990) Early controlled active mobilization with dynamic splintage for treatment of extensor tendon injuries. J Hand Surg Am 15(2):251–257. https://doi.org/10.1016/0363-5023(90)90104-y

Hunter JM (1965) Artificial tendons. Early development and application. Am J Surg 109:325–338

Hunter JM (1983) Staged flexor tendon reconstruction. J Hand Surg 8:789–793

Hunter JM, Schneider LH, Mackin EJ (1987) Tendon surgery in the hand. Mosby, St. Louis

Hunter JM, Schneider LH, Mackin EJ (1997) Tendon and nerve surgery in the hand. A third decade. Mosby, St. Louis

Imbriglia JE, Hunter JM, Rennie W (1989) Secondary flexor tendon reconstruction. Hand Clin 5:395–413

Iselin M (1933) Chirurgie de la main. Masson et Cie, Paris

Ishiguro T (1988) A new method of closed reduction for mallet fracture using extension-block Kirschner wire. Cent Jpn J Orthop-Trauma Surg 6:413

Jakubietz MG, Jakubietz DF, Grünert JG, Zahn R, Meffert RH, Jakubietz RG (2011) Adequacy of palmaris longus and plantaris tendons for tendon grafting. J Hand Surg 36A:695–698

Jones MW, Matthews JP (1988) Flexor tendon grafting 48 years after injury. J Hand Surg 13B:284–285

de Jong JP, Nguyen JT, Sonnema AJM, Nguyen EC, Amadio PC, Moran SL (2014) The incidence of acute traumatic tendon injuries in the hand and wrist: a 10-year population-based study. Clin Orthop Surg 6(2):196–202. https://doi.org/10.4055/cios.2014.6.2.196

Josty IC, MacQuillan AHF (2003) Functional outcomes following surgical repair of wrist extensor tendons. Br J Plast Surg 56(2):120–124

Josza L, Kannus P (1997) Human tendons. Human Kinetics, Champaigne

Kalb K, Prommersberger KJ (2008) Erfahrungen mit dem Short Arc Motion (SAM)-Schema in der Nachbehandlung isolierter Strecksehnenverletzungen der Zonen E und F nach Wilhelm. Handchir Mikrochir Plast Chir 40(3):165–168. https://doi.org/10.1055/s-2007-989390

Kapandji A (1983) Plastie d'agrandissement des poulies métacarpiennes. Ann Chir Main 2:281–282

Karev A (1984a) The „belt-loop" technique for the reconstruction of the pulleys in the first stage of flexor tendon grafting. J Hand Surg 9A:923–924

Karev A (1984b) The „belt-loop" technique for the reconstruction of pulleys in the first stage of flexor tendon grafting. J Hand Surg Am 6A:923–924

Kessler I (1973) The „grasping" technique for tendon repair. Hand 5:253–255

Kessler I, Nissim F (1969) Primary repair without immobilization of flexor tendon division within the digital sheath. An experimental and clinical study. Acta Orthop Scand 40:587–601

Kirchmayr L (1917) Zur Technik der Sehnennaht. Zbl Chir 44:906–907

Kleinert HE, Bennett JB (1978) Digital pulley reconstruction employing the always present rim of the previous pulley. J Hand Surg 3A:297–298

Kleinert HE, Kutz JE, Ashbell TS, Martinez E (1967) Primary repair of lacerated flexor tendons in „no man's land". J Bone Joint Surg 49A:577. (abstr.)

Kleinert HE, Kutz JE, Atasoy E, Stormo A (1973) Primary repair of flexor tendons. Orthop Clin North Am 4:865–876

Kleinert HE, Kutz JE, Atasoy E (1977) Primary flexor tendon repair followed by immediate controlled mobilization. J Hand Surg 2:441–451

Kline SC, Moore JR (1992) The transverse carpal ligament. An important component of the digital flexor pulley system. J Bone Joint Surg 74A:1478–1485

Kluge S, Gaßmann B, Rosskopf A, Pfirrmann C, Juon B, Vögelin E, Schweizer A, Amann-Vesti B, Thalhammer C, Tamborrini G, Bianchi S, Ziswiler H, Caravatti M (2015) Ultraschalldiagnostik der Hand. Springer, Berlin, Heidelberg. https://doi.org/10.1007/978-3-642-44940-6

Koch SL, Mason ML (1933) Division of the nerves and tendons of the hand. Surg Gynecol Obstet 61:1–39

Komanduri M, Phillips CS, Mass DP (1996) Tensile strength of flexor tendon repairs in a dynamic cadaver model. J Hand Surg 21A:605–611

Kubota H, Aoki M, Pruitt DL, Manske PR (1996) Mechanical properties of various circumferential tendon suture techniques. J Hand Surg 21B:474–480

Kwai Ben I, Elliott D (1998) „Venting" or partial release of the A2 and A4 pulleys after repair of zone 2 flexor tendon injuries. J Hand Surg 23B:649–654

Laier P (2018) Spezielle Verletzungen der Strecksehnen an der Hand. Trauma Berufskrankh 20(Suppl 3):177–181. https://doi.org/10.1007/s10039-018-0356-0

Lamb DW (1984) A colour atlas of the surgery of flexor tendons of the hand. Wolfe Medical Publishing, Weert

Lange M (1929) Die Naht und das Nahtmaterial in der Orthopädie. Z Orthop Chir 51 Beil.-Heft

Langer M (2005) Differentialdiagnostik von Funktionsstörungen der Beugesehnen. Chir Praxis 65:273–300

Langer M, Brug E (2001) Die zweizeitige freie Beugesehnentransplantation an der Hand. Operat Orthop Traumatol 13:247–262

Langer M, Meffert RH, Fischer G, Palmes D, Brug E (2003a) Allgemeine Nomenklatur und mikroskopische Anatomie der Beugesehnen. Chir Praxis 61:73–83

Langer M, Meffert RH, Grünert J, Fischer G, Brug E (2003b) Makroskopische Anatomie der Beugesehnen und ihre Zoneneinteilung. Chir Praxis 61:85–96

Langer M, Meffert RH, Ochman S, Tüttenberg H-P, Brug E (2003c) Spezielle klinische Diagnostik von Beugesehnenverletzungen. Chir Praxis 61:639–662

Langer M, Grünert J, Ueberberg J, Unglaub F, Spies CK, Oeckenpöhler S (2021) Strecksehnenverletzungen der Finger im Bereich der Grundgelenke (Zone V). Unfallchirurg 124:275–286. https://doi.org/10.1007/s00113-021-00983-y

Langer MF (2009) Die Beugesehnenscheideninfektion: Eine Übersicht. Handchir Mikrochir Plast Chir 41:256–270

Langer MF (2014) Die Rehabilitation nach Beugesehnenverletzungen der Hand. Orthop Unfallchir Prax 5:220–224

Langer MF, Surke C, Wieskötter B (2013) Die Beugesehnenscheideninfektion der Finger und des Daumens. Obere Extremität 8:129–135

Leddy JP (1993) Flexor tendon: acute injuries. In: Green DP (Hrsg) Operative hand surgery, Bd 2, 3. Aufl. Churchill Livingstone, New York, S 1823–1851

Legueu F, Juvara E (1892) Des aponéuroses de la paume de la main. Bull Soc Anat Paris 67:383–400

Letsch R, Schmit-Neuerburg KP, Towfigh H (2001) Strecksehnenverletzungen. In: Tscherne H, Pohlemann T (Hrsg) Tscherne Unfallchirurgie, Bd 2. Springer, Berlin, S S581–S645

Lexer E (1931) Ersatz der Fingerbeugesehnen. Dtsch Z Chir 234:688–698

Lin GT, An KN, Amadio PC, Cooney WP (1988) Biomechanical studies of running suture for flexor tendons in dogs. J Hand Surg 13A:553–558

Lin GT, Amadio PC, An KN, Cooney WP (1989) Functional anatomy of the human digital flexor pulley system. J Hand Surg 14A:949–956

Lin GT, Cooney WP, Amadio PC, An KN (1990) Mechanical properties of human pulleys. J Hand Surg 15B:429–434

Lin JS, Balch Samora J (2018) Surgical and nonsurgical management of mallet finger: a systematic review. J Hand Surg Am 43(2):146–163

Lindsay WK, Birch JR (1964) The fibroblast in flexor tendon healing. Plast Reconstr Surg 34:223–232

Lindsay WK, Thomson HG (1960) Digital flexor tendons: an experimental study. Br J Plast Surg 12:260–267

Lister GD (1979) Reconstruction of pulleys employing extensor retinaculum. J Hand Surg 4A:461–464

Lister GD, Kleinert HE, Kutz JE, Atasoy E (1977) Primary tendon repair followed by immediate controlled mobilization. J Hand Surg 2:441–451

Low N, Fahy ET, Frisken J, Mann N (2015) An alternative graft for staged flexor tendon reconstruction. Hand 10:152–154

Malerich MM, Baird RA, McMaster W, Erickson JM (1987) Permissible limits of flexor digitorum profundus tendon advancement – an anatomic study. J Hand Surg 12A:30–33

Manske PR (1988) Flexor tendon healing. J Hand Surg 13B:237–244

Manske PR, Lesker PA (1977) Strength of human pulleys. Hand 9:147–152

Manske PR, Lesker PA (1983) Palmar aponeurosis pulley. J Hand Surg 8A:259–263

Mason ML, Shearon CG (1932) Process of tendon repair: an experimental study of tendon suture and tendon graft. Arch Surg 25:616–691

McGrouther DA, Ahmed MR (1981) Flexor tendon excursions in „no-man´s- land". Hand 13:129–141

Michon J, Merle M (1977) Confection d'une poulie artificielle pour fléchisseur. Ann Chir 31:358

Moore T, Anderson B, Seiler JG III (2010) Flexor tendon reconstruction. J Hand Surg 35A:1025–1030

Naam NH (1997) Staged flexor tendon reconstruction using pedicled tendon graft from the flexor digitorum superficialis. J Hand Surg 22A:323–327

Netscher D, Lee M, Thornby J, Polsen C (1997) The effect of division of the transverse carpal ligament on flexor tendon excursion. J Hand Surg 22A:1016–1024

Netscher DT (2003) The benefit of transverse carpal ligament reconstruction following open carpal tunnel release. Plast Reconstr Surg 111:2020–2022

Newport ML, Pollack GR, Williams CD (1995) Biomechanical characteristics of suture techniques in extensor zone IV. J Hand Surg 20(4):650–656

Ng CY, Chalmer J, Macdonald DJ, Mehta SS, Nuttall D, Watts AC (2012) Rehabilitation regimens following surgical repair of extensor tendon injuries of the hand – a systematic review of controlled trials. J Hand Microsurg 4(2):65–73. https://doi.org/10.1007/s12593-012-0075-x

Nicoladoni C (1880) Ein Vorschlag zur Sehnennaht. Wien Med Wschr 30:1414–1417

Noguchi M, Seiler JG, Gelberman RH, Sofranko RA, Woo SL-Y (1993) In vitro biomechanical analysis of suture methods for flexor tendon repair. J Orthop Res 11:603–611

Norris SR, Ellis FD, Chen MI, Seiler JG III (1999) Flexor tendon suture methods: a quantitative analysis of suture material within the repair site. Orthopaedics 22:1–4

Okutsu I, Ninomiya S, Hiraki S, Inanami H, Koshima N (1987) Three-loop technique for A2 pulley reconstruction. J Hand Surg 12B:790–794

Osborne G (1960) The sublimis replacement technique in tendon injuries. J Bone Joint Surg 42B:647

Paneva-Holevich E (1965) Two-stage plasty in flexor tendon injuries of the fingers within the digital synovial sheath. Acta Chir Plast 7:112–124. (Report)

Pauchard N, Pedeutour B, Dautel G (2014) Reconstruction par greffe des tendons fléchisseurs. Chir Main 33S:S58–S71

Pennington DG (1979) The locking loop suture. Plast Reconstr Surg 63:648–652

Pruitt DL, Manske PR (1996) The effect of suture knot location on tensile strength after flexor tendon repair. J Hand Surg 21A:969–973

Pruitt DL, Manske PR, Fink B (1991) Cyclic stress analysis of flexor tendon repair. J Hand Surg 16A:701–707

Pruitt DL, Tanaka H, Aoki M, Manske PR (1996) Cyclic stress testing after in vivo healing of canine flexor tendon lacerations. J Hand Surg 21A:974–977

Pulvertaft RG (1956) Tendon grafts for flexor tendon injuries in the fingers and thumb. A study of technique and results. J Bone Joint Surg Br 38:175–194

Pulvertaft RG (1965) Suture materials and tendon junctures. Am J Surg 109:346–352

Quadlbauer S, Pezzei Ch, Jurkowitsch J, Reb P, Beer T (2016) Leixnering M. (2016) Arch Orthop Trauma Surg. 136(2):285–293

Reill P (1982) Die primäre Beugesehnennaht. Handchirurgie 14:141–152

Reill P (1991) Die primäre Beugesehnennaht am Unteram und an der Hand mit sofortiger Übungsbehandlung. Operat Orthop Traumatol 3:95–106

Roth KM, Blazar PE, Earp BE, Han R, Leung A (2012) Incidence of extensor pollicis longus tendon rupture after nondisplaced distal radius fractures. J Hand Surg Am 37(5):942–947. https://doi.org/10.1016/j.jhsa.2012.02.006

Salomon A (1924) Klinische und experimentelle Untersuchungen über Heilung von Sehnenverletzungen, insbesondere innerhalb der Sehnenscheiden. Langenbecks Arch Klin Chir 129:397–430

Sanger JR, Buebendorf ND, Matloub HS, Yousif NJ (1990) Proximal phalangeal fracture after tendon pulley reconstruction. 15A:976–979

Sato K, Murakami K, Mimata Y, Doita M (2018) Incidence of tendon rupture following volar plate fixation of distal radius fractures: a survey of 2787 cases. J Orthop 15(1):236–238. https://doi.org/10.1016/j.jor.2018.01.030

Sauerbier M, Eisenschenk A, Krimmer H, Partecke BD, Schaller HE (Hrsg) (2014) Die Handchirurgie. Urban & Fischer in Elsevier Verlag, München

Savage R (1985) In vitro studies of a new method of flexor tendon repair. J Hand Surg 10B:135–141

Savage R, Risitano G (1989) Flexor tendon repair using a „six strand" method of repair and early active mobilisation. J Hand Surg 14B:396–399

Schlenker JD (1981) Infection following pulp pull-through technique of flexor tendon grafting. J Hand Surg 6A:550–552

Schmidt HM, Lanz U (1985) Die Gleitamplituden von Beuge- und Strecksehnen der Finger an der menschlichen Hand. Handchir Mikrochir Plast Chir 17:307–313

Schmidt HM, Lanz U (2003) Chirurgische Anatomie der Hand, 2. Aufl. Thieme, Stuttgart

Schneider LH (1985) Flexor tendon injuries. Little, Brown and Co., Boston

Schöffl V, Schöffl I (2006) Injuries to the finger flexor pulley system in rock climbers – current concepts. J Hand Surg 31A:647–654

Schöffl V, Hochholzer T, Winkelmann H, Strecker W (2004) Zur Therapie von Ringbandverletzungen bei Sportkletterern. Handchir Mikrochir Plast Chir 36:231–236

Schöffl V, Heid A, Küpper T (2012) Tendon injuries of the hand. World J Orthop 3(6):62–69. https://doi.org/10.5312/wjo.v3.i6.62

Schuind F, Garcia-Elias M, Conney WP, An KN (1992) Flexor tendon forces: in vivo measurements. J Hand Surg Am 17:291–298

Schünke M, Schulte E, Schumacher U (2007) Prometheus LernAtlas der Anatomie: allgemeine Anatomie und Bewegungssystem, Bd 1. Thieme, Stuttgart. (182 Tabellen)

Schwarze M, Gaidzik PW, Panzram B, Pichhardt K, Schiltenwolf M (2019) Röntgen von Fingerverletzungen – Die Bedeutung der 2. Ebene. Orthopäde 48:969–971. https://doi.org/10.1007/s00132-019-03816-4

Schweitzer TP, Rayan GM (2004) The terminal tendon of the digital extensor mechanism: Part II. Kinematic study. J HandSurg Am 29:903–908

Schweizer A (2001) Biomechanical properties of the crimp grip position in rock climbers. J Biomech 34:217–223

Seiler JG III (2001) Flexor tendon repair. J Am Soc Surg Hand 1:177–191

Shaieb MD, Singer DJ (1997) Tensile strength of various suture techniques. J Hand Surg 22B:764–767

Silfverskiöld KL, Andersson CH (1993) Two new methods of tendon repair: an in vitro evaluation of tensile strength and gap formation. J Hand Surg 18A:58–65

Silfverskiöld KL, May EJ (1994) Flexor tendon repair in zone II with a new suture technique and an early mobilization program combining passive and active motion. J Hand Surg 19A:53–60

Small JO, Brennen MD, Colville J (1989) Early active mobilisation following flexor tendon repair in zone 2. J Hand Surg 14B:383–391

Smit JM, Beets MR, Zeebregts CJ, RoodA WCFM (2010) Treatment options for mallet finger: a review. Plast Reconstr Surg 126(5):1624–1629. https://doi.org/10.1097/PRS.0b013e-3181ef8ec8

Sorene E, Goodwin D (2004) Tenodermodesis for established mallet finger deformity. Scand J Plast Reconstr Surg Hand Surg 38(1):43–45. https://doi.org/10.1080/02844310310009528

Spies CK, Unglaub F, Hahn P (2014) Kontrakturen der Fingergelenke. In: Sauerbier M, Eisenschenk A, Krimmer H, Partecke B, Schaller H-E (Hrsg) Die Handchirurgie. Urban & Fischer in Elsevier Verlag, München

Spies CK, Ahrens C, Müller LP, Oppermann J, Hahn P, Unglaub F (2016) Die posttraumatische Handsteife. Obere Extrem 11:159–164. https://doi.org/10.1007/s11678-016-0359-z

Spies CK, Langer M, Müller LP, Oppermann J, Löw S, Unglaub F (2018) Anatomie und Biomechanik des distalen Radioulnargelenks. Orthopäde 47:621–627. https://doi.org/10.1007/s00132-018-3589-5

Stamos BD, Leddy JP (2000) Closed flexor tendon disruption in athletes. Hand Clinics 16:359–365

Strickland JW (1995) Flexor tendon injuries: I. Foundations of treatment. J Am Acad Orthop Surg 3:44–54

Strickland JW, Gettle KH (1997) Flexor tendon repair. The Indianapolis method. In: Hunter JM, Schneider LH, Mackin EJ

(Hrsg) Tendon and nerve surgery in the hand. A third decade. Mosby, St. Louis, S 353–361

Suckert K, Pechlaner S, Sailer R (1987) Erfahrungen in der Behandlung gedeckter Strecksehnenverletzungen am Fingerendglied. Unfallchirurg 90(1):42–47

Sullivan DJ (1986) Disappointig outcomes in staged flexor tendon grafting for isolated profundus loss. J Hand Surg 11B:231–233

Tang JB, Cao Y, Xie RG (2001) Effects of tenson direction on strength of tendon repair. J Hand Surg 26A:1105–1110

Taras JS, Richard MG, Culp RW (1994) Complications of flexor tendon injuries. Hand Clin 10(1):93–109

Taras JS, Raphael JS, Marczyk SD, Bauerle W, Culp RW (1997) Evaluation of suture caliber in flexor tendon repair. Applications for active motion. In: Hunter JM, Schneider LH, Mackin EJ (Hrsg) Tendon and nerve surgery in the hand. A third decade. Mosby, St. Louis, S 314–319

Thurman RT, Trumble TE, Hanel DP, Tencer AF, Kiser PK (1998) Two-, four-, and sixstrand zone II flexor tendon repairs: an in situ biomechanical comparison using a cadaver model. J Hand Surg 23A:261–265

Tonkin M, Hagberg L, Lister G, Kutz J (1988) Postoperative management of flexor tendon grafting. J Hand Surg 13B:277–281

Towfigh H (2011) Prinzipien der Sehnenbehandlung: Strecksehnen. In: Towfigh H, Hierner R, Langer M, Friedel R (Hrsg) Handchirurgie. Springer, Berlin. https://doi.org/10.1007/978-3-642-11758-9_5

Trail IA, Powell ES, Noble J (1989) An evaluation of suture materials used in tendon surgery. J Hand Surg 14B:422–427

Trail IA, Powell ES, Noble J (1992) The mechanical strength of various suture techniques. J Hand Surg 17B:89–91

Tsuge K, Ikuta Y, Matsuishi Y (1975) Intra-tendinous tendon suture in the hand. A new technique. Hand 7:250–255

Tsuge K, Yoshikazu I, Matsuishi Y (1977) Repair of flexor tendons by intratendinous tendon suture. J Hand Surg [Am] 2:436–440

Tuttle HG, Olvey SP, Stern PJ (2006) Tendon avulsion injuries of the distal phalanx. Clin Orthop Relat Res 445:157–168. https://doi.org/10.1097/01.blo.0000205903.51727.627

Unglaub F, Bultmann C, Reiter A, Hahn P (2006) Two-staged reconstruction of the flexor pollicis longus tendon. J Hand Surg 31B:432–435

Unglaub F, Langer MF, Hohendorff B, Müller LP, Unglaub JM, Hahn P, Krimmer H, Spies CK (2017) Distale Radiusfraktur: Diagnostik und Therapie beim Erwachsenen. Orthopäde 46(1):93–110. https://doi.org/10.1007/s00132-016-3347-5

Urbaniak JR, Cahill JD, Mortenson RA (1975) Tendon suture methods. Analysis of tensile strengths. AAOS symposium on tendon surgery in the hand. C.V. Mosby, St. Louis, S 70–80

Verdan C (1960) Primary repair of flexor tendons. J Bone Joint Surg 42A:647–657

Verdan C (1966) Primary and secondary repair of flexor and extensor tendon. In: Flynn JE (Hrsg) Handsurgery. William & Wilkins, Baltimore, S S251–S258

Viegas SF (2006) A new modification of two-stage flexor tendon reconstruction. Tech Hand Upper Extr Surg 10:177–180

Vigler M, Lee SK, Palti R, Williams JC, Kaminsky AJ, Posner MA, Hausman MR (2009) Biomechanical comparison of techniques to reduce the bulk of lacerated flexor tendon ends within digital sheaths of the porcine forelimb. J Hand Surg 34A:1653–1658

Wada A, Kubota H, Hatanaka H, Hotokezaka S, Miura H, Iwamoto Y (2000) The mechanical properties of locking and grasping suture loop configurations in four-strand core suture techniques. J Hand Surg 25B:548–551

Wade PJF, Wetherell RG, Amis AA (1989) Flexor tendon repair: significant gain in strength from Halsted peripheral suture technique. J Hand Surg 14B:232–235

Warren RA, Kay NRM, Norris SH (1988) The microvascular anatomy of the distal digital extensor tendon. J Hand Surg 13(2):161–163

Watts AC, Hooper G (2004) Extensor tendon injuries in the hand. Curr Orthop 18(6):477–483. https://doi.org/10.1016/j.cuor.2004.12.003

Wehbé MA, Schneider LH (1984) Mallet fractures. J Bone Joint Surg Am 66(5):658–669

Wehbè MA, Mawr AB, Hunter JM, Schneider LH, Goodwyn LB (1986) Two stage flexor tendon reconstruction. J Bone Jt Surg 68-A:752–763

Weilby A (1968) Flexor tendon grafts. Results in 95 cases. Acta Orthop Scand 39:369–378

Weiner DL, Hoffman S, Barsky AJ (1968) Improved method for distal attachment of flexor tendon grafts. Plast Reconstr Surg 41:71–74

Widstrom CJ, Doyle JR, Johnson G, Manske PR, Inhofe P (1989a) A mechanical study of six digital pulley reconstruction techniques: Part II. Strength of individual reconstructions. J Hand Surg 4A:826–829

Widstrom CJ, Johnson G, Doyle JR, Manske PR, In-hofe P (1989b) A mechanical study of six digital pulley reconstruction techniques: Part I. Mechanical effectiveness. J Hand Surg 14A:821–825

Wilson S, Sammut D (2003) Flexor tendon graft attachment: A review of methods and a newly modified tendon graft attachment. J Hand Surg 28B:116–120

Winspur I (2015) The lost art of single-stage flexor tendon grafting. Letter to editor. J Hand Surg 40E:431

Winters SC, Seiler JG III, Woo SL-Y, Gelberman RH (1997) Suture methods for flexor tendon repair. A biomechanical analysis during the first six weeks following repair. Ann Chir Main 16:229–234

Winters SC, Gelberman RH, Woo SL-Y, Chan SS, Grewal R, Seiler JG (1998) The effects of multiple-strand suture methods on the strength and excursion of repaired intrasynovial flexor tendons: a biomechanical study in dogs. J Hand Surg 23A:97–104

Witt AN (1953) Sehnenverpflanzungen und Sehnen-Muskel-Transplantationen. Bergmann, München

Witzel O (1887) Ueber Sehnenverletzung und ihre Behandlung. Samml Klin Vorträge 291:2647–2678

Wong JKF, Cerovac S, Ferguson MWJ, McGrouther DA (2006) The cellular effect of a single interrupted suture on tendon. J Hand Surg 31B:358–367

Woo SH, Tsai TM, Kleinert HE, Chew WY, Voor MJ (2005) A biomechanical comparison of four extensor tendon repair techniques in zone IV. Plast Reconstr Surg 115(6):1674–1681. https://doi.org/10.1097/01.prs.0000161463.83102.85. (discussion 1682–3)

Zechner W, Buck-Gramcko D, Lohmann H, Goth D, Stock W (1985) Überlegungen zur Verbesserung der Nahttechnik bei Beugesehnenverletzungen. Klinische und experimentelle Studie. Handchirurgie 17:8–13

Zhao C, Amadio PC, Zobitz ME, An K-N (2001) Gliding characteristics of tendon repair in canine flexor digitorum profundus tendons. J Orthop Res 19:580–586

Zhao C, Sun YL, Ikeda J et al (2010) Improvement of flexor tendon reconstruction with carbodiimide-derivatized hyaluronic acid and gelantin-modified intrasynovial allografts. J Bone Joint Surg Am 92:2817–2828

Zrubecky G (1961) Ergebnisse von 82 plastischen Beugesehnenoperationen nach einer Durchtrennung im „Niemandsland". Arch Orthop Unfall Chir 53:93–109

Nervenverletzungen und Rekonstruktionen

Thomas Hausner, Rudolf Rosenauer und Robert Schmidhammer

Inhaltsverzeichnis

24.1 Hintergrund – 535

24.2 Krankheitsbilder – 535

24.3 Klassifikation der Nervenschädigung – 535
24.3.1 Seddon-Klassifikation – 535
24.3.2 Sunderland-Klassifikation – 535
24.3.3 Millesi-Klassifikation – 537

24.4 Relevante anatomische Strukturen – 537
24.4.1 Innervation N. medianus – 537
24.4.2 Innervation N. ulnaris – 538
24.4.3 Innervation N. radialis – 538
24.4.4 Anatomische Variationen – 539

24.5 Relevante diagnostische Verfahren – 540
24.5.1 Magnetresonanztomografie (MRT) – 540
24.5.2 Ultraschall – 540
24.5.3 Sensibilitätstests – 540
24.5.4 Elektrophysiologie – 540
24.5.5 Klinische Untersuchung und Funktionstests – 540

24.6 Konservative Therapie – 541
24.6.1 Transkutane elektrische Nervenstimulation (TENS) – 541
24.6.2 Sensibilitätstraining – 541
24.6.3 Ergotherapie und Schienenversorgung – 541
24.6.4 Schmerztherapie – 542

24.7 Operative Therapie – 542
24.7.1 Mikrochirurgische Neurolyse – 542
24.7.2 Epineurale Nervennaht – 542
24.7.3 Interfaszikuläre autologe Nerventransplantation – 543
24.7.4 Periphere Nervenfasertransfers – 544
24.7.5 Direkte Nerv-Muskel-Neurotisation – 545

© Der/die Herausgeber bzw. der/die Autor(en), exklusiv lizenziert an Springer-Verlag GmbH, DE, ein Teil von Springer Nature 2024
C. K. Spies et al. (Hrsg.), *Expertenwissen Handchirurgie*, https://doi.org/10.1007/978-3-662-68413-9_24

24.7.6 End-Zu-Seit-Koaptation – 545
24.7.7 Allografts und „nerve conduits" – 546
24.7.8 Rekonstruktion des Gleitgewebes – 546
24.7.9 Motorische Ersatzoperationen – 546

24.8 Nachbehandlung – 548

24.9 Komplikationen – 549

24.10 Tipps und Tricks – 549
24.10.1 Operieren an peripheren Nerven – 549
24.10.2 Darstellen der Nerven – 549
24.10.3 Rekonstruktion eines peripheren Nervs – 549
24.10.4 Einbetten der Nerventransplantate – 549
24.10.5 Identifizierung einzelner Nervenfasern – 549

24.11 Fallbeispiele – 550
24.11.1 Ulnarisläsion durch eine Flex – 550
24.11.2 Medianusdurchtrennung nach Sturz – 550
24.11.3 Läsion des R. superficialis n. radialis mit sekundärer Rekonstruktion – 550

24.12 Zusammenfassung – 552

Literatur – 552

24.1 Hintergrund

Verletzungen peripherer Nerven treten bei Unfällen mit Beteiligung der oberen Extremität relativ selten auf. In Abhängigkeit von der Ursache und der Lokalisation werden in der Literatur Häufigkeiten von 1–3 % angegeben. Oft werden diese jedoch erst Wochen oder Monate nach dem eigentlichen Trauma erkannt (Taylor et al. 2008; Huckhagel et al. 2018). Je nach Zeitpunkt der Diagnose und Beteiligung eines sensiblen, motorischen oder gemischten Nervs ergeben sich die entsprechenden Therapien der Nervenverletzung selbst sowie mögliche Ersatzoperationen. Aufgrund der möglichen Entstehung neuropathischer Schmerzsyndrome, langer Regenerationszeiten, dauerhafter Funktionsausfälle, hoher Kosten für das Gesundheitssystem und oft langer Ausfallzeiten im Erwerbsleben stellen Verletzungen des peripheren Nervensystems jedenfalls eine ausgesprochene Herausforderung an den behandelnden Chirurgen dar (Bergmeister et al. 2020). Eine adäquate Therapie ist essenziell, um ein bestmögliches Langzeitergebnis zu erreichen.

> Eine Verletzung des peripheren Nervensystems ist relativ selten. Eine rasche Diagnose und entsprechende Therapie sind grundlegend für ein bestmögliches Ergebnis.

24.2 Krankheitsbilder

Eine Nervenverletzung kann grundsätzlich offen oder geschlossen auftreten. Eine offene Nervenverletzung entspricht einer partiellen oder kompletten Durchtrennung im Rahmen von Schnittverletzungen beziehungsweise offenen Wunden mit Gewebedefekten. Vor allem bei glatten Durchtrennungen mit geringer Verschmutzung des Wundbettes stellt eine sofortige Diagnose die wichtigste Grundlage der Therapie und des Outcomes dar. Bei größeren Gewebedefekten können Nervenverletzungen in der Regel erst sekundär behandelt werden. Geschlossene Nervenverletzungen treten durch Traktion bei Hochrasanztraumen oder begleitend zu Frakturen auf. Aufgrund der anatomischen Nähe betrifft letzteres meist den N. radialis bei mittleren oder distalen Humerusschaftfrakturen. Da in diesen Fällen oft keine Kontinuitätsunterbrechung besteht, ist die Therapie abhängig vom Funktionsausfall und dem Grad der Fibrosierung des Nervs und des umgebenden Gewebes. Eine mögliche chirurgische Therapie muss anhand der Regeneration, des Fortschreitens des Hoffmann-Tinel-Zeichens sowie der Bildgebung indiziert werden.

Unabhängig davon besteht weiters die Möglichkeit einer iatrogenen Nervenverletzung. Häufigstes Beispiel wäre eine Radialisparese nach Osteosynthese im Bereich des distalen Humerusschaftes.

24.3 Klassifikation der Nervenschädigung

Zur Einteilung von Nervenschädigungen existieren verschiedene Klassifikationen. Am weitesten verbreitet ist dabei die 1951 von Sydney Sunderland eingeführte Sunderland-Klassifikation, welcher auf derjenigen von Seddon (◘ Abb. 24.1) aufbaut (Seddon 1943; Sunderland 1951). Millesi et al. haben diese noch weiter unterteilt (Millesi 1992).

24.3.1 Seddon-Klassifikation

- **Neurapraxie**

Der Nerv ist bei dieser Schädigung vollständig erhalten, die Leitungsfunktion kann kurzfristig unterbrochen sein. Eine chirurgische Therapie ist selten notwendig.

- **Axonotmesis**

Die äußere Kontinuität des Nervs ist erhalten, einige Axone sind jedoch durchtrennt. Eine komplette, spontane Regeneration ist nicht mehr möglich.

- **Neurotmesis**

Hier ist der gesamte Nerv makroskopisch durchtrennt.

24.3.2 Sunderland-Klassifikation

- **Grad I**

Dieser entspricht einer Neurapraxie nach Seddon mit voller, spontaner Regenerationsfähigkeit.

- **Grad II**

Axonotmesis nach Seddon mit erhaltenem Endoneurium. Eine spontane Regeneration ist noch möglich.

- **Grad III**

Axonotmesis mit unterbrochenem Endoneurium. Das Perineurium ist erhalten, es kommt jedoch zu einer Degeneration der distalen Axonabschnitte.

- **Grad IV**

Axonotmesis mit unterbrochenem Endo- und Perineurium. Die Binnenstruktur des Nervs ist zerstört, eine spontane Regeneration ist nicht mehr möglich.

- **Grad V**

Das Epineurium ist durchbrochen, einer Neurotmesis nach Seddon entsprechend.

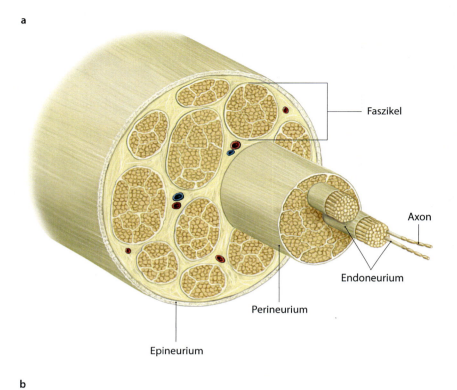
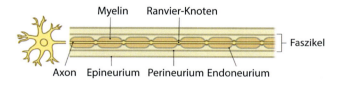

◘ Abb. 24.1 a, b Klassifikationen nach Seddon und Sunderland

24.3.3 Millesi-Klassifikation

Millesi hat die Grad-III-Läsion nach Sunderland entsprechend der fibrotisch umgewandelten Strukturen weiter unterteilt:

- **Grad IIIA**

Fibrose des epifaszikulären Epineuriums.

- **Grad IIIB**

Fibrose des interfaszikulären Epineuriums.

- **Grad IIIC**

Fibrose des Endoneuriums.

24.4 Relevante anatomische Strukturen

Um eine periphere Nervenverletzung diagnostizieren zu können, ist die Kenntnis des Verlaufs der jeweiligen Nerven essenziell. Läsionen der Hauptnerven des Unterarms sowie der Hand können durch einen entsprechenden Funktionsausfall einfach detektiert werden. Wichtig ist dabei die Kenntnis der Innervation der Muskulatur, da sich dadurch Rückschlüsse auf die Höhe der Läsion ziehen lassen. Verletzungen von Hautästen werden durch ein entsprechendes Sensibilitätsdefizit erkannt. Im primären Setting kann dies durch Patienten jedoch oft nur unzureichend angegeben werden. Vor allem bei Mitbeteiligung von Sehnen und Blutgefäßen werden Nervenverletzungen häufig übersehen. Betroffen sind in diesen Fällen beispielsweise der R. superficialis n. radialis oder die Fingernerven.

> Bei Schnittverletzungen sind immer alle durch das Wundgebiet ziehenden Strukturen zu überprüfen. Dies beinhaltet Beuge- und Strecksehnen genauso wie kleinere Hautnerven. Eine Beteiligung der Hauptstämme fällt durch eine entsprechende motorische Einschränkung auf.

24.4.1 Innervation N. medianus

Der N. medianus verläuft am Oberarm im Beugerkompartment. Er innerviert direkt nach der Ellenbeuge den PT und taucht dann zwischen die beiden Köpfe ein. Am proximalen Unterarm verläuft er zwischen dem oberflächlichen und tiefen Beugerkompartment und versorgt FCR, PL sowie FDS2–5 und den FDP3. Der N. interosseus anterior versorgt alleinig FDP2, FPL sowie PQ und tritt etwa 3 cm distal der Interkondylenlinie aus dem Hauptstamm aus. Ab der Mitte des Unterarms verläuft er zwischen dem FDS und dem FDP. Anschließend gehen aus dem Hauptstamm keine motorischen Äste mehr ab, der Großteil seiner Faszikel ist in diesem Bereich sensibel. Am Handgelenk verläuft der N. medianus äußerst oberflächlich zwischen den Sehnen von FDS und FCR. Der R. palmaris n. mediani zweigt etwa 3–5 cm proximal des Raszetta ab, verläuft dann mit der FCR-Sehne und versorgt sensibel die Haut über dem Skaphoid. Er kann als kleiner Hautnerv bei Schnittverletzungen oder im Rahmen der Sehnenentnahme bei Resektions-Suspensions-Arthroplastiken verletzt werden. Distal des Karpalkanals versorgt der N. medianus die Thenarmuskulatur sowie die Mm. lumbricalis 1 und 2. Sensibel versorgt der N. medianus autonom den Daumen, den Zeige-, Mittel- und die radiale Hälfte des Ringfingers beugeseitig. Zusätzlich übernimmt er die Sensibilität am Zeige-, Mittel- und an der radialen Hälfte des Ringfingers dorsalseitig ab dem PIP-Gelenk nach distal. Der motorische Thenarast ist in der Regel im dorsoradialen Quadranten des N. medianus gelegen. Distal des Karpalkanals kann die Abzweigung in der Regel problemlos dargestellt werden (◘ Abb. 24.2).

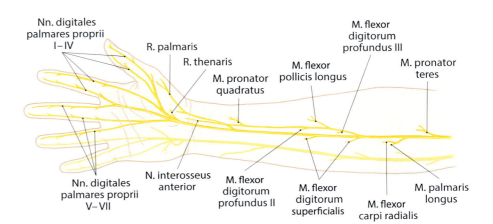

◘ Abb. 24.2 Motorische und sensible Nervenäste des N. medianus

24.4.2 Innervation N. ulnaris

Der N. ulnaris beginnt am Oberarm im Beugerkompartment und wechselt im distalen Drittel durch das Septum nach dorsal. Nach dem Sulcus n. ulnaris taucht er zwischen die beiden Köpfe des FCU und verläuft anschließend direkt unterhalb nach distal. Am Unterarm versorgt er motorisch den FCU und den FDP IV und V. Der R. dorsalis n. ulnaris zweigt etwa 9 cm proximal der Raszetta ab und verläuft subkutan nach dorsal. Er innerviert sensibel die ulnare Hälfte des Handrückens, die ulnare Hälfte des Ringfingers sowie den Kleinfinger streckseitig. Der Hauptstamm durchtritt die Loge de Guyon und teilt sich anschließend in einen oberflächlichen und tiefen Ast wobei ersterer den Hypothenar motorisch und den Kleinfinger sowie die ulnare Hälfte des Ringfingers autonom sensibel versorgt. Der tiefe Ast geht ulnar des oberflächlichen ab, kreuzt ihn oberflächlich und versorgt anschließend in der Tiefe die Mm. interossei dorsalis und palmaris sowie die Mm. lumbricalis III und IV. Der M. adductor pollicis ist der distalste vom N. ulnaris versorgte Muskel (◘ Abb. 24.3 und 24.4).

Verletzungen des N. ulnaris im proximalen Drittel des Unterarms betreffen in der Regel die FDP IV und V sowie zumindest teilweise den FCU. Ab der Mitte des Unterarms kann von einer distalen Läsion gesprochen werden. Ist bei einer Schnittverletzung die Sehne des FCU erhalten, kann eine Durchtrennung des N. ulnaris mit großer Wahrscheinlichkeit ausgeschlossen werden.

24.4.3 Innervation N. radialis

Der N. radialis verläuft am proximalen Oberarm beugeseitig auf der Sehne des TMA und wechselt anschließend nach streckseitig in den Sulcus n. radialis. Er gibt mehrere Äste zum TB und versorgt am Ellenbogen den M. anconeus. Anschließend innerviert er den BR und den ECRL. Er teil er sich in seinen R. profundus und R. superficialis, wobei der tiefe Ast durch den M. supinator tritt und diesen innerviert. In der Folge werden ECRB, ECU, EDM, EDC, EIP, APL und EPB versorgt. Der letzte durch den N. radialis innervierte Muskel ist der EPL. Der Endast, der N. interosseus posterior, verläuft zwischen dem 3. und 4. Strecksehnenfach auf der Membrana interossea nach distal. Der R. superficialis n. radialis verläuft unter dem BR nach distal, wobei er sowohl den Muskelbauch als auch die Sehne durchbohren kann und anschließend subkutan verläuft. Etwa auf Höhe des 1. Strecksehnenfaches teilt er sich in einen R. lateralis und einen R. medialis, wobei ersterer den Daumen und zweiterer den Zeigefinger bzw. die radiale Hälfte des Mittelfingers streckseitig innerviert (◘ Abb. 24.5 und 24.6). Als autonomes Gebiet wird vor allem die 1. Zwischenfingerfalte angesehen.

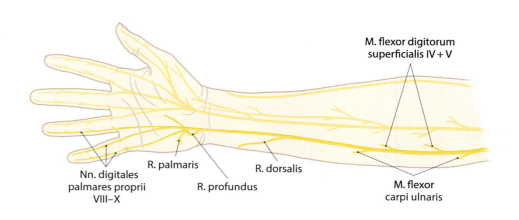

◘ Abb. 24.3 Motorische und sensible Nervenäste des N. ulnaris von palmar

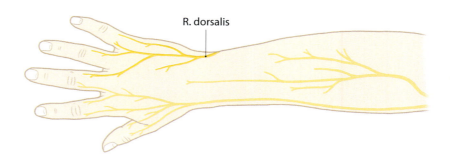

◘ Abb. 24.4 Motorische und sensible Nervenäste des N. ulnaris von dorsal

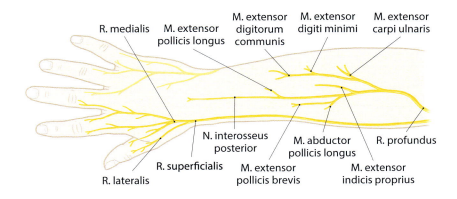

Abb. 24.5 Motorische und sensible Nervenäste des N. radialis von dorsal

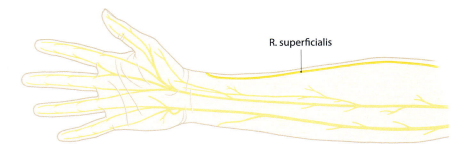

Abb. 24.6 Motorische und sensible Nervenäste des N. radialis von palmar

> Durch die Kenntnis der Innervationsfolge der Hauptstämme kann die Höhe der Läsion bereits durch die klinische Untersuchung eingeschätzt werden. Anatomische Variationen können die Befundung jedoch deutlich erschweren.

24.4.4 Anatomische Variationen

Anatomische Variationen an Hand und Unterarm betreffen den N. medianus und den N. ulnaris. Durch diese motorischen Verbindungen können bei Nervenverletzungen unklare Befunde entstehen.

Martin-Gruber-Anastomose

Die Martin-Gruber-Anastomose beschreibt eine Verbindung des N. medianus oder des N. interosseus anterior mit dem N. ulnaris im Bereich des proximalen Unterarms, wobei in diesem Fall die Axone des N. medianus in den N. ulnaris verlaufen. Die Häufigkeit wird auf 10–25 % geschätzt, wobei sie bei 15 % bilateral auftritt (Lee et al. 2005). Bei hohen Ulnarisläsionen kommt es in diesem Fall zu einer teilweise erhaltenen Funktion der intrinsischen Handmuskulatur.

Marinacci-Anastomose

Die Marinacci-Anastomose ist mit einer Häufigkeit bis 4 % die seltenste Variation und wird auch als „reverse Martin-Gruber-Anastomose" angegeben. Durch diese Variation kommt es zu einer partiellen Innervation der Thenarmuskulatur durch den N. ulnaris. Medianus-, jedoch auch Ulnarisverletzungen auf Höhe des Ellenbogens führen dann zu einem inkompletten Ausfall der Thenarmuskulatur (Meenakshi-Sundaram et al. 2003; Kazakos et al. 2005).

Riche-Cannieu-Anastomose

Die Riche-Cannieu-Anastomose ist eine motorische Verbindung von R. profundus n. ulnaris und R. thenaris n. mediani. Die Häufigkeit weist ausgeprägte geografische Unterschiede auf. So wird in einer Studie aus Brasilien diese Anastomose als Normvariante angegeben (Caetano et al. 2019). In anderen Fällen werden Häufigkeiten von zumindest 80 % genannt (Kimura et al. 1983). Innerviert wird hauptsächlich der APB. Ist diese Anastomose vorhanden, besteht bei einer Medianusverletzung eine Restfunktion der Thenarmuskulatur.

Berrettini-Ast

Der Berrettini-Ast ist eine sensible Verbindung von N. ulnaris und N. medianus im 3. Zwischenfingerraum, wodurch der 6. und 7. Fingernerv vom N. ulnaris mitversorgt werden. Sie tritt mit einer Häufigkeit von etwa 60 % auf. Diese Anastomose befindet sich oft weit proximal und kann iatrogen bei offenen Karpalkanalspaltungen oder palmaren Fasziektomien verletzt werden (Loukas et al. 2007; Roy et al. 2016).

24.5 Relevante diagnostische Verfahren

Die Basisdiagnostik erfolgt mittels Röntgenuntersuchung in 2 Ebenen. Entsprechende knöcherne Verletzungen können erste Hinweise auf eine Verletzung eines peripheren Nervs geben. Weiterführende Untersuchungen sollten nach dem Ziel bzw. der vermuteten Läsion und Ursache ausgewählt werden.

24.5.1 Magnetresonanztomografie (MRT)

MRT-Untersuchungen geben einen detaillierten Aufschluss über die Weichteile in der Umgebung. Diese werden vor allem bei Traktions- und Luxationsverletzungen eingesetzt. Die Kontinuität der Nerven sowie die Denervierung und Degeneration der Muskulatur lässt sich ebenfalls beurteilen. Die MR-Traktografie scheint in Zukunft zunehmende Bedeutung vor allem bei der Beschreibung von Nervenverletzungen mit erhaltener Kontinuität zu erlangen.

24.5.2 Ultraschall

Der Ultraschall ist als dynamische Untersuchung in der Regel am besten geeignet, um die Kontinuität eines Nervs bei einer geschlossenen Verletzung zu beurteilen (▶ Kap. 6). Anatomisch bedingte unterschiedliche Verläufe, Neurome und Kompressionen können dabei sehr gut berücksichtigt und beschrieben werden. Mit hochauflösenden Ultraschallgeräten (Frequenzen ≥22 MHz) werden subkutan verlaufende Hautnerven dargestellt und verfolgt. Weiterer Vorteil einer Ultraschalluntersuchung ist die Beurteilung der Degeneration der versorgten Muskulatur im Seitenvergleich. Vor allem in der Handchirurgie nimmt dies einen immer größer werdenden Stellenwert ein.

24.5.3 Sensibilitätstests

Zur Testung eines fraglichen Sensibilitätsausfalls werden der Semmes-Weinstein-Test und die 2-Punkt-Diskrimination verwendet. Bei unklaren Befunden kann dies im Seitenvergleich durchgeführt werden. Eine Verletzung eines sensiblen Nervs lässt sich jedoch meist gut seinem Versorgungsgebiet entsprechend dokumentieren.

24.5.4 Elektrophysiologie

Durch elektrophysiologische Untersuchungen lässt sich einerseits die Kontinuität und andererseits die Leitfähigkeit eines sensiblen und motorischen Nervs beurteilen. Mittels Neurografie kann etwa 1 Woche nach dem Unfall zwischen einer Neurapraxie und einer Axonotmese unterschieden werden. Im 1. Fall bleibt der Nerv distal der Läsion erregbar, im 2. nimmt die Amplitude durch die Waller-Degeneration schrittweise ab. Eine vollständige Axonotmese kann von einer Neurotmese jedoch nicht unterschieden werden.

Mittels EMG können etwa 2 Wochen nach dem Unfall Veränderungen in der Muskulatur gemessen werden. Dadurch ist auch hier eine Unterscheidung zwischen Neurapraxie und Axonotmese möglich.

24.5.5 Klinische Untersuchung und Funktionstests

- **Krallenhand**

Eine Krallenhand entsteht durch den Ausfall der intrinsischen Handmuskulatur. Da diese radial durch den N. medianus innerviert ist, sind Ring- und Kleinfinger deutlich stärker betroffen. Bei hohen Ulnarisläsionen mit Ausfall von FDP4 und FDP5 ist die Krallenhand durch die schwächere Beugestellung in den PIP- und DIP-Gelenken milder ausgeprägt. Die Mm. interossei und Mm. lumbricales bewirken in den MCP-Gelenken eine Flexion und in den PIP- und DIP-Gelenken eine Extension. Dementsprechend kommt es bei einem Ausfall zu einer Hyperextension in den MCP-Gelenken und zu einem Streckdefizit in den PIP- und DIP-Gelenken.

- **Wartenberg-Zeichen**

Das Wartenberg-Zeichen ist eine Abduktionsposition des Kleinfingers. Durch den Ausfall des M. interosseus palmaris 3 kommt es bei der Extension der Finger durch den Zug des EDM zu einer unausgeglichenen Abduktion des Kleinfingers.

- **Froment-Zeichen**

Beim Froment-Zeichen kann ein Blatt Papier zwischen Daumen und Zeigefinger nur durch eine Beugung im IP-Gelenk über den FPL gehalten werden. Die Ursache ist der Ausfall des AP sowie des M. interosseus dorsalis 1.

- **Jeanne-Zeichen**

Beim Jeanne-Zeichen erfolgt beim Pinzettengriff neben einer verstärkten IP-Flexion eine Hyperextension im MCP1-Gelenk. Erklärt wird dies durch eine Parese des M. adductor pollicis, wobei auch der Ausfall des vom N. ulnaris innervierten FPB eine Rolle spielt.

- **Fallhand**

Bei einer Läsion des N. radialis proximal des Ellenbogens kommt es zu einem kompletten Ausfall der Handgelenk- und Fingerstrecker. Lediglich die Streckung in den PIP- und DIP-Gelenken ist durch die intrinsische Handmuskulatur weiterhin möglich. Bei weiter distalen Läsionen kommt es zu einer inkompletten Fallhand.

- **Schwurhand**

Bei einer Medianusläsion kommt es zu einem Ausfall der Beugung des Daumens, des Zeige- und des Mittelfingers bei erhaltener Funktion von FDP4 und FDP5, wodurch die typische Schwurhand entsteht. Ist der Mittelfinger mitbetroffen, so liegt die Läsion proximal des Abgangs des N. interosseus anterior. In diesem Fall kommt es zusätzlich zu einem entsprechenden Sensibilitätsausfall an der Hand.

- **Interosseus-anterior-Zeichen**

Bei einer isolierten Läsion des N. interosseus anterior fehlt die Funktion von FDP2, FPL und PQ. Während die Pronation kaum abgeschwächt ist, ist die fehlende Beugung des Zeigefingers im DIP-Gelenk und des Daumens im IP-Gelenk offensichtlich. Da der N. interosseus anterior keine sensiblen Fasern führt, liegt ein Sensibilitätsausfall in der Regel nicht vor. Dadurch kann die Höhe der Läsion bereits klinisch eingeschränkt werden.

- **Oppositionszeichen**

Die Opposition ist bei nahezu allen Medianusläsionen mitbetroffen, da der motorische Thenarast am weitesten distal abgeht. Im Falle einer hohen Verletzung ist die Zeit bis zur Reinnervation dementsprechend am längsten.

- **Hoffmann-Tinel-Zeichen**

Das Hoffmann-Tinel-Zeichen ist ein klinisch einfaches Tool zur Verfolgung der Nervenregeneration. Bei zartem Beklopfen des Verlaufs des verletzten Nervs kommt es an der Stelle, an der sich das Nervenregenerat aktuell befindet, zu einem in das Innervationsgebiet des Nervs ausstrahlenden elektrisierenden Gefühl. Im Verlauf der Regeneration sollte diese elektrische Sensation dementsprechend entlang des Nervenverlaufs nach distal wandern. Bleibt dies aus, besteht ein Regenerationshindernis, beispielsweise eine Engstelle oder eine insuffiziente Koaptation. Die Geschwindigkeit des Axonwachstums beträgt in etwa 1 mm pro Tag – in dieser Geschwindigkeit sollte auch das Hoffmann-Tinel-Zeichen in die Peripherie wandern.

24.6 Konservative Therapie

Grundsätzlich ist die Therapie einer Nervenverletzung vom Stadium der Verletzung abhängig. Bei leichteren Verletzungen ohne Kontinuitätsunterbrechung der Faszikel kann eine konservative Therapie durchgeführt werden. Bei schwereren Verletzungen wird diese häufig begleitend zur chirurgischen Behandlung durchgeführt.

24.6.1 Transkutane elektrische Nervenstimulation (TENS)

Eine Verletzung motorischer Nerven führt durch die Denervation der Muskulatur zur Atrophie derselben und zur Degeneration der motorischen Endplatten. Durch eine begleitende TENS-Therapie kann dieser Prozess hinausgezögert werden. Das Zeitfenster der Reinnervation kann so auf bis zu 18 Monate ausgeweitet werden.

24.6.2 Sensibilitätstraining

Sensibilitätstraining wird begleitend zur Regeneration empfohlen. Dysästhesien werden häufig im Rahmen der Reinnervation sensibler Endorgane beobachtet. Das Ertasten von Oberflächen unterschiedlicher Qualität mit und ohne visuelle Kontrolle im Vergleich mit physiologisch innervierten Hautarealen kann entsprechende Missempfindungen reduzieren. Ein großer Teil des Effekts von Sensibilitätstrainings wird dabei durch zentrale Reedukation erzielt (Dellon and Jabaley 1982).

24.6.3 Ergotherapie und Schienenversorgung

Durch gezielte ergotherapeutische Maßnahmen können Gelenkkontrakturen und Verklebungen der Sehnen vermieden und behandelt werden. Wesentliche Voraussetzung einer guten muskulären Funktion nach Reinnervation ist eine freie passive Beweglichkeit der jeweiligen Gelenke. Weiters kann durch Anlage dynamischer und statischer Schienen der Entwicklung typischer Gelenkfehlstellungen (beispielsweise Fall- und Krallenhand) an Hand und Fingern sowie der Elongation der Muskulatur entgegengewirkt werden.

24.6.4 Schmerztherapie

Prinzipiell kann nach einer Nervenverletzung ein neuropathisches Schmerzsyndrom entstehen. Häufig treten solche Schmerzsyndrome durch narbige Adhäsionen im Bereich der eigentlichen Nervenverletzung auf. Zug an der Narbe durch Bewegung der in der Umgebung befindlichen Muskulatur kann im Bereich des Paraneuriums die Nn. nervorum aktivieren und dadurch zu einer Schmerzsymptomatik führen, die schließlich in einem neuropathischen Schmerzsyndrom enden kann. Neben den bereits oben beschriebenen Therapieformen kommt die analgetische Therapie nach dem WHO-Stufenschema zur Anwendung. Diese inkludiert als Basismedikation Nicht-Opioidanalgetika, welche anfangs durch schwache und später durch starke Opioidanalgetika ergänzt werden. Besondere Bedeutung kommt den Adjuvanzien zu. Diese wirken als Schmerzmodulatoren nicht direkt analgetisch. In der Literatur finden sich diesbezüglich die meisten Daten für den Bereich der trizyklischen Antidepressiva und Antikonvulsiva, vor allem Pregabalin und Gabapentin. Lokal anästhetische Pflaster und Salben und die Anwendung von Cannabinoiden zeigen unterschiedliche Ergebnisse (Finnerup et al 2018).

24.7 Operative Therapie

Eine Verletzung eines peripheren Nervs muss selten akut behandelt werden. Wird eine komplette Durchtrennung im Rahmen einer Schnittverletzung erkannt, so ist die primäre Naht indiziert. Liegt ein Nervendefekt, eine starke Verschmutzung der Wunde oder eine Traktionsverletzung mit erhaltener Kontinuität des Nervs vor, wird eine sekundäre Rekonstruktion empfohlen.

Bei fehlenden Regenerationszeichen (am einfachsten verfolgbar durch das Hoffmann-Tinel-Zeichen) sollte die Indikation zur Revision bei peripheren Nerven nach etwa 6–8 Wochen gestellt werden, bei stammnahen Verletzungen nach etwa 3 Monaten. Zusätzlich zu den klinischen Regenerationszeichen sowie Funktionstests empfiehlt sich eine hochauflösende sonografische und neurophysiologische Untersuchung, um die Indikation und den Zeitpunkt einer operativen Therapie festzulegen. Kann dabei eine mögliche Regeneration ausgeschlossen bzw. ein absolutes Regenerationshindernis identifiziert werden, ist die Indikation zur Revision früher zu stellen. Eine zu frühzeitige Operation birgt jedoch vor allem bei geschlossenen Verletzungen mit erhaltener Kontinuität des Nervs das Risiko, den Grad der Schädigung aufgrund der noch ablaufenden Fibrosierung einzelner Faszikel zu unterschätzen (▶ Abschn. 24.3.3). Bei erhaltener Kontinuität ist der tatsächliche Zustand des Nervs dementsprechend oft erst intraoperativ bestimmbar. Die Patientenaufklärung muss daher Eingriffe von der Neurolyse bis zur Rekonstruktion durch autologe Nerventransplantation umfassen (Kline 1982). Weiters müssen physiologisch vorhandene Engstellen (bspw. Karpalkanal, Loge de Guyon etc.) bereits im Rahmen der Rekonstruktion adressiert werden.

24.7.1 Mikrochirurgische Neurolyse

Das Ziel der mikrochirurgischen Neurolyse ist die Dekompression der einzelnen Faszikel. Sie läuft dementsprechend in Stufen ab. Begonnen wird mit einer externen Neurolyse, bei der äußere, den Nerv komprimierende Faktoren entfernt werden. Da definitionsgemäß das Paraneurium, also das Gleitgewebe des Nervs, zum Nerv selbst gezählt wird, beginnt ab der Lösung des Gleitgewebes die interne Neurolyse. Anschließend werden mögliche Verhärtungen des Epineuriums ertastet und dieses, falls nötig, eröffnet. Dabei muss besonders darauf geachtet werden, dass faszikuläre Strukturen nicht verletzt werden. Im Falle einer vollständigen Fibrose einzelner oder aller Faszikel müssen diese Abschnitte durch eine autologe, interfaszikuläre Nerventransplantation ersetzt werden.

> Eine mikrochirurgische Neurolyse erfolgt stadienentsprechend. Sobald das Ziel – die Dekompression der Faszikel – erreicht ist, wird die Operation beendet.

24.7.2 Epineurale Nervennaht

Ein durch eine Schnittverletzung partiell oder komplett durchtrennter peripherer Nerv kann primär im Rahmen der Wundrevision genäht werden. Voraussetzung dafür ist eine spannungsfreie Koaptation der Nervenendigungen. Die spannungsfreie Koaptation muss in der maximalen Länge des Nervs möglich sein. Sollte man diesen spannungsfreien Zustand etwa nur durch Beugung des Handgelenks oder des Ellenbogengelenks erreichen, so muss die Indikation zu einer interfaszikulären autologen Transplantation gestellt werden. Als Nahtmaterial wird monofiles, nicht-resorbierbares Nahtmaterial der Stärke 8-0 oder kleiner verwendet. Die Nervenendigungen werden durch Einzelknopfnähte des Epineuriums koaptiert (◘ Abb. 24.7). Es sollte jedoch nach dem Grundsatz „weniger ist mehr" vorgegangen werden, da jede Naht mit einer entsprechenden Fibrose einhergeht. Ein Fingernerv wird beispielsweise mit 2 Einzelknopfnähten versorgt. Anschließend kann die Naht mit einer Fibrinplombe gesichert werden.

Nervenverletzungen und Rekonstruktionen

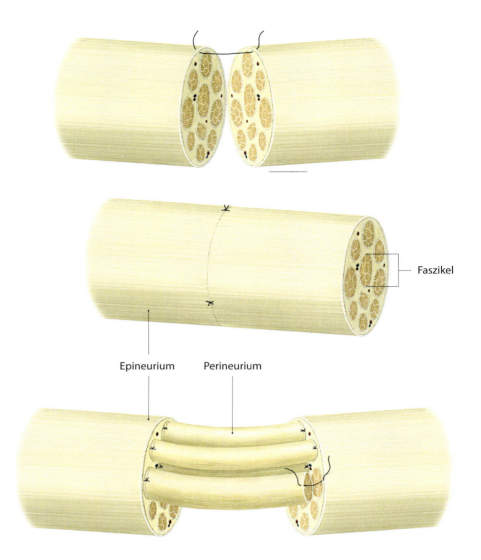

Abb. 24.7 Schema einer direkten Nervennaht und Rekonstruktion mittels Transplantats. Entscheidend ist bei der direkten Koaptation die spannungsfreie Naht des Epineuriums und bei der Transplantation die Wiederherstellung der einzelnen Faszikel

Liegt eine stark verschmutzte Wunde vor, so kann vorerst eine offene Wundbehandlung durchgeführt werden. Nach Rückbildung der Infektion bzw. Abheilen der Wunde kann eine Nervennaht bis etwa 7 Tage nach dem Trauma direkt durchgeführt werden. Muss länger zugewartet werden, ist von einer stärkeren Retraktion der Nervenstümpfe auszugehen. Eine direkte Nervennaht ist in diesen Fällen spannungsfrei kaum mehr möglich.

> Können 2 Nervenendigungen nicht absolut spannungsfrei koaptiert werden, so ist eine interfaszikuläre autologe Nerventransplantation durchzuführen, unabhängig von der Art der Nervenverletzung.

24.7.3 Interfaszikuläre autologe Nerventransplantation

Die interfaszikuläre autologe Nerventransplantation stellt den Goldstandard zur Rekonstruktion von Nervendefekten dar. Sie ist weiters anzuwenden, wenn es infolge einer Traktion eines Nervs zu einer Fibrose einzelner Faszikel oder des gesamten Nervs kommt. Das Ziel ist die Wiederherstellung der Kontinuität der einzelnen Faszikel (Abb. 24.7). Ein Nervendefekt liegt grundsätzlich vor, wenn die Nervenendigungen nicht spannungsfrei aneinandergelegt werden können. Dies kann selbst nach glatten Schnittverletzungen bei einer verspäteten Rekonstruktion auftreten. Bei einer Nerventransplantation sollen die Transplantate in der maximalen Defektstrecke implantiert werden. Diese wird durch eine entsprechende Lagerung der Gelenke vergrößert. So soll bei einer Rekonstruktion des N. medianus am Unterarm die Defektstrecke in Extension des Ellenbogens und des Handgelenks bestimmt werden. Die Anzahl der zu verwendenden Transplantate ergibt sich aus dem Querschnitt des verletzten Nervs. Die Anordnung der Transplantate zueinander sollte nicht kabelartig erfolgen. Vielmehr sollten sie getrennt im Wundbett platziert werden, da die Ernährung der einzelnen Transplantate über Diffusion erfolgt. Durch eine Vergrößerung der Diffusionsoberfläche wird eine Umwandlung in Narbengewebe minimiert.

- Mögliche Spendererven
N. suralis
Bei Nervendefekten über 5 cm wird am häufigsten der N. suralis verwendet. Je nach Länge des Unterschenkels können Transplantate bis zu 40 cm gewonnen werden (Abb. 24.8). Etwa ab der Mitte des Unterschenkels liegt der Nerv subfaszial. Die Entnahme sollte proximal des Fasziendurchtritts erfolgen, da dadurch die Entwicklung schmerzhafter Neurome des proximalen Stumpfs minimiert wird. Als Hebedefekt beschreiben 1 Jahr nach der Operation noch bis zu 75 % der Patienten Hypästhesien an der lateralen Fußkante (Ijpma et al. 2006). Die Entnahmemorbidität nach Transplantation des N. suralis ist aber üblicherweise in der langjährigen klinischen Erfahrung für die Patienten gut tolerierbar. Nach mehreren Jahren kommt es außerdem häufig zur Übernahme eines Teils der Sensibilität durch benachbarte Hautnerven.

- N. saphenus

Werden lange Spendernerven benötigt, ist der N. saphenus die einzige Alternative. Nachteilig ist dabei jedoch der variablere Verlauf. Weiters ist er wesentlich inkonstanter bezüglich seines Durchmessers.

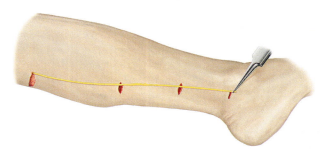

Abb. 24.8 Entnahme des N. suralis über quere Inzisionen am Unterschenkel (links proximal, rechts distal)

- N. cutaneus antebrachii medialis

Der N. cutaneus antebrachii medialis läuft entlang des Oberarms subfaszial und wechselt vor der Ellenbeuge nach subkutan. Als Spender kann der Hauptstamm entlang des Oberarms oder der R. anterior am Unterarm, 2 Querfinger distal und ventral des Epicondylus ulnaris, entnommen werden. Erster kann bis zu einer Länge von 20 cm gewonnen werden, zweiterer bis etwa 7 cm. Nach Einsatz dieses Transplantats wird die entstandene Hypo- bis Asensibilität im Bereich des medialen Unterarms häufig als störend empfunden.

- Andere Spendernerven

Zur Rekonstruktion von Fingernerven kann der N. interosseus posterior verwendet werden. Defekte bis 1 cm können damit behandelt werden. Limitierend ist jedoch der große Anteil an fibrösem Bindegewebe, wodurch er sich nicht zum Einsatz bei der Rekonstruktion größerer Nerven eignet. Einzelne Äste des R. superficialis n. radialis oder des R. dorsalis n. ulnaris werden in seltenen Fällen zur Rekonstruktion kleinerer Defekte verwendet. Problematisch ist die subkutane Lage der proximalen Nervenstümpfe nach der Entnahme der Spender. Die Bildung schmerzhafter Neurome kann durch die End-zu-Seit-Koaptation an andere Hautnerven vermieden werden.

24.7.4 Periphere Nervenfasertransfers

Im Rahmen eines Nervenfasertransfers werden einzelne Faszikel oder ganze Nerven auf ein neues Zielorgan transferiert. Obwohl diese Technik aus der Plexusbrachialis-Chirurgie lange bekannt ist, gelangte sie erst durch die Publikationen von Oberlin und Mackinnon zu breiterer Bekanntheit (Oberlin et al. 1994; Mackinnon and Novak 1999). Grundsätzlich wird zwischen sensiblen und motorischen Nervenfasertransfers unterschieden. Die Rationale dahinter ist, ein Zielorgan frühzeitig mit Axonen zu versorgen. Dies kann notwendig sein, wenn die proximalen Nervenstümpfe nicht mehr vorhanden sind, es sich um eine verzögerte, sekundäre Rekonstruktion handelt, die primäre Nervenrekonstruktion fehlgeschlagen ist oder eine weit proximale Läsion vorliegt.

- Beispiele motorischer Nervenfasertransfers
Rekonstruktion des N. radialis
Eine Rekonstruktion des N. radialis ist durch einen Transfer des Muskelastes von FCR und PL auf den R. profundus n. radialis möglich. Die Äste des N. medianus können nach Präparation des M. pronator teres dar-

gestellt werden. Der R. profundus n. radialis kann unter dem M. brachioradialis gefunden werden. Im Zweifelsfall wird der R. superficialis n. radialis nach proximal verfolgt (Brown and Mackinnon 2008).

Alternativ kann der Muskelast des FDS auf den ECRB transferiert werden, da dieser eine neutrale Streckung im Handgelenk bewirkt. Die Muskeläste des ECRB gehen proximal des R. profundus n. radialis aus dem Hauptstamm ab. Der R. profundus n. radialis wird anschließend an den PT oder den FCR angeschlossen.

Rekonstruktion des N. medianus
Die Rekonstruktion der Daumenopposition kann durch einen Transfer des den PQ versorgenden Endastes des N. interosseus anterior erfolgen. Um den R. thenaris muscularis n. mediani zu erreichen, ist jedoch ein Transplantat notwendig, wodurch das Ergebnis deutlich verschlechtert wird (Brown and Mackinnon 2008).

Zur Rekonstruktion des PT kann der Muskelast des ECRB transferiert werden. Alternativ können Äste zum FCU distal des Kubitaltunnels präpariert und auf den PT gelegt werden. Bei hohen Medianusläsionen können Muskeläste von ECRB und M. supinator auf den N. interosseus anterior geleitet werden (Hsiao et al. 2009).

Rekonstruktion des N. ulnaris
Der R. profundus n. ulnaris kann durch einen Transfer des Endastes des N. interosseus anterior wiederhergestellt werden. Da der N. interosseus anterior in diesem Abschnitt nur etwa die Hälfte der motorischen Axone des R. profundus n. ulnaris aufweist, ist das Ergebnis trotz der kurzen Strecke zu den motorischen Endorganen deutlich schlechter als die primäre Versorgung (Brown et al. 2009). Geht man davon aus, dass es durch die Rekonstruktion des primären Nervendefekts rechtzeitig zu einer Reinnervation der intrinsischen Handmuskulatur kommt, kann dieser Transfer auch End-zu-Seit als „supercharge" bzw. „babysitter" durchgeführt werden.

Steht der N. interosseus anterior nicht zur Verfügung, können alternativ Muskeläste von EI, EPB und APL durch die Membrana interossea auf den R. profundus n. ulnaris transferiert werden (Phillips et al. 2014).

Beispiele sensibler Nervenfasertransfers
Rekonstruktion des N. radialis
Sensibilität im Versorgungsgebiet des R. superficialis n. radialis kann durch einen Transfer des N. cutaneus antebrachii lateralis wiederhergestellt werden. Alternativ ist eine End-zu-Seit-Koaptation des R. superficialis n. radialis auf den N. interosseus anterior möglich (Brown and Mackinnon 2008).

Rekonstruktion des N. medianus
Priorität bei der Rekonstruktion der Sensibilität des N. medianus haben der 2. und 3. Fingernerv, um den Pinzettengriff zu verbessern. Als Spender kommen der kommune Ast des 8. und 9. Fingernervs oder der R. lateralis r. superficialis n. radialis infrage (Brown and Mackinnon 2008; Bertelli and Ghizoni 2011).

Rekonstruktion des N. ulnaris
Primäres Ziel ist die Erzeugung einer Schutzsensibilität an der ulnaren Handkante durch den 10. Fingernerv. Dies kann durch einen Transfer von Medianusästen erfolgen. Zusätzlich kann der N. cutaneus antebrachii lateralis auf den R. dorsalis n. ulnaris verpflanzt werden (Oberlin et al. 2003; Brown et al. 2009).

Es soll an dieser Stelle abschließend betont werden, dass die Liste möglicher Nervenfasertransfers stetig erweitert wird. Die endgültige Entscheidung über die eingesetzte Methode hängt wesentlich von den vorhandenen Axonspendern und der Erfahrung des Chirurgen ab.

> Bei der Auswahl eines möglichen Nervenfasertransfers müssen zur Verfügung stehende Axonspender und die zu rekonstruierenden Funktionen genau abgewogen werden.

24.7.5 Direkte Nerv-Muskel-Neurotisation

Die direkte Nerv-Muskel-Neurotisation wurde von Hacker 1908 erstmals beschrieben (Hacker 1908). Sie wird durchgeführt, wenn der distale Nervenstumpf nicht verfügbar ist. Entsprechend sind die Indikationen für diese Technik äußerst begrenzt. Aufgrund der schlechten Ergebnisse sollte sie auch als letzter Ausweg durchgeführt werden. Wegen der degenerativen Veränderungen der neuromuskulären Endplatte zeigt diese Technik bei Patienten bis zum 20. Lebensjahr oder jünger bessere Ergebnisse (Apel et al. 2009). Die Faszikel des Axonspenders werden dabei unter dem Operationsmikroskop aufgeteilt, um eine möglichst große Fläche abzudecken, und anschließend in der zu innervierenden Muskulatur verteilt.

24.7.6 End-Zu-Seit-Koaptation

Die End-zu-Seit-Koaptation kann eine Alternative zur Versorgung peripherer Nervenstümpfe darstellen. Diese Technik kann einerseits als Versuch der Innervation eines durch Nervenverletzung denervierten Areals herangezogen werden. Technisch wird das Epineurium eines durchgehenden Nervs fenestriert und der distale Stumpf an den durchgehenden Nerv im Bereich des Fensters koaptiert. Die Idee dahinter ist das Einsprossen axonaler Strukturen in den distalen Stumpf.

Eine weitere Anwendungsmöglichkeit dieser Technik besteht als Neuromprophylaxe bei proximalen Nervenstümpfen, für die kein distaler Anschluss mehr verfügbar ist. Technisch gesehen wird gleich vorgegangen wie bei den distalen Nervenstümpfen, das Ziel dabei ist aber die Vermeidung der Ausbildung eines Neuroms.

24.7.7 Allografts und „nerve conduits"

Innerhalb der letzten Jahre wurde eine Vielzahl verschiedener Alternativprodukte zum autologen Transplantat vorgestellt. Hintergedanke ist in all diesen Fällen, den Hebedefekt zu vermeiden und die Operationszeit zu reduzieren. Unabhängig von der gesamten Entwicklung ist bisher kein Produkt verfügbar, das vergleichbare Ergebnisse zum autologen Transplantat bietet. Allografts können für kurze Defekte von wenigen Zentimetern im Bereich sensorischer Nerven verwendet werden. Problematisch sind hier auch die hohen Kosten. Eine mit Muskulatur gefüllte Vene kann ebenfalls als Brücke für einen Defekt von 2–3 Zentimetern dienen. Es muss dabei jedoch beachtet werden, dass die Nervenregeneration in diesem Fall einem gerichteten Neurom und keinem Axonwachstum entlang eines Nervenskeletts entspricht (Heinzel et al. 2021).

24.7.8 Rekonstruktion des Gleitgewebes

Kommt es zu einer rezidivierenden Adhäsion eines peripheren Nervs mit Ausprägung klinischer Symptome wie Schmerzen, muss das Gleitgewebe desselben rekonstruiert werden. Häufig beschrieben werden sogenannte „fatty tissue flaps" zur Deckung der Nerven, wobei der „hypothenar fat pad flap" der zumeist eingesetzte an der Hand ist. Aufgrund der hohen Frequenz von N.-medianus-Dekompressionen im Karpalkanal ist die Inzidenz rezidivierender Fibrosen in diesem Bereich auch am höchsten. Der „hypothenar fat pad flap" zeigt vor allem bei Symptomen unter 1 Jahr Dauer gute Ergebnisse (Wulle 1980; Plancher et al. 1996; Mathoulin et al. 2000).

Weiters wurden ebenfalls echte Gleitgewebelappen vor allem in der Plexus-brachialis-Chirurgie beschrieben (Millesi et al. 1994). Aufgrund des deutlich dünneren Gewebes können damit Nerven eingehüllt werden, ohne eine Kompression zu erzeugen. In der Literatur wird diese Technik jedoch kaum behandelt. Nach Erfahrung der Autoren ist der Erfolg einer Behandlung rezidivierender Adhäsionen grundsätzlich von der Dauer der Symptome abhängig. Bestehen diese länger als 1 Jahr, sinken die Erfolgschancen deutlich.

24.7.9 Motorische Ersatzoperationen

Motorische Ersatzoperationen können als Unterstützung, bei Versagen der Nervenrekonstruktion oder als alleinige Rekonstruktion notwendig sein. Bei erfolgter Nervenrekonstruktion sollte vor einer Ersatzoperation zumindest 18 Monate zugewartet werden. In der Regel muss genau geprüft werden, welche Motoren zur Verfügung stehen und welche Funktionen ersetzt werden müssen. Hierfür ist es essenziell zu wissen, auf welcher Höhe die Läsion liegt und welche Nerven betroffen sind. Weiters muss geplant werden, welche Zugrichtung der Muskulatur erforderlich ist, um die gewünschte Funktion zu ersetzen. Oft müssen Sehnen deutlich umgelenkt werden, teilweise über ein chirurgisch erzeugtes Hypomochlion. Als Grundsatz gilt, dass ein transferierter Muskel aufgrund der veränderten Zugrichtung, Fibrose und schlechteren Gleitfähigkeiten etwa 1 Kraftgrad verliert. Vor jeder Ersatzoperation müssen die betroffenen Gelenke passiv durch Physiotherapie mobilisiert werden. Dementsprechend ist eine passive freie Beweglichkeit des Gelenks eine Voraussetzung für einen Sehnentransfer. Eine gute Weichteilsituation ist ebenfalls entscheidend und sollte nicht unerwähnt bleiben. Eine eingeschränkte Beweglichkeit bereits präoperativ verschlechtert das Operationsergebnis deutlich.

- **Ersatzoperationen des N. medianus**

Bei weiter proximalen Läsionen müssen neben der Opposition auch die Fingerbeuger rekonstruiert werden. Die Handgelenkbeugung und die Pronation sind zwar deutlich abgeschwächt, werden in der Regel aber kompensiert. Der Ausfall der beiden radialen Mm. lumbricalis kann durch die ulnarisinnervierte intrinsische Handmuskulatur gut ersetzt werden. Bei einer Läsion des N. medianus proximal des Ellenbogens fallen zur Rekonstruktion der Opposition viele mögliche Motoren weg.

- **Rekonstruktion der Opposition**

Bei einer distalen N.-medianus-Läsion muss einerseits nur die Opposition rekonstruiert werden, andererseits stehen deutlich mehr Motoren zur Verfügung. Die am häufigsten verwendeten Transfers umfassen: FDS, EI-Opponensplastik, Huber-Transfer und PL-Transfer (Camitz). Aufgrund der Doppelinnervierung des FPB ist eine Rekonstruktion der Opposition laut Literatur allerdings nur in 12 % der Fälle notwendig.

Durch den Verlust der Oppositions- und Abduktionsfähigkeit des Daumens werden kompensatorisch der APL und die extrinsische Muskulatur verwendet, um Objekte zu ergreifen. Dadurch wird aber der Daumen in Supination und Extension gebracht, wodurch ein Aufgreifen von Gegenständen nur durch volle Pronation des Unterarms und Innenrotation der Schulter möglich ist. Durch diese Positionierung des Arms ist jedoch der zu ergreifende Gegenstand nicht sichtbar, wodurch in Kombination mit einer fehlenden Sensibilität das Ergreifen von Gegenständen zusätzlich erschwert wird. In diesem Fall ist eine frühzeitige Rekonstruktion der Oppositionsfunktion indiziert.

Das niedrigste chirurgische Trauma wird durch einen Transfer des FDS4 auf den Ansatz des APB erzeugt. Um eine bessere Zugrichtung zu erzeugen, wird im Bereich des Os pisiforme ein Hypomochlion angelegt. Beschrieben wurden ein Teil der FCU-Sehne (Bunnel), die Loge de Guyon oder Teile der Palmaraponeurose. Alternativ kann die FDS4-Sehne auch distal des Karpaltunnels durch einen subkutanen Tunnel radial zum MCP-Gelenk des Daumens geleitet und dort fixiert werden. Hierbei fungiert der distale Rand des Karpaltunnels als natürliches Hypomochlion (Royle-Thompson). Da bei einer hohen Medianusläsion die FDS und der FCU für ihre eigentliche Funktion bzw. Rekonstruktion der Fingerbeuger benötigt werden, ist diese Methode nur bei einer distalen Läsion einsetzbar.

Der Camitz-Transfer ist eine Verlegung des PL auf den Ansatz des APB. Die Sehne des PL muss bei dieser Technik mit einem Stiel der Palmaraponeurose verlängert werden. Sie wird subkutan in Richtung des MCP1-Gelenks geleitet (Camitz 1929).

Alternativ können der EI oder der EDM ulnarseitig am Handgelenk zum Ansatz des APB gelenkt werden. Die beiden letzteren Varianten stehen auch bei einer hohen Medianusläsion zur Verfügung.

Rekonstruktion der Fingerbeugung

Bei intakter N.-ulnaris- und N.-radialis-Funktion kann die Beugung des Daumens durch einen Transfer von ECRL oder BR auf den FPL und die Beugung des Zeige- und Mittelfingers durch eine Seit-zu-Seit-Tenodese auf die FDP des Ring- und Kleinfingers wiederhergestellt werden. Zusätzlich kann eine Arthrodese des IP- oder des MCP-Gelenks am Daumen notwendig sein.

Ersatzoperationen des N. ulnaris

Die bei einer hohen Ulnarisläsion mitbetroffenen FCU und FDP4 sowie FDP5 werden in der Regel kompensiert. Am augenscheinlichsten ist die Krallenhandfehlstellung. Probleme bereiten jedoch auch die Abduktionsfehlstellung des Kleinfingers (Wartenberg-Zeichen) sowie die fehlende Adduktion des Daumens (Froment-Zeichen).

Korrektur der Krallenhandfehlstellung

Zur Korrektur der Krallenhandfehlstellung stehen dynamische und statische Techniken zur Verfügung. Lässt sich das Streckdefizit im PIP-Gelenk durch Blockierung der Hyperextension des MCP-Gelenks komplett korrigieren (Bouvier-Manöver), sind statische Operationstechniken ausreichend. Kommt es jedoch zu keiner vollständigen Streckung des PIP-Gelenks, muss ein Sehnentransfer bzw. eine dynamische Technik verwendet werden.

Eine Kapsulodese der MCP-Gelenke nach Zancolli stellt ein statisches Vorgehen dar. Die palmare Platte wird dargestellt, proximal mobilisiert und weiter proximal am Mittelhandknochen mittels Anker oder transossärer Naht refixiert. Ziel ist es, eine etwa 20°ige Beugekontraktur im MCP-Gelenk zu erzeugen. Durch die extrinsische Handmuskulatur können anschließend die Finger in den PIP- und DIP-Gelenken gestreckt werden. Nachteilig bei diesem Verfahren ist jedoch eine zunehmende Elongation der palmaren Platte, wodurch es nach etwa 1 Jahr zu einer zunehmenden Rezidivfehlstellung kommt. Dieses Verfahren kann dementsprechend vor allem bei einer zu erwartenden Regeneration der intrinsischen Handmuskulatur eingesetzt werden.

Beim Zancolli-Lassoverfahren werden die FDS4- und FDS5-Sehnen distal präpariert, der Länge nach halbiert, durch die A1-Ringbänder des Zeige-, Mittel-, Ring- und Kleinfingers geleitet und mit sich selbst vernäht. Dadurch entsteht eine aktive Beugung in den MCP-Gelenken. Als Variation ist ein Sehnentransfer auf die Grundglieder oder die radialen Tractus laterales möglich. Vor allem bei letzterem Transfer kann dadurch eine eingeschränkte Extension in den PIP- und DIP-Gelenken erreicht werden. Entscheidend ist jedoch eine erhaltende Funktion von FDP4 und FDP5 entsprechend einer Ulnarisläsion etwa ab der Mitte des Unterarms.

Liegt zusätzlich eine hohe Medianusläsion vor, muss auf einen vom N. radialis innervierten Motor zurückgegriffen werden. Häufig wird der Transfer des ECRL und ECU oder, falls möglich, des FCR mittels freien Sehntransplantats auf die Tractus laterales beschrieben. Sind nur Ring- und Kleinfinger betroffen, kann als Transplantat die Sehne des PL verwendet werden. Müssen zusätzlich auch Zeige- und Mittelfinger angesteuert werden, benötigt man ein weiteres Sehntransplantat. Die Transplantate werden palmar der Ligg. metacarpalia transversa profunda nach distal geführt und mit den Tractus laterales vernäht. Zusätzlicher Vorteil dieser dynamischen Stabilisierung ist die verbesserte Griffkraft.

Rekonstruktion der Daumenadduktion

Die fehlende Daumenadduktion wird in der Regel über eine Hilfsbewegung des FPL kompensiert. Besteht eine Schwäche der Greiffunktion des Daumens, kann diese durch einen Transfer des ECRB verbessert werden. Die Sehne wird distal abgesetzt, mittels freien Transplantats verlängert, zwischen 3. und 4. Mittelhandknochen nach palmar geleitet und profund zu den Beugesehnen und Nerven-Gefäß-Bündeln an die Sehne des AP genäht (Smith 1983).

Alternativ kann der EI verwendet werden. Die Route der Sehne bleibt die gleiche, es kann jedoch auf ein Sehnentransplantat verzichtet werden.

Korrektur der Wartenberg-Fehlstellung

Wird die Abduktionsfehlstellung des Kleinfingers als störend empfunden, kann der EDM auf das radiale Seitenband des MCP5-Gelenks oder das A2-Ringband gelenkt werden (Blacker et al. 1976).

Verbesserung der Fingerbeugung

Durch Ausfall von FDP4 und FDP5 fehlt den Patienten die Beugung in den DIP-Gelenken von Ring- und Kleinfinger. Durch Seit-zu-Seit-Tenodese an FDP2 und FDP3 kann dies relativ leicht korrigiert werden. Als Alternative kann ein Transfer des ECRL mittels Sehnentransplantats durchgeführt werden. Die wesentliche Komplikation bei einer Stärkung der Fingerbeuger besteht in der Förderung einer Krallenhandfehlstellung. Die FDP-Sehnen bewegen Großteils die DIP- und PIP-Gelenke; die MCP-Gelenke hingegen deutlich schwächer. Die extrinsische Streckermuskulatur führt dadurch zu einer Hyperextension in den MCP-Gelenken.

Ersatzoperationen des N. radialis

Da die gesamte Streckermuskulatur vom N. radialis innerviert ist, ist in diesen Fällen die Höhe der Läsion besonders wichtig. Wenige Zentimeter entscheiden, ob die 3 Handgelenkstrecker noch innerviert sind oder nicht. Am häufigsten werden der PT zur Rekonstruktion der Handgelenkstreckung, die Handgelenkbeuger für die Fingerstrecker und der PL zur Daumenstreckung verwendet.

Rekonstruktion der Handgelenkextension

Der am häufigsten verwendete Motor zur Rekonstruktion der Handgelenkstreckung ist der PT. Er sollte mit einem Periostreifen präpariert werden, um genug Länge für den Transfer zur Verfügung zu haben. Die neutralste Funktion wird durch eine Naht an den ECRB erreicht, welcher an der Basis des 3. Mittelhandknochens inseriert. Dieser Muskeltransfer bietet sich auch als Unterstützung zu einer Nervenrekonstruktion des N. radialis an. Bei sehr hohen Läsionen wird der primäre Transfer empfohlen, da dadurch die Elongation der Fingerstreckermuskulatur reduziert werden kann.

Rekonstruktion der Fingerstreckung

Zur Streckung der 4 Langfinger wird in der Regel der FCR transferiert. Er kann distal dargestellt werden, radial nach dorsal geführt und anschließend mit den 4 Sehnen des EDC vernäht werden. Alternativ kann der FDS3 nach Boyes verwendet werden. Er wird radial oder durch die Membrana interossea nach streckseitig geleitet und mit dem EDC vernäht (Boyes 1961).

Rekonstruktion der Daumenfunktion

Durch Transfer des PL auf den EPL kann die Streckung des Daumens wiederhergestellt werden. Die Sehne des EPL wird dabei möglichst proximal abgesetzt, aus dem 3. Strecksehnenfach entfernt und oberflächlich zum 1. Strecksehnenfach nach radial und palmar umgeleitet. Steht der PL nicht für Verfügung, kann alternativ der FDS4 verwendet werden. Auf eine Rekonstruktion von APL und EPB wird aufgrund der fehlenden Motoren in der Regel verzichtet.

> Bei einer motorischen Ersatzoperation muss auf die Zugrichtung der Sehnen geachtet werden. Synergien durch Handgelenkbeugung und Fingerstreckung verbessern das Ergebnis.

24.8 Nachbehandlung

Die Nachbehandlung einer Nervenverletzung erfolgt grundsätzlich dynamisch. Eine Nerventransplantation kann für wenige Tage ruhiggestellt werden, dies ist bei ausreichender Länge der Transplantate jedoch nicht zwingend notwendig. Wichtig ist der Erhalt der passiven Beweglichkeit aller Gelenke, wodurch der Physiotherapie eine entsprechende Bedeutung zukommt. Durch Einsatz statischer und dynamischer Schienen wird eine Elongation der denervierten Muskulatur verhindert. TENS-Behandlungen können weiters die fettige Degeneration der Muskulatur verzögern.

Muskuläre Ersatzoperationen werden unbedingt direkt postoperativ dynamisch nachbehandelt. Die Fibrosierung der Sehnen verschlechtert die Funktion deutlich.

24.9 Komplikationen

Neben allgemeinen chirurgischen Komplikationen muss die Regeneration der Nervenfasern überwacht werden. Etwa 4 Wochen nach der Primäroperation ist das Hoffmann-Tinel-Zeichen nachweisbar. Diese elektrischen Sensationen entstehen immer circa an der Spitze der regenerierenden Axone. Dementsprechend wandern sie mit einer Maximalgeschwindigkeit von etwa 1 mm/Tag in die Peripherie. Schafft es das Axon über mehrere Tage bis Wochen nicht, Engstellen oder Koaptation zu überwinden, so ist eine Bildgebung und bei unklarem Befund die Revision indiziert.

24.10 Tipps und Tricks

Mikrochirurgie ist Übungssache. Die allermeisten Chirurgen haben an einem Hühnerschenkel begonnen und sind dann zu Übungsoperationen an Nagetieren aufgestiegen. Können die Techniken nicht regelmäßig im Rahmen echter Operationen durchgeführt werden, so werden Übungen in Kursen empfohlen.

24.10.1 Operieren an peripheren Nerven

Jeder Chirurg, unabhängig von Alter, Erfahrung und Ausbildung, leidet an einem gewissen Tremor. Zur Reduktion desselben ist die Positionierung und Stabilisierung der Handgelenke essenziell. Durch das Unterlegen steriler Kompressen können die Handgelenke möglichst gut abgestützt werden. Die Bewegungen sollen vor allem anfangs möglichst aus den Fingern entstehen. Beim Durchstechen des Fadens kann der Nadelhalter zusätzlich durch die Pinzette in der anderen Hand abgestützt werden. Langsame Bewegungen verhindern vor allem beim Nähen ein Durchziehen des Fadens.

24.10.2 Darstellen der Nerven

Soll eine Nervenverletzung sekundär rekonstruiert werden, dann sind die Nervenstümpfe oft in Narbengewebe eingebettet. Es wird daher empfohlen, den proximalen Nervenstumpf im gesunden Gewebe aufzusuchen und nach distal zu verfolgen. Sollte er an einem Punkt nicht mehr von Narbengewebe abgrenzbar sein, kann noch versucht werden, nach Eröffnen des Epineuriums intakte Faszikel darzustellen. In der Regel ist das Ende des gesunden Stumpfs dann jedoch erreicht. Analog wird der distale Nervenstumpf dargestellt und anschließend die Defektstrecke bestimmt.

24.10.3 Rekonstruktion eines peripheren Nervs

Bei der Darstellung eines peripheren Nervs wird die Arbeit unter zumindest 3,5- bis 4-facher Lupenbrillenvergrößerung empfohlen. Bei einer Koaptation, Transplantation oder Eröffnung des Epineuriums sollte ein Operationsmikroskop mit freier Einstellbarkeit der Vergrößerung verwendet werden.

24.10.4 Einbetten der Nerventransplantate

In der Regel müssen mehrere Nerventransplantate parallel verwendet werden, um den Querschnitt der Nervenstümpfe abdecken zu können. Jedes Transplantat wird mit einer 8-0- oder 9-0- Einzelknopfnaht eines monofilen, nicht-resorbierbaren Nahtmaterials koaptiert. Im weiteren Verlauf sollen die Nerventransplantate nebeneinander im Wundbett zu liegen kommen, um die Fläche der Diffusion möglichst zu vergrößern. Zuletzt werden die Koaptationsstellen mit einer Fibrinplombe versiegelt.

24.10.5 Identifizierung einzelner Nervenfasern

Sollen einzelne Nervenfasern für einen Transfer identifiziert werden, ist die intraoperative elektrische Stimulation obligat. So können die Nervenfasern den Muskeln zugeordnet werden. Bei der direkten Stimulation von Nervenfasern werden Frequenzen von 0,5–1 MHz verwendet. Durch Stimulation mit Frequenzen bis 5 MHz können denervierte Muskeln auf das Vorhandensein kontraktiler Elemente überprüft werden.

Ist ein Nerv in seiner Kontinuität erhalten, die Leitfähigkeit aufgrund einer Fibrose aber nicht sicher beurteilbar, kann durch eine elektrische Stimulation proximal überprüft werden, ob das Signal weitergeleitet wird. Kommt es zu einer motorischen Antwort, muss das Fibroseareal unter dem Operationsmikroskop präpariert und durchgehende Faszikel müssen dargestellt werden.

24.11 Fallbeispiele

24.11.1 Ulnarisläsion durch eine Flex

Ein 44 Jahre alter, männlicher Patient, Ankündigung über den Schockraum, Verletzung durch eine Flex am linken Unterarm. Nach der primären Stabilisierung des Patienten erfolgt direkt die Revision im Operationssaal. Es zeigt sich eine stark verschmutzte Weichteilverletzung mit Gewebedefekt des FCU, der A. ulnaris und des N. ulnaris. Die Arterie kann nach Mobilisierung der Stümpfe genäht werden, die Haut kann jedoch nach Resektion der gequetschten Areale nicht primär verschlossen werden. Im Rahmen der folgenden Tage gelingt durch Zügelung der Wunde der definitive Verschluss. Da durch Art der Verletzung von einer deutlichen Fibrose der Nervenstümpfe auszugehen ist, wird direkt eine sekundäre Rekonstruktion geplant. Es wird eine Unterarmschiene angelegt, um die Ausbildung einer Krallenhand möglichst zu reduzieren. Nach der Abheilung der Wunde erfolgt die Rekonstruktion des N. ulnaris durch autologe, interfaszikuläre Nerventransplantation sowie einen Nervenfasertransfer des N. interosseus anterior auf den R. profundus n. ulnaris mittels End-zu-Seit-Technik etwa 6 Wochen nach dem Unfall. Der Unterarm wird 5 Tage statisch nachbehandelt und anschließend durch die Physiotherapie mobilisiert. Die intrinsische Handmuskulatur wird mittels TENS behandelt und die Reinnervation abgewartet. Etwa 6 Monate nach der Operation kann der Patient wieder normal greifen und ist schmerzfrei. Ein Residuum der Krallenhandfehlstellung ist jedoch nach wie vor erkennbar. Weiters gibt der Patient eine anhaltende Schwäche bei der Greiffunktion an (◘ Abb. 24.9).

24.11.2 Medianusdurchtrennung nach Sturz

Eine 81 Jahre alte Patientin, welche mit einem Tongefäß in der Hand stürzt und eine Schnittverletzung am distalen Unterarm beugeseitig erleidet. Aufgrund des alkoholisierten Zustands der Patientin kann die Sensibilität an den Fingern nicht restlos geklärt werden. Im Rahmen der Wundversorgung zeigt sie eine etwa 4 cm messende, quer verlaufende Wunde. Durch die Präparation kann eine zumindest partielle Durchtrennung einer Struktur, welche morphologisch dem N. medianus entspricht, gefunden werden. Im Operationssaal erfolgen unter Blutsperre die Erweiterung der Wunde und die Darstellung sämtlicher Strukturen. Die Sehne des M. palmaris longus ist vollständig durchtrennt, der N. medianus etwa zu 80 %. Die Wunde wird ausgiebig gereinigt. Um das Fremdmaterial in der Wunde zu minimieren, wird auf eine Naht des M. palmaris longus verzichtet. Aufgrund der glatten Durchtrennung ist eine direkte epineurale Naht mit 4 monofilen, nicht-resorbierbaren 8-0-Einzelknopfnähten möglich. Weiters erfolgt eine prophylaktische Spaltung des Karpalkanals. Das Handgelenk wird für 5 Tage ruhiggestellt und anschließend dynamisch nachbehandelt. Innerhalb der nächsten Wochen wird das Fortschreiten des Hoffmann-Tinel-Zeichens überprüft. Innerhalb von 9 Monaten kommt es zu einer kompletten Regeneration der Sensibilität sowie der motorischen Thenarfunktion.

24.11.3 Läsion des R. superficialis n. radialis mit sekundärer Rekonstruktion

Ein 33 Jahre alter, männlicher Patient wird mit einer Schnittverletzung über dem 1. Strecksehnenfach vorstellig. Der Patient gibt am Daumen und Zeigefinger streckseitig eine normale Sensibilität an. Im Rahmen der Wundrevision werden die Sehnen präpariert, das 1. Strecksehnenfach ist nicht eröffnet. Weiters wird ein Ast des R. superficialis n. radialis genäht. Mehrere Wochen nach der Versorgung klagt der Patient über anhaltende elektrische Sensationen über der Narbe mit Ausstrahlung nach distal. In einer Ultraschalluntersuchung kann der R. superficialis n. radialis proximal der Narbe gut dargestellt werden, im Narbengewebe ist er jedoch nicht mehr abgrenzbar. Ein Semmes-Weinstein-Test zeigt normale Sensibilität am Zeigefinger streckseitig und erloschene Sensibilität am Daumen. Im Rahmen der Revision 11 Monate nach dem Unfall werden der R. lateralis und der R. medialis des R. superficialis n. radialis dargestellt. Entsprechend der primär guten Sensibilität ist der R. medialis in seiner Kontinuität erhalten. Der R. lateralis wurde jedoch im Rahmen der Schnittverletzung durchtrennt. Nach Anfrischen der Stümpfe wird die Defektstrecke durch Interponate, entnommen vom R. anterior n. cutanei antebrachii medialis, überbrückt (◘ Abb. 24.10). Die Nachbehandlung erfolgt dynamisch und innerhalb der nächsten Wochen beschreibt der Patient ein Wandern des Hoffmann-Tinel-Zeichens in die Periphere und anschließend ein Abklingen desselben. Innerhalb von 6 Monaten regeneriert die Sensibilität und der Patient ist beschwerdefrei.

Nervenverletzungen und Rekonstruktionen

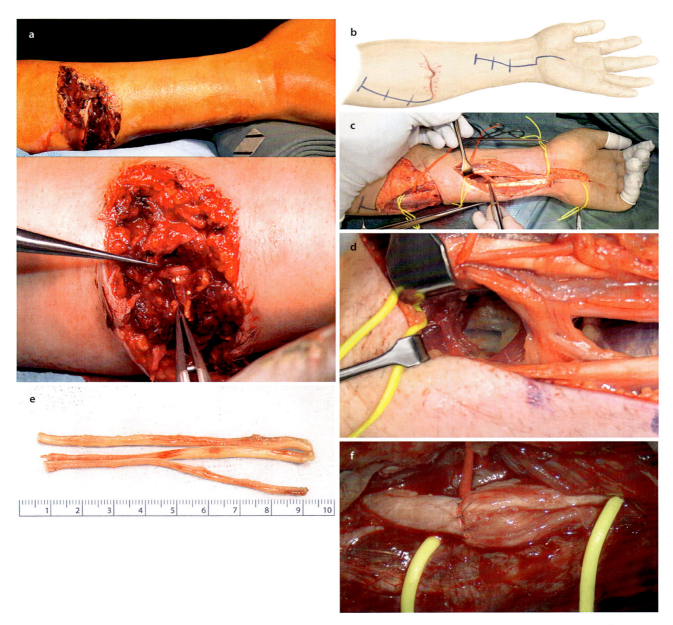

Abb. 24.9 a–f Sekundäre Rekonstruktion des N. ulnaris links nach Verletzung durch eine Kreissäge. a Wundsitus zum Zeitpunkt der Erstversorgung. Es erfolgt ein Debridement, eine Naht der A. ulnaris und eine Zügelung der Wundränder. Nach Abheilen der primären Wunde erfolgt sekundär die Rekonstruktion (b). Der N. ulnaris sowie der N. interosseus anterior werden dargestellt. c Übersichtsfoto, d Detailaufnahme des N. interosseus anterior. Der Nervenfasertransfer wird durchgeführt und anschließend der Defekt durch autologe Transplantate, entnommen vom gleichseitigen N. suralis (e) mittels mikrochirurgischer, epineuraler Nervennaht (f)

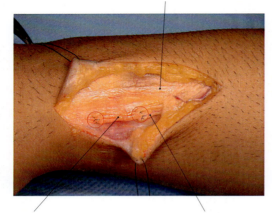

Abb. 24.10 Rekonstruktion des R. lateralis r. superficialis n. radialis durch eine autologe Nerventransplantation am Handgelenk dorsal, proximal der Strecksehnenfächer (links distal, rechts proximal). Der R. medialis r. superficialis n. radialis bleibt in seiner Kontinuität erhalten (s. rote Kreise über den beiden Koaptationsstellen der autologen Nerventransplantation)

24.12 Zusammenfassung

Die Verletzung eines peripheren Nervs hat durch motorische und sensible Ausfälle weitreichende funktionelle Folgen für den Patienten. Wird dies nicht erkannt, führt es einerseits zu anhaltenden Defiziten sowie andererseits zur Ausbildung eines neuropathischen Schmerzsyndroms. Durch entsprechende anatomische Kenntnisse können Nervenverletzungen jedoch direkt primär erkannt und eingestuft werden. Um eine adäquate Therapie zu ermöglichen, muss die Behandlung der primären Verletzung durch eine epineurale Naht oder eine interfaszikuläre autologe Transplantation, eine Neurolyse sowie Verfahren zur Optimierung des Ergebnisses, wie Nerventransfers und motorische Ersatzoperationen, beherrscht werden.

Literatur

Apel PJ, Alton T, Northam C et al (2009) How age impairs the response of the neuromuscular junction to nerve transection and repair: An experimental study in rats. J Orthop Res 27. https://doi.org/10.1002/jor.20773

Bergmeister KD, Große-Hartlage L, Daeschler SC et al (2020) Acute and long-term costs of 268 peripheral nerve injuries in the upper extremity. PLoS One 15:e0229530. https://doi.org/10.1371/journal.pone.0229530

Bertelli JA, Ghizoni MF (2011) Very distal sensory nerve transfers in high median nerve lesions. J Hand Surg [Am] 36. https://doi.org/10.1016/j.jhsa.2010.11.049

Blacker GJ, Lister GD, Kleinert HE (1976) The abducted little finger in low ulnar nerve palsy. J Hand Surg [Am] 1:190–196. https://doi.org/10.1016/s0363-5023(76)80037-8

Boyes JH (1961) Tendon transfers for radial palsy. Bull Hosp Jt Dis 21:97–105

Brown JM, Mackinnon SE (2008) Nerve transfers in the forearm and hand. Hand Clin 24:319–40, v. https://doi.org/10.1016/j.hcl.2008.08.002

Brown JM, Yee A, Mackinnon SE (2009) Distal median to ulnar nerve transfers to restore ulnar motor and sensory function within the hand: technical nuances. Neurosurgery 65:966–968. https://doi.org/10.1227/01.NEU.0000358951.64043.73

Caetano EB, Vieira LA, Sabongi Neto JJ et al (2019) Riché-Cannieu anastomosis: structure, function, and clinical significance. Rev Bras Ortop 54:564–571. https://doi.org/10.1016/j.rbo.2017.12.019

Camitz H (1929) Surgical treatment of paralysis of opponens muscle of thumbs. Acta Chir Scand 65:77–81

Dellon AL, Jabaley ME (1982) Reeducation of sensation in the hand following nerve suture. Clin Orthop Relat Res:75–79

Finnerup NB, Haroutounian S, Baron R, Dworkin RH, Gilron I, Haanpaa M, Jensen TS, Kamerman PR, McNicol E, Moore A, Raja SN, Andersen NT, Sena ES, Smith BH, Rice ASC, Attal N (2018) Neuropathic pain clinical trials: factors associated with decreases in estimated drug efficacy. Pain 159(11):2339–2346. https://doi.org/10.1097/j.pain.0000000000001340. PMID: 30015707; PMCID: PMC6193835

Hacker V (1908) Erfolgreich operativ behandelte Cucullarislaehmung. Verein der Aerzte in Steiermark. Wien Klin Wochenschr 21:1314

Heinzel JC, Quyen Nguyen M, Kefalianakis L et al (2021) A systematic review and meta-analysis of studies comparing muscle-in-vein conduits with autologous nerve grafts for nerve reconstruction. Sci Rep 11:1–12

Hsiao EC, Fox IK, Tung TH, Mackinnon SE (2009) Motor nerve transfers to restore extrinsic median nerve function: case report. Hand (N Y) 4:92–97. https://doi.org/10.1007/s11552-008-9128-9

Huckhagel T, Nüchtern J, Regelsberger J, Lefering R (2018) Nerve injury in severe trauma with upper extremity involvement: evaluation of 49,382 patients from the TraumaRegister DGU® between 2002 and 2015. Scand J Trauma Resusc Emerg Med 26:76. https://doi.org/10.1186/s13049-018-0546-6

Ijpma FFA, Nicolai J-PA, Meek MF (2006) Sural nerve donor-site morbidity: thirty-four years of follow-up. Ann Plast Surg 57:391–395. https://doi.org/10.1097/01.sap.0000221963.66229.b6

Kazakos KJ, Smyrnis A, Xarchas KC et al (2005) Anastomosis between the median and ulnar nerve in the forearm. An anatomic study and literature review. Acta Orthop Belg 71:29–35

Kimura I, Ayyar DR, Lippmann SM (1983) Electrophysiological verification of the ulnar to median nerve communications in the hand and forearm. Tohoku J Exp Med 141:269–274. https://doi.org/10.1620/tjem.141.269

Kline DG (1982) Timing for exploration of nerve lesions and evaluation of the neuroma-in-continuity. Clin Orthop Relat Res:42–49

Lee K-S, Oh C-S, Chung I-H, Sunwoo I-N (2005) An anatomic study of the Martin-Gruber anastomosis: electrodiagnostic implications. Muscle Nerve 31:95–97. https://doi.org/10.1002/mus.20141

Loukas M, Louis RGJ, Stewart L et al (2007) The surgical anatomy of ulnar and median nerve communications in the palmar surface of the hand. J Neurosurg 106:887–893. https://doi.org/10.3171/jns.2007.106.5.887

Mackinnon SE, Novak CB (1999) Nerve transfers: New options for reconstruction following nerve injury. Hand Clin. 15(4):643–66, ix. PMID: 10563268

Mathoulin C, Bahm J, Roukoz S (2000) Pedicled hypothenar fat flap for median nerve coverage in recalcitrant carpal tunnel syndrome. Hand Surg 5:33–40

Meenakshi-Sundaram S, Sundar B, Arunkumar MJ (2003) Marinacci communication: an electrophysiological study. Clin Neurophysiol Off J Int Fed Clin Neurophysiol 114:2334–2337. https://doi.org/10.1016/s1388-2457(03)00260-8

Millesi H (1992) Chirurgie der peripheren Nerven: mit 27 Tabellen. Urban & Schwarzenberg, München

Millesi W, Schobel G, Bochdansky T (1994) Subpectoral gliding tissue flap. Plast Reconstr Surg 93. https://doi.org/10.1097/00006534-199404000-00029

Oberlin C, Béal D, Leechavengvongs S et al (1994) Nerve transfer to biceps muscle using a part of ulnar nerve for C5-C6 avulsion of the brachial plexus: Anatomical study and report of four cases. J Hand Surg [Am] 19. https://doi.org/10.1016/0363-5023(94)90011-6

Oberlin C, Teboul F, Severin S, Beaulieu J-Y (2003) Transfer of the lateral cutaneous nerve of the forearm to the dorsal branch of the ulnar nerve, for providing sensation on the ulnar aspect of the hand. Plast Reconstr Surg 112:1498–1500

Phillips BZ, Franco MJ, Yee A et al (2014) Direct radial to ulnar nerve transfer to restore intrinsic muscle function in combined proximal median and ulnar nerve injury: case report and surgical technique. J Hand Surg [Am] 39:1358–1362. https://doi.org/10.1016/j.jhsa.2014.04.013

Plancher KD, Idler RS, Lourie GM, Strickland JW (1996) Recalcitrant carpal tunnel: the hypothenar fat pad flap. Hand Clin 12:337–349

Roy J, Henry BM, Pękala PA et al (2016) Median and ulnar nerve anastomoses in the upper limb: a meta-analysis. Muscle Nerve 54:36–47. https://doi.org/10.1002/mus.24993

Seddon HJ (1943) Three types of nerve injury. Brain 66:237–288. https://doi.org/10.1093/brain/66.4.237

Smith RJ (1983) Extensor carpi radialis brevis tendon transfer for thumb adduction – a study of power pinch. J Hand Surg [Am] 8:4–15. https://doi.org/10.1016/s0363-5023(83)80044-6

Sunderland S (1951) A classification of peripheral nerve injuries producing loss of function. Brain 74:491–516

Taylor CA, Braza D, Rice JB, Dillingham T (2008) The incidence of peripheral nerve injury in extremity trauma. Am J Phys Med Rehabil 87:381–385. https://doi.org/10.1097/PHM.0b013e31815e6370

Wulle C (1980) Recurrent carpal tunnel syndrome – synovial flap technique (author's transl). Z Plast Chir 4:266–271

Frakturen der Speiche und des distalen Unterarms

Stefan Quadlbauer und Hermann Krimmer

Inhaltsverzeichnis

25.1 Hintergrund – 556
25.1.1 Epidemiologie – 556
25.1.2 Anatomie und Biomechanik des Handgelenks – 556
25.1.3 Ätiologie – 557

25.2 Diagnostik – 558
25.2.1 Klinische Diagnostik – 558
25.2.2 Bildgebende Diagnostik – 559

25.3 Klassifikation – 559

25.4 Therapieoptionen der distalen Radiusfraktur – 564
25.4.1 Indikation konservative/operative Therapie – 564
25.4.2 Konservative Therapie – 565
25.4.3 Operative Therapie – 567

25.5 Postoperative Rehabilitation und Nachbehandlung nach Plattenosteosynthese – 577

25.6 Komplikationen nach Plattenosteosynthese – 577

25.7 Zusammenfassung – 580

Literatur – 580

© Der/die Herausgeber bzw. der/die Autor(en), exklusiv lizenziert an Springer-Verlag GmbH, DE, ein Teil von Springer Nature 2024
C. K. Spies et al. (Hrsg.), *Expertenwissen Handchirurgie*, https://doi.org/10.1007/978-3-662-68413-9_25

25.1 Hintergrund

25.1.1 Epidemiologie

Die distale Radiusfraktur (DRF) stellt eine der häufigsten Verletzungen der oberen Extremität mit einer Inzidenz von 16–30/10.000 Einwohner dar. Es lassen sich zwei Häufigkeitsgipfel beobachten: zum einen junge Patienten mit Hochenergiestürzen auf Spielplätzen oder während Sportaktivitäten und zum anderen ältere Patienten mit Niedrigenergieverletzungen durch Stürze in der Ebene oder aus dem Sitzen Studie vob (Breu et al. 2024; Corsino et al. 2020).

Vor allem bei Frauen über 45 Jahren ist eine exponentielle Zunahme der Häufigkeit zu beobachten, die erst im sehr fortgeschrittenen Alter abflacht (Wilcke et al. 2013). Ebenfalls konnte eine norwegische Studie eine erhöhte 5-Jahres-Mortalitätsrate bei Frauen über 70 Jahren mit DRF im Vergleich zur Normalbevölkerung zeigen. Im Gegensatz dazu ist die Inzidenz bei Männern niedriger und nimmt erst ab einem Alter von 80 Jahren zu (Øyen et al. 2014). Dies spiegelt sich auch im Risiko wider, eine DRF zu erleiden: Mit einem Alter über 50 Jahre liegt dieses bei Männer bei 2 % und bei Frauen bei 15 % (Cummings et al. 1985).

Ferner lässt sich weltweit eine Zunahme der Inzidenz an DRF beobachten. So wurde von 1945–1994 eine Steigerung von 17 % in den USA festgestellt, in Schweden im Zeitraum zwischen 1999–2010 eine Steigerung von 2,0 % bei Männern bzw. 3,4 % bei Frauen zwischen 50–59 Jahren. Die Ursachen für die steigende Inzidenz an DRF sind multifaktoriell, jedoch dürfte die höhere Lebenswartung mit einer größer werdenden Population an Personen im fortgeschrittenen Alter ein entscheidender Faktor sein (Corsino et al. 2020).

25.1.2 Anatomie und Biomechanik des Handgelenks

Knöcherne Anatomie

Der distale Radius kann nicht als isolierter Knochen betrachtet werden, da die hohe Beweglichkeit des Handgelenks durch ein Zusammenspiel zwischen Radius, Ulna und proximaler Handwurzelreihe entsteht. Daher ist die Kenntnis der speziellen Anatomie Grundvoraussetzung bei der Versorgung von DRF. Vor allem bei Bewegungseinschränkungen in Pro- und Supination darf das proximale Radioulnargelenk als mögliche Ursache für die Pathologie nicht vergessen werden (Strassmair et al. 2014).

Die distale Speiche bildet zusammen mit der Ulna sowohl das Radiokarpalgelenk als auch das distale Radioulnargelenk. Das Radiokarpalgelenk teilt sich wiederum in eine Fossa scaphoidea und eine Fossa lunata. Beide Gelenkanteile sind schüsselförmig konfiguriert, wobei der proximale Anteil zwischen der dorsalen und palmaren Lippe des Radius liegt. Ulnarseitig bildet der Radius mit der Ulna gemeinsam das distale Radioulnargelenk, wobei die Elle mit der Speiche über die Sigmoid Notch artikuliert (Strassmair et al. 2014; Mauck und Swigler 2018). Die Sigmiod Notch ist semizylindrisch konfiguriert und bietet einen Sattel für die Ulna, wodurch sowohl eine Translation als auch eine Rotation ermöglicht werden. Die Ulna stellt den Drehpunkt für die Pro- und Supination dar, um den der distaler Radius und Karpus rotieren. Die Translation nach dorsal und palmar in Pro- und Supination entsteht durch den größeren Radius der Sigmiod Notch im Vergleich zum Ulnakopf (Mauck und Swigler 2018).

Ligamentäre Anatomie

Neben der knöchernen Anatomie ist auch die komplexe ligamentäre Anatomie am Karpus entscheidend für den großen Bewegungsumfang im Handgelenk. Durch dorsale und palmare Bandanteile, die sich abwechselnd anspannen und entspannen, kann die Stabilität zu jedem Zeitpunkt – bei gleichzeitigem großen Bewegungsumfang – gewährleistet werden. Zusätzlich besitzt der Karpus aufgrund der schräg verlaufenden Gelenkfläche und auftretender Kompressionskräfte zwischen Radius und proximaler Handwurzelreihe die Tendenz, nach palmar und ulnar abzugleiten (◘ Abb. 25.1) (Zumhasch et al. 2017).

Eine zentrale Schlüsselrolle nehmen die sogenannten palmaren und dorsalen V-Bänder ein. Diese bilden eine Schlinge um das Handgelenk und stabilisieren das Handgelenk gegen die auftretenden Kräfte. Durch ein komplexes Zusammenspiel der dorsalen und palmaren V-Bänder, teils agonistisch, teils antagonistisch, wird das ulnopalmare Abgleiten des Karpus neutralisiert. Vor allem die palmaren V-Bänder umfassen die proximale Handwurzelreihe wie ein Gürtel und stabilisieren das Handgelenk gegenüber Kräften von dorsal. Im Falle eines Sturzes auf das extendierte Handgelenk werden die Kräfte über die palmaren V-Bänder abgeleitet. Dies führt entweder zu einer Ruptur oder, falls diese intakt bleiben, zu einer Fraktur dorsal oder palmar am distalen Radius (◘ Abb. 25.2) (Hintringer et al. 2020).

Frakturen der Speiche und des distalen Unterarms

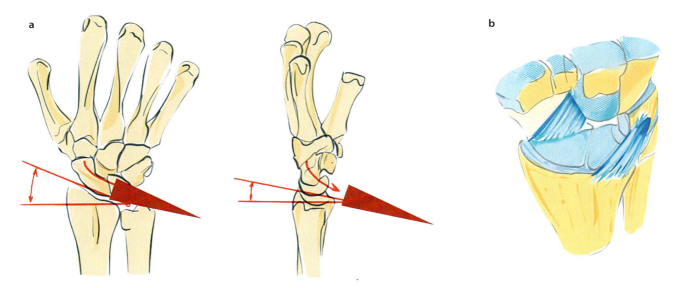

◘ **Abb. 25.1 a, b** – **a** Schematische Darstellung der Tendenz des Karpus, aufgrund der Inklination der distalen Speiche nach ulnar und palmar abzugleiten. **b** Die dorsalen und palmaren Bänder bilden eine Schlinge um den Karpus und halten ihn gegen die auftretenden Kräfte in Position. (Aus: Hintringer et al. 2020)

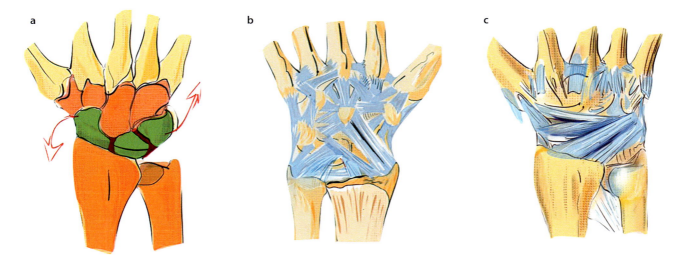

◘ **Abb. 25.2 a–c** – **a** Voraussetzungen für eine normale Biomechanik des Handgelenks. Die proximale Handwurzelreihe fungiert als Verbindungsglied zwischen der distalen Handwurzelreihe und der distalen Speiche. **b** Ansicht von palmar: Die extrinsischen Bänder koordinieren die Bewegung zwischen den Handwurzelreihen und halten das Lunatum im Zentrum der proximalen Handwurzelreihe. **c** Ansicht von dorsal: Die dorsalen extrinsischen Bänder koordinieren die Bewegung der Handwurzelknochen und stabilisieren die proximale Handwurzelreihe. (Aus: Hintringer et al. 2020)

25.1.3 Ätiologie

Prinzipiell können DRF bei jedem Sturz auf den Unterarm entstehen, jedoch ist am häufigsten ein Sturz auf das dorsal extendierte Handgelenk zu beobachten. In experimentellen Studien konnte gezeigt werden, dass die benötige Kraft (bei 40–90° extendiertem Handgelenk) für Männer bei 282 kg und Frauen bei 195 kg liegt (Strassmair et al. 2014).

Abhängig von der Positionierung des Handgelenks und von den dadurch einwirkenden Kräfte auf den distalen Radius können radialseitige oder ulnarseitige Frakturen, die nach palmar oder dorsal verschoben sind, entstehen (◘ Abb. 25.3). Die speziellen Frakturtypen werden durch diese Faktoren in Interaktion mit den extrinsischen Bändern bestimmt. Die Frakturlinien scheinen vor allem zwischen den Ansätzen der Bänder zu entstehen. Insgesamt werden 6 verschiedene intraar-

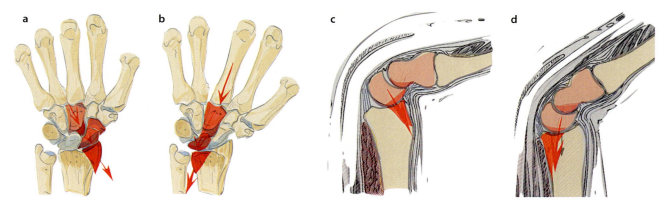

Abb. 25.3 a–d – **a, b** Je nach Richtung der einwirkenden Kraft entstehen radialseitige oder ulnarseitige Frakturen. **a** Die Kraft wird über das Kapitatum und Skaphoid auf den Speichengriffel übertragen. **b** Kraftübertragung über Kapitatum und Lunatum auf die Sigmoid Notch mit Fraktur ulnarseitig. **c, d** Eine Dorsalextension im Handgelenk führt nicht zwingend zu einer nach dorsal verschobenen Fraktur. In Abhängigkeit vom Kraftvektor können bei Stürzen auf das extendierte Handgelenk sowohl dorsalseitige (**c**) als auch palmarseitige (**d**) Frakturen entstehen. (Modifiziert aus: Hintringer et al. 2020)

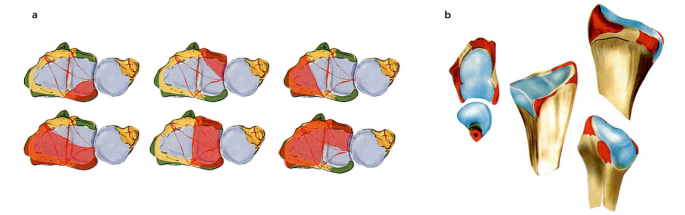

Abb. 25.4 a, b – **a** Bei intraartikulären Frakturen können 6 verschiedene Typen unterschieden werden. Zumindest 1 Teil bleibt intakt und mit dem Schaft verbunden. **b** Ansatz der extrinsischen Bänder am distalen Radius und der Elle. (Aus: Hintringer et al. 2020)

tikuläre Frakturtypen unterschieden, wobei zumeist 1 Anteil intakt mit dem Schaft verbunden bleibt. Biomechanisch bilden diese Knochen-Band-Fragmente eine Einheit und verschieben sich je nach ansetzendem Band in eine bestimmte, vordefinierte Richtung (◘ Abb. 25.4) (Hintringer et al. 2020).

25.2 Diagnostik

25.2.1 Klinische Diagnostik

Das Spektrum, mit der sich eine DRF in der Ambulanz präsentieren kann, ist mannigfaltig. Zumeist ist sie bereits durch eine deutlich von außen sichtbare Fehlstellung erkennbar. Jedoch kann auch nur eine diskrete Schwellung im Handgelenk vorliegen. Daher ist eine subtile und exakte klinische Untersuchung unabdingbar. Hierbei sind vor allem Prellmarken, Hämatome, Druck- und Bewegungsschmerzen auffällig. Ebenfalls müssen Durchblutung und Sensibilität untersucht und entsprechend dokumentiert werden. Insbesondere eine akute Karpaltunnelsymptomatik muss bei jedem Patienten obligatorisch ausgeschlossen werden. Es empfiehlt sich außerdem, die Patienten, auch bei ungestörter Sensibilität, nach einer Karpaltunnelsymptomatik in der Vergangenheit zu befragen, da es direkt postoperativ zu einer Verschlechterung kommen kann (Rosenauer et al. 2020). Dies wird später unter dem Thema Komplikationen im Detail diskutiert.

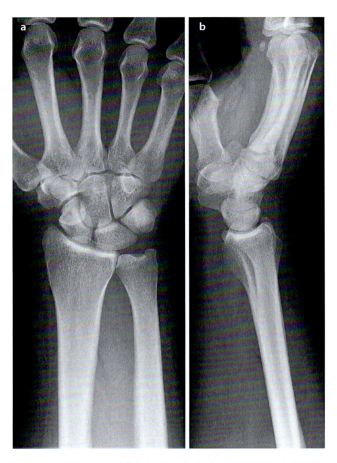

Abb. 25.5 Röntgenbild des Handgelenks (a) a.–p. und (b) seitlich. Die Mittelhand und das distale Drittel des Unterarms sollten mit abgebildet werden, um Zusatzverletzungen bzw. Frakturausläufer nach proximal darzustellen

25.2.2 Bildgebende Diagnostik

Standarddiagnostik besteht in Röntgenaufnahmen des Handgelenks in zwei Ebenen (anterior-posterior und seitlich; ◘ Abb. 25.5). Auch wenn in der Akutphase eine exakte Einstellung zumeist schwierig ist, muss diese trotzdem so genau wie möglich erfolgen. Nur so kann eine Dislokation der Radiusgelenkfläche und der Handwurzelknochen suffizient beurteilt werden. Genauso wichtig ist die richtige Einblendung des Röntgenbildes. Es sollten zumindest das distale Drittel des Unterarms und nach distal die Mitte der Mittelhandknochen abgebildet werden. Nur so können etwaige Zusatzverletzungen sowie Frakturausläufer nach proximal in den Unterarmschaft ausgeschlossen werden (Strassmair et al. 2014; Unglaub et al. 2017).

Die Computertomografie (CT) hat sich in den letzten Jahren als wichtiger Bestandteil in der Diagnostik und weiteren Abklärung nach DRF etabliert. Vor allem bei intraartikulären Frakturen ist eine weiterführende Abklärung mittels CT obligatorisch, da nur so das wahre Frakturausmaß und die einzelnen Frakturfragmente entsprechend beurteilt werden können. Zusätzlich ist das CT ein wichtiges Werkzeug für die operative Planung und Wahl der geeigneten Platte. Auch hat sich in den letzten Jahren die 3-dimensionale CT-Rekonstruktion als sehr hilfreich in der präoperativen Planung erwiesen.

Der Stellenwert der Magnetresonanztomografie (MRT) ist äußerst begrenzt und unklar. Es können hierdurch Weichteil- und Begleitverletzungen, reine spongiöse Infraktionen im Sinne eines „bone bruise" und osteochondrale Läsionen beurteilt werden. Jedoch ist anzumerken, dass ein alleiniges „bone bruise" ohne Kortikalisunterbrechung zumeist keine therapeutische Konsequenz aufweist, sich jedoch so mögliche Beschwerden des Patienten verifizieren lassen (Strassmair et al. 2014).

Es empfiehlt sich jedoch, jegliche weiterführende Diagnostik über Röntgenaufnahmen hinaus erst nach Reposition der Fraktur (in entsprechender Lokalanästhesieform) und Gipsanlage durchzuführen, um die Spannung auf die Weichteilstrukturen (insbesondere N. medianus) so schnell wie möglich zu reduzieren.

25.3 Klassifikation

In der Literatur sind über 20 verschiedene Klassifikationen für DRF zu finden. Die ideale Klassifikation sollte zuverlässig reproduzierbar sein und es zusätzlich ermöglichen, die richtige Therapiemethode auszuwählen.

Bei der Klassifikation von DRF wird prinzipiell zwischen intra- und extraartikulären Frakturen unterschieden. Die Einteilung der extraartikulären Frakturen erfolgt je nach Dislokationsrichtung in Typ Colles (dorsale Verschiebung – ◘ Abb. 25.6a) und Typ Smith (palmare Verschiebung – ◘ Abb. 25.6b).

Bis jetzt konnte jedoch keine der verfügbaren Klassifikationen all diese Kriterien erfüllen. Neben der AO-Klassifikation werden jene von Melone, Frykman, Fernandez und Pechlaner am häufigsten verwendet. Jedoch haben sie alle gemein, dass sie lediglich deskriptiv sind, keine Behandlungsstrategie vorgeben und Begleitverletzungen nicht abbilden.

Das 3-Säulen-Prinzip von Rikli und Regazzoni beziehungsweise das 5-Säulen-Prinzip von Medoff (◘ Abb. 25.7) erlauben ein strukturelleres Herangehen an die Fraktur und geben gleichzeitig Entscheidungshilfen für das operative Vorgehen (Unglaub et al. 2017).

Neuere Klassifikationen ziehen CT-Analysen mit ein, wodurch Aussagekraft und klinischer Nutzen verbessert werden konnten. Mandziak et al. (Mandziak et al. 2011) zeigten eine Korrelation der Frakturlinien mit den An-

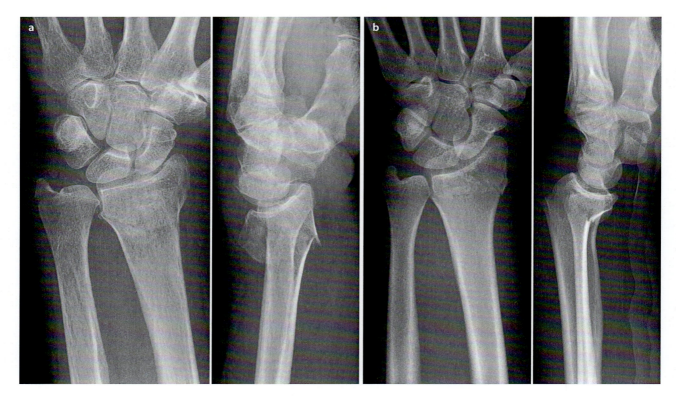

Abb. 25.6 a, b – a Extraartikuläre Typ-Colles-Fraktur. b Extraartikuläre Typ-Smith-Fraktur

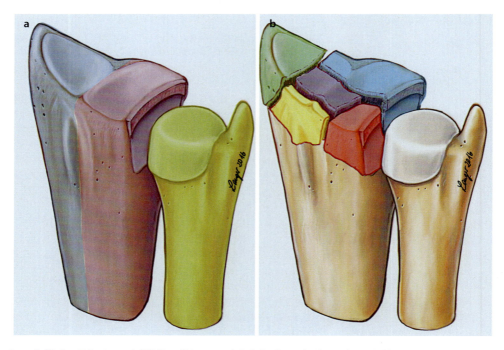

Abb. 25.7 a, b – a 3-Säulen-Prinzip nach Rikli und Regazzoni, b 5-Säulen-Prinzip nach Medoff. (Aus: Unglaub et al. 2017)

sätzen der Bänder dorsal und palmar am Radius. Bain (Bain et al. 2013) fand in 2-Fragment-Frakturen typische, immer wieder auftretende Frakturlinien den Bandansätzen entsprechend. Von ihm wurde auch der Begriff „osteoligamentäre Einheit" etabliert. Brink und Rikli (Brink und Rikli 2016) beschrieben ein 4-Säulen-Prinzip, wobei jede Säule eine spezielle biomechanische Funktion besitzt, mit der Tendenz, sich in eine bevorzugte Richtung zu verschieben. Es wurde auch erstmalig der Begriff „Key Fragment" etabliert. Hierdurch wird das kritische Fragment definiert, mit dem sich der Karpus in eine typische vordefinierte Richtung verschiebt.

Basierend auf den Vorarbeiten wurde vor Kurzem die Klassifikation von Hintringer et al. (Hintringer et al. 2020, 2022) vorgestellt. Diese geht von einem 6-Säulen-Prinzip aus und implementiert zusätzlich jeweils ein entscheidendes Key Fragment. Insgesamt werden 4 Key Fragments (radial, dorsal, palmar und zentral) definiert, die je nach Krafteinwirkung auf den distalen Radius entstehen können. Diese müssen bei der Versorgung der Fraktur speziell adressiert und entsprechend fixiert werden. Je nach Lokalisation des Key Fragments wird ein Zugang von dorsal oder palmar empfohlen. Durch die Verwendung spezifisch entwickelter Platten kann unter Umständen die Stabilität erhöht und gleichzeitig das Risiko für eine sekundäre Dislokation reduziert werden. Die Einteilung der Frakturtypen nach Hintringer et al. (2020, 2022) ist in den ◘ Abb. 25.8, 25.9, 25.10, 25.11 dargestellt.

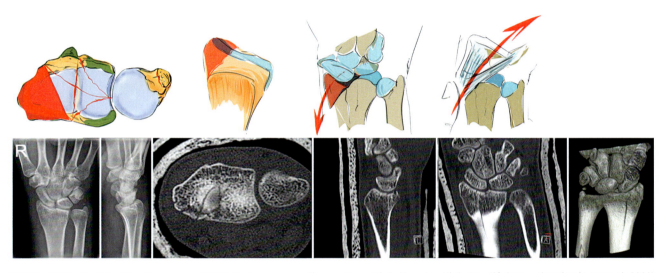

◘ **Abb. 25.8** Radiales Key Fragment mit Dislokation der osteoligamentären Einheit nach radial. (Modifiziert nach: Hintringer et al. 2020)

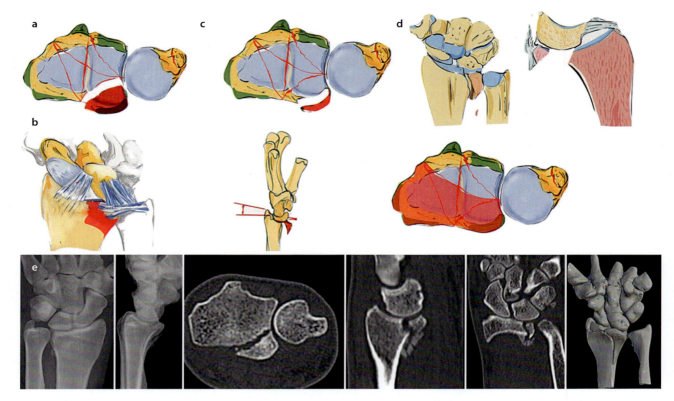

Abb. 25.9 a–e – a Ulnopalmares osteoligamentäres Key Fragment. Dieses kann entweder ein großes oder ein schalenförmiges palmares Speichenlippenfragment sein. Auch bei intakten dorsalen Bändern resultiert dies in einer palmarseitigen Dislokation des Karpus. b Ansätze der wichtigen radioulnaren und ulnokarpalen Bänder. c Palmare Dislokation der osteoligamentären Einheit. d Bei ausgedehnten Frakturen kann auch die gesamte palmare Speichenlippe betroffen sein. e Kleine ulnopalmare Fragmente können im konventionellen Röntgen leicht übersehen werden. Die definitive Entscheidung bezüglich der Dislokation und Indikation zur Operation erfolgt mittels CT-Abklärung. (Aus: Hintringer et al. 2020)

- **Eponyme der distalen Radiusfraktur**
- Extraartikuläre Frakturen
  - Colles-Fraktur: distales Fragment ist nach dorsal verschoben
  - Smith-Fraktur: distales Fragment ist nach palmar verschoben
- Intraartikuläre Frakturen
  - Barton-Fraktur: Abbruch eines Kantenfragments an der dorsalen Speichenlippe
  - Reverse Barton-Fraktur: Abbruch eines Kantenfragments an der palmaren Speichenlippe
  - Chauffeurfraktur: Bruch des Processus styloideus radii
  - Punchfraktur: Impression im Bereich der Fossa lunata
  - Galeazzi-Fraktur: Bruch im Bereich des distalen Drittels des Radius mit Luxation im distalen Radioulnargelenk

Frakturen der Speiche und des distalen Unterarms

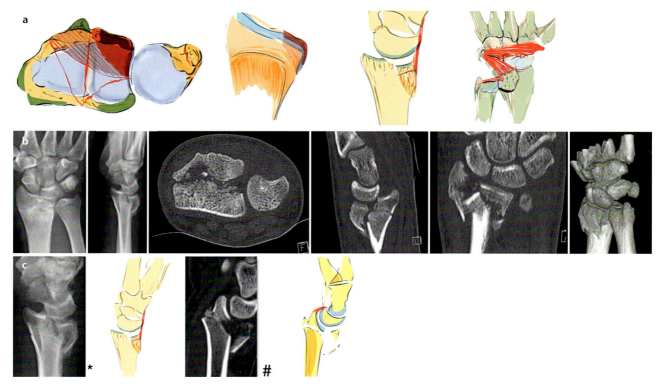

Abb. 25.10 a–c – **a** Dorsales Key Fragment: Der gesamte Karpus subluxiert mit der osteoligamentären Einheit nach dorsal. Die palmaren Bänder sind rupturiert. **b** Röntgenbilder des Handgelenks zeigen die dorsale Subluxation des Karpus zusammen mit dem Fragment. Im CT zeigt sich eine zusätzliche Impression der Gelenkfläche. **c** Ein dorsales Fragment muss nicht zwingend ein Key-Fragment sein. Wenn die palmaren Bänder rupturiert sind, kommt es zu einer dorsalen Luxation/Subluxation des Karpus gemeinsam mit dem osteoligamentären Fragment. Das dorsale Fragment wird zuerst reponiert und fixiert (**c***). Ist jedoch das palmare Fragment noch an die palmaren Bänder fixiert, sollte dieses zusätzlich intraoperativ speziell adressiert und vor dem dorsalen Fragment fixiert werden (**c#**). (Aus: Hintringer et al. 2020)

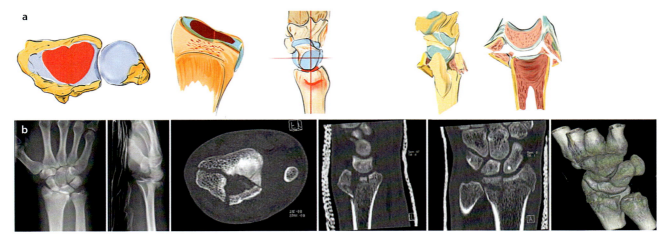

Abb. 25.11 **a, b** Zentrale Impressionsfrakturen können entweder mit oder ohne dorsale bzw. palmare Fraktur auftreten. Insbesondere in diesen Fällen ist die präoperative CT-Abklärung wichtig für die Planung des Eingriffs. (Aus: Hintringer et al. 2020)

25.4 Therapieoptionen der distalen Radiusfraktur

25.4.1 Indikation konservative/operative Therapie

Die Entscheidung zwischen konservativer und operativer Therapie kann schwierig sein, da es einige Faktoren gibt, die bei der Therapiewahl berücksichtigt werden müssen. Diese beinhalten Alter, Geschlecht, Beruf, dominante Hand, Knochenqualität, Zusatzerkrankungen, Dauermedikation und vor allem den allgemeinen Gesundheitszustand des Patienten. In Zusammenspiel mit den unterschiedlichen Frakturtypen entsteht ein sehr komplexer Entscheidungsweg, der individuell für jeden Patienten getroffen werden muss. Die häufigste Therapieform der DRF ist die konservative Therapie mittels geschlossener Reposition und Gipsruhigstellung (Leixnering et al. 2020a). Jedoch haben Studien gezeigt, dass das Risiko für eine sekundäre Dislokation der Fraktur unter konservativer Therapie bei 64 % liegt (Mackenney et al. 2006; Makhni et al. 2008).

In der Literatur wird allgemein eine Verschiebung der Fraktur nach dorsal von >15°, eine radiale Verkürzung über 3 mm oder eine intraartikuläre Stufe über 2 mm als Indikation zur Operation gesehen (Lichtman et al. 2010). Hierbei ist entscheidend, dass bei extraartikulären Frakturen die Indikation zur Operation in Abhängigkeit vom Unfallbild und nicht vom Repositionsergebnis gestellt wird und dass bei intraartikulären Frakturen die durchgeführte CT-Untersuchung ausschlaggebend ist.

Die Operation sollte vornehmlich Patienten angeboten werden, die ein hohes Risiko für eine sekundäre Dislokation besitzen. Jedoch ist die Identifikation dieser Patienten nicht immer einfach (Foldager-Jensen 2014). 1989 definierten Lafontaine et al. (Lafontaine et al. 1989) 5 Risikofaktoren für eine sekundäre Redislokation: dorsale Verkippung >20°, dorsale Trümmerzone, intraartikuläre Frakturen, zusätzliche Fraktur der Elle und ein Alter von >60 Jahren. Falls 3 dieser 5 Risikofaktoren vorhanden sind, wird die Fraktur als potenziell instabil angesehen und eine operative Stabilisierung sollte empfohlen werden. Seit der Veröffentlichung haben mehrere Studien diese Risikofaktoren bestätigt (Tahririan et al. 2013). In einer rezenten systematischen Review und Metaanalyse fassten Walenkamp et al. (Walenkamp et al. 2016) die veröffentlichen Studien zusammen und konnten dabei zeigen, dass die einzigen signifikanten Risikofaktoren für eine sekundäre Disklokation eine dorsale Trümmerzone, weibliches Geschlecht und ein Alter >60 Jahre sind.

Es besteht aber die einhellige Meinung, dass nach beugeseitig verschobene Frakturen (Typ Smith) sowie dorsale/palmare Abscherfrakturen (Barton-/reverse Barton-Fraktur) absolute Indikationen zur Operation darstellen (Protopsaltis und Ruch 2008).

Die Entscheidung für die richtige Therapie für den jeweiligen individuellen Patienten wird zusätzlich verkompliziert, da es eine starke Evidenz in der Literatur gibt, dass Patienten >60 Jahre unter Umständen funktionell gar nicht von einer operativen Therapie profitieren (Diaz-Garcia et al. 2011). Arora et al. (2011) und Ergo et al. (2010) verglichen die konservative Therapie mit der palmaren winkelstabilen Verplattung bei Patienten über 65 Jahren und konnten 12 Monate postoperativ keinen signifikanten Unterschied hinsichtlich Bewegungsumfang, Schmerzen oder Patient-Reported Outcome Measurements (PROMs) finden, bei schlechtem radiologischen Ergebnis in der konservativen Gruppe. Chen et al. (2016) konnten in einer systematischen Review und Metaanalyse ähnliche Ergebnisse finden, aber keine signifikanten Unterschiede im funktionellem Outcome bzw. in der Komplikationsrate.

Selbst bei Außerachtlassen des Patientenalters konnte eine rezente Metaanalyse keine signifikanten Unterschiede hinsichtlich des funktionellen Outcomes oder der Komplikationen zwischen konservativem und operativem Vorgehen finden (Song et al. 2015). Jedoch können sekundäre Veränderungen durch die verbleibende Fehlstellung zu arthrotischen Veränderungen führen, die erst zu einem späteren Zeitpunkt symptomatisch werden. In diesen Fällen sind nicht selten, insbesondere am distalen Radioulnargelenk, Rettungseingriffe notwendig.

Somit besteht derzeit keine einheitliche Empfehlung, welche Patienten operativ bzw. konservativ versorgt werden sollten. Insgesamt ist eine anatomische Wiederherstellung anzustreben, jedoch können sich, in Abhängigkeit von den Ansprüchen an die Tätigkeiten des alltäglichen Lebens, entsprechende individuelle Besonderheiten ergeben. Bei jungen und aktiven Patienten ist die Wiederherstellung einer akzeptablen Frakturstellung im radiologischen Ergebnis (dorsale Verkippung ≤10°, radiale Verkürzung über 2 mm, intraartikuläre Stufe über 2 mm) zwingend notwendig, da anzunehmen ist, dass sich ein schlechteres radiologisches Ergebnis in einer Verschlechterung der Handfunktion widerspiegeln wird (Leixnering et al. 2020b).

Die arthroskopisch assistierte Versorgung von DRF ist bei intraartikulären Frakturen angezeigt, wenn die radiologische Kontrolle keine ausreichende Information über das Repositionsergebnis liefert; dies wird im ▶ Kap. 18 detailliert dargestellt. Ebenfalls werden die Versorgung von Frakturen des Proc. styloideus ulnae (PSU) und Instabilitäten im distalen Radioulnargelenk (DRUG) im ▶ Kap. 17 abgehandelt.

Generell ist jedoch anzumerken, dass eine operative Stabilisierung des PSU nur notwendig ist, falls sich eine ausgeprägte klinische Instabilität des DRUG intraoperativ nach Stabilisierung der DRF zeigen sollte. In klinischen Studien und Metaanalysen konnte klar gezeigt werden, dass eine zusätzliche Fraktur des PSU zu keinem schlechteren funktionellen Ergebnis 1 Jahr postoperativ führt. Ebenfalls konnten keine Unterschiede zwischen Basisfrakturen und Abrissen des distalen Anteils gefunden werden (Mulders et al. 2018; Almedghio et al. 2018; Quadlbauer et al. 2018; Quadlbauer et al. 2020a).

25.4.2 Konservative Therapie

Bei der konservativen Behandlung von DRF wird prinzipiell zwischen unverschobenen und verschobenen Frakturen unterschieden. Unverschobene Frakturen können mit einem Unterarmgips oder einer thermoplastischen Schiene für 5 Wochen behandelt werden. Jedoch hat sich gezeigt, dass die Dauer der Ruhigstellung ohne erhöhtes Risiko für eine sekundäre Dislokation auf 3 Wochen verkürzt werden kann. Vielmehr zeigten Patienten mit einer 3-wöchigen Ruhigstellung eine bessere Griffkraft und Funktion als jene mit einer Ruhigstellung von 5 Wochen (van Delft et al. 2019). Somit ist eine Ruhigstellung von 4 Wochen im Falle einer unverschobenen Fraktur ausreichend.

Verschobene DRF müssen in einer entsprechenden Anästhesieform reponiert werden. Hierfür stehen Bruchspaltanästhesie, Plexusanästhesie und Allgemeinnarkose zur Verfügung. In den meisten Fällen ermöglicht die Bruchspaltanästhesie eine ausreichende Schmerzfreiheit, um die Reposition und Gipsanlage durchzuführen.

Die Bruchspaltanästhesie wird von streckseitig mit einem 1–2 %igen Lokalanästhetikum ohne Adrenalinzusatz durchgeführt. Die Hand wird am Handuntersuchungstisch in Pronation gelagert. Nach entsprechender Desinfektion der Haut wird die Nadel schräg von proximal-dorsal nach distal-palmar in den Frakturspalt eingeführt. Unter Knochenkontakt wird Blut aspiriert (Frakturhämatom) und das Lokalanästhetikum in den Bruchspalt appliziert. Zur besseren Orientierung kann die Bruchspaltanästhesie auch unter Bildwandlerkontrolle durchgeführt werden.

Sobald das Lokalanästhetikum seine maximale Wirkung erreicht hat (10–15 min) und der Patient schmerzfrei ist, können anschließend Reposition und Gipsfixation durchgeführt werden.

Der Patient liegt auf dem Rücken und die Schulter am Tischrand. Der Oberarm wird 90° abduziert, der Ellenbogen 90° flektiert und der Unterarm steht in Neutralstellung. Die Hand wird über Extensionshülsen („Mädchenfänger") an Daumen, Zeige- und Ringfinger am Extensionsständer („Galgen") aufgehängt. Zuvor wird ein Schlauchverband über den Arm gegeben und dieser nach proximal zum Ellenbogen geschoben. Nun werden 4–5 kg Gewicht über eine Schlaufe am Oberarm angebracht, wobei auf eine ausreichende Polsterung zu achten ist, um Hautschäden zu vermeiden. Die reine Zugdauer sollte 5–10 min betragen, wodurch sich die meisten Frakturen von selbst ausreichend reponieren.

Sollte durch die alleinige longitudinale Distraktion kein zufriedenstellendes Repositionsergebnis erreicht werden, muss eine manuelle Reposition durchgeführt werden. Diese muss behutsam durchgeführt werden, da forcierte Manöver mit starken Schmerzen zu einem CRPS führen können (Strassmair et al. 2014). Besonders bei Patienten im höheren Lebensalter (Cave: Papierhaut) ist darauf zu achten, dass während des Repositionsmanövers keine Schäden dorsal an der Haut verursacht werden.

Zuerst wird die Radialverschiebung durch Zug am 1. Mittelhandknochen und Druck am Karpus nach ulnar ausgeglichen (◘ Abb. 25.12a). Nachfolgend wird die Verschiebung nach dorsal korrigiert. Hierfür wird mit den Daumen beider Hände von dorsal auf die distalen Fragmente gedrückt und gleichzeitig ein Widerlager mit den Zeigefingern von palmar, proximal der Fraktur gebildet (◘ Abb. 25.12b).

Nach erfolgter Reposition wird nun der Unterarmgipsverband angelegt. Der Gipsverband sollte an der Dorsalseite 2 Querfinger distal des Ellenbogens beginnen und bis über die MCP-Gelenke gehen. Das Handgelenk ist in Neutralstellung oder leichter Extension positioniert.

Eine Positionierung des Handgelenks in Palmarflexion (sog. Schede-Stellung) ist aus verschiedenen Gründen abzulehnen. Einerseits führt eine Flexion des Handgelenks zu einer Verlagerung der Kraftachse nach dorsal im Radiokarpalgelenk und verursacht dadurch eine sekundäre Verschiebung (Gupta 1991). Andererseits verhindert die Flexionsstellung einen festen Faustschluss der Finger und den Abtransport des Ödems und erhöht zudem den Druck auf den N. medianus (korrespondierend zum Phalen-Test) und somit das Risiko für ein CRPS (Strassmair et al. 2014).

Der vor Reposition angelegte Schlauchverband wird nach nun nach distal ausgerollt und sollte auf Höhe der Mittelhandknochen enden. Auf eine korrekt positionierte Polsterung ist hierbei zu achten, um Druckstellen zu vermeiden. Anschließend wird eine Gipslonguette in doppelter Unterarmlänge abgeschnitten, eine Lage entfernt, in der Mitte gefaltet und gleichzeitig distal auf-

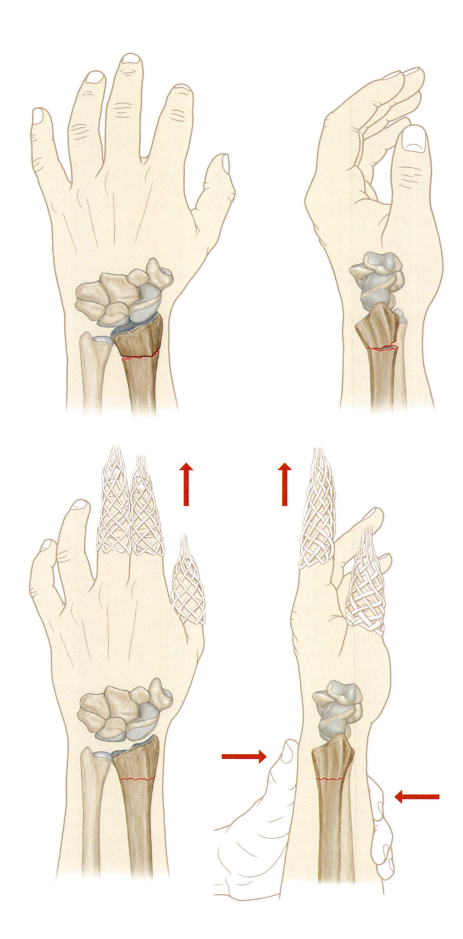

◻ **Abb. 25.12** Konservative Therapie der distalen Speichenfraktur mit Reposition am hängenden Arm unter Längszug mit 4–5 kg. Zuerst wird die Radialverschiebung durch Zug am 1. Mittelhandknochen und Druck am Speichengriffel nach ulnar ausgeglichen. Anschließend wird die dorsale Verschiebung durch Druck mit dem Daumen von dorsal reponiert. Die Zeigefinger bilden ein Widerlager palmar, proximal der Fraktur gefächert. Die feuchte Gipslonguette wird von dorsal so angelegt, dass sie Thenar und Hypothenar umfasst, jedoch palmar offenbleibt. Der Gipsverband wird nun mit einer feuchten Mullbinde fixiert und anmodelliert. Es muss exakt darauf geachtet werden, dass sich keine Falten bilden, um Druckstellen zu vermeiden. Nun wird Druck von dorsal mit dem Daumen (Hand des Behandlers kommt von radial), quer distal der Speiche auf Höhe der proximalen Handwurzelreihe, ausgeführt. Gleichzeitig bilden die restlichen Finger der gleichen Hand von palmar, proximal der Fraktur ein Widerlager. Dadurch werden die dorsalen Bänder gespannt und die erzeugte Ligamentotaxis hält die Fraktur in Position.

Nach Aushärten des Gipsverbands wird die feuchte Mullbinde entfernt, die Gipskanten beugeseitig gebrochen und leicht aufgebogen, um im Falle einer weiteren Zunahme der Schwellung Druckstellen zu vermeiden. Der Gipsverband wird nun mit einer trockenen Mullbinde locker angewickelt.

Nach erfolgreicher Reposition und Gipsfixation wird eine Röntgenkontrolle durchgeführt und der Patienten wird gleichzeitig zu Bewegungsübungen für die Finger, Ellenbogen und Schulter angeleitet, die mehrmals am Tag durchzuführen sind.

Jedoch hat eine prospektiv randomisierte Studie gezeigt, dass auf eine Reposition bei DRF, die aufgrund der Frakturstellung für eine operative Stabilisierung vorgesehen sind, verzichtet werden kann. Lediglich die eventuell massive Fehlstellung sollte im Hängen ohne Reposition ausgeglichen werden. Es konnten keine signifikanten Unterschiede im Hinblick auf die Komplikationsrate und auf das funktionelle Outcome zwischen den Studiengruppen gefunden werden (Löw et al. 2020).

Die 1. Kontrolle erfolgt 24 h nach Reposition, hierbei wird auch gleichzeitig der Gipsverband zirkulär geschlossen. Röntgenkontrollen werden 1, 2, 3 und 5 Wochen nach Unfall durchgeführt. Kommt es im Verlauf zu einem Lockern des Gipsverbands, sollte dieser im Hängen unter 3–4 kg Längszug umgegipst werden. Auch ist nach jedem Umgipsen zwingend eine Röntgenkontrolle durchzuführen, um einen eventuellen Repositionsverlust zu dokumentieren. Keinesfalls sollte im Falle eines Repositionsverlustes eine neuerliche Reposition durchgeführt werden, da sich dadurch das Risiko für ein CRPS erhöht. Kann die Reposition unter konservativer Therapie nicht gehalten werden, sollte entweder dem Patienten die Operation empfohlen oder die Fehlstellung (abhängig vom Alter des Patienten und individuellen Ansprüche an das tägliche Leben) belassen werden.

5 Wochen nach Unfall erfolgen die Gipsabnahme und die abschließende Röntgenkontrolle. Ab dann kann mit einer intensiven handtherapeutischen Nachbehandlung begonnen werden.

25.4.3 Operative Therapie

Zur operativen Stabilisierung von DRF stehen verschiedenste Verfahren zur Verfügung, wie die alleinige Bohrdrahtosteosynthese, der Fixateur externe oder die palmare bzw. dorsale winkelstabile Plattenosteosynthese. Aufgrund der guten Ergebnisse der palmaren Plattenosteosynthese ist in den letzten Jahrzehnten ein Trend in der Literatur weg von Bohrdrähten und Fixateur externe hin zur palmaren winkelstabilen Plattenosteosynthese zu beobachten. Eine rezente Networkmetaanalyse schlussfolgerte, dass die Plattenosteosynthese im Vergleich zu anderen Verfahren bessere Ergebnisse im Hinblick auf das frühe funktionelle Outcome und eine niedrigere Komplikationsrate bietet. Im Langzeitoutcome konnte jedoch keine Stabilisierungstechnik eine Überlegenheit gegenüber den anderen Techniken zeigen (Leixnering et al. 2020b; Vannabouathong et al. 2019; Le et al. 2015).

Aufgrund der deutlichen Überlegenheit der Plattenosteosynthese, vor allem im Hinblick auf die Möglichkeit einer frühfunktionellen Nachbehandlung ohne oder mit nur kurzfristiger Ruhigstellung, wird im Nachfolgenden das Hauptaugenmerk auf diese Operationstechniken gelegt.

■ **Offene/gedeckte Bohrdrahtosteosynthese**

Die alleinige Bohrdrahtosteosynthese stellt im Kindesalter wegen der Vermeidung einer Irritation der Wachstumsfugen die bevorzugte Indikation dar. Dahingegen wird sie im Erwachsenenalter nur mehr selten angewandt und ist, wenn überhaupt, nur indiziert bei einfachen Frakturen und guter Knochenqualität. Die Komplikationsrate ist im Vergleich zur palmaren Plattenosteosynthese deutlich erhöht und auch funktionell konnten mit der Plattenosteosynthese bessere Ergebnisse verzeichnet werden (Chaudhry et al. 2015; Peng et al. 2018). Speziell bei Patienten im höheren Lebensalter mit reduzierter Knochenqualität ist aufgrund der hohen Rate an sekundären Dislokationen die Bohrdrahtosteosynthese nicht empfehlenswert. Prinzipiell wird zwischen einer intrafokalen (nach Kapandji) und einer extrafokalen Drahteinbringung (nach Willenegger) unterschieden (Unglaub et al. 2017).

■ **Fixateur externe**

Der Fixateur externe bietet vor allem bei komplexen Frakturen mit höhergradigem Weichteilschaden die Möglichkeit einer temporären Versorgung. Die definitive Stabilisierung kann nach gesichertem Abheilen der Weichteile zu einem späteren Zeitpunkt durchgeführt werden. Als alleinige Stabilisierungstechnik ist der Fixateur externe nur unzureichend, da die Fraktur nur mittels Ligamentotaxis gehalten wird und es dadurch zumeist sehr bald zu einem sekundären Nachsintern der

Fraktur kommt. Somit muss häufig eine spätere definitive Versorgung der Fraktur mit einer Plattenosteosynthese geplant werden.

Bei der Montage verfolgen alle Fixateursysteme das gleiche Grundprinzip: 2 Gewindestäbe (oder Pins) werden im mittleren Drittel des Radius und 2 weitere im 2., seltener im 3. Mittelhandknochen platziert.

Der Zugang erfolgt sowohl an der Mittelhand als auch am Radius dorsoradial (◘ Abb. 25.13). Am Radius wird eine 3–4 cm lange Inzision zwischen Extensor carpi radialis longus und M. brachioradialis gesetzt. Der R. superficialis N. radialis muss aufgesucht und gesichert werden. Anschließend wird zwischen Extensor carpi radialis longus und M. brachioradialis stumpf auf den Knochen präpariert (◘ Abb. 25.14). Die beiden Pins werden senkrecht bikortikal auf den Knochen eingebracht, hierbei ist ein tangentialer Verlauf zu vermeiden, da dieser zu einem späteren Ausreißen bzw. Lockern der Pins führen kann.

Nachfolgend wird eine 3–4 cm lange Inzision im proximalen Drittel des 2. Mittelhandknochens dorsoradial gesetzt (◘ Abb. 25.15). Die Faszie der Interossei wird durchtrennt und der Knochen dargestellt. Über das Zielinstrumentarium werden nach Vorbohren 2 Pins eingebracht. Diese sollten 30–40° auf den 2. Mittelhandknochen eingebracht werden, um eine tangentiale Positionierung zu vermeiden und gleichzeitig die Beweglichkeit des Daumens nicht einzuschränken (◘ Abb. 25.16).

Nach Einbringen der Pins werden die Stangen des Fixateurs über Klemmbacken mit den Pins verbunden. Der Abstand zur Haut sollte 2–4 cm betragen, um die

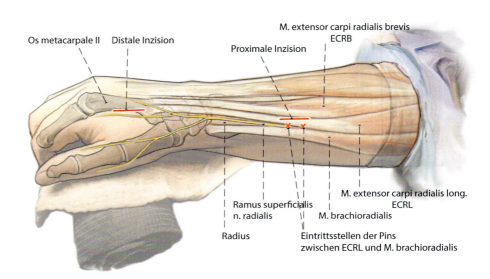

◘ **Abb. 25.13** Einbringungsstellen der Pins am Unterarm und am 2. Mittelhandknochen zur Anlage des Fixateur externe. Am Unterarm erfolgt der Zugang streck-radialseitig zwischen den Sehnen von M. brachioradialis und Extensor carpi radialis longus (ECRL). Besonderes Augenmerk muss auf den R. superficialis des N. radialis gelegt werden, der am tendomuskulären Übergang beider Muskeln austritt. ECRB = Extensor carpi radialis brevis, ECRL = Extensor carpi radialis longus. (Aus: Pillukat et al. 2020)

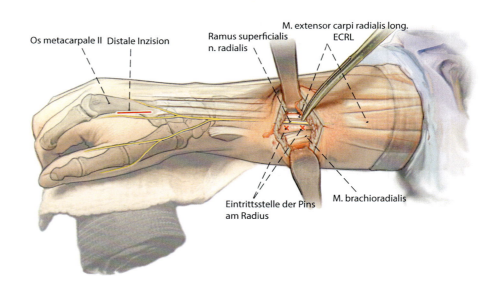

◘ **Abb. 25.14** Nach Blutstillung subkutan liegender Gefäße wird der R. superficialis n. radialis dargestellt und weggehalten. Dieser muss während der Pineinbringung geschützt werden, da eine Schädigung zu Dysästhesien und Schmerzen im radiodorsalen Handgelenkbereich führt. Daher ist ein perkutanes Platzieren der Pins nicht empfehlenswert. Nach Spalten der Faszie wird der Knochen dargestellt und 2 Hohmann-Haken werden eingebracht, um den R. superficialis sicher aus dem Einbringungsbereich zu halten. ECRB = Extensor carpi radialis brevis. (Aus: Pillukat et al. 2020)

Frakturen der Speiche und des distalen Unterarms

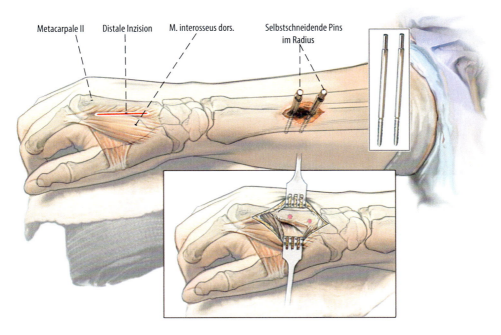

◘ **Abb. 25.15** Zur Platzierung der Pins im 2. Mittelhandknochen wird an der dorsoradialen Kante eine 4 cm lange Hautinzision gesetzt. Die subkutan liegenden Äste des R. superficialis n. radialis werden identifiziert und zur Seite gehalten. Die tiefer liegende Faszie der Interossei wird durchtrennt und der 2. Mittelhandknochen bis zur Basis dargestellt. Die korrekte Eintrittstelle der Pins muss mit dem Bildwandler verifiziert werden, um eine Penetration in das Karpometakarpalgelenk zu vermeiden. Die Bohrhülsen werden an der Basis des 2. Mittelhandknochens aufgesetzt, wobei die Bohrung 30–40° zur a.–p. Ebene und 90° zur Sagittalebene verlaufen sollte. Die Pins müssen parallel eingebracht und im vorgegebenen Abstand platziert werden, da dies ansonsten zu Schwierigkeiten bei der Klemmbackenmontage bzw. durch die höhere Spannung zu einer Auslockerung der Pins führen kann. (Aus: Pillukat et al. 2020)

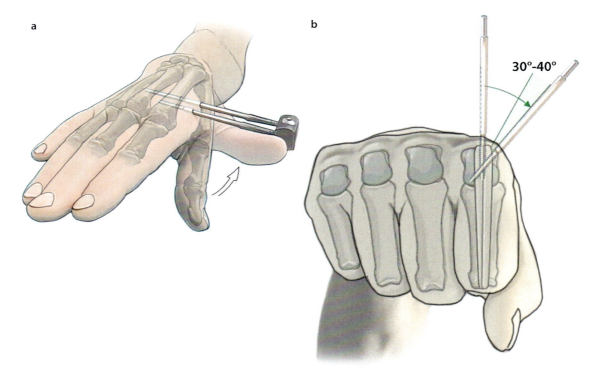

◘ **Abb. 25.16** **a, b** – **a** Eine Anlage der Pins in 90° zur a.–p. Ebene ist nicht geeignet, schränkt die Funktion des M. interosseus dorsalis 1 ein und behindert dadurch die Retropulsion des Daumens. Dieser kann nicht in die Handrückenebene zurückgeführt werden. **b** Korrekte Anlage der Pins in 30–40° zur a.–p. **Ebene**. (Aus: Pillukat et al. 2020)

späteren Verbandwechsel und die Pinpflege zu erleichtern. Nun wird die Fraktur durch Längszug, analog zur konservativen Behandlung, reponiert. Zusätzlich können gegebenenfalls auch einzelne Fragmente durch Druck eingepasst werden. Abschließend werden die Schrauben an den Klemmbacken festgezogen.

- **Winkelstabile Plattenosteosynthese**

Die Stabilisierung von DRF mittels palmarer winkelstabiler Plattensysteme hat sich in den letzten Jahrzehnten als Standardtherapie durchgesetzt. Durch die palmare winkelstabile Fixation können selbst nach dorsal verschobene Frakturen erfolgreich behandelt werden. Zusätzlich ermöglicht die palmare winkelstabile Verplattung die Möglichkeit einer frühfunktionellen Nachbehandlung mit keiner oder nur kurzfristiger Ruhigstellung. Dadurch kann, zumindest in der frühen Rehabilitationsphase, ein besseres funktionelles Ergebnis ohne erhöhtes Risiko für eine sekundäre Dislokation erreicht werden (Leixnering et al. 2020a).

- **Dorsale oder palmare winkelstabile Plattenosteosynthese?**

Die Wahl zwischen dorsalem und palmarem Zugang zur Stabilisierung von DRF wird bis jetzt in der Literatur noch kontrovers diskutiert, da noch keine Stabilisierungstechnik ihre Überlegenheit zeigen konnte. Eine rezente Metaanalyse schlussfolgerte aber, dass die Plattenstabilisierung die besten Ergebnisse in Bezug auf das funktionelle Ergebnis und Komplikationen bietet (Vannabouathong et al. 2019; Le et al. 2015).

Nicht nur der Frakturtyp ist ausschlaggebend für die Entscheidung zwischen dorsalem oder palmarem Zugang, sondern auch die Erfahrung des Handchirurgen mit dem jeweiligen Zugang. Ein Vorteil des dorsalen Zugangs ist, dass die einzelnen Fragmente unter direkter Sicht reponiert werden können und auch das Gelenk direkt eingesehen werden kann. Dadurch wird die anatomische Reposition erleichtert.

Die palmare winkelstabile Platte fungiert als Fixateur interne, neutralisiert die wirkenden Kräfte radiokarpal und leitet sie auf den Unterarm ab. Dadurch wird die Frakturzone entlastet und eine neuerliche Frakturverschiebung verhindert. Aufgrund des Abstands zwischen palmarem Kortex und Beugesehnen ist gleichzeitig das Risiko für eine Sehnenirritation reduziert (Leixnering et al. 2020a).

Wei et al. (Wei et al. 2013) verglichen die dorsale und palmare Plattenstabilisierung von DRF in einer Metaanalyse und konnten keinen Unterschied in der Gesamtkomplikationsrate zwischen den beiden Stabilisierungstechniken finden. Jedoch zeigte die dorsale Plattenstabilisierung ein höheres Risiko für Sehnenirritationen und die palmare für ein Karpaltunnelsyndrom (CTS) und Neuropathien. In früheren Metaanalysen wurden jedoch nicht nur Studien mit neueren Low-Profile-Platten inkludiert, somit zeigten neuere Studien keinen Unterschied mehr zwischen einem palmaren und dorsalen Zugang hinsichtlich des funktionellen Ergebnisses und der Komplikationsrate zeigen (Kumar et al. 2016; Abe et al. 2017).

Die palmare Plattenosteosynthese ist hinsichtlich der Orientierung und Reposition günstiger, da aufgrund der dünnen dorsalen Kortikalis meist eine ausgeprägte Trümmerzone besteht. Wenn jedoch von palmar keine sichere Stabilisierung möglich ist, sollte ein dorsaler Zugang gewählt werden.

- **Palmare winkelstabile Plattenosteosynthese**

Der palmare Zugang zur Speiche erfolgt über einen längsgestellten Schnitt über der Flexor-carpi-radialis- (FCR) Sehne. Dieser beginnt unterhalb des Speichengriffels und zieht 7–10 cm nach proximal (◘ Abb. 25.17). Falls notwendig, kann er bogenförmig zum Tuberculum ossis scaphoidei nach distal verlängert werden.

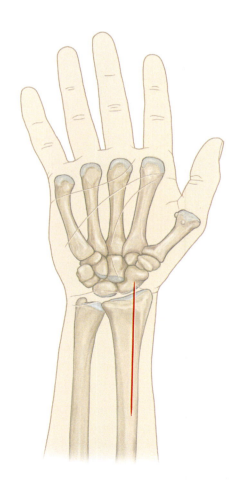

◘ Abb. 25.17 Beugeseitiger Zugang zur Speiche mit Hautschnitt über der FCR-Sehne, beginnend unterhalb des Speichengriffels

Nach Koagulation subkutaner Gefäße wird die FCR-Sehne dargestellt, nach ulnar gehalten und die Unterarmfaszie eröffnet (◘ Abb. 25.18). Die FCR-Sehnenscheide muss hierbei nur in Ausnahmefällen, nämlich bei ulnopalmaren Kantenfragmenten, eröffnet werden, um die Beugesehnen weit nach ulnar mobilisieren zu können. Die Eröffnung sollte dabei radial erfolgen, um den in der Nähe liegenden R. palmaris des N. medianus nicht zu verletzen.

Anschließend wird stumpf zwischen A. radialis und FCR-Sehne eingegangen, der Muskelbauch des Flexor pollicis longus nach ulnar gehalten und der Pronator quadratus dargestellt (◘ Abb. 25.19). Dieser wird radialseitig längsinzidiert und entweder mit dem Raspatorium oder scharf mit dem Messer von der Speiche abgetragen. Nun kann die Fraktur direkt unter Sicht reponiert werden (◘ Abb. 25.20).

Bei komplexen intraartikulären Frakturen kann auch der Zugang nach Orbay notwendig sein, um eine bessere Übersicht über das Radiokarpalgelenk zu erlangen. Hierbei wird zusätzlich das 1. Strecksehnenfach eröffnet und der distale Anteil des M. brachioradialis abgesetzt (Orbay et al. 2001).

Die Reposition der DRF kann entweder direkt oder indirekt erfolgen. Insbesondere bei dorsal verschobenen Frakturen können diese in der Technik nach Kapandji, mittels durch die Fraktur eingebrachter Bohrdrähte, temporär gehalten werden (◘ Abb. 25.21). Im Falle von Impressionen der Gelenkfläche müssen diese zuvor perkutan mit Bohrdrähten oder dem Raspatorium gehoben

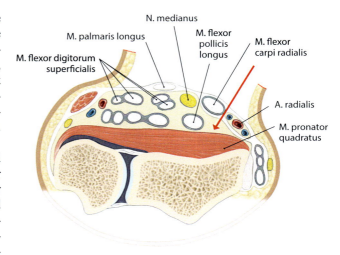

◘ **Abb. 25.19** Nach Eröffnen der Unterarmfaszie wird stumpf zwischen A. radialis und Flexor pollicis longus eingegangen und der Pronator quadratus dargestellt

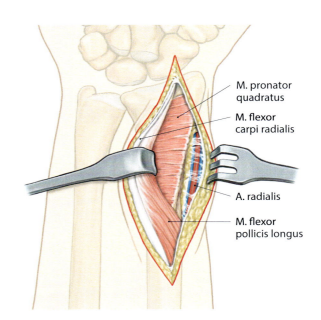

◘ **Abb. 25.20** Der Pronator quadratus wird an der radialen Seite längsinzidiert und anschließend mit dem Skalpell abpräpariert oder mit dem Raspatorium stumpf abgeschoben

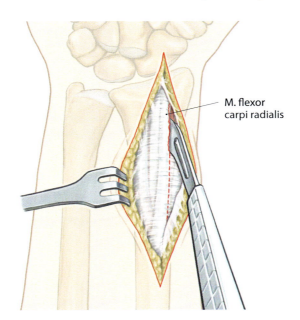

◘ **Abb. 25.18** Nach Koagulation subkutaner Gefäße Darstellen der FCR-Sehne, Weghalten derselbigen nach ulnar und Eröffnen der Unterarmfaszie. Die Eröffnung der FCR-Sehnenscheide ist nur in Ausnahmefällen angezeigt, falls direkt auf den ulnopalmaren Anteil der distalen Speiche zugegangen werden muss

und anschließend durch Bohrdrähte unterfüttert werden (◘ Abb. 25.22). Frakturen der palmaren Speichenlippe (insbesondere ulnopalmare Key Fragmente – ◘ Abb. 25.9) mit entsprechender Dislokation des Karpus müssen ebenfalls speziell adressiert und stabilisiert werden. Zur Fixation dieser (teils sehr kleinen) Fragmente stehen eigens speziell entwickelte Platten zur Verfügung, um die Stabilität zu erhöhen (◘ Abb. 25.23). Trotz entsprechender Plattenfixation kann eine Instabilität des Karpus mit Subluxationstendenz bestehen bleiben. Daher ist in diesen Fällen eine zusätzliche tempo-

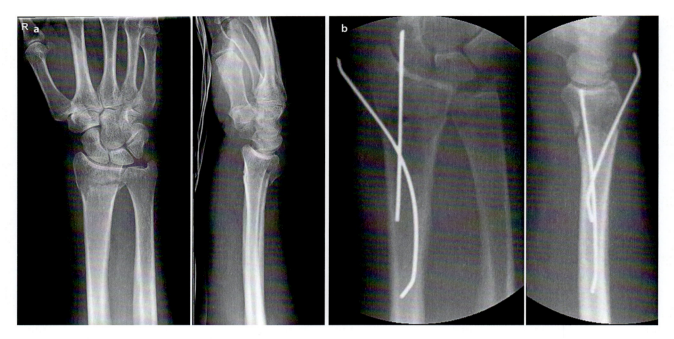

Abb. 25.21 a, b Repositionstechnik nach Kapandji. a 79-jährige Patientin mit dorsal verschobener distaler Radiusfraktur. b Temporäre indirekte Reposition mittels intramedullärer Bohrdrähten dorsal und radial in der Technik nach Kapandji. (Aus Leixnering et al. 2020)

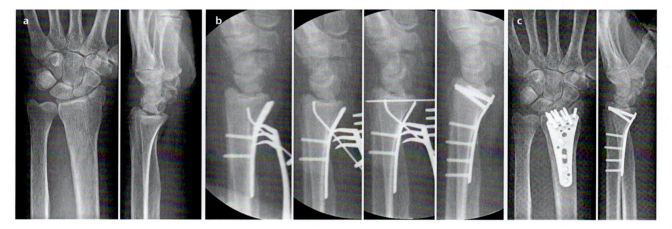

Abb. 25.22 a–c – a Kleine Impressionsfraktur der Gelenkfläche an der distalen Speiche. b Palmare Plattenanlage und Reposition der Impression mittels intramedullären Bohrdraht, eingebracht über ein Plattenloch, nach Hebung der Gelenkfläche, Sicherung der Reposition mit Bohrdrähten und anschließender Unterfütterung mit winkelstabilen Schrauben. c Radiologisches Ergebnis 6 Monate postoperativ. (Aus Leixnering et al. 2020)

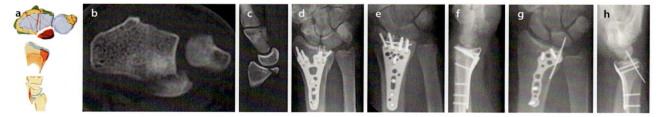

Abb. 25.23 a–h – a–c Distale Speichenfraktur mit ulnopalmarem Key Fragment. d–h Stabilisierungsmöglichkeiten mittels spezieller Platten. g, h Temporärer transfixierender Bohrdraht (6 Wochen) bei anhaltender Dislokationstendenz des Karpus nach palmar trotz Fragmentstabilisierung

Frakturen der Speiche und des distalen Unterarms

räre transfixierende Bohrdrahtfixation (für 6 Wochen) des Karpus empfehlenswert (◘ Abb. 25.23g) (Hintringer et al. 2020; Leixnering et al. 2020a).

Nach anatomischer Reposition der Fraktur und temporärer Fixation wird die Platte unter Bildwandlerkontrolle angelegt und mit einer Kortikalisschraube im Gleitloch fixiert. Dadurch kann die Platte später noch nachjustiert werden. Besonderes Augenmerk sollte darauf gelegt werden, dass die Platte nicht distal der Watershedlinie zu liegen kommt, da ansonsten Reizungen der Beugesehnen (insbesondere der FPL-Sehne) auftreten können (◘ Abb. 25.24).

Im Falle einer sehr distalen Fraktur – z. B. auf Höhe der Watershedlinie – kann es notwendig sein, die Platte sehr weit distal zu positionieren, um die Fraktur ausreichend stabilisieren zu können. In diesen Fällen ist es empfehlenswert, die Platte frühzeitig nach Frakturheilung zu entfernen, da ansonsten Beugesehnenreizungen bzw. Rupturen auftreten können. Dies sollte im Operationsbericht entsprechend vermerkt und der Patient darüber aufgeklärt werden.

Alternativ können auch spezielle Platten verwendet werden, die eine Aussparung für die FPL-Sehne aufweisen (◘ Abb. 25.25). Dadurch kann die Platte ohne erhöhtes Risiko für eine Irritation der Sehne sehr weit distal positioniert werden.

Ob der Pronator quadratus nach palmarer Plattenstabilisierung wieder genäht werden muss, wird in der Literatur teils kontrovers diskutiert. Von manchen Handchirurgen wird eine stärkere Pronation und die Deckung der Platte zur Protektion der Beugesehnen als Argument für eine Naht ins Spiel gebracht (Leixnering et al. 2020a). Eine systematische Reviewarbeit von Mulders et al. (2017) konnte aber keinen signifikanten Vorteil für eine Naht bzw. eine Rekonstruktion des Pronator quadratus zeigen.

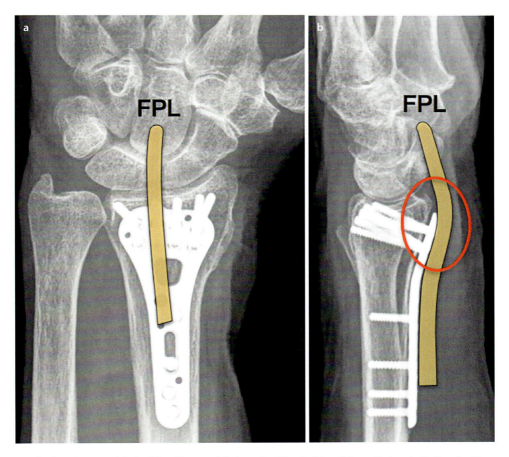

◘ **Abb. 25.24** **a, b** Mittels palmarer winkelstabiler Platte stabilisierte Speichenfraktur. Schematisches Aufreiten der Flexor-pollicis-longus-Sehne bei palmar überstehender Platte. **a** Posteroanteriore Ebene. **b** Sagittale Ebene. (Aus: Schlickum et al. 2019)

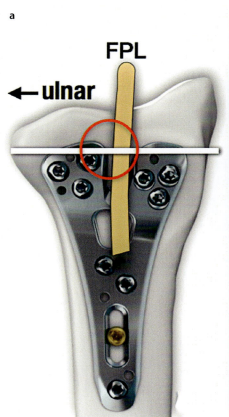 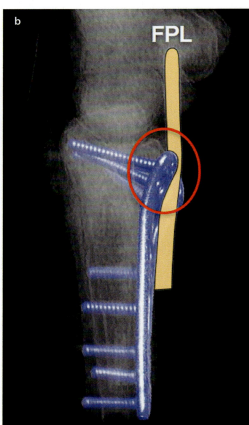

◘ Abb. 25.25 **a, b** – **a** Ansicht der Speiche von palmar und liegender spezieller Platte mit Aussparung für die FPL-Sehne (Medartis Aptus® FPL Platte). Weißer Balken = Watershedlinie. **b** Sagittale Ansicht der Speiche in der 3D-CT-Rekonstruktion. Der rote Kreis kennzeichnet, wie die FPL-Sehne bei sehr distaler Plattenlage in die Aussparung zu liegen kommt. (Aus: Schlickum et al. 2019)

■ **Dorsale winkelstabile Plattenosteosynthese**

Der dorsale Zugang zur Speiche erfolgt mittels Hautschnitt über dem Tuberculum Listeri. Dieser sollte auf Höhe des Lunatums beginnen und 7–10 cm nach proximal reichen (◘ Abb. 25.26). Nach Koagulation subkutaner Gefäße werden die Strecksehnenfächer dargestellt. Anschließend wird die Extensor-pollicis-longus-(EPL) Sehne distal des 3. Strecksehnenfachs identifiziert (◘ Abb. 25.27). Das 3. Strecksehnenfach wird entlang der Sehne eröffnet und die EPL-Sehne nach radial verlagert (◘ Abb. 25.28, 25.29). Nun können das 2. und das 4. Strecksehnenfach subperiostal scharf mit den Skalpell abpräpariert werden (◘ Abb. 25.30). Insbesondere sollte darauf geachtet werden, diese nicht zu eröffnen, um einen späteren Kontakt der Strecksehnen mit der Platte zu vermeiden.

Nach Darstellung der dorsalen Speiche (◘ Abb. 25.31) kann eine quere Arthrotomie durchgeführt werden. Dies ist vor allem bei Gelenkflächenimpressionen hilfreich, da diese unter direkter Sicht reponiert werden können. Hierfür müssen teilweise die einzelnen dorsalen Fragmente angehoben werden, um einen besseren Überblick auf die Gelenkfläche zu erlangen (◘ Abb. 25.32). Die einzelnen Fragmente werden nach Heben der Gelenkfläche mit einem Freer reponiert, temporär mit Bohrdrähten fixiert und anschließend wird die Platte angelegt. Neuere dorsale Plattensysteme sind dünner konfiguriert, wodurch sich das Risiko für eine Irritation der Strecksehnen reduziert.

Die dorsale Platte wird nun im Gleitloch mit einer Kortikalisschraube fixiert, unter Bildwandlerkontrolle nachjustiert und die restlichen Plattenlöcher werden mit winkelstabilen Schrauben besetzt. Im Falle einer dorsalen Rahmenplatte empfiehlt es sich, auf der Gegenseite ein Plattenloch ebenfalls mit einer Kortikalisschraube

Frakturen der Speiche und des distalen Unterarms

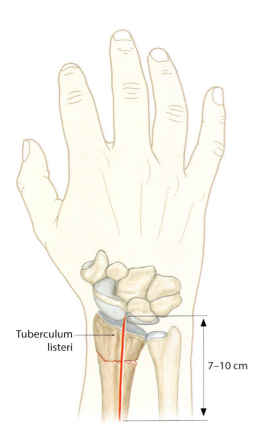

◘ Abb. 25.26 Zugang von dorsal zur distalen Speiche. Hautschnitt von 7–10 cm über dem Tuberculum Listeri, beginnend über der distalen Handwurzelreihe

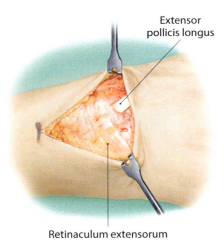

◘ Abb. 25.27 Nach Koagulation subkutaner Gefäße und Hautäste, Darstellung der Strecksehnenfächer und Identifizieren der EPL-Sehne distal des 3. Strecksehnenfachs

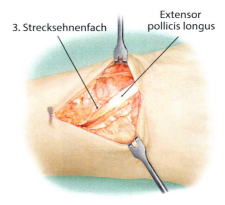

◘ Abb. 25.28 Spalten des 3. Strecksehnenfachs nach proximal entlang der EPL-Sehne

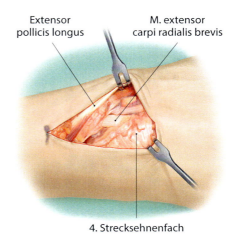

◘ Abb. 25.29 Die EPL-Sehne wird nach radial verlagert und nachfolgend werden das 2. und das 4. Strecksehnenfach, vom 3. Strecksehnenfach ausgehend, subperiostal abpräpariert

zu besetzen, um die Platte an den Knochen zu drücken und somit ein Abstehen zu verhindern. Anschließend werden die restlichen Schraubenlöcher unter Bildwandlerkontrolle mit winkelstabilen Schrauben besetzt (◘ Abb. 25.33 und 25.34). Ebenfalls sollte das Tuberculum Listeri abgetragen werden, um die Strecksehnenfächer leichter verschließen zu können.

Das 2. Strecksehnenfach wird nachfolgend mit dem 4. Strecksehnenfach vernäht und die EPL-Sehne subkutan verlagert (◘ Abb. 25.35). Ein Rückführen der EPL-Sehne in ein Strecksehnenfach kann den Druck auf die Sehne erhöhen und sekundär zu einer Ruptur führen.

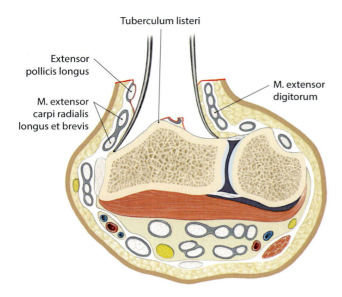

■ **Abb. 25.30** Schematische Darstellung der subperiostalen Abpräparation der Strecksehnenfächer. Dadurch kann sowohl der Bereich an der Dorsalseite bis zum Speichengriffel als auch der Bereich an der Ulnarseite bis zum distalen Radioulnargelenk eingesehen werden

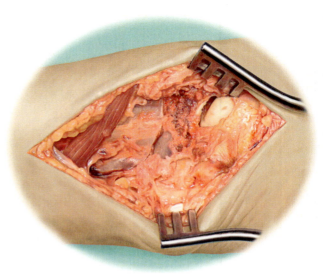

■ **Abb. 25.32** Im Falle einer dorsalen Gelenkimpression können die Fragmente türflügelartig aufgeklappt und die Impression kann unter Sicht mit dem Freer gehoben werden

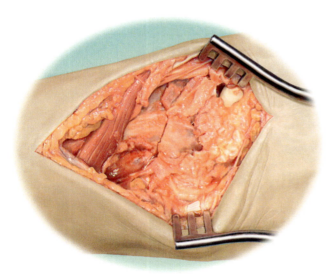

■ **Abb. 25.31** Darstellung der dorsalen Fragmente. Diese werden nun unter Sicht reponiert

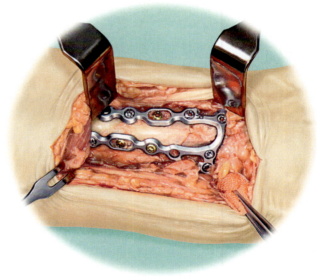

■ **Abb. 25.33** Nach Reposition der Fraktur wird die dorsale Rahmenplatte unter Bildwandlerkontrolle angelegt und im Gleitloch mit einer Kortikalisschraube fixiert. Es empfiehlt sich, auf der gegenüberliegenden Seite ebenfalls zumindest 1 Loch mit einer Kortikalisschraube zu besetzen, um die Platte an den Knochen zu drücken. Anschließend werden die restlichen Plattenlöcher unter Bildwandlersicht mit winkelstabilen Schrauben besetzt

Frakturen der Speiche und des distalen Unterarms

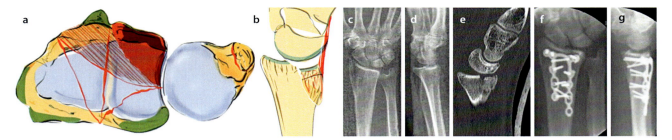

◘ **Abb. 25.34** a–g – a–e Dorsoulnares Key Fragment mit Dislokation des Karpus. f, g Zugang von dorsal, Reposition des Fragments unter Sicht und Stabilisierung mittels dorsaler Low-Profile-Rahmenplatte

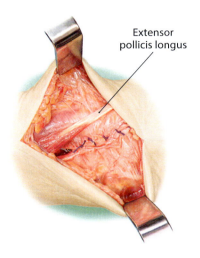

◘ **Abb. 25.35** Rückvernähen des 3. mit dem 4. Strecksehnenfach und subkutanes Verlagern der EPL-Sehne. Das Tuberculum Listeri kann zuvor abgetragen werden, wodurch sich die Strecksehnenfächer leichter rückvernähen lassen

25.5 Postoperative Rehabilitation und Nachbehandlung nach Plattenosteosynthese

Nicht nur die operative Versorgung von DRF ist entscheidend für das funktionelle Ergebnis, sondern insbesondere die handtherapeutische Rehabilitation spielt eine zentrale Rolle. Die Wiederherstellung der Handfunktion hat einen direkten Einfluss auf die Lebensqualität, aber auch auf die Krankenstandsdauer. Da DRF in 50 % der Fälle Patienten im arbeitsfähigen Alter betreffen, sind die sozioökonomischen Folgen bei einer durchschnittlichen Krankenstandsdauer von 12 Wochen nicht zu vernachlässigen (Krischak et al. 2009; Kakarlapudi et al. 2000; Wong 2008).

Das Grundprinzip in der Behandlung intraartikulärer DRF ist ähnlich wie bei anderen Frakturen mit Gelenkbeteiligung: anatomische Rekonstruktion der Gelenkfläche, stabile Fixation und frühzeitige Bewegungsübungen. Überraschenderweise wird diese frühfunktionelle Nachbehandlung bei Speichenfrakturen nicht standardmäßig eingesetzt und es erfolgt zumeist noch eine postoperative Ruhigstellung. Genauso gibt es nur vereinzelte Studien, die eine direkte postoperative Mobilisierung mit einer Ruhigstellung vergleichen. Jedoch konnte zumindest in der frühen Rehabilitationsphase (bis 3 Monate postoperativ) ein signifikant besseres funktionelles Ergebnis für eine aktive Mobilisierung des Handgelenks direkt postoperativ ohne Ruhigstellung gezeigt werden. Gleichzeitig war das Risiko für sekundären Repositionsverlust, Schmerzen oder Komplikationen im Vergleich zu einer postoperativen Ruhigstellung nicht erhöht (Quadlbauer et al. 2016, 2020b). Eine prospektive randomisierte Studie konnte jedoch sogar 1 Jahr postoperativ einen signifikant besseren Bewegungsumfang in Extension/Flexion sowie eine signifikant bessere Griffkraft bei einer frühfunktionellen Nachbehandlung im Vergleich zu einer 5-wöchigen Gipsruhigstellung feststellen. Ebenfalls war die Krankenstandsdauer signifikant um 3,9 Wochen und die Physiotherapiedauer um 1,9 Wochen in der frühfunktionellen Gruppe verkürzt (Quadlbauer et al. 2022). Jedoch muss die Art und Weise der postoperativen Nachbehandlung individuell an die Compliance des jeweiligen Patienten angepasst werden (Quadlbauer et al. 2016, 2020b, 2022).

Die Standardnachbehandlung der Autoren besteht sowohl für von dorsal als auch für von palmar stabilisierte DRF in einer aktiven frühfunktionellen Rehabilitation ab dem 1. postoperativen Tag: Alle Patienten über 75 Jahren erhalten eine abnehmbare thermoplastische Schiene für 1 Woche und beginnen direkt mit aktiven, durch Handtherapeuten angeleiteten Bewegungsübungen.

25.6 Komplikationen nach Plattenosteosynthese

Komplikationen nach DRF sind in der Literatur ausführlich beschrieben. Die initialen Publikationen von Orbay et al. suggerierten eine niedrige Komplikationsrate von nur 3 % bzw. 4 % (Orbay und Fernandez 2002;

Orbay et al. 2004). Jedoch stieg diese Zahl in späteren Publikationen von anderen Autoren auf bis zu 60 % an (Rosenauer et al. 2020). Alter et al. (Alter et al. 2019) analysierten in einer systematischen Reviewarbeit die Komplikationen nach operativ versorgten DRF und zeigten bei 3.911 Patienten eine Komplikationsrate von 15 %. Zu den häufigsten Komplikationen zählen Sehnenirritationen (3,5 %), CTS (2,1 %) und CRPS (1,4 %).

Sowohl Irritationen als auch Rupturen der Streck- sowie Beugesehnen sind in der Literatur beschrieben. Diese können direkt durch das Osteosynthesematerial bedingt sein, aber auch spontan unter konservativer Therapie auftreten. Strecksehnenirritationen bzw. -rupturen können durch dorsal überstehende Schrauben, aber auch direkt durch einen intraoperativen Schaden durch temporäre Bohrdrähte verursacht werden (Rosenauer et al. 2020). Bei der dorsalen Verplattung wird eine Irritation der Strecksehnen in bis zu 50 % beschrieben und eine frühzeitige Plattenentfernung ist zumeist notwendig (Kambouroglou und Axelrod 1998; Hove et al. 1997).

Die häufigste Strecksehnenruptur betrifft die EPL-Sehne. Diese tritt jedoch nicht nur bei operativ versorgten DRF auf, sondern vor allem bei unverschobenen DRF. Häufigste Ursache ist ein Hämatom mit konsekutiver Druckerhöhung im 3. Strecksehnenfach. Eine direkte Naht der rupturierten Sehen ist in diesen Fällen nicht möglich, vielmehr wird ein Extensor-indicis-proprius-Transfer empfohlen (Rosenauer et al. 2020).

Um ein dorsalseitiges Überstehen von Schrauben zu verhindern, wurde 2001 von Kumar et al. (Kumar et al. 2001) die dorsale Tangentialaufnahme beschrieben. Hierbei wird der Unterarm in Supination am Ellenbogen aufgestellt und das Handgelenk in maximale Flexion gebracht. Der Bildwandler wird anschließend senkrecht auf die dorsale Lippe des Handgelenks ausgerichtet. Der Unterarm steht in 45° zum Zentralstrahl des Bildwandlers (◘ Abb. 25.36).

Generell empfiehlt es sich, die Schraubenlänge zumindest 2 mm kürzer zu wählen als gemessen. Biomechanische Studien haben gezeigt, dass selbst bei osteoporotischem Knochen Schrauben, die 75 % der Speiche fassen, die gleiche Stabilität bieten wie bikortikale Schrauben (Wall et al. 2012).

Beugesehnenrupturen betreffen in erster Linie die FPL-Sehne. Verantwortlich ist zumeist eine Positionierung der Platte distal der Watershedlinie. Dies führt zu einem beugeseitigen Überstehen der Platte und dadurch zu einer Irritation und folgender Ruptur (Rosenauer et al. 2020). Soong et al. (2011a) haben zur Einschätzung des Risikos einer möglichen Beugesehnenirritation eine Klassifikation zur Beurteilung der Plattenlage in Bezug auf die Watershedlinie entwickelt (◘ Abb. 25.37). Eine Positionierung der Platte nach Soong Grad II (distal der

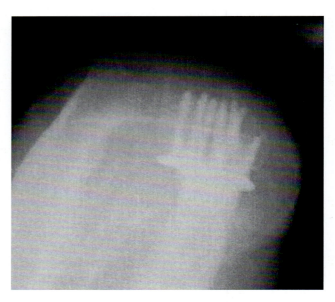

◘ **Abb. 25.36** Intraoperative Ansicht der dorsalen Tangentialaufnahme

Watershedlinie) ist mit einer höheren Rate an Plattenentfernungen verbunden (Soong et al. 2011b). Aus eigener Erfahrung sollte aufgrund dessen eine palmare Platte in der Position Soong Grad II prophylaktisch nach Frakturheilung entfernt werden. Wertvoll hat sich in diesen Fällen die hochauflösende Ultraschalluntersuchung erwiesen. Dadurch ist es möglich, eine Interferenz der Beugesehnen mit der Platte und Irritationen festzustellen.

Aus diesem Grund sind speziell designte Platten mit Aussparung für die FPL-Sehne entwickelt worden. Die Platte kann so sehr weit distal positioniert werden und ermöglicht der FPL-Sehne, in dieser vordefinierten Rinne zu verlaufen (Abb. 25.25), wodurch eine Irritation bzw. Ruptur unter Umständen verhindert werden kann (Leixnering et al. 2020b). Schlickum et al. (2019) und Kaiser et al. (2019) konnten zeigen, dass mit diesen Platten der Kontakt zur FPL-Sehne signifikant reduziert wird. Langzeitstudien, die einen protektiven Effekt für eine Ruptur der FPL-Sehne zu bestätigen, sind jedoch noch ausständig.

Das CTS stellt eine weitere sehr häufige Komplikation nach DRF dar. Dieses kann jedoch auch ohne eine palmare Verplattung unter konservativer Therapie auftreten und wird wahrscheinlich eher durch den Unfall selbst als durch die Operation verursacht. Eine weitere Erklärungsmöglichkeit ist, dass DRF vermehrt bei Patienten im höheren Lebensalter auftreten. Da das CTS in dieser Bevölkerungsgruppe sehr häufig vertreten ist, wäre es vorstellbar, dass diese Patienten ein präoperativ bestehendes CTS aufweisen, das nicht diagnostiziert bzw. bis dato asymptomatisch war und erst nach der Operation klinisch relevant wird.

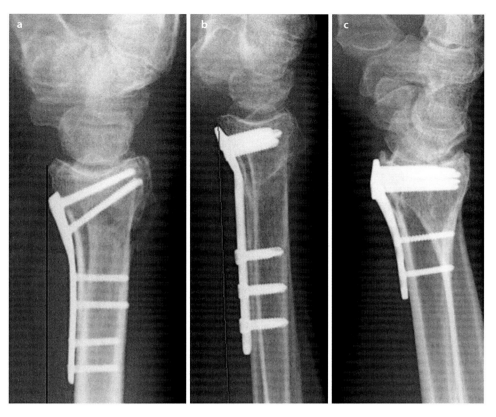

Abb. 25.37 Klassifikation nach Soong (Soong et al. 2011a): **a** Stadium 0. **b** Stadium I, **c** Stadium II (Aus: Unglaub et al. 2017)

Somit sollte ein präoperativ bestehendes CTS bei der Primäroperation unbedingt adressiert werden und eine Karpaltunnelspaltung ist in diesen Fällen indiziert. Nach einem akuten CTS ist bei der Erstuntersuchung direkt zu fahnden und das Ergebnis muss auch entsprechend dokumentiert werden. Sollte eine CTS-Symptomatik bereits vor dem Unfall bestanden haben, ist ebenfalls eine Spaltung im Rahmen der DRF-Operation empfehlenswert, da anzunehmen ist, dass sich die Symptomatik postoperativ verschlechtern wird (Rosenauer et al. 2020; Quadlbauer et al. 2018, 2020a).

Das CRPS tritt generell nach Verletzungen der oberen Extremität auf und wird auch unter konservativer Therapie beobachtet. Der genaue Pathomechanismus ist noch nicht zur Gänze geklärt, jedoch dürfte es zu einer Überexprimierung von Zytokinen aufgrund einer mitochondrialen Dysfunktion kommen. Somit ist das CRPS eine Komplikation, die nur schwer vom Chirurgen selbst beeinflusst werden kann und die Verplattung der Speiche per se als direkter Auslöser ist eher fraglich (Rosenauer et al. 2020). Zollinger et al. (2007) konnten in einer prospektiven randomisierten Studie zeigen, dass eine prophylaktische Gabe von 500 mg Vitamin C das Risiko für ein Auftreten eines CRPS verringern kann.

Alle Patienten mit einem CRPS sollten bezüglich eines CTS untersucht werden, da dies ein Trigger bzw. Auslöser sein kann. In diesen Fällen sollten so bald wie möglich eine Karpaltunnelspaltung und eine Plattenentfernung durchgeführt werden.

Die detaillierte Diagnostik und Therapie des CRPS wird im Kapitel „CRPS – Schmerztherapie" dargestellt.

Repositionsverlust und intraartikuläre Schraubenlage sind ebenfalls in 1,2–1,3 % der Fälle beschrieben. Eine intraartikuläre Schraubenlage wird seltener durch eine intraoperative Fehlposition verursacht, sondern eher durch einen sekundären Repositionsverlust mit Durchschneiden der Schrauben in das Radiokarpalgelenk aufgrund schlechter Knochenqualität. Selbst durch die Verbesserung der winkelstabilen Implantate konnte ein gewisses Restrisiko nicht gänzlich ausgeschlossen werden (Quadlbauer et al. 2018).

Je nach Patientenalter und Ansprüchen an die Funktion der Hand sollte in diesen Fällen entweder eine neuerliche Stabilisierung der DRF durchgeführt oder lediglich die intraartikulären Schrauben entfernt werden. Im Falle einer höhergradigen Schädigung der radiokarpalen Gelenkfläche kann auch an Rettungseingriffe wie die radioskapholunäre Arthrodese (RSL-Arthrodese) mit distaler Skaphoidektomie gedacht werden (Keuchel-Strobl et al. 2020; Quadlbauer et al. 2017, 2020c).

Jedoch konnten in der Literatur noch keine endgültigen radiologischen Parameter definiert werden, die auch klinisch mit einem schlechteren funktionellen Ergebnis verbunden sind. Eine streckseitige Verschiebung um über 5°–10°, eine palmare Verschiebung um über 20°, eine radiale Inklination von über 15°, eine Speichenverkürzung von über 2–5 mm und eine Gelenkstufe von über 1–2 mm wird aber von den meisten Autoren als „malunion" angesehen (Quadlbauer et al. 2020a; Bentohami et al. 2014).

Korrektureingriffe nach fehlverheilten DRF und die RSL-Arthrodese mit distaler Skaphoidektomie werden in den ▶ Kap. 20 bzw. 14 besprochen.

25.7 Zusammenfassung

Die DRF stellt eine der häufigsten Frakturen an der oberen Extremität dar und tritt vor allem bei Patienten im höheren Lebensalter auf. Die Entscheidung für die beste Therapie des Patienten sollte individuell getroffen werden, da sie von viele Einflussfaktoren wie Zusatzerkrankungen, Medikamenten, biologischem Alter und Ansprüchen an die Funktion der Hand bestimmt wird. Insbesondere bei Patienten im höheren Alter, mit niedrigen Ansprüchen an die Funktion der Hand und mit Osteoporose sollte die Entscheidung zur operativen Therapie sorgfältig getroffen werden.

Falls die Indikation zur Operation gestellt wird, ist die palmare winkelstabile Plattenosteosynthese aufgrund der niedrigeren Komplikationsrate zu bevorzugen. Eine Rehabilitation und aktive handtherapeutische Nachbehandlung des Handgelenks ist je nach Compliance des Patienten direkt postoperativ mit nur sehr kurzer Ruhigstellungsdauer möglich.

Eine Stabilisierung von dorsal erscheint nach Meinung der Autoren nur in Fällen angezeigt, die von palmar nur unzureichend fixiert werden können, oder bei dorsalen Key Fragmenten, die direkt unter Sicht reponiert und fixiert werden müssen.

Literatur

Abe Y, Tokunaga S, Moriya T (2017) Management of intra-articular distal radius fractures: volar or dorsal locking plate – which has fewer complications? Hand. https://doi.org/10.1177/1558944716675129

Almedghio S, Arshad M, Almari F, Chakrabarti I (2018) Effects of ulnar styloid fractures on unstable distal radius fracture outcomes: a systematic review of comparative studies. J Wrist Surg 07:172–181. https://doi.org/10.1055/s-0037-1607214

Alter TH, Sandrowski K, Gallant G et al (2019) Complications of volar plating of distal radius fractures: a systematic review. J Wrist Surg 8:255–262. https://doi.org/10.1055/s-0038-1667304

Arora R, Lutz M, Deml C et al (2011) A prospective randomized trial comparing nonoperative treatment with volar locking plate fixation for displaced and unstable distal radial fractures in patients sixty-five years of age and older. J Bone Joint Surg Am 93:2146–2153. https://doi.org/10.2106/JBJS.J.01597

Bain G, Alexander J, Eng K et al (2013) Ligament origins are preserved in distal radial intraarticular two-part fractures: a computed tomography-based study. J Wrist Surg 02:255–262. https://doi.org/10.1055/s-0033-1355440

Bentohami A, De Burlet K, De Korte N et al (2014) Complications following volar locking plate fixation for distal radial fractures: a systematic review. J Hand Surg Eur 39:745–754. https://doi.org/10.1177/1753193413511936

Breu R, Avelar C, Bertalan Z, Grillari J, Redl H, Ljuhar R, Quadlbauer S, Hausner T (2024) Artificial intelligence (AI) in traumatology a comparative study between conventional and AI-aided diagnostic performance in distal radius fractures. Bone Joint Res 13(10):1–8. doi:10.1302/2046-3758. 1310.BJR-2023-0275.R3

Brink P, Rikli D (2016) Four-corner concept: CT-based assessment of fracture patterns in distal radius. J Wrist Surg 05:147–151. https://doi.org/10.1055/s-0035-1570462

Chaudhry H, Kleinlugtenbelt YV, Mundi R et al (2015) Are volar locking plates superior to percutaneous K-wires for distal radius fractures? A meta-analysis. Clin Orthop Relat Res 473:3017–3027

Chen Y, Chen X, Li Z et al (2016) Safety and efficacy of operative versus nonsurgical management of distal radius fractures in elderly patients: a systematic review and meta-analysis. J Hand Surg Am 41:404–413. https://doi.org/10.1016/j.jhsa.2015.12.008

Corsino CB, Reeves RA, Sieg RN (2020) Distal radius fractures. Treasure Island. Treasure Island (FL): StatPearls Publishing; 2024 JanSiehe: https://pubmed.ncbi.nlm.nih.gov/30725601/

Cummings SR, Kelsey JL, Nevitt MC, O'Dowd KJ (1985) Epidemiology of osteoporosis and osteoporotic fractures. Epidemiol Rev 7:178–208. https://doi.org/10.1093/oxfordjournals.epirev.a036281

van Delft EAK, van Gelder TG, de Vries R et al (2019) Duration of cast immobilization in distal radial fractures: a systematic review. J Wrist Surg 08:430–438. https://doi.org/10.1055/s-0039-1683433

Diaz-Garcia RJ, Oda T, Shauver MJ, Chung KC (2011) A systematic review of outcomes and complications of treating unstable distal radius fractures in the elderly. J Hand Surg Am 36:824–835. https://doi.org/10.1016/j.jhsa.2011.02.005

Egol KA, Walsh M, Romo-Cardoso S et al (2010) Distal radial fractures in the elderly: operative compared with nonoperative treatment. J Bone Joint Surg Am 92:1851–1857. https://doi.org/10.2106/JBJS.I.00968

Foldager-Jensen AD (2014) The clinical dilemma: nonoperative or operative treatment. In: Hove LM, Lindau T, Hølmer P (Hrsg) Distal radius fractures. Springer, Berlin/Heidelberg, S 109–114

Gupta A (1991) The treatment of Colles' fracture. Immobilisation with the wrist dorsiflexed. J Bone Joint Surg Ser B 73:312–315. https://doi.org/10.1302/0301-620x.73b2.2005163

Hintringer W, Rosenauer R, Pezzei C et al (2020) Biomechanical considerations on a CT-based treatment-oriented classification in radius fractures. Arch Orthop Trauma Surg. https://doi.org/10.1007/s00402-020-03405-7

Hintringer W, Rosenauer R, Quadlbauer S (2022) Computed tomography and pathobiomechanical-based treatment of volar distal radius fractures. J Wrist Surg 11. https://doi.org/10.1055/s-0041-1731819

Hove LM, Nilsen PT, Furnes O et al (1997) Open reduction and internal fixation of displaced intraarticular fractures of the distal radius. 31 patients followed for 3–7 years. Acta Orthop Scand 68:59–63. https://doi.org/10.3109/17453679709003977

Kaiser P, Gruber H, Loth F et al (2019) Positioning of a volar locking plate with a central flexor pollicis longus tendon notch in distal radius fractures. J Wrist Surg. https://doi.org/10.1055/s-0039-1694718

Kakarlapudi TK, Santini A, Shahane SA, Douglas D (2000) The cost of treatment of distal radial fractures. Injury 31:229–232

Kambouroglou GK, Axelrod TS (1998) Complications of the AO/ASIF titanium distal radius plate system (pi plate) in internal fixation of the distal radius: a brief report. J Hand Surg Am 23:737–741. https://doi.org/10.1016/S0363-5023(98)80063-4

Keuchel-Strobl T, Quadlbauer S, Jurkowitsch J et al (2020) Salvage procedure after malunited distal radius fractures and management of pain and stiffness. Arch Orthop Trauma Surg 140:697–705. https://doi.org/10.1007/s00402-020-03369-8

Krischak GD, Krasteva A, Schneider F et al (2009) Physiotherapy after volar plating of wrist fractures is effective using a home exercise program. Arch Phys Med Rehabil 90:537–544. https://doi.org/10.1016/j.apmr.2008.09.575

Kumar D, Breakwell L, Deshmukh SC, Singh BK (2001) Tangential views of the articular surface of the distal radius – aid to open reduction and internal fixation of fractures. Injury 32:783–786

Kumar S, Khan AN, Sonanis SV (2016) Radiographic and functional evaluation of low profile dorsal versus volar plating for distal radius fractures. J Orthop. https://doi.org/10.1016/j.jor.2016.06.017

Lafontaine M, Hardy D, Delince P (1989) Stability assessment of distal radius fractures. Injury 20:208–210

Le ZS, Kan SL, Su LX, Wang B (2015) Meta-analysis for dorsally displaced distal radius fracture fixation: volar locking plate versus percutaneous Kirschner wires. J Orthop Surg Res 10. https://doi.org/10.1186/s13018-015-0252-2

Leixnering M, Rosenauer R, Pezzei C et al (2020b) Indications, surgical approach, reduction, and stabilization techniques of distal radius fractures. Arch Orthop Trauma Surg 140:611–621. https://doi.org/10.1007/s00402-020-03365-y

Lichtman DM, Bindra RR, Boyer MI et al (2010) Treatment of distal radius fractures. J Am Acad Orthop Surg 18:180–189

Löw S, Papay M, Spies CK et al (2020) The requirement for closed reduction of dorsally displaced unstable distal radius fractures before operative treatment. Dtsch Aerztebl. https://doi.org/10.3238/arztebl.2020.0783

Mackenney PJ, McQueen MM, Elton R (2006) Prediction of instability in distal radial fractures. J Bone Jt Surg 88:1944. https://doi.org/10.2106/JBJS.D.02520

Makhni EC, Ewald TJ, Kelly S, Day CS (2008) Effect of patient age on the radiographic outcomes of distal radius fractures subject to nonoperative treatment. J Hand Surg Am 33:1301–1308. https://doi.org/10.1016/j.jhsa.2008.04.031

Mandziak DG, Watts AC, Bain GI (2011) Ligament contribution to patterns of articular fractures of the distal radius. J Hand Surg Am 36:1621–1625. https://doi.org/10.1016/j.jhsa.2011.07.014

Mauck BM, Swigler CW (2018) Evidence-based review of distal radius fractures. Orthop Clin North Am 49:211–222

Mulders MAM, Walenkamp MMJ, Bos FJME et al (2017) Repair of the pronator quadratus after volar plate fixation in distal radius fractures: a systematic review. Strateg Trauma Limb Reconstr 12:1–8. https://doi.org/10.1007/s11751-017-0288-4

Mulders MAM, Fuhri Snethlage LJ, de Muinck KR-JO et al (2018) Functional outcomes of distal radius fractures with and without ulnar styloid fractures: a meta-analysis. J Hand Surg (European) 43:150–157. https://doi.org/10.1177/1753193417730323

Orbay J, Badia A, Khoury RK et al (2004) Volar fixed-angle fixation of distal radius fractures: the DVR plate. Tech Hand Up Extrem Surg 8:142–148. https://doi.org/10.1097/01.bth.0000126570.82826.0a

Orbay JL, Fernandez DL (2002) Volar fixation for dorsally displaced fractures of the distal radius: a preliminary report. J Hand Surg Am 27:205–215. https://doi.org/10.1053/jhsu.2002.32081

Orbay JL, Badia A, Indriago IR et al (2001) The extended flexor carpi radialis approach: a new perspective for the distal radius fracture. Tech Hand Up Extrem Surg 5:204–211. https://doi.org/10.1097/00130911-200112000-00004

Øyen J, Diamantopoulos AP, Haugeberg G (2014) Mortality after distal radius fracture in men and women aged 50 years and older in southern Norway. PLoS One 9. https://doi.org/10.1371/journal.pone.0112098

Peng F, Liu YX, Wan ZY (2018) Percutaneous pinning versus volar locking plate internal fixation for unstable distal radius fractures: a meta-analysis. J Hand Surg Eur 43:158–167. https://doi.org/10.1177/1753193417735810

Pillukat T, Windolf J, van Schoonhoven J (2020) Fixateur externe am Handgelenk – temporäre Fixation [External fixator of the wrist-temporary fixation]. Oper Orthop Traumatol 32(5):396–409. https://doi.org/10.1007/s00064-020-00675-7. Epub 2020 Sep 16. PMID: 32936314

Protopsaltis TS, Ruch DS (2008) Volar approach to distal radius fractures. J Hand Surg Am 33:958–965. https://doi.org/10.1016/j.jhsa.2008.04.018

Quadlbauer S, Pezzei C, Jurkowitsch J et al (2016) Early rehabilitation of distal radius fractures stabilized by volar locking plate: a prospective randomized pilot study. J Wrist Surg 06:102–112. https://doi.org/10.1055/s-0036-1587317

Quadlbauer S, Leixnering M, Jurkowitsch J et al (2017) Volar radioscapholunate arthrodesis and distal scaphoidectomy after malunited distal radius fractures. J Hand Surg Am 42:754.e1–754.e8. https://doi.org/10.1016/j.jhsa.2017.05.031

Quadlbauer S, Pezzei C, Jurkowitsch J et al (2018) Early complications and radiological outcome after distal radius fractures stabilized by volar angular stable locking plate. Arch Orthop Trauma Surg 138:1773–1782. https://doi.org/10.1007/s00402-018-3051-5

Quadlbauer S, Pezzei C, Jurkowitsch J et al (2020a) Functional and radiological outcome of distal radius fractures stabilized by volar-locking plate with a minimum follow-up of 1 year. Arch Orthop Trauma Surg 140:843–852. https://doi.org/10.1007/s00402-020-03411-9

Quadlbauer S, Pezzei C, Jurkowitsch J et al (2020b) Rehabilitation after distal radius fractures: is there a need for immobilization and physiotherapy? Arch Orthop Trauma Surg 140:651–663. https://doi.org/10.1007/s00402-020-03367-w

Quadlbauer S, Leixnering M, Rosenauer R et al (2020c) Radioskapholunäre Arthrodese mit Entfernung des distalen Skaphoidpols von palmar. Palmar radioscapholunate arthrodesis with distal scaphoidectomy. Oper Orthop Traumatol. https://doi.org/10.1007/s00064-020-00651-1

Quadlbauer S, Pezzei C, Jurkowitsch J et al (2022) Immediate mobilization of distal radius fractures stabilized by volar locking plate results in a better short-term outcome than a five week immobilization: a prospective randomized trial. Clin Rehabil 36:69–86. https://doi.org/10.1177/02692155211036674

Rosenauer R, Pezzei C, Quadlbauer S et al (2020) Complications after operatively treated distal radius fractures. Arch Orthop Trauma Surg 140:665–673. https://doi.org/10.1007/s00402-020-03372-z

Schlickum L, Quadlbauer S, Pezzei C et al (2019) Three-dimensional kinematics of the flexor pollicis longus tendon in relation to the position of the FPL plate and distal radius width. Arch Orthop Trauma Surg 139:269–279. https://doi.org/10.1007/s00402-018-3081-z

Song J, Yu A-X, Li Z-H (2015) Comparison of conservative and operative treatment for distal radius fracture: a meta-analysis of randomized controlled trials. Int J Clin Exp Med 8:17023–17035

Soong M, Earp BE, Bishop G et al (2011a) Volar locking plate implant prominence and flexor tendon rupture. J Bone Joint Surg Ser A 93:328–335. https://doi.org/10.2106/JBJS.J.00193

Soong M, Van Leerdam R, Guitton TG et al (2011b) Fracture of the distal radius: risk factors for complications after locked volar plate fixation. J Hand Surg Am 36:3–9. https://doi.org/10.1016/j.jhsa.2010.09.033

Strassmair M, Wilhelm K, Friedel R, Dönicke T (2014) Distale Radiusfraktur (Verletzung der distalen radioulnaren Funktionseinheit). In: Towfigh H, Hierner R, Langer M, Friedel R (Hrsg) Frakturen und Luxationen der Hand. Springer, Berlin/Heidelberg, S 295–352

Tahririan MA, Javdan M, Nouraei MH, Dehghani M (2013) Evaluation of instability factors in distal radius fractures. J Res Med Sci 18:892–896

Unglaub F, Langer MF, Hohendorff B et al (2017) Distale Radiusfraktur. Orthopade 46:93–110. https://doi.org/10.1007/s00132-016-3347-5

Vannabouathong C, Hussain N, Guerra-Farfan E, Bhandari M (2019) Interventions for distal radius fractures. J Am Acad Orthop Surg 27:e596–e605. https://doi.org/10.5435/JAAOS-D-18-00424

Walenkamp MMJ, Aydin S, Mulders MAM et al (2016) Predictors of unstable distal radius fractures: a systematic review and meta-analysis. J Hand Surg (European) 41:501–515. https://doi.org/10.1177/1753193415604795

Wall LB, Brodt MD, Silva MJ et al (2012) The effects of screw length on stability of simulated osteoporotic distal radius fractures fixed with volar locking plates. J Hand Surg Am 37:446–453. https://doi.org/10.1016/j.jhsa.2011.12.013

Wei J, Yang TB, Luo W et al (2013) Complications following dorsal versus volar plate fixation of distal radius fracture: a meta-analysis. J Int Med Res. https://doi.org/10.1177/0300060513476438

Wilcke MKT, Hammarberg H, Adolphson PY (2013) Epidemiology and changed surgical treatment methods for fractures of the distal radius: a registry analysis of 42,583 patients in Stockholm County, Sweden, 2004–2010. Acta Orthop 84:292–296. https://doi.org/10.3109/17453674.2013.792035

Wong JYP (2008) Time off work in hand injury patients. J Hand Surg Am 33:718–725. https://doi.org/10.1016/j.jhsa.2008.01.015

Zollinger PE, Tuinebreijer WE, Breederveld RS, Kreis RW (2007) Can vitamin C prevent complex regional pain syndrome in patients with wrist fractures? A randomized, controlled, multicenter dose-response study. J Bone Joint Surg Ser A 89:1424–1431. https://doi.org/10.2106/JBJS.F.01147

Zumhasch R, Wagner M, Klausch S (2017) Handgelenk und Bewegungsachsen (II). In: Anatomie und Biomechanik der Hand. Georg Thieme Verlag KG, Stuttgart, S 12–34

Frakturen der Handwurzel

Josef Jurkowitsch und Sonja El-Schahawi

Inhaltsverzeichnis

26.1 Hintergrund – 584
26.1.1 Epidemiologie und Ätiologie – 584
26.1.2 Relevante anatomische Strukturen – 584
26.1.3 Relevante diagnostische Verfahren – 584

26.2 Krankheitsbilder – 585
26.2.1 Skaphoidfrakturen – 585
26.2.2 Skaphoidpseudarthrosen – 592
26.2.3 Triquetrumfrakturen – 593
26.2.4 Trapeziumfrakturen – 594
26.2.5 Lunatumfrakturen – 596
26.2.6 Pisiformefrakturen – 596
26.2.7 Kapitatumfrakturen – 598
26.2.8 Hamatumfrakturen – 599
26.2.9 Trapezoideumfrakturen – 601

26.3 Zusammenfassung – 601

Literatur – 602

© Der/die Herausgeber bzw. der/die Autor(en), exklusiv lizenziert an Springer-Verlag GmbH, DE, ein Teil von Springer Nature 2024
C. K. Spies et al. (Hrsg.), *Expertenwissen Handchirurgie*, https://doi.org/10.1007/978-3-662-68413-9_26

26.1 Hintergrund

26.1.1 Epidemiologie und Ätiologie

Frakturen der Handwurzelknochen kommen sowohl isoliert als auch in Kombination mit Frakturen anderer Handwurzelknochen oder im Rahmen von Luxationen vor. Ursache ist meist der Sturz auf die ausgestreckte dorsalextendierte, seltener auch stark palmarflektierte Hand.

Dieser Unfallmechanismus kann zu 3 unterschiedlichen Verletzungsmustern führen (Wolfe et al. 2011). Einerseits können hieraus perilunäre Luxationen/Luxationsfrakturen, axiale Verletzungen, andererseits aber auch Avulsions- beziehungsweise Impaktionsverletzungen resultieren.

Auch direkte Schläge, Quetsch- und Torsionstraumata können Ursache von karpalen Knochenbrüchen sein.

Statistisch gesehen sind jüngere Patienten zwischen dem 15. und 35. Lebensjahr am häufigsten betroffen, da es sich meistens um sportassoziierte Verletzungen handelt.

Übersehene oder inadäquat behandelte Frakturen können zu Instabilitäten, chronischen Schmerzen und dadurch wiederum zu deutlichen Einschränkungen von Beweglichkeit und Kraft führen.

Frakturen der Hand machen in etwa 19 % aller Brüche des menschlichen Körpers aus.

Bei distalen Speichenbrüchen kommt es in 7 % zu assoziierten Frakturen von 1–2 Handwurzelknochen (Komura et al. 2012).

Ebenso sind basisnahe Brüche der Mittelhandknochen oft mit Avulsionsverletzungen der angrenzenden Karpalknochen vergesellschaftet. Etwa 8 % aller Frakturen betreffen die Handwurzel an sich.

Der am weitaus häufigsten gebrochene Handwurzelknochen ist mit etwa 66 % das Kahnbein, gefolgt vom Triquetrum mit etwa 18 %. Am seltensten ist das Trapezoideum verletzt (unter 1 %).

26.1.2 Relevante anatomische Strukturen

Die 8 Handwurzelknochen sind mosaikartig in zwei kinematischen Reihen angeordnet und bilden die Verbindung vom Unterarm zur Mittelhand.

Die proximale Reihe besteht von radial beginnend aus Kahnbein, Mondbein, Dreiecksbein und Erbsenbein, wobei das Kahnbein die proximale mit der distalen Handwurzelreihe biomechanisch verbindet. Die distale Reihe wird, ebenfalls von radial beginnend, durch das große und kleine Vieleckbein, das Kopfbein und das Hakenbein gebildet, die straff mit den Basen der 5 Mittelhandknochen verbunden sind.

Durch über 30 dorsal und palmar gelegene intrinsische und extrinsische Bänder werden die teils straffen, teils flexibleren Verbindungen der einzelnen Gelenkpartner zueinander gesichert.

Kommt es zu einer Fraktur eines Handwurzelknochens, sollte daher auch immer an eine potenzielle ligamentäre Begleitverletzung gedacht werden.

Die Kinematik des Handgelenks wird durch eine Unterbrechung des funktionellen, stabilen Rings (Konzept nach Lichtmann), den die beiden Handwurzelreihen bilden, gravierend gestört. Diese Unterbrechung kann durch eine Fraktur oder aber eine Zerreißung der Bandverbindungen bedingt sein. Durch eine solche Unterbrechung kommt es zu einer frühzeitigen Abnützung der betroffenen Gelenkflächen bis hin zur Arthrose mit schmerzhafter Funktionseinschränkung und letztendlich karpalem Kollaps. Dieses Endstadium der nicht diagnostizierten Kahnbeinfraktur bezeichnet man als „SNAC wrist" (**S**caphoid **N**on union **A**dvanced **C**ollapse).

Insgesamt 24 Muskeln steuern die Bewegungen der Hand und tragen des Weiteren auch zur Stabilität des Handgelenks bei.

Hauptverantwortlich für den ausgedehnten Bewegungsumfang im Handgelenk ist die sehnenfreie knorpelüberzogene Zone der proximalen Handwurzelreihe, welche eine große Gelenkfläche zum Unterarm bildet. Das Gesamtbewegungsausmaß wird durch die Auslenkung im Mediokarpalgelenk ergänzt.

Die Beweglichkeit des Handgelenks umfasst durchschnittlich je 68° Palmarflexion und Dorsalextension sowie etwa 20° Radialduktion und 25° Ulnarduktion.

26.1.3 Relevante diagnostische Verfahren

Eine fundierte Anamneseerhebung kombiniert mit einer exakten klinischen Untersuchung erlaubt es, die richtigen diagnostischen Mittel zu wählen, um eine etwaige Verletzung der Karpalknochen sowie des zugehörigen Bandapparates aufzuzeigen. Schwellung, Druckschmerz und schmerzhafte Bewegungseinschränkungen sind hier wegweisend.

Zur Standardabklärung bei suspizierten Verletzungen der Handwurzel gehört das Nativröntgen im dorsopalmaren, seitlichen und schrägen Strahlengang, das je nach fraglich verletztem Handwurzelknochen durch Spezialaufnahmen ergänzt werden sollte. Auf diese Zusatzaufnahmen wird in den folgenden Unterkapiteln eingegangen.

Im Röntgenbild können Frakturen der Handwurzelknochen jedoch leicht übersehen werden.

Die geringe Größe und die enge Lage der Knochen zueinander erschwert nicht nur die radiologische, sondern auch die spezifische klinische Untersuchung der Handwurzelknochen (Catalano et al. 2020). Daher sollte bei hohem klinischem Verdacht und negativer nativradiologischer Untersuchung die Indikation zur weiterführenden CT-Untersuchung sehr großzügig gestellt werden.

Die Sensitivität, eine Kahnbeinfraktur durch Röntgen zu detektieren, wird in der Literatur mit 70 % angegeben. Für die restlichen Karpalia liegt sie jedoch unter 50 % (Pan et al. 2015).

Als indirekter Hinweis auf eine Verletzung des Karpus können auch die Gilula-Linien herangezogen werden. Es handelt sich hierbei um 3 bogenförmige Linien in der dorsopalmaren Röntgenaufnahme, wobei die 1. entlang der karpalen Gelenkfläche der proximalen Handwurzelreihe verläuft, die 2. entlang der mediokarpalen Gelenkfläche von Kahnbein, Mondbein und Dreiecksbein und die 3. entlang der mediokarpalen Gelenkfläche der distalen Handwurzelreihe. Die Unregelmäßigkeit einer dieser Bogenlinien lässt eine Verletzung vermuten.

Des Weiteren sollte der Abstand zwischen den einzelnen Handwurzelknochen überall annähernd gleich weit sein. Größere Asymmetrien geben ebenfalls einen Hinweis auf eine vorliegende Verletzung.

Frakturen am Skaphoid kommen in einigen Fällen erst nach einer Resorptionsphase von etwa 10 Tagen im Röntgenbild zur Darstellung. Somit wird an einigen handchirurgischen Abteilungen bei Verdacht auf eine Kahnbeinfraktur eine Gipsruhigstellung für 10 Tage propagiert. Danach werden die klinische Untersuchung und die Röntgenuntersuchung (Kahnbeinserie) wiederholt. Im Falle einer persistierenden Klinik trotz unauffälligem Nativröntgen sollte auf jeden Fall eine weitere Abklärung stattfinden. Hierzu kann primär eine MRT-Untersuchung durchgeführt werden, um eine unnötige Strahlenbelastung zu vermeiden und ligamentäre Begleitverletzungen zu erkennen. Zur genauen Beurteilung der Frakturmorphologie und etwaigen präoperativen Planung ist aber die CT-Untersuchung unabdingbar.

Wichtig bei der Durchführung einer Computertomografie ist, dass die Schichtführung in orthogonal longitudinaler Achsausrichtung des Kahnbeins erfolgt und die Schichtdicke zwischen 0,5 und maximal 1 mm beträgt. Nur so kann eine fundierte Aussage über Frakturdislokation und Trümmerzonen gemacht werden. Einige therapieentscheidende Frakturklassifikationen basieren sogar auf dem Ergebnis der Computertomografie (z. B. Krimmer et al. 2000; Schmidle et al. 2018).

MRT-Untersuchungen können, wie bereits erwähnt, ergänzend angefertigt werden. Da man in der Frühphase oft nicht zwischen einem Knochenmarködem und einer vollständigen Fraktur zu unterscheiden vermag, ist die CT-Untersuchung dem MRT jedoch vorzuziehen.

Eine weitere wichtige Untersuchungsmethode zur Abklärung von Bandverletzungen stellt die Videokinematografie dar. Diese dynamische Röntgenuntersuchung in 2 Ebenen ermöglicht es dem Untersucher, eine Aussage über ligamentäre Verletzungen des Karpus zu treffen und etwaige Schnappphänomene bildlich zu dokumentieren. Auch der Stabilitätsgrad einer Pseudarthrose kann in den bewegten Aufnahmen dargestellt werden. Die Diagnostik und Therapie von Bandverletzungen wird im ▶ Kap. 29 in Detail behandelt.

Wird eine Fraktur der Handwurzel nicht erkannt oder unzureichend behandelt, können Fehlstellungen, Pseudarthrosenbildung oder persistierende Instabilitäten resultieren. Dies wiederum kann schwerwiegende Folgen nach sich ziehen, da eine anatomische Rekonstruktion bei länger zurückliegender Verletzung und somit chronischer Pathologie in der Regel nur schwer oder gar nicht mehr möglich ist. In solchen Fällen ist oftmals nur mehr ein Rettungseingriff sinnvoll.

26.2 Krankheitsbilder

26.2.1 Skaphoidfrakturen

Allgemeines

Das Kahnbein ist mit 66 % der am häufigsten gebrochene Handwurzelknochen.

Die Skaphoidfrakturen machen 3–9 % aller Sportverletzung aus (Rettig et al. 1992).

Da das Kahnbein zu 2/3 mit Knorpel überzogen ist, sind die Eintrittspunkte für versorgende Gefäße limitiert. Die primäre Blutversorgung erfolgt von distal aus dem dorsalen karpalen Ast der A. radialis (Hove et al. 1999). Aufgrund des retrograden Blutflusses wird im Falle einer Fraktur der proximale Anteil – die Vaskularisation betreffend – benachteiligt.

Aufgrund dieser Tatsache kann es im proximalen Kahnbeindrittel gehäuft zu einer avaskulären Nekrose und Pseudarthrosenbildung kommen.

60–80 % betreffen das mittlere Drittel, je 10–20 % das proximale und distale Drittel (Dönicke und Friedel 2011).

Der typische Unfallmechanismus ist der Sturz auf die Hand bei extendiertem Handgelenk.

Klinisch stehen bei der Kahnbeinfraktur die druckschmerzhafte Tabatière, der Daumenstauchungsschmerz und der Druckschmerz über dem Tuberkulum im Vordergrund, welche separat untersucht werden können. Werden alle 3 Tests durchgeführt, erhöht sich die

Sensitivität der klinischen Untersuchung auf nahezu 100 % und die Spezifizität auf 74 % (Parvizi et al. 1998).

Zur Röntgendiagnostik sollten neben Aufnahmen im dorsopalmaren und seitlichen Strahlengang, ergänzend eine dorsopalmare Aufnahme mit Faustschluss und Ulnarduktion (Stecher-Aufnahme) durchgeführt werden. Hier stellt sich das Kahnbein in seiner gesamten Länge dar.

Zur korrekten Therapieplanung ist es erforderlich, die Brüche in stabile und instabile Frakturformen zu unterteilen. Hierzu ist eine vorangehende Computertomografie unabdingbar.

Die ausschließlich auf Nativröntgen beruhende Frakturklassifikation des Skaphoids nach Herbert aus dem Jahr 1990 ist deshalb für die Therapieplanung unzureichend (Filan und Herbert 1996). Es sollte besser eine CT-basierte Klassifikation wie die Modifikation von Krimmer et al. aus dem Jahre 2000 herangezogen werden (Krimmer et al. 2000).

Stabile A1- (Tuberkelfraktur) und A2-Frakturen (quere inkomplette Fraktur des mittleren und distalen Drittels) können in der Regel konservativ mit Gipsverband zur Ausheilung gebracht werden. Bei den A2-Frakturen ist auch eine minimalinvasive perkutane Verschraubung mit frühfunktioneller gipsfreier Nachbehandlung möglich. Eine Studie von Alnaeem et al. ergab hierdurch eine raschere Knochenbruchheilung und schnellere Rückkehr ins Berufsleben (Alnaeem et al. 2016). In der Entscheidungsfindung muss auf die Bedürfnisse des Patienten eingegangen werden. Weder die Heilungsrate noch das funktionelle Ergebnis beider Therapieoptionen zeigten einen Unterschied. Jedoch liegt das Risiko einer Komplikation bei operativer Versorgung deutlich höher als unter konservativer Therapie (Dias et al. 2005).

Alle instabilen Frakturen (B-Frakturen) hingegen sollten nach Möglichkeit operativ behandelt werden, ebenso wie verzögerte Bruchheilungen Typ C und Pseudarthrosen Typ D, auf welche in den entsprechenden Kapiteln eingegangen wird.

In den letzten Jahren fand auch bei den Kahnbeinfrakturen eine deutliche Trendwende von der konservativen hin zur operativen Therapie statt, bedingt durch verbesserte Diagnostik und weiterentwickelte Implantate.

Die Komplikationen der Kahnbeinfraktur reichen von der verzögerten Bruchheilung bis hin zur ausbleibenden knöchernen Heilung mit Ausbildung einer Pseudarthrose. Des Weiteren kann es zu einer Verheilung in Fehlstellung und den ebenfalls damit verbundenen Einschränkungen wie Kraftverlust, Schmerz und Bewegungseinschränkung kommen. Als Endstadium all dieser Komplikationen kann sich eine Arthrose des Handgelenks bis hin zum karpalen Kollaps („SNAC wirst") entwickeln.

Konservative Therapie

Zur konservativen Therapie eignen sich ausschließlich die stabilen Typ-A-Frakturen.

Die Tuberkulumfrakturen (A1) können mit einem Unterarmgips für 4 Wochen zur Ausheilung gebracht werden.

CT-gesicherte A2 Frakturen können sowohl konservativ als auch operativ mit gleichem radiologischem und funktionellem Ergebnis behandelt werden (Dias et al. 2020).

Bei der konservativen Therapie sollte die Fixationsdauer mindestens 6 Wochen betragen. Eine prolongierte Gipsfixation über 8 Wochen hinaus ist unserer Meinung nach heutzutage nicht sinnvoll. In solchen Fällen sollte die primäre Indikationsstellung überdacht werden.

Eine Röntgenkontrolle sollte standardmäßig nach Gipsabnahme erfolgen. Nach 3 Monaten sollte eine CT-Untersuchung zur Bestätigung der Frakturheilung angeschlossen werden. Ab diesem Zeitpunkt kann mit einer zunehmenden Belastung des Handgelenks begonnen werden. Eine abschließende klinische und radiologische Kontrolle sollte nach 1 Jahr zur sicheren Bestätigung der Frakturheilung durchgeführt werden.

Ob bei der Unterarmgipsfixation der Daumen bis zum IP-Gelenk (Interphalangealgelenk) mit eingeschlossen werden soll, wird bis heute kontrovers diskutiert. Einige Studien weisen darauf hin, dass die zusätzliche Immobilisation des Daumens keinen nennenswerten Vorteil bringt (Böhler et al. 2003; Clay et al. 1991).

Auch die extrakorporale Stoßwellentherapie hat mittlerweile ihren Stellenwert in der Behandlung von Kahnbeinfrakturen und Pseudarthrosen. Ihre Hauptindikation stellt die verzögerte Knochenbruchheilung dar. Aber auch als adjuvante Therapie nach erfolgter Stabilisierung des Kahnbeins wird die Stoßwellentherapie eingesetzt (Quadlbauer et al. 2018).

Operative Therapie (Technik, Fallstricke, Tipps und Tricks)

Die operative Versorgung von Kahnbeinfrakturen ist technisch anspruchsvoll und erfordert ein gutes räumliches Vorstellungsvermögen.

Der derzeitige Goldstandard bei der Versorgung von Kahnbeinfrakturen ist die Stabilisierung mit kanülierten Doppelgewindeschrauben. Die von Timothy Herbert 1984 eingeführte Herbert-Schraube wurde in den letzten Jahrzehnten weiterentwickelt, und es stehen heutzutage viele unterschiedliche Schraubentypen mit verschiedenen Durchmessern zur Verfügung. Das Grundprinzip der unterschiedlich steilen Gewindegänge, welche letztendlich eine Kompression auf Höhe der Frakturzone erzielen, ist allen gemein. Aufgrund der komplett intraossären Platzierung dieser Schrauben kann auf eine Materialentfernung verzichtet werden.

Die Verwendung von Bohrdrähten bei der Versorgung von Skaphoidfrakturen ist heute nur noch in Ausnahmefällen, wie bei kindlichen Frakturen oder komplexen Trümmerbrüchen, welche eine Verschraubung nicht zulassen, indiziert.

Unverschobene Frakturen können perkutan, über eine wenige Millimeter messende Inzision oder „mini open" über einen etwas größeren Hautschnitt stabilisiert werden. Über einen zuvor unter Bildwandlerkontrolle eingebrachten Zieldraht wird die kanülierte Schraube im Skaphoid platziert.

Bei dislozierten Frakturen, die gedeckt nicht reponiert werden können, empfiehlt es sich, einen offenen Zugang zu wählen, wodurch die Reposition erleichtert wird.

Dies kann bei verrotierten und stark verkippten Frakturformen erforderlich werden. Bei Kahnbeinfrakturen im mittleren Drittel kann eine typische Fehlstellung entstehen, die sogenannte Humpback-Deformität. Hierbei kommt es zu einer Verkippung des distalen Skaphoidfragments nach palmar und konsekutiver Verkippung des Lunatums nach dorsal aufgrund dessen Verbindung über das SL-Band mit dem proximalen Kahnbeinpol. Diese dorsale Verkippung gilt es bei der Versorgung der Kahnbeinfraktur vor der Stabilisierung aufzurichten.

Zumeist kann durch ein Überstrecken des Handgelenks das Skaphoid reponiert werden. Sollte dies nicht möglich sein, kann mittels Linscheid-Manöver (Lynch und Linscheid 1997) eine Reposition des Kahnbeins erreicht werden. Hierbei wird unter Bildwandlerkontrolle die DISI-Fehlstellung des Lunatums korrigiert und dieses mittels temporären Bohrdrahtes zum Radius fixiert.

Arthroskopisch assistierte Verfahren sind bei mäßig dislozierten Frakturen ebenfalls beschrieben (Slade et al. 2008).

Die Wahl des Operationszugangs richtet sich in der Regel nach der Frakturlokalisation und dem Frakturverlauf.

Liegt der Bruch im proximalen Drittel, ist in der Regel dem streckseitigen Zugang der Vorzug zu geben, bei Frakturen im distalen Drittel ist der Zugang von beugeseitig meist geeigneter.

Das mittlere Drittel kann je nach Frakturverlauf sowohl von palmar als auch von dorsal versorgt werden.

Im Falle einer komplexeren Verletzung des Karpus wie zum Beispiel der De Quervain-Luxationsfraktur, sollte der Zugang so gewählt werden, dass möglichst alle Pathologien von einem Zugang aus zu beheben sind. Manchmal ist hierzu ein beidseitiger Zugang erforderlich.

Palmare perkutane Operationstechnik

Der Patient wird in Rückenlage auf dem Operationstisch gelagert, und der verletzte Arm ist in Supinationsstellung auf einem Handtisch ausgerichtet. Eine Rolle wird unter dem Handgelenk platziert, um eine leichte Extensionsstellung zu erzielen. Beschrieben wird von Wozasek auch die Lagerung des Arms hängend mit Zug am Daumen über einen Mädchenfänger (Wozasek und Moser 1991).

Die Verwendung einer Oberarmblutsperre ist für die rein perkutane Versorgung nicht unbedingt erforderlich, wir empfehlen jedoch trotzdem die Anlage ohne Aktivierung für den Fall, dass unerwartet auf ein offenes Operationsverfahren umgestiegen werden muss. Der Bildwandler sollte von schräg kopfwärts so eingefahren werden, dass dem Operationsteam genügend Platz zu Verfügung steht.

Unter Röntgendurchleuchtung wird nun der optimale Eintrittspunkt für den Zielbohrdraht eruiert. Um den distalen Kahnbeinpol im Bereich des STT-Gelenkes zu erreichen, muss jedoch die Hautinzision etwas weiter distal etwa auf Höhe der Trapeziummitte gesetzt werden.

Über eine Führungshülse, welche verhindern soll, dass der Zielbohrdraht sich verbiegt oder abrutscht, wird dieser nun über die Fraktur hinweg eingebracht. Die korrekte Lage des Drahtes muss anschließend penibel in allen 4 Ebenen kontrolliert werden. Dies ist der schwierigste Operationsschritt und maßgebend für den Erfolg der Operation. Bei guter Lage des Führungsdrahtes wird nun die Länge der einzubringenden Schraube bestimmt. Hierbei muss darauf geachtet werden, dass die Schraubenlänge nicht zu lang gewählt wird, um ein Überstehen zu verhindern. Als Tipp kann man hier die Schraubenlänge generell 4 mm kürzer wählen, als gemessen wurde. Je nach Knochenstruktur kann vor dem Einbringen der Schraube ein Antirotationsdraht zur Sicherung des Repositionsergebnisses parallel zum 1. Draht eingebracht werden. Wahlweise kann auch die 1. Kortikalis vor Einbringen der Schraube aufgebohrt werden. Hierbei sollte in exakt der Richtung gebohrt werden in welcher der Draht zu liegen kommt, um ein Abbrechen des Drahtes zu verhindern. Bei der neueren Generation kanülierter Schrauben ist ein Vorbohren nicht zwingend notwendig, da diese selbstbohrend und selbstschneidend sind.

Die Schraube sollte per Hand eingebracht werden. Unter Bildwandlerkontrolle sollte sichergestellt werden, dass das Schaftgewinde zur Gänze im proximalen Fragment, also nicht im Frakturspalt, zu liegen kommt, da sonst keine Kompression auf den Bruchspalt ausgeübt wird.

Nach nochmaliger Lagekontrolle mit dem Bildwandler in allen 4 Ebenen können die zuvor eingebrachten Drähte entfernt werden. Der Wundverschluss erfolgt durch eine Hautnaht.

▪ Palmare offene Operationstechnik

Die Lagerung des Patienten sowie die Einstellung des Bildwandlers erfolgen analog zur perkutanen Operationstechnik. Die Operation wird in Oberarmblutsperre durchgeführt.

Leitstruktur für den Hautschnitt ist die Sehne des Flexor carpi radialis (FCR) (◘ Abb. 26.1). Die Schnittführung erfolgt entlang der Sehne und wird nach distal radial zum Tuberculum ossis scaphoidei geschwungen.

Nach Durchtrennen des Sehnengleitgewebes kann die FCR-Sehne nach ulnar weggehalten werden, um ausreichend Sicht auf die distalen 2 Drittel des Kahnbeins zu ermöglichen. Um den proximalen Pol ausreichend darzustellen, kann die Sehne auch nach radial weghalten werden. Nach Durchtrennung des Bodens des FCR-Sehnenfaches wird das Lig. radioscaphocapitatum dargestellt und längsverlaufend bis auf das Kahnbein durchtrennt. Radialseitig des Operationszugangs ist der Ramus palmaris der A. radialis zu schonen.

Nun kann das Kahnbein unter Zuhilfenahme von Hohmann-Haken dargestellt werden. Auf einen schonenden Umgang ist zu achten, um die bereits beeinträchtigte Durchblutung des verletzten Knochens nicht weiter zu kompromittieren.

Für den Operationserfolg ist der nächste Schritt, nämlich die Reposition der Kahnbeinfraktur, entscheidend. Hierbei werden Kirschner-Drähte der Stärke von 1,2 bis 1,4 mm als „Joysticks" zum Aufrichten der Fragmente oder im Rahmen einer indirekten Reposition beim Linscheid-Manöver verwendet (Lynch und Linscheid 1997) (◘ Abb. 26.2).

Sobald das Kahnbein in seine gewünschte Position aufgerichtet ist, kann man es temporär mit einem Bohrdraht stabilisieren.

Je nach Frakturtyp können nun Doppelgewindeschrauben in klassischer Weise eingebracht werden. Bei Trümmerbrüchen kann auch eine Plattenosteosynthese eventuell mit Knochenbeilagerung zur Anwendung kommen.

Die Autoren verwenden seit 2013 im Fall von instabilen, verschobenen Frakturen oder Kahnbeinpseudarthrosen sowohl bei der perkutanen als auch bei der offenen Technik 2 Doppelgewindeschrauben mit einem Durchmesser von 2,2 oder 3 mm, um die Rotationsstabilität zu erhöhen (Quadlbauer et al. 2017; Jurkowitsch et al. 2016). Auf eine zentrale Lage entlang der Kahnbeinachse ist bei einer singulären Schraube (Durchmesser 3,0 mm) zu achten. Bei Doppelschraubenosteosynthese sollten die Schrauben in einem Winkel von ca. 90° zur Frakturlinie eingebracht werden. Es empfiehlt sich in jedem Fall, einen die Rotation sichernden Draht vor dem Einbringen der Schrauben zu setzen, welcher anschließend wieder entfernt wird.

Durch die Weiterentwicklung der Osteosynthesematerialien stehen heute für die Versorgung von Kahnbeinfrakturen und Pseudarthrosen auch Low-Profile-Platten mit winkelstabiler Schraubenverblockung zur Verfügung.

Nach stabiler Versorgung und Bildwandlerkontrolle des Ergebnisses erfolgt der Wundverschluss mit Kapsel-Band-Naht und Hautnaht.

Dorsale Mini-open-Operationstechnik

Die Autoren empfehlen den streckseitigen Mini-open-Zugang. Vorteile gegenüber dem rein perkutanen dorsalen Zugang sind die sichere Schonung von gefährdeten Strukturen (Extensor-pollicis-longus-Sehne, Extensor-digitorum-communis-Sehnen, Extensor-indicis-proprius-Sehne und N. interosseus posterior) sowie ein subchondrales Versenken des Schraubenkopfes unter Sicht (Adamany et al. 2008; Martus et al. 2005).

Der Patient wird wie gewohnt auf dem Rücken gelagert und der Arm in Pronationsstellung auf einem Handtisch positioniert. Der Bildwandler wird wieder von kopfwärts eingefahren.

Die Operation erfolgt in Oberarmblutsperre.

Leitstruktur für diesen Zugang ist das Tuberculum Lister. Etwas ulnar auf Höhe desselben wird ein etwa 3 cm messender längsverlaufender Hautschnitt nach distal über dem radiokarpalen Gelenkspalt gesetzt. Unter Bildwandlerkontrolle entspricht dies in etwa der Höhe des SL-Spaltes. Nach oberflächlicher Blutstillung wird das Retinaculum extensorum dargestellt. Nun wird

◘ **Abb. 26.1** a Der beugeseitige Zugang zum Kahnbein erfolgt durch einen geraden Schnitt über der Sehne des Flexor carpi radialis (FCR) (rote Linie), der nach distal radial zum Tuberkulum des Kahnbeins verlängert wird. Orientierungspunkte sind das Tuberculum ossis scaphoidei und die FCR-Sehne. b Nach Koagulation von subkutan liegenden Gefäßen erfolgen die Darstellung der FCR-Sehne und die Durchtrennung des Sehnengleitgewebes. c Die FCR-Sehne wird nach ulnar gehalten, zwischen FCR-Sehne und dem oberflächlichen palmaren Ast der A. radialis eingegangen und das Lig. radioscaphocapitatum dargestellt. d Das Lig. radioscaphocapitatum wird längs gepalten, und das Kahnbein wird dargestellt. Die Präparation des Kahnbeins muss sehr subtil erfolgen, um zusätzliche Verletzungen der Bänder und der lateralen und dorsalen Gefäße des Kahnbeins zu vermeiden. e Nach Darstellung des Kahnbeins wird sowohl radial als auch ulnar jeweils ein speziell geformter Hohmann- oder Ender-Haken eingesetzt. (Aus Quadlbauer et al. 2018)

Frakturen der Handwurzel

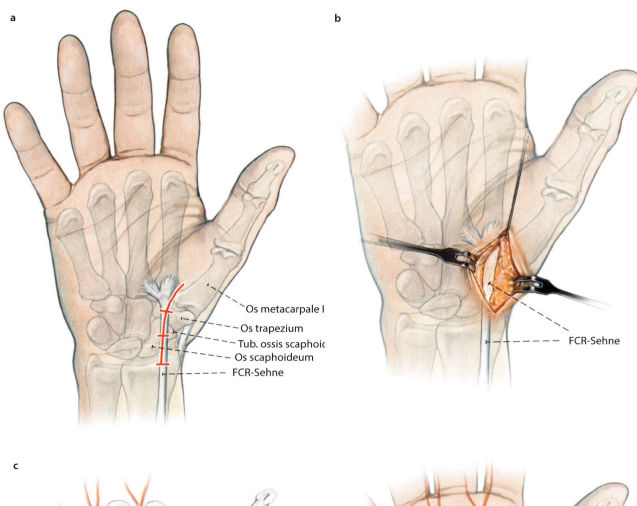

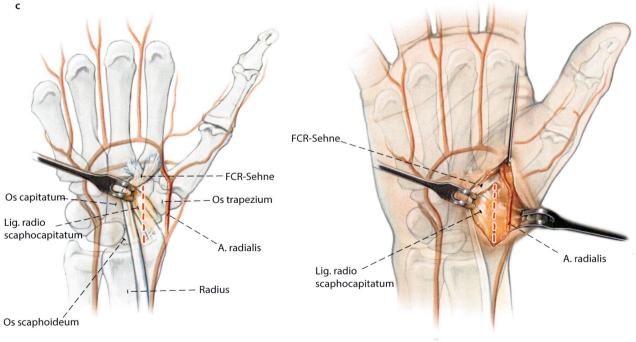

d

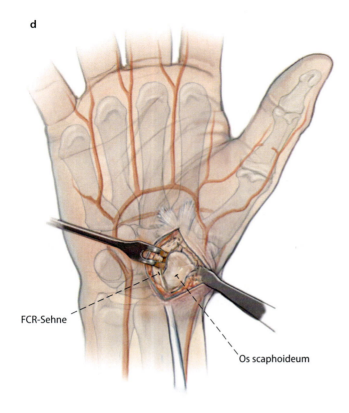

FCR-Sehne
Os scaphoideum

e

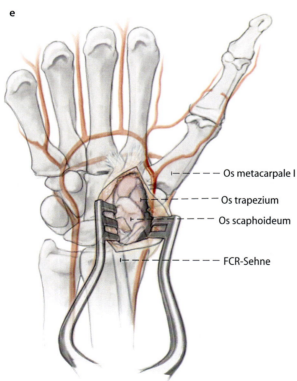
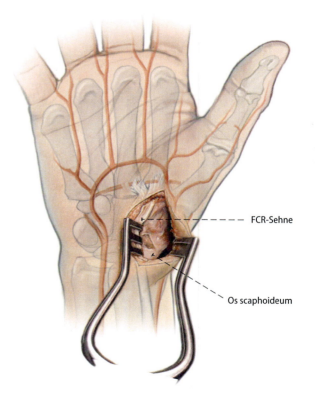

Os metacarpale I
Os trapezium
Os scaphoideum
FCR-Sehne

FCR-Sehne
Os scaphoideum

Abb. 26.1 (Fortsetzung)

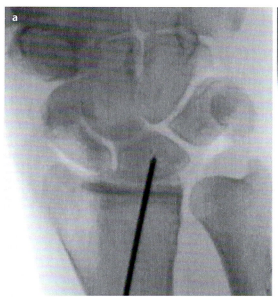
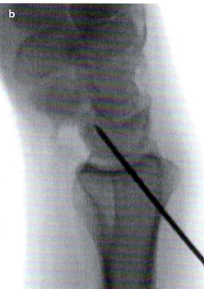

◘ **Abb. 26.2** (**a**) anterior-posteriore Röntgenansicht nach Setzen des transfixierenden Bohrdrahtes. (**b**) seitliche Röntgenansicht nach erfolgtem Linscheid Manöver Aufrichten des Lunatums unter Bildwandlerkontrolle aus der DISI-Position („dorsal intercalated segment instability") und temporäre Transfixation mit einem 1,4-mm-Bohrdraht an die Speiche (Garcia-Elias 1987). Durch die Aufrichtung des Lunatums werden über das intakte skapholunäre Band der proximale Kahnbeinpol reponiert und das tatsächliche Ausmaß des Knochendefekts dargestellt. Dadurch wird die Korrektur der Humpback-Deformität erleichtert. Die temporäre radiolunäre Bohrdrahttransfixation kann auch von palmar durchgeführt werden. Der Bohrdraht wird am Ende der Operation wieder entfernt. (Aus Quadlbauer et al. 2019)

zwischen dem 3. und 4. Strecksehnenfach eingegangen, wobei der distale Anteil des Retinakulums entlang der EPL-Sehne eröffnet wird. Nun kann diese besser nach radial verlagert werden. Die Strecksehnen müssen immer geschont werden und können mit einem kleinen Wundspreizer beiseite gehalten werden. Nach Eröffnung der Kapsel über eine Längsinzision etwas radial des SL-Spaltes stellt sich der proximale Kahnbeinpol dar. Das SL-Band selbst muss beim Zugang tunlichst geschont werden.

Durch eine maximale Flexion im Handgelenk kann der Führungsdraht für eine kanülierte Schraube am optimalen Eintrittspunkt eingebracht werden. Dieser liegt am proximalen Kahnbeinpol mittig am Ursprung des membranösen SL-Bandanteils. Die Kahnbeinachse, die in dieser Stellung nicht mehr mit dem Bildwandler dargestellt werden kann, liegt in etwa in der Verlängerung der dorsoradialen Daumenkuppe. Bevor die Schraube eingebracht wird, muss die korrekte Drahtlage mit dem Bildwandler kontrolliert werden.

Dabei kann das Handgelenk jedoch nicht wieder in Extension gebracht werden, da der Zieldraht sonst verbogen wird oder bricht.

Es empfiehlt sich auch hier, einen Antirotationsdraht vor Einbringen der Schraube zu platzieren.

Nach Längenmessung wird die Schraube, wie in der perkutanen Technik beschrieben, gesetzt, und die Drähte werden entfernt.

Es folgen der Kapsel- und Retinakulumverschluss sowie die Hautnaht.

Arthroskopisch assistierte Operationstechnik:

In den letzten Jahren haben arthroskopisch assistierte Verfahren zur Versorgung von Kahnbeinfrakturen, aber auch von Kahnbeinpseudarthrosen immer mehr an Bedeutung gewonnen. Durch gleichzeitige arthroskopische Aufsicht können auf diese Weise perkutane Verschraubungen des Kahnbeins, aber auch komplexere Versorgungen von Kahnbeinpseudarthrosen mit Spongiosabeilagerung und anschließender Stabilisierung durchgeführt werden.

Die Extension, die Voraussetzung für die Handgelenkarthroskopie ist, kann hierbei im Hängen, also vertikal erfolgen oder horizontal angelegt werden. Die Reposition wird intraoperativ nicht nur durch Röntgen, sondern auch durch direkte Aufsicht auf die Frakturzone kontrolliert.

Postoperatives Nachbehandlungsregime

Frakturen, welche minimal invasiv oder perkutan stabilisiert wurden, benötigen keine postoperative Ruhigstellung, sondern sollten vielmehr einer frühfunktionellen Nachbehandlung zugeführt werden. Erst nach CT-gesichertem knöchernem Durchbau nach circa 3 Monaten sollten die axiale Belastung und der Kraftaufbau wieder begonnen werden. Ebenso sollten für diesen

Zeitraum Risiko- und Kontaktsportarten vermieden werden. Bei instabilen Frakturen, wie stark verrotierten oder abgekippten Brüchen und Trümmerfrakturen, empfiehlt sich postoperativ eine Ruhigstellung im Unterarmgips für zumindest 6 Wochen.

Eine Röntgenkontrolle sollte bei Gipsabnahme und eine CT-Untersuchung zur Sicherung der Frakturheilung nach 3 Monaten durchgeführt werden. Die Autoren empfehlen zusätzlich eine klinische Kontrolle sowie die Röntgenkontrolle 1 Jahr postoperativ.

26.2.2 Skaphoidpseudarthrosen

Kann eine Kahnbeinfraktur 4 Monate lang nicht zur Ausheilung gebracht werden, spricht man von verzögerter Bruchheilung, nach 6 Monaten von einer Pseudarthrose. Ursache der Kahnbeinpseudarthrosen sind einerseits negierte Verletzungen und unbehandelte Kahnbeinfrakturen, sowie Frakturen, die durch konservative oder operative Therapieversuche nicht zur Ausheilung gebracht werden konnten.

Etwa 10 % der erkannten Kahnbeinfrakturen enden in einer Pseudarthrose. Bei unzureichender Behandlung oder übersehenen Frakturen liegt die Pseudarthroserate mit bis zu 60 % noch weit höher. Vor allem Frakturen im proximalen Drittel sowie stark verschobene Frakturen besitzen ein höheres Pseudarthroserisiko. Am proximalen Pol kommen aufgrund der retrograden Blutversorgung auch häufiger avaskuläre Nekrosen vor.

Die Mehrzahl der Pseudarthrosen stellen sich als Zufallsbefund dar. Die Patienten werden aufgrund von anhaltenden Beschwerden oder nach neuerlichem Trauma vorstellig. Nicht selten liegt der primäre Unfall mehrere Jahre zurück, und die resultierenden arthrotischen Veränderungen können bis zum „SNAC wrist" reichen (**S**caphoid **N**on union **A**dvanced **C**ollapse).

Da es sich im Fall einer Kahnbeinpseudoparthrose um keine frische Verletzung handelt, kann die Klinik anfänglich asymptomatisch oder oligosymptomatisch verlaufen. Es können ein Druckschmerz der Tabatière, eine Einschränkung der Handgelenkbeweglichkeit und der Griffkraft bestehen. Endlagige Bewegungseinschränkung und Schmerzen bei Belastung sowie Schnappphänomene werden ebenfalls beschrieben. Oftmals wird die Pseudarthrose jedoch erst nach einem neuerlichen Bagatelltrauma symptomatisch und als Zufallsbefund diagnostiziert.

Neben der klassischen Abklärung des Kahnbeins mittels Nativröntgen (▶ Abschn. 26.2.1) ist die Abklärung mittels Computertomografie für die genauere Diagnostik und Therapieplanung unerlässlich. Auch hier gilt es, die Schichtführung in orthogonaler, longitudinaler Achsausrichtung des Kahnbeins mit einer Schichtdicke von 0,5–1 mm zu beachten. In den letzten Jahren hat sich zusätzlich die 3D-Rekonstruktion zur weiteren therapeutischen und operativen Planung als hilfreich erwiesen.

Unterstützend kann eine MRT-Untersuchung angeschlossen werden, um Zusatzverletzungen und die Durchblutungssituation des proximalen Kahnbeinpols abzuschätzen. Die postoperative Heilungskapazität der Kahnbeinpseudarthrose lässt sich durch das Ergebnis der präoperativen MRT-Untersuchung jedoch nicht gänzlich ableiten.

Herbert und Filian haben 1996 die Kahnbeinpseudarthrosen in 4 Subtypen unterteilt:
- Typ D1: Straffe Pseudarthrose,
- Typ D2: Pseudarthrose,
- Typ D3: Pseudarthrose mit sklerotischem Fragment,
- Typ D4. Pseudarthrose mit avaskulärer Nekrose (Towfigh Seite 676 ▶ Abb. 27.10).

Rezent wurde von Schmidle et al. eine auf CT-Untersuchungen basierende Klassifikation vorgestellt. In dieser wurden histopathologische Analysen des Kahnbeins mit CT Untersuchungen korreliert. Anhand dieser Untersuchungen konnten Vorhersagen bezüglich der Durchblutungssituation und der Heilungskapazität getroffen werden. Gleichzeitig wurde anhand dieser Klassifikation auch ein Therapiealgorithmus bei der Behandlung von Kahnbeinpseudarthrosen entwickelt (Schmidle et al. 2018).

Die Behandlung der Kahnbeinpseudarthrose ist Domäne der operativen Therapie.

Bei der Versorgung von Kahnbeinpseudarthrosen kann man zwischen stabilisierenden und vaskularisierenden Verfahren unterscheiden. Der Trend geht jedoch in Richtung der Kombination beider Verfahren (Pinder et al. 2015).

Bei einer bereits bestehenden fortgeschrittenen Arthrose der Handwurzel oder des radiokarpalen Gelenkspalts ist eine Sanierung der Pseudarthrose nicht mehr sinnvoll, und es sollte eine Rettungsoperation durchgeführt werden. Auf derartige Rettungsoperationen wird im Detail im Kapitel Handgelenksarthrose - karpaler Kollaps eingegangen.

Es stehen uns heutzutage nicht nur mehrere Möglichkeiten der Stabilisierung, sondern auch mehrere Möglichkeiten der Knochenbeilagerung zu Verfügung. Die verfügbaren Implantate reichen von Kirschner-Drähten über Kompressionsschrauben bis hin zu winkelstabilen Low-Profile-Platten.

Welche Art der Stabilisierung gewählt wird, hängt oft von der Vorliebe des Operateurs und den präoperativen Gegebenheiten ab.

Was die Knochentransplantate betrifft, hat man die Möglichkeit, zwischen nicht vaskularisierten spongiösen, kortikospongiösen Transplantaten aus unterschiedlichen Regionen (Speiche/Beckenkamm) oder aus vaskularisierten Transplantaten zu wählen. Letztere können gefäßgestielt verlagert oder frei gehoben werden. Als Heberegionen kommen unter anderem die Mittelhand, die distale Speiche, der Beckenkamm und das distale Femur infrage.

Zur Entscheidungsfindung bei der Transplantatwahl kann der Behandlungsalgorythmus von Schmidle et al. (2016) herangezogen werden, in dem neben der Frakturlokalisation das Skleroseausmaß, die Knochenheilungskapazität und die Frakturfragmentierung berücksichtigt werden (Schmidle et al. 2018).

Auch die Durchführung einer postoperativen extrakorporalen Stoßwellentherapie bei der Behandlung von Kahnbeinpseudarthrosen kann zur Anregung der Knochenheilung (Angio- und Vaskulogenese) in Erwägung gezogen werden (Quadlbauer et al. 2018).

Generell ist die Erfolgsrate bei der Behandlung von Kahnbeinpseudarthrosen abhängig von Therapiebeginn, Lokalisation der Pseudarthrose, bereits erfolgten Voroperationen und der Durchblutungssituation der Frakturfragmente.

Bei Vorliegen einer fortgeschrittenen Arthrose ist eine Rekonstruktion des Kahnbeins oftmals nicht mehr erfolgversprechend. In diesen Fällen bleibt je nach Befund und Ansprüchen des Patienten nur mehr die Möglichkeit eines Rettungseingriffs. Zu nennen wären hier die Proximal Row Carpektomie, die „four corner fusion" und als letzte Option die Handgelenkarthrodese.

Die Osteoarthritisrate nach 5 Jahren liegt bei der unbehandelten Kahnbeinpseudarthrose bei 75–97 % und nach 10 Jahren sogar bei 100 % (Inouge und Sakamura 1996).

Nach vorausgegangener, aber fehlgeschlagener Stabilisierung einer Kahnbeinpseudarthrose wird die Revisionsoperation mittels vaskularisierten Knochentransplantats empfohlen (Hovius und de Jong 2015).

Zusammenfassend ist festzuhalten, dass es bis dato keine einheitliche Behandlung der Kahnbeinpseudarthrose gibt. Sowohl die Vielzahl der Stabilisierungsmethoden als auch die unterschiedlichen Arten der Knochenbeilagerung spiegeln dies wider. Des Weiteren erschweren diese Tatsachen den Vergleich der doch oft sehr kleinen Patientenkollektive, die analysiert wurden, um behandlungsrelevante Aussagen zu treffen.

Der Operationszugang von palmar entspricht dem Zugang bei der Versorgung der Kahnbeinfraktur (siehe Abschnitt Palmare offene Operationstechnik sowie ◘ Abb. 26.1). Ist die Pseudarthrosezone gut einsehbar, sollten sklerotische und bindegewebige Anteile mit einem scharfen Löffel oder einem Luer reseziert werden, bis punktförmige Blutungen an den Resektionsflächen sichtbar werden. Die Verwendung einer Fräse sollte aufgrund der dabei entstehenden Hitze, welche die Durchblutung noch weiter kompromittieren könnte, vermieden werden. Nach Resektion der Pseudarthrosezone muss die anatomische Reposition angestrebt werden. Das Linscheid-Manöver kann auch in diesen Situationen sehr hilfreich sein (Lynch und Linscheid 1997) (siehe ▶ Abb. 25.2).

Das gewählte Knochentransplantat muss nun anhand der zuvor ausgemessenen Defektzone entnommen, zugeschnitten und genau eingepasst werden. Als nächster Schritt folgt die Stabilisierung mittels Schraube oder Platte. Auch dies unterscheidet sich nicht von der Stabilisierung der Kahnbeinfraktur. Es sollte darauf geachtet werden, dass der Knochenspan durch das Osteosynthesematerial gut mitgefasst wird, um eine ausreichende Stabilität zu erzielen.

Die einzelnen Operationsschritte werden hier ebenso wie bei der Frakturversorgung mittels Röntgenkontrolle dokumentiert.

Nach Wundverschluss kann noch am Operationstisch eine Stoßwellenbehandlung als adjuvante Therapie angeschlossen werden. Danach erfolgt die Ruhigstellung im Unterarmgips mit Daumeneinschluss bis zum IP Gelenk für 6–8 Wochen. Bei Gipsabnahme erfolgt eine Röntgenkontrolle, und Physiotherapie zum Wiedererlangen der Handgelenkbeweglichkeit wird eingeleitet. Eine axiale Belastung des Handgelenks ist erst ab gesicherter Frakturheilung, welche nach 12 Wochen mittels Computertomografie überprüft wird, erlaubt.

26.2.3 Triquetrumfrakturen

Mit etwa 18 % nehmen die Triquetrumfrakturen den Platz der zweihäufigsten Brüche der Handwurzel ein.

Das Triquetrum bildet palmar mit dem Pisiforme, distal mit dem Hamatum und radial mit dem Lunatum eine Gelenkfläche. Die wichtigste seiner Bandverbindungen besteht zum Mondbein. Dieses lunotriquetrale Band ist in 3 Anteile (palmar, intermediär und dorsal) unterteilt, von denen der palmare am wichtigsten für die Stabilität des Handwurzelgefüges ist. Bei einer Ruptur dieser Bandverbindung kommt es nicht selten zur sogenannten VISI-Fehlstellung („volar intercalated segmental instability").

Meist ist ein Sturz auf die dorsalextendierte und ulnarduzierte Hand der auslösende Verletzungsmechanismus. Hierbei kommt es zu einer Impaktion des Ulnastyloids oder des Hamatum gegen das Triquetrum. Es kann auch ein knöcherner Ausriss des Lig. radiotriquetrum dorsale zu einer dorsalen Fraktur der Kortikalis führen.

Seltener ist eine direkte Gewalteinwirkung oder die Verletzung im Rahmen einer perilunären transtriquetralen Luxationsfraktur die Ursache. Klinisch sind hier lediglich dorsoulnarer Druckschmerz und Schwellung wegweisend.

Was die bildgebende Diagnostik betrifft, sind dorsale Avulsionsfrakturen oft gut in der pronierten Schrägaufnahme der Handwurzel sichtbar. Korpusfrakturen können im konventionellen Röntgen leicht übersehen werden, sofern sie nicht stark verschoben sind. Da sie meist durch stärkere Gewalteinwirkung und im Rahmen von perilunären Luxationsfrakturen auftreten, empfiehlt sich hier die zusätzliche Abklärung mittels CT und bei vermuteten Bandverletzungen auch die Durchführung einer Magnetresonanztomografie. Instabilitäten werden im ▶ Kap. 29 abgehandelt.

Man unterscheidet zwei verschiedene Frakturformen: dorsale Abrissverletzungen, die mit etwa 93 % die weitaus häufigere Form darstellen (Höcker und Menschik 1994 FESSH), sowie Korpusfrakturen, die vergleichsweise selten auftreten (◘ Abb. 26.3).

Die häufigen dorsalen Abrissfrakturen stellen sich als Resultat einer Avulsion des dorsalen radiotriquetralen oder aber des triquetroskaphoidalen Bandansatzes dar (Garcia-Elias 1987).

Die meisten isolierten Brüche des Dreiecksbeins lassen sich konservativ im Gipsverband für 3–4 Wochen zur Ausheilung bringen (Sin et al. 2012; Papp 2007). Nicht einheilende, persistierend schmerzhafte dorsale Avulsionsverletzungen können in seltenen Fällen die Entfernung des störenden Fragmentes notwendig machen (Geissler 2001).

Lediglich stark verschobene Triquetrumfrakturen erfordern eine Reposition und Verschraubung.

Generell kann man sagen, dass die Prognose der isolierten Triquetrumfraktur sehr gut ist. Aufgrund der guten Knochendurchblutung kommen Pseudarthrosen ebenso wie avaskuläre Nekrosen äußerst selten vor.

26.2.4 Trapeziumfrakturen

Trapeziumfrakturen machen in etwa 5 % aller karpalen Frakturen aus.

Das Trapezium artikuliert proximal mit dem Kahnbein und distal mit dem 1. Mittelhandknochen, wobei sich das Trapezoideum ulnarseitig anlagert.

Isolierte Frakturen des Os trapezium sind selten. Am häufigsten kommen sie im Rahmen von Frakturen des 1. Mittelhandknochens (wie der Bennett-Fraktur) oder bei distalen Speichenbrüchen vor.

Zu den Verletzungsmechanismen zählen einerseits die axialen Stauchungsverletzungen, bei denen es zu einer vertikalen intraartikulären Fraktur des Trapeziums kommen kann, und andererseits die Hyperextensionstraumata des Daumens.

Klinisch ist auf lokalen Druckschmerz und schmerzhafte Bewegungseinschränkung im Daumensattelgelenk zu achten.

Zur Diagnostik eignen sich am besten Röntgenaufnahmen, bei denen der Zentralstrahl auf das Daumensattelgelenk eingestellt ist, in dorsopalmarem und seitlichem Strahlengang, und eine 20-Grad-Pronationsaufnahme. Zur genaueren Frakturbeurteilung beziehungsweise zum Ausschluss okkulter Frakturen sollte eine CT-Untersuchung angeschlossen werden.

An Frakturformen werden die Tuberkel-, die Korpus- und die Randfraktur unterschieden.

Unverschobene Brüche können konservativ mit Unterarmgips und Einschluss des Daumens bis zum IP-Gelenk für 4 Wochen behandelt werden. Dislozierte Korpusfrakturen oder Frakturen mit größeren Gelenkstufen hingegen bedürfen in der Regel einer operativen Versorgung mit gedeckter oder offener Reposition und Verschraubung (Freeland und Finley 1984), um das Risiko einer posttraumatischen Daumensattelgelenk- oder STT- Arthrose zu minimieren. Bei komplexen Frakturen, die eine Verschraubung nicht zulassen, kann auf eine Kirschner-Draht-Transfixierung zurückgegriffen werden. Im Falle einer schmerzhaften Pseudarthrose nach Fraktur oder bei posttraumatischen Anschlussarthrosen kann an eine Trapezektomie oder Arthroplastik gedacht werden.

Unter den Komplikationen bei übersehenen Trapeziumfrakturen ist neben der Pseudoarthosenbildung die Irritation des N. medianus und/oder der FCR-Sehne beschrieben (McGuigan und Culp 2002).

Frakturen der Handwurzel

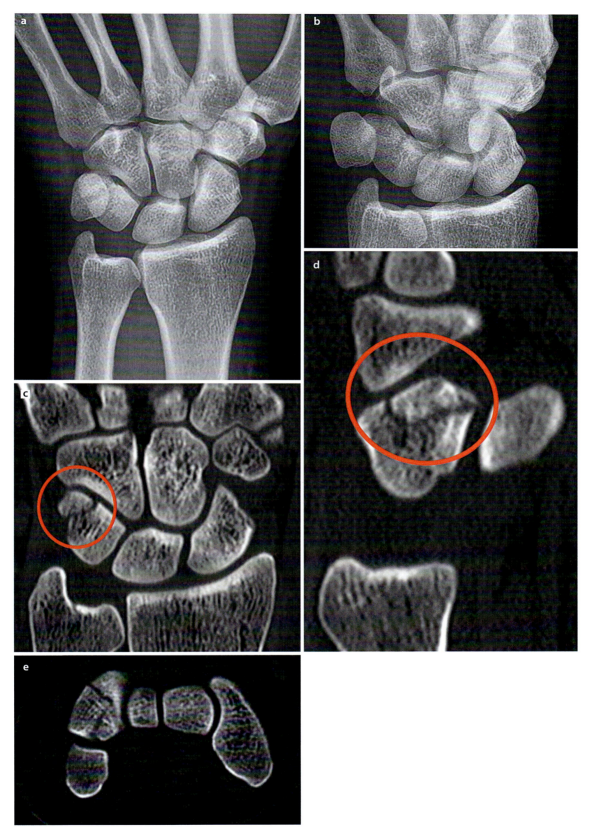

Abb. 26.3 Triquetrumfraktur: Bei den Triquetrumfrakturen unterscheidet man zwei verschiedene Frakturformen: dorsale Abrissverletzungen, die die weitaus häufigere Form darstellen, sowie Korpusfrakturen, die vergleichsweise selten auftreten. **a** und **b**: konventionelles Röntgen einer Triquetrumkorpusfraktur. **c, d** und **e**: Computertomographische-Analyse derselben Frakturform

26.2.5 Lunatumfrakturen

Lunatumfrakturen sind mit bis zu 4 % der Handwurzelfrakturen verhältnismäßig selten.

Das Lunatum grenzt mit seinen vorwiegend von Knorpel bedeckten Gelenkflächen nach proximal an den Radius und nach distal an das Kapitatum. Als zentraler Knochen der proximalen Handwurzelreihe ist es über straffe intrinsische Bandstrukturen mit dem benachbarten Skaphoid und dem Triquetrum verbunden. Diese Bandverbindungen bewirken eine gleichsinnige Bewegung der gesamten proximalen Handwurzelreihe. Bei einer Zerreißung dieser für die Biomechanik essenziellen Bänder kommt es zur Instabilität des karpalen Gefüges.

Bei den Verletzungen des Lunatums handelt es sich meist um Abscher- und Avulsionsverletzungen. Als Verletzungsmechanismus kommt jedoch auch eine axiale Stauchungsverletzung des Lunatums zwischen dem Kapitatum und der Fossa lunata bei überstrecktem, etwas ulnarduziertem Handgelenk infrage.

Klinisch äußern sich Lunatumfrakturen ähnlich wie die restlichen Handwurzelfrakturen durch lokalen Druckschmerz und Schwellung. Eine schmerzbedingte Bewegungseinschränkung liegt ebenfalls regelmäßig vor (Marchessault et al. 2009).

Standardaufnahmen der Handwurzel im dorsopalmaren, seitlichen Strahlengang sowie in Pronation und Supination sollten zur Diagnostik angefertigt werden. Ergänzende CT-Aufnahmen sollten vor allem bei Korpusfrakturen zur Frakturanalyse und zur Operationsplanung ergänzt werden.

Differenzialdiagnostisch muss bei Frakturen des Mondbeins auch immer an eine Lunatumnekrose (Morbus Kienböck) oder ein angeborenes zweigeteiltes Lunatum gedacht werden. Hier hilft im Regelfall die genaue Anamnese mit dem Vorhandensein eines adäquaten Traumas.

Die Mondbeinbrüche werden in Frakturen des palmaren und des distalen Pols sowie transverse, osteochondrale und transartikuläre Frakturen unterteilt (Teisen und Hjarbaek 1988; Watson und Weinberg 2001). Oftmals treten Lunatumavulsionen als Absprengung des dorsalen skapholunären oder lunotriquetralen Bandapparates in Erscheinung.

Unverschobene Mondbeinfrakturen können durch eine Ruhigstellung im Gipsverband für 4–6 Wochen erfolgreich behandelt werden (Papp 2007; Suh et al. 2014). Eine operative Therapie ist gewöhnlich nur bei dislozierten Korpusfrakturen und Frakturen, durch welche es zu einer Instabilität des Handwurzelgefüges kommen kann, vonnöten. Eine offene Reposition und Verschraubung sollte in diesen Fällen angestrebt werden. Mittlerweile stehen „headless compression screws" (HCS) mit sehr kleinem Durchmesser zu Verfügung. Diese erleichtern die Stabilisierung und können zur Gänze im Knochen versenkt werden.

Die häufigsten und schwerwiegendsten Komplikationen bei Mondbeinfrakturen sind die Pseudarthrosenbildung, die karpale Instabilität mit posttraumatischer Arthrose sowie die avaskuläre Nekrose.

26.2.6 Pisiformefrakturen

Frakturen des Erbsenbeins machen etwa 2 % der Handwurzelfrakturen aus. Das Pisiforme bildet nach dorsal eine Gelenkfläche zum Triquetrum, palmar liegt es der Flexor-carpi-ulnaris-Sehne an. Direkt radial des Pisiforme liegen A. und N. ulnaris. Das Pisiforme dient als Ursprung zahlreicher Bänder (Ligg. pisohamatum, pisotriquetrale, pisometacarpale), der Gelenkkapsel, des Retinaculum flexorum und extensorum und der M.-abductor-digiti-minimi-Sehne.

Das typische Verletzungsmuster ist der direkte Schlag gegen das ulnopalmare Handgelenk. Eine Sportverletzung, bei der es zu Pisiformefrakturen kommen kann, ist das Fangen eines geschlagenen Baseballs. Aber auch durch den Rückstoß einer Handfeuerwaffe kann es zu Verletzungen des Pisiforme kommen.

Lokaler Druckschmerz und Verschiebeschmerz, seltener auch Funktionsstörungen des N. ulnaris aufgrund der Nahebeziehung dominieren die Klinik.

Zur Röntgendiagnostik werden zusätzlich zu den Standardaufnahmen (dosopalmar, seitlich und schräg) auch noch Schrägaufnahmen in Supination (hier ist das Pisotriquetralgelenk gut einsehbar) und Karpaltunnelaufnahmen empfohlen. CT-Aufnahmen können ergänzend angeschlossen werden.

Man unterscheidet 3 Frakturformen: die sagittale Fraktur, die Querfraktur und die Trümmerfraktur.

Nicht-dislozierte Pisiformefrakturen können im protektiven Gipsverband für 4 Wochen behandelt werden. Bei dislozierten Frakturen besteht einerseits die Möglichkeit einer offenen Reposition und Stabilisierung mit Schraubenosteosynthese (◘ Abb. 26.4), andererseits kann im Falle von Trümmerfrakturen auch die Exstirpation des Erbsenbeins über einen Sehnensplit der FCR-Sehne durchgeführt werden.

Frakturen der Handwurzel

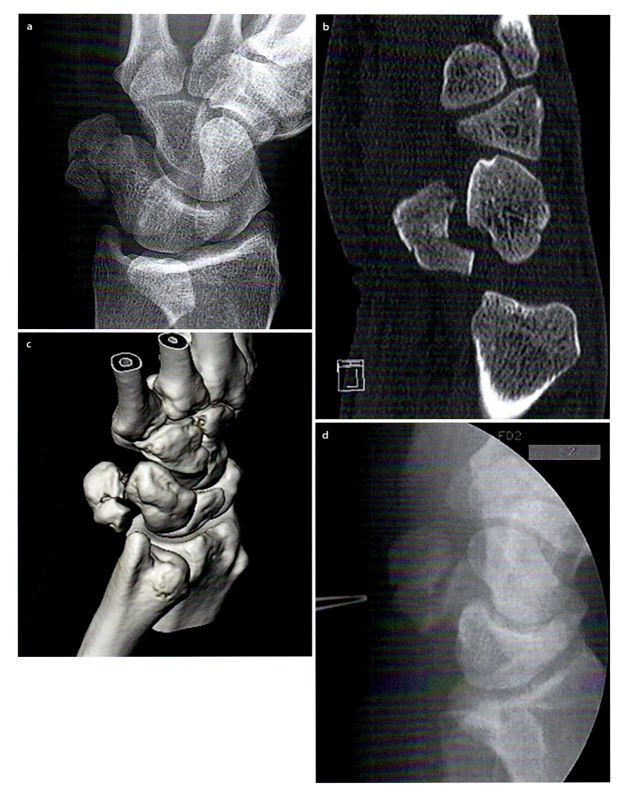

Abb. 26.4 (a) präoperatives Röntgenbild in 45° Supination aufgenommen. (b) präoperative Computertomographie mit sichtbarer Stufenbildung der Gelenksfläche (c) 3 dimensionale Rekonstruktion der Pisiformefraktur (d) intraoperatives Röntgen (e) postoperative Röntgen nach erfolgter Schraubenosteosynthese und (f) postoperative Röntgen nach erfolgter Schraubenosteosynthese. Pisiformefrakturen können, wie hier zu sehen ist, auch als verhakte Frakturen vorkommen, die eine offene Reposition und Stabilisierung erforderlich machen. In diesem Fall wurde die Stabilisierung mit 2 1,7-mm-Doppelgewindeschrauben durchgeführt

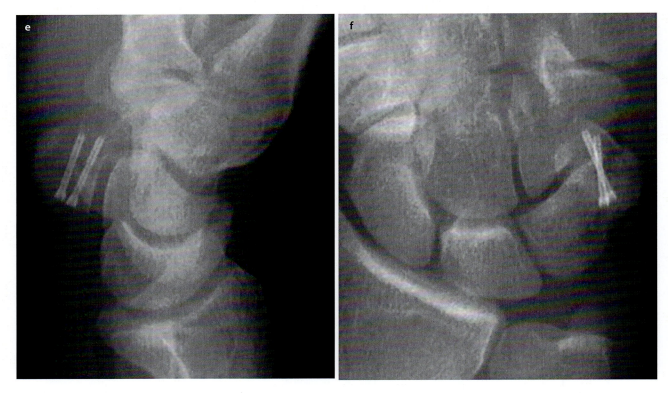

Abb. 26.4 (Fortsetzung)

Als Komplikation der Pisiformefraktur sind die oftmals asymptomatische Pseudoarthose sowie die Beeinträchtigung des N. ulnaris mit herabgesetzter Sensibilität und intrinsischer Schwäche zu nennen. In der Mehrzahl der Fälle bilden sich die nervalen Komplikation jedoch von allein zurück.

26.2.7 Kapitatumfrakturen

Kapitatumfrakturen treten mit ca. 2 % ebenfalls selten auf.

Das Kapitatum ist der größte Handwurzelknochen. Er artikuliert distal vor allem mit dem 3. Mittelhandknochen, proximal mit Kahnbein und Mondbein, radial mit dem kleinen Vieleckbein und ulnar mit dem Hakenbein. Aufgrund dieser reichlichen Gelenkpartner ist das Kopfbein großteils von Knorpel überzogen, vor allem im Kopf- und Halsbereich. In diesen Regionen besteht ähnlich wie beim proximalen Kahnbeinpol ebenfalls eine retrograde und daher kritische Durchblutung.

Der Unfallmechanismus kann direkt, zum Beispiel als Schlag auf die Hand, oder indirekt infolge einer axialen Stauchung wie bei Verrenkungsbrüchen des CMC-III-Gelenks (Avulsionsfrakturen) sowie bei forcierter maximaler Überstreckung der Hand erfolgen. In der Regel handelt es sich um hoch energetische Traumata. Eine isolierte Kopfbeinfraktur tritt eher selten auf. Meist kommt sie in Kombination mit anderen Verletzungen der Handwurzel vor, wie bei der transskaphoidalen-transkapitalen perilunären Luxation.

Beschrieben wird auch die skaphokapitale Fraktur (Fenton-Syndrom), bei dem durch eine starke Hyperextension des Handgelenks primär eine Fraktur des Kahnbeins resultiert. Bei weiterer Hyperextension kommt es zum Anschlagen und Bruch des Kopfbeins an der dorsalen Speichenlippe. Bei Rückkehr in die Neutralstellung kann das so entstandene proximale Kopfbeinfragment um 180° verrotiert positioniert bleiben (Arbter et al. 2009).

Klinisch finden sich Druckschmerz am Handrücken proximal des 3. Mittelhandknochens, diffuse Schwellung und schmerzhafte Bewegungseinschränkung.

Zur radiologischen Abklärung werden Röntgenbilder des Handgelenks im dorsopalmaren, seitlichen und schrägen Strahlengang angefertigt. Bei Verdacht auf Kapitatumfraktur im Nativröntgen sollte immer eine CT-Untersuchung zum Ausschluss weiterer okkulter Frakturen und zur genauen Frakturbeurteilung angeschlossen werden.

Man unterteilt die Brüche in schräge/quere Frakturen im Bereich der Taille oder des Kapitatumhalses und palmare/dorsale Avulsionsfrakturen.

Abrissfrakturen können in der Regel mit Unterarmgips für 4–6 Wochen ausbehandelt werden. Bei größeren dislozierten Fragmenten ist an eine offene Einrichtung und Verschraubung zu denken. Bei den übrigen Frakturen können isolierte, unverschobene Kopfbeinbrüche mit Unterarmgipsverband für 6–8 Wochen behandelt werden.

Verschobene und veraltete Brüche sowie Kombinationsverletzungen sollten operativ über einen dorsalen Zugang offen eingerichtet und mit kanülierten Schrauben fixiert werden. Auch der Einsatz von Bohrdrähten kann bei sehr kleinen Fragmenten oder bei Trümmerbrüchen manchmal notwendig sein. Wichtig ist es, die korrekte Länge des Kopfbeins wiederherzustellen. Im Falle eines Trümmerbruchs oder veralteten Bruchs können auch die Beilagerung von Spongiosa und eine winkelstabile Plattenosteosynthese erforderlich werden.

Nicht außer Acht zu lassen sind bei der Versorgung von Kapitatumfrakturen die ligamentären Begleitverletzungen, welche immer mitversorgt werden müssen.

Mögliche Komplikationen sind die Pseudarthrose, die avaskuläre Nekrose des proximalen Pols, die Mediokarpalarthrose bis hin zum karpalen Kollaps und eine verbleibende Instabilität.

26.2.8 Hamatumfrakturen

Etwa 2 % der Handwurzelfrakturen sind Hamatumfrakturen.

Das Hamatum ist der am weitesten ulnar gelegene Knochen der distalen Handwurzelreihe. Es besteht aus dem keilförmigen Korpus und dem Hakenfortsatz. Der Hamulus begrenzt radialseitig die Loge de Guyon. Er bildet gemeinsam mit dem Os pisiforme die Eminentia carpi ulnaris, die ulnare Begrenzung des Karpalkanals. Hier setzen das Lig. carpi transversum und intrinsische Handmuskeln (M. flexor digiti minimi und M. opponens digiti minimi) an. Außerdem dient es als Hypomochlion für die Beugesehnen des Ring- und Kleinfingers bei Ulnarduktion des Handgelenks. Die Durchblutung des Hamulus ossis hamati erfolgt von der radialen Basis und der ulnaren Spitze und hat nur geringe Verbindungen untereinander (Failla 1993).

Als Unfallursache kommen häufig axiale Verletzungsmuster vor, welche sich als Luxationsfrakturen des 4. und 5. Mittelhandknochens präsentieren. Auf diese wird speziell im ▶ Kap. 27 eingegangen.

Des Weiteren kommt es zu Verletzungen bei Sportarten, die mit Schlägern gespielt werden, wie zum Beispiel Golf, Tennis, Hockey und Baseball. In diesen Fällen können entweder eine kritische Krafteinwirkung, die bei einem harten Schlag vom Schlägerende auf den Hamulus übertragen wird, oder repetitive Mikrotraumata, die zu einer Stressfraktur führen, im Vordergrund stehen.

Hamulusfrakturen verursachen ulnarseitige Schmerzen im Bereich der Hohlhand, die beim Greifen oder lokalen Druck auf den Hamulus verstärkt werden. Es kann zu einer Schmerzzunahme bei Ulnarduktion oder Beugung von Klein- und Ringfinger kommen. Eine Irritation des N. ulnaris kann zu Hypästhesien an den ulnaren Fingern führen.

Bei der Röntgendiagnostik empfehlen sich dorsopalmare, seitliche und schräge Aufnahmen in Pronation. Fehlt das „Augenzeichen" in der dorsopalmaren Aufnahme (die Projektion des Hamulus erzeugt einen dichten ovalen Kortikalisringschatten), zeigt sich ein verstärkter Sklerosesaum oder weist die Kortikalis eine Unterbrechung auf, ist dies verdächtig auf eine Fraktur (Spencer et al. 2019; Norman et al. 1985). Ergänzend können Karpaltunnelaufnahmen zur Darstellung des Hamulus angefertigt werden, sofern der Patient die erforderliche Hyperextensionsstellung toleriert (Hart und Gaynor 1941).

Differenzialdiagnostisch ist an ein Os hamuli proprium (Hamulus bipartitum) zu denken.

Man kann zwei verschiedene Frakturformen unterscheiden: Korpusfrakturen und Hamulusfrakturen (Milch 1934). Garcia Elias postuliert in einer Arbeit aus dem Jahr 1987 eine weitere Unterteilung der Korpusfrakturen in 4 Untergruppen (sagittale Schrägfraktur/ dorsale koronare Fraktur/proximale Polfraktur/Frakturen der medialen Tuberositas).

Unverschobene Korpusfrakturen können konservativ behandelt werden, wohingegen dissoziierte Frakturen oder Luxationsfrakturen einer gedeckten oder offenen Einrichtung und Stabilisierung mittels Doppelgewindeschrauben oder Platten erfordern (◘ Abb. 26.5).

Bei den Hamulusfrakturen hängt die Therapie von mehreren Faktoren ab (Stellung der Bruchfragmente, der Lokalisation, Alter der Fraktur, Begleitverletzungen, individuelle Bedürfnisse des Patienten). Unverschobene, frische Frakturen können sowohl konservativ als auch operativ (perkutane Verschraubung von dorsal mit frühfunktioneller Nachbehandlung) versorgt werden, wobei bei der konservativen Therapie eine erhöhte Rate an Pseudarthrosen in der Literatur beschrieben wurde (Herbert TJ und Fisher WE, 1984). Bei älteren Frakturen, Pseudarthrosen mit chronischen Beschwerden, dislozierten Frakturen und Begleitverletzungen ist eine operative Versorgung mit offener Einrichtung und Verschraubung über einen palmaren Zugang indiziert.

Die Hamulusexzision vor allem bei spitzennahen Frakturen ist ebenfalls eine bewährtes Verfahren, wobei es hier zu einer Kraftminderung und in seltenen Fällen auch zu Knochenneubildung kommen kann (Mouzopoulos et al. 2019; Scheufler et al. 2006).

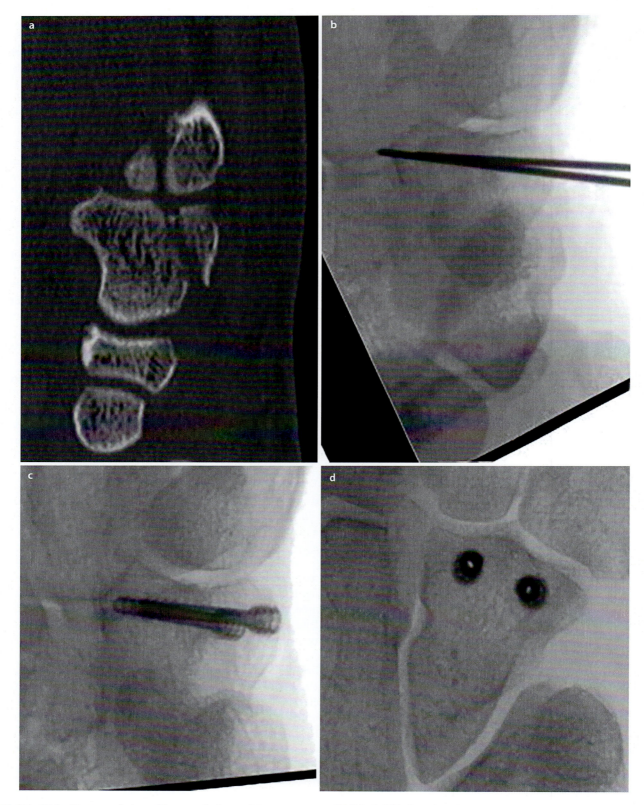

◘ **Abb. 26.5** Hamatumfraktur. Hamatumfrakturen können, wenn der streckseitige Anteil abgesprengt ist, zu Instabilität im Karpometakarpalgelenk führen. In solchen Fällen empfiehlt sich die Stabilisierung – wie hier mit zwei 2 mm-Doppelgewindeschrauben. **a** CT-Schnittbild einer dorsalen Hamatumabscherfraktur, **b** Zielbohrdrähte für Doppelgewindeschrauben nach Reposition, **c** und **d** Röntgenkontrolle nach Stabilisierung mit 2 Doppelgewindeschrauben

Als Komplikation nach Hamulusfrakturen sind Pseudarthrosen, Osteonekrose der Hamulusspitze, chronische Schmerzen im Bereich des Hypothenars mit verminderter Griffkraft, chronische Tendovaginitis der Ring- und Kleinfingerbeugesehnen mit sekundärer Ruptur (in bis zu 17 % der Fälle) (Milek und Boulas 1990) und die Knochenneubildung nach Hamusexision zu nennen. Auch Irritation des N. ulnaris und seltener auch des N. medianus kommen vor (Shea und McClain 1969). Komprimierung der A. ulnaris wurden ebenfalls beschrieben.

26.2.9 Trapezoideumfrakturen

Das Trapezoideum hat von allen Karpalia mit unter 1 % die niedrigste Verletzungsinzidenz (Garcia Elias 2001). Dies kann seiner geschützten Lage im Verbund der Handwurzelknochen zugeschrieben werden. Es liegt eingebettet zwischen Trapezium und Kapitatum in der distalen Handwurzelreihe, wobei seine dorsale Oberfläche doppelt so groß ist wie seine palmare. Nach proximal grenzt es im STT-Gelenk an das Skaphoid und nach distal an den 2. und auch an den 3. Mittelhandknochen.

Meist entstehen Brüche des Trapezoideums durch hoch energetische axiale Stauchungsverletzungen des 2. Mittelhandknochens, wobei es hier auch zu Luxationsfrakturen kommen kann. Da die palmaren Bandverbindungen deutlich stärker ausgebildet sind als die dorsalen, sind streckseitige Frakturverschiebungen weit häufiger (Ting et al. 2012).

Die Klinik ist eher unspezifisch. Es besteht ein Druckschmerz an der Basis des 2. Mittelhandknochens mit mehr oder weniger ausgeprägter Schwellung am Handrücken sowie schmerzhafter Bewegungseinschränkung des Handgelenks.

Wie bei den restlichen Handwurzelknochen ist die nativradiologische Abklärung meist nicht ausreichend, um unverschobene Frakturen zu detektieren. Lediglich stärker dislozierte Frakturen können auf diese Weise dargestellt werden. Bei entsprechender Unfallanamnese und Klinik ist auch hier die Durchführung einer Computertomografie am verlässlichsten, um Verletzungen aufzudecken.

Für die Behandlung der Trapezoideumfrakturen unterscheiden wir zwischen verschobenen und unverschobenen Frakturformen. Unverschobene Frakturen können für 4–6 Wochen im Unterarmgips mit Einschluss des Daumens bis zum IP-Gelenk erfolgreich behandelt werden (Yasuwaki et al. 1994). Verschobene Brüche sind Domäne der operativen Versorgung über einen dorsalen, offenen Zugang mit anschließender Verschraubung oder Bohrdrahtosteosynthese (Marchessault et al. 2009). In der Literatur werden im allgemeinen eher niedrige Komplikationsraten – sowohl bei konservativer als auch bei operativer Therapie – angegeben, was jedoch aufgrund niedriger Fallzahlen irreführend sein könnte (Ribeiro und Botton 2019). Unter den Komplikationen nach Trapezoideumfrakturen sind die avaskuläre Nekrose, die Heilung in Fehlstellung mit resultierenden Schmerzen und die Pseudarthrose zu nennen. Hier sind meist nur Fusionsoperationen des 2. karpometakarpalen Gelenks als Rettungseingriffe erfolgreich.

26.3 Zusammenfassung

Frakturen der Handwurzelknochen entstehen meist durch hochenergetische Unfallmechanismen und sind oft mit ligamentären Verletzungen vergesellschaftet. Durch den Unfallmechanismus ergibt sich ein Altersgipfel bei den 15- bis 35-Jährigen, die sich oft bei der Sportausübung solche Verletzungen zuziehen.

Eine Unfallanamnese mit angeschlossener klinischer Untersuchung ist unabdingbar. Die Klinik der einzelnen Handwurzelfrakturen ist nicht immer eindeutig, und auch die nativradiologische Abklärung mit Röntgen kann oft unsicher sein. In den meisten Fällen einer vermuteten oder im Röntgenbild ersichtlichen Handwurzelfraktur sollte eine weitere Abklärung mittels Computertomografie und bei suspizierten Bandverletzungen auch mit Magnetresonanztomografie angeschlossen werden.

Die Behandlung von isolierten Handwurzelfrakturen ist in der Mehrzahl der Fälle konservativ mit Gipsfixation möglich. Verrenkungsbrüche aber auch Kombinationsverletzungen mit Beteiligung mehrerer Knochen und zusätzlicher Bandverletzungen bedürfen in der Regel einer operativen Stabilisierung.

Eine Sonderstellung unter den Handwurzelknochen nimmt sicherlich das Kahnbein ein, welches mit 66 % nicht nur der am häufigsten gebrochene karpale Knochen ist, sondern auch wegen seiner retrograden Durchblutung, die es für Heilungsstörungen anfälliger macht.

Die adäquate Behandlung von Handwurzelfrakturen ist essenziell, um Komplikationen wie Bewegungseinbußen, Schmerzen, Instabilitäten und Folgearthrosen zu vermeiden.

Literatur

Adamany DC, Mikola EA, Fraser BJ (2008) Percutaneous fixation of the scaphoid through a dorsal approach: an anatomic study. J Hand Surg [Am] 33(3):327–331. https://doi.org/10.1016/j.jhsa.2007.12.006

Alnaeem H, Aldekhayel S, Kanevsky J, Neel OF (2016) A systematic review and meta-analysis examining the difference between non-surgical management and percutaneous fixation of minimally and nondisplaced scaphoid fractures. J Hand Surg [Am] 41(12):1135–1144.e1. https://doi.org/10.1016/j.jhsa.2016.08.023

Arbter D, Piatek S, Wichlas F et al (2009) Die skaphokapitale Fraktur der Hand (Fenton). Handchir Mikrochip Plast Chir 41:171–174. https://doi.org/10.1055/s-0029-1202843

Böhler L, Trojan E, Jahna H (2003) The results of treatment of 734 fresh, simple fractures of the scaphoid. J Hand Surg (Br) 28(4):319–331. https://doi.org/10.1016/s0266-7681(03)00077-9

Catalano LW 3rd, Minhas SV, Kirby DJ (2020) Evaluation and management of carpal fractures other than the scaphoid. J Am Acad Orthop Surg 28(15):e651–e661. https://doi.org/10.5435/JAAOS-D-20-00062

Clay NR, Dias JJ, Costigan PS, Gregg PJ, Barton NJ (1991) Need the thumb be immobilised in scaphoid fractures? A randomised prospective trial. J Bone Joint Surg (Br) 73(5):828–832. https://doi.org/10.1302/0301-620X.73B5.1894676

Dias JJ, Wildin CJ, Bhowal B, Thompson JR (2005) Should acute scaphoid fractures be fixed? A randomized controlled trial. J Bone Joint Surg Am 87(10):2160–2168. https://doi.org/10.2106/JBJS.D.02305

Dias et al (2020) Surgery versus cast immobilisation for adults with a bicortical fracture of the scaphoid waist (SWIFFT): a pragmatic, multicenter, open-label, randomised superiority trial. Lancet 396(10248):390–401. https://doi.org/10.1016/S0140-6736(20)30931-4. PMID: 32771106 Clinical Trial

Dönicke T, Friedel R (2011) Skaphoidfraktur und Skaphoidpseudarthrose. In: Towfigh H, Hierner R, Langer M, Friedel R (Hrsg) Handchirurgie – Band 1. Springer, Berlin/Heidelberg, S 670–695

Failla JM (1993) Hook of hamate vascularity: vulnerability to osteonecrosis and non union. J Hand Surg [Am] 18(6):1075–1079. https://doi.org/10.1016/0363-5023(93)90405-R

Filan SL, Herbert TJ (1996) Herbert screw fixation of scaphoid fractures. J Bone Joint Surg (Br) 78:519–529

Freeland AE, Finley JS (1984) Displaced vertical fracture of the trapezium treated with a small cancellous lag screw. J Hand Surg [Am] 9:843–845. https://doi.org/10.1016/s0363-5023(84)80062-3

Garcia-Elias M (1987) Dorsal fractures of the triquetrum – avulsion or compression fractures? J Hand Surg [Am] 12(2):266–268. https://doi.org/10.1016/s0363-5023(87)80285-x

Garcia-Elias M (2001) Carpal bone fractures (excluding scaphoid fractures). In: Watson H, Weinberg J (Hrsg) The wrist. Lippincott Williams & Wilkins, Philadelphia, S 174–181

Geissler WB (2001) Carpal fractures in athletes. Clin Sports Med 20(1):167–188. https://doi.org/10.1016/s0278-5919(05)70254-4

Hart VL, Gaynor V (1941) Roentgenographic study of the carpal canal. J Bone Joint Surg 23:382–383

Herbert TJ, Fisher WE (1984) Management of the fractured scaphoid using a new bone screw. J Bone Joint Surg Br 66(1):114–23. https://doi.org/10.1302/0301-620X.66B1. PMID:6693468

Höcker K, Menschik A (1994) Chip fractures of the triquetrum. Mechanism, classification and results. J Hand Surg (Br) 19(5):355–357. https://doi.org/10.1016/0266-7681(94)90120-1

Hove LM et al (1999) Epidemiology of scaphoid fractures in Bergen, Norway. Scand J Plast Reconstr Surg Hand Surg 33(4):423–426. https://doi.org/10.1080/02844319950159145

Hovius SE, de Jong T (2015) Bone grafts for scaphoid non-union: an overview. Hand surgery: an international journal devoted to hand and upper limb surgery and related research. J Asia-Pacific Fed Soc Surg Hand 20(2):222–227. https://doi.org/10.1142/s0218810415400043

Inouge G, Sakamura M (1996) The natural history of scaphoid non-union. Radiographical and clinical analysis in 102 cases. Arch Orthop Trauma Surg 115(1):1–4

Jurkowitsch J, Dall'Ara E, Quadlbauer S et al (2016) Rotational stability in screw-fixed scaphoid fractures compared to plate-fixed scaphoid fractures. Arch Orthop Trauma Surg 136:1623–1628. https://doi.org/10.1007/s00402-016-2556-z

Komura S, Yokoi T, Nonomura H, Tanahashi H, Satake T, Watanabe N (2012) Incidence and characteristics of carpal fractures occurring concurrently with distal radius fractures. J Hand Surg [Am] 37(3):469–476. https://doi.org/10.1016/jhsa2011.11.011

Krimmer H, Schmitt R, Herbert T (2000) Kahnbeinfraktur – Diagnostik, Klassifikation und Therapie. Unfallchirurg 103:812–819

Lynch NM, Linscheid RL (1997) Corrective osteotomy for scaphoid malunion: technique and long-term follow-up evaluation. J Hand Surg [Am] 22:35–43. https://doi.org/10.1016/S0363-5023(05)80177-7

Marchessault J, Conti M, Baratz ME (2009) Carpal fractures in athletes excluding the scaphoid. Hand Clin 25:371–388. https://doi.org/10.1016/j.hcl.2009.05.013

Martus JE, Bedi A, Jebson PJL (2005) Cannulated variable pitch compression screw fixation of scaphoid fractures using a limited dorsal approach. Tech Hand Up Extrem Surg 9(4):202–206. https://doi.org/10.1097/01.bth.0000191422.26565.25

McGuigan FX, Culp RW (2002) Surgical treatment of intra-articular fractures of the trapezium. J Hand Surg [Am] 27(4):697–703. https://doi.org/10.1053/jhsu.2002.33705

Milch H (1934) Fracture of the hamate bone. J Bone Joint Surg 16:459

Milek MA, Boulas HJ (1990) Flexor tendon ruptures secondary to hamate hook fractures. J Hand Surg [Am] 15(5):740–744. https://doi.org/10.1016/0363-5023(90)90147-j

Mouzopoulos G, Vlachos C, Karantzalis L, Vlachos K (2019) Fractures of hamate: a clinical overview. Musculoskelet Surg 103(1):15–21. https://doi.org/10.1007/s12306-018-0543-y

Norman A, Nelson J, Green S (1985) Fractures of the hook of hamate: radiographic signs. Radiology 154:49–53

Pan T, Lögters TT, Windolf J, Kaufmann R (2015) Uncommon carpal fractures. Eur J Trauma Emerg Surg 42:15–27. https://doi.org/10.1007/s00068-015-0618-5

Papp S (2007) Carpal bone fractures. Orthop Clin North Am 38(2):251–260, vii. https://doi.org/10.1016/j.ocl.2007.03.003

Parvizi J, Wayman J, Kelly P, Moran CG (1998) Combining the clinical signs improves diagnosis of scaphoid fractures. A prospective study with follow-up. J Hand Surg (Br) 23:324–327. https://doi.org/10.1016/s0266-7681(98)80050-8

Pinder RM, Brkljak M, Rix L et al (2015) Treatment of scaphoid non-union: a systematic review of the existing evidence. J Hand Surg Am 40:1797–1805. https://doi.org/10.1016/j.jhsa.2015.055.003

Quadlbauer S, Beer T, Pezzei C et al (2017) Stabilization of scaphoid type B2 with one or two headless compression screws. Arch Orthop Trauma Surg 137:1887–1595. https://doi.org/10.1007/s00402-017-2786-8

Quadlbauer S, Pezzei C, Beer T et al (2018) Treatment of scaphoid waist non union by one, two headless compression screws or plate with or without additional extracorporeal shockwave therapy. Arch Orthop Trauma Surg 1–13. https://doi.org/10.1007/s00402-018-3087-6

Rettig AC, Ryan RO, Stone JA (1992) Epidemiology of hand injuries in sports. In: Strickland JW, Rettig AC (Hrsg) Hand injuries in athletes. WB Saunders, Philadelphia, S 37–48

Ribeiro LM, Botton MA (2019) Isolated trapezoid fractures in a boxer. Am J Case Rep 20:790–793. https://doi.org/10.12659/AJCR.915757

Scheufler O, Radmer S, Erdmann D, Exner K, Germann G, Andresen R (2006) Current treatment of hamate hook fracture. Handchir Mikrochir Plast Chir 38(5):273–282. https://doi.org/10.1055/s-2006-924318

Schmidle G, Ebner HL, Klausner AS et al (2018) Correlation of CT imaging and histology to guide bone graft selection in scaphoid non-union surgery. Arch Orthop Trauma Surg 138(10): 1395–1405. https://doi.org/10.1007/s00402-018-2983-0

Shea JD, McClain EJ (1969) Ulnar-nerve compression syndromes at and below the wrist. J Bone Joint Surg Am 51(6):1095–1103

Sin CH, Leung YF, Ip SP, Wai YL, Ip WY (2012) Non-union of the triquetrum with pseudoarthrosis: a case report. J Orthop Surg (Hong Kong) 20(1):105–107. https://doi.org/10.1177/230949901202000122

Slade JF, Lozano-Calderón S, Merrell G, Ring D (2008) Arthroscopic-assisted percutaneous reduction and screw fixation of displaced scaphoid fractures. J Hand Surg Eur 33(3):350–354. https://doi.org/10.1177/1753193408090121

Spencer J, Hunt SL, Zhang C, Walter C, Everist B (2019) Radiographic signs of hook of hamate fracture: evaluation of diagnostic utility. Skeletal Radiol 48(12):1891–1898. https://doi.org/10.1007/s00256-019-03221-0

Suh N, Ek ET, Wolfe SW (2014) Carpal fractures. J Hand Surg [Am] 39(4):785–791; quiz 791. https://doi.org/10.1016/j.jhsa.2013.10.030

Teisen H, Hjarbaek J (1988) Classification of fresh fractures of the lunate. J Hand Surg (Br) 13(4):458–462. https://doi.org/10.1016/0266-7681(88)90180-5

Ting MH, Tompson JD, Ek ET (2012) Isolated dislocation of the trapezoid. Hand Surg 17(3):391–393. https://doi.org/10.1142/S0218810412720392

Watson HK, Weinberg J (2001) The wrist. Williams & Wilkins, Philadelphia, S 173–186

Wolfe SW, Hotchkiss RN, Peterson WC, Kozin SH (2011) Green's operative hand surgery, 6. Aufl. Elsevier/Churchill Livingstone, Philadelphia, S 680–704

Wozasek GE, Moser KD (1991) Percutaneous screw fixation for fractures of the scaphoid. J Bone Joint Surg (Br) 73(1):138–142. https://doi.org/10.1302/0301-620X.73B1.1670499

Yasuwaki Y, Nagata Y, Yamamoto T et al (1994) Fracture of the trapezoid bone: a case report. J Hand Surg [Am] 19(3):457–459. https://doi.org/10.1016/0363-5023(94)90062-0

Frakturen der Mittelhandknochen

Stefan Quadlbauer und Tina Keuchel-Strobl

Inhaltsverzeichnis

27.1 Hintergrund – 606
27.1.1 Epidemiologie – 606
27.1.2 Anatomie und Biomechanik der Mittelhand – 606
27.1.3 Ätiologie – 609

27.2 Diagnostik – 610
27.2.1 Klinische Diagnostik – 610
27.2.2 Bildgebende Diagnostik – 611

27.3 Klassifikation – 612

27.4 Therapieoptionen der Mittelhandknochenfraktur – 612
27.4.1 Kopffrakturen der Mittelhandknochen – 612
27.4.2 Subkapitale Mittelhandknochenfrakturen – 613
27.4.3 Schaftfrakturen der Mittelhandknochen – 618
27.4.4 Basisfrakturen der Mittelhandknochen – 623
27.4.5 Frakturen des 1. Mittelhandknochens – 625

27.5 Fallbeispiele – 629

27.6 Zusammenfassung – 637

Literatur – 637

© Der/die Herausgeber bzw. der/die Autor(en), exklusiv lizenziert an Springer-Verlag GmbH, DE, ein Teil von Springer Nature 2024
C. K. Spies et al. (Hrsg.), *Expertenwissen Handchirurgie*, https://doi.org/10.1007/978-3-662-68413-9_27

27.1 Hintergrund

27.1.1 Epidemiologie

Frakturen der Mittelhand und Finger zählen, mit einer Inzidenz von 8,5:10.000, neben der distalen Radiusfraktur (DRF), zu den häufigsten Knochenbrüchen an der oberen Extremität. Gerade bei jüngeren Patienten zwischen 18 und 34 Jahren stellt hingegen die Fraktur der Mittelhandknochen die häufigste Fraktur dar (16,1:10.000) (Karl et al. 2015), wobei der 5. Mittelhandknochen am häufigsten betroffen ist. Ebenso dürfte das Geschlecht eine Rolle spielen, da 76 % der Mittelhandknochenfrakturen bei Männern zu finden sind (Chung und Spilson 2001). Meistens sind es isolierte, einfache und stabile Verletzungen, die unter konservativer Therapie zu einem guten funktionellen Ergebnis führen. Sie können jedoch auch im Rahmen von komplexen Handverletzungen mit beträchtlichem Weichteilschaden und zusätzlichen Verletzungen von Sehnen, Gefäßen und Nerven auftreten (Kollitz et al. 2014).

27.1.2 Anatomie und Biomechanik der Mittelhand

Die Mittelhand nimmt für die Architektur der Hand eine zentrale Rolle ein. Sie verbindet die Handwurzelknochen mit den Fingern und setzt das von ihnen ausgehende Gewölbe fort (Abb. 27.1). Die Mittelhandknochen 2 und 3 besitzen die geringste Beweglichkeit und stellen eine stabile Säule dar. Der 1. Mittelhandknochen weist den größten Bewegungsumfang auf und bewegt sich gemeinsam mit dem 4. und 5. Mittelhandknochen um diese Säule. Durch die spezielle Torsion des 2.–4. Mittelhandknochens, die sich nach distal in den Fingern fortsetzt, kommt es bei Beugung zu einer Ausrichtung der Finger auf das Tuberculum os scaphoideum. Diese konvergierende Bewegung setzt eine quere Hohlhandwölbung voraus, damit die Finger beim Faustschluss Platz nebeneinander finden. Jedoch geht diese metakarpale Wölbung beim Faustschluss verloren. Um eine entsprechende Positionierung der Finger zu ermöglichen, muss es daher zu einer Rotation in den Fingergrundgelenken kommen (Abb. 27.2). Diese biomechanischen Eigenschaft ist Grundvoraussetzung für die verschiedenen Griffformen der Hand und geht bei Lähmungen der intrinsischen Muskulatur verloren, wodurch es zu einer Abflachung des Hohlhandgewölbes kommt (Towfigh 2014).

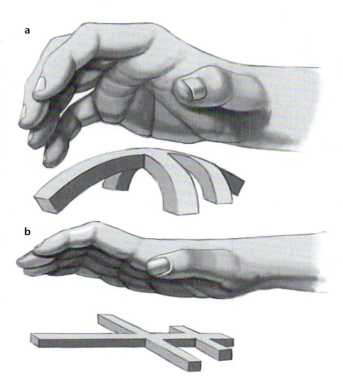

 Abb. 27.1 a Längs- und Querbögen der Mittelhand. Der transversale Bogen ist weitgehend starr, durch den Muskelzug kann der transversale Bogen abgeflacht werden. b Bei Lähmung des N. ulnaris kommt es durch den Ausfall der intrinsischen Muskulatur zu einer Abflachung des Gewölbes und somit Verlust des Präzisionsgriffs. (Aus Towfigh 2014)

Die vermehrte Beweglichkeit des 4. und 5. Mittelhandknochens (vor allem des 5. Mittelhandknochens) gegenüber dem 2. und 3. im Karpometakarpalgelenk (CMC) ist entscheidend für den kraftvollen Grobgriff, da es zur sogenannten Schlussrotation des 5. Mittelhandknochens kommt (Abb. 27.2b). Aufgrund dessen müssen die häufigen Frakturen des CMC 5-Gelenks möglichst anatomisch rekonstruiert werden.

Insgesamt werden die Mittelhandknochen in 4 Abschnitte eingeteilt: Kopf, Subkapital, Schaft und Basis (Abb. 27.3). Die Köpfe der Mittelhandknochen besitzen eine kugelförmige Gelenkfläche, die nach palmar ausläuft, und bilden mit dem Grundglied der Finger die Metakarpophalangeal (MCP)-Gelenke. Die MCP-Gelenke werden nach radial und ulnar von den Seitenbändern stabilisiert. Diese können in einen dorsalen (Lig. collaterale) und palmaren (Lig. collaterale accessorium) Zügel unterteilt werden. Das Lig. collaterale ist zwischen 30 und 90° Flexion angespannt und stabilisiert das Gelenk gegen radiale und ulnare Krafteinwirkungen (Abb. 27.4a). Das Lig. collaterale ist somit in Streckstellung entspannt,

Frakturen der Mittelhandknochen

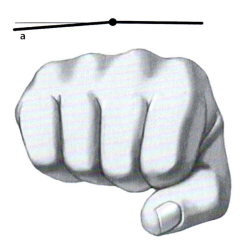 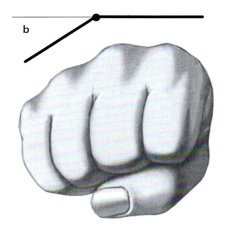

Abb. 27.2 Schlussrotation des 5. Mittelhandknochen bei Faustschluss. **a** Lockerer Faustschluss. **b** Fester Faustschluss. (Aus Towfigh 2014)

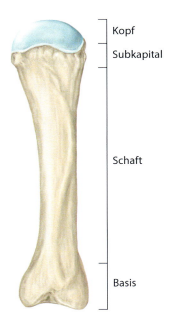

Abb. 27.3 Anatomische Einteilung der Mittelhandknochen in Kopf, Subkapital, Schaft und Basis

während das Lig. collaterale accessorium und phalangoglenoidale gespannt sind (Abb. 27.4b). Dadurch verhindern das Lig. collaterale accessorium und das Lig. phalangoglenoidale gemeinsam mit der palmaren Platte eine Überstreckung der MCP-Gelenke. Die Köpfe der Mittelhandknochen selbst sind wiederum untereinander durch starke Bänder verbunden (Lig. metacarpale transversum profundum). Diese wirken einem Auseinanderweichen der Köpfe, und im Falle einer Fraktur einer Verkürzung und Rotationsfehlstellung entgegen.

Die Kollateralbänder, palmare Platte und Ringband A1 bilden zusammen mit den Lig. metacarpale transversi profundum den „metakarpophalangealen Vereinigungskern" (Zancolli-Komplex, Force nucleus). Dieser Kern stellt die Grenze zwischen 2 Fächern dar: einem dorsalen für die Grundgelenke und einem palmaren für die Beugesehnen (Abb. 27.5). Schädigungen im Bereich des Force nucleus können das Gleichgewicht im MCP-Gelenk stören, wobei tendenziell die Flexoren überwiegen. Dies verursacht auch im Falle einer Mittelhandfraktur die typische palmare Dislokation des distalen Fragments.

Der 1. Mittelhandknochen ist kürzer, gedrungener als die anderen Mittelhandknochen, artikuliert alleinig mit dem Trapezium und bildet mit ihm das sehr mobile Daumensattelgelenk. Dieses Gelenk ermöglicht nicht nur Flexions-/Extensionsbewegungen, sondern auch eine Abduktion/Adduktion sowie die Opposition des Daumens. Das Daumensattelgelenk ist durch seinen großen Bewegungsumfang sehr komplex konfiguriert und wird vor allem durch viele kleine intrinsische Bänder stabilisiert. Daher hat der Daumen eine zentrale Schlüsselrolle bei allen Greiffunktionen. Eine Beeinträchtigung im CMC 1-Gelenk führt somit zu einer Einschränkung der globalen Handfunktion. Aus diesem Grund müssen intraartikuläre Frakturen so anatomisch wie möglich rekonstruiert werden.

Die Mittelhandknochen 2–5 artikulieren an der Basis miteinander und sind durch starke transversale und schwächere palmare/dorsale longitudinale Bänder miteinander verbunden. Zusätzlich zu den Bändern setzten auch die Sehnen der extrinsischen Unterarmmuskulatur an. Die Sehnen des M. extensor carpi radialis longus und brevis inserieren an der dorsoradialen Basis des 2. bzw. 3. Mittelhandknochens. An die palmare Basis des 2. Mittelhandknochens inseriert zudem die Sehne des M. flexor carpi radialis. Dorsoulnar an der Basis des 5. Mittelhandknochens setzt der M. extensor carpi ulnaris an und verursacht die typische Dislokation der Basisfrakturen (Reverse Bennett).

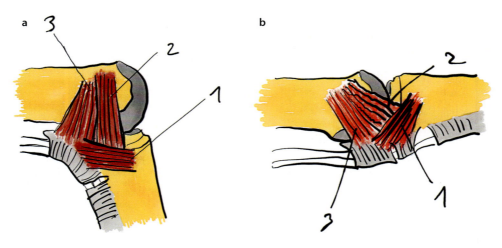

● **Abb. 27.4** Seitenbänder des MCP-Gelenks: 1 = Lig. phalangoglenoidale, 2 = Lig. collaterale, 3 = Lig. collaterale accessorium. **a** In Flexionsstellung sind alle Bänder gespannt, gleichzeitig wird der Zwischenraum der Ringbänder A1 und A2 verschmälert. **b** In Streckstellung ist das Lig. collaterale (2) entspannt und das Lig. collaterale accessorium (3) sowie das Lig. phalangoglenoidale (1) angespannt, wodurch eine Überstreckung verhindert wird. (© Dr. Quadlbauer, Wien)

● **Abb. 27.5** Metakarpophalangealer Halteapparat (Zancolli-Komplex): **a** Ansicht von dorsolateral, **b** Querschnitt am MCP-Gelenk; der Force nucleus ist mit einem Kreis markiert

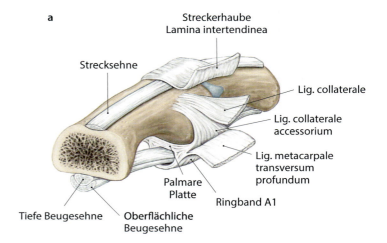

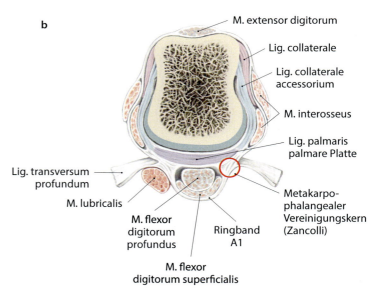

Frakturen der Mittelhandknochen

Am Daumen inseriert an der dorsoradialen Basis des 1. Mittelhandknochens der Abductor pollicis longus und ulnar der Adductor pollicis. Diese sind ebenfalls für die typische Dislokation bei Basisfrakturen des 1. Mittelhandknochen verantwortlich. Die Mm. adductor pollicis, flexor pollicis brevis, opponens und abductor pollicis brevis verursachen zusammen eine Adduktion und Supination und der Abductor pollicis longus eine Radialverschiebung und Proximalisierung des 1. Mittelhandknochens (Abb. 27.6).

Die Ansatzpunkte der einzelnen Muskeln an den Mittelhandknochen sind in   Abb. 27.7 dargestellt.

27.1.3 Ätiologie

Frakturen der Mittelhandknochen können unter verschiedensten Bedingungen entstehen, jedoch ist zumeist ein direktes Trauma zu finden. Bei Schaftfrakturen führt eine direkte Krafteinwirkung von dorsal zu Querfrakturen, Rotationstraumata mit axial einwirkender Kraft zu Schräg- bzw. Spiralfrakturen. Die Kombination aus Flexion und axialer Stauchung bedingt hingegen Frakturen mit Biegungskeilen (Werntz 2020).

Der am weitesten bekannte Frakturtyp ist die sogenannte „boxer's fracture". Diese ist aber seitens der Nomenklatur eine Fehlbezeichnung, da sie bei professionellen Boxern fast nie zu finden ist. Sie stellt eine subkapitale Fraktur des 5. Mittelhandknochens mit palmarer Verkippung dar, die vor allem im Rahmen einer gewalttätigen Auseinandersetzung oder durch einen direkten Faustschlag auf feste Gegenstände (z. B. Wände) verursacht wird (Day und Stern 2017). Intraartikuläre Basisfrakturen sind ebenfalls durch eine axial einwirkende Kraft bedingt und sind häufig mit zusätzlichen Frakturen der distalen Handwurzelreihe und/oder Luxation im CMC-Gelenk verbunden (Werntz 2020).

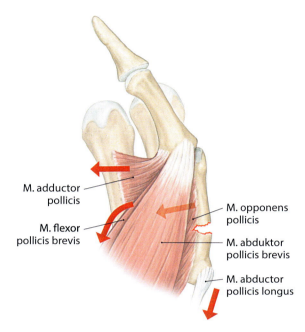

  Abb. 27.6 Ansetzende Muskeln am 1. Mittelhandknochen und typische Frakturdislokation

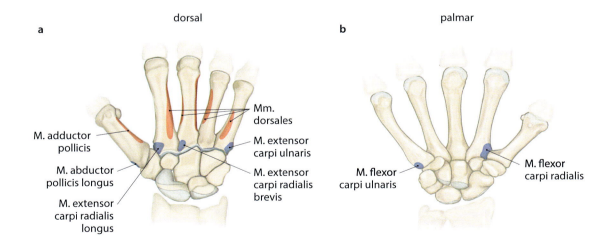

  Abb. 27.7 Muskel- und Sehnenansätze an der Mittelhand (a Ansicht von dorsal, b Ansicht von palmar)

27.2 Diagnostik

27.2.1 Klinische Diagnostik

Für die klinische Diagnostik ist eine genaue Anamnese mit Erhebung des Unfallhergangs unerlässlich. Besonderes Augenmerk ist auf Wunden streckseitig über den Köpfen der Mittelhandknochen zu lenken, da diese durch Zähne im Rahmen einer Faustschlagverletzung verursacht sein können. Diese Traumata führen zumeist zu einer Strecksehnenverletzung mit folgender Gelenköffnung und haben, bedingt durch die Bakterienbesiedlung des Mundes, ein erhöhtes Infektionsrisiko (◘ Abb. 27.8). Der Patient muss direkt nach einer Faustschlagverletzung befragt werden, da initial zumeist falsche Angaben gemacht werden. Dies muss entsprechend auch in der Krankengeschichte dokumentiert werden.

Bereits bei der Inspektion fällt eine deutliche Schwellung streckseitig auf, aber auch ein Hämatom im Bereich der Hohlhand ist wegweisend für eine entsprechende Diagnose. Im Falle von Frakturen distal des Schaftes ist häufig die Kontur der Knöchel am betroffenen Mittelhandknochen verstrichen. Weiter proximale Frakturen zeichnen sich durch eine knöcherne Prominenz dorsal aus.

Neben der Inspektion ist die klinische Untersuchung unabdingbar. Der Bewegungsumfang muss genauestens dokumentiert werden. Ferner sind die Durchblutung und Sensibilität zu prüfen, um eventuelle Begleitverletzungen zu detektieren. Genauso muss auf eine Rotationsfehlstellung der Finger geachtet werden, da diese nur selten von den Patienten toleriert wird. Ein Überkreuzen von einem Finger gegenüber den Nachbarfingern ist beweisend für eine Rotationsfehlstellung.

Eindrücklich muss darauf hingewiesen werden, dass eine Rotationsfehlstellung eine klinische Diagnose darstellt und anhand von Röntgenbildern nicht beurteilt werden kann. Ebenso ist es nicht möglich, die Rotation der Finger in Streckstellung zu prüfen. Vielmehr müssen die Finger in Flexionsstellung gebracht werden. Hierbei sollten die Fingerspitzen Richtung Tuberculum des Kahnbeins zeigen (◘ Abb. 27.9). Falls der Patient eine Flexion aufgrund der Schmerzsymptomatik nicht ausreichend ausführen kann, gibt es einige Möglichkeiten, um trotzdem einen aussagekräftigen Befund erstellen zu können: Einerseits kann der Tenodeseeffekt genutzt werden, wodurch es bei Extension im Handgelenk zu einer passiven Flexion der Finger kommt. Andererseits führt ein Druck auf den Unterarm beugeseitig zu einer passiven Flexion der Finger, wodurch sich ebenfalls eine Rotationsfehlstellung beurteilen lässt. Falls trotzdem keine sichere Aussage getroffen werden kann, besteht auch die Möglichkeit, die Untersuchung in Lokalanästhesie durchzuführen.

Eine Verkürzung der Mittelhandknochen ist klinisch nur schwer zu diagnostizieren. Diese tritt besonders häufig dann auf, wenn mehrere oder randständige Mittelhandknochen betroffen sind. Am 3. und 4. Mittelhandknochen verhindern die Ligg. metacarpale transversi profundi eine Verkürzung von mehr als 3–4 mm. Da die Strecksehnen über die Streckerhaube mit den Köpfen der Mittelhandknochen verbunden sind, führt eine starke Verkürzung zu einer problematischen Imbalance mit folgendem Streckdefizit im MCP-Gelenk. Biomechanisch kommt es pro 2 mm Verkürzung zu einem Streckdefizit von ca. 7° im MCP-Gelenk. Aufgrund der Überstreckbarkeit in den MCP-Gelenken von 20° wird jedoch eine Verkürzung erst ab 6 mm klinisch relevant (Strauch et al. 1998).

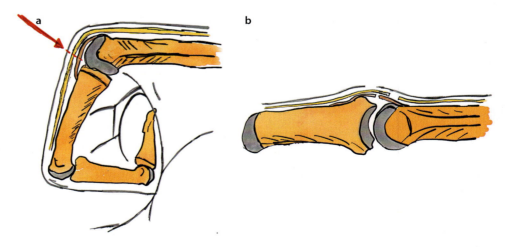

◘ Abb. 27.8 Durchtrennung der Strecksehne mit Eröffnung des Gelenks bei Zahnverletzung im Rahmen einer Faustschlagverletzung in Beugestellung (a). Bei Streckung des MCP-Gelenks kommt es zu einem Verschieben der Durchtrennungsstellen. Daher muss das MCP-Gelenk bei der Revision der Wunde durchbewegt werden (b). (© Dr. Quadlbauer, Wien)

Frakturen der Mittelhandknochen

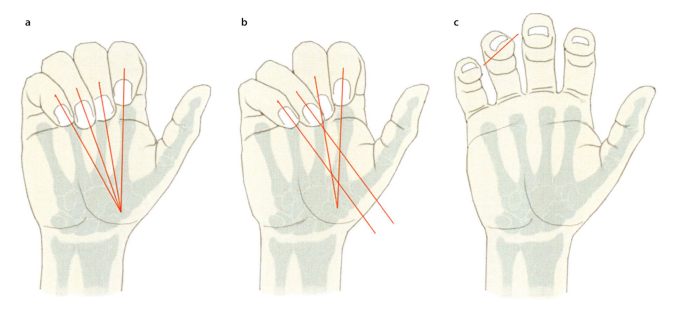

◻ Abb. 27.9 a Keine Rotationsfehlstellung der Finger. b Rotationsfehlstellung des Ringfingers. c Rotationsfehlstellung des Ringfingers, erkennbar durch unharmonische Ausrichtung des Ringfingernagels im Vergleich zu den benachbarten Fingern. Ebenfalls kann auch der Tenodeseeffekt durch Extension und Flexion des Handgelenks zur Kontrolle der Fingerrotation verwendet werden. (Nach Unglaub et al. 2019)

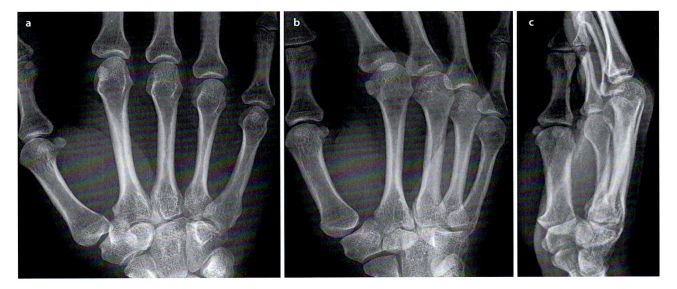

◻ Abb. 27.10 Röntgenaufnahme der Mittelhand und zumindest distaler Handwurzelreihe (a) a.–p., (b) 45° schräg und Mittelhand streng seitlich (c)

27.2.2 Bildgebende Diagnostik

Zur Diagnostik und weiteren Planung der Therapie sind konventionelle Röntgenaufnahmen in 3 Ebenen notwendig: Mittelhand mit zumindest distaler Handwurzelreihe a.–p., 45° schräg und streng seitlich (◻ Abb. 27.10). Insbesondere die seitliche Aufnahme ist besonders wertvoll, da die palmare Verkippung bestimmt werden kann. Hierbei wird eine Linie intramedullär entlang des Schaftes gezogen und eine zweite im Zentrum des Mittelhandknochenkopfs. Auch kommen in der seitlichen Aufnahme Luxationen und Frakturen im karpometakarpalen Bereich am besten zur Darstellung. Jedoch sind diese gelegentlich auch auf gut eingestellten Röntgenaufnahmen nur schwer erkennbar. Daher muss auch in der a.–p. Aufnahme auf die Höhe der Mittelhandknochen besonderes Augenmerk gelegt werden. Diese nimmt vom 2. zum 3. Mittelhandknochen zu und dann Richtung 5.

Mittelhandknochen wieder ab. Auffälligkeiten sollten immer an eine Basisfraktur mit Luxation im CMC-Gelenk denken lassen.

Im Falle von intraartikulären Frakturen der Mittelhandknochenköpfe bzw. -basis sollte immer eine weiterführende computertomografische (CT) Untersuchung durchgeführt werden. Dadurch kann die Fraktur präzise analysiert und das weitere operative Vorgehen geplant werden. Auch der höhergradiger klinischer Verdacht bei negativer nativradiologischen Untersuchung rechtfertigt die weiterführenden CT-Untersuchung.

27.3 Klassifikation

Frakturen der Mittelhandknochen werden in intra- bzw. extraartikulär sowie – bezogen auf die Lokalisation – in Kopf-, Subkapitale, Schaft- und Basisfrakturen (◘ Abb. 27.3) eingeteilt. Die Therapie unterscheidet sich je nach Lokalisation.

Auch wird eine Differenzierung bezüglich der Frakturgeometrie getroffen, die die Frakturen in Quer-, Schräg-, Spiral- oder Trümmerfrakturen einteilt. Des Weiteren muss eine Analyse bezüglich der Verkippung, Rotation, Verschiebung und Verkürzung durchgeführt werden. Neben dem Weichteilschaden ist zu berücksichtigen, ob eine zusätzliche Verletzung von Gefäßen, Nerven oder Sehnen vorliegt, aber auch, ob es sich um eine offene oder geschlossene Fraktur handelt.

27.4 Therapieoptionen der Mittelhandknochenfraktur

Die meisten Frakturen der Mittelhand sind stabil und können konservativ mittels protektiver Schiene und frühzeitiger Bewegungsübungen nachbehandelt werden. Die Entscheidung für die konservative bzw. operative Therapie muss immer individuell getroffen werden und ist von mehreren Faktoren abhängig: einerseits von der Lokalisation der Fraktur (Kopf, Subkapital, Schaft oder Basis), Frakturstellung (Verkippung, Rotation und Verkürzung), aber auch davon, ob es sich um eine offene oder geschlossene Fraktur handelt. Zusätzlich müssen das Alter des Patienten, der Beruf und Grunderkrankungen in die Entscheidung über die entsprechende Therapie miteinbezogen werden.

Die generellen Operationsindikationen bei Frakturen der Mittelhandknochen sind in ◘ Tab. 27.1 zusammengefasst.

Durch verbesserte operative Techniken, Implantate und Diagnostik ist die operative Behandlung von Frakturen der Hand in den letzten Jahren zunehmend in den Vordergrund gerückt. Sowohl bei der operativen als auch konservativen Therapie muss bei Frakturen der Mittelhandknochen eine längere Ruhigstellung vermieden werden, da dies ein erhöhtes Risiko für eine Bewegungseinschränkung birgt. Jedoch führen auch zu exzessive Versuche der operativen Stabilisierung zu Schädigungen des Weichteilmantels. Insbesondere Sehnenverklebungen machen gegebenenfalls sekundäre Eingriffe mit Metallentfernungen und Tenolysen/Arthrolysen notwendig (Day und Stern 2017; Wong und Higgins 2017; Ben-Amotz und Sammer 2015).

Die Entscheidung zur operativen Therapie sollte so getroffen werden, dass das zu erwartende Ergebnis zumindest gleich gut oder im Idealfall besser ist als das konservative Vorgehen.

Aus diesem Grund ist insbesondere bei Frakturen im Schaftbereich und Subkapital die Indikation zur Operation sorgfältig zu stellen, da die meisten Patienten sich mit einem freien Bewegungsumfang präsentieren und somit das funktionelle Ergebnis durch einen operativen Eingriff nur schwer verbessert werden kann. Radiologisch nachweisbare Fehlstellungen werden sehr gut toleriert und verursachen wenn, nur kosmetische, aber keine funktionellen Beeinträchtigungen (Day und Stern 2017; Wong und Higgins 2017; Neumeister et al. 2014).

Im Falle von intraartikulären Frakturen muss hingegen die Indikation zur Operation strenger gestellt werden, da die anatomische Rekonstruktion entscheidend ist, um sekundäre Arthrosen zu verhindern.

27.4.1 Kopffrakturen der Mittelhandknochen

Kopffrakturen der Mittelhandknochen sind sehr selten (4–5 % aller Mittelhandfrakturen) und in den meisten Fällen intraartikulär. McElfresh und Dobyns (McElfresh und Dobyns 1983) haben die Kopffrakturen in 10 Subtypen unterteil: (1) Epiphysenfrakturen, (2) knöcherne Seitenbandabrisse, (3) osteochondrale Frakturen, (4) Schrägfrakturen, (5) Querfrakturen, (6) Spiral-

◘ **Tab. 27.1** Operationsindikationen Mittelhandknochenfrakturen

Nicht reponierbare Frakturen
Rotationsfehlstellung
Gelenkfrakturen
Offene Frakturen
Pseudoclawing
Segmentaler Knochendefekt
Multiple Frakturen an der Hand oder am Handgelenk
Frakturen mit Gefäß-, Nerven und Sehnenverletzung

frakturen, (7) Trümmerfrakturen, (8) subkapitale Frakturen mit Ausläufern ins Gelenk, (9) Knochenverlust und (10) avaskuläre Nekrose.

Indikation zur Operation ist eine Gelenkstufe über 1 mm oder wenn über 25 % der Gelenkfläche betroffen sind (Ben-Amotz und Sammer 2015). Insbesondere Trümmerfrakturen stellen zumeist eine Herausforderung dar, da die offene anatomische Rekonstruktion häufig frustrierend ist, wenn nicht sogar in Einzelfällen unmöglich. Dann müssen alternative Verfahren, wie Distraktionsfixateure oder primärer Gelenkersatz eingesetzt werden (Day und Stern 2017).

Zur Stabilisierung stehen je nach Fragmentgröße sowohl die Bohrdrahtosteosynthese als auch die Schraubenfixation zur Verfügung, wobei hierfür ebenso „headless compression screws" (HCS) verwendet werden können. Hierbei ist aber der Schraubenosteosynthese der Vorzug zu geben, da die Bohrdrahtfixation nicht so stabil ist und keine frühzeitige Mobilisierung gestattet. Falls die Fraktur bis in den Schaft ausläuft, kann auch zusätzlich eine winkelstabile Plattenosteosynthese notwendig sein.

Die häufigste Komplikation nach Mittelhandfrakturen ist eine Bewegungseinschränkung des MCP-Gelenks durch Verklebungen der Strecksehnen bzw. Gelenkkapsel sowie die Verkürzung der Seitenbänder (Day und Stern 2017).

■ **Bevorzugte Technik der Autoren**

Der Zugang zum Kopf der Mittelhandknochen erfolgt von streckseitig entweder durch eine mediane Inzision der Strecksehne oder alternativ durch Inzision der Streckerhaube radial/ulnar (◘ Abb. 27.11). Hierbei wird jedoch die mediane Inzision der Strecksehne bevorzugt, da eine Durchtrennung der Streckerhaube zu einem zusätzlichen biomechanischen Ungleichgewicht führt. Ferner sollte die Streckerhaube bis auf den 2. Mittelhandknochen nur radial eröffnet werden, um eine frühfunktionelle Nachbehandlung durch Schienung an den Nachbarfinger mittels Buddy Loop zu ermöglichen.

Nachfolgend wird das Gelenk eröffnet die Fraktur unter direkter Sicht reponiert, und die Fragmente werden, je nach Größe, mit Schrauben und/oder Bohrdrähten stabilisiert. Anschließend erfolgt lediglich die Naht der Strecksehne/Streckerhaube, da eine zusätzliche Naht der Gelenkkapsel das Risiko für Verklebungen und Bewegungseinschränkungen in sich birgt.

■ **Nachbehandlung**

Ruhigstellung postoperativ sollte aus den oben genannten Gründen wenn, nur sehr kurz erfolgen. Das Ziel muss eine übungsstabile Osteosynthese sein. Falls dies nicht möglich ist, wird das MCP-Gelenk 2–3 Wochen in

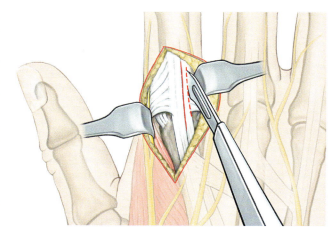

◘ **Abb. 27.11** Zugang zum Mittelhandknochenkopf von streckseitig durch medianen Splitt der Strecksehne oder Inzision der Streckerhaube

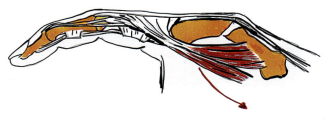

◘ **Abb. 27.12** Verkippung des Mittelhandknochens nach palmar durch die von palmar nach dorsal ziehende intrinische Muskulatur. (© Dr. Quadlbauer, Wien)

70° Flexion ruhiggestellt mit anschließenden intensiven Bewegungsübungen und Handtherapie.

27.4.2 Subkapitale Mittelhandknochenfrakturen

Subkapitale Frakturen entstehen am häufigsten durch eine axiale Krafteinwirkung, entweder durch einen Schlag auf einen festen Gegenstand oder im Rahmen gewalttätiger Auseinandersetzungen. Der 5. Mittelhandknochen ist dann oftmals betroffen. Die Frakturen verkippen vorwiegend nach palmar, da die Kraft streckseitig am Kopf einwirkt und so zu einer Trümmerzone beugeseitig führen. Zusätzlich kreuzt auf Höhe der MCP-Gelenke die intrinsische Muskulatur von palmar nach dorsal, was zu einem zusätzlichen Zug nach palmar führt (◘ Abb. 27.12).

Für die Entscheidung zwischen operativer oder konservativer Therapie ist ausschlaggebend, welcher Mittelhandknochen betroffen ist, darüber hinaus der Grad der palmaren Verkippung, das Vorhandensein einer Rotationsfehlstellung oder eines sogenannten Pseudoclawings. Beim Pseudoclawing kommt es aufgrund der höhergradigen palmaren Fehlstellung des Mittelhandknochenkopfes und der dadurch bedingten Verkürzung zu einer Imbalance zwischen der kurzen und langen intrinsischen Muskulatur. Dies resultiert in einer Hyperextension im MCP-Gelenk und Flexion des PIP-Gelenks (◘ Abb. 27.13).

Die Indikationen zur Operation sind in ◘ Tab. 27.2 zusammengefasst.

Am Ring- und Kleinfinger können ausgeprägtere palmare Dislokationen im CMC-Gelenk kompensiert werden als am 2. und 3. Mittelhandknochen. Vor allem am 5. Mittelhandknochen sind in mehreren Studien höhergradige palmare Fehlstellungen bis zu 70° ohne funktionelle Beeinträchtigung der Hand beschrieben (Boeckstyns 2020). Am 2. und 3. Mittelhandknochen werden jedoch lediglich 10–15° und am 4. Mittelhandknochen 40° palmare Verkippung akzeptiert (Wong und Higgins 2017).

Ferner sollte auch auf eine Ruhigstellung der MCP-Gelenke verzichtet werden; die Patienten sollten frühfunktionell, entweder mittels Mittelhandbrace oder Kompressionsstrumpf mit Buddy Loop, nachbehandelt werden.

Pellatt et al. (2019) konnten in einer prospektiv randomisierten Studie zeigen, dass eine funktionelle Nachbehandlung mittels Buddy Loop zu keinem schlechteren Ergebnis nach 3 Monaten führt als eine Ruhigstellung mittels Unterarmgipsverband mit Einschluss des Ring- und Kleinfingers für 3 Wochen. Genauso scheint eine Reposition der Fraktur nicht sinnvoll zu sein, da diese unter konservativer Therapie im Gipsverband nicht gehalten werden kann. Van Aaken et al. (2016) randomisierten 68 Patienten prospektiv. In einer Gruppe wurde die Fraktur reponiert und ruhiggestellt, in der anderen Gruppe eine reine funktionelle Nachbehandlung ohne Reposition durchgeführt. Nach 3 Monaten zeigten sich radiologisch keine signifikanten Unterschiede bezüglich der palmaren Verkippung. Martinez-Catalàn et al. wiesen ebenso in einer prospektiv randomisierten Studie an subkapitalen Frakturen des 5. Mittelhandknochen (bis 70° palmare Verkippung) nach, dass eine Reposition und Ruhigstellung einer frühfunktionellen Nachbehandlung mit Buddy Loop ohne Reposition sowohl klinisch als auch radiologisch nicht überlegen ist. Auch nach 3 Jahren konnte eine weitere prospektive Fallstudie keine funktionellen Einschränkungen (palmare Verkippung bis 75°) feststellen (van Aaken et al. 2007).

Zur geschlossenen Reposition hat sich das Jahss-Manöver als beste Technik etabliert (Jahss 1938). Eine Flexion von 90° im MCP-Gelenk führt zu einer Entspannung der intrinsischen Muskulatur und zum Anspannen der Seitenbänder. Dadurch kann die Fraktur über einen Druck am Grundglied nach dorsal, bei gleichzeitigem Druck auf den Schaft des Mittelhandknochens nach palmar reponiert werden (◘ Abb. 27.14). Im Falle einer konservativen Therapie erfolgt die Ruhigstellung nach Reposition im Unterarmgips mit Einschluss des Nachbarfingers (unter Freilassung der PIP-Gelenke) für 4 Wochen. Zusätzlich muss die Gipsanlage eine palmare Abstützung des Mittelhandknochenkopfes gewährleisten, um die Reposition zu sichern (◘ Abb. 27.15).

Die operative Therapie von subkapitalen Frakturen beinhaltet sowohl die geschlossene Reposition und Stabilisierung mittels Bohrdrähten oder intramedullären Drähten als auch die offene Reposition und winkelstabile Plattenosteosynthese. Neuere Studien beschreiben auch die perkutane intramedulläre Stabilisierung mittels „headless compression screws" (HCS) mit guten funktionellen Ergebnissen (Del Piñal et al. 2015).

Die beste Evidenz liegt derzeit für subkapitale Frakturen des 5. Mittelhandknochens vor. Untersuchungen konnten zeigen, dass die intramedulläre Osteosynthese bessere funktionelle Ergebnisse bis zu einem Jahr postoperativ ermöglicht (Ozer et al. 2008; Facca et al. 2010; Fujitani et al. 2012). Die Komplikationsrate nach Plattenstabilisierung wird zwischen 32 % und 36 % angegeben und betrifft vorwiegend eine Bewegungseinschränkung des MCP-Gelenks, wodurch eine Plattenentfernung not-

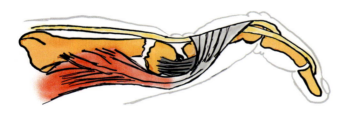

◘ **Abb. 27.13** Pseudoclawing: Hyperextension im MCP-Gelenk und Flexion im PIP-Gelenk bedingt durch die palmare Verkippung des Mittelhandknochenkopfs und Verkürzung. (© Dr. Quadlbauer, Wien)

◘ Tab. 27.2 Operationsindikationen subkapitale Mittelhandknochenfrakturen	
Rotationsfehlstellung	
Pseudoclawing	
Zusatzverletzungen an den Mittelhandknochen	
Offene Frakturen (Ausnahme Bissverletzungen)	
Palmare Verkippung	
2./3. Mittelhandknochen	15°
4. Mittelhandknochen	40°
5. Mittelhandknochen	70°

Frakturen der Mittelhandknochen

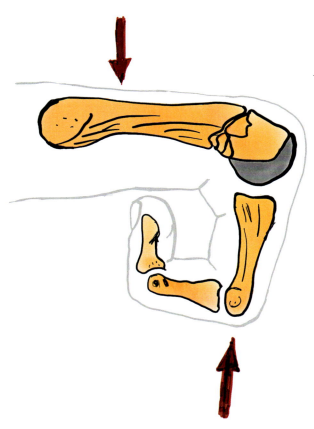

◘ Abb. 27.14 Jahss-Manöver: Mittels Flexion im MCP-Gelenk von 90° kommt es zu einer Anspannung der Seitenbänder und Entspannung der intrinsischen Muskulatur. Dadurch kann die subkapitale Fraktur durch Druck auf das Grundglied nach dorsal bei gleichzeitigem Druck am Schaft nach palmar reponiert werden. (© Dr. Quadlbauer, Wien)

wendig werden kann (Fusetti et al. 2002; Page und Stern 1998). Genauso hat die intramedulläre Fixation bessere klinische Ergebnisse gezeigt im Vergleich zu gekreuzten Bohrdrähten (Wong et al. 2006; Winter et al. 2007).

Eine Network-Metaanalyse verglich konservative und operative Therapieformen der subkapitalen Frakturen des 5. Mittelhandknochens und schlussfolgerte, dass die konservative Therapie, wenn immer möglich, die optimale Therapieform darstellt. Im Gegensatz dazu wies die gekreuzte Bohrdrahtosteosynthese die höchste Komplikationsrate auf. Die Plattenosteosynthese und antegrade Markdrahtung hatten vergleichbare Komplikationsraten und werden als zu bevorzugende Techniken empfohlen (Le et al. 2016). Jedoch sollte der antegraden Markdrahtung der Vorzug gegeben werden, da gerade bei subkapitalen Frakturen die Platte sehr weit distal angelegt werden muss. Sie kommt somit unterhalb der Streckerhaube und im Bereich der Gelenkkapsel zu liegen. Dies kann zu Sehnenverklebungen und Beeinträchtigung der Funktion der Seitenbänder und somit schlussendlich zu einer Bewegungseinschränkung im MCP-Gelenk führen (Day und Stern 2017).

Kim et al. (Kim und Kim 2015) verglichen in einer prospektiven Studie antegrade mit retrograder Markdrahtung und konnten bis 3 Monate postoperativ signifikant bessere funktionelle Ergebnisse in der Gruppe mit der antegraden Markdrahtung feststellen.

Jedoch ist eine intramedulläre Osteosynthese aufgrund der Frakturform nicht immer möglich. Somit sollte jene Stabilisierungstechnik gewählt werden, mit der die erforderliche Reposition erreicht/gehalten wer-

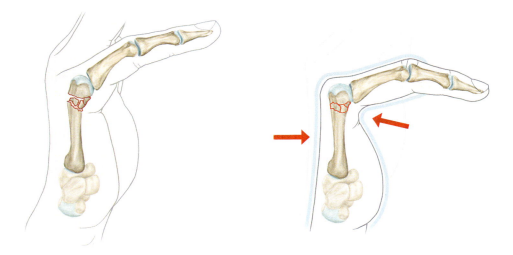

◘ Abb. 27.15 Retention der subkapitalen Fraktur im Gipsverband durch Druck von palmar auf den Kopf. Ruhigstellung im Unterarmgipsverband und Einschluss des Nachbarfingers. Die DIP-Gelenke können hierbei frei gelassen werden

den kann, und die gleichzeitig den weichteilschonendsten Eingriff, mit der Möglichkeit einer frühfunktionellen Nachbehandlung, darstellt (Ben-Amotz und Sammer 2015).

■ **Bevorzugte Technik der Autoren**

Bei subkapitalen Frakturen innerhalb der Toleranzgrenzen erfolgt die Nachbehandlung funktionell ohne Reposition mit Kompressionstrumpf und Buddy Loop für 3 Wochen. Eine Sonderstellung nimmt die subkapitale Fraktur des 5. Mittelhandknochens ein: Die Indikationsstellung zur Operation richtet sich nach dem klinischen Befund und weniger nach dem radiologischen (Boeckstyns 2020). Ein Patient, der im PIP-Gelenk ohne Rotationsfehlstellung frei strecken kann, wird vorzugsweise konservativ mittels Kompressionstrumpf und Buddy Loop behandelt.

Sofern eine frühfunktionelle Nachbehandlung von dem Patienten aufgrund der Schmerzsymptomatik nicht tolerabel ist, erfolgt eine kurzfristige Ruhigstellung in einer thermoplastischen Schiene.

Im Falle einer Indikation zur Operation wird vorrangig die antegrade Markdrahtstabilisierung durchgeführt (Fallbeispiel 1, ◘ Abb. 27.35). Hierbei wird die Fraktur zuerst gemäß Jass-Manöver reponiert und nachfolgend der Markraum an der Basis des entsprechenden Mittelhandknochens über eine kleine Hautinzision mit einem Pfriem eröffnet (◘ Abb. 27.16a). Um Sehnenirritationen und Schädigungen der subkutanen Hautäste zu vermeiden, sollte der Markraum des 2./3. Mittelhandknochens radial und des 4./5. Mittelhandknochens ulnar eröffnet werden (◘ Abb. 27.16b).

Der Draht wird an der Spitze ca. 20° gebogen (◘ Abb. 27.17), in den Markraum eingebracht und nach

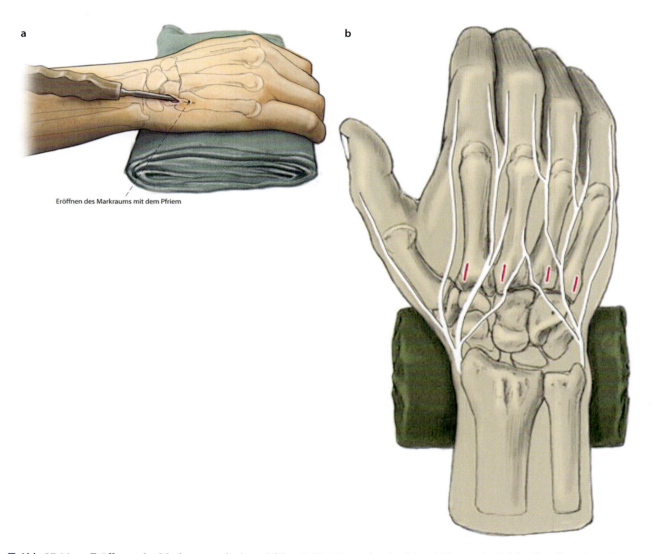

◘ **Abb. 27.16** **a** Eröffnung des Markraums mit einem Pfriem, **b** Eintrittspunkte der Markdrähte am 2.–5. Mittelhandknochen. (Aus Dumont et al. 2012)

Frakturen der Mittelhandknochen

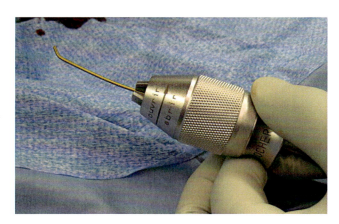

Abb. 27.17 Der Draht wird distal am stumpfen Ende ca. 20° gebogen. (Aus Dumont et al. 2012)

distal geschoben. Hierbei muss man darauf achten, dass der Draht nicht zu weit nach distal geschoben wird, da ansonsten die Gefahr besteht, den Kopf zu perforieren. Durchmesser und Anzahl der Drähte richten sich nach der Dicke des Markraums und Frakturstabilität. Falls eine geschlossene Reposition sich nicht halten lassen sollte, kann alternativ der Draht bis zur Fraktur vorgeschoben werden, anschließend wird die Fraktur in Reposition gehalten und der Draht über die Fraktur geschoben (Abb. 27.18).

Um ein Abstehen des Drahtes an der Basis des Mittelhandknochens zu verhindern, wird nun der Draht etwas zurückgezogen, abgezwickt, proximal in Richtung Knochen gebogen und anschließend wieder nach distal geschoben. Die Hautinzision wird mit einer Einzelknopfnaht verschlossen.

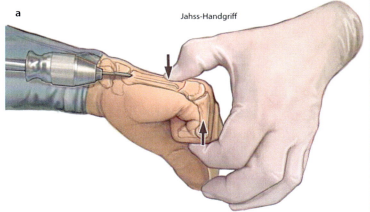
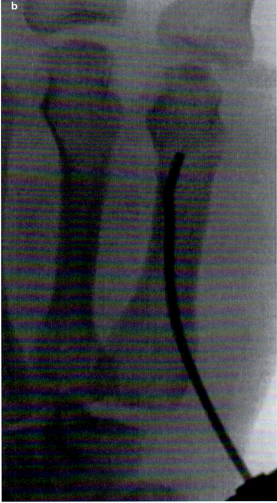

Abb. 27.18 Reposition der subkapitalen Fraktur (Jahss-Manöver) und Einbringen des Markdrahtes: Der Draht wird mit der konvexen Seite nach distal zeigend in den an der Basis eröffneten Mittelhandknochen eingebracht (**a**), anschließend gedreht und intramedullär nach distal bis unmittelbar proximal der Fraktur vorgeschoben. Das distale Ende des K-Drahts zeigt jetzt nach palmar (**b**). (Aus Dumont et al. 2012)

▪ Nachbehandlung

Die postoperative Nachbehandlung erfolgt je nach Compliance des Patienten frühfunktionell mittels Kompressionsstrumpf oder thermoplastischer Unterarmscheine und Buddy Loop für 3 Wochen. Nach 7 Wochen kann mit einem Belastungsaufbau begonnen werden. Der Markdraht wird nach gesicherter knöcherner Heilung planmäßig in Lokalanästhesie entfernt.

Ist eine Markraumdrahtung nicht möglich, wird von den Autoren eine offene Reposition und winkelstabile Plattenosteosynthese durchgeführt. Hierbei kann es aber, wie bei den Kopffrakturen, notwendig sein, die Streckerhaube zu eröffnen, um die Platte entsprechend positionieren zu können. Die offene Reposition und Plattenstabilisierung wird im Rahmen der Schaftfrakturen detailliert dargestellt (siehe unten). Eine gekreuzte Bohrdrahtosteosynthese wird nur in Ausnahmefällen bei Trümmerfrakturen, die durch andere Stabilisierungstechniken nicht fixiert werden können, verwendet.

▪ Nachbehandlung

Die Nachbehandlung wird analog der antegraden Markdrahtung durchgeführt.

27.4.3 Schaftfrakturen der Mittelhandknochen

Schaftfrakturen der Mittelhandknochen werden in Quer-, Schräg-, Spiral- und Trümmerfrakturen eingeteilt. Die Diagnose wird normalerweise bereits auf den Standardaufnahmen in 2 Ebenen gestellt, jedoch kann die Schrägaufnahme in 45° insbesondere bei unverschobenen Frakturen hilfreich sein, um diese zu erkennen.

Querfrakturen verkippen hauptsächlich nach palmar, einerseits aufgrund der axialen Krafteinwirkung bei Frakturentstehung und andererseits durch den Zug der intrinsischen Muskulatur (◘ Abb. 27.12). Im Schaftbereich wird weniger palmare Fehlstellung toleriert als subkapital: So kann eine palmare Fehlstellung am 4. und 5. Mittelhandknochen von 30° bzw. 40° und am 2. und 3. Mittelhandknochen von 10°–20° akzeptiert werden. Eine Reposition sollte ab 20° am 4. Mittelhandknochen, 30° am 5. Mittelhandknochen und bei jeder palmaren Fehlstellung des 2. und 3. Mittelhandknochens durchgeführt werden (Day und Stern 2017).

Eine ausgeprägte palmare Verkippung im Schaftbereich hat einige unerwünschte Nebeneffekte: Zum einen wird der Kopf in der Hohlhand prominent und stört bzw. schmerzt beim Faustschluss. Zum anderen führt sie, ähnlich den subkapitalen Frakturen, zu einem Pseudoclawing. Des Weiteren kann die dorsale Prominenz des Mittelhandknochens für den Patienten ästhetisch störend sein. Eine zu starke Verkürzung der intrinsischen Muskulatur kann nicht mehr kompensiert werden und führt zu einem Kraftverlust. Insbesondere Schräg- und Spiralfrakturen neigen zur Verkürzung und Rotationsfehlstellung, daher muss bei der klinischen Untersuchung besonders auf die Stellung der Finger in Flexion geachtet werden. Eine Verkürzung ist bis zu 6 mm tolerabel und führt zu keiner funktionellen Beeinträchtigung (Strauch et al. 1998).

Im Falle einer konservativen Therapie hat bis jetzt keine Ruhigstellungsform ihre Überlegenheit bezüglich Bewegungsumfang, Griffkraft und radiologischem Ergebnis zeigen können (Day und Stern 2017).

▪ Operative Stabilisierung von Schaftfrakturen der Mittelhandknochen

Indikation zur operativen Therapie sind in ◘ Tab. 27.3 zusammengefasst. Sie beinhaltet die geschlossene/offene Reposition und Stabilisierung mittels intramedullärer Drähte, Zugschrauben oder Platte und Schrauben.

▪ Perkutane intramedulläre Bohrdrahtosteosynthese

Die perkutane intramedulläre Fixation von Mittelhandknochenfrakturen ist am sinnvollsten bei Querbrüchen im mittleren Drittel (siehe unten: Fallbeispiel 2, ◘ Abb. 27.36). Im Falle von Spiral- und langen Schrägbrüchen muss jedoch entweder eine Zugschrauben- oder Plattenosteosynthese durchgeführt werden. Biomechanisch hat sich gezeigt, dass ein dicker Draht signifikant mehr Stabilität bietet als mehrere dünne Drähte (Hiatt et al. 2015). Die Operationstechnik und Nachbehandlung werden analog zu den subkapitalen Frakturen durchgeführt.

◘ **Tab. 27.3** Operationsindikationen Schaftfrakturen der Mittelhandknochen

Rotationsfehlstellung	
Pseudoclawing	
Verkürzung > 6 mm	
Offene Frakturen	
Palmare Verkippung	
1. Mittelhandknochen	ab 30°
2./3. Mittelhandknochen	ab 20°
4. Mittelhandknochen	ab 30°
5. Mittelhandknochen	ab 40°

Frakturen der Mittelhandknochen

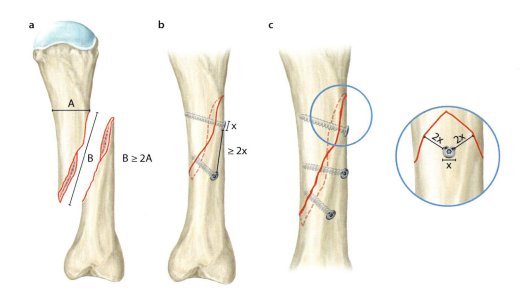

Abb. 27.19 „Rule of 2s": Die Frakturlänge muss zumindest das Doppelte des Knochendurchmessers betragen (**a**), mindestens 2 (besser 3) Schrauben, mindestens 2 Schraubendurchmesser Abstand zwischen den Schrauben (**b**) und mindestens 2 Schraubendurchmesser Abstand zur Fraktur (**c**)

■ Schraubenosteosynthese

Die Zugschraubenosteosynthese stellt eine ausreichend stabile Fixation für eine frühfunktionelle Nachbehandlung dar und ist indiziert bei langen Schräg- und Spiralfrakturen. Doch müssen bei ihrer Anwendung einige wichtige Punkte („Rule of 2s") berücksichtigt werden (Ben-Amotz und Sammer 2015): (1) Frakturlänge muss zumindest das Doppelte des Knochendurchmessers betragen, (2) mindestens 2 (besser 3) Schrauben, (3) mindestens 2 Schraubendurchmesser Abstand zwischen den Schrauben und (4) mindestens 2 Schraubendurchmesser Abstand zur Fraktur (Abb. 27.19).

Der Standardzugang erfolgt von streckseitig, wobei die Hautinzisionen zwischen den betreffenden Mittelhandknochen – und nicht direkt über den Strecksehnen – zu liegen kommen sollten (Abb. 27.20). Durch Verschieben der Haut können so beide Mittelhandknochen erreicht werden (Abb. 27.21). Insbesondere über dem 2. Mittelhandknochen ist auf die Äste des Ramus superficialis n. radialis und am 5. Mittelhandknochen auf den Ramus dorsalis n. ulnaris zu achten. Die Strecksehne wird dargestellt und je nach Frakturtyp nach radial oder ulnar mobilisiert und weggehalten (Abb. 27.22). Nun werden die dorsalen Mm. interossei teilweise vom Knochen stumpf abgeschoben,

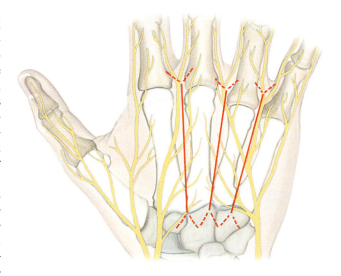

Abb. 27.20 Hautinzisionen für den dorsalen Zugang zum 2.–5. Mittelhandknochen

und die Fraktur wird dargestellt (Abb. 27.23). Das Periost wird subtil mit dem Skalpell vom Knochen abpräpariert, um es nach Stabilisierung wieder verschließen zu können.

Abb. 27.21 Die nebeneinander liegenden Mittelhandknochen können mit einem Zugang, durch Verschieben der Haut nach radial und ulnar, erreicht werden

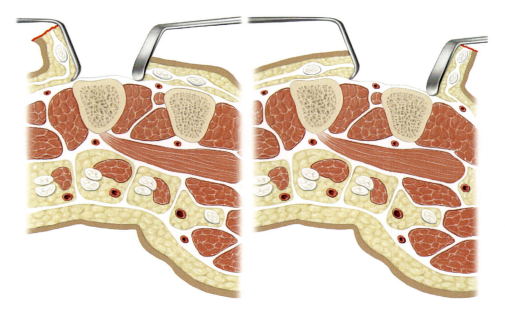

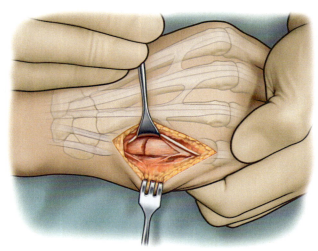

Abb. 27.22 Darstellung und Mobilisierung der Strecksehne unter Schonung des Paratenons. Die Strecksehnen werden nach radial oder ulnar weggehalten, und die Fraktur wird dargestellt. (Aus Spies et al. 2019)

Nun wird unter Zug und Rotation des Fingers die Fraktur anatomisch reponiert und mit einer Repositionsklemme gesichert (Abb. 27.24a, b). Nach Kontrolle der korrekten Fingerrotation werden zumindest 2 (besser 3) Schrauben in einem Winkel von 90° zur Frakturebene eingebracht (Abb. 27.24c). Hierfür wird zuerst mit dem entsprechenden Bohrer vorgebohrt und nach Längenmessen die Schraube eingebracht. Um Irritationen mit den Strecksehnen zu vermeiden, empfiehlt es sich, den Kopf der Schraube in der Kortikalis zu versenken. Hierfür wird mit einer Kopfraumfräse nach dem Vorbohren eine Senkung in die Kortikalis gefräst, wodurch die Schraube plan mit dem Knochen abschließt

(Abb. 27.25). Beim Einbringen der Schraube ist zu berücksichtigen, dass jedes Abweichen von der Bohrrichtung zu einem Verschieben des Repositionsergebnisses durch Anstoßen der Schraube an der Gegenkortikalis führt. Um dies zu verhindern, sollte daher bei Auftreten eines Widerstandes beim Platzieren der Schraube gestoppt und die Schraube neu ausgerichtet werden. Wird nach Platzierung der Schrauben keine ausreichende Stabilität erreicht, sollte eine zusätzliche Plattenfixation erfolgen. Alternativ kann zur primären Erhöhung einer noch fehlenden interfragmentären Kompression die Zugschraubentechnik verwendet werden.

Nach erfolgreicher Platzierung der Schrauben wird abschließend die Rotation kontrolliert und das Periost über die Schrauben vernäht.

Nachbehandlung
Die postoperative Nachbehandlung erfolgt je nach Compliance des Patienten frühfunktionell mittels Kompressionsstrumpf oder thermoplastischer Unterarmschiene und Buddy Loop für 3 Wochen.

Plattenosteosynthese
Indikation für eine Plattenosteosynthese sind vor allem Frakturtypen, die zur Verkürzung neigen (Trümmerfrakturen, lange Schrägfrakturen). Der Zugang, Frakturdarstellung und Reposition erfolgen analog der Zugschraubentechnik. Hierbei kann zur Sicherung des Repositionsergebnisses und Erhöhung der Stabilität zuvor eine Zugschraube wie oben beschrieben verwendet werden (siehe unten: Fallbeispiel 3, Abb. 27.37). Die Zugschraube kann entweder unterhalb der Platte oder über ein Plattenloch gesetzt werden (Day und Stern 2017).

Frakturen der Mittelhandknochen

◘ **Abb. 27.23** Die Interosseii werden teilweise subperiostal radial und ulnar stumpf vom Knochen abgelöst

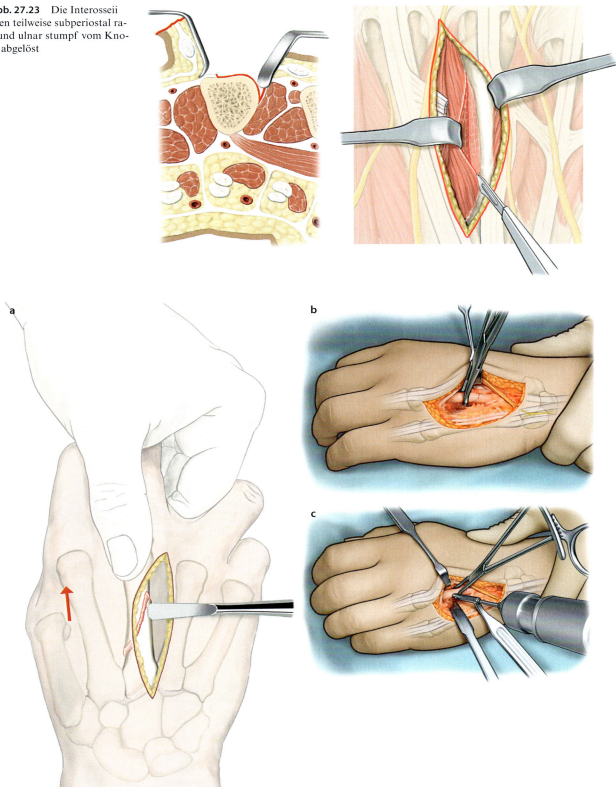

◘ **Abb. 27.24** **a** Reposition der Fraktur durch Längszug und Rotation des Fingers und **b** anschließende Sicherung mittels Repositionsklemme (aus Spies et al. 2019). **c** Nach Kontrolle der Rotation der Finger werden 2 (besser 3) Schrauben in einem Winkel von 90° zur Frakturebene eingebracht. (Nach Spies et al. 2019)

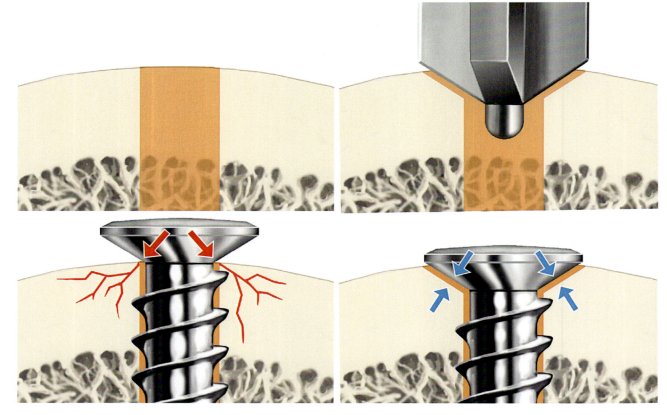

◘ **Abb. 27.25** Versenken des Schraubenkopfes durch Fräsen einer Senkung in die dorsale Kortikalis. Dadurch schließt die Schraube plan mit dem Knochen ab, und Irritationen der Strecksehnen werden verhindert

Nach entsprechender Frakturfixation wird nun eine geeignete Platte gewählt, die eine Positionierung von zumindest 3 bikortikalen Schrauben in jedem Fragment ermöglicht. Durch die neuen winkelstabilen Plattensysteme sind 2 bikortikale winkelstabile Schrauben je Fragment biomechanisch ausreichend, um die gleiche Stabilität zu gewährleisten (Barr et al. 2013). Ein weiterer Vorteil der winkelstabilen Platten ist die Möglichkeit einer unikortikalen Schraubenplatzierung, wodurch eine Schädigung bzw. Irritation der Beugesehnen verhindert werden kann (Spies et al. 2019). In diesem Fall müssen jedoch 3 Schrauben je Fragment für die Stabilisierung verwendet werden (Barr et al. 2013; Liodaki et al. 2017). Gerade bei Trümmerfrakturen empfiehlt es sich, doppelreihige Platten zu verwenden, da diese den einreihigen Platten hinsichtlich der Stabilität biomechanisch überlegen sind (Tannenbaum et al. 2017).

Die Platte wird unter Bildwandlerkontrolle angelegt, und anschließend werden jeweils 2 Schrauben im proximalen und distalen Fragment gesetzt. Es ist zu beachten, dass erst, nachdem alle 4 Schrauben gesetzt sind, diese verblockt werden dürfen, um ein Verdrehen der Platte zu verhindern. Anschließend werden die restlichen Schraubenlöcher mit winkelstabilen Schrauben nach Vorbohren und Längenmessen besetzt (◘ Abb. 27.26). Nun wird das Periost über die Platte vernäht, und die Operationswunde wird schichtweise verschlossen.

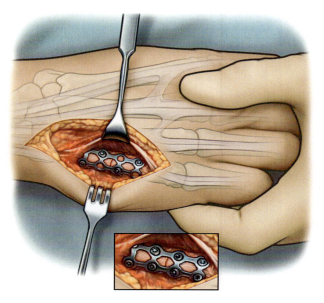

◘ **Abb. 27.26** Plattenfixation einer Mittelhandknochenfraktur. (Aus Spies et al. 2019)

Nachbehandlung

Postoperativ kann auch mit einer frühfunktionellen Nachbehandlung, analog zur intramedullären und Zugschraubenosteosynthese, mittels Kompressionsstrumpf oder thermoplastischer Unterarmscheine und Buddy Loop für 3 Wochen begonnen werden.

Bevorzugte Technik der Autoren

Schaftfrakturen der Mittelhandknochen werden innerhalb der Grenzen konservativ mit einem dorsopalmaren Unterarmgips oder thermoplastischen Schiene in 30° Extension des Handgelenks und Buddy Loop nachbehandelt.

Im Falle einer Operationsindikation werden bei Querfrakturen eine perkutane Reposition und antegrade Markdrahtung durchgeführt. Schräg-, Spiral- oder Trümmerfrakturen werden mittels winkelstabiler Plattenosteosynthese stabilisiert. Je nach Frakturmorphologie kann auch zusätzlich eine Schraubenosteosynthese erfolgen.

27.4.4 Basisfrakturen der Mittelhandknochen

Basisfrakturen der Mittelhandknochen können entweder isoliert oder in Kombination mit einer Luxation im CMC-Gelenk bzw. Fraktur der distalen Handwurzelreihe auftreten. An der Basis des 2. und 3. Mittelhandknochens setzten die Extensor-carpi-radialis-longus- bzw. -brevis-Sehnen an und am 5. Mittelhandknochen die Extensor-carpi-ulnaris-Sehne. Sie sind verantwortlich für die typischen Luxationsfrakturen.

Abrissfrakturen des 2. und 3. Mittelhandknochens

Isolierte Basisfrakturen des 2. und 3. Mittelhandknochens sind aufgrund der geringen Beweglichkeit in den CMC-Gelenken selten. Dorsale Abrissfrakturen können sowohl operativ als auch konservativ mit guten Ergebnissen behandelt werden. Im Falle einer verschobenen Fraktur müssen einerseits die Extensor-carpi-radialis-longus- und -brevis-Sehnen refixiert, aber auch die Gelenkfläche der CMC-Gelenke wiederhergestellt werden.

Luxationsfrakturen des 4. Mittelhandknochens

Isolierte Luxationsfrakturen an der Basis des 4. Mittelhandknochens sind sehr selten und können in den konventionellen Röntgenbildern leicht übersehen werden. Sie kommen häufiger in Kombination mit Luxationsfrakturen des 5. Mittelhandknochens vor. Daher sollte im Falle einer Basisfraktur des 4. Mittelhandknochens immer an eine Beteiligung des entsprechenden CMC-Gelenks gedacht werden. Der CT-Untersuchung kommt diesbezüglich ein hoher Stellenwert zu, um diese Verletzungen entsprechend abzuklären.

Luxationsfrakturen des 5. Mittelhandknochens

Luxationsfrakturen im Bereich des 5. Mittelhandknochens sind hochgradig instabil und meistens mit einer zusätzlichen Fraktur des Hamatums verbunden. Über 2 konkave Gelenkanteile, die durch einen First voneinander getrennt sind, artikuliert das Hamatum sowohl mit dem 4. als auch 5. Mittelhandknochen. Stabilisiert wird das CMC-Gelenk über palmare und dorsale Bänder. Verursacht werden diese Frakturen vor allem durch eine axiale Krafteinwirkung.

Diese führt zuerst zu einer Basisfraktur und Verkürzung des 4. Mittelhandknochens und anschließend durch die Kraftumleitung auf den 5. Mittelhandknochen zu einer Fraktur des Hamatums mit Luxation der Mittelhandknochen nach dorsal und proximal (Day und Stern 2017) (◘ Abb. 27.27). Die Luxationsfrakturen des 4. und/oder 5. Mittelhandknochens mit zusätzlicher Hamatumfraktur werden nach Cain et al. (1987) in Typ I–III eingeteilt (◘ Abb. 27.28). Luxationsfrakturen an der Basis des 5. Mittelhandknochens können aber auch isoliert ohne zusätzliche Fraktur des 4. Mittelhandknochens auftreten.

Da Luxationsfrakturen an der Basis des 5. Mittelhandknochens wie am 4. sehr häufig übersehen werden, sollte im Falle einer entsprechenden klinischen Symptomatik (Schwellung und Druckschmerz über dem CMC-Gelenk) und unauffälliger konventioneller Bildgebung immer eine CT-Untersuchung durchgeführt werden. Nur so können entsprechende Verletzungen detektiert werden (Cobb et al. 2018).

In der Literatur besteht derzeit kein einheitlicher Konsensus bezüglicher der optimalen Therapie dieser Luxationsfrakturen. Eine konservative Therapie mit Re-

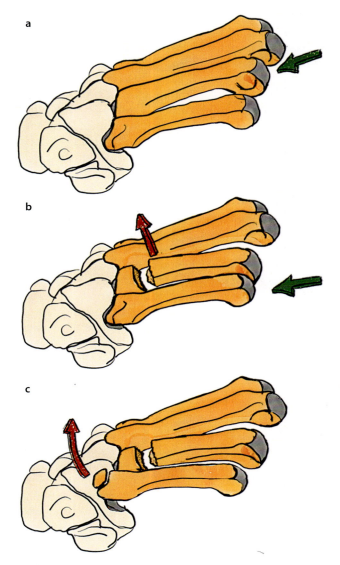

Abb. 27.27 Entstehungsmechanismus der Luxationsfrakturen des 4. und 5. Mittelhandknochens. Durch eine axiale Krafteinwirkung auf den 4. Mittelhandknochen (**a**) kommt es zuerst zu einer Basisfraktur und Verkürzung (**b**). Die dadurch bedingte Kraftumleitung auf den 5. Mittelhandknochen führt zu einer Fraktur des Hamatums und Luxation des 5. Mittelhandknochens nach dorsal und proximal aufgrund des Zuges der Extensor-carpi-ulnaris-Sehne (**c**) (© Dr. Quadlbauer, Wien)

position und Gipsruhigstellung birgt die hohe Gefahr einer Redislokation mit folgender Verkürzung und Inkongruenz im CMC-Gelenk (Day und Stern 2017). Jedoch wurden auch zufriedenstellende Ergebnisse nach 4,5 Jahren trotz Fehlstellung berichtet (Petrie und Lamb 1974). Nichtsdestotrotz wies eine weitere Studie darauf hin, dass unabhängig von der gewählten Therapie 38 % der Patienten anhaltende Beschwerden nach 4,3 Jahren aufweisen (Kjær-Petersen et al. 1990). Andere Autoren sehen die offene Reposition und anatomische Rekonstruktion der Gelenkfläche als entscheidend in der Behandlung dieser Verletzungen an (Cain et al. 1987; Kjær-Petersen et al. 1990). Eine rezente systematische Review-Arbeit schlussfolgerte, dass sowohl die offene als auch geschlossene Reposition und Stabilisierung mit unterschiedlichsten Techniken eine niedrige Komplikationsrate aufweisen, aber mit einer signifikanten Reduktion der Griffkraft (83 % der unverletzten Seite) verbunden sind. Ferner musste bei einem Drittel der Patienten, die mittels Plattenosteosynthese therapiert wurden, das Implantat aufgrund von Plattenbrüchen oder anhaltender Beschwerden wieder entfernt werden (Fuller et al. 2020).

■ **Bevorzugte Technik der Autoren**

Von den Autoren wird jede Subluxation oder Luxation der Mittelhandknochen im CMC-Gelenk als potenziell instabile Verletzung angesehen. Somit sollte die operative Stabilisierung dem Patienten empfohlen werden.

Bei einer alleinigen Luxation der Mittelhandknochen ohne zusätzliche Fraktur (Typ IA) wird eine geschlossene Reposition und Transfixation mittels Bohrdrahtung durchgeführt. Die Ruhigstellung erfolgt im Unterarmgips oder thermoplastischer Schiene mit Buddy Loop für 6 Wochen. Anschließend erfolgt die Bohrdrahtentfernung, und der Patient wird ohne Ruhigstellung weiterbehandelt.

Bei zusätzlicher Fraktur des Hamatums ist eine präoperative CT-Abklärung für die operative Planung unerlässlich. Meistens ist eine offene Reposition der Fraktur notwendig, da häufig eine Impression der Gelenkfläche vorliegt. Um diese zu heben, wird das dorsale Fragment weggeklappt, die Gelenkfläche unter Sicht

Frakturen der Mittelhandknochen

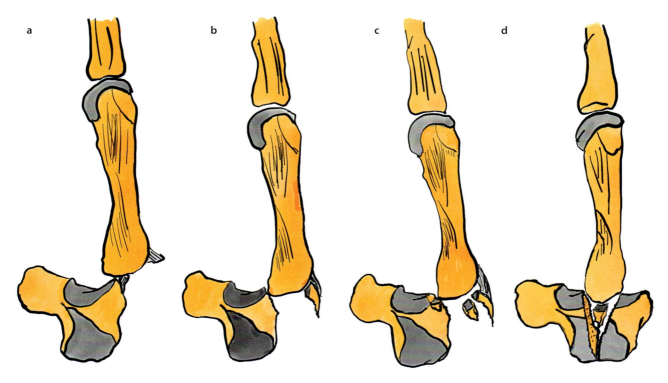

Abb. 27.28 Einteilung der Hamatumfrakturen nach Cain et al. (1987) in Typ I–III. Typ IA (**a**): Subluxation oder Luxation des 5. Mittelhandknochens nach dorsal ohne Fraktur des Hamatums durch Ruptur der dorsalen CMC-Bänder. Typ IB (**b**): Dorsale Abrissfraktur des Hamatums. Typ II (**c**): Dorsale Abrissfraktur des Hamatums mit Trümmerzone. Typ III (**d**): Längsfraktur des Hamatums (© Dr. Quadlbauer, Wien)

angehoben und anschließend je nach Größe mittels HCS oder Kleinfragmentschraube fixiert. Zusätzlich erfolgt eine Transfixation des Mittelhandknochens zu der proximalen Handwurzelreihe für 6 Wochen (◘ Abb. 27.29 und Fallbeispiel 4, ◘ Abb. 27.38). Genauso hat sich eine quere Transfixation an der Basis des 5. Mittelhandknochens zum 4. zur Kraftneutralisierung bewährt. Im Falle einer zusätzlichen Fraktur der Basis der Mittelhandknochen wird diese mittels winkelstabiler Plattenosteosynthese stabilisiert.

27.4.5 Frakturen des 1. Mittelhandknochens

Kopffrakturen des 1. Mittelhandknochens

Kopffrakturen des 1. Mittelhandknochens sind sehr selten, da die für die Fraktur verantwortlichen Kräfte in Längsrichtung normalerweise nach proximal weitergeleitet werden und zu Frakturen am Schaft bzw. der Basis führen. Es gelten die gleichen Kriterien als Indikation zur Operation wie für die Kopffrakturen des 2.–4. Mittelhandknochens. Ebenfalls kommen Schrauben und Bohrdrähte als Stabilisierungsmöglichkeit in Betracht. Bei Frakturen mit zusätzlichen Ausläufern nach proximal kann auch eine Plattenosteosynthese notwendig sein.

Schaft- und extraartikuläre Basisfrakturen (Typ Winterstein) des 1. Mittelhandknochens

Frakturen im Schaftbereich des 1. Mittelhandknochens werden korrespondierend zu den Frakturen des 2.–5. Mittelhandknochens in Quer-, Schräg-, Spiral-, und Trümmerfrakturen eingeteilt. Der Zug der medialen Thenarmuskulatur führt zu einer Adduktion, Flexion und Supination des distalen Fragmentes. Häufig treten die Frakturen im proximalen meta-/diaphysären Bereich auf und werden daher auch als epibasal bzw. extraartikuläre Basisfraktur (Typ Winterstein) bezeichnet (◘ Abb. 27.30). Der Frakturverlauf ist vornehmlich schräg oder spiralförmig. Durch die ansetzende Muskulatur kommt es bei Frakturen distal des Ansatzes des Adductor pollicis longus zu den typischen Frakturverschiebungen (◘ Abb. 27.6). Es muss jedoch darauf geachtet werden, dass Frakturen mit Ausläufern in das Daumensattelgelenk nicht übersehen werden.

Zur Diagnostik und Beurteilung der Frakturdislokation ist eine exakte seitliche Aufnahme des 1. Mittelhandknochens unabdingbar.

Durch Längszug, Druck von dorsal auf Frakturhöhe und gleichzeitige leichte Pronation lassen sich diese Frakturen zumeist einfach reponieren und werden in einem Unterarmgips mit Daumeneinschluss bis zum Interphalangealgelenk ruhiggestellt. Jedoch tendieren auch diese Frakturen dazu, unter konservativer Thera-

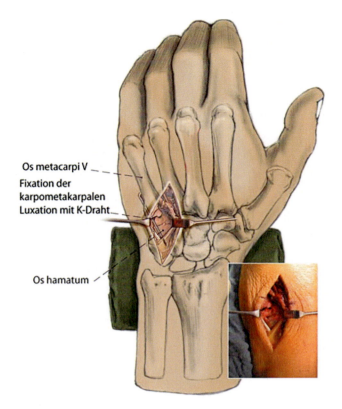

□ **Abb. 27.29** Offene Reposition und Stabilisierung der Luxationsfraktur des 5. Mittelhandknochens mit begleitender Fraktur des Hamatums. Die Impression der Gelenkfläche kann durch Aufheben des Fragments unter Sicht gehoben werden. Anschließend erfolgt die Stabilisierung der Hamatumfraktur mittels HCS oder Kleinfragmentschraube. (Aus Dumont et al. 2012)

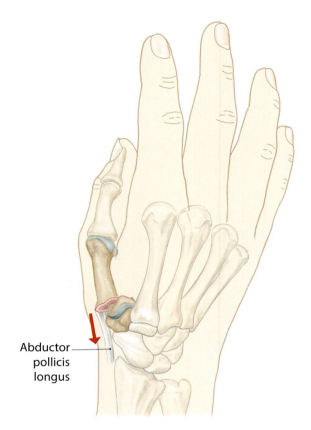

□ **Abb. 27.30** Epibasale Fraktur des 1. Mittelhandknochens (Typ Winterstein) und typische Dislokation durch den ansetzenden Muskelzug

pie wieder zu verkippen. Fehlstellungen von bis zu 30° Flexion können toleriert werden, da diese durch das Daumensattelgelenk kompensiert werden. Bei Flexionsstellung über 30° kommt es zu einer kompensatorischen Hyperextension im MCP-Gelenk, dies stellt eine Indikation zur Operation dar (Day und Stern 2017; Liverneaux et al. 2015).

Epibasale Frakturen können mittels geschlossener Reposition und Bohrdrahtstabilisierung gut zur Ausheilung gebracht werden. Distale Frakturen, vor allem in Schaftmitte, stellen eine Indikation für die offene Reposition und winkelstabile Plattenosteosynthese dar, da diese nur schwer mittels Bohrdrähten stabilisiert werden können. Des Weiteren ist dadurch eine frühfunktionelle Nachbehandlung möglich. Bohrdrähte werden regelhaft nach 6–8 Wochen in Lokalanästhesie entfernt (Mehling et al. 2016).

- **Bevorzugte Technik der Autoren**

Primäres Vorgehen der Autoren bei epibasalen Frakturen und Verkippung nach palmar über 30° ist die geschlossene Reposition und perkutane Bohrdrahtfixation. Sollte sich die Fraktur intraoperativ als instabil erweisen, wird auf eine offene Reposition und winkelstabile Plattenosteosynthese gewechselt. Im Falle von weiter distal liegenden Frakturen wird aufgrund der höheren Stabilität eine winkelstabile Plattenosteosynthese durchgeführt. Die Versorgung einer epibasalen Fraktur ist in Fallbeispiel 5 (□ Abb. 27.39), die einer Schaftfraktur mit Ausläufern ins Daumensattelgelenk in Fallbeispiel 6 (□ Abb. 27.40) dargestellt.

Der Zugang zum 1. Mittelhandknochen erfolgt von dorsal (□ Abb. 27.31a). Es hat sich aus eigener Erfahrung als hilfreich erwiesen, unter Horizontalextension mit 2–3 kg Zug am Daumen zu operieren, da dies die Reposition der Fraktur erleichtert.

Nach Blutstillung von subkutan liegenden Gefäßen und Schonung der Hautäste des Ramus superficialis N. radialis werden die Extensor-pollicis-longus (EPL) Sehne und Extensor-pollicis-brevis (EPB) Sehne dargestellt. Die Faszie wird eröffnet und entweder zwischen der EPL- und EPB-Sehne oder radial der EPB-Sehne eingegangen (□ Abb. 27.31b, c). Nun wird die Fraktur dargestellt und das Periost subtil abpräpariert. Anschließend erfolgen die Reposition und Plattenstabilisierung analog zu den Schaftfrakturen des 2.–5. Mittelhandknochens. Ebenfalls muss das Periost und die Faszie

Frakturen der Mittelhandknochen

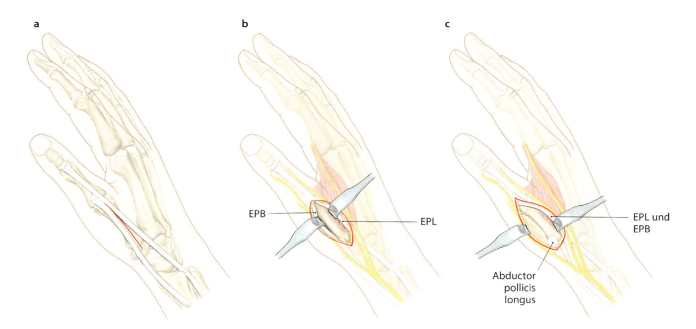

Abb. 27.31 Hautinzision für dorsalen Zugang zum 1. Mittelhandknochen (**a**). Nach Eröffnen der Faszie wird entweder zwischen der Extensor-pollicis-longus (EPL) und Extensor-pollicis-brevis (EPB) Sehnen oder radial der EPB-Sehne eingegangen und der 1. Mittelhandknochen dargestellt (**b** und **c**)

über der Platte verschlossen werden, um Irritationen der Strecksehnen zu reduzieren.

▪ Nachbehandlung

Im Falle einer geschlossenen Reposition und Bohrdrahtfixation erfolgt die Ruhigstellung im Unterarmgips mit Einschluss des Daumengrundgliedes für 6 Wochen. Danach werden die Bohrdrahtentfernung und Bewegungsübungen im schmerzfreien Bereich durchgeführt.

Nach winkelstabiler Plattenosteosynthese wird eine frühfunktionelle Nachbehandlung angestrebt, je nach Compliance des Patienten mit einer Ruhigstellung mittels thermoplastischer Schiene für maximal 2 Wochen.

▪ Intraartikuläre Basisfrakturen des 1. Mittelhandknochens

Intraartikuläre Frakturen an der Basis des 1. Mittelhandknochens werden in 2 Frakturformen unterteilt: zum einen die sogenannte Bennett-Fraktur und zum anderen die Rolando-Fraktur

▪ Bennett-Fraktur

Die Bennett-Fraktur wurde erstmals 1882 von Edward Bennett beschrieben. Sie ist als intraartikuläre Basisfraktur des 1. Mittelhandknochens mit isoliertem, variabel großem, ulnopalmarem Fragment definiert. Der Rest des 1. Mittelhandknochens kann entweder unverschoben oder subluxiert bzw. luxiert im Daumensattelgelenk sein (Day und Stern 2017; Liverneaux et al. 2015).

Verursacht wird diese Fraktur durch eine axiale Krafteinwirkung bei leicht gebeugtem Daumen. Das Bennett-Fragment ist zumeist dreieckig und Bestandteil der ulnopalmaren Basis des 1. Mittelhandknochens. Das Fragment wird durch die Bandverbindungen zum Trapezium in Position gehalten, und der Rest des 1. Mittelhandknochens luxiert oder subluxiert durch den Zug des Abductor pollicis longus (APL) nach radial, proximal und dorsal. Zusätzlich besteht auch eine Adduktionstellung aufgrund der ansetzenden medialen Thenarmuskulatur (◘ Abb. 27.32) (Day und Stern 2017; Liverneaux et al. 2015).

Liegt eine Subluxation bzw. Luxation im Daumensattelgelenk oder eine Gelenkstufe von über 1 mm vor, muss eine operative Stabilisierung durchgeführt werden. Eine weiterführende CT-Abklärung bezüglich der Fragmentgröße und -ausdehnung ist in den meisten Fällen ratsam (Ben-Amotz und Sammer 2015; Mehling et al. 2016). Die alleinige Reposition und Gipsruhigstellung führt aufgrund der auf den 1. Mittelhandknochen einwirkenden Kräfte in den meisten Fällen zu einer Redislokation trotz Immobilisierung (Oosterbos und De Boer 1995).

Verschiedenste Techniken sind beschrieben wie die geschlossene/offene Reposition und Stabilisierung mit einem oder mehreren Bohrdrähten, Schraubenfixation (bei ausreichender Fragmentgröße) oder aber auch Transfixation zum 2. Mittelhandknochen (Liverneaux et al. 2015). 2 Langzeitstudien konnten keine signifikanten Unterschiede zwischen einer offenen oder geschlossenen Reposition in Bezug auf das klinische Outcome finden (Lutz et al. 2003; Timmenga et al. 1994).

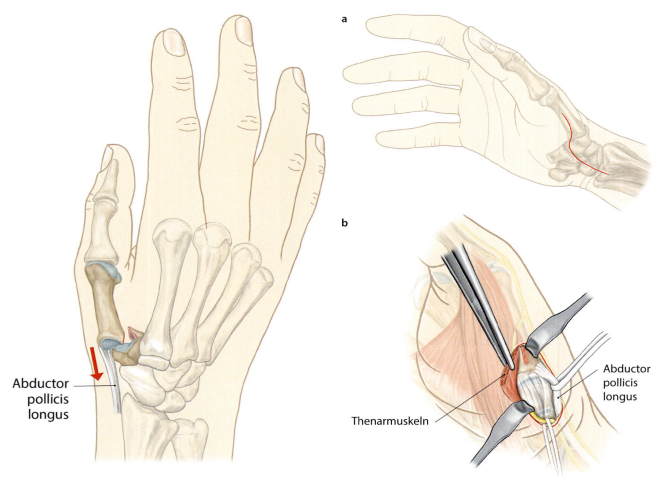

■ **Abb. 27.32** Bennett-Fraktur des 1. Mittelhandknochens: intraartikuläre Basisfraktur des 1. Mittelhandknochens mit einem isolierten, variabel großen ulnopalmaren Fragment. Der Rest des 1. Mittelhandknochens kann entweder unverschoben zum Fragment oder subluxiert bzw. luxiert im Daumensattelgelenk sein

■ **Abb. 27.33** Hautinzision für Zugang zum Daumensattelgelenk nach Wagner (**a**). Nach Schonung des subkutan liegenden Ramus superficialis des N. radii erfolgt das subperiostale Abschieben der Thenarmuskulatur und Eröffnung der Gelenkkapsel (**b**)

■ **Bevorzugte Technik der Autoren**

Die perkutane Reposition und Bohrdrahtfixation erfolgt am liegenden Patienten unter Bildwandlerkontrolle. In 90° Abduktion im Oberarm und Flexion im Ellenbogen wird der Daumen am sogenannten Galgen mittels Extensionshülsen aufgehängt. Anschließend wird ein axialer Zug durch 2–3 kg am Oberarm ausgeübt. Mittels Druck an der Basis des 1. Mittelhandknochens bei gleichzeitiger Pronation wird die Fraktur reponiert, wobei Gelenkstufen bis zu 2 mm toleriert werden, da sich in klinischen Studien gezeigt hat, dass dies problemlos toleriert wird und zu keinen schlechteren klinischen Ergebnissen führt (Mehling et al. 2016). Das Repositionsergebnis wird durch einen transfixierenden Bohrdraht vom 1. Mittelhandknochen in das Trapezium gesichert (siehe unten: Fallbeispiel 7, ■ Abb. 27.41). Zusätzlich kann noch ein weiterer Bohrdraht in das Bennett-Fragment eingebracht werden.

Die Bohrdrähte werden subkutan versenkt, die Einbringungsstellen der Bohrdrähte werden mit Steri-Strips verschlossen, und ein Unterarmgips mit Einschluss des Daumens für 6 Wochen wird angelegt. Dieser kann in der Folge, je nach Compliance des Patienten, gegen eine entsprechende thermoplastische Schiene ausgewechselt werden. Nach 6 Wochen erfolgt die Bohrdrahtentfernung in Lokalanästhesie, und der Patient kann unmittelbar mit Bewegungsübungen im schmerzfreien Bereich beginnen.

Eine offene Reposition ist nur notwendig, falls sich die Fraktur gedeckt nicht reponieren lassen sollte. Um die Gelenkfläche darzustellen, kann der Zugang nach Wagner (Wagner 1950) verwendet werden. Hierfür wird der oben beschriebene Zugang zum 1. Mittelhandknochen bogenförmig nach ulnar bis zum radialen Ansatz der Flexor-carpi-radialis-Sehne (FCR-Sehne) erweitert (■ Abb. 27.33a). Subkutan liegende Hautäste des Ramus superficialis n. radialis müssen hierbei geschont werden. Die Thenarmuskulatur wird subperiostal vom 1. Mittelhandknochen abgeschoben, und die

Gelenkkapsel wird eröffnet (Abb. 27.33b). Dadurch kann die Fraktur unter Sicht reponiert werden. Anschließend erfolgt die Stabilisierung, je nach Größe des Fragmentes, mittels Kleinfragmentschrauben, HCS oder Bohrdrähten. Im Falle einer alleinigen Bohrdrahtfixation ist es empfehlenswert, einen zusätzlichen transfixierenden Draht zum Trapezium einzubringen.

Rolando-Fraktur

Die Rolando-Fraktur subsumiert alle Mehrfragmentfrakturen des 1. Mittelhandknochens. Die Fragmente folgen einer vordefinierten Dislokationsrichtung. Das distale diaphysäre Fragment disloziert durch den Zug der medialen Thenarmuskulatur in eine Adduktionstellung, und das laterale Fragment verschiebt sich durch den Zug des APL nach proximal und dorsal. Das mediale Fragment bleibt, analog der Bennett-Fraktur in Position durch die intakte ligamentäre Verbindung zum Trapezium (Abb. 27.34). Zumeist besteht zusätzliche noch eine Impression der Gelenkfläche. Aufgrund der vielen artikulären Fragmente ist eine geschlossene Reposition oft nicht möglich, und die Fraktur muss offen dargestellt werden.

Aus klinischen Studien geht hervor, dass selbst bei anatomischer Rekonstruktion der Gelenkfläche gehäuft posttraumatische Arthrosen im Daumensattelgelenk auftreten. Diese besitzen aber keine direkte Korrelation zum Beschwerdebild der Patienten. Daher sind auch Gelenkstufen bis zu 2 mm als akzeptabel zu betrachten. Trotzdem sollte aber immer eine anatomische Rekonstruktion der Gelenkfläche soweit wie möglich angestrebt werden (Mehling et al. 2016).

Bevorzugte Technik der Autoren

Grundsätzlich wird versucht, eine geschlossene Reposition und Bohrdrahtstabilisierung durchzuführen, soweit es die Frakturmorphologie zulässt. Impressionen der Gelenkfläche werden mit einem an der Spitze umgebogenen Draht unter Bildwandlerkontrolle über ein Bohrloch im Schaftbereich – korrespondierend zu den Impressionsfrakturen am Mittelglied – in der Technik nach Hintringer und Ender über dem Markraum aufgestopft (Hintringer und Ender 1986; Quadlbauer et al. 2019). Anschließend wird die Gelenkfläche mit Bohrdrähten unterfüttert und der 1. Mittelhandknochen zusätzlich zum Trapezium transfixiert.

Falls ein geschlossenes Vorgehen nicht möglich ist, wird eine offene Reposition wie bereits oben beschrieben über der Zugang nach Wagner durchgeführt. Unter Längszug werden die einzelnen Fragmente reponiert und mit Bohrdrähten fixiert. Anschließend erfolgt je nach Frakturtyp die Stabilisierung mittels winkelstabiler Platte und/oder mit zusätzlichen Schrauben bzw. Bohrdrähten.

Nachbehandlung

Die postoperative Nachbehandlung richtet sich nach der intraoperativ erreichten Stabilität und der verwendeten Osteosynthesetechnik.

27.5 Fallbeispiele

Fallbeispiel 1

24-jähriger männlicher Patient mit Verletzung der rechten Hand. a–c: Standardröntgenaufnahmen der Mittelhand mit Querfraktur des 4. Mittelhandknochens und subkapitaler Fraktur des 5. Mittelhandknochens. d–f: Gedeckte Reposition der Fraktur des 4. und 5. Mittelhandknochens und Stabilisierung mittels Markdrähten. g–i: Radiologisches Ergebnis 2 Monate postoperativ; vor der Bohrdrahtentfernung zeigen sich die Frakturen in anatomischer Position knöchern geheilt (Abb. 27.35).

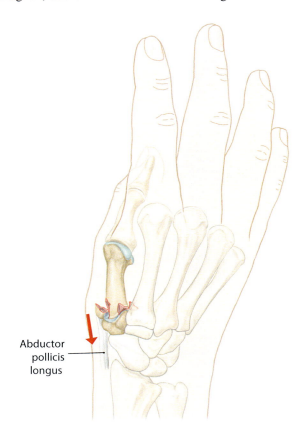

Abb. 27.34 Rolando-Fraktur des 1. Mittelhandknochens mit typischer Dislokation der Fragmente durch den ansetzenden Muskelzug

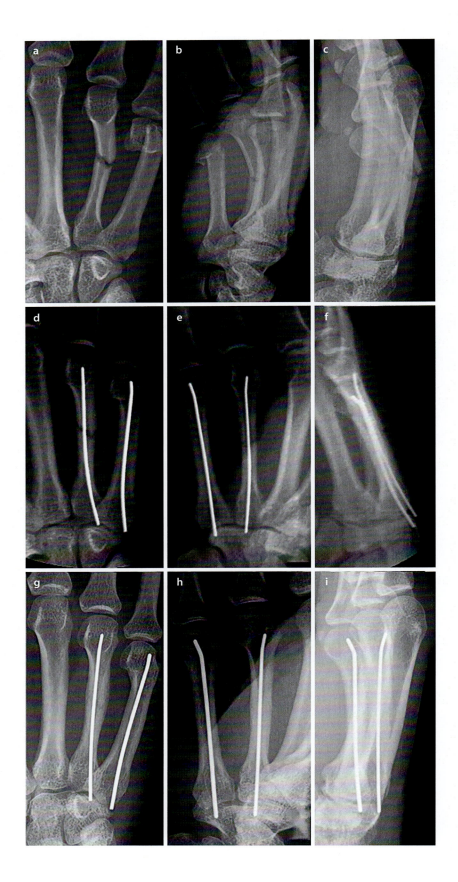

◘ Abb. 27.35 Fallbeispiel 1

Frakturen der Mittelhandknochen

Fallbeispiel 2

26-jähriger männlicher Patient mit Verletzung der rechten Hand. a–c: Querfraktur des Schaftes mit palmarer Verkippung um Schaftbreite. d–f: Gedeckte Reposition und Fixation mittels Markdraht. g–i: Radiologisches Ergebnis 8 Wochen postoperativ mit geheilter Fraktur vor Bohrdrahtentfernung (◘ Abb. 27.36).

◘ **Abb. 27.36** Fallbeispiel 2

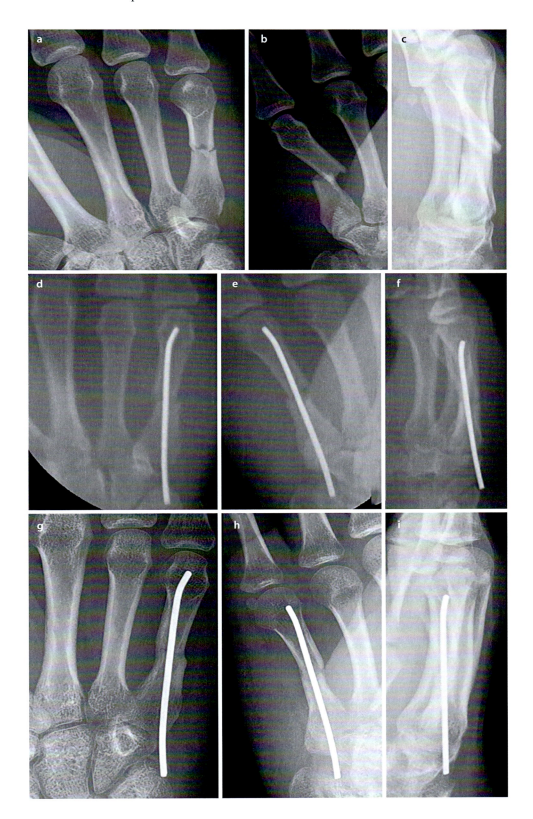

Fallbeispiel 3

26-jähriger männlicher Patient mit Verletzung der linken Hand. a–c: Schrägfrakturen des Schaftes am 3. und 4. Mittelhandknochen mit Verkürzung und klinischer Rotationsfehlstellung. d–f: Offene Reposition und Stabilisierung mittels winkelstabiler Platten. Am 4. Mittelhandknochen wurde zusätzlich die Fraktur mittels Zugschraube stabilisiert. g–j: Klinisches und radiologisches Ergebnis 10 Wochen postoperativ (◘ Abb. 27.37).

◘ Abb. 27.37 Fallbeispiel 3

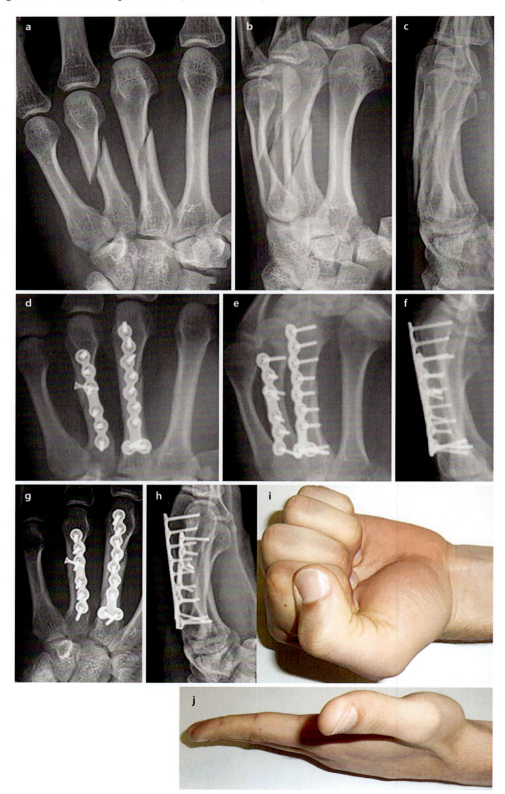

Frakturen der Mittelhandknochen

Fallbeispiel 4

20-jähriger männlicher Patient mit Verletzung der linken Hand. a–f: Standardröntgenaufnahmen und CT der Mittelhand. Basisfraktur des 4. Mittelhandknochens und Luxation nach dorsal des 5. Mittelhandknochens. Zusätzliche Fraktur des Hamatums (Typ IB). g–i: Offene Reposition der Luxationsfraktur und Stabilisierung des 4. und 5. Mittelhandknochens mit transfixierenden Bohrdrähten. Die Hamatumfraktur wurde mittels HCS fixiert (Abb. 27.38).

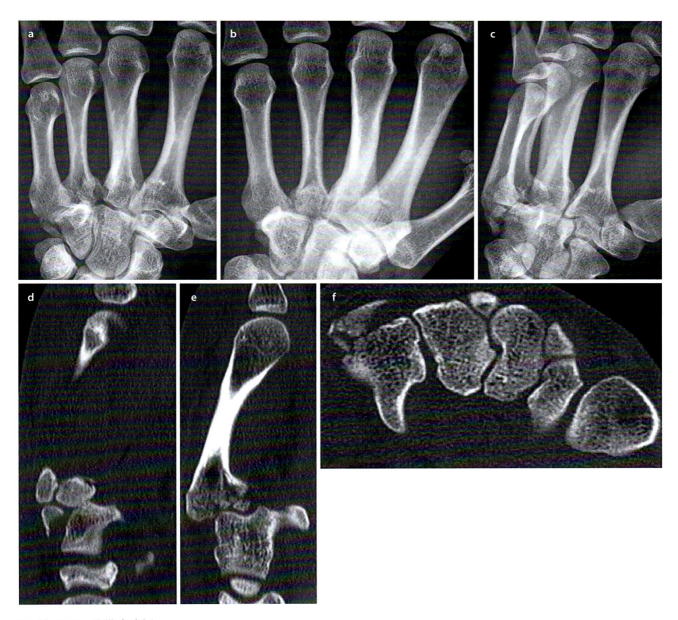

Abb. 27.38 Fallbeispiel 4

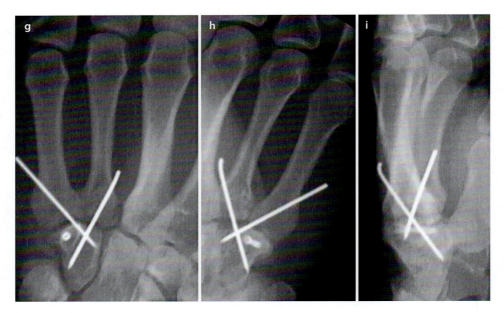

◘ Abb. 27.38 (Fortsetzung)

■ **Fallbeispiel 5**

26-jähriger männlicher Patient mit Verletzung der linken Hand. a–c: Epibasale Fraktur des 1. Mittelhandknochens mit palmarer Verkippung und Verkürzung. d, f: Offene Reposition und Stabilisierung mit winkelstabiler Platte. f–i: Radiologisches und klinisches Ergebnis 10 Wochen postoperativ (◘ Abb. 27.39).

Frakturen der Mittelhandknochen

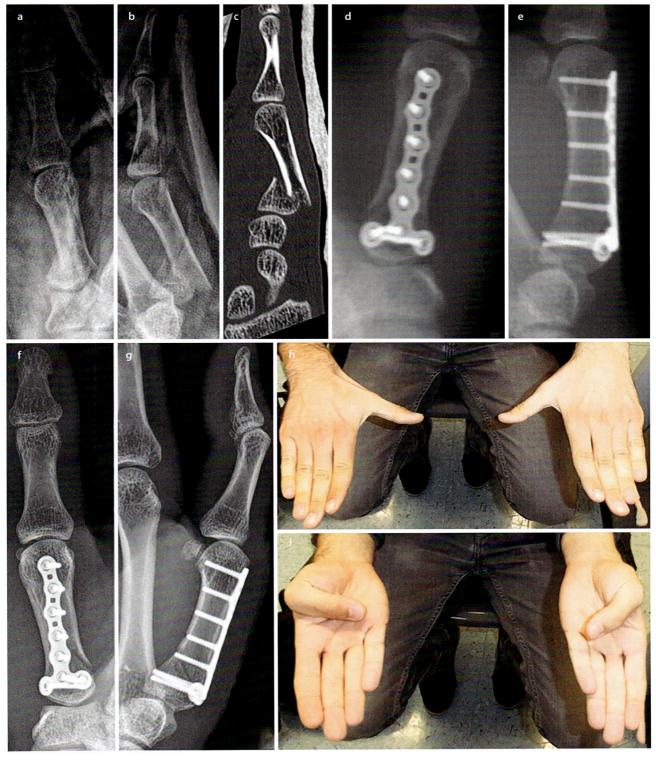

Abb. 27.39 Fallbeispiel 5

Fallbeispiel 6

33-jähriger männlicher Patient mit Verletzung der rechten Hand. a–c: Röntgenaufnahme des 1. Mittelhandknochens und CT-Untersuchung zeigen eine Schaftfraktur mit beugeseitiger Trümmerzone, palmarer Verkippung und zusätzlichen Ausläufern in das Gelenk. d, e: Offene Reposition und Stabilisierung mit winkelstabiler Platte. f, g: Radiologisches Ergebnis 3 Monate postoperativ (◘ Abb. 27.40).

Fallbeispiel 7

29-jähriger männlicher Patient mit Verletzung der linken Hand. a, b: Bennett-Fraktur mit Subluxation des 1. Mittelhandknochens. c, d: Gedeckte Reposition und Stabilisierung mittels transfixierenden Bohrdrahtes zum Trapezium für 6 Wochen (◘ Abb. 27.41).

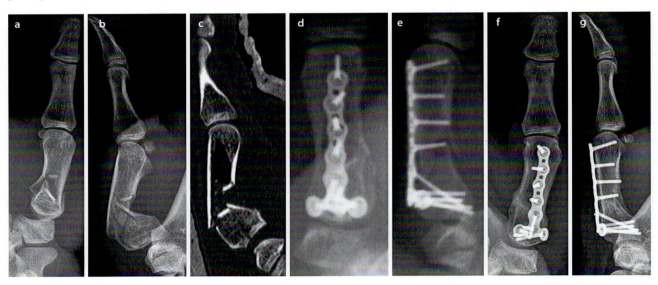

◘ Abb. 27.40 Fallbeispiel 6

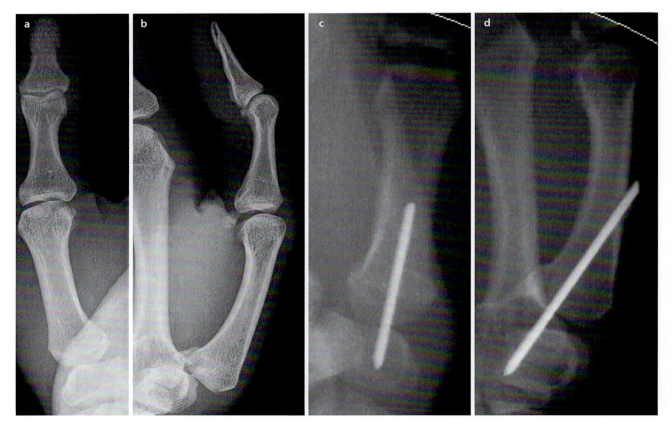

◘ Abb. 27.41 Fallbeispiel 7

27.6 Zusammenfassung

Frakturen der Mittelhandknochen sind häufig vor allem bei jungen Patienten im arbeitsfähigen Alter zu finden. In den meisten Fällen handelt es sich um unverschobene/stabile Frakturen, die konservativ mit einem aktiven frühfunktionellen Nachbehandlungsregime zu einem guten klinischen Ergebnis gebracht werden können.

Eine ausgedehnte Indikationstellung zur Operation sollte vermieden werden, da diese mit einem hohen Risiko für Bewegungseinschränkungen und daraus resultierenden sekundären Eingriffen verbunden ist. Die operative Therapie ist daher nur anzustreben, wenn dadurch das funktionelle Ergebnis im Vergleich zur konservativen Therapie verbessert werden kann. Die Wahl des entsprechenden Osteosyntheseverfahrens sollte so getroffen werden, dass für den vorliegenden Frakturtyp die maximale Stabilität, bei geringstem Weichteiltrauma und Möglichkeit einer frühfunktionellen Nachbehandlung mit kurzer bis keiner Ruhigstellung, ermöglicht wird.

Literatur

van Aaken J, Kämpfen S, Berli M et al (2007) Outcome of boxer's fractures treated by a soft wrap and buddy taping: a prospective study. Hand 2:212–217. https://doi.org/10.1007/s11552-007-9054-2

van Aaken J, Fusetti C, Luchina S et al (2016) Fifth metacarpal neck fractures treated with soft wrap/buddy taping compared to reduction and casting: results of a prospective, multicenter, randomized trial. Arch Orthop Trauma Surg 136:135–142. https://doi.org/10.1007/s00402-015-2361-0

Barr C, Behn AW, Yao J (2013) Plating of metacarpal fractures with locked or nonlocked screws, a biomechanical study: how many cortices are really necessary? Hand 8:454–459. https://doi.org/10.1007/s11552-013-9544-3

Ben-Amotz O, Sammer DM (2015) Practical management of metacarpal fractures. Plast Reconstr Surg 136:370e–379e. https://doi.org/10.1097/PRS.0000000000001527

Boeckstyns MEH (2020) Challenging the dogma: severely angulated neck fractures of the fifth metacarpal must be treated surgically. J Hand Surg Eur 46(1):30–36

Cain JE, Shepler TR, Wilson MR (1987) Hamatometacarpal fracture-dislocation: classification and treatment. J Hand Surg [Am] 12:762–767. https://doi.org/10.1016/S0363-5023(87)80064-3

Chung KC, Spilson SV (2001) The frequency and epidemiology of hand and forearm fractures in the United States. J Hand Surg [Am] 26:908–915. https://doi.org/10.1053/jhsu.2001.26322

Cobb WA, Dingle L, Zarb Adami R, Rodrigues J (2018) Management of fracture-dislocations of the little finger carpometacarpal joint: a systematic review. J Hand Surg Eur 43:530–538. https://doi.org/10.1177/1753193417752317

Day CS, Stern PJ (2017) Fractures of the metacarpals and phalanges. In: Wolfe SW, Hotchkiss RN, Pederson WC et al (Hrsg) Green's operative hand surgery, 7. Aufl. Elsevier, Philadelphia, S 239–290

Del Piñal F, Moraleda E, Rúas JS et al (2015) Minimally invasive fixation of fractures of the phalanges and metacarpals with intramedullary cannulated headless compression screws. J Hand Surg [Am] 40:692–700. https://doi.org/10.1016/j.jhsa.2014.11.023

Dumont C, Burchhardt H, Tezval M (2012) Weichteilschonende minimal-invasive osteosynthesen bei mittelhandfrakturen II–V [Soft tissue protective and minimally invasive osteosynthesis for metacarpal fractures II–V]. Oper Orthop Traumatol 24(4–5):312–323. https://doi.org/10.1007/s00064-012-0167-6

Facca S, Ramdhian R, Pelissier A et al (2010) Fifth metacarpal neck fracture fixation: Locking plate versus K-wire? Orthop Traumatol Surg Res 96:506–512. https://doi.org/10.1016/j.otsr.2010.02.009

Fujitani R, Omokawa S, Shigematsu K, Tanaka Y (2012) Comparison of the intramedullary nail and low-profile plate for unstable metacarpal neck fractures. J Orthop Sci 17:450–456. https://doi.org/10.1007/s00776-012-0223-y

Fuller JB, Piscoya AS, Clark DRM et al (2020) Surgical management of ulnar metacarpal base fracture-dislocations: a systematic review. Hand 17(3):405–411. https://doi.org/10.1177/1558944720948241

Fusetti C, Meyer H, Borisch N et al (2002) Complications of plate fixation in metacarpal fractures. J Trauma 52:535–539. https://doi.org/10.1097/00005373-200203000-00019

Hiatt SV, Begonia MT, Thiagarajan G, Hutchison RL (2015) Biomechanical comparison of 2 methods of intramedullary K-wire fixation of transverse metacarpal shaft fractures. J Hand Surg [Am] 40:1586–1590. https://doi.org/10.1016/j.jhsa.2015.03.035

Hintringer W, Ender HG (1986) Percutaneous management of intraarticular fractures of the interphalangeal joints of the fingers. Handchir Mikrochir Plast Chir 18:356–362

Jahss S (1938) Fractures of the metacarpals: a new method of reduction and immobilization. J Bone Jt Surg 20(1):178–186

Karl JW, Olson PR, Rosenwasser MP (2015) The epidemiology of upper extremity fractures in the United States, 2009. J Orthop Trauma 29:e242–e244. https://doi.org/10.1097/BOT.0000000000000312

Kim JK, Kim DJ (2015) Antegrade intramedullary pinning versus retrograde intramedullary pinning for displaced fifth metacarpal neck fractures. Clin Orthop Relat Res 473:1747–1754. https://doi.org/10.1007/s11999-014-4079-7

Kjær-Petersen K, Langhoff O, Andersen K (1990) Bennett's fracture. J Hand Surg [Am] 15:58–61. https://doi.org/10.1016/0266-7681(90)90049-A

Kollitz KM, Hammert WC, Vedder NB, Huang JI (2014) Metacarpal fractures: treatment and complications. Hand 9:16–23

Le ZS, Zhao G, Su LX et al (2016) Treatments for the fifth metacarpal neck fractures: a network meta-analysis of randomized controlled trials. Med (United States) 95:e3059. https://doi.org/10.1097/MD.0000000000003059

Liodaki E, Wendlandt R, Waizner K et al (2017) A biomechanical analysis of plate fixation using unicortical and bicortical screws in transverse metacarpal fracture models subjected to 4-point bending and dynamical bending test. Med (United States) 96:e6926. https://doi.org/10.1097/MD.0000000000006926

Liverneaux PA, Ichihara S, Hendriks S et al (2015) Fractures and dislocation of the base of the thumb metacarpal. J Hand Surg Eur 40:42–50

Lutz M, Sailer R, Zimmermann R et al (2003) Closed reduction transarticular Kirschner wire fixation versus open reduction internal fixation in the treatment of Bennett's fracture dislocation. J Hand Surg [Am] 28B:142–147. https://doi.org/10.1016/S0266-7681(02)00307-8

McElfresh EC, Dobyns JH (1983) Intra-articular metacarpal head fractures. J Hand Surg [Am] 8:383–393. https://doi.org/10.1016/S0363-5023(83)80196-8

Mehling IM, Schillo K, Arsalan-Werner A et al (2016) Frakturen des Daumenstrahls. Unfallchirurg 119:978–985. https://doi.org/10.1007/s00113-016-0233-x

Neumeister MW, Webb K, McKenna K (2014) Non-surgical management of metacarpal fractures. Clin Plast Surg 41:451–461

Oosterbos CJ, De Boer HH (1995) Nonoperative treatment of bennett's fracture: a 13-year follow-up. J Orthop Trauma 9:23–27. https://doi.org/10.1097/00005131-199502000-00004

Unglaub F, Langer MF, Löw S, Hohendorff B, Spies CK (2019) Open reduction and plate/screw osteosynthesis of proximal phalanx fractures. Oper Orthop Traumatol 31(5):408–421. https://doi.org/10.1007/s00064-019-0598-4

Ozer K, Gillani S, Williams A et al (2008) Comparison of intramedullary nailing versus plate-screw fixation of extra-articular metacarpal fractures. J Hand Surg [Am] 33:1724–1731. https://doi.org/10.1016/j.jhsa.2008.07.011

Page SM, Stern PJ (1998) Complications and range of motion following plate fixation of metacarpal and phalangeal fractures. J Hand Surg [Am] 23:827–832. https://doi.org/10.1016/S0363-5023(98)80157-3

Pellatt R, Fomin I, Pienaar C et al (2019) Is buddy taping as effective as plaster immobilization for adults with an uncomplicated neck of fifth metacarpal fracture? A randomized controlled trial. Ann Emerg Med 74:88–97. https://doi.org/10.1016/j.annemergmed.2019.01.032

Petrie PWR, Lamb DW (1974) Fracture-subluxation of base of fifth metacarpal. Hand 6:82–86. https://doi.org/10.1016/0072-968X(74)90016-3

Quadlbauer S, Pezzei C, Hintringer W et al (2019) Percutaneous treatment of unstable fractures of the base of the middle phalanx: technique according to Hintringer and Ender. Oper Orthop Traumatol 31:384–392

Spies CK, Langer M, Hohendorff B et al (2019) Open reduction and screw/plate osteosynthesis of metacarpal fractures. Oper Orthop Traumatol 31:422–432. https://doi.org/10.1007/s00064-019-00625-y

Strauch RJ, Rosenwasser MP, Lunt JG (1998) Metacarpal shaft fractures: the effect of shortening on the extensor tendon mechanism. J Hand Surg [Am] 23:519–523. https://doi.org/10.1016/S0363-5023(05)80471-X

Tannenbaum EP, Burns GT, Oak NR, Lawton JN (2017) Comparison of 2-dimensional and 3-dimensional metacarpal fracture plating constructs under cyclic loading. J Hand Surg [Am] 42:e159–e165. https://doi.org/10.1016/j.jhsa.2017.01.003

Timmenga EJF, Blokhuis TJ, Maas M, Raaijmakers ELFB (1994) Long-term evaluation of bennett's fracture A comparison between open and closed reduction. J Hand Surg [Am] 19:373–377. https://doi.org/10.1016/0266-7681(94)90093-0

Towfigh H (2014) Frakturen im Mittelhandbereich inklusive sekundärer Korrektur knöcherner Fehlstellungen. In: Hierner R, Langer M, Friedel R (Hrsg) Towfigh H. Frakturen und Luxationen der Hand, Springer-Verlag GmbH, S 117–157

Wagner CJ (1950) Method of treatment of Bennett's fracture dislocation. Am J Surg 80:230–231. https://doi.org/10.1016/0002-9610(50)90537-X

Werntz RL (2020) Varacallo M. Metacarpal fracture, Treasure Island (FL)

Winter M, Balaguer T, Bessière C et al (2007) Surgical treatment of the boxer's fracture: transverse pinning versus intramedullary pinning. J Hand Surg Eur 32:709–713. https://doi.org/10.1016/j.jhse.2007.07.011

Wong TC, Ip FK, Yeung SH (2006) Comparison between percutaneous transverse fixation and intramedullary K-wires in treating closed fractures of the metacarpal neck of the little finger. J Hand Surg [Am] 31:61–65. https://doi.org/10.1016/j.jhsb.2005.06.022

Wong VW, Higgins JP (2017) Evidence-based medicine: management of metacarpal fractures. Plast Reconstr Surg 140:140e–151e. https://doi.org/10.1097/PRS.0000000000003470

Frakturen der Finger

Tina Keuchel-Strobl und Stefan Quadlbauer

Inhaltsverzeichnis

28.1 Hintergrund – 640
28.1.1 Ätiologie – 640
28.1.2 Relevante anatomische Strukturen – 640
28.1.3 Relevante diagnostische Verfahren – 641
28.1.4 Konservative Therapie – 642
28.1.5 Operative Therapie – 642

28.2 Klassifikation – 643

28.3 Frakturen des Endglieds – 643
28.3.1 Nagelkranzfrakturen – 643
28.3.2 Schaftfrakturen – 644
28.3.3 Basisfrakturen mit und ohne Gelenkbeteiligung, Ausrissfrakturen der Beuge- und Strecksehnenansätze – 644

28.4 Frakturen des Mittelgliedes und Grundgliedes – 647
28.4.1 Trochleafrakturen – 647
28.4.2 Schaftfrakturen des Mittel- und Grundgliedes – 648
28.4.3 Basisfrakturen des Mittelgliedes mit oder ohne Gelenkbeteiligung – 655
28.4.4 Basisfrakturen des Grundgliedes mit oder ohne Gelenkbeteiligung – 659

28.5 Komplikationen – 659

28.6 Korrekturosteotomie – 661

28.7 Zusammenfassung – 663

Literatur – 663

© Der/die Herausgeber bzw. der/die Autor(en), exklusiv lizenziert an Springer-Verlag GmbH, DE, ein Teil von Springer Nature 2024
C. K. Spies et al. (Hrsg.), *Expertenwissen Handchirurgie*, https://doi.org/10.1007/978-3-662-68413-9_28

28.1 Hintergrund

28.1.1 Ätiologie

Durch ihre exponierte Lage am Ende der oberen Extremität und die Wichtigkeit der Hand im täglichen Alltag, beim Sport und im manuellen Beruf zeigen sich Finger anfällig für Verletzungen. Die Hände begeben sich bei drohender Verletzung in Abwehrhaltung und sind so oft von größerer Krafteinwirkung betroffen, noch bevor der restliche Körper die Energie des Unfalls abfängt. Die Frakturhäufigkeit nimmt dabei von distal nach proximal ab. Daumen und Langfinger betreffen 58 % der Frakturen, während 27 % der Frakturen die Mittelhand betrifft. Der Rest entfällt mit 15 % auf die Handwurzel (Schmidt 2006).

Epidemiologische Studien zu Hand- und Fingerverletzungen sind rar, und es liegen Daten nur aus wenigen Ländern vor. In Kanada zeigt sich beispielsweise die Inzidenz für eine Handverletzung mit 36:10.000 Einwohner, die bei 14-jährigen Jungen und 13-jährigen Mädchen am höchsten ist. Insgesamt machen Verletzungen an den Fingern hierbei 50 % der Handverletzungen aus (Feehan und Sheps 2006). Eine retrospektive Studie aus Amsterdam findet Frakturen an den Händen bei 19 % ihres Studienkollektivs. Ähnliche Daten mit 20 % kommen aus einer indischen Studie (Van Onselen et al. 2003; Jindal et al. 2016). Der typische „Handpatient" ist männlich und zwischen 15 und 35 Jahre alt (Van Onselen et al. 2003).

Frakturen der Metakarpalen und Finger zeigen sich insgesamt häufig und machen in Amerika gar 40 % der Verletzungen der oberen Extremität aus (Chung und Spilson 2001). Bei Kindern sind Verletzungen an Hand und Fingern einer Studie aus Deutschland zufolge bei bis zu 60 % zu finden (Voth et al. 2017).

Zu den häufigsten Unfallmechanismen zählen Quetschungen, Sturz- und Stauchungsverletzungen (Kremer et al. 2020). Die direkte Gewalteinwirkung als Unfallursache kommt sowohl bei Stürzen als auch im Sport und bei Freizeitunfällen vor und ist die häufigste Ursache von Schaftfrakturen im Grund- und Mittelglied sowie am Nagelkranz des Endglieds.

Dem steht die indirekte Gewalteinwirkung gegenüber, die häufig zu Frakturen mit Gelenkbeteiligung führt, z. B. durch Stauchung oder Hyperextensionstraumata.

Häufig zeigt sich an den Fingern eine zusätzliche Weichteilschädigung, bei Kreissägenverletzungen oder offenen Trümmerfrakturen mit zusätzlicher Defektfraktur. Bereits die Quetschung des Endgliedes kann zum sehr schmerzhaften subungualen Hämatom führen, das immer trepaniert werden muss. Bei Verletzungen des Nagelbettes ist dieses zu nähen und der Nagel zu refixieren, um den neuen Nagel zu schienen. Frakturen müssen frühzeitig reponiert und fixiert werden, um Fehlstellungen und Heilungsverzögerung zu vermeiden. Besonders gefährdet sind hiervon lange Schrägfrakturen und Trümmerbrüche.

28.1.2 Relevante anatomische Strukturen

1. Haut: dorsal Felderhaut, palmar Leistenhaut.
2. Eng den Knochen ummantelndes Sehnensystem, welches durch Operationen in seiner Gleitfähigkeit eingeschränkt werden kann.
3. Fehlende Muskulatur im Fingerbereich.
4. Sehnen, Nerven, Gefäße und Knochen zeigen eine enge anatomische Nähe.

Als Besonderheit zeigt sich an den Fingern die auf Elastizität ausgelegte Felderhaut im dorsalen Fingerbereich sowie die auf mechanische Stabilität und Tastsinn spezialisierte Leistenhaut an der palmaren Seite. So muss bei Verletzungen der dorsalen Felderhaut darauf geachtet werden, dass es aufgrund des Elastizitätsverlustes nicht zu einer Kontraktion an den Fingergelenken kommt. Vor allem im Bereich des PIP-Gelenks führt dies zu Bewegungseinschränkungen. Beugeseitig darf die Haut nur in Zickzacklinie verlaufend eröffnet werden, gemäß der Schnittführung nach Brunner. Längsverlaufende Hautschnitte können zu Beugekontrakturen führen. Liegt ein Hautdefekt vor, soll Leistenhaut nur durch Leistenhaut ersetzt werden, um den Finger weiterhin für die mechanische Belastung stabil zu halten.

Das eng dem Knochen anliegende Sehnensystem besteht dorsalseitig aus einer komplexen Streckaponeurose, welche aus den Ansätzen der intrinsischen Muskulatur (lumbricales und interossei) sowie aus den Sehnen der extrinsischen Muskulatur (M. extensor communis, M. extensor indicis und M. extensor digiti minimi) besteht. Hierbei kommt es zu einem Über- und Unterkreuzen der Sehnenansätze (Abb. 28.1).

Die vielfältigen Sehnenansätze der Streck- und Beugesehnen sowie Muskelansätze der intrinsischen Muskulatur führen dazu, dass das osteotendoligamentäre physiologische Gleichgewicht bei Frakturen gestört wird und es je nach Frakturhöhe zu unterschiedlichen, typischen Fehlstellungen kommt (Towfigh 2014). (Abb. 28.2)

Frakturen der Finger

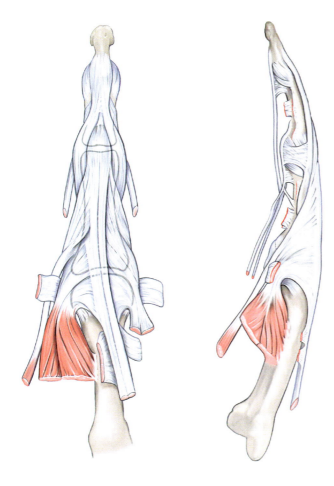

◘ Abb. 28.1 Der komplexe Streckapparat des Fingers

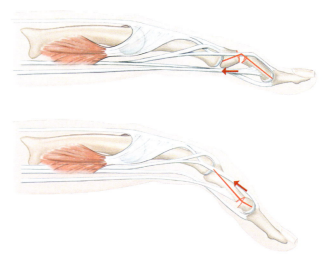

◘ Abb. 28.2 Typische Bruchformen, Fehlstellungen die sich durch die Anatomie (Sehnenansätze und Muskelansätze) ergeben. (Nach Towfigh 2014)

28.1.3 Relevante diagnostische Verfahren

Bei Verletzungen an der Hand muss eine exakte Anamnese bezüglich des Unfallhergangs und Unfallzeitpunktes erfolgen. Danach beginnt die Inspektion der Hand.

Besonderes Augenmerk wird auf den Weichteilmantel und die Durchblutungssituation gelegt. Eine orientierende neurologische Untersuchung folgt, um Sensibilitätsausfälle im verletzten Gebiet zu eruieren. Zeigt sich eine vollständige Durchtrennung der Gefäß-Nerven-Bündel, muss der Patient schnellstmöglich an eine handchirurgische Klinik mit Möglichkeit der mikrochirurgischen Weiterbehandlung überwiesen werden.

Grobe Fehlstellungen fallen oft bereits bei der ersten Inspektion auf und lassen Rückschlüsse auf Luxationen oder typische Bruchformen zu, die sich durch die Ansätze der Streck- und Beugesehnen ergeben (◘ Abb. 28.2). Zu achten ist auf eventuell vorhandene Rotationsfehlstellungen. Hierbei wird im Faustschluss die Stellung der Finger untersucht, wobei die Achsen beim physiologischen Faustschluss auf das Kahnbein gerichtet sind. Kommt es zu einer Achsenabweichung, spricht dies für eine proximal gelegene Fehlstellung. Zeigt sich hingegen lediglich eine Verkippung der Fingernagelebene, liegt das Problem weiter distal (◘ Abb. 28.3).

Die Untersuchung der Beuge- und Strecksehnen kann sich je nach Befund schwierig gestalten, muss jedoch stets im Hinterkopf des Untersuchers sein, da die Ergebnisse Einfluss auf die Behandlungsstrategie haben können.

Nach klinischer Untersuchung folgt die radiologische Abklärung. Ein Röntgenbild in 2 Ebenen mit exakter Einstellung a.–p. und seitlich gehört zur Basisdiagnostik. Zeigt sich eine komplexe Fraktur, muss präoperativ eine Computertomografie durchgeführt werden, um knöcherne Strukturen besser beurteilen zu können. Bei Kindern ist das MRT dem CT vorzuziehen. Das MRT weist eine vergleichbare Sensitivität im Nachweis von Frakturen auf und zeigt sich gleichwertig in der Identifikation von Frakturtyp und Dislokation (Moritz et al. 2009).

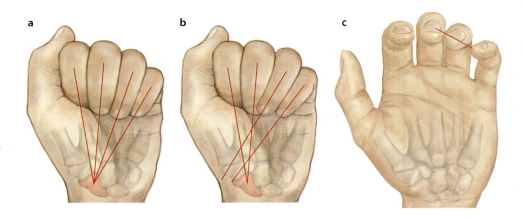

◻ Abb. 28.3 (a) Die Finger zeigen beim physiologischen Faustschluss Richtung Kahnbein. (b) Durch eine Grundgliedfraktur des Ringfingers mit Rotationsfehlstellung kommt es zu einem Überkreuzen des Ringfingers beim Faustschluss. (c) Liegt die Rotationsfehlstellung weiter distal, kommt es zu einer Fehlstellung auf Fingernagelebene

28.1.4 Konservative Therapie

Das Ziel der konservativen Therapie ist die bestmögliche Wiederherstellung der Anatomie, Wiedererlangen einer normalen Beweglichkeit und Belastbarkeit des Fingers. Schon Lorenz Böhler (1885–1973) postulierte folgenden Leitsatz zur Bruchbehandlung: „Einrichten, Festhalten und Üben." Keinesfalls heißt konservativ behandeln „Nichtstun". Vielmehr bedarf es einer korrekten Verbandsanordnung, regelmäßiger Kontrollen und nicht zuletzt der Compliance des Patienten.

Wurde früher noch oft auf Fingerschienen oder große Gipsverbände zurückgegriffen, entwickelt sich die Ruhigstellung der modernen konservativen Behandlung zunehmend Richtung funktioneller Verbandsanordnungen und thermoplastischer Schienen. Fingerschienen können die Fraktur nur ungenügend in ihrer Reposition halten und sind daher nicht immer empfehlenswert.

Für die konservative Behandlung an den Fingern eignen sich geschlossene, unverschobene Frakturen sowie Frakturen, die sich nach Reposition stabil zeigen. Im Bereich des Endglieds sind dies Nagelkranzfrakturen, unverschobene Schaftfrakturen sowie undislozierte knöcherne Strecksehnenausrisse. Im Bereich des Mittelglieds werden unverschobene Trochleafrakturen sowie stabile Schaftfrakturen und knöcherne Ausrisse der palmaren Platte konservativ behandelt. Das Grundglied eignet sich aufgrund des stabilisierenden Weichteilmantels besonders gut zur konservativen Behandlung mit funktionellen Verbandsanordnungen. Hier können die knöcherne Heilung und Wiedererlangen der freien Beweglichkeit parallel ablaufen. Sowohl Schräg-, Quer- als auch Rotationsbrüche zeigen gute funktionelle Ergebnisse. Bei jeder konservativen Behandlung müssen regelmäßige Röntgenkontrollen durchgeführt werden. Kommt es zu einer sekundären Dislokation oder Rotationsfehlstellung, muss auf ein operatives Verfahren gewechselt werden.

28.1.5 Operative Therapie

Die operative Therapie, deren Ziele die exakte Reposition und Stabilisierung der Fraktur sind, hat an den Fingern einige Besonderheiten. Bereits beim Hautschnitt ist aufgrund der unterschiedlichen Merkmale der palmaren Leistenhaut und dorsalen Felderhaut auf korrekte Zugänge zu achten. Können streckseitig gerade Zugänge durchgeführt werden, ist palmarseitig streng auf die Schnittführung nach Brunner zu achten, um Kontraktionen im Heilungsverlauf zu vermeiden. Die Gleitfunktion des den Knochen ummantelnden Sehnensystems ist bei jedem operativen Eingriff gefährdet, weshalb der schonende Umgang mit dem Gewebe besonders wichtig ist.

Großflächige Zugänge sollen vermieden werden. Dies setzt optimale Operationsbedingungen voraus, die durch die Vergrößerung mit Lupenbrille, Operation in Blutleere und den Bildwandler mit Vergrößerungsfunktion geschaffen werden müssen.

Eine weitere Schwierigkeit besteht darin, dass es sich an den Fingern um kleine knöcherne Fragmente handelt und die Bruchversorgung daher höchste Ansprüche an das manuelle Geschick des Operateurs stellt. Mehrfachbohrungen müssen stets vermieden werden, da sie zu einem Bruch der kleinen Fragmente führen können und eine stabile Osteosynthese gefährden. Auch das Risiko der Knochennekrose, einer verzögerten ossären Konsolidation oder Verheilung in Fehlstellung besteht. Das Hauptziel der operativen Therapie sollte eine übungsstabile Osteosynthese sein. Dies schafft die Möglichkeit einer sofortigen frühfunktionellen Nachbehandlung, um Verklebungen der Sehnen zu verhindern.

Das postoperative Anlegen von funktionellen Verbänden in Intrinsic-Plus-Stellung bedarf der engen Zusammenarbeit zwischen Operateur und Handtherapeut, der die Kenntnis des intraoperativen Zustandes weitergibt und die Art der postoperativen Ruhigstellung vorgibt.

28.2 Klassifikation

Anders als an anderen Lokalisationen des Körpers besteht an den Fingern keine einheitliche Frakturklassifikation, die zur Charakterisierung und Einteilung der Fingerfrakturen herangezogen werden kann.

Die AO-Klassifikation der Finger teilt die einzelnen Finger anhand der 5 Strahlen ein, beginnend mit der Zahl 71 bis 75. Zusätzlich erhalten die Metakarpalia die Ziffer 0, das Grundglied die Ziffer 1, das Mittelglied die Ziffer 2 und das Endglied die Ziffer 3. Die Basis, die Diaphyse und das Köpfchen werden mit den Ziffern 1–3 bezeichnet. Das Köpfchen der Grundphalanx am Ringfinger erhält so beispielsweise die Bezeichnung 741,3.

Da diese Klassifikation jedoch lang und verwirrend ist, und auch den Grad der Weichteilverletzung nicht berücksichtigt, ist sie wenig praktikabel und nur für Studienzwecke anwendbar. Einfacher und an die AO-Klassifikation angelehnt ist die allgemeine Einteilung in Frakturen des Grund-, Mittel- und Endgliedes.

- **Frakturen des Endgliedes**
1. Nagelkranzfrakturen
2. Schaftfrakturen
3. Basisfrakturen mit und ohne Gelenkbeteiligung
4. Ausrissfrakturen der Beuge und Strecksehnenansätze

- **Frakturen des Mittel und Grundgliedes**
1. Trochleafrakturen
2. Schaftfrakturen
3. Basisfrakturen mit und ohne Gelenkbeteiligung

28.3 Frakturen des Endglieds

Typische Frakturlokalisationen des Fingerendglieds zeigt (◘ Abb. 28.4).

28.3.1 Nagelkranzfrakturen

In der klinischen Untersuchung zeigt sich bei Nagelkranzfrakturen häufig ein Nagelhämatom.

Umfasst dieses mehr als 2/3 des Nagels, muss es durch eine Nageltrepanation entlastet werden, um den subungualen Druck und die damit verbundenen Schmerzen zu lindern. Die optimale Trepanationsstelle befindet sich außerhalb der Nagelmatrix. Das Trepanationsloch muss ausreichend groß sein, damit es sich nicht sofort wieder verschließt. Es gibt hierfür eigene Trepanationsgeräte, aber auch eine erhitzte Büroklammer kann zum Erfolg führen. Von der Trepanation durch eine Nadel ist aufgrund des zu geringen Lochdurchmessers Abstand zu nehmen. Der Nagel wird erhalten, da er zur Schienung des heranwachsenden neuen Nagels dient. Nach Trepanation ist aufgrund des Infektionsrisikos ein Schutzverband anzulegen.

- **Konservative Behandlung**

Wenig verschobene Frakturen des Nagelkranzes werden konservativ behandelt, häufig nach Trepanation mit einem Spatelverband, in weiterer Folge mit einer Stack-Schiene für das distale Interphalangealgelenk (DIP).

Ruhigstellung für insgesamt 2–3 Wochen.

- **Operative Behandlung**

Zeigt sich eine offene Fraktur, werden nach Säuberung und Débridement die avitalen Fragmente entfernt. Anschließend muss das Nagelbett adaptiert und genäht werden und die Wunde mit dem gesäuberten Nagel oder einem Kunstnagel gedeckt werden. Hierfür wird der Nagel zunächst trepaniert und locker mit einer Z- oder U-Naht refixiert. Eine zu straffe Naht kann zu erheblichen Schmerzen führen und muss vermieden werden. Die Naht kann nach 14 Tagen entfernt werden, der Nagel löst sich von selbst ab und dient im Nagelbett zur Schienung des neuen heranwachsenden Nagels.

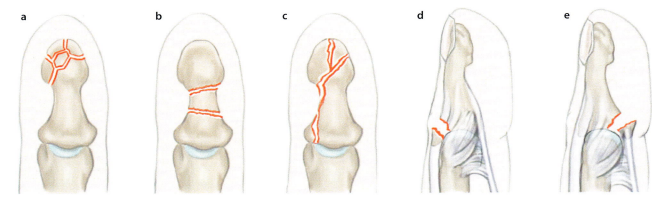

◘ **Abb. 28.4** Endgliedfrakturen: (**a** Nagelkranzfraktur, **b** Schaftfraktur, **c** mehrfragmentäre Basisfraktur mit Gelenkbeteiligung, **d** knöcherner Strecksehnenausriss, **e** knöcherner Beugesehnenausriss)

28.3.2 Schaftfrakturen

Konservative Behandlung

Wenig verschobene Schaftfrakturen werden ebenfalls konservativ mit DIP-Stack-Schiene für 3 Wochen behandelt.

Operative Behandlung

Eine OP-Indikation wird bei stark verschobenen, nicht reponierbaren Achsendislokationen oder instabilen Frakturen gestellt (◘ Abb. 28.4).

Bevorzugte Technik der Autoren

Bei instabilen Frakturen wird eine Bohrdrahtosteosynthese mit 1–2 längs eingebrachten Bohrdrähten durchgeführt. Eine temporäre Arthrodese des DIP-Gelenkes ist meistens nicht notwendig. Je nach knöchernen Gegebenheiten wird der Durchmesser des Bohrdrahtes mit 0,6–0,8 mm gewählt und nach dem Einbringen unter der Haut versenkt (◘ Abb. 28.5).

Nachbehandlung: Die Drähte werden für 4–6 Wochen belassen. Der Finger wird mit einer zusätzlichen DIP-Stack-Schiene oder anfangs auch einem Spatelverband ruhiggestellt.

28.3.3 Basisfrakturen mit und ohne Gelenkbeteiligung, Ausrissfrakturen der Beuge- und Strecksehnenansätze

Unverschobene Brüche können konservativ behandelt werden. Die Indikation zur Operation wird bei vorhandener Gelenkstufe und Dislokation gestellt. Ausrissfrakturen der Streck- und Beugesehnenansätze mit Dislokation stellen ebenfalls eine OP-Indikation dar.

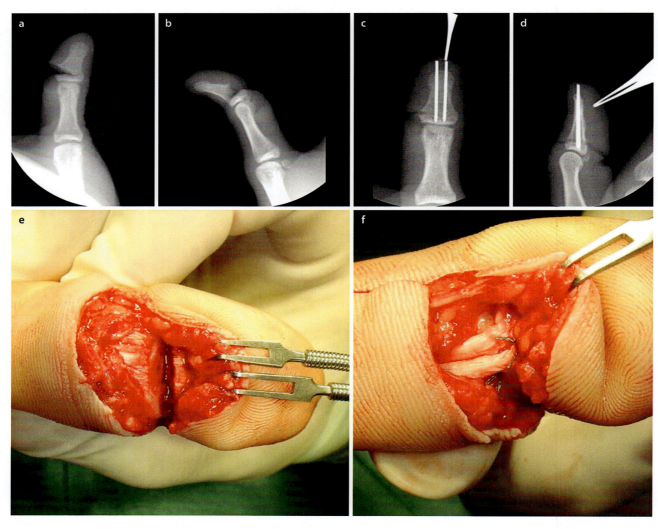

◘ **Abb. 28.5** Ein 35-jähriger Mann zieht sich eine offene, basisnahe Schaftfraktur am Endglied zu (**a, b**). Es erfolgt die Bohrdrahtung mit 2 längs eingebrachten Bohrdrähten (**c, d**). Die durchtrennte Beugesehne (**e**) wird mit Fadenanker refixiert (**f**)

Frakturen der Finger

Knöcherne Strecksehnenausrisse

■ Konservative Behandlung

Knöcherne Strecksehnenausrisse können zu einem Großteil konservativ mit DIP-Stack-Schiene behandelt werden. Selbst eine leichte Dehiszenz des knöchernen Fragments kann toleriert werden. Die Grenze der konservativen Behandlung liegt bei der Subluxation des palmaren Fragmentes, Beteiligung über 1/3 der Gelenkfläche und Dislokation des Fragments von über 1,5 mm. Bei grenzwertigem Befund muss stets ein Röntgenbild in der DIP-Schiene angefertigt werden, um die Gelenkstellung und auch die Frakturstellung in der Schiene beurteilen zu können. Aus eigener Erfahrung stellt jedoch nur die Subluxation des palmaren Fragmentes eine absolute OP-Indikation dar.

Der knöcherne Strecksehnenausriss wird mit 8 Wochen DIP-Stack-Schiene behandelt, anschließend weitere 8 Wochen Nachtlagerungsschiene.

Über die korrekte Schienenhandhabung (Abnehmen der Schiene zur Reinigung stets auf einer Unterfläche in Streckstellung, keine aktiven Streckversuche während der 8 Wochen) muss der Patient instruiert werden.

■ Operative Behandlung

OP-Technik nach Ishiguru (Pegoli et al. 2003; Xiong und Nakamura 2004; Tomarchio et al. 2014; Han et al. 2018) (◘ Abb. 28.6 **und** 28.7).

Die Indikation zur Operation wird vor allem bei Subluxationen gestellt. Als Voraussetzung gilt ein ausreichend großes Fragment.

Zunächst werden das DIP- und PIP-Gelenk in maximale Flexion gebracht, und von der Streckseite wird ein 0,8 mm dicker Bohrdraht durch die Strecksehe oberhalb des Ausrissfragments in die Trochlea des Mittelglieds gebohrt. Anschließend wird das Endglied in Extension gebracht, wodurch sich das palmare Fragment reponieren lässt. Anschließend erfolgt eine transartikuläre Fixation des DIP-Gelenks mit einem 0,8–1,0 mm dicken Bohrdraht. Bei veralteten Frakturen kann es hilfreich sein, die Fraktur zuvor mit einer Nadel perkutan zu mobilisieren.

Nachbehandlung: Entfernung des Drahtes nach 8 Wochen. Bis zur knöchernen Konsolidierung Anlage einer thermoplastischen Fingerhülse oder thermoplastischen DIP-Schiene in Streckstellung des DIP-Gelenkes. Nach Drahtentfernung Beginn mit Bewegungsübungen. Nachtlagerungsschiene für weitere 8 Wochen.

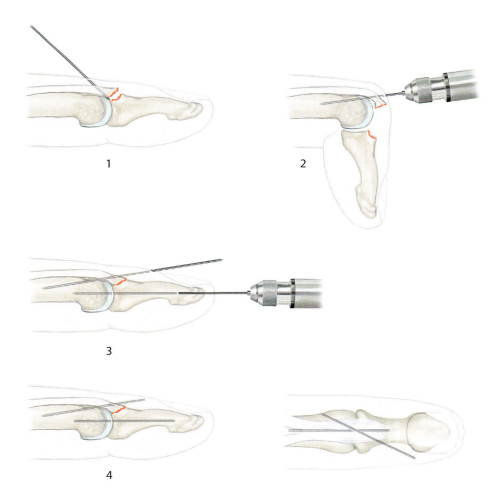

◘ **Abb. 28.6** Perkutane Technik nach Ishiguro: Das knöcherne Fragment wird proximal des Ausrissfragments mit einem 0,8 mm dicken Bohrdraht gefasst: 1 Nach Flexion des DIP- und PIP-Gelenks wird der Bohrdraht in die Trochlea des Mittelgliedes gebohrt (2). Durch Extension des Fingers wird das palmare Fragment reponiert. Einbringen eines transartikulären Bohrdrahtes (3). Der Bohrdraht wird unter die Haut gekürzt (4)

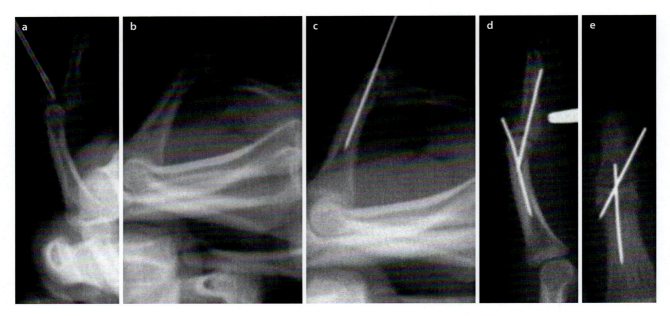

Abb. 28.7 Mobilisierung des knöchernen Fragments: **a** Flexion des DIP- und PIP-Gelenks. **b** Der Bohrdraht wird in die Trochlea gebohrt (**c**). Extension des Endgliedes und Einbringen des 2. Drahtes (**d, e**)

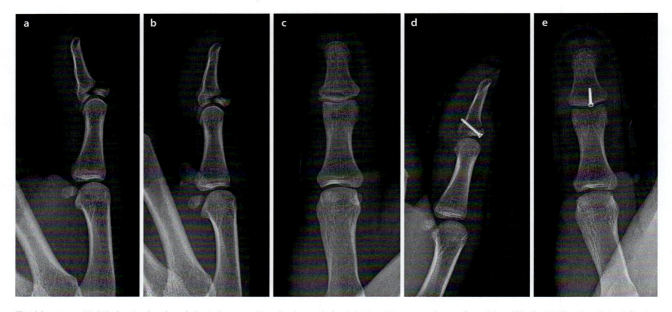

Abb. 28.8 30-jährige Patientin mit knöchernem Strecksehnenabriss (**a**). Das Fragment ist groß und betrifft die Hälfte der Gelenkfläche; die Reposition gelingt auch in der angelegten Schiene nicht (**b, c**). **d, e** Zustand nach Reposition und Verschraubung

Lengemann-Draht-Naht Diese Technik gilt mittlerweile aufgrund ihrer zahlreichen Komplikationen als überholt. Sie besteht in einem Auffädeln des Sehnenstumpfs mittels einer Naht, der durch Widerhaken gegen die Sehnenzugrichtung gesichert wird. Distal wird die Naht mit einem Plättchen über der Haut fixiert.

Schraubenosteosynthese Bei ausreichend großem Fragment kann nach offener Reposition eine Schraubenosteosynthese mit 1,2 mm Titanschraube durchgeführt werden (Abb. 28.8).

Hierbei darf die Strecksehne nicht vom Fragment gelöst werden.

Krallenplatte Fixierung des Ausrissfragments mit Krallenplättchen und Schraube. Es erfolgt zunächst die offene Reposition des Knochenfragmentes, an dem die Strecksehne ansetzt. Die Krallenplatte wird streckseitig

Frakturen der Finger

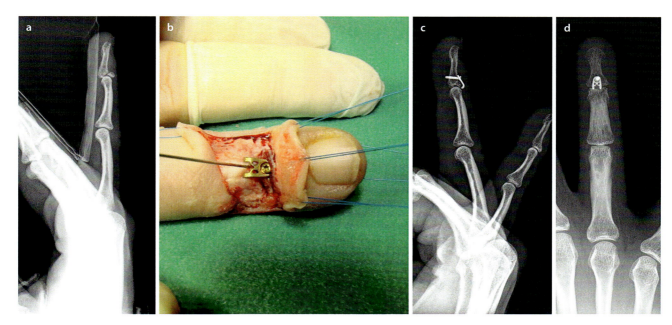

Abb. 28.9 Eine 51-jährige Patientin zieht sich einen knöchernen Strecksehnenabriss mit Subluxation des Gelenks zu (**a**) Offene Reposition, Fixieren des Fragments mit einem Bohrdraht. Anschließend wird die Krallenplatte angebracht (**b**). Im Röntgenbild zeigt sich der gute Sitz der Platte, das Fragment reponiert (**c, d**)

über das Ausrissfragment geschoben und durch eine 1,2 mm dicke Kleinfragmentschraube in der Gegenkortikalis fixiert (◘ Abb. 28.9).

Nachbehandlung: Thermoplastische DIP-Schiene für 4 Wochen.

■ **Bevorzugte Technik der Autoren**

Die OP-Indikation wird streng gestellt; eine konservative Therapie ist anzustreben. Auch bei grenzwertig großer Dislokation kann eine konservative Therapie mit DIP-Stack-Schiene versucht werden. Es sollte jedoch stets ein Röntgenbild in der Schiene durchgeführt werden, um eine Subluxation des Gelenks zu entdecken.

Besteht eine Subluxation, bevorzugen wir die Technik nach Ishiguru. Liegt ein großes Fragment vor, kann eine Schraubenosteosynthese eine elegante Versorgung darstellen.

■ **Ausrissfrakturen der Beugesehnenansätze**

Ausrissfrakturen der Beugesehnenansätze werden operativ behandelt. Bei kleinen Knochenfragmenten empfiehlt sich eine Reinsertion der tiefen Beugesehne mit Fadenanker (z. B. Mitek-Anker der Firma DePuy Synthes oder der Nano-Corkscrew-Fadenanker der Firma Arthrex) nach Entfernung des Knochenfragments.

Es wird zunächst ein beugeseitiger Hautschnitt nach Bruner über dem Mittel- und Endglied gesetzt. Nach Darstellung des knöchernen Ausrisses wird das Ausrissbett aufgesucht und – sollte die Verletzung länger zurückliegen – angefrischt. Nach Einbringen des Fadenankers in den Knochen im Bereich des Ausrissbettes wird die Beugesehne angeschlungen und mit einer stabilen Naht refixiert.

Nachbehandlung: Statisch für 4–6 Wochen.

Größere Knochenfragmente mit Subluxation des DIP Gelenks müssen mit einer Schraubenosteosynthese fixiert werden.

28.4 Frakturen des Mittelgliedes und Grundgliedes

28.4.1 Trochleafrakturen

■ **Konservative Behandlung**

Eine unverschobene Trochleafraktur kann mit einer angepassten Orfithülse in Streckstellung konservativ behandelt werden. Die Schiene sollte für 4 Wochen belassen werden. Bei Incompliance oder stärkerer Schwellung ist ein kurzer Fingereinschlussgips oder eine thermoplastische Schiene mit Fingereinschluss in Intrinsic-Plus-Stellung des Metakarpophangealgelenks (MCP-Gelenk) anzulegen. Das Handgelenk kann frei bleiben. Eine regelmäßige Kontrolle von Schiene/Gips sowie regelmäßige Röntgenkontrollen sind angezeigt.

■ **Operative Behandlung**

Die Indikation zur Operation ergibt sich bei verschobenen Trochleafrakturen mit Gelenkstufe. Eine Bohrdraht- oder Schraubenosteosynthese nach gedeckter oder offener Reposition wird empfohlen. Sollte ein perkutanes Verfahren nicht durchzuführen sein, kann ein gerader streckseitiger oder mediolateraler Zugang gewählt werden. Es muss stets versucht werden, Mehrfachbohrungen zu vermeiden, da es leicht zu einem Bruch der kleinen Fragmente und osteolytischen Nekrosen kommen kann. Zunächst wird versucht, die Gelenkfläche zu rekonstruieren. Dies gelingt durch gelenkunterfütternde Bohrdrähte (Stärke 0,6–0,8 mm) oder selbstschneidende Kleinfragmentschrauben der Stärke 1,2–1,5 mm. Anschließend kann der entstandene Knochenblock mit gekreuzten Bohrdrähten oder Schrauben an die Metaphyse fixiert werden. Sollte sich eine kombinierte Schaftfraktur zeigen, ist auch der Einsatz einer winkelstabilen Low-Profile-Platte zu erwägen (siehe unten: Schaftfrakturen).

Nachbehandlung: Postoperativ muss der Finger im Operationssaal mit einem Spatelverband und zeitnah in einer thermoplastischen Schiene ruhiggestellt werden. Die Ruhigstellungsdauer kann mit 4 Wochen angesetzt werden, danach werden die Bohrdrähte in Lokalanästhesie entfernt. Die Schrauben können in situ belassen oder nach 4–6 Monaten entfernt werden, sollten sie den Patienten stören (◘ Abb. 28.10).

28.4.2 Schaftfrakturen des Mittel- und Grundgliedes

Unverschobene, extraartikuläre Schaftfrakturen ohne Rotationsfehlstellung und Achsabweichung werden meist konservativ behandelt. Regelmäßige Röntgenkontrollen zum Ausschluss einer sekundären Dislokation müssen durchgeführt werden. Da im Bereich des Grundgliedes eine räumliche Nähe des Streckapparates und der Beugesehnen zum Knochen besteht, ist das Risiko einer Vernarbung und Verklebung der Sehnen im Falle einer Fraktur erhöht. Der Streckapparat umfasst dabei 2/3 des Grundgliedumfangs. Die Interosseusmuskulatur strahlt am proximalen Grundgliedanteil ein und zieht im Falle einer instabilen Fraktur das proximale Fragment in Flexion, während der distale Anteil nach dorsal überstreckt wird.

In einem ersten Schritt sollte eine Einteilung in stabile und instabile Frakturen erfolgen. Der stabilste Frakturtyp ist die undislozierte Querfraktur. Bei undislozierten Frakturen zeigt sich meist ein intaktes Periost, welches zusätzliche Stabilität bringt. Ist eine Fraktur nach Reposition stabil, wird ein konservatives Behandlungsschema empfohlen. Vor allem im Bereich des Grundgliedes weist jegliche Art der chirurgischen Intervention, verglichen mit der konservativen Therapie, ein erhöhtes Risiko für eine Bewegungseinschränkung auf (Held et al. 2013; Rajesh et al. 2007). Im Vergleich zu Frakturen, die operiert werden und bei denen direkt mit einer Frühmobilisation begonnen wird, zeigen konservativ behandelte Brüche auch dann ein besseres Ergebnis, wenn sie primär für einige Zeit ruhiggestellt werden (Lögters et al. 2018).

- **Konservative Behandlung der Mittelgliedfraktur**

Stabile und unverschobene Schaftfrakturen der Mittelglieder sind eher selten und können in einer thermoplastischen Schiene für 4 Wochen ruhiggestellt werden.

- **Konservative Behandlung der Grundgliedfraktur**

Die konservative Behandlung der Grundgliedfraktur besteht in einer thermoplastischen Schiene oder eines dorsopalmaren Gipsverbandes in Intrinsic-Plus-Stellung der MCP-Gelenke für 4 Wochen (Milliez Gipsverband). Der frakturierte Finger wird zunächst in Lokalanästhesie reponiert und mit einem Buddy Loop an den benachbarten Finger fixiert. Anschließend wird die Schiene bzw. der Gips distal bis zu den PIP-Gelenken angelegt. Die Finger dürfen von Beginn an im PIP- und DIP-Gelenk bewegt werden. In dieser Position wird der Zug der Interosseimuskulatur am proximalen Grundgliedanteil verringert. Durch die Beugestellung im MCP-Gelenk wird die Streckaponeurose nach distal und palmar gezogen und das Grundglied zu 2/3 vom Streckapparat bedeckt. Zusätzlich wird durch die aktive Bewegung im PIP-Gelenk Kompression auf die Fraktur ausgeübt. Durch die stabilisierenden Effekte des Weichteilmantels können Grundgliedfrakturen effektiv durch dynamische Verbandsanordnung therapiert werden (◘ Abb. 28.11 und 28.12).

Knöcherne Heilung und freie Beweglichkeit müssen gleichzeitig und nicht hintereinander stattfinden (Rajesh et al. 2007). Sowohl Schräg-, Quer- als auch Rotationsbrüche zeigen nach Reposition und dynamischer Verbandsanordnung gute Ergebnisse (Pezzei et al. 1993). Etwas vorsichtiger muss man bei Basisfrakturen mit dorsaler Trümmerzone sowie bei Brüchen mit Biegungskeilen sein. Diese sollten nach primärer Reposition engmaschig sowohl klinisch als radiologisch kontrolliert werden, da sie die Tendenz besitzen, sekundär wieder nach dorsal zu dislozieren. Es kann auch versucht werden, eine primär vorhandene Rotations-

◘ **Abb. 28.10** Ein 28-jähriger Patient zieht sich eine komplexe Trochleafraktur am linken Zeigefingergrundglied zu (**a, b**). Nach offener Reposition über einen geraden streckseitigen Zugang und Eingehen lateral der Strecksehne (**c**) erfolgt die Bohrdrahtstabilisierung. Anschließend wird ein statischer Fixateur für 8 Wochen angebracht, um ein Absinken der Gelenkfläche nach ulnar zu verhindern (**d, e, f**). Ausheilungsergebnis nach Bohrdrahtentfernung 8 Wochen postoperativ (**g, h**)

Frakturen der Finger

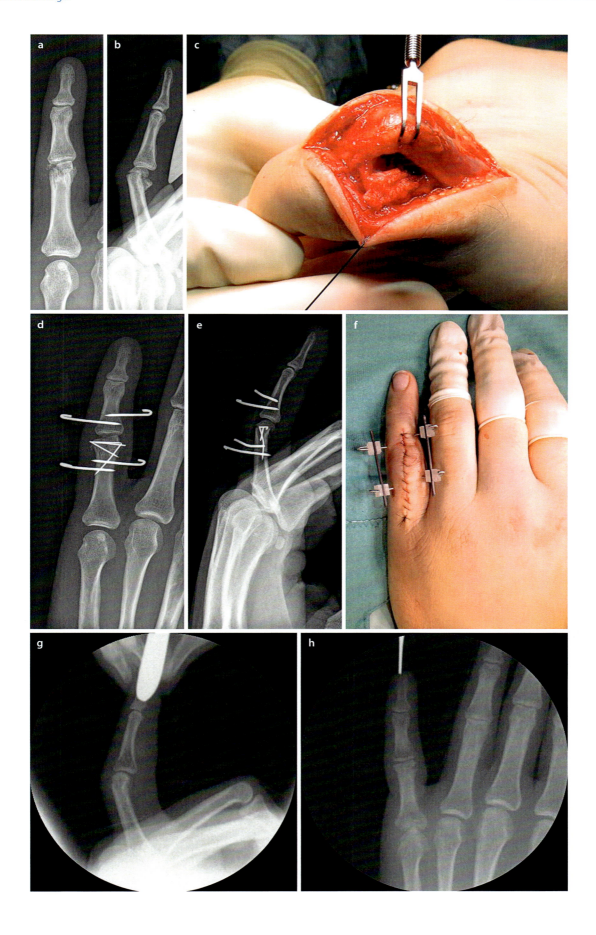

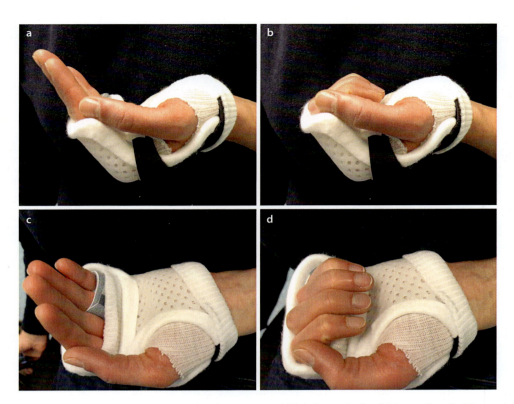

Abb. 28.11 Funktionelle Verbandsanordnung als thermoplastische Schiene zur Behandlung einer Grundgliedfraktur. Die Schiene zeigt 90° im MCP-Gelenk, ein Buddy Loop fixiert den Ring- und Kleinfinger. In der Schiene sollen die Finger aktiv im PIP Gelenk in vollem Umfang bewegt werden

fehlstellung am Finger zu reponieren. Da eine funktionelle Behandlung angestrebt wird, kann dies jederzeit kontrolliert werden. Sollte es zu einer neuerlichen Fehlrotation kommen, muss frühzeitig eine operative Therapie angestrebt werden.

Es zeigt sich, dass auch bei nicht exakter anatomischer Knochenheilung die funktionelle Behandlung zu einem guten klinischen Ergebnis führt (Pezzei et al. 1993). In einer Schweizer Multicenterstudie konnte bewiesen werden (Franz et al. 2012), dass das Handgelenk im sogenannten Lucern Cast, der dieselben eben beschriebenen Verbandskriterien erfüllt, frei gelassen werden kann, ohne die Frakturheilung am Grundglied negativ zu beeinflussen. Die Ergebnisse der Handgelenkbeweglichkeit zeigten jedoch auch mit Einschluss keine signifikanten Unterschiede nach 12 Wochen, jedoch eine deutlich bessere Beweglichkeit nach Gipsabnahme. Entschließt man sich zur konservativen Behandlung, sind regelmäßig durchgeführte Röntgenkontrollen nach 1, 2 und 4 Wochen erforderlich, um bei einem sekundären Repositionsverlust und Auftreten einer Rotationsfehlstellung das Therapieschema zu ändern.

Frakturen der Finger

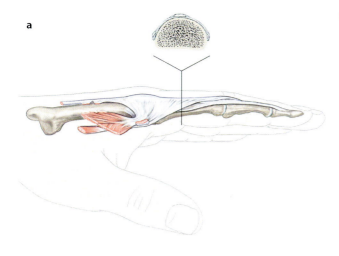

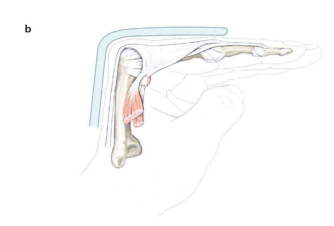

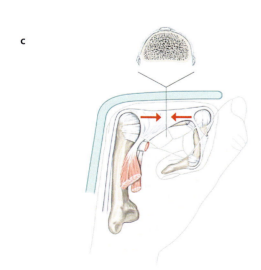

◘ **Abb. 28.12** Finger in Streckstellung (**a**). Die thermoplastische Schiene wird in 90° Flexion des MCP-Gelenks angelegt. In dieser Position sind die Seitenbänder maximal gespannt, und es besteht die geringste Kontrakturgefahr (**b**). Durch die Intrinsic-Plus-Stellung wird die Streckaponeurose nach distal und palmar gezogen und bedeckt 2/3 des Grundgliedes (**c**)

- **Operative Behandlung der Schaftfrakturen des Mittel- und Grundgliedes**

Ziel der operativen Behandlung ist es, eine möglichst stabile Osteosynthese zu erreichen, um durch Frühmobilisation Vernarbungen entgegenzuwirken. Ein sorgsamer Umgang mit dem Streckapparat ist Voraussetzung für ein gutes funktionelles Ergebnis. Wenn möglich, kann die Strecksehne zur Seite gehalten werden, und Platten und Schrauben können in einer radialen oder ulnaren midaxialen Position angebracht werden, beginnend distal der lateralen Bänder und endend proximal der Kollateralbänder am PIP-Gelenk. Alternativ kann ein dorsaler Zugang mit Längsinzision und Spalten des Streckapparates gewählt werden.

Die Schraubenosteosynthese eignet sich vor allem bei Schrägfrakturen oder Spiralfrakturen mit 2 Fragmenten. Mit Plattenosteosynthese werden instabile Quer-/Schrägfrakturen versorgt. Wird eine intraartikuläre Gelenkstufe reponiert, eignet sich eine Zugschraubenosteosynthese.

- **OP-Technik**

Kirschner-Drahtosteosynthese

Werden Kirschner-Drähte am Grundglied verwendet, sollte ein Durchmesser von 0,8 mm nicht unterschritten werden. Zu unterscheiden ist einerseits die periartikuläre Technik, bei der die Drähte basisnah radial und ulnar der Basis des Grundgliedes schrägverlaufend eingebracht werden, andererseits die transartikuläre Methode, bei der der Draht das MCP-Gelenk und im Anschluss die Fraktur kreuzt. Die transartikuläre Methode zeigt eine größere Komplikationsrate als die periartikuläre Methode (Faruqui et al. 2012). Das Ziel der Bohrdrahtosteosynthese sollte eine stabile Versorgung sein, die die frühzeitige Mobilisation erlaubt. Dies kann bei Bohrdrahtosteosynthese nur durch das Einbringen von mehreren Bohrdrähten in verschiedener Richtung erreicht werden.

Schraubenosteosynthese Nach gedeckter Reposition lassen sich Schrauben häufig perkutan einbringen und eignen sich besonders für lange Schrägfrakturen und Spiralfrakturen. Die Schraube kann als Zugschraube gesetzt werden, um die Kompression der Fragmente zu erhöhen. Im Idealfall wird der Schraubenkopf unterhalb der Kortikalis versenkt, um Irritationen gering zu halten. Je nach Frakturform sollten zumindest 2 (besser 3) Schrauben verwendet werden. Eine weitere Schraube, die in anderer Richtung eingebracht wird, kann die Stabilität bei größeren Fragmenten weiter erhöhen (◘ Abb. 28.13) (Lögters et al. 2018; Kozin et al. 2000).

Intramedulläre Schraubenosteosynthese Eine weitere Behandlungsmethode besteht in der intramedullären Schraubenosteosynthese mit kopflosen, kanülierten Kompressionsschrauben. Im Bereich des Grundgliedes

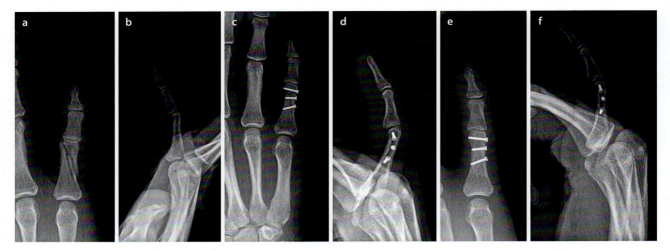

◘ **Abb. 28.13** Ein 50-jähriger Patient zieht sich eine mehrfragmentäre Grundgliedfraktur zu (**a**, **b**). Die Fraktur wird in verschiedenen Ebenen mit 3 Kleinfragmentschrauben verschraubt (**c**, **d**). Ausheilungsergebnis 6 Wochen postoperativ (**e**, **f**)

wird die Schraube hierbei intraartikulär eingebracht, wobei der Führungsdraht am Köpfchen des Mittelhandknochens vorbei gebohrt wird. Dem steht die transartikuläre Technik gegenüber, bei der der Draht durch das Köpfchen des Grundglieds gebohrt wird, was jedoch zu einem Knorpeldefekt führt. Diese Technik eignet sich prinzipiell bei sehr proximalen Frakturen und erlaubt bei guter Schraubenplatzierung eine sofortige Mobilisation. Auch sind Adhäsionen geringer, da sich kein Metall auf der Knochenoberfläche befindet. Die Schraube kann bei weiter distalen Frakturen auch retrograd eingebracht werden. Hierfür muss das PIP-Gelenk maximal flektiert werden. Am besten geeignet ist diese Methode bei transversen und kurzen Schrägfrakturen (◘ Abb. 28.14) (Del Piñal et al. 2015).

Plattenosteosynthese Die Vorteile der Plattenosteosynthese bestehen in einer stabilen Osteosynthese, die eine frühfunktionelle Nachbehandlung ermöglicht. Die exakte Reposition wird durch den direkten Zugang über der Fraktur erleichtert. Dem steht das Risiko der stärkeren Vernarbung sowie eines Verklebens der Sehnen gegenüber. Nicht selten besteht die Notwendigkeit eines weiteren Eingriffs zur Tenolyse und Materialentfernung. In einer Schweizer Studie mussten bei 12 von 32 Patienten die Platten entfernt werden, wobei bei 7 Patienten explizit die eingeschränkte Beweglichkeit als Indikation genannt wurde. Ein Streckdefizit wurde in 67 % aller verplatteten Grundgliedfrakturen gefunden (Brei-Thoma et al. 2015). In einer weiteren Studie waren bei 52 % aller verplatteten Fingerfrakturen eine oder mehrere Komplikationen zu verzeichnen, wobei die häufigste Komplikation das postoperative Einsteifen des Fingers ist, und dies trotz Frühmobilisation. Ohne Relevanz war dabei, ob es sich um eine Verplattung des Mittel- oder Grundglieds handelte, die Fraktur offen oder geschlossen war (Kurzen et al. 2006). Daher sollte die Indikation zur Verplattung mit Bedacht getroffen, und wenn möglich eine funktionelle konservative Therapie angestrebt werden.

Die Indikation zur Plattenosteosynthese ergibt sich bei intraartikulären Frakturen mit Gelenkstufen, die 1 mm überschreiten, extraartikulären dislozierten Frakturen mit Torsionsabweichung, Verkürzung oder Trümmerfrakturen, instabilen Frakturen oder bei Versagen der konservativen Therapie (Unglaub et al. 2019).

Der Zugang erfolgt meist durch einen geraden, streckseitigen mittigen Hautschnitt. Die Strecksehne wird je nach Frakturverlauf zentral gespalten, oder es wird seitlich zwischen Strecksehe und Lamina intertendinea radial oder ulnar eingegangen. Das Weghalten der Sehne führt im Vergleich zum Sehnensplitting zu geringerer Narbenbildung. Falls dieses dennoch nötig ist, ist darauf zu achten, dass die Platte – wenn möglich – nicht direkt unter der Strecksehne zu liegen kommt und die Schraubenköpfe unter Niveau versenkt werden, um zusätzliche Reibung zu vermeiden (◘ Abb. 28.15). Aus diesem Grund kann vor allem bei Kondylenfrakturen oder auch Quer- und Schrägfrakturen im Schaftbereich ein mediolateraler Zugang von Vorteil sein (◘ Abb. 28.16). Hinsichtlich der postoperativen Ergebnisse scheinen jedoch seitlich angebrachte Platten keine Vorteile im Vergleich zu dorsal angebrachten Platten zu zeigen (Robinson et al. 2017).

Nach Reposition der Fraktur durch Längszug und Einpassen der Fragmente wird die Reposition mittels Repositionszange gehalten. Ebenfalls kann es hilfreich sein, die Fraktur temporär mit Bohrdrähten zu stabilisieren. Im Bereich des Mittel- und Grundgliedes eignet sich handchirurgisches Osteosyntheseinstrumentarium mit einer Plattendicke von 0,6–1,3 mm, wobei winkelstabile Platten bevorzugt werden sollten (z. B. APTUS, Medartis, Schweiz) (◘ Abb. 28.17). Nach erfolgter Re-

Frakturen der Finger

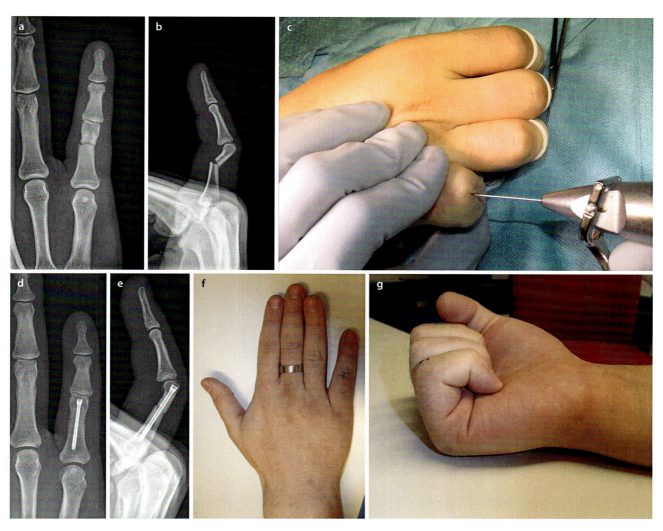

Abb. 28.14 Ein 21-jähriger Patient zieht sich eine Querfraktur des Kleinfingergrundgliedes zu (**a**) mit deutlicher Verkippung nach dorsal (**b**). Es erfolgt die retrograde, intramedulläre Grundgliedverschraubung. Hierfür muss das PIP-Gelenk maximal flektiert werden (**c**). Eine kanülierte, kopflose Kompressionsschraube wird über das PIP-Gelenk nach proximal eingebracht (**d**, **e**). Klinisches Ergebnis nach 2 Wochen. (**f**, **g**)

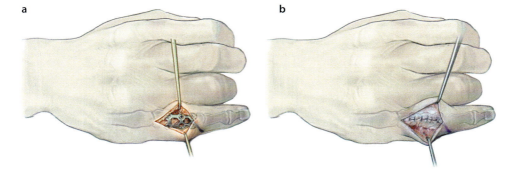

Abb. 28.15 a Eingebrachte und fixierte winkelstabile Platte. **b** Strecksehnennaht in Einzelknopftechnik. (Aus: Unglaub et al. 2019)

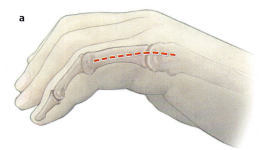
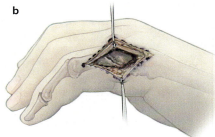

Abb. 28.16 **a** Der Zugang erfolgt streng mediolateral unter Schonung von Gefäßen und Nerven; eingezeichnete, streng mediolaterale Schnittführung am Kleinfinger von ulnar. **b** Der Strecksehnenapparat wird seitlich dargestellt und kann dann mit einem kleinen Haken angehoben werden. Die Fraktur kann nun dargestellt und die Fragmente können reponiert werden. (Aus: Unglaub et al. 2019)

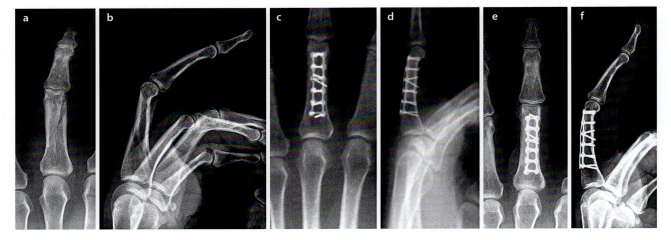

Abb. 28.17 Ein 55-jähriger Patient zieht sich eine langstreckige Schrägfraktur am Mittelfingergrundglied zu (**a**, **b**). Intraoperative Röntgenbilder zeigen die Fraktur reponiert und mit Platte versorgt (**c**, **d**). 7 Monate postoperativ, die Fraktur ist geheilt (**e**, **f**)

position und nach Anbringen der Osteosynthese ist die Kontrolle der Rotation durch passiven Faustschluss wichtig. Durch den Tenodeseeffekt bei passivem Durchbewegen des Handgelenks in Extension und Flexion kann die Rotationsstellung des Fingers ebenfalls gut beurteilt werden. Ein harmonisches Ausrichten der Finger Richtung Kahnbein bestätigt eine gute Reposition und schließt Rotationsfehler aus. Zeigt sich intraoperativ ein Rotationsfehler, können die Schrauben distal der Fraktur gelöst werden und der Fehler durch Pro- oder Supination des Fingers korrigiert werden. Nach Anbringen einer Repositionszange müssen die distalen Schrauben erneut gebohrt und besetzt werden.

Nachbehandlung: Bei stabiler Osteosynthese ist eine frühfunktionelle Nachbehandlung möglich. Ein Buddy Loop kann für die erste Phase angelegt werden, um den Finger temporär an den Nachbarfinger zu schienen.

- **Bevorzugte Technik der Autoren**

Gerade im Bereich des Grundgliedes wird eine konservative Frakturversorgung bevorzugt, da die funktionelle Therapie bei stabilen, geschlossenen Frakturen ohne Gelenkbeteiligung zu sehr guten funktionellen Ergebnissen führt (Abb. 28.18). Auch Grenzindikationen können erfolgreich konservativ therapiert werden und so auch mehrfragmentäre Frakturen einer konservativen Therapie zugeführt werden.

Zu achten ist jedoch stets auf eventuell vorhandene Rotationsfehler und Gelenkstufen, die eine Operationsindikation darstellen. Hierfür sind anfangs wöchentliche klinische und Röntgenkontrollen erforderlich. Bei der klinischen Kontrolle soll der Patient aktiv die Beugung und Streckung der Finger vorführen, um die Bewegung zu schulen und Fehlstellungen festzustellen. Obwohl, wie oben beschrieben, von den Autoren auf den Einschluss des Handgelenks verzichtet wird, ist er jedoch bei älteren oder incomplianten Patienten weiterhin empfehlenswert. Hierfür wird das Handgelenk in 30° Streckung, die MCP-Gelenke in 90° Beugung gebracht. In dieser Position sind die Seitenbänder maximal gespannt, und es besteht die geringste Kontrakturgefahr. Stimmt die Compliance und ist der Patient nicht sturzgefährdet, können thermoplastische Schienen ohne Handgelenkeinschluss angelegt werden.

Frakturen der Finger

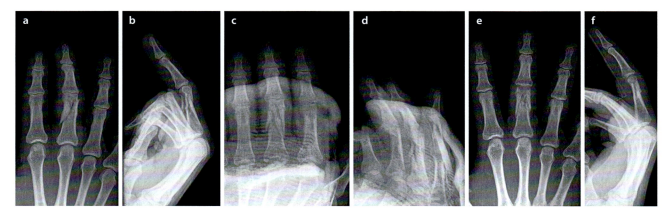

Abb. 28.18 Eine 55-jährige Patientin zieht sich eine extraartikuläre, mehrfragmentäre Grundgliedfraktur zu (**a**, **b**). Es erfolgt die konservative Behandlung in funktionellem Gipsverband für 4 Wochen (**c**, **d**). Nach Abnahme zeigt sich die Fraktur konsolidiert ohne Fehlstellung (**e**, **f**)

28.4.3 Basisfrakturen des Mittelgliedes mit oder ohne Gelenkbeteiligung

Basisfrakturen der Mittelglieder entstehen durch axiale Kraftentwicklung bei Sturz oder Stauchung auf den extendierten Finger. Hierbei kann es zu einer Impression der Gelenkfläche kommen sowie zu einer Absprengung der palmaren Platte mit unterschiedlich großem Fragment. Ein knöcherner Abriss des Tractus intermedius, Begleitverletzungen der ulnaren und radialen Kollateralbänder sowie der akzessorischen Seitenbänder sind möglich. Bandverletzungen der MCP- und PIP-Gelenke werden im ▶ Kap. 29 im Detail abgehandelt.

Sowohl die Diagnose als auch die Behandlung dieser Frakturen sind komplex und gehören in die Obhut eines erfahrenen Handchirurgen. Anhaltende Schwellungen und Bewegungseinschränkungen sowie vorzeitige Arthrose sind mögliche Folgen. Zahlreiche Operationsverfahren werden in der Literatur beschrieben. Das Spektrum reicht von der alleinigen Bohrdrahtung, der offenen Stabilisierung mit Schrauben und Platten, dorsalen Blockingdrähten, dynamischen Fixateuren bis zu der aufwendigen Hemihamatumplastik, mit der die Gelenkfläche rekonstruiert werden kann (Brei-Thoma et al. 2015; Pillukat et al. 2019; Schöll et al. 2018; Waris et al. 2016).

Konservative Behandlung

Knöcherne Ausrisse der palmaren Platte zeigen sich bereits klinisch häufig durch ein palmar über dem PIP-Gelenk befindliches Hämatom und eine Schwellung und Bewegungseinschränkung des PIP-Gelenks. Bei kleineren Ausrissen kann nach radiologischer Abklärung eine konservative Therapie mit Stack- oder thermoplastischer PIP-Schiene für 3 Wochen erfolgen, wobei bereits nach 1 Woche aus der Schiene heraus bewegt werden kann. Die Ruhigstellung muss hier in absoluter Streckstellung des PIP-Gelenkes eingehalten werden, um einer Beugekontraktur entgegenzuwirken.

Operative Behandlung

Bohrdrahtung

Liegt ein größeres palmares Fragment ohne Impression der Gelenkfläche vor, kann dies nach gedeckter Reposition durch maximale Beugung des PIP-Gelenks durch perkutane Bohrdrähte fixiert werden.

OP-Technik nach Hintringer und Ender Liegt auch eine Impression der Gelenkfläche vor, kann die Impressionsfraktur nach Hintringer und Ender (Hintringer und Ender 1986) in 4 Frakturtypen unterschieden werden (◘ Abb. 28.19). Besteht eine Impression der Gelenkfläche, kann versucht werden, die Gelenkfläche perkutan über ein Knochenfenster im sehnenfreien Dreieck zu reponieren (◘ Abb. 28.20). Diese elegante und minimalinvasive Methode nach Hintringer und Ender, die bereits 1986 beschrieben wurde (Hintringer und Ender 1986), setzt voraus, dass die Fraktur nicht älter als 2 Wochen ist. Ein hockeyschlägerartig umgebogener Bohrdraht wird in den Markraum eingebracht und mit drehenden Bewegungen gegen die imprimierte Gelenkfläche gedrückt. Die Gelenkfläche wird anschließend mit einigen Bohrdrähten der Stärke 0,4–0,6 mm gitterartig in 3 Ebenen unterfüttert. Anschließend muss eine Stabilitätsprüfung in Streckstellung erfolgen. Liegt eine Subluxation des Gelenks vor, kann diese durch einen dorsalen Blockingdraht behoben werden.

Der Vorteil dieser Methode ist das minimalinvasive Vorgehen durch die gedeckte Reposition und das Vermeiden von ausgedehnten Zugängen, die postoperativ zu Verklebungen führen könnten. Überdies werden die einzelnen Frakturfragmente im Verbund gehalten. Im Gegensatz zur offenen Methode muss nicht jedes Frakturfragment von Bohrdrähten gefasst werden.

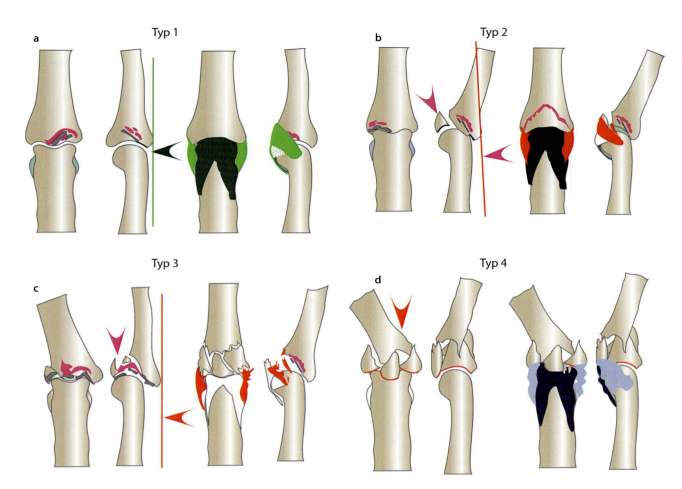

Abb. 28.19 Klassifikation der Impressionsfraktur in 4 Typen nach Hintringer. (**a**). Typ 1: Einseitige Impression der Gelenkfläche bei intakten Bändern (grün). (**b**). Typ 2: Abriss eines großen palmaren Fragmentes mit mittelgroßer Impressionszone und Subluxation nach dorsal. Der Seitenbandapparat (rot) ist noch an das palmare Fragment fixiert, wodurch das dorsale Fragment instabil wird und subluxiert. (**c**). Typ 3: Zerstörung der palmar abstützenden Gelenkfläche und ausgedehnte Impression über die gesamte Gelenkfläche. Bruch der Kondylen radial und ulnar mit daran hängenden Seitenbändern (rot) (**d**). Typ 4: Zusätzlich zu Typ 3 reicht die Fraktur bis in den Schaft. Es liegt eine ausgedehnte zentrale Impressionszone vor. Begleitend kommt es zu einer Subluxation im proximalen Interphalangealgelenk und Achsabweichung (aus: Quadlbauer et al. 2019)

Auch die längere Ruhigstellung stellt hier kein Problem dar, da das PIP-Gelenk nicht eröffnet wird und die umgebenden Weichteilstrukturen nicht kompromittiert werden (Abb. 28.21).

Offene Reposition und Bohrdraht-/Schraubenosteosynthese Gelingt keine gedeckte Reposition oder zeigt sich eine ausgedehnte Schaftbeteiligung oder ein mehr als 2 Wochen alter Trümmerbruch, muss an ein offenes Verfahren gedacht werden. Hierfür wird in den meisten Fällen ein gerader dorsaler Zugang gewählt. Es erfolgt nun die offene Reposition, wobei darauf zu achten ist, nicht alle kleinen Fragmente aus dem Verbund zu lösen. Anschließend wird, wie beim gedeckten Verfahren, die Gelenkfläche mit Bohrdrähten fixiert. Größere Fragmente können mit einer Schraube gefasst werden. Es ist stets darauf zu achten, dass die Bohrdrähte die Beugesehnen nicht tangieren. Besteht eine Subluxation der Basis des Mittelgliedes, muss das Gelenk durch Zug und Beugung reponiert werden. Die Reposition kann durch einen Blockingdraht, der von streckseitig intramedullär über die Trochlea des Grundglieds eingebracht wird, gehalten werden. Der Draht wird distal umgebogen und soweit versenkt, dass er das streckseitige Fragment stützt und die Haut gut darüber verschlossen werden kann (Abb. 28.22).

Nachbehandlung: Kann ein stabiles Konstrukt erreicht werden, erfolgt die postoperative Ruhigstellung für 6 Wochen mit thermoplastischer Schiene, die für Übungszwecke abgenommen werden kann. Zeigt sich keine stabile Situation, kann zusätzlich ein gelenküberbrückender Fingerfixateur notwendig sein, um die Impressionsfraktur temporär zusätzlich zu stabilisieren.

Frakturen der Finger

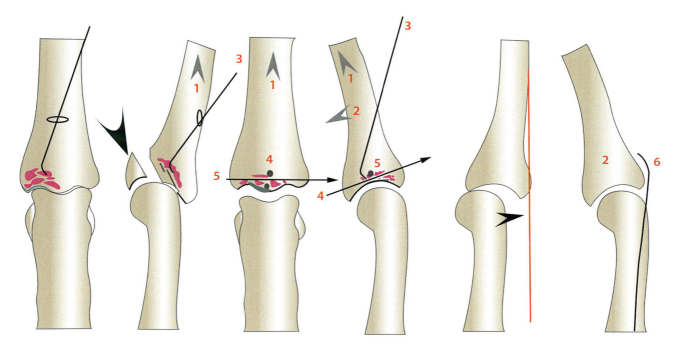

Abb. 28.20 Repositionstechnik mittels Aufstopfdraht nach Hintringer und Ender: Dorsal am Mittelglied wird über ein dorsales Knochenfenster (sehnenfreies Dreieck) die Fraktur vom Markraum aus reponiert. **1** Der Finger wird in Längsrichtung distrahiert. **2** Durch eine 20- bis 30-gradige Flexion des Fingers im proximalen Interphalangealgelenk (PIP) wird die Subluxation nach dorsal ausgeglichen. **3** Eröffnen des Markraums des Mittelglieds mit einem 2-mm-Bohrer im sehnenfreien Dreieck. Der „hockeyschlägerartig" gebogene Bohrdraht (Stopfdraht) wird über das Bohrloch in den Markraum eingebracht. Der Stopfdraht wird mit drehenden Bewegungen gegen die imprimierte Gelenkfläche gedrückt. Die Trochlea des Grundglieds dient bei reponiertem Gelenk als Widerlager. **4** Das palmare Keilfragment wird gegen das intakte dorsalseitige reponiert und mit einem Bohrdraht von dorsal fixiert. **5** Bohrdrähte der Stärke 0,4 oder 0,6 mm werden in 3 Ebenen so eingebracht, dass sie ein Gitter über der imprimierten Gelenkfläche bilden. **6** Abschließend muss die Stabilität in Streckstellung des Fingers geprüft werden. Sollte das Mittelglied nach dorsal subluxieren, muss zusätzlich ein Blockingdraht dorsal in die Trochlea des Grundglieds eingebracht werden. (Aus: Quadlbauer et al. 2019). Die einzelnen Operationsschritte und technischen Details sind in der Publikation von Quadlbauer et al. 2019. (https://doi.org/10.1007/s00064-019-0621-9) zu finden

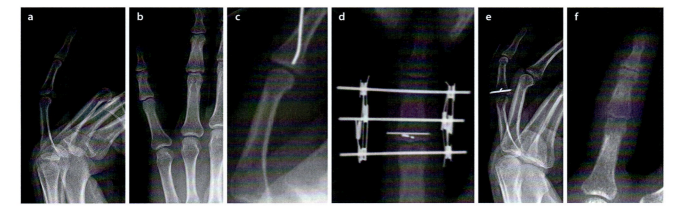

Abb. 28.21 Ein 40-jähriger Patient zieht sich eine Impressionsfraktur der Basis des Kleinfingermittelgliedes zu (**a, b**). Ein hockeyschlägerartig umgebogener Bohrdraht wird über das sehnenfreie Dreieck eingebracht und dazu benützt, die Gelenkfläche aufzustopfen (**c**). Zusätzlich wird ein Fixateur externe angelegt (**d**). Röntgenkontrolle nach Entfernen des Fixateurs nach 6 Wochen (**e**). Ausheilungsergebnis nach Bohrdrahtentfernung 8 Wochen postoperativ (**f**)

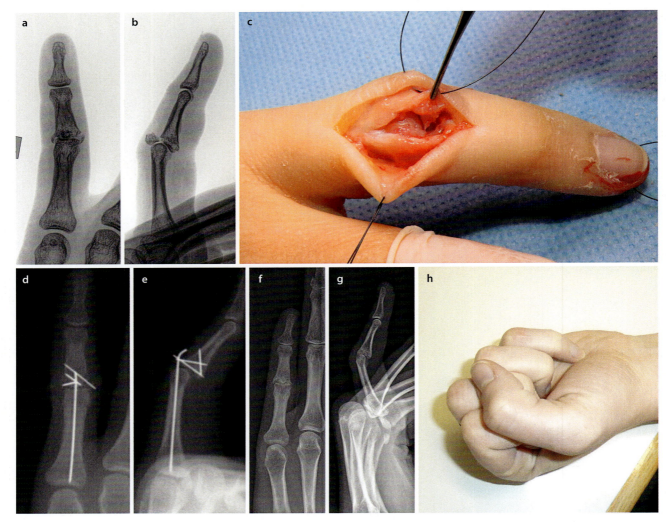

Abb. 28.22 Ein 46-jähriger Patient zieht sich eine komplexe Impressionsfraktur des Mittelgliedes zu mit großem streckseitigem Fragment und Subluxation (a, b). Offene Reposition durch streckseitigen Zugang (c). Mehrere Bohrdrähte werden gelenkunterfütternd eingebracht, zusätzlich wird ein Blockingdraht gesetzt, der das große streckseitige Fragment stützt (d, e). Ausheilungsergebnis 8 Monate postoperativ (f, g, h)

Fingerfixateur Es kann hier zwischen einem Bewegungsfixateur – wie dem Distraktionsfixateur nach Suzuki (Suzuki et al. 1994) – und einem statischen Fingerfixateur unterschieden werden. Durch Einbringen von Kirschner-Drähten der Stärke 1,0–1,2 mm und Anbringen von elastischen Bändern wird beim Suzuki-Fixateur eine Extension auf das PIP-Gelenk gebracht. Durch aktive Bewegung kann ein Remodeling der Gelenkfläche erzielt werden. Fingerfixateure können sowohl zusätzlich bei instabiler Situation trotz Osteosynthese als auch als alleinige Behandlung nach Reposition angebracht werden (Abb. 28.23).

Bevorzugte Technik der Autoren

Impressionsfrakturen des Mittelgliedes gehören für den Handchirurgen zu den technisch anspruchsvollen Handverletzungen. Durch die OP-Technik nach Hintringer und Ender kann eine Impressionsfraktur sehr gut aufgestopft und reponiert werden. Daher gehört diese Methode zum Standard, wenn sich die Gelenkfläche imprimiert zeigt. Die reponierte Fraktur kann im Anschluss mit Bohrdrähten stabilisiert werden, die in verschiedenen Ebenen eingebracht werden. Im Falle einer Trümmerfraktur oder multidirektionaler Instabilität kann häufig ein zusätzlicher, statischer oder dynami-

Frakturen der Finger

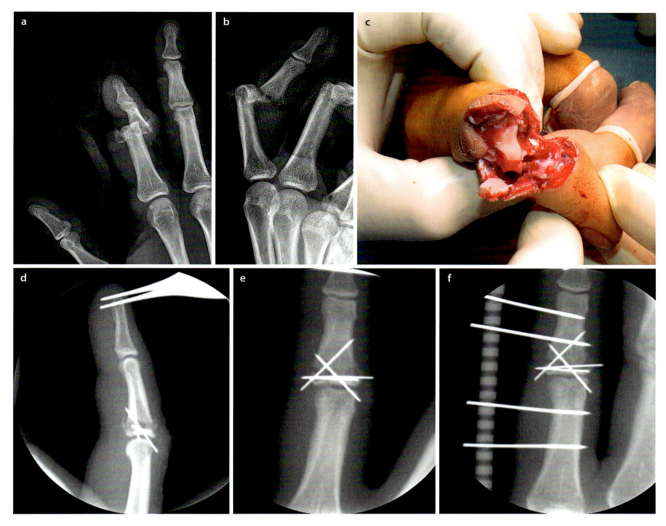

◘ **Abb. 28.23** Ein 39-jähriger Patient zieht sich mit einer Hacke eine subtotale Amputation des rechten Zeigefingers zu (**a**–**c**). Nach primärem Débridement wird die Gelenkfläche mit Bohrdrähten rekonstruiert (**d**–**f**) und ein Fixateur externe angebracht, um stabile Knochenverhältnisse zu schaffen. Als Nächstes wird die tiefe Beugesehne aufgesucht, unter den Ringbändern nach distal geführt und genäht. Anschließend erfolgt die Rekonstruktion der Gefäß-Nerven-Bündel unter dem Operationsmikroskop. Zuletzt werden der Tractus intermedius genäht und die Haut verschlossen

scher Fingerfixateur notwendig sein. Bei einer reinen dorsalen Instabilität trotz Osteosynthese ist ein dorsaler Blockingdraht ausreichend. Blockingdrähte werden gewöhnlich nach ca. 6 Wochen entfernt.

28.4.4 Basisfrakturen des Grundgliedes mit oder ohne Gelenkbeteiligung

Der Zugang der Wahl bei basisnahen Frakturen ist ein dorsaler Zugang. Lediglich bei palmaren Mehrfragmentfrakturen kann in seltenen Fällen ein palmarer Zugang notwendig sein, der in Brunner-Schnittführung durchgeführt wird. Mediolaterale Zugänge werden selten für Basisfrakturen angewandt. Diese finden vor allem bei Kondylenfrakturen oder auch Quer- und Schrägfrakturen im Schaftbereich Anwendung. Zur Osteosynthese eignen sich Bohrdrähte, Schrauben oder weit proximal angelegte Platten. Extraartikuläre Basisfrakturen des Grundgliedes können auch durch intramedulläre Schrauben versorgt werden (siehe Schaftfrakturen des Mittel und Grundgliedes, ► Abschn. 28.4.2).

28.5 Komplikationen

Komplikationen von Fingerfrakturen können gleichermaßen bei konservativ als auch bei operativ versorgten Frakturen auftreten. Sowohl in der konservativen Therapie als auch nach Operation können längere Ruhigstellungsphasen zu einem Einsteifen des Fingers und zu

Immobilisationsschäden durch fehlerhaft angebrachte Verbände führen. Früher Beginn einer adäquaten Handtherapie sowie das Anbringen von funktionellen Verbänden – wann immer möglich – kann das funktionelle Ergebnis verbessern. Die konservative Therapie bedarf einer konsequenten und regelmäßig durchgeführten Nachkontrolle, um eventuell neu auftretende Fehlstellungen entdecken und korrigieren zu können. Darüber hinaus ist die regelmäßige Kontrolle der Verbands-/Schienenanordnung entscheidend für den Therapieerfolg.

Bei der operativen Therapie entsteht neben der Fraktur ein iatrogen gesetzter Schaden, der je nach Operationstechnik unterschiedlich groß sein kann. Der Operationszugang muss so schonend und klein wie möglich gewählt werden, um Adhäsionen und Devaskularisation der knöchernen Fragmente möglichst gering zu halten.

Mehrfachbohrungen sind aufgrund von auftretenden Hitzenekrosen und nachfolgenden Osteolysen zu vermeiden. Des Weiteren besteht die Gefahr, dass kleine Knochenfragmente zerbrechen. Die Komplikationen der Bohrdrahtosteosynthese reichen von fehlerhaft eingebrachten Drähten mit fehlendem Halt in der Gegenkortikalis und vorzeitiger Lockerung, Sehnenrupturen, Nervenschädigungen, Hitzenekrosen bis zu Sehnenadhäsionen und Infektion (Faruqui et al. 2012; Eberlin et al. 2014; Hornbach und Cohen 2001). Die Komplikationsrate bei Bohrdrahtung an Hand und Handgelenk wird mit 15,2 % angegeben (Stahl und Schwartz 2001), wobei der größte Anteil durch mangelnde Compliance der Patienten und technische Fehler des Operateurs beim Einbringen verursacht wird.

Die Technik der intramedullären Schraubenfixation verursacht Knorpelläsionen, und es besteht intraoperativ das Risiko der Dislokation der einzelnen Fragmente beim Einbringen der Schraube (Giesen et al. 2016). Insgesamt scheint die Methode jedoch technisch einfach und sehr effektiv zu sein mit geringer Komplikationsrate (Giesen et al. 2016; Aita et al. 2016). Auch in einer Kadaverstudie konnten die guten biomechanischen Eigenschaften der intramedullären Fixation bestätigt werden. Vor allem bei Torsion und Biegung zeigt die intramedulläre Schraubenfixation bei Querfrakturen die beste Stabilität, verglichen mit Bohrdraht oder Plattenosteosynthese (Rausch et al. 2020).

In einer anderen Kadaverstudie zeigt das Ergebnis der biomechanischen Testreihe gleiche Stabilität der intramedullären Schraubenosteosynthese und der Plattenosteosynthese bei Querfrakturen (Miles et al. 2021). Der klinische Vorteil besteht in der Möglichkeit der sofortigen postoperativen Mobilisation in vollem Umfang bei gleicher Stabilität, aber geringerem Risiko des Einsteifens, verglichen mit der Plattenosteosynthese. Wenn auch nicht statistisch signifikant, zeigt sich der intraoperativ gesetzte Knorpelschaden am Grundglied bei der intraartikulären Technik geringer als in der transartikulären Technik. Der größte Vorteil der intraartikulären Technik wird jedoch darin gefunden, dass der Knorpel des Mittelhandknochens nicht tangiert wird (Borbas et al. 2016).

Auch wenn durch das Einbringen der Schraube ein gewisser Knorpeldefekt gesetzt wird, gibt es derzeit keine mittelfristigen Studien über das vorzeitige Auftreten von Arthrosezeichen auf Höhe des Kopfes des Mittelhandknochens und der Finger (Guidi et al. 2020).

Als Komplikationen der Schrauben- und Plattenosteosynthese sind ein bleibendes Streckdefizit, Infektion, Pseudoarthrose sowie ein Versagen des eingebrachten Materials zu nennen (Kurzen et al. 2006; Robinson et al. 2017). Hervorzuheben ist vor allem das bleibende Streckdefizit bei bis zu 67 % aller verplatteten Grundgliedfrakturen (Brei-Thoma et al. 2015). Dies zeigt, dass die Indikation zur Operation kritisch zu stellen ist. In einer weiteren Studie fand sich ebenfalls das Einsteifen des Fingers trotz Frühmobilisation als häufigste Komplikation; dies bei insgesamt hoher Komplikationsrate von 52 % (Kurzen et al. 2006). Kein Unterschied wurde diesbezüglich in der Verplattung des Grund- oder Mittelgliedes gefunden.

Zu der häufigsten Komplikation bei Fingerfrakturen gehört die Verkürzung, die zu einem endlagigen Streck- und Beugedefizit führen kann. Durch die relative Überlänge der Strecksehne kann es zum sogenannten Pseudo Clawing kommen, bei dem der Finger eine fixierte Flexionsstellung im PIP-Gelenk einnimmt. Weitere Komplikationen sind die Achsenfehlstellung in Sagittalebene, Varus- oder Valgusfehlstellung. Eine Rotationsfehlstellung führt zu einem Über- oder Unterkreuzen des betroffenen Fingers beim Faustschluss und ist für den Patienten zumeist störend. Rotations- und Achsenfehlstellungen werden dabei oft nur beim Faustschluss festgestellt. Gelenkfrakturen mit intraartikulärer Stufenbildung enden vorzeitig in einer schmerzhaften Arthrose. Postoperativ kann es zudem zu einer Gelenkinstabilität kommen, wenn intraoperativ Sehnen und Bandansätze desinseriert werden.

Kommt es im Rahmen des Unfalles zu einem entsprechendem Weichteiltrauma, steht das Ausmaß der Weichteilverletzung im direkten Zusammenhang mit dem funktionellen Ergebnis (Chow et al. 1991; Swanson et al. 1991). Die Komplikationsraten für Infektion, Steifheit, Pseudoarthrose oder Malunion – einer Verheilung in Fehlstellung – sind erhöht, wenn es sich um offene Frakturen handelt (Chow et al. 1991; Swanson et al. 1991).

Insgesamt sind Pseudoarthrosen oder Malunion aber seltene Komplikationen, die bei komplexen, offenen Frakturen oder großen, devaskularisierenden Zugängen entstehen (Balaram und Bednar 2010). Infektio-

Frakturen der Finger

nen nach offenen Frakturen an der Hand zeigen sich mit einer Rate von 2–11 % (Chow et al. 1991; McLain et al. 1991) deutlich höher als das Risiko einer Infektion nach Operation eines primär geschlossenen Bruches von 0,5 %.

28.6 Korrekturosteotomie

Korrekturosteotomien der Finger nach primär in Fehlstellung verheilten Knochenbrüchen oder nach übersehenen sekundären Dislokationen sind selten. Umso mehr gehören sie in die Hand des erfahrenen Operateurs. Die Indikation zur Operation wird durch das Auftreten von funktionellen Defiziten gestellt. Dabei ist der Wunsch des Patienten zur Korrektur zu berücksichtigen.

Fehlstellungen des Endgliedes sind selten korrekturbedürftig. Im Bereich des Mittelgliedes zeigen sich Fehlstellungen in Rotation nach palmar und dorsal sowie in Handebene. Während Rotationsfehlstellungen durch ein Über- und Unterkreuzen beim Faustschluss besonders störend empfunden werden, können Abweichungen nach dorsal und palmar zu einem hinderlichen Streckbeziehungsweise Beugedefizit führen. Es zeigt sich klinisch die funktionelle Einschränkung besonders stark, je näher die Fehlstellung am PIP-Gelenk lokalisiert ist. Prinzipiell gilt, dass Korrekturosteotomien am Ort der Fehlstellung durchgeführt werden sollen (◘ Abb. 28.24). Bei Achsabweichungen ist beispielsweise eine Keilosteotomie ebendort indiziert. Ist ein operativer Eingriff in diesem Bereich nicht möglich – beispielsweise aufgrund eines vorangegangenen Weichteilschadens – ist die Kor-

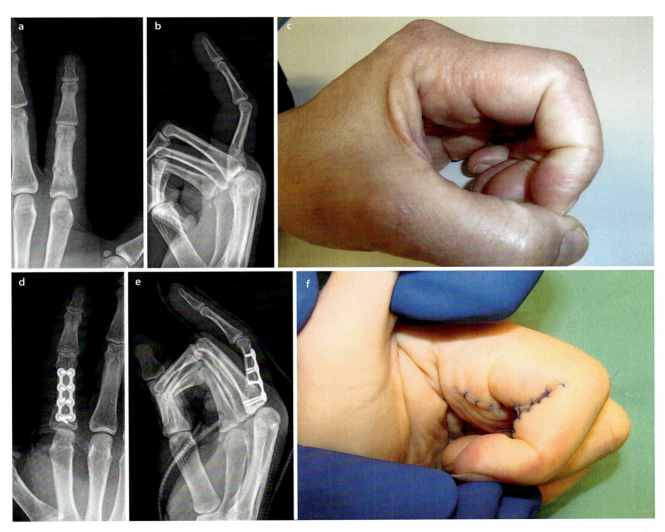

◘ Abb. 28.24 Eine 50-jährige Patientin zieht sich eine Grundgliedfraktur zu. Im Verlauf kommt es zu einer Verkippung nach dorsal (a, b), die zu einem Flexionsdefizit führt (c). Durch die Closing-Wedge-Osteotomie wird ein Keil entfernt, das dorsale Periost bleibt intakt. Fixierung durch dorsalseitig angebrachte Platte (d, e). Intraoperativ zeigt sich eine weitgehend freie Flexion (f)

rektur im spongiösen Knochen durchzuführen. Diese Methode der extrafokalen Korrektur wird vor allem bei Rotationsfehlstellungen angewandt.

Bei komplexeren Fehlstellungen und Rotationsfehlstellungen haben sich nach präoperativer Planung und Osteotomie Titanplatten der Stärke 1,5 mm bewährt. Eigene Rotationskorrekturplatten ermöglichen die exakte Einstellung der Rotation durch ein transversales Langloch (◘ Abb. 28.25). Diese Platten eignen sich ebenfalls zur primären Versorgung von Defektfrakturen, da es hier auch primär durch den Knochendefekt intraoperativ zu einer Achsenfehlstellung oder Rotationsfehlstellung kommen kann. Nach Anlage der Platte muss das Periostgleitgewebe, soweit es möglich ist, mit einem resorbierbaren Faden über der Platte verschlossen werden, um Irritationen der Strecksehnen gering zu halten. Nach erfolgter Osteosynthese wird die Rotation durch passive Beugung und Tenodeseeffekt abschließend erneut kontrolliert. Die Nachbehandlung erfolgt funktionell mit angeleiteten Bewegungsübungen durch die Handtherapie.

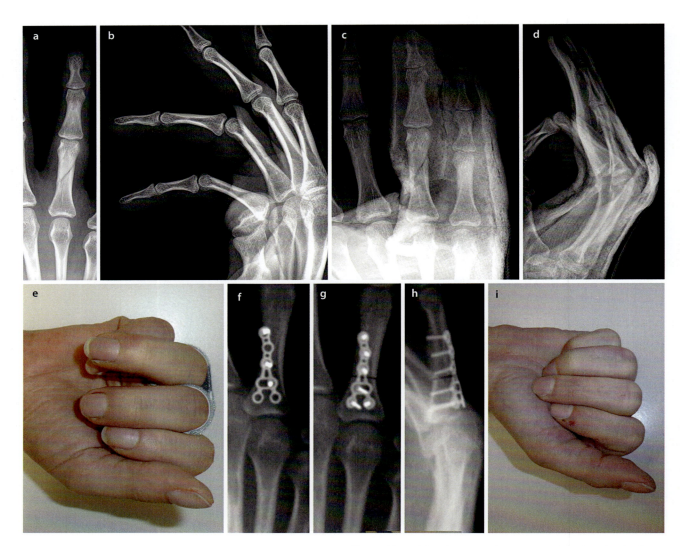

◘ **Abb. 28.25** Eine 38-jährige Patientin zieht sich eine Schaftfraktur am Grundglied des rechten Ringfingers zu (a, b). Der Finger wird mit einem Fingereinschlussgips für 4 Wochen ruhiggestellt (c, d). Auch bei regelmäßigen Röntgenkontrollen fällt eine Fehlstellung nicht auf. Nach Gipsabnahme zeigt sich eine Rotationsfehlstellung des Ringfingers, und es kommt zu einem Überkreuzen im Faustschluss (e). Eine Korrekturosteotomie wird durchgeführt. Hierfür wird zunächst die Platte angebracht (f). Osteotomie und Korrektur der Rotationsfehlstellung: Die proximale Schraube kann im Gleitloch in die neue Position gebracht werden. Durch Besetzen weiterer Schrauben wird die Osteosynthese finalisiert (g, h). Postoperatives Ausheilungsergebnis 4 Wochen nach Korrektur (i)

28.7 Zusammenfassung

Verletzungen der Finger sind häufig und bedürfen einer adäquaten primären Versorgung, um Fehlstellungen zu erkennen und eine bestmögliche Ausheilung ohne Funktionsverlust zu gewährleisten. Die meisten Frakturen lassen sich konservativ behandeln, doch bedarf es auch hier exakter Kenntnisse und eines ausgewogenen Verhältnisses zwischen dem Maß an Ruhigstellung und Bewegung, damit ein Einsteifen des Fingers verhindert werden kann.

Die Indikation zur Operation muss gewissenhaft getroffen werden. Die Vor- und Nachteile müssen sorgfältig abgewogen werden, da operative Eingriffe zumeist mit Komplikationsrisiken wie Sehnenverklebungen und Bewegungseinschränkungen verbunden sind. Daraus resultiert häufig die Notwendigkeit der Osteosynthesematerialentfernung mit Teno- und Arthrolysen. Neben der konservativen Therapie existieren heutzutage vielfältige Operationsverfahren. Bereits das Setzen von Bohrdrähten und Kleinfragmentschrauben ermöglicht die effektive Behandlung vieler Brüche. Zusätzlich kann ein unterstützender Blockingdraht oder Fingerfixateur bei komplexen Frakturen weitere Stabilität bringen. Bei entsprechender Indikation wird primär eine Plattenosteosynthese angewandt. Die Kenntnis der vorliegenden Anatomie in Kombination mit möglichen Operationsverfahren gibt dem Handchirurgen ein breites Spektrum an Behandlungsmöglichkeiten, die zum bestmöglichen Erfolg für den Patienten führt.

Literatur

Aita MA, Mos PAC, de Paula Cardoso Marques Leite G, Alves RS, Credídio MV, da Costa EF (2016) Minimally invasive surgical treatment for unstable fractures of the proximal phalanx: intramedullary screw. Rev Bras Ortop (English Ed). https://doi.org/10.1016/j.rboe.2015.12.005

Balaram AK, Bednar MS (2010) Complications after the fractures of metacarpal and phalanges. Hand Clin. https://doi.org/10.1016/j.hcl.2010.01.005

Borbas P, Dreu M, Poggetti A, Calcagni M, Giesen T (2016) Treatment of proximal phalangeal fractures with an antegrade intramedullary screw: a cadaver study. J Hand Surg Eur Vol. https://doi.org/10.1177/1753193416641319

Brei-Thoma P, Vögelin E, Franz T (2015) Plate fixation of extra-articular fractures of the proximal phalanx: do new implants cause less problems? Arch Orthop Trauma Surg. https://doi.org/10.1007/s00402-015-2155-4

Chow SP, Pun WK, So YC et al (1991) A prospective study of 245 open digital fractures of the hand. J Hand Surg (British Eur Vol). https://doi.org/10.1016/0266-7681(91)90162-H

Chung KC, Spilson SV (2001) The frequency and epidemiology of hand and forearm fractures in the United States. J Hand Surg Am. https://doi.org/10.1053/jhsu.2001.26322

Del Piñal F, Moraleda E, Rúas JS, De Piero GH, Cerezal L (2015) Minimally invasive fixation of fractures of the phalanges and metacarpals with intramedullary cannulated headless compression screws. J Hand Surg Am. https://doi.org/10.1016/j.jhsa.2014.11.023

Eberlin KR, Babushkina A, Neira JR, Mudgal CS (2014) Outcomes of closed reduction and periarticular pinning of base and shaft fractures of the proximal phalanx. J Hand Surg Am. https://doi.org/10.1016/j.jhsa.2014.05.008

Faruqui S, Stern PJ, Kiefhaber TR (2012) Percutaneous pinning of fractures in the proximal third of the proximal phalanx: complications and outcomes. J Hand Surg Am. https://doi.org/10.1016/j.jhsa.2012.04.019

Feehan LM, Sheps SB (2006) Incidence and demographics of hand fractures in British Columbia, Canada: a population-based study. J Hand Surg Am. https://doi.org/10.1016/j.jhsa.2006.06.006

Franz T, Von Wartburg U, Schibli-Beer S et al (2012) Extra-articular fractures of the proximal phalanges of the fingers: a comparison of 2 methods of functional, conservative treatment. J Hand Surg Am. https://doi.org/10.1016/j.jhsa.2012.02.017

Giesen T, Gazzola R, Poggetti A, Giovanoli P, Calcagni M (2016) Intramedullary headless screw fixation for fractures of the proximal and middle phalanges in the digits of the hand: a review of 31 consecutive fractures. J Hand Surg Eur Vol. https://doi.org/10.1177/1753193416641330

Guidi M, Frueh FS, Besmens I, Calcagni M (2020) Intramedullary compression screw fixation of metacarpal and phalangeal fractures. EFORT Open Rev. https://doi.org/10.1302/2058-5241.5.190068

Han HH, Cho HJ, Kim SY, Oh DY (2018) Extension block and direct pinning methods for mallet fracture: a comparative study. Arch Plast Surg. https://doi.org/10.5999/aps.2017.01431

Held M, Jordaan P, Laubscher M, Singer M, Solomons M (2013) Conservative treatment of fractures of the proximal phalanx: an option even for unstable fracture patterns. Hand Surg. https://doi.org/10.1142/S0218810413500287

Hintringer W, Ender HG (1986) [Percutaneous management of intra-articular fractures of the interphalangeal joints of the fingers]. Handchirurgie, Mikrochirurgie, Plast Chir (HaMiPla)

Hornbach EE, Cohen MS (2001) Closed reduction and percutaneous pinning of fractures of the proximal phalanx. J Hand Surg Am. https://doi.org/10.1054/jhsb.2000.0524

Jindal R, Jindal N, Dass A (2016) Prevalence of hand fractures: a clinical study. Int J Contemp Med Res 3(11):3245–3247

Kozin SH, Thoder JJ, Lieberman G (2000) Operative treatment of metacarpal and phalangeal shaft fractures. J Am Acad Orthop Surg. https://doi.org/10.5435/00124635-200003000-00005

Kremer L, Frank J, Lustenberger T, Marzi I, Sander AL (2020) Epidemiology and treatment of phalangeal fractures: conservative treatment is the predominant therapeutic concept. Eur J Trauma Emerg Surg. https://doi.org/10.1007/s00068-020-01397-y

Kurzen P, Fusetti C, Bonaccio M, Nagy L (2006) Complications after plate fixation of phalangeal fractures. J Trauma – Inj Infect Crit Care. https://doi.org/10.1097/01.ta.0000214887.31745.c4

Lögters TT, Lee HH, Gehrmann S, Windolf J, Kaufmann RA (2018) Proximal phalanx fracture management. Hand. https://doi.org/10.1177/1558944717735947

McLain RF, Steyers C, Stoddard M (1991) Infections in open fractures of the hand. J Hand Surg Am. https://doi.org/10.1016/S0363-5023(10)80022-X

Miles MR, Krul KP, Abbasi P, Thakkar MY, Giladi AM, Means KR (2021) Minimally invasive intramedullary screw versus plate fixation for proximal phalanx fractures: a biomechanical study. J Hand Surg Am. https://doi.org/10.1016/j.jhsa.2020.11.013

Moritz J, Hoffmann B, Sehr D, Bolte H, Heller M (2009) Vergleich von MRT und CT in der Diagnose kindlicher Frakturen. RöFo https://doi.org/10.1055/s-0029-1221521

Pegoli L, Toh S, Arai K, Fukuda A, Nishikawa S, Vallejo IG (2003) The Ishiguro extension block technique for the treatment of mallet finger fracture: indications and clinical results. J Hand Surg Am. https://doi.org/10.1054/jhsb.2001.0733

Pezzei C, Leixnering M, Hintringer W (1993) Functional treatment of basal joint fractures of three-joint fingers. Handchir Mikrochir Plast Chir 25(6):319–329

Pillukat T, Kalb K, Fuhrmann R, Windolf J, van Schoonhoven J (2019) Reconstruction of the middle phalangeal base of the finger using an osteocartilaginous autograft from the hamate. Oper Orthop Traumatol. https://doi.org/10.1007/s00064-018-0566-4

Quadlbauer S, Pezzei C, Hintringer W, Hausner T, Leixnering M (2019) Technique according to Hintringer and Ender. Percutaneous treatment of unstable fractures of the base of the middle phalanx : Technique according to Hintringer and Ender. 31(5):384–392. https://doi.org/10.1007/s00064-019-0621-9

Rajesh G, Ip WY, Chow SP, Fung BK (2007) Dynamic treatment for proximal phalangeal fracture of the hand. J Orthop Surg (Hong Kong). https://doi.org/10.1177/230949900701500218

Rausch V, Harbrecht A, Kahmann SL et al (2020) Osteosynthesis of phalangeal fractures: biomechanical comparison of Kirschner wires, plates, and compression screws. J Hand Surg Am. https://doi.org/10.1016/j.jhsa.2020.04.010

Robinson LP, Gaspar MP, Strohl AB et al (2017) Dorsal versus lateral plate fixation of finger proximal phalangeal fractures: a retrospective study. Arch Orthop Trauma Surg. https://doi.org/10.1007/s00402-017-2650-x

Schmidt G (2006) Fingerfrakturen – operativ/konservativ – ist manchmal weniger mehr? [Finger fractures – operative or conservative treatment – is less sometimes more?]. Trauma und Berufskrankheit. https://doi.org/10.1007/s10039-005-1048-0

Schöll H, Hintringer W, Mentzel M (2018) Midterm results after sole percutaneous treatment for central impression fractures of the base of the middle phalanx. Handchir Mikrochir Plast Chir. https://doi.org/10.1055/a-0582-9804

Stahl S, Schwartz O (2001) Complications of K-wire fixation of fractures and dislocations in the hand and wrist. Arch Orthop Trauma Surg. https://doi.org/10.1007/s004020100279

Suzuki Y, Matsunaga T, Sato S, Yokoi T (1994) The pins and rubbers traction system for treatment of comminuted intraarticular fractures and fracture-dislocations in the hand. J Hand Surg Am. https://doi.org/10.1016/0266-7681(94)90059-0

Swanson TV, Szabo RM, Anderson DD (1991) Open hand fractures: prognosis and classification. J Hand Surg Am. https://doi.org/10.1016/S0363-5023(10)80021-8

Tomarchio A, Casamichele C, Azzaro O, Russo UO TC (2014) The use of Ishiguro technique in a mallet finger fractures: Our experience and considerations. J Orthop Traumatol 15 S20

Towfigh H (2014) Frakturen im Fingerbereich (inklusive sekundäre Korrektur knöcherner Fehlstellungen). In: Frakturen und Luxationen der Hand. https://doi.org/10.1007/978-3-642-40469-6_3

Unglaub F, Langer MF, Löw S, Hohendorff B, Spies CK (2019) Offene Reposition und Schrauben-/Plattenosteosynthese von Fingergrundgliedfrakturen. Operative Orthopädie und Traumatologie 5/2019

Van Onselen EBH, Karim RB, Hage J, Ritt MJPF (2003) Prevalence and distribution of hand fractures. J Hand Surg Am. https://doi.org/10.1016/S0266-7681(03)00103-7

Voth M, Lustenberger T, Frank J, Marzi I (2017) Finger- und Handverletzungen bei Kindern: Eine epidemiologische Studie. Chirurg. https://doi.org/10.1007/s00104-017-0499-8

Waris E, Mattila S, Sillat T, Karjalainen T (2016) Extension block pinning for unstable proximal interphalangeal joint dorsal fracture dislocations. J Hand Surg Am. https://doi.org/10.1016/j.jhsa.2015.11.007

Xiong G, Nakamura R (2004) Treatment of mallet finger accompanied by avulsional fracture with Ishiguro method. Zhongguo Xiu Fu Chong Jian Wai Ke Za Zhi 18(2):138–141

Karpale Instabilitäten

Rohit Arora

Inhaltsverzeichnis

29.1 Hintergrund – 666
29.1.1 Krankheitsbilder – 666
29.1.2 Ätiologie – 666
29.1.3 Relevante anatomische Strukturen – 667
29.1.4 Relevante diagnostische Verfahren – 671
29.1.5 Konservative Therapie – 675
29.1.6 Operative Therapie – 676
29.1.7 Komplikationen – 682

29.2 Zusammenfassung – 684

Literatur – 685

© Der/die Herausgeber bzw. der/die Autor(en), exklusiv lizenziert an Springer-Verlag GmbH, DE, ein Teil von Springer Nature 2024
C. K. Spies et al. (Hrsg.), *Expertenwissen Handchirurgie*, https://doi.org/10.1007/978-3-662-68413-9_29

29.1 Hintergrund

29.1.1 Krankheitsbilder

Die Krankheitsbilder der karpalen Instabilität sind vielfältig und bedürfen einer systemischen Gliederung. Man unterscheidet im Wesentlichen die dissoziativen von den nicht-dissoziativen Gefügestörungen. Hierbei haben sich die beiden Begriffe CID („carpal instability dissociative") für die dissoziativen und CIND („carpal instability non-dissociative") für die nicht-dissoziativen Störungen etabliert. Zur ersten Gruppe gehören diejenigen Instabilitäten, welche im Röntgen eine eindeutige Spaltbildung zwischen 2 Handwurzelknochen aufzeigen. Diese Läsionen befinden sich in der Regel innerhalb der proximalen Handwurzelreihe zwischen zwei benachbarten Handwurzelknochen. Hierzu zählen in erster Linie die skapholunäre und lunotriquetrale Dissoziation.

Bei CIND-Störung ist kein erweiterter Spalt zwischen 2 Handwurzelknochen sichtbar. In diesem Fall liegt die Gefügestörung zwischen der proximalen Handwurzelreihe und dem Radiokarpalgelenk und/oder der distalen Handwurzelreihe (Midkarpalgelenk). Man unterscheidet palmare, dorsale, kombinierte und adaptive CIND-Instabilitätsformen.

Eine Gliederung bzw. Einteilung der karpalen Instabilitäten kann nach Larsen et al. (1995) (bzw. in modifizierter Form durch Hintringer (2014)) nach unterschiedlichen Parametern vorgenommen werden, wobei in diesem Kapitel nur auf die wesentlichen Formen eingegangen wird (Tab. 29.1).

29.1.2 Ätiologie

Ein Trauma ist in sehr vielen Fällen für eine karpale Gefügestörung verantwortlich. In erster Linie entsteht eine entsprechende Verletzung durch ein Hyperextensionstrauma des Handgelenks, die viel öfter vorkommt als ein Hyperflexionstrauma. In Abhängigkeit der Handgelenkposition im 3-dimensionalen Raum (z. B. beim Sturz zu Boden) kommt es eher zu radial- oder ulnarseitigen Bandläsionen am Handgelenk. Dabei können karpale Instabilitätsverletzungen, einfache und komplexe Bandrupturen (z. B. isolierte SL-Bandruptur), eine perilunäre Luxation oder Luxationsfrakturen entstehen.

Weitere mögliche Gründe für eine karpale Instabilität sind in Tab. 29.2 dargestellt (Schmitt et al. 2006). Im Rahmen dieses Kapitels wird in weiterer Folge die karpale Instabilität als Traumafolge erörtert. Des Öfteren berichten Patienten bzw. Patientinnen jedoch auch von Bagatelltraumata oder können sich sogar an einen wesentlichen Unfall nicht erinnern und stellen sich erst Monate bis Jahre nach dem eigentlichen Unfall ärztlich vor.

Tab. 29.1 Einteilung der karpalen Instabilitäten nach unterschiedlichen Parametern

Parameter 1 Chronizität	Parameter 2 Dynamik	Parameter 3 Ätiologie	Parameter 4 Lokalisierung	Parameter 5 Richtung	Parameter 6 Muster
Akut bis 1 Woche	Prädynamisch	Kongenital	Radiokarpal	VISI (Voral intercalated segment instability)	CID (carpal instability dissociative)
Subakut 1–6 Wochen	Dynamisch	Traumatisch	Proximal interkarpal	DISI (Dorsal intercalated segment instability)	CIND
Chronisch über 6 Wochen	Statisch reponierbar	Entzündlich	Midkarpal	Ulnare Translation	Kombiniert/komplex
	Statisch nicht reponierbar	Neoplastisch	Distal interkarpal	Radiale Translation	Adaptiv
		Iatrogen	Karpometakarpal	Palmar/dorsal proximal/distal rotatorisch/kombiniert	
		Kombiniert	Spezifische Knochen/Bänder		

Karpale Instabilitäten

29.1.3 Relevante anatomische Strukturen

Zum Verständnis der jeweiligen Verletzung wie auch der klinischen Untersuchung und der weiteren Behandlungsmöglichkeiten ist einerseits die Kenntnis der komplexen, ligamentären Anatomie des Handgelenks entscheidend sowie andererseits die Kenntnis des Säulen-(Navarro 1935), Reihen-(Johnston 1907) und Ringmodells (Lichtman et al. 1981) der Handwurzelknochen. Die Bewegung der Handwurzelknochen wird nämlich durch die Bänder im Rahmen der Modelle zueinander gesteuert, indirekt durch die von distal an den Mittelhandknochen ansetzenden Sehnen eingeleitet und durch die Bandverbindungen zueinander weitergeleitet und koordiniert (Hintringer 2014). Falls nun ein Band reißt oder insuffizient wird, funktioniert die flüssige Bewegung des Handgelenks nicht mehr, und es kann zu Klickphänomenen, Schmerzen und degenerativen Veränderungen kommen. ◘ Abb. 29.1 illustriert die dorsalen und palmaren, intrinsischen und extrinsischen Bandstrukturen des Handgelenks (Garcia-Elias und Lluch 2017).

Die Handwurzelknochen der proximalen wie auch der dorsalen Handwurzelreihe sind jeweils durch kurze Bänder miteinander verbunden. In der proximalen Handwurzelreihe verbindet das skapholunäre (SL) und lunotriquetrale (LT) Band die jeweils gleichnamigen Knochen miteinander. Beide Bänder bestehen aus einem palmaren, dorsalen und intermediären Anteil. Aufgrund der spiralförmigen Verspannung der proximalen Reihe sind die dorsalen Anteile des SL- und die palmaren Anteile des LT-Bandes jeweils stärker ausgeprägt und funktionell entscheidend, um eine Dissoziation zu verhindern. Der fibrokartilaginäre, intermediäre Anteil besitzt keine wesentliche stabilisierende Wirkung. Durch die An-

◘ **Tab. 29.2** Gründe einer karpalen Instabilität

Gründe
Akutes Trauma
Chronisches Trauma mit Überlastungsschaden
Angeborene Bandlaxität
Angeborene Fehlbildungen (z. B. Madelung-Deformität)
Erworbene Fehlbildung (z. B. fehlverheilte Radiusfraktur)
Iatrogene Bandverletzung
Rheumatoide Arthritis
Avaskuläre Knochennekrose (z. B. M. Kienböck)
Chondrokalzinose
Neurologische Erkrankungen (z. B. Syringomyelie)
Hämochromatose

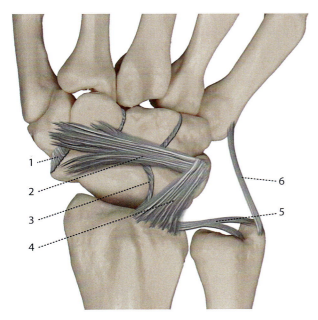 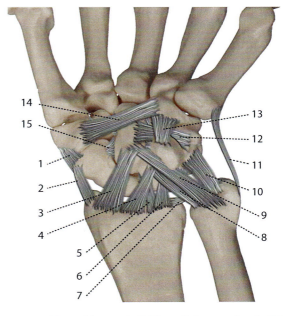

◘ **Abb. 29.1** Links: Dorsale Handgelenkbänder. 1) Lig. scaphotrapezoidale dorsolaterale; 2) Lig. triquetroscaphoideotrapeziotrapezoidale (= "dorsal intercarpal ligament"); 3) Lig. scapholunatum dorsale; 4) Lig. radiotriquetrum; 5) Lig. radioulnare dorsale (TFCC); 6) Lig. collaterale ulnare [Nr. 2 und Nr. 4 bilden das dorsale V-Band]. Rechts: Palmare Handgelenkbänder. 1) Lig. scaphotrapezoidale palmolaterale; 2) Lig. radioscaphoideum; 3) Lig. radioscaphocapitatum; 4) Lig. radiolunatum longum; 5) Lig. radioscapholunatum (Testut-Ligament); 6) Lig. radiolunatum brevis; 7) Lig. radioulnare palmare (TFCC); 8) Lig. ulnolunatum; 9) Lig. ulnocapitatum; 10) LIg. ulnotriquetrum; 11) Lig. collaterale ulnare; 12) Lig. triquetrohamatocapitatum; 13) Lig. pisohamatum; 14) Lig. retinaculare flexorum; 15) Lig. scaphocapitatum (Nr. 3 + 15 und Nr. 12 bilden das distale, palmare V-Band; Nr. 4 und Nr. 8 + 10 bilden das proximale, palmare V-Band.)

ordnung der Knochen und Bänder zueinander kommt es während der Ulna- und Radialduktion zu einer gewissen Rotation zwischen dem Kahnbein und Mondbein. Dies ist auch in geringerem Ausmaß zwischen dem Dreiecksbein und Mondbein möglich (Berger 1997).

Die proximale und distale Handwurzelreihe wird von extrinsischen Bändern zusammengehalten. Es existiert dorsal, wie auch palmar, ein V-förmiger Bandkomplex, welcher die flüssige Bewegung ermöglicht. Der dorsale Anteil ist in Summe schwächer und geringer ausgeprägt als der palmare Anteil. Beide dorsalen V-Bandschenkel setzen am Dreiecksbein an, wodurch einerseits die Bewegung zwischen dem Kahnbein und Dreiecksbein koordiniert wird und andererseits das Dreiecksbein, bzw. die proximale Handwurzelreihe, bei Radialduktion stabilisiert wird.

Palmarseitig gibt es 2 V-förmige Bandkomplexe, die das Mondbein und das Kopfbein stabilisieren. Das große „V" besteht aus dem Lig. radioscaphocapitatum und Lig. ulnocapitatum, und das kleine „V" aus dem Lig. ulnolunatum, Lig. radiolunatum longum und brevis. Zwischen diesen beiden V-förmigen Bandkomplexen befindet sich die Poirier-Lücke. Dies ist eine Schwachstelle, welche für die perilunäre Luxation ursächlich erscheint (Hintringer 2014).

Zum weiteren Verständnis der Bewegung der Handwurzel ist die Kenntnis des Säulen-, Reihen- und Ringmodells notwendig (◘ Abb. 29.2). Nur durch das Zusammenspiel aller 3 Modelle ist eine flüssige Handgelenkbeweglichkeit möglich.

Das Säulenkonzept von Navarro (1935) beschreibt 3 longitudinale Säulen (radiale, intermediäre und ulnare Säule), welche im Verbund stehen und entsprechende längseinwirkende Kräfte aufnehmen und an den Radius bzw. die Ulna weiterleiten.

Das Reihenmodell (Johnston 1907) beschreibt die funktionelle Einheit der proximalen und distalen Handwurzelreihe miteinander. Als Beispiel sei hier die Bewegung der proximalen Handwurzelreihe, welche eine Einheit bildet, dargestellt. Bei intakten, intrinsischen Bändern steht das Mondbein in seitlicher Ansicht in einer geraden Achse auf dem Radius. Falls nun das SL-Band hochgradig reißt, kommt es unweigerlich zu einer extendierten Mondbeinposition, wohingegen bei einer LT-Bandruptur eine flektierte Mondbeinposition entsteht. Ersteres wird als Dorsal Intercalated Segment Instability (DISI) und Letzteres als Volar Intercalated Segment Instability (VISI) bezeichnet. Der Grund hierfür sind die natürliche Geometrie und Anatomie des Kahnbeins, welches bestrebt ist zu flektieren, sowie des Mondbeins, welches bestrebt ist zu extendieren.

Zusätzlich sei hier erwähnt, dass der M. flexor carpi ulnaris der einzige Muskel ist, der auch an einem Handwurzelknochen (Erbsenbein) ansetzt, wobei dies nicht ganz richtig ist, da das Erbsenbein im eigentlichen Sinn ein Sesambein ist. Der M. flexor carpi radialis sowie die Mm. extensor carpi radialis brevis, longus und carpi ulnaris setzen an einem Mittelhandknochen an. Hierdurch wird es klar, dass vor allem die Bewegung der proximalen Handwurzelreihe insgesamt eine indirekte Bewegung durch eine einwirkende Kraftübertragung von den Mittelhandbasen darstellt.

Zuletzt sei das Ringkonzept nach Lichtman (Lichtman et al. 1981) erläutert, das besagt, dass sich alle Handwurzelbewegungen durch einen Knochenkontakt und eine Bandführung regulieren. Im gesunden Handgelenk kommt es zu einer Aufrichtung des Kahnbeins bei Ulnarduktion sowie einer Palmarflexion des Kahnbeins bei Radialduktion. Entsprechend dem Ringkonzept drückt beispielsweise bei Ulnarduktion das Hakenbein auf das Dreiecksbein, welches über das Mondbein auf das Kahnbein einwirkt und dieses extendiert und aufstellt. Zusätzlich wird das Kahnbein u. a. durch das Lig. scaphocapitatum, Lig. radioscaphocapitatum und Lig. triquetroscaphoideotrapeziotrapezoidale aufgerichtet. Falls eine Unterbrechung an einer

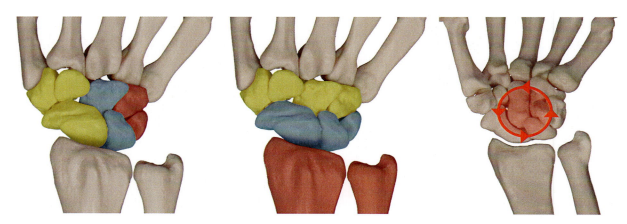

◘ Abb. 29.2 Säulenmodell (links), Reihenmodell (Mitte) und Ringmodel der Handwurzelbewegung (rechts)

Stelle des Rings durch eine Bandruptur oder Fraktur entsteht, kann diese flüssige Bewegung nicht mehr gewährleistet werden, und es können Gefügeinstabilitäten entstehen.

Zum Verständnis der Handgelenkbeweglichkeit wird hier noch kurz die „Dart-Thrower Motion" erläutert (Garcia-Elias und Lluch 2017). Im alltäglichen Gebrauch führt das Handgelenk nicht eine reine, isolierte Handgelenkextension, -flexion, -radialduktion oder -ulnarabduktion aus, sondern eine kombinierte Bewegung, welche der Handgelenkbewegung beim Wurf eines Dartpfeils ähnelt. Hierbei bewegt sich das Handgelenk von einer dorsalextendierten und radialduzierten Stellung in eine palmarflektierte und ulnaduzierte Stellung. Dabei findet die Bewegung im Midkarpalgelenk statt und die proximale Handwurzelreihe verbleibt in einer neutralen Position.

„Carpal instability dissociative" (CID)

Zum Verständnis der Entwicklung von CID-Instabilitäten wird hier der Pathomechanismus einer perilunären Luxation, wie er von Mayfield (Mayfield et al. 1980) beschrieben wurde, dargestellt (◘ Abb. 29.3). Das Mondbein stellt den Schlüsselstein dar. Bei einem Sturz auf das extendierte Handgelenk kommt es zu einer Supination der Hand und einer beginnenden Kraftübertragung über die radiale Säule. Hierbei werden die distale Handwurzelreihe sowie das Kahnbein extendiert und nach dorsal über den Radius subluxiert. Durch die intrinsischen Bandverbindungen rotiert die gesamte proximale Handwurzelreihe nach dorsal mit. Das starke proximale palmare V-Band hält das Mondbein hierbei jedoch zurück, sodass bei einer genügend großen Kraft lediglich eine weitere Extension und Subluxation des Kahnbeins entsteht. Dadurch reißt zuallererst das intermediäre, dann das palmare SL-Band und in weiterer Folge der dorsale Anteil (◘ Abb. 29.4).

Anstatt zu einer Bandruptur kann es auch bei Handgelenkradialduktion zu einer Fraktur des Kahnbeins kommen. Im ersten Fall der Bandruptur ist das gesamte Kahnbein und im letzteren Fall der Kahnbeinfraktur der distale Kahnbeinpol nur mehr mit der distalen Handwurzelreihe verbunden. Durch das Lig. scaphocapitatum, Lig. triquetrohamatocapitatum und Lig. triquetroscaphoideotrapeziotrapezoideum bilden nunmehr alle Handwurzelknochen um das Mondbein eine feste Einheit. In weiterer Folge kommt es dadurch zu einer Ruptur des LT-Bandes und des distalen, palmaren V-Bandes. Je nach Kraftausmaß kann das Mondbein noch in der Fossa lunata verbleiben und der Karpus nach dorsal disloziert stehen, oder das Mondbein wird durch den Druck des Kopfbeins, welches sich zu reponieren tendiert (jedoch in verkürzter Position), durch die anatomische Schwachstelle (Poirier-Lücke) luxiert. Dieser rotatorische Unfallmechanismus kann auch ulnarseitig im LT-Bandbereich beginnen, wobei isolierte LT-Bandverletzungen wesentlich seltener vorkommen als SL-Bandverletzungen. Je nach Stärke der einwirkenden Kraft kann dieser Mechanismus in jeder Position enden, wodurch Bandverletzungen ohne Luxationen erklärt werden können. Durch diesen Mechanismus werden sowohl die „greater" und „lesser arc injuries" erklärt. Dies sind Verletzungen, die sich jeweils durch den genannten Bogen hindurchziehen (◘ Abb. 29.5). Zudem wird dadurch auch klar, dass jede Kahnbeinfraktur oder auch SL-Bandruptur im Wesentlichen das erste Stadium eines perilunären Luxationsmechanismus darstellt (Hintringer 2014; Garcia-Elias und Lluch 2017).

Wichtig zu wissen ist, dass eine perilunäre Verletzung auch ohne ersichtliche Dislokation des Kopfbeins vorhanden sein kann. In diesen Fällen kam es entweder zu einer spontanen Reposition des Kopfbeins, oder dieses war nie disloziert. Dies wird als „perilunate injury, not

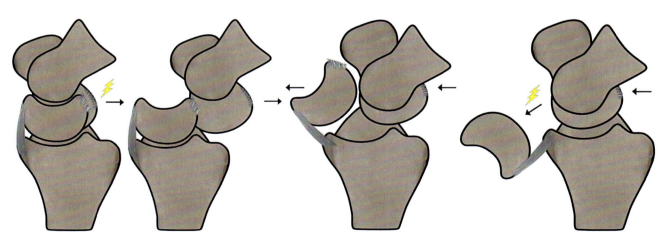

◘ Abb. 29.3 Darstellung des perilunären Luxationsmechanismus bzw. einer Mondbeindislokation (siehe Text)

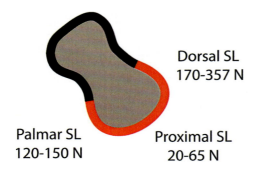

Abb. 29.4 Ansicht des Kahnbeins von ulnar aus. Die dorsalen, proximalen und palmaren Anteile des skapholunären Bandes (SL) inklusive deren jeweiliger Reißfestigkeit sind rot markiert. (Langer et al. 2019; Wahed et al. 2020)

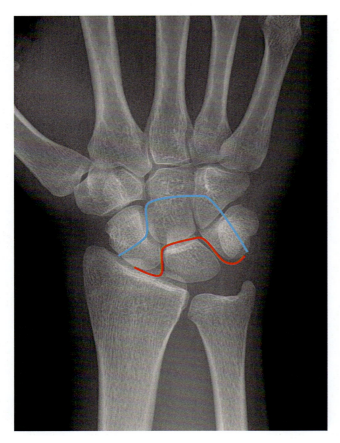

Abb. 29.5 Großer (blau) und kleiner (rot) perilunärer Verletzungsbogen nach Mayfield

dislocated" (PLIND) bezeichnet und darf nicht übersehen werden, da ansonsten ein schlechtes klinisches Ergebnis zu erwarten ist. Diese Patienten erlitten oftmals ein hochenergetisches Trauma mit konsekutiver, diffuser Handgelenkschwellung und diffusen Handgelenkschmerzen. Midkarpale kleine osteochondrale, freie

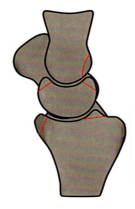

Abb. 29.6 Mögliche assoziierte, knöcherne Avulsionen bei einer PLIND-Verletzung

Avulsionen sind hinweisend auf eine solche Verletzung, die arthroskopisch abgeklärt werden sollte (Herzberg 2013) (Abb. 29.6).

■ "Carpal instability non-dissociative" (CIND)

Bei den CIND-Instabilitäten unterscheidet man die palmare, dorsale, kombinierte und adaptive CIND (Wolfe et al. 2012; Zelenski und Shin 2020) (Abb. 29.7). Bei allen Formen liegt eine Funktionsstörung des Radiokarpal- und/oder Midkarpalgelenks zugrunde.

In einem gesunden Handgelenk rotiert die proximale Handwurzelreihe von einer flektierten in eine extendierte Haltung während einer radioulnaren Bewegung. Bei der palmaren CIND ist die gesamte proximale Handwurzelreihe durchgehend nach palmar verkippt, mit einer konsekutiven Verschiebung der distalen Handwurzelreihe zur palmaren Mondbeinlippe. Eine Ruptur oder Laxizität des proximalen Anteils des Lig. triquetrohamatocapitatum und des palmolateralen Lig. scaphotrapezium, die sich in Ulnaabduktion anspannen und die proximale Handwurzelreihe aufrichten, sind für eine palmare CIND wahrscheinlich verantwortlich. Zudem spielt möglicherweise auch das Lig. radiotriquetrale dorsale eine nicht unwichtige Rolle. Erst in weiterer Ulnaabduktion richtet sich die proximale Handwurzelreihe mit einem Schnappphänomen auf, weil das Hakenbein auf das Dreiecksbein drückt und dieses in die Extension zwingt.

Bei der dorsalen CIND subluxiert das Kopfbein über die dorsale Mondbeinlippe in Ulnaabduktion, was für das Schnappphänomen verantwortlich ist. Es wird angenommen, dass eine Insuffizienz der Ligg. radiolunata, des dorsalen Kapitolunatumkomplexes, der extrinsischen Kahnbeinstabilisatoren, des Lig. radioscaphocapitatum und des dorsalen Lig. triquetroscaphoideotrapeziotrapezoidale verantwortlich sind.

Karpale Instabilitäten

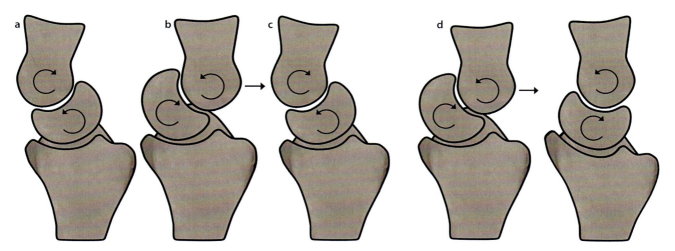

◘ Abb. 29.7 „Carpal instability non-dissociative" (CIND); Formen: palmare CIND (**a**), dorsale CIND (**b**), kombinierte CIND (**c**) und adaptive CIND (**d**)

Bei der kombinierten CIND besteht sowohl eine palmare wie auch dorsale CIND mit entsprechenden Schnappphänomenen oftmals aufgrund einer (angeborenen) Bandlaxizität.Die adaptive CIND ist die Folge einer externen Fehlform beispielsweise des distalen Radius nach einer Fraktur oder angeboren im Rahmen einer Madelung-Deformität. Im Falle einer nach dorsal verkippten, fehlverheilten distalen Radiusfraktur können die radiokarpalen und midkarpalen Bänder ihren normalen Spannungszustand verlieren und insuffizient werden, wodurch gewisse Instabilitäten radiokarpal und/oder midkarpal entstehen können.

29.1.4 Relevante diagnostische Verfahren

Klinische Untersuchung

Wie bei jeder traumatologisch-orthopädischen Untersuchung sollte zuerst, nach der Anamnese, eine Inspektion auf eventuelle Hautveränderungen, Schwellungen, Hämatome und Achsenstellungen durchgeführt werden. Des Weiteren sollten spezifische schmerzhafte Druckpunkte sowie die aktive und passive „range of motion" des Handgelenks eruiert werden. Das Bewegungsausmaß des Radiokarpal- und Midkarpalgelenks in der Sagittalebene ist annähernd gleich. Spezifische Druckpunkte dorsalseitig am Radius und über den Handwurzelknochen sowie der Tabatière als sehr wichtiger Kahnbeinschmerzpunkt sollten evaluiert werden. Zudem müssen bei der Untersuchung die periphere Durchblutung, Sensibilität und Motorik geprüft werden. Hierbei muss insbesondere auf die Klinik eines möglichen Karpaltunnelsyndroms durch eine posttraumatische Druckerhöhung (z. B. durch eine Schwellung bzw. ein Hämatom, durch ein luxiertes Mondbein oder durch eine Fehlstellung der Speiche oder Handwurzelknochen) geachtet werden. Spezifische Tests zur Diagnose einer karpalen Instabilität sind der Watson-Test, der Ballotement-Test, der Kleinman-Shear-Test, der ulnokarpale Stresstest, der midkarpale Shiftt-Test und der dorsale Kapitatumubluxationstest (Hintringer 2014; Garcia-Elias und Lluch 2017) (◘ Tab. 29.3). Diese Tests können vor allem bei chronischen Verletzungen in der Diagnosefindung helfen, sind jedoch bei akuten Verletzungen oftmals aufgrund der Schmerzhaftigkeit nicht adäquat durchführbar. Je nach Klinik des Patienten bzw. der Patientin führen wir standardmäßig den Watson-Test, den Kleinman-Shear-Test und den ulnokarpalen Stresstest und den midkarpalen Shift-Test durch, wobei die Ausführung und Interpretation untersucherabhängig sind und die Befunde stets zum Gesamtbild betrachtet werden müssen. So ist beispielsweise der midkarpale Shift-Test oftmals schmerzarm durchführbar und die Abgrenzung zur pathologischen Überbeweglichkeit fließend und nicht direkt objektivierbar.

Radiologische Untersuchung
Röntgen
Bei jeder Handgelenkverletzung und jedem Verdacht auf eine karpale Instabilität sollte eine Röntgenuntersuchung des Handgelenks durchgeführt werden. Im dorsopalmaren und seitlichen Röntgenbild werden die Position, Abstände und Achsen zwischen den Handwurzelknochen und mögliche Stufen in den Gilula-Bögen (Peh und Gilula 1996) beurteilt, die einen Hinweis auf eine Gefügestörung geben (◘ Abb. 29.8). Das Mondbein

● Tab. 29.3 Spezifische Tests zur Evaluation einer karpalen Instabilität

Test	Karpale Instabilitätsform	Beschreibung/Durchführung
Watson-Test	CID; SL-Instabilität	Druck auf das Kahnbeintuberkel mit dem Daumen und gleichzeitige passive Ulnaabduktion von radial ausgehend. Positiv bei hör- und tastbarem „Schnappen" des Kahnbeins über die dorsale Radiuslippe.
Ballottement-Test	CID; SL-Instabilität	Stabilisierung des Mondbeins mit Daumen und Zeigefinger, während das Kahnbein mit der anderen Hand nach dorsal und palmar bewegt wird. Positiv bei Schmerzen, Krepitationen und übernormaler Beweglichkeit.
Kleinman-Shear-Test	CID; LT-Instabilität	Stabilisierung des Mondbeins und der radialen Säule mit einer Hand. Die andere Hand fast das Dreiecks- und Erbsenbein und führt eine dorsopalmare Translation durch. Positiv bei Schmerzen, Krepitationen und übernormaler Beweglichkeit
Ulnokarpaler Stresstest	CID; LT-Instabilität	Stauchung des Handgelenks in axialer Richtung in Ulnarduktion und gleichzeitiger passiver Unterarmpronation/-supination. Positiv bei hör- und tastbarem „Schnappen" mit vergleichbarer Schmerzhaftigkeit
Midkarpaler Shift-Test	Palmare/kombinierte CIND	Palmare Translation der distalen Handwurzelreihe in Handgelenkradialduktion und Pronation mit gleichzeitiger passiver Ulnarduktionsbewegung; Positiv bei hör- und tastbarem „Schnappen" mit vergleichbarer Schmerzhaftigkeit und übernormaler Beweglichkeit
Dorsaler Kapitatumbluxationstest	Dorsaler/kombinierte CIND	Longitudinaler Zug des Handgelenks in Flexion und Ulnarduktion mit simultanem Druck auf das Kahnbeintuberkel, wodurch die proximale Handwurzelreihe sowie das Kopfbein nach dorsal subluxiert. Positiv bei hör- und tastbarem „Schnappen" mit vergleichbarer Schmerzhaftigkeit

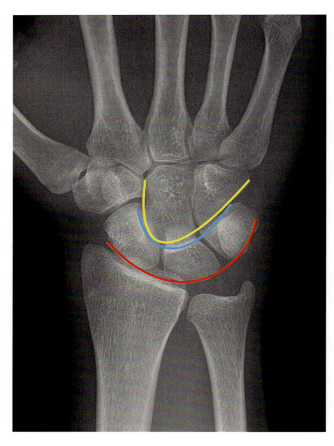

● Abb. 29.8 Gilula-Bögen

sollte im dorsopalmaren Röntgenbild in Neutralstellung des Handgelenks in jedem Fall zu über 50 % innerhalb der Fossa lunata zu liegen kommen. Im akuten Stadium können alle Röntgenbilder bei einer CID-Form unauffällig erscheinen. Erst im späteren Verlauf kann durch das Auseinanderweichen der Handwurzelknochen ein erweiterter SL-Spalt deutlich werden. Wichtig zu erwähnen ist, dass eine isolierte, komplette SL- oder LT-Bandverletzung im dorsopalmaren Röntgen unauffällig aussehen kann, jedoch in der seitlichen Aufnahme eine DISI-Stellung bei einer SL-Bandruptur oder eine VISI-Stellung bei einer LT-Bandruptur zeigen. Daher sollte stets der radiolunäre, skapholunäre und lunokapitale Winkel gemessen werden, um Normabweichungen festzustellen (Grunz et al. 2021) (● Abb. 29.9).

Zusätzlich sollten im Verdachtsfall noch Stressaufnahmen gemacht werden, wodurch manche Gefügestörungen visualisiert werden können. Hierfür werden Röntgenbilder in maximaler Radial- und Ulnarduktion sowie Flexion und Extension angefertigt. Zudem wird ein dorsopalmares Röntgenbild mit der Hand in einer Faustschlussposition geschossen, wodurch sich der SL-Spalt im Falle einer SL-Instabilität erweitert. Hierbei soll der Patient bzw. die Patientin entweder die Hand fest zur Faust ballen oder beispielsweise einen Tennisball zusammendrücken. Es existiert zudem auch der Clenched-pencil-Griff, bei dem ein Stift mit beiden Händen fest zusammengehalten wird, wodurch ein erweiterter SL-Spalt sichtbar werden kann (Hintringer 2014). Eine

Karpale Instabilitäten

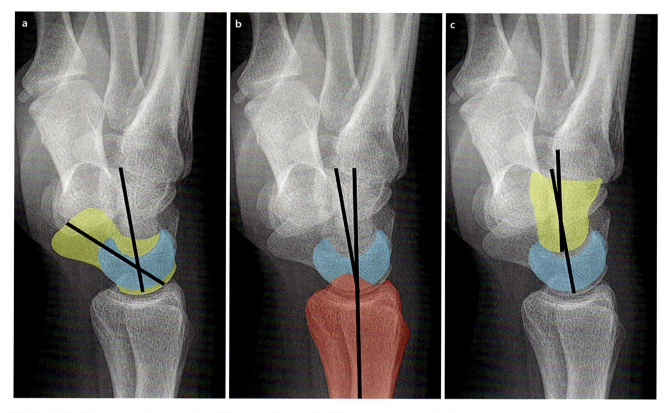

○ **Abb. 29.9** Messung des skapholunären Winkels (**a**; Norm: 30–60°), des radiolunären Winkels (**b**; Norm 0–15°) und des lunokapitalen Winkels (**c**; Norm: 0–15°)

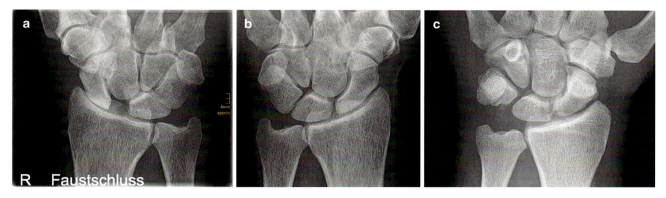

○ **Abb. 29.10** Faustschlussröntgenaufnahme mit eindeutiger SL-Spalterweiterung (Terry-Thomas-Zeichen) des rechten Handgelenks (**a**) im Vergleich zum linken Handgelenk (**b**). Vergleichsbilder der betroffenen Seite ohne Faustschluss können eine Irregularität im SL-Bereich (**c**) oder auch ein Ringzeichen des Kahnbeins (○ Abb. 29.11) zeigen

Spaltbreite von 3–4 mm ist hinweisend für eine SL-Bandverletzung, wobei stets die Gegenseite oder frühere Röntgenaufnahmen zum Vergleich herangezogen werden sollten, da ein erweiterter SL-Abstand auch habituell bestehen kann. Selbige 3–4 mm Werte werden auf den LT-Spalt projiziert, wobei aufgrund der Seltenheit der Verletzung keine spezifischen Untersuchungen existieren. Ein erweiterter SL-Spalt wird auch als Terry-Thomas-Zeichen bezeichnet (○ Abb. 29.10). Desweiteren kann im dorsopalmaren Röntgen das „Ringzeichen" bei einer SL-Instabilität sichtbar (○ Abb. 29.11). Hierbei handelt es sich um den distalen Kahnbeinpol, der sich, aufgrund der Palmarverkippung des Kahnbeins, als Ring darstellt.

CIND-Formen sind im Röntgen schwer oder kaum zu erkennen. Bei der palmaren CIND kann eventuell eine VISI-Stellung mit normalem SL-Winkel im lateralen Bild gesehen werden, wohingegen bei der dorsalen

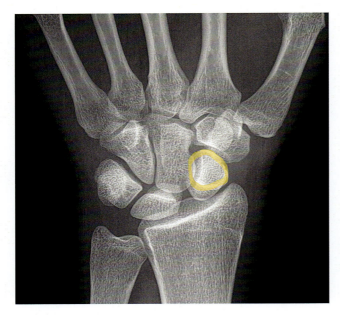

Abb. 29.11 Ringzeichen des Kahnbeins

CIND-Form gelegentlich eine DISI-Stellung, insbesondere in Ulnarduktion, sichtbar werden kann.

(Video-)Kinematografie

Bei CID-Formen sollte stets eine Kinematografie durchgeführt werden, um zwischen einer dynamischen und statischen Instabilität zu unterscheiden, da diese Formen jeweils eine andere Behandlung zur Folge haben. Hierbei wird das Handgelenk im dorsopalmaren Strahlengang radioulnar abduziert, wodurch sich der SL-Spalt bei der dynamischen Instabilität öffnet und schließt und bei der statischen Instabilität stets offen bleibt (Sulkers et al. 2014).

Bei der palmaren CIND-Form kann unter Kinematografie der midkarpale Shift-Test durchgeführt werden. Hierbei können eine Erweiterung im Skaphotrapeziotrapezoidalgelenk sowie eine palmare lunokapitale Subluxation gesehen werden. Bei der dorsalen CIND-Form kann beim dorsalen Kapitatumsubluxationstest eine Subluxation des Kopfbeins nach dorsal gesehen werden. Wichtig erscheint es, die beschriebenen Tests durch die gesamte radioulnare Bewegung durchzuführen und mit der Gegenseite zu vergleichen, um mögliche Instabilitäten zu detektieren (Zelenski und Shin 2020).

Ultraschall

Zwar existieren einige Studien, welche sich mit der Band- und Instabilitätsbeurteilung mithilfe von Ultraschall beschäftigen, jedoch erfordert es hierfür einer hohen Spezialisierung, weshalb die Verwendung auf Zentren beschränkt ist.

MRT

Die MRT-Untersuchung hat in der Diagnostik von karpalen Instabilitäten eine untergeordnete Rolle. SL- und auch LT-Bandläsionen können in axialen Schichtbildern mit einer Sensitivität von etwa 60–90 % detektiert werden, jedoch lässt sich keine Aussage über eine Dissoziation treffen. Dies ist zwar mit einem kinematischen Movie-MRT möglich, jedoch bietet dies keinen Mehrwert zur gewöhnlichen Kinematografie. Komplettrupturen lassen sich im MRT besser darstellen als Partialläsionen und SL-Bandläsionen besser als LT-Bandläsionen. Bei guter Bildqualität und genauer Betrachtung kann zwischen einer Ruptur des palmaren und dorsalen Bandanteils differenziert werden. Extrinsische Bandläsionen wie eine Komplettruptur des Lig. radioscaphocapitatum und Lig. radiotriquetrum können auch mittels MRT in 67–88 % bzw. 50–100 % der Fälle dargestellt werden, wobei die Instabilitätsdynamik bei CIND-Formen nicht adäquat beurteilbar ist (Mak et al. 2012).

Hochauflösende Geräte können zusätzlich den Knorpelstatus der einzelnen Knochen beurteilen, wodurch in ausgewählten Fällen die diagnostische Arthroskopie bei der Entscheidung für eine mögliche Rettungsoperation, wie der „proximal row carpectomie" oder der „four corner fusion", ersetzt werden kann.

CT

Die Computertomografie hat nur eine untergeordnete Rolle bei der Diagnostik von karpalen Instabilitäten. Sie wird zum Ausschluss von Frakturen und zur 3-dimensionalen Darstellung des Handgelenks nach einer Reposition einer perilunären Luxation durchgeführt, um mögliche Subluxationsstellungen und knöcherne Verletzungen zu visualisieren. Subluxationsstellungen können auch bei bereits eingetretenen degenerativen Veränderungen visualisiert werden, wobei vergleichbar zum MRT nur eine statische Aufnahme entsteht und mit dieser Methode dynamische Subluxationsstellungen bzw. dynamische Instabilitätsformen nicht dargestellt werden können.

Arthroskopie

Die Arthroskopie hat bei CIND-Formen eine geringere Bedeutung als bei CID-Formen. Sie dient insbesondere zur Beurteilung einer SL- wie auch LT-Instabilität bei akuten Verletzungen wie auch zur Diagnostik bei unklaren Handgelenkschmerzen. Entsprechend der Geissler- (Tab. 29.4) (Geissler et al. 1996; Geissler 2013) oder EWAS-Klassifikation (Tab. 29.5) (Messina et al. 2013) können der Grad der Bandverletzung bzw. der Instabilität objektiviert und entsprechende weitere Behandlungsmaßnahmen eingeleitet werden.

Tab. 29.4 Geissler-Klassifikation

Grad	Beschreibung
Grad 1	Einblutungen des SL-Bandes vom Radiokarpalgelenk aus gesehen. Keine karpale Inkongruenz midkarpal.
Grad 2	Einblutung des SL-Bandes vom Radiokarpalgelenk aus gesehen. Inkongruenz/Step von midkarpal aus gesehen. Geringer Spalt midkarpal sichtbar; Tasthaken kann in den Spalt eingebracht, aber nicht gedreht werden.
Grad 3	Inkongruenz von radiokarpal und midkarpal aus gesehen. Spalt vorhanden. Tasthaken kann in den Spalt eingebracht und gedreht werden.
Grad 4	Inkongruenz von radiokarpal und midkarpal aus gesehen. Hochgradige Instabilität. 2,7-mm-Arthroskop kann zwischen den Handwurzelknochen eingebracht werden.

Tab. 29.5 Arthroskopische EWAS-Klassifikation (European Wrist Arthroscopy Society)

Grad	Beschreibung
I	Lokale Synovialitis. Tasthaken kann nicht eingebracht werden.
II	Läsion des interossären SL-Bandes. Tasthakenspitze kann in den SL-Spalt ohne Erweiterung eingebracht werden (stabil).
III A	Teilläsion des palmaren interossären SL-Bandes. Palmare Gelenkspalterweiterung von midkarpal aus gesehen.
III B	Teilläsion des dorsalen interossären SL-Bandes. Dorsale Gelenkspalterweiterung von midkarpal aus gesehen.
III C	Komplette interossäre SL-Bandläsion. Komplette, reponierbare Erweiterung des SL-Spalts.
IV	Komplette interossäre SL-Bandläsion. Sichtbarer SL-Spalt; das Arthroskop kann von midkarpal aus in das Radiokarpalgelenk eingebracht werden. Keine radiologischen Abnormalitäten.
V	Erweiterter SL-Spalt; das Arthroskop kann von midkarpal aus in das Radiokarpalgelenk eingebracht werden. Radiologische Abnormalitäten mit erweitertem SL-Abstand und DISI-Deformität

Tab. 29.6 Stadieneinteilung der SL-Bandläsion inklusive Läsionen extrinsischer Bänder und arthrotischer Veränderungen

	Röntgen	Dynamische Untersuchung	Arthroskopie	SL Band Läsion	Läsion extrinsischer Bänder
Grad 1	–	–	+	+	–
Grad 2	–	+	+	++	+
Grad 3 (reponierbar)	+	+	+	+++	++
Grad 4 (nicht reponierbar)	+ SL Spalt > 3 mm	+	+	+++	+++
Grad 5 (SLAC)	+ SL Spalt > 3 mm	+	+	+++	+++ plus arthrotische Veränderungen

Im Falle einer chronischen karpalen Instabilität sollte eine Handgelenkarthroskopie durchgeführt werden, um den Knorpelzustand des Radius und der Handwurzelknochen zu beurteilen. In Abhängigkeit der Befunde kann dann eine weitere operative Behandlung mit dem Patienten besprochen werden (z. B. Bandrekonstruktionen, Teilarthrodesen etc.).

Entsprechend der diagnostischen Aufarbeitung ergibt sich je nach Stadium der SL-Bandverletzung die in Tab. 29.6 zusammengefasste Einteilung.

29.1.5 Konservative Therapie

Bei der Behandlung von karpalen Instabilitäten muss in erster Linie auf die zugrunde liegende Ursache hingewiesen werden. Instabilitäten als Folge beispielsweise einer rheumatischen Erkrankung erfordern eine andere Therapie als traumatisch bedingte Instabilitäten, auf welche im Weiteren näher eingegangen wird.

„Carpal instability dissociative" (CID)

Partialläsionen der intrinsischen Bänder ohne karpale Fehlstellungen werden oftmals als Distorsionen eingestuft und bedürfen einer schmerzadaptierten Ruhigstellung für wenige Tage bis zu 6 Wochen (Garcia-Elias und Lluch 2017). Hierzu zählen auch SL-Bandverletzungen, die im Rahmen einer distalen Radiusfraktur entstehen und als Geissler Grad 1–3 klassifiziert werden können. Nach einer intraoperativen arthroskopischen Klassifizierung nach Geissler erfolgt bei Grad-3-Verletzungen eine Gipsruhigstellung für 3–4 Wochen (Kastenberger et al. 2020). Komplettruptur bzw. Geissler-Grad-4-Verletzungen des SL- und/oder LT-Bandes mit und ohne distale Radiusfraktur bedürfen jedoch einer operativen Intervention und werden im entsprechenden Abschnitt erläutert.

"Carpal instability non-dissociative" (CIND)

Die konservative Behandlung hat bei den symptomatischen CIND-Formen jedoch einen hohen Stellenwert (Garcia-Elias und Lluch 2017; Wolfe et al. 2012; Zelenski und Shin 2020). Hierbei sollten die Patienten bzw. Patientinnen ausführlich über den Ursprung ihrer Beschwerden aufgeklärt werden. Sie sollten zudem einer Ergotherapie zugeführt werden, um die Handgelenkstabilisatoren (Mm. extensor und flexor carpi ulnaris sowie carpi radialis) zu kräftigen und in besonderem Maß die Propriozeption zu verbessern. Bei der palmaren CIND-Form kann eine übermäßige Flexion der proximalen Handwurzelreihe durch eine verbesserte Aktivierung der Flexor- und Extensor-carpi-ulnaris-Sehne dynamisch kontrolliert werden. Diese beiden Muskeln erzeugen einen dorsal gerichteten Kraftvektor auf das Dreiecksbein, wodurch die proximale Reihe aufgerichtet und stabilisiert werden kann (Garcia-Elias 2008). Bei der dorsalen CIND-Form sollte die Extensor-carpi-ulnaris-, Extensor-carpi-radialis-longus- und -brevis-Muskulatur aktiviert werden, die eine extendierende Wirkung auf die distale Handwurzelreihe ausübt. Hierdurch wird die Kontaktfläche im Midkarpalgelenk von einer dorsalen Position weiter nach palmar verschoben und dadurch das Gelenk stabilisiert (Garcia-Elias und Lluch 2017).

Je nach Schmerzausprägung ist eine kurzzeitige Ruhigstellung möglich. Oftmals heilen jedoch die Beschwerden von CIND-Formen durch eine konservative bzw. adäquat durchgeführte ergotherapeutische Behandlung gut aus. Falls eine Verbesserung nach monatelanger Therapie ausbleibt und Beschwerden bestehen bleiben, kann eine operative Versorgung angeboten werden (Wolfe et al. 2012). (Tab. 29.7)

Tab. 29.7 Operative Behandlung von CIND-Formen nach fehlgeschlagener konservativer Therapie

CIND-Form	Operative Behandlungsform
Palmare CIND	Palmare Kapselraffung Weichteilrekonstruktion limitierte midkarpale Fusion radiolunäre Fusion „four-corner fusion"
Dorsale CIND	Palmare Kapselraffung dorsale Kapsulodese
Kombinierte CIND	Kapselraffung radiolunäre Fusion Osteotomie zur Gelenknivellierung bei Ulna-Minus-Varianten
Adaptive CIND	Korrekturosteotomie

29.1.6 Operative Therapie

„Carpal instability dissociative" (CID)

Akute SL- und LT-Bandruptur

Bei der operativen Behandlung von CID-Fällen muss zwischen der Behandlung von akuten Bandrupturen, chronischen Bandrupturen und Fällen mit einer bereits eingesetzten Degeneration unterschieden werden. Das beste Heilungspotenzial besitzen akute Verletzungen, die innerhalb 1 Woche behandelt werden. Verletzungen, die innerhalb von 1–6 Wochen behandelt werden, besitzen ein gewisses Heilungspotenzial, während chronische Verletzungen, die älter als 6 Wochen sind, ein schlechtes Heilungsergebnis haben.

Eine akute, perilunäre Luxationen mit einer Ruptur des SL- und LT-Bandes muss primär notfallmäßig unter adäquater Anästhesie durch den diensthabenden Unfallchirurgen reponiert und gegipst werden sowie frühzeitig durch einen Operateur mit entsprechender Expertise operativ versorgt werden, da diese Verletzung als hochgradig instabil zu werten ist. Die sofortige Reposition ist notwendig, weil das luxierte Mondbein einen übermäßigen Druck auf den N. medianus, mit möglichen bleibenden Schäden, ausübt. Die Reposition erfolgt unter axialem Längszug nach 10- bis 15-minütigem vertikalem Aushang mit 3–10 kg je nach Patientensitus und Repositionsfähigkeit. Unter stetigem Längszug wird nun mit einem Daumen das Mondbein von palmar nach dorsal gedrückt und stabilisiert, sofern sich dieses noch in der Fossa lunata befindet. Der distale Karpus mit dem Kopfbein wird zunächst leicht hyperextendiert

Karpale Instabilitäten

und dann nach palmar flektiert. Hierdurch erfolgt eine Reposition zwischen dem Mondbein und Kopfbein, die unter Bildwandlersicht kontrolliert werden muss (Hintringer 2014; Garcia-Elias und Lluch 2017; Scalcione et al. 2014). Falls das Mondbein sich luxiert außerhalb der Fossa lunata befindet, kann mit massageartigen Bewegungen versucht werden, dieses wieder in seine korrekte Position einzumassieren. Wenn eine gedeckte Reposition nicht möglich ist, muss eine offene Reposition im Operationssaal erfolgen. Nach offener Reposition können die Bandrupturen bei vorhandener Expertise stabilisiert werden. Bei fehlender Expertise durch den Operateur kann ein handgelenküberbrückender Fixateur angelegt und die weitere operative Versorgung sekundär durchgeführt werden.

Die operative Versorgung der SL- und LT-Bandruptur erfolgt offen mit einer Ankerrefixation je nach Rupturstelle im Mond-, Kahn- und/oder Dreiecksbein. Hierbei ist eine exakte Reposition der Handwurzelknochen anzustreben, da ansonsten die rupturierten Bandstümpfe nicht zusammenfinden und vernarben können. Jegliche DISI- oder VISI-Fehlstellung muss unbedingt behoben werden. Hierfür können in die jeweiligen Handwurzelknochen Kirschner-Drähte eingebracht werden, die als Joysticks zur Reposition fungieren (◘ Abb. 29.12). Nachdem das Mondbein in seine korrekte Position gebracht wurde, erfolgt eine Retention mittels von radial und ulnar perkutan eingebrachter Kirschner-Drähte. Bei einer perilunären SL- und LT-Bandruptur erfolgt eine skapholunäre, skaphokapitale und triquetrolunäre Transfixation. Im Falle einer isolierten akuten SL- oder LT-Bandruptur erfolgt die jeweilige Transfixation (◘ Abb. 29.13). Erst nachdem die jeweiligen Handwurzelknochen reponiert und retiniert wurden, kann eine Ankerrefixation oder transossäre Bandrefixation durchgeführt werden. Je nach der Qualität der Bandstümpfe können die extrinsischen Bänder als Verstärkung mit einem Anker an den jeweiligen Handwurzelknochen mittels Tenodesetechnik fixiert werden.

Die subkutan versenkten temporär fixierenden Kirschner-Drähte werden nach 8 Wochen in Lokalanästhesie entfernt. Bis zu diesem Zeitpunkt erfolgt eine Ruhigstellung im Gips- oder Kunststoffverband, um eine adäquate Bandheilung zu gewährleisten. Im Falle einer perilunären Verletzung mit einer Fraktur z. B. des Kahnbeins, des Kopfbeins etc. gehören die Frakturen naturgemäß ebenso simultan operativ versorgt (▶ Kap. 26).

Falls eine Bandläsion mit einer distalen Radiusfraktur einhergeht, ist eine arthroskopische Evaluation und Einteilung entsprechend der Geissler-Klassifikation zu empfehlen. Wir sehen die Indikation für eine Bandrefixation nur bei einer Geissler-Grad-4-Verletzung und führen sie nach der oben beschriebenen Methode durch (◘ Abb. 29.15). Im Falle einer Verletzung Geissler Grad 1–3 erfolgt eine Gipsruhigstellung für 3–4 Wochen. Im Rahmen der Nachuntersuchung (Durchschnittszeitraum 30 Monate) konnten wir bei unseren Patienten bei Geissler-Grad-3-Verletzungen keine karpale Instabilitätsprogression oder ein SLAC-Wrist („scapholunate advanced collapse") feststellen.

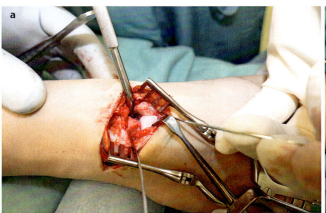 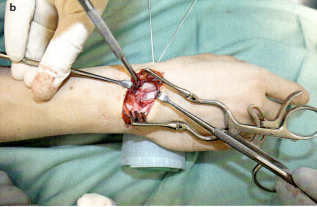

◘ **Abb. 29.12** SL-Bandläsion Geissler Grad 4 mit eingebrachten Kirschner-Drähten im Kahn- und Mondbein, die als Joysticks verwendet werden. Aufgrund der natürlichen Tendenz der Palmarverkippung des Kahnbeins und Dorsalverkippung des Mondbeins (◘ Abb. 29.14) stehen beide Knochen mit weit offenem SL-Spalt disloziert zueinander (**a**). Mittels der Joysticks wird eine anatomische Reposition erreicht, die mittels zweier von radial eingebrachter Kirschner-Drähte (einmal skapholunär und einmal skaphokapital) in anatomischer Position retiniert. Die dorsalen Konturen zeigen keine Verkippung mehr auf, was zusätzlich im Bildwandler geprüft werden muss (**b**)

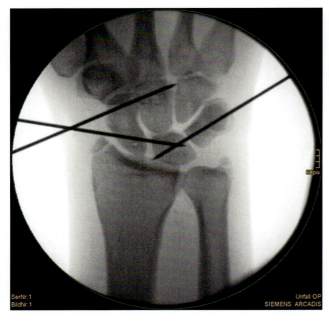 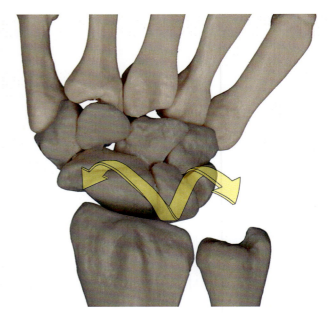

◘ **Abb. 29.13** Kirschner-Drahtretention einer perilunären SL- und LT-Bandverletzung. Standardmäßig sollte bei einer SL-Bandverletzung jeweils ein K-Draht vom Kahnbein ins Mondbein und ins Kopfbein gebohrt werden. Dadurch werden insbesondere midkarpale Rotationskräfte neutralisiert. Im Falle einer zusätzlichen LT-Bandverletzung wird das Dreieckbein an das Mondbein mit einem K-Draht retiniert

◘ **Abb. 29.14** Es besteht eine natürliche, intrinsische Kraft, die das Kahnbein palmar und das Dreieckbein dorsal verkippen lässt. Bei intakten SL- und LT-Bändern rotiert die proximale Handwurzelreihe harmonisch miteinander. Falls jedoch das SL-Band gerissen ist, kommt es aufgrund dieses Mechanismus zu einer Dorsalverkippung des Mondbeins (DISI-Stellung) bzw. im Falle eines gerissenen LT-Bandes zu einer Palmarverkippung des Mondbeins (VISI-Stellung)

Im Gegensatz zu unserem Vorgehen schlagen andere Autoren auch einen erweiterten operativen Behandlungsplan bei Geissler-Grad-1–3-Verletzungen vor. In weiterer Folge wird dieses Vorgehen erläutert, jedoch würden sowohl wir – wie auch erfahrungsgemäß andere Handchirurgen – das folgende Vorgehen nur situationsbedingt in Einzelfällen anwenden. Bei einer akuten, isolierten SL-Bandrupturen Geisser Grad I wird auch eine perkutane oder arthroskopisch assistierte Kirschner-Drahtstabilisierung mit darauffolgender Immobilisation von 8–10 Wochen empfohlen (Geissler 2013). Bei einer Geissler-Grad-2- und insbesondere -Grad-3-Verletzung wird eher die offene Technik mit direkter Bandnaht oder Ankerfixation empfohlen. Falls eine direkte Reparatur nicht möglich erscheint, ist eine Rekonstruktion mit lokalen Weichteilstrukturen, einer Knochen-Band-Knochen-Rekonstruktion oder einer Kapsulodese möglich (Garcia-Elias und Lluch 2017).

Chronische SL- und LT-Bandruptur ohne Degeneration

Falls eine chronische, reponible SL-Bandläsion besteht und das Handgelenk keine Degeneration aufweist, kann bei jüngeren Patienten eine Bandrekonstruktion durchgeführt werden. Primär muss mittels Kinematografie eine dynamische von einer statischen Situation unterschieden werden. Bei einer statischen Situation kann der Spalt zwischen Kahnbein und Mondbein in Radialduktion nicht geschlossen werden, wodurch eine Bandrekonstruktion weder sinnvoll noch indiziert ist. Des Weiteren sollte eine gute Restbeweglichkeit des Handgelenks vorhanden sein, da ansonsten eine aufwendige Bandrekonstruktion und Nachbehandlung keinen Vorteil gegenüber Rettungsoperationen aufweist. Es wurden viele unterschiedliche Bandplastiken beschrieben, wobei die Brunelli-Tenodese (Brunelli und Brunelli 2003) wahrscheinlich die berühmteste Methode darstellt. Mittlerweile wurden mehrere Modifikationen dieser Technik beschrieben (Garcia-Elias und Lluch 2017). Unterschiedliche Modifikationen dieser Technik fixieren den distal gestielte Anteil der Flexor-carpi-radialis-Sehne, welcher schräg durch das Kahnbein gezogen wurde, am Mondbein, Dreiecksbein oder Radius. Die gestielte Sehne kann auch durch das Lig. radiotriquetrum gezogen und mit sich selbst vernäht werden. Eine DISI-Stellung des Mondbeins muss bei jeder SL-Bandplastik jedoch unbedingt korrigiert werden, um eine Degeneration zu verhindern.

Chronische LT-Bandläsion ohne Degenerationszeichen können je nach intraoperativem Situs mittels

Karpale Instabilitäten

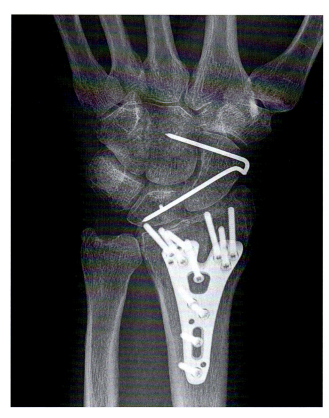

■ **Abb. 29.15** Operative Verplattung einer distalen Radiusfraktur sowie einer Ankerrefixation einer SL-Bandruptur (Geissler Grad 4) am Mondbein mit einer zusätzlich perkutan eingebrachten, skapholunären und skaphokapitalen Kirschner-Drahtretention

transossärer Nähte bzw. einer Ankerfixation oder einer Bandrekonstruktion versorgt werden. Eine LT-Bandrekonstruktion kann mittels eines Anteils der Flexor- oder Extensor-carpi-ulnaris-Sehne erfolgen, die durch das Dreiecks- und Mondbein gezogen und dorsalseitig mit sich selbst vernäht wird (Hintringer 2014). In jedem Fall muss natürlich eine VISI-Stellung des Mondbeins beseitigt werden. Eine lunotriquetrale Schraubenarthrodese kann ebenso bei chronischen LT-Bandläsion mit und ohne lunotriquetrale degenerative Veränderungen durchgeführt werden. Aufgrund der geringen Kontaktfläche zwischen beiden Knochen besteht jedoch ein erhöhtes Pseudoarthroserisiko von bis zu 57 % (van de Grift und Ritt 2016).

Chronische SL-Bandruptur mit Degeneration
Im Falle einer bereits eingetretenen Handgelenkdegeneration bzw. SLAC-Wrist (siehe ▶ Abschn. 29.1.7/■ Abb. 29.20) können bei symptomatischen Patienten nur noch Rettungsoperationen angeboten werden. Hierzu zählen in erster Linie die Handgelenksdenervierung zur Schmerzreduktion, die „proximal row carpectomy" (PCR), die „four corner fusion" (4-CF) oder die Handgelenkarthrodese.

Patienten, die keine größere Operation wollen oder nur an geringen Symptomen leiden, kann eine Handgelenkdenervierung angeboten werden (Partecke 2014). Schmerzfreiheit mit einer hohen Patientenzufriedenheit kann hierbei in bis zu 80 % erzielt werden, wobei sich das Ergebnis über die Jahre auf etwa 60–70 % verschlechtert (Wilhelm 2001). Des Weiteren bietet diese Methode den Vorteil, dass bei fehlgeschlagenem Erfolg eine weitere Versorgung mittels PCR oder 4-CF noch möglich ist. Partielle Denervationen des PIN (N. interosseus posterius) und AIN (N. interosseus anterius) führen oftmals zu einem ähnlichen klinischen Ergebnis wie eine totale Denervation aller 10 Punkte nach Wilhem (1. N. interosseus posterior; 2. Ramus articularis spatii interossei I; 3. N. cutaneus antebrachii lateralis; 4. Ramus superficialis nervi radialis; 5. Ramus palmaris nervi mediani; 6. N. interosseus anterior; 7. und 8. Rami perforantes nervi ulnaris; 9. Rami dorsalis manus nervi ulnaris; 10. N. cutaneus antebrachii posterior) (Partecke 2014; Wilhelm 2001, 1967; Radu et al. 2010). Bei Punkt 5 können Sensibilitätsstörungen entstehen, weshalb einige Handchirurgen diesen Punkt nicht mehr denervieren, ohne dabei eine Erfolgsreduktion einzubüßen (Partecke 2014). Vor einer Denervierungsoperation kann eine Testinfiltration der einzelnen Punkte durchgeführt werden, um zu evaluieren, ob dieser Eingriff erfolgversprechend ist. Die Patienten sollten nach einer Infiltration mit einer Lokalanästhesie Schmerzfreiheit oder zumindest eine Schmerzreduktion verspüren. Gelegentlich kann es zu einer kurzzeitigen Schmerzexazerbation nach dem Nachlassen der Lokalanästhesie kommen. Bei einer ausgeprägten, multilokulären Schmerzsymptomatik und Besserung auf eine Testinfiltration können zusätzlich zur partiellen Denervation partielle Punkte (wie beispielsweise die palmare Speichenlippe) denerviert werden.

Die PRC und 4-CF konkurrieren bei der Behandlung von Patienten mit SLAC-Wrist gegeneinander. Bei der PRC wird die gesamte proximale Handwurzelreihe (Kahnbein, Mondbein, Dreiecksbein) exzidiert, sodass sich das Kopfbein in der Fossa lunata bewegt (■ Abb. 29.16). Die PRC kann sowohl über einen einzelnen dorsalen Zugang als auch über einen kombinierten palmaren Zugang zur Exzision des Kahnbeins und einen dorsalen Zugang zur Exzision des Mond- und Dreiecksbeins erfolgen. Einige Handchirurgen präferieren den reinen dorsalen Zugang zur PRC, damit das palmarseitige RSC-Band nicht verletzt wird. Andere hingegen führen einen zweiseitigen Zugang durch und sehen hierbei keine wesentliche Beeinträchtigung des klinischen Outcomes.

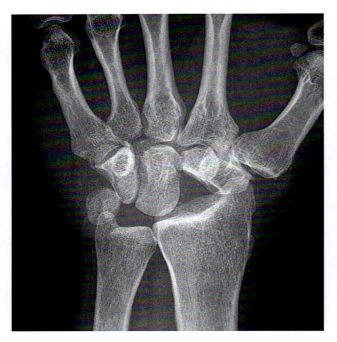

Abb. 29.16 Röntgenbild einer „proximal row carpectomy" (PCR)

Bei der 4-CF erfolgt nach Resektion des Kahnbeins eine Arthrodese des Mond-, Kopf-, Haken- und Dreieckbeins (Abb. 29.17). Zur Fixierung der Arthrodese können Kirschner-Drähte, Kompressionsschrauben oder Plattensysteme verwendet werden, wobei die Verwendung von einer Plattenosteosynthese möglicherweise ein etwas höheres Pseudarthroserisiko aufweist. Optimalerweise entsteht eine Arthrodese zwischen allen 4 Handwurzelknochen, die wichtigste erscheint jedoch jene zwischen dem Mond- und dem Kopfbein zu sein, sodass einige Handchirurgen lediglich eine lunokapitale Arthrodese mit einer Kahnbeinexzision durchführen.

Welche der beiden Techniken (PCR/4-CF) die bessere Methode darstellt, ist immer noch Gegenstand der Diskussion. Eine die beiden Methoden vergleichende Metaanalyse (Mulford et al. 2009) zeigte, dass die Schmerzreduktion, Griffkraft (PRC 75 % und 4-CF 70 % im Vergleich mit der Gegenseite) und das subjektive Ergebnis beider Methoden ebenbürtig waren. Die Beweglichkeit des Handgelenks verringerte sich bei beiden Methoden postoperativ, wobei die 4-CF wohl zu einer um 10° geringeren Beweglichkeit in der Sagittal-

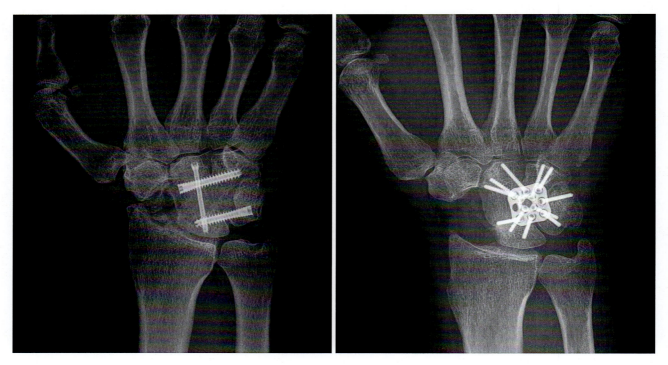

Abb. 29.17 Röntgenbild einer „four corner fusion" mittels Schrauben- (links) oder Plattenosteosynthese (rechts)

ebene führt (75° vs. 64°). Bei der PRC kann postoperativ mit einer Beweglichkeit von etwa 40-0-40 im Durchschnitt gerechnet werden, wohingegen die 4-CF eine Beweglichkeit von etwa 30-0-30 liefert. Die PRC ist die einfachere Operation, führt jedoch radiologisch zu einer etwas höheren, jedoch häufig asymptomatischen Arthroseprogression in 3,7 % der Fälle (vs. 1,4 % bei der 4-CF). Die Pseudarthroserate beträgt etwa 5,5 % bei der 4-CF, wobei bei einer Plattenosteosynthese die Rate auf 13,6 % ansteigt. Die Rate der Konversion zu einer Handgelenkarthrodese ist vergleichbar zwischen beiden Methoden (3,9 % PRC vs. 2,9 % 4-CF). Somit kann zusammengefasst werden, dass beide Methoden ihren Stellenwert besitzen. Dabei ist wichtig zu erwähnen, dass für eine PRC die proximale Kopfbeingelenkfläche und die Fossa lunata intakt sein müssen. Im Falle einer Degeneration der Kopfbeingelenkfläche bzw. im Mediokarpalgelenk kann im Grunde genommen lediglich eine 4-CF angeboten werden. In speziellen Zentren wird auch ein Oberflächenersatz des proximalen Kopfbeinpols durchgeführt, wodurch dann eine PRC erfolgen kann, bei der die Fossa lunata mit dem Oberflächenersatz artikuliert. Dadurch kann eine komplette Handgelenkarthodese vermieden werden, jedoch gibt es hierfür keine Langzeitergebnisse in der Literatur. Falls die Degeneration auch die Fossa lunata betrifft, bietet nur eine totale Handgelenkarthrodese (oder in ausgewählten Fällen eine Handgelenkprothese) eine Beschwerdelinderung (◘ Abb. 29.18). Bei jüngeren, arbeitstätigen Patienten erscheint die PRC jedoch etwas schlechtere Ergebnisse zu liefern, weswegen bei jüngeren Patienten eher eine 4-CF durchgeführt wird. Hierbei verkürzt sich der Hubarm der Sehnen nicht so sehr wie bei der PCR (aufgrund der längeren Karpushöhe), was möglicherweise zu einer verbesserten Griffkraft und -funktion bei den jüngeren Patienten führt. Anzumerken hierbei ist jedoch, dass die rezente Literatur eher von einem gleichwertigen Outcome beider Therapiemöglichkeiten hinsichtlich der Funktion, des Bewegungsumfangs und der Griffkraft berichtet (Wagner et al. 2017; Kay et al. 2020; Van Nuffel et al. 2020; Amer et al. 2020).

Sowohl bei der Handgelenkdenervierung wie auch der PRC kann das Handgelenk postoperativ bis zur Wundheilung für 10–14 Tage ruhigstellt werden, woraufhin eine Ergotherapie zu beginnen ist, um die Beweglichkeit zu erhalten bzw. zu verbessern. Bei der 4-CF mit einer Schrauben- oder Plattenosteosynthese ist eine Ruhigstellung im Gips- oder Kunststoffverband für 4

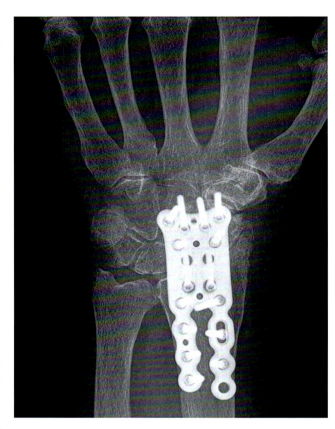

◘ **Abb. 29.18** Röntgenbild einer Arthrodese des Radius mit der proximalen und distalen Handwurzelreihe

Wochen durchzuführen, um einen ossären Durchbau zu ermöglichen. Falls Kirschner-Drähte verwendet werden, sollte eine Ruhigstellung von 6 Wochen erfolgen und dann erst der vorsichtige Beginn mit ergotherapeutischen Übungen verordnet werden. Die subkutan versenkten Kirschner-Drähte sollten nach etwa 8–10 Wochen und sicherem ossärem Durchbau entfernt werden.

„Carpal instability non-dissociative" (CIND)"

Patienten, die nach konservativer ergotherapeutischer Behandlung noch Beschwerden haben, können operativ behandelt werden. Die Operationsmethode hängt von der CIND-Form ab, wobei teilweise nur Rettungsoperationen angeboten werden können (Wolfe et al. 2012). (◘ Tab. 29.7) Weil die ausführliche Beschreibung der Operationsmöglichkeiten das Ausmaß dieses Kapitels übersteigen würde, wird auf entsprechende handchirurgische Spezialliteratur verwiesen.

29.1.7 Komplikationen

Falls eine akute, dissoziative Bandverletzung nicht sofort richtig behandelt wird, kommt es über die Jahre zur Entwicklung einer Handgelenkarthrose. Im Falle einer Komplettruptur des SL-Bandes entsteht ein sogenanntes SLAC-Wrist. Hierbei kommt es zu einer Degeneration beginnend am proximalen Kahnbeinpol und der Fossa scaphoidea (Stadium 1), die sich über das ganze Radiusstyloid (Stadium 2) fortsetzt. In weiterer Folge degeneriert das Gelenk zwischen Mondbein und Kopfbein bzw. Kahnbein und Kopfbein (Stadium 3) (◘ Abb. 29.19) und zuletzt das Gelenk zwischen Radius und Mondbein (Stadium 4) (Watson und Ryu 1986; Krimmer et al. 1997) (◘ Abb. 29.20). In diesen Situationen können symptomatischen Patienten nur mehr Rettungsoperationen (z. B. Handgelenkdenervierung, PRC oder 4-CF oder auch in ausgewählten Fällen eine radioskapholunäre Arthrodese im Stadium 1 und 2 (Quadlbauer et al. 2020) angeboten werden.

- **Fallbeispiel: Arthroskopisch assistierte, perilunäre Luxationsfraktur**

Anhand eines Fallbeispiels soll auf die diagnostische Rolle der Arthroskopie bei der operativen Behandlung von perilunären Luxationsfrakturen aufmerksam gemacht werden.

Im Rahmen eines Snowboardsturzes zog sich ein 25-jähriger Wintersportler eine perilunäre Luxationsfraktur des linken Handgelenks zu (◘ Abb. 29.21). Er wurde nach initialer Röntgenabklärung in Allgemeinnarkose reponiert und gipsfixiert.

Intraoperativ wurden mit der Handgelenkarthroskopie über die Portale 3/4 und 6R die Bandrupturen inspiziert und die darauf folgenden Instabilitäten visualisiert (◘ Abb. 29.22).

Nach Beendigung der diagnostischen Arthroskopie wurde auf ein offenes Verfahren gewechselt, wobei der arthroskopisch erhobene skapholunäre als auch lunotriquetrale Bandschaden unter Zuhilfenahme von Mikroankern refixiert wurde. Das Mondbein wurde aus der DISI-Stellung unter Zuhilfenahme von Kirschner-Drähten reponiert und an das Kahnbein fixiert. Nach erfolgter Reposition, Bandnaht und Kirschner-Drahtretention kann die Reposition der Handwurzelknochen arthroskopisch kontrolliert und deren Alignement geprüft werden (◘ Abb. 29.23). In der postoperativen Röntgenkontrolle kann die anatomische Reposition dargestellt werden (◘ Abb. 29.24).

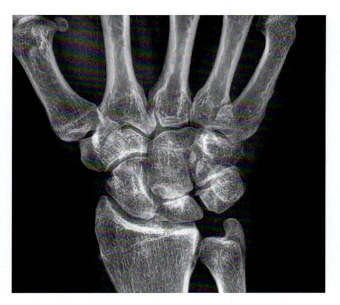

◘ **Abb. 29.19** Röntgenbild eines SLAC-Wrist Grad 3 mit deutlichen degenerativen Veränderungen lunokapital (subchondrale Sklerose, Gelenkspaltverschmälerung, subchondrale Zystenformation)

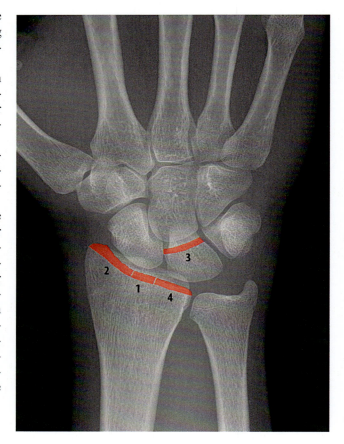

◘ **Abb. 29.20** Stadieneinteilung der Degenerationsfolge eines SLAC-Wrist

Karpale Instabilitäten

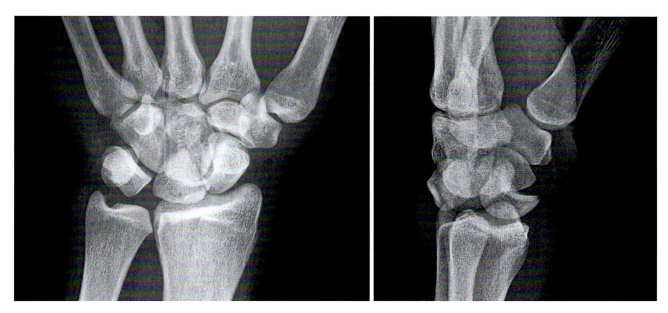

Abb. 29.21 Röntgenaufnahmen der perilunären Luxation

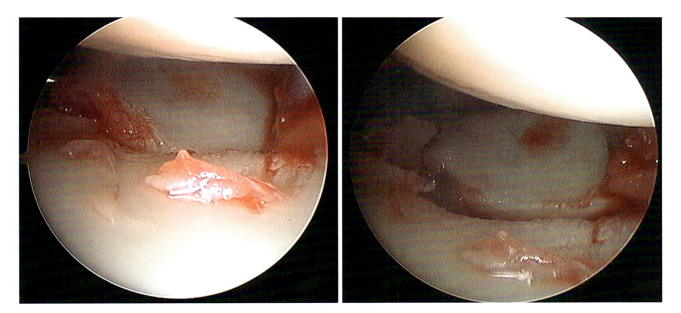

Abb. 29.22 Intraoperativer Situs mit skapholunärer Instabilität vor Reposition (links) und nach arthroskopisch assistierter Reposition (rechts)

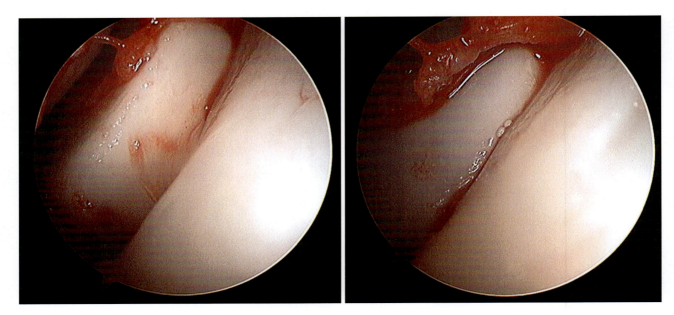

Abb. 29.23 Lunotriquetraler Gelenkspalt vor Reposition (links) und nach Reposition, Bandnaht und Kirschner-Drahtretention (rechts). Das anatomische Alignement kann direkt visualisiert und geprüft werden

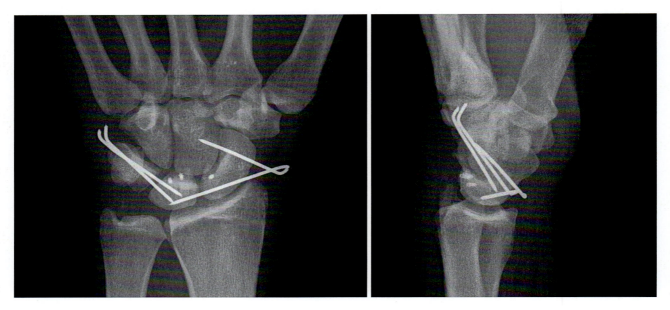

Abb. 29.24 Postoperative Röntgenbilder nach der Reposition, Bandrefixation und Kirschner-Drahttransfixation

Die Rolle der Arthroskopie spielt bei der Behandlung von perilunären Luxationsfrakturen eine eher untergeordnete Rolle; sie wird dafür herangezogen, die korrekte Ankerpositionen wie auch Repositionen zu überprüfen. Ebenso stellt die Arthroskopie eine Erweiterung der diagnostischen Möglichkeiten dar, die besonders zur Detektion von Kapselschäden wie auch Bandschäden und Interponaten sowie zur Erhebung des Knorpelstatus dient.

29.2 Zusammenfassung

Zusammenfassend kann festgehalten werden, dass die Entität der karpalen Instabilität ein sehr komplexes Thema ist. Momentan wird zwischen dissoziativen („carpal instability dissociative", CID) und nichtdissoziativen („carpal instability non-dissociative", CIND) Gefügestörungen unterschieden. Erstere Gruppe beinhaltet akute sowie chronische skapholunäre und lunotriquetrale Bandrupturen und perilunäre Verletzungen. Eine frühe Diagnostik ist für eine erfolgreiche Behandlung notwendig. Akute, komplette skapholunäre und lunotriquetrale Bandrupturen gehören frühzeitig operativ versorgt, da sich ansonsten über die Jahre eine Degeneration des Handgelenks (SLAC-Wrist, „scapholunate advanced collapse") entwickelt. Ältere, chronische dissoziative Bandverletzungen, die noch keine Handgelenkdegenerationen aufweisen, können mittels einer Bandplastik operativ versorgt werden. Hierfür wurden sehr viele unterschiedliche Methoden in der Literatur vorgeschlagen. Falls bereits eine Handgelenkarthrose eingetreten ist, können den Patienten bzw. Patientinnen lediglich Rettungsoperationen angeboten werden. Hierzu zählen die Handgelenkdenervierung zur Schmerzreduktion, die „proximal row carpectomy" (PCR), die Four-Corner Fusion (4-CF) oder die Handgelenkarthrodese.

Die nicht-dissoziativen Formen können oftmals mithilfe von konservativen Behandlungsmöglichkeiten therapiert werden. Einen sehr wichtigen Beitrag hierzu liefern ergotherapeutische Übungen, die darauf abzielen, das Handgelenk zu stabilisieren. Nur falls eine konservative Therapie fehlschlägt, sollte an eine operative Behandlung gedacht werden.

Literatur

Amer KM, Thomson JE, Vosbikian MM, Ahmed I (2020) Four-corner arthrodesis versus proximal row carpectomy for scapholunate advanced collapse: a systematic literature review and meta-analysis. Ann Plast Surg 85(6):699–703

Berger RA (1997) The ligaments of the wrist. A current overview of anatomy with considerations of their potential functions. Hand Clin 13(1):63–82

Brunelli GA, Brunelli GA (2003) Carpal instability with scapholunate dissociation treated using the flexor carpi radialis and scaphoid-trapezoid ligament repair: foundations, technique and results of preliminary series. Rev Chir Orthop Reparatrice Appar Mot 89(2):152–157

Garcia-Elias M (2008) The non-dissociative clunking wrist: a personal view. J Hand Surg Eur Vol 33(6):698–711

Garcia-Elias M, Lluch AL (2017) Wrist instabilities, misalignments, and dislocations. In: "Green's operative hand surgery". Elsevier, Philadelphia

Geissler WB (2013) Arthroscopic management of scapholunate instability. J Wrist Surg 2(2):129–135

Geissler WB, Freeland AE, Savoie FH, McIntyre LW, Whipple TL (1996) Intracarpal soft-tissue lesions associated with an intraarticular fracture of the distal end of the radius. J Bone Joint Surg Am 78(3):357–365

van de Grift TC, Ritt MJ (2016) Management of lunotriquetral instability: a review of the literature. J Hand Surg Eur Vol 41(1):72–85

Grunz JP, Gietzen CH, Grunz K, Bley T, Schmitt R (2021) Imaging of carpal instabilities. Röfo 193(2):139–150

Herzberg G (2013) Perilunate injuries, not dislocated (PLIND). J Wrist Surg 2(4):337–345

Hintringer W (2014) Karpale Instabilitäten, ligamenräre Rekonstruktionen, Teilarthrodesen. In: „Die Handchirurgie". Elsevier Urban & Fischer, München

Johnston HM (1907) Varying positions of the carpal bones in the different movements at the wrist: part II. J Anat Physiol 41(Pt 4):280–292

Kastenberger T, Kaiser P, Schmidle G, Schwendinger P, Gabl M, Arora R (2020) Arthroscopic assisted treatment of distal radius fractures and concomitant injuries. Arch Orthop Trauma Surg 140(5):623–638

Kay HF, Kang HP, Alluri R, Azad A, Ghiassi A (2020) Proximal row carpectomy versus 4-corner fusion: incidence, conversion to fusion, and cost. J Hand Surg Am 45(5):427–432

Krimmer H, Krapohl B, Sauerbier M, Hahn P (1997) Post-traumatic carpal collapse (SLAC- and SNAC-wrist) – stage classification and therapeutic possibilities. Handchir Mikrochir Plast Chir 29(5):228–233

Langer MF, Unglaub F, Breiter S, Ueberberg J, Wieskotter B, Oeckenpohler S (2019) Anatomy and pathobiomechanics of the scaphoid. Unfallchirurg 122(3):170–181

Larsen CF, Amadio PC, Gilula LA, Hodge JC (1995) Analysis of carpal instability: I. Description of the scheme. J Hand Surg Am 20(5):757–764

Lichtman DM, Schneider JR, Swafford AR, Mack GR (1981) Ulnar midcarpal instability-clinical and laboratory analysis. J Hand Surg Am 6(5):515–523

Mak WH, Szabo RM, Myo GK (2012) Assessment of volar radiocarpal ligaments: MR arthrographic and arthroscopic correlation. AJR Am J Roentgenol 198(2):423–427

Mayfield JK, Johnson RP, Kilcoyne RK (1980) Carpal dislocations: pathomechanics and progressive perilunar instability. J Hand Surg Am 5(3):226–241

Messina JC, Van Overstraeten L, Luchetti R, Fairplay T, Mathoulin CL (2013) The EWAS classification of scapholunate tears: an anatomical arthroscopic study. J Wrist Surg 2(2):105–109

Mulford JS, Ceulemans LJ, Nam D, Axelrod TS (2009) Proximal row carpectomy vs four corner fusion for scapholunate (Slac) or scaphoid nonunion advanced collapse (Snac) wrists: a systematic review of outcomes. J Hand Surg Eur Vol 34(2):256–263

Navarro A (1935) Anatomy and physiology of the carpus [in Spanish]. Imprenta Artistica de Dornaleche Hnos, Montevideo

Partecke B-D (2014) Denervierung des Handgelenks. In: „Die Handchirurgie". Elsevier Urban & Fischer, München

Peh WC, Gilula LA (1996) Normal disruption of carpal arcs. J Hand Surg Am 21(4):561–566

Quadlbauer S, Leixnering M, Rosenauer R, Jurkowitsch J, Hausner T, Pezzei C (2020) Palmar radioscapholunate arthrodesis with distal scaphoidectomy. Oper Orthop Traumatol 32(5):455–466

Radu CA, Schachner M, Trankle M, Germann G, Sauerbier M (2010) Functional results after wrist denervation. Handchir Mikrochir Plast Chir 42(5):279–286

Scalcione LR, Gimber LH, Ho AM, Johnston SS, Sheppard JE, Taljanovic MS (2014) Spectrum of carpal dislocations and fracture-dislocations: imaging and management. AJR Am J Roentgenol 203(3):541–550

Schmitt R, Froehner S, Coblenz G, Christopoulos G (2006) Carpal instability. Eur Radiol 16(10):2161–2178

Sulkers GS, Schep NW, Maas M, van der Horst CM, Goslings JC, Strackee SD (2014) The diagnostic accuracy of wrist cineradiography in diagnosing scapholunate dissociation. J Hand Surg Eur Vol 39(3):263–271

Van Nuffel M, Vanhees M, Maeckelbergh L, Degreef I, De Smet L (2020) Four-corner fusion versus proximal row carpectomy: a retrospective review with a minimal follow-up of 9 years. Acta Orthop Belg 86(1):146–150

Wagner ER, Werthel JD, Elhassan BT, Moran SL (2017) Proximal row carpectomy and 4-corner arthrodesis in patients younger than age 45 years. J Hand Surg Am 42(6):428–435

Wahed K, Deore S, Bhan K, Vinay S, Jayasinghe G, Dutta A et al (2020) Management of chronic scapholunate ligament injury. J Clin Orthop Trauma 11(4):529–536

Watson HK, Ryu J (1986) Evolution of arthritis of the wrist. Clin Orthop Relat Res 202:57–67

Wilhelm A (1967) 10. Denervation of the wrist. Langenbecks Arch Chir 319:478–481

Wilhelm A (2001) Denervation of the wrist. Tech Hand Up Extrem Surg 5(1):14–30

Wolfe SW, Garcia-Elias M, Kitay A (2012) Carpal instability nondissociative. J Am Acad Orthop Surg 20(9):575–585

Zelenski NA, Shin AY (2020) Management of nondissociative instability of the wrist. J Hand Surg Am 45(2):131–139

Ligamentäre Verletzungen der Fingergelenke und des Daumens

Sebastian Leixnering und Wolfgang Hintringer

Inhaltsverzeichnis

30.1 Fingergelenke – 688
30.1.1 Metakarpophalangealgelenk – 688
30.1.2 Proximales Interphalangealgelenk – 691
30.1.3 Distales Interphalangealgelenk – 695

30.2 Daumen – 695
30.2.1 Metakarpophalangealgelenk – 695
30.2.2 Interphalangealgelenk – 699

Literatur – 699

© Der/die Herausgeber bzw. der/die Autor(en), exklusiv lizenziert an Springer-Verlag GmbH, DE, ein Teil von Springer Nature 2024
C. K. Spies et al. (Hrsg.), *Expertenwissen Handchirurgie*, https://doi.org/10.1007/978-3-662-68413-9_30

30.1 Fingergelenke

Stürze auf den extendierten Finger sowie axiale Stauchungstraumata stellen den typischen Unfallmechanismus dar. Je nach einwirkenden Kräften resultieren hieraus die typischen Verletzungsmuster (◘ Abb. 30.1). Zu diesen zählen Rupturen der Kollateralbänder, Luxationen sowie Kapselverletzungen.

30.1.1 Metakarpophalangealgelenk

Verletzungen des Bandapparates der Metakarpophalangealgelenke (MP-Gelenke) sind, aufgrund der guten Einbindung in die Kette der Nachbargelenke, selten und werden oft nicht erkannt. Randständige Finger wie der Zeigefinger und der Kleinfinger sind durch die exponierte Lage am häufigsten betroffen.

Unbehandelte Bandverletzungen sind oft über 1 Jahr schmerzhaft. Bleibende Instabilitäten, vor allem des Zeige- und Kleinfingers, bedingen zumeist starke funktionelle Beeinträchtigungen.

■ **Relevante Anatomie**

Die MP-Gelenke sind im Gegensatz zum sehr straffen proximalen Interphalangealgelenk (PIP-Gelenk) in Streckstellung multidirektional beweglich. Das Gelenk stellt ein Kondylengelenk mit Kurvenradien höherer Ordnung dar und ist über die Ansteuerung der intrinsischen Muskulatur für die Feinmotorik und Positionierung der Finger verantwortlich. Erst in Beugung werden die Kollateralbänder über die nach palmar verbreiterten Kondylenrollen gezogen und gestrafft, wodurch es zu einer Verriegelung des Gelenks kommt. Dadurch wird das MP-Gelenk in eine sogenannte „closed packed position" gezogen, stabilisiert und für Grobgriffe vorbereitet.

Die Abduktions- und Adduktionsfähigkeit in den MP-Gelenken des Zeige-, Mittel-. Ring- und Kleinfingers werden umso geringer, je mehr der Finger in eine Flexion geführt wird. Der Bewegungsumfang ist hierbei von Finger zu Finger unterschiedlich, wobei der Zeigefinger den größten Spielraum von ca. 60° in der Transversalebene aufweist.

Das MP-Gelenk wird von Kollateralbändern zu beiden Seiten angesteuert, die einzelnen Bandanteile bestehen aus dem eigentlichen und akzessorischen Kollateralband.

1. Lig. collaterale accessorium ist sowohl in Beugung als auch in Flexion angespannt.
2. Lig collaterale radiale und ulnare sind in Extension entspannt, wodurch Abduktions- und Adduktionsbewegungen ermöglicht werden. Bei zunehmender Beugung werden die einzelnen Bandfasern angespannt und somit das Bewegungsspiel in der Koronarebene vermindert (Lutsky et al. 2014).

Diese beiden Bandanteile spannen sich zwischen Beugung und Streckung wechselweise an und erlauben in Streckstellung Abduktions- und Adduktionsbewegungen und in deren Kombination eine Zirkumduktionsbewegung.

Die Fibrocartilago palmaris verstärkt die palmare Gelenkkapsel und ist mit der Basis der Grundphalanx fest verwachsen. Als eine Art Labrum glenoidale vergrößert sie die Gelenkpfanne an der Basis des Grundglieds und stabilisiert so den Metakarpalekopf. Zudem

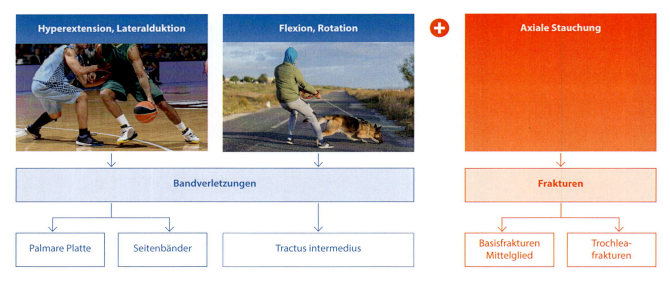

◘ **Abb. 30.1** Verletzungsmuster – einwirkende Kräfte (Basketball © Mariano Pozo Ruiz/▶ stock.adobe.com; Leine © rushay/▶ Stock.adobe.com)

Ligamentäre Verletzungen der Fingergelenke und des Daumens

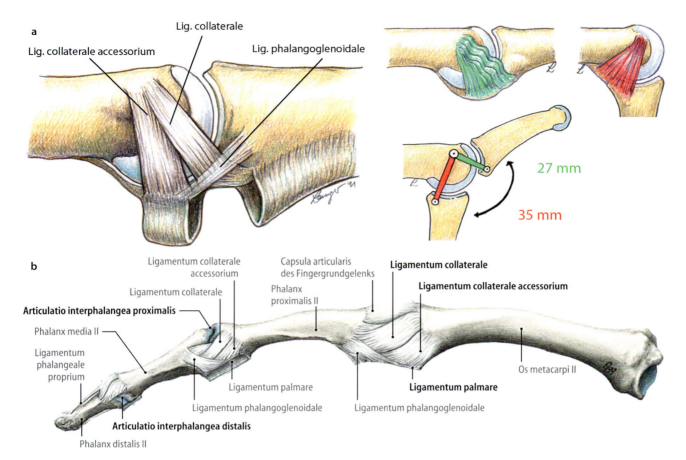

Abb. 30.2 Anatomie des Metakarpophalangealgelenks im Fingerbereich. **a** Anatomische Darstellung: Ansicht von lateral. Funktionelle Darstellung: **a1** Darstellung in Extension – Lig. collaterale ist entspannt; **a2** Darstellung in Flexion: Lig. collaterale angespannt; **a3** Veränderung der Seitenbandlänge bei Streckung und Beugung. **b** Ansicht von lateral: statische Gelenkstabilisatoren.

beteiligen sich ihre palmaren Anteile an der Bildung des fibrösen Anteils der Beugesehnenscheiden.

Die Fibrocartilago palmaris dient, zusammen mit den Lig. colllaterale accessorium, als Hyperextensionsschutz. In ihr können an allen Fingern doppelseitige Sesambeine eingewoben sein. Diese treten an Daumen und Kleinfinger fast regelmäßig auf (Abb. 30.2).

Diagnostik

Grundlage jeder Diagnostik und zielführenden Therapie stellt die Anamnese dar. Je nach einwirkenden Kräften und Gelenkstellung resultieren typische Verletzungsmuster.

Anamnestisch werden hier meistens Ulnar- oder Radialduktionsmomente bei gebeugten MP-Gelenken angegeben. Randständige Finger sind häufiger betroffen. Der Zeigefinger wird meistens nach radial, der Kleinfinger nach ulnar weggezogen.

Klinische Untersuchung

Die Bandüberprüfung am Grundgelenk muss immer in Beugestellung erfolgen, denn nur hier sind die Kollateralbänder angespannt, und Instabilitäten können aufgedeckt werden. Schwierig ist die Überprüfung bei mittelständigen Finger, da die randständigen Finger Lateralverschiebungen verhindern.

Neben Komplettrupturen können auch Teilrupturen der Kollateralbänder auftreten. Hierbei kommt es zu einer vermehrten Aufklappbarkeit der Gelenke mit einem endlagigen harten Anschlag. Aus diesem Grund ist es zwingend notwendig und erforderlich, die Untersuchung immer im Seitenvergleich durchzuführen.

Bildgebung

Die Bildgebung erfolgt primär mit Röntgenaufnahmen in 3 Ebenen, im anterior-posterior (a.-p.), seitlichen und schrägen Strahlengang. Hierbei muss das MP-Gelenk exakt zentral eingestellt werden. Dadurch können knöcherne Bandausrisse detektiert werden. Bei dislozierten knöchernen Fragmenten sollte eine erweiterte Diagnostik mittels CT erfolgen. Für die Darstellung isolierter Bandverletzungen und bei klinischen Verdacht ist ein MRT erforderlich. Insbesondere die Sonografie gewinnt bei der Diagnostik von Bandverletzungen immer mehr an Bedeutung. Hierdurch können Bänder dynamisch untersucht und ihre Stabilität überprüft werden.

■ **Verletzungen**

Läsionen der Kollateralbänder sind die häufigsten Verletzungen am MP-Gelenk an den randständigen Fingern. Am Kleinfinger ist es vor allem das radiale Kollateralband (typische Reitzügelverletzung, bei der der Finger bei eingehängten Reitzügel und gebeugtem Gelenk nach ulnar weggezogen wird). Beim Zeigefinger ist in gleicher Weise das radiale oder ulnare Kollateralband je nach einwirkender Kraft betroffen.

Die Seitenbänder können hier sowohl von der Basis des Grundgliedes als auch von deren Ursprung am Kopf des Mittelhandknochens abreißen.

■ **Konservative Therapie**

Bei undislozierten knöchernen Bandausrissen sowie bei rein ligamentären Bandverletzungen erfolgt eine konservative Therapie. Hierbei wird der Finger mit einem Buddy-Loop für 3 Wochen an den Nachbarfinger geschient.

Schmerzen bei unbehandelten Bandverletzungen können oft bis zu einem Jahr anhalten. Es sollte so früh wie möglich eine belastungsfreie Bewegungstherapie erfolgen, um Bewegungseinschränkungen zu verhindern. Zusätzlich muss der Patient hinsichtlich einer über Monate andauernden Schwellneigung aufgeklärt werden.

■ **Operative Therapie**

Die Indikation zur Operation muss sehr streng gestellt werden. Dislozierte knöcherne Bandausrisse müssen operativ reponiert und refixiert werden. Sind sie groß genug, können sie verschraubt werden (◘ Abb. 30.3). Kleine Fragmente sollten komplett reseziert werden, um anschließend das Band am Ausrissort mittels Fadenanker zu refixieren (Transossärerefixation oder Knochenanker, ◘ Abb. 30.4).

Die Reinsertion muss bei gebeugtem Gelenk durchgeführt werden, da ansonsten eine Strecksteife daraus resultieren kann.

Bei veralteten Rupturen kann in einem gewissen Zeitfenster (bis zu 8 Wochen) eine primäre Rekonstruktion angestrebt werden. Ist das Kollateralband nicht mehr aufpräparierbar, können auch lokale Bandplastiken mit Palmaris-longus-Sehnen notwendig sein. Dies ist vor allem bei gravierenden Instabilitäten des Zeigefingers nach ulnar mit Überkreuzung des Zeigefingers auf den Mittelfinger sinnvoll (Kang et al. 2007; Langer et al. 2015a, b; Lourie et al. 2006). Lokale Bandplastiken sollten in jedem Fall dem anatomischen Verlauf des Kollateralbandes folgen. Aus eigener Erfahrung wird die Rekonstruktion mittels Fadenanker empfohlen.

■ **Luxationen**

Luxationen der Fingergrundgelenke sind aufgrund ihrer besonders geschützten Lage und Stabilisierung durch den Kapsel-Band-Komplex selten. Es werden einfache inkomplette Subluxationen von komplexen, kompletten Luxationen unterschieden. In der Vielzahl der Fälle erfolgt die Luxation nach dorsal. Durch eine forcierte Hyperextension kommt es zu einer Ruptur der palmaren Platte an ihrer schwächsten Stelle im Bereich der proximalen Insertion.

Einfache Subluxation Bei einfachen Subluxationen kommt es im Gegensatz zur komplexen Luxation zu keiner Einklemmung der rupturierten palmaren Platte im Gelenk. Der Metakarpalekopf rutscht palmar unter der Basis des Grundglieds hindurch, und die palmare Platte liegt streckseitig auf diesem auf. Hierbei kommt es zu einer 60- bis 80-gradigen Hyperextension im MP-Gelenk.

Einfache Luxationen können in Lokalanästhesie reponiert werden. Hierbei sollte das Handgelenk gebeugt werden, um die Spannung der Beugesehnen zu reduzieren. Anschließend erfolgt Druck von dorsal, wodurch

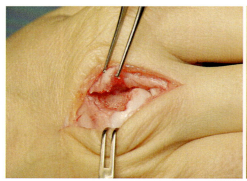 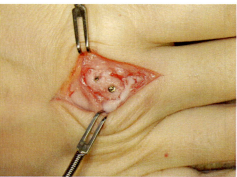

◘ **Abb. 30.3** Mittels Schraubenosteosynthese refixierter ulnarer knöcherner Seitenbandausriss am MCP 3 rechts

Ligamentäre Verletzungen der Fingergelenke und des Daumens

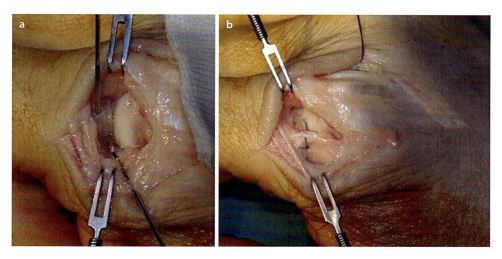

◻ **Abb. 30.4** Transossäre Refixation **a** Liegende Bohrdrähte zur Bildung des Bohrkanals. **b** Transossär refixiertes ulnares Kollateralband MCP 2 rechts

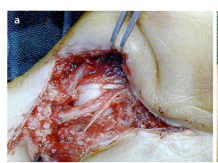 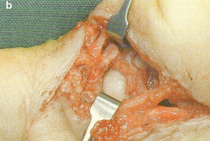 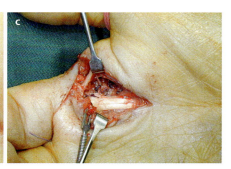

◻ **Abb. 30.5** Komplexe dorsale Luxation MCP 2 rechts **a** Eingeschlagene palmare Platte bei dorsaler Luxation am MCP 2. **b** Reponiertes Gelenk mit zurückgezogener rupturierter palmarer Platte. **c** Reponiertes und stabilisiertes MCP 2 mit Naht der palmaren Platte und des Ringband A2

die Reposition gelingt. Dies muss mit Sorgfalt durchgeführt werden, da es hierbei auch zur einer Einklemmung der palmaren Platte im Gelenk kommen kann und so eine einfache in eine komplexe Luxation überführt werden kann.

Komplexe Luxationen Bei kompletten, komplexen Luxationen kommt es zu einer Interposition der palmaren Platte im MP-Gelenk. Klinisch zeigt sich dies durch eine leichte Extension im MP-Gelenk mit einem vollkommenen Flexionsverlust.

Komplexe Luxationen lassen sich nicht geschlossen reponieren und müssen operativ versorgt werden. Hierbei müssen die Beugesehne und das Ringband A1 gelöst werden, um die palmare Platte wie eine Haube wieder über den Kopf in ihre korrekte Lage zurückziehen zu können (◻ Abb. 30.5).

Postoperativ erfolgt die Anlage einer Verbandanordnung in Intrinsic-Plus-Stellung mit Buddy Loop für 4 Wochen.

30.1.2 Proximales Interphalangealgelenk

Das proximale Interphalangealgelenk (PIP-Gelenk) ist das am häufigsten verletzte Gelenk der Hand. Je nach Pathomechanismus variiert das Verletzungsmuster von einfachen Kapsel-Band-Verletzungen bis hin zu komplexen Frakturen.

Relevante Anatomie

Das PIP-Gelenk wird von einem straffen Kapsel-Band-Apparat gegen seitliche Kräfte und Überstreckung geschützt. Dies wurde von Eaton erstmalig unter dem Begriff PIP-Box beschrieben (Eaton und Littler 1976), die von folgenden Strukturen gebildet wird:
- palmare Platte,
- eigentliches Seitenband,
- akzessorisches Seitenband.

Eigentliches Kollateralband

Der Ursprung des eigentliches Kollateralbandes liegt sehr weit dorsal an der Trochlea. Von hier zieht es trapezförmig nach distal zum palmaren Basisdrittel des Mittelglieds und besteht aus einem sich überkreuzenden oberflächlichen und tiefen Faserbündel. Hierbei sind die oberflächlichen Fasern bei Streckung entspannt und bei Beugung gespannt. Im Gegensatz dazu sind die tiefen Fasern bei Streckung gespannt und in Beugung entspannt (Abb. 30.6).

Akzessorisches Kollateralband und palmare Platte

Das eigentliche, akzessorische Kollateralband und die palmare Platte bilden eine funktionelle Einheit und setzen gemeinsam mit verstärkten Faserzügen an den lateralen Ecken der Mittelgliedbasen, den sogenannten „critical corners" an (Bowers 1986). Palmare Platte und akzessorisches Kollateralband schützen zusammen als sogenannte PIP-Box das Gelenk gegen Überstreckung. Die von proximal, hosenträgerartig, in die palmare Platte einstrahlende „Checkrein-Ligaments" sind ein weiterer zusätzlicher Überstreckungsschutz (Schmidt und Lanz 2013) (Abb. 30.6).

Pathomechanik – „SCHEMA"

Bei Überstreckung des Gelenks rupturiert die palmare Platte zuerst distal im Bereich der zentralen lockeren Insertion. Erst später reißen auch die „critical corners". Es kommt dabei zu einer Dissoziation zwischen eigentlichem und akzessorischem Kollateralband. Die Seitenbänder bleiben aber intakt, wobei der palmare Plattenausriss entweder ligamentär oder knöchern sein kann. Die Knochenstücke können klein oder größer sein, manchmal auch disloziert oder verdreht. Im Falle einer Krafteinwirkung von lateral mit einer zusätzlichen Adduktionsbewegung (Lateraladduktionsmomentes) rupturiert zusätzlich ein Seitenband. Bei gebeugtem Gelenk und Rotationsmomenten kann es neben der Ruptur des Seitenbandes zusätzlich zu einem Splitting oder auch seltener zum kompletten Abriss des Tractus intermedius mit Verrenkung des Gelenks nach palmar kommen.

Klinische Prüfung

Die klinische Untersuchung des Gelenks umfasst die Prüfung der Seitenbandstabilität und Überstreckbarkeit. Falls das Gelenk nach palmar subluxiert, muss auch nach der Reposition geprüft werden, ob der Finger in Streckstellung gehalten werden kann. Im Bereich der Fingermittelgelenke muss die Prüfung der Seitenbandstabilität in 30° Beugestellung erfolgen (Merrell und Slade 2011).

Bildgebung

Exakt eingestellte Röntgenaufnahmen a.–p. und seitlich zeigen die genaue Lage der knöchernen Bandausrisse. Bei Verdacht auf Frakturen sind Drehaufnahmen von 45° oder CT-Aufnahmen erforderlich.

Verletzungen

Eaton klassifizierte die singuläre Verletzung der palmaren Platte in 4 Grade: (Eaton und Littler 1976):
- Grad 1: Ruptur der palmaren Platte ohne Fraktur und Luxation
- Grad 2: Ruptur der palmaren Platte mit dorsaler Luxation ohne Fraktur
- Grad 3: Ruptur der palmaren Platte mit Luxationsfraktur (< 40 % des Gelenkdurchmessers)
- Grad 4: Ruptur der palmaren Platte mit Luxationsfraktur (> 40 % des Gelenkdurchmessers)

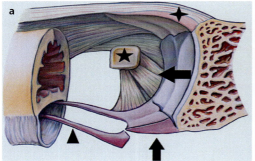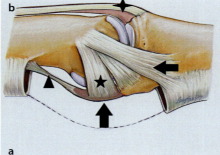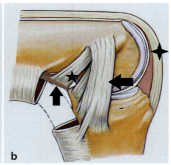

Abb. 30.6 a Mittelgelenk mit reseziertem Grundgliedkopf. b Mittelgelenk in Streckung und Beugung: palmare Platte (Pfeil nach oben); Zügelbänder (Dreieck); Seitenband (Pfeil nach links); knöcherner Ursprung mit Seitenband und akzessorischem Seitenband (Stern); Mittelzügel (Kreuz). (© Prof. Dr. M. Langer mit freundl. Genehmigung, alle Rechte vorbehalten)

Eine bessere Einteilung unter Berücksichtigung aller anatomischer Strukturen bildet die Klassifikation nach Hintringer und Leixnering:
- Typ 1: Isoliertes Überstreckungstrauma: rein ligamentäre Verletzungen mit Abriss der palmaren Platte (nur Überstreckbar oder zur Streckseite luxiert)
- Typ 2: Überstreckungstrauma und Lateraladduktionstrauma: rein ligamentäre Verletzung mit Abriss der palmaren Platte und zusätzlicher Seitenbandläsion (überstreckbar und seitlich aufklappbar)
- Typ 3: Überstreckungstrauma mit knöchernem Abriss der palmaren Platte ohne Dislokation
- Typ 4: Überstreckungstrauma, Lateraladduktionstrauma mit knöchernem disloziertem Abriss der palmaren Platte
- Typ 5: Luxation nach palmar – ligamentärer oder knöcherner Seitenbandabriss mit Ruptur oder Teilruptur des Tractus intermedius.

Übersehene und chronifizierte sowie falsch behandelte Verletzungen des PIP-Gelenks, insbesondere der palmaren Platte, können zu einer Schwanenhalsdeformität führen. Hierbei kommt es aufgrund der verletzten palmaren Platte zu einer Hyperextension im PIP-Gelenk mit kompensatorischer Flexion im DIP-Gelenk. Bei Vorliegen einer solchen Fehlstellung muss primär ein Ungleichgewicht der intrinsischen Streckaponeurose ausgeschlossen werden, da dies auch ursächlich dafür verantwortlich sein kann. Durch Stabilisierung des Mittelgelenks in Neutralstellung können anhand der aktiven Endgelenkstreckung diese Läsionsarten differenziert werden. Ist die aktive Streckung im Endgelenk möglich, handelt es sich am ehesten um eine Insuffizienz der palmaren Platte. Ist im Gegenzug die aktive Streckung im Endgelenk trotz Stabilisierung im Mittelgelenk nicht möglich, besteht in der Regel ein intrinsisches Ungleichgewicht der Streckaponeurose (Merrell und Slade 2011). Sollte die palmare Platte insuffizient sein, kann die Refixation beziehungsweise Raffung dieser Struktur erfolgen. Ankernähte können situationsbedingt gewählt werden. Eine Ruhigstellung in Mittelgelenkstreckung von 0° über 3 Wochen sollte erfolgen. Danach schließt sich die funktionelle, belastungsfreie Handtherapie mit Schienung an den Nachbarfinger für weitere 5 Wochen an. Ist bei chronischen Läsionen eine Rekonstruktion der palmaren Platte nicht mehr möglich, so ist die dynamische Tenodese mit einem Seitenzügel der Streckaponeurose zu empfehlen (Merrell und Slade 2011; Borisch und Haubmann 2011).

■ **Konservative Therapie**

95 % aller Kapsel-Band-Verletzungen am PIP-Gelenk werden konservativ behandelt (Typ 1 bis Typ 3, Typ 5). Das gleichzeitige Erreichen der Streckfähigkeit und Verhindern einer Beugekontraktur muss das Ziel sein. Es erfolgt eine statische Behandlung mittels PIP-Stack-Schiene oder thermoplastischer Schiene für 3 Wochen unter Freilassung des distalen Interphalangealgelenks (DIP-Gelenks) (◘ Abb. 30.7). Es muss eine exakte Aufklärung der Patienten über eine möglicherweise lange Schwellungsneigung und eine eventuelle Schmerzhaftigkeit des Gelenks erfolgen.

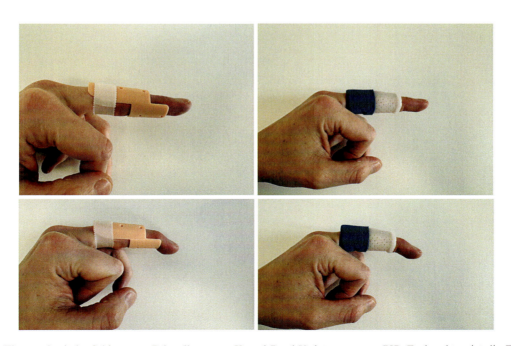

◘ **Abb. 30.7** Thermoplastische Schiene zur Behandlung von Kapsel-Band-Verletzungen am PIP. Zu beachten ist die Freilassung des DIP-Gelenks zur Prophylaxe von Bewegungseinschränkungen am DIP

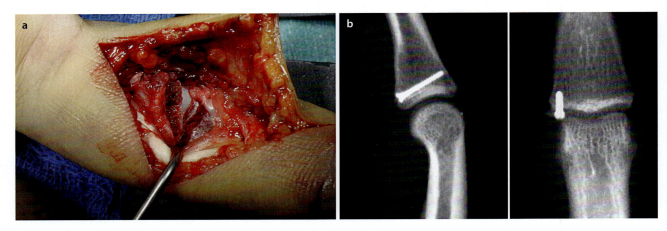

Abb. 30.8 Knöcherner Ausriss der palmaren Platte am PIP 3-Gelenk rechts. **a** Knöcherner dislozierter Abriss der palmaren Platte. **b** Röntgen nach offener Reposition und Stabilisation mittels Schraubenosteosynthese

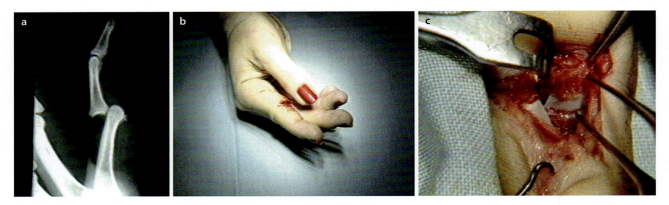

Abb. 30.9 Offene dorsale Luxation des PIP-Gelenk am Zeigefinger rechts. **a** Röntgenbefund: dorsale Luxation des Zeigefingermittelglieds. **b** Klinischer Befund mit palmarer Riss-Quetsch-Wunde am PIP-Gelenk. **c** Intraoperative Befund: Lösen der eingeschlagenen palmaren Platte, um eine Reposition zu ermöglichen

Operative Therapie

Operationsindikationen bilden:

- Große verdrehte Basisfragmente (mechanische Behinderung vor allem in der Beugung). Verkippte und rotierte große Fragmente werden über einen Bruner-Zugang nach Durchtrennung des Ringbandes A3 und Luxation der Beugesehnen zurecht gedreht und entweder an den Kapselecken mit Vicrylnähten refixiert oder, falls groß genug, auch verschraubt (Abb. 30.8).
- Dislozierte knöcherne Tractusabrisse oder Kollateralbandabrisse.
- Streckseitiger Zugang und Refixierung des Tractus transossär oder mit Krallenplatten. Kollateralbandausrisse werden mit Fadenankern refixiert.
- Bleibende Subluxation nach Reposition (Zeichen einer Band- oder Kapselinterposition). Abhängig von der Richtung der Subluxation erfolgt der operative Zugang entweder von palmar oder von dorsal. Das Interponat wird gelöst und die Subluxation beseitigt. Sollte danach die reponierte Stellung nur in Beugung gehalten werden können, so muss ein Antiluxationsblockingdraht intramedullär in das Grundglied eingebracht werden. Alternativ kann aber auch eine thermoplastische Schiene mit bis zu 30° Beugung im PIP-Gelenk in Erwägung gezogen werden, wobei die Beugung wöchentlich um 10° reduziert werden kann.
- Überstreckbarkeit nach Trauma mit fixiertem Schwanenhals (hyperlaxe benachbarte Gelenke): Refixation der palmaren Platte mit Fadenanker.

Offene Luxationen dürfen nicht sofort reponiert werden. Es müssen zuerst die meist sehr stark verschmutzen Gelenkflächen außerhalb des Gelenks gereinigt werden. Erst dann darf die Reposition erfolgen (Abb. 30.9).

Bei knöchernen Seitenbandausrissen kann bei ausreichender Größe des Fragments eine operative Versorgung mittels Schraubenosteosynthese oder Hakenplatten durchgeführt werden. Postoperativ erfolgt eine Ruhigstellung für 3 Wochen mittels thermoplastischer PIP-Schiene. Anschließend sofortiger Beginn mit einer intensiven aktiven Handtherapie.

Ligamentäre Verletzungen der Fingergelenke und des Daumens

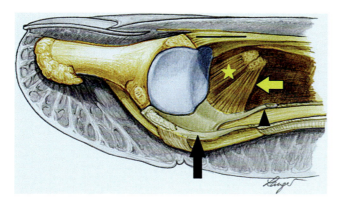

◘ **Abb. 30.10** Endgelenk mit Darstellung des distalen Gelenkpartners und des Kapsel-Band-Apparats: palmare Platte (Pfeil nach oben); Zügelbänder (Dreieck); Seitenband (Stern); akzessorisches Seitenband (Pfeil nach links); Pars terminalis der Streckaponeurose (Strich). (© Prof. Dr. M. Langer mit freundl. Genehmigung, alle Rechte vorbehalten)

30.1.3 Distales Interphalangealgelenk

Kapsel-Band-Läsionen im Bereich des distalen Interphalangealgelenks (DIP-Gelenk) sind wesentlich seltener als Sehnenverletzungen im Bereich des Endgelenks (Merrell und Slade 2011). Bei der Vielzahl der Verletzungen handelt es sich um Luxationen im Rahmen von sportlichen Aktivitäten (Morisawa et al. 2006).

■ **Relevante Anatomie**

Der anatomische und biomechanische Aufbau des DIP-Gelenks ist exakt identisch mit dem des proximalen Interphalangealgelenks. Das Gelenk wird radial und ulnar von einem Kollateralband stabilisiert, und die palmare Platte wird von der tiefen Beugesehne verstärkt (◘ Abb. 30.10).

■ **Diagnostik**

Die Diagnostik erfolgt nach denselben Prinzipien wie beim PIP-Gelenk. Eine nativ-radiologische Kontrolle ist obligat, um knöcherne Sehnenverletzungen ausschließen zu können.

■ **Verletzungen**

Die häufigste und dennoch seltene Verletzung des DIP-Gelenks ist die dorsale Luxation (◘ Abb. 30.11).

Eine chirurgische Intervention ist nur bei frustranem Repositionsversuch angezeigt. Hierbei verhindert meist die eingeschlagene palmare Platte die Reposition (Borisch und Haubmann 2011). Ebenso kann es sehr selten zu einer Verhakung der Kondylen des Mittelkopfes unter die tiefen Beugesehne kommen (Ghobadi und Anapolle 1994). Die operative Revision erfolgt über eine palmare Inzision nach Bruner. Anschließend ist eine Ruhigstellung in Streckstellung für 6 Wochen angezeigt.

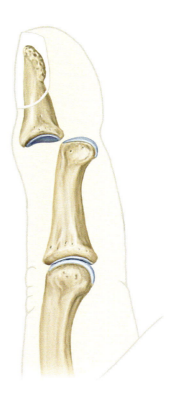

◘ **Abb. 30.11** Komplette dorsale Luxation des Zeigefingerendglieds

Palmare Luxationen reponieren sich meistens von selbst, sind jedoch von der hohen Gefahr der subkutanen Strecksehnenruptur begleitet. Dementsprechend ist eine längere Ruhigstellungsdauer von 8 Wochen als Tag- und-Nacht-Schiene erforderlich. Danach erfolgt eine weitere Ruhigstellung für 8 Wochen mittels Nachtlagerungsschiene (Merrell und Slade 2011).

30.2 Daumen

Aufgrund seiner komplett eigenständigen Anatomie muss der Daumen als zweigliedriger Finger gesondert betrachtet werden. In 45 % der Fälle ist der Daumen bei Verletzungen der Hand beteiligt (Martín-Ferrero et al. 2013).

30.2.1 Metakarpophalangealgelenk

Das MP-Gelenk des Daumens ist so wie die MP-Gelenke der übrigen Finger ein Kondylengelenk mit einem großen Bewegungsumfang. Das Gelenk ist in Streckstellung rotationsfähig und wird erst in maximaler Beugung seitenbandstabil. Dazu trägt das eigentliche Kollateralband durch den Cam-Effekt bei. Dieser beschreibt die Änderung der Bandlänge in Abhängigkeit der Beziehung zur festen Gelenkachse. Hierbei kommt

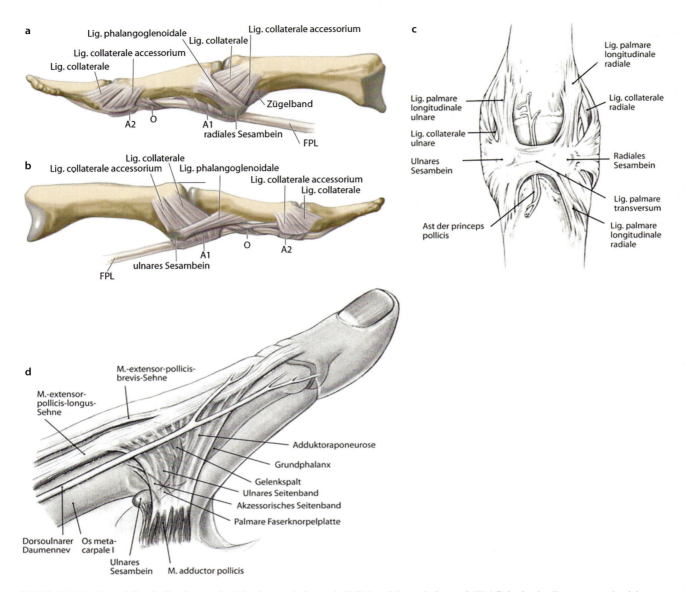

Abb. 30.12 Kapsel-Bands-Strukturen des Metakarpophalangeal- (MP-) und Interphalangeal-(IP-)Gelenks des Daumens. **a** Ansicht von radial, **b** Ansicht von ulnar, **c** Ansicht von palmar, **d** Ansicht von ulnodorsal

es durch die anatomische Bauweise des Metakarpalekopfes, ähnlicher einer Nocke (englisch „cam") bei Flexion zu einer Umwandlung einer Drehbewegung in eine kurze Längsbewegung und somit zu einer Anspannung des Seitenbandes. Das akzessorische Kollateralband und die palmare Platte sichern das Gelenk gegen Überstreckung. In die palmare Platte sind die beiden Sesambeine integriert. An diesen inserieren die akzessorischen Seitenbänder mit ihren metakarposesamoidalen Anteilen, das Lig. phalangoglenoidale und die Lamina intertendinea. Diese stabilisieren den Daumen in den verschiedensten Stellungen und limitieren passiv eine Überstreckung. Der Kopf des 1. Mittelhandknochens ist sehr variabel in der Form und bedingt gänzlich verschiedene Bewegungsumfänge bei verschiedenen Individuen (Shaw und Morris 1992) (◉ Abb. 30.12).

Diagnostik

Die Überprüfung der Bandstabilität muss in Beugestellung erfolgen. Eine Aufklappbarkeit von über 30° oder mehr als 15° im Vergleich zur Gegenseite sind ein Zeichen einer kompletten Bandruptur (Malik et al. 2009) (◉ Abb. 30.13). Eines der wichtigsten Zeichen ist ein fehlender Anschlag während eines radialen oder ulnaren Stresstests (Ritting et al. 2010).

Eine Standardröntgendiagnostik ist obligat und sollte immer durchgeführt werden. Kann eine knöcherne Verletzung ausgeschlossen werden, folgt eine gehaltene Aufnahme im Seitenvergleich. Alternativ können mit einem hochfrequenten Sonografieschallkopf die Ruptur und die eventuelle Subluxation über die Adduktoraponeurose sehr gut dargestellt werden (Stener-Läsion)

Auch mit der Magnetresonanztomografie (MRT) können Seitenbandrupturen und Stener-Läsionen sehr gut diagnostiziert werden.

Verletzungen

Akute ulnare Daumenseitenbandruptur Die akute Daumenseitenband ist eine häufige Verletzung und tritt typischerweise beim Skifahren auf. Die Verletzung des ulnaren Daumenseitenbands ist 10-mal häufiger als die des radialen (Moberg und Stener 1953). Eine plötzliche forcierte Radialabduktion führt zu einem massiven Stress auf das ulnare Seitenband und resultierend zu einer Ruptur desselben. Typischerweise kommt es zu einem distalen Ausriss (Moberg und Stener 1953). Die Patienten klagen über massive Druckempfindlichkeit und haben häufig eine Hämatomverfärbung im Bereich des ulnaren Daumengrundgelenks.

Bei distalen Ausrissen des ulnaren Daumenseitenbandes kann es zu einer Stener-Läsion kommen (Stener 1962). Hierbei wird das distal gerissene Seitenband von der Adduktoraponeurose bei der Reposition nach proximal umgeschlagen und kann somit nicht mehr an seine Insertionsstelle zurückschlüpfen (Abb. 30.14). Aus diesem Grund kann es unabhängig von der Dauer der Ruhigstellung bei vorliegender Stener-Läsion zu keiner suffizienten Heilung kommen, wodurch eine bleibenden Instabilität resultiert (Stener 1962).

Reißt das Seitenband proximal aus, bleibt es an Ort und Stelle liegen und kann bei korrekter konservativer Therapie wieder gänzlich einheilen. Wird es aber primär nicht diagnostiziert, ist aufgrund der ausgebliebenen Schienentherapie eine bleibende Instabilität zu erwarten. Diese muss dann operativ durch Reinsertion des radialen Bandes mit einem Fadenanker behoben werden.

Konservative Therapie Eine konservative Therapie ist nur nach Ausschluss einer Stener-Läsion möglich. Hierbei erfolgt die Ruhigstellung mittels einer thermoplastischen Schiene mit Daumeneinschluss unter Freilassung des IP-Gelenks für 6 Wochen.

Operative Therapie Eine operative Therapie ist bei nachgewiesenen Stener-Läsionen angezeigt. Der Zugang erfolgt mit einem schräg gestelltem Schnitt über dem MP-Gelenk. Der Ramus superficialis des N. radialis ist absolut zu schonen. Die Adduktoraponeurose wird dargestellt. Das herausgeschlagene Seitenband ist oft proximal der Adduktoraponeurose sichtbar.

Die Adduktoraponeurose wird längs gespalten, und das Seitenband kann an seine Insertionsstelle an der palmaren Basis des Grundgliedes zurückgeschlagen werden. Dort wird es mit einem Fadenanker refixiert. Knöcherne Abrisse können, sofern sie groß genug sind, verschraubt werden. Kleine Fragmente können auch entfernt und das Band kann zentral in den Defekt an seinen anatomischen Insertionsort reinseriert werden. Gelegentlich kommt es auch zu proximalen Abrissen am Kopf des 1. Mittelhandknochens. Dementsprechend muss die Reinsertion proximal erfolgen. Die Adduktoraponeurose wird rückvernäht. Postoperativ erfolgt eine Ruhigstellung mit einer thermoplastischen kurzen

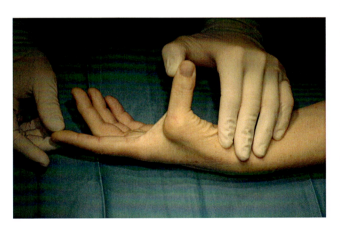

Abb. 30.13 Klinisches Bild einer kompletten Ruptur des ulnaren Daumenseitenbandes

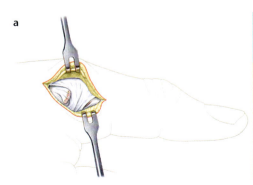 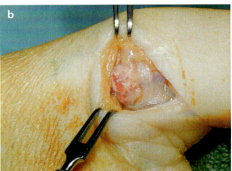

Abb. 30.14 Stener-Läsion: **a** Schematische Darstellung. **b** Intraoperativer Befund

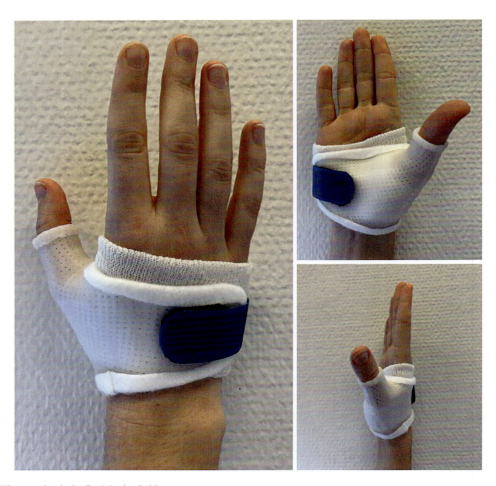

◘ Abb. 30.15 Thermoplastische St.-Moritz-Schiene

Handschiene mit Daumeneinschluss bis zum IP-Gelenk für 5 Wochen (◘ Abb. 30.15).

Akute Verletzungen des radialen Kollateralbandes Radiale Daumenseitenbandrupturen sind wesentlich seltener als ulnare, dennoch müssen diese mit derselben Sorgfalt versorgt werden. Bis jetzt galt eigentlich, da hier keine Stener-Läsion stattfindet, eine konservative Therapie als ausreichend. Wir empfehlen jedoch auch hier die operative Versorgung, falls eine höhergradige Instabilität vorhanden sein sollte. Hierbei gilt dasselbe Therapieregime wie bei der ulnaren Daumenseitenbandruptur.

Der Zugang erfolgt radialseitig. Nach Darstellung des radialen-dorsalen Hautnervs wird dieser zur Seite gehalten und anschließend die Abduktorsehne längs gesplittet oder nach palmar weggehalten. Das weitere Vorgehen ist identisch mit der Versorgung ulnarer Kollateralbandverletzungen.

Chronische Instabilitäten am Metakarpophalangealgelenk des Daumens Insuffizient versorgte oder übersehene Rupturen des ulnaren Kollateralbandes führen zu einer chronischen Instabilität des Daumengrundgelenks. Meistens sind vorhandene Bandanteile, die aufpräpariert werden, für eine Versorgung ausreichend. Nur in wenigen Fällen ist eine operative Rekonstruktion mittels autologer Sehne erforderlich. Es ist darauf zu achten, dass keinerlei Arthrose vorliegt. Ansonsten ist die Arthrodese des Gelenks die bessere Wahl.

Der Zugang wird in derselben Art und Weise wie bei akuten Rupturen durchgeführt. Die Reinsertion erfolgt mittels Fadenanker nach Anfrischen der Insertionsstelle.

Bei notwendiger Bandplastik werden Bohrkanäle durch die Basis des Daumengrundgliedes sowie des Mittelhandknochens gesetzt. Es wird eine Palmarissehne entnommen und mit dem Skalpell auf eine Dicke von 2 mm ausgedünnt. Das Sehnentransplantat wird nun durch die Kanäle hindurchgezogen und durch Einzelknopfnähte mit sich selbst vernäht und gesichert.

Postoperativ erfolgt die Ruhigstellung mit einer thermoplastischen Schiene für 5 Wochen. In Ausnahmefällen kann das MP-Gelenk auch temporär mit einem transfixierenden Draht in Position gehalten werden.

30.2.2 Interphalangealgelenk

Verletzungen des Daumenenglieds sind eine Seltenheit. Dennoch können diese auftreten. In den meisten Fällen kommt es dann zu einer dorsalen oder lateralen Luxation in Kombination mit einer offenen Verletzung. Meistens können diese Verletzungen einfach unter Setzen einer Lokalanästhesie reponiert werden. Anschließend erfolgt eine Ruhigstellung mittels thermoplastischer Schiene für 3 Wochen (Shah et al. 2010).

Literatur

Bindra RR, Foster BJ (2009) Management of proximal interphalangeal joint dislocations in athletes. Hand Clin 25(3):423–435. https://doi.org/10.1016/j.hcl.2009.05.008

Borisch N, Haubmann P (2011) Littler tenodesis for correction of swan neck deformity in rheumatoid arthritis. Oper Orthop Traumatol 23(3):232–240. https://doi.org/10.1007/s00064-011-0028-8

Bowers WH (1986) Sprains and joint injuries in the hand. Hand Clin 2(1):93–98

Dinowitz M, Trumble T, Hanel D, Vedder NB, Gilbert M (1997) Failure of cast immobilization for thumb ulnar collateral ligament avulsion fractures. J Hand Surg 22(6):1057–1063. https://doi.org/10.1016/S0363-5023(97)80049-4

Eaton RG, Littler JW (1976) Joint injuries and their sequelae. Clin Plast Surg 3(1):85–98

Ghobadi F, Anapolle DM (1994) Irreducible distal interphalangeal joint dislocation of the finger: a new cause. J Hand Surg 19(2):196–198. https://doi.org/10.1016/0363-5023(94)90004-3

Kang L, Rosen A, Potter HG, Weiland AJ (2007) Rupture of the radial collateral ligament of the index metacarpophalangeal joint: diagnosis and surgical treatment. J Hand Surg 32(6):789–794. https://doi.org/10.1016/j.jhsa.2007.04.008

Langer MF, Hermann K, Oeckenpöhler S, Wieskötter B (2015a) Ulnare Kollateralbandplastik des Daumengrundgelenks bei chronischer Instabilität. Oper Orthop Traumatol 27(5):380–393. https://doi.org/10.1007/s00064-015-0413-9

Langer MF, Wieskötter B, Herrmann K, Oeckenpöhler S (2015b) Ligament reconstruction for trapeziometacarpal joint instability. Oper Orthop Traumatol 27(5):414–426. https://doi.org/10.1007/s00064-015-0418-4

Lourie GM, Gaston RG, Freeland AE (2006) Collateral ligament injuries of the metacarpophalangeal joints of the fingers. Hand Clin 22(3):357–364, viii. https://doi.org/10.1016/j.hcl.2006.03.005

Lutsky K, Matzon J, Walinchus L, Ross DA, Beredjiklian P (2014) Collateral ligament laxity of the finger metacarpophalangeal joints: an in vivo study. J Hand Surg 39(6):1088–1093. https://doi.org/10.1016/j.jhsa.2014.02.033

Malik A, Morris T, Chou D, Sorene E, Taylor E (2009) Clinical testing of ulnar collateral ligament injuries of the thumb. J Hand Surg Eur 34:363–366. https://doi.org/10.1177/1753193408100957

Martín-Ferrero MA, de Pedro JA, Fernandes CH et al (2013) Acute finger injuries. In: Chick G (Hrsg) Acute and chronic finger injuries in ball sports, Sports and traumatology. Springer, Berlin, S 175–484. https://doi.org/10.1007/978-2-8178-0382-1_7

Merrell G, Slade JF (2011) Dislocations and ligament injuries in the digits. In: Green's operative hand surgery, 6. Aufl. Elsevier, S 291–332, 1600 John F. Kennedy Blvd. Ste 1800 Philadelphia, PA 19103–2899

Moberg E, Stener B (1953) Injuries to the ligaments of the thumb and fingers; diagnosis, treatment and prognosis. Acta Chir Scand 106(2–3):166–186

Morisawa Y, Ikegami H, Izumida R (2006) Irreducible palmar dislocation of the distal interphalangeal joint. J Hand Surg Edinb Scotl 31(3):296–297. https://doi.org/10.1016/j.jhsb.2005.12.016

Ritting AW, Baldwin PC, Rodner CM (2010) Ulnar collateral ligament injury of the thumb metacarpophalangeal joint. Clin J Sport Med Off J Can Acad Sport Med 20(2):106–112. https://doi.org/10.1097/JSM.0b013e3181d23710

Schmidt HM, Lanz U (2013) Chirurgische Anatomie der Hand, 2. Aufl. Thieme Stuttgart. https://doi.org/10.1055/b-002-13404

Shah SR, Bindra R, Griffin JW (2010) Irreducible dislocation of the thumb interphalangeal joint with digital nerve interposition: case report. J Hand Surg 35(3):422–424. https://doi.org/10.1016/j.jhsa.2009.11.017

Shaw SJ, Morris MA (1992) The range of motion of the metacarpophalangeal joint of the thumb and its relationship to injury. J Hand Surg Edinb Scotl 17(2):164–166. https://doi.org/10.1016/0266-7681(92)90080-l

Stener B (1962) Displacement of the ruptured ulnar collateral ligament of the metacarpo-phalangeal joint of the thumb. J Bone Joint Surg (Br) 44-B(4):869–879. https://doi.org/10.1302/0301-620X.44B4.869

Wong JC, Lutsky KF, Beredjiklian PK (2014) Outcomes after repair of subacute-to-chronic grade III metacarpophalangeal joint collateral ligament injuries in fingers are suboptimal. Hand N Y N 9(3):322–328. https://doi.org/10.1007/s11552-013-9588-4

Komplexe Hand- und Amputationsverletzungen

Nils Baas

Inhaltsverzeichnis

31.1 Krankheitsbilder – 703
31.1.1 Definition der komplexen Handverletzung – 703

31.2 Ätiologie/Hintergrund – 703

31.3 Taktisch relevante Anatomie und Physiologie – 703

31.4 Diagnostik – 705

31.5 Indikation zur Replantation – 706

31.6 Präoperative Therapie – 707

31.7 Operative Therapie – 707
31.7.1 Voraussetzungen – 707
31.7.2 Versorgungsstrategie – 708
31.7.3 Débridement – 708
31.7.4 Etablierung übungsstabiler Osteosynthesen – 709
31.7.5 Rekonstruktion der Beugesehnen – 710
31.7.6 Rekonstruktion der Arterien – 711
31.7.7 Rekonstruktion der Nerven – 711
31.7.8 Rekonstruktion der Muskulatur – 712
31.7.9 Rekonstruktion der Strecksehnen – 712
31.7.10 Rekonstruktion der Venen – 712
31.7.11 Rekonstruktion des Weichteilmantels – 713
31.7.12 Damage Control – 714

© Der/die Herausgeber bzw. der/die Autor(en), exklusiv lizenziert an Springer-Verlag GmbH, DE, ein Teil von Springer Nature 2024
C. K. Spies et al. (Hrsg.), *Expertenwissen Handchirurgie*, https://doi.org/10.1007/978-3-662-68413-9_31

31.8 Postoperative Therapie/Nachbehandlung – 715

31.9 Komplikationen – 715

31.10 Empfohlene Techniken, Tipps und Tricks – 716

31.11 Fallstricke – 717

31.12 Zusammenfassung – 717

Literatur – 717

31.1 Krankheitsbilder

31.1.1 Definition der komplexen Handverletzung

Die **komplexe Handverletzung** ist eine multistrukturelle Kombinationsverletzung mit der Gefahr des Verbleibs funktionell wesentlich beeinträchtigender Schäden bis hin zum vollständigen Verlust der Hand.

An der oberen Extremität wird die vollständige Abtrennung eines Körperteils distal des distalen Radioulnargelenks (DRUG) als **Minor-**, proximal dieser Grenzlinie als **Majoramputation** bezeichnet.

Mit **Replantation** bezeichnet man die chirurgische Wiedervereinigung vollständig abgetrennter Körperteile, wohingegen die **Revaskularisation** die Rekonstruktion eines subtotal amputierten, also noch über eine Gewebebrücke mit dem Körper verbundenen, jedoch avaskulären Körperteils beschreibt. Insbesondere auf Hautniveau können diese Verbindungen über eine marginale Restdurchblutung sowie einen verbesserten venösen und lymphatischen Abstrom die Erfolgsaussicht bei der Revaskularisation wesentlich verbessern.

31.2 Ätiologie/Hintergrund

Verletzungen der Hand gehören zu den häufigsten Verletzungen des Menschen. Der Statistik der Deutschen Gesetzlichen Unfallversicherung zufolge liegt ihr Anteil bei ca. 35 % der erfassten Arbeitsunfälle. Der Daumen ist in ca. 20 % der Fälle am häufigsten (mit-)betroffen (*DGUV/Statistik Arbeitsunfallgeschehen 2019, September 2020*).

Mehr als 90 % aller Amputationen sind traumatisch bedingt (Arbeitsunfälle 53 %, Verkehrsunfälle 18 %, landwirtschaftliche Unfälle 15 %, Unfälle mit Kettensägen 10 %) (Hierner 2019). Mehr als 70 % der Amputationen betreffen Hand und Handgelenk, Mikroamputationsverletzungen der oberen Extremität überwiegen (Gehrmann 2019; Towfigh et al. 2011). Komplexe Handverletzungen treten überwiegend als Monoverletzungen auf.

Ursächlich für **komplexe Handverletzungen** sind hauptsächlich handgehaltene, motorbetriebene Maschinen und Verkehrsunfälle (Roushdi et al. 2015; Green et al. 2020). Es überwiegen Kombinationsverletzungen aus Schnitt-, Quetsch-, Riss- und Explosionstraumen in allen denkbaren Variationen mit daraus resultierenden schwer rekonstruierbaren Gewebedefekten. Im industriellen Bereich wird die Behandlung in vielen Fällen durch begleitende thermische Schäden, oder hohe Druckeinwirkung (Walzen, Pressen) erschwert. Die Folgen dieser Verletzungen sind gerade bei begleitender Durchblutungsstörung initial nicht vollumfänglich absehbar, gefährden jedoch, z. B. über die nicht rekonstruierbare Schädigung der Mikrostrombahn, den Behandlungserfolg.

Die volkswirtschaftliche Bedeutung komplexer Handverletzungen ist hoch, da sie überwiegend junge aktive Menschen im erwerbstätigen Alter betreffen und mit langen Zeiten der Arbeitsunfähigkeit einhergehen. Bleibende funktionelle Beeinträchtigungen, bis hin zur Berufsunfähigkeit, sind häufig und nach Amputationen an der oberen Extremität ausgeprägter als an der unteren (Matsuzaki et al. 2009; Panattoni et al. 2017). Hände sind nicht nur Werkzeug, sondern dienen auch dem Ausdruck und der Kommunikation. Entstellungen können erhebliche psychische und soziale Probleme nach sich ziehen. Die Rekonstruktion eines möglichst unauffälligen Erscheinungsbilds stellt daher ebenfalls einen wesentlichen Aspekt in der Behandlung dar (Germann et al. 2000). Das erklärte Ziel in der Versorgung komplexer Verletzungen der Hand ist daher die Wiederherstellung ihrer funktionellen Integrität, also der Kombination aus größtmöglicher Funktion und ästhetisch ansprechendem Äußeren (Buchler 1990; Campbell und Kay 1996; Adani et al. 1997; Germann et al. 2000).

31.3 Taktisch relevante Anatomie und Physiologie

Eine wesentliche Ursache für die Komplexität von Handverletzung liegt in den anatomischen Gegebenheiten begründet. Unterschiedlichste, funktionell komplex zusammenwirkende Strukturen arbeiten auf engstem Raum perfekt zusammen. Sie werden nur durch feine Gewebeschichten voneinander getrennt und durch ein verhältnismäßig dünnes Integument geschützt. Bereits kleinere, vermeintlich oberflächlich erscheinende Verletzungen können daher zu erheblichen Kombinationsverletzungen führen und das Zusammenspiel der Strukturen dauerhaft spürbar beeinträchtigen (Vester und Deiler 2017). Die minimal ausgeprägten Trennschichten bergen ein bedeutendes Risiko narbiger Verwachsungen, dem nur durch eine frühfunktionelle Therapie entgegengetreten werden kann. Die Feinheit und dennoch beachtliche physiologische Belastbarkeit der einzelnen anatomischen Strukturen, macht diese nicht nur vulnerabel gegenüber unphysiologisch einwirkenden äußeren Kräften, sondern stellt eine enorme Herausforderung für die übungsstabile Versorgung dar.

Daumen

Dem Daumen wird eine zentrale Rolle für die Funktion der Hand zugeschrieben. Die Fähigkeit zur Opposition macht ihn zum einzigen Gegenspieler der dreigliedrigen Finger und ermöglicht so erst das sichere Greifen, Halten und Manipulieren, insbesondere kleinerer Gegenstände. In der Funktion des stabilen Gegenpols erweist er sich selbst asensibel und bewegungslos noch als ausgesprochen wertvoll. Die Indikation zur primären Stumpfbildung proximal des IP-Gelenkes ist daher sehr streng zu stellen und der Befund sorgfältig zu dokumentieren (Maricevich et al. 2011). Das Ziel des maximalen Längenerhalts ist am Daumen auch dann zu verfolgen, wenn dafür weiterführende rekonstruktive Maßnahmen erforderlich sind. Das Portfolio reicht dabei von der einfachen plastischen Deckung und Distraktion des 1. Mittelhandknochens über die Transposition des Zeigefingers bis hin zur freien Transplantation einer Zehe (Abb. 31.1).

Können im Rahmen komplexer Handverletzungen mehrere dreigliedrige Finger nicht erhalten werden oder ist verletzungsbedingt eine Behinderung der Opposition zum Daumen zu erwarten, ist es sinnvoll, erforderliche Osteosynthesen nicht anatomisch, sondern an einem Gegengriff zum Daumen auszurichten.

Dreigliedrige Finger

Der mit der Amputation eines einzelnen Fingers einhergehende funktionelle Verlust ist insbesondere am Zeigefinger gering. Erfahrungsgemäß erfolgt der Pinzetten- und Dreipunktgriff (z. B. Halten einer Schraubenmutter) bereits beim Teilverlust proximal des Nagels zum Mittel- und Ringfinger mit dort unverändertem Tastempfinden.

Die Bedeutung des Kleinfingers für die Gesamtfunktion der Hand wird hingegen häufig unterschätzt. Sein Verlust kann weniger gut kompensiert werden als der isolierte Verlust des Zeigefingers. Durch seine außen liegende Position trägt er im Sinne der balancierten Hand wesentlich zur Griffstärke und Sicherheit beim Halten von Werkzeugen bei. Zusammen mit dem Ringfinger wird er im Wesentlichen für den Zangen- und Grobgriff eingesetzt. Der ulnare Kleinfingernerv besitzt zudem große Bedeutung für die Schutzsensibilität beim

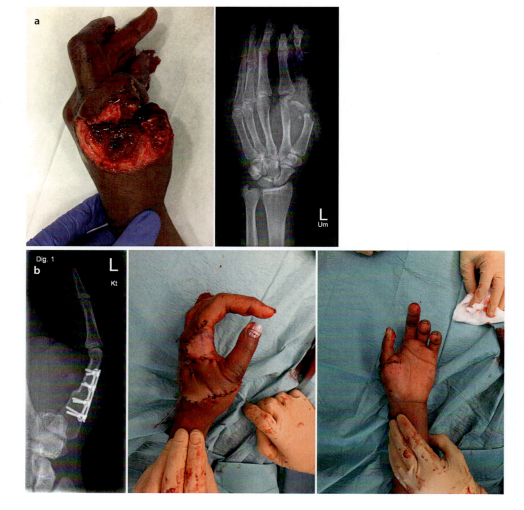

Abb. 31.1 a Kreissägenverletzung mit knöchern vollständigem Verlust des Daumens und Destruktion des Zeigefingergrundgelenkes. b Vermeidung einer Arthrodese des Zeigefingergrundgelenkes und Rekonstruktion des Daumens durch primäre Pollizisation. (© BGU Murnau, Dr. med. Nils Baas)

Auflegen der Hand und dient damit nicht zuletzt der Verhinderung weiterer Verletzungen in Alltag und Beruf.

Die einzelnen Finger, wie auch einzelne Abschnitte der Finger haben in Bezug auf Amputationsverletzungen eine unterschiedliche Wertigkeit (Towfigh et al. 2011). Sind Stumpfbildungen erforderlich, sollten unter funktionellen Aspekten günstige Amputationshöhen angestrebt werden (◘ Abb. 31.2). Der Erhalt von End- und Mittelgliedbasis macht nur Sinn, sofern auch die Ansätze der Beuge- und Strecksehnen vorhanden sind und eine suffiziente Weichteildeckung möglich ist. Bei Amputationen proximal der Mittelgelenke verbleibt zur aktiven Beugung nur noch die intrinsische Muskulatur mit dadurch eingeschränkter Beugung und reduzierter Kraft, dennoch kann mit einem längeren Grundgliedstumpf das Herausfallen kleinerer Gegenstände aus der geschlossenen Faust verhindert und die Haltekraft von Werkzeugen günstig beeinflusst werden. Die Basen der zentralen Strahlen 3 und 4 halten die Kommissuren aufrecht und erschweren die ungünstige Achsabweichung der benachbarten Finger (Towfigh et al. 2011).

Die Handverschmälerungen kann bei einem (Teil-)Verlust der randständigen Finger das optische Erscheinungsbild verbessern. Bei erhaltenem Mittelhandköpfchen ist die Indikation, insbesondere beim Handarbeiter, jedoch sehr streng zu stellen, da Kraft und Auflagefläche für das sichere Führen eines Werkzeugs eingebüßt werden.

Beim Verlust zentraler Stahlen hingegen entsteht eine störende Lücke zwischen den Fingern, die das Halten kleinerer Gegenstände in der geschlossenen Hand beeinträchtigt. Die Transposition eines der randständigen Finger wirkt sich hier günstig auf die Gesamtfunktion aus und kann im Rahmen der Primärversorgung gleichzeitig das Problem der Deckung größerer Gewebedefekte lösen.

31.4 Diagnostik

Im Fokus steht zunächst der Allgemeinzustand des Patienten, da dieser unmittelbaren Einfluss auf Art und Reihenfolge der Versorgung hat. Ein standardisierter Untersuchungsgang, z. B. nach dem ATLS (Advanced Trauma Life Support®)-Schema, verschafft hier Handlungssicherheit.

Beim Polytraumatisierten stehen lebensrettende Sofortmaßnahmen im Vordergrund. Die Maßnahmen an der komplex verletzten Hand müssen sich auf eine orientierende Untersuchung, Blutungskontrolle, Erfassung eines Kompartmentsyndroms und die behelfsmäßige Stabilisierung wesentlicher Frakturen beschränken. Weitere diagnostische Maßnahmen richten sich nach dem Zustand des Verletzten.

Muss der Patient zur Versorgung verlegt werden, so ist auch beim isoliert an der Hand Verletzten jedweder Zeitverlust zu vermeiden. Die über lebensrettende Sofortmaßnahmen hinausgehende Teilversorgung einzelner Verletzungskomponenten ist nicht sinnvoll. Der **Unfallzeitpunkt** ist festzuhalten und insbesondere für die Einschätzung der Ischämiezeit relevant. Die **warme Ischämiezeit** bezeichnet die Zeit ohne Durchblutung bei Körpertemperatur, wohingegen die **kalte Ischämiezeit** die Zeit ohne Durchblutung nach Kühlung des Amputates angibt. Die Ischämiezeit endet mit der arteriellen Reperfusion. Bei Majoramputationen liegt die kritische Ischämiezeit bei optimaler Kühlung auf 4° bei 4–6 h, für Finger (aufgrund der fehlenden Muskulatur) hingegen bei über 12 h (Lin et al. 2010). Generell sollte die Ischämiezeit so kurz wie möglich gehalten werden, um Nekrosen und ein Reperfusionssyndrom zu vermeiden (Blaisdell 2002). Im Rahmen der Diagnostik sollte auf eine Blutsperre verzichtet werden, um dieses wertvolle Hilfsmittel vollumfänglich für das chirurgische Débridement nutzen zu können.

Die Vorgabe, offene Frakturen am Unfallort zu verbinden und erst im Operationssaal wieder zu öffnen, hat sich in der Handchirurgie, auch aufgrund der geringen Verlässlichkeit fachfremder Primärdiagnostik, als nicht

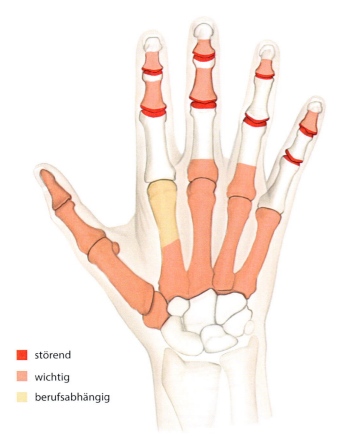

◘ Abb. 31.2 Orientierende Darstellung der Wertigkeit einzelner Abschnitte des Handskeletts bei Amputationen im Hinblick auf eine funktionelle Stumpfversorgung

sinnvoll erwiesen (Ortiz et al. 2020). In der Notaufnahme erfolgt unter sterilen Bedingungen die befundangemessene orientierende Untersuchung im Hinblick auf Weichteilzustand, neurovaskulären Status und die motorische Funktion, außerdem die Fotodokumentation. Erst auf Basis dieser Befunde kann die Dringlichkeit des Eingriffs und damit die verfügbare Zeit für weiterführende Diagnostik abgeschätzt, ein erstes Behandlungskonzept erstellt und ein fundiertes Aufklärungsgespräch mit dem Patienten geführt werden.

Ein besonderes Augenmerk gilt der Beurteilung der Durchblutung. In Zusammenschau aus Verletzungsbild und Rekapillarisierung gelingt dies bei offenen Verletzungen mit hoher Sicherheit. Bei schlechter Kreislaufsituation und geschlossenen Verletzungen kann eine Ultraschalluntersuchung hilfreich sein und den Ort der Läsion darstellen.

Trotz schwerster Handverletzungen ist vielfach noch eine orientierende klinische Untersuchung, auch funktioneller Aspekte möglich. Die körperliche Untersuchung und das Gespräch mit dem Patienten sind von entscheidender Bedeutung. Es gilt herauszufinden, welche Ansprüche und besonderen Anforderungen der Verletzte an seine Hände hat, wie viel Zeit er breit ist zu investieren, ob bereits Unfallfolgen an der Hand bekannt sind und ob wesentliche Vorerkrankungen bestehen. Da alle genannten Aspekte Einfluss auf die Operationsplanung haben, sollten das Gespräch und die orientierende Untersuchung durch den Operateur selbst erfolgen.

Insbesondere bei subtotalen Amputationen ist darauf zu achten, Torquierungen von Körperteilen sofort aufzuheben. Der Weichteilmantel kann hierdurch entlastet und die Durchblutung ggf. deutlich verbessert werden, zudem wird die Orientierung in der nachfolgenden Bildgebung vereinfacht.

Bei kritischer Ischämiezeit oder manifestem Kompartmentsyndrom erfolgt die unmittelbare Verbringung in den OP zur Wiederherstellung der Perfusion bzw. Kompartmentspaltung. In den meisten Fällen können jedoch selbst bei Majoramputationen zumindest konventionelle Röntgenaufnahmen gefertigt werden. Aufgrund erschwerter Einstellbarkeit und erheblicher Überlagerungen werden in diesen Aufnahmen komplexe knöcherne Verletzung, insbesondere im Bereich der Handwurzel, oft nicht vollumfänglich erfasst (Havrda und Paterson 2018). In darauf ausgelegten Zentren kann eine Computertomografie mit nahezu identisch geringem Zeitaufwand angefertigt werden. Der Mehrgewinn an Information erleichtert das Festlegen der Operationsschritte und verbessert damit die Qualität und Geschwindigkeit der Versorgung so erheblich, dass die investierte Zeit leicht wieder hereingespielt wird. Die Anfertigung einer CT-Angiografie stellt eine Einzelfallentscheidung dar. Amputate sind immer mit abzubilden.

31.5 Indikation zur Replantation

Die Indikation zur Replantation (Tab. 31.1) muss stets individuell abgewogen werden. Sie hängt vom Trauma, der Ischämiezeit, der Amputationshöhe, dem Zustand von Amputat und Stumpf, aber auch dem Alter und Gesundheitszustand des Verletzten sowie seinen Wünschen und Anforderungen ab (Boulas 1998; Barbary et al. 2013). Mehrfingeramputationen, der Verlust des Daumens, Amputationen auf Höhe der Mittelhand und proximal davon sowie sämtliche Amputationen bei Kindern sind eine klare Indikationen zur Replantation (Pet und Ko 2019).

Die Amputation eines einzelnen Fingers, insbesondere proximal des Ansatzes der oberflächlichen Beugesehne (FDS), stellt beim Erwachsenen hingegen eine relative Indikation dar, da infolge einer Verletzung auf dieser Höhe oft eine störende Beeinträchtigung des Mittelgelenks verbleibt (Urbaniak et al. 1985; Barbary et al. 2013). Replantierte Gliedmaßen stehen u. a. aufgrund von Kälteempfindlichkeit, reduziertem Tastempfinden und höhergradiger Bewegungseinschränkung häufig funktionell hinter einer gesunden Gliedmaße zurück. Da ein erheblich in der Funktion eingeschränkter Finger zudem die Geschicklichkeit der gesamten Hand ungünstig beeinträchtigt, kann die primäre Stumpfbildung die bessere Lösung darstellen (Waikakul et al.

Tab. 31.1 Indikation zur Replantation/Revaskularisation

Absolute Indikation zur Replantation/Revaskularisation	• Amputationen auf jeder Höhe beim Kind • Amputation des Daumens proximal des IP Gelenks • Komplexe Handverletzung mit Beteiligung mehrerer Finger • spezielle (berufliche) Anforderungen • Majoramputationen
Relative Indikation zur Replantation/Revaskularisation	• Amputation eines einzelnen Fingers distal der Ansätze der FDS-Sehne • Amputation des Daumens distal des IP Gelenks
Indikation zur Stumpfbildung	• Allgemeinzustand, der eine Replantation nicht erlaubt • Begleitverletzungen/-erkrankungen, die eine Replantation nicht erlauben • ausgedehnte Zerstörung des Amputats (mechanisch, Hitze, Kälte, Druck …) • Amputation auf mehreren Höhen • offensichtlich fehlende Compliance • Wunsch des Patienten
Relative Indikation zur Stumpfbildung	• Amputation eines einzelnen Fingers proximal der Ansätze der FDS-Sehne

2000). Dies erklärt die bevorzugte Stumpfbildung bei einem proximal der Ansätze der FDS-Sehne amputierten Zeigefinger. Die primäre Stumpfbildung erlaubt eine schnelle berufliche und private Reintegration, vermeidet die mit der Replantation oft einhergehende lange Hospitalisierung sowie die Monate bis Jahre dauernde Rehabilitation.

Mögliche Kontraindikationen sind in erster Linie begleitende lebensbedrohliche Verletzungen, die deutliche Überschreitung der Ischämiezeit und eine Zerstörung des Amputates. Amputationen auf mehreren Höhen und Patienten mit fehlender Compliance können einer sinnvollen Replantation ebenfalls entgegenstehen (Prucz und Friedrich 2014).

31.6 Präoperative Therapie

Die präoperative Behandlung unterscheidet sich nicht von der anderer komplexer Extremitätenverletzungen. Die verletzte Gliedmaße wird steril verbunden und stabil gelagert. Zur Blutungskontrolle reicht selbst bei ausgedehnten Verletzungen in der Regel ein Druckverband. Das Tourniquet sollte wenigen Extremsituationen (z. B. unstillbare Blutung bei der „Crash-Rettung") vorbehalten bleiben und ist baldmöglichst wieder zu entfernen. Nach der Stabilisierung des Patienten ist der Tetanusimpfschutz zu überprüfen und ggf. aufzufrischen. Bei offenen Frakturen wird bereits in der Notaufnahme eine kalkulierte systemische antibiotische Therapie eingeleitet, wobei auch Anaerobier mit abzudecken sind.

31.7 Operative Therapie

31.7.1 Voraussetzungen

Der Anspruch in der Versorgung komplexer Handverletzungen darf sich nicht allein auf die Versorgung einzelner Strukturen beschränken. Im Fokus steht vielmehr die Kombination aus bestmöglicher Funktion und einem ansprechenden Äußeren (Agarwal et al. 2019).

Bereits dem erstbehandelnden Chirurgen sollte daher das gesamte Spektrum der primären und sekundären Rekonstruktionsmöglichkeiten, der plastischen Deckung sowie der Versorgung mit modernen Endo- und Exoprothesen geläufig sein. Nur so können wegweisende Entscheidungen im Hinblick auf Amputation, Gelenkerhalt, Transposition, Ausrichtung der Osteosynthesen, plastische Deckung und viele weitere Aspekte im Sinne des Patienten getroffen werden.

Gerade Verletzungen auf Höhe der Mittelhand erfordern ein ausgeprägtes räumliches Vorstellungsvermögen und fundierte anatomische Kenntnisse, die nur durch jahrelanges tägliches Arbeiten im Fachgebiet erlangt werden können. Die überwiegende Zahl komplexer Handverletzungen erfordert zudem eine ausgewiesene mikrochirurgische Expertise, die in der Regel nicht unter hohem Zeitdruck im Rahmen der Notfallversorgung erworben werden kann, sondern des vorhergehenden intensiven Trainings bedarf.

Die erfolgreiche Versorgung einer komplexen Handverletzung beruht nicht allein auf den Chirurgen, sondern ist nicht ohne Grund eine in einem spezialisierten Zentrum durchzuführende Teamleistung (Hustedt et al. 2016).

Das Aufteilen der operativen Versorgung auf unterschiedliche Fachdisziplinen ist möglich, erfordert jedoch ein ausgeprägtes gegenseitiges fachliches Verständnis und eine umfassende präoperative Absprache (Panattoni et al. 2017). Vergleichbar dem Bau eines Hauses bleibt die Koordination der unterschiedlichen „Gewerke" jedoch problematisch und fehleranfällig. Die Fähigkeit, sämtliche Verletzungen unter hohem Zeitdruck und in der der Kleinheit der Strukturen geschuldeten Präzision autark versorgen zu können, begründet den hohen Spezialisierungsgrad des Handchirurgen.

Handtherapeuten (Physio- und Ergotherapeuten) nehmen im Behandlungsteam eine entscheidende Position ein. Ohne die dem Befund angemessene, funktionelle Nachbehandlung ist ein gutes Behandlungsergebnis nicht zu erreichen. Der intensive persönliche Austausch zwischen Chirurgen und Therapeuten ist unabdingbar.

Die materielle Zusatzausstattung besteht aus Lupenbrille, Operationsmikroskop, speziellen hand- und mikrochirurgischen Instrumenten, handspezifischen Osteosynthesematerialien und einem adäquaten Bildverstärker. Logistische Grundvoraussetzungen sind neben dem Vorhalten eines handchirurgisch erfahrenen chirurgischen Teams (Replantationsteam) unter anderem ein rund um die Uhr kurzfristig verfügbarer Operationssaal adäquater Größe (Cao et al. 2016).

Der Zeitbedarf für die Versorgung komplexer Verletzungen ist hoch und stellt hoch spezialisierte, personalschwache Fachabteilungen vor große logistische Herausforderungen. Für die Replantation eines Fingers müssen etwa 3–4 h veranschlagt werden, bei Beteiligung mehrerer Finger steigt der Zeitbedarf überproportional stark an. Schnitt-Naht-Zeiten von über 10 h sind bei komplexen Verletzungen keine Seltenheit und erfordern eine dementsprechende Anästhesievorbereitung und Lagerung der Patienten. Obgleich phasenweise in Blutsperre operiert wird, ist gerade bei Verletzungen proximal der Grundgelenke mit einem hohen Blutverlust bis hin zur Transfusionspflichtigkeit zu rechnen.

31.7.2 Versorgungsstrategie

Der Unfallmechanismus, Verschmutzungsgrad und das Ausmaß der Gewebeschädigung erlauben nicht immer die einzeitige Rekonstruktion komplexer Handverletzungen. Aufgrund zahlreicher Vorteile sollte sie dennoch angestrebt werden (Lahiri 2020). Operationszahl, Behandlungsdauer, Behandlungskosten und Patientenmorbidität können reduziert, der Patientenkomfort sowie die Versorgungsqualität gesteigert werden (Germann et al. 2000). Die anatomischen Gegebenheiten bergen zudem ein erhebliches Risiko, die rekonstruierten Strukturen im Zuge einer Revision erneut zu schädigen.

Obgleich sich komplexe Handverletzungen aufgrund ihrer unerschöpflichen Variationsbreite nicht vollständig standardisiert versorgen lassen, hat sich das Einhalten eines strukturierten Operationsablaufs, der sich an der Replantation eines Fingers orientiert, bewährt (Hernekamp et al. 2016; Panattoni et al. 2017; Lahiri 2020). Insbesondere bei subtotalen Amputationen und Majoramputationen sind kleinere Anpassungen vorzunehmen und weitergehende strategische Überlegungen im Hinblick auf die Gebrauchsfähigkeit der Hand als funktionelle Einheit anzustellen.

▪▪ **Standardisierter Ablauf der Fingerreplantation**
— Débridement
  – Abstrich Entnahme
  – Exploration der knöchernen Strukturen und Gelenke
  – Exploration, qualitative Beurteilung und Markierung der zu versorgenden Leitungsstrukturen
— Festlegen und Kommunikation der Versorgungsstrategie
— Etablierung übungsstabiler Osteosynthesen
— Naht der Beugesehnen
— Mikrochirurgische Anastomose der Arterien und damit Reperfusion; Ende der Ischämiezeit
— Mikrochirurgische Koaptation der Nerven
— Naht der Strecksehnen
— Mikrochirurgische Anastomose der Venen
— Weichteildeckung (ggf. temporär)
— Lagerung (Fixateur externe, NPWT, Schiene …)
— Festlegen des weiteren Prozedere (Revisionsmöglichkeit, Zeitpunkt des Second Look, Zeitpunkt und Art der Defektdeckung …)

31.7.3 Débridement

Das in der erforderlichen Radikalität durchgeführte Débridement im Rahmen des Primäreingriffs ist zentraler Bestandteil der Versorgungsstrategie und kann zu keinem Zeitpunkt der Versorgung in ähnlicher Gründlichkeit nachgeholt werden. Das Auffinden und die Identifikation der einzelnen Strukturen ist ein nicht zu unterschätzendes Problem und kann einen erheblichen Zeitfaktor darstellen. Die Anlage einer Blutsperre erleichtert diesen Schritt und reduziert die Gefahr einer weiteren Schädigung der feinen funktionellen Strukturen (Buchler 1990; Adani et al. 1997; Germann et al. 2000; Neumeister und Brown 2003). Die abschließende Beurteilung des Gewebes im Hinblick auf die Erhaltungsfähigkeit sollte hingegen erst nach Freigabe des Blutstroms erfolgen (Bakri und Moran 2007). Abstriche werden entnommen, um die kalkulierte Antibiotikaprophylaxe ggf. testgerecht anzupassen. Unter Lupenbrillenvergrößerung müssen im Verletzungsgebiet die wesentlichen anatomischen Strukturen dargestellt und alle erkennbaren Fremdkörper sowie Verschmutzungen entfernt werden. Verbliebene Schmutzpartikel fördern die Ausbildung funktionsbehindernder Narben und stellen ein erhebliches Infektionsrisiko dar. Bei nicht vollständig zu beseitigender Schmutzimprägnierung der Leitungsstrukturen ist abzuwägen, inwieweit deren Längenerhalt unter Belassen von Restverschmutzungen sinnvoll ist (z. B. Nervenhauptstamm), oder ob ein Interponat die Lösung mit den besseren Erfolgsaussichten darstellt. Nekroseareale und avaskuläre nicht rekonstruierbare Muskelreste sind zu entfernen.

Das Débridement kann beträchtliche Zeit in Anspruch nehmen und muss daher ggf. hinter zeitkritischen Eingriffen wie einer Kompartmentspaltung oder Escharotomie zurückstehen. Auch bei fortgeschrittener Ischämiezeit von Majoramputationen ist die Reperfusion dem Débridement voranzustellen (Hanel und Chin 2007). Neben der direkten Anastomose kommt hierfür ein temporär eingebrachter, überbrückender Shunt in Betracht. Nach Freigabe der Blutversorgung muss auf eine Kontrolle der venösen Blutung geachtet werden.

Dem Débridement schließt sich die Exploration und Markierung der verletzten Strukturen an, die sogleich bezüglich ihrer Rekonstruktionsfähigkeit beurteilt werden müssen. Eine orientierende Einschätzung der knöchernen Situation ist bereits anhand der Bildgebung möglich, ersetzt jedoch nicht die direkte Exploration. Traumatisch bedingte Defekte, aber auch strukturelle Schäden und stärkste Verschmutzungen können die Rückkürzung von Knochen und Leitungsstrukturen erforderlich machen und sind bereits jetzt zu berücksichtigen. Es gilt abzuschätzen, ob primäre Rekonstruktionen möglich, die knöcherne Verkürzung oder das Einbringen von Interponaten erforderlich sind. Bei der Fingerreplantation hat es sich bewährt, die Venen erst im Rahmen der Versorgung der streckseitigen Strukturen nahtfähig freizupräparieren, da diese ansonsten aufgrund der langen Expositionsdauer bis zu Ihrer Versorgung Schaden nehmen könnten (Barbary et al. 2013).

Komplexe Hand- und Amputationsverletzungen

Anhand aller nunmehr vorliegenden Befunde wird festgelegt **was, wie** und **in welcher Reihenfolge** versorgt werden soll. Die bereits aufgezeigte Basis-Strategie, als grundlegender Leitfaden für die Operation, bleibt dabei unverändert. Zusätzlich sind weitere ggf. erforderliche Débridements einzuplanen und in der nachfolgenden Versorgungsstrategie zu berücksichtigen.

Nicht replantierbare Gliedmaßen sind bis zum Operationsende sachgerecht gelagert aufzubewahren, da sie wertvolle „Ersatzteile" aller Strukturen bereitstellen können (Spare-Parts Concept).

31.7.4 Etablierung übungsstabiler Osteosynthesen

Basis der funktionellen Nachbehandlung ist eine übungsstabile knöcherne Versorgung in Form einer

- primär definitiven Osteosynthese in anatomischer Stellung,
- Distanzosteosynthese, ggf. mit z. B. Zementspacer oder primärer Spongiosaplastik,
- primär verkürzenden Osteosynthese,
- (temporären) Arthrodese,
- Stumpfbildung,
- Transposition (Abb. 31.3),
- Osteosynthese in funktionsoptimierter, befundangepasster Achse und Rotation.

Die frühe Positionierung der Osteosynthese in der Versorgungsstrategie begründet sich in den dadurch verbesserten Voraussetzungen und der größeren Sicherheit bei der Versorgung der vulnerablen Leitungsstrukturen. In wenigen Fällen muss bei Majoramputationen davon abgewichen werden. Bei der Auswahl des Osteosyntheseverfahrens ist neben der Vermeidung weiterer Gewebe-

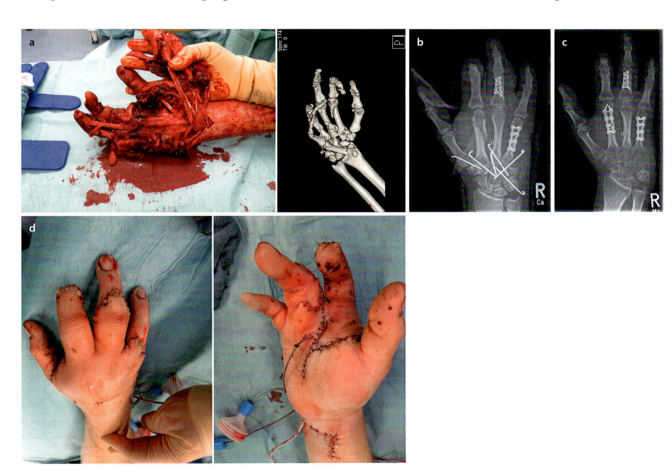

 Abb. 31.3 Komplexverletzung der rechten Hand durch einen Rasenmäher **a**. Der Mittelfinger war nicht zu erhalten, am Ringfingermittelglied die gelenkflächentragende Basis zerstört, ebenso die Basis MHK 5. Um die entstandene Lücke D2/4 zu schließen und gleichzeitig das Grundgelenk des D4 zu rekonstruieren, erfolgten die Transposition des D4 auf Höhe des Grundgliedes auf die Grundgliedbasis D3 sowie die Transposition des MHK 5 auf die Basis MHK 4 **b**. Streckseitige Defektdeckung mit einem dorsalen Filetlappen aus dem 3. Fingerstrahl **d**. Aufgrund der kritischen Weichteilsituation erfolgte die Stabilisierung des MHK 2 erst zeitversetzt (**c**). (© BGU Murnau, Dr. med. Nils Baas)

schäden und dem erforderlichen Zeitaufwand den Aspekten der Übungsstabilität und der exakten Reposition besondere Beachtung zu schenken. Bedingt durch die engen räumlichen Verhältnisse und die Vulnerabilität der versorgten Strukturen ist, in absehbarer Zeit und unter vertretbarem Risiko, in der Regeln kein Verfahrenswechsel möglich. Bei komplexen Verletzungen kann es daher günstig sein, bewusst vom unfallchirurgischen Dogma der temporären Stabilisierung mit einem Fixateur externe und dem Verfahrenswechsel im Verlauf abzuweichen. Aus eigener Erfahrung stellt der postoperative Wundinfekt bei sorgfältig durchgeführtem initialem Débridement, systemischer antibiotischer Prophylaxe, übungsstabiler Osteosynthese und plastischer Deckung erst bei sauberen, stabilen Wundverhältnissen in den meisten Fällen ein gut kalkulierbares Risiko dar.

Knöcherne Defekte können die Verwendung einer Spongiosaplastik erforderlich machen. Während makroskopisch sauberer Knochen aus nicht replantierbaren Gliedmaßen sofort eingebracht werden kann, ist in der Akutsituation die Verwendung von nicht-vaskularisierten Knochenblöcken gegenüber einem zweizeitigen Vorgehen mit initialer Verwendung eines Spacers, z. B. in Form von antibiotikaangereichertem Knochenzement, abzuwägen und nur bei sauberen Wundverhältnissen vertretbar. Langstreckige Defekte erfordern vaskularisierte Transplantate zum Zeitpunkt des definitiven Wundverschlusses (◘ Abb. 31.4). Transpositionen einzelner Fingerstrahlen können eine gute Möglichkeit darstellen, um aus benachbarten Fingern mit auf unterschiedlichen Höhen liegenden Substanzdefekten einen bezüglich des Skeletts und der Gelenke intakten Finger zu rekonstruieren. In vielen Fällen lassen sich so Arthrodesen vermeiden und zusätzlich Weichteildefekte schließen (◘ Abb. 31.3).

31.7.5 Rekonstruktion der Beugesehnen

Im Idealfall können Sehnenstümpfe scharf angefrischt und primär durch Naht versorgt werden. Sind mehrere Finger betroffen, kann die Zuordnung der proximalen Beugesehnenstümpfe schwierig sein (◘ Abb. 31.5). Für die Gleitfähigkeit und die Heilung der Sehnen ist weni-

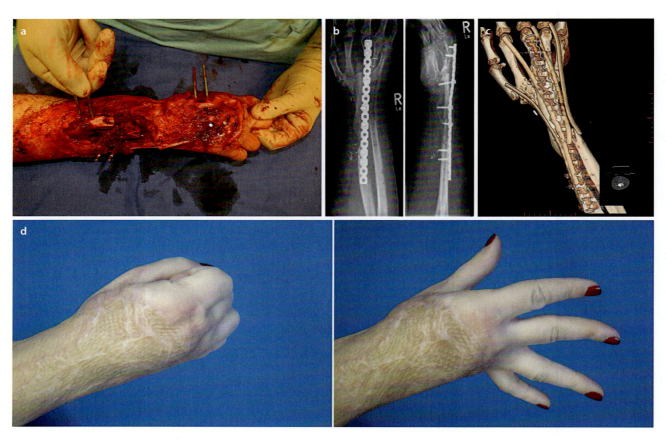

◘ Abb. 31.4 Stark verschmutzte Ablederung mit Verlust des knöchernen distalen Unterarms sowie aller Strecker und Abtrag der Handwurzel um die Hälfte. a Befund nach mehrstündigem Débridement. b Überbrückende Osteosynthese mit freiem osteomyokutanem Lappen (M. latissimus dorsi mit vaskularisiertem Skapulaspan). c CT mit einliegenden Silikonstäben als Vorbereitung zum Strecksehnenersatz. d Ausheilungsergebnis mit guter Streckfunktion der Finger durch Sehnentransplantate auf den M. extensor carpi ulnaris. (© BGU Murnau, Dr. med. Nils Baas)

Komplexe Hand- und Amputationsverletzungen

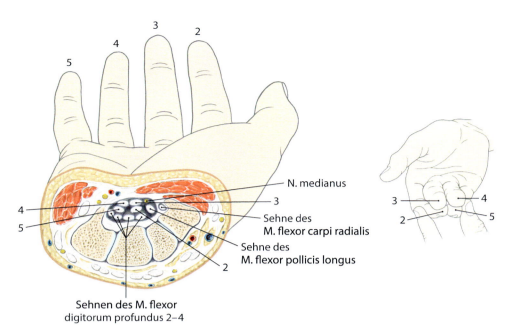

Abb. 31.5 Merkhilfe zur Lage der Sehnen des M. flexor digitorum superficialis auf Höhe der Handwurzel

ger eine spezielle Nahttechnik als vielmehr die handwerklich saubere Ausführung einer der etablierten Techniken entscheidend. Der Durchtritt der tiefen zwischen den Zügeln der oberflächlichen Beugesehne stellt eine natürliche Engstelle dar, weshalb die Rekonstruktion beider Beugesehnen auf Höhe des Chiasmas im Hinblick auf Gleithindernisse und Rerupturen besonders heikel ist (Hernekamp et al. 2016). Einige Chirurgen verzichten daher in dieser Höhe generell auf die Naht der oberflächlichen Beugesehne oder nähen nur einen der Zügel. Hier ist im Einzelfall unter Berücksichtigung von Erfahrung und Lokalbefund zu entscheiden.

Bei nicht rekonstruierbaren Beugesehnen und intaktem Gleitlager kann ein primärer Sehnenersatz erfolgversprechend sein. Bei in der Regel begleitender Zerstörung des Gleitlagers ist die Indikation zur Einlage eines Silikonstabs in Kombination mit einer Rekonstruktion der Ringbänder zu prüfen und gegen ein damit einhergehendes Infektionsrisiko abzuwägen. Ringbandrekonstruktionen sollten mit Bedacht und Blick auf die ungestörte Gleitfähigkeit der Sehnen durchgeführt werden, dem A2- und A4-Ringband kommt dabei eine zentrale Rolle zu.

Insbesondere auf Höhe des tendomuskulären Übergangs wie auch am Handrücken stellen funktionelle Kopplungen eine einfache Rekonstruktionsmöglichkeit dar.

Bei der Versorgungsreihenfolge sollte bedacht werden, dass am Unterarm die Nahtversorgung der Sehne des M. flexor carpi ulnaris die Versorgung von A. und N. ulnaris erheblich behindert, sodass die Reihenfolge entsprechend angepasst werden muss.

31.7.6 Rekonstruktion der Arterien

An den Fingern sollten beide Arterien genäht werden. Zum rein „vaskulären Überleben" reicht ein Gefäß, die Anastomose beider Arterien wirkt sich jedoch im Hinblick auf die Kälteempfindlichkeit und die Reinnervation günstig aus (Piquet et al. 2010). Am Zeigefinger und Kleinfinger sind die Arterien A4 bzw. A9, jedoch die Nerven N5 bzw. N10 dominant.

Auf die ggf. erforderliche Rückkürzung der Gefäße wurde im Rahmen des Débridement bereits hingewiesen. Sofern nicht auch die knöchernen Strukturen gekürzt werden sollen, bedarf es in diesen Fällen Interponaten zur Wiederherstellung der Kontinuität. Als Spenderregion bieten sich an erster Stelle nicht replantierbare Körperteile, aber auch subkutane Venen des Unterarms an. Bei Verletzungen proximal des Hohlhandbogens hat sich die V. saphena parva als Interponat bewährt.

Bei der Wahl von Interponaten ist neben dem Lumen die richtige Länge entscheidend. Spannungsfreiheit, die Vermeidung eines „Kinking" durch Überlänge, aber auch die ggf. extraanatomische Führung mit dem Ziel einer suffizienten Weichteildeckung müssen berücksichtigt werden.

31.7.7 Rekonstruktion der Nerven

Wann immer möglich, ist die primäre Koaptation der Verwendung von Interponaten vorzuziehen. Voraussetzung hierfür sind jedoch eine „gesunde" Faszikelstruktur der Schnittflächen, die in der Regel das Rückkürzen der Stümpfe erfordert, sowie die absolute Spannungsfreiheit der Naht über den gesamten Bewegungsumfang hinweg. Bei sehr kurzstreckigen Defekten gelingt dies über eine Mobilisierung der Stümpfe. Für geringgradig größere Defekte (unter 2 cm) kleiner Nerven werden gute Ergebnisse mit modernen Conduits beschrieben (Sachanandani et al. 2014). Ausrisse, langstreckige Destruktionen und Rückkürzungen aufgrund nicht mehr nahtfähiger Stumpfenden machen die Rekonstruktion über Interponate erforderlich. Als Spenderregionen für Autografts kommen nicht replantierbare Körperteile und für Nerven kleinerer Durchmesser der proximale Unterarm (N. cutaneus antebrachii medialis) in Betracht. Für größere Nervendurchmesser bieten sich der N. interosseus posterior und der N. suralis an, welcher aufgrund seiner Länge über mehrere Stränge selbst die Rekonstruktion der Nervenhauptstämme erlaubt. Die Verwendung von Allografts und Conduits wird kontrovers diskutiert(Cho et al. 2012; Rinker et al. 2015). Zu guter Letzt sollte bei fehlender Rekonstruktionsmöglichkeit die Option der End-zu-Seit-Verbindung sensibler Fingernerven nicht außer Acht gelassen werden (Dvali und Myckatyn 2008; Sachanandani et al. 2014). Zur besseren Reinnervation empfiehlt sich die Druckentlastung der Nervenhauptstämme im Karpaltunnel und der Loge de Guyon. Bei Amputationen distal des Endgelenks ist eine Nervennaht nicht zielführend, zumal auch ohne sie zumindest eine Schutzsensibilität erreicht werden kann.

31.7.8 Rekonstruktion der Muskulatur

Erhaltungsfähige und einander annäherbare Muskelbäuche können mit breiten, resorbierbaren Nähten locker adaptiert werden. Nicht mehr adaptierbare, avaskuläre und in sich stark geschädigte Muskelreste sollten im Rahmen des Débridements, insbesondere auf Höhe der Mittelhand, entfernt werden, da sie zu einer erheblichen funktionsbehindernden Narbenbildung beitragen.

31.7.9 Rekonstruktion der Strecksehnen

Einige Chirurgen nähen die Strecksehnen vor dem mikrochirurgischen Abschnitt der Operation, direkt im Anschluss an die Beugesehnen. Mit Blick auf eine möglichst kurze Ischämiezeit bevorzugen wir, deren Naht der Fertigstellung der beugeseitigen Versorgung hintanzustellen. Bei Defektverletzungen etwas proximal der Grundgelenke, einschließlich des tendomuskulären Übergangs, führen Sehnenkopplungen zu guten funktionellen Ergebnissen. Liegen jedoch langstreckige Verluste mehrerer Sehnen vor, die eine sinnvolle Kopplung nicht mehr erlauben, kann durch Einlage von Silikonstäben zum Zeitpunkt der definitiven Weichteildeckung der 1. Schritt eines zweizeitigen Sehnenersatzes gemacht werden. Im 2. Schritt erfolgt die Rekonstruktion über Sehneninterponate zu den proximalen originalen Stümpfen oder in Form einer motorischen Ersatzplastik zur transponierten Sehne eines Ersatzmuskels (◘ Abb. 31.4). Die Verwendung eines primären Sehneninterponats ist nur erfolgversprechend, wenn es übungsstabil eingebracht werden kann und noch ein suffizientes „Gleitlager" vorhanden ist.

31.7.10 Rekonstruktion der Venen

Bei Fingerreplantationen werden 2 venöse Anastomosen pro Finger angestrebt, sind jedoch nicht immer zu verwirklichen (Tark et al. 1989). Diese Anastomosen sind nicht nur aufgrund der geringen Wandstärke und des zarten Kalibers sowie der zum Zeitpunkt der Anastomose oft weit fortgeschrittenen Operationsdauer problematisch, auch ihr Auffinden ist im avaskulären Zustand erschwert. In vielen Fällen gelingt die Darstellung der distalen Venenstümpfe erst im Stadium der erfolgten Reperfusion, weshalb es Sinn macht, sie erst in dieser Phase der Operation für den Anschluss vorzubereiten.

Ist an den Fingern die Etablierung eines suffizienten venösen Abstroms initial nicht möglich, kann insbesondere in den Amputationszonen I–II (Klassifikation des Replantation Committee der International Society for Reconstructive Microsurgery) über das tangentiale Anschneiden der Fingerbeere und das Auflegen von mit Heparin getränkten Kompressen eine venösen Blutung aufrechterhalten, das „Durchstauen" des Gefäßsystems verhindert und so eine erfolgreiche Revaskularisation ermöglicht werden (Li et al. 2008; Zhang et al. 2008) (◘ Abb. 31.6). Nach etwa 6–10 Tagen sollte sich ein ausreichender venöser Abstrom erschlossen haben, und das Aufrechterhalten der Blutung kann beendet werden. Zeigt sich bei Amputationen proximal des Mittelgelenks nach Kreislaufstabilisierung innerhalb der ersten 12–24 h eine vielversprechende Venenzeichnung, ist die Indikation zur Revision und verzögerten venösen Anastomose zu überprüfen und der o. g. Methode vorzuziehen.

Proximal der Grundgelenke stellt die Anastomose der Venen zumindest aufgrund des Kalibers in aller Regel kein Problem dar. Häufig finden sich jedoch Defekte, die mit Interponaten überbrückt werden müssen, für die die gleichen Grundvoraussetzungen wie bei den Arterien gelten. Aufgrund des Niederdrucksystems und ihrer geringen Wandstärke sind Venen jedoch empfindlicher gegenüber äußerem Druck, Austrocknung und

Abb. 31.6 Amputationszonen nach Tamai, und tangentiale Schnittführung zur Entlastung einer venösen Stauung aufgrund fehlender venöser Anastomosen

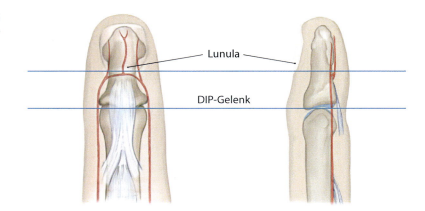

Thrombosierung. Eine extraanatomische Führung kann daher erforderlich sein. Aufgrund der bei Komplexverletzungen oft weit über die Verletzung hinaus reichenden Intimaschäden ist die Indikation für Interponate insgesamt großzügig zu stellen. Hautbrücken subtotaler Amputationen sollten auf allen Amputationshöhen unbedingt erhalten werden, da sie den venösen Abstrom und damit die Sicherheit der Replantation wesentlich verbessern können.

31.7.11 Rekonstruktion des Weichteilmantels

Bei komplexen Verletzungen ist aufgrund der Gewebeverluste in vielen Fällen kein spannungsfreier primärer Wundverschluss mehr möglich. Die Art der dann erforderlichen Deckung orientiert sich an der rekonstruktiven Leiter. Alle weißen Strukturen (Gefäße, Nerven, Sehnen, Knochen, aber auch Implantate) bedürfen der Bedeckung mit vaskularisiertem Gewebe.

Hauttransplantationen, lokale und einfache regionale Lappen können bei sauberen Wundverhältnissen bereits im Rahmen des Primäreingriffs durchgeführt werden und bieten sich insbesondere an den Fingern an. Das zusätzliche Gewebetrauma und Infektionsrisiko muss hierbei gegenüber einem zweizeitigen Vorgehen sorgfältig abgewogen werden. Bei ausgedehnten einseitigen Substanzdefekten ist zu prüfen, ob ein gestielter Filetlappen aus den verbliebenen Weichteilen zur Stumpfdeckung, aber auch zur Deckung benachbarter Defekte verwendet werden kann (Kuntscher et al. 2001; Noack et al. 2005; Machol et al. 2013) (◘ Abb. 31.3). Wann immer möglich, ist der stabileren und besser innervierten Haut der Handflächenseite diesbezüglich der Vorzug zu geben.

Die Indikation für einen freien Gewebetransfer sollte im Hinblick auf die Qualität der Deckung, die unbehinderte Handtherapie und die über den reinen Oberflächenverschluss weit hinaus gehenden Möglichkeiten nicht zu streng gestellt werden. Bei zirkulären Defekten helfen fasziokutane Lappen, den lymphatischen Abstrom zu verbessern und langdauernden Schwellungen entgegenzuwirken. Große knöcherne Defekte können mit vaskularisierten Knochenspänen aus der Skapula oder der Fibula überbrückt, einzelne Muskelfunktionen mit neuromuskulären Lappen rekonstruiert werden (◘ Abb. 31.4 und 31.7).

Obgleich die einzeitige Versorgung komplexer Handverletzungen Vorteile bietet, darf die abschließende Deckung erst bei stabilen und sauberen Wundverhältnissen erfolgen. Angestrebt wird eine definitive Deckung innerhalb der 1. Woche. Bis dahin sind der Wundgrund zu konditionieren und kritische Strukturen vor Austrocknung zu schützen. Im Hinblick auf die Reduzierung der Schwellung und der Entzündungsmediatoren ist die Negative-Pressure-Wound-Therapy (NPWT) eine reizvolle Option. Sehnen, Nerven und insbesondere Gefäße sollten jedoch zuvor z. B. mit xenogener Haut abgedeckt werden (◘ Abb. 31.7).

Freie Lappen im Rahmen der Primärversorgung sind selten, für sie spricht in erster Linie der optimale Schutz der rekonstruierten Strukturen und ggf. die Reduzierung der gesamten Behandlungsdauer. Ein sehr starkes Argument sind Fälle, in denen sich das nicht mehr zu rettende Amputat als Spender für einen freien Gewebetransfer anbietet (Filetlappen im Rahmen des Spare-Parts Concept).

Für ein zweizeitiges Vorgehen sprechen ein dann ausgeruhtes Operationsteam, die Verkürzung der ohnehin oft schon sehr langen Operationsdauer des Ersteingriffs und die Stabilisierung von Patient und Wunde im Intervall. Es bietet die Möglichkeit, grenzwertig durchblutete Strukturen initial zu belassen, im Verlauf zu beurteilen und ggf. zu erhalten. Das im Rahmen des Second Look durchgeführte Débridement kann die Keimlast zudem weiter reduzieren und die Sicherheit erhöhen.

Abzulehnen ist das „Zugranulierenlassen". Das Ergebnis, ein funktionsloser narbiger Gewebeblock („one wound one scar"), entspricht nicht den Ansprüchen der

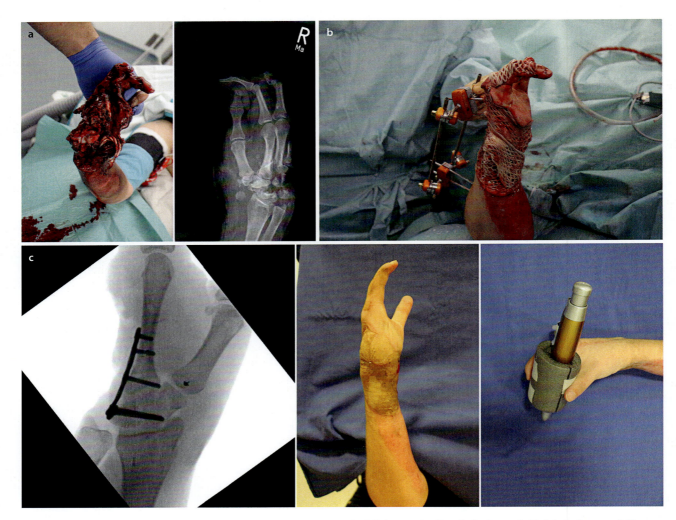

◻ **Abb. 31.7** **a** Explosionsverletzung der Hand. **b** Stabilisierung mit handgelenkübergreifendem Fixateur externe und temporäre Deckung mit xenogener Haut. **c** Rekonstruktion einer Greiffunktion durch Arthrodese zwischen MHK 2 und proximaler Handwurzel, Stabilisierung des Sattelgelenks sowie Defektdeckung und Konturverbesserung mit freiem M.-gracilis-Lappen. (© BGU Murnau, Dr. med. Nils Baas)

modernen rekonstruktiven Chirurgie (Trier et al. 1970). Eine Ausnahme stellen die Folienverbände zur geführten Wundheilung dar, welche bei Defekten der Fingerbeere, auch im Rahmen von Kombinationsverletzungen, mit ausgezeichnetem ästhetischem und funktionellem Ergebnis eingesetzt werden können.

31.7.12 Damage Control

Das Prinzip „Damage Control Surgery" und der Grundsatz „Life before limb" bestimmen das chirurgische Handeln in der ersten operativen Phase des polytraumatisierten Patienten. Dies bedeutet jedoch kein generelles Verbot, komplexe Handverletzungen primär zu versorgen oder gar Replantationen durchzuführen. Vielmehr muss in enger interdisziplinärer Absprache mit dem unfallchirurgischen Traumaleader, der Anästhesie und der Intensivmedizin individuell entschieden werden, ob der Verunfallte dem „Damage Control *Orthopedics*" zugeführt und was ihm ohne Gefährdung im Rahmen der Erstversorgung zugemutet werden kann (Choufani et al. 2017; Perl und Bühren 2017; Tosti und Eberlin 2018). Blutungskontrolle, Frakturstabilisierung und Weichteilmanagement bestimmen das handchirurgische Vorgehen. Bei (subtotalen-)Majoramputationen kann der Eingriff gesplittet und dadurch kurz gehalten werden. Der 1. Eingriff wird sich auf die Blutungskontrolle, einen unter Verkürzung zügig aufgebauten Fixateur externe, einfache Gefäßanastomosen sowie die temporäre Weichteildeckung beschränken müssen. Der 2. Schritt mit Rekonstruktion der übrigen Strukturen könnte sich unter Berücksichtigung der posttraumatischen Hyperinflammationsreaktion und der Stabilisierung des Patienten nach dem 5. Tag im „Window of Opportunity" anschließen (Perl und Bühren 2017).

31.8 Postoperative Therapie/ Nachbehandlung

Vorgaben zur Lagerung, Durchblutungskontrolle und Antikoagulation auf der (Intensiv-)Station sind essenziell. Nach gelungener Replantationen bzw. Revaskularisation hat sich, unter Beachtung der Kontraindikationen und Begleitverletzungen, bei uns die Gerinnungshemmung in einer Kombination aus einem Thrombozytenaggregationshemmer und niedermolekularem Heparin bewährt. Durchblutungskontrollen sollten in den ersten 5–8 Tagen stündlich erfolgen.

Die präoperativ begonnene, kalkulierte, systemische Antibiotikaprophylaxe sollte für zumindest 5 Tage weitergeführt und ggf. an das Antibiogramm der intraoperativ entnommenen Abstriche angepasst werden. ASS wird oral über einen Monat fortgeführt.

Die physio- und ergotherapeutische Therapie, nach den strengen Vorgaben des Operateurs, beginnt bereits am 1. postoperativen Tag.

Zeitkritische Sekundäreingriffe sind früh zu planen (z. B. freie Lappenplastiken) und nach Möglichkeit innerhalb der 1. Woche zu verwirklichen (Jobmann et al. 2011).

Weiterführende funktionsverbessernde Eingriffe wie beispielsweise die Distraktion des 1. Mittelhandknochens, sekundäre Transpositionen, der Transfer eines Zehs, Sehnenersatzplastiken, aber auch Teno- und Arthrolysen sind weniger zeitkritisch. Ihre Indikation ergibt sich oft erst im Verlauf.

Aus der Vielzahl der zur Verfügung stehenden Möglichkeiten ist die am besten zum Patienten passende Lösung auszuwählen. Die sich rasch entwickelnden technischen Lösungen dürfen hierbei nicht ausgespart werden. Computerassistierte Exoprothesen gewinnen immer mehr an Bedeutung. Aufgrund ihrer noch bestehenden Nachteile, wie der fehlenden Sensibilität, der mechanischen Empfindlichkeit und damit Reparaturanfälligkeit, der hohen laufenden Kosten und des notwendigen Energiebedarfs, stehen sie aus funktioneller und praktischer Sicht oft noch hinter einer guten chirurgischen Lösung zurück. Aus kosmetischer Sicht ist ihre Akzeptanz aber insbesondere bei jungen, technikaffinen Menschen sehr hoch und die Leistungsfähigkeit bereits jetzt beeindruckend. Im Sinne der Patientenversorgung muss diese Entwicklung daher aufmerksam beobachtet werden, nicht zuletzt, weil in enger Zusammenarbeit mit den Entwicklern auch Anpassungen des chirurgischen Vorgehens für den optimalen Einsatz solcher Prothesen erforderlich werden könnten.

31.9 Komplikationen

▪ **Akute Gefäßverschlüsse**

Insbesondere in den ersten 10 Tagen postoperativ muss mit der Möglichkeit akuter Gefäßverschlüsse, insbesondere venösen Thrombosen, gerechnet werden. Neben der engmaschigen Durchblutungskontrolle erfordert dies die Möglichkeit, jederzeit kurzfristig revidieren zu können (Ferreira und Fowler 2015). Vor diesem Hintergrund sollte die Indikation für venöse Interponate zur Exzision über die Verletzungsstelle hinausreichender Intimaschäden großzügig gestellt werden.

▪ **Wundinfektionen**

Nach gründlich durchgeführtem Débridement sind Wundinfektionen selten, bleiben jedoch ein ernst zu nehmendes Problem. Die Abstrichentnahme während des ersten Eingriffs hilft die initial kalkulierte antibiotische Therapie im Verlauf der Behandlung an das vorliegende Keimspektrum anzupassen. Eine Herausforderung stellen Pilzinfektionen dar, die schwer zu beherrschen sind und die zeitnahe Defektdeckung ungünstig beeinflussen. Die beste Prophylaxe umfasst das gründliche erste Débridement sowie die frühzeitige Defektdeckung unter der Voraussetzung stabiler, sauberer Wundverhältnisse. Mit sich ausbildendem Granulationsgewebe werden weitere Débridements erschwert.

▪ **Kompartmentsyndrom**

Ein Kompartmentsyndrom ist aktiv auszuschließen, die Kompartments im Verdachtsfall und insbesondere nach längeren Ischämiephasen bereits prophylaktisch zu spalten. An der Hand dürfen die Mittelhandkompartments, die Faszien der Thenarmuskulatur, aber auch der Karpaltunnel und die Loge de Guyon nicht vergessen werden.

▪ **Narbenbildung**

Strukturübergreifende Narben stellen eines der größten Hindernisse auf dem Weg zu einem guten Behandlungsergebnis dar. Das akribische, adäquat radikale Débridement bei gleichzeitig maximaler Gewebeschonung durch technisch einwandfreies Vorgehen in Kombination mit einer frühfunktionellen Nachbehandlung schafft beste Voraussetzungen, diesem Problem entgegenzutreten.

31.10 Empfohlene Techniken, Tipps und Tricks

■ Verkürzung der Ischämiezeit
Das Débridement und die Vorbereitung des Amputates zum Anschluss können bereits vor bzw. parallel zur Einleitung des Patienten unter sterilen Bedingungen im Operationssaal durchgeführt werden.

■ Plattenosteosynthese
Platten stehen bei der Frakturversorgung an der Hand im Verruf, durch narbige Verklebungen mit der Strecksehne schlechte Behandlungsergebnisse zu erzielen. Viele Autoren bevorzugen daher und aus Gründen der Zeitersparnis generell die Osteosynthese mit Kirschner-Drähten. Plattenosteosynthesen bieten jedoch bei korrekter Anwendung insbesondere bei mehrfragmentären und gelenk(-nahen) Frakturen Vorteile (◘ Abb. 31.8). Mit entsprechender Erfahrung ist der Zeitaufwand allenfalls geringfügig größer, die zusätzliche Gewebeschädigung bei guter Technik und in der Regel bereits vorgegebenem Zugang nicht ausgeprägter als bei anderen Verfahren. Die Stabilität ist der einer Drahtosteosynthese jedoch überlegen, und eine Irritation der Weichteile durch die Drahtenden entfällt. Winkelstabile Implantate machen „Distanzosteosynthesen" und den Einsatz von Spacern möglich. Die essenzielle handtherapeutische Nachbehandlung, einschließlich der Versorgung mit Schienen oder Kompressionsbekleidung, aber auch die Defektdeckung werden wesentlich begünstigt. Luxationen der Handwurzel und der Karpometakarpalgelenke (CMC-Gelenke) werden in der Regel mit Drahttransfixationen stabilisiert. Bei ausgeprägter Zerstörung der Mittelhandbasen im Rahmen von CMC-Luxationsfrakturen haben sich überbrückende winkelstabile Plattenosteosynthesen nach Art eines Fixateur interne als ausgesprochen wertvoll erwiesen.

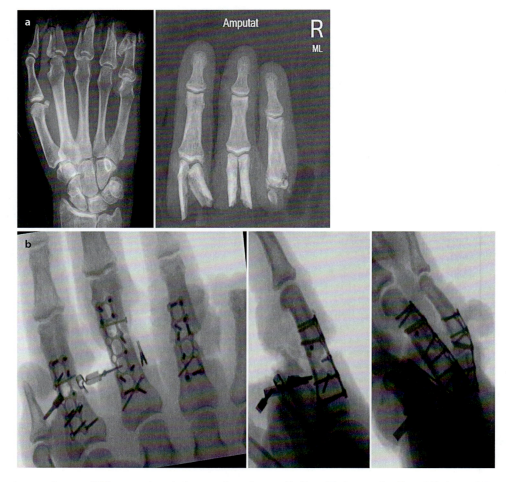

◘ Abb. 31.8 a Amputation von 3 Fingern mit mehrfragmentären, intraartikulären Frakturen der Grundglieder und Destruktion des PIP D4. b Übungsstabile Plattenosteosynthesen und Arthrodese des PIP D4 im Rahmen der Replantation. (© BGU Murnau, Dr. med. Nils Baas)

- **NPWT**

Im Rahmen des „Damage Control Orthopedics" können offene Frakturen mit erhaltener Perfusion mit einem die gesamte Hand einschließenden Vakuumverband (NPWT) gleichzeitig suffizient verbunden und knöchern stabilisiert werden.

- **Lagerung und Verbandsregime**

Ein Fixateur externe als einfacher „Bügel" an typischer Stelle des körperfernen Unterarms oder handgelenkübergreifend ermöglicht durch Aufhängung am Fixateur die druckfreie Lagerung, erhöht den Patientenkomfort und vereinfacht die funktionelle Nachbehandlung der Finger, wie auch die Verbandswechsel wesentlich.

- **Plexuskatheteranästhesie**

Der Plexuskatheter bietet den Vorteil der kompletten Sympathikolyse und wirkt sich damit günstig auf die Durchblutung aus. Verbandswechsel und operative Revisionen werden vereinfacht. Bedacht werden müssen die eingeschränkte Beurteilbarkeit eines Kompartmentsyndroms und die Behinderung der aktiven Handtherapie.

31.11 Fallstricke

- Übersehen einer (gedeckten) Gefäßverletzung
- Missachtung der Ischämiezeiten
- Zu sparsames erstes Débridement
- Fehlende Spaltung der Kompartments, des Karpaltunnels und der Loge de Guyon
- Belassen von Gefäßschäden, um Interponate zu vermeiden
- Kritikloser Erhalt aller rein technisch gesehen erhaltbaren Strukturen
- Zu frühe, zu späte, ausbleibende Defektdeckung …
- … und Wundverschluss durch Granulationsgewebe
- Ausbleiben oder Verzögerung einer fachgerechten Handtherapie

31.12 Zusammenfassung

Die Versorgung komplexer Handverletzungen einschließlich der Mikroreplantation ist eine Teamleistung, die großer Erfahrung bedarf und speziell darauf ausgerichteten Zentren vorbehalten bleiben sollte (Hustedt et al. 2016; Vester und Deiler 2017). Insbesondere an die Chirurgen werden hohe fachliche und konstitutionelle Anforderungen gestellt, die eine kontinuierliche Übungshaltung erfordern. Das Stellen der individuell richtigen Indikation, das sorgfältige initiale Débridement, eine klare Versorgungsstrategie und die frühfunktionelle Nachbehandlung bilden die Eckpfeiler der Behandlung. Unter diesen Voraussetzungen kann selbst bei schwersten Verletzungen in vielen Fällen die funktionelle Integrität der Hand wieder hergestellt werden.

Literatur

Adani R, Busa R, Caroli A (1997) Complex traumatic lesions of the hand. Definition and surgical treatment. Chir Organi Mov 82(3):307–316

Agarwal R, Agarwal D, Agarwal M (2019) Approach to mutilating hand injuries. J Clin Orthop Trauma 10(5):849–852

Bakri K, Moran SL (2007) Initial assessment and management of complex forearm defects. Hand Clin 23(2):255–268. vii

Barbary S, Dap F, Dautel G (2013) Finger replantation: surgical technique and indications. Chir Main 32(6):363–372

Blaisdell FW (2002) The pathophysiology of skeletal muscle ischemia and the reperfusion syndrome: a review. Cardiovasc Surg 10(6):620–630

Boulas HJ (1998) Amputations of the fingers and hand: indications for replantation. J Am Acad Orthop Surg 6(2):100–105

Buchler U (1990) Traumatic soft-tissue defects of the extremities. Implications and treatment guidelines. Arch Orthop Trauma Surg 109(6):321–329

Campbell DA, Kay SP (1996) The hand injury severity scoring system. J Hand Surg (Br) 21(3):295–298

Cao J, Tebockhorst S, Freese K, Pensak M, Malliaris SD, Ipaktchi K (2016) Inadequate hand surgical operating room (OR) size allocation: a comparative OR space utilization study: N/A – Not a clinical study. J Hand Surg 41(9, Suppl):S8

Cho MS, Rinker BD, Weber RV, Chao JD, Ingari JV, Brooks D, Buncke GM (2012) Functional outcome following nerve repair in the upper extremity using processed nerve allograft. J Hand Surg [Am] 37(11):2340–2349

Choufani C, Barbier O, Grosset A, Murison JC, Ollat D, Rigal S, Mathieu L (2017) Initial management of complex hand injuries in military or austere environments: how to defer and prepare for definitive repair? Int Orthop 41(9):1771–1775

Dvali LT, Myckatyn TM (2008) End-to-side nerve repair: review of the literature and clinical indications. Hand Clin 24(4):455–460. vii

Ferreira J, Fowler JR (2015) Management of complications relating to complex traumatic hand injuries. Hand Clin 31(2):311–317

Gehrmann S, WJ (2019) Amputationen, replantationen. Thieme, Stuttgart

Germann G, Karle B, Bruner S, Menke H (2000) Treatment strategy in complex hand injuries. Unfallchirurg 103(5): 342–347

Green R, Uzoho C, Arrowsmith J, Bainbridge C, Johnson NA (2020) Tool and machinery-related hand injuries: a review of national hospital episodes statistics and data from a tertiary hand unit. J Hand Surg Eur Vol 46(2):188–192

Hanel DP, Chin SH (2007) Wrist level and proximal-upper extremity replantation. Hand Clin 23(1):13–21

Havrda JB, Paterson E (2018) Imaging traumatic hand and finger injuries. Radiol Technol 90(1):51–64

Hernekamp JF, Kneser U, Bickert B (2016) Replantationen. Trauma Berufskrankh 18(1):96–100

Hierner R (2019) Amputation, replantation. Stuttgart, Thieme

Hustedt JW, Bohl DD, Champagne L (2016) The detrimental effect of decentralization in digital replantation in the United States: 15 years of evidence from the national inpatient sample. J Hand Surg [Am] 41(5):593–601

Jobmann S, Stein T, Heinz SM, Hoffmann R (2011) Wundversorgung in Notfall und Praxis. Trauma Berufskrankh 13(3):204

Kuntscher MV, Erdmann D, Homann HH, Steinau HU, Levin SL, Germann G (2001) The concept of fillet flaps: classification, indications, and analysis of their clinical value. Plast Reconstr Surg 108(4):885–896

Lahiri A (2020) Guidelines for management of crush injuries of the hand. J Clin Orthop Trauma 11(4):517–522

Li J, Guo Z, Zhu Q, Lei W, Han Y, Li M, Wang Z (2008) Fingertip replantation: determinants of survival. Plast Reconstr Surg 122(3):833–839

Lin CH, Aydyn N, Lin YT, Hsu CT, Lin CH, Yeh JT (2010) Hand and finger replantation after protracted ischemia (more than 24 hours). Ann Plast Surg 64(3):286–290

Machol J At, Fang RC, Matloub HS (2013) The free fillet flap after traumatic amputation: a review of literature and case report. Hand (N Y) 8(4):487–490

Maricevich M, Carlsen B, Mardini S, Moran S (2011) Upper extremity and digital replantation. Hand (N Y) 6(4):356–363

Matsuzaki H, Narisawa H, Miwa H, Toishi S (2009) Predicting functional recovery and return to work after mutilating hand injuries: usefulness of Campbell's hand injury severity score. J Hand Surg [Am] 34(5):880–885

Neumeister MW, Brown RE (2003) Mutilating hand injuries: principles and management. Hand Clin 19(1):1–15. v

Noack N, Hartmann B, Germann G, Küntscher MV (2005) Filetlappenplastiken als Möglichkeit der Defektrekonstruktion an der Hand. Unfallchirurg 108(4):293–298

Ortiz R, Wilkens S, Gottlieb R, Sood RF, Cetrulo CL Jr, Chen NC, Eberlin KR (2020) Patient transfer for hand and upper extremity injuries: diagnostic accuracy at the time of referral. Plast Reconstr Surg 146(2):332–338

Panattoni JB, Ahmed MM, Busel GA (2017) An ABC technical algorithm to treat the mangled upper extremity: systematic surgical approach. J Hand Surg [Am] 42(11):934 e931–934 e910

Perl M, Bühren V (2017) Damage-Control-Konzepte. Trauma Berufskrankh 19(1):75–79

Pet MA, Ko JH (2019) Indications for replantation and revascularization in the hand. Hand Clin 35(2):119–130

Piquet M, Obert L, Laveaux C, Sarlieve P, Vidal C, Tropet Y, Pauchot J (2010) Influence of palmar digital artery patency on neurological recovery of palmar digital nerve lesions. Chir Main 29(2):94–99

Prucz RB, Friedrich JB (2014) Upper extremity replantation: current concepts. Plast Reconstr Surg 133(2):333–342

Rinker BD, Ingari JV, Greenberg JA, Thayer WP, Safa B, Buncke GM (2015) Outcomes of short-gap sensory nerve injuries reconstructed with processed nerve allografts from a multicenter registry study. J Reconstr Microsurg 31(5):384–390

Roushdi I, Cumberworth J, Harry LE, Rogers BA (2015) Power tool injuries to the hand and wrist. Br J Hosp Med (Lond) 76(3):148–153

Sachanandani NF, Pothula A, Tung TH (2014) Nerve gaps. Plast Reconstr Surg 133(2):313–319

Tark KC, Kim YW, Lee YH, Lew JD (1989) Replantation and revascularization of hands: clinical analysis and functional results of 261 cases. J Hand Surg [Am] 14(1):17–27

Tosti R, Eberlin KR (2018) „Damage control" hand surgery: evaluation and emergency management of the mangled hand. Hand Clin 34(1):17–26

Towfigh H, Hierner R, Langer M, Friedel R (2011) Handchirurgie. Springer, Berlin Heidelberg

Trier WC, Peacock EE Jr, Madden JW (1970) Studies on the effectiveness of surgical management of chronic leg ulcers. Plast Reconstr Surg 45(1):20–23

Urbaniak JR, Roth JH, Nunley JA, Goldner RD, Koman LA (1985) The results of replantation after amputation of a single finger. J Bone Joint Surg Am 67(4):611–619

Vester H, Deiler S (2017) Strategies for complex injuries of the hand. Unfallchirurg 120(3):237–251

Waikakul S, Sakkarnkosol S, Vanadurongwan V, Un-nanuntana A (2000) Results of 1018 digital replantations in 552 patients. Injury 31(1):33–40

Zhang X, Wen S, Wang B, Wang Q, Li C, Zhu H (2008) Reconstruction of circulation in the fingertip without vein repair in zone I replantation. J Hand Surg [Am] 33(9):1597–1601

Verletzungen an der Hand und am Unterarm im Wachstumsalter

Dorien Schneidmüller und Lutz von Laer

Inhaltsverzeichnis

32.1 Krankheitsbilder – 721

32.2 Ätiologie – 722

32.3 Relevante anatomische Strukturen und Wachstumsprognose – 723
32.3.1 Unterarm – 723
32.3.2 Handwurzel – 723
32.3.3 Mittelhand/Phalangen – 724

32.4 Wachstums- und Heilungsprognose – 724

32.5 Relevante diagnostische Verfahren – 725

32.6 Therapiemöglichkeiten – 726

32.7 Therapie der einzelnen Verletzungen – 728
32.7.1 Unterarmbiegungsfraktur/Bowing-Fraktur/Grünholzfraktur – 728
32.7.2 Unterarmschaftfraktur vollständig – 729
32.7.3 Diaphysäre Fraktur am Übergang vom mittleren zum distalen Drittel – am Übergang zwischen Dia- und Metaphyse – 729
32.7.4 Distale Unterarmfraktur – 729
32.7.5 Handwurzelfrakturen – 730
32.7.6 Mittelhandfrakturen – 730
32.7.7 Phalanxfrakturen – 731

32.8 Nachbehandlung – 733
32.8.1 Diapysärer Unterarm – 733
32.8.2 Metaphysärer Unterarm – 733
32.8.3 Handwurzelfrakturen – 733
32.8.4 Mittelhandfrakturen und phalangeale Frakturen – 733

© Der/die Herausgeber bzw. der/die Autor(en), exklusiv lizenziert an Springer-Verlag GmbH, DE, ein Teil von Springer Nature 2024
C. K. Spies et al. (Hrsg.), *Expertenwissen Handchirurgie*, https://doi.org/10.1007/978-3-662-68413-9_32

32.9 Tipps und Tricks – 733

32.9.1 Gipskeilung – 733
32.9.2 Iselin-Schiene – 734
32.9.3 Elastisch stabile intramedulläre Nagelung (ESIN) – 734
32.9.4 K-Draht – 735

32.10 Fallstricke – 735

32.11 Zusammenfassung – 736

Literatur – 736

Verletzungen an der Hand und am Unterarm im Wachstumsalter

32.1 Krankheitsbilder

Verletzungen des Unterarms und der Hand gehören zu den häufigsten Verletzungen im Kindesalter und machen insgesamt knapp die Hälfte sämtlicher Frakturen im Wachstumsalter aus. Hinsichtlich Prognose und Therapie unterscheiden wir bei den Frakturformen zwischen den folgenden Verletzungsformen:

- Diaphysär (Abb. 32.1)
    - Vollständig frakturierte Knochen beider Knochen
    - Bowing-Fraktur/Biegungsfraktur
        - Achsabweichung ohne Kortikalisunterbrechung
    - Grünholzfrakturen beider Knochen
    - Kombinationsverletzungen von Grünholzfrakturen und vollständige Frakturen
- Metaphysär (Abb. 32.2)
    - Stauchungsfrakturen/Wulstfrakturen
    - Biegungsfraktur/Grünholzfraktur
    - Vollständige Fraktur
    - Fugenschaftfraktur/Fugenlösung
- Handwurzel
    - Skaphoidfraktur
    - Skapholunäre Dissoziation
- Metakarpus (Abb. 32.3)
- 1. Strahl
    - Fugenschaftfraktur/Fugenlösung
    - Benettoidverletzungen
    - Übergangsfraktur = ossärer Seitenbandausriss
- 2.–4. Strahl
    - Subkapitale Frakturen
    - Fugenlösungen/Fugenschaftfrakturen
    - Diaphysäre Frakturen

An der Mittelhand finden sich am 2.–5. Strahl v. a. subkapitale Frakturen oder Fugenlösungen mit metaphysärem Keil. Diaphysäre Frakturen oder basisnahe Frakturen sind bei noch offenen Wachstumsfugen selten. Am 1. Strahl hingegen sehen wir meist proximale Stauchungsfrakturen oder Fugenlösungen mit metaphysärem Keil. Rolando- oder Bennett-Frakturen sind bei noch offenen Fugen eine Seltenheit.

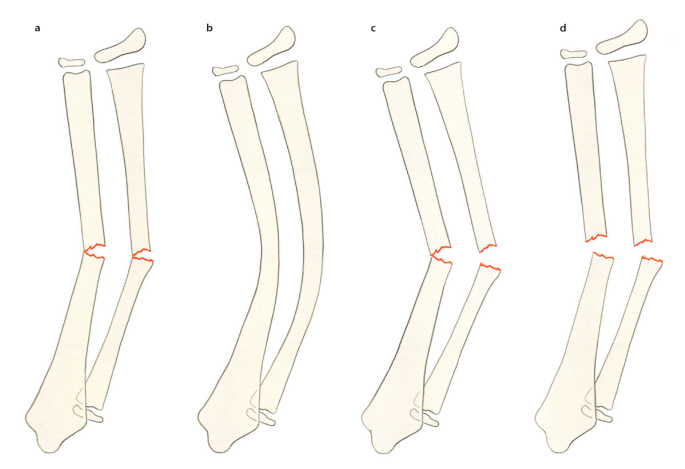

 Abb. 32.1 Frakturformen des Unterarmschafts: a Grünholzfraktur, b Bowing-Fraktur, c kombinierte vollständige und Grünholzfraktur, d vollständige Fraktur

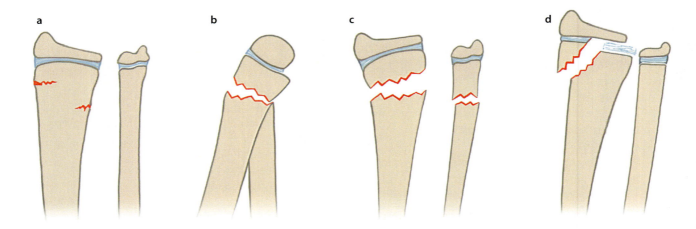

◘ **Abb. 32.2** Frakturformen des distalen metaphysären Unterarmes: **a** Wulstfraktur, **b** Grünholzfraktur, **c** vollständige Fraktur, **d** Fugenschaftfraktur/Fugenlösung

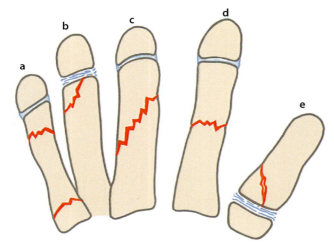

◘ **Abb. 32.3** Frakturformen der Mittelhand: **a** basisnahe und subkapitale Schaftfraktur, **b** Fugenschaftfraktur/Fugenlösung, **c** Schrägfraktur, **d** Querfraktur, **e** MK-1-Fugenschaftfraktur/Fugenlösung

– Phalangen (◘ Abb. 32.4)
  – Fugenschaftfrakturen/Fugenlösung
  – Subkapitale Fraktur
  – Diaphysäre Quer- und Schrägfrakturen
  – Interphalangeale Luxationen
  – Verletzung der volaren Platte („volar lip")
  – Strecksehnenausriss

Am häufigsten finden wir Fugenlösungen mit oder ohne metaphysären Keil, seltener Schaftfrakturen oder distale subkapitale Frakturen. Nach einem Hyperextensionstrauma kann es zu einer Ruptur der palmaren Platte kommen („volar lip"), meist am Grundgelenk. Hier kann eine Einklemmung der Mittelhandköpfchen zwischen den Beugesehnen und den Mm. lumbricales resultieren. Proximale interphalangeale (PIP) Gelenkluxationen sind seltener bei noch offenem Fugen und zeigen ebenso nicht selten eine Verletzung der palmaren Platte im Sinne einer feinen Avulsionsfraktur der Epiphyse.

Bemerkung: Wir haben auf die Einteilung der Fugenverletzungen nach Salter verzichtet, da sie keine therapeutische oder wachstumsprognostische Bedeutung hat. Stattdessen verwenden wir die Unterscheidung in Fugenschaftfrakturen (Salter I und II) und Fugengelenkfrakturen (ehemals Salter III und IV), da diese therapeutische Konsequenzen in sich birgt (eine Einteilung nach der Wachstumsprognose ist ohnehin nicht möglich). Am distalen Unterarm oder der Hand finden sich – wenige anekdotische Berichte ausgenommen – keine Fugengelenkfrakturen. Hingegen sind Fugenschaftfrakturen an dieser Stelle außerordentlich häufig und sind – wie der Name schon sagt – den metaphysären Schaftfrakturen zuzurechnen.

32.2 Ätiologie

Unfallursache ist meist der Sturz auf die ausgestreckte Hand. Abhängig von der Kraft und Richtung des Traumas sowie vom Alter des Kindes und damit der Elastizität des Knochens kann es entweder nur zu einer Verbiegung des Knochens kommen – der Biegungs- oder auch Bowing-Fraktur – oder zur klassischen Grünholzfraktur, einer unvollständigen Fraktur mit einem Klaffen der Kortikalis auf der Konvexseite und intakter Kortikalis auf der Konkavseite, sowie der vollständigen Fraktur einer oder beider Unterarmknochen.

Im Bereich des Handskelettes sind zusätzlich herabfallende Gegenstände oder Quetschtraumata als Verletzungsursache nicht zu vergessen.

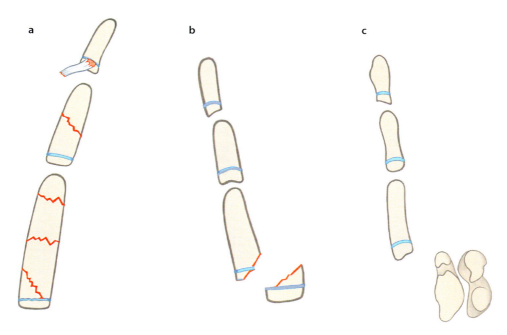

◘ **Abb. 32.4** Frakturformen der Phalangen: **a** Fugenschaftfraktur/Fugenlösung; vollständige Querfraktur; subkapitale Fraktur; vollständige Schrägfraktur; knöcherner Strecksehnenausriss, **b** MK-1-dislozierte Fugenlösung/bennetoide Fraktur, **c** interphalangeale Luxation

32.3 Relevante anatomische Strukturen und Wachstumsprognose

32.3.1 Unterarm

Der gesamte Unterarm stellt ein hoch komplexes Gelenk dar. Bei der Umwendbewegung des Unterarmes dreht der leicht gebogene Radius um die Ulna. Die Längsstabilität wird durch die Membrana interossea gewährleistet. Achsabweichungen können über eine Erhöhung der mechanischen Spannung der Membrana interossea sowie durch ein knöchernes Impingement zu einer Einschränkung der Rotationsbewegung des Radius führen. Bereits 10° Achsabweichung – vor allem im proximalen Drittel – können so eine relevante funktionelle Einschränkung der Pro-/Supination nach sich ziehen (Konrad Mader et al. 2015; Matthews et al. 1982; Tarr et al. 1984; Weinberg et al. 2001; McHenry et al. 2002). Kommt es zu Funktionsstörungen angesichts von Achsabweichungen im diaphysären Bereich, so scheinen diese nicht nur ossär, sondern auch weichteilmäßig bedingt zu sein. Nach raschen Korrekturen derartiger ossärer Deformitäten stellt sich auch rasch wieder die korrekte Funktion ein. Wenn aber eine derartige Korrektur erst 1 Jahr nach dem Unfall durchgeführt wird, persistiert meist die Funktionsstörung trotz korrekter ossärer Stellung.

Der Knochenkern am distalen Radius ist bereits früh zwischen dem 3. und 18. Lebensmonat im Röntgenbild zu erkennen. Der Kern der distalen Ulna imponiert zwischen dem 4. und 9. Lebensjahr. Die Wachstumsfugen am distalen Unterarm sind mit gut 80 % am Längenwachstum beider Knochen beteiligt und verschließen sich erst im Adoleszentenalter, je nach Reife der Kinder, zwischen dem 16.–19. Lebensjahr. Damit besteht in der Nähe dieser wachstumspotenten Fuge ein enormes Korrekturpotenzial von Fehlstellungen.

Der Knochenkern am Radiuskopf ist meist zwischen dem 4.–7. Lebensjahr radiologisch sichtbar. An der proximalen Ulna besteht die Besonderheit, dass hier die Epiphyse zugleich eine Apophyse mit dem Ansatz der Trizepssehne darstellt. Der Knochenkern wird zumeist erst um das 7.–10. Lebensjahr radiologisch sichtbar. Die proximalen Fugen sind mit nur 20 % am Wachstum beider Knochen beteiligt. Damit besteht v. a. im proximalen Schaftbereich des Unterarms kein relevantes Spontankorrekturpotenzial. Die Radiushalsfraktur stellt eine Besonderheit dar. Ja nach Alter des Kindes kommt es hier trotz des eingeschränkten Wachstums – wahrscheinlich aufgrund der funktionellen Situation – zu erheblichen Spontankorrekturen von Achsabweichungen.

32.3.2 Handwurzel

Die Handwurzelknochen sind bei Geburt knorpelig angelegt. Die ersten Knochenkerne sind am Kapitatum und Hamatum im Röntgenbild erkennbar, gefolgt vom Triquetrum um das 2. Lebensjahr, dem Lunatum mit etwa 4 Jahren und dem Trapezium, Trapezoideum und Skaphoid zwischen dem 4. und 5. Lebensjahr. Durch das überwiegend knorpelige Handskelett sind Frakturen der Handwurzel beim jungen Kind eine Seltenheit. Beim Jugendlichen ist die Ossifikation mit etwa 15 Jahren abgeschlossen. Dann finden sich zunehmend Verletzungsmuster, welche mit dem von Erwachsenen vergleichbar sind.

Das Skaphoid verknöchert von distal nach proximal, was den skapholunären Gelenkspalt im Röntgenbild lange weit erscheinen lässt („Pseudo-Terry-Thomas-Zeichen"). Im Alter von 7 Jahren beträgt er etwa 7 mm und nimmt auf 3 mm mit vollständiger Ossifikation ab.

32.3.3 Mittelhand/Phalangen

Metakarpalia und Phalangen weisen grundsätzlich nur eine einzige Fuge auf: die Metakarpalia 2–5 distal, das Metakarpale 1 entspricht einer Phalanx und weist die Fuge an der Basis auf. Sämtliche Phalangen weisen ihre Fugen an der Basis auf.

32.4 Wachstums- und Heilungsprognose

Die Heilungsprognose aller Frakturen im Wachstumsalter – und somit auch im Bereich des Unterarms – ist grundsätzlich gut. Eine Ausnahme machen die diaphysären Grünholzfrakturen des Unterarms aus. Bei den Grünholzfrakturen besteht neben der Gefahr der Funktionsbeeinträchtigung durch eine Achsabweichung das Risiko der Refraktur. Durch eine schnelle Kallusbildung im Bereich der „unfrakturierten" Kortikalis auf der Konkavseite kommt es zu einer ausbleibenden Konsolidierung auf der „klaffenden" Konvexseite (◘ Abb. 32.5). Wird dieses Ungleichgewicht nicht beseitigt, indem eine gleichmäßige Kompression aller Kortikales – z. B. durch Überbrechen der Fraktur, d. h. Frakturierung der noch stehenden Kortikalis – erreicht, besteht das Risiko einer Refraktur in ca. 20 % der Fälle (Gruber und von Laer 1979). Dabei ist die Refrakturrate höher, je weniger stark angebrochen die Kortikalis auf der Konkavseite ist: Sie beträgt bei etwa 10° Achsabweichung etwa 20 %, bei 30° Achsabweichung etwa 10 %. Wichtig ist es, sich zu vergegenwärtigen, dass diese Komplikation nicht obligatorisch nach Grünholzfrakturen auftritt, ohne dass wir den eigentlichen Grund dafür kennen. Dies ist bedeutsam für die Information des Patienten und der Eltern.

Das Spontankorrekturpotenzial im diaphysären Bereich ist sehr limitiert und beträgt kaum mehr als 10° Korrektur in beiden Ebenen.

Im Gegensatz dazu ist – angesichts der Nähe der hochprozentig wachsenden Fuge und des nahen Handgelenks – das Korrekturpotenzial des distalen Unterarms sehr stark ausgeprägt. Hier können Achsabweichungen von 30° nach dorsal, 10–20° nach radial oder ulnar zuverlässig bis zu einem Alter von etwa 10–12 Jahren, je nach Reifezustand, wieder spontan ausgewachsen werden. Wie eine Studie aus Hawaii zeigte, wird sogar bei Kindern bis zum 10. Lebensjahr eine vollständige Seit-zu-Seit-Verschiebung mit Verkürzung der Fragmente nach konservativer Therapie zuverlässig und vollständig remodelliert (Crawford et al. 2012). Die Palmarabkippung weist dieses Korrekturpotenzial nicht auf, ist aber auch deutlich seltener. Hier sollten Abkippungen über 10° nicht belassen werden, auch da bei dieser Abkippungsrichtung eher funktionelle Einschränkungen zu erwarten sind (Barvelink et al. 2020).

Wachstumsstörungen des vorzeitigen Verschlusses kommen nach diaphysären Frakturen nicht vor. Nach distalen Frakturen sind sie in unter 5 % zu erwarten, nicht nur nach den Fugenschaftfrakturen, sondern auch nach anderen fugennahen metaphysären Frakturen. Nach ärztlicher Manipulation kann durch iatrogene Fugenverletzung die Inzidenz jedoch höher liegen. Stimulative Wachstumsstörungen mit Verlängerung eines der beiden Knochen sind mitunter am distalen Radius zu beobachten. Mit Wachstumsabschluss können sich jedoch derartige Längendifferenzen auf die individuelle korrekte Längenrelation der beiden Knochen zueinander korrigieren.

Wachstumsstörungen (WTS) an den Metakarpalia sind außerordentlich selten. Wenn sie auftreten, handelt es sich um hemmende WTS der gesamten Fuge mit zunehmender Verkürzung des betroffenen Skelettanteils.

Bei Metakarpalia und Phalangen werden Abkippungen in der Bewegungsebene bis ins Jugendalter spontan zuverlässig korrigiert, nicht aber Achsabweichungen in der Frontalebene, die unverändert persistieren. Selbst wenn sich ein Rotationsfehler in diesen bei-

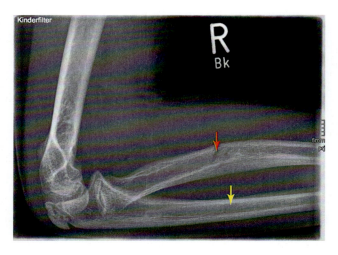

◘ Abb. 32.5 Grünholzfraktur des proximalen Radiusschaft. Durch eine schnelle Kallusbildung (Pfeil gelb) im konkaven Anteil kommt es zu einer verzögerten knöchernen Durchbauung auf der Konvexseite (roter Pfeil), die das Refrakturrisiko erhöht

den Bereichen langsam im Laufe der Jahre korrigieren würde, kann ein solches Abwarten dem Patienten nicht zugemutet werden, denn ein solcher Fehler stört immer erheblich funktionell und muss deshalb primär klinisch diagnostiziert und sorgfältig beseitigt werden.

32.5 Relevante diagnostische Verfahren

- Diaphysär: Röntgen in 2 senkrecht aufeinander stehenden Ebenen mit stereotyper, reproduzierbarer Lagerung
- Metaphysär: Röntgen in 2 Ebenen
- Handwurzel: Röntgen in 2 Ebenen, CT, MRT
- Metakarpus und Phalangen: Röntgen in 2 Ebenen; ggf. + streng seitlich und klinisch (Rotation)

Im Bereich des Unterarms ist das konventionelle Röntgenbild in 2 Ebenen diagnostisches Mittel der Wahl. Sollte bereits eine operationspflichtige dislozierte Fraktur auf der 1. Aufnahme zu sehen sein, kann aus strahlenhygienischen Gründen und zur Vermeidung unnötiger Schmerzen beim Kind auf eine 2. Ebene verzichtet werden. Diese Bilder können bei Bedarf in Narkose intraoperativ angefertigt werden. Die Technik der Aufnahme sollte standardisiert sein, um bei den Verlaufskontrollen die Stellung vergleichbar beurteilen zu können. Grundsätzlich wird dabei der Arm des Röntgenapparates geschwenkt und nicht der Patientenarm (◘ Abb. 32.6).

Die Sonografie stellt gerade am distalen Unterarm ein zunehmend etabliertes Verfahren dar. Frakturen und deren Dislokation können gut dargestellt und dokumentiert werden (Katzer et al. 2016) (◘ Abb. 32.7). Nachteilig ist, dass evtl. Stellungskontrollen im Gips nicht durchgeführt werden können.

Für die genaue Beurteilung von Verletzungen der Handwurzel ist meist eine Schnittbildgebung erforderlich. Frakturverläufe und das Dislokationsausmaß lassen sich gut in der CT darstellen, während die MRT neben der fehlenden Strahlenbelastung interkarpale Bandverletzungen sichtbar machen kann.

> **Cave:** Bei jeder isolierten diaphysären Ulnafraktur (auch der isolierten Radiusfraktur) müssen Röntgenbilder des Ellenbogens in 2 Ebenen vorliegen, um mit Sicherheit eine zusätzliche Radiusköpfchenluxation (Monteggia-Läsion) auszuschließen (Details siehe Ellbogenverletzungen)!

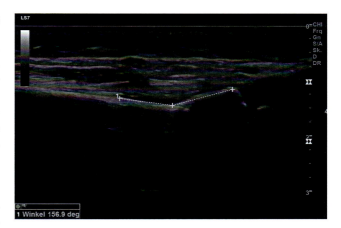

◘ **Abb. 32.7** Sagittale Darstellung einer metaphysären Radiusfraktur mit geringer Dorsalabkippung mittels Sonographie

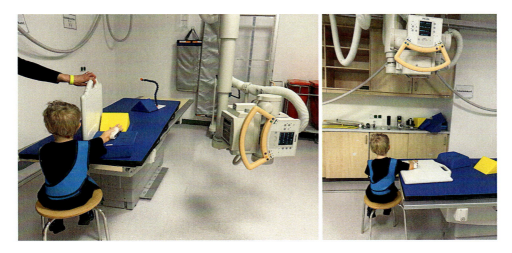

◘ **Abb. 32.6** Röntgendiagnostik des Unterarmes in reproduzierbaren 2 Ebenen. Gerade bei Schmerzen ist es sinnvoll, nicht den Unterarm zu drehen, sondern das Röntgengerät

32.6 Therapiemöglichkeiten

- **Konservative Therapie**
- **Ruhigstellung im Gips (diverse Materialien)**
  Auch wenn beim Erwachsenen nahezu sämtliche Frakturen operativ versorgt werden, um eine rasche Rehabilitation samt Wiedereingliederung in den Arbeitsprozess zu erreichen, ist beim Kind und Jugendlichen nach operativer Stabilisierung von gelenknahen Frakturen mittels K-Drähten eine zusätzliche Gipsruhigstellung notwendig. Für die diversen Gipstechniken sei auf die entsprechende Literatur hingewiesen. Grundsätzlich wird heute der Kunststoffgips bevorzugt, da er leichter ist.
- **Ruhigstellung im Gips und Gipskeilung**
  Eigenartigerweise wird die konservative Technik der Gipskeilung nur an wenigen Häusern und in wenigen Praxen angewandt. Es sei daher nochmals auf die Technik (von Laer et al. 2020) hingewiesen. Indiziert ist sie bei sämtlichen distalen, metaphysären abgekippten Frakturen. Der günstigste Zeitpunkt ist der 8. Tag nach Unfall (wenn die Weichteile abgeschwollen sind). Gekeilt wird stets in die Konkavität der bestehenden Achsabweichung (siehe Tipps und Tricks; ◘ Abb. 32.8).

- **Operative Therapie**
- Instabile Frakturen oder Dislokationen außerhalb der genannten Toleranzgrenzen stellen eine Operationsindikation dar. Grundsätzlich gilt das Prinzip, dass die erste Therapie in Narkose auch die definitive sein sollte. Daher sollte nach der Reposition der Fraktur, falls ein Risiko der Redislokation besteht, eine Stabilisierung der Fraktur erfolgen. Hierzu stehen verschiedene Techniken zur Verfügung:
  – ESIN (elastisch stabile Intramedulläre Nagelung) (◘ Abb. 32.9)
  – K-Drähte perkutan (◘ Abb. 32.10)
  – Platte (◘ Abb. 32.11)
  – Fixateur externe

Auf eine detaillierte Beschreibung der einzelnen OP-Techniken muss hier verzichtet werden, sie sind der einschlägigen Literatur zu entnehmen. An dieser Stelle sei lediglich auf Besonderheiten beim wachsenden Skelett, auf Tipps und Tricks eingegangen.

Hinsichtlich des Operationszeitpunktes herrscht in der Praxis häufig eine kontroverse Einschätzung. Vonseiten der Fraktur besteht nur selten eine Notfall-

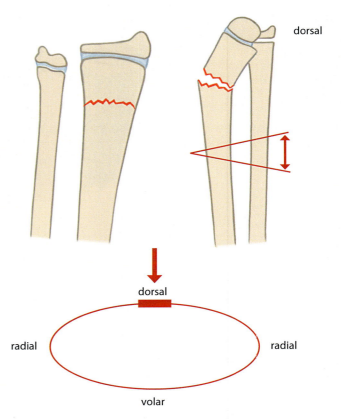

◘ **Abb. 32.8** Prinzip der Gipskeilung. Je weiter distal die Fraktur liegt, desto weiter proximal muss die Keilung durchgeführt werden

indikation. Offene Frakturen, Gefäß-/Nervenläsionen, Gelenkluxationen oder grobe Fehlstellungen sollten notfallmäßig/dringlich versorgt werden.

Vonseiten der Anästhesie muss angemerkt werden, dass ein traumatisiertes Kind trotz Zuwarten keine Nüchternheit erreicht, d. h. es zählt der Zeitraum zwischen letzter Nahrungsaufnahme und dem Unfallzeitpunkt. Danach findet bei schmerzgeplagten, gestressten Kindern keine zuverlässige Magenentleerung mehr statt. Lediglich eine schmerzfrei geschlafene Nacht reduziert das Narkoserisiko relevant (Becke et al. 2007; Krauss et al. 1996). Demzufolge muss jeweils zwischen dem erhöhten Narkoserisiko und der Dringlichkeit eines operativen Eingriffs abgewogen werden. Ist keine Schmerzfreiheit mittels suffizienter Analgesie und Schienenanlage zu erreichen, muss trotz fehlender Nüchternheit der operative Eingriff durchgeführt werden. Ansonsten können viele der Frakturen auch am Folgetag unter optimalen Bedingungen operativ versorgt werden.

Abb. 32.9 Konservativ behandelte Unterarmfraktur eines 2-jährigen Jungen. **a, b** Es zeigt sich eine Achsabweichung von über 20° bei einer Einschränkung der Umwendbewegung (Pro-/Supination: 0°/0°/60°). **c, d** 4 Wochen nach Trauma konnte die Fraktur noch überbrochen und reponiert werden. Es erfolgte eine ESIN-Osteosynthese. Der ulnare Nagel wurde entgegen der Richtung der Fehlstellung ausgerichtet. **e, f** Freie Funktion bei Konsolidierung

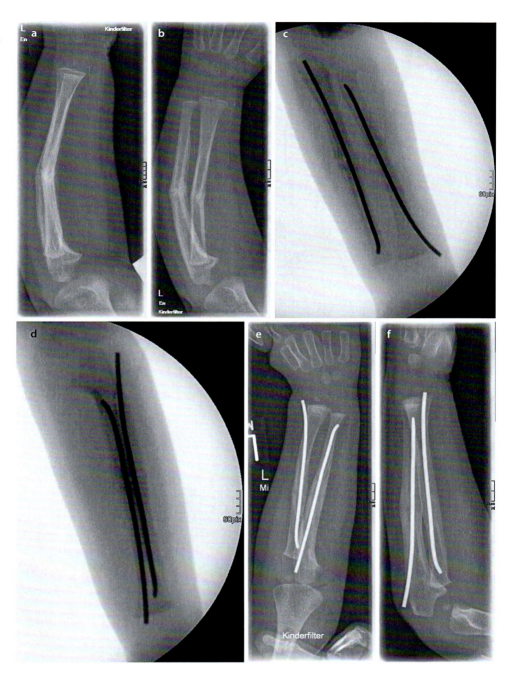

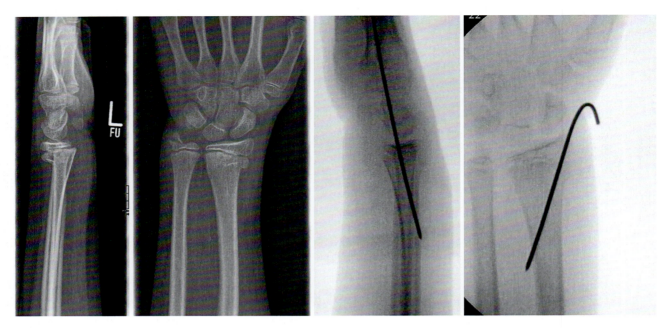

Abb. 32.10 Geschlossene Reposition und K-Drahtosteosynthese einer Fugenschaftfraktur des distalen Radius bei einem 11-jährigen Mädchen

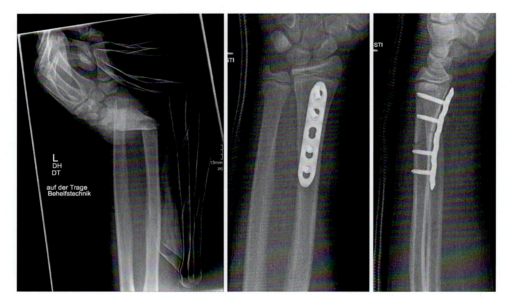

Abb. 32.11 Offene Reposition und volare Plattenosteosynthese einer vollständig dislozierten Fraktur im diametaphysären Übergang beim einem 14-jährigen Jungen

32.7 Therapie der einzelnen Verletzungen

32.7.1 Unterarmbiegungsfraktur/Bowing-Fraktur/Grünholzfraktur

Bei den Grünholzfrakturen besteht neben der Gefahr der Funktionsbeeinträchtigung durch eine Achsabweichung das Risiko der Refraktur. Durch eine schnelle Kallusbildung im Bereich der „unfrakturierten" Kortikalis auf der Konkavseite kommt es zu einer verzögerten Konsolidierung auf der „klaffenden" Konvexseite (◘ Abb. 32.5). Wird dieses Ungleichgewicht nicht beseitigt, indem eine gleichmäßige Kompression aller Kortikales – meist durch Überbrechen der Fraktur – erreicht wird, besteht das Risiko einer Refraktur in ca. 20 % der Fälle (Gruber und von Laer 1979).

Liegt bei einer Grünholzfraktur eines oder beider Knochen eine Achsabweichung über 10° vor, sollte primär die operative Therapie mit Reposition der Fraktur und ESIN (beider Knochen) durchgeführt werden (Abb. 32.9). Aber auch dann sollte strikt darauf geachtet werden, dass die stehende Gegenkortikalis durchgebrochen wird. Lediglich eine Reposition und Gipsanlage birgt ein hohes Risiko einer Redislokation, sodass im Sinne einer primären definitiven Therapie eine Osteosynthese erfolgen sollte.

Liegt die Achsabweichung unter 10°, so ist mit keiner relevanten Einschränkung der Umwendbewegung zu rechnen, jedoch – wie gesagt – mit einer Refrakturrate von etwa 20 %. Die Refraktur würde aber dann definitiv ohne weitere Gefahr einer Refraktur abheilen. Es ist nicht immer leicht, diese Abwägung den Eltern zu vermitteln und ihnen die Entscheidung über das weitere Vorgehen zu überlassen. Die Gipskeilung stellt hier keine überzeugende Alternative dar, denn das Ziel besteht hier darin, die Gegenkortikalis unter Kompression zu bringen und nicht nur darin eine approximative befriedigende Stellung zu erlangen. Dieses Ziel wird angesichts des Muskelmantels, der im diaphysären Bereich die Fraktur umgibt, nur selten erreicht werden.

Bei der Bowing-Fraktur bleiben alle Kortikales intakt. Das Risiko der Refraktur besteht nicht. Mit einer Spontankorrektur der Verbiegung ist jedoch auch nicht zu rechnen. Entscheidend, ob eine konservative Therapie durchgeführt werden kann, ist auch hier das Ausmaß der Achsabweichung. Bei der Bowing-Fraktur ist es oft möglich, primär klinisch die Umwendbewegung zu prüfen. Bestehen hier keine Einschränkungen, kann die Fraktur konservativ therapiert werden. Mit einer „Spontankorrektur" der bestehenden Achsabweichung ist leider nicht zu rechnen, da die dafür notwendigen periostalen und endostalen Reaktionen ausbleiben. Angesichts des Muskelmantels im Bereich der Diaphyse ist eine Gipskeilung meist erfolglos bzw. sie kann nur marginal die Achsabweichung verbessern (siehe oben und Tipps und Tricks). Besteht eine Einschränkung der Umwendbewegung, sollten eine Reposition und ESIN erfolgen. Dabei werden die vorgebogenen Nägel so eingebracht, dass sie der Biegung des Knochens entgegenwirken und eine Redislokation aufgrund der Rückstellkräfte verhindern (Abb. 32.9).

32.7.2 Unterarmschaftfraktur vollständig

Aufgrund des geringen Korrekturpotenzials im Schaftbereich und dem Wissen, dass bereits geringe Achsabweichungen zu einer Funktionsbeeinträchtigung führen können, hat sich das Therapiekonzept in den letzten Jahrzehnten hin zur operativen Therapie mittels ESIN geändert. Die Ergebnisse der konservativen Therapie in der Vergangenheit zeigen eine hohe Rate an Sekundärdislokationen, sodass bei allen instabilen Frakturen eine Stabilisierung erfolgen sollte (Döhler et al. 1983; Koncz 1973; Schmittenbecher et al. 1991). Wir sehen für diese Methode keine feste Altersbegrenzung. Grundsätzlich kann bei noch offenen Fugen die ESIN angewandt werden.

Somit besteht lediglich eine Indikation zur konservativen Therapie bei den seltenen stabilen undislozierten Unterarmfrakturen. Es erfolgt eine Ruhigstellung im Oberarmgips für 4–6 Wochen. Zum Ausschluss einer Sekundärdislokation sollte eine radiologische Stellungskontrolle nach 1 Woche durchgeführt werden.

32.7.3 Diaphysäre Fraktur am Übergang vom mittleren zum distalen Drittel – am Übergang zwischen Dia- und Metaphyse

Abgekippte Grünholzfrakturen können im Rahmen einer konservativen Therapie mittels Gipskeilung redressiert werden. Das Ziel der Kompression der klaffenden Gegenkortikalis kann durch diese Technik an dieser Stelle sehr wohl erreicht werden.

Wird hierdurch keine tolerable Stellung erreicht oder handelt es sich um eine vollständige Fraktur, muss diese reponiert und stabilisiert werden. Der diametaphysäre Übergang stellt in der technischen Versorgung eine besondere Lokalisation dar, da diese Region weder mit den üblichen ESIN noch mit den perkutanen K-Drähten zuverlässig stabilisiert werden kann. Hier bietet sich am ehesten eine Plattenosteosynthese an (Abb. 32.11). Von den Autoren wird ein palmarer Zugang präferiert. Da eine konventionelle 3,5-mm-Platte häufig sehr überdimensioniert erscheint, verwenden wir gern 2,7-mm-Plattensysteme. Neuere Publikationen beschreiben auch die antegrade ESIN Technik für den diametaphysären Übergang.

32.7.4 Distale Unterarmfraktur

Angesichts des enormen Korrekturpotenzials besteht das Ziel der Therapie darin, eine approximativ tolerable Achsabweichung zur erreichen und zur Ausheilung zu bringen, die kosmetisch nicht auffällig ist und funktionell keine Störungen verursacht.

Wie schon erwähnt, besteht an dieser Stelle eine enorme Spontankorrekturfähigkeit, inklusive der Seit-zu-Seit-Verschiebung (Crawford et al. 2012). Bis zum 10. Lebensjahr sind grundsätzlich Dorsalabkippungen von ca. 30° und Frontalkippungen von 10–20° tolerabel. Jenseits des 10. Lebensjahres ist für das zu erwartende Ausmaß der möglichen Spontankorrektur der Reifezustand des Kindes und der Fuge entscheidend. Hier sollten nicht mehr als 10–20° toleriert werden.

Für die Integration der Spontankorrektur spielt die Zumutbarkeit eine entscheidende Rolle. Eine Spontankorrektur benötigt Zeit, sodass temporär eine Achsabweichung evtl. klinisch sichtbar sein kann und evtl. endgradige Bewegungseinschränkungen (Palmarflexion) möglich sind (Barvelink et al. 2020). Eine solche Situation fordert die Häme der Umgebung heraus und ist Eltern und Patienten meist nicht zumutbar.

Die Integration der Spontankorrekturen in die primäre Therapie ist unserer Meinung nur dem Patienten und den Eltern zumutbar, wenn die o. g. Zielsetzung – klinisch nicht sichtbar, funktionell keine Einbuße – eingehalten wird.

Anders verhält es sich, wenn trotz aller primären Bemühungen (im eigenen oder fremden Haus) die Fraktur in einer kosmetisch sichtbaren und u. U. auch funktionsbeeinträchtigenden Achsabweichung ausheilt: Dann sollten die Spontankorrekturen – altersentsprechend – vollständig genutzt werden. Auch eine Funktionsstörung wächst sich mit der Korrektur der Achsabweichung an dieser Stelle aus. In einem solchen Fall sollte man versuchen, Zeit zu gewinnen und die Patienten davon zu überzeugen, dass sich die Deformierung auswachsen wird (am besten, man zeigt ihnen Beispielverläufe). Man muss um Zeit kämpfen, bevor der Nachbarkollege eine Präarthrose diagnostiziert und die operative Behandlung für alternativlos hält und u. U. mit einem Eingriff mehr schadet als nützt.

Inwieweit es zumutbar für Patient und Eltern ist, die Methode der Gipskeilung nicht zu beherrschen („… an unserem Haus machen wir das nicht") und damit einer unnötigen Aufwandssteigerung (Narkose, Nachrepositionen etc.) das Wort zu reden, sei dahingestellt. Wir dürfen nicht vergessen, dass wir verpflichtet sind, die Patienten über sämtliche Methoden zu informieren, um ihnen eine Entscheidung zu ermöglichen oder zumindest eine gemeinsame Entscheidung fällen zu können. Und wir sind dem Patienten gegenüber verpflichtet, so effizient wie möglich vorzugehen.

Aus diesem Grund schlagen die Autoren folgendes Vorgehen vor:

- **Stabile Wulstfraktur**
  Immobilisation (Unterarmgipsschiene) bis zur Schmerzfreiheit, altersabhängig 2–4 Wochen. Klinische Konsolidierungskontrolle durch druckindolenten Kallus. Eine radiologische Konsolidierungskontrolle ist nicht erforderlich.
- **Abgekippte Frakturen (Grünholzfrakturen, vollständige Frakturen, Fugenschaftfrakturen/Fugenlösungen)**

Das o. g. Ziel kann bei allen abgekippten Frakturen bei Patienten aller Altersgruppen und bei sämtlichen Frakturformen am elegantesten durch einen primären Gips mit anschließender Gipskeilung erreicht werden. Dazu benötigt man eher einen Oberarm- denn einen Unterarmgips. Nur bei Jugendlichen kann man einen Unterarmgips keilen.

Ziel ist es, eine Abkippung im tolerablen Ausmaß zu erreichen bzw. die Stellung weiter zu verbessern, um die Zeit für eine Spontankorrektur zu verkürzen. Das Keilungsergebnis sollte radiologisch dokumentiert werden.

Je näher sich der Patient dem Fugenschluss befindet, desto weniger Achsabweichung sollte belassen werden. Bei ausbleibendem Keilungsergebnis sollten die Frakturreposition und Stabilisierung mit perkutanen K-Drähten erfolgen. Die Drähte werden jeweils über Hautniveau gekürzt und umgebogen und großzügig abgepolstert, sodass der Gips die Drähte nicht irritieren kann (Slongo 2020; Schneidmueller et al. 2018).

- **Vollständig dislozierte Frakturen**
  Diese sollten in allen Altersgruppen und bei allen Frakturformen – trotz der Berichte aus Hawaii – alle geschlossen in Allgemeinanästhesie reponiert und am besten auch gleich durch eine schonende perkutane K-Draht-Osteosynthese stabilisiert werden – um unnötige radiologische Nachkontrollen und Reoperationen zu vermeiden.

32.7.5 Handwurzelfrakturen

Grundsätzlich gleicht die Therapie der Handwurzelverletzungen der des Erwachsenen. Die konservative Therapie beschränkt sich auf die undislozierte distale Skaphoidfraktur oder die undislozierte Kapitatumfraktur mittels eines Unterarmgipses mit Daumeneinschluss für 6–8 Wochen.

Dislozierte Frakturen, Frakturen mit Trümmerzone, aber auch die undislozierte proximale Skaphoidfraktur werden heutzutage operativ versorgt. Hierdurch wird das Pseudarthroserisiko signifikant reduziert, und die Ruhigstellungszeit kann verkürzt werden.

Die extrem seltenen Luxationsverletzungen werden entsprechend der Erwachsenenchirurgie mittels offener Reposition und temporärer Transfixation therapiert.

32.7.6 Mittelhandfrakturen

In der Bewegungsebene finden wir an der Mittelhand ein gutes Korrekturpotenzial. Abkippungen bis zu 30° können hier der Spontankorrektur überlassen werden. Abweichungen in der Frontalebene, Verkürzungen

Verletzungen an der Hand und am Unterarm im Wachstumsalter

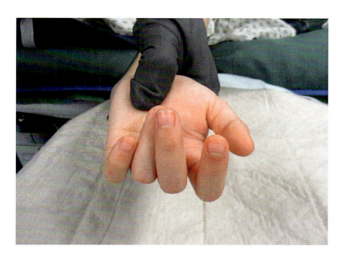

○ **Abb. 32.12** Die Diagnostik einer Rotationsabweichung bei Frakturen der Mittelhand und Phalangen erfolgt klinisch. Rotationsabweichung einer Metakarpale-4-Fraktur eines 10-jährigen Mädchens

sowie Rotationsabweichungen werden nicht korrigiert. Daher gilt neben der radiologischen Diagnostik ein besonderes Augenmerk der klinischen Untersuchung der Rotationsabweichung (○ Abb. 32.12).

Je größer die Frakturfläche, desto rascher heilen die Frakturen, d. h. Querfrakturen der Diaphyse benötigen – wie auch bei den Phalangen – bis zu 6 Wochen bis zur Konsolidierung, während lange Schrägfrakturen innerhalb von 2 Wochen konsolidieren.

Die Mehrheit der Mittelhandfrakturen kann konservativ behandelt werden. Innerhalb der Korrekturgrenzen (sagittale Abkippung < 30°) erfolgt eine Immobilisation in der Unterarmschiene/-gips in Intrinsic-Plus-Stellung (Flexion MCP 70°, Extension der Langfinger und Handgelenkextension 20–30°; ○ Abb. 32.13) bzw. Iselin-Schiene.

Hierbei ist stets auf die korrekte Rotationseinstellung zu achten! Bei Kleinkindern erfolgt die Ruhigstellung im Faustgips.

Frontale Achsabweichungen, Rotationsfehler oder Verkürzungen über 5 mm sollten reponiert werden. Durch Anlage eines adäquaten Gipses lassen sich viele dieser Frakturen im Gips ausbehandeln. Hier sollte jedoch eine Stellungskontrolle nach einer Woche erfolgen.

Alle instabilen Frakturen oder solche, deren Reposition nicht im Gips gehalten werden kann, sollten reponiert und operativ stabilisiert werden. Bei basisnahen Frakturen, Fugenlösungen sowie Schaftfrakturen erfolgt meist eine K-Drahtosteosynthese. Subkapitale Frakturen können durch eine intramedulläre Nagelung reponiert und stabilisiert werden (○ Abb. 32.14).

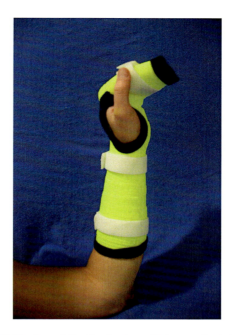

○ **Abb. 32.13** Immobilisation in einem Unterarmgips in Intrinsic-Plus-Stellung (Flexion MCP 70°, Extension der Langfinger und Handgelenkextension 20–30°)

32.7.7 Phalanxfrakturen

Ähnlich den Mittelhandverletzungen besteht in der Sagittalebene ein gewisses Korrekturpotenzial. Bis ca. 30° Achsabweichungen in der Bewegungsebene können toleriert werden, Verkürzungen (über 5 mm), Rotationsabweichungen oder Achsabweichungen in der Frontalebene sollten nicht belassen werden.

Frakturen innerhalb der genannten Korrekturgrenzen können konservativ in der Intrinsic-Plus-Schiene oder Iselin-Schiene für 2–4 Wochen behandelt werden. Bei Kleinkindern ist ein Faustverband zu wählen.

Dislozierte Frakturen können je nach Alter der Kinder meist in Oberst-Leitungsanästhesie reponiert und anschließend im Gips ausbehandelt werden. Bei Kleinkindern kann hierfür eine Allgemeinanästhesie bzw. Analgosedierung erforderlich sein.

Gelenkluxationen lassen sich ebenso in Leitungsanästhesie reponieren. Nach einer kurzen Ruhigstellung im Gips von 5–7 Tagen erfolgt die Frühmobilisation unter Anlage von Buddy Splints, um eine Hyperextension zu verhindern.

Instabile bzw. nicht reponible Verletzungen müssen in Narkose geschlossen ggf. offen reponiert und meist durch K-Drähte stabilisiert werden (○ Abb. 32.15). Es ist darauf hinzuweisen, dass bei einem Rotationsfehler

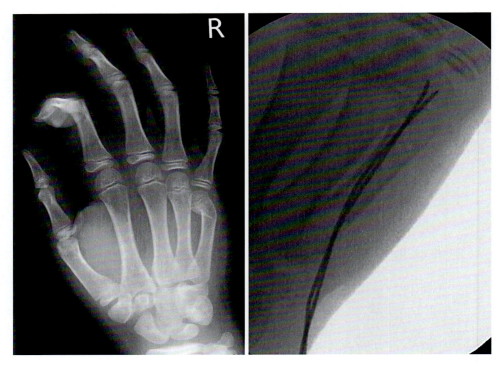

○ **Abb. 32.14** Subkapitale Metakarpale-5-Fraktur (disloziert) bei einem 11-jährigen Jungen. Es erfolgten die geschlossene Reposition und Osteosynthese mittels ESIN (wegen eines zusätzlichen Rotationsfehlers)

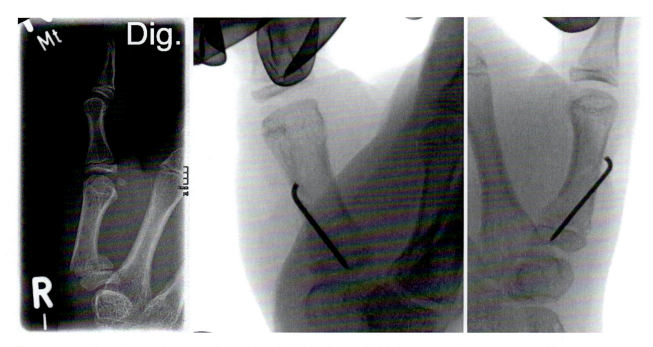

○ **Abb. 32.15** Fugenlösung mit metaphysärem Keil an MHK 1 bei einem 13-jährigen Jungen. Es erfolgte die geschlossene Reposition und K-Drahtosteosynthese

2 K-Drähte zur Sicherung des Repositionsergebnisses notwendig sind. Selten kann auch eine Plattenosteosynthese erforderlich sein.

Der knöcherne Ausriss der Strecksehne wird in strenger Extension in der Starck-Schiene bzw. angepassten Aluschiene ebenfalls konservativ für 5–6 Wochen Ruhigstellung behandelt.

32.8 Nachbehandlung

32.8.1 Diapysärer Unterarm

Operativ versorgte diaphysäre Unterarmfrakturen werden funktionell – ohne Ruhigstellung – nachbehandelt. Bei den konservativ behandelten Frakturen wird der Gips nach 4 Wochen und wie bei allen – operativ und konservativ behandelten – Frakturen eine erste Konsolidierungsröntgenuntersuchung durchgeführt. Zeigt dieses die Fraktur noch nicht genügend konsolidiert, wird – bei den konservativen Behandlungsformen – nochmals für 3 Wochen eine Unterarmschiene angelegt (die operativ behandelten Patienten werden weiterhin vom Sport ausgeschlossen) und danach nochmals eine Röntgenkontrolle durchgeführt. Zeigt diese nun die adäquate Konsolidierung, so kann – bei den konservativ behandelten Kindern – mit dem spontanen Bewegen begonnen werden, bei den operativ behandelten langsam mit dem Sport.

Eventuell notwendige Metallentfernungen werden üblicherweise nach 4–6 Monaten bei vollständiger Konsolidierung und Remodeling vorgenommen.

32.8.2 Metaphysärer Unterarm

Bei allen Patienten erfolgt die Gipsabnahme nach 4 Wochen. Nach den stabilen Stauchungsfrakturen und den gekeilten, abgekippten Frakturen werden die Stellung und die Konsolidierung (druckindolenter Kallus) klinisch beurteilt. Bei allen operativ versorgten Frakturen wird eine Konsolidierungsröntgenbildgebung durchgeführt, und die perkutan herausstehenden Drähte werden entfernt. Auch hier bestätigt die klinische Konsolidierungskontrolle den Bewegungsbeginn. Sobald die freie Beweglichkeit erreicht ist – meist 3 Wochen nach Gipsabnahme – kann wieder mit dem Sport begonnen werden.

32.8.3 Handwurzelfrakturen

Die Konsolidierung der Skaphoidfraktur wird radiologisch nach 6–8 Wochen dokumentiert. Hier wird zunehmend die Indikation zur CT zum Nachweis einer knöchernen Durchbauung großzügig gestellt. Nach offener Reposition stellen wir das Handgelenk im Daumeneinschlussgips für 3 Wochen ruhig und lassen dann schmerzabhängig bewegen. Gelingt die Reposition geschlossen und die Schraube kann in MiniOpen-Technik eingebracht werden, ist eine funktionelle Nachbehandlung möglich. Nach Konsolidierung der Fraktur kann der Sport wiederaufgenommen werden. Eine Metallentfernung wird nicht durchgeführt.

32.8.4 Mittelhandfrakturen und phalangeale Frakturen

Radiologisch wird eine Konsolidierung all dieser Frakturen nur sehr spät sichtbar – schon lange nach dem Erreichen der freien Beweglichkeit – u. U. sogar nach Wiederaufnahme des Sports. Daher wird bei all diesen Frakturen die Konsolidierung klinisch beurteilt. Nur bei osteosynthetisierten diaphysären Frakturen ist eine radiologische Kontrolle indiziert.

Sämtliche metaphysären Frakturen – sei es proximal oder distal – werden nur kurz für 8–10 (maximal 14) Tage ruhiggestellt. Diaphysäre – vor allem quere – Frakturen müssen 4–6 Wochen ruhiggestellt werden. Nach klinisch festgestellter Konsolidierung können die Patienten mit spontanen Bewegungsübungen und nach Erreichen der freien Funktion auch wieder mit dem Sport beginnen.

32.9 Tipps und Tricks

32.9.1 Gipskeilung

Bei Schaftfrakturen sollte die Keilungsstelle in Höhe der Fraktur liegen. Jedoch: Je distaler die Fraktur lokalisiert ist, desto proximaler der Fraktur muss die Keilungsstelle liegen, um den Hebelarm zu vergrößern und um die Keilung überhaupt wirksam zu machen. Läge die Keilungsstelle über der Fraktur, wäre der Hebelarm zu kurz, und der distale Teil des Gipses würde über die Hand abrutschen, ohne irgendeine Wirkung zu zeigen. Bei den distalen, metaphysären Radiusfrakturen muss daher die Keilungsstelle deutlich proximal der Fraktur angelegt werden (◘ Abb. 32.8). Gekeilt wird jeweils in die Konkavität der Achsabweichung(en). Am einfachsten gelingt die Keilung mit einem herkömmlichen Weißgips. Dieser muss jedoch am besten 24 h vor der geplanten Keilung geschlossen werden, um entsprechend ausgehärtet zu sein. Alternativ kann die Keilung auch mit einem Kunststoffcast durchgeführt werden. Hier kann am gleichen Tag nach Aushärten des Castes die Keilung erfolgen.

Man sollte während des Keilens dem Patienten in das Gesicht sehen, um an seiner Schmerzreaktion zu sehen, wann die Keilung zu wirken beginnt.

Komplikationen: Druckstelle auf der Gegenseite der Keilung, selten auf der Höhe der Keilung (dann verursacht durch den eingesetzten Keil selbst). Wenn der Patient nach einer Gipskeilung über zunehmende Schmerzen auf der Gegenseite der Keilung oder im Bereich der Keilung klagt, muss man eine beginnende Druckstelle ausschließen und über der schmerzenden Stelle ein Gipsfenster anlegen, um die Haut darunter zu kontrollieren. Wenn durch die Fensterung der Schmerz verschwunden ist, muss das Fenster nach Polsterung unbedingt wieder verschlossen werden, um ein Fensterödem zu vermeiden (von Laer et al. 2020).

Im diaphysären Bereich wäre eine Gipskeilung nur im Rahmen von Grünholzfrakturen sinnvoll. Hier wäre das Therapieziel deutlich anspruchsvoller als im distalen metaphysären Bereich: Die klaffende Gegenkortikalis müsste unter Kompression gebracht werden, um eine prompte Konsolidierung auf der „konvexen" Seite der Fraktur zu erreichen. Angesichts des Muskelmantels gelingt dies nur selten.

32.9.2 Iselin-Schiene

Es sei an dieser Stelle nicht auf die Technik des Anlegens einer Iselin-Schiene eingegangen (Strache 1987; von Laer et al. 2020). Es ist selbstverständlich, dass die Schiene die Intrinsic-plus-Stellung der Grundgelenke gewährleistet sowie die Streckstellung der Interphalangealgelenke. Und ebenso selbstverständlich muss auf die korrekte Verwringung der Schiene geachtet werden, um die korrekte Rotationsstellung zu garantieren – bevor der Finger auf der Schiene platziert wird.

Die Schiene kann zum einen als Lagerungsschiene genutzt werden, zum anderen kann sie der Redression dienen, um verkürzte Metakarpalfrakturen wieder auf die korrekte Länge zu bringen. Um Letzteres zu erreichen, muss der Finger vor dem Umbiegen der verwrungenen Schiene mit zirkulären Pflasterzügen auf der Schiene befestigt werden, und erst danach wird die Schiene in die Intrinsic-plus-Stellung gebracht. Die Pflasterzüge spannen sich dann schräg an und können u. U. die periphere Durchblutung alterieren. Ist dies der Fall, müssen die Pflasterzüge gewechselt werden. Um die Redressionswirkung nicht zu verlieren, sollten nicht beide Pflasterzüge gleichzeitig entfernt, sondern nacheinander ausgewechselt werden.

32.9.3 Elastisch stabile intramedulläre Nagelung (ESIN)

Die ESIN stellt den Goldstandard in der Stabilisierung von Unterarmschaftfrakturen dar. Seit Einführung dieser Operationsmethode hat sich das Konzept der Behandlung der Unterarmschaftfrakturen zur operativen Therapie hin grundsätzlich geändert mit besserem klinischem Outcome (Schmittenbecher 2005). Indikationen sind alle Frakturen des Unterarmschaftes bis hin zur proximalen Metaphyse (Radiushalsfraktur). Frakturen im Bereich des distalen diametaphysären Übergangs sind schlecht geeignet für eine intramedulläre Stabilisierung, da der distal eingebrachte Nagel sich an der Gegenkortikalis in Frakturhöhe abstützen muss. Gelingt dies nicht, was meist der Fall ist, wird das distale Fragment lediglich aufgefädelt und kann sekundär nach radial abkippen und verkürzen.

Entsprechend der ESIN-Versorgung der anderen langen Röhrenknochen werden 2 vorgebogene, gleich dicke elastische Nägel eingebracht, wobei der Unterarm als eine Einheit fungiert (1 Nagel pro Knochen). Die Biegung der Nägel sollte gegenläufig sein, sodass sich die Membrana interossea aufspannt, was zur Erhöhung der Stabilität führt. So sollten in Unterarmsupination die Nagelspitzen zueinander zeigen. Der Nageldurchmesser sollte ca. 2/3 des Markraumdurchmessers entsprechen.

Der Eintrittspunkt am Radius liegt immer distal, entweder im Bereich der radialen oder dorsalen Metaphyse ca. 1–1,5 cm proximal der Wachstumsfuge (◘ Abb. 32.16). Radial sollte eine ca. 2 cm lange Hautinzision gesetzt werden, beginnend am geplanten Eintrittspunkt nach distal reichend, um den R. superficialis des N. radialis mittels Langenbeck-Haken ausreichend schonen zu können. Der dorsale Eintrittspunkt liegt ca. 1–1,5 cm distal des Tuberculum listeri. Eine Querinzision reduziert Irritationen bei der Handgelenkbewegung und führt zu kosmetisch günstigeren Ergebnissen. Die Strecksehnen müssen geschont werden, und der Nagel sollte oberhalb des Sehnenniveaus gekürzt werden, um sekundäre Sehnenrupturen zu verhindern.

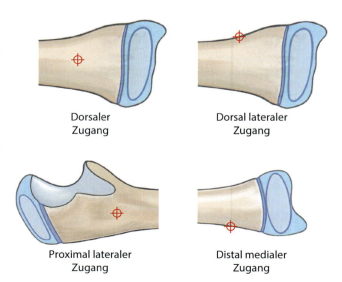

◘ **Abb. 32.16** Eintrittspunkte am Unterarm für die elastisch stabile intramedulläre Nagelung (ESIN)

Die Nagelung der Ulna kann retrograd und antegrad erfolgen. Der proximale Eintrittspunkt liegt über der radialen Ulnametaphyse ca. 3 cm distal der Olekranonspitze. Der distale Zugang liegt ca. 1 cm proximal der Wachstumsfuge. Eine ca. 2 cm lange Hautinzision ermöglicht einen Schutz des dorsalen Astes des N. ulnaris. Aufgrund des geringen Ulnadurchmessers an dieser Stelle kann es hilfreich sein, zunächst mit einem z. B. 2,0-mm-Bohrer den Eintrittspunkt vorzubohren und dann mit dem Pfriem in gewohnter Weise den Zugang zu schaffen, ohne abzurutschen.

Die ESIN-Osteosynthese ist bewegungsstabil, somit ist eine zusätzliche Ruhigstellung im Cast nicht erforderlich.

32.9.4 K-Draht

Die K-Drahtosteosynthese gehört zu den am häufigsten verwendeten Osteosyntheseverfahren im Kindesalter. Gelenknahe bzw. metaphysäre Frakturen lassen sich mit K-Drähten stabilisieren. Die K-Drahtosteosynthese stellt keine bewegungsstabile Osteosynthesemethode dar, somit muss eine additive Ruhigstellung erfolgen. Aufgrund der schnellen Frakturheilung ist bei Kindern mit keinen andauernden relevanten Bewegungseinschränkungen hierdurch zu rechnen. Die schnelle Heilung und der additive Gips erlauben uns ebenso, die Drähte epikutan zu belassen. Dies ermöglicht eine Drahtentfernung in der Sprechstunde ohne zusätzliche Narkose und bedeutet eine erhebliche Effizienzsteigerung und Kostenersparnis. Befürchtete höhere Infektionsraten oder Traumatisierung der Kinder konnten in klinischen Studien nicht beobachtet werden (Schneidmueller et al. 2018).

Aber auch bei der Verwendung eines einfachen K-Drahtes ist auf eine korrekte Technik zu achten, um Komplikationen wie sekundäre Instabilitäten, Infekte oder iatrogen verursachte Wachstumsstörungen zu vermeiden. Beim Einbringen der Drähte sollte möglichst nicht mehrfach gebohrt werden. Zum einen erhöht dies das Risiko einer Drahtlockerung, zum anderen kann es im Bereich der Wachstumsfugen hierdurch zu einer Schädigung der Wachstumszone kommen mit nachfolgender hemmender Wachstumsstörung. Zum Erreichen einer ausreichenden Stabilität sind aus biomechanischer Sicht 2 Drähte erforderlich, die die Gegenkortikalis sicher perforieren. Meist werden die Drähte gekreuzt eingebracht. Dabei müssen sich die Drähte frakturfern – am distalen Radius z. B. proximal der Fraktur – kreuzen. Bei divergierenden Drähten muss ein möglichst großer Winkel zwischen den Drähten erreicht werden, parallel laufende Drähte fungieren als ein singulärer Draht. In der klinischen Anwendung kann an dieser Lokalisation auch ein Draht ausreichend sein. Größere Rotationskräfte so wie z. B. bei der suprakondylären Humerusfraktur herrschen nicht. In der Praxis überprüfen wir nach Einbringen des 1. Drahtes die Stabilität und entscheiden danach, ob ein 2. Draht erforderlich ist.

Die Drähte müssen ausreichend lang über der Haut gekürzt und umgebogen werden. Zu kurze Drähte führen im Rahmen der postoperativen Schwellung häufig zu Weichteilirritationen oder verschwinden gar unter der Haut. Postoperativ muss eine Neuanlage eines Gipses/Gipsschiene erfolgen. Hierbei ist streng darauf zu achten, dass die Drähte keinen Kontakt zum Gips haben, um Drahtdislokationen und Weichteilirritationen zu vermeiden. Dies kann durch einen gipsfreien Hof um die Drähte herum oder eine ausreichende Abpolsterung der Drahtenden erreicht werden.

Hinsichtlich der Häufigkeit der notwendigen postoperativen klinischen Kontrollen gibt es unseres Wissens nach keine evidenzbasierten Angaben. Wir führen bei problemlosem Verlauf den ersten Verbandwechsel nach 1 Woche durch, bei klinisch blanden Verhältnissen je nach Zeitpunkt der geplanten Metallentfernung noch einmal nach 10–14 Tagen. Nach 4 Wochen können in aller Regel die Drähte entfernt werden.

32.10 Fallstricke

Frakturen der Hand oder des Unterarms sind beim Heranwachsenden meist gutmütig. Durch das enorme Korrekturpotenzial werden häufig auch nicht optimale Repositionsergebnisse und Stellungen kompensiert. Es gilt jedoch zu erkennen, wo auch beim Kleinkind das Korrekturpotenzial überfordert wird und ein Eingreifen erforderlich ist. Unserer Erfahrung nach ist dies häufig bei der Unterarmschaftfraktur, meist Biegungsfraktur, der Fall. Aufgrund des jungen Alters werden hier Achsabweichungen auch von 20° belassen. Diese führen jedoch auch beim Kleinkind zu relevanten Funktionsbeeinträchtigungen, sodass diese nicht belassen werden sollten (◘ Abb. 32.9).

Anders verhält es sich mit distalen metaphysären Frakturen. Hier darf auf das Korrekturpotenzial des Körpers vertraut werden. Frühzeitig durchgeführte Korrekturosteotomien nach sekundär abgekippten distalen Unterarmfrakturen sind meist nicht erforderlich. Solange die Wachstumsfuge noch offen ist, sollte bei bereits erfolgter Konsolidierung das weitere Remodeling abgewartet werden (◘ Abb. 32.17). Auch wenn radiologisch hier kein vollständiges Remodeling mehr stattfindet, reicht die Korrektur jedoch meist aus, um ein gutes kosmetisches Ergebnis und eine freie Funktion zu erreichen. Ist dies nicht der Fall, kann sekundär eine Korrekturosteotomie immer noch durchgeführt werden.

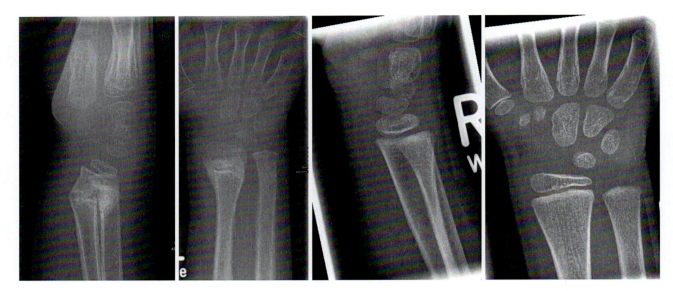

◘ Abb. 32.17 Sekundär disloziertere distale Radiusfraktur eines 4-Jährigen. Bei Konsolidierung bestand eine Abweichung nach dorsal um knapp 40° und radial um 10°. 3 Jahre später erfolgte ohne weitere Therapie aufgrund eines neuerlichen Sturzes eine Röntgenaufnahme des Handgelenks, die ein nahezu vollständiges Remodeling zeigt

32.11 Zusammenfassung

Frakturen der Hand und des Unterarms zählen zu den häufigsten Verletzungen im Wachstumsalter. Gerade bei jungen Kindern besteht noch ein enormes Korrekturpotenzial, das in das Behandlungsregime mit einbezogen werden kann. So kann ein Großteil dieser Verletzungen konservativ behandelt werden. Grenzen zeigen sich bei den diaphysären Frakturen sowie Rotationsabweichungen. Hier sollten zum Erreichen eines guten funktionellen Ergebnisses eine Reposition und eine entsprechende Stabilisierung durchgeführt werden.

Literatur

Barvelink B, Ploegmakers JW, Harsevoort AG, Stevens M, Verheyen CC, Hepping AM, Bulstra SK (2020) The evolution of hand function during remodelling in nonreduced angulated paediatric forearm fractures: a prospective cohort study. J Pediatr Orthop B 29:172–178

Becke K, Giest J, Strauss JM (2007) Handlungsempfehlungen zur präoperativen Diagnostik, Impfabstand und Nüchternheit im Kindesalter. Anästh Intensivmed 48:62–66

Crawford SN, Lee LS, Izuka BH (2012) Closed treatment of overriding distal radial fractures without reduction in children. J Bone Joint Surg Am 94(3):246–252

Dietzel M, Scherer S, Spogis J, Kirschner HJ, Fuchs J, Lieber J (2024) Eur J Trauma Emerg Surg https://doi.org/10.1007/s00068-024-02562-3

Döhler R, Al-Arfay AL, Löffler W (1983) Komplette Unterarmfrakturen bei Kindern – Möglichkeit und Grenzen der konservativen Therapie. Unfallheilkunde 86:22–27

Gruber R, von Laer L (1979) Zur Ätiologie der Refraktur des Vorderarmes im Wachstumsalter. Akt Traumatol 9:251

Katzer C, Wasem J, Eckert K et al (2016) Ultrasound in the diagnostics of metaphyseal forearm fractures in children. A systematic review and cost calculation. Pediatr Emerg Care 32:401–7

Koncz M (1973) Spätergebnisse bei Unterarmfrakturen im Kindesalter. Arch Orthop Unfall-Chir 76:330–315

Kraus GB, Pohl B, Reinhold P (1996) Das Kind mit Bagatelltrauma Reduziert die Einhaltung einer Nahrungskarenz das Aspirationsrisiko? Anaesthesist 45:420–427

Mader K, Koolen M, Flipsen M, van der Zwan A, Pennig D, Ham J (2015) Complex forearm deformities: operative strategy in posttraumatic pathology. Obere Extrem 10:229–239

Matthews LS, Kaufer H, Garver DF, Sonstegard DA (1982) The effect on supination-pronation of angular malalignment of fractures of both bones of the forearm. J Bone Joint Surg Am 64:14–17

McHenry TP, Pierce WA, Lais RL, Schacherer TG (2002) Effect of displacement of ulna-shaft fractures on forearm rotation: a cadaveric model. Am J Orthop (Belle Mead NJ) 31:420–424

Schmittenbecher PP (2005) State-of-the-art treatment of forearm shaft fractures. Injury 36(Suppl 1):A25–A34

Schmittenbecher PP, Dietz HG, Uhl S (1991) Spätergebnisse nach Unterarmfrakturen im Kindesalter. Unfallchirurg 94:186–190

Schneidmueller D, Kertai M, Bühren V, von Rüden C (2018) Kirschner-Draht-Osteosynthese bei Frakturen im Kindesalter: Drähte versenken oder nicht? Ergebnisse einer Umfrage zur Versorgungsrealität in Deutschland. Unfallchirurg 121:817–824

Slongo T (2020) Technik und Biomechanik der Bohr-Draht (Kirschner-Draht)-Osteosynthese bei Kindern. Oper Orthop Traumatol 32:509–529

Strache D (1987) Moderne stabilisierende Verbände. Springer, Berlin Heidelberg, S. 116 f, von Laer et al. 2020, S. 231 f

Tarr RR, Garfinkel AI, Sarmiento A (1984) The effects of angular and rotational deformities of both bones of the forearm. An in vitro study. J Bone Joint Surg Am 66:65–70

von Laer L, Schneidmueller D, Hell A (2020) Frakturen und Luxationen im Wachstumsalter, 7. Aufl. Thieme, Stuttgart/New York

Weinberg AM, Pietsch IT, Krefft M, Pape HC, van Griensven M, Helm MB, Reilmann H, Tscherne H (2001) Die Pro- und Supination des Unterarms unter besonderer Berücksichtigung der Articulatio humeroulnaris. Unfallchirurg 1; 04:404–409

Rehabilitation

Inhaltsverzeichnis

Kapitel 33 Handtherapeutische Behandlung von Verletzungen und Erkrankungen der Hand – 739
Kathrin Allgöwer, Anna-Lena Avenius, Anneke Wedel, Johanna Ismaier, Natascha Weihs, Beate Jung, Katja Karasev, Ingela Henningsen, Hanne Wendt, Ina Gundelwein, Katrijn Strigl, Ruth Koch, Christine Popp, Markus Mahl, Maren Schelly, Ansgar Sanning und Till Bastian Sprack

Handtherapeutische Behandlung von Verletzungen und Erkrankungen der Hand

Kathrin Allgöwer, Anna-Lena Avenius, Anneke Wedel, Johanna Ismaier, Natascha Weihs, Beate Jung, Katja Karasev, Ingela Henningsen, Hanne Wendt, Ina Gundelwein, Katrijn Strigl, Ruth Koch, Christine Popp, Markus Mahl, Maren Schelly, Ansgar Sanning und Till Bastian Sprack

Inhaltsverzeichnis

33.1 Vorwort – 743

33.2 Assessments in der Handtherapie – 743

33.3 Handtherapeutische Behandlung bei Frakturen der Hand und des distalen Unterarms – 745
33.3.1 Handtherapeutische Nachbehandlung – 745
33.3.2 Befund – 746
33.3.3 Behandlungsmethoden/Techniken – 746
33.3.4 Zusammenfassung – 752

33.4 Handtherapeutische Behandlung bei Morbus Dupuytren – 752
33.4.1 Handtherapeutische Nachbehandlung – 752
33.4.2 Befund – 752
33.4.3 Behandlungsmethoden/Techniken – 753
33.4.4 Zusammenfassung – 755

33.5 Handtherapeutische Nachbehandlung bei Teno- und Arthrolysen an Hand und Unterarm – 756
33.5.1 Handtherapeutische Nachbehandlung – 756
33.5.2 Befund – 756
33.5.3 Behandlungsmethoden/Techniken – 756
33.5.4 Zusammenfassung – 758

33.6 Handtherapie bei karpalen Instabilitäten – 758
33.6.1 Einleitung – 758
33.6.2 Handtherapeutische Behandlung – 759
33.6.3 Zusammenfassung – 766

© Der/die Herausgeber bzw. der/die Autor(en), exklusiv lizenziert an Springer-Verlag GmbH, DE, ein Teil von Springer Nature 2024
C. K. Spies et al. (Hrsg.), *Expertenwissen Handchirurgie*, https://doi.org/10.1007/978-3-662-68413-9_33

33.7 Nachbehandlung von Beugesehnenverletzungen und -operationen – 766
33.7.1 Handtherapeutische Nachbehandlung – 766
33.7.2 Zusammenfassung – 774

33.8 Nachbehandlung von Strecksehnenverletzungen – 774
33.8.1 Einleitung – 775
33.8.2 Therapeutische Maßnahmen bei Verletzungen der Fingerstrecksehnen Zone 1–2 – 775
33.8.3 Therapeutische Maßnahmen bei Verletzungen der Fingerstrecksehnen Zone 3–4 – 778
33.8.4 Therapeutische Maßnahmen bei Verletzungen der Fingerstrecksehnen Zone 5–7 – 784
33.8.5 Therapeutische Maßnahmen bei Verletzung der Strecksehnen in Zone 8 – 790
33.8.6 Therapeutische Maßnahmen bei Strecksehnenverletzungen des Daumens – 791
33.8.7 Komplikationen nach Strecksehnenverletzungen – 794

33.9 Handtherapie nach peripheren Nervenverletzungen – 794
33.9.1 Einleitung – 794
33.9.2 Therapeutische Intervention – 794
33.9.3 Zusammenfassung – 802

33.10 Handtherapie bei Rheuma/Arthrose – 802
33.10.1 Handtherapie konservativ – 802
33.10.2 Handtherapie postoperativ – 804
33.10.3 Zusammenfassung – 810

33.11 Handtherapeutische Behandlung bei Rhizarthrose – 810
33.11.1 Handtherapeutische Behandlung – 810
33.11.2 Befund – 811
33.11.3 Behandlungsmethoden/Techniken – 811
33.11.4 Postoperative Nachbehandlung – 811
33.11.5 Zusammenfassung – 815

33.12 Komplexes regionales Schmerzsyndrom (Complex Regional Pain Syndrome – CRPS) – 815
33.12.1 Befund – 815
33.12.2 Behandlungsmethoden – 816
33.12.3 Schienenversorgung – 817
33.12.4 Zusammenfassung – 817

33.13 Handtherapeutische-Behandlung-bei-komplexen Handverletzungen und Replantationen – 817
33.13.1 Entzündungsphase 1.–5. Tag postoperativ – 818
33.13.2 Proliferationsphase 5. Tag–4. Woche postoperativ – 820
33.13.3 Organisations- und Integrationsphase (überlappend ab der 3. Woche bis ca. 1 Jahr postoperativ) – 821
33.13.4 Überlegungen – 822
33.13.5 Prognose – 822
33.13.6 Zusammenfassung – 824

33.14 Nachbehandlung nach motorischen Ersatzoperationen an der Hand – 824
33.14.1 Präoperative Maßnahmen – 824
33.14.2 Postoperative Maßnahmen – 827
33.14.3 Zusammenfassung – 830

33.15 Prothesenversorgung – 831
33.15.1 Einleitung, Definition – 831
33.15.2 Befund/Beratung – 831
33.15.3 Klärung notwendiger Einsatzbereiche – 831
33.15.4 Behandlung – 831
33.15.5 Aufbauendes Prothesentraining vor Versorgung – 832
33.15.6 Einhändertraining – 833
33.15.7 Prothesengewöhnung/-training – 833
33.15.8 Prothesentypen – 833
33.15.9 Mittelhandprothese – 836
33.15.10 Handversorgungen – 836
33.15.11 Zusammenfassung – 837

33.16 Handtherapie bei Handfehlbildungen im Kindes- und Jugendalter – 837
33.16.1 Handtherapeutische Nachbehandlung der Daumenhypoplasie – 838
33.16.2 Handtherapeutische Nachbehandlung bei radialem longitudinalen Reduktionsdefekt – 839
33.16.3 Handtherapeutische Nachbehandlung bei Thumb-in-Palm-Deformität – 840
33.16.4 Handtherapeutische Nachbehandlung der Kamptodaktylie – 842
33.16.5 Zusammenfassung – 843

33.17 Handtherapeutische Narbenbehandlung – 843
33.17.1 Einleitung – 843
33.17.2 Mechanotransduktion – 843
33.17.3 Behandlungsformen – 844

Literatur – 847

33.1 Vorwort

Kathrin Allgöwer

Die menschliche Hand ist ein anatomisches Wunderwerk mit einer unvergleichbaren Fähigkeit, Kraft und Präzision adäquat in verschiedenste Handfunktionen einzusetzen.

Wie oft wir unsere Hände im Alltag tatsächlich gebrauchen, fällt erst dann auf, wenn dies aus irgendeinem Grund nicht mehr funktioniert. Angeborene Fehlbildungen, degenerative Erkrankungen oder Folgen von Unfällen können zu erheblichen Störungen der Handfunktion führen. Abgesehen von den wirtschaftlichen Folgen, die eine Verletzung der Hand mit sich bringt, sind die persönlichen Auswirkungen mit Einschränkungen der Lebensqualität und der Leistungen im privaten und beruflichen Bereich kaum zu erfassen.

Der Erfolg handchirurgischer Interventionen – operativ und konservativ – ist in hohem Maße von einer frühfunktionellen und qualitativ hochwertigen Nachbehandlung abhängig. Voraussetzung ist eine enge, interdisziplinäre Zusammenarbeit zwischen behandelndem Arzt und Handtherapeut während des ganzen Behandlungsprozesses.

Ähnlich wie die Handchirurgie, die sich in den letzten Jahrzehnten als medizinische Fachdisziplin weiterentwickelt und etabliert hat, ist im Bereich der Handrehabilitation ebenfalls eine Spezialisierung notwendig, um den Anforderungen in Richtung Qualität und Evidenzbasierung gerecht zu werden. Weder die Physio- noch die Ergotherapie können hier die Anforderungen allein abdecken. So bedarf es des Wissens beider Berufsgruppen, welches in einer qualitätsgesicherten Zusatzausbildung zum Handtherapeuten zusammengefasst ist.

Das Basiswissen eines Handtherapeuten besteht aus theoretischen Grundlagen der therapeutischen Arbeit wie das wissenschaftliche Arbeiten, die Anwendung konzeptioneller Modelle der Gesundheit und des Qualitätsmanagements. Weitere notwendige Kompetenzen für eine qualitativ hochwertige Handrehabilitation bilden fachspezifische Inhalte über Assessmentverfahren, medizinisch-therapeutische Grundlagen, Schmerz und psychologische Faktoren sowie fachpraktische Inhalte mit manualtherapeutischen und aktiven Techniken, Schienenbau und begleitende physikalische Maßnahmen (Deutsche Arbeitsgemeinschaft für Handtherapie e.V. DAHTH 2020).

Die Ausrichtung der Ziele in der Handtherapie ist immer individuell und an den Bedürfnissen des einzelnen Patienten ausgerichtet. „In der Handtherapie soll die funktionsgestörte Hand zum zielgerichteten, automatisierten und koordinierten Gebrauch, also zur möglichst ursprünglichen Funktion zurückgeführt oder Kompensationsmöglichkeiten erarbeitet werden. Das Ziel der Handtherapie ist, dem Patienten frühere Beschäftigungen und Tätigkeiten weitestgehend zu ermöglichen, um seinen Anforderungen im sozialen, häuslichen und beruflichen Bereich wieder gerecht zu werden" (Deutsche Arbeitsgemeinschaft für Handtherapie e.V. DAHTH 1999).

Der folgende Teil des Buches gibt einen Überblick, sowohl für Ärzte als auch Therapeuten, über die handtherapeutische Versorgung bei den wichtigsten Verletzungen und Erkrankungen der Hand auf Basis aktueller Evidenz.

Nach einer Einführung in die wichtigsten Assessments der Handtherapie sind die einzelnen Abschnitte jeweils in Befund, Behandlungsmethoden, Schienen- und Hilfsmittelversorgung, Tipps und Tricks und eine Zusammenfassung strukturiert. Aus Gründen der besseren Lesbarkeit und Verständlichkeit der Texte wird das generische Maskulinum als geschlechtsneutrale Form verwendet.

33.2 Assessments in der Handtherapie

Kathrin Allgöwer

Die Grundlage der Befundaufnahme eines jeden Patienten ist die Internationale Klassifikation der Funktionsfähigkeit, Behinderung und Gesundheit (ICF). Die ICF ist ein Konzept der WHO zur funktionalen Gesundheit und baut auf einem biopsychosozialen Modell auf. Es besteht aus den Bereichen der Körperfunktionen und -strukturen, Aktivitäten, Partizipation sowie den Kontextfaktoren (Umwelt- und personenbezogene Faktoren), die in einem wechselseitigen Zusammenhang stehen. Mit diesem Modell werden nicht nur biologische, psychologische, soziale und individuelle Sichtweisen integriert, sondern auch neben den negativen Auswirkungen einer Erkrankung Ressourcen und Potenziale des einzelnen Patienten abgebildet (Ewert et al. 2002). Die Klassifikation der ICF wird als Art Leitfaden durch den Prozess der Befundaufnahme mit Bestimmung der Ziele, Interventionen und Evaluation angewendet und dient als Werkzeug für eine effektive Kommunikation im interdisziplinären Team.

In der *Erstanalyse* erfragt der Handtherapeut in der *Ananmese* die Vorgeschichte des Patienten bezüglich seiner Verletzung bzw. Erkrankung, die bestehenden Symptome und wie sich diese verhalten (z. B. Aktivitäten, die die Symptome mildern oder verstärken). Spezielle Screeningfragen dienen dazu, Kontraindikationen und Vorsichtsmaßnahmen zu ermitteln (z. B. Medikamenteneinnahme, Beeinträchtigung durch andere Erkrankungen etc.). OP-Berichte, bildgebende Verfahren und weitere Untersuchungsbefunde ergänzen die Befragung und bilden einen wichtigen Baustein zur Planung der Interventionen.

In der *objektiven Untersuchung* werden validierte Test- und Messmethoden aus den Teilbereichen der ICF entsprechend der Diagnose und der Anamnese ausgewählt und durchgeführt. ◘ Abb. 33.1 gibt hierzu einen Überblick über verschiedenste Assessments, die in der Handtherapie Anwendung finden.

STRUKTUREBENE	STRUKTUR	AUSWAHL DER ASSESSMENTS UND TESTS
Inspektion/Palpation	- Allgemein: Verhalten des Patienten im Umgang mit der Hand; anatomische Auffälligkeiten - Durchblutung - Narbe - Wunde - trophische Veränderungen (z.B. Nagel-, Haarwachstum) - sudomotorische Veränderungen (Schweißsekretion) - vasomotorische Veränderungen (Hauttemperatur, Hautfarbe, Ödem/Schwellung)	- Beobachtung - Palpation - Foto-Videodokumentation
Klinische Tests	**Allgemeine Tests**	
	Gelenke	- manualtherapeutische Untersuchung (aktive und passive Beweglichkeit)
	neurale Strukturen	- neurodynamische Tests
	Ödeme	- Zirkumferenzmessung mit dem Maßband - Figure-of-Eight-Methode - Volumetermessung nach Brand und Wood
	Narben	- Fotodokumentation - Adheremeter zur Messung der Beweglichkeit von Narben - Klassifikation modifiziert nach Bayat und Mostoe, Bringeland und Boeger - Vancouver Scar Scale (VSS) - Manchester Scar Scale (MSS) - The Patient and Observer Scar Assessment Scale (POSAS) - Stoney Brook Scar Evaluation Scale (SBSES) - Visual Analog Skala (VAS)
FUNKTIONSEBENE		
	Gelenkbeweglichkeit (aktiv und passiv) - Handgelenk - Daumen- und Fingergelenke - angrenzende Gelenke	- Neutral-Null Methode mit Goniometer (Winkel-, Distanzmessungen) - Funktionsüberprüfungen (z.B. Faustschluss, Opposition Daumen, Greifformen)
	Kraft	- Jamar Dynamometer (Grobgriff) - Pinch Gauge (Präzisionsgriff)
	Muskelfunktion	- Muskelfunktionsuntersuchung nach Janda, Dokumentation nach standardisierten Vorgaben
	Schmerz	- Visuelle Analoge Skala (VAS) - Numeratic Rating Scale (NRS) - Schmerzgraduierung nach Korff - Deutscher Schmerzfragebogen (DSF) - McGill Pain Questionnaire (MPQ) - Pain Disability Index (PDI)
	Sensibilität	Schutzsensibilität - Spitz-/Stumpf-, Temperatur-Diskrimination Berührungsperzeption - Ten-Test - Vibrationsempfinden Funktionelle Sensibilität - statische und dynamische 2-Punkte Diskriminierung (2PD) - Semmes Weinstein Monofilamente Test (Berührungsperzeption, Schutzsensibilität) - Lokalisationstest - Shape-Texture-Identification Test (STI) - Modified Moberg Pick-up Test Tiefensensibilität - Bewegungs- und Lageempfinden

◘ **Abb. 33.1** Übersicht Assessments. (Modifiziert nach Modul B3 – Assessments in der Handtherapie, Qualifikation Handtherapeut/in DAHTH)

	Feinmotorik	• Nine Hole Peg Test • Modified Moberg-Pick-up Test • Purdue Pegboard • Functional Dexterity Test • Box and Block test • Jebsen-Taylor-Hand Function Test • Mini Sollerman Test • Minnesota Rate of Manipulation Test (MRMT)
	Greifformen	• statische und dynamische Greifformen • Präzisions- und Grobgriffe
	subjektive Selbsteinschätzung unterschiedlichster Funktionen (s. auch Aktivitäts-Partizipationsebene)	• Disabilities of the arm, shoulder and Hand-Fragebogen (DASH) • Short Form-36 • Michigan Hand Outcomes Questionnaire (MHQ) • Patient-Rated Wrist Evaluation Score (PRWE-G)
AKTIVITÄTS-/ PARTIZIPATIONSEBENE	subjektive Selbsteinschätzung	• Disabilities of the arm, shoulder and Hand-Fragebogen (DASH) • Short Form-36 (SF36) • Canadian Model of Occupational Performance Measurement (COPM) • Health Assessment Questionnaire (HAQ) • Illness Perception Questionaire (IPQ-R-German Short) • Funktionsfragebogen Hannover (FFbH) • Evaluation of Daily Activity Questionnaire (EDAQ:D) • Michigan Hand Outcomes Questionnaire (MHQ) • Fear Avoidance and Beliefs Questionnaire (FABQ) • Tampa Scale of Kinesiophobia (TSK)

Abb. 33.1 (fortgesetzt)

Die Informationen aus der Anamnese und der objektiven Befunderhebung werden im Rahmen verschiedener Arten des Clinical-Reasoning-Prozesses vom Handtherapeuten aufgenommen und reflektiert. Wissenschaftliche und evidenzbasierte Erkenntnisse sowie Erfahrungswissen sind hierbei maßgebend. Die aus diesem dynamischen Prozess gebildeten Hypothesen sind die Basis für die Gestaltung einer individuellen Zielsetzung und eines optimalen Untersuchungs- und Behandlungsprozesses.

Nach einem Erstbefund sind Wiederbefunde, die regelmäßig im Rahmen des Behandlungsprozesses durchgeführt werden, essenziell. Diese dienen als Verlaufskontrolle und Effektivitätsnachweise. Getroffene Entscheidungen über Behandlungsstrategien können zudem zusammen mit dem Patienten reflektiert werden (Bucher-Dollenz und Wiesner 2008).

Ein zentraler Bestandteil im gesamten Behandlungsprozess der Handtherapie ist zum einen die enge Zusammenarbeit und der Austausch von Informationen zwischen Handtherapeut und dem behandelnden Arzt. Ein weiterer essenzieller Baustein ist die Förderung des Selbstmanagements des Patienten. Hierzu zählen v. a. die Patientenbeteiligung, die Patienteninformation, die Behandler-Patienten-Kommunikation und das Empowerment (Übertragung von Verantwortung) (Kemper 2019).

33.3 Handtherapeutische Behandlung bei Frakturen der Hand und des distalen Unterarms

Anna-Lena Avenius and Anneke Wedel

33.3.1 Handtherapeutische Nachbehandlung

Für die handtherapeutische Nachbehandlung von Frakturen der Finger, Mittelhand, Handwurzelknochen und des distalen Unterarms unterscheidet man grundsätzlich zwischen konservativ versorgten Frakturen und operativ versorgten Frakturen.

Bei konservativ versorgten Frakturen liegt der Schwerpunkt zu allererst in der achsengerechten konsequenten Immobilisation der betroffenen Strukturen durch eigens für den Patienten hergestellte thermoplastischer Schienen. Wichtig hierbei ist, dass die frakturnahen Gelenke bis zur Konsolidierung der Fraktur (ca. 4–6 Wochen) immobilisiert werden.

Wird die Fraktur hingegen operativ versorgt und ist übungsstabil, kann ab dem 2. oder 3. postoperativen Tag mit der frühfunktionellen Behandlung begonnen werden. Je nach operativer Versorgung (K-Drähte, Schrauben-/

Plattenostheosynthese) wird die Fraktur trotzdem für 2–6 Wochen geschient, je nach Maßgabe des Operateurs.

33.3.2 Befund

- Eine ausführliche Befunderhebung sowie das Erstellen eines individuellen Behandlungsplans nach ICF-Kriterien ist die Grundlage einer handtherapeutischen Behandlung (▶ Abschn. 33.2, ◘ Abb. 33.1)

Folgende Assessments können bei der Behandlung von Frakturen an der oberen Extremität zum Einsatz kommen:
- ROM (range of motion) aktiv & passiv (Neutral-Null-Methode mit Goniometer, Winkelmessung)
- Erfassung von Schmerz z. B. VAS (visuelle Analogskala)
- Ödem- und Umfangmessungen
- Diverse Sensibilitätstests
- Beurteilung von Narben z. B. VSS (Vancouver scar scale)
- Diverse Testungen der Feinmotorik
- Nach Konsolidierung: Kraftmessung (Jamar Dynamometer, Pinch Gauge)

33.3.3 Behandlungsmethoden/Techniken

Frühfunktionelle Behandlung

Indikationen für eine frühfunktionelle handtherapeutische Nachbehandlung bei Frakturen der oberen Extremität können beispielsweise starke Ödeme oder persistierende Schmerzen sein (V. a. CRPS (complex regional pain syndrom), ▶ Abschn. 33.12)

> Ziele der frühfunktionellen Nachbehandlung bei Frakturen sind die Verhinderung von Gelenkkontrakturen und Verklebungen von Sehnen, die Vermeidung von Narbenadhäsionen rund um das Fraktur- bzw. Operationsgebiet sowie die optimale Unterstützung des Heilungsverlaufes der verletzten Strukturen.

Folgende Behandlungsmethoden/Techniken kommen in der Akut- und Heilungsphase zum Einsatz:
- Immobilisation der betroffenen Strukturen durch Herstellung thermoplastischer Schienen (siehe „Schienenversorgung")
- Ödemprophylaxe und -behandlung, z. B. manuelle Lymphdrainage, Co-Flex Wickelung (◘ Abb. 33.2), thermische Anwendungen (◘ Abb. 33.3)

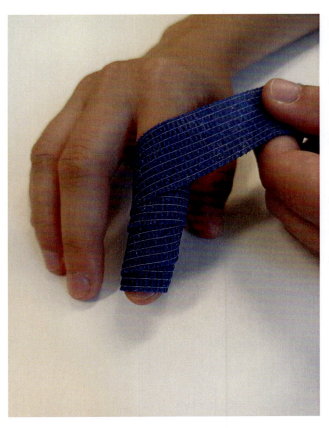

◘ Abb. 33.2 Co-Flex-Wickelung zur Ödembehandlung. (© Universitätsmedizin Mannheim, A. Wedel)

- Kontrakturprophylaxe für alle nicht betroffenen Gelenke
- Frühfunktionelle Mobilisation (aktiv/assistive Mobilisation unter großzügiger Desinfektion des OP-Areals und Verwendung von Einmalhandschuhen)
- Sehnengleitübungen
- Nach Fadenzug Narbenbehandlung (▶ Abschn. 33.17)
- Bei Irritation eines oder mehrerer Nerven Sensibilitätstraining/Desensibilisierung
- Instruktion und Kontrolle von Heimübungsprogrammen

Behandlung nach Erreichen der Belastungsstabilität

Nach sichergestellter Konsolidierung der Fraktur durch ein aussagekräftiges Röntgenbild (i. d. R. nach 4–6 Wochen) beginnt das funktionelle Training der Hand/oberen Extremität in der Handtherapie.

Hierbei stehen die Erreichung der Arbeitsfähigkeit des Patienten bzw. die vollständige Teilhabe am alltäglichen Leben im Vordergrund.

Handtherapeutische Behandlung von Verletzungen und Erkrankungen der Hand

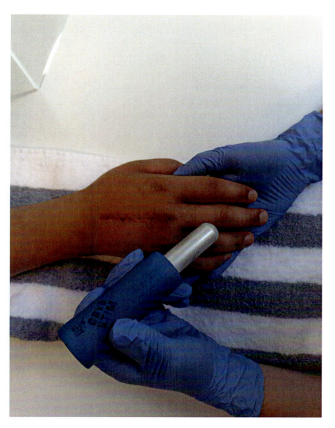

Abb. 33.3 Behandlung mit dem Eisstick zur Ödembehandlung. (© Universitätsmedizin Mannheim, A. Wedel)

Folgende Behandlungsmethoden/Techniken kommen in der Remobilisierungsphase zum Einsatz:
- Manuelle Therapie (Abb. 33.4a, b)
- Physikalische Maßnahmen (z. B. Ultraschall oder Elektrotherapie)
- Krafttraining, Steigerung der Kraftausdauer und Koordination
- Berufsspezifisches Training
- Fortführung der angepassten Heimübungsprogramme
- Bei Kontrakturen: dynamische oder statisch progressive Schienenversorgung
- Hilfsmittelberatung und -versorgung

Schienenversorgung

Thermoplastische Schienen haben einen hohen Stellenwert in der handtherapeutischen Versorgung bei Frakturen der oberen Extremität. Ein großer Vorteil liegt in der Leichtigkeit des Materials (verglichen mit einem herkömmlichen Gips), guten Hautverträglichkeit (durch Perforierung des Materials) sowie der schnellen und effektiven Korrigierbarkeit. So ist es Handtherapeuten möglich, zeitnah und unkompliziert auf die Veränderungen der Hand (durch z. B. Verminderung eines

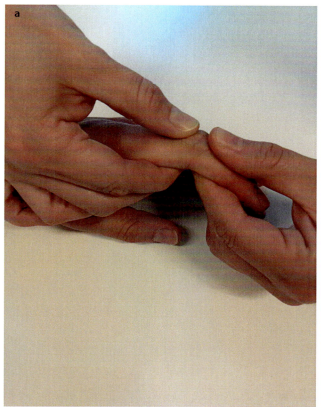

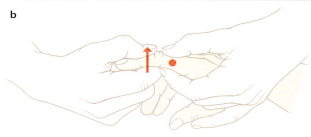

Abb. 33.4 a Manuelle Therapie des PIP-Gelenks (proximales Interphalangealgelenk). b Manuelle Therapie des PIP-Gelenks; der proximale Gelenkpartner wird dabei fixiert, der distale Gelenkpartner gleitet nach dorsal, in diesem Fall, um die Extension im PIP-Gelenk zu verbessern

Ödems) einzugehen und den weiteren Behandlungsverlauf stets den Bedürfnissen des Patienten anzupassen. Das problemlose An- und Ablegen der Schiene ist durch die Fixierung mit Klettverschlüssen gewährleistet. So ist eine hygienische Handhabung der Schiene möglich.

Bei der Schienenversorgung von Frakturen der oberen Extremität kommen hauptsächlich statische Schienen zum Einsatz (Abb. 33.5, 33.6, 33.7, 33.8, 33.9 und 33.10). Diese sorgen dafür, dass die entsprechende Fraktur achsengerecht für den gewünschten Zeitraum ruhiggestellt wird, Wundheilungsprozesse ungestört ablaufen sowie Ödeme und Entzündung zeitgerecht abklingen können.

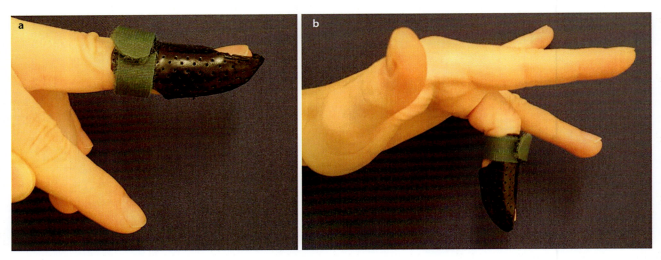

◻ **Abb. 33.5** a, b Lagerungsschienen bei Endgliedfrakturen, Nagelkranzfrakturen erlauben eine vollständige Extension und Flexion im PIP Gelenk. (© Universitätsmedizin Mannheim, A. Wedel)

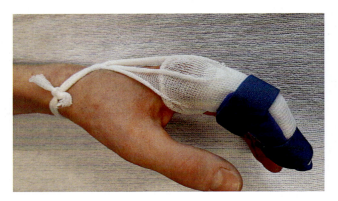

◻ **Abb. 33.6** Fingerlagerung bei Mittelgliedfrakturen. (© Universitätsmedizin Mannheim, A. Wedel)

Thermoplastische Schienen gewährleisten durch die tägliche und nächtliche Ruhigstellung eine ganzheitliche Therapie. So ist nach übungsstabiler operativer Versorgung die Frühmobilisation möglich.

„Grundsätzlich gilt, es wird nur ruhiggestellt, was unbedingt ruhiggestellt werden muss" (Schoonhoven et al. 2009).

▪ Beispiele statischer Schienen

Die folgenden Schienenarten dienen als Beispiel für die Bandbreite der Versorgung unterschiedlichster Frakturen der oberen Extremität.

> **Tipps und Tricks/Besonderheiten**
>
> - Bei der Lagerungsschiene für Skaphoidfrakturen und MC1-Frakturen muss das IP-Gelenk des Daumens frei beweglich sein.
> - Bei mittelhandumgreifenden Schienen (z. B. bei Handgelenklagerungsschienen) sollte die palmare Beugefalte frei sein, um die MCP-Flexion vollständig ausführen zu können.
> - Bei dezenten Achsabweichungen in Koronarebene kann man mit sog. Buddy Loops (Achterschlaufen) den betroffenen Finger mit dem benachbarten Finger zusammenführen.
> - Bei der Gips- und/oder Schienenbehandlung ist unbedingt darauf zu achten, dass es während der Immobilisationsphase zu keinerlei Druckstellen kommt (häufige Korrelation mit im späteren Verlauf auftretendem Schmerzsyndrom/CRPS).

▶ Der Patient im Gips hat immer recht.

Handtherapeutische Behandlung von Verletzungen und Erkrankungen der Hand

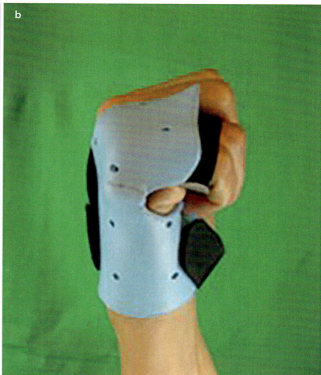
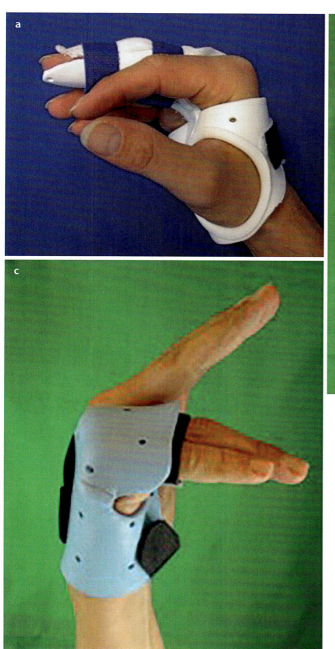

Abb. 33.7 **a** Mittelhandumgreifende Schiene von palmar bei Grundgliedfrakturen in Intrinsic-Plus-Stellung (konservativ versorgt). **b** Mittelhandumgreifende Schiene bei Grundgliedfrakturen in 70–90° MCP-Flexion (operativ versorgt); PIPs und DIPs hierbei frei flektierbar. **c** Mittelhandumgreifende Schiene bei Grundgliedfrakturen in 70–90° MCP-Flexion (operativ versorgt); PIPs und DIP hierbei frei extendierbar. (© Rhön-Klinikum Campus Bad Neustadt, Saale)

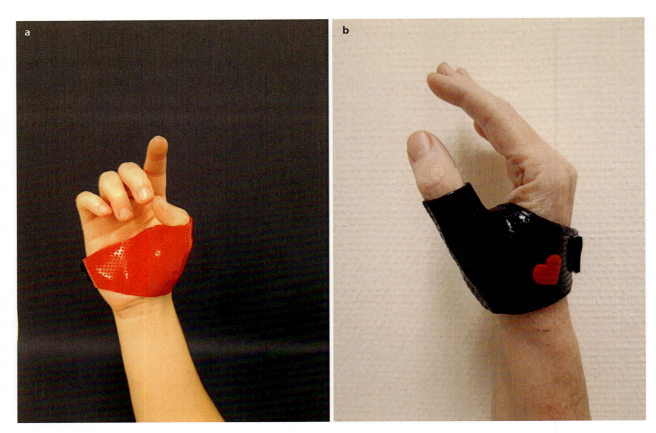

Abb. 33.8 a Daumenhülse bei MC1-Fraktur palmar. b Daumenhülse Ansicht dorsal. (© Universitätsmedizin Mannheim, A. Wedel)

Abb. 33.9 a, b Mittelhandbrace mit Einschluss der MCP (metacarpophalangeal)-Gelenke bei Mittelhandfrakturen (konservativ versorgt). c Mittelhandbrace ohne Einschluss der MCP-Gelenke bei Mittelhandfrakturen (operativ versorgt); bei dezenten Achsabweichungen können Buddy Loops (Achterschlaufen) eingesetzt werden. (© Universitätsmedizin Mannheim, A. Wedel)

Handtherapeutische Behandlung von Verletzungen und Erkrankungen der Hand

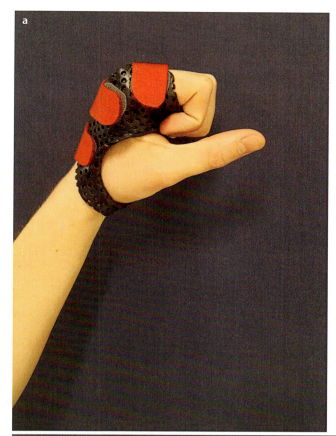

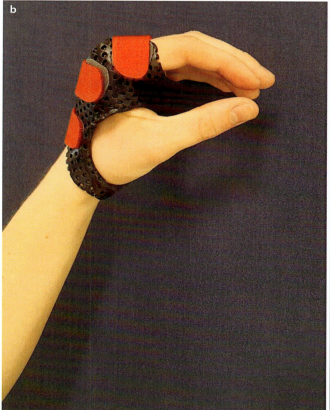

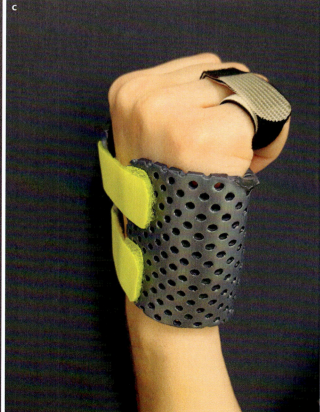

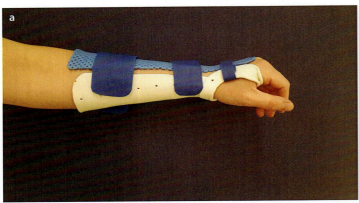 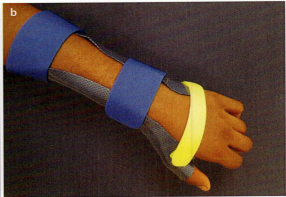

Abb. 33.10 **a** Hangelenklagerung mit oder ohne Deckel bei Handwurzelfrakturen und distalen Radiusfrakturen bzw. operierte distale Unterarmfrakturen. **b** Lagerungsschiene bei Skaphoidfraktur. (© Universitätsmedizin Mannheim, A. Wedel)

33.3.4 Zusammenfassung

Bei lagerungsstabilen, konservativ versorgten Frakturen wird eine achsengerechte, konsequente Immobilisation für etwa 4–6 Wochen der betroffenen Struktur durch eine individuell angefertigte thermoplastische Schiene erreicht. Übungsstabile, operativ versorgte Frakturen können hingeben ab dem 2. oder 3. postoperativen Tag frühfunktionell nachbehandelt werden. Somit können Kontrakturen und Sehnenverklebungen vermieden werden. Durch den thermoplastischen Schienenbau kann der Handtherapeut schnell und effektiv auf Veränderungen der Hand (z. B. Verringerung eines Ödems) reagieren und die Schiene anpassen.

33.4 Handtherapeutische Behandlung bei Morbus Dupuytren

Anna-Lena Avenius and Anneke Wedel

33.4.1 Handtherapeutische Nachbehandlung

Der Morbus Dupuytren ist eine weit verbreitete Erkrankung der Palmaraponeurose, die durch eine gestörte Kollagensynthese der Fibroblasten zu knotigen und strangartigen Verhärtungen mit zunehmender Beugekontraktur eines oder mehrerer betroffener Finger führt. Die Dupuytren-Kontraktur kann im MCP (metacarpophalangeal)- oder PIP (proximales inter phalangeal)-Gelenk zu einer isolierten Kontraktur führen, sie kann aber auch mehrere Gelenke gleichzeitig betreffen.

Generell besteht eine relativ hohe Rezidivrate (21 % nach 5 Jahren bei einer partiellen Aponeurektomie, 85 % nach Nadelfasziotomie sowie 35 % nach Kollagenasebehandlung) (Pillukat et al. 2017).

Die Handtherapie kann nach minimalinvasiven Therapiemethoden (perkutane Nadelaponeurotomie, Auflösung des Kontrakturstrangs mittels Kollagenaseinjektion) oder weit häufiger nach einer partiellen Aponeurektomie zum Einsatz kommen.

> „Ziel der operativen Behandlung sind die Verbesserung der Funktionsfähigkeit der Hand, die Reduktion der Beugekontraktur, die Verhinderung von Rezidiven und eine Verbesserung der Ästhetik" (Vesper et al. 2017).

Da es direkt postoperativ zu keiner langen Immobilisationsphase kommt, kann direkt im Anschluss mit der Handtherapie begonnen werden. Ausnahmen hierfür sind Arthrodesen oder spezielle Hauttransplantationen. Allerdings ist die Mobilisation der nicht-betroffenen Areale auch hier zu empfehlen.

33.4.2 Befund

Eine ausführliche Befunderhebung sowie das Erstellen eines individuellen Behandlungsplans nach ICF-Kriterien sind die Grundlagen jeder handtherapeutischen Behandlung (▶ Abschn. 33.2, Abb. 33.1).

> Bei der Nachbehandlung des M. Dupuytren ist es für den Handtherapeuten von großer Bedeutung, die intraoperativ erreichten Bewegungsausmaße des betroffenen Fingers zu kennen und zu erhalten (enge Zusammenarbeit zwischen Handchirurg und Handtherapeut; im ambulanten Setting Mitgabe des OP-Berichtes empfohlen).

Folgende Assessments können bei der Behandlung von M. Dupuytren zum Einsatz kommen:

Handtherapeutische Behandlung von Verletzungen und Erkrankungen der Hand

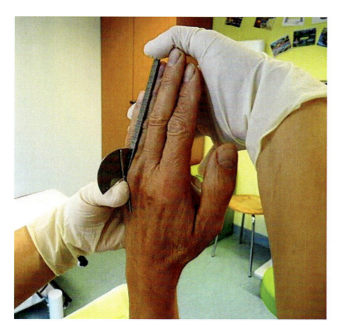

Abb. 33.11 Aktive ROM-Messung mit Goniometer vor und während der Therapie. (© Rhön-Klinikum Campus Bad Neustadt, Saale)

- ROM aktiv und passiv (Neutral-Null-Methode mit Goniometer, Winkelmessung; Abb. 33.11)
- Erfassung von Schmerz (z. B. VAS)
- Ödem- und Umfangmessungen
- Diverse Sensibilitätstests
- Beurteilung von Narben (z. B. VSS)
- Diverse Testungen der Feinmotorik

33.4.3 Behandlungsmethoden/Techniken

Frühfunktionelle Behandlung

> Oberstes Ziel in der frühfunktionellen Nachbehandlung der operativ versorgten Dupuytren-Kontraktur ist die Erhaltung der intraoperativ erreichten Messwerte der betroffenen Gelenke (v. a. die Extension).

Hierbei ist es wichtig, den Patienten diesbezüglich detailliert anzuleiten und zu führen. Weitere Ziele sind die Vermeidung von Narbenadhäsionen um das Operationsgebiet sowie die optimale Unterstützung des Heilungsverlaufes. Im weiteren Verlauf nimmt die Narbenbehandlung einen hohen Stellenwert in der Handtherapie ein.
Folgende Behandlungsmethoden/Techniken kommen in der Nachbehandlung zum Einsatz:
- Anfertigung einer thermoplastischen Nachtlagerungsschiene in Streckstellung (siehe unten: „Schienenversorgung")
- Ödemprophylaxe und -behandlung (z. B. manuelle Lymphdrainage)
- Kontrakturprophylaxe für alle nicht-betroffenen Gelenke
- Frühfunktionelle Mobilisation (aktiv/assistive/passive Mobilisation unter großzügiger Desinfektion des OP-Areals und Verwendung von Einmalhandschuhen)
- Nach Fadenzug oder Auflösung des Nahtmaterials Beginn der Narbenbehandlung (▶ Abschn. 33.17)
- Physikalische Maßnahmen (z. B. Ultraschall oder Elektrotherapie)
- Bei Irritation eines oder mehrerer Nerven Sensibilitätstraining/Desensibilisierung (▶ Abschn. 33.9)
- Instruktion und Kontrolle von Heimübungsprogrammen
- Bei Kontrakturen: dynamische oder statisch progressive Schienenversorgung

Zu Beginn der frühfunktionellen Behandlung können die Patienten eine thermoplastische Nachtlagerungsschiene in Streckstellung (siehe unten: „Schienenversorgung") erhalten. Dies sollte in Absprache mit dem behandelnden Handchirurgen erfolgen.

Bis zum Fadenzug oder Auflösen des Nahtmaterials finden bereits aktive, assistive und passive Mobilisierungstechniken unter großzügiger Desinfektion des OP-Gebietes und unter Verwendung von Einmalhandschuhen mit dem Ziel des Erhalts der Sehnengleitfähigkeit Anwendung (Abb. 33.12). Ebenso werden ödemreduzierende Maßnahmen in die Therapie integriert. Diese beinhalten die Anleitung des Patienten zur eigenen Ödemprophylaxe zu Hause, die Nutzung von thermischen Anwendungen (z. B. kalter Raps) oder die Kombination mittels einer klassischen Lymphdrainagebehandlung. Die Handtherapie findet in diesem Stadium ohne Verbände statt, um Auffälligkeiten der Wundheilung direkt zu erkennen. Nach jeder Behandlung erhält der Patient durch den Handtherapeuten einen frischen Verband. Essenziell wichtig ist die genaueste Instruktion des Patienten über die anatomischen Gegebenheiten und den physiologischen Heilungsverlauf. Das Weiterführen spezieller Heimübungsprogramme ist neben der Handtherapie unabdingbar.

Nach Entfernung des Nahtmaterials oder dessen Auflösung nimmt die Narbenbehandlung einen großen Stellenwert in der Therapie ein. Ziel dabei ist, Adhäsionen zu lösen, die die Beweglichkeit der betroffenen Strukturen beeinflussen können. Handtherapeuten bedienen sich hierbei manueller und apparativer Maßnahmen sowie thermischer Anwendungen (beispielsweise Ultraschallbehandlung). Zusätzlich können spezielle Silikonauflagen unterstützend auf das Narbengewebe appliziert werden (▶ Abschn. 33.17).

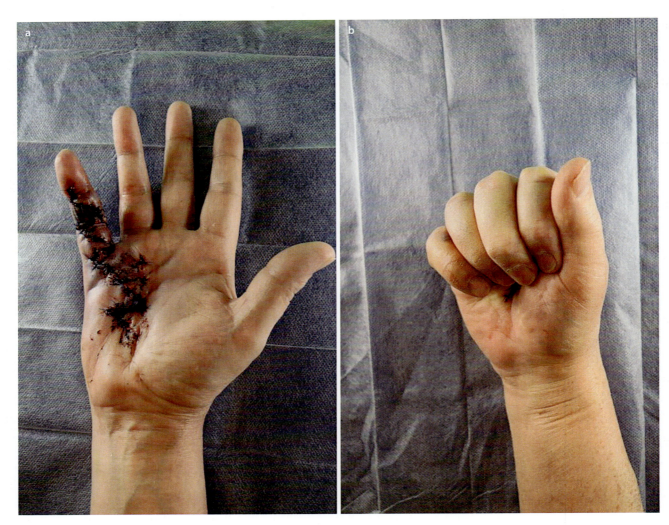

Abb. 33.12 a, b Frühfunktionelle Handtherapie nach Aponeurektomie. (© Rhön-Klinikum Campus Bad Neustadt, Saale)

Teilweise kommt es nach einer umfangreichen partiellen Aponeurektomie zu Sensibilitätsstörungen der Hand bzw. einzelner Finger. Diese können sich von leichten Parästhesien bis zum vollständigen Sensibilitätsverlust äußern. Bei Hypästhesien ist die Aufklärung des Patienten über mögliche Verletzungs- oder Verbrennungsgefahren durch den Handtherapeuten zu leisten.

Sowohl in der Therapie als auch im Rahmen des Heimübungsprogramms führt der Patient eine eigenständige Sensibilitätsschulung durch (Sensibilisierung/Desensibilisierung siehe ▶ Abschn. 33.9).

■ **Empfehlung**
Die Handtherapie sollte in der Akutphase möglichst täglich, optimalerweise aber 3-mal wöchentlich wahrgenommen werden. Sie sollte nicht aufgrund von Krustenbildung, geringer Wundrandnekrosen, Wunddehiszenzen und Sekretentleerung unterbrochen werden. Auch hier ist eine enge interdisziplinäre Zusammenarbeit zwischen Handchirurg und Handtherapeut wünschenswert. Eine Fortführung der Therapie über mindestens 8 Wochen ist empfehlenswert. Eine stabile Situation stellt sich erst mit zunehmender Narbenreifung, d. h. nach ca. 6 Monaten ein (Schoonhoven et al. 2017).

■ **Schienenversorgung**
Die thermoplastische Nachtlagerungsschiene hat einen hohen Stellenwert in der handtherapeutischen Versorgung bei M. Dupuytren (◘ Abb. 33.13). Ein großer Vorteil liegt in der Leichtigkeit des Materials (deshalb gut als Nachtlagerungsschiene zu tragen), in der guten Hautverträglichkeit (durch Perforierung des Materials) sowie der schnellen und effektiven Korrigierbarkeit. So ist es dem Handtherapeuten möglich, die Schiene an den Behandlungsverlauf des Patienten jederzeit anzupassen. Dies kommt dann zum Tragen, wenn sich zum einen das postoperative Ödem reduziert, größere Verbände wegfallen oder sich die Streckfähigkeit des betroffenen Fin-

Handtherapeutische Behandlung von Verletzungen und Erkrankungen der Hand

gers verbessert. Das problemlose An- und Ablegen der Schiene ist durch die Fixierung mit Klettverschlüssen gewährleistet. So sind eine einfache Reinigung und eine hygienische Handhabung möglich.

Postoperativ bis zum Fadenzug (bei resorbierbarem Nahtmaterial bis dessen Auflösung) trägt der Patient diese Schiene vor allem nachts, um die intraoperativ erreichte Extension des betroffenen Fingers zu sichern (bei Rezidiveingriffen wird die Schiene in Absprache mit dem Operateur oft auch tagsüber getragen). Zusätzlich führt der Patient jede wache Stunde Eigenübungen durch, die vor allem auf die Extension des betroffenen Fingers abzielen. Nach Entfernung oder Auflösung des Nahtmaterials überprüft der Handtherapeut, ob die Schiene ggf. angepasst werden muss. Der Patient trägt sie nun nachts für weitere 6–12 Monate, um dem Narbenzug in die Flexion weiterhin entgegenzuwirken (◘ Abb. 33.13). Tagsüber wird der Patient instruiert, seine Hand gezielt bei der Verrichtung seiner ADLs (activities of daily living) einzusetzen.

> **Tipps und Tricks/Besonderheiten**
>
> - Sofortiger Beginn der Handtherapie postoperativ.
> - Verbandswechsel vor Ort durch den Handtherapeuten.
> - Der Schwerpunkt liegt zu Beginn in der Verbesserung der Extension, da Streckmuskulatur nach der Kontraktur wieder aktiviert/auf trainiert werden muss.

33.4.4 Zusammenfassung

Der sofortige Beginn der frühfunktionellen Nachbehandlung bei M. Dupuytren ist wichtig, um die Erhaltung der intraoperativ erreichten Extension der betroffenen Gelenke sicherzustellen. Ergänzt wird die frühfunktionelle Nachbehandlung durch eine thermoplastische Nachtlagerungsschiene in Streckstellung. Nach Fadenzug oder Auflösung des resorbierbaren

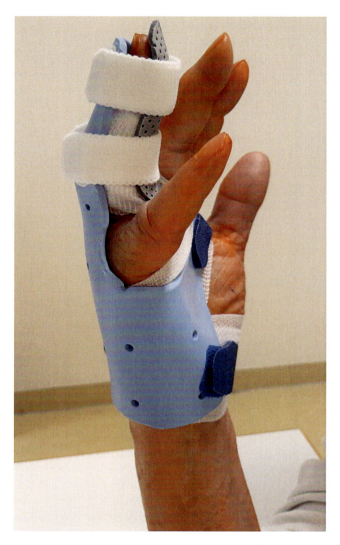

◘ **Abb. 33.13** Nachtlagerungsschiene in Streckstellung. (© Universitätsmedizin Mannheim, A. Wedel)

Nahtmaterials wird die Handtherapie durch die Narbenbehandlung ergänzt. Essenziell ist die genaue Instruktion des Patienten, damit das Heimübungsprogramm neben der Handtherapie effizient durchgeführt werden kann.

33.5 Handtherapeutische Nachbehandlung bei Teno- und Arthrolysen an Hand und Unterarm

Johanna Ismaier and Natascha Weihs

33.5.1 Handtherapeutische Nachbehandlung

Die Grundlage für eine normale Funktionsfähigkeit von Fingern und Hand liegt in frei beweglichen Gelenken, einer adäquaten Gleitfähigkeit der Beuge- und Strecksehnen sowie einer intakten nervalen Innervation der entsprechenden Muskulatur (Pillukat et al. 2020, S.104). Die operative Lösung von Sehnen und/oder Gelenken ist oftmals nach vorausgegangenen Verletzungen wie z. B. nach Fakturen, Sehnen,- und Weichteilverletzungen sowie Infektionen mit häufig langer Ruhigstellung indiziert. Der Erfolg des nachfolgenden Eingriffs hängt von vielen Faktoren ab, darunter einer freien Range of Motion, einer guten Sensibilität und ausgereiften reizlosen Narbenverhältnissen.

33.5.2 Befund

Prä- und postoperativ wird der funktionelle Status der einzelnen Gelenke erhoben. Hierfür wird die aktive und passive Range of Motion mittels Goniometer nach der Neutral-Null-Methode gemessen. Weitere Parameter, die dokumentiert werden, sind der aktuelle Schmerzstatus mittels Visueller analoger (VAS) oder Numerischer Schmerzskala (NRS), die Griffkraft sowie Einschränkungen im Bereich von Aktivitäten und Partizipation.

33.5.3 Behandlungsmethoden/Techniken

Die handtherapeutische Nachbehandlung beginnt unter einer ausreichenden Analgesie direkt am 1. postoperativen Tag. Unter stationären Bedingungen ist es sinnvoll, eine Plexusanästhesie für die ersten Tage zu nutzen. Im ambulanten Setting ist eine ausreichende orale Medikation zu empfehlen. Bei diesen bewegungserweiternden Operationen ist die oberste Priorität, die intraoperativ erzielten Bewegungsausmaße innerhalb der ersten Tage postoperativ aktiv und passiv sowohl zu erarbeiten als auch zu erhalten, was eine gut bemessene Schmerztherapie möglich machen sollte.

Unter den genannten Gesichtspunkten beginnt die postoperative Therapie mit einer aktiven und passiven sowie assistiven endgradigen Mobilisation der gelösten Gelenke, bestenfalls unter Plexusanästhesie. In den meisten Fällen ist eine Bewegungsrichtung stärker eingeschränkt und bedarf größerer Aufmerksamkeit. Gemeinsam mit dem Patienten kann durch geführte Bewegungen und großflächige manuelle Unterstützung das Ausmaß der Bewegung sukzessiv erweitert werden. Dies wird durch die aktive Bewegung und ggf. auch mehrgelenkig sowie ein isoliertes Sehnentraining stabilisiert.

Es gilt, die Ängste der Patienten vor dem Entfernen der Hautnähte und dem Bewegungsschmerz zu minimieren, um ihnen die Wichtigkeit der frühzeitigen Handtherapie zu verdeutlichen.

Meist lässt sich bereits nach der ersten Behandlung die „Leichtgängigkeit" eines Gelenks beurteilen, und es kann eine Entscheidung getroffen werden, ob zusätzlich eine Schienenbehandlung erfolgen muss.

Weitere Therapieinhalte, die im späteren Verlauf der Handtherapie zum Tragen kommen, können das Narbenmanagement, Greifübungen und funktionelles Training sein.

■ **Schienenversorgung**

Um das intraoperativ erreichte Bewegungsausmaß zu erhalten, kann eine Schienenversorgung mit einer Nachtlagerungsschiene (Abb. 33.14a, b) oder mit bewegungserweiternden Schienen (Abb. 33.14c), sinnvoll sein. Diese werden individuell für den jeweiligen Patienten aus niederthermoplastischem Schienenmaterial gefertigt.

Handtherapeutische Behandlung von Verletzungen und Erkrankungen der Hand

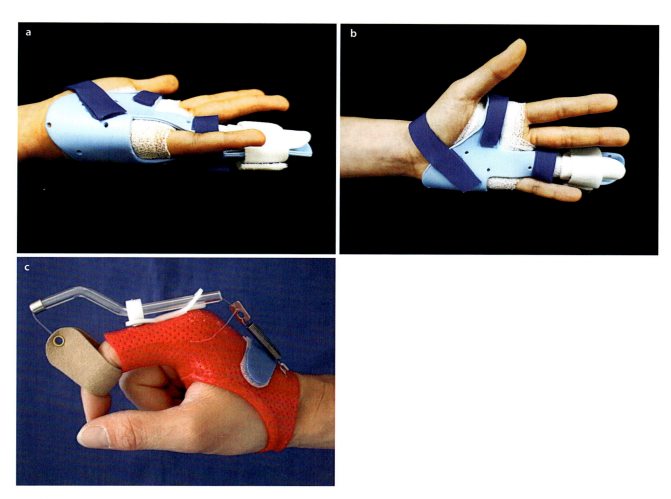

Abb. 33.14 Palmare Nachtlagerungsschiene (a Seitenansicht, b palmare Sicht). c Bewegungserweiternde dynamische Schiene. (© Rhön-Klinikum Campus Bad Neustadt, Saale)

Tipps und Tricks/Besonderheiten

Insgesamt ist eine intensive, hochfrequentierte und frühzeitige Handtherapie von mehreren Monaten dringend indiziert, um erneuten Adhäsionen und Kontrakturen vorzubeugen und den intraoperativ erreichten Bewegungsstatus zu erhalten (Lutzjy et al. 2016, S. 341). Nicht selten vermutet man nach Sehnenverletzungen und Frakturen v. a. der Grundglieder oder Metakarpale zusätzliche Weichteiladhäsionen streck- und beugeseitig, die eine Dysbalance der Sehnenzüge nach sich ziehen kann. Operativ wird regelhaft zuerst die Streckseite gelöst, um eine bessere Beugung zu ermöglichen. Erst nach diesem Eingriff kann sich die Vermutung der beidseitigen Verwachsungen der Sehnen bestätigen, nämlich entweder durch ein großes aktives Bewegungsdefizit der Beugesehne oder ein sogenanntes Lumbrikalis-plus-Syndrom. Die paradoxe Streckung des proximalen Interphalangealgelenks beim Versuch der aktiven Beugung kann durch eine Überlänge oder Durchtrennung der Flexor-digitorum-profundus-Sehne (Abb. 33.15) oder durch eine Verklebung oder Verkürzung der Mm. lumbricales (Abb. 33.16) entstehen, sodass diese ihre Funktion der Koppelung der tiefen Beugesehne mit dem Streckapparat nicht mehr korrekt ausführen kann. Gleichzeitig ist die passive Beweglichkeit des Fingers in Richtung Beugung aber gut auszuführen. Diese muskuläre Dysbalance kann nur durch eine operative Durchtrennung der betroffenen Lumbrikalismukulatur beseitigt werden.

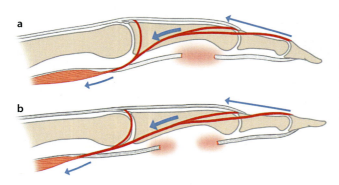

Abb. 33.15 a, b Lumbrikalis-plus-Syndrom bei Durchtrennung der Flexor-digitorum-profundus-Sehne. (Quelle Pillukat et al. 2020)

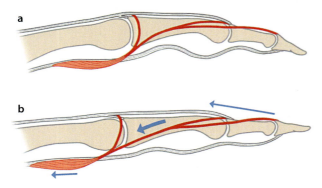

Abb. 33.16 a, b Lumbrikalis-plus-Syndrom bei Verkürzung bzw. Verklebung Mm. lumbricales. (Quelle Pillukat et al. 2020)

33.5.4 Zusammenfassung

Die handtherapeutische Nachbehandlung von Teno- und Arthrolysen nimmt eine tragende Rolle für den erfolgreichen Einsatz der Hand nach dieser korrigierenden Operation ein. Hierfür sind eine hochfrequente Behandlung ab dem 1. postoperativen Tag und die Mitarbeit des Patienten über einen Zeitraum von ca. 3 Monaten unerlässlich. Das Ziel der Nachbehandlung liegt darin, das intraoperativ erreichte Bewegungsausmaß so schnell wie möglich postoperativ zu erarbeiten bzw. vor allem im Verlauf zu erhalten. Des Weiteren ist ein guter Informationsaustausch zwischen dem Operateur und dem nachbehandelnden Handtherapeuten direkt nach dem Eingriff unverzichtbar. Die Möglichkeit von auftretenden Komplikationen wie z. B. rupturgefährdete Sehnen oder Ringbandrekonstruktionen können dabei besprochen und das entsprechend notwendige Prozedere festgelegt werden.

Die handtherapeutische Behandlung kann bei Bedarf zudem mit individuell angepassten thermoplastischen Schienen ergänzt werden.

33.6 Handtherapie bei karpalen Instabilitäten

Beate Jung and Katja Karasev

33.6.1 Einleitung

Unter einer karpalen Instabilität versteht man eine komplexe Dysfunktion des Karpus, die aufgrund von beeinträchtigter Artikulation der Gelenkpartner (Gefügestörung) und abnormen Bewegungsabläufen (Dyskinematik) insbesondere bei Belastungsspitzen, Gelenkveränderungen und Beschwerden hervorrufen kann (Engelhardt TO, Krimmer H 2006).

Die karpale Instabilität tritt nicht selten als Folge von Luxationen, Pseudarthrosen und Kapsel-Band-Verletzungen im Bereich des Karpus (Abb. 33.17) auf und ist ein häufiger Grund von Schmerzen, Bewegungseinschränkung und Kraftverlust im Bereich des Handgelenks (Prosser et al. 2007). Nach Instabilitätsrichtung unterscheidet man die dorsale (DISI) und die palmare (PISI) Instabilität.

Ruhe- und Belastungsschmerz können in unterschiedlicher Intensität auftreten, Stützfunktionen mit axialer Druckbelastung der proximalen karpalen Reihe sind meist nahezu unmöglich. Häufig kommt es zu Einschränkungen von Aktivitäten, die mit einem festen Grobgriff verbunden sind. Unbehandelt kann dies zu einer sekundären Arthrose führen. Eine der häufigsten Bandverletzungen des Handgelenks ist die skapholunäre Bandläsion (SL-Band) (Chennagiri und Lindau 2013). Den höchsten Anteil der Handwurzelfrakturen nimmt das Skaphoid mit 75–90 % (Towfigh et al. 2011) ein, isolierte Verletzungen der distalen Handwurzelreihe treten hingegen selten auf.

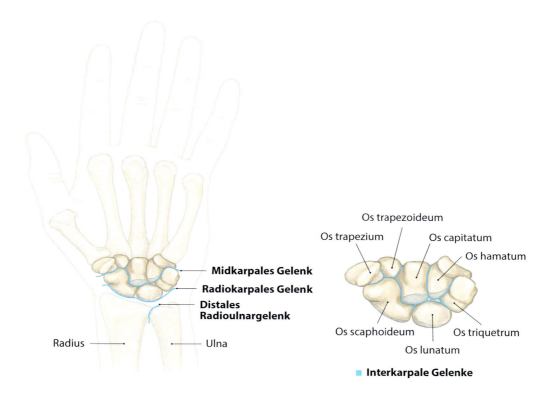

○ Abb. 33.17 Karpus der Hand

33.6.2 Handtherapeutische Behandlung

Die Handtherapie spielt diagnoseabhängig eine wesentliche Rolle bei der Gelenkmobilisation, der Schulung der Propriozeption (dynamische Stabilisierung), Schmerzprävention und Förderung der neuromuskulären Kontrolle wie auch im Hinblick auf individuelle Schienenversorgung und Adaptationen zur Verhinderung sekundärer Beeinträchtigungen (z. B. Arthrose oder Funktionsverlust).

Handtherapeutische Diagnostik

Die handtherapeutische Diagnostik ist ein wichtiger Baustein zur Therapieplanung und zur Definition der Therapieziele und -inhalte.

■ Anamnese

Die Anamnese dient der Erfassung bzw. Bestätigung der Diagnose bei Laxizität des Karpus oder nach traumatischem Ereignis.

Diagnosen sind unter anderem die rheumatoide Arthritis (▶ Abschn. 33.10) sowie Frakturen oder Luxationen eines Handwurzelknochens, Pseudarthrose, ligamentäre Verletzungen des Karpus isoliert oder als Begleitverletzung.

■ Differenzialdiagnosen

Rhizarthrose, Tendovaginitis de Quervain, Intersektionssyndrom Strecksehnenfach 1 und 3, Läsion des Triangular Fibrocartilage Complex (TFCC-Läsion), Ulna-Plusvariante, Wartenberg-Syndrom, Läsion des Ligamentum collaterale ulnare UCL, Fehlstellung nach distaler Radiusfraktur infolge Längenveränderung der Ligamente („Adaptive Carpus"), Frühphase einer dynamischen Instabilität durch Bandlaxizität aufgrund eines Handgelenkganglions.

■ Ätiologie

Verletzungsmechanismus bei traumatischem Geschehen ist oftmals das Hyperextensionstrauma des Handgelenks mit axialer Krafteinwirkung.

■ Schmerz

Dauer, Lokalisation, Ruhe- oder Bewegungsschmerz werden dokumentiert, außerdem die Intensität des Schmerzes unter Verwendung einer Schmerzskala von 0–10, z. B. Numerische Rating-Skala (NRS), Visuelle Analogskala (VAS).

■ Inspektion

Die Sichtung von Schwellung, Narben, Gelenkfalten, Schonhaltungen, Achsfehlstellung, hypotropher Handinnenmuskulatur, abnormer Bewegungsamplitude wie auch Dysfunktion stehen hier im Fokus.

Palpation

Die Palpation dient der Lokalisation betroffener Strukturen, z. B. von Tendovaginitiden, Synvialosen, sowie dem Erfühlen eines Gelenkspalts oder Ganglions. Dazu zählen auch das Ertasten von Schmerzpunkten an Gelenken und Sehnen sowie die Prüfung von Klick- oder Schnappphänomenen bzw. Krepitation.

Klinische Tests

Klinische bzw. Provokationstests prüfen die Stabilität im Karpus oder im DRUG (distales Radioulnargelenk) und dienen der Eingrenzung einer Verdachtsdiagnose.

Mögliche Tests sind: SST ("Scaphoid Shift Test" nach Watson), LTB ("Lunotriquetral-Ballottement Test"/Reagan Shuck Test), Midcarpal Test ("Catch-Up-Clunk-Test"/Lichtman-Test).

Messung der Funktionsfähigkeit

Die Bestimmung der Handkraft wird mit einem hydraulischen **Dynamometer** (z. B. Jamar) durchgeführt.

Die Messung des Bewegungsausmaßes des Handgelenks erfolgt aktiv und passiv mittels **Goniometer** (Neutral-Null-Methode).

Für die Testung des **Joint Position Sense** wird der JP-Sensometer® unter Vorgabe definierter Handgelenkpositionen verwendet (◘ Abb. 33.18).

Verwendung regionenspezifischer Fragebögen

Regionenspezifische Fragebögen wie Patient-Rated Wrist Evaluation/ PRWE-G (2008) und Disabilities of the Arm, Shoulder and Hand/ DASH (2003) werden zur Erfassung handgelenkspezifischer Symptome sowie der subjektiven Sichtweise des Patienten in Bezug auf die Folgen einer Verletzung eingesetzt (▶ Abschn. 33.2).

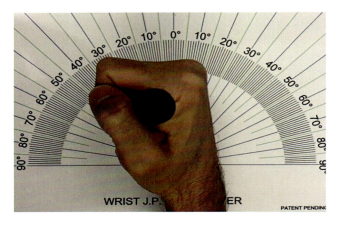

◘ Abb. 33.18 JPS mittels JP-Sensometer® (Hincapie und Ruiz 2017). (Foto: © Jung 2020)

Therapeutisches Management bei Instabilitäten der Hand

Das handtherapeutische Vorgehen ist abhängig von der exakten Diagnose sowie von der Therapieentscheidung des Arztes. Ist kein operativer Eingriff erforderlich bzw. sinnvoll, erfolgt die konservative Handtherapie u. a. mit spezifischem propriozeptivem Training. Ist die chirurgische Versorgung das Mittel der Wahl, richtet sich die postoperative Handtherapie nach der vom Arzt gewählten Operationstechnik.

Konservative Handtherapie beim instabilen Karpus

Die konservative Therapie hat die weitgehende Schmerzfreiheit, die Stabilisierung des Karpus sowie die Funktionsfähigkeit der Hand im Alltag zum Ziel. Hier kann akut zunächst eine 4- bis 6-wöchige Ruhigstellung erforderlich sein. Ist dies nicht der Fall, kann in der Regel belastungsfrei mit der Handtherapie begonnen werden. Zu den Maßnahmen zählen manuelle Therapie, isometrische bzw. exzentrische Übungen, Training der neuromuskulären Kontrolle, Patientenedukation, ggf. Schienenversorgung nach Maß (z. B. „pisiform" oder „ulnar boost splint"), Hilfsmittelberatung und Modifikation von Alltagsaktivitäten. Dabei spielen berufliche Anforderungen und Freizeitaktivitäten des Betroffenen eine zentrale Rolle.

Postoperative Handtherapie beim instabilen Karpus

Die postoperative Behandlung setzt eine exakte Reposition und gute Knochen- bzw. Bandheilung voraus. Sie erfolgt in 2 Phasen:

Phase 1: Während der Immobilisation

In vielen Fällen ist die sofortige Immobilisation mittels einer temporären Thermoplastschiene nach Maß, ohne oder bei Skaphoidbeteiligung mit Daumeneinschluss, erforderlich sowie die möglichst belastungsfreie, frühfunktionelle Mobilisation aus der Schiene heraus. Diese Phase dient zunächst der Ödemreduktion und Schmerzkontrolle wie auch der frühzeitigen Narbentherapie zur Vermeidung von Adhäsionen. Insbesondere soll in dieser Phase die Beweglichkeit aller angrenzenden Gelenke (Finger und Ellenbogen) erhalten bleiben.

Phase 2: Nach der Immobilisation

Nach erfolgter Röntgenkontrolle, meist nach etwa 6 Wochen (Schädel-Höpfner et al. 2010), schließen sich manualtherapeutische Techniken, Ultraschall, Wärmeapplikation und gradueller Kraftaufbau („Progressive Resistive Exercise") an. Ziele sind hier insbesondere die Schmerzfreiheit und die funktionell ausreichende Mobilität.

Spezifische Formen der karpalen Instabilitäten und deren Therapie

Zur Klassifikation der karpalen Instabilitäten gibt es unterschiedliche Ansätze. Garcia Elias veröffentlichte eine Systematik von 5 Fragen (Ist der dorsale Aspekt des SL-Bandes intakt? Kann das SL-Band rekonstruiert werden? Sind die Knorpel intakt?) mit Ja/Nein-Antwort, die den Grad der Dysfunktion feststellen und als Orientierung für die konservative bzw. chirurgische Intervention dienen sollen. Krimmer (1996) verwendet die Aspekte Ausprägung, Instabilität und zeitliche Differenzierung einer SL-Bandverletzung. Sander et al. (2018) verwendet die Klassifikation der karpalen Instabilitäten abhängig von Zeit, Konstanz, Ätiologie, Lokalisation, Richtung und Muster.

> Die Handtherapie orientiert sich oft an dem **Muster** der karpalen Instabilität (Sander et al. 2018). Die karpale Instabilität wird in der Regel in 4 Typen unterteilt: CIND, CID, CIC, CIA.

- **Carpal instability nondissociative (CIND)**

Bei karpalen Instabilitäten ohne statische Dissoziation besteht meist eine Hypermobilität im Mediokarpalgelenk. Seltener tritt eine radiokarpale bzw. lunokapitale Instabilität (Lee und John 2015) auf. Als Ursache kommt die Bandlaxität oder die traumatische Ruptur extrinsischer Bänder in Frage. Diese kann zur Fehlartikulation der proximalen gegenüber der distalen Handwurzelreihe führen (CIND-DISI bzw. CIND-VISI) oder zur Subluxation der proximalen Reihe gegenüber dem Unterarm. Die Kontinuität der karpalen Reihen ist hier erhalten.

Ziele der handtherapeutischen Behandlung sind in diesem Fall Schmerzlinderung sowie die Stabilisierung des Karpus.

Zu den schmerzlindernden **Maßnahmen** zählen u. a. die partielle Mobilisation, milde Querfriktion und Okklusionsverbände mit schmerzreduzierenden Salben.

Des Weiteren wird die muskuläre Kompensation (z. B. FCU und Hypothenar) über ligamentomuskuläre Reflexe zur Stabilisierung herangezogen (Salva-Coll et al. 2013), sensomotorisches Training (muskuläre Feed-Forward-Kontrolle) wie auch Kraftausdauertraining. Bei der Kraftausdauer werden zuerst die tiefen und anschließend die oberflächlichen Fingerflexoren beübt. Korrektive Schienen, wie der Midcarpal Instability Splint (Abb. 33.21b), kommen stabilisierend zum Einsatz.

- **Carpal instability dissociative (CID)**

Die dissoziative karpale Instabilität tritt meist infolge von Handwurzelfrakturen, Verletzungen der intrinsischen Bänder oder bei mobilen Pseudarthrosen auf. Hier kommt es zur Diskontinuität der proximalen karpalen Reihe. Dazu zählt auch die skapholunäre Dissoziation (SLD), sie stellt die häufigste Instabilität im Handgelenk dar. Als Hauptstabilisator der Handwurzel führt eine Läsion des SL- Bandes radiologisch zu einer CID-DISI bzw. die Läsion des Lunotriquetralbandes zu einer CID-PISI. Die Intervention ist abhängig vom Grad der Verletzung, bestehender Instabilität, Chronifizierung und degenerativen Veränderungen (IFSSH Scientific Committee, Haerle et al. 2016). Die Verletzungen des **SL-Bandes** werden in **3 Grade** und nach dem zeitlichen Aspekt (akut, subakut, chronisch) unterteilt. Dementsprechend unterscheiden sich die Therapiemaßnahmen. Eine Verletzung des SL-Bandes bringt immer eine Störung der Propriozeption im Karpus mit sich.

Gezieltes propriozeptives Training der „SL-Bandfreundlichen" Muskeln dient daher der Stabilisierung im Karpus und der Arthroseprävention. Hier kann man dem M. extensor carpi radialis longus (ECRL), M. abductor pollicis longus (APL), M. flexor carpi ulnaris (FCU) wie auch dem M. flexor carpi radialis (FCR) eine Schlüsselrolle bei der dynamischen Stabilisierung zuordnen. Ziele sind v. a. die Schmerzreduktion, ein ausreichendes Bewegungsausmaß, dynamische Stabilität, eine verbesserte Griffkraft sowie die gute Gebrauchsfähigkeit und Funktionalität der Hand gemessen an den langfristigen individuellen Bedürfnissen der betroffenen Person.

Handtherapie bei Grad I: Prädynamische (okkulte) skapholunäre Instabilität

Liegt eine akute partielle Ruptur mit nur leichter Symptomatik vor, erfolgt in der Regel die konservative Therapie mit statischer Handgelenkschiene und Modifikation der Aktivitäten des täglichen Lebens (ATLs) oder die Versorgung mittels perkutanem Kirschner-Draht (Haerle et al. 2016).

Langfristige **Ziele** sind die Förderung der Propriozeption, die Stabilisierung des Karpus sowie die axiale Belastbarkeit des Handgelenks.

Als **Maßnahme** erfolgt zunächst die bewusste aktive Bewegung für 2 Wochen aus der Schiene heraus, dann die manualtherapeutische Behandlung im mittleren Bewegungsausmaß und die Schulung der Propriozeption. Graduelles, stabilisierendes Krafttraining erfolgt 8 Wochen nach dem Trauma und schließt zu Beginn lediglich das Beüben der Finger mit ein, erst später folgt das Handgelenk. Unter Einhaltung der Schmerzgrenze ist die maximal mögliche Flexion und Extension des Handgelenks erst nach insgesamt 12 Wochen erlaubt.

Bestehen weiterhin Schmerz und Bewegungseinschränkung bei Handgelenkextension, z. B. beim Hochdrücken von einer Stuhllehne, können neueren Studien zufolge Stützübungen mit CST („Carpal Stabilizing Tape") durchgeführt werden (Kim et al. 2020). Dabei wird vor der Übung ein 1–2 cm breites rigides Tape in ca. 45° Handgelenkflexion zirkulär um die proximale karpale Reihe fixiert, anschließend werden gezielte Stützübungen durchgeführt.

Handtherapie bei Grad II: Dynamische Instabilität

Eine akute komplette SL-Bandläsion kann ggf. offen rekonstruktiv versorgt werden, danach erfolgt die Ruhigstellung mit Daumeneinschluss für einige Wochen (Radiologie): Nach Abnahme der Schiene beginnt die graduelle Mobilisation des Karpus.

Handtherapie nach operativer Versorgung

Ziel ist hierbei, das Handgelenk nicht forciert zu beugen, um eine Dislokation des Os scaphoideum zu vermeiden, auch wenn eine volle aktive Bewegung erlaubt ist. Nach Aufhebung der Immobilisation kann eine Handgelenkmanschette bis zur 12. Woche dafür sorgen, übermäßige Belastungen zu verhindern. Um einer Lockerung und degenerativen Veränderung vorzubeugen, sollte die endgradige Mobilisation vermieden werden, ebenso wie repetitive Griffe (▶ Abschn. 33.10).

Alternativ kann auch ein konservatives 12-wöchiges handtherapeutisches „4-Stufen-Training" mit dem **Ziel** der neuromuskulären Stabilisierung des Karpus mit dem Patienten durchgeführt werden (Dopfer et al. 2019). Dieses Programm kann auch postoperativ nach Ablauf der Ruhigstellung eingesetzt werden.

Als **Maßnahme** erhält der Patient ein entsprechendes Heimübungsprogramm zum täglichen Training.

4-Stufen-Training

1. Stufe: Training der Dart Throwing Motion (DTM), Verbesserung der **kortikalen Repräsentation** durch Bewegungsbeobachtung und mentales Training (Imagination).
2. Stufe: **Bewusstes** propriozeptives Training des Handgelenks und der DTM mittels Joint Position Sense, JP-Sensometer® (◻ Abb. 33.18).
3. Stufe: **Unbewusste** motorische Kontrolle der DTM-Muskeln (ECRL, APL, FCU), die mit dem SL-Band über ligamentomuskuläre Reflexe in funktioneller Verbindung stehen. Das Training erfolgt mit dem 4-Phasen-Kraftrehabilitationstraining, zunächst mit geringem Gewicht und hoher Wiederholungszahl, in Phase 4 mit hohem Gewicht und geringerer Wiederholungszahl.
4. Stufe: Reaktives Training zur Verbesserung der **Kraftausdauer** und zur Vorbereitung auf Alltagsbelastungen, sowohl isometrisches als auch plyometrisches Training (z. B. bei Ballsportarten, ◻ Abb. 33.19).

Das Programm muss in der vorgegebenen Reihenfolge durchlaufen werden. Die nächste Phase kann jeweils nach dem Erfüllen definierter Qualitätskriterien beginnen.

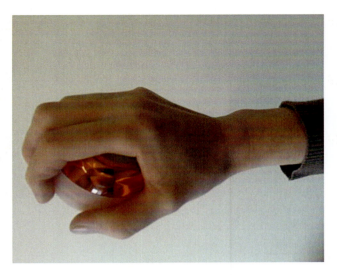

◻ **Abb. 33.19** Plyometrisches Training. (Foto: © Studiengruppe DAHTH 2018)

Ein vergleichbares Programm ist das SMoC-Wrist, ein 4-Level-Exercise-Programm für unspezifischen Handgelenkschmerz (Lötters et al. 2018).

Handtherapie bei Grad III: Statische Instabilität, reponibel

Die statische Instabilität ist meist schmerzhaft und dysfunktional. Hier ist der SL-Spalt radiologisch gut sichtbar (über 3 mm, Terry-Thomas-Zeichen), eine DISI-Fehlstellung („Dorsal Intercalated Segment Instability") zeigt sich oft deutlich. Als OP-Technik kann hier je nach Operateur die offene Reposition, die Bandplastik oder eine Kapsulodese zur Anwendung kommen. Die Ruhigstellung mittels Schiene kann je nach Eingriff 6–8 Wochen betragen.

Als **Ziele** lassen sich ein abgestuftes Krafttraining und die Steigerung der mediokarpalen Gelenkkräfte zur Stabilisierung der proximalen Handwurzelreihe nennen. Dies soll zu Schmerzreduktion, Stabilisierung und Verbesserung der Griffkraft führen.

Als **Maßnahme,** auch nach rekonstruktiven Eingriffen, kann das Training der extrinsischen Muskulatur (z. B. isometrische Anspannung des FCR) das Kahnbein in Supination halten und sogar eine DISI-Stellung infolge traumatischer Einwirkung verhindern (Salva-Coll et al. 2013). Der Kraftvektor des MFCR hemmt die Pronation des Skaphoids und schützt somit das SL-Band. Die radialseitigen Muskeln ECRL und APL wie auch der ulnarseitige FCU stehen über ligamentomuskuläre Reflexe in enger funktioneller Verbindung mit dem SL-Band. Die wechselnde Aktivierung dieser Muskeln in radiale Extension und ulnare Flexion im Sinne einer „dart throwing motion" (DTM) unterstützt die Integrität des SL-Bandes, stabilisiert die proximale Reihe und gilt somit als „SL-Band freundlich".

Vollbild Grad III: Statische SL-Bandinstabilität, nicht reponibel – „scapholunate advanced collapse" (SLAC) Besteht eine chronische skapholunäre Instabilität des Karpus mit extrinsischem Bandschaden nach einer Ruptur des Lig. scapholunatum über mehrere Monate, kann dies sekundär zu einer Mediokarpalarthrose, dem sogenannten SLAC-Wrist (O'Meeghan et al. 2003), führen. Dieser Befund stellt den totalen karpalen Kollaps dar. Nach einer Rettungsoperation, beispielsweise einer mediokarpalen Teilarthrodese mit Kirschner-Draht, erfolgt eine Immobilisation von 6–8 Wochen, bei einer Resektionsarthoplastik („Proximal Row Carpectomy", PRC) kann die Therapie mit Abnahme der Immobilisation ab der 5. Woche beginnen.

Ziele sind hier insbesondere eine stabile und schmerzfreie Restbeweglichkeit im Handgelenk sowie die Verhinderung weiterer degenerativer Prozesse.

Als **Maßnahmen** stehen aufgrund des invasiven Eingriffes vor allem die Narben- und Ödemtherapie z. B. mittels eines Kompressionshandschuhs im Vordergrund, außerdem die aktive Mobilisation des Handgelenks sowie isometrische Übungen zur Stabilisierung. Das volle Bewegungsausmaß wird nicht angestrebt, es ist mit ca. 50 % der durchschnittlichen Beweglichkeit zu rechnen (Langer 2017). Anpassungsmaßnahmen am Arbeitsplatz können hier erforderlich werden.

„Scaphoid nonunion advanced collapse" (SNAC) Die SNAC-Wrist hat eine andere Genese als die SLAC-Wrist, die Folgen sind jedoch vergleichbar. Es handelt es sich um eine Instabilität der Handwurzel einschließlich Arthrose als Spätfolge einer Kahnbeinpseudarthrose (Krimmer und Lanz 2000). Bei fortgeschrittenen degenerativen Arthrosen aufgrund einer SNAC-Wrist kommen häufig als Rettungsoperationen mediokarpale Teilarthrodesen oder PRC zum Einsatz.

Das **Ziel** der handtherapeutischen Nachbehandlung richtet sich nach der jeweiligen operativen Versorgung. Im Vordergrund steht immer das schmerzfreie, stabile, belastbare Handgelenk.

Maßnahmen: Nach operativer Revision oder Durchführung einer Handgelenkarthrodese können die Ödemtherapie, isometrische Spannungsübungen und Krafttraining nach Absprache mit dem Arzt genannt werden. Die Verbesserung der Handgelenkbeweglichkeit zählt nur dazu, wenn keine Arthrodese vorliegt.

Lunotriquetrale Instabilität Diese Instabilität entsteht als Folge einer Schädigung des Lig. lunotriquetrum und kann zu einer PISI („Palmar Intercalated Segment Instability") führen. Sie tritt deutlich seltener auf als die SL-Band-Instabilität und macht als isolierte Verletzung kaum Beschwerden. Ursachen können ein Trauma durch Sturz auf das extendierte, pronierte Handgelenk, die Ulna-Plusvariante, eine degenerative Bandveränderung wie auch ein ulnokarpales Impaktionssyndrom sein.

Ziel ist hier, dem Schmerz und Kraftverlust entgegenzuwirken und einen günstigen Bewegungsumfang zu sichern.

In der Akutphase erfolgt nach Arthroskopie die Ruhigstellung für 4 Wochen in einer statischen Lagerungsschiene ohne Daumeneinschluss. Auch eine Bandrekonstruktion kann erforderlich sein mit anschließender Immobilisation für 6–8 Wochen. Frühfunktionelle **Maßnahmen** dienen der Ödemreduktion und der Mobilisation der Finger. Die konservative Therapie zielt auf verbesserte neuromuskuläre Kontrolle bei dynamischer Instabilität ab. Infolge einer Läsion des LT-Bandes kann über die isometrische Anspannung und die propriozeptive Reedukation des ECU die Pronation der distalen karpalen Reihe eingeleitet werden. Dies führt zur Extension und Pronation des Triquetrum (Garcia-Elias et al. 2006) und somit zur Verengung des LT-Gelenkspalts. Der ECU als einziger ist ein „LT-Band-freundlicher" Muskel. Dieses Training kann auch postoperativ nach Bandrekonstruktion eingesetzt werden. Unterstützend kann eine Schiene angefertigt werden, sie soll die distale karpale Reihe in leichter Pronation stabilisieren, das Handgelenk in 0° Extension und Radialduktion.

„Carpal instability complex" (CIC) Die komplexe karpale Instabilität kann infolge einer schweren Komplexverletzung von Bändern, Handwurzelfrakturen und/oder -luxationen durch starke Krafteinwirkung auftreten (z. B. bei einem Motorradunfall). Häufig ist hierbei das Scaphoid mitbetroffen, hierzu zählt die transtriquetrale perilunäre Luxationsfraktur, wie auch die häufigere transskaphoidale perilunäre Luxationsfraktur (De Quervain'sche Luxationsfraktur).

Ziele sind hier die Stabilisierung des Karpus zur Verhinderung einer Reluxation, die Prävention degenerativer Prozesse (Gelenkschutz) sowie die Wiederherstellung der Belastbarkeit.

Als **Maßnahme** wird meist das operative Verfahren mit offener Reposition und Osteosynthese, Bandrekonstruktion und ggf. temporärer Transfixation gewählt (Vögele 1997). Anschließend wird nach einer 4-wöchigen Ruhigstellung (Radiologie) im Skaphoidgips eine abnehmbare Schiene genutzt und mit der Handtherapie begonnen. Zu beachten ist der sanfte Beginn der Therapie, um das Risiko des Bruchs bei temporären Kirschner-Drähten zu vermeiden.

Die handtherapeutische Behandlung konzentriert sich in den ersten 4 Wochen auf kontrollierte Frühmobilisation des Handgelenks und Ödemtherapie. Nach 7 Wochen bzw. nach Entnahme der Kirschner-Drähte wird die Handtherapie dann intensiviert. In der Regel ist mit einer bleibenden Limitation der Handgelenksbeweglichkeit zu rechnen.

„Carpal instability adaptive" (CIA) In der Regel findet sich die Ursache für eine adaptive karpale Instabilität in der sekundären Fehlstellung des Radius, z. B. nach einer Radiusfraktur. Diese zieht als operatives Verfahren ggf. eine Korrekturosteotomie nach sich bis hin zur Bandrekonstruktion oder einer Teilarthrodese.

Die **Ziele** der Handtherapie sind bei der CIA die Wiederherstellung der Beweglichkeit, die Steigerung der Griffkraft und die Verhinderung arthrotischer Veränderungen.

Als postoperative **Maßnahme** kann eine Ruhigstellung von 6–8 Wochen im Unterarmgips folgen. Im Anschluss daran wird die aktive Frühmobilisation und auch der sukzessive Aufbau der Kraft initiiert, ohne jedoch ein Supinieren und Pronieren zu forcieren.

Instabilität des distalen Radioulnargelenks (DRUG) Die Instabilität des distalen Radioulnargelenks (DRUG) ist häufig Folge von starken Krafteinwirkungen bei Sportverletzungen (z. B. Snowboard- oder Mountainbikefahren). Hier ist ggf. die operative Frakturversorgung oder Bandnaht erforderlich. Danach erfolgt eine 6-wöchige Immobilisation (Felderhoff et al. 2003).

Ziele hierbei sind die Stabilität, Belastbarkeit und Schmerzfreiheit des DRUG.

Die postoperativen **Maßnahmen** der Handtherapie beginnen nach 3 Wochen passiv aus der Schiene heraus. Nach Abnahme der Schiene erfolgen aktive Übungen. Die wichtigsten Stabilisatoren des DRUG sind TFCC und Membrana interossea. Bei Instabilität des DRUG beinhaltet die konservative bzw. postoperative Therapie neben der Reduktion der Schmerzsymptomatik durch thermische Anwendung und transkutane elektrischer Nervenstimulation (TENS) ein gezieltes Krafttraining zur Durchblutungssteigerung im Handgelenk, sowie zur Stärkung intrinsischer Ligamente.

Des Weiteren werden Pronationsübungen aus supinierter Position durchgeführt, sowie gezieltes Greifen von Gegenständen in supinierter Position und ulnarer Abduktion. Das Beüben von FCU und ECU soll forciert durchgeführt werden.

Die ulnare Seite wird durch Kontraktion des ECU stabilisiert. Die palmare ECU-Sehnenscheide trägt in Handgelenksextension und Radialduktion zu einer Stabilisierung des DRUG bei (Iida A et al. 2014). Gleichzeitig führt diese Kontraktion zusammen mit der des FCR dazu, dass Anteile des Extensorenretinakulums dynamisiert werden, was die Stabilität der radioulnaren Bänder steigert.

Zusätzlich werden gezielt die extrinsischen und intrinsischen Muskeln für die Supination und Pronation trainiert (extrinsisch Supination: M. biceps brachii; extrinsisch Pronation: M. pronator teres; intrinsisch Supination: M. supinator; intrinsisch Pronation: M. pronator quadratus).

Durch das supinierte Greifen wird der M. pronator quadratus gespannt und kann somit zusätzlich das DRUG dynamisch stabilisieren. Isometrisches Training des DRUG in Neutralstellung reduziert zudem die dorsopalmare Translation.

Ulnokarpale Instabilität und TFCC **Ulnares Impingement und Ulna-Impaktion-Syndrom**

Ursächlich hierfür sind insbesondere Ulnavarianzen, die zu einer pathologisch veränderten Druckbelastung führen und Schmerzen im ulnokarpalen Bereich hervorrufen. Im Vergleich zum ulnokarpalen Impingement, bei dem sich die Kraft eher in transversale Richtung verändert, weist das Ulna-Impaktion-Syndrom Kraftveränderung in longitudinaler Richtung (Schmitt R, Lanz U 2004) und meist eine höhere degenerative Veränderung auf. Ist diese Diagnose erst einmal gesichert, ist eine operative Versorgung in der Regel indiziert.

Maßnahmen der Handtherapie nach operativer Versorgung: Liegt ein ulnokarpales Impingement vor, so werden Pronationsübungen aus supinierter Position durchgeführt. Gezieltes Greifen von Gegenständen in supinierter Position und radialer Abduktion werden angewandt. Das Beüben von FCU und ECU soll vermieden werden.

Behandlung TFCC

Bei einer axialen Druckbelastung wird die proximale karpale Reihe gegen das TFCC und den Radius gedrückt, dabei wirkt das TFCC ähnlich wie ein Meniskus. Mikrotraumata und posttraumatische Verletzungen können auch hier zu Instabilität und Schmerzen führen. Der Schmerz wird meist bei Ulnaduktion oder Pro-/Supination gegen Widerstand verstärkt. Vor allem bei jüngeren Patienten mit beruflicher Belastung der Hände erfolgt eine Arthroskopie mit Débridement oder Fixierung des Diskus.

Ziele sind hier insbesondere die Entlastung der betroffenen Strukturen und die Stärkung intrinsischer Ligamente. **Maßnahmen** wie das Tragen einer Bandage oder radialisiertes Greifen können entlastend wirken und die Hand in ihrer Funktion unterstützen. Auch Ultraschall und transkutane elektrische Nervenstimulation können die Symptome mildern. Nach transarthroskopischer Naht des TFCC erfolgt zunächst eine 6-wöchige Ruhigstellung (Felderhoff et al. 2003) in einer Lagerungs- oder Sugar-Tong-Schiene (Abb. 33.20), danach beginnt die stufenweise Mobilisation. Die volle Belastbarkeit ist nach 3 Monaten möglich.

Handtherapeutische Behandlung von Verletzungen und Erkrankungen der Hand

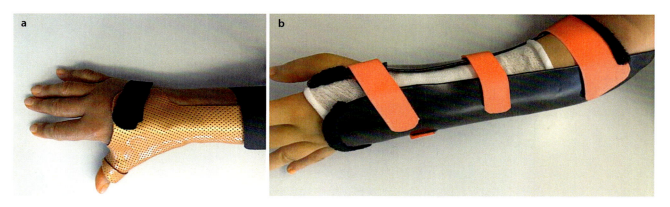

Abb. 33.20 a Lagerungsschiene mit Daumeneinschluss zur postoperativen Immobilisation, b Sugar-Tongue-Schiene z. B. nach TFCC-Naht. Schiene und Foto: © Jung 2020

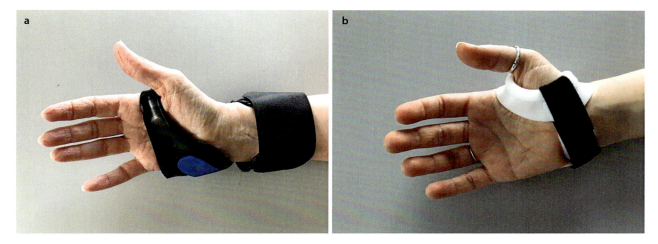

Abb. 33.21 a "Ulnar boost splint", b Midcarpal instability splint. (Schiene und Foto: © Jung 2021)

Schienenversorgung/Hilfsmittel

Der „Ulnar Boost Splint" (Abb. 33.21a) dient während der inflammatorischen Phase der Immobilisation und hemmt somit schmerzhafte Bewegungen. Es handelt sich um einen „ulnar gutter three-point splint": Durch ein Silikonpad zwischen Schiene und Os pisiforme wird die proximale karpale Reihe in die neutrale Position korrigiert, eine dorsale Handgelenkstütze stabilisiert das Ulnaköpfchen. Ein ulnokarpales Velkroband wird von palmar nach dorsal gespannt (Chinchalkar und Yong 2004).

Der kleine „Midcarpal Instability Splint" (Abb. 33.21b) hat eine palmare Pelotte über dem Os lunatum, durch Verspannen des Klettbands kommt es zur Stabilisierung im Karpus von palmar. Diese Schiene ist auch für ADLs gut geeignet.

> **Tipps und Tricks/Besonderheiten**
>
> - Keine endgradige Mobilisation über 45°, zur Vermeidung der Komplettruptur des SL-Bandes. Bei Palmarflexion wie auch bei Dorsalflexion unter 45° findet die Bewegung nur wenig mediokarpal statt (Rainbow et al. 2016; Tang et al. 2011; Crisco et al. 2005).
> - Rekonstruierte Bänder oder Knochen der proximalen Handwurzelreihe werden bei der DTM geschont und bei der Gegenbewegung belastet.
> - Kein Aufstützen auf flacher Hand. Wenn Stützen notwendig sein sollte, dann vorzugsweise über die geschlossene Faust.
> - Üben nur mit angelegter Bandage/Tape/Schiene, beachte dabei: Tape z. B. in Supination mit Ulnaduktion anlegen, um midkarpales Abrutschen zu verhindern und die extendierte Position des Skaphoids zu nutzen.
> - Beim Greifen im Alltag auch die Endglieder nutzen: Der M. flexor digitorum profundus inseriert an den distalen Phalangen und gilt als Stabilisator im palmaren Bereich.
> - Training in Pronation beginnen, der Radius wird dabei nach proximal gezogen und die Kompression auf das Skaphoid sinkt; erst dann folgt das Trainieren in Neutralposition und zuletzt das Training in Supination.
> - Unbelastete Übungen für 3–6 Monate abhängig von der Diagnose: Übungen mit wenig Krafteinsatz durchführen, da es sich hierbei nicht um Krafttraining im klassischen Sinne handelt, sondern um ein repetitives Belasten der Hand, damit sich diese wieder an die Belastung gewöhnen kann.
> - Übungen mit Lastaufnahme erst nach 3–6 Monaten und für bis zu 2 Jahre durchführen.
> - Allgemeines Krafttraining für intrinsische Muskulatur und lange Fingerflexoren zur Stabilisierung und Propriozeption.
> - Gezieltes Krafttraining für extrinsische Muskulatur: Ein kräftiger FCR hält beispielsweise das Skaphoid in Position und kann bei traumatischer Einwirkung eine DISI-Stellung verhindern.

33.6.3 Zusammenfassung

Abschließend lässt sich sagen, dass die Komplexität der karpalen Strukturen und die damit verbundene Abhängigkeit von der Biomechanik eine handtherapeutische Behandlung im Hinblick auf dynamische Stabilisierung und neuromuskuläre Kontrolle der Handwurzel unabdingbar macht.

Prognostisch führt die frühzeitige Einbindung des Handtherapeuten zu einer guten Handfunktion und somit zur Zufriedenheit des Patienten.

Neben der Modifikation der ADLs des Patienten wird in erster Linie ein schmerzfreies und stabiles Handgelenk mit suffizienter Kraftentfaltung in der Therapie angestrebt. Insbesondere im Alltag hat sich dieser Ansatz, im Gegensatz zu einem beweglichen, dafür aber schmerzenden Handgelenk bewährt.

Lassen sich die Komponenten der Schmerzfreiheit und Stabilität mit denen einer verbesserten Beweglichkeit kombinieren, so wird dies ebenfalls als Schwerpunkt ergänzend betrachtet.

Welche Strukturen im Konkreten behandelt werden müssen, hängt stark von der Diagnose und Symptomatik ab. Des Weiteren sind gerade im Bereich der karpalen Instabilitäten eine ausführliche Differenzialdiagnostik sowie das regelmäßige Beleuchten des erarbeiteten Therapieablaufs essenziell, da viele Verletzungen des Karpus Begleitverletzungen darstellen, die im ersten Moment unerkannt bleiben.

33.7 Nachbehandlung von Beugesehnenverletzungen und -operationen

Ingela Henningsen and Hanne Wendt

33.7.1 Handtherapeutische Nachbehandlung

Das Ziel der Rehabilitation ist es, die Sehnenheilung zu unterstützen, eine Lückenbildung zwischen den Sehnenstümpfen zu minimieren und Adhäsionen sowie Bewegungseinschränkungen zu vermeiden.

Eine normale Beugesehnenfunktion basiert auf der unbehinderten und freien Gleitfähigkeit der Sehne in ihrer Sehnenscheide und dem umliegenden Gewebe.

Verletzungen oder Operationen führen zu Narbenbildung und Adhäsionen, die die Sehnengleitfähigkeit beeinträchtigen können.

Postoperativ können Beugesehnenverletzungen mit unterschiedlichen Nachbehandlungsschemata therapiert werden. Dazu wurden in der Vergangenheit einerseits die Naht- und Operationstechniken verbessert und andererseits verschiedene Methoden der postoperativen Nachbehandlung hauptsächlich für Zone-2-Läsionen, die auch mit gewissen Anpassungen auf andere Zonen übertragen wurden, entwickelt (Abb. 33.22).

> Die Nachbehandlungsprotokolle nach Beugesehnennaht lassen sich in 3 klinische Vorgehensweisen einteilen:

Handtherapeutische Behandlung von Verletzungen und Erkrankungen der Hand

- Immobilisation (IMM)
- Early Passive Motion (EPM)
- Early Active Motion (EAM)

Diese Vorgehensweisen werden nachfolgend beschrieben.

Immobilisation (IMM)

Heutzutage wird die Immobilisation bei Kleinkindern und Erwachsenen gewählt, die den komplexen Mobilisationsprotokollen kognitiv oder motorisch nicht folgen können, oder bei Begleitverletzungen angrenzender Strukturen, wie z. B. Frakturen oder Weichteilläsionen. Ziel der Immobilisation ist es, die Nahtstelle vor Zugbelastung zu schützen und heilen zu lassen und so eine angemessene Zugfestigkeit zu erreichen (Tab. 33.1).

> IMM wird heute nur noch bei Kindern verwendet sowie bei Erwachsenen, die komplexen Immobilisationsprotokollen nicht folgen können.

Early Passive Motion (EPM)

Die Nachbehandlung mittels „Early Passive Motion" beinhaltet ein passives Gleiten der genähten Sehne, um Adhäsionen zu minimieren, die intrinsische Sehnenheilung und synoviale Diffusion zu unterstützen. Hier werden 2 grundlegende Behandlungsmethoden unter-

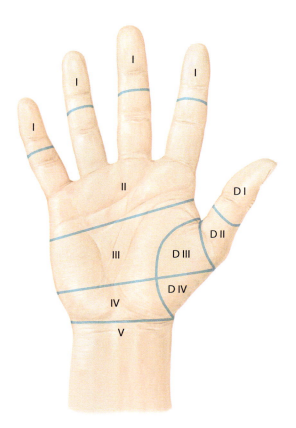

Abb. 33.22 Nachbehandlung von Beugesehnen, Zoneneinteilung. (Quelle: I. Henningsen)

Tab. 33.1 Nachbehandlung von Beugesehnen: Immobilsierung

Konzept	Schiene	Tragedauer Schiene	Beginn der Aktivität	Indikation
Immobilisation	Dorsale thermoplastische Schiene: HG 20°Flexion MCP 45°–50°Flexion IP in Extension	6 Wochen	3–4 Wochen	Kleinkinder Erwachsene mit Begleitverletzungen oder fehlender Möglichkeit der Compliance

schieden: „Immediate Controlled Mobilization", die sofortige kontrollierte Mobilisation, nach Kleinert und Lister (Kleinert et al. 1973 und Lister et al. 1977), welche eine aktive Extension gegen Widerstand eines Gummibandes und passive Rückholung in die Fingerflexion vorsieht, und das von Duran und Houser (Duran und Houser 1975) vorgestellte Programm „Controlled Passive Motion", die kontrollierte passive Mobilisation (◘ Abb. 33.32), bei dem der betroffene Finger manuell passiv in Extension und Flexion gebracht wird. Beide Methoden wurden im klinischen Alltag vielfach modifiziert und auch kombiniert (Chow et al. 1987, 1988, 1990).

■■ **Kontrolliert passive/aktive Nachbehandlung, Konzeptbeispiele**
— Duran und Houser (1975): rein passive Beugung und Streckung durch den Therapeuten, nach 4 Wochen wird die Position der Schiene angepasst und durch „Place and hold"-Übungen ergänzt.
— Kleinert (1967/1975): Passive Flexion durch Gummizügel, aktive Extension bis an das Schienendach, stündliche Wiederholung der Übungen, außerdem isolierte passive Flexion von Mittel- und Endgelenken der Finger in Entlastungsstellung (◘ Abb. 33.23a).
— Washington-Regime (Chow et al. 1987): Modifizierte Kleinert-Schiene mit Ergänzung zur Entlastung der

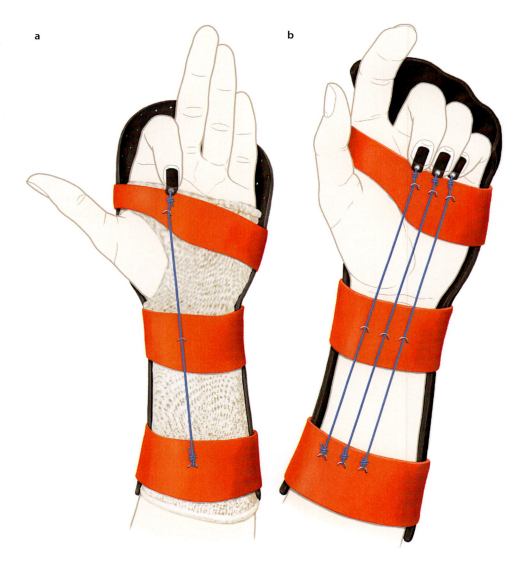

◘ **Abb. 33.23** a, b Nachbehandlung von Beugesehnen. (Quelle: I. Henningsen)

tagsüber passiv flektierten Finger in Extensionsstellung nachts: 2 Gummizügel für die Flexionsstellung, nur 1 Gummizügel während der aktiven Extension (◘ Abb. 33.23b).

Early Active Motion (EAM)

Anstoß für weitere Entwicklungen in der Nachbehandlung ergaben sich aus der Fragestellung, wie viel Sehnenexkursion tatsächlich mit der passiven Mobilisation erreicht werden kann, wenn einerseits die normale postoperative Schwellung und andererseits der durch die Sehnennaht vergrößerte Umfang der Sehne die Gleitfähigkeit beeinträchtigt.

Untersuchungen haben ergeben, dass aktive Flexion die Sehnenexkursion vergrößert, die Sehne über synoviale Diffusion besser ernährt wird und die Zugfestigkeit der Sehnennaht zunimmt (Strickland 2005; Boyer et al. 2005; Amadio 2005).

Die Weiterentwicklung der chirurgischen Techniken mit stabileren Sehnennähten erlaubte zunehmend die Nachbehandlung mit der Methode „Early Active Motion", ohne die Sehnennaht durch Lückenbildung oder Ruptur zu gefährden. Bei der aktiven Muskelkontraktion der betroffenen Beugemuskulatur gleitet die Sehne nach proximal, dadurch können Adhäsionen verringert und, aufgrund der vergrößerten Sehnenexkursion, die Zugfestigkeit erhöht werden. Zur Technik der „Early Active Motion" wurden verschiedene Konzepte entwickelt (Peck 2014; Howell und Peck 2013; Gratton 1993; Small et al. 1989).

Kontrollierte aktive Nachbehandlung, Konzeptbeispiele

Die Konzeptbeispiele fasst ◘ Tab. 33.2 zusammen.

Voraussetzung für EAM
- Mindestens 4-Strang-Naht.
- Gute Compliance des Patienten, Patient übernimmt Verantwortung für seine Therapie.

◘ Tab. 33.2 Nachbehandlung von Beugesehnen mit Early Active Motion (EAM)

Konzept Konzeptname	EAM Belfast Regime	Manchester Short Splint
Schiene	Dorsale Schiene: leichte Flexion Handgelenk und MCP 60° Flexion, PIP/DIP 0°.	Handgelenk 45° Extension, MCP 30° Flexion, PIP und DIP 0°. In der übungsfreien Zeit zusätzliche palmare Schiene zur Lagerung der PIP+DIP in 0° Position, beim Daumen werden MCP und IP durch das Verschlussband in Extension gehalten.
Übungsinhalte	Beginn 2. postoperativer Tag **10× jede wache Stunde** Übung 1 Finger 2× passiv bewegen, volles Bewegungsausmaß soll nach einer Woche postoperativ erreicht sein. Übung 2 2× aktive Bewegung in die moderate Faust. Übung 3 Synergistische passive Bewegungen, MCP passive Flexion bei gleichzeitiger PIP- und DIP-Extension sowie MCP-Extension bei gleichzeitiger PIP- und DIP-Flexion.	**Mit angelegter Schiene passive Übungen immer vor aktiven Übungen durchführen.** • Alle Finger werden einzeln passiv in die Flexion gebracht, dabei wird das MCP in der Schiene in verstärkte Flexion gebracht, dann aktive PIP- und DIP-Extension/IP-Extension. • Tenodeseübungen Handgelenk Handgelenkflexion: Finger fallen locker in Extension, Handgelenkextension, die Finger fallen locker in die Flexion. • Synergistisches passives Übungsprogramm MCP-Flexion und PIP- und DIP-Extension, MCP-Extension und PIP- und DIP-Flexion, Sattelgelenk in Flexion und MCP- sowie in IP-Extension, Sattelgelenk in Extension und MCP sowie IP in Flexion. • **10× jede wache Stunde**
1.–3. Woche	Aktive Bewegung in die moderate Faust.	Aktive Flexion bis 1/3–1/2 Faust. Die Bewegung beginnt von den DIP = aktive Hakenfaust (◘ Abb. 33.24).
4.–5. Woche	Aktive Flexion weiter steigern.	Übungen wie oben. Steigerung des aktiven Faustschlusses bis zur ¾ Faust.
6. Woche	Volle Faust soll bis Woche 6 erreicht werden.	Wie oben, aktiver voller Faustschluss soll erreicht werden.
7. Woche	Schienenentfernung, differenziale Sehnengleitübungen.	Schienenentfernung, funktionelle Tätigkeiten ohne Zug und Kraft sind erlaubt. Bei Flexionskontrakturen können Extensionsschienen und/oder „relative motion flexion splint" (Jochschiene) und/oder manuelle passive Therapie eingesetzt werden.
Ab 8.–12. Woche	Belastungstraining und passive Extensionsübungen, sofern nötig. Wiederaufnahme der beruflichen Tätigkeit nach 12 Wochen.	Wiederaufnahme von leichten beruflichen Tätigkeiten (**abhängig vom beruflichen Anforderungsprofil**) ggf. alltags- und berufsspezifisches Belastungstraining. Erreichen der Vollbelastung bis 12. Woche.

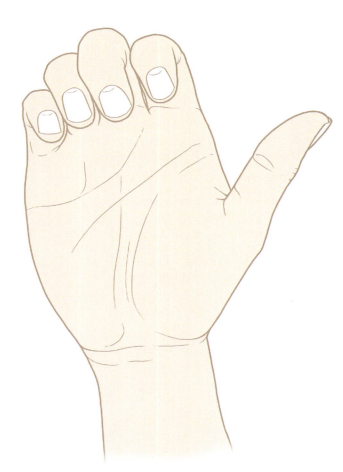

◻ Abb. 33.24 Hakenfaust. (Quelle: I. Henningsen)

- **Manchester-Short-Splint**
- Schiene mit maximal 45° Handgelenkextension, MP-Gelenke in 30° Flexion geblockt, Finger gestreckt.
- Die Bewegung wird vom DIP eingeleitet (◻ Abb. 33.25).

Das Washington Regime nach Chow stellt als Zusammenführung und Weiterentwicklung der CPM (Continuous Passive Motion) nach Duran und Houser sowie der Nachbehandlung der EAM nach Kleinert den aktuellen Standard der Beugesehnennachbehandlung dar (◻ Tab. 33.3).

- **Behandlung von Beugesehnenverletzungen des Daumens (◻ Tab. 33.4)**
- Schiene ca. 20° HG-Flexion, MCP ca. 20–30° Flexion, IP vollständig streckbar.
- EPM oder EAM ab 1. Woche bis ca. 4. Woche, ab 6. Woche Schienenabnahme und erste Alltagsaktivitäten.

> Beim FPL besteht eine höhere Rupturgefahr als bei den übrigen Beugesehnen durch mehr Muskelvorspannung; bei verspäteter Primärnaht resultiert meist eine größere Retraktion der Sehne.

Die Therapieziele bei allen Konzepten sind eine gute Gleitfähigkeit der Sehne, Vermeidung von Verklebungen und Kontrakturen und gute Funktionsfähigkeit. Um das zu erreichen, ist die Grundlage jeder Behandlung die ausführliche Patienteninformation und gute Kommunikation mit dem Operateur.

> Notwendige Informationen für den Therapeuten
> Gibt es Begleitverletzungen an Ringband, Knochen, Gefäß, Nerv?
> Ist die Naht spannungsfrei, welche Nahttechnik?
> Welche Sehne wurde genäht, in welcher Zone?

Bei Begleitverletzungen (Gefäß, Nerv, Knochen) ist die individuelle Absprache mit dem Operateur notwendig.

Handtherapeutische Behandlung von Verletzungen und Erkrankungen der Hand

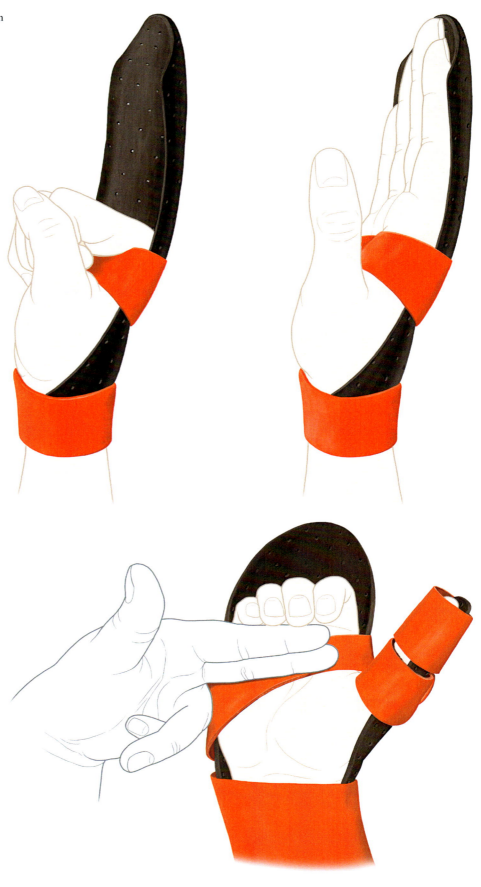

◼ **Abb. 33.25** Nachbehandlung von Beugesehnen: Manchester-Short-Splint. (Quelle I. Henningsen)

Tab. 33.3 Nachbehandlung von Beugesehnen mit EPM/EAM kombiniert

Konzept Konzeptname	EPM/EAM kombiniert			
	Duran und Houser (1975)	Washington Regime nach Chow		Kleinert-Regime (1975)
Schiene	Dorsale Unterarmschiene HG 30–45° Flexion MCP 40° Flexion IPs in Extension.	Dorsale Unterarmschiene HG 20–30° Flexion MCP 50–70° Flexion IPS in Extension		Dorsale Unterarmschiene HG 20–30° Flexion (ursprünglich volle Flexion HG-20°) MCP 50–70° Flexion IPs voll streckbar
Nachtlagerung	Finger werden nachts in Extension gelagert.	Finger werden nachts in Extension gelagert.		Keine veränderte Nachtlagerung.
Zügelung	Betroffener Finger in Flexion bis Faustschluss.	2 Gummibänder, zum Üben wird nur 1 Gummiband eingehängt. Palmare Umlenkung in Höhe der Hohlhandbeugefurche.		Nur ein Gummiband; es darf während der Übung manuell gelockert werden. Umlenkung für DIP-Flexion palmar in der Hohlhandbeugefurche
Übungsinhalte	**Therapie Patient**	**Therapie Therapeut**		
1.–3. Woche	Finger werden stündlich passiv bewegt.	Jede wache Stunde 10×: Aktive Extension der PIP- und DIP-Gelenke in der Schiene, passive Rückholung über Gummibandzugsystem • Tenodeseübungen Handgelenk synergistische passive Bewegungen, MCP passive Flexion bei gleichzeitiger PIP- und DIP-Extension, sowie MCP-Extension bei gleichzeitiger PIP- und DIP-Flexion. Bei 4-Strang-Naht: aktives Beugen und Strecken in der Schiene: Aktive Tenodeseübungen Handgelenk, "Place and hold"-Technik	Handgelenk Tenodeseübungen passiv/assistiv, Extension bis maximal 30°. Ulna/Radialduktion bei Extension/Flexion, Nullstellung und Faustschluss. Passive Flexion Grundgelenk und simultane Extension Mittel-/Endgelenk. Passive Extension Grundgelenk bis auf 20° Flexion und simultane Flexion Mittel-/Endgelenk.	Finger werden stündlich aktiv gestreckt und passiv durch den Gummizügel gebeugt. Zugführung Richtung Skaphoid.
4. Woche	s.o.		"Place and hold"-Technik. Aktive Tenodeseübungen Handgelenk.	s.o.
5. Woche	Schiene wird durch Zügelung am HG ersetzt (Abb. 33.26).	Schiene wird durch Zügelung am HG ersetzt oder bei guter Funktion Entfernung der Zugsysteme.	Isolierte Flexion im Endgelenk bei blockiertem Mittelgelenk.	s.o.
6. Woche	Beginn aktive Bewegung.	Washington-Korrekturschiene: Handgelenk 0°, Grundgelenke 20° Flexion. Entfernung Nachtschiene	s.o. Beginn Narbenmassage/Ultraschall.	Ab jetzt Schiene für 2 Wochen nur noch nachts. Beginn Aktivität.
7. Woche	Flexion gegen leichten Widerstand.	Schienenentfernung. Bewegungsfreigabe ohne Belastung. Beginn Ergotherapie.		
8.–12. Woche		Bei Bedarf Einsatz dynamischer/korrektiver Schienen. Kontinuierliche Belastungssteigerung bis zur Vollbelastung.		

Handtherapeutische Behandlung von Verletzungen und Erkrankungen der Hand

□ **Tab. 33.4** Nachbehandlung von Beugesehnen (Daumen)

Konzept	Schiene	Tragedauer Schiene	Zügelung	Beginn Aktivität
EPM/ EAM	20° HG-Flexion. D1 in Opposition zu D2. MCP 0-Stellung. IP vollständig streckbar.	Bei guter Flexion ab 5. Woche Entfernung Gummizügel. Schienenabnahme ab 7. Woche.	IP-Gelenk in Flexion gezügelt, Zugrichtung senkrecht zur Hohlhand.	Woche 1–4 aktive Extension passive Flexion durch Gummizug, zusätzliche Mobilisation unter Entlastung der Sehnennaht. Ab 4. Woche "Place and hold"-Übungen

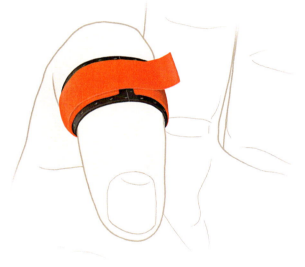

□ **Abb. 33.27** Nachbehandlung von Beugesehnen, Ringbandschutz aus thermoplastischem Material. (Quelle: I. Henningsen)

Patientenaufklärung

Der Patient muss den Sinn der Eigenübungen verstehen und die Gefahren ungenügender Compliance kennen. Er muss über die Funktion der Sehnen, die Dauer der Sehnenheilung und die Belastbarkeit der Sehnen aufgeklärt werden. Außerdem muss er über die Dauer der voraussichtlichen AU informiert werden.

Begleitmaßnahmen

Schienenbau

Thermoplastische ergotherapeutische Schiene, individuell im Verlauf anpassbar.
Bei Ringbandrekonstruktion zusätzlicher Ringbandschutz zur Verhinderung von „Bowstringing" der Sehne (□ Abb. 33.27).

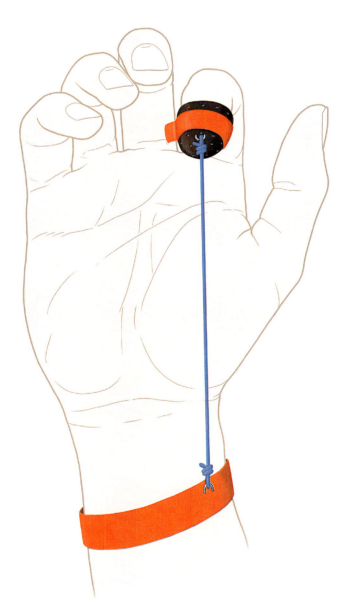

□ **Abb. 33.26** Handgelenkzügelung. (Quelle: I. Henningsen)

> **Manuelle Lymphdrainage (MLD)/komplexe physikalische Entstauungstherapie (KPE)**
> Ödembehandlung/-prophylaxe: Unterweisung des Patienten zu Hochlagerung, freigegebene Bewegungen in Elevation ausführen, Kryotherapie und ausstreichende Massage von peripher nach zentral (retrograde) Massage.
>
> Um den Bewegungswiderstand (Work of Flexion) zu reduzieren bzw. so gering wie möglich zu halten, ist die Anwendung von Kompression, z. B. von selbstklebendem elastischem Fingerverband (Coban Wrap), angezeigt.

> **Cave**
> Die Gefahr der Nahtinsuffizienz durch Umbauprozesse ist in den ersten 3 Wochen am größten, deshalb keine schnellen Dehnungsreize, immer zuerst passive Mobilisation und sehr gute Patienteninstruktion.
>
> Vermehrte Schwellung führt zu mehr Reibungswiderstand beim Bewegen.
>
> Ein guter ROM in den ersten 2–3 Wochen verleitet zu mehr Krafteinsatz in die Flexion, dadurch droht die Gefahr der Sehnenruptur.
>
> Schrittweises Erarbeiten der „Place and hold"-Position, damit ein gleichmäßiger Spannungsaufbau beim Gleiten durch die Ringbänder entsteht.
>
> Schmerzgrenze beachten (Cave: CRPS).
>
> Ältere Patienten vertragen Handgelenkflexion schlechter, im Zweifel mehr Flexion der MCP-Gelenke als Ausgleich für die Lagerung einsetzen.

Tipps und Tricks

- Vor der aktiven Bewegung immer erst passiv mindestens 10× durchbewegen.
- Bei Schwellung mit entstauenden Maßnahmen beginnen.
- Bewegung zuerst an der nicht betroffenen Hand zeigen und spüren lassen.
- Bei eingeschränkter PIP-Extension ein Polster zwischen Grundglied und Schienendach legen.
- Mittel- und Endgelenke müssen zu jeder Zeit voll streckbar sein.
- Vorsicht zwischen 3. und 5. Tag bei Wundheilungsstörung.
- D1 und D2 können einzeln (wegen isolierten Muskelbauchs) gezügelt werden, D3–D5 sind immer gemeinsam zu zügeln, da sie einen gemeinsamen Muskelbauch haben.

■ **Therapie bei zweizeitiger Beugesehnenplastik**
Das Ziel nach der 1. Operation ist die Bildung einer „Pseudo"-Beugesehnenscheide, durch die die Sehnenplastik dann geführt werden kann. Obligat ist die freie arthrogene Beweglichkeit.

In dieser Phase kann es leicht zu einer Synovialitis kommen, daher sollte die PIP-Mobilisation sehr schonend erfolgen. Im Vordergrund stehen hierbei die Ödemreduktion und die PIP-Extension.

Die zweite Operation erfolgt in der Regel nach 3–6 Monaten. Die Nachbehandlung richtet sich nach der Art der Rekonstruktion und ggf. der sekundären Rekonstruktionen wie z. B. einer Ringbandplastik.

Die Therapie erfolgt in enger Absprache mit dem Operateur. Auch in dieser Phase ist bei der Mobilisation darauf zu achten eine Flexionskontraktur und eine Synovialitis zu vermeiden.

Je nach Nahttechnik können wieder die 3 verschiedenen Nachbehandlungsarten eingesetzt werden.

33.7.2 Zusammenfassung

Die Nachbehandlung von Beugesehnenverletzungen an der Hand stellt hohe Ansprüche an den Handtherapeuten. Obligat für ein gutes postoperatives Ergebnis ist die enge Zusammenarbeit zwischen Arzt und Therapeut.

Der Arzt gibt notwendige Information zu Unfallmechanismus, verletzten Strukturen (Beugesehne, Gefäße, Nerven, Knochen und Bänder) und zur angewandten chirurgischen Intervention wie Sehnennahttechnik, Nahtmaterial, ggf. Interponaten an den Therapeuten weiter. Nur dann kann das geeignete Nachbehandlungskonzept ausgewählt werden, und die erforderlichen Therapiemaßnahmen und deren Frequenz können bestimmt werden.

Je nach Nahttechnik können 3 verschiedenen Nachbehandlungsarten – Immobilisation (IMM), Early Passive Motion (EPM), Early Active Motion (EAM) – eingesetzt werden.

33.8 Nachbehandlung von Strecksehnenverletzungen

Ina Gundelwein

33.8.1 Einleitung

Für die Nachbehandlung von Strecksehnenverletzungen gibt es verschiedenste Nachbehandlungsprotokolle, von der Immobilisation über Programme zur passiven Frühmobilisation bis hin zur frühzeitigen aktiven Nachbehandlung. Die Entscheidung für ein jeweiliges Nachbehandlungsschema setzt das Wissen um den Unfallhergang und den Verletzungsmechanismus, um Höhe, Ausmaß, Art der Schädigung, um mögliche Begleitverletzungen (Frakturen oder Nerven- und Gefäßläsionen) und nicht zuletzt um die individuellen Möglichkeiten und die Bereitschaft des Patienten zur Mitarbeit voraus.

Bei der ältesten Methode, der mehrwöchigen Ruhigstellung in einem Gips oder einer thermoplastischen Schiene, ist die Rupturgefahr gering, nachweislich entwickeln sich im Verlauf jedoch oft Verwachsungen und Streckdefizite, besonders im Bereich der Grundgelenke. Wegen der Einfachheit der Methode wird sie oft bei Patienten mit geringer Compliance oder bei Kindern angewendet. Die Immobilisation kann postoperativ in allen Zonen zum Einsatz kommen, wobei die richtige Lagerung von Fingern und Handgelenk wichtig ist, um die Strecksehne zu entlasten, spätere Gelenkkontrakturen zu vermeiden und die Verklebungen so gering wie möglich zu halten.

Konzepte zur passiven Frühmobilisation unter Entlastung (Early Passive Motion/EPM) ermöglichen ein frühzeitiges Gleiten der genähten Sehne und führen meist zu funktionell besseren Ergebnissen und weniger Verwachsungen als eine komplette Immobilisation (Chow et al. 1989; Evans 1995). Allerdings sind die hierfür notwendigen dynamischen Schienen teils aufwendig, relativ kostenintensiv in der Herstellung und erfordern ein hohes Maß an Erfahrung beim behandelnden Therapeuten sowie die Bereitschaft des Patienten zum zielgerichteten Üben und zu regelmäßigen Kontrollen.

Aktive Nachbehandlungskonzepte (Early Active Motion/EAM) setzen sich zunehmend für die verschiedenen Zonen durch, da sie die Sehnengleitfähigkeit optimal fördern und die Zugfestigkeit der genähten Sehne erhöhen.

> **Die allgemeinen Ziele bei der Nachbehandlung von Strecksehnenverletzungen bzw. Strecksehnennähten**
> - Schutz und Entlastung der Sehnennaht, Förderung der Sehnenheilung
> - Erhalt der Sehnengleitfähigkeit und Verhinderung von Verklebungen
> - Wiederherstellen der ursprünglichen Zugfestigkeit der verletzten Sehne
> - Verhinderung von Rerupturen und Dehsizenzen
> - Erhalt der freien aktiven und passiven Gelenkbeweglichkeit der nicht betroffenen Finger (AROM/PROM)
> - Ödemkontrolle
> - Schmerzkontrolle
> - Narbenmanagement
> - Wiederherstellung der normalen Funktion des betroffenen Fingers sowie ggf. der gesamten Hand

Die Wiederaufnahme der Berufstätigkeit richtet sich nach der ausgeübten Tätigkeit. Mit dem Wissen darum, dass Sehnen erst wieder nach 12 Wochen reißfest und voll belastbar sind, werden Personen mit leichter manueller Beanspruchung im Beruf wieder früher in den Arbeitsprozess einsteigen können als solche, die schweren körperlichen Belastungen ausgesetzt sind. Sportliche Aktivitäten sind meist erst wieder nach 12 Wochen erlaubt.

33.8.2 Therapeutische Maßnahmen bei Verletzungen der Fingerstrecksehnen Zone 1–2

■ **Behandlungsziele**
- Unterstützung der Sehnenheilung (bestmögliche Annäherung der Sehnenenden durch gute Positionierung in der Schiene (konservative Behandlung)
- Erhalt der Beweglichkeit aller nicht betroffenen Gelenke
- Verhinderung einer DIP-Flexionskontraktur sowie einer Schwanenhalsdeformität
- Verhinderung einer erneuten Verletzung
- Nach 6 Wochen: Erarbeiten und Erhalt des vollständigen Bewegungsumfangs des PIP- und DIP-Gelenks, insbesondere der vollständigen DIP-Streckung
- Wiederherstellung der normalen Handfunktion

Konservative Behandlung

■ **Subkutaner Strecksehnenabriss (geschlossen) – Woche 1–8**

Bei subkutanen geschlossenen Strecksehnenverletzungen (◘ Abb. 33.28a) wird das Endgelenk komplett 8 Wochen mit einer Immobilisierungsschiene behandelt. Diese sogenannte Lagerungsschiene nach Stack fixiert das Fingerendgelenk in 0° Extension (maximal 5–10° Extension, da es sonst zu Hautnekrosen kommen kann), während Grund- und Mittelgelenk des Fingers frei beweglich sind. Die genaue Passform der Schiene ist ausschlaggebend für den Erfolg der Behandlung. Es können herkömmliche vorgefertigte

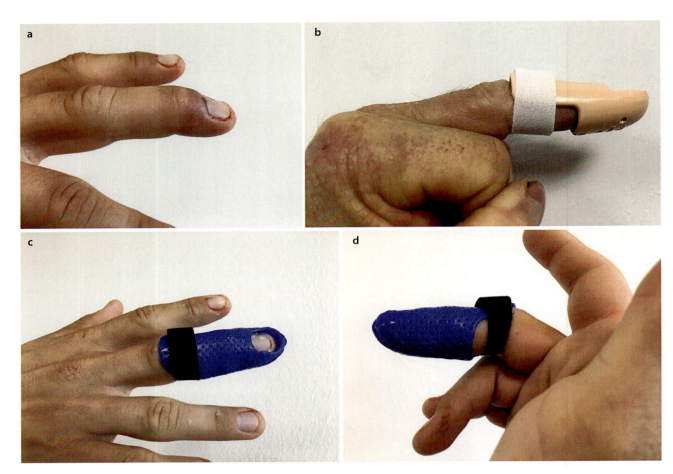

Abb. 33.28 a Streckdefizit bei subkutanem Strecksehnenabriss in Zone 1, b Stack-Schiene vorgefertigt, c Stack-Schiene maßangefertigt, d Beugung des Mittelgelenks in der Stack-Schiene. (© Rhön-Klinikum Campus Bad Neustadt, Saale)

Stack-Schienen (Abb. 33.28b) oder zirkuläre Schienen aus verschiedenen Materialien (Thermoplast, Alu-Fingerschienen) zum Einsatz kommen. Oft erfüllen sie jedoch nicht die Anforderungen, weil sie entweder zu locker sind und das Endgelenk nicht ausreichend strecken, oder sie sind zu lang und werden zu weit proximal fixiert, sodass das Mittelgelenk nicht bewegt werden kann. Im Verlauf kann es so zu Bewegungs- und Funktionseinschränkungen dieser beiden Gelenke kommen. Deshalb ist eine durch einen erfahrenen Handtherapeuten individuell hergestellte maßangefertigte Schiene aus niederthermoplastischem Material zu empfehlen (Abb. 33.28c, d).

Tragebesonderheiten und Hautpflege

Der Patient muss verstehen, wie wichtig es ist, das Fingerendgelenk über die gesamten 8 Wochen gestreckt zu halten. Dies erfordert eine gründliche und sorgfältige Instruktion des Patienten durch den behandelnden Therapeuten oder Arzt – ganz besonders, weil beim Tragen dieser Schiene bestimmte Hygienemaßnahmen unbedingt einzuhalten sind, da es sonst zu Hautirritationen kommen kann. So soll die Schiene mindestens einmal am Tag gesäubert und die Haut des betroffenen Fingers gepflegt werden, um Mazerationen und Allergien entgegenzuwirken (Abb. 33.29). Da die Schiene hierfür abgenommen werden muss, ist es notwendig, dem Patienten bestimmte Techniken zur beugeseitigen Unterstützung des Endgelenks außerhalb der Schiene zu vermitteln.

Der Finger kann sich während der 8 Wochen konservativer Behandlung verändern (z. B. Abschwellung, bessere passive Streckung des Endgelenks). Deshalb sind regelmäßige Kontrollen, z. B. durch einen qualifizierten Handtherapeuten, notwendig, um die Passgenauigkeit der Schiene und die freie Beweglichkeit des Mittel- und Grundgelenks zu überprüfen. Sitzt die Schiene nicht mehr korrekt, muss sie korrigiert bzw. eine neue Schiene angefertigt werden. Es ist zu empfehlen, dem Patienten von vornherein 2 Schienen zum Wechseln anzubieten.

Handtherapeutische Behandlung von Verletzungen und Erkrankungen der Hand

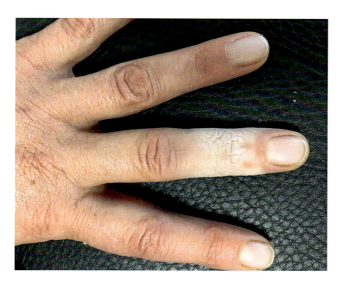

Abb. 33.29 Mazerationen bei fehlender Hautpflege. (© Rhön-Klinikum Campus Bad Neustadt, Saale)

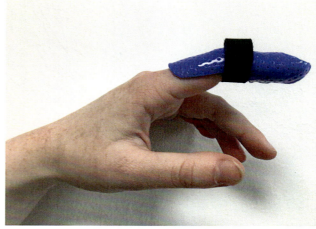

Abb. 33.30 Lagerungsschiene zur Endgelenkstreckung und PIP-Beugung. (© Rhön-Klinikum Campus Bad Neustadt, Saale)

Subkutaner Strecksehnenabriss (geschlossen) – Woche 9–12

Nach 8 Wochen wird die Orthese nachts noch weitere 2–4 Wochen getragen. Es wird empfohlen, die Schiene tagsüber in der 9. und 10. Woche nicht komplett zu entfernen, sondern die Tragezeit schrittweise zu reduzieren, sodass es Phasen mit und ohne Schiene gibt. Es kann mit leichten Beuge- und Streckübungen für das Endgelenk begonnen werden, jedoch noch ohne Widerstand. Die Hand und der betroffene Finger können nun wieder zunehmend normal in den Alltag integriert werden, auf intensive Krankengymnastik und isolierte Beugeübungen des Endgelenks ist in dieser Phase noch zu verzichten, da es schnell wieder zu einem Streckdefizit kommen kann. Im Falle eines erneut auftretenden Streckdefizites muss die Endgelenklagerungsschiene auch tagsüber wieder so lange durchgehend getragen werden, bis die Streckung stabil ist. Ab der 11. Woche wird die Schiene tagsüber komplett entfernt, und das Endgelenk kann nun vorsichtig auch passiv mobilisiert werden, vorausgesetzt, es bildet sich kein Streckdefizit. Trotz Befolgen der Trageanweisungen und guter Mitarbeit des Patienten ist eine verbleibende Streckminderung von 10–15° nicht selten. Voll belastbar ist die Sehne erst wieder nach 12 Wochen.

Komplikation

Als Komplikation kann sich im Verlauf eine Schwanenhalsdeformität ausbilden. Es kann zunächst versucht werden, diese durch eine Schiene, die das Endgelenk in Streckung fixiert und gleichzeitig die Überstreckung des Mittelgelenks verhindert, auszugleichen (Abb. 33.30).

Sollte die Schiene nicht den gewünschten Erfolg bringen, ist die operative Therapie erforderlich, um eine Manifestierung der Deformität zu verhindern.

Knöcherner Strecksehnenabriss (geschlossen): Woche 1–6

Um bei einer geschlossenen Verletzung eine knöcherne Beteiligung auszuschließen bzw. zu bestätigen, ist eine Röntgenkontrolle notwendig. Wenn das knöcherne Abrissfragment und der Abstand zwischen den Frakturflächen nicht zu groß sind und es zu keiner Gelenksubluxation gekommen ist, kann konservativ behandelt werden. Nach Anpassung der Lagerungsschiene in 0° Extensionsstellung des Endgelenks wird nochmals geröntgt, um beurteilen zu können, ob durch die Orthese die korrekte Position des ausgerissenen Knochenfragmentes wiederhergestellt wurde.

Die Schiene wird 6 Wochen komplett getragen. Danach sollte das Fragment eingeheilt und ein zunehmend normaler Einsatz der Hand ohne Schiene wieder möglich sein. Es gelten die gleichen Tragebesonderheiten und Verhaltensregeln während und nach der Behandlung wie bei einem subkutanen Strecksehnenabriss (siehe oben). Eine gute Instruktion der Patienten ist für den Erfolg wesentlich.

Ab Woche 7

Die Schiene wird nachts noch bis zu 2 Wochen getragen und kann tagsüber entfernt werden. Die Hand und der betroffene Finger werden nun wieder zunehmend normal in den Alltag integriert, und mit dosierten Beuge- und Streckübungen des Endgelenks kann begonnen werden.

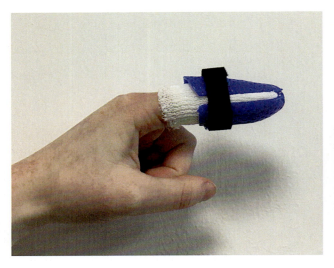

Abb. 33.31 DIP-Lagerungsschiene mit Verband. (© Rhön-Klinikum Campus Bad Neustadt, Saale)

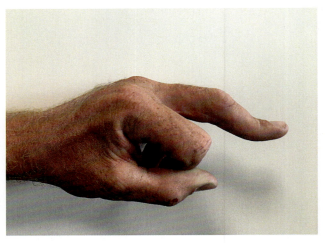

Abb. 33.32 Knopflochdeformität D3. (© Rhön-Klinikum Campus Bad Neustadt, Saale)

Nach operativer Versorgung

Offene Durchtrennungen sind häufig die Folge von Schnittverletzungen, Ausrissverletzungen oder Quetschungen und können mit Begleitverletzungen wie Frakturen einhergehen. Sie werden in der Regel operativ mit den verschiedensten Techniken versorgt (verschiedene Nähte, Drähte, Schrauben, Zuggurtungen usw.). Für die Dauer der Fixation kann das Endgelenk in einer thermoplastischen Schiene geschützt werden (◘ Abb. 33.31), die das Bewegen von Grund- und Mittelgelenk ermöglicht. Auch hier muss die Passgenauigkeit der Schiene regelmäßig überprüft (wechselnde Verbände/Schwellung) und auf eine angemessene Hautpflege geachtet werden. Der behandelnde Arzt entscheidet, ob die Schiene auch nach Entfernen des Drahtes noch notwendig ist oder ob frei bewegt werden kann. Die therapeutischen Maßnahmen ab der 7. postoperativen Woche entsprechen dann denen der konservativen Behandlung.

33.8.3 Therapeutische Maßnahmen bei Verletzungen der Fingerstrecksehnen Zone 3–4

Strecksehnenverletzungen über dem Mittelgelenk treten traumatisch als offene oder geschlossene Verletzungen oder atraumatisch/degenerativ z. B. durch Vorerkrankungen und entzündliche Prozesse auf. Bei längerer Dauer kommt es durch das Abgleiten der Seitenzügel nach palmar zur sogenannten Knopflochdeformität (Boutonnière-Deformität), die durch eine Beugestellung des Mittelgelenks und eine Überstreckung des Endgelenks gekennzeichnet ist (◘ Abb. 33.32). Unbehandelt kann sich diese Fehlstellung manifestieren, sodass die Beugestellung des Mittelgelenks und auch die Streckstellung des Endgelenks passiv nicht mehr ausgleichbar und eine Beugekontraktur des PIP-Gelenks bzw. eine Streckkontraktur des DIP-Gelenks die Folge ist.

Konservative Behandlung (akute geschlossene Verletzungen)

- **Behandlungsziele**
- Schutz und Heilung des Tractus intermedius (bestmögliche Annäherung der Sehnenenden durch gute Positionierung in der Schiene)
- Verhinderung einer vollständigen Sehnenruptur
- Verhinderung einer PIP-Flexionskontraktur
- Verhinderung der Subluxation der Seitenzügel nach palmar in Bezug zur Bewegungsachse
- Erhalt der Beweglichkeit aller nicht betroffenen Gelenke, insbesondere der DIP-Flexion
- Nach 6 Wochen: Wiederherstellung des vollständigen Bewegungsumfangs von PIP- und DIP-Gelenk, insbesondere der vollständigen PIP-Streckung

- **Lagerungsschiene für das Mittelgelenk (Stack-Schiene für das PIP-Gelenk) – Woche 1–12**

Bei akuten Verletzungen mit passiv frei streckbarem Mittelgelenk kann konservativ therapiert werden. Eine konsequente Entlastung des Mittelzügels wird durch eine Lagerungsschiene in 0° Streckstellung des Mittelgelenks bei frei beweglichem Grund- und Endgelenk gewährleistet. Diese muss hierfür 6–8 Wochen komplett getragen werden. Um einer Versteifung des Endgelenks entgegenzuwirken, wird dieses in der Schiene regelmäßig aktiv und passiv gebeugt (◘ Abb. 33.33).

Handtherapeutische Behandlung von Verletzungen und Erkrankungen der Hand

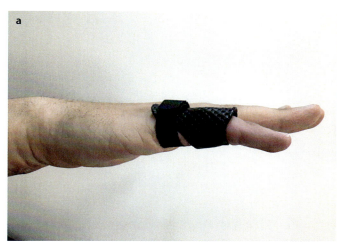
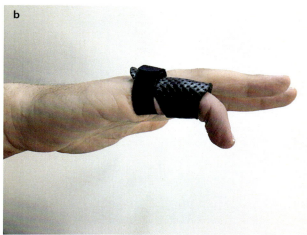

Abb. 33.33 a Stack-Schiene für das PIP-Gelenk bei Verletzung des Mittelzügels. b Beugung des Endgelenks in der Schiene. (© Rhön-Klinikum Campus Bad Neustadt, Saale)

- **Lagerungsschiene für das Mittelgelenk (Stack-Schiene für das PIP-Gelenk) – Woche 7–9**

Nach Ablauf der 6. Woche wird das Bewegungsausmaß beim Beugen des Mittelgelenks schrittweise erweitert, um die heilende Sehne nicht zu überlasten. Der Schwerpunkt der Übungen liegt auf dem Sehnengleiten und dem Erhalt der vollen aktiven PIP-Streckung bis 0°. Sollte sich im Verlauf wieder ein Streckdefizit über dem Mittelgelenk entwickeln, wird die Tragedauer der Schiene tagsüber wieder erhöht bzw. die Schiene nochmals komplett für einige Zeit getragen (bis zu 8 Wochen). Eine Ausheilung der Sehne in Elongation kann bereits bei 1 mm zu 10–20° Streckdefizit führen. In diesem Fall ist ggf. eine Operation zu empfehlen. Außerdem kann tagsüber bei Handeinsatz ein sogenannter Relative Motion Splint in Form einer Jochschiene (Yoke Splint) getragen werden (◘ Abb. 33.34). Diese Schiene hält das Grundgelenk des betroffenen Fingers permanent in mehr Beugung als die Grundgelenke der benachbarten Finger. Durch die Beugestellung des Grundgelenks wird die aktive Mittelgelenkstreckung unterstützt und somit einer erneuten Kontraktur im PIP-Gelenk vorgebeugt (Lalonde und Flewelling 2017).

- **Lagerungsschiene für das Mittelgelenk (Stack-Schiene für das PIP-Gelenk) – Woche 10–12**

Um die optimale Mittelgelenkstreckung weiterhin zu erhalten, wird die Lagerungsschiene nachts noch bis zum Ablauf der 11. Woche getragen.

Sollte durch die lange Ruhigstellung des Mittelgelenks in Streckung eine Einschränkung der Mittelgelenkbeugung entstanden sein, kann im Verlauf der weiteren Behandlung eine Schiene zur Flexion des Mittelgelenks angefertigt werden (◘ Abb. 33.35). Dies setzt die Belastbarkeit bzw. Reißfestigkeit der Strecksehne voraus und sollte deshalb nicht vor 11–12 Wochen

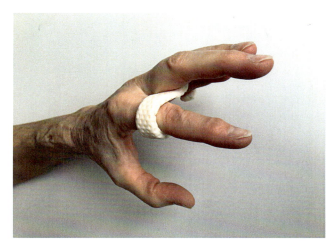

Abb. 33.34 Relative Motion Splint zur Unterstützung der Streckung im PIP-Gelenk des linken Zeigefingers. (© Rhön-Klinikum Campus Bad Neustadt, Saale)

erfolgen. Eine Übungsschiene, die das Grundgelenk in leichter Beugung fixiert, kann zur Unterstützung der aktiven Beugung von Mittel- und Endgelenk tagsüber zeitweise zum Üben getragen werden (◘ Abb. 33.35).

Nach operativer Versorgung

Offene Schnitt-, Quetsch-, Rissverletzungen oder Frakturen werden verletzungsabhängig stets operativ versorgt.

- **Behandlungsziele**
- Schutz und Heilung der genähten Sehne
- Förderung des Gleitens der genähten Sehne
- Erarbeitung der aktiven PIP-Flexion bei Erhalt der vollen aktiven PIP-Streckung
- Erhalt der Beweglichkeit aller nicht betroffenen Gelenke
- Schmerz- und Ödemmanagement

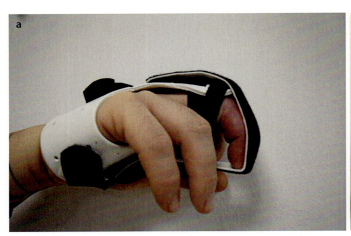 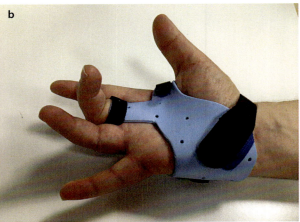

Abb. 33.35 a Flexionsschiene PIP-Gelenk. b Übungsschiene zur Flexion PIP-Gelenk D3. (© Rhön-Klinikum Campus Bad Neustadt, Saale)

- **Präoperative Maßnahmen**

Bei veralteten geschlossenen Verletzungen ist eine konservative Therapie oft nicht erfolgversprechend, und es muss operiert werden. Voraussetzung ist ein passiv freies Gelenk. Sollte eine Beugekontraktur vorliegen, muss das Gelenk mit verschiedenen therapeutischen Maßnahmen (Physiotherapie/manuelle Therapie u. a. Mobilisationstechniken, ◘ Abb. 33.36a) und evtl. mit einer thermoplastischen Schiene oder einer Extensionshilfe zur Verbesserung der passiven Streckung vorbehandelt werden (◘ Abb. 33.36b-d).

Statische Nachbehandlung/Immobilisierung
- **Gipsruhigstellung – Woche 1–4/6**

Die herkömmliche statische Nachbehandlung sieht eine 4- bis 6-wöchige Ruhigstellung des gesamten Fingers mittels Gipsschiene vor. Danach wird mit moderaten Bewegungsübungen begonnen, aber noch nicht belastet. Sollte sich ein Streckdefizit im Mittelgelenk entwickeln, kann nachts eine Fingerlagerungsschiene in Extension des Mittelgelenks bzw. tagsüber temporär eine Extensionshilfe getragen werden. Bei einem stark ausgeprägten Ödem muss zunächst eine Ödembehandlung in Form von Kompressionsfingerlingen oder Wicklungen mit elastischen Binden stdurchgeführt werden (◘ Abb. 33.37). Die Narbe kann mit fetthaltigen Cremes vorsichtig massiert oder mit Silikonauflagen behandelt werden.

- **Ruhigstellung mit einer Fingerlagerungsschiene – Woche 1–3**

Bei unverletzten Seitenzügeln erfolgt die Lagerung des Mittelgelenks in einer zirkulären Schiene in Streckstellung des Mittelgelenks, während Grund- und Endgelenk des betroffenen Fingers bewegt werden können. So wird die Endgelenkbeugung geübt und das Gleiten der Seitenzügel gefördert. Sind die Seitenzügel mitbetroffen, wird der komplette Finger ruhiggestellt (◘ Abb. 33.38).

Bei einer temporären Drahtfixierung des Mittelgelenks kann ebenfalls eine Fingerlagerungsschiene zum Schutz getragen werden und nach Entfernung des Drahtes mit leichten Beugeübungen – ähnlich der Nachbehandlung bei Gipsruhigstellung – begonnen werden.

Aktive Nachbehandlung

Wenn eine frühzeitige kontrollierte aktive Mobilisation erlaubt ist, erfolgt die Nachbehandlung nach dem SAM-Konzept = Short-Arc-Motion-Konzept (Evans 1994). Hierfür werden bis zum Ende der 6. postoperativen Woche Schutz- und Übungsschienen aus niederthermoplastischem Material eingesetzt und die Patienten in ein spezielles Übungsprogramm eingewiesen. Die Folge sind weniger Strecksehnenverklebungen, bessere funktionelle Ergebnisse und eine kürzere Rehabilitationszeit.

Am 2.–5. postoperativen Tag beginnt das Übungsprogramm. Der betroffene Finger wird in der übungsfreien Zeit für insgesamt 6 Wochen in einer Finger-

Handtherapeutische Behandlung von Verletzungen und Erkrankungen der Hand

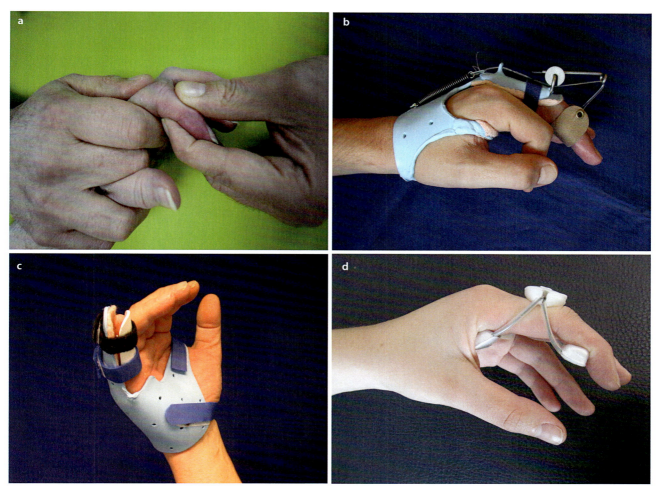

Abb. 33.36 **a** Physiotherapie: Mobilisation des kontrakten Mittelgelenks durch manuelle Therapie zur Verbesserung der passiven PIP-Streckung. **b** Dynamische Extensionsschiene zur Verbesserung der passiven PIP-Streckung. **c** Nachtlagerungsschiene zur Verbesserung der passiven PIP-Streckung. **d** Extensionshilfe zur Verbesserung der passiven PIP-Streckung. (© Rhön-Klinikum Campus Bad Neustadt, Saale)

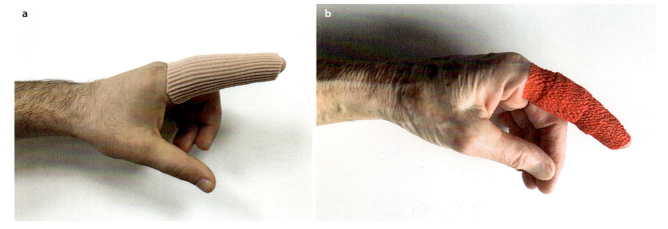

Abb. 33.37 **a** Kompressionsfingerling. **b** Wicklung mit elastischer Binde. (© Rhön-Klinikum Campus Bad Neustadt, Saale)

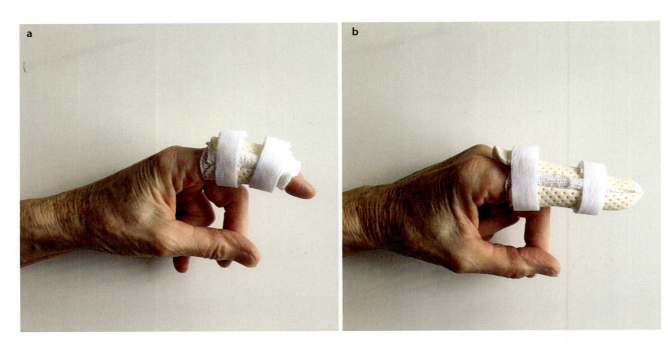

◘ Abb. 33.38 a PIP-Lagerung, DIP frei beweglich. b Lagerungsschiene für PIP und DIP. (© Rhön-Klinikum Campus Bad Neustadt, Saale)

lagerungsschiene gelagert, welche Mittel- und Endgelenk in 0° Position gestreckt hält. Handgelenk und Fingergrundgelenk können frei bewegt werden (◘ Abb. 33.39a).

Jede wache Stunde absolviert der Patient in speziell angefertigten Übungsschienen ein Trainingsprogramm, welches aus aktiven Beuge- und Streckübungen für das Mittel- und Endgelenk besteht. Während der Übungen befindet sich das Handgelenk in einer Flexionsstellung von 30° und das Fingergrundgelenk in 0° Extension.

Die leichte Handgelenkbeugung unterstützt die Fingerstreckung synergistisch, und der Zug auf die genähte Strecksehne wird somit verringert. Die Streckung des Fingergrundgelenks während des Übens bewirkt, dass der Tractus intermedius gleitet und die Streckung nicht nur über die intrinsische Muskulatur erfolgt.

Die erste Übungsschiene ermöglicht die begrenzte Beugung und volle Streckung des Mittel- und Endgelenks (◘ Abb. 33.39b, c). Die zweite Übungsschiene fixiert das Mittelgelenk in einer 0°-Position, während das Endgelenk, sollten die Seitenzügel nicht bzw. nur ein Seitenzügel mit betroffen sein, voll gebeugt werden kann (◘ Abb. 33.39d, e). Bei Mitverletzung beider Seitenzügel wird die Beugung des Endgelenks in der zweiten Übungsschiene über den gesamten Behandlungszeitraum bei 30–35° Flexion limitiert (◘ Abb. 33.39f).

Die Übungen in den einzelnen Schienen werden 15- bis 20-mal langsam und kontrolliert wiederholt und die Extensionsstellung jeweils kurzgehalten. Anschließend wird die Lagerungsschiene wieder getragen.

Das Nachbehandlungsschema sieht eine schrittweise Erweiterung der Beugung vor und gestattet ab der 5. postoperativen Woche die vollständige Flexion des Fingers in den Übungsphasen, während die Lagerungsschiene in der übungsfreien Zeit noch bis zum Beginn der 7. postoperativen Woche komplett und evtl. anschließend noch 1–2 Wochen nachts getragen wird (genauer Ablauf des SAM-Schemas siehe ◘ Tab. 33.5). Sollte sich im Verlauf ein Streckdefizit im Fingermittelgelenk entwickeln, wird die Erweiterung der Beugung in der Übungsschiene zurückgestellt, bis aktive die Streckung problemlos möglich ist. Erst dann wird weiter nach Konzept verfahren.

Handtherapeutische Behandlung von Verletzungen und Erkrankungen der Hand

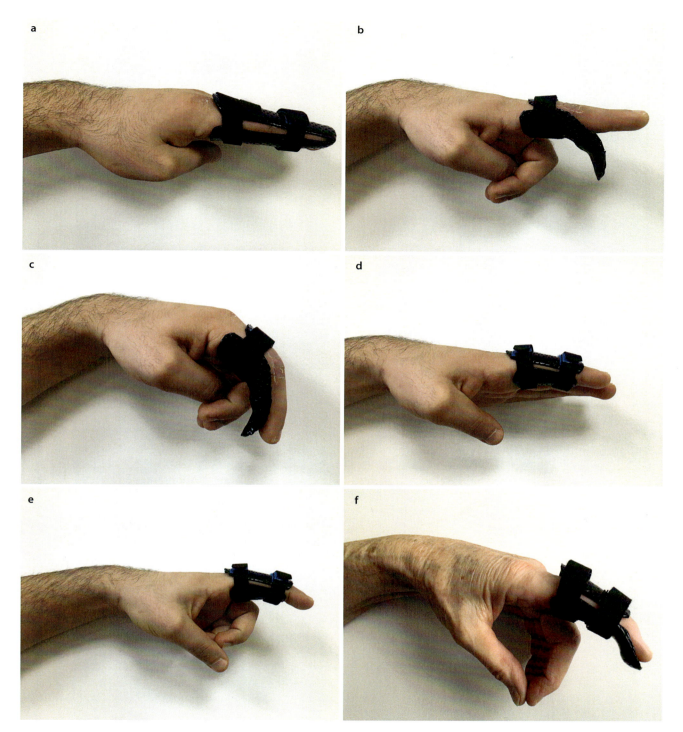

Abb. 33.39 a Fingerlagerungsschiene, b erste Übungsschiene-Fingerstreckung, c erste Übungsschiene Fingerbeugung, d zweite Übungsschiene DIP-Streckung, e zweite Übungsschiene DIP-Beugung, f zweite Übungsschiene bei genähten Seitenzügeln. (© Rhön-Klinikum Campus Bad Neustadt, Saale)

◘ Tab. 33.5 Zeitlicher Ablauf SAM-Schema

	2.–3. Tag postop.	Beginn 3. Woche	Beginn 4. Woche	5. und 6. Woche
Lagerungsschiene	PIP 0° DIP 0°	PIP 0° DIP 0°	PIP 0° DIP 0°	PIP 0° DIP 0°
Übungsschiene 1	PIP 30° Flexion DIP 25–30° Flexion	PIP 40° Flexion DIP 25–30° Flexion	PIP 50° Flexion DIP 25–30° Flexion	ohne Schienen üben, volle Flexion langsam erarbeiten
Übungsschiene 2: kein oder nur ein Seitenzügel ist beteiligt	PIP 0° DIP frei beweglich	PIP 0° DIP frei beweglich	PIP 0° DIP frei beweglich	ohne Schienen üben, volle Flexion langsam erarbeiten
Übungsschiene 2 Variante: beide Seitenzügel sind beteiligt	PIP 0° DIP 25° Flexion	PIP 0° DIP 25° Flexion	PIP 0° DIP 25° Flexion	ohne Schienen üben, volle Flexion langsam erarbeiten

33.8.4 Therapeutische Maßnahmen bei Verletzungen der Fingerstrecksehnen Zone 5–7

Verschiedene postoperative Protokolle für Strecksehnennähte in Zone 5–7 über den Grundgelenken und dem Handrücken sehen sowohl die komplette Immobilisierung von Handgelenk und Fingern als auch frühzeitige dynamische oder aktive Methoden vor. Die Konzepte variieren im internationalen Vergleich und werden oft von Chirurgen und Handtherapeuten in den einzelnen handchirurgischen Zentren individuell festgelegt. Am gebräuchlichsten sind die Immobilisierung, die passive Frühmobilisation durch dynamische Schienen – Early Passive Motion (EPM) und die aktive Frühmobilisation unter Entlastung – Early Active Motion (EAM).

Verschiedene Untersuchungen belegen, dass im Vergleich keines der genannten Konzepte im langfristigen Outcome wesentlich besser abschneidet als die anderen (Ng et al. 2012). Jedoch erreichen frühe Mobilisierungskonzepte eine schnellere Wiederherstellung der Beweglichkeit und Funktionalität der Hand als die statische Immobilisierung und führen zu weniger Komplikationen wie Verklebungen, Streckdefiziten usw. Angesichts der vergleichbaren Ergebnisse zwischen dynamischer Schienung und früher aktiver Nachbehandlung kann der aktiven Nachbehandlung der Vorzug gegeben werden, da sie einfacher umzusetzen und kostengünstiger ist und von den Patienten besser angenommen wird (Hall et al. 2010; Sameem et al. 2011).

Behandlungsziele
- Schutz der Sehnennaht, Förderung der Sehnenheilung
- Erhalt der Sehnengleitfähigkeit und Geringhalten von Verklebungen (bei aktiven Konzepten)
- Wiederherstellen der ursprünglichen Zugfestigkeit der verletzten Sehne
- Verhinderung von Rerupturen und Dehiszenzen
- Erhalt der freien aktiven und passiven Gelenkbeweglichkeit der nicht betroffenen Finger
- Schmerz-/Ödem- und Narbenmanagement
- Wiederherstellung der Funktion des betroffenen Fingers sowie ggf. der gesamten Hand

Statische Nachbehandlung/Immobilisierung

Die Immobilisierung in einer Unterarmgipsschiene oder auch einer thermoplastischen Orthese stellt die traditionellste Form der Nachbehandlung dar.

- Woche 1–5

Für 3–4 Wochen wird das Handgelenk in 30–40° Streckung, die Fingergrundgelenke in 0–20° Beugung und die Fingermittel- und Endgelenke in 0° Streckung fixiert (◘ Abb. 33.40a). Alternativ werden auch nur die Grundgelenke in Streckstellung gelagert und die Interphalangealgelenke der Finger frei gelassen, sodass hier eine endgradige aktive Beugung und Streckung unmittelbar postoperativ möglich ist (◘ Abb. 33.40b, c). Die Mobilisation der Grundgelenke ist bei dieser Variante nicht vorgesehen. Aber ggf. kann ein geschulter Handtherapeut den Verband und die Lagerungsschiene in der Therapie entfernen und unter maximaler Streckung des Handgelenks die Fingergrundgelenke aus einer 0°-Position heraus bis 20° Flexion mobilisieren. Bei voller Streckung des Handgelenks und der Fingergrundgelenke können auch die Mittel- und Endgelenke der Finger passiv durch den Therapeuten in Richtung Flexion mobilisiert werden. Danach wird der Gips oder Cast wieder angelegt.

Bei wenig kooperativen Patienten und kleinen Kindern ist die statische Nachbehandlung zu empfehlen, was aber einen signifikanten Flexionsverlust und Ex-

Handtherapeutische Behandlung von Verletzungen und Erkrankungen der Hand

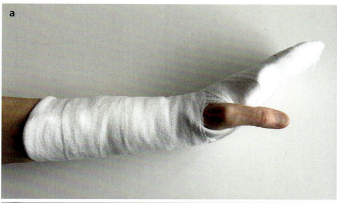
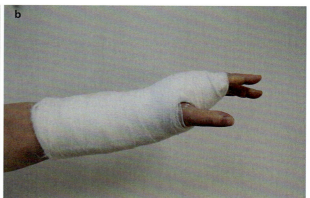
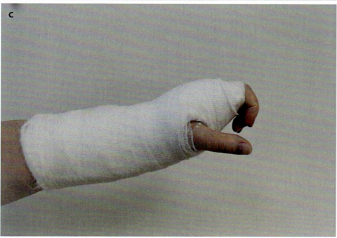

Abb. 33.40 a Gips nach Strecksehnennaht Zone 5–7 mit komplettem Einschluss der Finger in entlastender Position. b, c Gips nach Strecksehnennaht Zone 5–7, mit frei beweglichen Mittel- und Endgelenken. (© Rhön-Klinikum Campus Bad Neustadt, Saale)

tensionsverzögerungen aufgrund von Adhäsionen und Gelenkkontrakturen nach Abnahme des Gipses bzw. der Schiene zur Folge haben kann (Chow et al. 1989). Auch deshalb ist in dieser Phase auf eine exakte Lagerung von Handgelenk- und Fingern in der Schiene sowie auf eine gute Wund- und Narbenpflege und Ödemprophylaxe zu achten.

■ Woche 5–7

Die Hand wird nachts noch für 2 Wochen gelagert, tagsüber fällt die Schiene weg bzw. wird nur noch in Situationen getragen, in denen die genähte Sehne besonders geschützt werden muss, z. B. bei Tätigkeiten außer Haus. Es dürfen nun leichte aktive Extensionsübungen der Grundgelenke in Nullstellung oder leichter Flexion des Handgelenks durchgeführt werden. Die Fingermittel- und Endgelenke können bei gestrecktem Handgelenk und gestreckten Fingergrundgelenken gebeugt werden (Hakengriff). Ebenso kann das Handgelenk gebeugt werden, während die Finger in Streckung gehalten werden. Der komplette Faustschluss wird erarbeitet, und Übungen für das isolierte Gleiten der Strecksehnen werden vermittelt, um Adhäsionen entgegenzuwirken. Belastung ist noch nicht erlaubt (Waldner-Nilsson 2013). Die Patienten werden in die Möglichkeiten der Narbenpflege bzw. Narbenbehandlung durch leichte Massagen mit speziellen Cremes bzw. durch Auflagen aus Silikon eingewiesen. Sollte immer noch ein Ödem bestehen, kann dies durch spezielle komprimierende Maßnahmen oder ausstreichende Massagen behandelt werden.

■ Woche 7–12

Die Fingerextension gegen leichten Widerstand sollte nicht vor Beginn der 8. Woche erfolgen. Erst ab diesem Zeitpunkt wird mit leichten Kräftigungsübungen begonnen. Voller Widerstand ist frühestens ab der 11./12. Woche erlaubt. Sollten Verklebungen der genähten Sehne die Flexion des betroffenen Fingers einschränken, kann nun mit leichter passiver Mobilisation des Handgelenks und der Finger sowie mit mehrgelenkigen Dehnungsübungen durch den Therapeuten begonnen werden. In der 9. Und 10. Woche wird die volle aktive und passive Beugung und Streckung von Handgelenk und Fingern erarbeitet. Sind die Adhäsionen sehr hartnäckig, kann im Verlauf eine dynamische Flexionsschiene zum Einsatz kommen (◘ Abb. 33.41).

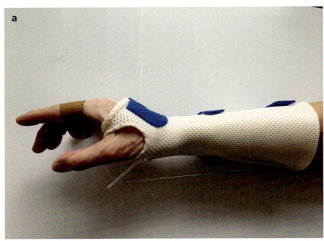 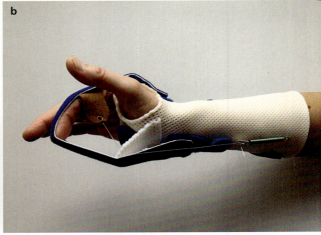

Abb. 33.41 Dynamische Flexionsschiene zur Behandlung von Verklebungen, unphysiologischen Tenodesen und Kontrakturen: **a** isoliert für das Grundgelenk mit einem Federzug, **b** mehrgelenkig mit dynamischem Federzug und elastischem Band für MP, PIP und DIP. (© Rhön-Klinikum Campus Bad Neustadt, Saale)

Early Passive Motion (EPM) – passive Frühmobilisation unter Entlastung

Eine frühzeitige passiv-dynamische Nachbehandlung bzw. eine aktive Nachbehandlung ziehen die meisten Experten einer kompletten Immobilisation vor (Bulstrode et al. 2005). Für die Nachbehandlung mit dynamischen Schienen braucht man gut ausgebildete Handtherapeuten, die komplexe niederthermoplastische Schienen am Patienten anfertigen und diese regelmäßig kontrollieren können. Ebenso müssen die Patienten bereit und in der Lage sein, den Therapieprozess aktiv mitzugestalten.

- **Woche 1–4**

In den ersten postoperativen Tagen wird eine dynamische Extensionsschiene angefertigt, die vom Patienten für insgesamt 6 Wochen getragen wird. Das Handgelenk ist in 30–40° Extension gelagert, während der betroffene Finger zur Entlastung der genähten Sehne durch einen elastischen Zügel im Grundgelenk passiv in 0° Streckung gezogen wird. Die Grundgelenkbeugung wird in den ersten 2 Wochen nach der Sehnennaht bei 30° geblockt. Ab der 3.- Woche wird die Beugung schrittweise erweitert (40°, 60° usw.). Die Patienten führen in der Schiene ein regelmäßiges Übungsprogramm durch, um das Sehnengleiten zu fördern und Verklebungen gering zu halten (Abb. 33.42).

- **Woche 4–6**

Einige Autoren empfehlen, die Grundgelenkbeugung ab der 4. postoperativen Woche nicht mehr zu limitieren, andere behalten die Limitierung bis zum Abschluss der 6. postoperativen Woche bei. In der Therapie kann damit begonnen werden, unter Anleitung des Therapeuten und in einer die Sehnennaht entlastenden Position das Grundgelenk aktiv und ohne jeglichen Widerstand zu strecken. Nach den Übungen wird die dynamische Schiene wieder angelegt. Nach 6 Wochen kann ohne Schiene frei bewegt, aber noch nicht belastet werden (siehe Woche 7–12). Die Patienten werden in die Möglichkeiten der Narbenpflege bzw. Narbenbehandlung durch leichte Massagen mit speziellen Cremes bzw. durch Auflagen aus Silikon eingewiesen. Sollte immer noch ein Ödem bestehen, kann dies durch spezielle komprimierende Maßnahmen oder ausstreichende Massagen behandelt werden.

- **Woche 7–12**

Die Nachbehandlung in dieser Phase entspricht dem Konzept der statischen Nachbehandlung.

Handtherapeutische Behandlung von Verletzungen und Erkrankungen der Hand

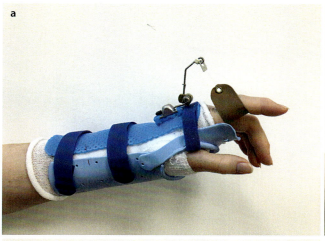
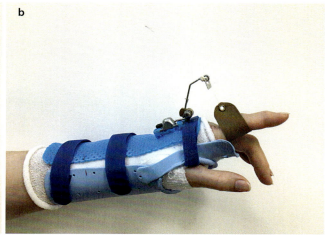
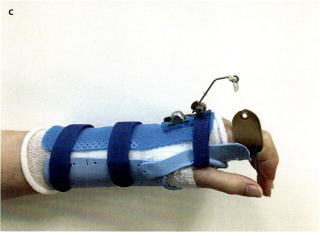

Abb. 33.42 **a** Dynamische Schiene nach Strecksehnennaht Zone 5–7 des Zeigefingers. **b** Übungsablauf in der Schiene: passive Streckung des Grundgelenks des betroffenen Fingers durch einen elastischen Zügel. **c** Übungsablauf in der Schiene: aktive Beugung des betroffenen Fingers im Grundgelenk bis zur palmaren Blockierung und des PIP, das DIP wird hierbei um die Blockierung herum flektiert. (© Rhön-Klinikum Campus Bad Neustadt, Saale)

Early Active Motion (EAM) – aktive Frühmobilisation unter Entlastung

Bei dieser Art der Nachbehandlung bewegen die Patienten in begrenztem Umfang frühzeitig aktiv. Die einzelnen Konzepte sehen die Verwendung verschiedener Lagerungsschienen vor, die den Bewegungsumfang begrenzen und die sowohl dem Schutz als auch dem frühzeitigen stündlichen aktiven Üben dienen. Im direkten Vergleich von passiv-dynamischer und aktiver Nachbehandlung gab es im späteren Outcome keine signifikanten Unterschiede, jedoch schnitt die aktive Nachbehandlung wegen des geringeren Arbeits- und Kostenaufwandes und des höheren Tragekomforts für Patienten besser ab (Khandwala et al. 2000; Chester et al. 2002).

„Norwich Regime"

Dieses Konzept (Sylaidis et al. 1997) sieht eine palmare Lagerungsschiene mit Einschluss des Handgelenks bei 45° Streckung und der Fingergrundgelenke bei 45–50° Beugung vor. Die Mittel- und Endgelenke der Finger sind in Streckstellung gelagert. Die Schiene ist einerseits Schutzschiene, andererseits ist sie Übungsschiene zur aktiven Mobilisation tagsüber (Abb. 33.43a).

- **Woche 1–5**

Ab dem 2. postoperativen Tag werden in der Schiene 2 verschiedene Übungsabläufe trainiert. Zum einen werden alle Finger komplett in Streckstellung gebracht und anschließend wieder so weit gebeugt, dass sie auf der Schiene aufliegen. Die Mittel- und Endgelenke bleiben dabei gestreckt. Die 2. aktiv-assistive Übung sieht eine Streckung der Grundgelenke bei gebeugten Interphalangealgelenken vor (Abb. 33.43). Das Trainingsprogramm wird für 4 Wochen 4-mal täglich durchgeführt, wobei beide Übungen jeweils 4-mal hintereinander wiederholt werden.

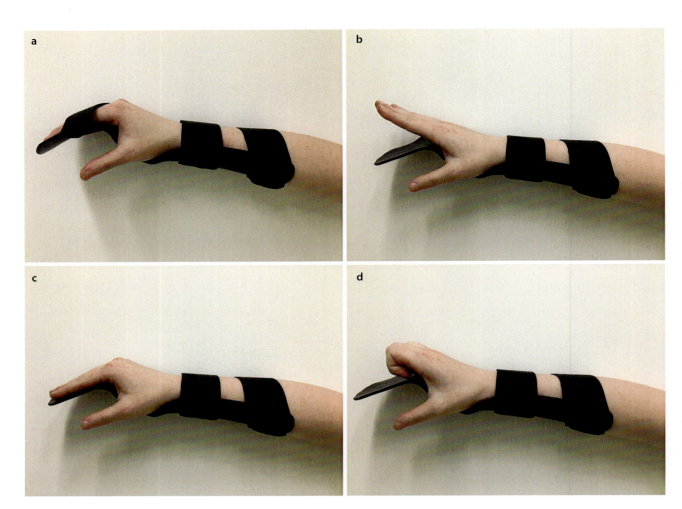

◻ **Abb. 33.43** **a** Lagerungsschiene. **b, c** Streckung und Wiederablegen aller Finger in der Schiene (4×), **d** Streckung der Fingergrundgelenke und Beugung der Interphalangealgelenke in der Schiene (4×). (© Rhön-Klinikum Campus Bad Neustadt, Saale)

■ Woche 5–7

Nach 4 Wochen kann die Schiene tagsüber weggelassen und das aktive Bewegungsausmaß vorsichtig erweitert werden. Finger und Handgelenk dürfen unter Ausnutzung des natürlichen Tenodeseeffektes gebeugt und gestreckt werden (d. h. bei Handgelenkbeugung erfolgt eine Streckung der Finger und bei Handgelenkstreckung eine Fingerbeugung). Die kleine und große Faust sowie der Hakengriff sind erlaubt. Nachts und bei Aktivitäten außer Haus wird die Schiene noch getragen. Belastung ist noch nicht erlaubt. Sollte sich nach 4 Wochen ein Streckdefizit in den Grundgelenken entwickeln, wird die Schiene für 2 Wochen wieder komplett getragen und das Übungsprogramm wie in den ersten 4 Wochen durchgeführt.

■ Woche 7–12

Die Therapie entspricht dem Konzept der statischen Nachbehandlung.

ICAM-Regime – Immediate Controlled Active Motion

Das Konzept (Howell et al. 2005) ermöglicht eine frühzeitige aktive Bewegung des/der betroffenen Finger und lässt einen größeren Bewegungsradius der benachbarten nicht betroffenen Finger zu als andere Konzepte, was sich im Verlauf sowohl auf die Extension als auch auf die Flexion positiv auswirkt. Weitere Untersuchungen ergaben sehr gute Ergebnisse ohne das Auftreten einer erneuten Ruptur. Aufgrund der speziellen Form der Fingerschiene kann diese Form der Nachbehandlung allerdings nur zum Einsatz kommen, wenn nicht alle Finger betroffen sind.

Für die Nachbehandlung werden zwei Schienen aus niederthermoplastischem Material angefertigt, die gemeinsam getragen werden. Eine palmare Handgelenkschiene, in der das Handgelenk bei 20–25° Extension gelagert wird, und ein sogenannter Yoke Splint, der das Grundgelenk des betroffenen Fingers in ca. 15–20° mehr

Handtherapeutische Behandlung von Verletzungen und Erkrankungen der Hand

Streckung als die Grundgelenke der benachbarten Finger lagert. Durch diese Position wird die maximale Beugung des betroffenen Fingers beim Üben verhindert und einer Gefährdung der Sehnennaht vorgebeugt. Gleichzeitig unterstützen die nicht betroffenen Finger die aktive Streckung des betroffenen Fingers.

■ Woche 1–4/Phase 1

Die Schienenversorgung erfolgt am 1.–2. postoperativen Tag. Beide Schienen müssen bis zum Ablauf der 3. Woche kontinuierlich getragen werden. Ziel in dieser Phase ist das Erarbeiten der vollen Fingerstreckung und -beugung in der Yokeschiene (◘ Abb. 33.44). Zu Beginn sollte das aktive Üben in den Schienen durch einen Handtherapeuten angeleitet und unterstützt werden. Innerhalb der ersten 10 Tage nach der Operation wird eine 1- bis 2-malige Konsultation bei diesem außerdem empfohlen, weil das Ödem noch schwankt und somit eine Korrektur oder Neuanpassung besonders der Fingerjochschiene notwendig werden könnte. Im Verlauf wird empfohlen, 1-mal pro Woche die korrekte Durchführung des Übungsprogramms sowie die Passform der Schienen durch den Therapeuten kontrollieren zu lassen. Unmittelbar postoperativ muss eine Ödem- und Kontrakturprophylaxe für die nicht betroffenen Finger sowie für Ellenbogen und Schulter erfolgen. Wenn die Wunde verheilt ist, kann mit vorsichtiger Narbenbehandlung und -pflege begonnen werden.

■ Woche 4–6/Phase 2

In dieser Phase wird die Fingerschiene (Yoke Splint) weiterhin kontinuierlich getragen. Die Handgelenkschiene kann zeitweise, wenn keine belastenden Tätigkeiten durchgeführt werden, entfernt und das Handgelenk wieder bewegt werden. Zunächst sollte noch keine forcierte korrelierte Beugung von Handgelenk und Fingern erfolgen. Wird das Handgelenk gebeugt, werden die Finger in entspannter Stellung gehalten, sodass sie eine gestreckte Position einnehmen und noch nicht zu viel Zug auf die genähte Sehne kommt.

Nach und nach können Übungen durchgeführt werden, die eine gleichzeitige langsame und kontrollierte

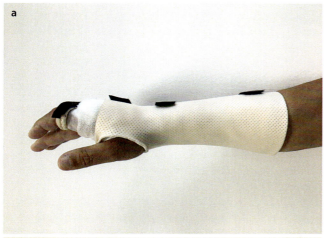

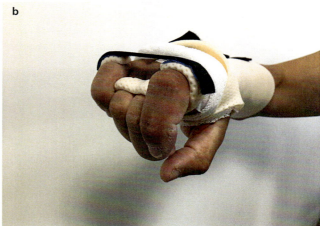

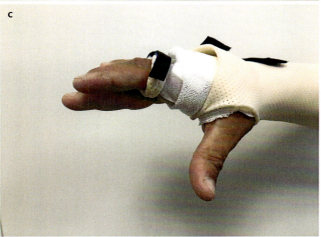

◘ Abb. 33.44 a Handgelenkschiene und Fingerlagerungsschiene (Jochschiene) b Fingerbeugung in der Jochschiene bei betroffenem Zeigefinger c Fingerstreckung in der Jochschiene bei betroffenem Zeigefinger. (© Rhön-Klinikum Campus Bad Neustadt, Saale)

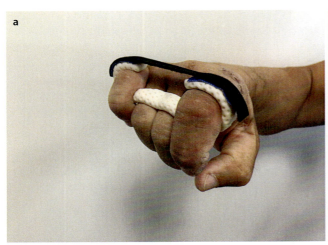
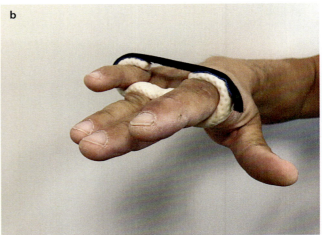

Abb. 33.45 Übungen ohne Handgelenkschiene: **a** Fingerbeugung, **b** Fingerstreckung bei betroffenem Zeigefinger. (© Rhön-Klinikum Campus Bad Neustadt, Saale)

Beugung von Handgelenk und Fingern zulassen. Bei Tätigkeiten außer Haus, bei leichter Belastung und nachts wird die Handgelenkschiene noch getragen. Bei Bedarf kann noch wöchentlich Handtherapie durchgeführt werden, meist ist die Beweglichkeit der Finger in dieser Phase aber schon so gut, dass therapeutische Unterstützung nur noch in Ausnahmefällen notwendig ist.

- **Woche 6–8/Phase 3**

Die Handgelenkschiene wird nun komplett entfernt. Die Jochfingerschiene wird bei mittelschweren Tätigkeiten noch getragen (Abb. 33.45). Die Tragezeit kann aber nach und nach reduziert werden, sodass am Ende der 7. Woche der Handeinsatz ohne Schiene erfolgen kann. Bis zum Ende dieser Phase sollte die volle Handgelenk- und Fingerbeweglichkeit ohne Schienen erreicht sein. Die weitere Nachbehandlung in dieser Phase entspricht der der vorangegangenen Konzepte.

33.8.5 Therapeutische Maßnahmen bei Verletzung der Strecksehnen in Zone 8

Verletzungen in dieser Zone werden wie Verletzungen in Zone 5–7 nachbehandelt.

In den ersten 6 Wochen nach der Operation kann eine dynamische Schiene zum Einsatz kommen, die das Handgelenk in 30–40° Extension lagert, die Finger im Grundgelenk passiv in Streckung zieht und die Beugung der Fingergrundgelenke bei 30–40° blockiert. Nach 3 Wochen wird die Grundgelenkbeugung erweitert (siehe dynamische Nachbehandlung Zone 5–7).

Ab der 6. Woche können Handgelenk und Finger aus der Schiene heraus aktiv in alle Richtungen bewegt, aber noch nicht belastet werden. Ab der 9. Woche kommen leichte Kräftigungsübungen zum Einsatz, volle Belastung ist erst wieder nach 11–12 Wochen erlaubt.

Alternativ beschreiben manche Autoren auch eine 4- bis 6-wöchige Immobilisation des Handgelenks in 30–40° Extension und der Fingergrundgelenke bei 30° Flexion. Mittel- und Endgelenke werden in Streckstellung gelagert und können von erfahrenen Therapeuten aus der Schiene heraus in Entlastungsstellung des Handgelenks und der Fingergrundgelenke passiv mobilisiert werden. Ab der 5. postoperativen Woche kann aus der Schiene heraus das Handgelenk in Beugung und Streckung leicht beübt werden, allerdings werden Finger und Handgelenk noch nicht gleichzeitig gebeugt. Nach 6 Wochen ist keine Lagerung des Handgelenks mehr notwendig, und es darf fei bewegt werden. Eine simultane Beugung von Fingern und Handgelenk sollte erst nach 7–8 Wochen erfolgen.

Bei Adhäsionen und daraus resultierenden Beugeeinschränkungen des Handgelenks und der Finger kann frühestens nach 9–10 Wochen eine dynamische Schiene zur mehrgelenkigen Aufdehnung der Verklebungen zum Einsatz kommen (Abb. 33.46 und 33.47).

33.8.6 Therapeutische Maßnahmen bei Strecksehnenverletzungen des Daumens

Konservative Behandlung – akute geschlossene Verletzungen Zone T 1–2

Ähnlich der konservativen Nachbehandlung akuter Verletzungen der Fingerstrecksehnen Zone 1 und 2 werden auch Daumenstrecksehnen in dieser Zone behandelt. Es wird eine Endgelenklagerungsschiene in Streckstellung angelegt, die für 8 Wochen komplett getragen wird (◘ Abb. 33.48). Während dieser Zeit darf das Endgelenk nicht gebeugt werden, um die Sehnenheilung nicht zu gefährden. Jedoch müssen die Prinzipien der Hautpflege und die Maßnahmen zum Umgang und zur Säuberung der Schiene genaustens eingehalten werden, um einen Behandlungserfolg zu gewährleisten (▶ Abschn. 33.8.2).

Nach operativer Versorgung Zone T1–T5
- Statische Nachbehandlung/Immobilisierung

Sehnennähte in Zone T1 und T2 werden mit einer Endgelenklagerungsschiene für 6 Wochen ruhiggestellt und geschützt. Das postoperative Ödem und sich ändernde Verbände machen die regelmäßige Kontrolle der Passform der Schiene notwendig. Nach 6 Wochen wird mit leichten Bewegungsübungen für das Endgelenk des Daumens begonnen, jedoch noch nicht belastet.

Für die Zone T3–5 ist die herkömmliche Methode der Nachbehandlung die 4- bis 6-wöchige Ruhigstellung von Handgelenk und Daumen in „Autostopp-Position" durch einen Gips oder eine thermoplastische Schiene mit einer Handgelenkstreckung von ca. 30°, radialer Extension des Daumens sowie einer gestreckten MCP und IP-Stellung = „Autostopp-Position" (◘ Abb. 33.49). Nach 4 Wochen kann evtl. auf eine thermoplastische Schiene umgestiegen werden. Durch den Therapeuten können aus dieser Schiene heraus limitierte aktive und passive Bewegungsübungen und Sehnengleitübungen durchgeführt werden, jedoch ohne die genähte Sehne zu überlasten (◘ Abb. 33.50). Nach 6 Wochen kann die Schiene weggelassen werden, und die Übungen können erweitert werden. Leichter Widerstand ist nach 8 Wochen erlaubt, die volle Belastbarkeit jedoch erst nach 12 Wochen erreicht. Sollte es aufgrund der längeren Immobilisierung zu Verklebungen und zur Einschränkung der aktiven und passiven Beugung des Daumens kommen, kann ab der 8./9. postoperativen Woche mit passiven Mobilisations- und Dehnungstechniken sowie dynamischen Schienen versucht werden, die Beweglichkeit zu verbessern.

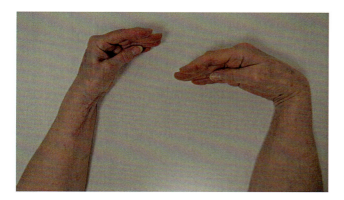

◘ Abb. 33.46 Eingeschränkte Handgelenk- und Fingerbeugung durch Verklebungen/Tenodesen der Strecksehnen. (© Rhön-Klinikum Campus Bad Neustadt, Saale)

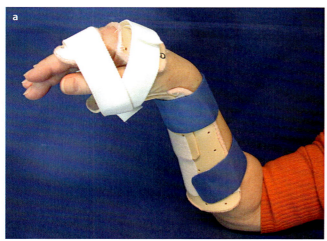 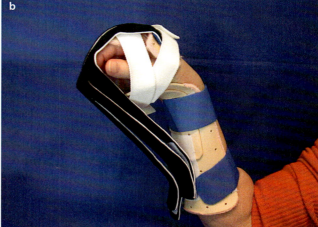

◘ Abb. 33.47 Dynamische Flexionsschiene für Handgelenk und Finger: **a** Handgelenk- und Fingergrundgelenkeinschluss, **b** Handgelenk- und kompletter Fingereinschluss – mehrgelenkige Dehnung. (© Rhön-Klinikum Campus Bad Neustadt, Saale)

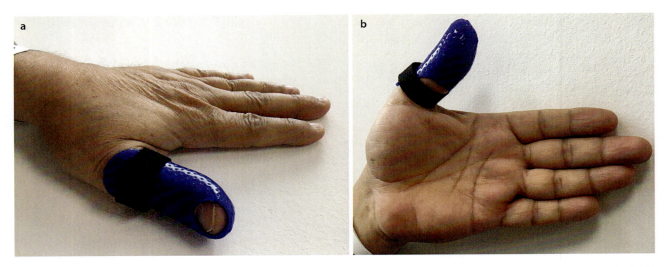

Abb. 33.48 Stack-Schiene für das Daumenendgelenk, **a** von dorsal, **b** von lateral mit frei beweglichem Daumengrundgelenk. (© Rhön-Klinikum Campus Bad Neustadt, Saale)

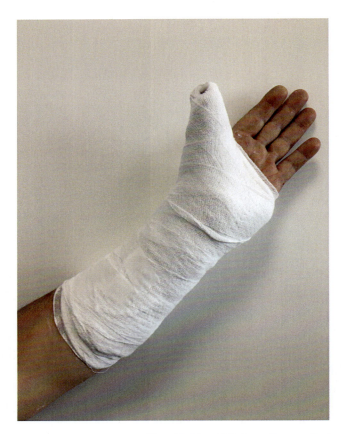

Abb. 33.49 Autostopp-Gips. (© Rhön-Klinikum Campus Bad Neustadt, Saale)

Early Passive Motion (EPM) – passive Frühmobilisation unter Entlastung

In der Schiene wird das Handgelenk in ca. 30° Streckung gelagert, der Daumen steht in radialer Abduktion und das Grundgelenk in 0°-Position. Das Daumenendgelenk wird durch einen dynamischen Zügel in Streckung gezogen und darf in der Schiene frei gebeugt werden (Abb. 33.51). Die Schiene wird für insgesamt 6 Wochen getragen. Danach wird mit leichten Bewegungsübungen begonnen, aber noch nicht belastet.

Dynamische Nachbehandlungskonzepte für den Daumen sind angelehnt an die dynamischen Konzepte der Nachbehandlung von Fingerstrecksehnen und führen in den ersten Wochen zu einer messbar verbesserten Handfunktion. Studien zeigen aber auch, dass sich die Untersuchungsergebnisse zwischen statischen und dynamischen Konzepten im Verlauf annähern und es nach 6–8 Wochen kaum noch Unterschiede im Outcome gibt. Allerdings werden bei der dynamischen Nachbehandlung die Therapiezeit verkürzt und eine frühere Wiedereingliederung in den Beruf ermöglicht, was Kosten einspart und deshalb insgesamt wirtschaftlicher ist (Germann et al. 2001). Auch im Vergleich mit der frühen aktiven Nachbehandlung von Strecksehnennähten am Daumen ziehen verschiedene Autoren dynamische Konzepte vor, allerdings ist die Studienlage hier nicht eindeutig genug, um eine klare Empfehlung für ein bestimmtes Konzept geben zu können (Wood et al. 2013). Die Herstellung der dynamischen Extensionsschiene er-

Handtherapeutische Behandlung von Verletzungen und Erkrankungen der Hand

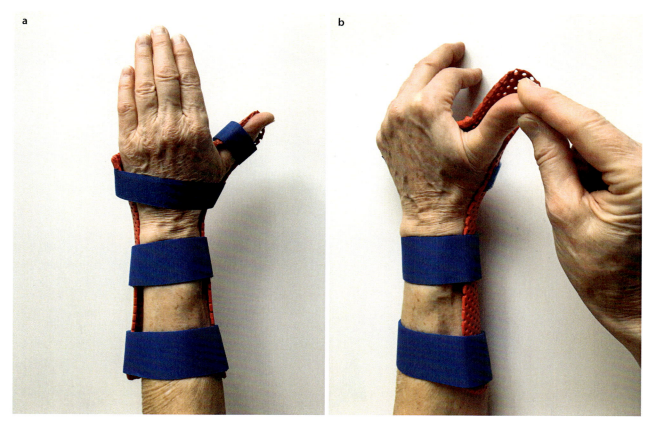

■ **Abb. 33.50** **a** Thermoplastische Lagerungsschiene zur Entlastung der Strecksehnennaht, **b** Mobilisation des Daumens in der Schiene. (© Rhön-Klinikum Campus Bad Neustadt, Saale)

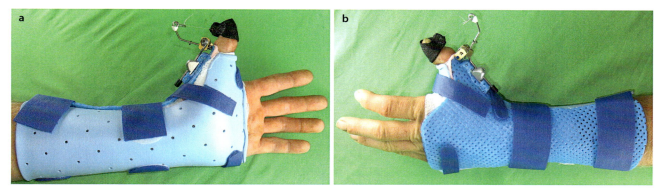

■ **Abb. 33.51** Dynamische Extensionsschiene für den Daumen zur frühfunktionellen passiven Nachbehandlung (**a** Ansicht von palmar, **b** Ansicht von dorsal). (© Rhön-Klinikum Campus Bad Neustadt, Saale)

fordert viel Erfahrung vom behandelnden Therapeuten und die Bereitschaft des Patienten zur Mitarbeit und zu regelmäßigen Kontrollen. Ist dies nicht gegeben, ist eine statische Nachbehandlung (Immobilisierung) in Erwägung zu ziehen.

33.8.7 Komplikationen nach Strecksehnenverletzungen

Abhängig von der Verletzungszone und der Art der Nachbehandlung kann es zu Sehnenverklebungen kommen, die sich besonders bei mehrgelenkigen Bewegungen bemerkbar machen. Aber auch derbe und feste Narbenzüge können die Beweglichkeit einschränken. Sollte dies auch durch intensive postoperative Handtherapie nicht erfolgreich behandelt werden können, müssen im Verlauf ggf. Tenolysen bzw. Narbenkorrekturen erfolgen.

Bei zu früher und zu starker Beanspruchung kann die genähte Sehne erneut reißen bzw. an der Nahtstelle dehiszent werden und ein bleibendes Streckdefizit zu Folge haben, wenn nicht frühzeitig interveniert und die Therapie angepasst wird.

Postoperative Ödeme und Schmerzen müssen bei der Wahl der Nachbehandlungsmethode berücksichtigt werden.

Fehlende Compliance sowie eingeschränkte kognitive Fähigkeiten des Patienten (z. B. kleine Kinder) haben ebenfalls Einfluss auf das Behandlungsergebnis und setzen voraus, dass die Therapie angepasst wird.

Grundsätzlich sollte angestrebt werden, die konservative wie auch die postoperative Therapie von qualifizierten Handtherapeuten durchführen zu lassen, die Erfahrungen mit Verletzungen und Erkrankungen der oberen Extremität und auf dem Gebiet der Handtherapie haben.

33.9 Handtherapie nach peripheren Nervenverletzungen

Katrijn Strigl

33.9.1 Einleitung

Periphere Nervenverletzungen (PNV) treten oft in Kombination mit Verletzungen an weiteren Weichteilen und Knochenstrukturen auf. Begleitende Symptome wie Schmerzen, Missempfindungen und Kälteempfindlichkeit haben oft, noch jahrelang, einen großen Einfluss auf die Lebensqualität der Betroffenen. (Carlsson 2010)

Je proximaler die periphere Nervenverletzung, umso größer die Auswirkung auf die Arbeitsfähigkeit, die Durchführung von Alltagstätigkeiten und die Teilhabe am sozialen Leben.

Neue Erkenntnisse über die dynamischen Fähigkeiten des Kortex, sich nach Verletzungen zu verändern und zu adaptieren (kortikale Plastizität) (Duffau 2005), führten zu neuen Ansätzen für die Rehabilitation. Das Ausmaß der funktionellen Änderungen im Kortex spielt eine bedeutende Rolle für das Outcome nach peripheren Nervenverletzungen (Dahlin und Wiberg 2017). Der Fokus der Rehabilitation hat sich auf die kortikale Umgestaltung verlegt.

Wie groß das veränderte Repräsentationsfeld eines Körperteils nach einer PNV in der kortikalen Körperkarte ist, hängt davon ab, wie viele Stimuli es erhält. Es entsteht eine komplett neue kortikale „Handkarte" mit großen Folgen für den Gebrauch der Hand. Eine teilweise oder vollständig fehlende Sensibilität und eine veränderte Motorik führen zu einer starken Beeinträchtigung im Einsatz der Hand. Lundborg bezeichnete „eine Hand ohne Sensibilität … [ist wie] … wie eine Hand ohne Funktion" (Dahlin und Wiberg 2017).

33.9.2 Therapeutische Intervention

Neurowissenschaftliche Erkenntnisse über die Ursache und Fähigkeit der kortikalen Plastizität nach PNV führten zur Schlussfolgerung, dass die neuen „Methoden" der sensorischen und motorischen Reedukation auch auf dieser Ebene ansetzen müssen (Duffau 2005; Bjoerkman 2005).

Eine veränderte Sensomotorik ist die direkte Folge des veränderten Inputs aus der Peripherie und deren Verarbeitung und sorgt für eine starke Beeinträchtigung im Gebrauch der Hand. Eine gezielt herangeführte Plastizität kann durch therapeutische Intervention zu einem besseren Outcome nach PNV beitragen.

- **Einflussfaktoren auf das Outcome**

Das Outcome nach einer peripheren Nervenverletzung ist von sehr vielen Faktoren abhängig. Neben dem Alter des Patienten spielen der Zeitpunkt der Operation, das Ausmaß und die Höhe der Verletzung sowie die kognitiven Fähigkeiten eine große Rolle. Insbesondere die Fähigkeit zum verbalen Lernen und eine gute visuospatiale Wahrnehmung können das bessere funktionelle Ergebnis bei Erwachsenen erklären. Eine weitere Voraussetzung für ein gutes Endergebnis ist die Compliance und Adhärenz des Betroffenen (Dahlin und Wiberg 2017). Eine gute Aufklärung, Schulung und Begleitung sind daher unerlässlich.

Auch der Zeitpunkt des Beginns der sensorischen und motorischen Reedukation haben einen erheblichen Einfluss auf das funktionale Ergebnis nach einer PNV. Rosen et al (2004) stellten bei einem Therapiebeginn eine Woche postoperativ in Vergleich zu einer Kontrollgruppe, in der die Therapie erst startete, als bereits eine beginnende Reinnervation stattfand, eine signifikante Verbesserung im Bereich der diskriminitativen Sensibilität (STI-Test und 2-PD) fest. Keine signifikanten Veränderungen konnten im Bereich der motorischen Funktionen, dem Grad an Schmerzen und Beschwerden aufgrund einer Kälteempfindlichkeit nachgewiesen werden.

Ziel der Handtherapie

Das primäre Ziel einer handtherapeutischen Intervention sollte immer das Wiedererlangen einer gebrauchsfähigen Hand mit guten motorischen Funktionen, einer funktionellen Sensibilität (Schutzsensibilität und taktile Gnosis) und einem geringen Grad an Schmerzen und Beschwerden aufgrund einer Kälteempfindlichkeit und Hyperästhesie sein.

Basiert auf dem Wissen der kortikalen Plastizität entstanden neue Rehabilitationsverfahren, die die Nachbehandlung einer peripheren Nervenverletzung in eine Phase der Nicht-Reinnervation (Phase 1) und eine Phase der Reinnervation (Phase 2) (Waldner-Nilsson) einteilen.

Alle Ausfälle des motorischen, sympathischen und sensorischen Bereichs auf der Ebene der Körperstrukturen und -funktionen der International Classification of Functioning (ICF) sollen in den beiden Phasen berücksichtigt werden (Waldner-Nilsson 2013). Da es sich bei der Rehabilitation um einen sehr langen und intensiven Prozess handelt, ist eine gute Aufklärung auf die individuelle Person abzustimmen und unbedingt notwendig. ◘ Tab. 33.6 zeigt die Bereiche der Erfassung der Körperstrukturen und -funktionen auf.

Phase 1: Phase der Nicht-Innervation

Das Ziel in Phase 1 ist der Erhalt der „kortikalen Handkarte". Es sollen somatosensorische und motorische Areale für die Zeit vorbereitet werden, in der die Axone ihr Endziel erreichen.

Aufklärung

PNV treten oft in Kombination mit Verletzungen an weiteren Weichteilen und Knochenstrukturen auf. Daher sind Instruktionen zum Schutz dieser Strukturen unbedingt notwendig und eventuelle Vorsichtsmaßnahmen zu ergreifen. Diese betreffen den Schutz der genähten Nervenstrukturen, die Vermeidung möglicher Überdehnung gelähmter Muskeln inkl. die Schienenversorgung, die Vorbeugung zusätzlicher Verletzungen aufgrund sensibler Ausfälle, motorische und sensorische Reedukation und wie diese Funktionen in Aktivitäten des täglichen Lebens integriert werden (Rosen und Jerosch-Herold 2013).

Motorik

Die motorische Reedukation in dieser Phase beinhaltet die Etablierung der motorischen kortikalen Areale, das Wiedererlernen von Bewegungsmustern und das Korrigieren der Muskeldysbalance. (Novak 2014)

Abhängig von den betroffenen Strukturen kann bereits in einem sehr frühen Stadium nach der Verletzung eine leichte aktive und passive Beübung durchgeführt werden. Zu beachten ist dabei die Entlastungsstellung der jeweiligen Strukturen. Im Rahmen der Therapie und des Heimübungsprogramms soll der Patient weitere Übungen zum Erhalt des Tonus und Kraft der nicht betroffenen Muskulatur durchführen.

Eine Möglichkeit zur Steigerung der kortikomotorische Aktivität besteht in der Nutzung von *Mirror Visual Feedback* (MVF) oder die Spiegeltherapie. Es handelt sich um eine crossmodale sensorische Ersatztechnik, bei der der Patient seine eigenen gespiegelten Bewegungen beobachtet (Ramachandran und Altschüler 2009; Rosen 2015; Björkmann 2016). Eine weitere Möglichkeit zur Nutzung des visuellen Feedbacks präsentierten Bassolino et al. (2014) in ihrer Untersuchung. Es zeigte sich, dass nach der *Beobachtung einer Greifbewegung* eines sichtbaren Objektes durch eine andere Person eine deutlich höhere kortikomotorische Aktivität in Vergleich zu der (imaginären) Vorstellung einer simulierten Greifbewegung entsteht.

Auch bei der *mentalen Vorstellung* (MV) *einer Bewegung* simuliert der Patient eine Bewegung des betroffenen Körperteils, ohne diese tatsächlich durchzuführen. Es gibt Hinweise, dass der Einsatz dieser mentalen Vorstellung die kortikomotorischen Areale aktiviert bzw. moduliert, auch wenn keine physische Bewegung durchgeführt werden kann (Zink und Philip 2020). Die Übungen mit MV könnten dem Kortex helfen, die ursprüngliche motorische Repräsentation wiederherzustellen.

◘ **Tab. 33.6** Bereiche der Erfassung der Körperstrukturen und -funktionen (Waldner-Nilsson)

Bereich	Funktion
Motorische Bereiche	Muskelfunktion, Umfangmessung, Kraft, Bewegungsumfang
Sensorischer Bereich	Reizwahrnehmung, funktionelle Sensibilität
Sympathischer Bereich	Sudomotorik, Vasomotorik, Pilomotorik, trophische Störungen

Elektrotherapie

Es besteht keine starke klinische Evidenz zum Erhalt der Muskulatur nach einer bereits länger bestehenden Denervation für die Anwendung von *perkutaner Muskelstimulation* (Novak 2016).

Jüngste Studien haben das Konzept der *niederfrequenten Nervenstimulation* und der verstärkten axonalen Regeneration nach Nervenreparatur untersucht. Diese Studien liefern erste Hinweise auf die Vorteile einer niederfrequenten Nervenstimulation nach einer motorischen Nervenverletzung zur Verbesserung der Muskelreinnervation (Novak 2016).

Bisio et al. untersuchten die *Kombination aus einer visuellen Beobachtung von repetitiven Bewegungen und gleichzeitiger elektrischer Stimulierung* des betroffenen Nervs. Diese Kombination übt einen positiven Einfluss auf die Plastizität des motorischen und auch sensorischen Kortex aus und könnte die kortikale Repräsentation gegenseitig verstärken (Zink und Philip 2020).

Sensorik

Die sensorische Reedukation hat das Ziel des Erreichens einer funktionellen Sensibilität. Diese zu erlangen, bedeutet eine optimal mögliche Integration folgender sensorischer Fähigkeiten: Wiedererlangen von Formerkennung (Wahrnehmung von taktiler Lokalisation), Strukturerkennung (Diskriminierung von taktilen Reizen), die Möglichkeit zur taktilen Identifikation und deren Interpretation auf kortikale Ebene. Moberg bezeichnete die Fähigkeiten als taktile Gnosis (Lundborg und Rosen 2007).

Multisensorische Stimulation

Die Verwendung einer multisensorischen Stimulation ist in dieser Phase der Rehabilitation angebracht. Neben der Integrationsfähigkeit des Kortex, 2 oder mehrere verschiedene sensorische Modalitäten zu verknüpfen, weisen Studien nach, dass der Kortex auch in der Lage ist, Information aus einer Sinnesmodalität in einer anderen Sinnesmodalität einzusetzen (Pascual-Leone und Lanzetta 2001). Das *Konzept der crossmodalen Aktivität* ermöglicht es, die kortikale Repräsentation für die Hand in der Phase der Nicht-Innervation zu aktivieren (Waldner-Nilsson 2013). Beide Erkenntnisse sorgten dafür, dass neue therapeutische Ansätze entwickelt wurden (Baier et al. 2006). Beispiele für crossmodale sensorische Ersatzstrategien sind z. B. der sensorische Handschuh, 3D audiovisuell-kinästhetisches Lernen und Spiegeltherapie (Zink und Philip 2020). ◘ Abb. 33.52 zeigt ein Beispiel einer Spiegeltherapie mit einer sensomotorischen Komponente.

In Phase 1 der sensorische Reedukation verwenden wir verschiedene Prinzipien der „Illusion von Sensibilität". Diese sollten immer individuell für jeden Patienten ausgewählt und adaptiert werden. Möglichkeiten zur Umsetzung dieser Prinzipien sind in ◘ Tab. 33.7 dargestellt.

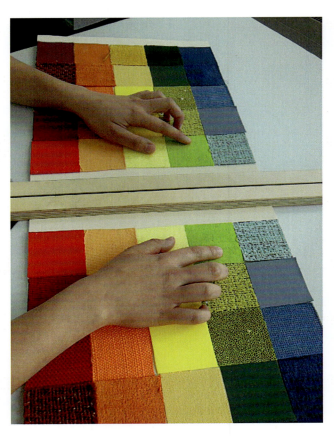

◘ Abb. 33.52 Spiegeltherapie. (© Isarklinikum München, K. Strigl)

Phase 2: Phase der Reinnervation

Phase-2 beginnt, wenn die Axone die Haut an den Fingerspitzen reinnerviert haben und eine Muskelaktivität spürbar ist. Das Ziel dieser Phase ist die Wiederherstellung und Festigung der neu entstandenen neuralen Verbindungen (Rosen et al. 2014).

Nur durch eine gelungene, wiedererlangte Integration sensorischer und motorischer Fähigkeiten verfügt der Patient über ausreichende Geschicklichkeit und Kraft zur Durchführung seiner Alltagsaktivitäten, beruflich und privat.

Aufklärung

Aufgrund der oft sehr langen Phase der Rehabilitation ist eine weitere intensive Unterstützung seitens des Behandlungsteams unabdingbar. Fortlaufende Aufklärung über anatomische und physiologische Prozesse sowie über motorische und sensorische Entwicklungen sind zum besseren Verständnis und zur Motivation für den Patienten absolut notwendig. Die neu erstandenen motorischen und sensorischen Programme, die auf das Prinzip der kortikalen Plastizität aufgebaut wurden, hel-

Handtherapeutische Behandlung von Verletzungen und Erkrankungen der Hand

Tab. 33.7 Übersicht Inhalte des Trainings in Phase 1 – Phase der Nicht-Innervation. (Adaptiert aus Waldner-Nilsson)

Informationsaustausch Handtherapeut/Patient		
Aufklärung	• Schulung • Instruktionen • Zielsetzung	• Verletzungsart, Verlauf • Vorsichtsmaßnahme • Behandlungsverlauf Phase 1 • Erstellen Heimübungsprogramm
Motorik		
Mobilisation	• Passive Mobilisation betroffener Strukturen • Aktive Mobilisation nicht-betroffener Strukturen	Unter Entlastung der betroffenen Strukturen arbeiten
Tonuserhalt/Kraftaufbau	• Nicht betroffene Muskulatur	
Aktivierung kortikomotorische Aktivität	• Mirror Visual Feedback (MVF) • Visual Feedback • Mentale Vorstellung (MV)	• Spiegeltherapie • Observation einer Greifbewegung eines realen Objektes • Vorstellung spezifischer Bewegungsabläufe
Elektrotherapie		
Aktivierung Muskelreinnervation	Niederfrequente Nervenstimulation	
Sensibilität		
Multisensorische Stimulation		Nutzung aller Sinneswahrnehmungen zur Unterstützung der kortikalen Aktivität
Crossmodale Aktivierung	Information aus anderen Sinnesmodalitäten verwenden	Sensorischer Handschuh, 3D audiovisuell-kinästhetisches Lernen und Spiegeltherapie
Illusion der Sensibilität	• Taktile Interaktion: • Visuotaktile Interaktion • Audiotaktile Interaktion • Akustisch-taktile Interaktion:	• *Vorstellung* einer Berührung, einer Aktivität • *Beobachtung* – Berührung durch andere Person oder sich selbst • Tätigungs- und Berührungswörter *lesen/hören*. • Einordnen akustischer Signale bei Berührung

fen dem Patienten, die „neue Sprache der Hand" zu interpretieren. Die Effekte dieser Reedukationsprogramme hängen maßgeblich von der Motivation und Adhärenz des einzelnen Patienten sowie deren Bewältigungsstrategien ab (Dahlin und Wiberg 2017).

■ ■ Motorik

Ein Grundprinzip des zentralen Nervensystems ist, dass nur bei einem adäquaten sensorischen Input ein optimaler motorischer Output erfolgen kann. Viele Übungen aus der sensorischen Reedukation aus Phase 1 haben daher auch Einfluss auf die motorische Reedukation. Zusätzlich können viele Techniken, wie z. B. die *Faszilitationstechniken* zur Erhöhung des Muskeltonus eingesetzt werden (Waldner-Nilsson 2013). ◘ Abb. 33.53 zeigt ein Beispiel, wie eine Übungsschiene zur Faszilitierung der Beugemuskulatur eingesetzt wird.

■ ■ Sensorik

Phase-2 beginnt, wenn regenerierende Axone die Hand erreicht haben und mittels Monofilamente-Tests eine Druckwahrnehmung in der Handinnenfläche nachweis-

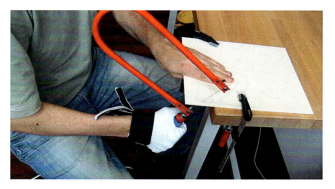

◘ **Abb. 33.53** Faszilitation der Muskulatur mithilfe eines Flexionshandschuhs. (© Isarklinikum München, K. Strigl)

bar ist. Die Ziele des Sensibilitätstrainings sind die Förderung und Steigerung der Sensibilität und der damit verbundene Einsatz der Hand.

Infolge neuer Erkenntnisse aus der Neurowissenschaft fand eine Entwicklung in der Durchführung des Sensibilitätstrainings statt. Das klassische Sensibilitätstraining nach Wynn Parry (1966) berichtet erstmals über ein strukturiertes Sensibilitätstraining, das sich auf die Berührung und Beschreibung von Formen, Textilien und Gegenstände aus dem täglichen Leben stützte (Waldner Nilsson 2013). Dellon führte in den 70er-Jahren des letzten Jahrhunderts das Training entsprechend der Erholung des Nervs ein und berücksichtigte erstmals den Unterschied zwischen statischer und dynamischer Berührung sowie die 2-Punkte-Diskriminierung. Das Sensibilitätstraining nach Rosén und Lundborg (2004) befasst sich in Phase 2 des Sensibilitätstrainings mit der gezielten Aktivierung und Stimulation von sensorischen Arealen, greift zurück auf Erlebtes und spielt eine wichtige Rolle in der Förderung der „langsamen Plastizität".

■■ Sensomotorische Integration

Bei zunehmender Reinnervation der betroffenen Strukturen gewinnt die Integration der sensorischen und motorischen Fähigkeiten in allen Aspekten des täglichen Lebens an Bedeutung. Aktivitätsbasierte Strategien erfordern genau diese Integration. Die Verbesserung der sensomotorischen Steuerung wird durch aktivitätsbasiertes Training unter Verwendung von Wiederholung und effektivem Feedback erreicht. Im Gegensatz zu traditionellen Sensibilitätstrainingskonzepten werden keine isolierten taktilen Stimuli verwendet, sondern Aktivitäten aus dem realen Leben des Patienten simuliert. Um diesen Bezug herzustellen, wird die Auswahl der Aktivität gemeinsam mit dem Patienten getroffen.

Da die Erholung der motorischen und sensorischen Nervenfasern und die damit einhergehende Reinnervation zeitlich nicht parallel verlaufen, ist der Übergang zu den Übungen aus Phase 2 oft nicht klar abgrenzbar. Die Übungen aus Phase 1 sollen daher auch in Phase 2 berücksichtigt werden (◘ Abb. 33.54). In ◘ Tab. 33.8 sind nur die ergänzenden bzw. spezifischen Übungen für Phase 2 aufgenommen.

Die Erwartungen einer langfristigen motorischen Erholung nach PNV ist geringer als die Erwartungen und Entwicklungen im Bereich der funktionellen Sensibilität. Das Outcome nach einer PNV ist maßgeblich abhängig von der kortikalen Plastizität. Das Erlernen von Ersatz- oder Kompensationsstrategien ist dann gefragt, wenn es zu einem Stillstand der Regeneration kommt und keine Veränderungen mehr zu erwarten sind.

■■ Schienenversorgung

Je nach Höhe der Nervenverletzung und den möglichen Begleitverletzungen der umliegenden Strukturen ist eine frühe Versorgung mit einer individuell angepassten Schiene zur Unterstützung der therapeutischen Maßnahmen notwendig. In dieser frühen Phase bedarf es einer Schienenversorgung in einer entlastenden Position für die betroffenen Strukturen.

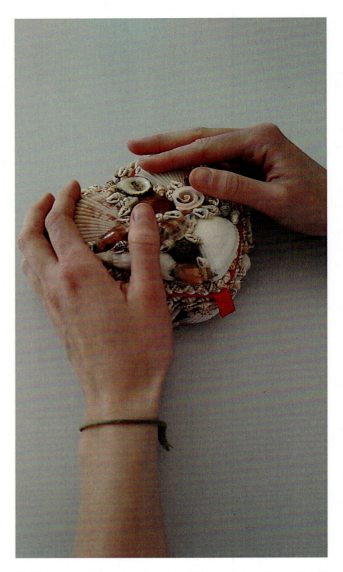

◘ Abb. 33.54 Funktionelles Sensibilitätstraining Phase 2. (© Isarklinikum München, K. Strigl)

Schienen aus einem Niedrigtemperaturmaterial haben im Vergleich zu Konfektionsschienen den Vorteil, dass diese Schienen jederzeit an die Phase der Wundheilung und des individuellen Behandlungsfortschritts angepasst werden können.

In dieser 1. Phase der Rehabilitation sorgt die Schienenfrühbehandlung für den Erhalt der passiven Beweglichkeit, unterstützt die Kontrakturprophylaxe und verhindert somit möglichst die Entstehung einer nicht-funktionellen Stellung der Hand. In der Regel kommen zu diesem Zeitpunkt statische Schienen zum Einsatz. Diese ermöglichen einerseits eine entsprechende Lagerung und erlauben andererseits eine dem Behandlungsverlauf entsprechende Bewegung.

Tab. 33.8 Übersicht Inhalte des Trainings in Phase 2 – Phase der Innervation. (Adaptiert nach Waldner-Nilsson und Dahlin)

Informationsaustausch Handtherapeut/Patient

Schulung	• Schulung • Instruktionen • Zielsetzung festlegen	• Behandlungsschwerpunkte Phase 2 • Anpassung Heimübungsprogramm

Motorik

Tonuserhalt/Kraftaufbau	Fazilitationsmöglichkeiten (Waldner-Nilson)	• Exterozeptive Stimulation der Haut • Propriozeptive Stimulation • Visuelle und akustische Stimulation • Propriozeptive neuromuskuläre Stimulation • Elektrische Stimulation
Aktivierung kortikomotorische Aktivität	• Mirror Visual Feedback (MVF) • Visual Feedback • Mentale Vorstellung (MV)	• Spiegeltherapie • Observation einer Greifbewegung eines realen Objektes • Vorstellung spezifischer Bewegungsabläufe

Elektrotherapie

Aktivierung Muskelreinnervation	Niederfrequente Nervenstimulation

Sensibilität

Sensibilitätstraining nach Dellon (1971)	• Schmerz- und Temperaturwahrnehmung • Tieffrequenzvibration und bewegte Berührung • Hochfrequenzvibration und statische Berührung • 2-Punkte-Diskriminierung, Erkennen von Formen, Materialien, Gegenständen
Sensibilitätstraining nach Rosén und Lundborg (2004)	• Lokalisation von Berührung • Unterschiede in Form und Struktur identifizieren • Bilaterale taktile Stimulierung • Verwendung selektiver Anästhesie auf einem angrenzendes Hautareal • Multisensorische Stimulation

Sensomotorisches Training

Geschicklichkeit und Koordination (S456-Waldner)	• Kognitiv-therapeutischer Ansatz • Greif- und Geschicklichkeitsübungen	• Perfetti-Übungen • Manipulation unterschiedlicher Gegenstände • Bilaterale Übungen
Funktionelles und berufliches Training	• Aktivitätsbezogene Strategien (Bjoerkman 2005; Zink 2010)	Aktivitätsbezogenes Training aus dem Alltag des Patienten

Sobald es die betroffenen Strukturen zulassen, ist die Versorgung mit Funktionsersatzschienen notwendig. Diese müssen in erster Linie so gut wie möglich die Aufgabe der jeweils ausgefallenen Muskulatur kompensieren und deren Aktivität anregen. Außerdem verhindern sie eine Überaktivität der Antagonisten, was zu dem bekannten Erscheinungsbild der Hand, entsprechend dem betroffenen Nerv, führt. Diese Art Schiene erlaubt den bestmöglichen Einsatz der Hand, sowohl im Alltag und Beruf als auch in der Freizeit. Handtherapeuten bringen die notwendigen Fachkenntnisse mit, um entsprechend dem aktuellen Funktionsstatus der Hand eine entsprechende Schiene herzustellen, die den individuellen Anforderungen gerecht wird.

◘ Tab. 33.9 (modifiziert nach Behrendt und Gundelwein 2015) fasst eine Übersicht über die Art der Schiene und deren mögliche funktionelle Ziele für den jeweilig betroffenen Nerv zusammen.

Bei zunehmender Reinnervation der Muskulatur nehmen die Schienen oft noch eine funktionsunterstützende Aufgabe wahr. Wichtig ist es, hier auf die individuellen Bedürfnisse des Patienten einzugehen und individuelle Lösungen anzubieten. Wie lange der Einsatz der Schienen notwendig ist, hängt von der Höhe der Verletzung, dem Ausmaß der Reinnervation und der Compliance des Patienten ab. Ab Erreichen eines Funktionsgrades 3 in der Funktionsprüfung nach Janda (Avenius et al. 2020) wird der Einsatz der Funktionsschiene reduziert bzw. beendet.

◨ **Tab. 33.9 Funktionsersatzschienen und deren mögliche funktionelle Ziele für den jeweilig betroffenen Nerv** (modifizierte Übersicht; Strigl 2020)

Bild der Lähmung	Art der Schiene	Funktionelles Ziel der Schiene
N. medianus		
Schwurhand	Statische (◨ Abb. 33.55) oder dynamische Schiene (Oppositionsschiene)	Opposition – Präzisionsgriff • Vermeidung Adduktionskontraktur
N. ulnaris		
Krallenhand	Statische oder dynamische Schiene (Ulnarisspange) (◨ Abb. 33.56)	Regulierung Gleichgewicht zwischen extrinsischen und intrinsischen Extensoren – funktionelles Öffnen der Hand • Unterstützung Extension IP durch Flexionsstellung MCP • Vermeidung Kontrakturen PIP • Vermeidung Überdehnung palmare Platte MCP4, MCP5
Kombinationsverletzung N. medianus – N. ulnaris		
Affenhand	dynamische Schiene (Medianus-Ulnaris-Schiene) (◨ Abb. 33.57)	• Opposition – Präzisionsgriff o Vermeidung Adduktionskontraktur • Regulierung Gleichgewicht zwischen extrinsischen und intrinsischen Extensoren – funktionelles Öffnen der Hand o Unterstützung Extension IP durch Flexionsstellung MCP o Vermeidung Kontrakturen PIP o Vermeidung Überdehnung palmare Platte MCPs IV, V
N. radialis		
Fallhand	• Statische Unterarmschiene (Cock-up-Schiene, Handgelenkmanschette) dynamische Schiene (Radialisersatzschiene) (◨ Abb. 33.58)	• Vermeidung Überdehnung der extrinsischen Extensoren, ermöglichen keinen Einsatz der Hand im Alltag • Stabilisierung des Handgelenks bei gleichzeitigem funktionellem Öffnen der Hand (MCP-Extension)

Tipps und Tricks

Mithilfe einer großen Menge an Kreativität, Inspiration und Einfühlungsvermögen kann eine optimale Strategie für die Behandlung geformt werden. Ideal sind Übungen mit einem großen Bezug zu gezielten Alltagstätigkeiten, Freizeitaktivitäten oder beruflichen Abläufen des jeweiligen Patienten. Es fällt ihnen wesentlich leichter, sich konkrete motorische oder sensorische Reize aus diesen Bereichen vorzustellen, z. B. die Handposition beim Umfassen der Lieblingstasse, wie sich der Stoff des T-Shirts seines favorisierten Sportvereins anfühlt, die Größe der Muttern, die täglich in der Arbeit verwendet werden, oder die Gitarrensaite, die an einer bestimmten Stelle der Fingerkuppe anliegt. Die bewusste Wahrnehmung und das Zurückgreifen auf Bekanntes aktivieren die entsprechenden sensorischen und motorischen Areale und unterstützen die Vorstellungskraft. Wichtig ist eine Betrachtungsweise aus Sicht des Patienten in seinem gesamten Kontext, um ihn langfristig zu motivieren.

Handtherapeutische Behandlung von Verletzungen und Erkrankungen der Hand

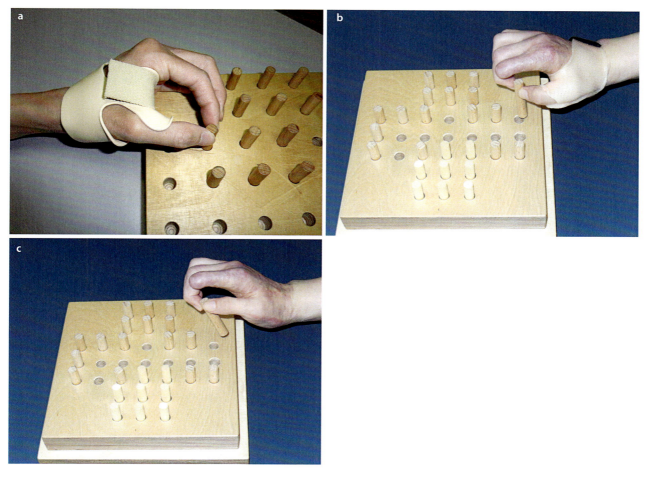

Abb. 33.55 a Oppositionsschiene (N. medianus), **b, c** Vergleich Präzisionsgriff mit und ohne Oppositionsschiene. (© Isarklinikum München, K. Strigl)

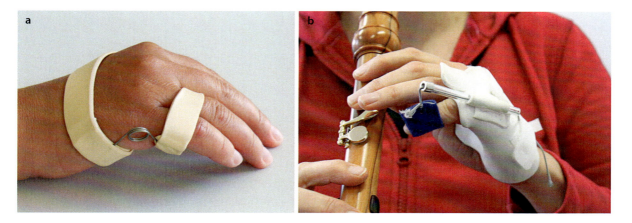

Abb. 33.56 a Dynamische Ulnarisspange, **b** Funktionsschiene N. ulnaris. (Quelle: © Isarklinikum München, K. Strigl)

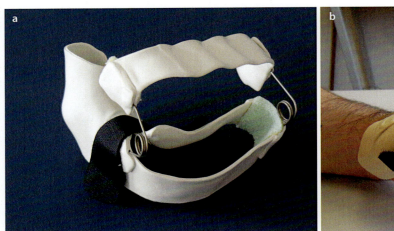
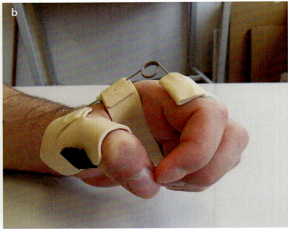

◘ **Abb. 33.57** Funktionsschiene Kombinationsverletzung N. ulnaris – N. medianus. (© Isarklinikum München, K. Strigl)

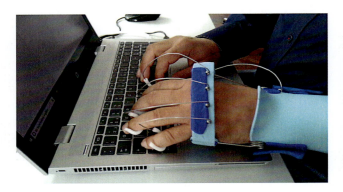

◘ **Abb. 33.58** Funktionsschiene N. radialis. (© Isarklinikum München, K. Strigl)

33.9.3 Zusammenfassung

Das Outcome nach PNV ist maßgeblich abhängig von den funktionellen Veränderungen im Kortex. Der Schwerpunkt der Rehabilitation liegt daher einerseits auf einem sehr früh angesetzten Therapiebeginn, um die kortikale „Handkarte" möglichst zu erhalten. Andererseits sind entsprechende multimodale Interventionen mit zielgerichteten Stimuli notwendig, um die Chance auf das Erreichen einer funktionellen Sensomotorik zu erhöhen.

33.10 Handtherapie bei Rheuma/Arthrose

Ruth Koch

Arthrose und Polyarthrose der Hand- und Fingergelenke sowie die rheumatoide Arthritis (RA) gehören zu den häufigen rheumatischen Erkrankungen. Im Verlauf können sich bei unterschiedlichen Entstehungsmechanismen schwerste Funktionseinschränkungen der oberen Extremität mit Schmerzen, Kraftverlust, Deformitäten und schließlich Gelenkzerstörung entwickeln. Aufgrund der Chronizität und der Progredienz kommt einer qualifizierten Handtherapie schon im frühen Stadium eine große Bedeutung zu. Die Deutsche Gesellschaft für Rheumatologie empfiehlt in der Leitlinie zum Management der frühen RA: „Alle Patienten mit Einschränkung der Handfunktion, der Alltagsaktivitäten und/oder der beruflichen Tätigkeit sollten Ergotherapie erhalten" (Schneider et al. 2019).

Im Folgenden soll auf die handtherapeutische Behandlung bei RA und Arthrose im Besonderen eingegangen werden; in modifizierter und auf das jeweilige Krankheitsbild abgestimmter Weise kann dies auch auf verwandte Krankheitsbilder angewandt werden, z. B. SLE, Sklerodermie, Hämochromatose, und ganz besonders JIA und verwandte Krankheitsbilder des Kindes- und Jugendalters. Aufgrund der großen Bedeutung des Daumens für die Handfunktion ist der Behandlung der Rhizarthrose ein eigener Abschnitt gewidmet.

33.10.1 Handtherapie konservativ

Es gilt der Grundsatz: „Je früher, desto besser". Nur Patienten, die über ihre Erkrankung informiert sind und in Therapieentscheidungen mit einbezogen werden, können sich mit möglichen Folgen der Erkrankung auseinandersetzen, ihren privaten und beruflichen Alltag gelenkentlastend gestalten und selbstverantwortlich und selbstwirksam zu einer möglichst positiven Beeinflussung des Krankheitsverlaufs beitragen. Für an RA erkrankte Patienten gilt in besonderer Weise, dass oft mehrere oder viele Gelenke betroffen sind, was die Bewältigung des Alltags schon in den ersten Schüben stark beeinträchtigen kann. Bei Arthrosepatienten sind meist weniger Gelenke betroffen, aber auch hier können – z. B.

durch eine Polyarthrose der Finger – ähnliche Behandlungsprinzipien erforderlich sein.

Befund: Im Rahmen einer sorgfältigen Befundung nach ICF werden neben dem Bewegungsausmaß auch die Stabilität der Gelenke, Fehlstellungen mit Stadieneinteilung, Schmerzen, die Kraft, die Ausführbarkeit von Grob- und Präzisionsgriffen erfasst. Außerdem werden die Geschicklichkeit (z. B. 9-Hole-Peg-Test) getestet sowie eine Einschätzung des gegenwärtigen Status der Alltagsfähigkeit und der Lebensqualität (z. B. DASH, FFbH) erhoben (Bureck und Illgner 2014). Hier ist oft erstaunlich, wie selbst schwer betroffene Patienten im Alltag noch zurechtkommen; solche Kompensationsstrategien sollten bei der Behandlung berücksichtigt werden.

Gemäß den Leitlinien werden Behandlungsziele dann basierend auf dem Befund und entsprechend den Lebensumständen des Patienten partizipativ – gemeinsam mit den Patienten – festgelegt.

Für das Erreichen bzw. Erhalten größtmöglicher Selbstständigkeit und Zufriedenheit in allen Lebensbereichen sind als Behandlungsziele relevant:

- Erhalt bzw. Verbesserung des aktiven und passiven Bewegungsausmaßes,
- Verminderung oder Beseitigung von entzündungsbedingten Schmerzen,
- Verhinderung von Dysfunktionen, Deformitäten, Kontrakturen bzw. die Behandlung von vorhandenen Deformitäten,
- Kräftigung und Stabilisierung (Koesling und Bollinger Herzka 2008).

Behandlung: In der Behandlung sind daraus vielfältige Inhalte ableitbar:

- Aufklärung und Schulung: Patienten sollen Informationen über die Erkrankung und über physiologische und pathologische Bewegungsmuster erhalten, die pathomechanischen Zusammenhänge zwischen Entzündung, Alltagsverhalten und Gelenkveränderungen erkennen und Möglichkeiten des Gelenkschutzes zur Entlastung kennenlernen.
- Auswählen, Einüben und Anwenden von geeigneten Gelenkschutzmaßnahmen und Hilfsmitteln in jedem Krankheitsstadium. Unterstützend können hier schriftliche Informationen zum Einsatz kommen, z. B. der Rheumaliga-Ratgeber „Gelenkschutz im Alltag" (Bitzer und Welt 2018) oder „Informationen zum Gelenkschutz" (St. Josef-Stift 2012).
- Aktives Funktionstraining zur Kräftigung, Stabilisierung, Dehnung, z. B. mit Therapieknete.
- Die Durchführung eines geeigneten aktiven Übungsprogramms, angeleitet und überwacht vom Therapeuten, hat sich als wirkungsvoll und kostengünstig erwiesen (Hammond und Prior 2016).
- Passives Mobilisieren der Gelenke nach Bedarf.
- Thermische Anwendungen: Das Einwirken unterschiedlich temperierter Medien (Eis/Raps/Linsen u. Ä.) zur Schmerzlinderung, Verbesserung der Beweglichkeit, Tonusregulation und ggf. Ödemreduzierung.
- Unterstützung in der Krankheitsverarbeitung (Koesling und Bollinger Herzka 2008).

Der Schienenversorgung kommt in allen Phasen der Erkrankung eine besondere Bedeutung zu: Im Anfangsstadium können sie zur Schmerzlinderung, Entlastung in achsengerechter Stellung, Stabilisierung und damit zur besseren Kraftübertragung besonders in Hand- und Fingergrundgelenken beitragen, z. B. Handgelenkbandagen oder Handfunktionsorthesen (◌ Abb. 33.59). Im Verlauf gewinnt die Korrektur von Fehlstellungen sowohl beim Einsatz tagsüber als auch zur Lagerung nachts an Bedeutung, z. B. Antiulnardeviationsorthesen (◌ Abb. 33.60a, b), Antiflexionsorthesen (◌ Abb. 33.61) oder Lagerungsorthesen (◌ Abb. 33.62a, b). Mithilfe von Orthesen können zudem verkürzte Strukturen aufgedehnt und Handfunktionen gezielt wieder ermöglicht werden (◌ Abb. 33.63a, b). Zur Verfügung stehen sowohl vorgefertigte als auch individuell hergestellte Orthesen. Erfahrene Therapeuten können mit den Patienten eine individuelle und zielgerichtete Versorgung erreichen. Die Leitlinie empfiehlt für Rheumapatienten maßgefertigte Orthesen; diese können oft besser an problematische Haut- und Gelenkverhältnisse angepasst und auch punktgenau für Gelenkveränderungen modifiziert werden.

Während in den ersten Phasen der Erkrankung der Schwerpunkt auf der Prophylaxe und dem Funktionserhalt liegt, kommen im weiteren Verlauf die Kompensation und die Substitution in den Fokus.

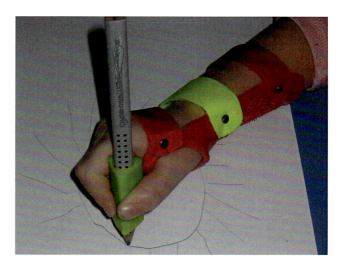

◌ **Abb. 33.59** Handfunktionsorthese. (© St. Josef-Stift, R. Koch)

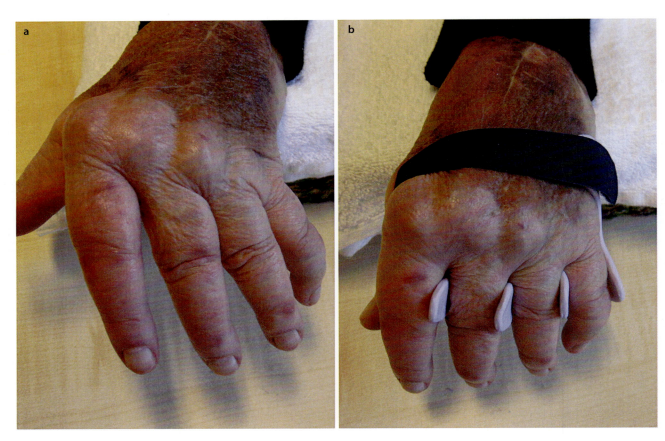

Abb. 33.60 a Ulnardeviation der Langfinger b Antiulnardeviationsorthese. (© St. Josef-Stift, R. Koch)

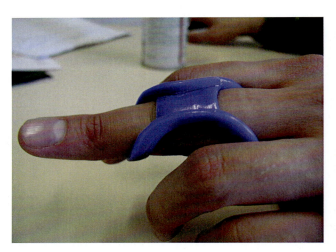

Abb. 33.61 Antiflexionsorthese. (© St. Josef-Stift, R. Koch)

Die erwähnten Therapiemaßnahmen können, anpasst an das jeweilige Krankheitsbild und in modifizierter Form, auch bei Patienten mit Handgelenks- und Fingergelenkarthrose sowie JIA-Patienten angewendet werden. Besonders bei betroffenen Kindern ist eine frühzeitige, bei Bedarf intensive, handtherapeutische Betreuung im Rahmen einer interdisziplinären Behandlungsstrategie angezeigt, um ihnen eine möglichst normale Entwicklung und Partizipation zu erleichtern.

33.10.2 Handtherapie postoperativ

Befund: Für die handtherapeutische Nachbehandlung nach operativen Eingriffen im Rahmen einer RA oder Arthrose ist die präoperative Statuserhebung (s.o.) unerlässlich, eine Fotodokumentation wünschenswert. Voroperationen und/oder ausgeprägte Fehlstellungen bzw. Kontrakturen an weiteren Gelenken können ggf. das zu erwartende Ergebnis und erforderliche Therapiemaßnahmen beeinflussen.

Behandlungsprinzipien: Rheumapatienten können im besonderen Maß auf Hilfsmittel oder Pflegeunterstützung angewiesen sein, wenn die nicht operierte Hand erkrankungsbedingt ebenfalls stark funktionseingeschränkt ist. Idealerweise werden solche besonderen Erfordernisse schon im Rahmen der präoperativen ärztlichen Aufklärungsgespräche bedacht, aber dieser Aspekt kann auch Teil der handtherapeutischen Betreuung sein.

Je nach Krankheitsstadium können alle Strukturen vorgeschädigt und weniger belastbar sein (osteoporotischer Knochen, durch Synovialitis ausgedünnte

Handtherapeutische Behandlung von Verletzungen und Erkrankungen der Hand

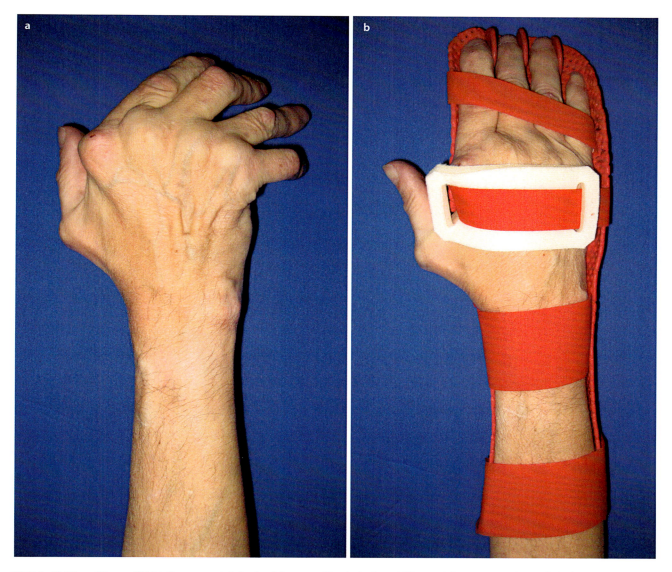

Abb. 33.62 a Diverse Fehlstellungen und Achsabweichung an Handgelenk und Fingern b Lagerungsorthese mit Achsenkorrektur und Fingersepten. (© St. Josef-Stift, R. Koch)

Sehnen, überdehnte oder atrophierte Kapsel-Band-Strukturen, „Kortisonhaut". Dies muss bei der Nachbehandlung beachtet werden, z. B. im Sinne einer verlängerten Ruhigstellung oder einer Mobilisierung unter sorgfältiger Entlastung, wo notwendig. Die Wundheilung kann verlängert und problematisch sein, außerdem sollte der Belastungsaufbau, besonders das Arbeiten gegen Widerstand, sehr vorsichtig dosiert werden.

Rheumapatienten benötigen oft vermehrt und länger die gezielte passive Mobilisation der Gelenke, da die Muskelbalance zwischen Flexoren und Extensoren, zwischen extrinsischer und intrinsischer Muskulatur gestört sein kann und aktive Übungen allein nicht mehr zielführend ausgeführt werden können.

Daher ist ein auf den jeweiligen Patienten und den Eingriff abgestimmtes Nachbehandlungsschema unbedingt erforderlich, in dem, in Absprache zwischen Operateur, Handtherapeut und Patient, die handtherapeutische Nachbehandlung und die entsprechende individuelle Schienenversorgung festgelegt sind. Verschiedene Schemata sind verfügbar, aber sehr oft muss in der Praxis von ihnen abgewichen werden. Eine gute Kommunikation zwischen Arzt und Therapeut ist sehr wichtig.

Generelle **Ziele:**
- Heilung aller operierten Strukturen,
- Erreichen der bestmöglichen Gelenkbeweglichkeit,
- das ungestörte Sehnengleiten,

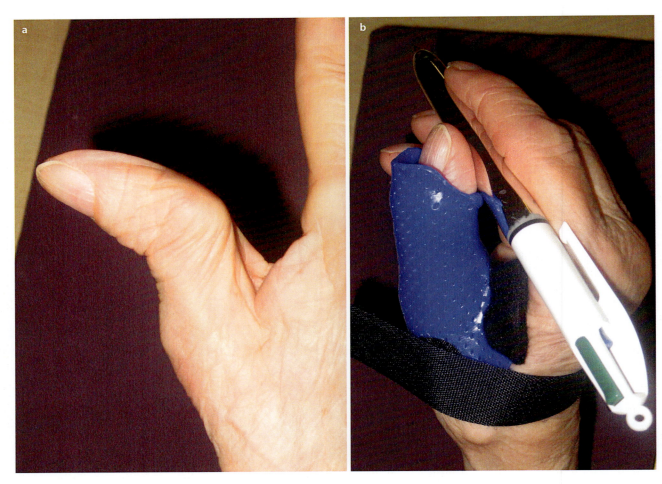

◘ **Abb. 33.63** **a** Knopflochfehlstellung Daumen mit instabilem IP-Gelenk **b** Modifizierte Daumengrundgelenkorthese. (© St. Josef-Stift, R. Koch)

- ein möglichst physiologisches Bewegungsmuster und damit Wiedererlangen oder Erhalten der bestmöglichen Handfunktion,
- Wiederaufnahme der Berufs- und Alltagsaktivitäten (Merle und Rehart 2009).

Für Rheuma- und Arthrosepatienten gilt allgemein:
- Frühfunktionelle Behandlung, wo erlaubt, so früh wie möglich.
- Beachtung der Schmerzgrenze.
- Gelenkschutztraining ist ein unerlässlicher Bestandteil der Nachbehandlung!

In der **Akutphase** werden die üblichen Maßnahmen durchgeführt:
- Ödemprophylaxe und -behandlung.
- Anleitung zur Eigenmobilisation der benachbarten Gelenke.
- Je nach Eingriff Mobilisation der betroffenen Gelenke und Schienenbau nach Nachbehandlungsschema (oder nach Absprache mit dem Operateur).

In der **Heilungsphase** sind dann zusätzlich die Narbenbehandlung, das funktionelle Training mit Greifübungen ohne Widerstand, ggf. ein Sensibilitätstraining, eine Hilfsmittelversorgung und immer der Belastungsaufbau nach Gelenkschutzprinzipien angezeigt.

In der **Rehabilitationsphase** wird das Augenmerk auf die Wiederaufnahme der Alltagstätigkeiten bzw. der Berufstätigkeit gelegt. Bei unzureichender Beweglichkeit kann eine Quengel-Orthese in Erwägung gezogen werden. Hierbei muss eine sorgfältige Analyse der Ursache für die Bewegungseinschränkung durchgeführt werden. Die einwirkende Dehnkraft sollte moderat gewählt werden, und die Stabilisierung der benachbarten Gelenke ist zu gewährleisten.

> **Wichtig**
> Rheumapatienten benötigen nach Handoperationen oft längere und intensivere Handtherapie als akut betroffene Patienten.
> Alle Therapiemaßnahmen – wie Mobilisation, Krafttraining oder Koordinationsübungen – sind abzustimmen auf mögliche krankheitsbedingte ver-

minderte Belastbarkeit von z. B Knochen, Sehnen, Kapsel-Band-Strukturen oder Haut.

Die Vermittlung und Einübung von Gelenkschutzstrategien sollten Bestandteil jeder Nachbehandlung sein.

Im Folgenden sollen die besonderen Erfordernisse der handtherapeutischen Nachbehandlung nach häufigen Eingriffen beschrieben werden:

a. Bei einer **Tenosynovektomie** steht das Verhindern von Verklebungen, und bei der **Artikulotenosynovektomie** zusätzlich das Wiedererlangen von möglichst stabilen Band- und Kapselverhältnissen im Vordergrund. Daher sollte das Handgelenk durch eine maßgefertigte Lagerungsorthese für das Handgelenk für 4–6 Wochen stabilisiert und geschützt und zunehmend aus der Schiene heraus beübt werden, die Finger sind frei. Neben den stadiengerechten Therapiemaßnahmen (wie oben erwähnt) gilt für das rheumatische Handgelenk der Grundsatz „Stabilität vor Mobilität", sodass eine Handgelenkmobilisation sorgfältig dosiert werden und nur bei ansonsten stabilen Bandverhältnissen (s. auch SLAC-/SNAC-Wrist) erfolgen sollte.

b. Instabilitäten und knöcherne Destruktionen im DRUG und in allen Bereichen des Handgelenks machen im weiteren Verlauf oft eine **Teilarthrodese** (z. B. radioskapholunäre Teilarthrodese/Teilarthrodese nach Chamay/mediokarpale Teilarthrodese) oder eine **Vollarthrodese** (z. B. mit Platte oder nach Mannerfelt) erforderlich. Besonders bei ausgeprägtem Befund, z. B. Beugekontraktur oder Subluxation der MCP-Gelenke, kann eine Schienenversorgung schon während der Gipsphase sinnvoll sein (Abb. 33.64). Ein weiterer Sonderfall ist die gleichzeitige Strecksehnenrekonstruktion, die dann eine Ruhigstellung des Handgelenks und gleichzeitig eine Mobilisation der Strecksehnen unter Entlastung erfordert. Dies kann durch eine Kombination mit einer dynamischen Orthese, ebenfalls auf den Gips angepasst, erreicht werden. Das Handgelenk wird nach Freigabe (je nach OP 4–8 Wochen) noch weitere 6–8 Wochen durch eine kurze Handgelenkorthese (Abb. 33.59) geschützt. Die Handtherapie sollte in dieser Zeit vor allem die Pro- und Supination, die Fingerbeweglichkeit und den schonenden Einsatz der Hand im Alltag berücksichtigen.

Gelegentlich ist die Versorgung mit einem Rundgips nicht möglich (z. B. Wundheilungsstörung). Hier kann eine individuell angepasste Handgelenkorthese mit zusätzlichem abnehmbarem Deckel zur regelmäßigen Kontrolle zum Einsatz kommen und auch in Kombination mit den oben erwähnten Orthesen verwendet werden.

c. Die rheumatisch bedingte **Strecksehnenruptur** muss häufig aufgrund von längerstreckigen rheumatischen Veränderungen mit aufwendigen Interponaten und/oder Sehnenkopplungsverfahren versorgt werden. Die Patienten werden ab dem 2. postoperativen Tag mit einer Lagerungsorthese für die Nacht (Abb. 33.62b) und mit einer dynamischen Fingerextensionsorthese für den Tag (Abb. 33.65) versorgt. Die Handgelenkposition ist dabei oft durch Voroperationen oder Deformitäten vorgegeben. Das Ziel der Therapie ist es, Verklebungen zu vermeiden, die einzelnen Fingergelenke unter Sehnenschutz beweglich (aktive Flexion und passive Extension) zu halten und Rerupturen und Elongationen zu vermeiden. Nach 6 Wochen ist im Allgemeinen die aktive Extension wieder erlaubt, die Aufbelastung ist jedoch auf die Grunderkrankung abzustimmen: Bei oft verminderter Belastbarkeit der Sehnen und bei vorhandener Instabilität einzelner oder mehrerer Gelenke dürfen Kräftigungsübungen nur sorgfältig dosiert erfolgen, bei geringem oder ohne Widerstand. Außerdem muss ein besonderes Augenmerk auf mögliche Muskeldysbalancen zwischen extrinsischen und intrinsischen Extensoren und daraus resultierende Kompensationsbewegungen gelegt werden.

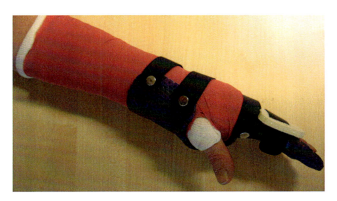

Abb. 33.64 Lagerungsorthese zum Aufsetzen auf den Rundgips

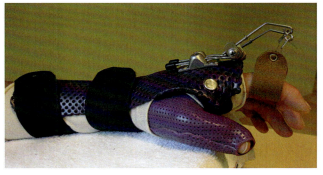

Abb. 33.65 Dynamische Extensionsorthese, hier in Kombination mit Ruhigstellung des Daumens nach gleichzeitiger MCP-1-Arthrodese

d. **Beugesehnenrupturen** bei Rheumapatienten erfordern aufgrund der oft schlechten Sehnenqualität eine stabilere Versorgung und eine zurückhaltende Nachbehandlung, d. h. mit Zügelung in einer Kleinert-Schiene. Rupturen liegen oft länger zurück, und je nach Situation kann ein langer Schnitt zur Auffindung der Sehnen und zur Tenosynovektomie erforderlich sein. Die Handgelenkposition (üblich sind 30° Flexion in der Orthese) kann ebenfalls vom üblichen Schema abweichen oder durch eine früher erfolgte Arthrodese festgelegt sein. Des Weiteren kann die Zügelung aller Finger sinnvoll sein, auch wenn nicht alle Finger versorgt wurden (Quadriga-Effekt). Fehlstellungen und Instabilitäten der Langfinger können ein aktives komplettes Strecken der Finger in der Schiene erschweren bis unmöglich machen. Hier müssen individuelle Lösungen und Adaptionen für die Patienten gefunden werden.

> Für generelle Therapieprinzipien soll auf den Abschnitt Strecksehnen- und Beugesehnenrekonstruktionen verwiesen werden.

e. Die **Synovektomie** der MCP-Gelenke hat zum Ziel, diese von Entzündungsgewebe zu befreien und weitergehende Gelenkdestruktionen zumindest hinauszuzögern. Die Nachbehandlung beinhaltet eine Lagerungsorthese für die Nacht ab dem 2. postoperativen Tag, in der die Finger achsengerecht gelagert werden können. Um Adhäsionen zu vermeiden, ist eine frühzeitige aktive und passive Mobilisation aller Fingergelenke zunächst ohne Belastung angezeigt. Der Kapsel-Band-Apparat muss stabil verheilen und gegen Fehlbelastung geschützt werden. Dies sollte durch die Anpassung einer Antiulnardeviationsorthese (◘ Abb. 33.60b) möglichst früh, je nach Schwellungszustand, erfolgen, außerdem ist ein Gelenkschutztraining für das achsengerechte und belastungsarme Greifen erforderlich. Die Schiene ist bei Bedarf auf Dauer bei Belastung zu tragen und wird bei adäquater Passform gut toleriert.

f. Bei einer Ulnardeviation und noch guter struktureller Beschaffenheit der MCP-Gelenke kann zusätzlich eine **Strecksehnenrezentrierung** mit und ohne Interosseustransfer durchgeführt werden. Es erfolgt die Versorgung mit einer Lagerungsorthese für den Unterarm, die Hand und die Finger mit Fingersepten (◘ Abb. 33.62b) für nachts ab dem 2. Tag und mit einer dynamischen Extensionsorthese (◘ Abb. 33.65) tagsüber, die eine achsengerechte oder ggf. radialisierende Frühmobilisation durch den Patienten ermöglicht. Oberstes Prinzip ist der Schutz des rekonstruierten Kapsel-Band-Apparates und der erreichten Achsenkorrektur. Daher ist zu Beginn eine Limitierung der aktiven und auch passiven Flexion von 40° sinnvoll, die dann schrittweise bis zur vollen möglichen Flexion gesteigert wird. Ebenso soll auch der volle Faustschluss erst nach 6 Wochen wieder beübt werden. Wichtiger sind zunächst das freie Gleiten der Sehnen, die bestmögliche achsengerechte Beweglichkeit aller Fingergelenke und das Beüben der verschiedenen extrinsischen und intrinsischen Muskelgruppen. Nach Freigabe und Absetzen der dynamischen Schiene wird ebenfalls eine Ulnardeviationsorthese (siehe oben) angepasst.

g. Die **Implantation von Spacern bzw. Endoprothesen** stellt sowohl bei RA- als auch bei Arthrosepatienten die Lösung für ausgeprägte Destruktionen an Fingergelenken dar und erfordert in besonderem Maß die Mitarbeit des Patienten. Es gibt verschiedene Nachbehandlungsschemata, die alle eine individuelle Schienenversorgung und eine stufenweise zu steigernde Bewegungsfreigabe beinhalten. Generell unterscheiden sich die Strategien bei Arthrose- und bei Rheumapatienten jedoch, bedingt durch den meist besseren Zustand des Kapsel-Band-Apparates und der benachbarten Gelenke bei Arthrose. Außerdem spielt der verwendete Implantattyp eine Rolle. Eine gute Kommunikation und Informationsweitergabe zwischen Operator und Handtherapeut ist erforderlich. Der Zugriff auf Röntgenbilder und/oder OP-Bericht ist ebenfalls sehr hilfreich.

MCP-Gelenke Arthrose: Ein häufig angewendetes Nachbehandlungsschema sieht eine Schienenversorgung am 2. Tag durch eine mittelhandumgreifende Lagerungsorthese für das Grundgelenk mit 10–20° Flexion mit freien Mittel- und Endgelenken vor; ab dem 7. Tag wird ergänzt mit einer dynamischen Extensionsorthese mit einer Limitierung von 45° Flexion, die nach 3 Wochen bis 60° erweitert wird. Vom 2. Tag an wird passiv im erlaubten Bewegungsausmaß mobilisiert. Der Patient führt sein Übungsprogramm mehrmals täglich mit 20–30 Wiederholungen durch. Eine Variation des Übungsprogramms besteht in der stündlichen Durchführung für jeweils 15–20 Wiederholungen. Ebenfalls möglich ist eine Versorgung mit der dynamischen Schiene schon ab dem 3. Tag. In Einzelfällen, bei besonders stabilen Kapsel-Band-Verhältnissen, wird auch eine Nachbehandlung ohne Schiene angeordnet. Dann kann ein Buddy Tape eine Stabilisierung und Aktivitätsbeschränkung erzielen. Ziele innerhalb der ersten 6 Wochen sind die volle Beweglichkeit des Mittel- und Endgelenks sowie die aktive Streckung und Beugung des Grundgelenks im jeweils erlaubten Rahmen. Nach 6 Wochen wird die dynamische Schiene weggelassen, nach

8 Wochen die Lagerungsschiene; es erfolgt der dosierte Belastungsaufbau bis zum angestrebten vollständigen Alltagseinsatz nach ca. 12 Wochen.

MCP-Gelenke RA: Häufig werden alle 4 Finger in einer Sitzung versorgt, ebenso sind oft auch benachbarte Gelenke rheumatisch verändert, sodass am 2. Tag eine Lagerungsorthese für Unterarm, Hand und alle Fingergelenke erforderlich ist. Die Positionierung richtet sich nach dem Befund, im Idealfall können Mittel- und Endgelenke freigehalten werden. Wenn gleichzeitig eine Strecksehnenrezentrierung durchgeführt wurde, ist eine sorgfältige achsengerecht korrigierende Lagerung erforderlich. Das weitere Vorgehen ist ähnlich dem Behandlungsschema nach Rezentrierung. Fehlstellungen der Mittelgelenke und/oder eine ausgeprägte Ulnardeviation präoperativ machen häufig eine spezielle Schienenversorgung und intensivere passive Mobilisation notwendig, da die gewünschten isolierten Bewegungen in der dynamischen Schiene nicht möglich sind. Besondere Aufmerksamkeit ist geboten, wenn präoperativ neben der Ulnardeviation auch eine Rotationsstellung der MCP-Gelenke bestand, da gelegentlich trotz sorgfältiger intraoperativer Positionierung weichteilbedingt eine Tendenz zur alten Fehlstellung beobachtet werden kann. In diesem Fall sollte frühzeitig durch spezielle Zügelung in den Schienen gegengesteuert werden. Nach 6 Wochen wird die dynamische Schiene ersetzt durch eine Antiulnardeviationsorthese (◘ Abb. 33.60b), die den MCP-Bogen aufrichtet, die operierten Strukturen entlasten und die Finger bei Aktivität in der Achse führen soll. In der Therapie ist der Belastungsaufbau unter Gelenkschutzaspekten zwingend, um das OP-Ergebnis möglichst lange zu sichern. Erst nach 3 Monaten ist ein Pinzettengriff mit Kraft wieder erlaubt.

PIP-Gelenk: Hier ist die Nachbehandlung vor allem vom Zugang (palmar oder dorsal), vom Implantattyp und von der Stabilität der umgebenden Strukturen abhängig. Jede OP-Methode hat ihre Besonderheiten (siehe ärztlicher Teil), die sich auf die Nachbehandlung auswirken können. Verschiedene Nachbehandlungsschemata werden beschrieben, aber individuelle Abweichungen sind häufig angezeigt. Die Schienenversorgung beim **dorsalen** Zugang wird häufig nach dem Short-Arc-Motion-Schema durchgeführt (siehe Strecksehnenverletzungen Zone 3 und 4). Diese Nachbehandlung, die bei normalem Verlauf ohne dynamische Schiene auskommt, eignet sich sowohl für die Versorgung mit dem Swanson-Spacer als auch z. B. mit dem CapFlex-Implantat. Bei diesem Nachbehandlungskonzept wird eine aktive Mobilisation bei voller Extension ab dem 3.–7. Tag ermöglicht, die Flexion jedoch zunächst bei 30° limitiert, um den Streckapparat vor Überdehnung zu schützen. Die Flexion wird in

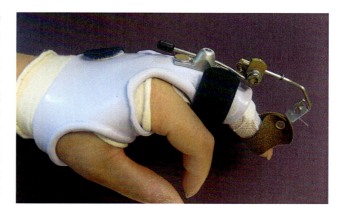

◘ **Abb. 33.66** Dynamische Extensionsorthese für das PIP-Gelenk. (© St. Josef-Stift, R. Koch)

2-Wochen-Schritten von 30° über 45° auf 60° bei aktiver voller Extension gesteigert, bevor nach 6 Wochen die Schienen weggelassen und ein ROM von 0–0–75 angestrebt wird. Der Patient führt sein aktives Übungsprogramm mit den beiden Übungsschienen mehrmals täglich bis stündlich durch und wechselt dazwischen in die Fingerlagerungsschiene. Die passive Mobilisation wird ebenfalls in diesen Bereich durchgeführt. Wenn nach 14 Tagen ein Extensionsdefizit oder eine Beugekontraktur vorliegt, wird eine mittelhandumgreifende PIP-Extensionsorthese mit stadiengerechter palmarer Blockung angepasst (◘ Abb. 33.66). Falls präoperativ eine Achsenabweichung bestand und die Gelenkstrukturen es erfordern, kann von Beginn an mit einer dynamischen Schiene gearbeitet werden. Bei einer seitlichen Instabilität, wie sie besonders beim Swanson-Spacer auftreten kann, ist die Versorgung mit einer stabilisierenden Funktionsschiene, wie z. B. einer PIP-Ligamentschiene, sowohl aus individueller Herstellung als auch konfektioniert erhältlich, angezeigt. Bei optimalem Verlauf kann der Patient nach ca. 6 Wochen mit der Aufbelastung beginnen und nach ca. 8–10 Wochen seine Berufstätigkeit wieder aufnehmen.

Beim **palmaren** Zugang wird für 6 Wochen eine Fingerschiene angepasst, die die aktive freie Beugung im PIP- und DIP-Gelenk und die aktive Streckung bis zum Schienendach (0–10° Flexion) erlaubt. Durch die Strecklimitierung sollen die genähten beugeseitigen Strukturen bei der aktiven Bewegung geschont werden. Auch hier wird die passive Mobilisation jeweils im erlaubten Rahmen durchgeführt. Oberstes Ziel der Therapie ist ebenfalls eine stabile Extension bis 0° bei voller Flexion und eine Arbeitsfähigkeit nach 8–10 Wochen.

> Bei allen Gelenkersatzoperationen sollten Präzisionsgriffe (besonders der Pinzettengriff) mit Kraft nicht vor 3 Monaten ausgeführt werden.

h. Operative **Weichteilkorrekturen** von Fingerfehlstellungen (z. B. Schwanenhalsdeformität oder Knopflochdeformität aller Finger) erfordern eine individuelle Schienenversorgung zur Frühmobilisation und zum Schutz der rekonstruierten Strukturen vor Überdehnung für 6 Wochen. Beispielhaft sei die Korrektur der Schwanenhalsdeformität durch Tenodese der hälftigen FDS-Sehne genannt. Ziel ist die dauerhafte stabile Korrektur der Fehlstellung bei guter Beweglichkeit.

i. Bei sämtlichen **Fingergelenkarthrodesen** ist eine sichere Ruhigstellung der betroffenen Gelenke erforderlich, ohne mehr Gelenke als unbedingt nötig in der Bewegung zu behindern, da entzündlich veränderte Strukturen empfindlicher auf Ruhigstellung reagieren. Hier ist ebenfalls eine individuelle Schienenversorgung von großem Vorteil (Abb. 33.66 und 33.67). Eine spezifische Handtherapie während oder nach der Heilungsphase ist erforderlich, wenn aus der Schiene heraus angrenzende Gelenke mobilisiert werden müssen oder die Patienten nach Freigabe (ca. 6 Wochen) Schwierigkeiten haben, sich auf die Arthrodese(n) einzustellen und den Alltag zu bewältigen. Die Schienen sollten jedoch bei Bedarf auf Passgenauigkeit kontrolliert und ggf. angepasst werden.

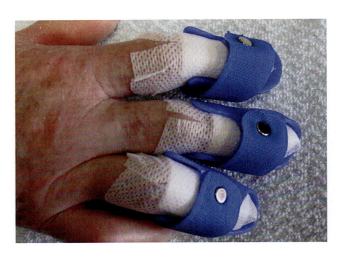

Abb. 33.67 DIP-Orthesen zur Ruhigstellung nach DIP-Arthrodese. (© St. Josef-Stift, R. Koch)

> **Therapiefrequenz:** Bei Eingriffen, die eine frühfunktionelle Behandlung erfordern, ist ein nahtloser Übergang von der stationären Handtherapie zur ambulanten Weiterbehandlung sehr wichtig. Anfangs ist eine Frequenz von 3- bis 5-mal in der Woche wünschenswert. Bei gutem Verlauf kann sie dann reduziert werden. Sogar nach Arthrodesen kann eine passive Mobilisation der angrenzenden Gelenke angezeigt sein, wenn eine physiologische Eigenmobilisation erkrankungsbedingt eingeschränkt oder nicht mehr möglich ist.

33.10.3 Zusammenfassung

Die handtherapeutische Arbeit mit Rheumapatienten ist höchst anspruchsvoll und vielseitig. Rheumapatienten profitieren sowohl im konservativen als auch im postoperativen Bereich von einer qualifizierten, intensiven und ggf. langfristigen Handtherapie. Oft sind individuelle und kreative Lösungen gefragt, und bei konstruktiver Zusammenarbeit können auch schwer betroffene Patienten gut mit der Erkrankung leben, eine hohe Lebensqualität erreichen und ihr Leben gut „im Griff behalten".

33.11 Handtherapeutische Behandlung bei Rhizarthrose

Christine Popp

33.11.1 Handtherapeutische Behandlung

Der Daumen bietet zahlreiche Funktionen und Bewegungsmöglichkeiten, ist jedoch dadurch auch starken Anforderungen und Belastungen ausgesetzt. Gerade deshalb beschäftigt sich die Handtherapie häufig mit degenerativen Verschleißerscheinungen des Daumens und bietet eine Vielzahl an Optionen, den Patienten mit Techniken und Informationen zur Seite zu stehen. Gelenkschutzvermittlung und Patientenedukation sind die vorrangigen Therapieansätze, die nachhaltig ihre Wirkung zeigen.

Die Zielsetzung erschließt sich aus den sich gegenseitig beeinflussenden Faktoren Schmerz, Schonhaltung, Bewegungseinschränkung und Funktionseinbußen. Das wichtigste Ziel ist es, den Patienten die Angst vor gelenkschonender Benutzung zu nehmen, die Gefahren von Fehlbelastung zu vermitteln und eine Balance zwischen Bewegung, Belastung und Pausen herzustellen.

33.11.2 Befund

Neben der Gelenkmessung des Daumensattel-, des Daumengrund- und Daumenendgelenks im Seitenvergleich, der Kraftmessung, der Überprüfung von Ruhe-, Bewegungs- und Belastungsschmerzen und der Sensibilität ist die genaue Abfrage der Alltagsanforderungen der betroffenen Hand für die Therapieplanung unabdingbar. So können schon erste Überlegungen angestellt werden, mit welchen Mitteln der Patient im Alltag und Beruf das Fortschreiten der Arthrose reduzieren kann. Der Sichtbefund gibt Auskunft über Ödeme, Deformitäten und Muskelatrophien, die Palpation über Temperaturunterschiede und Druckdolenz. Für die Funktionsüberprüfung eignen sich standardisierte Tests wie z. B. der Nine Hole Peg Test und der Jebsen-Handfunktionstest (objektive Testung der Handgeschicklichkeit) oder der Modified Moberg Pick-up Test (Beurteilung der taktilen Wahrnehmung und Feinmotorik).

Bei der postoperativen Befunderhebung müssen Belastungsgrenzen beachtet werden. Eine Kraftmessung wird frühestens ab der 7. postoperativen Woche durchgeführt.

33.11.3 Behandlungsmethoden/Techniken

Die passive Mobilisation und Traktion im Daumensattelgelenk kann – je nach Entzündungszustand – schmerzreduzierend wirken und das durch Schonhaltung reduzierte Bewegungsausmaß vergrößern (Ahern et al. 2018). Eine weitere vorbereitende Maßnahme ist die thermische Anwendung mittels Kälte (z. B. kalter Raps, Eisanwendung) oder Wärme (z. B. Paraffinbad, warmes Kiesbad) (Aksoy und Altan 2018). Durch gezielte aktive Mobilisation und Kräftigung des Daumens in physiologischer Stellung beübt der Patient eine gelenkschonende Daumennutzung zunächst kontrolliert in der Therapiesituation (Abb. 33.68). Diese soll dann im nächsten Schritt in einer Alltagshandlung umgesetzt werden. Falls Fehlstellungen nicht aktiv korrigierbar sind, kann eine individuell angepasste Schiene oder eine gutsitzende konfektionierte Orthese bei vielen Belastungssituationen den Daumen unterstützen (Abb. 33.69, 33.70 und 33.71). Auch Hilfsmittel wie z. B. Griffverdickungen, ergonomische Griffe und kraftreduzierende Haushaltshelfer erleichtern die Daumenfunktion im Alltag (Abb. 33.72). Die nächtliche Schienenanwendung in Funktions- oder Abduktionsstellung des Daumens kann die Symptome ebenfalls lindern. Der wichtigste Aspekt in der Behandlung ist sicherlich die Vermittlung von Gelenkschutzmaßnahmen, denn das Verständnis des Patienten, wie im Alltag die Belastung des Daumens reduziert werden kann, ist Grundlage für alle weiteren Maßnahmen.

33.11.4 Postoperative Nachbehandlung

Direkt nach der OP sollte der Patient angeleitet werden, die freien Gelenke aktiv zu mobilisieren. Schwellungsmindernde Maßnahmen (Lagerung, Kälteapplikation, ggf. manuelle Lymphdrainage) wirken sich positiv auf den weiteren Heilungsverlauf aus.

Nach einer Resektionsarthroplastik beginnt die Handtherapie i. d. R. in der 4. oder 5. postoperativen Woche. Behandlungsschwerpunkte sind dann aktive Mobilisation des Daumensattelgelenks und der Nachbargelenke, Narbenbehandlung, Funktionsanbahnung ohne Widerstand, ggf. Sensibilitätstraining und Kälteapplikationen. Da in dieser Zeit die Kapsel noch nicht geheilt ist, ist von passiver Mobilisation des Daumensattelgelenks und von Krafttraining abzusehen. Außerhalb der Übungszeiten sollte der Patient durchgehend eine Schiene tragen, die das Daumensattelgelenk vor Belastung schützt. Ab der 7. postoperativen Woche kann mit passiven Maßnahmen am Daumensattelgelenk und der gezielten Kräftigung der Daumenmuskulatur begonnen werden. Die volle Belastbarkeit ist erst nach 12 Wochen erreicht.

Bei Sattelgelenkprothesen beginnt die Handtherapie in Absprache mit dem Operateur schon 1–2 Wochen früher.

Wichtig nach operativen Eingriffen am Daumensattelgelenk ist es, eine gute Bewegungsfähigkeit des 1. Strahls zu erreichen und dann durch gezielten Kraftaufbau eine stabile Daumenfunktion zu erhalten.

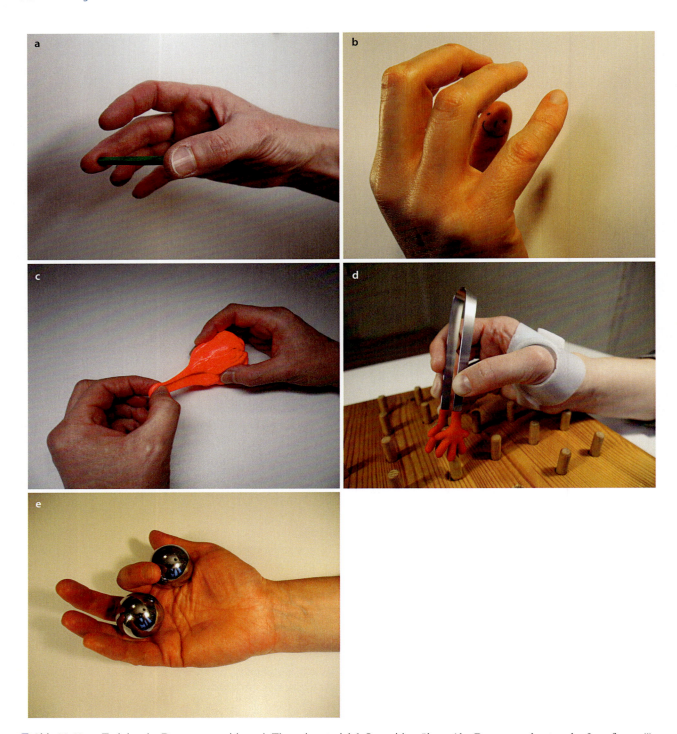

Abb. 33.68 **a** Training der Daumenopposition mit Therapiematerial. **b** Oppositionsübung (der Daumen „schaut zu den Langfingern"). **c** Kräftigung der Daumenmuskulatur mit Therapieknete. **d** Kräftigung mit Zange. **e** Koordinationstraining. (© C. Popp)

Handtherapeutische Behandlung von Verletzungen und Erkrankungen der Hand

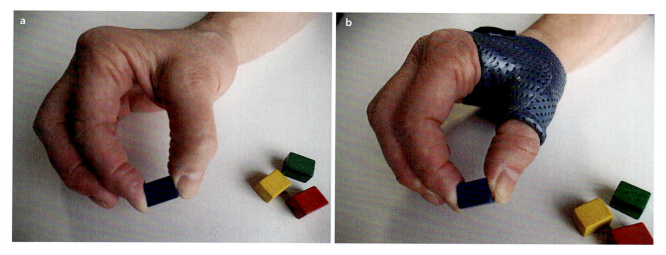

Abb. 33.69 **a** Greiffunktion in Fehlstellung des Daumengrundgelenks. **b** Greiffunktion mit Mittelhand-Daumen-Schiene. (© C. Popp)

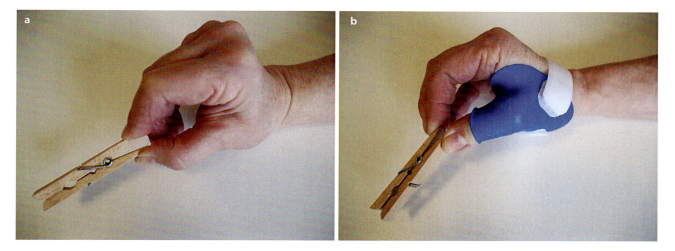

Abb. 33.70 Alltagsfunktion (Wäscheklammer) **a** in Hyperextension des Daumengrundgelenks, **b** mit Grundgelenkschiene. (© C. Popp)

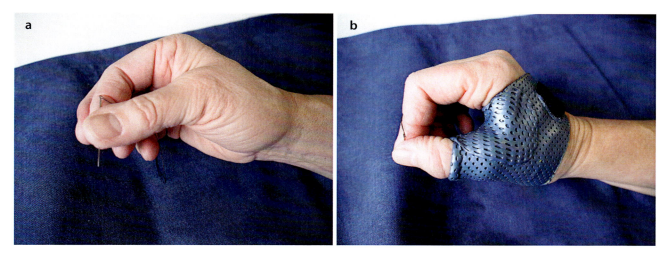

Abb. 33.71 Alltagsfunktion (Nähen) **a** in Fehlstellung des Daumengrundgelenks, **b** mit Mittelhand-Daumen-Schiene. (© C. Popp)

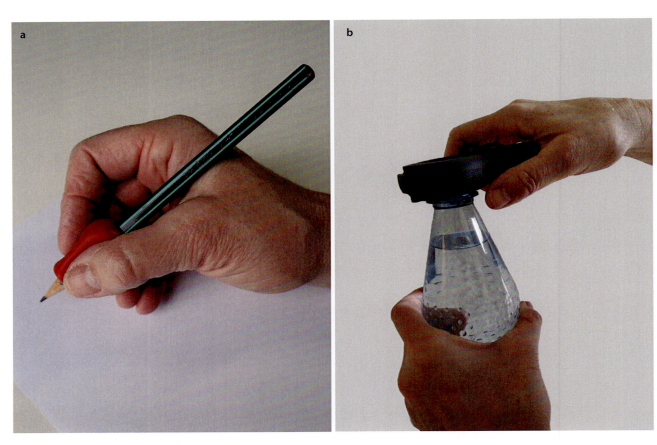

◘ Abb. 33.72 Anwendung von Hilfsmitteln: **a** Stiftverdickung, **b** Schraubdeckelöffner. (© C. Popp)

▪ Schienenversorgung

Bei der Versorgung durch konfektionierte Schienen sollte überlegt werden, welche Gelenke stabilisiert werden müssen. Oft gehen die Schienen über das Handgelenk oder das IP-Gelenk des Daumens, obwohl es nicht notwendig ist. Je weniger Gelenke durch die Schiene ruhiggestellt werden, desto besser kann sie in Alltagssituationen genutzt werden. Schienen aus Neopren unterstützen den funktionellen Einsatz und stabilisieren das Daumensattelgelenk, ohne es in der Bewegung stark einzugrenzen.

Bei der maßgefertigten Anpassung thermoplastischer Schienen kann gut auf Fehlstellungen und individuelle Probleme eingegangen werden:

Die Mittelhand-Daumen-Schiene hält den Daumen in Funktionsstellung, Daumensattelgelenk und Grundgelenk sind fixiert. Die kurze Version gibt das Grundgelenk frei, lediglich das Daumensattelgelenk wird in mittlerer Abduktion und mittlerer Flexion eingestellt (Colditz 2000; Cantero-Téllez et al. 2018) (◘ Abb. 33.73a).

Als Nachtlagerungsschiene eignet sich eine Abduktionsschiene, um der Adduktionskontraktur entgegenzuwirken, oder die Mittelhand-Daumen-Schiene zur Lagerung in physiologischer Stellung.

Liegt eine Hyperextensionsstellung des Metakarpophalangealgelenks vor, genügt gegebenenfalls eine Grundgelenkschiene, die das Gelenk bei Belastung in einer Flexionsstellung stabilisiert (◘ Abb. 33.73b).

Bei der postoperativen Schienenversorgung wird für die ersten 3–4 Wochen eine Lagerungsschiene für Hand und Unterarm mit Daumeneinschluss angepasst, danach eine Mittelhand-Daumen-Schiene. Diese soll für weitere 2–3 Wochen tagsüber außerhalb der Übungsphasen sowie nachts getragen werden. Ab der 7. postoperativen Woche kann sie tagsüber weggelassen werden, soll aber noch weitere 6 Wochen nachts getragen werden.

> **Tipps und Tricks**
>
> Da der Daumen für die meisten Greiffunktionen benötigt wird, sollten in der Handtherapie viele verschiedene Therapiemittel für sämtliche Greifarten zum Einsatz kommen. Zur Steigerung des Widerstandes eignet sich Therapieknete. Spezielle patientenindividuelle Greiffunktionen können ggf. durch mitgebrachtes Material beübt werden.

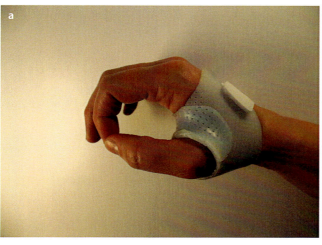 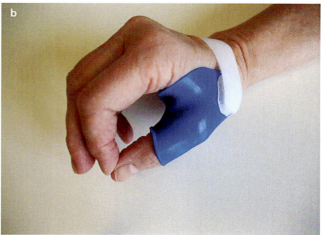

Abb. 33.73 a Mittelhand-Daumen-Schiene (kurze Version), b Daumengrundgelenkschiene. (© C. Popp)

33.11.5 Zusammenfassung

„Die gegensätzlichen Anforderungen an Stabilität und Mobilität spiegeln Aufgabe und Funktion des menschlichen Daumens wider" (Ladd et al. 2014). Bei der Rhizarthrose gehen diese zum großen Teil verloren, was sich auf viele Alltagsfunktionen negativ auswirkt. Eine gezielte handtherapeutische Intervention kann bei guter Compliance möglicherweise den Gelenkverschleiß aufhalten bzw. reduzieren und somit eine Operation hinauszögern (Wouters et al. 2020). Postoperativ besteht die Aufgabe der Handtherapie in der aufbauenden Bewegungsanbahnung und Stabilisierung des Daumens, um eine alltagstaugliche und schmerzfreie Funktion zu erhalten.

33.12 Komplexes regionales Schmerzsyndrom (Complex Regional Pain Syndrome – CRPS)

Kathrin Allgöwer

33.12.1 Befund

Das Leitsymptom für das Krankheitsbild sind v. a. die anhaltenden Schmerzen, die nicht durch das Anfangstrauma erklärt werden können. Weitere charakteristische Symptome sind Störungen der Sensorik, der Motorik, des autonomen Nervensystems und der Gewebetrophik (Tab. 33.10), die im Befund durch unterschiedliche Assessments in diesen Bereichen untersucht werden können (▶ Abschn. 33.2, Tab. 33.1).

Etwa 70 % der Patienten zeigen eine Überwärmung und Rötung der Haut als charakteristische Entzündungszeichen. Bei 30 % der Patienten ist eher eine kalte, livide Haut zu erkennen (Bruehl et al. 2016). Letztgenannte Patienten weisen hier auch eine schlechtere Prognose in Bezug auf den Krankheitsverlauf auf.

Das CRPS wird in CRPS I und CRPS II unterschieden. Im Gegensatz zum CRPS I ist beim CRPS II eine begleitende Nervenschädigung vorhanden. Für die Diagnosestellung CRPS gelten klinische Parameter, die in den Budapester Kriterien (Harden et al. 2010a) festgelegt sind.

Ein besonderes Augenmerk sollten Handtherapeuten bei Patienten mit schmerzbedingter Angst und Vermeidungsverhalten sowie bei psychischen Vortraumatisierungen (posttraumatische Stresssymptome) haben. Diese sind als negative Prädiktoren für den Krankheitsverlauf zu sehen (Bean et al. 2015; Speck et al. 2017) und sollten mit spezifischen Assessments geprüft werden (▶ Abschn. 33.2, Abb. 33.1).

Tab. 33.10 Mögliche Symptome eines CRPS

Sensorik	Schmerzen; Sensibilitätsstörungen; Hyperalgesie an den Gelenken; Hyperästhesie; Kausalgie; Störungen der Körperwahrnehmung und des Körperschemas
Motorik	Einschränkung der aktiven und passiven Beweglichkeit; Störungen der Feinmotorik; schmerzbedingte Kraftminderung; Pseudoparesen; z. T. Tremor, Myoklonien und Dystonien
Autonomes Nervensystem	Ödem; Änderungen der Hauttemperatur und Hautfarbe; vermehrtes Schwitzen
Trophische Störungen	Veränderungen an Hautanhangsgebilden (Haare, Nägel), im Bindegewebe, in Muskeln und Knochen

Ein weiterer Screeningfaktor bei Zustand nach Radiusfraktur sind persistierende Schmerzen der Stärke ≥ 5 von 10 (Visuelle Schmerzanalogskala) eine Woche nach dem Unfallgeschehen. Hier sollten frühzeitig Präventivmaßnahmen eingeleitet werden (Moseley et al. 2014).

33.12.2 Behandlungsmethoden

Neben medikamentösen und ggf. psychotherapeutischen Therapiemaßnahmen hat die Handtherapie mit den Hauptzielen Schmerzkontrolle und Funktionsherstellung einen entscheidenden Stellenwert in der Behandlung des CRPS (Birklein 2018). Durch die Erkenntnisse über pathophysiologische Mechanismen des Krankheitsbildes haben sich auch entsprechende Therapieansätze in den letzten Jahren weiterentwickelt. Als Schwerpunkte sind im Wesentlichen schmerzedukative Maßnahmen, die Spiegeltherapie, das Graded Motor Imagery Program und die Graded Exposure Therapie zu nennen.

Schmerzedukation

Die Schmerzedukation ist ein wissenschaftlich fundiertes Konzept und einer der wichtigsten Bestandteile der Behandlung, v. a. wenn schmerzbedingte Ängste und Vermeidungsverhalten von Bewegung vorliegen. Das wesentliche Ziel der Schmerzedukation ist, dass Patienten ihre körperlichen Reaktionen und Veränderungen bei chronischen Schmerzen verstehen, den Schmerzzustand als weniger bedrohlich wahrnehmen und somit zu einer möglichst normalen Bewegung und Aktivität motiviert werden.

Zu den Edukationsmaßnahmen gehören die Beratung und Schulung von Patienten und Angehörigen mit Informationen in schriftlicher, bildlicher und verbaler Form über die Schmerzneurophysiologie vor dem Hintergrund eines biopsychosozialen Schmerzverständnisses (Goebel et al. 2019).

Spiegeltherapie

Bei der Spiegeltherapie wird ein senkrecht aufgestellter Spiegel zwischen beide Arme des Patienten platziert, sodass er im Spiegel die Bewegung seiner gesunden Extremität beobachten kann, während die betroffene Extremität verdeckt ist (Abb. 33.74a). Der Patient nimmt somit seine verletzte und schmerzhafte Hand als schmerzfrei wahr. Die Illusion von Bewegung führt dabei zu einer Aktivierung in der jeweils kontralateralen Hemisphäre und damit auch zur Förderung von Reorganisationsprozessen (Dohle et al. 2011).

Zur Durchführung der Spiegeltherapie sind unterschiedliche Protokolle publiziert (z. B. das Bonner, Berliner oder St. Gallener Protokoll). Ungeachtet von einigen Details gibt es viele Gemeinsamkeiten in den Protokollen: Die Patienten werden langsam und vorsichtig an die Illusion des Spiegels herangeführt, die Interventionen sind kurz und mit vielen Pausen versehen. Es werden erst einfache Bewegungen durchgeführt, deren Komplexität mit der Zeit gesteigert werden kann. Im weiteren Verlauf können z. B. unterschiedliche Therapiematerialien zur sensorischen Stimulation ergänzt werden (Abb. 33.74b).

Graded Motor Imagery (GMI)

Das Graded Motor Imagery Programme ist ein komplexes Programm und basiert auf unterschiedlichen Theorien der kortikalen Verarbeitung während 3 aufeinander aufbauenden Phasen. In der 1. Phase des Programms geht es um die Handlateralitätserkennung. In der 2. Phase ist das Ziel die Bewegungsvorstellung, und in der letzten Phase folgt die Spiegeltherapie (Moseley 2006).

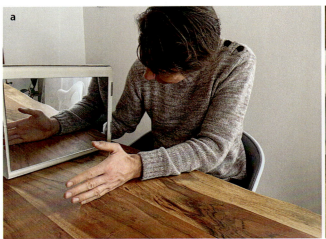 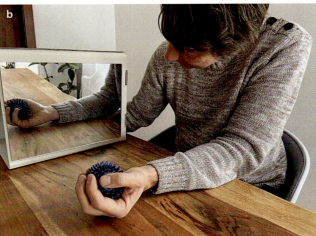

Abb. 33.74 Spiegeltherapie: **a** ohne Medium, **b** mit Igelball. (© K. Allgöwer)

▪ Graded Exposure

Die Graded-Exposure-Therapie ist ein Verhaltenstherapiekonzept, bei dem der Patient schrittweise an angstauslösende Situationen (z. B. Angst bei bestimmter Bewegung) gewöhnt wird, auch wenn dies zu einer vorübergehenden Zunahme von Schmerzen und Symptomen führt. Mit einem abgestuften Übungsprogramm (Pacing) wird der Patient wieder an tägliche Belastungen herangeführt (den Hollander et al. 2016).

33.12.3 Schienenversorgung

Vorrangiges Ziel ist es, den Patienten dazu anzuhalten, die betroffene Extremität physiologisch zu bewegen. Bei persistierenden Schmerzen ist möglicherweise kurzfristig eine Lagerungsschiene sinnvoll. Im späteren Verlauf sind abhängig vom Befund funktionelle dynamische Schienen für eine Stellungskorrektur geeignet. Ist mit langfristigen Funktionseinschränkungen zu rechnen, sollten ggf. weitere Möglichkeiten der Hilfsmittelversorgung angeboten werden.

> **Tipps und Tricks**
>
> Die Symptome und der Verlauf eines CRPS sind individuell stark unterschiedlich. Die Behandlung eines CRPS muss über eine erfahrene Institution erfolgen. Sollte es im ambulanten Bereich zu einer Stagnation oder Verschlechterung der Symptome kommen, sollte eine stationäre multimodale Schmerztherapie eingeleitet werden.

33.12.4 Zusammenfassung

Eine frühe Diagnostik und die richtige Therapieauswahl sind essenziell für eine gute Prognose hinsichtlich der Schmerzkontrolle und Wiedererlangung der Funktion.

Bei kaum einem Krankheitsbild in der Handtherapie ist eine multimodale Therapie in Zusammenarbeit der behandelnden Ärzte, Therapeuten und Psychotherapeuten so wichtig für den weiteren Verlauf des Krankheitsbildes als wie beim CRPS.

33.13 Handtherapeutische-Behandlung-bei-komplexen Handverletzungen und Replantationen

Natascha Weihs

Unsere Hände zeichnen sich durch eine Vielseitigkeit an Funktionen aus – von schweren handwerklichen Tätigkeiten bis hin zu Berührungen und Kommunikation. Die Hand dient uns Menschen als Verlängerung unseres Gehirns, und erst nach schweren Verletzungen machen wir uns diese Selbstverständlichkeit bewusst. Plötzlich fehlen uns Funktion, Sensibilität, Koordination, Geschicklichkeit und Kraft, um diese Werkzeuge wie gewohnt benutzen zu können. Die Auswirkungen solcher fatalen Verletzungen lassen sich aber nicht nur auf die fehlende Funktion reduzieren, sondern das gesamte soziale sowie berufliche Umfeld ist in den meisten Fällen mitbetroffen. Die heutigen handchirurgischen Möglichkeiten machen die Versorgung von solch komplexen Handverletzungen innerhalb kürzester Zeit möglich, jedoch garantiert ein gutes Operationsergebnis noch lange keine gute Funktion. Hierfür gilt es, frühzeitig einen Nachbehandlungsplan individuell auf den Patienten abgestimmt festzulegen. Die häufig sehr übungsintensiven Patientenschicksale stellen hohe Anforderungen an Ärzte, Handtherapeuten, Pflege und nicht zuletzt an Psychologen, Sozial- und Rehabilitationsmanager. Kurze Dienst- und damit Kommunikationswege innerhalb einer Klinik der Maximalversorgung erleichtern den Austausch über das Prozedere. Nach schweren Verletzungen und Replantationen von einzelnen oder mehreren Fingern oder gar einer ganzen Hand sind oft alle wichtigen Strukturen, also Beuge- und Strecksehnen, Nerven, Gefäße und Knochen durchtrennt, und es kann kein gut erprobtes Konzept angewandt werden. Es muss ein individueller Nachbehandlungsplan erstellt werden, der auf die Höhe der Verletzung und die Ansprüche des Patienten an die Funktion Rücksicht nimmt. Dennoch ist das funktionelle Ergebnis stark abhängig von Faktoren wie Alter des Patienten, Compliance, Beruf, Handdominanz, persönliche Interessen und Hobbys, aber immer häufiger auch von der religiösen Zugehörigkeit sowie der sozialen und familiären Situation. Der Betroffene muss lernen, mit dem momentanen Verlust von

Funktion und Ästhetik umzugehen und was die neue Situation für ihn auch im Hinblick auf eine langwierige Rehabilitation und Arbeitsunfähigkeit v. a. für Patienten mit handwerklichen Tätigkeiten bedeutet.

Bei der Nachbehandlung nach komplexen Verletzungen und Replantationen kann man sich zeitlich gut an den einzelnen Wundheilungsphasen von Geweben orientieren, wobei durch eventuell notwendige Revisionseingriffe oder Komplikationen immer wieder Rückschritte oder Verlängerungen der einzelnen Phasen in Kauf genommen werden müssen.

33.13.1 Entzündungsphase 1.–5. Tag postoperativ

In dieser Phase geht es vor allem darum, dass die Durchblutung gesichert wird, sich die Weichteile konsolidieren und eine ausreichende Schmerztherapie stattfindet. Eine Besprechung mit dem Operateur über das weitere Vorgehen inklusive einer Anamneseerhebung ist in den ersten Tagen sinnvoll, denn sobald sich die Situation stabilisiert hat, kann mit der Bewegungstherapie schon ab dem 4. bzw. 5. Tag postoperativ begonnen werden. Oftmals wird diese Phase durch Revisionseingriffe der Gefäße und Weichteile verlängert. Deshalb ist eine frühzeitige Kontaktaufnahme mit dem Patienten und das gemeinsame Besprechen der nächsten Schritte zur Förderung der Compliance nicht zu unterschätzen. In manchen Fällen kann mit Prophylaxen der nicht betroffenen proximal gelegenen Gelenke wie evtl. Ellenbogen und Schulter, aber auch an den ggf. nicht verletzten Fingern schon begonnen werden.

Bei komplikationslosem Verlauf und stabilen Verhältnissen beginnt die Therapie unter ausreichender Analgesie mit einer vorsichtigen passiven Mobilisation aller nicht transfixierten Gelenke. Durch die widerlagernde Mobilisationstechnik nach Duran und Houser kann auf die genähten Beuge- und Strecksehnen Rücksicht genommen werden und trotzdem eine ausreichende, fast endgradige Mobilisation der Gelenke erfolgen. Ziel ist es in jedem Fall, unter Berücksichtigung aller Osteosynthesen eine günstige Stellung aller Gelenke für die nachfolgende unterstützende Lagerung als Kontrakturprophylaxe zu erarbeiten. Für die Finger bedeutet das das Erarbeiten einer Intrinsic-plus-Stellung mit möglichst weit gestreckten Mittel- und Endgelenken bei gleichzeitig größtmöglicher Beugung der Grundgelenke, wobei das Handgelenk in eine Neutralstellung gebracht werden sollte. Um diese Gelenkstellungen zu halten, ist es günstig, direkt nach der Therapie eine Schiene aus niederthermoplastischem Material in entsprechender Position anzubringen (Abb. 33.75a,b). Der Vorteil einer individuell angepassten Schiene liegt nicht nur darin, dass sie viel leichter ist als ein Gips, sondern sie lässt sich auch einfach den sich immer wieder verändernden Gelenkstellungen neu anpassen und kann leicht sowohl zu den häufigen Verbandswechseln als auch zur Therapie abgenommen werden. Wichtig bei der Schienenversorgung ist, dass nur die betroffenen Finger oder Gelenke gelagert werden und der nicht verletzte Anteil der Hand zur Bewegung auch außerhalb der Therapie freigegeben wird (Abb. 33.75c).

Trotz aller Vorsicht ist ein aktives Bewegen und Ansteuern der verletzten Strukturen schon in dieser frühen Phase ein wichtiger Bestandteil der Therapie. Da keinesfalls eine endgradige Bewegung zu erwarten ist, sollte man schon jetzt versuchen, alle genähten Strukturen aktiv zum Gleiten zu bringen, um größeren Adhäsionen vorzubeugen (Abb. 33.111 und 33.112). Der Versuch der Ausführung eines Faustschlusses, Spitzgriffs oder einer Öffnung der Hand ist ein großer Motivationsschub für die oft stark traumatisierten und verängstigten Patienten. Sie können sehen, dass sich nach allen Strapazen seit dem Unfall die verletzten Strukturen dennoch wieder bewegen lassen, obwohl das gegenwärtig nicht gespürt oder wahrgenommen werden kann. Diese frühzeitige Mobilisation ist neben der Unterstützung zum Schwellungsabbau, dem Erhalt von größtmöglicher Sehnengleitfähigkeit und der schon genannten Kontrakturprophylaxe unerlässlich zur Vermeidung von einem „Vergessen der Hand" im sensomotorischen Kortex. Es wäre fatal, wenn später im Verlauf durch die Regeneration der Nerven wieder Signale aus der Peripherie zur „Handlandkarte" im Gehirn gesendet werden, diese aber nicht verarbeitet werden können, da sie von benachbarten Arealen besetzt wurden (Abb. 33.76).

Handtherapeutische Behandlung von Verletzungen und Erkrankungen der Hand

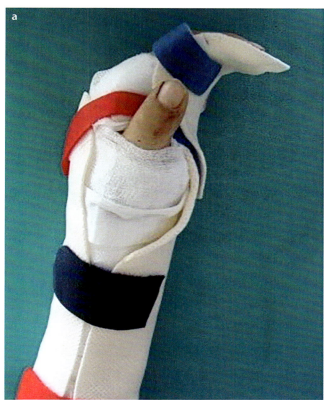
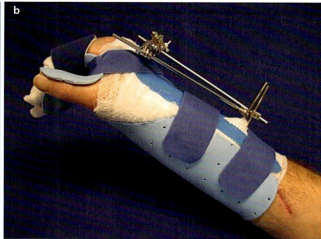
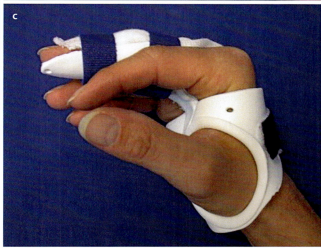

◘ **Abb. 33.75 a** Lagerungsschiene ulnarumgreifend in möglichst weiter Intrinsic-plus-Stellung zur Erhaltung der erarbeitenden Gelenkstellungen, **b** Lagerungsschiene von palmar in möglichst weiter Intrinsic-plus-Stellung zur Kontrakturprophylaxe für die Fingergelenke und den Daumen – trotz Fixateur externe am Handgelenk. **c** Lagerungsschiene von palmar in Intrinsic-plus-Stellung zur Kontrakturprophylaxe nur des betroffenen Fingers. (© Rhön-Klinikum Campus Bad Neustadt, Saale)

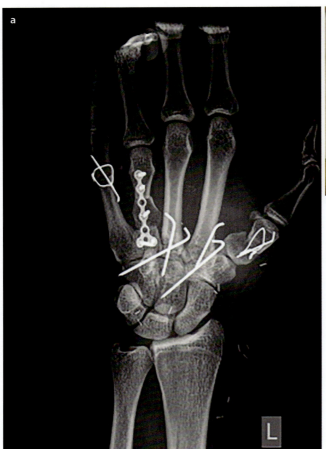
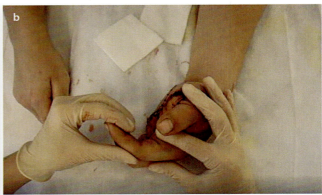

◘ **Abb. 33.76** a Röntgenbild. b Frühzeitige aktive Mobilisation (5 Tage postoperativ) v. a. der nicht verletzten distal gelegenen Fingergelenke trotz umfassender operativer Versorgung. (© Rhön-Klinikum Campus Bad Neustadt, Saale)

33.13.2 Proliferationsphase 5. Tag–4. Woche postoperativ

In diesen fließenden Übergang der Wundheilungsphasen fällt die Vorbereitung auf die Entlassung aus dem stationären Bereich, ca. 1 Woche nach dem Trauma. Hierfür ist eine Abklärung der häuslichen Situation mit einer Hilfsmittelversorgung nach dem Motto „So wenig wie möglich, aber so viel wie nötig" von großem Vorteil für die weitestgehend mögliche Selbstversorgung der Patienten zu Hause. Des Weiteren muss eine nahtlos weitergeführte Therapie am Heimatort organisiert werden. Es ist äußerst wichtig, alle Informationen an die niedergelassenen Therapeuten inklusive der Röntgenbilder und bisher aufgenommenen Daten sowie das weitere therapeutische Vorgehen zu übermitteln.

In dieser frühen Phase ist eine ausführliche Evaluation nur in begrenztem Rahmen sinnvoll, vielmehr sollte ein Vermerk über die Funktion der genähten Strukturen erstellt werden. Im ambulanten Bereich wird die bisher begonnene Therapie weiter fortgeführt, wobei eine hohe Frequenz der therapeutischen Einheiten entscheidend für das spätere funktionelle Ergebnis ist. Nach dem Fadenzug nach ca. 14 Tagen kann bei geschlossenen Wundverhältnissen mit einer sanften Narben- und Hautpflege begonnen werden. Weiterhin ist das aktive, falls noch möglich isolierte Sehnengleiten unter den oft großen Narbenflächen mit leichten Greifübungen und die passive widerlagernde Mobilisation ein elementarer Bestandteil der Therapie (◘ Abb. 33.77). Zum Schwellungsabbau und zur verbesserten Wahrnehmung sollte die ganze betroffene Extremität mit aktiven mehrgelenkigen Bewegungen im Raum miteinbezogen werden.

Ab der 3. Woche postoperativ muss mit einem strukturierten Phase-1-Training für die Sensibilität der durchtrennten Nerven begonnen werden, um die Nervenregeneration von Beginn an zu unterstützen und zu fördern. Auch die Spiegeltherapie kann zu diesem Zeitpunkt zur Koordinationsverbesserung und Schmerzverarbeitung genutzt werden (◘ Abb. 33.78).

Handtherapeutische Behandlung von Verletzungen und Erkrankungen der Hand

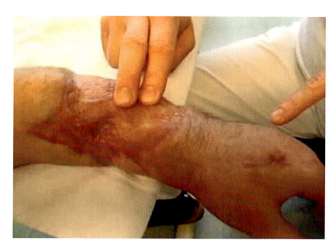

Abb. 33.77 Aktives Sehnengleiten unter den großen Narbenplatten. (© Rhön-Klinikum Campus Bad Neustadt, Saale)

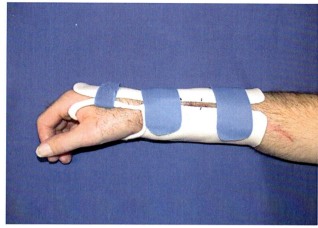

Abb. 33.79 Handgelenklagerungsschiene zum verbesserten aktiven Einsatz der Finger. (© Rhön-Klinikum Campus Bad Neustadt, Saale)

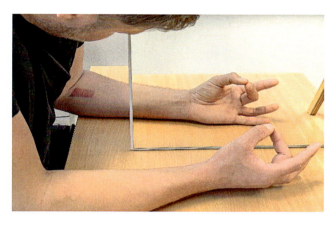

Abb. 33.78 Spiegeltherapie. (© Rhön-Klinikum Campus Bad Neustadt, Saale)

33.13.3 Organisations- und Integrationsphase (überlappend ab der 3. Woche bis ca. 1 Jahr postoperativ)

Nach ca. 5–6 Wochen und bei gesicherten Wundverhältnissen sollte eine intensive Rehabilitation im besten Fall unter stationären Bedingungen eingeleitet werden. Zum Beginn der Rehabilitationsphase ist ein ausführlicher Befund an den Kriterien der ICF angelehnt die Grundlage für die Erstellung eines individuellen Behandlungsplans. Es gilt, auf allen Ebenen eine der Situation angepasste Therapie zu beginnen und in allen Therapiebereichen, nämlich Beweglichkeit, Sensibilität, Koordination, Geschicklichkeit und am Ende auch Kraft eine Verbesserung zu erarbeiten.

Immer noch im Vordergrund steht die aktive und passive Mobilisation aller Gelenke, und damit verbunden müssen Sehnen auch isoliert voneinander wieder zum Gleiten gebracht werden. Um die in der Therapie erarbeiteten Ergebnisse zu festigen, werden die initial angefertigten Lagerungsschienen jetzt in Funktionsschienen umgebaut, sodass ein aktiver Einsatz der verletzten Hand immer mehr gefördert wird (◘ Abb. 33.79). Es gilt, alle Funktionen wieder abzurufen und alltägliche Bewegungsmuster zu rekrutieren, denn nicht selten haben die Patienten Probleme, einfachste Greifmuster durch die lange Immobilisation und die nicht vorhandene Sensibilität wieder durchzuführen. Hierbei sollten auch alle anderen Sinne miteinbezogen werden. Ein einfaches Beispiel ist das Händewaschen, denn verletzte Hände werden plötzlich gewaschen und abgetupft, was eigentlich nicht „nötig" ist. Normalerweise nehmen wir zusätzlich z. B. das Geräusch des fließenden Wassers wahr, die Temperatur, die Fließgeschwindigkeit, und trocknen danach beide Hände ab. Diese Wahrnehmung ist uns im Alltag nicht bewusst und sollte jetzt aber trainiert und dazu benutzt werden, um alte Bewegungsmuster aus unserem zerebralen Kortex abzurufen. Hierbei ist der Beginn mit einem strukturierten Phase-2-Training der Sensibilität unerlässlich, das mehrmals am Tag vom Patienten über einen langen Zeitraum hinweg durchgeführt werden muss. Dies erfordert viel Compliance und Geduld, denn die Fortschritte sind kaum merklich, aber dennoch sind diese durch eine gute Dokumentation z. B. mittels eines Semmes-Weinstein-Tests in mehrwöchigen Abständen den Patienten im Verlauf gut zu visualisieren (◘ Abb. 33.80).

Eventuell auftretende Phantomschmerzen oder Koordinationsstörungen lassen sich sehr gut mit der Spiegeltherapie verbessern und behandeln.

Bei stabilen Wundverhältnissen kann man nach ca. 8–10 Wochen postoperativ den noch bestehenden Gelenkkontrakturen mit einer Redressionstherapie mittels dynamischer und statisch progressiver Schienen entgegenwirken (◐ Abb. 33.81). Die Nächte sollten zur Lagerung der Gelenke in den neu erarbeiteten günstigeren Positionen genutzt werden. Die Tragedauer der jeweiligen Schiene und die Zugkräfte sind individuell auf die Verletzung abzustimmen.

Bei reizlosen Verhältnissen kann zur Erweiterung der Beweglichkeit und zur Stabilisierung ab der 10. Woche postoperativ mit einem dosierten Kraftaufbau der gesamten oberen Extremität begonnen werden.

33.13.4 Überlegungen

Nach solch schweren Handverletzungen ist es durchaus möglich, dass jede einzelne Phase durch auftretende Komplikationen wie Wundheilungsstörungen, Revisionseingriffe oder Hautverpflanzungen verlängert wird oder gar Rückschritte im Verlauf gemacht werden. Dabei ist die emotionale Belastung für den Patienten nicht nur im Hinblick auf eine erneute Verunsicherung hinsichtlich des „Überlebens des Gewebes" sowie weiterer ästhetischer Einbußen (◐ Abb. 33.82) zu berücksichtigen, sondern auch die Zukunftsängste privat und beruflich ausführlich offen zu besprechen.

33.13.5 Prognose

Die Aussicht auf eine Rückkehr an den Arbeitsplatz ist nach schweren Verletzungen v. a. bei handwerklich tätigen Patienten in den seltensten Fällen zu erwarten. Oft sind weitere medizinische Interventionen oder auch Umschulungsmaßnahmen erforderlich, um eine Arbeitsfähigkeit wiederherzustellen. Dies liegt für Patienten der Berufsgenossenschaft in jedem Fall im Bereich des Möglichen, ist allerdings für Patienten unseres kassenärztlichen Systems allein durch mangelnde Möglichkeit von Therapieverordnung in ausreichender Anzahl und Frequenz kaum zu erwarten.

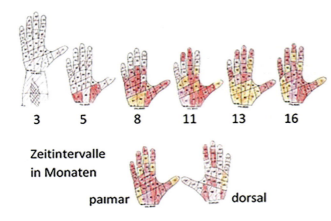
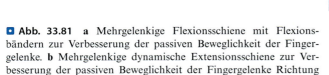

◐ Abb. 33.80 Dokumentationsbeispiel eines Semmes-Weinstein-Tests über mehrere Monate (gestrichelt = nicht testbar (asensibel), orange = Verlust der Schutzsensibilität, violett = herabgesetzte Schutzsensibilität, rot = herabgesetzte Sensibilität). (© Rhön-Klinikum Campus Bad Neustadt, Saale)

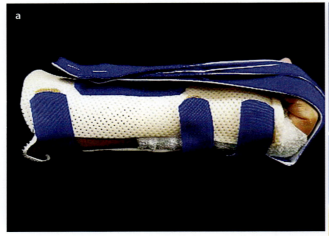
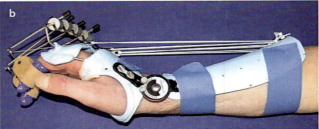
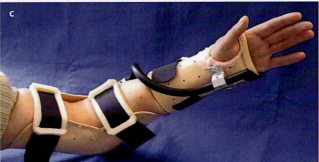

◐ Abb. 33.81 a Mehrgelenkige Flexionsschiene mit Flexionsbändern zur Verbesserung der passiven Beweglichkeit der Fingergelenke. b Mehrgelenkige dynamische Extensionsschiene zur Verbesserung der passiven Beweglichkeit der Fingergelenke Richtung Extension. c Dynamische Pro-/-Supinationsschiene zur Verbesserung der passiven Beweglichkeit des distalen Radioulnargelenks. (© Rhön-Klinikum Campus Bad Neustadt, Saale)

Handtherapeutische Behandlung von Verletzungen und Erkrankungen der Hand

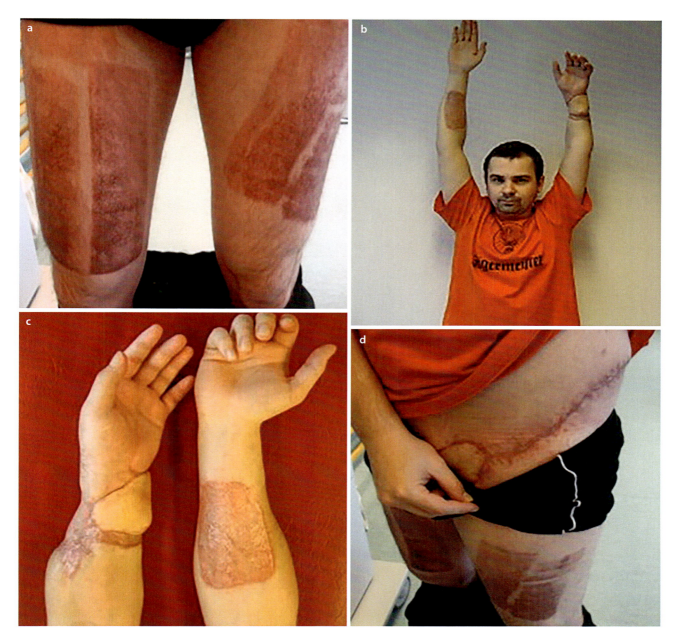

◘ Abb. 33.82 a Hautentnahmestellen an den Oberschenkeln. b Verkürzung des replantierten linken Unterarmes. c Hautdeckung mit Leistenlappen links und Hautentnahmestellen rechter Unterarm. d Narbe des Leistenlappens am linken Bauch. Veränderte Ästhetik nach schwerer Amputationsverletzungen mit Längenverlust und multiplen Hautentnahmestellen. (© Rhön-Klinikum Campus Bad Neustadt, Saale)

Tipps und Tricks

Bei diesen Patienten ist unbedingt die Gesamtsituation immer wieder offen zu besprechen. Die häusliche Situation ist oft belastet durch „Überversorgung" von besorgten Angehörigen, die es in vielen Fällen mit in die Therapie zu integrieren gilt. Später im Verlauf sollte der Patient auch in der Organisation seines weiteren Berufswegs unterstützt und beraten werden. Dennoch würden fast alle Patienten im Nachhinein den aufwendigen und langen Rehabilitationsprozess immer einer prothetischen Versorgung vorziehen.

33.13.6 Zusammenfassung

Für Patienten nach Replantation gilt es schon in der Akutphase, einen individuellen Behandlungsplan im interdisziplinären Team zu erarbeiten. Mit Gelenkprophylaxen und der aktiven und passiven Mobilisation sollte sofort nach Stabilisierung der Wundverhältnisse begonnen werden und die erarbeitete Instrinsic-plus-Position mittels einer Lagerungsschiene bis zum knöchernen Durchbau nach ca. 4 Wochen in der therapiefreien Zeit gehalten werden. Die sich anschließende Proliferationsphase findet meist im ambulanten Bereich statt. Dort sollte die begonnene Therapie hochfrequent fortgesetzt werden, und es kann nach dem Fadenzug zusätzlich mit dem Sensibilitätstraining, der Hautpflege und der Spiegeltherapie begonnen werden. Bei stabilen Verhältnissen sollte eine Rehabilitation ca. ab der 5.–6. Woche postoperativ optimalerweise unter stationären Bedingungen erfolgen, um auf allen Ebenen – nämlich v. a. Beweglichkeit, Sehngleitfähigkeit, Sensibilität und Koordination – gute Fortschritte zu erzielen. Die Lagerungsschienen werden zunehmend durch Funktionsschienen ersetzt. Mit einer redressierenden Schienentherapie kann frühestens ab der 8. Woche mild begonnen werden. Zur Stabilisierung der Verhältnisse kann ein dosierter Kraftaufbau der gesamten oberen Extremität im Verlauf hilfreich sein.

33.14 Nachbehandlung nach motorischen Ersatzoperationen an der Hand

Natascha Weihs

Das Ziel einer motorischen Ersatzoperation besteht darin, dass verlorene motorische Funktionen wiederhergestellt werden. Dies geschieht durch eine Transposition von Sehnen und Muskulatur, was bedeutet, dass eine Sehne eines funktionstüchtigen Muskels auf eine Sehne eines gelähmten oder verletzten Muskels verlagert wird. Dabei sollte beachtet werden, dass es nicht das Ziel ist, einen exakten Ersatz eines gelähmten Muskels durch einen gleichstarken Muskel wiederherzustellen, sondern es soll eine balancierte Wiederherstellung der Gesamtfunktion erreicht werden. Um dies zu erreichen, kann manchmal auch eine Versteifung eines Gelenks zugunsten der Funktion anderer Gelenke in Betracht gezogen werden, zum Beispiel wenn nicht genügend Spendermuskeln vorhanden sind oder eine Arthrose in einem Gelenk vorliegt.

Als Indikationen für eine motorische Ersatzoperation sind vor allem Verletzungen mit Zerstörung von Muskulatur oder Sehnen durch direkte oder indirekte Traumata anzusehen sowie Lähmungen, z. B. nach Plexus-brachialis-Läsionen, Verletzungen der peripheren Nerven, bei Tetraplegikern oder nach angeborenen Fehlbildungen. Der Erfolg der Nachbehandlung solcher Operationen hängt im Wesentlichen von der Beachtung der Grundvoraussetzungen ab. Diese bestehen neben einer freien passiven Gelenkbeweglichkeit, einer guten Sensibilität und einem narbenfreien Sehnengleitlager auch aus der richtigen Wahl eines Spendermuskels mit einer adäquaten Kraft und einer geeigneten Amplitude. Des Weiteren sollte die Muskel-Sehnen-Einheit erhalten bleiben und der Verlauf der transponierten Muskulatur möglichst geradlinig verlaufen (Buck-Gramcko 1992). Auch sollte in die präoperativen Überlegungen miteinbezogen werden, dass es Patienten viel besser gelingt, die neue Funktion umzulernen, wenn eine synergistische Muskelgruppe verwendet wurde, anstatt einer antagonistisch arbeitenden Muskeleinheit. Es gibt auch Operationsverfahren, bei denen Nervenrekonstruktionen durchgeführt werden, um gelähmte Muskulatur wieder aktivieren zu können. Hier sind das Auswachsen und die Reinnervation der Muskulatur so zu beobachten und zu rehabilitieren wie nach peripheren Nervenverletzungen.

Die Nachbehandlung der motorischen Ersatzoperationen kann in prä- und postoperative Maßnahmen unterteilt werden.

33.14.1 Präoperative Maßnahmen

■ **Befund**

Eines der wichtigsten Kriterien für eine Beurteilung der freien Gelenkbeweglichkeit sind die Gelenkmessungen nach der Neutral-Null-Methode. Eine aktive und passive Messung ist für alle Gelenke notwendig, um so auch tatsächlich die Funktionsdefizite als solche identifizieren zu können. Streng davon zu unterscheiden sind Gelenkkontrakturen, die dokumentiert werden sollten. Einhergehend mit der Gelenkfunktion sollen auch Tests zur Muskelstärke (z. B. nach Janda) vor allem der schwachen Muskeln und deren Kennmuskeln durchgeführt werden. Auch die Messung der Grob- und Feingriffkraft sowie die Durchführung verschiedener Koordinations- und Geschicklichkeitstests sind zu dokumentieren. Eine Bild- und Videodokumentation dieser präoperativen Tests ist für viele Patienten im späteren postoperativen Verlauf hilfreich zur Motivation. Da eine gute Sensibilität für die Indikationsstellung einer motorischen Ersatzoperation von Vorteil ist, steht diese nur selten im Vordergrund, sollte aber selbstverständlich auch mit erfasst werden, z. B. in Form eines Ten-Tests oder Semmes-Weinstein-Tests. Über die Evaluation mithilfe z. B. eines DASH-Bogens (Disabilities of Arm and Shoulder and Hand) lässt sich die subjektive Zufriedenheit der

Handtherapeutische Behandlung von Verletzungen und Erkrankungen der Hand

momentanen Einschränkungen im Alltag gut einschätzen. Unter Einbeziehung aller Befunderergebnisse ist es unerlässlich, zusammen mit dem Patienten realistische Ziele festzulegen, die mit der Durchführung einer solch aufwendigen Operation erreicht werden sollen. Diese sollten sich an der Internationalen Klassifizierung der Funktionsfähigkeit, Behinderung und Gesundheit (ICF) orientieren und damit nicht nur die individuellen Defizite des Patienten betrachten, sondern vor allem seine Ressourcen berücksichtigen. Die 4 Säulen der ICF, nämlich die Körperstrukturen, die Aktivität und Partizipation sowie die Kontext- und Umweltfaktoren mit den personenbezogenen Faktoren sollten alle beleuchtet und gemeinsam besprochen werden.

■ Ziele präoperativer Therapie

Nachdem bei ca. 90 % der Patienten ein Trauma mit Verlust von Muskulatur, Nerven- oder Sehnengewebe vorausgegangen ist, sind die Ziele in der Phase vor einer motorischen Ersatzoperation ähnlich derer, die schon in der posttraumatischen Phase verfolgt wurden, nämlich die Erarbeitung einer freien Gelenkbeweglichkeit zusammen mit einer intensiven Weichteilbehandlung. Das Erreichen eines größtmöglichen Bewegungsausmaßes aktiv sowie passiv, natürlich im Einklang mit der Vermeidung von Adhäsionen der verschiedenen Gewebe, ist auf struktureller Ebene die größte Herausforderung. Aber genauso wichtig ist der Erhalt von physiologischen Bewegungsabläufen v. a. der nicht betroffenen benachbarten Gelenke oder auch der Muskulatur. Des Weiteren gilt es, den Spendermuskel gut aufzutrainieren und seine willkürliche Ansteuerung zu verbessern, damit postoperativ die Ansteuerung besser gelingt und die Funktion einfacher erarbeitet werden kann. Hierfür ist eine ausführliche und gute Aufklärung über den bevorstehenden Eingriff unerlässlich, denn eine frühzeitige Einbeziehung und Information des Patienten erhöht die Compliance und damit den funktionellen Erfolg der Operation enorm.

■ Behandlungsmethoden

Um die Gelenkbeweglichkeit und Gleitfähigkeit der unterschiedlichen Gewebe zu verbessern, können alle bekannten manuellen Techniken angewandt werden. Manualtherapie, mehrgelenkiges Mobilisieren, Längs- und Querdehnungen und alle anderen zur Verfügung stehenden mobilisierenden Techniken haben hier ihre Berechtigung in der Anwendung. Die vorhandenen Narben können bei Bedarf ebenfalls mit allen Hilfsmitteln wie Sticks, Paraffin, Massagegeräten, Novafon- und Laseranwendungen oder verschiedenen Silikonauflagen behandelt werden. Auch die Anwendung von elektrischen Strömen und Ultraschall soll der Verbesserung der Gewebedurchblutung zur Vorbereitung auf einen nochmaligen operativen Eingriff und der Herstellung möglichst optimaler Verhältnisse im Vorfeld dienen.

■ Schienentherapie

Zur Kontrakturverbesserung und zum Erhalt der in der Therapie erarbeiteten verbesserten Gelenkstellungen sollten dynamische oder statisch progressive Schienen genutzt werden. Diese Schienen werden aus niederthermoplastischem Material hergestellt und können individuell auf die Bedürfnisse und Defizite des Patienten angepasst und eingestellt werden. Außerdem können sie auf die sich immer wieder verändernden und hoffentlich verbessernden Gelenkstellungen bei Kontrakturen jeweils wieder neu ausgerichtet werden. Eine häufige Tragezeit von mindestens 60–90 min 3-mal täglich sowie die ganze Nacht ist von entscheidender Bedeutung für den Erfolg bei der Schienenbehandlung. Es sollten die übungsfreie Zeit tagsüber und die Nächte zur Lagerung der eingeschränkten Gelenke genutzt werden (◘ Abb. 33.83).

Bei Ausfällen von Funktionen nach Verletzungen der peripheren Nerven, wie N. medianus, N. ulnaris und N. radialis, kommen oft Funktionsersatzschienen im Alltag zum Einsatz. Diese Schienen ersetzen die Funktion von gelähmter Muskulatur und ermöglichen so

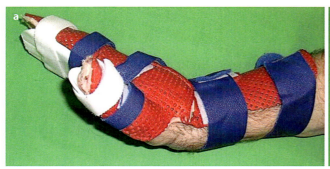 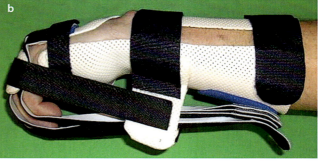

◘ Abb. 33.83 Mehrgelenkige Lagerungsschiene in Extension zur Verbesserung der passiven Beweglichkeit der Gelenke: a Richtung Extension, b Richtung Flexion

dem Patienten einen deutlich verbesserten Einsatz im Alltag. Eine Radialisersatzschiene zum Beispiel ermöglicht dem Patienten das Umgreifen und v. a. das Loslassen von Gegenständen wie z. B. Gläsern und Flaschen (◘ Abb. 33.84). Bei der Ulnarisspange wird die fehlende Grundgelenkstabilisierung (Bouvier-Zeichen, ◘ Abb. 33.85a) durch eine Verhinderung der Überstreckung der Grundgelenke v. a. des Klein- und Ringfingers ersetzt und dadurch eine Extension in den Mittelgelenken ermöglicht (◘ Abb. 33.85b). Die Medianusschlaufe hilft dem Daumen, eine Oppositionsstellung einzunehmen und einen Spitzgriff auszuführen (◘ Abb. 33.86a). Diese Funktionsersatzschienen können auch bei kombinierten Ausfällen z. B. von von N. medianus und N. ulnaris versorgter Muskulatur gleichzeitig für mehrere Funktionen gebaut werden (◘ Abb. 33.86b). Die Funktionsersatzschienen haben durch ihre genaue Passform und die individuelle Anpassung auf die einzelnen Defizite und Bedürfnisse eine sehr hohe Akzeptanz beim Patienten. Des Weiteren ist ein großer Vorteil dieser leichten Schienen, dass die verletzte Hand weiterhin gut im Alltag genutzt werden kann und so der Erhalt der Hand und deren Funktion in der Landkarte des sensomotorischen Kortex auf jeden Fall gewährleistet ist.

Um die Spendermuskulatur aufzutrainieren, die hinterher als neuer Motor dient, kommen häufig auch spezielle Übungsschienen zum Einsatz. Hier wird versucht, die isolierte Ansteuerung bestimmter Muskeln oder Muskelgruppen gezielt zu verbessern. Hilfreich ist oft auch ein bilaterales Training der Spendermuskulatur, z. B. des häufig verwendeten Flexor digitorum superficialis 3 oder 4, der im normalen Alltag eher nicht isoliert angespannt wird und dies aber essenziell für ein erfolgreiches Training nach der Operation sein kann. Auch ein schneller Wechsel von rechts und links, also gesunder

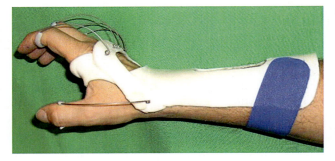

◘ **Abb. 33.84** Lange Radialisersatzschiene zur Funktionsverbesserung nach Ausfall der Streckmuskulatur nach N.-radialis-Verletzung

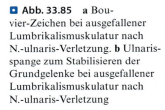

◘ **Abb. 33.85** a Bouvier-Zeichen bei ausgefallener Lumbrikalismuskulatur nach N.-ulnaris-Verletzung. b Ulnarisspange zum Stabilisieren der Grundgelenke bei ausgefallener Lumbrikalismuskulatur nach N.-ulnaris-Verletzung

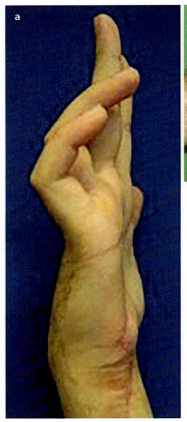
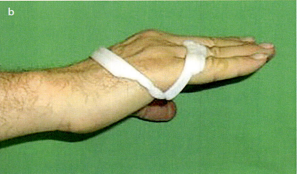

Handtherapeutische Behandlung von Verletzungen und Erkrankungen der Hand

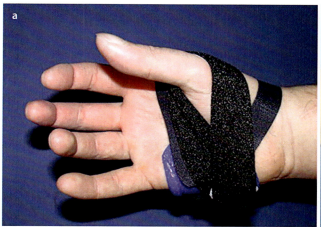 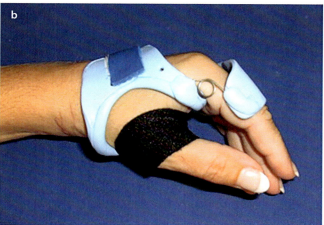

◘ **Abb. 33.86** **a** Medianusschlaufe zur Unterstützung der ausgefallenen Opposition nach N.-medianus-Verletzung. **b** Kombination aus Ulnarisspange und Medianusschlaufe zur gleichzeitigen Unterstützung der ausgefallenen Lumbrikalismuskulatur und Opposition nach Verletzung von N. ulnaris und N. medianus

und verletzter Hand – mit geschlossenen oder geöffneten Augen – erleichtert nach der Operation das Wiederfinden der „alten Struktur" mit neuer Funktion.

33.14.2 Postoperative Maßnahmen

■ **Schienenversorgung bzw. Immobilisation**

Zum Schutz der transponierten Muskel-Sehnen-Einheit wird in der Regel ein Gips für ca. 4 Wochen angelegt, der alle umgelagerten Sehnen schützt und entlastet. Bei einzelnen Muskeltransfers kann auch eine funktionelle Schiene zum Einsatz kommen. Beispiele für Ruhigstellungen nach bekannten und häufigeren Operationen fasst ◘ Tab. 33.11 zusammen.

In dieser Ruhigstellungszeit ist es hilfreich, wenn der Patient sich trotzdem immer wieder mit der alten und jetzt neuen Funktion auseinandersetzt. Man sollte ihn anleiten, dass eine isometrische Anspannung der versetzten Muskulatur innerhalb des Gipses immer wieder geübt bzw. im Geist die Funktion visualisiert werden soll. Dies knüpft direkt an das präoperative Trainieren der Spendermuskulatur an und soll so den sensomotorischen Kortex immer wieder neu stimulieren und das Erinnern der Funktion festigen. Eine genaue Information des Patienten über die Dauer und Intensität der Nachbehandlung, der einzelnen Heilungsphasen und der Prognose muss spätestens jetzt erfolgen.

■ **Bewegungsanbahnung**

Nach der Gipsabnahme beginnt die spannende Phase, in der die neue Funktion erlernt werden muss. Aber natürlich ist es auch von großer Wichtigkeit, wieder alle Aspekte einer intensiven handtherapeutischen Nachbehandlung nach einem operativen Eingriff zu beachten und zu behandeln. Auffällige Narben sollten gepflegt und mobilisiert werden, die Gelenke müssen nach der Ruhigstellung wieder mobilisiert und evtl. Kontrakturen behandelt und im Verlauf redressiert werden. Auch der physiologischen postoperativen Schwellneigung kann mit Wickelungen, Lymphdrainage, Kompression, intermittierenden apparativen Anwendungen z. B. eines „Hydroven" oder „Vadoplex" entgegengewirkt werden. Das Wichtigste bei allen Maßnahmen ist allerdings, dass die Patienten jetzt wieder aktiv ihre Extremität bewegen und benutzen, ohne dass dabei für die nächsten 8 Wochen Widerstand auf die genähte Muskel-Sehnen-Einheit kommen darf. Es gilt, die neue Funktion zu erarbeiten, was bedeutet, dass die Anspannung der richtigen Muskulatur für diese neue Funktion gefunden, im Gehirn gefestigt und im Idealfall automatisiert werden muss. Hierzu müssen die alte und die neue Funktion synchron trainiert werden – am besten bilateral, das heißt die gesunde und operierte Seite gleichzeitig oder im Wechsel. Oft hilft es dem Patienten anfangs, dabei die Augen zu schließen und sich vor allem auf die nicht operierte Hand zu konzentrieren. Wenn der Patient dies gut erlernt hat, sollte er die neue Funktion auch mit Augenkontrolle sowie isoliert trainieren. Dies ist für unser Gehirn zuerst schwierig zu begreifen, wenn über die Augen bei einem normalen Befehl eine andere als die gewohnte – jetzt eben die „neue" – Bewegung wahrgenommen wird. Es muss ein Prozess des zentralen Lernens im Gehirn stattfinden, welcher von der Plastizität unseres Gehirns sehr profitiert. Dieser Umlernprozess ist aber tatsächlich ein oft langwieriger, geduldsfordernder und mühsamer Weg, der auch immer einmal durch Rückschritte und Stagnation gekennzeichnet sein kann. Hilfreich bei dem Prozess des Umlernens sind in jedem Fall Reize, die peripher gesetzt werden können und ein Feedback an unser Gehirn geben. Hierbei sind der Tastsinn, die Propriozeption, das Hören, manuelle Reize z. B.

◘ Tab. 33.11 Beispiele für Ruhigstellungen nach häufigen Operationen

Ersatz von	Mögliche Spendermuskeln	Ruhigstellung	Besonderheiten
M. extensor pollicis longus	M. extensor indicis	Auto-Stopp-Gips (◘ Abb. 33.87)	Zeigefingerstreckung aktiv üben
M. flexor pollicis longus	M. flexor digitorum superficialis 3 oder 4	Dorsale Lagerungsschiene zur Entlastung des FPL (◘ Abb. 33.88)	Aktive Frühmobilisation in der Schiene
M. opponens	z. B. M. flexor digitorum 3 oder 4, M. abductor digiti minimi (nach Huber-Littler)	Daumen in Opposition	Daumenendgelenk kann aktiv gebeugt werden; Finger: aktive Bewegung möglich
M. abductor pollicis brevis	M. extensor indicis (nach Burkhalter)		
Mm. lumbricales 3–4	FDS 3–4 mit Umschlingung jeweils von A1-Ringband und Vernähung mit sich selbst (Lassoplastik nach Zankolli)	Dorsale Lagerungsschiene der Grundgelenke in ca. 70° Flexion (◘ Abb. 33.89)	Mittel- und Endgelenke können aktiv gebeugt und gestreckt werden in der Schiene
Distale Radialisparese: M. extensor pollicis longus und brevis mit M. extensor indicis M. extensor communis 3–5 M. abductor pollicis longus M. extensor carpi radialis brevis	Boyes-Transfer: M. flexor digitorum 3 M. flexor digitorum 4 M. palmaris longus M. pronator teres	Gipsschiene von palmar mit Handgelenkextension in 30° plus Grundgelenkextension 2–5 plus Daumenextension (◘ Abb. 33.90)	Mittel- und Endgelenke 2–5 können aktiv gebeugt und gestreckt werden

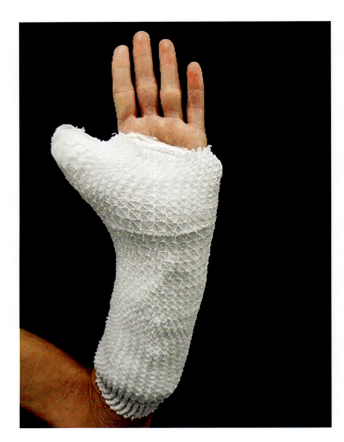

◘ Abb. 33.87 Auto-Stopp-Gips mit Extension des Daumens und freier Beweglichkeit der Finger 2–5

über Tapping und nicht zuletzt die visuelle Kontrolle der Funktion extrem erfolgreich einzusetzen.

Neben dem Üben der isolierten Funktion sollte auch wieder eine Einbindung in bestimmte Bewegungsmuster erfolgen. Die Verwendung eines externen Fokus in Form eines Ausführens von Aufträgen für Alltagstätigkeiten und -aktivitäten, z. B. „Versuche, die Türe zu öffnen", „Halte das Glas fest" oder „Reiche mir den Stift", fördert den aktiven Einsatz, und der Patient versucht, erfolgsorientiert den Auftrag zu erfüllen. Es wird die Plastizität des Gehirns ausgenutzt, trainiert und gefördert, um nach Lösungen zum Erfüllen des Auftrags zu suchen. Die Konzentrationsphasen innerhalb einer Therapie variieren zwischen 5 und 10 min, in der der Patient seine ganze Aufmerksamkeit nur auf das Erlernen des neuen Bewegungsmusters ausrichten kann. Dann muss wieder eine andere Technik zur Ablenkung und Erholung für das Gehirn eingestreut werden, wie z. B. eine Dehnung oder Mobilisation. Die Lernphase ist 2- bis 3-mal innerhalb einer Therapie mit dem Therapeuten zusammen zu wiederholen. Ziel sollte es sein, dass der Patient mehrmals täglich diese Übungen allein durchführen kann. Bis er die neue Bewegung automatisiert hat, sind häufige Wiederholungen nötig.

Innerhalb dieser postoperativen Rehabilitationsphase sind zeitlich in Bezug auf Wundheilung und Belastung die gleichen Grundsätze wie nach primär versorgten Beugesehnenverletzungen zu beachten. Das bedeutet, dass mit einem dosierten Kraftaufbau der

Handtherapeutische Behandlung von Verletzungen und Erkrankungen der Hand

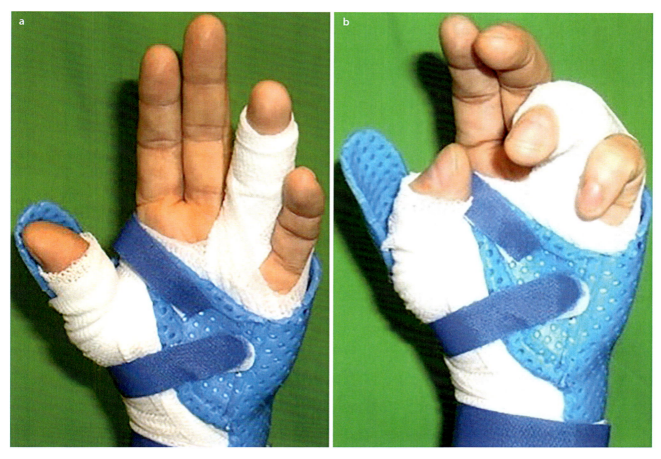

◘ **Abb. 33.88** Dorsale Lagerungsschiene zur Entlastung des FPL

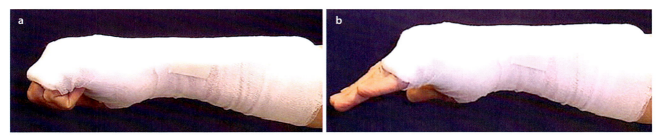

◘ **Abb. 33.89** Dorsale Lagerungsschiene der Grundgelenke in ca. 70° Flexion bei freier Beweglichkeit der Mittel- und Endgelenke

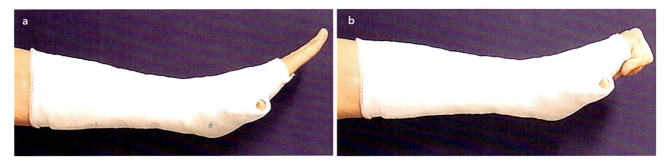

◘ **Abb. 33.90** Gipsschiene von palmar mit Handgelenkextension in 30° + Grundgelenkextension 2–5 + Daumenextension nach Boyes-Transfer

rekonstruierten Sehnen-Muskel-Einheit frühestens nach ca. 10 Wochen langsam begonnen werden darf. Die ersten Wochen sind geprägt von aktiver Bewegung und Anspannung der genähten Strukturen neben Narben-, Kontraktur- und Weichteilbehandlung mit allen handtherapeutischen bekannten Möglichkeiten. Ab der 8. Woche können bei Bedarf auch wieder dynamische oder statisch progressive Schienen zur Kontrakturbehandlung und Übungsschienen als Lernhilfe zum Einsatz kommen. Es gilt, aus dem vollen Repertoire der Therapie zu schöpfen und zu jedem Zeitpunkt die angewandten Techniken und Maßnahmen den sich immer wieder verändernden Verhältnissen anzupassen. Im Verlauf stehen zunehmend Koordination und Geschicklichkeit im Vordergrund, und erst am Ende der Rehabilitation geht es um einen dosierten Kraftaufbau.

▪ Befund

Postoperativ ist eine gute Dokumentation vor allem bei eventuell neu entstandenen Gelenkkontrakturen infolge der postoperativen Ruhigstellung zu erstellen. Zu Beginn der Rehabilitation stehen neben Beweglichkeit die Beschreibung von Narbenverhältnissen, Schwellungen, Sensibilität und zunehmend der Koordination im Vordergrund. Im Verlauf sollten alle präoperativ durchgeführten Messungen und Tests postoperativ wiederholt und verglichen werden, um einen funktionellen Erfolg objektiv beurteilen zu können.

> **Tipps und Tricks**
>
> Beim Erlernen der Ansteuerung der Spendermuskulatur prä- und postoperativ sollten dem Patienten verschiedene Möglichkeiten angeboten werden, abgestimmt auf die Koordinationsfähigkeit und Compliance des Patienten. Teilweise ist präoperativ ein bilaterales Training möglich, postoperativ jedoch nicht mehr. Dann muss mit dem Patienten zusammen eine neue Strategie entwickelt werden, um tatsächlich zum Erfolg zu kommen, z. B. die Anspannung über eine synergistische Funktion der benachbarten Gelenke. Bei großen Ersatzplastiken, wie z. B. dem Boyes-Transfer, wird der Patient sich den sogenannten Tenodeseeffekt über das Handgelenk gern zu Hilfe nehmen, um einen Erfolg zu sehen. Bis zu einem gewissen Grad ist das auch gut zu tolerieren und dient über den Stolz über das Erreichte der Motivation. Dennoch sollten das Verständnis für dieses passive Ausweichen gut erklärt und das eigentliche aktive Training für die Handgelenkstreckung weiterhin fortgeführt werden.

33.14.3 Zusammenfassung

Die handtherapeutische Nachbehandlung nach motorischen Ersatzplastiken erfordert viel Erfahrung des Handtherapeuten, denn es kann leider kein „Richtig oder Falsch" vorgegeben werden. Es gilt alle Register der therapeutischen Möglichkeiten ziehen zu können und die Ziele immer wieder neu an den vorgegebenen Situs anzupassen.

Im Idealfall werden die Patienten präoperativ mit allen genannten Maßnahmen behandelt und können das Gewebe in Bezug auf Narbe, Durchblutung und Gelenkbeweglichkeit optimal physisch vorbereiten. Eine intensive Auseinandersetzung mit dem bevorstehenden Eingriff erhöht den funktionellen Erfolg postoperativ. Dazu gehören vor allem das Auftrainieren der Spendermuskulatur und das gemeinsame Erarbeiten einer geeigneten Methode für die Ansteuerung dieses Muskels mit dem Patienten.

Postoperativ sind alle Spezifika der Wundheilungsphasen des Narben- und Sehnengewebes zu berücksichtigen. In den ersten 3–4 Wochen erfolgt eine Ruhigstellung bzw. eine Limitierung der Bewegung. Neben den Techniken zur Behandlung der frischen postoperativen Narben, Schwellungen, Gelenkeinsteifungen etc. geht es vor allem darum, die neue Funktion zu erlernen und zu festigen. Hierbei hilft es, sich die Plastizität unseres Gehirns zunutze zu machen und die neue Funktion in den Alltag zu integrieren.

Beim Ersatz von nur einem Muskel und einer Funktion sind die Erfolgsaussichten am größten. Allerdings ist eine vollständige Wiederherstellung der verlorenen Funktion bei großen Ersatzoperationen mit der Rekonstruktion von mehreren Sehnen-Muskel-Einheiten in den seltensten Fällen zu erwarten, jedoch im Vergleich zum präoperativen Zustand eine deutliche Verbesserung.

Insgesamt ist nach jeder motorischen Ersatzoperation eine Verbesserung des funktionellen Einsatzes im Alltag zu erwarten. Allerdings spielt für das Ausmaß des Erfolgs die Erfahrung sowohl des Handchirurgen als auch des Handtherapeuten neben der Compliance des Patienten eine erhebliche Rolle.

33.15 Prothesenversorgung

Markus Mahl

33.15.1 Einleitung, Definition

In deutschen Krankenhäusern kommt es im jährlichen Mittel zu knapp 200 Amputationen im Bereich des Arms sowie über 5000 Amputationen im Bereich der Hände und Finger (Destatis 2018). Trotz hoher Herstellungskosten im zum Teil 6-stelligen Eurobereich und lebenslangen Folgekosten gibt es bislang kaum öffentlich zugängliche Studien zur Nutzung von Prothesen durch die Anwender. Die höchsten Nutzungswerte von ca. ¾ der Betroffenen wurden für Fremdkraftprothesen erfasst (Heintel 2006). Um eine möglichst hohe Akzeptanz der Prothesenversorgung zu erzielen, sind folgende Begleitfaktoren sicherzustellen:
- unabhängige Beratung mit deutlichem Aufzeigen der Grenzen der Versorgung,
- therapeutische Betreuung mit umfassender Gebrauchsschulung vor und nach erfolgter Versorgung,
- lebenslange Nachsorge durch Orthopädietechniker, Therapeuten und Kostenträger.

33.15.2 Befund/Beratung

Nach erfolgter Amputation sollte eine unabhängige Beratung durch erfahrene Therapeuten über die verschiedenen Versorgungsarten und -möglichkeiten erfolgen. Dies beinhaltet ebenso die Option, keine Versorgung mit Prothesen durchzuführen. Schon von Beginn an sollten die Grenzen von prothetischen Versorgungen deutlich gemacht werden, wie z. B. die fehlende Sensibilität der Prothese und die damit einhergehende ständige Notwendigkeit von optischer Kontrolle beim Greifen. Viele Betroffene haben durch eigene Suche im Internet oder aufgrund von Recherchen von Verwandten und Bekannten hohe Erwartungen an die Fähigkeiten von Prothesen. Insbesondere auf Videoplattformen gibt es diverse Berichte über vermeintliche sensationelle Neuerungen in der Prothesenversorgung. Bei genauerer Betrachtung handelt es sich aber um Entwicklungen, welche über ein Teststadium nicht herauskamen, oder um Eigenentwicklungen von Tüftlern, die im 3D-Drucker produziert werden.

33.15.3 Klärung notwendiger Einsatzbereiche

Im Rahmen der ersten Beratungen ist es notwendig, über ein standardisiertes Assessment wie z. B. das Canadian Occupational Performance Measure (COPM) die allgemeine Lebenssituation der Betroffenen zu erfassen. Wichtig sind insbesondere der familiäre und berufliche Background sowie die Wohnsituation, aber auch das Ermitteln von allgemeiner Partizipation wie z. B. Hobbys, ehrenamtlichen Tätigkeiten und sportlichen Neigungen.

Die Abklärung der individuellen Lebenssituation bietet zum einen die Möglichkeit einer Vorauswahl möglicher Prothesenarten. So fallen diverse myoelektrische Prothesen bei starker körperlicher Arbeit, womöglich verbunden mit dem Ausgesetztsein von Schmutz, Wasser oder Ölen, aus dem Bereich der sinnvollen Versorgungen. Des Weiteren bietet die Erfassung der Neigungen den Behandelnden die Möglichkeit, dem frisch Amputierten erste realistische Zielsetzungen für den Behandlungsverlauf aufzuzeigen.

33.15.4 Behandlung

▪ **Stumpfformung**

Sobald der Wundstatus es zulässt, muss für den Betroffenen eine Einweisung in die Pflege des Stumpfes erfolgen. Durch regelmäßiges Waschen und Cremen erfolgt nebenbei auch eine Gewöhnung an die neue körperliche Situation. Nach Abheilung der Wunden beginnt das Stumpfwickeln durch Ergotherapeuten oder Pflegekräfte. Anfangs wird mit leichtem Zug gewickelt, welcher zügig gesteigert wird, mit der Zielsetzung der Ödemreduktion. Besonders zu beachten ist die gute Pflege der Amputationsnarben. Einziehungen des Gewebes führen häufig zu Mazerationen mit daraus folgender Gefahr der Entstehung von Druckstellen und stellen ein großes Rehabilitationshindernis dar. Begleitend ist Lymphdrainage anzuordnen. Nach dem Erreichen eines guten Umfangs des Stumpfes und dem Abklingen von Verhärtungen erfolgt die Anpassung eines Liners aus Silikon. Dieser kann durch den Amputierten selbst angelegt werden und sorgt durch regelmäßiges Tragen für den Erhalt des gewünschten Umfangs (◘ Abb. 33.91)

▪ **Stumpfabhärtung**

Die Stumpfabhärtung beinhaltet 3 Komponenten:

1. Stabilisierung der Hautverhältnisse durch die oben beschriebene Stumpfformung, zusätzlich können z. B. Eichenrindenbäder zur Gerbung der Haut angeordnet werden.
2. Multisensorisches Sensibilitätstraining mit dem Ziel der normalisierten Reizverarbeitung in der Peripherie. Typische Übungen sind „sinnsuchende" Stimulationen, wie z. B. das Erkennen unterschiedlicher Oberflächen oder Widerstände ohne visuelle Kontrolle. Hierfür bieten sich insbesondere die kognitiv-therapeutischen Übungen des Perfetti-Konzeptes an (◘ Abb. 33.92)

    Einseitige Dauerstimulationen, wie z. B. Klopfen, gilt es zu vermeiden, da es insbesondere in der Anfangsphase der Rehabilitation schnell zu einer schmerzfördernden Überreizung kommen kann. Ziel des Sensibilitätstrainings ist vielmehr, die Integration der amputierten Gliedmaße in den normalen Alltagsgebrauch zu ermöglichen. Somit sollten die Betroffenen angehalten werden, auch vermeintlich banale Tätigkeiten bewusst mit der betroffenen Gliedmaße durchzuführen.
3. Für die kortikale Reorganisierung der nun „beschäftigungslosen" Hirnareale, welche für die amputierte Gliedmaße zuständig sind, empfehlen sich zur Vorbeugung oder Verringerung sich entwickelnder Phantomschmerzen neben der medikamentösen Therapie: Lateralisationsübungen, Imaginationsübungen und Spiegeltherapie (▶ Abschn. 33.12)

33.15.5 Aufbauendes Prothesentraining vor Versorgung

Am Anfang steht der allgemeine Kraftaufbau durch gezielte Physiotherapie und medizinische Trainingstherapie. Es gilt, durch angepasste Steigerung der Belastung die Folgen der Verletzung und der dadurch häufig bedingten Bettruhe abzutrainieren. Die Hauptzielsetzung ist hierbei die Vermeidung muskulärer Dysbalancen aufgrund von Fehlhaltungen durch die fehlende Extremität, ebenso das Abtrainieren von Schonhaltungen.

Sobald es die Wundsituation am Stumpf zulässt, erfolgt eine erste Testung der potenziellen myoelektrischen Abnahmepunkte, am besten mit einer erfahrenen Orthopädietechnikerin. Wenn die Entscheidung für eine Versorgung mit einer myoelektrischen Prothese gefallen ist, sollte zügig mit dem Training der festgelegten Muskeln für die Ansteuerung begonnen werden. Hierfür bieten sich computergestützte Programme oder Übungshände auf einem Sockel der Herstellerfirmen an (◘ Abb. 33.93).

Angepasst an die Fortschritte des Übenden erfolgt die Steigerung der Aufgaben:

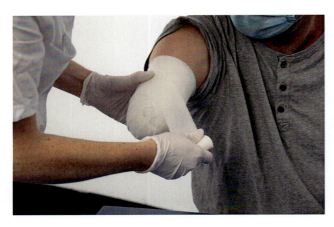

◘ **Abb. 33.91** Stumpfwickeln. (© BG Klinikum Hamburg, Fotograf Hr. Quack, Hr. Mahl)

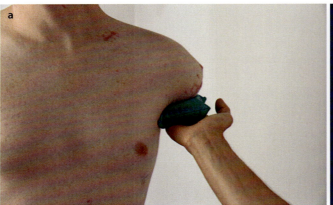
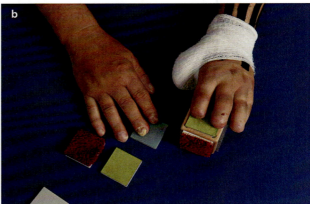

◘ **Abb. 33.92** Multisensorisches Sensibilitätstraining. (© BG Klinikum Hamburg, Fotograf Hr. Quack, Hr. Mahl)

Handtherapeutische Behandlung von Verletzungen und Erkrankungen der Hand

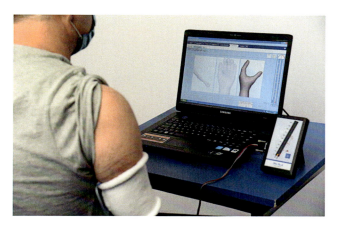

○ **Abb. 33.93** Übungsprogramm PAULA. (© BG Klinikum Hamburg, Fotograf Hr. Quack, Hr. Mahl)

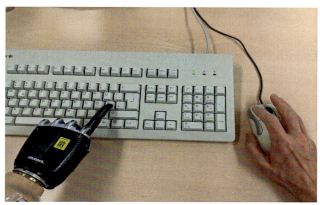

○ **Abb. 33.94** Multiartikulierende Hand im Modus Tastaturbedienung. (© BG Klinikum Hamburg, Fotograf Hr. Quack, Hr. Mahl)

- Sicheres Ansteuern des Öffnens und Schließens der Prothese
- Steigerung der Übungsdauer und Intensität
- Erarbeiten der Kokontraktion, mit der das Umschalten in unterschiedliche Modi der Steuerung erfolgt
- Ablenkung durch Aufgaben für die unverletzte Hand

33.15.6 Einhändertraining

Das Beüben der Aktivitäten des täglichen Lebens erfolgt ohne Prothese. Die grundlegenden Tätigkeiten der Selbstversorgung, wie z. B. Duschen und Anziehen, werden ohnehin ohne Prothese durchgeführt. Für Zeiten, in denen die Prothesen nicht getragen werden können, z. B. wegen Stumpfbeschwerden oder Defekt der Prothese, ist eine prothesenunabhängige Fähigkeit der allgemeinen Selbstversorgung unabdingbar. Sinnvoll ist die Versorgung mit sog. Einhänderhilfsmitteln (z. B. Schneidebrett mit Piekern und Saugnäpfen, verdickten Schlüsselgriffen oder Waschhilfen).

33.15.7 Prothesengewöhnung/-training

Nach Fertigstellung der Übungsprothese gilt es, den Umgang mit ihr zu erarbeiten:
- Üben des eigenständigen An- und Ablegens der Prothese
- Erlernen der Pflege der Prothese, z. B. Reinigung nach dem Tragen, Aufladen der Akkus, Lagern in Ruheposition
- Ausbau der Tragedauer, auch ohne aktive Nutzung der Funktionen
- Beüben der sicheren Ansteuerung der Prothesenfunktionen, anfangs nur einfaches Greifen und Öffnen, später dann zusätzlich Umplatzieren der ergriffenen Gegenstände auf unterschiedlichen Ebenen

Idealerweise werden im Rahmen der Erprobung der Übungsprothese unterschiedliche Komponenten getestet, sodass sich die Betroffenen ein eigenes Bild über die Vor- und Nachteile der unterschiedlichen Hände und Greifer machen können. Nach dem Grundlagentraining folgt das zügige Beüben alltagsrelevanter Tätigkeiten, hierbei ist zu achten auf bimanuelles Arbeiten.

Ziel ist es nicht, dass mit der Prothese alle Aktivitäten des Alltags durchgeführt werden können, sondern dass sie unterstützend als sog. Beihand eingesetzt wird.

Aufgabe der betreuenden Therapeuten ist das gemeinsame Erarbeiten der realistischen Fähigkeiten der Prothesen und der Nutzer*in, in Hinblick auf die diversen Partizipationsbereiche wie Haushalt, Freizeit oder Arbeitsplatz (○ Abb. 33.94).

33.15.8 Prothesentypen

■ **Habitus- bzw. Schmuckprothesen**

Habitusprothesen haben die Aufgabe, ein möglichst normales äußeres Erscheinungsbild wiederherzustellen. Teilweise bieten sie auch eine verbesserte Haltefunktion.

Zumeist werden sie nach Finger-, Hand- oder Unterarmamputationen genutzt, aber auch Versorgungen für hohe Amputationshöhen sind möglich. Für Finger- oder Handprothesen wird zumeist ein gespiegeltes Abbild der Gegenseite aus Silikon angefertigt. Der Unterarmstumpf wird mit einem passgenauen Schaft nach Abdruck versorgt. Um auch funktionelle Vorteile (z. B. Gegenhalt, Heben und Halten von Gegenständen, ggf. Tragen) zu ermöglichen, ist auf den optimalen Halt des Schafts am Stumpf zu achten. Auftretende Hebelkräfte führen sonst schnell zu Schmerzen oder sogar Druckstellen. Gleichzeitig darf die vorhandene aktive Beweglichkeit der erhaltenen Strukturen durch die Prothese nicht eingeschränkt werden (○ Abb. 33.95).

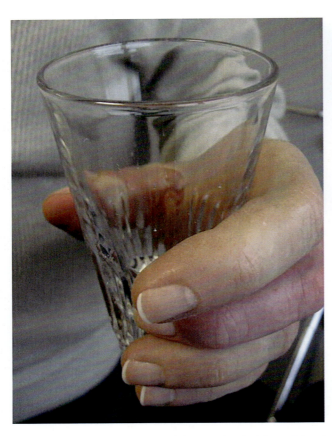

Abb. 33.95 Habitusprothese bei Amputation der Finger 2, 4 und 5. (© Sanitätshaus Stolle, Fotograf Hr. Polle)

Silikondaumenprothesen bieten neben dem Erscheinungsbild noch die Möglichkeit des passiven Gegenhalts für die Finger. Hier gilt es, eine optimale Position des Daumens zu finden, welche einerseits der habituellen Haltung entspricht, andererseits eine große Bandbreite an Griffgrößen und -arten (2- und 3-Punkt-Griff, feiner Pinzettengriff und gröberer Hakengriff) ermöglicht.

- **Eigenkraftbetriebene Prothesen**

Eigenkraftbetriebene Fingerprothesen

Eine vergleichsweise neue Entwicklung auf dem deutschen Markt sind Prothesen, welche bei Teilamputationen der Finger eine aktive Bewegungsübertragung ermöglichen. Für **Amputationen distal des Mittelgelenks** eines oder mehrerer Finger eignet sich der sog. *PIP-Driver* (*der Firma Naked Prosthetics aus den USA*). Durch einen Umlenkmechanismus wird die Flexion des proximalen Interphalangealgelenks ohne Kraftverlust in einem synchronen Bewegungsablauf zu den nicht amputierten Fingern auf die Fingerspitze der Prothese übertragen.

Für **Amputationen distal der Mittelgelenke** der Finger ermöglicht der sog. *MCP-Driver* eine Übertragung der Bewegung des Metakarpophalangealgelenks auf die Prothesenfinger durch eine Umlenkung über das Handgelenk mithilfe von 2 internen Gelenken. Die Kraft, welche durch das MCP-Gelenk aufgebracht wird, kommt zu ca. 2/3 an den Fingerspitzen an. Voraussetzung für eine funktionell sinnvolle Versorgung ist eine möglichst freie aktive Beweglichkeit des MCP, um einen vollen Faustschluss zu erreichen. Dann können auch kurze Stümpfe mit dieser Prothese gut versorgt werden (Abb. 33.96).

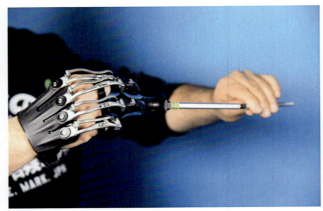

Abb. 33.96 MCP Driver. (© BG Klinikum Hamburg, Fotograf Hr. Quack, Hr. Mahl)

Eine häufige Folgeproblematik von Fingeramputationen ist die Ausbildung eines nicht ergonomischen Bewegungsablaufs beim Greifen, bei dem die Fingerstümpfe durch die verbliebenen Finger nach dorsal weggedrückt werden. Die Folge ist eine Verschiebung der Mittelhandknochen. Gerade bei körperlich arbeitenden Menschen führt dies oft nach wenigen Jahren zu schmerzhaften Arthrosebeschwerden im Bereich der Mittelhand. Die Beibehaltung eines ergonomischen Griffmusters scheint der große Vorteil der eigenkraftbetriebenen Fingerprothesen zu sein. Diesen Langzeiteffekt gilt es, auch den Nutzerinnen und Nutzern zu verdeutlichen.

Bei den funktionell besonders einschränkenden **Amputationen des Daumens** bietet der *Thumb Driver* eine Prothesenversorgung, die das aktive Greifen in Opposition ermöglicht. Aufgebaut wie der MCP Driver wird hierbei aber durch einen angepassten Umlenkmechanismus der Bewegungsablauf der Opposition optimiert (Abb. 33.97).

- **Mechanische Unterarmprothesen**

Eigenkraftprothesen für Amputationen am Unterarm nutzen die Kraft noch vorhandener Muskeln am Arm selbst oder am Schultergürtel, zumeist aber auf der Gegenseite oder mithilfe der Thoraxexkursion. Eine Kraftzugbandage ermöglicht den sicheren Halt des Prothesenschafts am Oberkörper und gleichzeitig die Ansteuerung der einzelnen Funktionen. Die Kraftüber-

Handtherapeutische Behandlung von Verletzungen und Erkrankungen der Hand

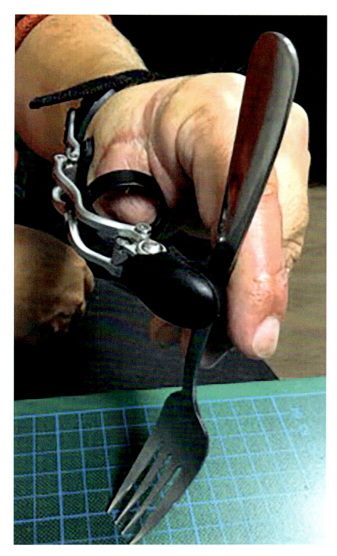

◘ Abb. 33.97 Thumb Driver. (© BG Klinikum Hamburg, Fotograf Hr. Quack, Hr. Mahl)

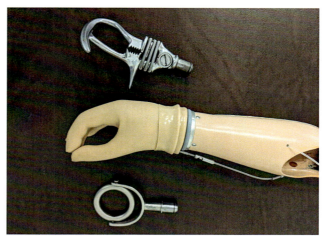

◘ Abb. 33.98 Hand und Greifer. (© BG Klinikum Hamburg, Fotograf Hr. Quack, Hr. Mahl)

tragung erfolgt über Seil- oder Drahtzüge zu einer am Prothesenende angebrachten Greifzange.

Die Steuerung der einzelnen Funktionen der Prothese erfolgt über unterschiedliche Bewegungen:

Das Öffnen der Hand oder des Greifers erfolgt über eine Protraktion der kontralateralen Schulter. Zum Halten von Gegenständen wird die Schulter wieder gelöst, der Haltedruck ist voreingestellt über Federn in der Hand/dem Greifer. Die Position der Hand wird über ein Flexionsgelenk sowohl in Pro- und Supination als auch in Flexion oder Extension manuell durch die eigene Hand eingestellt. Hierdurch kann ein ergonomischeres Arbeiten aus dem Rumpf unterstützt werden.

Der Greifer kann für nicht schmutzige Tätigkeiten äußerlich einer Hand nachempfunden sein, hierfür wird er mit einem Schmuckhandschuh verkleidet. Für kraftvolle Tätigkeiten in Verbindung mit Feuchtigkeit, Staub oder Dreck sind verschiedene „Hooks" erhältlich, die sich in Griffweite oder -position unterscheiden. Der Wechsel der Greifer erfolgt manuell über einen Steckadapter am Handgelenk (◘ Abb. 33.98).

Auch wenn eigenkraftbetriebene Prothesen vermeintlich veraltet sind, gibt es für einen großen Anteil der amputierten Menschen noch Bedarf an diesen Versorgungen. Neben der Stabilität gegenüber Kraft- und Schmutzbelastungen ist die Unabhängigkeit von Stromquellen ein Vorteil. Und wenn die Amputationen mit Nervenschädigungen einhergehen und es somit keine myoelektrischen Potenziale gibt, bietet die „altmodische" Prothese eine gute Versorgungsmöglichkeit.

Myoelektrische Prothesen

Die myoelektrischen Prothesen sind mittlerweile der Standard für einen Großteil der Versorgungen für Menschen mit Amputationen. Die Bandbreite der Versorgungsmöglichkeiten erweitert sich stetig aufgrund der Fortschritte in der Technik der Sensoren und Energiespeicher.

Das Grundprinzip aller myoelektrischen Prothesen ist, dass über eine oder mehrere auf der Haut liegende Elektroden die myoelektrischen Potenziale einer willkürlichen Muskelkontraktion erfasst werden und als Steuerungssignale an einen Motor übertragen werden. Ideal ist es, wenn die amputierte Person 2 sicher ansteuerbare antagonistische Muskeln für die Bedienung der Prothese nutzen kann. Dies ergibt eine intuitivere Ansteuerung für die Funktionen Öffnen und Schließen der Hand.

Aufgrund von schwierigen Stumpfverhältnissen, Nervenschädigungen oder Verbrennungen kann oftmals nur ein Muskel sicher für die Ansteuerung genutzt werden. Dann gibt es entweder die Möglichkeit, dass das

Muskelsignal abwechselnd für Flexion und Extension genutzt wird, zumeist mit einer einzuhaltenden Pause, bevor die Bewegungsrichtung wechselt. Oder die Nutzer der Prothese müssen gezielt unterschiedlich starke Myopotenziallevel ansteuern können, im Sinne von: Das Schließen der Hand erfolgt mit halber Kraft, für das Öffnen muss die volle Kontraktion erreicht werden.

Eine weitere Variante für die Ein-Muskel-Steuerung bietet die Hybridprothese, bei der das gegenläufige Signal über einen Zugschalter gegeben wird, welcher z. B. durch eine Retraktion des Nackens ausgelöst wird.

33.15.9 Mittelhandprothese

Für Amputationen distal des Handgelenks und proximal der MCP-Gelenke bei gleichzeitig erhaltener Daumenballen- oder Kleinfingerballenmuskulatur bieten myoelektrische Mittelhandprothesen ein erweitertes Spektrum an Griffpositionen im Vergleich zu Habitusprothesen. Auch Versorgungen bei Verlust nur einzelner oder mehrerer Finger sind möglich (◘ Abb. 33.99).

Es ist möglich, unterschiedliche Griffmuster wie z. B. 2-Punkt- oder 3-Punkt-Griff aufzurufen. Hierfür bieten sich verschiedene Ansteuerungsoptionen an, wie Umschalten über definierte Myosignale oder über Gestenkontrolle. Über eine von den Herstellern mitgelieferte App für das Smartphone besteht neben der Auswahl an Griffen noch die Möglichkeit, kleinere Einstellungen wie z. B. die Schließgeschwindigkeit vorzunehmen oder den Ladezustand zu kontrollieren.

33.15.10 Handversorgungen

Bei Amputationen proximal des Handgelenks ermöglichen myoelektrische Handprothesen das Greifen und Festhalten von Gegenständen. Für lange Stümpfe auf Höhe des Handgelenks bieten sich Transkarpalhände mit einem kurzen Motorblock und kompakter Bauweise an. Hierdurch wird eine symmetrische Armlänge erreicht. Bei kürzeren Unterarmstümpfen mit dadurch fehlender Pro- und Supination kann eine Rotation der Hand über einen eigenen Motor angesteuert werden. Sinnvoll für ein funktionelles Bewegungsmuster ist die manuelle Einstellmöglichkeit des Handgelenks in Extension oder Flexion.

Die klassische Standardhand (Vari-Speed Hand der Firma Otto Bock) verfügt über einen Öffnungsmechanismus zwischen Daumen und Zeige- und Mittelfinger. Durch einen Silikonüberzug wird eine natürliche Hand nachgeahmt. Ring- und Kleinfinger bieten keine Beweglichkeit und dienen nur als Erweiterung der Grifffläche (◘ Abb. 33.100).

Für kraftvollere Aufgaben bieten sich sog. Arbeitsgreifer an, welche sich durch einen großen Öffnungswinkel, eine hohe Haltekraft, aber auch präzise Griffmöglichkeiten durch beschichtete Griffspitzen auszeichnen. (◘ Abb. 33.101).

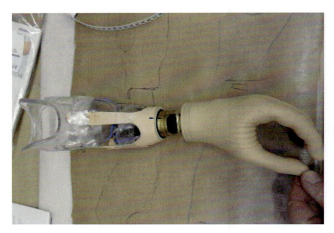

◘ Abb. 33.100 Myo-Hand an Übungsprothese in Herstellung. (© Sanitätshaus Stolle, Fotograf Hr. Polle)

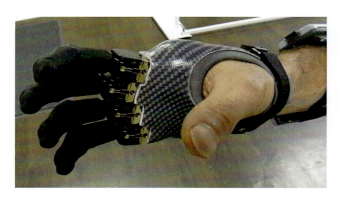

◘ Abb. 33.99 I-Digits-Hand. (© Sanitätshaus Stolle, Fotograf Hr. Polle)

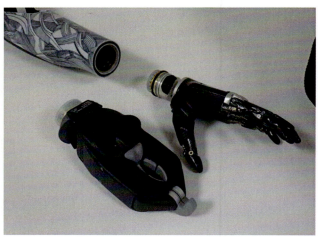

◘ Abb. 33.101 Arbeitsgreifer & Be Bionic Hand. (© BG Klinikum Hamburg, Fotograf Hr. Quack, Hr. Mahl)

Seit Beginn des 21. Jahrhunderts werden vermehrt multiartikulierende Hände entwickelt (z. B. Vincent, Michelangelo, BeBionic, I-Limb, TASKA). Durch die Möglichkeit, jeden Finger einzeln über Gelenke zu bewegen, ergeben sich diverse Griffmöglichkeiten wie z. B. 2- und 3-Punkt-Griff und ein sich an das zu greifende Objekt anpassender Faustschluss. Durch die Möglichkeit, den Daumen aus der Opposition abzuschwenken, ergibt sich zusätzlich noch der Lateralgriff, der für leichte Haltearbeiten (Zeitung, Teller) attraktiv ist. Es können individuelle Griffmuster programmiert werden, z. B. zum Halten einer Computermaus mit Nutzung des Zeigefingers für den Mausklick.

Die Ansteuerung der unterschiedlichen Griffmuster erfolgt über diverse Ansteuerungsoptionen wie Umschalten über definierte Myosignale, Gestenkontrolle, Auswahl über App oder einen Umschaltknopf auf dem Handrücken der Prothese, welcher mit der unverletzten Hand betätigt werden muss.

> **Tipps und Tricks**
>
> Eine Versorgung mit einem Testschaft innerhalb von 30 Tagen nach Amputation wird gemäß der Studie von Malone (1984) empfohlen, um die sogenannte „golden period of prothesis adaptation" zu nutzen. Um in diesem kurzen Zeitraum eine Versorgung zu ermöglichen, bedarf es eines optimalen Stumpfmanagements durch das gesamte beteiligte medizinische Personal sowie den Betroffenen. Kommt es durch Wundheilungsstörungen oder aber auch unklaren Kostenträgerzuordnungen zu einer Verzögerung der Prothesenversorgung, besteht die Gefahr, dass die Betroffenen sich an die neue Lebenssituation ohne Prothese gewöhnen und im späteren Verlauf größeren Aufwand beim Prothesentraining haben.
>
> Erfahrungsgemäß bietet der Moment der ersten Anprobe der Übungsprothese eine hohe seelische Belastung für den Amputierten. Im Rahmen der Verletzungsverarbeitung wird ihnen nun endgültig bewusst, dass die Amputation nicht mehr rückgängig zu machen ist. Dies gilt es, durch zeitnah geplante psychologische Betreuung aufzufangen.

33.15.11 Zusammenfassung

Trotz hoher Kosten durch die Versorgung mit Prothesen gibt es nur wenig Forschung über die lebenslange Nutzung. Im klinischen Alltag zeigt sich, dass es nicht „die" perfekte Versorgung gibt. Durch technische Neuerungen wie 3D-Druck und 3D-Scanner sowie immer komplexere Lage- und Druckrezeptoren sollte es in den nächsten Jahren zu weiteren deutlichen Verbesserungen in der Prothesenversorgung kommen. Für die Akzeptanz durch die Nutzer werden insbesondere automatisierte Lage- und Griffmusteranpassungen der Prothese durch lernende Software in Verbindung mit Umwelterfassung interessant. Das Ziel der „sensiblen" Prothese wird ebenfalls weiter erforscht.

33.16 Handtherapie bei Handfehlbildungen im Kindes- und Jugendalter

Johanna Ismaier and Maren Schelly

Die meisten Handfehlbildungen werden in den ersten Lebensjahren behandelt. Dabei bildet die handtherapeutische Nachbehandlung eine wichtige Säule im Rehabilitationsprozess. Die Kinderhand stellt durch ihre geringe Größe, die zarte, empfindliche Haut und die veränderte Anatomie bei noch nicht vollständig ausgebildeten anatomischen Strukturen, eine besondere Herausforderung für die Behandler dar. Ein früher Einbezug von Professionen wie Ergotherapie und Physiotherapie ist für die Entwicklung des Kindes und den späteren Handgebrauch essenziell. Bei einigen Fehlbildungen wie beispielsweise der Kamptodaktylie oder der Thumb-in-Palm-Deformität kann eine frühzeitige (ab dem Säuglingsalter) konservative Handtherapie mit Schienenbehandlung Operationen überflüssig machen. Voraussetzung für den nachhaltigen Behandlungserfolg ist eine enge Zusammenarbeit zwischen den behandelnden Ärzten, Therapeuten, Eltern und den Patienten.

Im Rahmen der handtherapeutischen Befunderhebung werden das Ausmaß der Einschränkungen auf Funktions- und Strukturebene mittels Inspektion und Palpation festgehalten. Das Erheben des passiven Range of Motion (pROM) ist für den Ausgangsbefund sehr wichtig.

Das aktive Bewegungsausmaß (aROM) lässt sich bei Kleinkindern kaum erheben. Hierfür ist die Beobachtung im Spiel hinsichtlich der verwendeten Greifmuster und Kompensationen bedeutungsvoll. Des Weiteren werden die Wünsche und Erwartungen der Eltern sowie die Betätigungseinschränkungen im täglichen Leben und der Partizipation erhoben. Hierfür stehen verschiedene standardisierte Assessment-Tools wie beispielsweise das Canadian Occupational Performance Measure (COPM) zur Verfügung. Bei allen Operationen im Kindesalter ist eine Anleitung der Eltern in die Nachbehandlung durch einen erfahrenen Handtherapeuten unerlässlich. Diese beinhaltet u. a. das Narbenmanagement, Dehnungen und Bewegungsübungen sowie das Schienenhandling.

Im Folgenden werden 4 der häufigsten Fehlbildungen aus handtherapeutischer Sicht dargestellt:

- Daumenhypoplasie
- Radialer longitudinaler Reduktionsdefekt (RLD)
- Thumb-in-Palm-Deformität
- Kamptodaktylie

Die Ausführungen vervollständigen das ▶ Kap. 19 „Handfehlbildungen bei Kindern und Jugendlichen" um die konservative Therapie. Es wird neben der konservativen Behandlung auf die prä- und postoperative Therapie eingegangen.

33.16.1 Handtherapeutische Nachbehandlung der Daumenhypoplasie

Befund

Bei der Daumenhypoplasie Grad III B bis zur Daumenaplasie (Grad V) wird eine Pollizisation empfohlen. Ziel der Rekonstruktion ist es, dem Kind eine großmöglichste Mobilität und Stabilität des neuen Daumens als Grundlage für den Handeinsatz im Alltag sowie ein stabiles und kräftiges Greifen zu ermöglichen. Bei vorhandenem, aber nutzlosem Daumen fällt den Eltern die Entscheidung für die Resektion des Daumens schwer. Handtherapeuten können den Eltern bei der Entscheidungsfindung zur Operation beratend zur Seite stehen. Richtungsweisen ist, ob der hypoplastische Daumen komplett während des Greifens ausgespart und nur im Interdigitalgriff gegriffen wird. Dies stellt eine Indikation zur Operation dar.

Behandlungsmethoden/Techniken

Postoperativ wird nach der Pollizisation die Stellung des „neuen" Daumens in bestmöglicher Abduktion und Opposition, anfangs in einem dicken elastischen Verband, im weiteren Verlauf zusätzlich mit einer kleinen Gipsschiene ruhiggestellt (◘ Abb. 33.102). Nach der Kontrolle 5 Wochen postoperativ werden Verband und Schiene entfernt und es wird mit der Handtherapie begonnen. Nach einleitender passiver Mobilisation, vor allem des neuen Daumengrundgelenks, werden der Grobgriff und Spitzgriff 2- bis 3-mal wöchentlich durch beidhändiges Spielen erarbeitet. Sollte der Interdigitalgriff weiter genutzt werden, kann das Greifen mit dem Daumen durch das stundenweise Aneinandertapen von Mittel- und Ringfinger forciert werden. Weitere Therapieinhalte sind das Narbenmanagement, Techniken aus der manuellen Therapie sowie leichte Greifübungen und altersgerechte funktionelle Spiele, um das neue Greifmuster zu erarbeiten und zu festigen. Die aktive Flexion des neuen Daumens ist meistens erst nach etwa 6 Monaten möglich, da sich die postoperativ noch zu lange Beugesehne retrahieren muss.

> **Handverband nach Pollizisation, 5 Tage postoperativ**
>
> Der neue „Daumen" wird in einem elastischen Verband in bestmöglicher Abduktion und Opposition ruhiggestellt.

Nicht erlaubt sind Bewegungen mit flach aufgesetzter Hand, da dadurch der neue Daumen aus der Oppositionsstellung herausgedrängt wird. Krabbeln ist erlaubt.

Schienenversorgung

Befindet sich der Daumen nicht in der gewünschten Position oder besteht eine Neigung zur Adduktion durch den Narbenzug, wird eine thermoplastische Nachtlagerungsschiene angefertigt. Die Hand wird in der Schiene in Funktionsstellung (Opposition und bestmögliche Abduktion des Daumens zu den gegenüberliegenden Fingern) positioniert (◘ Abb. 33.103).

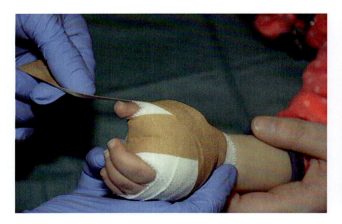

◘ Abb. 33.102 Handverband nach Pollizisation, 5 Tage postoperativ. (© Kinderkrankenhaus Wilhelmstift, Hamburg)

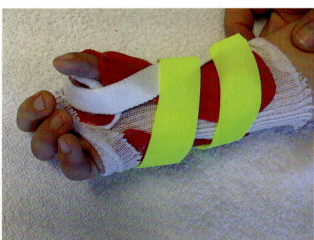

◘ Abb. 33.103 Thermoplastische Schiene, 5 Wochen postoperativ nach Pollizisation. (© Kinderkrankenhaus Wilhelmstift, Hamburg)

> **Eye Catcher**
>
> Die Schiene wird von dorsal angelegt, umfasst den „Daumen" und zieht ihn in die Opposition. Gleichzeitig wird Schienenmaterial in die neue erste Zwischenfingerfalte modelliert, um eine bestmögliche Abduktion zwischen Mittelfinger und neuem „Daumen" zu erreichen. Das Endgelenk des „Daumens" bleibt frei. Das Grundgelenk wird in leichter Beugung eingefasst, um eine Überstreckung des „Daumengrundgelenks" zu verhindern.

> **Tipps und Tricks**
>
> Um eine gute Handgeschicklichkeit zu entwickeln und einer reduzierten Griffkraft, wie sie häufig nach einer Pollizisation resultiert, entgegenzuwirken, sind eine frühzeitige spielerische und altersentsprechende Förderung über funktionelle Spiele sowie eine intensive Anleitung der Eltern notwendig. Dies bildet die Grundlage für einen guten funktionellen Handgebrauch und Partizipation im kindlichen und später erwachsenen Leben.

33.16.2 Handtherapeutische Nachbehandlung bei radialem longitudinalen Reduktionsdefekt

▪ Befund

Beim radialen longitudinalen Reduktionsdefekt (RLD) steht die Hand durch die fehlende Radiusabstützung in radialer Klumphandstellung. Ziele der Behandlung sind die Aufrichtung des Handgelenks und eine verbesserte Hand-/Unterarmlänge, um dem Kind und späteren Erwachsenen umfassendere beidhändige Aktivitäten zu ermöglichen.

▪ Behandlungsmethoden/Techniken

Je nach Ausprägungen des RLD sind unterschiedliche handtherapeutische Interventionen notwendig. Bei schweren Ausprägungen ist sowohl eine Schienenbehandlung (ab dem 3. Lebensmonat) als auch eine manuelle Therapie mit Aufdehnen der radialen Weichteile und Finger (ab den ersten Lebenstagen) zu empfehlen. Die manuelle Behandlung des Handgelenks sollte mehrmals am Tag durch die Eltern erfolgen, um die verkürzten radialen Weichteile aufzudehnen. Dabei wird die Hand nach distal gezogen, dann nach dorsal und ulnar aufgerichtet. Präoperativ verbessern die Dehnung des Weichteilgewebes und die manuelle Therapie die Voraussetzungen für einen erfolgreichen chirurgischen Eingriff.

Beim RLD Typ III und IV nach Bayne kann der Befund durch eine konsequente redressierende Schienenbehandlung und manuelles Aufdehnen erheblich verbessert werden; sie sollte unbedingt präoperativ erfolgen. Bei schwersten Formen (z. B. bei fehlender Ellenbogenbeweglichkeit und/oder zu kurzen Ober- und Unterarmen) kann eine Kontraindikation zur operativen Korrektur bestehen, da den Kindern damit die Möglichkeit genommen wird, mit der Hand zum Mund zu gelangen. Mit der konservativen Therapie kann ein leicht vergrößerter Bewegungsradius erzielt werden.

▪ Schienenversorgung

Im Rahmen der konservativen Behandlung sowie präoperativ wird eine Nachtlagerungsschiene angefertigt. Je nach Länge des Unterarms bzw. der Hebelwirkung auf das Handgelenk wird sie als Ober- oder als Unterarmschiene mit Hohlhandeinschluss angepasst (▪ Abb. 33.104). Nachfolgend werden die verschiedenen Schienen, welche im postoperativen Prozess zum Einsatz kommen, kurz dargestellt.

> **Eye Catcher**
>
> Die thermoplastische Schiene wird von radial um den Unterarm modelliert. Ulnarseitig bleibt die Schiene offen. So kann die Hand nach ulnar und nach dorsal aufgedehnt und in dieser Position eingefasst werden. Ein vorhandener Daumen wird großzügig ausgespart. Je nach Alter des Kindes wird thermoplastisches Material von 1,2–3,2 mm Stärke genutzt.

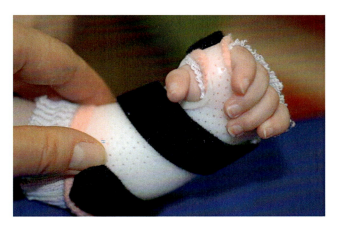

▪ **Abb. 33.104** Unterarmschiene zur Aufdehnung des Handgelenks beim radialen longitudinalen Reduktionsdefekt. (© Kinderkrankenhaus Wilhelmstift, Hamburg)

Radialisation

Nach der operativen Aufrichtung des Handgelenks hält ein K-Draht das Handgelenk in der erzielten Neutralstellung. Um den K-Draht zu schützen wird eine palmare thermoplastische Unterarmschiene bis zur Entfernung des K-Drahtes (Tragedauer Tag und Nacht) angefertigt.

Schienenbehandlung im Wachstum

Nach Entfernen des K-Drahtes besteht die Tendenz zum Rezidiv. Eine Nachtlagerungsschiene soll möglichst durchgehend bis zum Ende des Wachstums nachts getragen werden, um einem Rezidiv entgegenzuwirken. Die Carbonschiene bringt das Handgelenk bestmöglich nach ulnar und dorsal (Abb. 33.105). Sie lässt eine freie Beweglichkeit aller Fingergrundgelenke zu, das Ellenbogengelenk bleibt frei.

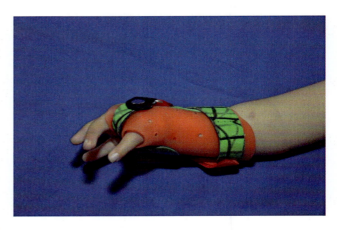

Abb. 33.106 Schiene nach Radialisation und Pollizisation zur Stabilisierung des Handgelenks und des Daumens beim radialen longitudinalen Reduktionsdefekt, postoperativ. (© Kinderkrankenhaus Wilhelmstift, Hamburg)

> **Eye Catcher**
>
> Eine Nachtlagerungsschiene aus Carbon schient das Handgelenk nach ulnar und dorsal. Eine stabile Pelotte auf Höhe des proximalen Handgelenks drückt die Hand in die Schiene.

> **Eye Catcher**
>
> Eine Nachtlagerungsschiene kombiniert aus Carbon und Streifi-Flex umfasst den Daumen im Bereich des Neosattelgelenks in Oppositionsstellung. Um die erste Zwischenfingerfalte aufzudehnen wird das Grundgelenk des Mittelfingers mit eingefasst.

Pollizisation

Wurde bei Entfernung des K-Drahtes eine Pollizisation durchgeführt, darf der „neue" Daumen nicht aus seiner Oppositionsstellung in die Handebene zurückgedrängt werden. Es empfiehlt sich eine Schienung mit Aussparung des Daumens oder einem Einschluss des Neosattelgelenks in der Oppositionsstellung (Abb. 33.106).

> **Tipps und Tricks**
>
> Um einer erneuten Deviation des Handgelenks entgegenzuwirken und eine gute Greiffunktion zu entwickeln, ist das regelmäßige Anpassen der nächtlichen Lagerungsschiene bis zum Wachstumsabschluss notwendig. Unterstützend kann der Einsatz von Hilfsmitteln wie z. B. Griffverdickungen den Alltag des Kindes erleichtern und die Selbstständigkeit und Partizipation fördern.

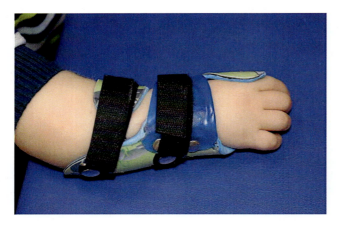

Abb. 33.105 Carbonschiene zur Stabilisierung des Handgelenks im Wachstum. (© Kinderkrankenhaus Wilhelmstift, Hamburg)

33.16.3 Handtherapeutische Nachbehandlung bei Thumb-in-Palm-Deformität

Befund

Die Thumb-in-Palm-Deformität ist eine angeborene Beugekontraktur des Daumens. Sie ist gekennzeichnet durch eine Flexions- und Adduktionsstellung des Daumens im MP-Gelenk in der Hohlhand. Der Untersucher überprüft die Stellung des Daumens, die passive Beweglichkeit aller Gelenke sowie den Handgebrauch während des Spielens. Je nach Ausmaß der Fehlstellung kann das Kind in dieser eingeschlagenen Position des Daumens größere Gegenstände nur bimanual greifen. Kleinere Gegenstände werden im Ersatzgriff mit Zeige- und Mittelfinger gefasst.

■ Behandlungsmethoden/Techniken

Vor allem im Kleinkindalter ist eine konservative Behandlung effektiv. Der Handtherapeut nimmt dabei die Rolle als Berater ein und weist die Eltern in die verschiedenen manuellen Techniken frühzeitig ein. Das manuelle Aufdehnen des Daumens beginnt optimalerweise bereits in den ersten Lebenstagen. Dabei wird der gesamte Daumenstrahl durch Fassen des 1. Mittelhandknochens aus der Hohlhand in die bestmögliche Abduktion und Retroversion massiert.

■ Schienenversorgung

Ab dem 3. Lebensmonaten wird das Tragen einer thermoplastischen Nachtlagerungsschiene, die den Daumen in die bestmögliche Abduktion und Retroversion (◘ Abb. 33.107) dehnt, empfohlen. Je nach Schweregrad der Daumenfehlbildung kommt ab dem Krabbelalter eine Daumenhülse z. B. aus Streifi-Flex oder Silikon zum Einsatz. Diese bringt den Daumen tagsüber in Funktionsstellung. Diese Schiene ermöglicht den Kindern ein Greifen, Krabbeln und Spielen, sodass die korrekte Daumenstellung aktiv gefördert wird (◘ Abb. 33.108).

> **Eye Catcher**
>
> Die thermoplastische Schiene dehnt den Daumen in Abduktion und Retroversion. Das Endgelenk des Daumens steht in leichter Beugung. Die Grundgelenke der Finger 2–5 sind mit eingefasst, um die Hohlhand vollständig aufzudehnen.

> **Eye Catcher**
>
> Eine Daumenhülse, hier aus Streifi-Flex, positioniert den Daumen tagsüber in Funktionsstellung und erleichtert damit das Greifen.

Postoperativ wird nach der Erweiterung der ersten Kommissur eine Abduktionsschiene aus niederthermoplastischem Material angefertigt. Die Schiene entspricht

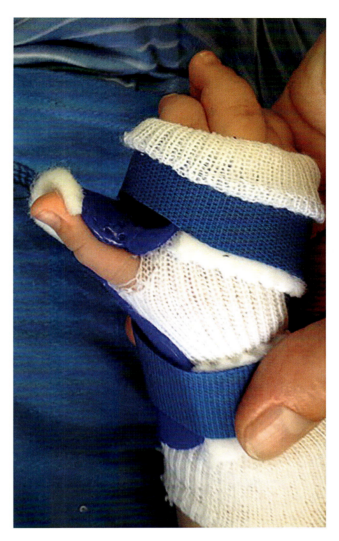

◘ **Abb. 33.107** Lagerungsschiene zur Aufdehnung des Daumens bei der Thumb-in-Palm-Deformität

der präoperativ angefertigten Schiene. Sowohl die Schienenbehandlung als auch die Handtherapie wird bis zu einer guten Greiffähigkeit und einem guten funktionellen Einsatz der Kinderhand im Alltag fortgesetzt.

> **Tipps und Tricks**
>
> Streifi-Flex ist ein thermoplastischer Kunststoff, der in der Orthopädietechnik für Schienen genutzt wird. Der Vorteil dieses Materials liegt darin, dass es leicht bearbeitet, geformt und verändert werden kann und günstiger ist als Silikon

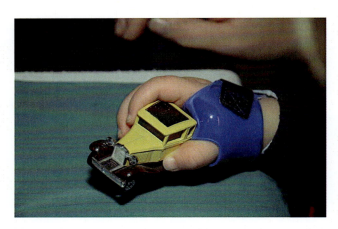

◘ Abb. 33.108 Daumenhülse zum funktionellen Greifen bei der Thumb-in-Palm-Deformität. (© Kinderkrankenhaus Wilhelmstift, Hamburg)

33.16.4 Handtherapeutische Nachbehandlung der Kamptodaktylie

▪ Befund

Die angeborene Beugekontraktur des Mittelgelenks wird als Kamptodaktylie bezeichnet und kann die Finger 2–5 betreffen. Sie kommt jedoch gehäuft am Kleinfinger vor. Die Behandlung ist wegen der komplexen Veränderungen bei unklarer Pathologie mühsam. Die operative Therapie ist wegen der hohen Rezidivrate frustrierend. Die Kontraktur verschlechtert sich oft während Phasen des beschleunigten Wachstums. Man unterscheidet 2 Arten der Kamptodaktylie: die im Kleinkindalter auftretende (infantile) sowie die sich präpubertär entwickelnde Beugekontraktur des Mittelgelenks.

▪ Behandlungsmethoden/Techniken

Bei angeborenen Kontrakturen der Finger sind die manuelle Therapie und eine frühe Dehnung der Mittelgelenke wichtige Schritte im meist konservativen Behandlungsvorgehen. Manuelle Techniken sollten möglichst ab den ersten Lebenswochen konsequent 2-mal täglich von den angeleiteten Eltern durchgeführt werden. Ziel des Aufdehnens ist das Erreichen einer maximalen Streckung der Mittelgelenke.

▪ Schienenversorgung

Die Schienenversorgung im Kleinkindalter beginnt ca. ab dem 8. Lebensmonat. Da eine Anfertigung von redressierenden Schienen in dieser Altersklasse sehr schwierig ist, empfiehlt sich der speziell hierfür entwickelte Glove Splint. Dieser besteht aus einem individuell angemessenen Kompressionshandschuh mit einer kleinen Tasche auf Höhe des betroffenen Fingers, in die eine kleine thermoplastische Schiene eingelegt wird (◘ Abb. 33.109). Das stabile und gleichzeitig elastische Material der Tasche verhindert ein Verrutschen der Schiene.

> **Eye Catcher**
>
> Die thermoplastische Schiene reicht palmar von der Fingerspitze bis zum proximalen Mittelhandknochen. Sie umfasst die Handkante bis zum Mittelgelenk. In dieser Spange wird das Mittelgelenk maximal aufgedehnt, ohne Schmerzen zu verursachen.

> **Eye Catcher**
>
> Auf den Kompressionsstrumpf wird eine Tasche in der Größe der Schiene aufgenäht. Das elastische und stabile Material erlaubt das Einlegen der Schiene und fixiert sie sicher.

Aufgrund des schnellen Wachstums ist eine stete Anpassung alle paar Monate erforderlich.

Kommt es in der Adoleszenz zur Entwicklung der Beugekontraktur, können individuelle redressierende Schienen angepasst werden. Des Weiteren besteht die Möglichkeit von individuellen dynamischen Schienen, die ein Voranschreiten der Beugekontraktur verhindern und gleichzeitig eine aktive Funktion erlauben (◘ Abb. 33.110). Gegebenenfalls kann bei entsprechender Größe des Fingers auf Fertigorthesen zurückgegriffen werden, wenn kein Handtherapeut zur Verfügung steht.

> **Eye Catcher**
>
> Anfertigung der Schiene aus Orfit Cast®. Durch die seitlich angebrachten Stege ist ein aktives Beugen im Mittelgelenk möglich.

> **Tipps und Tricks**
>
> Das Endgelenk und das Grundgelenk dürfen in der Schiene nicht überstreckt werden. Beim Glove Splint soll darauf geachtet werden, dass der Kleinfinger eng am Ringfinger anliegt, um eine Ulnardeviation des Kleinfingers durch die Schiene zu verhindern.

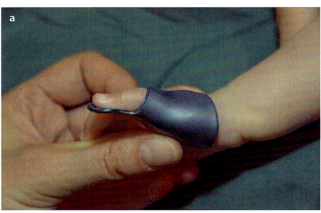
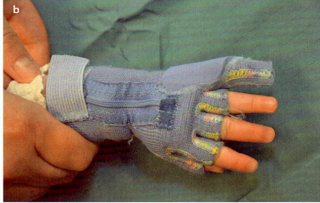

- **Abb. 33.109** a Fingerschiene für den Glove Splint bei Kamptodaktylie. b Glove Splint. (© Kinderkrankenhaus Wilhelmstift, Hamburg)

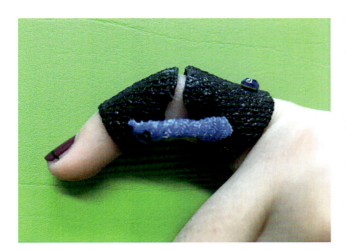

- **Abb. 33.110** Dynamische Fingerschiene bei Kamptodaktylie im Jugendalter. (© Johanna Ismaier, 2018)

33.16.5 Zusammenfassung

Die Behandlung von Fehlbildungen bei Säuglingen und Kindern stellt ein sehr komplexes, mannigfaltiges und spannendes Arbeitsgebiet dar. Besonders wenn es um die Kinderhand geht, ist ein enges interdisziplinäres Zusammenarbeiten aller Professionen unter Einbezug der Eltern essenziell. Den behandelnden Handtherapeuten wird im therapeutischen Prozess oft die Rolle des Beraters zuteil. Sie leiten die Eltern der kleinen Patienten in verschiedenen Dehn- und manuellen Techniken an, um die konsequente Behandlung im häuslichen Umfeld zu gewährleisten. Weiterhin spielt bei vielen Fehlbildungen der Kinderhand die Versorgung mit individuell angepassten thermoplastischen Schienen eine tragende Rolle.

33.17 Handtherapeutische Narbenbehandlung

Ansgar Sanning and Till Bastian Sprack

33.17.1 Einleitung

Handchirurgische Eingriffe gehen mit einer Eröffnung der Haut und der darunter liegenden Gewebeschichten einher. Im Verlauf bildet sich eine Narbe mit geringeren mechanischen, physiologischen und funktionellen Eigenschaften (Thompson et al. 2016). Die Behandlung solcher Narben spielt in der handtherapeutischen Rehabilitation von Patienten eine entscheidende Rolle. Unabhängig von der Lokalisation, der Größe und auch dem Ursprung einer Verletzung ist die Narbe oft nicht nur das einzige von außen sichtbare Indiz für eine Verletzung, sondern in vielen Fällen auch Ursache für Störungen des Wohlbefindens, Bewegungseinschränkungen, Beeinträchtigungen der Aktivitäten des täglichen Lebens und für Komplikationen im Heilungsverlauf. Wundheilung und Narbenbildung bedürfen hier einer erhöhten Aufmerksamkeit, da aufgrund der besonderen anatomischen Verhältnisse von Hand und Fingern schon kleine Verletzungen proportional mehr Strukturen schädigen als beispielsweise an Ellenbogen oder Schulter.

33.17.2 Mechanotransduktion

Bindegewebezellen haben die Fähigkeit, von außen auf sie wirkende Druck-, Zug- oder Scherkräfte in Adaptationsprozesse umzusetzen. Dieser Mechanismus der Übersetzung von mechanischen Reizen in biochemische Antworten innerhalb der Zelle sowie der daraus resultierenden Einflussnahme auf die Zusammensetzung der extrazellulären Matrix wird Mechanotransduktion genannt. Verformungen und Dehnungen der Zelle werden mittels Bindemolekülen wie Integrinen und über den „focal adhesion complex" durch die Zellmembran hindurchgeleitet und weiter über das Zellskelett an den Zellkern vermittelt. Jedes individuelle Gewebe hat in Abhängigkeit seiner Funktion im System unterschiedliche Reizerfordernisse für die Auslösung von Anpassungsprozessen durch die Mechanotransduktion. So benötigen zum Beispiel Knorpel- und Knochenzellen Kompression oder Kapsel-, Band- und Sehnengewebe Dehnreize für eine adäquate Anpassung.

Im Kontext der Wundheilungsprozesse lassen sich die hier beteiligten Fibroblasten über den Mechanismus der Mechanotransduktion zur Steigerung ihrer Produktivität stimulieren. Die Synthese von Matrixbestandteilen und Kollagen wird somit begünstigt. Um den notwendigen Platz für neu entstandene Matrix zu schaffen, wird außerdem die Produktion von Matrixmetalloproteasen durch die Fibroblasten gefördert, welche zum aktiven Abbau von altem oder dysfunktional angelegtem Kollagen beitragen. Dieser Mechanismus geschieht zusätzlich zum normalen Kollagenturnover. Durch Aufspaltung nicht benötigten Kollagens ermöglichen Matrixmetalloproteasen zusätzlich die Aufnahme der Bestandteile durch die Fibroblasten und damit eine Wiederverwertung des Materials. In Funktionsrichtung wirkende, längerfristige Dehnreize über das umliegende Bindegewebe sind hier besonders effektive Auslöser. Eine Immobilisation des betroffenen Gewebes hingegen wirkt gegenteilig, entzieht den Fibroblasten notwendige funktionelle Dehnreize und resultiert in einer deutlich reduzierten Produktion von Matrixbestandteilen und Metalloproteasen (Sanning und Schreuders 2020).

Mechanotherapie, die klinische Applikation der Mechanotransduktion, ist die Grundlage der meisten therapeutischen Interventionen. Über diesen Mechanismus kann aktiv auf die Quantität und Qualität der Wundheilung Einfluss genommen werden. Vorteile ergeben sich durch die klinische Anwendung adäquater aktiver oder passiver mechanischer Reize auf das geschädigte Gewebe; weitere Vorteile ergeben sich durch die Optimierung laufender Heilungsprozesse sowie durch die Verbesserung der mechanischen und funktionellen Eigenschaften im Wundgebiet.

33.17.3 Behandlungsformen

Aktive Bewegungen

Die Basis für die Generierung idealer Reize auf das Wundgebiet bieten aktive Bewegungen über Winkelveränderungen angrenzender Gelenke unter Einsatz entsprechender Muskulatur. Auf diese Weise werden im natürlichen Kraftverlauf funktionelle mechanische Reize auf das Zielgewebe und das umliegende Gewebe gewährleistet, welche vom Patienten eigenverantwortlich schmerzadaptiert angewendet werden können. Eine explizite Anleitung des Patienten hinsichtlich der Schmerztoleranz ist für das Erreichen einer angemessenen Reizintensität und Reizdichte notwendig.

Aktive Bewegungen können einerseits mit dem Ziel einer Annäherung des Narbengewebes über die agonistische, der Narbe zugewandte Muskulatur ausgeführt werden und andererseits in Form einer Dehnung über die abgewandte, antagonistische Muskelkette mechanotransduktiv wirken.

Passive Bewegungen

Primär sind passive Bewegungen äquivalent zu aktiven Bewegungen als anguläre Reize über angrenzende Gelenke zu verstehen. Hier wird die Mechanotransduktion auch über Annäherung oder Dehnung der betroffenen Region aktiviert. Techniken können vom Therapeuten oder vom Patienten selbst eingesetzt werden. Die individuelle Schmerzwahrnehmung ist auch hier maßgebend für die Dosierung der Maßnahme.

Narben können darüber hinaus über passive Gewebebewegung beeinflusst werden. Im Folgenden werden verschiedene Möglichkeiten näher betrachtet und die jeweilige Form der mechanischen Wirkung hervorgehoben.

Narbenmassage

Veränderungen der Gewebeverschieblichkeit in Form von bewegungseinschränkenden Kontrakturen sind mögliche Komplikationen im Verlauf eines jeden Wundheilungsprozesses. In diesem Fall können zusätzlich zu den oben genannten funktionellen Techniken unterstützend Narbenmassagen eingesetzt werden. Ziel dieser Maßnahmen ist es, das betroffene Gewebe in die eingeschränkte Funktionsrichtung zu mobilisieren. Diese Techniken sind erst bei stabilen Wundverhältnissen, frühestens nach Entfernung möglichen Nahtmaterials anzuwenden.

Abhängig von der Wundheilungsphase können auch manuelle Massagetechniken im umliegenden Gewebe der Narbe oder direkt auf dem Narbengewebe zur Anwendung gebracht werden. Unterschieden werden die Techniken einerseits über ihre Lokalisation und andererseits in ihrer Richtung im Verhältnis zum Narbenverlauf. Reize auf der Narbe sind intensiver als solche im benachbarten Gewebe. Dabei nimmt die Reizintensität proportional ab, je größer die Distanz zur Narbe ist. Außerdem wirken Techniken in Richtung der Narbe und parallel dazu weniger intensiv als Techniken quer zum Verlauf und in Entfernung (vgl. Fischer und Moldenhauer 2015; Peters 2017; Reichert et al. 2015).

Zur Modifizierung der Behandlungsintensität können bei der Behandlung Hilfsmittel wie Massagestäbchen, Spatel, Massagebälle oder Narbenroller eingesetzt werden (Abb. 33.111). Außerdem können alle Techniken mit und ohne Gleitmittel angewendet werden. Ziel dieser Modifikationen ist entweder die Veränderung des Kontaktreizes über festeres oder weicheres Material bzw. den Einsatz von Gleitmitteln oder die Reduzierung bzw. Vergrößerung der Kontaktfläche zur Beeinflussung der lokalen Beanspruchung.

Narbenmassagen eignen sich ebenfalls zur unterstützenden Anwendung durch den Patienten in Eigenregie. Bei trockener und/oder schuppender Narbe ist der Einsatz von Fettsalben oder Narbencremes geeignet.

Dehnungen

Zusätzlich zu den durch aktive und passive Gelenkbewegungen ausgelösten Längsdehnungen kann Narbengewebe auch durch manuelle Dehnreize über das umliegende Gewebe behandelt werden. Unterschieden werden Reize quer und längs zum Narbenverlauf. Querdehnungen zielen auf die Verbesserung der Verschieblichkeit des lokalen Gewebes und auf die Beeinflussung der Mechanotransduktion über dreidimensionale Bewegungsreize. Längsdehnungen bedienen sich derselben Funktionsmechanismen und können lokal an der Narbe und auch in Verlängerung des Narbenverlaufs eingesetzt werden, um die Funktion benachbarter Strukturen wie z. B. anliegender Gelenke positiv zu beeinflussen. Diese manuellen Techniken können auch zur Verstärkung funktioneller Längsdehnungen herangezogen werden. Hierbei wird eine Vorspannung der Haut entgegengesetzt zur Bewegungsrichtung aufgenommen, um so eine Verlängerungsinformation in das betroffene Gewebe einzubringen. Auch über ein Verschieben der Narbe en bloc können Dehn- und Scherbelastungen auf die umgebenen Gewebe einwirken und so bewegungsförderlich sein (vgl. Peters 2017; Reichert et al. 2015).

Abhebetechniken

In Analogie zur Kibler-Falten-Technik können Narben auch durch Abheben gegenüber dem unterliegenden und umliegenden Gewebe mobilisiert werden. Hierfür wird die Narbe zur Falte modelliert und bis zum gewünschten Gewebewiderstand abgehoben. Beginnend mit einer statischen Ausführung kann die Intensität der Technik durch dynamische Gleittechniken und/oder Verschiebungen variiert werden. Außerdem kann die Anwendung von manuellen Abhebetechniken durch die Applikation einer senkrecht über der Narbe fixierten Schlaufe aus Pflasterstreifen (Abb. 33.112a) als Eigenanwendung in Eigenverantwortung des Patienten angewendet werden (Reichert et al. 2015). Diese Methodik kann auch apparativ durch den Einsatz von Unterdruckverfahren wie dem Schröpfen (klassische Schröpfgläser, Abb. 33.112b oder Silikonschröpfköpfe) oder pulsierenden Unterdruckverfahren verstärkt werden (vgl. Peters 2017).

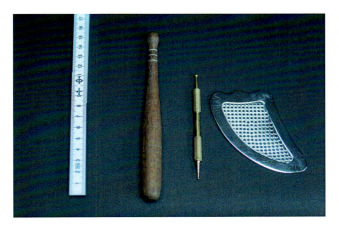

Abb. 33.111 Hilfsmittel zur Narbenbehandlung, v.l.n.r.: Massagestäbchen (Holz, groß), Massagestäbchen (Messing, klein), Spatel. (© A. Sanning, T. Sprack)

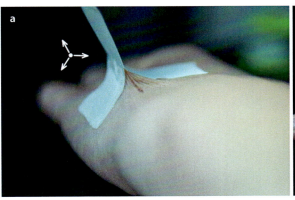 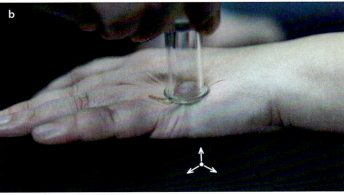

Abb. 33.112 a Pflasterstreifen für Abhebetechniken in Eigenanwendung. Das Gewebe kann zur Behandlung vertikal abgehoben oder horizontal verschoben werden (Pfeilrichtung), b Klassisches Schröpfglas als Abhebetechnik über Unterdruck (auch bei pulsierenden Unterdruckverfahren). (© A. Sanning, T. Sprack)

▪ Kompression

Durch Kompression von außen kann durch den Druck eine Expansion des Narbengewebes nach oben kontrolliert bzw. beeinflusst werden. Gleichzeitig können entstehende Druckkräfte über den Weg der Mechanotransduktion positiv wirken. Hierzu können Narbensilikon, Kompressionsbandagen, Wickelungen mit elastischen Binden oder Neopren (z. B. Neoprenfingerköcher) zur Anwendung kommen (Peters 2017). Eine weitere Variante ist das *Flossing*. Hier wird unter Verwendung von breiten, elastischen Bändern eine betroffene Region, ähnlich der Ausführung bei chirurgischen Eingriffen der Hand in Blutleere, ausgewickelt. Anschließend wird unter Aufrechterhaltung der Kompression für einen kurzen Zeitraum aktiv bewegt, um eine Kombination aus Druck- und Scherkräften auf die Narbe wirken zu lassen.

▪ Schienenversorgung

Wenn durch Komplikationen im Heilungsverlauf Narbenkontrakturen aufgetreten sind, kann mittels individueller Orthesenversorgung ein dauerhafter Längsreiz mit unterschiedlicher Intensität auf das kontrakte Gewebe gelenkt werden. Zum Einsatz kommen statisch progressive und dynamische Quengel-Schienen als stärkere bzw. nachdosierbare Maßnahmen. Spezielle Schienen, wie z. B. Kleinert-Schienen bei der Versorgung von Beugesehnenverletzungen, wirken einerseits schützend auf verletztes Gewebe durch passive Annäherung. Andererseits werden durch Aufrechterhaltung der Gleitfähigkeit bewegungseinschränkende Adhäsionen limitiert und im besten Fall verhindert (vgl. Burek et al 2020).

▪ Taping

Gezielte Tapeanlagen können Narben, je nach Art des verwendeten Materials, vor übermäßigen Zuglasten schützen oder diese Lasten reduzieren. Genereller Vorteil dieser Anwendungen ist eine flexible und kostengünstige ergänzende Behandlungsoption. Klassisches rigides Sporttape kann ähnlich einer statischen Schiene angewandt werden. Hochelastisches Tape (Kinesio-Tape) kann unter Anlage des vorgespannten Materials quer zum Narbenverlauf (◘ Abb. 33.113a) die auf die Wunde wirkenden Zuglasten reduzieren und somit dem Auseinanderweichen der Wundränder entgegenwirken. Anlagen unter Vorspannung längs zum Faserverlauf (◘ Abb. 33.113b) können einerseits Zugreize in Funktionsrichtung verstärken oder andererseits reduzieren (vgl. Peters 2017). Bei beiden Formen des Tapings sind mögliche negative Hautreaktionen bei dauerhafter Applikation zu berücksichtigen (Pflasterallergie).

▪ Dosierungsparameter

Essenziell für den Erfolg der Narbenbehandlung ist die individuelle Auswahl und Dosierung der Techniken unter Berücksichtigung der Lokalisation, der Art der Narbe, der Gewebsbeschaffenheit und der aktuellen Wundheilungsphase. Einerseits muss ein Mindestmaß an Intensität für die Auslösung von Adaptationsprozessen überschritten werden, andererseits darf die von der Wundheilung abhängige Gewebebelastbarkeit nicht überschritten werden. Die Dosierung der therapeutischen Intervention ist in der Praxis eine nicht zu unterschätzende Herausforderung, da eine Einschätzung der tatsächlichen Beanspruchung lediglich subjektiv durch den Patienten möglich ist und diese in ihrer Wahrnehmung möglicherweise durch analgetische und/oder antiinflammatorische Medikation zusätzlich beeinträchtigt ist. Neben der Schmerzintensität ist eine sensible Kontrolle des aktuellen Gewebewiderstandes notwendig (Koller et al. 2016).

Neben dem Aspekt der Intensität der Intervention ist vor allem die Zeitdauer ein entscheidender Faktor. Nicht die maximale Höhe der Reizintensität entscheidet über den Erfolg der Behandlung, sondern die absolute Dauer der Reize in der aktuellen Endstellung des Gewebes. Diese sogenannte „total-end-range time" (TERT) wird mit geringerer Intensität über einen lang anhaltenden Dehnreiz erreicht. Mit dieser Methode wird

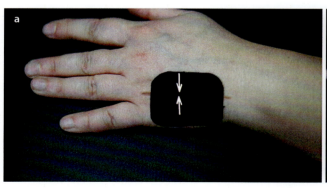 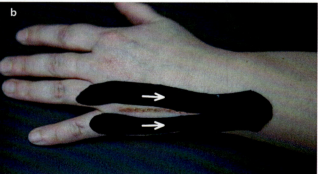

◘ **Abb. 33.113** Hochelastisches Tape quer zum Narbenverlauf. Spannungswirkung in Pfeilrichtung. (© A. Sanning, T. Sprack)

die Wahrscheinlichkeit einer Retraumatisierung des betroffenen Gewebes durch Überlastung während der Wundheilung so weit wie möglich vermieden (Flowers und LaStayo 1994).

■ Besonderheiten

Die bisherigen Ausführungen beziehen sich insbesondere auf die handtherapeutische Narbenbehandlung bei einer normalen fibrösen, unkomplizierten Narbe. Folgende besondere Narbenformen bedürfen daneben der gesonderten Betrachtung:

■ Hypertrophe Narben

Hypertrophe Narben sind eine häufige Komplikation innerhalb der ersten 6 Monate der Wundheilung (Nast 2020). Flachere Kollagenfasern, die in wellenförmigen Mustern angelegt sind, führen zu einer Verdickung des Narbengewebes. Die Kollagensynthese ist im Vergleich zur normal verlaufenden Heilung um den Faktor 7 gesteigert, und es kommt zu einem übermäßigen *Crosslinking* (Verhaegen et al. 2009), dadurch ergibt sich eine über das umgebene Hautniveau erhabene, wulstige Narbe.

Grundsätzlich sind hier dieselben Maßnahmen wie bei fibrösen Narben anzuwenden, jedoch mit einer reduzierten Intensität. Milde Kompressionen und Silikonplattenauflagen über Nacht können zur Kontrolle und Reduzierung der Narbenexpansion eingesetzt werden (Nast 2020; O'Brien und Jones 2013).

■ Keloidnarbe

Die Keloidnarbe ist eine selten auftretende Komplikation ab dem 6 Monat der Wundheilung. Die Inzidenz steigt mit zunehmender Hautpigmentierung (Nast 2020). Keloide Narben wuchern wahllos über die ursprünglichen Narbenränder hinaus, und das eingebrachte Kollagen ist zufällig angeordnet. Der Durchmesser der Kollagenbündel ist sehr groß, und die enthaltenden Fasern sind eng und willkürlich zur Epidermis angeordnet. Die Kollagensynthese ist um den Faktor 20 erhöht und das Verhältnis von Kollagen Typ I zu Kollagen Typ III ist 17:1, während das Verhältnis bei einer fibrösen und hypertrophen Narbe: 6:1 beträgt. Außerdem ist das *Crosslinking* im Vergleich zur hypertrophen Narbe um das Doppelte erhöht (Verhaegen et al. 2009).

Dehnreize sind bei Keloidnarben nicht indiziert, da es dadurch zur weiteren Steigerung der Keloidbildung kommen kann (Reichert et al. 2015). Auch hier können milde Kompressionen und Silikonplattenauflagen zur Kontrolle und Reduzierung der Narbenexpansion zur Anwendung kommen (Nast 2020; O'Brien und Jones 2013).

■ Dokumentation

Um den Behandlungsfortschritt zu erfassen und mögliche Abweichungen im Heilungsfortschritt zu erkennen, ist eine begleitende Dokumentation der Behandlungsergebnisse sinnvoll. Zur Erfassung und Bewertung der Behandlungsergebnisse und der Patientenzufriedenheit werden Parameter wie Narbenflexibilität, Farbe und kosmetische Besonderheiten mittels standardisierter, patientenbasierter Fragebögen evaluiert. Beispiele sind die *Vancouver-Scar-Scale* (VSS) und die *Manchester-Scar-Scale* (MSS). Außerdem eignen sich die Visuelle Analogskala (VAS) zur Abfrage der Schmerzintensitäten und eine Fotodokumentation bezüglich der optischen Erscheinung der Narbe. Mithilfe des Adherometers lässt sich außerdem die maximale Verschieblichkeit des Narbengewebes messen (Ferriero et al. 2010).

Auf die Möglichkeiten der Dokumentation in der handtherapeutischen Behandlung wird in ▶ Abschn. 33.2 genauer eingegangen.

Literatur

Ahern M et al (2018) The effectiveness of physical therapies for patients with base of thumb osteoarthritis: Systematic review and meta-analysis. Musculosceletal Sci Pract 35:46–54. https://doi.org/10.1016/j.msksp.2018.02.005

Aksoy MK, Altan L (2018) Short-term efficacy of paraffin therapy and home-based exercise programs in the treatment of symptomatic hand osteoarthritis. Turk J Phys Med Rehab 64(2):108–113. https://doi.org/10.5606/tftrd.2018.1535

Amadio PC (2005) Friction of the gliding surface. Implications for tendon surgery and rehabilitation. J Hand Ther 18:112–119. https://doi.org/10.1197/j.jht.2005.02.005

Avenius A, Ismaier J, Jung B, Strigl K (2020) aus Skript „Assessmentkurs in der Handtherapie" S 102–104

Baier B, Kleinschmidt A, Müller N (2006) J Neurosci 26(47):12260–12265

Bassolino M, Campanella M, Bove M, Pozzo T, Fadiga L (2014) Training the motor cortex by observing the actions of others during immobilization. Cereb Cortex 24:3268–3276

Bean DJ, Johnson MH, Heiss-Dunlop W, Lee AC, Kydd RR (2015) Do psychological factors influence recovery from complex regional pain syndrome type 1? A prospective study. Pain 156:2310–2318

Birklein F (2018) Leitlinien für Diagnostik und Therapie in der Neurologie. Diagnostik und Therapie komplexer regionaler Schmerzsyndrome (CRPS). AWMF-Registernummer: 030/116. https://www.awmf.org/leitlinien/detail/ll/030-116.html. Zugegriffen am 08.04.2020

Bitzer S, Welt C (2018) Gelenkschutz im Alltag – gewusst wie! Deutsche Rheuma-Liga, Bonn

Bjoerkman A (2005) Brain plasticity and Handfunction. Dissertation, Universität Lund (SE)

Boyer JHSMI, Goldfarb CA, Gelberman RH (2005) Recent progress in flexor tendon healing. The modulation of tendon healing with rehabilitation variables. J Hand Ther 18(2):80–85; quiz 86. https://doi.org/10.1197/j.jht.2005.02.009

Bruehl S, Maihöfner C, Stanton-Hicks M, Perez RSGM, Vatine J-J, Brunner F et al (2016) Complex regional pain syndrome. Evidence for warm and cold subtypes in a large prospective clinical sample. Pain 157(8):1674–1681. https://doi.org/10.1097/j.pain.0000000000000569

Bucher-Dollenz G, Wiesner R (2008) Maitland. Thieme (Therapiekonzepte in der Physiotherapie), Stuttgart

Buck, Gramcko D, Nigest H. Motorische Ersatzoperationen der oberen Extremität, Band 2, Hand und

Bulstrode NW, Burr N, Pratt AL, Grobbelaar AO (2005) Extensor tendon rehabilitation a prospective trial comparing three rehabilitation regimes. J Hand Surg (Br) 30:175–179

Bureck W, Illgner U (2014) Ergotherapie bei rheumatischen Erkrankungen unter besonderer Bedeutung von Handoperationen. Z Rheumatol 73:424–433. https://doi.org/10.1007/s00393-013-1342-3

Cantero-Téllez R et al (2018) Necessity of immobilizing the metacarpophalangeal joint in carpometacarpal osteoarthritis: short-term effect. Hand (N Y) 13(4):412–417. https://doi.org/10.1177/1558944717708031

Carlsson I (2010) Cold sensitivity in hands. Consequences for daily life. Dissertation Universität Lund (SE)

Chennagiri RJR, Lindau TR (2013) Assessment of scapho-lunate instability and review of evidence for management in the absence of arthritis. J Hand Surg Eur 38:727–738

Chester DL, Beale S, Beveridge L et al (2002) A prospective, controlled, randomized trial comparing early active extension with passive extension using a dynamic splint in the rehabilitation of repaired extensor tendons. J Hand Surg (Br) 27:283–288

Chow JA, Thomes LJ, Dovelle S, Milnor WH, Seyfer AE, Smith AC (1987) A combined regimen of controlled motion following flexor tendon repair in „no man's land". Plast Reconstr Surg 79(3):447–455. https://doi.org/10.1097/00006534-198703000-00025

Chow JA, Thomes LJ, Dovelle S, Monsivais J, Milnor WH, Jackson JP (1988) Controlled motion rehabilitation after flexor tendon repair and grafting. A multi-centre study. J Bone Joint Surg (Br) 70(4):591–595. https://doi.org/10.1302/0301-620X.70B4.3403603

Chow JA, Dovelle S, Thomes LJ, Saldana J (1989) A comparison of results of extensor tendon repair followed by early controlled mobilisation versus static immobilization. J Hand Surg Br Eur 14(1):18–20

Chow SP, Stephens MM, Ngai WK, So YC, Pun WK, Chu M, Crosby C (1990) A splint for controlled active motion after flexor tendon repair. Design, mechanical testing, and preliminary clinical results. J Hand Surg [Am] 15(4):645–651. https://doi.org/10.1016/s0363-5023(09)90030-2

Colditz JC (2000) The biomechanics of a thumb carpometacarpal immobilisation splint: design and fitting. J Hand Ther 13(3):228–235. https://doi.org/10.1016/s0894-1130(00)80006-x

Crisco JJ et al (2005) In vivo radiocarpal kinematics and the dart thrower's motion. J Bone Joint Surg Am 87(12):2729–2740

Dahlin L, Wiberg M (2017) Nerve injuries of the upper extremity and Hand. Instructional Lectures: Wrist and Hand, EOR, Volume 2

Destatis (2018) Tiefgegliederte Diagnosedaten der Krankenhauspatientinnen und -patienten, Artikel 5231301187015

Deutsche Arbeitsgemeinschaft für Handtherapie e.V. (DAHTH) (1999) Definition Handtherapie. https://www.dahth.de/der-verein/. Zugegriffen am 16.07.2020

Deutsche Arbeitsgemeinschaft für Handtherapie e.V. (DAHTH) (2020) Handtherapeut – Module. https://www.dahth.de/handtherapeut-ausbildung/. Zugegriffen am 16.07.2020

Dohle C, Stephan KM, Valvoda JT, Hosseiny O, Tellmann L, Kuhlen T et al (2011) Representation of virtual arm movements in precuneus. Exp Brain Res 208(4):543–555. http://www.springerlink.com.eaccess.ub.tum.de/content/d6j3u114l78893g6/fulltext.pdf

Dopfer B, Grafl-Drost B, Hahn C, Jung B, Strigl K, Megerle K (2019) Die konservative Therapie der dynamischen Handgelenksinstabilität nach SL-Bandläsion. Z Handther 2(2019):14

Duffau H (2005) Brain plasticity: From pathophysiological mechanism to therapeutic applications. J Clin Neurosci 13:885–897. https://doi.org/10.1016/j.jocn.2005.11.045

Duran R, Houser R (1975) Controlled passive motion following flexor tendon repair in zones 2 and 3. In: American academy of orthopaedic surgeons symposium on flexor tendon surgery in the hand. C.V. Mosby, St. Louis, S 105–114

Evans RB (1994) Early active short arc motion for the repaired central slip. J Hand Surg 19A:991

Evans RB (1995) Immediate active short arc motion following extensor tendon repair. Hand Clin 11:483–512

Ewert T, Cieza A, Stucki G (2002) Die ICF in der Rehabilitation. Phys Rehab Kur Med 12(3):157–162. https://doi.org/10.1055/s-2002-32720

Felderhoff J, Lehnert M, Mellerowitz H (2003) Das schmerzhafte Handgelenk im Sport: Ulnoparpales Gelenkkompartment und Distales Radioulnargelenk. Dt Zeitschrift f Sportmed Jahrg 54, Nr. 1

Ferriero, Vercelli, Salgovic, Stissi, Sartorio (2010) Validation of a new device to measure postsurgical scar adherence. Phys Ther 90(No5):776–783

Fischer, Moldenhauer (2015) Geschmeidig mobilisieren. Physiopraxis 6:46–48

Flowers, LaStayo (1994) Effect of total end range time on improving passive range of motion. J Hand Ther 7(3):150–157

Garcia-Elias M, Lluch AL, Stanley JK (2006) Three-ligament tenodesis for the treatment of scapholunate dissociation: indications and surgical technique. J Hand Surg 31(1):125–134

Goebel A, Barker C, Birklein F, Brunner F, Casale R, Eccleston C et al (2019) Standards for the diagnosis and management of complex regional pain syndrome. Results of a European Pain Federation task force. Eur J Pain 23(4):641–651. https://doi.org/10.1002/ejp.1362

Gratton P (1993) Early active mobilization after flexor tendon repairs. J Hand Ther 6(4):285–289. https://doi.org/10.1016/s0894-1130(12)80329-2

Haerle M, Wahegaonkar A, Garcia-Elias M, Bain G, Luchetti R (2016) IFSSH Scientific Committee on Carpal Instability, Part 2: Management of scapho-lunate dissociation

Hall B, Lee H, Page R, Rosenwax L, Lee AH (2010) Research scholars initiative – comparing three postoperative treatment protocols for extensor tendon repair in zones V and VI of the hand. Am J Occup Ther 64:682–688

Hammond A, Prior Y (2016) The effectiveness of home hand exercise programmes in rheumatoid arthritis: a systematic review. Br Med Bull 119:49–62. https://doi.org/10.1093/bmb/ldw024

Heintel (2006) Akzeptanz von Armprothesen, Eine retrospektive Studie an 454 Betroffenen, S 55 f

Hincapie O, Ruiz N (2017) The JP Sensometer: An Instrument to Train Joint Position Sense for the wrist. Int J Phys Med Rehabil 5:5

den Hollander M, Goossens M, de Jong J, Ruijgrok J, Oosterhof J, Onghena P et al (2016) Expose or protect? A randomized controlled trial of exposure in vivo vs pain-contingent treatment as usual in patients with complex regional pain syndrome type 1. Pain 157(10):2318–2329. https://doi.org/10.1097/j.pain.0000000000000651

Howell JW, Peck F (2013) Rehabilitation of flexor and extensor tendon injuries in the hand: current updates. Injury 44(3):397–402. https://doi.org/10.1016/j.injury.2013.01.022. Epub 2013 Jan 21

Howell JW, Merritt WH, Robinson SJ (2005) Immediate controlled active motion following zone 4–7 extensor tendon repair. J Hand Ther 18:182–190

Khandwala AR, Webb J, Harris SB, Foster AJ, Elliot D (2000) A comparison of dynamic extension splinting and controlled active mobilization of complete divisions of extensor tendons in zones 5 and 6. J Hand Surg (Br) 25:140–146

Kim GS, Weon JH, Kim MH, Koh EK, Jung DY (2020) Effect of weight-bearing wrist movements with carpal stabilizing taping on pain and range of motion in subjects with dorsal wrist pain: A randomized controlled trial. J Hand Ther 33:25–33

Kleinert HE, Kutz JE, Atasoy E, Stormo A (1973) Primary repair of flexor tendons. Orthop Clin North Am 4(4):865–876

Koesling C, Bollinger Herzka T (2008) Ergotherapie in der Orthopädie, Traumatologie und Rheumatologie. Thieme, Stuttgart

Koller, Ruegg, Gut (2016) Physiologische Grundlagen manueller Mobilisation von Narben und Bindegewebe. Manuelle Ther 20:237–241

Krimmer H, Lanz U (2000) Der posttraumatische karpale Kollaps, Verlauf und Therapiekonzept. Unfallchirurg 103:260–266

Ladd AL et al (2014) The 2014 ABJC Nicolas Andry Award: the puzzle of the thumb: mobility, stability, and demands in opposition. Clin Orthop Relat Res 472(12):3605–3622. https://doi.org/10.1007/s11999-014-3901-6

Lalonde DH, Flewelling LA (2017) Plast Reconstr Surg Glob Open 5:e1537. https://doi.org/10.1097/GOX.0000000000001537; Published online 17 October

Langer (2017) Anatomie und Biomechanik des Handgelenks. Z Handther 2(2017)

Lanzetta M, Perani D et al (2004) Early use of artificial sensibility in hand transplantation. Scand J Plast Reconstr Surg Hand Surg 38:106–111

Lee DJ, John CE (2015) Carpal ligament injuries, pathomechanics and classification. Hand Clin 31(3):389–398

Lister GD, Kleinert HE, Kutz JE, Atasoy E (1977) Primary flexor tendon repair followed by immediate controlled mobilization. J Hand Surg [Am] 2(6):441–451. https://doi.org/10.1016/s0363-5023(77)80025-7

Lötters FJB, Schreuders T, Videler A (2018) SMoC-Wrist: a sensorimotor control-based exercise program for patients with chronic wrist pain. J Hand Ther 1:8

Lundborg G, Rosen B (2007) Handfunction after nerve repair. Acta Physiol 189:207–217

Malone et al (1984) Immediate, early, and late postsurgical management of upper-limb amputation. J Rehabil Res Dev 21(1):33–41

Merle M, Rehart S (2009) Chirurgie der Hand Rheuma – Arthrose – Nervenengpässe. Thieme, Stuttgart

Moseley GL (2006) Graded motor imagery for pathologic pain: a randomized controlled trial. Neurology 67(12):2129–2134. https://doi.org/10.1212/01.wnl.0000249112.56935.32

Moseley GL, Herbert RD, Parsons T, Lucas S, van Hilten JJ, Marinus J (2014) Intense pain soon after wrist fracture strongly predicts who will develop complex regional pain syndrome. Prospective cohort study. J Pain 15(1):16–23. https://doi.org/10.1016/j.jpain.2013.08.009

Nast (2020) Therapie pathologischer Narben (hypertrophe Narben und Keloide) – S2k-Leitlinie. AWMF-online 2020, Register-Nr.: 013-030, 2020

Ng CY, Chalmer J, Macdonald DJM, Mehta SS, Nuttall D, Watts AC (2012) Rehabilitation regimens following surgical repair of extensor tendon injuries of the hand – a systematic, review of controlled trials. J Hand Microsurg 4(2):65–73

O'Brien, Jones (2013) Silicone gel sheeting for preventing and treating hypertrophic and keloid scars. Cochrane Database Syst Rev 2013(9)

O'Meeghan CJ, Stuart W, Mamo V, Stanley JK, Trail IA (2003) The natural history of an untreated isolated scapholunate interosseus ligament injury. J Hand Surg Eur 28B(4):307–310

Pascual-Leone A, Hamilton R (2001) The metadmodel organization of the brain. In: C. Casanova and M. Ptio (hrsg) Progress in brain research 134:427–45

Peters B (2017) Narbentherapie. Springer, Berlin/Heidelberg

Pillukat T, Walle L, Stüber R, Schoonhoven Jv, Windolf J (2017) Rezidiveingriffe beim Morbus Dupuytren. Orthopade 2017:46.342–46.352. https://doi.org/10.1007/s00132-017-3385-7

Pillukat T, Windolf J, van Schoonhoven J (2020) Tenoarthrolysen nach Beugesehnenverletzungen. Unfallchirurg 123(2):104–113

Prosser R, Herbert R, LaStayo PC (2007) Current practice in the diagnosis and treatment of carpal instability – results of a survey of Australian hand therapists. J Hand Ther 20:239–243

Rainbow MJ et al (2016) Functional kinematics of the wrist. J Hand Surg Eur Vol 41(1):7–21

Ramachandran V, Altschüler A (2009) The use of visual Feedback, in particular mirror visual feedback, in restoring brain function. DRAIN J Neurol 132:1693–1710. https://doi.org/10.1093/brain/awp135

Reichert B (2015) Massage-Therapie. Thieme, Stuttgart

Rosen B, Jerosch-Herold C (2013) Rehabilitation after nerve surgery. In: Dahlin L (Hrsg) Current teatment of nerve injuries and disorders. Ederation of European societies for surgery of the hand. Instructional Courses, Palme, S 344–358

Rosen B, Vikström P et al (2004) Enhanced early sensory outcome after nerve repair as a result of immediate post-operative re-learning: a randomized controlled trial. J Hand Surg XXE(X):1–9

Rosen B, Vikström P et al (2014) Enhanced early sensory outcome after nerve repair as a result of immediate post-operative re-learning: a randomized controlled trial. J Hand Surg 40E(6):598–606

Salva-Coll G, Garcia-Elias M, Hagert E (2013) Scapholunate instability: proprioception and neuromuscular control. J Wrist Sug 2:136–140

Sameem M, Wood T, Ignacy T, Thoma A, Strumas N (2011) A systematic review of rehabilitation protocols after surgical repair of the extensor tendons in zones V–VIII of the hand. J Hand Ther 24(4):365–373

Sander AL, Sommer K, Eichler K, Marzi I, Frank J (2018) Mediokarpale Instabilität der Handwurzel. Unfallchirurg 121:365–372

Sanning A, Schreuders T (2020) Wundheilung in der Handtherapie und Redressionsprinzipien. Springer, Berlin/Heidelberg

Schädel-Höpfner M, Prommesberger KJ, Eisenschenk A, Windolf J (2010) Behandlung von Handwurzelfrakturen. Unfallchirurg 9:741–755

Schneider et al (2019) Leitlinie Management der frühen rheumatoiden Arthritis. https://www.awmf.org/leitlinien/detail/ll/060-002.html. Zugegriffen am 08.01.2021

Schoonhoven et al (2017) T Pillukat, L Walle, R Stüber, Jv Schoonhoven, J Windolf Rezidiveingriffe beim Morbus Dupuytren. Orthopäde 46:342–352. https://doi.org/10.1007/s00132-017-3385-7

Small JO, Brennen MD, Colville J (1989) Early active mobilisation following flexor tendon repair in zone 2. J Hand Surg (Br) 14(4):383–391. https://doi.org/10.1016/0266-7681(89)90152-6

Speck V, Schlereth T, Birklein F, Maihöfner C (2017) Increased prevalence of posttraumatic stress disorder in CRPS. Eur J Pain 21(3):466–473. https://doi.org/10.1002/ejp.940

Strickland JW (2005) The scientific basis for advances in flexor tendon surgery. J Hand Ther 18(2):94–110; quiz 111. https://doi.org/10.1197/j.jht.2005.01.013

Sylaidis P, Youatt M, Logan A (1997) Early active mobilization for extensor tendon injuries: the Norwich regime. J Hand Surg (Br) 22:594–596

Tang JB (2006) Tendon injuries across the world: treatment. Injury 37:1036–1042. https://doi.org/10.1016/j.injury.2006.07.027

Tang JB et al (2011) In vivo length changes of carpal ligaments of the wrist during dart-throwing motion. J Hand Surg 36(2):284–290

Thompson, Scott, Loghmani, Ward, Warden (2016) Understanding mechanobiology: Physical therapists as a force in mechanotherapy and musculoskeletal regenerative rehabilitation. Phys Ther 96(4):560–569

Towfigh H, Hierner R, Langer M, Friedel R (2011) Frakturen und Luxationen im Handwurzelbereich, Kapitel 26, Handchirurgie, Springer

Verhaegen et al (2009) Differences in kollagen architecture between keloid, hypertrophic scar, normotrophic scar, and normal skin: An objective histopathological analysis. Wound Repair Regen 17(5):649–656

Vespar US, Mehling IM, Arsalan-Werner A, Sauerbier M (2017) Primäreingriff bei Morbus Dupuytren. Orthopade 2017(46):336–341. https://doi.org/10.1007/s00132-017-3395-5

Waldner-Nilsson B (2013a) Handrehabilitation, Bd 2, 2. Aufl. Springer, Berlin/Heidelberg, S 363

Waldner-Nilsson B (2013b) Periphere Nervenläsionen. In: Handrehabilitation, 2. Aufl. Springer, Berlin/Heidelberg, S S391–S533

Waldner-Nilsson B. (2013c). Handrehabilitation, Band 2 – Verletzungen. Springer, Berlin Heidelberg.

Waldner-Nilsson, Breier, Didlay-Nolle, Reiter Eigenheer, Saur (2013) Kapitel 16: Bandverletzungen im Handgelenk. Handrehabilitation, 2. Aufl. Springer, Berlin Heidelberg.

Wood T, Sameem M, Farrokhyar F, Strumas N (2013) A systematic review of rehabilitationprotocols following surgical repairof the extensor pollicis longus. Hand Ther

Wouters RM et al (2020) Beneficial effects of nonsurgical treatment for symptomatic thumb carpometacarpal instability in clinical practice: a cohort study. Arch Phys Med Rehabil 101(3):434–441. https://doi.org/10.1016/j.apmr.2019.08.485

Zink P, Philip A (2020) Cortical plasticity in rehabilitation for upper extremity peripheral nerve injury: a scoping review. Am J Occup Ther 74(1)

Serviceteil

Stichwortverzeichnis – 853

Stichwortverzeichnis

A

Abdeckung 55
Abductor-pollicis-brevis-Test 83
Abschlussbefundung 42
Adams, Bandrekonstruktion des DRUG nach 409
Affenhand, Funktionsersatzschiene 800
Akrosyndaktylie 466
Allen-Test 83
Allotransplantation
– historische Entwicklung 18
Alphabetoperation 339
Amnionbandsyndrom 466
Amputation
– Anatomie 703
– **CRPS (Complex Regional Pain Syndrome)** 489
– Daumen 704
– Diagnostik 705, 708
– Exoprothese 715
– Finger
  – Anatomie 704
  – Stumpfhöhe 705
– Hand
  – Prothesenversorgung 836
– Hautbrücke 713
– Ischämiezeit, warme/kalte 705
– Kompartmentsyndrom 715
– **Majoramputation** 703
– **Minoramputation** 703
– Mittelhand, Prothesenversorgung 836
– operative 831
  – Prothesenversorgung 831
– Prothesenversorgung
  – Unterarm 834
– Reperfusionssyndrom 705
– **Replantation** 703
  – Indikation 706
  – Komplikationen 715, 717
  – Therapie, operative 707, 708, 714, 716
  – Therapie, postoperative 707, 715
– **Revaskularisation** 703
– Spare-Parts Concept 709, 713
– Spongiosaplastik 710
– Stumpfabhärtung 831
– Stumpfbildung 706
– Stumpfformung 831
– subtotale 703, 706
  – Torquierung 706
– Tourniquet 707
– traumatische
  – Finger 659
  – Handtherapie 817
  – Prothesenversorgung 831
  – Replantation 817
– Unfallmechanismus 703

– Window of Opportunity 714
Amputationsverletzung
– historische Entwicklung 6
ANA-Manöver 74
Anamnese 72
– Dokumentation 22, 23
Anästhesie 156
– Arthroskopie 416
– historische Entwicklung 10
– Leitungsblockade 156
– Lokalanästhesie 156, 157
  – WALANT (Wide Awake Local Anesthesia no Tourniquet) 157, 169
– pädiatrischer Patient 726
– Plexuskatheter 717
– Regionalanästhesie 156
  – intravenöse 157
Anatomie
– historische Entwicklung 5
Anterior-Cord-Syndrom 333
Antiflexionsorthese 804
Antikoagulation 138
– Azetylsalizylsäure 140
– Bridging 140, 141, 144, 150, 152
– Dauermedikation 138
– Kreatininclearance 151
– perioperatives Vorgehen 148
– Thromboembolierisiko 141
– Thrombozytenaggregationshemmer 138, 140
– Vitamin-K-Antagonisten 139, 140
– WALANT-Lokalanästhesie (Wide Awake Local Anesthesia no Tourniquet) 166
Antiulnardeviationsorthese 803, 808
AO-Klassifikation
– Finger 643
AO-OTA-Klassifikation
– Radiusfraktur 91
Apert-Syndrom 459
Apixaban 144, 151
Aponeurektomie 233
– Handtherapie 754
– partielle 233, 234
– Rezidiveingriff 240
Apoplektischer Insult 347. *Siehe* Hirninfarkt
Arthritis
– Pseudarthrose 593
– rheumatoide
  – Arthordese 303
  – Arthrodese 288
  – Daumenendgelenk 199
  – Handgelenk 303
  – Sonografie 121
– septische
  – Sonografie 121

Arthrodese
- Daumen
    - rheumatische Erkrankung 379
- Definition 355
- Finger
    - rheumatische Erkrankung 379
- Handgelenk
    - Grundprinzip 295
    - Indikation 296
    - Komplikationen 301
    - Nachbehandlung 300
    - rheumatische Erkrankung 377
    - Therapie, chirurgische 296
- OP-Planung 296
- palmare radioskapholunäre 287
- radiolunäre 377
- radioskapholunäre 377, 378
- rheumatische Erkrankung 376
- rheumatoide Erkrankung
    - Handtherapie 807
- Teilarthrodese
    - Grundprinzip 288
    - mediokarpale 284
- **Ziel** 317
Arthrogrypose 468
Arthrolyse 238
- Handtherapie 756
- Nachbehandlung 756
Arthrose 174
- Bouchard-Arthrose 179
- Daumen
    - Handtherapie 810
    - Therapie, postoperative 811
- Daumenendgelenk 198, 199
- Daumensattelgelenk 190
- degenerative 174
- Finger 174
    - Arthrodese 175, 189
    - Kunstgelenkersatz 189
- Four Corner Fusion 284
- Handgelenk 284
    - Arthrodese 287, 295
    - Diagnostik 288
    - Teilarthrodese, mediokarpale 284
- Handtherapie 802
    - Daumen 810
- Heberden-Arthrose 174
- karpale
    - Bildgebung 103
- Mediokarpalgelenk 296
- posttraumatische
    - Arthrodese 296
- Radiokarpalarthrose 288
- radiokarpale 287
- Radiokarpalgelenk 296
- Rhizarthrose 190
    - Diagnostik 106
- Skaphoid 593
- STT-Gelenk 437
- **Therapie**
    - **Nachbehandlung, postoperative** 808
- Z-Deformität 190
Arthroskopie 415
- diagnostische

- LT-Band 426
- Luxationsfraktur, perilunäre 682
- SL-Bandruptur 419
- TFCC (triangulärer fibrokartilaginärer Komplex) 423
- dry arthroscopy 416, 442
- Ganglionentfernung 426
- Handgelenk
    - Komplikation 415
    - OP-Technik 415
- Instabilität, karpale 674
- Instrumentarium 416
- Portale 416, 417
- Radiusfraktur, distale intraartikuläre 442
- Shrinking des Kapsel-Band-Apparates 439
- Skaphoidpseudarthrose
    - Therapie, arthroskopische 440
- skapho-trapezio-trapezoidales Gelenk, Arthrose 437
- SL-Bandruptur 419, 426
- Synovialektomie
    - Handgelenk 415, 438
- Tasthäkchen 418
- therapeutische
    - LT-Band 433
Arthroskopische Operation
- Zugang 69
Artikulotenosynovektomie
- Handtherapie 807
Artrhose
- Radiokarpalarthrose 288
Asepsis 55
Ashworth-Skala 349
Aspirin 139, 140
Atraumatische Operation 56
Atzei, Einteilung der TFCC-Läsionen nach 398, 403, 408
Aus- und Weiterbildung
- historische Entwicklung 19
Ausleuchtung des Operationsfeldes 57
Autostopp-Position 791
Axial pattern flap 505
Axonotmesis 204, 535
Azetylsalizylsäure 138–140, 147

B

Bain, osteoligamentäre Einheit nach 561
Ballottement-Test 391
Ballottement-Test zur Eruierung der karpalen Instabilität 672
Barton-Fraktur 562, 564
- reverse 562, 564
Barton-Strang 228
Basketballfinger 515
Bayne/Klug, Klassifikation des radialen longitudinalen Reduktionsdefektes nach 456
Bechterew, Morbus 368
Behandler-Patienten-Kommunikation 745
Bennett-Fraktur 107, 627, 628, 636
Berrettini-Ast 539
Beugeinsuffizienz, Definition 270
Beugekontraktur
- Definition 270
- Dupuytren, Morbus 224, 225
- Finger
    - Dupuytren, Morbus 224

Stichwortverzeichnis

Beweglichkeitsprüfung
– Daumen 28
– Dokumentation 24
– Finger 27
– Handgelenk 25
– Kontraktur 30
– Mittelhandknochen 28
– Neutral-Null-Methode 24
– Schulterbeweglichkeit 24
Bewegungsumfang
– Finger 73
– Handgelenk 72
Biegefraktur 721. *Siehe* Bowing-Fraktur
Bierblock 157
Bildarchivierungsprogramm 36
Bildgebung
– Computertomografie
  – Dokumentation 38
– Dokumentation 33, 35
– Fotodokumentation 33
  – intraoperative 35
– MRT
  – Dokumentation 40
– OP-Planung 41
– Röntgen
  – Dokumentation 37
– Sonografie
  – Dokumentation 41
– 3D-Rekonstruktion 41
– Videodokumentation 35
– (Video-)Kinematografie 674
Bildwandler 53
Biologika 375
Biopsie 247
– Exzisionsbiopsie 249, 250
– Inzisionsbiopsie 248
– Schnittführung 254
Biopsychosoziales Modell 743
Bisphosphonat 488
Bissverletzung 499, 614
– Tierbiss Katze 499
Blauth, Klassifikation der Daumenhypoplasie nach 453
Blauth/Gekeler, Einteilung der Symbrachydaktylie nach 462
Blockingdraht 656, 657
– Entfernung 659
Blutarmut
– WALANT-Lokalanästhesie (Wide Awake Local Anesthesia no Tourniquet) 157, 158
Blutdruckmanschette 52
Blutleere 52, 53
– Dauer 54
– Druckhöhe 53
– Einrichtung 53
– Finger-OP 642
Blutsperre 52, 53, 156
– Amputationsverletzung 708
– Dauer 54
– Druckhöhe 53
– Einrichtung 53
– lösen 57
– Reperfusion 55
Blutungskomplikation 141
– Antikoagulation, Dauermedikation 138, 140, 141, 152
Blutungsrisiko 146
Bogensehnenphänomen 515

Bohrdrahtosteosynthese 644, 645
– Einbringen in mehreren Ebenen 651
– Fingermittelglied 655
– Komplikationen 660
– Mehrfachbohrung 660
– mit Fingerfixateur 648
– Stopfdraht 657
Bohrmaschine 50
Bouchard-Arthrose 179
Boutonnière-Deformität 778
Bouvier-Manöver 547
Bouvier-Zeichen 826
Bowers-Schiene 403
Bowing-Fraktur 721
– Therapie 729
Bowstringing 515
Boxer's Fracture 609
Boyes, OP-Technik nach 318, 319
Boyes-Test 84
Boyes-Transfer 828, 829
Brachialgia paraesthetica nocturna 208
Brachymesophalangie 465
Brand/Smith, **OP-Technik nach** 318
Braun, Superficialis-auf-Profundus-Transposition nach 357
Bridging 140, 141, 144, 150, 152
Brown-Séquard-Syndrom 333
Brunelli-Tenodese 678
Bruner, Zickzackinzision nach 521
Bruner, Zugang nach 497
Brunner, Schnittführung nach 640, 642
Brusitis
– Sonografie 122
Buddy Loop 614
Bunnells O-Test 83
Bupivacain 160
Burkhalter, OP-Technik nach 320
Busch-Fraktur 516

C

Camitz, OP-Technik nach 319
Cannabis 488
Caput-ulnae-Resektion 434
Caput-ulnae-Syndrom 370, 377
Central-Cord-Syndrom 333
CHA_2DS_2-VASc-Score 141
$CHADS_2$-Score 141
Charcot Marie Tooth, Morbus 131
Chauffeurfraktur 562
Chimäre Lappen 507
Chondrokalzinose
– Sonografie 122
Chondrosarkom 253
Chorda alligans 228
Chow, Washington Regime zur Nachbehandlung von Beugesehnen nach 770
CIA (carpal instability adaptive)
– Handtherapie 764
CIC (carpal instability complex), Handtherapie 763
CID (carpal instability dissociative) 666
– Anatomie 669
– Handtherapie 761
– Reposition, gedeckte 676
– Therapie, operative 676

CIND (carpal instability non-dissociative) 666
- Anatomie 670
- Formen 671
- Handtherapie 761
- Therapie
  - konservative 676
  - operative 681
Clasped Thumb 468
Cleland-Ligamente 229
Clenched-Fist-Syndrom 360
Clinical-Reasoning-Prozess 745
Clopidogrel 138, 140, 147
Closing-Wedge-Osteotomie 661
Clostridium histolyticum 233
Cock-up-Schiene 800
Co-Flex-Wickelung 746
Colles-Fraktur 559, 562
Complex Regional Pain Syndrome 480
Computertomografie
- Akquisitionsparameter 94
- Bildberechnung 94
- Daumen 106
- Dokumentation 38
- Finger 106
- Handgelenk 94
- Handwurzel 94
- Hounsfield-Skala 94
- Mittelhand 106
- Radiusfraktur 89
- Rekonstruktion, multiplanare 94
- 3D-Analyse 472
- 3D-Modellplanung 472
- 3D-Rekonstruktion 41
- Unterarm 88
- Volume-rendering-Technik 94
Cross-Finger-Lappen 508
CRPS (Complex Regional Pain Syndrome) 480, 815
- Budapest-Kriterien 480
- Definition 480
- Diagnosekriterien 480
- Diagnostik 481
- Differenzialdiagnosen 485
- Einteilung 480
- Epidemiologie 480
- Handtherapie 816
- Klinik 481, 815
- Pathophysiologie 485
- Prophylaxe 485
- Rehabilitation 489
- Risikofaktoren 481
- Symptomatik 815
- Therapie 486
  - interventionelle 488
  - medikamentöse 487

D

da Vinci, Leonardo 5
Dabigatran 144, 149, 151
Daktylitis 368
Damage Control Orthopedics 714, 717
Damage Control Surgery 714
Dart-Thrower Motion 669

Datenschutzerklärung 33
Daumen
- Amputation
  - Prothesenversorgung 834
- Amputationsverletzung 704
- Anatomie 695
- Arthrodese
  - rheumatische Erkrankung 379
- Arthrose 174
  - Dauemensattelgelenk 190
  - Daumenendgelenk 198, 199
  - Handtherapie 810
  - Therapie, postoperative 811
- Avulsionsverletzung 111
- Beweglichkeitsprüfung 28
- Bewegungsumfang 696
- Clasped Thumb 468
- Computertomografie 106
- Daumenhypoplasie 453
  - Handtherapie 838
- Doppeldaumen 449
- Endgelenk
  - Arthrodese 199
  - Kunstgelenkersatz 199, 200
- Epping-Plastik 192
- Extension, Rekonstruktion 319
- Extensionsschiene, dynamische 793
- Fraktur 640
  - Bildgebung 107
  - Häufigkeit 640
  - Schienenversorgung 750
- Funktion 704
- Kamptodaktylie 842
- Knopflochdeformität 806
- Kopffrakturen des 1. Mittelhandknochens 625
- Lig. collatrale ulnare 109
- MRT 106
- Palmarabduktion, Rekonstruktion 319, 341
- Pollex rigidus/flexus congenitus 452
- Pollizisation 454, 455
  - Handtherapie 838, 840
- Polydaktylie, radiale 449
- Rhizarthrose 190
- Ringbandstenose 452
- Röntgen 105
- Sattelgelenkarthrodese 341
- Sehne
  - Anatomie 519
- Sehnenverletzung 111
- Skidaumen 697 (*Siehe* dort)
- *Spastik* 359
- *Stener-Läsion* 697
- *St.-Moritz-Schiene* 698
- *Streckung, Rekonstruktion* 340
- *Symbrachydaktylie* 463
- *Syndaktylie* 461
- Thumb-in-Palm-Deformität 467, 468, 840
- Trauma 695
  - Beugesehnenverletzung 766, 773
  - Inzidenz 703
  - Strecksehnenverletzung 791
- Z-Deformität 190
Daumenhypoplasie 453
- Handtherapie 838

Daumensattelgelenk
– Anatomie 607
– Arthrodese 194
– Arthrose 190
– Bewegungsumfang 607
– Kunstgelenkersatz 196
De Quervain, Tendovaginitis stenosans 515
Deformation
– Definition 448
Dellon, Provokationstests nach 214
De-Quervain-Luxationsfraktur 587
Dermatofasziektomie 234
Diagnositk
– Anamnese 23
– Bildgebung
  – Computertomografie 38
  – Dokumentation 33, 35
  – MRT 40
  – Röntgen 37
  – Sonografie 41
Diagnostik
– Abschlussbefundung 42
– Anamnese 72
– Beweglichkeit 72
– Beweglichkeitsprüfung 24
– Computertomografie
  – Daumen 106
  – Finger 106
  – Handgelenk 94
  – Handwurzel 94
  – Mittelhand 106
  – Unterarm 88
– Dokumentation 22
– Fraktur 72
– funktionelle Untersuchung 24
– Inspektion 23, 24
– Kinematografie
  – Handgelenk 93
  – Handwurzel 93
– klinische 72
  – ANA-Manöver 74
  – Finger Extension Test 75
  – Handgelenkschmerzen 73
  – Handtests, spezifische 83
  – lunotriquetrales Gelenk 79
  – Radioulnargelenk, distales 78
  – Sehne 84
  – Skaphoid-Verschiebetest nach Watson 75
  – TFC Shear Test 76
  – Ulnar Fovea Sign 76
  – Ulnocarpal Stress Test nach Nakamura 76
– Kontraktur 30
– Kraft 30
– MRT
  – Daumen 106
  – Finger 106
  – Handgelenk 94
  – Handwurzel 94
  – Mittelhand 106
  – Unterarm 88
– Nerven
  – Dokumentation 32
– Neutral-Null-Methode
  – Dokumentation 24
– Palpation 73
– Röntgen
  – Daumen 105

– Finger 105
– Handgelenk 93
– Handwurzel 93
– Mittelhand 105
– Unterarm 88
– Sensibilität 32
– Sonografie 119
Dimethylsulfoxid 488
Dimple Sign 78
DISI-Position (Dorsal Intercalated Segment Instability) 284, 668, 678
Distraktionsfixateur nach Suzuki 658
DMARDs (disease-modifying anti-rheumatic drugs) 375
DMSO 488
Dokumentation 22
– Abschlussbefundung 42
– Bildarchivierungsprogramm 36
– Diagnostik 22
– Follow-up 22
– Gebrauchsfähigkeit 32
– Komplikationen 22
– Neutral-Null-Methode 24
– Schmerzen 30
– Therapie 22
– 3D-OP-Planungsdokumentation 41
– 3D-Rekonstruktion 41
– Vorbefunde 23
Doppeldaumen 449
Dorsaler Kapitatumubluxationstest zur Eruierung der karpalen Instabilität 672
Dorsopalmarer Stresstest 391
Drive-through-Phänomen 419
Drop-Finger 515, 516
DRUG 387
– Adams, Bandrekonstruktion des DRUG nach 408
– Anatomie 387, 388
– Arthroskopie
  – diagnostische 425
– Diagnostik 390, 391, 408
  – bildgebende 392
  – klinische 391
– Instabilität 390, 393, 401
  – Handtherapie 764
  – Therapie 403
– Stabilisatoren 388, 390
– Stabilitätstest nach Kleinmann 391
DRUJ Instability Test 78
Duchenne-Zeichen 84
Dupuytren, Guillaume 6
Dupuytren, Morbus 224
– Anatomie 227
– Diagnostik 226, 230
– Differenzialdiagnose 226
– Fibromatose 225
– Handtherapie 752
  – Befundung 752
– Klinik 224
– Pathologie 226
– Risikofaktoren 224
– Therapie
  – Komplikationen 241
  – konservative 230
  – Nachbehandlung 241
  – operative 231, 240, 241
  – Rezidiv 239
  – Schienenversorgung 754
– ulnarer Typ 226
Dupuytren-Diathese 226

Dupuytren-Knoten 225
Dupuytren-Kontraktur 224
– Handtherapie 752
– Therapie
  – Nachbehandlung 753
– Tubiana-Klassifikation 229
Durkan's Carpal Compression Test 83
Dynamometer 30
Dysplasie, Definition 448

E

Early Active Motion 769
– Strecksehnenverletzung 787
Early Passive Motion
– Beugesehnenverletzung 767
– Daumen 792
– Strecksehnenverletzung 786
Eaton, Klassifikation der Verletzungen der palmaren Platte 692
Eaton und Glickel, Einteilung der Rhizarthrose nach 191
Edoxaban 151
Egawa-Zeichen 84
Elastisch stabile intramedulläre Nagelung (ESIN) 734
Elson-Test 84
Empowerment 745
Enchondrom 250, 257
– **Diagnostik** 112
– **Finger** 112
Enchondromatose 259
Entzündung
– Sonografie 132
  – Arthritis, septische 121
Epikondylitis
– Sonografie 124
Epinephrin 157, 160
– Antagonisierung 164
EPL-Loop-Knot-Operation 341
Epping-Plastik 192
Ergotherapie 743
Ersatzoperation, motorische 314, 318, 546
– Grundsätze 329, 330
– Hand 314, 332
  – OP-Technik 337
– Komplikationen 317
– Nachbehandlung, postoperative 824, 827
– Schienenversorgung 827
– Spendermuskel 826
– Tetraplegie 332, 336, 337
– Umlernprozess 827
– Unterarm 314, 332
  – OP-Technik 337
– Vorbereitung 336, 824, 827
ESIN (elastisch stabile intramedulläre Nagelung) 734
Essex-Lopresti-Verletzung 89, 91, 387
Evidenzbasierung 743
EWAS-Klassifikation der SL-Bandverletzung 421, 674, 675
Exoprothese 715
Extensionsschiene, dynamische 793
Extensor Plus Test 84
Extensor-indicis-proprius-Syndrom 85
Exzisionsbiopsie 249, 250

F

Fachgesellschaften, historische Entwicklung 19
Fadenschere 47
Fahrstuhl, rekonstruktiver 501
Fallhand 84, 541
– Funktionsersatzschiene 800
– inkomplette 309
– komplette 309
Fanconi-Anämie 453
Farbdoppler 120, 134
Fasziotomie
– Dupuytren, Morbus 234
Faustgips 731
Faustschlagverletzung 610
Faustschluss 338, 339
– Biomechanik 606, 607, 641
– Fingerfehlstellung 641
– Rekonstruktion 340
Fehlbildung 448
– Ätiologie 448
– Handtherapie 837
– historische Entwicklung 7
– kongenitale 448, 837
  – Arthrogrypose 468
  – Clasped Thumb 467, 468
  – Daumenhypoplasie 453, 838
  – genetische Ursache 448
  – Kamptodaktylie 467, 842
  – Klinodaktylie 465
  – Kontraktur 467
  – Oberg-Manske-Tonkin-Klassifikation 448
  – Pollex rigidus/flexus congenitus 452
  – Polydaktylie, radiale 449
  – Radius 472
  – Reduktionsdefekt, radialer longitudinaler 453, 456, 839
  – Schnürringsyndrom 466
  – Symbrachydaktylie 462
  – Syndaktylie 459
  – Thumb-in-Palm-Deformität 467, 468, 840
Fehlstellung
– Arthrose 803
– Finger
  – Ulnardeviation 804
– Radius 472
– rheumatische Erkrankung 803, 805
Felderhaut 496, 640
Fenton-Syndrom 598
Fernandez-Klassifikation 91
Fibrocartilago palmaris 688
Fibromatose
– Dupuytren, Morbus 224, 225, 242
– Palmaraponeurose 224, 242
Fibromatosestrang 225
Fibrose
– retroperitoneale 226

Finger
- Akrosyndaktylie 466
- Amputation 241
  - Prothesenversorgung 834
- Amputationsverletzung 704
  - Diagnostik 705, 708
  - Replantation 707
  - Therapie, operative 707
  - Transposition 705
- Anatomie 640, 688
- Anatomie Streckaponeurose 269
- Arthrodese 175
  - **Handtherapie, postoperative** 810
  - rheumatische Erkrankung 379
- Arthrolyse
  - Handtherapie 756
  - Nachbehandlung 756
- Arthrose 174
  - Handtherapie 803
- Avulsionsverletzung 111
- Beugekontaktur 467
- Beugekontraktur 269
- Beugesehnenresektion 275
- Beugesehnentenodese 273
- **Beugesehnentenolyse** 274
- Beweglichkeitsprüfung 27
- Bewegungsumfang 688
- Bouchard-Arthrose 179
- Brachymesophalangie 465
- Buddy Loop 614
- Busch-Fraktur 516
- Computertomografie 106
- Endgelenk
  - Arthrodese 175
  - Arthrose 174
  - Kunstgelenkersatz 176
- Endglied
  - Fraktur 643
  - Nagelkranzfraktur 643
- Endoprothetik 377
- Felderhaut 640
- Flexionsschiene, dynamische 791
- Fraktur 640
  - AO-Klassifikation 643
  - AO-OTA-Klassifikation 108
  - Defektfraktur 662
  - Diagnostik 641
  - Dislokation, sekundäre 661
  - Einteilung 643
  - Endglied 643
  - Fehlstellung 641
  - Formen 641, 643, 723
  - Grundglied 647, 648, 655, 659
  - Häufigkeit 640
  - knöcherne Ausrisse 655
  - Komplikationen 659
  - Kondylenfraktur 109
  - Korrekturosteotomie 661
  - Lagerungsschiene 748
  - Mittelglied 647, 648, 655
  - pädiatrischer Patient 723, 731, 733
  - Schaftfraktur 648, 651, 654
  - Subluxation 658
  - Therapie, konservative 642
  - Therapie, operative 642
  - Trochleafraktur 647
  - Weichteiltrauma, begleitendes 640, 660
- Funktion 704
- Grundgelenk
  - Arthrolyse 276, 278
  - Kontraktur 278
- Hämatom, subunguales 640
- Heberden-Arthrose 255
- Interphalangealgelenk, proximales
  - Anatomie 691, 695
  - Trauma 692
- Intrinsic-Minus-Fehlstellung 360
- Kamptodaktylie 467
- Klinodaktylie 465
- Knopflochdeformität 778
- Kollateralband 688
- Kontraktur
  - Arthrolyse 273
  - Krallenstellung 309, 324
  - Lagerungsschiene 748
- Leistenhaut 640
- Luxation 108
- Metakarpophalangealgelenk
  - Anatomie 688
  - Bewegungsumfang 688
  - Diagnostik 689
  - Kollateralbandruptur 689
  - Luxation 690
  - Therapie 690
- Mittelgelenk
  - Arthrodese 188
  - Arthrose 179
  - Kunstgelenkersatz 179, 181, 182
- Mittelgelenkarthrodese 240
- Mittelglied
  - Basisfraktur 655
  - Subluxation 658
- Morgensteifigkeit 174
- MRT 106
- Mukoidzyste 174
  - Ganglion 255
- Muskulatur 640
- Nagelkranzfraktur 643
- Opponensplastik 454
- OP-Zugang 640, 642
- Pollizisation 454, 455
- Prothesenversorgung 834
- rheumatische Erkrankung 377
  - Arthrodese 379
  - Endoprothetik 377
- rheumatoide Erkrankung
  - Endoprothetik 808
- Ringbandsystem 518
- Röntgen 105
- Rotationsfehlstellung 610, 641
  - intraoperative 654
  - sekundäre 642, 661
- Schiene, thermoplastische 693
- Schienenhandhabung 645

Finger (*fortsetzung*)
– Schnürringsyndrom 466
– Schwanenhalsdeformität 515, 777
  – Therapie, operative 359
– Sehne
  – Anatomie 518
– Sehnenverletzung 111
– Streckapparat 641
– Strecksehnenabriss 647
– Strecksehnenausriss, knöcherner 642
– Strecksehnentenodese 269, 275
– Streckung, Rekonstruktion 318, 339
– Subluxation 647
  – **Ishiguru, OP-Technik nach** 645
– Symbrachydaktylie 462
– Syndaktylie 459
– Tansposition 709
– Tenoarthrolyse 275
– Tenolyse 269
  – Handtherapie 756
  – Nachbehandlung 756
– Trauma 688
  – Beugesehnenverletzung 514, 520, 766
  – Diagnostik 641
  – Durchblutungssituation 641
  – **Jerseyfinger** 514
  – Lokalisierung 640
  – **Rugbyfinger** 514
  – **Sehnenverletzung** 514
  – Strecksehnenverletzung 514, 515, 521, 775, 779, 794
  – Verletzungsmuster 688
  – Weichteiltrauma 640, 660
– Triggerfinger 452
– Ulnardeviation 380, 804
– Unfallmechanismus 640, 641
– Verletzungsanfälligkeit 640
– Weichteiltrauma 640
– Zugang 498
Finger Extension Test 75
Fingergelenk
– Palpation 73
Fingergoniometer 25
Fingernagel 498. *Siehe* Nagel
Fingerschiene 642
Finkelstein Test 82
Finochietto-Bunnell-Test 85
Fixateur externe
– Bewegungsfixateur 658
– Distraktionsfixateur nach Suzuki 658
– Finger 648, 657, 658
– Radiusfraktur, distale 567
– Trauma, komplexes 717
Flexionsschiene, dynamische 791
Flossing 846
Folienverband 502
Follow-up
– Dokumentation 22
FOOSH injury 89, 97
Force nucleus 607, 608
Fotodokumentation 33
– intraoperative 35
four corner fusion (4-CF) 284, 680
Foveareinsertion 429
Fraktur
– bennetoide 723
– Bennett-Fraktur 627, 628
– Biegefraktur 721 (*Siehe* Bowing-Fraktur)

– *Bowing-Fraktur* 721, 722
– *Boxer's Fracture* 609
– *Daumen* 640
  – Dislokation, sekundäre 661
  – Komplikationen 659
  – Korrekturosteotomie 661
– De-Quervain-Luxationsfraktur 587
– Diagnostik 72
– Finger 640
  – Busch-Fraktur 516
  – Defektfraktur 662
  – Diagnostik 108
  – Dislokation, sekundäre 661
  – Komplikationen 659
  – Korrekturosteotomie 661
  – Weichteiltrauma, begleitendes 640, 660
– Fugengelenkfraktur 722
– Fugenschaftfraktur 722
– Gips 726
– Grünholzfraktur 721, 722
– Handgelenk
  – Typen 557
– Handtherapie 745
– Handwurzel 584
  – Diagnostik 100
– Handwurzelknochen 584
– Kahnbein 669
– Karpus 584
  – Hamatum 599
  – Kapitatum 598
  – Lunatum 596
  – Pisiforme 596
  – Skaphoid 585
  – Trapezium 594
  – Trapezoideum 601
  – Triquetrum 593
– Luxationsfraktur
  – karpometakarpale 669, 682
– Mittelhand 606
  – Diagnostik 108
– Nachbehandlung 745
  – funktionelles Training 746
  – Remobilisierungsphase 747
– **Nagelkranzfraktur** 109
– pädiatrischer Patient 721
  – Diagnostik 725
  – Formen 728
  – Nachbehandlung 733
  – Therapie 726, 728
– Radius 89 (*Siehe* Radiusfraktur)
– *Radiusfraktur*
  – pädiatrischer Patient 725, 736
– Radiusfraktur, distale 556
  – Diagnostik 558
  – Klassifikation 559
  – Komplikationen 577
  – Therapie, konservative 564
  – Therapie, operative 564, 567, 574
– Reverse Bennett 607
– Rolando-Fraktur 629
– Rules of 2s 619
– Sonografie 120
– Spontankorrekturpotenzial 724, 729
– Ulna
  – Diagnostik 92
– Unterarm 721
– Wachstumsalter 721, 724

– Diagnostik 725
– Formen 728
– Nachbehandlung 733
– Therapie 726, 728
Froment-Zeichen 83, 540, 547

G

Galeazzi-Fraktur 387, 562
Galeazzi-Verletzung 89
Galen 4
Galgen 565
Galgensystem 58
Ganglion 249, 255
– Entfernung, arthroskopische 426
– Mediokarpalgelenk 82
– palmares 427
– radiodorsales 426
– Sonografie 122
– STT-Gelenk 427
Ganglionzyste, synoviale 113
Garrod-Knoten 225
Gebrauchsfähigkeit
– Dokumentation 32
Gefäß
– Sonografie 126
– Venenthrombose
 – Sonografie 126
– Verschluss
 – Sonografie 126
Gefäßklemme 48
Geissler, Beinteilung der SL-Bandverletzungen nach 421
Geissler, Klassifikation der karpalen Bandverletzungen 674
Gekreuzter-Finger-Test 83
Gelenkerguss
– Sonografie 121
Gelenkschutzstrategie 803
– Rhizarthrose 811
Gelenkzerstörung, Stadieneinteilung nach Larsen-Dale-Eek 372
Geschichte der Handchirurgie 4
Gewebefassklemme 48
Gewebetransplantation
– historische Entwicklung 18
Gicht
– Sonografie 122
Gilula-Bögen 671
Gips
– Radiusfraktur, distale 567
Gipsabnahme 733
Gipskeilung 726, 733
– Komplikationen 734
Gipsruhigstellung 726
Glomustumor 113, 263
– Sonografie 126
Glove Splint 842
Glukokortikoid 487
Gnosis, taktile 796
Goniometer 753
Gosset-Bänder 228
Grapow-Fasern 227
Grasp 338
Grayson-Ligamente 228
Greiffunktion
– Rekonstruktion 338
Griffverdickung 811

Grobgriff 704
Grünholzfraktur 722
– Therapie 728
– Unterarm 724

H

Haarentfernung 55
Haines-Zancolli-Test 85, 271
Hakenfaust 770
Halsted-Wade, Ringnahttechnik nach 522
Hämatom, subunguales 498
Hamatumfraktur 599
– Einteilung nach Cain et al. 623
– Luxationsfraktur Mittelhandknochen, begleitende 623, 633
Hammerfinger 515, 516
Hand
– Amputation
 – Prothesenversorgung 836
– Arthrolyse
 – Handtherapie 756
 – Nachbehandlung 756
– Clenched-Fist-Syndrom 360
– Ersatzoperation, motorische 337
– Fraktur
 – Handtherapie 745
 – Nachbehandlung 745
– Nerv
 – Ausfallmuster 309
– Öffnung, Rekonstruktion 339, 341
 – Nerventransfer 343
– Prothesenversorgung 836
– Spastik
 – Daumen-Adduktions-Flexions-Kontraktur 359
 – Palmarflexions-Ulnardeviations-Stellung 358
– Tenolyse
 – Handtherapie 756
 – Nachbehandlung 756
Handblock 156
Handfunktionsorthese 803
Handgelenk
– Anatomie 556
 – Bandstrukturen 667
– Arthrodese
 – APTUS-Platte 302
 – palmare radioskapholunäre 287, 295
– Arthrose 284
 – Arthrodese, palmare radioskapholunäre 287
 – Teilarthrodese, mediokarpale 284
– Arthroskopie 396, 415
– Beweglichkeit
 – Normalwerte 72
– Beweglichkeitprüfung 25
– Bewegungsausmaß 584
– Biomechanik 557
– Computertomografie 94
– Dart-Thrower Motion 669
– degenerative Veränderung 433
– Denervierung 679, 681
– Destruktion, rheumatische 435
– Extensionsschiene, dynamische 793
– Fehlbildung, kongenitale 472
– Fehlheilung nach distaler Radiusfraktur 472
– Flexionsschiene, dynamische 791

Handgelenk (*fortsetzung*)
– Fraktur
    – Typen 557
– Kinematografie 93
– MRT 94
– Palpation 73
– Radialdeviation 309
– rheumatische Erkrankung 369
    – Therapie, operative 374
– Röntgen 93
– Schmerzen
    – Extensor-carpi-ulnaris-Sehne 79
    – extraartikuläre 82
    – mediokarpale 82
    – radiokarpale 73
    – ulnarseitige 76
– Sehnenscheidenenge 515
– Shrinking des Kapsel-Band-Apparates 439
– Spastik 357
– Streckung, Rekonstruktion 318, 338, 340
– Teilarthrodese
    – Grundprinzip 288
– Trauma
    – Instabilität, karpale 666
– Zügelung 773
Handgelenkdestruktion 296
Handgoniometer 25
Handkarte, kortikale 795
– Trauma, komplexes 818
Handrehabilitation 743
Handrücken
– Trauma
    – Strecksehnenverletzung 523
– Tumorerkrankung 252
Handschluss, Rekonstruktion 342
Handtherapie
– Amputation, traumatische
    – Replantation 817
– Arthrose 802
    – Rhizarthrose 810
– Assessment 743
    – Fraktur 746
– Befundung 743
    – Anamnese 743
    – Fraktur 746
– Clinical-Reasoning-Prozess 745
– CRPS (Complex Regional Pain Syndrome) 815
– Dupuytren, Morbus 752
– Early Active Motion
    – Strecksehnenverletzung 787
– Early Passive Motion
    – Beugesehnenverletzung 767
    – Strecksehnenverletzung 786
– Ersatzoperation, motorische 824, 827
– Finger
    – Arthrolyse 756
    – Tenolyse 756
– Fraktur
    – funktionelles Training 746
    – Remobilisierungsphase 747
– Hand
    – Arthrolyse 756
    – Fraktur 745
    – Tenolyse 756
– Handfehlbildungen 837
– Handtherapeutenausbildung 743
– ICAM-Regime (Immediate Controlled Active Motion)
    – Strecksehnenverletzung 788
– Interdisziplinarität 745
– Karpusinstabilität 758, 763
– komplexe physikalische Entstauungstherapie (KPE) 774
– Lymphdrainage 774
– Narbenbehandlung 843
– Ödembehandlung 774
– Prothesenversorgung 831
– Replantation 817
– rheumatische Erkrankung 802
– Trauma, komplexes 817
– Unterarmfraktur 745
– Verlaufskontrolle 745
Handtisch 52
Handwurzel
– Arthrodese 681
– Computertomografie 94
– four corner fusion (4-CF) 680
– Fraktur
    – Häufigkeit 640
    – Schienenversorgung 752
– Gilula-Bögen 671
– Instabilität 100
– Instabilität, karpale 666
    – Anatomie 667
    – Ätiologie 666
    – CIA (carpal instability adaptive) 764
    – CIC (carpal instability complex) 763
    – CID (carpal instability dissociative) 666, 669, 676, 761
    – CIND (carpal instability non-dissociative) 666, 670, 676, 681, 761
    – Diagnostik 671
    – Einteilung 666, 675
    – Formen 666
    – Handtherapie 758, 763
    – Komplikationen 682
    – Reposition, gedeckte 676
    – Schienenversorgung 765
    – Therapie, konservative 675
    – Therapie, operative 676
– Kahnbeinfraktur 669
– Kinematografie 93
– Lunatumdislokation 669
– Luxation 100
– MRT 94
– perilunäre Luxation 669
– PLIND (perlunate injury, not dislocated) 670
– proximal row carpectomy (PCR) 679, 681
– Reihenmodell 668
– Ringmodell 668
– Röntgen 93
– Säulenmodell 668
– Skaphoidpseudarthrose
    – Therapie, arthroskopische 440
– Stabilisatoren 667
– Stabilitätsbeurteilung, arthroskopische 415
Handwurzelknochen
– Arthrodese 296
Handwurzelknochenfraktur 584
– Anatomie 584
– Begleitverletzung 584
– Diagnostik 584
– Hamatumfraktur 599
– Kapitatumfraktur 598
– Lunatumfraktur 596
– Pisiformefraktur 596
– Skaphoidfraktur 585
– Skaphoidpseudarthrose 592

Stichwortverzeichnis

– Trapeziumfraktur 594
– Trapezoideumfraktur 601
– Triquetrumfraktur 593
– Unfallmechanismus 584
Handwurzelpathologie 16
HAS-BLED-Score 142, 146
Haut 496
– Anatomie 496
– Bissverletzung 499
– Desinfektion 55
– Felderhaut 496, 640
– **Folienverband** 502
– Funktion 496
– Hauttransplantation 713
– Infektion 499
– Lappenplastik 503
  – Amputationsverletzung 713
– Leistenhaut 496, 640
– Medical Tattooing 511
– Nahtmaterial 51
– Nahttechnik 497
– Narbenbehandlung 843
– OP-Vorbereitung 55
– Semiokklusivverband nach Mennen und Wiese 501
– Verbrennung 509
– Verletzung 497
  – Hauttransplantation 503
  – Nachbehandlung 511
  – Substanzverlust 501, 511
– Weichteilmantelrekonstruktion 713
– Wundinfektion 497
– **Wundrandnekrose** 498
– Wundversorgung 497
Hautersatz
– dermaler 504
– epidermaler 503
– temporärer
  – Verbrennung 510
Hauttransplantation 503
– Komplikationen 509
Hauttumor 254
– Exzisionsbiopsie 249
Heart-Like Test 79
Heberden-Arthrose 255
Heberden-Knoten 174
Hemiparese
– Klassifikation der Handfunktion 350
Hemiplegie 347
Herbert-Schraube 586
Hintringer, 6-Säulen-Prinzip der distalen Radiusfraktur 561
Hintringer, Einteilung der karpalen Instabilitäten nach 666
Hintringer, Klassifikation der Impressionsfraktur
  im Fingermittelglied 656
Hintringer, Klassifikation der Verletzungen der palmaren
  Platte 693
Hintringer und Ender, OP-Technik nach 655, 657, 658
Hirninfarkt 346, 347
Historische Entwicklung 4
Hoffmann-Tinel-Zeichen 83, 84, 204, 541
Hohlhand
– Dupuytren, Morbus 224
– Fasziensystem 227
– Lappenplastik 254
– Tumorerkrankung 252
Holt-Oram-Syndrom 453

Hounsfield-Skala 94
House
– Interosseustenodese nach 342
– Rekonstruktion mit FDS-Sehnenstreifen nach 325
Huber, OP-Technik nach 321
Hugh-Johnson-Zeichen 225, 227
Humpback-Deformität 99, 587, 591
Hypästhesie 754
Hyperästhesie 795

I

ICAM-Regime (Immediate Controlled Active Motion),
  Strecksehnenverletzung 788
Immobilisation 767. *Siehe* Ruhigstellung
Impingementsyndrom, ulnares 401
– Handtherapie 764
Implantat
– 3D-Modellplanung 472
Indicisplastik 327
Infektion
– Bissverletzung
  – Katze 499
  – Tierbiss 499
– Blutleere 54
– CRPS (Complex Regional Pain Syndrome) 485, 815
  – Therapie, medikamentöse 487
– **Lappenplastik** 509
– Nagel 499
– Panaritium 499
Inspektion
– Dokumentation 23, 24
Instabilität
– mediokarpale 102
– perilunäre 103
Instrumentarium 46
– Amputationsverletzung 707
– Anordnung Instrumentiertisch 47
– Arthroskopie 416
– Basisinstrumentarium 46
– Basistasse 47
– Bohrmaschine 50
– Fadenschere 47
– Galgen 565
– Gefäß-/Nerventasse 49
– Griff 46
– Größen 46
– Klemme 48
– Knocheninstrumentarium 49
– Knocheninstrumente 49
– Knochentasse 49
– Mädchenfänger 565
– Mikrohandchirurgie 49
– Nadelhalter 47
– Nerven 49
– Osteosynthesetasse 50
– Pinzette 47
– Präparierschere 46
– Replantation 707
– Sägemaschine 50
– Skalpell 46
– Wundhaken 48
– Wundspreizer 48
Internationale Klassifikation der Funktionsfähigkeit, Behinderung
  und Gesundheit (ICF) 743

Interosseus-anterior-Zeichen 541
Interphalangealgelenk
- Daumen
    - Trauma 699
- proximales 691, 695
    - Anatomie 692
    - Therapie 693
    - Trauma 692
Intrinsic- Plus-Syndrom 271
Intrinsic-Plus-Stellung 651
- Iselin-Schiene 734
- Pädiatrischer Patient 731
Inzisionsbiopsie 248
Iselin-Schiene 734
Ishiguru, OP-Technik nach 645

J

Jahss-Manöver 614, 615, 617
Jeanne-Zeichen 541
Jerseyfinger 514
Jochschiene 779, 789
Johnston, Reihenmodell nach 668
Joint Position Sense, JP-Sensometer 760

K

Kahnbeinfraktur 669
Kälteempfindlichkeit 795
Kamptodaktylie 467
Kapandji, Repositionstechnik nach 572
Kapitatumfraktur 598
Kapsulotomie 354
Karpaltunnel
- Tumorerkrankung 252
Karpaltunnelspaltung 209
Karpaltunnelsyndrom 208
- Diagnostik 208
- historische Entwicklung 16
- Sonografie 127
- Therapie 208, 209
Karpus
- Anatomie 584
    - ligamentäre 556
- Arthrodese 681
- four corner fusion (4-CF) 680
- Fraktur
    - Begleitverletzung 584
    - Häufigkeit 640
    - pädiatrischer Patient 730, 733
    - Schienenversorgung 752
- Gilula-Bögen 671
- Instabilität 666
    - Anatomie 667
    - Ätiologie 666
    - CIA (carpal instability adaptive) 764
    - CIC (carpal instability complex) 763
    - CID (carpal instability dissociative) 666, 669, 676, 761
    - CIND (carpal instability non-dissociative) 666, 670, 676, 681, 761
    - Diagnostik 671, 759
    - Einteilung 666, 675
    - Formen 666
    - Handtherapie 758, 763
    - Komplikationen 682
    - Reposition, gedeckte 676
    - Schienenversorgung 765
    - Therapie, konservative 675
    - Therapie, operative 676
- Kahnbeinfraktur 669
- Knochenfraktu
    - Trapezium 594
- Knochenfraktur 584
    - Diagnostik 584
    - Hamatum 599
    - Kapitatum 598
    - Lunatum 596
    - Pisiforme 596
    - Skaphoid 585
    - Therapie 585, 601
    - Trapezoideum 601
    - Triquetrum 593
- Kollaps, karpaler 584, 586
- Lunatumdislokation 669
- pädiatrischer Patient
    - Entwicklung 723
    - Fraktur 730, 733
- perilunäre Luxation 669
- (PLIND) perlunate injury, not dislocated 670
- proximal row carpectomy (PCR) 679, 681
- Reihenmodell 668
- Ringmodell 668
- Säulenmodell 668
- Skaphoidpseudarthrose 592
    - Therapie, arthroskopische 440
- Stabilisatoren 667
- Stabilitätsbeurteilung, arthroskopische 415
- Trauma
    - Instabilität, resultierende 666
- Tumorerkrankung 252
Keloidnarbe 847
Kessler und Nissim, Sehnennahttechnik nach 523
Key Fragment 561
Kienböck, Morbus 596
Kiloh-Nevin-Syndrom 207
Kind
- Daumenhypoplasie 453
    - Handtherapie 838
- Fehlbildung
    - Handtherapie 837
- Fehlbildung, kongenitale 448
- Fraktur
    - Spontankorrekturpotenzial 724, 729
- Kamptodaktylie 467, 842
- Klinodaktylie 465
- Knochenkern, Entwicklung 723
- Kontraktur 448, 467
- Pollex rigidus/flexus congenitus 452
- Polydaktylie, radiale 449
- Reduktionsdefekt, radialer longitudinaler 456
    - Handtherapie 839
- Röntgen 448
- Schnürringsyndrom 466
- Symbrachydaktylie 462
- Syndaktylie 459
- Thumb-in-Palm-Deformität 840
- Trauma
    - Fraktur 721
- Wachstumsfuge, offene 721
Kinematografie 674
- Handwurzel 93
Kinematografie, Handgelenk 93
Kirchmayr , Sehnennahttechnik nach 523

Kirschner-Drahtosteosynthese 735
Klauenhand 84
Kleinert, Ringnahttechnik nach 522
Kleinert-Schiene 525, 768
Kleinmann, DRUG-Stabilität nach 391
Kleinman-Shear-Test zur Eruierung der karpalen Instabilität 672
Klinodaktylie 465
Klumphand 839
Kneifgriff 338
Knochen
- Bohrmaschine 50
- Fraktur 584 (*Siehe* dort)
    - Handwurzelknochen 730, 733
    - Mittelhand 730
    - pädiatrischer Patient 721
    - Phalanx 731
- Osteotomie 355
- Rekonstruktion
    - Instrumentarium 49
- Sonografie 120
- Strecksehnenruptur, geschlossene 777
- Transplantat
    - Entnahmeort 593
    - Skaphoidpseudarthrose 593
Knochenkern, Entwicklung 723
Knochentumor
- benigner 92, 249
- Daumen 112
- Diagnostik 92, 247
    - Biopsie 247
- Enchondrom 257
- Enchondromatose 259
- Finger 112
- maligner 92
- Osteoidosteom 258
- Riesenzelltumor 253, 255, 260
- semimaligner 92
- Therapie
    - Resektion, intraläsionale 250
Knopflochdeformität 84, 370, 778
- Daumen 806
- rheumatische Erkrankung 382
Knuckle Pads 225
Kollaps, karpaler 284
Kombinationsverletzung, multistrukturelle 703. *Siehe* Trauma, komplexes
Kommunikation
- Behandler-Patienten-Kommunikation 745
- Compliance und Adhärenz 794
- interdisziplinäre 745
- Prothesenversorgung 831
- Trauma, komplexes 817
Kompartmentsyndrom 715
Komplexe physikalische Entstauungstherapie (KPE) 774
Komplex-regional Schmerzsyndrom 480
Komplikationen
- Dokumentation 22
Kontraktur 268
- Diagnostik 269
- Dokumentation 30

- Gelenk 268
- Handgelenk 268, 280
- **intrinsic tightness** 526
- Kamptodaktylie 842
- Knopflochdeformität 778
- Krankheitsbilder 273
- Narbenkontraktur 273, 846
- pädiatrischer Patient 467
- Sehne 268
- Spastik 354 (*Siehe* dort)
- Streckkontraktur 270
- *Therapie*
    - Arthrolyse 273
    - Komplikationen 279
    - konservative 271
    - Nachbehandlung 278
    - operative 272, 279
- Thumb-in-Palm-Deformität 840
Koronalebene 95
Korrekturosteotomie
- Closing-Wedge-Osteotomie 661
- Finger 661
Kortex, Plastizität 794
Kortikale Handkarte 795
- Trauma, komplexes 818
Kraft
- Dokumentation 30
Kraftgrade 315
Krafttraining
- Finger 766
- 4-Phasen-Kraftrehabilitationstraining 762
- Karpus stabilisierendes 761
- plyometrisches 762
- Pronation 764
- Supination 764
Krallenhand 540, 547, 550
- Funktionsersatzschiene 800
Krallenplatte 646
Krallenstellung
- einfache 324
- komplexe 325
- Korrektur, operative 324
Krankenakte 22
- Aufbau 22
Kriegsverletzung 10
Kristallopathie
- Sonografie 122
Kubitaltunnelsyndrom 216
Kürettage 250, 260
Kutler- und Atasoy-Lappen 507

L

Lagerung 52
- athroskopische Operation 58
- Fingerextension 58
- Handfixation 57
- vertikale 58
Lange, Max, Sehnennahttechnik nach 523
Lappennekrose 509

Lappenplastik
– axial pattern flap 505
– chimärer Lappen 507
– **Cross-Finger-Lappen** 508
– Dupuytren, Morbus 235, 241
– Filetlappen 713
– Finger
   – Rotationsdehnungslappen 255
– freie 507, 713
– gestielte 506
– Grundsätze 501
– historische Entwicklung 18
– Hohlhand 254
– Komplikationen 509
– **Kutler- und Atasoy-Lappen** 507
– lokale 504
– **Moberg-Lappen** 508
– *random pattern flap* 506
– regionale 506
– Transpositionslappen, dorsaler 235
– Weichteilsarkom, Deckung 254
– Z-Plastik 506
Larsen et al., Einteilung der karpalen Instabilitäten nach 666
Larsen-Dale-Eek, Stadieneinteilung der Gelenkzerstörung nach 372
Ledderhose, Morbus 226
Legueu und Juvara, Septen nach 228
Leistenhaut 496, 640
Leitungsblockade 156
– distale, nach Oberst 156
Lengemann-Draht-Naht 646
Lichtman, Ringkonzept nach 668
Lichtmann, Konzept nach 584
Lichtquelle 57
Lidocain 156, 157, 160
– Medikamenteninteraktionen 166
Ligament
– Cleland-Ligamente 229
– collaterale 606, 608
   – accessorium 608
– collaterale accessorium 688
– collaterale radiale 688
– collaterale ulnare 688
– commissurale transversum distale (Grapow) 228
– commissurale transversum proximale 228
– Daumen
   – Anatomie 695
   – Läsion 697
– dorsale Handgelenkbänder (anatomische Übersicht) 667
– Finger
   – Anatomie 688
   – Kollateralbandruptur 689
– Grayson-Ligamente 228
– Karpus
   – Anatomie 556
– Läsion, skapholunäre 758
– lunotriquetrum 667
   – Arthroskopie, diagnostische 426
   – Therapie, arthroskopische 433
– metacarpale transversi profundi 610
– metacarpale transversum profundum 607
– natatorium 228
– palmare Handgelenkbänder (anatomische Übersicht) 667
– palmare Platte 690

– Anatomie 692, 695
– Daumen 696
– Insuffizienz 693
– Läsion 692, 695
– phalangoglenoidale 608
– retinacularia obliqua 271
– scapholunatum
   – dorsale 667
   – Reißfestigkeit 670
– skapholunäres
   – Bildgebung 422
   – Ruptur 419, 421, 426
– Stener-Läsion 697
– subcruentum 389, 396
– Testut-Band 417
Linscheid-Manöver 587
Lipom 249, 256
Littler
– FDS-Sehnentransfer nach 326
– OP-Technik zur Korrektur der Schwanenhalsdeformietät nach 360
Littler-Technik Typ 2 380
Loge-de-Guyon-Syndrom 219
Loge-de-Guyon-Syndrom-Syndrom
– Sonografie 128
Lokalanästhesie 156
– Infiltrationsanästhesie, lokale 157
– Tumeszenz-LA 157
– WALANT (Wide Awake Local Anesthesia no Tourniquet) 157
LT-Band
– Anatomie 667
– Arthroskopie, diagnostische 426
– Instabilität, karpale 672
– Rekonstruktion 679
– Ruptur 668
   – chronische 678
   – Therapie, offenchirurgische 677
   – VISI-Position (Volar Intercalated Segment Instability) 668, 678
– Ruptur, Therapie, arthroskopische 433
LT-Shear Test 79
Lumbricalis-Plus-Phänomem 85
Lumbrikalis-plus-Syndrom 271, 514, 757, 758
Lunatumdislokation 669
Lunatumfehlstellung 289
Lunatumfraktur 100, 596
Lunatumluxation 102
Lunatumnekrose 103, 296
Lunotriquetrale Dissoziation 666
Lunotriquetrales Gelenk
– Diagnostik, klinische 79
Lupenbrille 57
Luxation
– Finger
   – Diagnostik 108
Luxationsfraktur
– karpometakarpale 107
– greater arc 669
– perilunäre 103
   – de Quervain 103
   – greatr arc 103
   – lesser arc 103, 669
– Therapie, arthroskopisch assistierte 682
Lymphdrainage 774

M

Mädchenfänger 565
Madelung-Deformität 387
– CIND (carpal instability non-dissociative) 671
– 3D-Modellplanung 472
Mafucci-Syndrom 257
Majoramputation 703
– Ischämiezeit 705
– Strategie 714
Malformation 448. *Siehe* Fehlbildung
– Definition 448
Maligne Erkrankung 246. *Siehe Auch* Tumor
Mallet-Finger 111, 515
Manchester-Short-Splint 771
Mannerfelt, Arthrodese nach 378, 379
Manuelle Therapie 747
Marinacci-Anastomose 539
Markdrahtstabilisierung 615–617
Martin-Gruber-Anastomose 539
Massage, retrograde 774
Mayfield, Verletzungsbogen nach 670
McCash, Open-Palm-Technik nach 235
Mechanotransduktion 844
Medianuslähmung 32
Medianusparese 309
– Ersatzoperation 319
– hohe 322
Medianus-Ulnaris-Schiene 800
Medical Tattooing 511
Medoff, 5-Säulen-Prinzip der distalen Radiusfraktur 559
Mennen und Wiese, Semiokklusivverband nach 501
Merle d' Aubigné, **OP-Technik nach** 318
Metakarpale-Zeichen 108
Metakarpophalangealer Vereinigungskern 607
Metakarpophalangealgelenk
– Anatomie 688
– Daumen
  – Anatomie 695
  – Bewegungsumfang 695
  – Instabilität, chronische 698
  – Trauma 697
– Diagnostik 689
– Gelenkstabilisatoren 689
– Therapie 690
Midcarpal instability splint 765
Midcarpal Shift Test 82
Midkarpaler Shift-Test zur Eruierung der karpalen Instabilität 672
Mikrochirurgie
– historische Entwicklung 18
Mikrofadenknüpfpinzette 49
Mikrohandchirurgie
– Instrumentarium 49
Millesi, Inzision nach 233
Millesi, Klassifikation der Nervenschädigung nach 537
Minoramputation 703
Mirror Visual Feedback 795, 796
Mittelhand
– Anatomie 606
– Biomechanik 606
– Boxer's Fracture 609
– Computertomografie 106
– Fraktur 606
  – Abrissfraktur 623
  – AO-OTA-Klassifikation 108
  – Basisfraktur 623
  – Begleitverletzung 623
  – Daumen 625
  – Diagnostik 610
  – Fehlstellung 614, 618
  – Klassifikation 612
  – Kopffraktur 612
  – Luxationsfraktur 623
  – OP-Indikation 612
  – pädiatrischer Patient 722, 730, 733
  – Plattenosteosynthese 622
  – Schaftfraktur 618
  – Schienenversorgung 749
  – subkapitale 613, 616
  – Therapie 612
  – Trapeziumfraktur 594
  – Zugschraubenosteosynthese 619
– Gewölbe 606
– MRT 106
– pädiatrischer Patient
  – Fraktur 730
– Pseudoclawing 613, 614
– Repositionsindikation 614, 618
– Röntgen 105
– Trauma
  – Beugesehnenverletzung 766
– Tumorerkrankung 252
Mittelhand-Daumen-Schiene 813, 814
Mittelhandknochen
– Beweglichkeitsprüfung 28
Moberg, OP-Technik zur Rekonstruktion des Schlüsselgriffs nach 340
Moberg-Lappen 508
Mobilisierung
– Early Active Motion 769, 775
  – Strecksehnenverletzung 787
– Early Passive Motion 792
  – Beugesehnenverletzung 767
  – Strecksehnenverletzung 786
– ICAM-Regime (Immediate Controlled Active Motion), Strecksehnenverletzung 788
– Narbenbehandlung 844
– Replantation 818
– SAM-Konzept (Short-Arc-Motion-Konzept) 780
– Trauma, komplexes 818
Monteggia-Läsion 725
Monticulus 224
Motoneuron, oberes
– Dysfunktion 347
  – Funktionswiederkehr 351
  – OP-Techniken 351
  – Therapie, operative 352
– Schädigung 346
  – Klinik 348
MR-Arthrografie 96
MRT
– **Axialebene** 95
– Daumen 106
– Dokumentation 40
– Finger 106
– Handgelenk 94
– Handwurzel 94
– Kontrastmittel 88, 95
– Lagerung 95
– Mittelhand 106

MRT (*fortsetzung*)
– MR-Arthrografie 96
– MR-Neurografie 205
– Nervenläsion 540
– Oberflächenspulen 95
– **Sagittalebene** 95
– Schichtebenen 95
– **schräg-sagittale Ebene** 95
– Sequenzparameter 95
– Unterarm 88
Mukoidzyste 174
– Ganglion 255
– Resektion 174
Mumenthaler, **Zeichen nach** 83
Mumenthaler-Test 84
Muskel
– abductor digiti minimi
    – Transposition 321
– adductor pollicis 609
– abductor pollicis brevis 609
– abductor pollicis longus 609
– brachioradialis
    – Transposition 338
– Ersatzoperation, motorische 824 (*Siehe* dort)
– *extensor carpi radialis* 607, 668
– *extensor indicis*
    – Transposition 320
– Finger
    – Streckapparat 641
– *flexor carpi radialis* 607
    – Transpositioin 319
– *flexor carpi ulnaris* 668
    – Transpositioin 318
– *flexor digitorum superficialis*
    – Sehnentransfer 326
    – Transposition 320
– Hypertonus 352 (*Siehe* Spastik)
– *Kraftgrade* 315
– *Myotomie* 353
– *palmaris longus*
    – Transposition 319
– *pronator quadratus* 389
– *pronator teres*
    – Transposition 318
– Release 353
– Riss
    – Sonografie 124
– Sonografie 124
– Spendermuskel für Muskeltransfer 828
– Transfer 824 (*Siehe* Ersatzoperation, motorische)
– *Trauma*
    – Sonografie 124
– Tumor
    – Sonografie 125
Muskelersatzoperation
– historische Entwicklung 11
Muskelrezession 353
Myotomie 353

N

Nadelaponeurotomie, perkutane 231, 241
Nadelfasziotomie 231
Nadelhalter 47
Nadelhalter
– *Mikrochirurgie* 49

Nagel 496
– **Eradikation der Nagelmatrix** 499
– Funktion 496
– Hämatom, subunguales 498
– Infektion 499
– **Naht des Nagelbetts** 499
– Panaritium 499
– **Trepanation** 498
– Verletzung 498
Nagelbettentzündung 499
Nagelbettverletzung 640
Nagelkranzfraktur 109, 642, 643
Nageltrepanation 643
Nahtmaterial 51
– atraumatisches 51
– Haut 51
Nakamura, Ulnocarpal Stress Test nach 76
Narbenbehandlung 753, 843
– Bewegung 844
– hypertrophe Narbe 847
– Keloidnarbe 847
– Massage 844
– Mobilisierung 845
– Taping 846
Narbenkontraktur 273
Narbenreifung 754
Navarro, Säulenkonzept von 668
Negative-Pressure-Wound-Therapy (NPWT) 713, 717
Nerv
– Anatomie 310
– Ausfallmuster 309
– Axonotmesis 535
– Dokumentation 32
– Finger
    – Sonografie 129
– Gleitgeweberekonstruktion 546
– Hoffmann-Tinel-Zeichen 204
– Instrumentarium 49
– interosseus anterior 205, 207
– interosseus posterior
    – Läsion 319
    – N.-interosseus-posterior-Syndrom 212
– kortikale Plastizität 794
– medianus
    – Anatomie 205, 310, 537, 539
    – Ersatzoperation 319, 322, 546
    – Funktionsersatzschiene 800, 801
    – Karpaltunnelsyndrom 208
    – Lähmung 32
    – Läsion 83, 309, 319
    – Naht 550
    – Nervenkompressionssyndrom 205
    – N.-interosseus-anterior-Syndrom 207
    – OP-Technik 319
    – Parese 309, 322
    – Pronator-teres-Syndrom 205
    – Rekonstruktion 544, 545
    – Tests, klinische 83
    – Trauma 541, 827
– Nervenkompressionssyndrom 204 (*Siehe Auch* dort)
– *Neurapraxie* 535
– *Neurolyse, mikrochirurgische* 542
– *Neurotmesis* 535
– radialis
    – Anatomie 211, 310, 538
    – Ersatzoperation 318, 548

- Fallhand, inkomplette 309
- Fallhand, komplette 309
- Funktionsersatzschiene 800, 802
- Lähmung 32
- Läsion 84, 309, 318
- Nervenkompressionssyndrom 211, 212
- Parese 309
- Radialisersatzplastik 318
- Radialistunnelsyndrom 212, 214
- Ramus profundus 212
- Ramus superficialis 214
- Rekonstruktion 544, 545, 550
- Tests, klinische 84
- Trauma 535, 550, 826
- Wartenberg-Syndrom 214
– Radialisparese 535
– Rekonstruktion 309 (*Siehe Auch* Nervenrekonstruktion)
– *Schädigungsmuster* 310
– Scratch-Collapse-Test 204
– Sensibilitätsausfall 540
– Sensibilitätstraining 797, 798
  - Dellon, nach 799
  - Perfetti-Konzept zum Sensibilitätstraining 832
  - Rosén und Lundborg, nach 799
  - Wynn Parry, nach 797
– sensomotorische Integration 798
– Sonografie 127
– Tetraplegie 332
– Transplantat
  - Allograft 546
  - autologes 543
– Trauma 535
  - Anatomie 537
  - Diagnostik 540
  - Elektrotherapie 796
  - End-zu-Seit-Koaptation 545
  - Ersatzoperation, motorische 546
  - *Faszilitationstechnik* 797
  - Handtherapie 794
  - klinische Tests 540
  - Komplikationen 549
  - Krankheitsbilder 535
  - *mentale Vorstellung* (MV) *einer Bewegung* 795
  - Nachbehandlung 548
  - Nerv-Muskel-Neurotisation, direkte 545
  - Outcome 794
  - Patientenaufklärung 795
  - Reedukation, sensorische 796
  - Reinnervation 795
  - Semmes-Weinstein-Test 821
  - Sensibilitätstraining 820
  - Sonografie 130
  - Spiegeltherapie 795
  - Therapie, konservative 541
  - Therapie, operative 542, 549
– Tumor
  - Glomustumor 263
  - Metastase 264
  - Neurofibrom 263
  - Schwannom 263
  - Sonografie 130
– ulnaris
  - Anatomie 216, 312, 538, 539
  - Ersatzoperation 324, 326, 547

- Funktionsersatzschiene 800, 801
- Kubitaltunnelsyndrom 216
- Lähmung 32
- Läsion 83, 309
- Loge-de-Guyon-Syndrom 219
- Nervenkompressionssyndrom 216
- Parese 310, 324, 326
- Rekonstruktion 545, 551
- Tests, klinische 83
- Trauma 826
– Verletzungen 309
– Wilhem, totale Denervation aller 10 Punkte nach 679
Nervenchirurgie
– historische Entwicklung 7, 18
Nervendekompression
– historische Entwicklung 15
Nervenfasertransfer 544
Nerveninterponat 711
Nervenkompressionssyndrom
– Definition 204
– Diagnostik 204
  - Elektroneurografie/Elektromyografie 204
  - MR-Neurografie 205
  - Neurosonografie 205
– Karpaltunnelsyndrom 208
– N.-interosseus-anterior-Syndrom 207
– N.-interosseus-posterior-Syndrom 212
– N. medianus 205
– N. radialis 211
  - Ramus profundus 212
  - Ramus superficialis 214
  - Wartenberg-Syndrom 214
– N. ulnaris 216
  - Loge-de-Guyon-Syndrom 219
– Pronator-teres-Syndrom 205
– Radialistunnelsyndrom 212, 214
Nervenläsion
– historische Entwicklung 8
Nervenleitgeschwindigkeit 204
Nervennaht
– historische Entwicklung 8
Nervennaht, epineurale 542
Nervenrekonstruktion 309, 711
– Indikation 310
– Spendermuskel 314
  - Auswahl 315
  - Komplikationen 317
– Techniken 314, 318
– Voraussetzungen 314
Nervenstimulation, niederfrequente 796
Nerventransfer 343
Nerventransposition 317
– historische Entwicklung 12
Nerv-Muskel-Neurotisation, direkte 545
Neugeborenes
– Fehlbildung, kongenitale 448
– Röntgen 448
Neurapraxie 535
Neurofibrom 263
Neurolyse, mikrochirurgische 542
Neuropathie
– generalisierte
  - Sonografie 131
Neurosonografie 205, 540

Neurotmesis 535
Neutral-Null-Methode 24
– Definition 24
– Handtherapie 746
Nicht-steroidale Antiphlogistika 145
Nicht-Vitamin-K-abhängige orale Antikoagulanzien 139, 140, 144, 149
Niemandsland 14
90-to-90-Deformität 371
N.-interosseus-anterior-Syndrom 207
N.-interosseus-posterior-Syndrom 212

O

Oberg-Manske-Tonkin-Klassifikation der Fehlbildungen der oberen Extremität 448
Oberst, Leitungsblockade, distale, nach 156
Ödembehandlung 746, 747, 774
– Kompressionsfingerling 780
Ollier, Morbus 257
OMT-Klassifikation der Fehlbildungen der oberen Extremität 448
One wound one scar 713
Onkologische Erkrankung 246. *Siehe Auch* Tumor
Operationsmikroskop 49, 57
Opioide 488
Oppositionsschiene 800, 801
Oppositionszeichen 541
Orthese 803. *Siehe Auch* Schienenversorgung
Osteoidosteom 258
Osteoligamentäre Einheit nach Bain 561
Osteonekrose
– Diagnostik 103
Osteosynthese
– Amputationsverletzung 709
– elastisch stabile intramedulläre Nagelung (ESIN) 734
– Kirschner-Drahtosteosynthese 735
– pädiatrischer Patient 733
– Radiusfraktur, distale 567
Osteotomie 355

P

Pädiatrischer Patient
– Daumenhypoplasie 453
   – Handtherapie 838
– Fehlbildung
   – Handtherapie 837
– Fehlbildung, kongenitale 448
– Fraktur 721
   – Spontankorrekturpotenzial 724, 729
– Kamptodaktylie 467, 842
– Klinodaktylie 465
– Knochenkern, Entwicklung 723
– Kontraktur 448, 467
– Pollex rigidus/flexus congenitus 452
– Polydaktylie, radiale 449
– Reduktionsdefekt, radialer longitudinaler 456
   – Handtherapie 839
– Röntgen 448
– Schnürringsyndrom 466
– Symbrachydaktylie 462
– Syndaktylie 459
– Thumb-in-Palm-Deformität 840
– Trauma
   – Fraktur 721
   – Wachstumsfuge, offene 721
Palmaraponeurose 227
– Aponeurektomie 233
– Dupuytren, Morbus 224
– Fibromatose 224
Palmaraponeurosen-Septum-System (PASS) 228, 517
Palmare Platte
– Anatomie 692, 695
– Ausriss, knöcherner 694
– Daumen 696
– eingeschlagene 695
– Insuffizienz 693
– Luxation 690
– Ruptur 692
   – pädiatrischer Patient 722
– Sonografie 122
– Trauma 692
Palmer, Klassifikation der TFCC (triangulärer fibrokartilaginärer Komplex)-Läsion 424
Palpation 73
Panaritium 499
Paré, Ambroise 5
Parese
– Handgelenk 296
– spastische 296
Patientenbeteiligung 745
Perfetti-Konzept zum Sensibilitätstraining 832
Peyronie-Erkrankung 226
Phalen-Test 83
– reverser 83
Phantomschmerzen, Prophylaxe 832
Phenprocoumon 138, 144, 148, 149, 152
Phentolamin 163
Physiotherapie 743
– verhaltenstherapeutische Elemente 490
Piano Key Test 78
Pinch 338
Pinzette 47
– anatomische 47
– *chirurgische* 47
– Mikrofadenknüpfpinzette 49
– Sehnenchirurgie 48
PIP-Box 692
Pisiformefraktur 596
Pisotriquetral Grind Test 80
Pistoneffekt 377
Plattenosteosynthese
– Finger
   – Komplikationen 660
   – Schaftfraktur 652
– Krallenplatte 646
– Rotationskorrekturplatte 662
– winkelstabile
   – Radiusfraktur, distale 570
Plexusblockade 156
Plexusläsion
– Arthrodese 296
PLIND (perlunate injury, not dislocated) 670
Pocket-Test 226
Poirier-Lücke 668, 669
Poland-Syndrom 462
Pollex rigidus/flexus congenitus 452
Pollizisation 454, 455, 458, 704
Pollock-Zeichen 84
Polyarthrose, Handtherapie 802
Polydaktylie, radiale 449
Polyneuropathie
– Sonografie 131
Polysyndaktylie 459

Polytrauma 705
– Damage Control Surgery 714
Präparierschere 46
Prasugrel 147
Preiser, Morbus 103
Pronator-teres-Syndrom 205
– Sonografie 128
Prothesenversorgung 831
– Greifer 835
– Hand 836
– historische Entwicklung 6
– Indikation 831
– Mittelhand 836
– Silikonliner 831
– Stumpfabhärtung 831
– Stumpfformung 831
– Testschaft 837
– Training 832, 833
– Typen 833
  – eigenkraftbetriebene 834
  – Habitus-/Schmuckprothese 833
  – myoelektrische 832, 835
– Unterarm 834
Proximal row carpectomy (PCR) 679, 681
Pseudarthrose
– Arthrodese 287
– Skaphoid 592
Pseudo Clawing 660
Pseudoclawing 613, 614, 618
Pseudo-Terry-Thomas-Zeichen 724
Psoriasisarthritis 368
Pulvertaft-Verflechtung 315, 316
Punchfraktur 562
Push-off Needle Test 395

R

Radialisersatzplastik 318
Radialisersatzschiene 800
Radialislähmung 32
Radialisparese 309, 535
– Ersatzoperation 318
Radialistunnelsyndrom 212, 214
Radiokarpalarthrose 287, 288
Radiokarpale Subluxation
– Bildgebung 96
Radiokarpalgelenk 556
Radiosynoviorthese 374
Radioulnar Compression Test 78
Radioulnare Quotientenmethode 394
Radioulnargelenk 556
– Arthrolyse 278
– Pronationskontraktur 278
Radioulnargelenk, distales 387
– Adams, Bandrekonstruktion des DRUG nach 408
– Anatomie 387, 388
– Arthroskopie
  – diagnostische 425
– Diagnostik 390, 391, 408
  – bildgebende 392
  – klinische 78, 391
– Instabilität 390, 393, 401
– Handtherapie 764
– Therapie 403
– Stabilisatoren 388, 390
– Stabilitätstest nach Kleinmann 391

Radius
– Palmarinklination 90
– Reduktionsdefekt, radialer longitudinaler 453, 456
– Ulnarinklination 90
– Ulnavarianz 88, 90, 93
Radiusfraktur
– Anatomie 556
– distale 387, 556
  – Anatomie 387, 388
  – Arthrodese 287, 301
  – Arthroskopie 442
  – Ätiologie 387
  – Barton-Fraktur 96
  – Begleitverletzungen 91
  – Bildgebung 96
  – Diagnostik 89, 393, 558
  – extraartikulär 91
  – Fehlheilung 472
  – intraartikuläre 442
  – Klassifikation 91, 559
  – Komplikationen 577
  – Korrekturoperation 472
  – partiell intraartikulär 91
  – Redislokation, sekundäre 564
  – reverse-Barton-Fraktur 96
  – Schienenversorgung 752
  – SL-Bandruptur, begleitende 679
  – Therapie, konservative 564
  – Therapie, operative 564, 567, 574
  – Typen 559
– Epiphysenlösung 89
– fehlverheilte 288
  – Diagnostik 92
– Grünholzfraktur 88
– Radiuskopffraktur 390, 392
Radiusschaft
– Grünholzfraktur 724
Random pattern flap 506
RANK/RANKL-System 263
Reduktionsdefekt, radialer longitudinaler 453, 456
– Handtherapie 839
Reedukation, motorische 795
Regionalanästhesie 156
– Handblock 156
– intravenöse 157
– Leitungsblockade, distale 156
– Plexusblockade 156
– Tumeszenz-LA 157
Rekonstruktiver Fahrstuhl 501
Relative Motion Splint 779
Replantation 703
– Handtherapie 817
– historische Entwicklung 18
– Indikation 706
– Nachbehandlung 818
– Therapie, operative 707
  – Arterienrekonstruktion 711
  – Beugesehnenrekonstruktion 710
  – Débridement 708
  – Komplikationen 715, 717
  – Muskelrekonstruktion 712
  – Nervenrekonstruktion 711
  – Osteosynthese 709, 716
  – Strategie 708, 714
  – Strecksehnenrekonstruktion 712
  – Tipps und Tricks 716

Replantation (*fortsetzung*)
– – Venenrekonstruktion 712
– – Weichteilmantel 713
– Therapie, postoperative 707, 715
– Wundheilungsphasen
– – Entzündungsphase 818
– – Organisations- und Integrationsphase 821
– – Proliferationsphase 820
Retinacular Plus Test 85
Retropulsion 28
Revaskularisation 703
Reverse-Bennett-Fraktur 607
Rheumatische Erkrankung 368
– Artikulotenosynovektomie, Handtherapie 807
– **Beugesehnenruptur, Handtherapie** 808
– Daumen
– – Arthrodese 379
– DMARDs (disease-modifying anti-rheumatic drugs) 375
– Finger
– – Arthrodese 379
– Gelenkschutzstrategie 803
– Handtherapie 802
– Larsen-Dale-Eek, Stadieneinteilung der Gelenkzerstörung nach 372
– Pathoanatomie 369
– **Strecksehnenrezentrierung, Handtherapie** 808
– **Strecksehnenruptur, Handtherapie** 807
– Tenosynovialektomie 380
– Therapie
– – Arthrodese 376
– – Handtherapie 802
– – konservative 373, 802
– – Nachbehandlung, postoperative 805
– – operative 374, 807
– – postoperative 804
– – Synovektomie 376, 808
– – Tenosynovektomie 807
Rheumatoide Arthritis 368
– Handtherapie 802
– MCP-Gelenk, postoperative Handtherapie 809
– PIP-Gelenk, postoperative Handtherapie 809
Rhizarthrose 190, 810
– Diagnostik 106, 191
– Handtherapie 810, 811
– Therapie
– – chirurgische 191
– – konservative 190
Riche-Cannieu-Anastomose 539
Riesenzelltumor 253, 255, 260
Riesenzelltumor, tenosynovialer 113
– Sonografie 124
Rikli und Regazzoni, 3-Säulen-Prinzip der distalen Radiusfraktur 559
Ringbandrekonstruktion 711
Ringbandruptur 514
Ringbandsystem 517
Riordan, **OP-Technik nach** 318
Rivaroxaban 144, 151
Rolando-Fraktur 107, 629
Röntgen
– Daumen 105
– Dokumentation 37
– Ebenen 37
– Finger 105
– Handgelenk 93
– Handwurzel 93
– intraoperativ 53
– Kind 448
– Mittelhand 105
– Mittelhandfraktur 611
– Neugeborenes 448
– Neutralstellung 88
– pädiatrischer Patient 725
– Pädiatrischer Patient 448
– Stecher-Aufnahme 586
– Stecher-Projektion 93
– Unterarm 88
Ropivacain 160
Rotationskorrekturplatte 662
Royle-Thompson, OP-Technik nach 320
Rückenmarkläsion
– OP-Planung, Besonderheiten 363
– Spastik 347
– zervikale 332
– – ASIA-Klassifikation 333
– – Ersatzoperation, motorische 336, 337
– – Läsionsniveau 332
– – Parese, inkomplette 333
Rugbyfinger 514
Rugby-jersey-Finger 111
Ruhigstellung
– Beugesehnenverletzung 767
– Dauer 745
– Faustgips 731
– Gips 726
– Gipsabnahme 733
– K-Drahtosteosynthese 735
– Schiene 734 (*Siehe* bei den jeweiligen Schienen)
– *Schiene, thermoplastische*
– – Fraktur 747
– Sehnenverletzung 525
– Strecksehnenverletzung 775
Rule of 2s 619

S

Sägemaschine 50
Salter, Einteilung der Fugenverletzungen nach 722
Salter-Harris, Einteilung der Epiphysen-/Metaphysenfraktur nach 89
SAM-Konzept (Short-Arc-Motion-Konzept) 780
Sauvé-Kapandji, radioskapholunäre Arthrodese nach 378
Savage, Sehnennahttechnik nach 523
Schädel-Hirn-Trauma 346, 347
Schiene
– bewegungserweiternde 756
– statische 748
– thermoplastische 745
– – Fraktur 747
Schienenversorgung 798. *Siehe Auch* bei den einzelnen Schienen
– Arthrose 803
– CRPS (Complex Regional Pain Syndrome) 817
– frühpostoperative 798
– Funktionsersatzschiene 799
– motorische Ersatzoperation 825
– Pollizisation 838
– Quadriga-Effekt 808
– Reduktionsdefekt, radialer longitudinaler 839
– rheumatische Erkrankung 803
– – Strecksehnenruptur 807
– Rhizarthrose 811, 814
– Trauma, komplexes 821

Schlaganfall 346. *Siehe* Hirninfarkt
Schleuderband 96
Schlüsselgriff 338
– Gegenlager 327
– Rekonstruktion 327, 340
Schmerzen
– Brachialgia paraesthetica nocturna 208
– CRPS (Complex Regional Pain Syndrome) 480, 481, 486, 815
  – Handtherapie 815, 816
  – Rehabilitation 489
  – Schienenversorgung 817
  – Therapie, interventionelle 488
  – Therapie, medikamentöse 487, 488
– Dokumentation 30
– Karpaltunnelsyndrom 208
– Messung 746
– Phantomschmerzen, Prophylaxe 832
– Schmerzedukation 816
– Therapie
  – interventionelle 488
  – medikamentöse 488
Schmerzvermeidungsverhalten 489
Schnappphänomen, mediokarpales 439
Schnittführung 59. *Siehe Auch* Zugang
– Allgemeines 59
– Beugesehnenverletzung 521
– Bruner 59, 67
– Narbe, vorbestehende 59
– Strecksehnenverletzung 521
Schnürringsyndrom 466
Schraubenosteosynthese
– Finger
  – Basisfraktur 646
  – intramedulläre Schraubenosteosynthese 651
  – Kleinfragmentschraube 648
  – Komplikationen 660
  – Kompressionsschraube, kopflose kanülierte 651
  – Mittel-/Grundgliedfraktur 651
  – Trümmerbruch 656
– intramedulläre 651, 660
Schröpfen 845
Schulbladentest, mediokarpaler 437
Schulterbeweglichkeit 24
Schwanenhalsdeformität 370, 515, 777
– rheumatische Erkrankung 380
– Therapie, operative 359
Schwannom 263
Schwurhand 541
– Funktionsersatzschiene 800
Scratch-Collapse-Test 204
SCS (Spinal Cord Stimulator) 489
Seddon, Klassifikation der Nervenschädigung nach 536
Sehne
– Anatomie 517, 711
– Beugesehnenverletzung 514, 519–521
  – Handtherapie 766, 773
  – Nachbehandlung 767
  – WALANT-Lokalanästhesie (Wide Awake Local Anesthesia no Tourniquet) 167, 279
  – Zoneneinteilung 766
– Bogensehnenphänomen 515
– **Bowstringing** 515
– Daumen
  – Beugesehnenverletzung 766, 773
  – Strecksehnenverletzung 791
– **De Quervain, Tendovaginitis stenosans** 515
– Finger
  – Anatomie 640
  – Beugesehnenverletzung 514, 766
  – Strecksehnenverletzung 515, 521, 775, 779, 794
– Gleitfähigkeit 268
– Handrücken
  – Strecksehnenverletzung 523
– Heilungsprozess 517
– Lumbrikalis-plus-Syndrom 757
– Luxation
  – Sonografie 122
– Mittelhand
  – Beugesehnenverletzung 766
– Nahtmaterial 51, 522, 525
– Nahttechnik 522–524
– rheumatoide Erkrankung, Sehnenqualität 807
– Ruptur 327
  – Extensor-pollicis-longus-Sehne 327
  – FPL-Sehne 328
  – Reruptur 794
  – Sehnentransfer 327
  – Sonografie 123
– Sehnenfächer 519
– Sonografie 122
– Strecksehnenverklebung 270
– Strecksehnenverletzung 519–521
  – Handtherapie 775, 779, 791
  – Komplikationen 794
  – Ruptur, geschlossene 777
  – WALANT-Lokalanästhesie (Wide Awake Local Anesthesia no Tourniquet) 279
– Tenodese 268
  – Strecksehne 791
– Tenolyse 515, 524
  – Nachbehandlung 756
– Tenosynovektomie
  – Handtherapie 807, 808
– Trauma 514
  – Beugesehnenverletzung 766, 773
  – Diagnostik 519
  – Knopflochdeformität 778
  – Komplikationen 525, 526
  – Krankheitsbilder 514
  – Nachbehandlung 524
  – Ruptur 775
  – **Strecksehnenluxation** 515
  – Strecksehnenverletzung 775, 779, 791, 794
  – Therapie, konservative 520
  – Therapie, operative 521
– Unterarm
  – Strecksehnenverletzung 523
– Verdan, Zoneneinteilung nach 514
– Verklebung 794
  – Strecksehne 791
Sehnenchirurgie 521
– Instrumentarium 48
– Komplikationen 525, 526
Sehnenersatz
– Amputationsverletzung 711
Sehnenfasspinzette 48
Sehnenfasszange 49
Sehnengleiten 779, 786, 820
Sehnennaht 315, 521
– Beugesehne
  – Nachbehandlung 769, 792
  – Nachbehandlung 769, 775
  – Daumen 792
– Strecksehne
  – Nachbehandlung 775

Sehnenrekonstruktion
– Amputation 710, 712
– rheumatische Erkrankung 380
Sehnenruptur
– rheumatische Erkrankung 380
Sehnentransfer
– FDS4-Transfer 328
– historische Entwicklung 10
– M. flexor digitorum superficialis 326
Sehnentransposition
– Bizepssehne 337
– historische Entwicklung 13
– M. pronator teres 357
– Nachbehandlung, postoperative 824
– Schienenversorgung 827
– Spastik 354
– Vorbereitung, präoperative 824
Sehnenverklebung 268, 515
– Therapie 273
Sehnenverlängerung 353
Semiokklusivverband nach Mennen und Wiese 501
Sensibilitätsschulung 754
Sensibilitätsverlust 754
Shrinking des Kapsel-Band-Apparates 439
Sichtverhältnisse
– Ausleuchtung des Operationsfeldes 57
– Lupenbrille 57
– Operationsmikroskop 57
Sigmiod Notch 556
Simmen und Huber 372
Skalpell 46
Skaphoidexzision 288
Skaphoidfraktur 585
– Bildgebung 97
– Diagnostik 586
– instabil 98
– Klassifikation 98
– Pseudarthrose 592
– Schienenversorgung 752
– stabil 98
– stabile/instabile 586
– Therapie 586
  – Komplikationen 586
  – konservative 586
  – Nachbehandlung 591
  – operative 586, 591
Skaphoidpseudarthrose 592
– Bildgebung 98
– Einteilung 592
– Therapie 592
– Therapie, arthroskopische 440
Skaphoid-Verschiebetest nach Watson 75
Skapholunäre Dissoziation 666
Skapholunärer Winkel 284
skapho-trapezio-trapezoidales Gelenk, Arthrose 437
Skelett, fibröses 227
Skidaumen 72
– Diagnostik 73, 111
– Sonografie 122
– Unfallmechanismus 697
Skoog-Fasern 227
SLAC wrist 284
– Arthrodese 286
– **Bildgebung** 103
SLAC-Wrist (scapholunate advanced collapse) 682
– Handtherapie 763
SL-Band

– Anatomie 667
– Arthroskopie, diagnostische 419
– Instabilität, karpale 672
– Rekonstruktion 678
– Ruptur 419, 669
  – chronische 678
  – DISI-Position (Dorsal Intercalated Segment Instability) 668, 678
  – Rettungsoperation 679
  – Therapie, arthroskopische 422, 426
  – Therapie, offenchirurgische 677
– Stadieneinteilung der SL-Bandläsion 675
Smith, OP-Technik nach 327
Smith-Fraktur 559, 562, 564
SNAC wrist 284, 584, 586, 592
– Arthrodese 286
– **Bildgebung** 103
SNAC-Wrist (scaphoid nonunion advanced collapse)
– Handtherapie 763
Sonografie 119
– Anisotropieartefakt 133
– Arthritis
  – septische 121
– Auflösung, räumliche 119
– Brusitis 122
– Dokumentation 41
– Echogenität 133
– Eindringtiefe 119
– Entzündung 121, 132
– Epicondylitis ulnaris/lateralis 124
– Farbdoppler 120, 134
– Finger
  – Nerven 129
– Fraktur, Pädiatrischer Patient 725
– Fremdkörper 132
– Frequenz 119
– Ganglion 122
– Gefäß 126
  – Verschluss 126
– Gelenkerguss 121
– Glomustumor 126
– Karpaltunnelsyndrom 127
– Knochen 120
– Kristallopathie 122
– Loge-de-Guyon-Syndrom-Syndrom 128
– Muskel 124
  – Trauma 124
  – Tumor 125
– Nerv 127
  – Trauma 130
  – Tumor 130
– Neuropathie
  – generalisierte 131
– Neurosonografie 205, 540
– Postprocessing 119
– Powerdoppler 120
– Pronator-teres-Syndrom 128
– Sehne 122
  – Ruptur 123
  – Skidaumen 122
– Sulcus-nervi-ulnaris-Syndrom 128
– Supinatortunnelsyndrom 128
– Synovialitis 121
– technische Grundlagen 119
  – Gel 134
– Tendinose 123
– Tendovaginitis 122
– tenosynovialer Riesenzelltumor 124

Stichwortverzeichnis

- Thrombose 126
- Untersucherabhängigkeit 119
- Venenthrombose 126
- Wartenberg-Syndrom 129

SORL-Technik (Littler-Technik Typ 3) 381
Spalthauttransplantation 503
Spastik
- Ashworth-Skala 349
- Ätiologie 347
- Clenched-Fist-Syndrom 360
- Diagnostik 348
- Hand, Therapie, operative 358
- Handgelenkfehlstellung 357
- Klassifikation 349
- Neurotisation 352
- Neurotomie/Neurektomie 352
- nützliche 349
- Schwanenhalsdeformität, Therapie, operative 359
- Sehnenverlängerung 353
- Therapie
  - Komplikationen 356
  - konservative 351
  - operative 351–353, 356

Spiegeltherapie 795, 796
- CRPS (Complex Regional Pain Syndrome) 816
- Protokolle 816
- Trauma, komplexes 820

Spinal Cord Stimulator 489
Spinalganglienstimulation 489
Spinalis-anterior-Syndrom 333
Spiral Cords 229
Spondyloarthritis, axiale 368
Stack-Schiene
- Behandlungsdauer 776
- Beübung, aktive/passive 778
- Daumenendgelenk 792
- Strecksehnenverletzung 775, 777, 779

Stammnerven, periphere 309
Stecher-Aufnahme 586
Stecher-Projektion 93
Stener-Läsion 697
- Therapie 697
- Unfallmechanismus 697

Stener-Verletzung 109
St.-Moritz-Schiene 698
Stopfdraht 657
Strahlresektion
- Dupuytren, Morbus 241
- Tumorerkrankung 251, 252

Streckinsuffizienz
- Definition 270
Streckkontraktur
- Finger 276
- Fingergrundgelenk 277

Streckkontraktur, Definition 270
Strecksehnentenodese 269
Streifi-Flex 841
Strickland, Ringnahttechnik nach 522
Sudeck, Morbus 480. *Siehe* CRPS (Complex Regional Pain Syndrome)
Sugar-Tong-Schiene 764
Sulcus-nervi-ulnaris-Syndrom
- Sonografie 128

Sunderland, Klassifikation der Nervenschädigung nach 535
Supinationsdeformität 368, 370
Supinatortunnelsyndrom
- Sonografie 128

Suzuki, Distraktionsfixateur nach 658
Swanson
- OP-Technik zur Korrektur der Schwanenhalsdeformität nach 360

Swanson, Silastikprothese nach 377
Swanson-Klassifikation der Fehlbildungen der oberen Extremität 448
Symbrachydaktylie 462
- Kurzfingertyp 462
- monodyktyle 464

Sympathikusblockade 488
Syndaktylie 459
- Trennung 460

Synovektomie
- **rheumatoide Erkrankung, Handtherapie** 808

Synovialektomie 376, 380
- Handgelenk 415, 438

Synovialitis
- Sonografie 121

T

Tabatière
- Druckschmerzen 74

Table-Top-Test 226
Taktile Gnosis 796
Tamai, Amputationszonen nach 713
Tang, Sehnennahttechnik nach 523
Tardieu-Skala 349
TAR-Syndrom (**T**hrombocytopenia **A**bsent **R**adius Syndrome) 456
Team Time-out 56
Teilarthrodese
- Grundprinzip 288
- mediokarpale 284

Tendinose
- Sonografie 123

Tendovaginitis
- Sonografie 122

Tenodese 268
- Differenzialdiagnostik 271
- Spastik 354
- Strecksehne 791
- **Ziel** 317

Tenodeseeffekt 610
Tenolyse 515, 524
- Handtherapie 756
- Nachbehandlung 756

Tenosynovektomie
- rheumatische Erkrankung 380
- rheumatoide Erkrankung
  - Handtherapie 807

Tenotomie
- Spastik 353

Terry-Thomas-Zeichen 673, 762
Tetanusimpfung 497
Tetraplegie
- ASIA-Klassifikation 333
- Ätiologie 332
- Ersatzoperation, motorische 332, 337
  - Voraussetzungen 335
  - Vorbereitung 336
- Formen 332, 333
- Handschluss, Rekonstruktion 342
- internationale handchirurgische Klassifikation 334
- Nerventransfer 343
- Parese, inkomplette 333

TFC Shear Test 76
TFCC (triangulärer fibrokartilaginärer Komplex)
– Anatomie 389
– Arthroskopie 415, 418
  – diagnostische 423
  – operative Versorgung 427, 432
  – Therapie, arthroskopisch assistierte 428
– Begleitverletzungen 92
– Bildgebung 89, 96
– degenerative Veränderung 425
  – Arthroskopie 433
– Diagnostik 391
– Funktion 387
– Handtherapie 764
– irreparabler 407
– Läsion 423
  – degenerative 433
  – Therapie, arthroskopisch assistierte 428
  – Therapie, operative 427, 432
– Läsionen, Klassifikation 96
– Nahttechnik 427
– Perforation 438
– Refixation 404
– Therapie 399
  – Nachbehandlung 764
– Trauma 387, 396, 402, 410
– Zugang 407, 408
TFCC-Ulna-Impaction-Syndrom 433
– Handtherapie 764
Thenarlappen 235
Therapie
– Dokumentation 22
Thomine-Fasern 228, 229
3D-OP-Planungsdokumentation 41
3D-Rekonstruktionsplanung 472
Thromboembolierisiko 141, 144, 145, 150, 152
Thrombose
– Antikoagulation
  – Dauermedikation 138
Thrombozytenaggregationshemmer 138, 140, 141, 145
Thumb-in-Palm-Deformität 467, 468
Tierbiss 499
– Katze 499
Tissue Engineering 503
90-to-90°-Deformität 371
Tourniquet 156, 707. *Siehe* Blutsperre
Transkutane elektrische Nervenstimulation (TENS) 541
Transpositionslappen, dorsaler 235
Trapeziumfraktur 594
Trapezoideumfraktur 601
Trauma, komplexes 703
– Anatomie 703
– Berufsunfähigkeit 703
– Damage Control Surgery 714
– Diagnostik 705, 708
– Handtherapie 817
– Kompartmentsyndrom 706, 715
– kortikale Plastizität 794
– Nachbehandlung 818
– Notaufnahme 706
– Polytrauma 705
– Reinnervation, Semmes-Weinstein-Test 821
– Therapie, operative 707
  – Komplikationen 715, 717
  – Tipps und Tricks 716
– Unfallmechanismus 703
– Versorgungsstrategie 708, 714

– Window of Opportunity 714
– Wundheilungsphasen 818
Triggerfinger 452
Triquetrohamate Shear Test 81
Triquetrumfraktur 593
Tsuge, Sehnennahttechnik nach 523
Tuberkulumfraktur 586
Tubiana-Klassifikation
  der Dupuytren-Kontraktur 229
Tumor
– benigner
  – Lipom 256
  – Therapie 249
– Diagnostik 246
  – bildgebende 247
  – Biopsie 247
– Grundlagen 246
– Hauttumor 254
– Klinik 247
– Knochentumor
  – Diagnostik 92, 247
  – Enchondrom 257
  – Enchondromatose 259
  – Osteoidosteom 258
– maligner 246
  – Leitlinien 246
  – Sicherheitsabstände 250
  – Therapie 252
– Malignomverdacht 250
– Nerventumor
  – Glomustumor 263
  – Metastase 264
  – Neurofibrom 263
  – Schwannom 263
– Resektionsformen 250
– Therapie 250
  – Exzision, weite 250
  – Komplikationen 251
  – konservative 249
  – operative 250, 252
  – Resektion, radikale 251
  – Sicherheitsabstände 252
– Weichteiltumor 255
  – benigner 249
  – Diagnostik 105
  – Weichteilsarkom 256

U

Überknüpfverband 503
Ulna
– Anatomie 556
– Verkürzungsosteotomie 399
Ulna-Fovea-Zeichen 391
Ulnafraktur
– Diagnostik 92
– 3D-Rekonstruktionsplanung 473
Ulna-Impaction-Syndrom 436
– Handtherapie 764
Ulna-Impaktions-Syndrom, sekundäres 401
Ulna-Minus-Variante 437
Ulna-Plus-Variante 400, 402, 433
Ulnar boost splint 765
Ulnar Fovea Sign 76
Ulnarislähmung 32
Ulnarisparese 310
– Ersatzoperation 324, 326

Ulnarisspange 800, 801, 826
Ulna-Styloid-Impaction-Syndrom 437
Ulnavarianz 88, 90, 93
Ulnaverkürzungsosteotomie 434, 437
Ulnocarpal Stress Test nach Nakamura 76
Ulnokarpaler Stresstest zur Eruierung der karpalen Instabilität 672
Unterarm
– Bewegungsradius 723
– Computertomografie 88
– elastisch stabile intramedulläre Nagelung (ESIN) 734
– Ersatzoperation, motorische 337
– Fraktur
  – Bildgebung 88
  – Handtherapie 745
  – Nachbehandlung 745
  – Schienenversorgung 752
– Fraktur, distale 729
– Grünholzfraktur 721, 724, 729
– MRT 88
– Nerv
  – Ausfallmuster 309
– Nervenrekonstruktion 332
– Pronation
  – Ersatzoperation, motorische 337
– Prothesenversorgung 834
– Radiusfraktur, distale 556
  – Diagnostik 558
  – Klassifikation 559
  – Komplikationen 577
  – Therapie, konservative 564
  – Therapie, operative 564, 567, 574
– Röntgen 88
– Schaftfraktur
  – elastisch stabile intramedulläre Nagelung (ESIN) 734
  – pädiatrischer Patient 721, 729, 734
– Trauma
  – Strecksehnenverletzung 523
Unterarmschiene, statische 800
Usur
– Sonografie 120

V

VAC-Therapie 512
Varband
– Operationsende 57
VATERL-Assoziation (Vertebral Defects, Anal Atresia, Tracheo-esophageal Fistula with Esophageal Atresia, Renal Anomalies, and Limb Anomalies) 456
Venenthrombose
– Sonografie 126
Verband 51
– Watte/Spatelverband 51
Verbrennung 509
– Einteilung 509
– Nachbehandlung 511
– Therapie 510
– Tiefe 509
Verbrennungskrankheit, generalisierte 509
Verdan, Zoneneinteilung nach 514
Vesalius, Andreas 5
Vickers-Operation der Klinodaktylie 465, 466
Videodokumentation 35

Videokinematografie 585
Video-Kinematografie 674
VISI-Position (Volar Intercalated Segment Instability) 668, 678
Vitamin-K-Antagonisten 139–141, 149, 150
Vollhauttransplantation 503, 504
von Berlichingen, Götz, Eiserne Hand 6

W

Wachstumsfuge
– Fugengelenkfraktur 722
– Fugenlösung 722, 732
– Fugenschaftfraktur 722
– offene 721
– Phalangen, Metakarpalia 724
Wafer Procedure 434
Wafer-Resektion 399
Wagner, Zugang zum Daumensattelgelenk 628
WALANT (Wide Awake Local Anesthesia)
– Arthroskopie 416
WALANT-Lokalanästhesie (Wide Awake Local Anesthesia no Tourniquet) 157
– Durchführung 160, 169
– Indikation 158
– Medikamente 160
– Off-Label Use 158
– Technik 166
Warfarin 139, 144, 150, 152
Wartenberg-Fehlstellung 548
Wartenberg-Syndrom 214
– Sonografie 129
Wartenberg-Syndrom 84
Wartenberg-Zeichen 219, 309, 540, 547
– Korrektur, operative 327
Washington Regime zur Nachbehandlung von Beugesehnen nach Chow 770
Wassel-Klassifikation der radialen Polydaktylie 449
Watson, Skaphoid-Verschiebetest nach 75
Watson-Test zur Eruierung der karpalen Instabilität 672
Watte/Spatelverband 51
Web Creep 461
Weichteilganglion
– **Diagnostik** 105
Weichteiltumor 255
– benigner 92, 249
– Diagnostik
  – Biopsie 247
– Lipom 256
– maligner 92
– Sarkom 256
  – Deckung 254
WeichteiltumorFinger 113
Weichteilverletzung
– Diagnostik
  – MRT 40
Wide-Awake-Anästhesie 159, 169
Wilhem, totale Denervation aller 10 Punkte nach 679
Window of Opportunity 714
Winterstein-Fraktur 107, 625
Wundauflage 51
Wundhaken 48
Wundhaken
– Langenbeck-Green 48

Wundheilung
- Mechanotransduktion 844
- Narbenbehandlung 843
- Phasen
    - Entzündungsphase 818
    - Organisations- und Integrationsphase 821
    - Proliferationsphase 820
Wundheilung, sekundäre 501
Wundinfektion 497
- historische Entwicklung 10
Wundrandnekrose 498
Wundspreizer 48
Wundversorgung 497

X

Xabane 151

Y

Yoke Splint 779, 789

Z

Zancolli
- **Kapsulodese nach** 325
- Lassoplastik nach 326, 341
- OP-Technik zur Korrektur der Schwanenhalsdeformietät nach 360
- segmentale Muskelinnervation an der oberen Extremität nach 311
Zancolli-Komplex 607, 608
Zancolli-Lassoverfahren 547

Zangengriff 704
Z-Deformität 190
Zechner, Sehnennahttechnik nach 523
Zehentransplantation 457, 464
- historische Entwicklung 18
Zerebralparese 346, 347
ZNS-Schädigung
- OP-Planung 361, 363
- traumatische 347
Z-Plastik 506
Zugang 59
- arthroskopische Operation 69
- Bruner 521
- Daumensattelgelenk 65
- Finger 498
    - palmar 67
- Fingerendgelenk 67
- Fingergrundgelenk 65
- Fingermittelgelenk 67
- Karpus
    - dorsal 60
- Mittelhand
    - dorsal 63
    - palmar 63
- Loge de Guyon 62
- Narbe, vorbestehende 59
- Radius
    - dorsal 60
    - palmar 60
- Skaphoid, palmar 63
- 1. Strecksehnenfach 65
- Ulna, palmar 62
Zugschraubenosteosynthese
- Mittelhand

9783662684122